内容提要

本书（第2版）在保持第1版合理内容的基础上，对全书进行修订完善。全书共分6篇，总论篇对中医妇产科理论进行系统梳理总结，反映了当代中医妇产科领域的最新进展及最新成果。疾病篇结合临床实际，共计阐释一百余个病证，补充2个病种（卵巢早衰和乳核），分月经病、带下疾病、妊娠疾病、妊娠合并症、产时病、产后疾病、不孕症、妇科杂病、外阴、阴道、盆腔疾病、乳房疾病、老年妇科病、女性生殖器官肿瘤、性传播疾病和计划生育及其并发症共14章予以分述。每种病症均从病因病机、诊断与鉴别、辨病论治、辨证治疗、其他疗法、预防与调护、疗效判定等方面阐述，部分重要疾病还增加了重点提示，是为编者临床经验的总结，增强了

中医药学高级丛书

中医妇产科学

（下册）

第2版

主　　编　刘敏如　谭万信

执行副主编　吴克明

副 主 编　肖承悰　罗颂平　张玉珍
金季玲　陆　华　杜惠兰
梅乾茵　韩延华　刘金星

图书在版编目（CIP）数据

中医妇产科学（上、下册）/刘敏如等主编. —2 版 . —北京：
人民卫生出版社，2011. 8
（中医药学高级丛书）
ISBN 978-7-117-14250-2

Ⅰ. ①中…　Ⅱ. ①刘…　Ⅲ. ①中医妇产科学
Ⅳ. ①R271

中国版本图书馆 CIP 数据核字（2011）第 078240 号

门户网：www. pmph. com　出版物查询、网上书店
卫人网：www. ipmph. com　护士、医师、药师、中医师、卫生资格考试培训

中医妇产科学（上、下册）
第 2 版

主　　编：刘敏如　谭万信
出版发行：人民卫生出版社（中继线 010-59780011）
地　　址：北京市朝阳区潘家园南里 19 号
邮　　编：100021
E - mail：pmph @ pmph. com
购书热线：010-59787592　010-59787584　010-65264830
印　　刷：北京虎彩文化传播有限公司
经　　销：新华书店
开　　本：787×1092　1/16　**总印张**：110. 5
总 字 数：2758 千字
版　　次：2001 年 10 月第 1 版　2024 年 10 月第 2 版第 18 次印刷
标准书号：ISBN 978-7-117-14250-2/R・14251
总定价（上、下册）：199. 00 元

打击盗版举报电话：010-59787491　E-mail：WQ @ pmph. com
（凡属印装质量问题请与本社市场营销中心联系退换）

中医药学高级丛书

中医妇产科学(第2版)
编写委员会

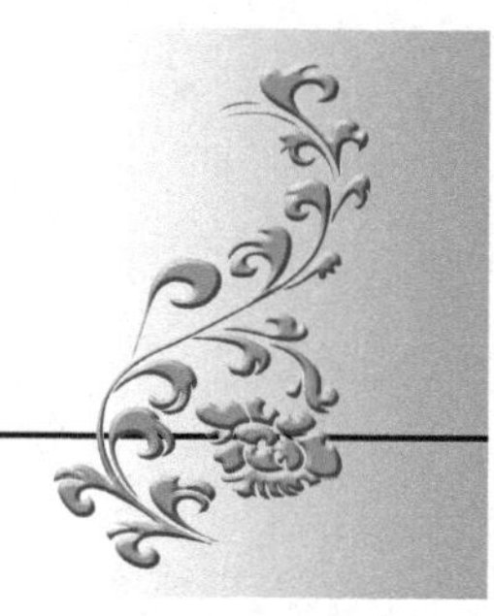

主　　编

刘敏如　谭万信

执行副主编

吴克明

副 主 编

肖承悰　罗颂平　张玉珍　金季玲　陆　华　杜惠兰
梅乾茵　韩延华　刘金星

编　　委

刘敏如　谭万信　吴克明　肖承悰　罗颂平　张玉珍
金季玲　魏绍斌　尤昭玲　游向前　刘金星　连　方
武权生　李　燕　王辉皪　杜惠兰　杨鉴冰　王若光
赖玉琴　曾　倩　谢　萍　欧阳惠卿　谢德聪　王惠珍
国　培　韩延华　梅乾茵　张庆文　陆　华　魏祝娣
邓高丕　刘雁峰　钟雪梅　崔晓萍　姚石安　常　暖

编写人员

刘敏如　成都中医药大学
谭万信　成都中医药大学
吴克明　成都中医药大学
肖承悰　北京中医药大学
罗颂平　广州中医药大学
张玉珍　广州中医药大学
金季玲　天津中医药大学
魏绍斌　成都中医药大学
游向前　广州新奥美嘉医疗中心
刘金星　山东中医药大学

连　方　山东中医药大学
武权生　甘肃中医学院
李　燕　贵阳中医学院
杜惠兰　河北医科大学
王辉皪　四川省中医科学院
赖玉琴　成都市中西医结合医院
杨鉴冰　陕西中医学院
崔晓萍　陕西中医学院
钟雪梅　四川泸州医学院
王永周　四川泸州医学院
刘雁峰　北京中医药大学
陈清秀　成都中医药大学
欧阳惠卿　广州中医药大学
梁国珍　广州中医药大学
赵　颖　广州中医药大学
孙国娟　成都中医药大学
曹俊岩　成都中医药大学
付　雨　成都中医药大学
胡　翔　成都中医药大学
郑　君　成都中医药大学
王静宇　北京昌平区中医院
陈　薇　成都医学院附属医院
来玉芹　广西柳州市妇幼保健院
王　静　成都中医药大学
常　暖　中国中医科学院
梅乾茵　湖北中医学院
徐　昕　湖北省中医院
王　军　湖北省中医院
史　云　广州中医药大学
姜向坤　深圳市妇幼保健院
宋雅丽　银川市妇幼保健院
秦淑芳　天津中医药大学
曹立幸　广东省中医院
卓　毅　成都中医药大学
刘　佳　西安铁路局总医院

叶　青　山东中医药大学
王若光　湖南中医药大学
刘东平　陕西中医学院
夏　天　天津中医药大学
张丽梅　四川川北医学院
赵　珂　天津市中医药研究院
朱鸿秋　成都中医药大学
尹巧芝　成都中医药大学
张秀霞　中山医科大学孙逸仙纪念医院
徐晓娟　成都中医药大学
要永卿　成都中医药大学
曾　倩　成都中医药大学
刘　艺　成都中医药大学
谢　萍　成都中医药大学
陶莉莉　广州中医药大学
廖慧慧　广州中医药大学
谢德聪　福建中医学院
胡心伟　成都中医药大学
王惠珍　福建中医学院
杨海燕　广州中医药大学
马惠荣　河北医科大学
潘　芳　上海泰坤堂中医医院
彭卫东　成都中医药大学
王东梅　山东中医药大学
李学君　珠海市学君中医妇科专科诊所
韩延华　黑龙江中医药大学
刘宇权　广州中医药大学
何次华　成都中医药大学
姚石安　南通市中医院
龙　旭　成都市计划生育指导所
傅金英　河南中医学院
文　怡　成都中医药大学
李　政　成都中医药大学
秦银花　成都中医药大学
胡明英　成都中医药大学

黄金燕　成都中医药大学
石　灵　成都中医药大学
邓高丕　广州中医药大学
魏祝娣　广州中医药大学

中医药学高级丛书

中医妇产科学(第1版)
编写委员会(以姓氏笔画为序)

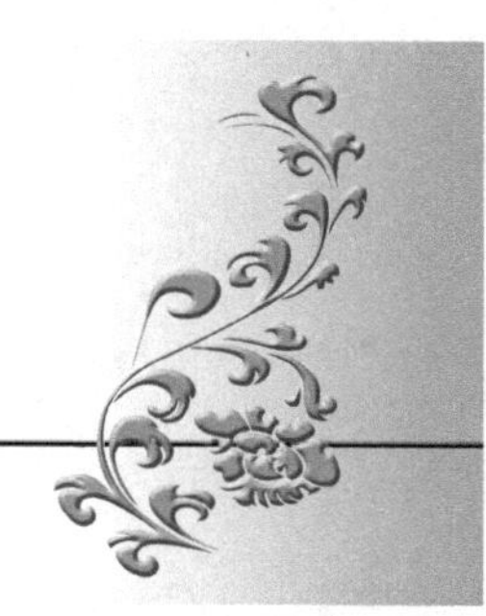

顾　　问

王子瑜　朱南孙　刘云波　刘云鹏　许润三　杨云书
何少山　何光侃　沈仲理　宋鸿钊　张光玗　罗元恺
庞泮池　郑惠芳　赵松泉　班秀文　夏桂成　徐志华
韩百灵　曾敬光　蔡小荪　颜德馨

主　　编

刘敏如　谭万信

副 主 编

王成荣　毛美蓉　丛春雨　杨家林　肖承悰　张玉珍
欧阳惠卿　哈孝廉　韩　冰

编　　委

万惠黎　王成荣　王华秀　王宝丽　王锡贞　王耀廷
尤昭玲　史　伟　丛春雨　刘宇权　刘作贞　刘敏如
李广文　杨俊明　杨家林　杨梦庚　肖承悰　吴　熙
吴克明　张文阁　张玉珍　张庆文　张吉金　陆　华
欧阳惠卿　国　培　罗颂平　罗清华　哈孝贤　哈孝廉
姚克敏　高惠芳　郭志强　唐永淑　黄云亮　梁文珍
谢德聪　谭万信　魏绍斌　魏祝娣

编　　者

万　红　湖北中医学院
万惠黎　泸州医学院
马平仲　天津中医学院
王成荣　四川中医药研究院

王华秀　成都中医药大学
王宝丽　天津中医学院
王继飞　成都中医药大学
王清华　中国中医研究院西苑医院
王锡贞　浙江中医学院
王耀廷　长春中医学院
尤昭玲　湖南中医学院
叶　青　山东中医药大学
史　伟　四川荥经县医院
史恒军　中国人民解放军第四军医大学
丛春雨　甘肃中医学院
冯家阳　南京中医药大学
邢维萱　山西中医研究院
刘宇权　广州中医药大学
刘金星　山东中医药大学
刘昭阳　北京中医药大学
刘敏如　成都中医药大学
杜惠兰　河北医科大学
李广文　山东中医药大学
李学君　珠海市中医院
杨俊明　北京中医药大学
杨家林　成都中医药大学
杨梦庚　中国人民解放军第四军医大学
时　丹　辽宁中医学院
肖承悰　北京中医药大学
吴　熙　福州市台江区中医院
吴成芳　成都中医药大学
吴克明　成都中医药大学
宋　韬　四川省计划生育研究所
张文阁　陕西中医学院
张玉珍　广州中医药大学
张庆文　成都中医药大学
张吉金　天津中医药大学
张秀霞　中山医科大学孙逸仙纪念学院
陆　华　成都中医药大学
陈松惠　成都中医药大学

陈清秀　成都中医药大学
武权生　甘肃中医学院
林　晖　四川内江市中医院
欧阳惠卿　广州中医药大学
卓　毅　成都中医药大学
国　培　山东中医药大学
罗颂平　广州中医药大学
罗清华　广州中医药大学
哈孝贤　天津中医研究院
哈孝廉　中国人民解放军 272 医院
姚石安　江苏省南通市中医院
姚克敏　昆明市中医院
秦淑芳　天津中医学院
夏泽芳　成都中医药大学
高惠芳　新疆中医院
郭志强　北京中医药大学
唐永淑　成都中医药大学
黄云亮　北京中医药大学
梅乾茵　湖北中医学院
梁文珍　安徽中医学院
梁国珍　广州中医药大学
彭卫东　成都中医药大学
韩　冰　天津中医学院
韩延华　黑龙江中医药大学
曾　倩　成都中医药大学
游向前　香港健康之友中医药学院
谢　萍　成都中医药大学
谢德聪　福建中医学院
谭万信　成都中医药大学
熊正秀　湖北中医学院
魏绍斌　成都中医药大学
魏祝娣　广州中医药大学
魏海茵　福州市台江区中医院

编委秘书

吴克明　陆　华　史　伟

出版者的话

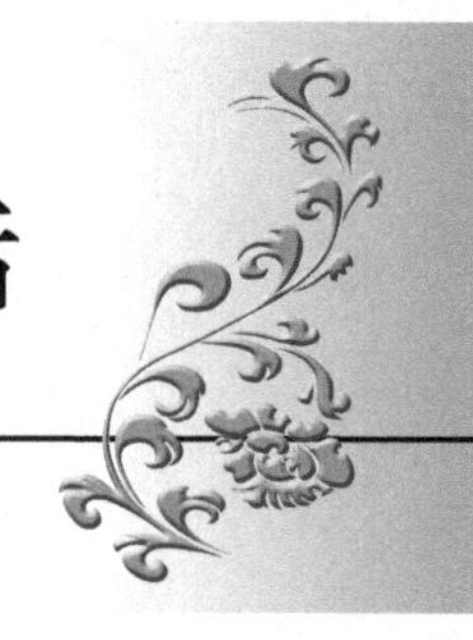

《中医药学高级丛书》(第 1 版)是我社在 20 世纪末组织编写的一套大型中医药学高级参考书，内含中医、中药、针灸 3 个专业的主要学科，共计 20 种。旨在对 20 世纪我国中医药学在医疗、教学、科研方面的经验与成果进行一次阶段性总结，对 20 世纪我国中医药学学术发展的脉络做一次系统的回顾和全面的梳理，为 21 世纪中医药学的发展提供借鉴和思路。丛书出版后，在中医药界反响很大，并得到专家、学者的普遍认可和好评，对中医药教育与中医药学术的发展起到了积极的推动作用，其中《方剂学》分册获得“第十一届全国优秀科技图书三等奖”，《中医内科学》获第 16 批全国优秀畅销书奖(科技类)及全国中医药优秀学术著作一等奖。

时光荏苒，丛书出版至今已十年有余。十余年来，在党和政府的高度重视下，中医药学又有了长足的进步。在“读经典，做临床”的学术氛围中，理论探讨和临床研究均取得了丰硕的成果，许多新观点、新方法受到了学界的重视，名老中医学术传承与经验总结工作得到了加强，部分疑难病及传染性、流行性疾病的中医诊断与治疗取得了突破性进展。在这种情形下，原丛书的内容已不能满足当今读者的需求；而且随着时间的推移，第 1 版中存在的一些问题也逐渐显露。基于上述考虑，在充分与学界专家沟通的基础上，2008 年，经我社研究决定，启动《中医药学高级丛书》的修订工作。

本次修订工作在保持第 1 版优势和特色的基础上，增补了近十几年中医药学在医疗、教学、科研等方面的新进展、新成果。如基础学科方面，补充了“国家重点基础理论研究发展计划(973 计划)”的新突破、新成果，进一步充实和丰富了中医基础理论，反映了当前我国中医基础学科研究的新思路、新方法；临床学科方面，在全面总结现代中医临床各科理论与研究成果的基础上，更注重理论与临床实践的结合，并根据近十年来疾病谱的变化，新增了传染性非典型肺炎、甲型 H1N1 流感、艾滋病等疾病的中医理论与临床研究成果，从而使丛书第 2 版的内容能更加适合现代中医药人员的需求。

本次修订的编写人员，在上一版专家学者的基础上，增加了近年来中医各学科涌现出来的中青年优秀人才。可以说此次修订是全国最具权威的中医药学家群体智慧的结晶，反映了 21 世纪第 1 个 10 年中医药学的最高学术水平。

本次出版共 21 种，对上一版的 20 个分册全部进行了修订，新增了《中医急诊学》分册。工作历时二载，各位专家教授以高度的事业心、责任感，本着求实创新的理念投入编写或修订工作；各分册主编、副主编所在单位也给予了大力支持，在此深表谢意。希望本版《中医药学高级丛书》，能继续得到中医药界专家和读者的认可，成为中医药学界最具权威性、代表性的重要参考书。

由于本套丛书涉及面广，组织工作难度大，难免存在疏漏，敬请广大读者指正。

人民卫生出版社

2010 年 12 月

出版者的话

2版前言

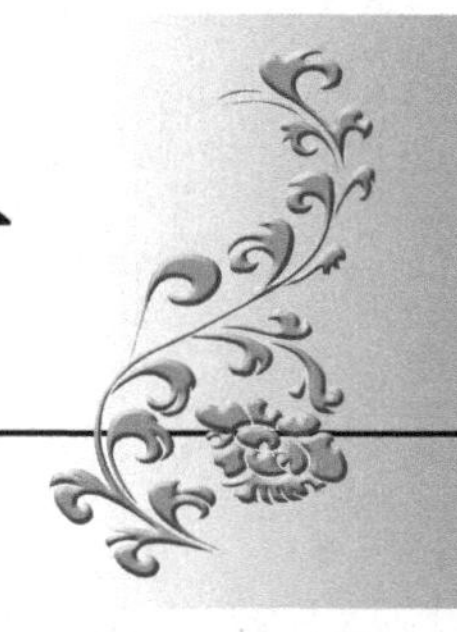

《中医妇产科学》（第1版）经著名中医妇科专家刘敏如教授主持，精心组织全国各地学术造诣较深、临床经验丰富的73位具有高级职称的老、中、青中医妇科医家以及资深的中西医结合妇科专家参加编写，历经四载，三易其稿而成。据了解，出版发行十年多来，本书在理论和实践上对专业人员知识面的拓宽、学术水平和临床实践能力的提高、活跃科研思路等方面得到读者的认同，于2004年度荣获中华中医药学会优秀著作一等奖。

人民卫生出版社根据读者要求，决定再版发行。修订工作在人民卫生出版社总体要求及指导下，由原1版主编刘敏如、谭万信教授亲自主持，并尽力联系原作者，酌量扩充专业有术的中青年妇科专家，特别委托吴克明教授任执行副主编，共同策划，组织修订。

再版修订本书在于体现创新，力求在保持学科理论体系较完整、临床病证翔实的基础上，突出新与精，尽力反映学科领域中领先的新理论、新技术、新成就；体现切合实际的新思路、新方法，以及临床实验研究的新成果。本书在以上理念的指引和全体作者的努力下完成了内容的调整与补充，如在总论中增加治未病辨证，临床病证补充了卵巢早衰、中医药在辅助生育技术中的应用等，对常见、多发、疑难疾病诊治做了一些必要的调整，并增设了重要病种的“重点提示”项目，目的是为全书在理论与临床诊治方面能提升到一个新的深度和层次，同时对第1版的错漏也进行了纠补。

《中医妇产科学》的修订是在人民卫生出版社的鼎力支持下，经成都、广州、北京、天津、山东、福建、甘肃、湖北、湖南、黑龙江、贵阳等15所中医药大学、学院以及河北医科大学、四川省中医药研究院、天津中医研究院、江苏南通市中医院80余位教授、专家积极支持、热忱参与而完成的；2版执行副主编吴克明教授在该书再修过程中，做了大量的实际工作；部分内容经成都中医药大学在读硕士、博士研究生参与校对和文稿整理。这里再次向所有为本书再版修订付出劳力和心血的编作者深表谢意。

再版修订本书，涉及面广，作者又忙碌于各自的岗位，组织工作有很大难度，加之医学研究、知识更新进展迅速，虽尽责尽力，但内容疏漏、错失或不尽如人意之处在所难免，恳请读者批评指正。

值此，深切缅怀为本书第1版作序的韩百灵、刘云波老前辈；深深感谢为本书作学术支持的众位顾问、第1版的全体编委、编者和人民卫生出版社责任编辑张虹；感谢在全书编著、修订和校对过程中作出贡献和付出辛勤劳动的每一位作者和成都中医药大学妇科的多届在读研究生，并深深感谢每一位读者对本书的厚爱。

《中医妇产科学》（第2版）**编委会**

2010年11月

1版韩序

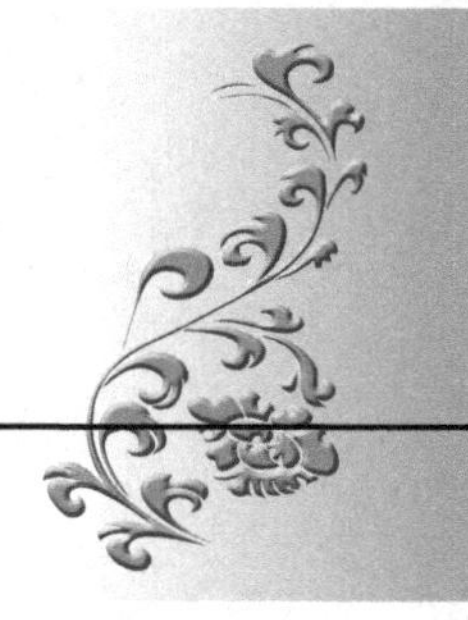

余韩百灵，九十四岁老叟。致力于中医药学术七十余年，尤潜心于中医妇科，深知斯之精博值究，非一代人所能渠成，当接力继承与发扬之。

喜闻人民卫生出版社组织刘敏如等七十余位妇科界医家编写大型《中医妇产科学》专著，已历尽四年之辛苦，数酌其稿，近待出版。余很赞同本书名有产科之席地。

余素知几十位编委从青年时代即受到良好的传统和现代医学教育，有扎实的专业功底，学术上已臻成熟，临床上已成名家，科研上亦有建树，由她（他）们编撰此书，无论在学术道德和科学水平方面，均可信赖，定能成功。

读初稿后，正如所预料，全书纲举目张，源流清晰，包容丰硕，术语准确，严谨规范，病类翔实，选方适宜，实乃集现代中医妇产科学之大成，且继承中有创新，发扬中有准绳。尤其“中医妇产科学发展动态与趋势的思考”一文描绘学科发展蓝图之举，学术气魄非一般所能为之者；在当代中医妇科名家学术思想及临床经验集萃篇中，正确评估老一辈医学家毕生心血，她（他）们对前辈的崇敬真情如今难能有之矣。全书亦为今后再作补遗留有余地，足见编者谦逊求实之德也。由是亦知，主编在规划纲目、信息交往、编修文稿、诸事操劳所付出的智慧与精诚，始能团结老、中、青同仁，众志成城，完成如此力作，实乃不易，感人至深，是吾辈所愿而未能为之者也。

忆昔思今，难得众多中坚栋梁为中医学承上启下，集成大著。阅后疚喜交集，欣慰莫衷，特以此怀抒之为序。

韩百灵

2000 年 8 月于哈尔滨

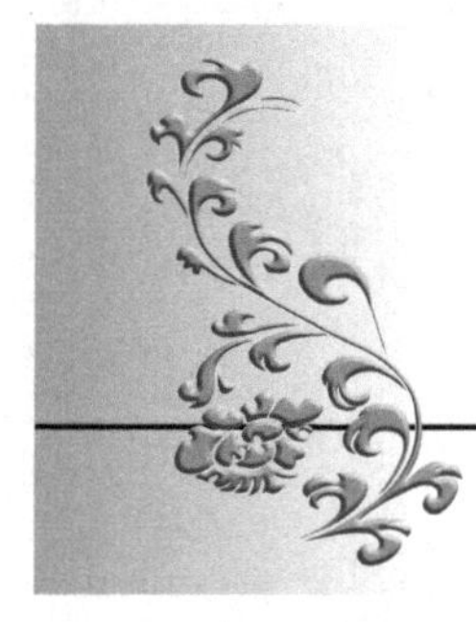

1版刘序

祖国悠久的历史长河中，中医药为我国人民大众健康和繁衍作出了不可磨灭的贡献，但在旧社会却有人攻击中医不科学，甚至要消灭中医。建国后，党和政府十分重视中医药，在宪法上为民族医药确立了地位，国家领导人对中医药的振兴和发展寄予厚望，毛泽东主席指示："中国医药学是一个伟大的宝库，应当努力发掘加以提高"；邓小平同志批示："要为中医创造良好的发展与提高的物质条件"；江泽民总书记题词："发扬民族优秀文化，振兴中医药事业"。由于国家在政策上给予保护和支持，使中医药得到了长足的发展。

我虽是西医妇产科的医务人员，但作为长期在医疗卫生战线的工作者，深知中医药是中国独特的医学，它的发展无不使医药人员为之欢欣鼓舞。

主编刘敏如教授是我忘年朋友，她从1951年起接受医学教育，1956年学习中医学，1962年从事中医妇科学医、教、研工作，受过严格的医学理论教育与临床训练。我很了解她深湛的学术造诣；谭万信教授为名中医谭昭文传人，是中医妇科界的后起之秀，医学功底厚实，他们共同承担本书的筹辑。几年前曾与我交谈，计划要编写一部反映现代中医妇科水平的参考书，我虽不具体懂得中医学，但我耳闻目濡中医妇科学在治疗妇科疾病上的临床优势，十分希望能有这样一部中医妇科书问世。当我具体了解其编写计划、编写大纲及编写内容时，深感其时代性强、内容丰厚、任务很重、难度亦大，为她六十余岁仍然朝气蓬勃组织大批学者编著的精神所感动，并深信编著者们有水平完成之。由于我已年逾九十有四，若久待出书恐无福参阅，因而不时关心编书进度，希望他们能尽快完成，有幸拜读学习。

该书初稿完成后，我听其系统纲领，读其部分章节，已明其一斑，我认为该书尽力发挥中医药优势，在理论与实践的某些方面中西医有所沟通，中西医妇产科相互切磋，在中医产科方面得到一些补遗。在中医妇科学理论上更为系统化、规范化、科学化，既提供了西医学科技知识以资借鉴，又不感到牵强附会，更主要的是该书在观念上有所突破，内容上有所创新，这是我对本书的最大感受。该书提出了中医学生殖理论的观点，并将其运用到疾病机理的阐释，如以中医"肾、天癸、冲任、胞宫"的生殖轴理论指导临床治疗月经不调、功能失调性子宫出血、不孕等，确能调整女性生殖轴达到治疗的目的。又如根据中医学"天人合一"的思想以及"月经如月之盈亏"的古老说法的提示，进行的"月经与月相关系"的研究，获得了"月经与月相具有相应节律"、"月经周期节律与朔月、望月盈亏变化具有同步效应"、"月经周期气血盈亏变化呈月节律现象"的结论，并能用之于临床为月经病分步分期辨证论治提供了实验依据，这是不失中医学特色的继承与发展。再如，中医学概括产褥期生理为"多虚多瘀"，实验研究证实了其"虚、瘀"的存在，运用中药改善"虚、瘀"状态，使产褥期的复旧功能得到提高，这些研究思想和结论我很能接受，由衷感受到中医学也是一门医学科学，应对其科学性深信不疑，我坚决拥护对中医药的保护和振兴。

创新是科学的灵魂和发展的动力。该书有理论的创新和中西医思想汇通的尝试，深信这个良好的开端将成为促进中医妇科现代化的“先行者”。

刘、谭主编要我为此书写序，我想就以我对该书的感受为之，以表我对该书的支持和对编著者们的慰问。

祝愿该书能成为一部继承发扬中医学，承上启下妇科学，青出于蓝而胜于蓝的传世之作。

刘云波*
2000 年 3 月于成都

* 刘云波老人是医界名家，也是当代杰出的妇女社会活动家，青年时代留学日本、德国 10 余年，获得医学博士学位。回国后从事西医妇产科和计划生育工作，医德医风高尚，深受群众爱戴，衷心热爱医学事业，拥护“中西医并重”，历尽一生辛劳跨入新世纪，不幸于 2000 年 6 月 22 日病故，享年 95 岁。老人逝世前 3 个月为本书授序。在此，全体编者向其致敬、致哀。——本书编委会

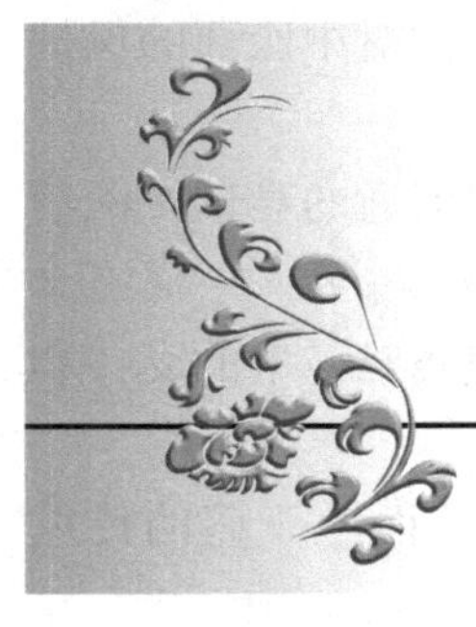

1版前言

我们多年来即构想撰写一部既具传统性又具时代性和前瞻性的中医妇产科学专著，恰逢人民卫生出版社为适应中医药事业发展的需要，组织编撰一套大型中医药学高级丛书，正为我们提供了编写空间，我们十分欣喜地获得了这一机遇，承担了该套书《中医妇产科学》分卷的编写任务。

中医妇科学教材或参考书虽含有部分产科学内容，但均以中医妇科学命名，本套丛书原定本卷书名为《中医妇科学》。我们认为中医产科虽处于薄弱状态，但仍有必要为其留有发展余地，特别是中医产科疾病学尚有一定的挖掘潜力，故将本书命名为《中医妇产科学》。

本书组织了全国各地在中医妇产科专业上学术造诣较深、临床经验丰富的数十名具有高级职称的中医和中西医结合的老、中、青医家参加编写，原则上按照本套丛书的总体要求，力求做到编写起点高、层次深、选材精、内容新，以适应从事中医妇产科医疗、教学、科研工作的中高级人员及研究生的需要，帮助读者拓宽知识面，提高专业水平和临床实践能力，活跃科研思路，为推动中医妇产科学术及学科建设服务。

在编写构思上，根据中医学的独特性，首先是继承中医妇产科学术精华，保持中医妇产科体系和特色，"继承不泥古，发扬不离宗"，注重基础理论的渐进性和理论联系实际，同时对中医妇产科发展中存在的薄弱环节，如某些理论的阙如，疾病病种不全，妇产科急诊，产科问题等，实事求是地予以正视。在发掘与发挥本学科优势的基础上，有针对性地借鉴西医妇产科学有关知识与技能，相互启迪，各取所长，参照学习，提出研究线索，寻找解决问题的突破口，以弥补本学科之不足，尽力完善内容。

在编写内容上本书分 6 篇、24 章。绪言提出了中医妇产科的新概念、范围、历史沿革，中医妇产科的特点和中医妇产科学的发展动态，并首次进行了中医妇产科学的发展预测。

第一篇总论篇是指导全书的纲领。在解剖生理学概论中，着重阐述中医妇产科学基础理论、基本知识、学术进展，注意补充既往传统教科书和参考书中未能涉及的内容，系统整理和加强了中医学关于月经、带下、妊娠、分娩和泌乳等的生理理论，提出了中医学女性生殖生理的新观点，月经周期节律调节的中医观，免疫学、内分泌学与中医妇科学的渗透，围产医学与中医妇产科的初步联系。在病因病机学概论中，根据中医学生殖生理的基本理论，提出了天癸失调，肾-天癸-冲任-子宫轴调控失度，以及妇产科总病机、基本病机和证候病机的相对独立性和统一性在辨病辨证中的意义等新认识。在诊断学概论中重点突出主症鉴别，并参照国家中医药管理局 1999 年规定的"中医病案规范"要求，详述了诊断的临床过程，体现了临床诊断的动态思维；增入了危症的诊断。特别列出"辨证概要"一章，以示强调中医学辨证特点，并增添了新的辨病辨证观念。在治法学概要中紧扣中医妇产科病机，分为内治法、外治法、急治法，及其他有关治法的新内容，特别在急治法中，用较大量的篇幅，介绍了历史上记载的治疗妇产科急症的成功经验与失败个案，供读者借鉴，并介绍了当今用于急症的中成药及西药。在保健及康复方面，体现了中医“上工治未病”的预防观点。

第二篇为疾病篇，包括月经疾病、带下疾病、妊娠疾病、妊娠合并症、产时病、产后疾病、不孕症、妇科杂病、外阴、阴道、盆腔疾病、乳房疾病、老年妇科疾病、女性生殖器官肿瘤、性传播疾病、计划生育及其并发症 14 章 97 个病种。在内容上扩大了病种范围，特别是加强了孕产疾病部分（如增加了产时病、母儿血型不合、妊娠合并症、妊娠肝内胆汁淤积症、产后抑郁等），还增入了乳房疾病、慢性盆腔疼痛症、盆腔淤血综合征、女性慢性疲劳综合征、女性盆腔肿瘤、性功能失调、性传播疾病等妇科疾病。多数病种增加了辨病的内容，在理论上注意与总论篇之间的衔接，内容上注重实用性，在一定程度上体现了临床辨证和选方用药的动态思维。所提供的方剂，一般选择经方、时方和名家验方，其中有署为“经验方”的，是该章节编者自己的习用方，以提供临床参考。并设有多项治疗方法和预防调护，特别列入了疗效判定项，以提示注意疾病疗效的客观判断。

第三篇为当代中医妇科名家学术思想及临床经验集萃，是为了展示一代宗师精湛的学术造诣和丰富的实践经验，具有承上启下的重要意义，同时也为本书增添了学术力量和实用价值，也是体现中医妇科优势的有力佐证。

本书虽以中医学理论为主，但在理论与实践的某些方面有必要借鉴现代医学知识，特别是邻近的西医妇产科学知识，因此在保持中医妇产科理论体系特色的前提下，有必要适当参编一些有针对性的西医学内容，故本书第四篇为现代妇产科基本知识与技术借鉴录，以供读者参阅。

中医学是继承性和实践性很强的学科，故第五篇特别编入了中医妇产科古医籍参考文献选，有助读者检索文献，方便溯源求据，古为今用。

另设有附篇。首先将所有图谱集中编入附一，是因为本书既要保持中医妇产科学的系统性，又有必要编入一些西医学内容，若再插入图示则显杂乱，故将图谱集于一篇，并注明所示内容，方便查找对照；附二为妇产科常用中成药汇编，入选的主要是国家颁布的新药或经剂型改革的常用于妇产科的中成药，在一定程度上也体现了科研转化的成果。此外，方剂汇编和本书主要参考书目亦列入附篇。

本书所采用的病名，多以中华人民共和国国家标准《中医临床诊疗术语·疾病部分》为准，必要时也采用了部分西医病名。由于编写内容涉及面宽，本书编写大纲很难统揽每篇具体内容，一般具有临床优势的，适当多写、详写；对进展不大的或疗效不高的，则相对从略，体例上也由于内容的要求不同，未强求绝对统一，有些内容因表述的需要难免有些必要的重复。考虑到本书为高级参考丛书，所选方剂除本学科代表方外，一般未作常规通用方解，仅简扼归述其用于该处的方义。

这部著述在编写内容上“有古有今”，“有中有西”，似嫌庞杂堆砌，但根据中医学的独特性和我们在中医教学、医疗、科研工作中的了解，如是编撰内容和形式，有的篇章虽然独立特殊，但内在仍相互联系，尚适应当前发展中的中医学科需要，将方便特定水平的专业人员使用，有助读者索取所需，自行联贯寻求启迪。

本书依靠全国 25 所中医药高等院校及 10 多所省市以上的医院、研究院（所）的参编者的共同努力和学术上的支持，经过不断研究和反复修改，编写工作在 21 世纪初完稿，成为集当代之大成的中医妇产科专著。但由于参编人员众多，信息往返、编撰统稿难度极大，加之我们水平有限，个别章节内容尚显单薄，全书肯定存在错漏和不尽人意之处，敬请读者批评指正。

本书在编写过程中，得到人民卫生出版社的大力支持，特别是责任编辑张虹同志自始至终地指导和帮助；成都中医药大学及所有参编人员单位的领导，广州中医药大学妇科教研室同道和成都中医药大学妇科教研室同仁给予了大力的支持与帮助；在读的硕士、博士研究生黄英、龙旭、相宇、要文卿、李世梅、唐怡、曾婧等在查询资料、校对、整理文稿等方面付出了辛勤的劳动。在此一一表示感谢。

此外，对香港健康之友中医药学院、福州市台江区中医院等在本书召开编委会议及资料查询、编印文稿、信息交通等方面所给予的资助，特此表示感谢。

对本书顾问们所赋予的关怀和指导，表示衷心的感谢。

刘敏如　谭万信

2001年1月于成都中医药大学

目　录

第三篇　当代中医妇科名家学术思想及临床经验集粹

第四篇　现代妇产科基本知识与技术借鉴录

第五篇　中医妇产科学古医籍参考文献

附　篇

第八章

妇科杂病

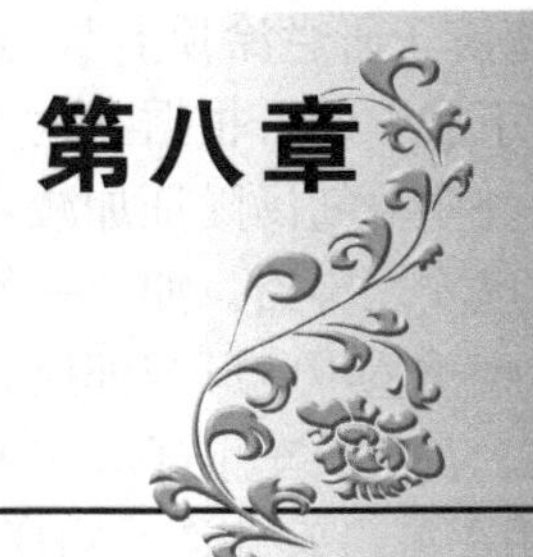

第一节　子宫脱垂

子宫脱离正常位置沿阴道下降，子宫颈外口达坐骨棘水平以下，甚至子宫全部脱出于阴道口外者，称子宫脱垂，常伴发阴道前后壁膨出。以其阴中有物下坠，甚至挺出阴户之外，故中医称其为“阴挺”、“阴挺下脱”、“阴脱”、“阴突”等。根据其突出形态的不同而有“阴菌”、“阴痔”、“阴茄”、“阴癞”等名称。宋代以后对发生于产后之子宫全部脱出者称为“产肠不收”、“子肠不收”，以示脱垂有轻重之别。叶天士称其为“子宫脱出”，伴膀胱膨出者称“膀胱落下”，与现代相切。

子宫脱垂早在晋代《脉经·卷九》即有论述：“少阴脉浮而动，浮则为虚，动则为痛，妇人则阴脱下。”首次从脉证角度提出因虚致脱的病理。巢元方首称本病为“阴挺”，于《诸病源候论·妇人杂病诸候》专立“阴挺出下脱候”，明确指出本病乃因“胞络损伤，子脏虚冷，气下冲则令阴挺出”。并认识到其发生与分娩密切相关，而在产后病篇中专立“产后阴下脱候”，曰：“产而阴脱者，由宿有虚冷，因产用力过度，其气下冲，则阴下脱也。”巢氏之说切合临床而为后世所宗。唐代孙思邈《备急千金要方》首载方药十九则，补充了巢氏有证无方之憾，拟内服“当归散”、“黄芩汤”，外用“硫黄散”，以及灸“身交五十壮”、阴道纳药、熏洗等法，创综合疗法之先河。孙氏还提出“禁举动、房劳，忌冷食”等治疗禁忌与保健措施。宋代陈言在《三因极一病证方论·阴脱论治》中记叙了本病的临床主症：“阴下挺出，逼迫肿痛，举重房劳，皆能发作。清水续续，小便淋露。”宋代陈自明《妇人大全良方》宗巢氏之说，列《千金》方数则治疗方药。熊宗立在校注时以

"蓖麻子研烂涂顶上"，立"温阳举陷"治法。薛立斋在《校注妇人良方·卷八·妇人阴挺出下脱方论》根据本病主因"气下冲则阴挺出"，提出"升补元气为主"的治疗大法，主用补中益气汤随证加减，若"肝火湿热，小便涩滞，用龙胆泻肝汤"，并列举二案阐明标本虚实之辨治。如"一妇人阴中突出如菌，四周肿痛，小便频数，内热晡热，似痒似痛，小腹重坠，此肝脾郁结，盖肝火湿热而肿痛，脾虚下陷而重坠也。先以补中益气汤加山栀、茯苓、车前子、青皮以清肝火，升脾气；更以加味归脾汤调整脾郁。"对另一妇人"阴中挺出五寸许，闷痛重坠，水出淋漓，小便涩滞"，则"夕与龙胆泻肝汤分利湿热；朝与补中益气汤升补脾气"。其论治方法灵活，影响深广，沿用至今。元·朱丹溪以"皮工"法治疗取效。《景岳全书·妇人规·前阴类》："妇人阴中突出如菌如芝，或挺出数寸，谓之阴挺。此因胞络伤损，或因分娩过劳，或因郁热下坠，或因气虚下脱，大都此证当以升补元气，固涩真阴为主。如阴虚滑脱者，宜固阴煎、秘元煎；气虚下陷者，补中益气汤、十全大补汤；因分娩过劳、气陷者，寿脾煎、归脾汤；郁热下坠者，龙胆泻肝汤、加味逍遥散。"因、证、论、治均较为完备，形成了子宫脱垂气虚、肾虚、湿热之主体病因证治学说。清代吴谦《医宗金鉴·妇科心法要诀》着重于气虚与湿热证之鉴别，曰："阴挺下脱即㿗病，突出如蛇或如菌，湿热肿痛溺赤数，气虚重坠便清长。"《叶天士妇科·论治保产上总目》："儿胞下后，膀胱落下，名曰痂病。""子宫脱出"、"膀胱落下"，所称与现代相切，足见清代医家对本病认识与研究已较深入。

过去，子宫脱垂是劳动妇女的常见病，据肇庆地区普查，发病率为 1.25%，而农民占 97.96%，也有本病发病率占农村成年妇女 1.5%～3%的报道。

我国政府十分重视本病的防治，1958 年就提出了子宫脱垂和生殖道瘘两病的防治。20 世纪 70 年代卫生部将两病列入全国医药卫生科技发展规划纲要重点科研项目，组织全国十省市妇产科工作者联合攻关，开展普查，免费治疗。协作组于 1979 年、1981 年分别在湖南衡阳、山东青岛召开会议，总结防治经验。从普查资料分析，分娩损伤是本病的主因，患者主要是劳动妇女，积极改善农村医疗条件，提高产科质量、注意产后保健，加强妇女劳动保护，实行计划生育可以大大降低发病率。会上制定了诊断标准，总结了防治经验，在治疗上肯定了中医学传统的益气升提、补肾固脱法的疗效。在深入的研究中，许多学者认为"肾主生殖而系胞，生殖系统属肾"，因而更应重视补肾。在群防群治中还挖掘出许多单方、验方及外治方药，发展了针灸治疗法，并配合子宫托、体育锻炼等综合疗法，使大部分Ⅰ、Ⅱ度脱垂者免除手术之苦，充分显示了中医药在本病防治中的优越性。现代药理研究显示，许多益气、补肾药可加强子宫收缩，增强体力与肌张力，提高雌激素水平，利于下脱子宫之回纳，验证了中医药治疗子宫脱垂传统治法的科学性。

现在，随着产科技术的提高，妇女保健意识的加强，围生医学的普及，计划生育的实施，子宫脱垂的发病率已大大下降。但随着我国人均寿命的提高，社会人口老龄化，老年妇女子宫脱垂问题已日益受到关注，曲氏报道 538 例老年妇科疾病，其中阴道内肿物脱出与阴道出血，腹痛并列居发病之二。Ⅰ度子宫脱垂早期诊断，中医防治仍有很好的效果。为提高生活质量，对Ⅱ、Ⅲ度脱垂者，如无手术禁忌，多行手术治疗。故当前研究的热点集中在手术方式的选择上。

【病因病机】 子宫凭借胞脉、胞络的维系而居盆腔的中央。胞络主要是指悬系子宫的韧带，也包括骨盆组织在内。子宫主要依靠阔韧带、子宫骶骨韧带、圆韧带和盆底肌肉、筋膜的支托而保持其前倾的生理位置。若胞络伤损，无力维系则令阴挺下脱。伤损之因，主要为分娩所伤、素体不足、劳力过度、年老体虚等。

一、病因

1. 产伤　分娩产伤是子宫脱垂的重要原因。《万氏女科》："女子初产，身体纤柔，胞户窄小，子出不快，乃致拆裂。"旧法接生、暴力接产、年轻初产、多产、难产、急产、手术产等均可致盆腔筋膜、肌肉等组织过度伸展而弛缓难复，或裂伤破损，成为子宫脱垂的内因。如产时未及时修补，产后又失于调养，过早操劳，便秘努责，则受损的组织难以复原，"气下冲则阴挺出"。有研究者报道子宫脱垂发生于产褥期者占 73.86%，旧法接生占 96.6%。据普查的 13 403 例资料分析分娩损伤对盆底的影响，子宫脱垂组与非脱垂组盆底提托力差者比例分别为 26.52% 与 9.02%；会阴Ⅲ度旧裂的比例为 40.99% 与 12.45%。

2. 素体虚弱　《诸病源候论》："子脏虚冷，气下冲则令阴挺出。""子脏虚冷"之"虚"是言不足或不全，"冷"是形容功能或作用减退，子脏虚冷是指生殖器官发育不全或功能减退。虚而致冷，可因先天不足或后天失养。肾为先天之本，生殖系统属肾，"胞络者，系于肾"。或先天不足，发育不良，或先天肾气不足，或因房劳多产耗伤，或年老体虚，肾气虚衰，天癸渐竭，精血不足，胞失所养，作强低下。或素体虚弱，营养不良，慢性疾病，沉疴困扰，气血不足，肌肉筋脉失养，产时难以适应分娩引起的扩张，产后益虚，无力复旧，一遇劳力，则阴挺于下。国外学者报道未产妇发生生殖道脱垂，主要是因先天性盆底组织发育不良或缺损。徐惠珍曾报道一例新生儿子宫Ⅲ度脱垂。临床观察到年轻、未婚、未育者患子宫脱垂多因先天不足。素体虚弱，形体消瘦，即所谓"无力型"体质（常合并胃、肾、肝等内脏下垂）。据我国调查，脱垂组与非脱垂比较，脱垂组的家庭经济条件差，初潮年龄也较迟，体质较弱，既往患便秘、慢性支气管炎、哮喘等疾病的比例也高。

3. 用力过度　"气下冲则阴挺出"，产后操劳过早，举重提挈，慢性咳嗽，便秘努责或长期肩挑跋涉，蹲站位工作等，用力过度，腹压增加，皆可令气陷而脱。临床调查认为，腹压增加是本病的主要诱因。国外学者对腹内压力测定的研究显示，上腹部正常压力约 8cmH_2O，下腹部为 20cmH_2O，但当咳嗽、负重，排便等用力时，可使腹压增加至 80～120cmH_2O。妇女负重在 30～40kg 以上，子宫即下降。中山医学院报道如肩挑重量为本人体重的 100%时则子宫颈下降达 1.4cm。福建省妇幼保健院临床测量 20 915 例正常妇女宫颈位置，用力较不用力时宫颈离处女膜距离明显缩短。据十省市、自治区调查，脱垂组与非脱垂比较，脱垂组中 8～13 岁开始劳动的占 27.19%，而非脱垂组只占 19.81%；走动劳动二组分别为 37.99%与 6.35%。此外，腹腔内巨大肿瘤、大量腹水等亦可使腹压增加，迫使子宫向下移位。

二、病机

"胞络伤损，子脏虚冷，气下冲则令阴挺出"、"因产用力偃气而阴下脱"，巢氏之说以其切合临床而为后世所宗。陈自明又指出"坐产努力，举动房劳"，薛氏校注时指出"气虚下陷"为其主要病机，并观察到其病理过程中合并的肝脾郁结、肝火湿热证。《景岳全书》综合各家之说，列胞络伤损、分娩过劳、郁热下坠、气虚下脱、阴虚滑脱等，其主要病机为胞络损伤，不能提摄子宫。

1. 气虚 气虚主要指中气之虚。脾主中气，其气主升。若分娩临盆过早，产程过长，坐产努力，劳倦过度，或分娩处理不当，胞络损伤，加之产后过劳操持；或长期蹲、站位工作；或素体虚弱、营养不良、消瘦无力；或因慢性咳嗽、便秘等病患影响致脾虚气弱，中气下陷，无力升举，任带失约，胞络弛缓无力，不能提托子宫；或脾虚生化乏源，气血不足，不能濡养肌肉筋脉，以致胞络松弛无力维系胞宫，亦令下脱。

2. 肾虚 “胞络者，系于肾。”肾藏精，主生殖，而子宫的行经、胎孕的全部功能就是生殖，生殖功能又属肾，先天不足，发育异常，早婚房劳多产，肾气亏耗，精血不足，无力作强，胞络弛缓；或年老体虚，肾元虚惫，天癸竭，精血虚少，胞宫、胞脉失于濡养；或肾阳亏虚，命门火衰，胞络、子脏失于温煦，“子脏虚冷”，气下冲则阴挺出。

子宫脱出之后，若调护不慎，易受湿热病虫侵淫，或脾虚湿注，兼夹肝火，合而湿热蕴生，可致子宫表面溃烂，红肿疼痛，是本病病理过程的并发症，因肝主筋，前阴为宗筋所聚，肝脉绕阴器，故前贤责之于“郁热下坠”。

本病以“虚”为本，因虚致陷，因陷致脱。脾主肌肉，其气主升，胞络者系于肾。故胞络弛缓无力，当责之于脾，或责之于肾，或见脾肾两虚，精气不足。子宫脱垂之后，若感染湿热病虫，可生他变，以致虚实夹杂，久病难愈。西医妇产科学也认为本病主因是骨盆内筋膜组织松弛，缺乏紧张力，因而失去支持力量。而松弛的原因，部分由于体质因素及内分泌因素，另一部分是由于分娩时产道过度扩张与损伤，以致骨盆底肌肉功能不全。上述两种因素，如遇腹压持续增加的诱因，均可致子宫脱垂发生。

【诊断与鉴别】

一、诊断要点

（一）病史

1. 分娩产伤、难产、手术产、多产、旧法接生，产后过早操劳失于调护史。

2. 长期蹲、站位工作，或肩挑负重等重体力劳动史。

3. 素体虚弱，年老体衰，慢性疾病、咳嗽、便秘等。

（二）临床表现

子宫脱垂的临床表现在历代医籍中有形象的记载，如《三因极一病证方论》：“阴下挺出，逼迫肿痛，举重房劳，皆能发作，清水续续，小便淋露。”《妇人良方》：“妇人阴中挺出五寸许，闷痛重坠，水出淋漓，小便涩滞。”薛立斋：“其外证阴中挺出如蛇，如菌，如鸡冠花，或生虫湿痒，或溃烂出水……或肿闷坠痛，其内证伴体倦内热，经候不调……赤白带下，小水淋涩。”结合当今临床实际，归纳起来，可见：

1. 阴道内脱出肿物 近阴道口或阴道外可见到脱出的肿物，随子宫脱垂的程度不同，突出物大小也不同。轻者，常在劳动、蹲站位、咳嗽等腹压增加时，感阴中滞碍，有物下坠，劳则病进，卧则内收；重度脱垂者，则整个子宫脱出于阴道口外，睡卧休息也不能自行回缩。

2. 带下异常 带下增多、色白、质稀。若阴挺于外，复受湿热虫邪侵淫，表面溃烂，四周肿痛，则水出淋漓，带下色黄而气臭。

3. 小腹坠胀，腰骶酸痛 为早期脱垂者常见症状，劳则症显，卧则症减，以合并直肠膨出者为著。

4. 二便异常 严重脱垂，或伴发阴道前后壁膨出，或膀胱、尿道、直肠膨出者，影响膀胱气化和大肠传导之职，则可见尿频或失禁，或二便不通，常需用手将膨出物上托后方得顺畅排解。

（三）妇科检查

以患者使用腹压时检查为准。子宫大小多正常，宫颈外口达坐骨棘水平以下，甚或子宫全部脱出于阴道口外，可伴有阴道前、后壁膨出，或程度不同的尿道膨出，宫颈管可有延长。若阴道壁长期暴露，其横皱襞可变浅，甚至消失。阴道黏膜可见水肿肥厚、角化，失去正常弹性。

（四）子宫脱垂分度

子宫脱垂有轻重之分，根据1981年“两病”协作会议意见，分为三度，沿用至今。

Ⅰ度：轻型，子宫颈距处女膜缘少于4cm，但未达处女膜缘。重型，子宫颈已达处女膜缘，但未超过该缘，检查时在阴道口见到子宫颈。

Ⅱ度：轻型，子宫颈已脱出阴道口外，但宫体仍在阴道内。重型，子宫颈及部分宫体已脱出于阴道口外。

Ⅲ度：子宫颈及子宫体全部脱出阴道口外。

若合并阴道壁膨出，应表明程度，其标准为：

轻度：阴道壁已达处女膜缘，但尚未膨出于阴道外。

中度：部分阴道壁已脱出于阴道外。

重度：阴道壁已全部膨出于阴道外。

据上妇科检查，子宫脱离正常位置，沿阴道下降，宫颈外口达坐骨棘水平以下者，为诊断子宫脱垂之主要依据。

二、鉴别

1. 阴道壁囊肿　本症可见阴道壁明显突出，但囊肿一般壁薄，表面光滑，边界清楚，不随压力而改变大小，不能移动，宫颈与宫体仍在正常位置。

2. 子宫黏膜下肌瘤　子宫黏膜下有蒂肌瘤可下垂到阴道内或脱出于阴道口时，沿肌瘤向上，即可触到蒂的周围被一环状宫颈所包绕，而下垂之瘤体下方不见宫颈口。

3. 单纯宫颈延长　本病虽宫颈外口部位离处女膜缘距离缩短，但阴道前后壁无膨出，宫体仍在正常位置，用力时不下降。

4. 重度膀胱膨出　子宫脱垂常合并膀胱膨出，但单纯膀胱膨出者，阴道检查子宫颈仍在正常位置，用力时不下降。

5. 完全性子宫内翻　较少见，阴道内可见翻出深红色的子宫内膜，与阴道壁颜色不同，在突出物的下方找不到宫颈口，但在其两侧角可见凹陷的输卵管子宫入口，双合诊盆腔无子宫。

【辨病论治】　子宫脱垂，常伴腰骶酸楚，小腹下坠，为本病主症。腰为肾之外府，女子肾以系胞，小腹为胞宫所居，为脾所主，故脾肾气虚，胞络失常，弛缓无力，不能升举为本病主要病机，治宜益气升提，补肾固脱。

1. 益气升提汤（《名医秘方绝招新编》）

组成：高丽参9g，黄芪30g，白术10g，升麻4.5g，当归10g，肉苁蓉18g，续断15g，菟丝子15g，柏子仁15g，枳壳6g。

本方有健脾益肾、升提固脱之功，用于脾肾气虚之阴挺下脱、崩中漏下、带下淋漓等证。本方为岑观海治疗子宫脱垂验方，以高丽参、白术、当归、柏子仁健脾益气补血；黄芪、枳壳、升麻益气升提；肉苁蓉、菟丝子、续断补肾固冲。脾肾健固，阴血充足，胞中肌肉、筋脉得以濡养，则筋健有力，而能提举，下脱之子宫可以回纳。日 1 剂，水煎服，1 个月为 1 个疗程。

2. 大补元丸（上海中医药杂志，1966，（3）：92）

组成：人参、熟地黄、金樱子、怀山药、白芍、牡蛎、白芷、五味子、白术、柴胡、山萸肉、升麻、乌贼骨、大枣共研末，炼蜜为丸如梧桐子大。

本方有补脾益肾，升提固涩作用。本方为陈莜宝治疗子宫脱垂的经验方。他以本方治疗子宫脱垂 78 例，痊愈 52.5%，有效 30.7%。子宫脱垂常见并发症如带下增多、夜尿频、脱发等均随子宫脱垂病情的恢复而改善；并认为脾主肌肉，脾气虚弱，运化失职，血行不畅，是造成盆底肌肉松弛的根源；且观察到本病肾虚证人群所占百分比大，夜尿频数者占 98%，故治宜健脾补肾，而主用大补元丸。每次服 10 丸，每日 3 次，空腹温开水送下，连服 3 个月为 1 个疗程。

3. 收宫散（陕西中医，1984，（1）：18）

组成：白胡椒 20g，附片 20g，官桂 20g，白芍 20g，党参 20g。共研末，加红糖 60g，混匀分成 30 包。

本方有健脾温阳作用。党参健脾益气，附片、白胡椒、官桂温阳散寒，白芍开阴结，引阳药入阴以温中散寒。每日早、晚空腹服 1 包，开水送下，15 天为 1 个疗程。

【辨证论治】

一、辨证要点

产后多虚，本病多发生于产后，因产胞络受损；或素体虚弱，子脏虚冷；或劳力过度；或年老体虚；或房劳多产，总因虚而致胞络虚损，不能维系胞宫致阴挺下脱。若伴气短神疲，小腹下坠，面色少华，四肢乏力，带下色白，劳则病进，脉虚细者，主因气虚；若子宫脱垂伴头晕耳鸣，腰膝酸软，腹坠溲勤者，证为肾虚；若宫脱日久不收，见表面溃烂，红肿疼痛，黄水淋漓，带下气臭者则属湿热，乃虚中兼实。

二、治疗原则

子宫脱垂之治疗，应根据《黄帝内经》“陷者举之”、“虚者补之”、“脱者固之”的原则，以“升补元气为主”，包括补血、益气、助阳、扶阴等内容，从补虚和充实体质及功能的不足，来消除一切衰弱的现象。本病主因脾虚气陷，肾虚滑脱，胞络损伤，故治宜益气升提，补肾固脱，使之上有提系，下能固摄。气虚者，以益气升提为主，佐以益肾；肾虚者，宜补肾固脱，佐以益气；兼湿热者，以清热利湿先治其标，继以补虚治本。药理实验提示，补气药如黄芪、党参、白术等能提高肌张力，促进平滑肌收缩；补肾温阳益精能提高雌激素水平，兴奋性功能，增强体力，以利子宫复原。

在治法上，除内服外，应重视外治。《备急千金要方》共列治疗阴挺方药 13 则，其中 8 则属外治，今人吴民收集治疗阴挺验方 86 则，其中 44 则为外治，可见外治之重要。外治法主用药物熏洗、阴道纳药、局部敷贴等。同时还可配合针灸治疗、上子宫托等。因人因证制宜，以综合施治疗效高。对脱垂重、病程长、经保守治疗无效者，可采用手术治疗。

此外，治疗期间，还应配合体育锻炼，增强体质，同时注意加强提肛肌与腹肌锻炼，以提高骨盆底组织的张力。并应禁劳力、举动，节房事，忌生冷，以利子宫回纳。

三、分证论治

1. 气虚

(1) 临床见证：子宫下脱，或伴阴道壁膨出，阴中滞碍坠胀，卧则内收，劳则病进，甚则阴挺脱出不收。伴神疲乏力，气短懒言，小腹下坠，面色少华，小便频数或失禁，或二便秘涩难解。或带下量多、色白、质稀。舌淡胖，苔薄白，脉虚细。

脾主中气，其气主升，中气下陷，胞络弛缓，无力维系而阴挺下脱，轻则子宫仅下坠于阴道内，而感阴中滞碍坠胀，卧则内收，甚则整个子宫脱出于阴部之外，不能还纳。

(2) 辨证依据

1) 神疲乏力，气短懒言，小腹下坠，面色㿠白。

2) 难产、分娩产伤史，或产后过早操劳史。

3) 长期蹲、站位劳动，肩挑负重史。

4) 素体虚弱、慢性疾病，咳嗽、便秘史。

5) 舌质淡胖，边有齿痕，舌苔薄白，脉虚细。

(3) 治法与方药

治法：补气升阳，举陷固脱。

1) 补中益气汤（《脾胃论》）加枳壳、诃子肉

组成：人参、黄芪、当归、白术、升麻、柴胡、甘草、陈皮、枳壳、诃子肉。

水煎服，日 1 剂，连服 2 周为 1 个疗程，有效者停 1 周后，再服 1 周以巩固疗效。未效者，加服 1 个疗程。Ⅰ、Ⅱ度脱垂者疗效较佳。

本方为甘温之剂，以人参（或党参代之）、黄芪合升麻、柴胡益气升提为君，“补其中而升其阳”，升提下垂之子宫；黄芪合当归，益气补血生肌，使肌肉、筋膜得以濡养而承载有力，适于气虚胞络损伤无力维系胞宫之证。加枳壳意在加强胞宫活动，增强肌张力。病程长，体质差者，应重用党参、黄芪各 30～90g，以增强其益气升提之力，且黄芪又有生肌作用，能促进产伤的愈合。枳壳能增强子宫平滑肌的收缩，剂量宜大才能达到升提作用。

有研究者以本方重用枳壳至 90g，治疗 150 例子宫脱垂，均获良效。叶克义等以枳壳 15g，茺蔚子 15g 浓煎至 100ml，1 日分 2 次服。共治 924 例子宫脱垂，显效 602 例，有效 173 例，总有效率 83.8%，而对照组单服补中益气汤 116 例，疗程与服法与之相同，总有效为 54.31%。梁祖坤单用枳壳 30g 加米酒 250ml，同置沙锅内用文火加热，待煮沸后打开锅盖，熏蒸阴部，每次 20～30 分钟，一般 1 次见效，2 次痊愈。这些临床报道说明了枳壳内服、外用的升提作用，故以补中益气汤治疗本病加枳壳，方可提高疗效。

症见腰骶酸痛者，可加川续断、桑寄生以强腰益肾。小便频数或失禁者加金樱子、覆盆子、桑螵蛸以固缩小便。带多色白、质稀，加怀山药、芡实、金樱子固涩止带。若带下色黄气臭，甚或脱出，子宫表面溃烂，黄水淋漓，则按湿热处理（见后），先治其标。

现代研究表明，补中益气汤属于兴奋及强壮类方剂，可促进营养吸收而增强体力。动物实验表明该方对在体与离体子宫均有选择性兴奋作用，药物治疗子宫脱垂，可增强子宫

及附近组织的张力。脾主肌肉，健脾益气能增强肌肉的收缩力和抗疲劳，补中益气汤可兴奋内脏肌肉与韧带，提高其张力，而使下垂内脏复位。使用时有升麻、柴胡作用明显，去之作用减弱，且不持久，表明升、柴与方中其他药物有协同作用。在该方中加入枳壳、益母草等药时，其作用更突出，本方还能提高免疫与抗衰老，增强体力，而有利于脱垂的恢复。

补中益气汤中黄芪有类似生殖内分泌作用，可使白鼠动情期延续至10日之久（正常动情期约1日），能兴奋平滑肌器官和横纹肌，使其收缩加强。人参浸膏能引起未孕豚鼠离体子宫收缩，促进性腺内分泌功能，加强肾上腺素对家兔子宫肌肉的兴奋作用。白术含维生素A、维生素D，能使脊髓反射功能亢进，故对身体虚弱、肢体无力等症有效。当归水溶性非挥发结晶成分能兴奋子宫，使子宫收缩加强。《神农本草经》谓甘草“坚筋骨，长肌肉，倍气力”，现代认为其有类似肾上腺皮质激素样作用。

薛立斋倡子宫脱垂治疗以“升补元气”为法，主以补中益气汤，至今沿用。如天津中心妇产科医院治疗23例，治愈率为72.29%，有的在普查中以本方治疗，治愈率高达93.4%，最低为78.9%，验证了本方疗效的可靠性。

2）升麻汤（经验方）

组成：升麻、枳壳、党参、黄芪、牡蛎、当归、益母草。

水煎服，每日1剂，连服2周。

本方功能补中益气，固摄升陷，方中升麻、枳壳合牡蛎升提固摄，黄芪、党参、当归益气补血举陷，故宜于气虚阴挺之治疗。

3）三越十全大补口服液（浙卫药准字（1996）第002101号）

本方有温补气血之功，用于气血不足，食少无力，久病虚弱，未老先衰，气短神疲，头晕心悸，子宫下坠，月经过多，外科手术创口久不愈合者。口服，每次10ml，每日2～3次，1个月为1个疗程。

2. 肾虚

（1）临床见证：阴挺下脱，腰脊酸楚，头晕耳鸣，小腹下坠，小便频数，夜间尤甚，舌淡红，苔薄白，脉沉细。

胞宫居小腹正中，腰为肾之外府，肾虚系胞无力，致阴挺下脱，腰脊酸楚，小腹下坠。因先天发育不全者，常发于青春之年，但少见，而常见年老绝经者。因多产房劳者，多见于生育期妇女，且与分娩有关。

（2）辨证依据

1）腹坠溲勤，头晕耳鸣，腰膝酸楚。

2）先天不足，多产体弱，年老体虚。

3）带下色白，清稀如水，小便频数，夜间尤甚。

4）舌淡红，苔薄白，脉沉细。

（3）治法与方药

治法：补肾固脱。

1）大补元煎（《景岳全书·新方八阵》）

组成：人参、山茱萸、枸杞子、杜仲、熟地黄、当归、怀山药、炙甘草。

原治产妇气血大坏，精神失荣危剧等证。张景岳称：“此回天赞化，救本培元第一要方。”现代研究表明该方能加强子宫收缩，具抗衰老作用，故适于治疗素体不足，年老体弱，多产房劳，元气不足，精血虚少之子宫脱垂。

本方具益肾气，固真阴之功。阴足以济阳，气旺则阳升，以达补肾升举固脱。可加入升麻、枳壳以加强升提之力。带多色白、质稀者，宜增入鹿角霜、艾叶、金樱子以益肾止带。

药理研究表明：人参能兴奋中枢神经，提高体力，人参与当归均有加强子宫收缩作用。人参合当归、熟地黄补益气血，使肌肉、筋络得以濡养，功能加强。熟地黄、甘草补肾精，益阴血，均具有肾上腺皮质激素样作用。枸杞子滋阴壮阳，强筋骨，泽肌肤，其主要成分甜菜碱加入饲料中，能明显增加雏鸡体重和母鸡产蛋量，可使小鼠体重明显增加，且毛色光泽，肌肉丰满，血色鲜红，具有明显抗衰老作用。杜仲补肝肾，强筋骨，盖肝主筋，前阴为宗筋所聚，肝充则筋健，屈伸利用皆属于筋。大量临床资料表明，补肾药能促进卵泡发育，提高体内雌激素水平，而雌激素能促进子宫发育，使子宫收缩加强，利于下脱子宫之回纳。

2）经验方（陕西中医，1982，（1）：12）

组成：党参 15g，黄芪 15g，川续断 15g，桑寄生 15g，煅龙骨 15g，煅牡蛎 15g，升麻 9g，柴胡 9g，杜仲炭 9g，车前子 9g，黄柏 9g。

方中党参、黄芪、升麻、柴胡补中气、升中阳、提子宫；续断、桑寄生、杜仲、煅龙牡补肾固脱。中气升，肾气足，使子宫上有提系，下能固托。

3）全鹿丸（《景岳全书·古方八阵》）

本方有补肾填精，益气培元作用。原治五劳七伤，诸虚百损，精神衰惫，妇人虚羸劳瘵、崩中漏下，阴挺脱肛等。每次 6g，每日 3 次，15 天为 1 个疗程，可连服 2～3 个疗程。

3. 湿热

（1）临床见证：脱出的子宫表面红肿疼痛，或溃烂渗液，带下色黄如脓，气臭；伴口苦口干，发热，肛门肿痛，小便黄赤，甚或尿频，尿痛。舌质红，苔黄或黄腻，脉弦数。

湿热并非子宫脱垂之起始原因，而是子宫脱垂过程中的并发症。其局部及全身症状、舌脉征均呈现一派湿热病虫侵淫之候。

（2）辨证依据

1）脱出阴户之子宫表面红肿，或溃烂，黄水淋漓。

2）带下色黄、质稠、气臭。

3）发热口渴，纳差便溏，小便黄赤。

4）舌红，苔黄或黄腻，脉滑数。

（3）治法与方药

治法：清热利湿。

1）易黄汤（《傅青主女科》）

组成：怀山药、芡实、黄柏、白果、车前子。

原治带下之湿热者。今阴挺下脱，因脾虚运化失职，水湿郁而化热，不仅下注任带且有碍胞宫之回纳。宜先健脾利湿，清热止带以治标，再以益气升提以治本。如若带下色黄、气臭，伴口苦咽干，苔黄腻，此乃土虚木郁，可借鉴薛氏朝用补中益气汤以补脾气，夕服龙胆泻肝汤以清湿热之标本兼治法。

2）龙胆泻肝汤（《医宗金鉴》）

组成：生地黄、木通、车前子、泽泻、黄芩、当归、黑栀子、龙胆、甘草。

原治肝经湿热下注之子户肿胀坠痛及两胁疼痛。前阴者，宗筋所聚；肝脉者，绕阴器，今子宫脱出于阴户之外，并发红肿、疼痛、表面溃烂、黄水淋漓，伴心烦易怒，小便黄赤，发热口苦，正因肝经湿热下注所致，故而习用龙胆泻肝汤，清肝泄热除湿，并可配合外阴熏洗等，待热清湿解之后，方议益气升提，培本固脱。

子宫脱垂的治疗，临床分气虚、肾虚论治。先贤提出“以升补元气为主”的治疗大法。盖万物之本，万物之生，皆禀元气。元气与生俱来，藏之于肾，靠后天脾胃之充养，是以临床以健脾补肾并举疗效为佳。尤其对病程长、年高体弱者，更应脾肾同治。钱天相主用党参、黄芪、续断、桑寄生、杜仲益气补肾，汪克明以全鹿丸治疗本病，均获佳效，是为典范。

此外，子宫脱垂的治疗应重视固涩收敛药的配合应用，以冀提高疗效。《本草纲目》：“脱则散而不收，故用酸涩温平之药，以敛其耗散。”收敛药味多酸涩而能收敛。现代研究发现本类药常含有大量鞣质，其味涩，而鞣质的收敛作用也早为西医学所确认。如金樱子属强壮收敛剂，其主要成分为苹果酸、鞣酸等，味酸涩。《本草从新》谓金樱子能“固精、秘气”。浙江瑞安报道以单味金樱子煎汤内服，治疗不同程度子宫脱垂 203 例，有效率为 79.5%。又如五味子，其味酸性温，功能滋肾生津，收敛涩精。药理研究提示，五味子粗提取物能增强中枢神经系统的兴奋性，具抗疲劳作用，和人参作用类似；五味子还能兴奋子宫平滑肌，加强子宫节律性收缩，并提高其紧张度。在益气补肾方中加入五味子能提高其升提固脱的疗效。此外，五味子对葡萄球菌、伤寒杆菌的抑菌作用，可能与其所含有机酸有关，其在体外对绿脓杆菌也有抗菌作用。正因于此，子宫脱出合并感染者，用之亦甚合拍，尤以外洗、外敷效更佳。

【其他疗法】

一、单验方

1. 金樱子根 100g，黄芪 50g，水煎服，每日 1 剂，连服 10 日为 1 个疗程。具益气升提，固精秘气，收敛强壮之功。适用于子宫脱垂不伴湿热者。

2. 升麻 4g，研末，鸡蛋 1 个。先将鸡蛋顶端钻一黄豆大圆孔，将药末放入蛋内搅匀，取白纸一块蘸水将孔盖严，蒸熟食用。早晚各一次，10 天 1 个疗程，结束后，停 2 天再服。

3. 棉花根 30g，每日 1 剂，煎服，连服 10 日 1 个疗程，可连服 2～3 个疗程。

二、外治法

（一）熏洗方

1. 蛇床子 60g，乌梅 60g，煎水熏洗，每日 1 次，5 天为 1 个疗程。

2. 金银花、地丁草、败酱草、蛇床子各 50g，黄连 10g，黄柏 10g，苦参 15g，连翘 30g，枯矾 15g，煎水熏洗。适用于子宫脱出伴溃烂流水等湿热证候者。每日 1 次，用至溃烂消失。

3. 生核桃皮 50g，水煎 200ml，温洗，每次 20 分钟，早晚各一次，1 周为 1 个疗程。核桃皮具较强的促进子宫肌肉收缩和收敛作用，并有祛湿杀虫之功。

（二）阴道纳药

1. 五五丸　五倍子 30g，五味子 24g，桃仁 4g，枯矾 21g，雄黄 10g，共研细末，炼蜜为丸，每粒 10g。用消毒纱布袋盛之，袋口留一长线，以便拔出。阴部消毒后，纳 1 丸于阴道内，每日 1 次，连用 1 周。

2. 提宫散　制川乌 50g，制草乌 50g，白及 100g，共研细末，过筛，取 1～2g 盛入绢制小袋内，袋口用线缝一圈，留一段 5cm 长的线头，可使袋口收放。纳入阴道后穹隆，每天 1 袋，留阴道内 6～8 小时后取出，或当患者感到腹部发热，抽提达于顶点时，即将药取出。

3. 子宫丸（经验方）

组成：白矾、乳香、没药、硼砂、儿茶、雄黄、蛇床子、冰片、钟乳石、麝香、血竭、章丹。

具杀菌止痛、止血暖宫、通络活血、防腐解毒、消炎生新、燥湿之功。先将子宫复位，后将药贴于宫颈或阴道壁，再用大棉球蘸温开水，挤干，压紧。一般上药 6～10 次即不脱出。子宫脱出不能还纳复位者，不可用之。

（三）外敷

1. 干芙蓉叶 30g，乌贼骨 30g，五倍子 15g，五味子 10g，枯矾 8g，共研细末，高压消毒备用。适用于脱出之子宫溃烂流水者。早晚各上药一次，至溃烂消失。外以消毒纱布保护，并令其卧床休息。

2. 五倍子 15g，冰片 1g，荷叶蒂烧灰，共研细末，局部上药。适用于脱出之子宫表面溃烂者。

三、针灸疗法

（一）针灸法

主穴：百会、关元、曲骨、维道、太冲、三阴交。

配穴：中极、气海、子宫、肩井、大赫、照海、足三里、次髎、提托穴、气冲。

有健脾补肾，升阳举陷作用。每日主穴选 3 个，配穴选 3～4 个。上部穴针朝下刺，下部穴针向上刺，补法，留针 30 分钟，或加用电针治疗。虚寒者，艾条温针身，或出针后于主穴上艾灸 3 壮。每日 1 次，连续 7 天为 1 个疗程，病情好转后，隔日一次，疗程间隔 3 天。子宫回纳后，再治疗 1 个疗程以巩固之。或单独用隔姜灸法每日 1 次以巩固疗效。

（二）针刺法

主穴：维道、维胞、维宫。

配穴：三阴交、足三里、阴陵泉。

用六寸芒针，进针后沿腹股沟向耻骨联合方向透刺，深度一般在肌层与脂肪层之间，双侧同时进针，捻转。幅度、频率由小到大，由慢到快，以病人能接受为宜。当会阴部或小腹部有明显的由下而上的抽动感后即可退针。主穴每次 1 个，每日 1 次，5 日为 1 个疗程。

（三）耳针

取子宫、皮质下、外生殖器、交感等耳穴，或以经络探测器、耳针深测仪，或以针柄在耳廓三角窝找出敏感点。直刺 2～3 分，强刺激，留针 20 分钟，每日 1 次，10 天为 1

个疗程，或用皮内针埋针。

（四）穴位注射

取穴：三阴交、足三里、提托穴、八髎穴。

用50%当归注射液，维生素B_1等药物刺入穴位得气后，注入药液2ml，隔日一次，5天为1个疗程，每次选2穴。

（五）穴位敷贴

1. 用蓖麻子仁30粒，捣烂，贴百会穴，外加热敷，可提高疗效。每日3次，每次贴30分钟，连用7天为1个疗程。

2. 鲜蓖麻子仁45g，熟烟叶6g，共捣烂，加50°白酒调成饼，贴于关元穴。头晕重时去药。3～5天为1个疗程。

3. 枳壳15g，升麻15g，五倍子10g，小茴香10g，青盐6g，麝香0.3g，共研末分成2份，先取麝香0.15g撒入脐孔，继填药粉，加盖槐树枝，再以荞麦面调成糊状，贴于脐上四周，后加艾炷灸之，每日1次。

（六）穴位埋线

取子宫或提托穴为主，加肾俞或次髎，得气后，取“0”号肠线1cm推入穴位。

针灸治疗以健脾补肾、固摄升提为法，取穴以肾、脾、肝三经，冲、任、督、带奇经穴为主。其具疗效好、经济、方便等优点，易为患者所接受。

四、药物注射

1. 肌内注射　注射液如复方三七注射液，每次2～4ml，每日3次肌内注射，4周为1个疗程。近期总有效率为84.4%，实验证明该药对动物的骨骼肌、肛门括约肌有一定兴奋作用，可提高离体子宫、阴道平滑肌及圆韧带的兴奋性，主要表现为频率和张力的提高。

2. 宫旁药物注射　国内外从20世纪60年代即开始应用。注射液如无水酒精、明矾普鲁卡因、复方三七注射液等。注射部位一般在主韧带及宫骶韧带处。其机制主要是用药物造成无菌性炎症反应，使局部组织纤维增生，形成瘢痕挛缩后，致松弛的主韧带缩短，使子宫上提。对轻度脱垂有一定近期疗效。但若注射部位不准确可以损伤膀胱、直肠和输卵管。注射过浅时，会使阴道黏膜发生溃疡和坏死，而且注射后的瘢痕粘连，会给以后的手术造成困难，故使用时应多加注意。

五、药食疗法

1. 黄芪60g，当归30g，升麻15g，共研末，同糯米90g入猪肠中炖粥服。

2. 黄芪50g，陈皮15g，枳壳15g，鸡蛋2枚，共煮，吃蛋饮汤。空腹服，每日1次，7天为1个疗程。

3. 黄芪50g，金樱子50g，当归10g，炖乌鸡。隔日一次，连服3剂。

六、子宫托疗法

子宫托是一种支持子宫和阴道壁、维持子宫颈在坐骨棘水平，使子宫和阴道壁保持正常生理位置的工具。只要盆底肌肉尚有支持子宫托的能力就能发挥其支持作用。上托期间，症状消失，能参加劳动。上托初期，主要起支托作用。由于被支托的组织不断发生变化，如子宫的血液循环改善，子宫旁支持组织的紧张度逐渐恢复，韧带和筋膜的负担减轻而不再下垂，重新维持生理功能而治愈。广东报道环形子宫托治疗 7044 例脱垂，远期治愈率为 11.94%，有效率为 96.67%。上海报道以喇叭形托治疗 480 例脱垂，随访 17 年，治愈率为 27.5%，有效为 84.61%。可见使用子宫托是一种安全、可靠、简便、易行的好方法，各度子宫脱垂者，均可根据需要，酌情使用，自行操作。早上放入，晚上取出，清水洗净，抹干保存。

（一）子宫托的类型

子宫托的种类甚多，其规格大小亦不同，各类子宫托均有其特点，常用的主要为环形子宫托与喇叭形子宫托。

（二）子宫托的选择

选择子宫托应注意其质量、大小及形状。塑料托表面光滑，遇酸碱不易变质，对组织刺激小。所选子宫托、大小必须适宜。过小易脱落，过大或质量不良，则使患者不适，甚或产生局部压迫、引起不良反应，如分泌物增多、炎症或溃疡等。一般选择以稍大于生殖裂隙为宜，常用中号。可先试放小号，如加腹压后，托被迸出，即改换中、大号，至不被迸出为宜。上托后，子宫与阴道壁回纳，患者即感舒适，则为配置适度。

（三）子宫托的适应证

1. 子宫脱垂无其他禁忌证者，均可使用。

2. 患者年老体弱，或伴有其他严重疾病，如心脏病、糖尿病、肝炎、肾炎等，经其他非手术方法治疗无效或复发，又不能耐受手术者。

3. 因故未采用或不能采用中药或针灸等综合治疗的。

4. 采用中药或针灸等治疗的患者，兼用子宫托疗法可提高疗效。

5. 矫正子宫脱垂所致的压力性尿失禁。

（四）子宫托的禁忌证

1. 有生殖道炎症或溃疡的患者。

2. 阴道口宽敞、松弛，阴道短浅，或穹隆部过浅，甚或消失者，不能支持子宫托于固定位置。

3. 会阴Ⅲ度裂伤，或有尿瘘、粪瘘者。

4. 盆腔有炎症或肿瘤者。

（五）子宫托的使用方法

1. 上托（以环形子宫托为例）　放托前先排空大小便，将手洗净，平卧床上，屈膝、两腿分开，或采取蹲位、半蹲位、半卧位、全身放松，先将脱出的子宫用手推入阴道内，一手将大小阴唇分开，另一手拇、食指持托，将其斜着慢慢放入阴道内，继续用食指把托环的先进部送至后穹隆，再把后进部向上方推，卡于耻骨内侧，使托环套在子宫颈上。

2. 取托　取托姿势与放托同，用食指勾住托环前缘向后、向外牵拉，轻轻取出。

（六）使用子宫托注意事项

1. 认真指导，第一次使用子宫托时，要由医生检查有无禁忌证，选择好适合的型号，教会患者自己上、取子宫托的方法。

2. 嘱患者冬季时每隔两三日将托取出清洗后，第二天早晨再重行放置。夏季需每晚取出清洗一次。切不可长期不取出，以免引起阴道炎症变化，甚至发生压迫性坏死及嵌顿。

3. 上托后3个月、6个月时定期复查一次，以便及时发现异常，及时处理。发现子宫脱重程度减轻时，应更换较小型号的子宫托。

七、气功与体育锻炼

气功疗法与体育锻炼是一种自我调理的整体疗法，以达健身祛病。

气功疗法多样，诸如“吐纳”、“导引”、“静功”、“内功”等。气功治疗主要是通过姿势、呼吸、心神的调练，以达培育元气的目的。治疗子宫脱垂主要采用“内养功”，配合“保健功”，以静制动。

体育锻炼常用的方法有：肛提肌运动和腹直肌运动，每日锻炼2～3次，每次5～15分钟。

上述中药、针灸、子宫托等治法较适于Ⅰ度与Ⅱ度轻型子宫脱垂，且诸法应联合应用，方可提高疗效。

八、手术治疗

子宫脱垂经上述治疗无效，或治疗后又复发，Ⅱ度重型、Ⅲ度脱垂患者，或病程长，临床症状重，无手术禁忌证者，应根据患者年龄、对生育的要求及健康状况，选择适当的术式进行手术治疗。

【预防与调护】

一、预防

1. 锻炼身体，合理营养，增强体质。

2. 加强劳动保护，避免超负荷劳动及长期从事蹲、站位工作。

3. 实行晚婚与计划生育。

4. 加强孕妇管理，定期产前检查，及时纠正胎位，以防难产。

5. 提高产科质量，正确处理分娩，及时修复产伤。

6. 励行“四期”保健，尤需注意产褥期摄生，避免过早操劳，但应及早进行腹肌及肛提肌收缩运动，以利于盆底组织的复原，并保持二便通畅，避免增加腹压。

7. 做好更年期保健，积极参加体育锻炼，增强体质，延缓衰老。

8. 积极防治增加腹压的慢性病，如慢性咳嗽、腹泻、便秘、腹水等。

二、调护

1. 保持外阴清洁，衣裤宜柔软，活动亦须小心，避免或减少擦伤。

2. 避免举重、登高、劳力、房劳。

3. 调饮食、忌生冷、辛辣，以免发生腹泻与便秘。

4. 慎起居，适寒温。

5. 脱垂重者，治疗期间应卧床休息。

【疗效判定】

治愈：子宫恢复正常位置，半年未复发。

好转：宫颈与宫体向上回纳，但未恢复到正常位置。

未愈：症状与体征无变化。

【重点提示】 子宫脱垂病因以虚为主，“陷者举之”、“虚者补之”、“脱者固之”是其治疗主导思路，适当配用固涩收敛之品，兼以内外合治、针药并施，可辅助提高临床疗效。总应根据脱出的时间及程度，患者年龄、体质状况等选择相应治疗措施。

（谢德聪）

参考文献

1. 曹泽毅．中华妇产科学．2版．北京：人民卫生出版社，2004.
2. 曲秀平，夏桂．老年妇科疾病538例临床分析．实用老年医学，2009，33（2）：140.
3. 江森．我省妇产科学术进展概况．山东医学，1980，（11）：46.
4. 部分省、市、自治区子宫脱垂、尿瘘防治协作组．部分省、市、自治区子宫脱垂、尿瘘防治科研协作组扩大会议简况．中华妇产科杂志，1979，14（3）：222.
5. 江桃菊．农村妇女子宫脱垂的调查分析．实用妇科与产科杂志，1987，8（5）：276.
6. 福建省妇幼保健院．正常妇女子宫颈位置的测定．中华妇产科杂志，1980，15（4）：224.
7. 福建省子宫脱垂科研协作组．1833例子宫脱垂病因调查分析．福建医药杂志，1980，（6）：6.
8. 胡素秋，余曙光，包继先，等．复方三七制剂治疗子宫脱垂421例的临床研究．云南医药，1985，6（6）：326.
9. 顾小痴．中药补中益气汤治疗子宫脱垂疗效及其药理学研究的初步报告．天津医药杂志，1960，2（1）：4.
10. 吴悦汉，罗师．手术治疗子宫脱垂1764例分析．广东医学，1982，3（2）：24.
11. 王天芳，杨维益．“脾主肌肉”的实验研究进展．北京中医药大学学报，1996，19（5）：22.
12. 史正芳．益气健脾类方药的近代研究．辽宁中医杂志，1983，（9）：36.
13. 贾士涂．17961例上海市里弄居民妇科普查之分析．中华妇产科杂志，1959，第4号：289.
14. 天津市妇产科研究组．子宫脱垂（普查、中药、针灸治疗初步小结）．天津医药，1960，2（5）：334.
15. 南京中医学院附属针灸实验医院．针灸治疗子宫脱出．上海中医药杂志，1959，（7）：45.

第二节　尿瘘、粪瘘

尿瘘与粪瘘为女性生殖器官瘘的主要病证，二者可同时发生，但多为单独发病。由于尿、粪不能自行控制而时时从阴道溢出，外阴长期为尿、粪所浸渍，致使患者有难以言表之痛楚，并不同程度地影响劳动及正常生活。我国政府于20世纪60年代即组织全国医务界联合攻关，开展普查、普治。随着医疗卫生保健的普及，计划生育的实施，医疗水平的不断提高，发病率已大为下降。

尿　　瘘

尿瘘是指泌尿道与身体其他器官或组织间的非正常沟通，于妇科临床主要是指生殖器官与泌尿系统之间形成的异常通道，主要有膀胱阴道瘘、尿道阴道瘘，膀胱尿道阴道瘘，输尿管阴道瘘，输尿管子宫瘘等，以前二种多见。膀胱阴道瘘可与输尿管阴道瘘同时存在。

尿瘘以尿液不由自主地从阴道内不时流出为临床主症，且多发生于产后，故中医学将之归属于产后小便失禁、小便淋漓、产后遗尿等，并观察到本病的发生主要是难产损伤。

如《诸病源候论·妇人产后病诸候下》专立“产后遗尿候”，指出“胞囊缺漏，小便不禁，故遗尿，多因产难所致”。胞囊即指膀胱，最早见于《中藏经》。宋代陈自明《妇人大全良方》：“妇人产蓐，产理不顺，致伤膀胱，遗尿无时”。并立“固脬散”治“妇人临产伤损，胞破、小便不禁”。熊宗立在校注时又附补脬饮治之。产后伤动胞破，终日不小便，但淋湿不干，薛立斋又云：“因稳婆不慎，以致胞破而小便淋漓者，用八珍汤以补气血，生肌固脬。”元代朱丹溪对本病病因证治论述较为详尽，组方用药切合临床，如《格致余论》：“常见尿胞因收生者不谨，以致破损，而病淋漓，遂为废疾”，“因思肌肉破伤在外者，且可补完，胞虽在腹，恐亦可治。一日有徐姓妇，壮年得此。难产之由，多是气虚，难产之后，血气尤虚，试与峻补。因以参芪为君，归芎为臣，桃仁、陈皮、茯苓为佐，而煎以猪羊胞汤，极饥时饮之，但剂率用一两。至一月而安，令气血骤长，其胞自完，恐少缓，亦难成功。”朱氏根据病因，结合产后生理特点，取峻补气血以生肌完脬，并取猪羊脬血肉有情，同时还体会到宜及早治疗方易成功。嗣后历代医家多从此说。《女科证治准绳》以黄芪当归汤（黄芪、当归、白术、人参、芍药、陈皮、甘草）疗“膀胱为坐婆所伤”之产后尿不禁。用固脬散（黄丝绢、黄蜡、蜜、马勃、白茅根）治临产时伤损脬破，小便不禁。现今临床尿瘘治疗亦宗朱氏“峻补”之旨，以补虚生肌为主法。属陈旧性瘘孔者，因周围组织增生，“瘀积不去，则新不能生”，祛瘀生新宜结合手术治疗。

流行病学调查显示，在第三世界经济欠发达国家或地区，产伤是尿瘘的常见病因，而经济发达的国家则产伤性尿瘘少见。我国 1981 年 14 省、市、自治区 2110 例尿瘘病因流行病学调查，产科因素尿瘘 1922 例，占 91.09%。现随着医疗条件的改善，产科质量的提高，计划生育的实行，产伤性尿瘘已较少见，而手术损伤性尿瘘仍不可避免。

【病因病机】 胞损是尿瘘的主要病理，凡一切导致泌尿生殖器损伤的因素均可形成尿瘘。主要有产伤、手术损伤及他病致伤。

一、病因

1. 产伤　产伤是尿瘘的主要病因。据我国 14 省市、自治区尿瘘病因协作组对 2110 例尿瘘患者分析，分娩损伤占 91.09%，其发生的共同生理病理基础是难产。由于产妇素体不足，气血虚弱，或临产用力过早，耗气伤力，气虚无力送儿外出，或因胎儿、胎位异常，或阴道畸形、瘢痕等致胎儿不能顺利娩出，产程延长，胎压膀胱过久，血行受阻，肌肉组织失于濡养，产后血气益虚，无力生新，则受压处肌肉腐溃脱落形成瘘孔。最易受压迫的部位为耻骨弓下的膀胱三角区、膀胱颈部和尿道，故形成的瘘孔多数为膀胱阴道瘘、膀胱尿道阴道瘘和尿道阴道瘘。亦有因旧法接生或暴力接生损伤泌尿生殖器，或助产操作不慎，误伤泌尿生殖器而出现尿瘘者。

2. 手术损伤　凡妇科阴道手术或盆腔手术操作不慎均可能误伤泌尿生殖器官而致尿瘘。也有因手术损伤了泌尿系统局部血液供应，气血瘀滞，局部失养破溃而成。

3. 外伤　跌仆外伤、车祸、阴道异物穿刺伤等均可致胞破脬损出现尿瘘。

4. 他病致瘘　如脬中结石，较大结石压迫，血行受阻，肌肉失养，坏死、腐溃成膀胱阴道瘘；阴中生疮、阴癌腐溃，胞破脬损致漏；或阴中置入毒药、毒物，肌肤被腐成瘘；或宫颈、阴道癌瘤放射治疗损伤而成等。

二、病机

损伤是尿瘘的主要病理，西医认为有创伤与坏死损伤之不同。创伤型主要因各种产科与妇科手术、膀胱手术误伤泌尿生殖器，或盆腔、阴部外伤使泌尿生殖器受损。坏死型主要因滞产或结石等压迫，引起局部组织缺血、坏死；或生殖系统严重感染，恶性病变，放射治疗等造成局部组织坏死，组织脱落而形成瘘孔。

因此，尿瘘的主要病机是胞破脬损，瘘孔形成，损伤在先，漏尿在后。胞破络伤，血溢脉外，新肌不生，日久则瘢痕形成。

【诊断与鉴别】

一、诊断要点

（一）病史

有难产、旧法暴力接产、手术助产史，或困难的妇科手术史，或腹腔镜电灼术史，或盆腔与外阴严重外伤史。

此外还应询问有无阴道内用药、放置子宫托、宫旁药物注射及放射治疗等既往史，以明察病因。偶见先天畸形者，漏尿与生俱来。

（二）临床表现

1. 漏尿　尿液不由自主地从阴道溢出是本病的主症。“小便失禁”，“淋漓不止”，“欲少忍须臾而不能”是对本病的形象描述。漏尿量的多少与瘘孔的部位、大小和病人体位有关。新病者常尿中带血。

2. 阴痒灼痛　由于长期尿液的浸渍，常见外阴丘疹、瘙痒。搔破后复受湿邪侵淫，蕴而化热，则外阴溃烂、灼痛。湿热蔓延膀胱，则见尿频、尿急、尿痛等。

因组织受压之坏死型尿瘘，常在产后3～7天才见漏尿。损伤性尿瘘于产后或术后即见漏尿。因膀胱疾病，如结石、结核所致者，多伴尿痛、尿血、尿频等症状。因生殖道疾病而致者，如癌瘤，则多见于绝经后妇女，并有带下异常、阴道流血史。

其他可伴见性交困难与不孕。这是因为脬破络损，血溢脉外，瘀阻络滞，气滞血瘀，新肌不生，日久瘢痕形成，挛缩而致阴道狭窄，影响交合，甚而不孕。或伴月经失调，因病痛难言，抑郁寡欢，肝郁气滞，或感染病邪，与血相结，冲任不调则月经失调，有临床报道在生育年龄的本病患者约半数见闭经。

（三）妇科检查

方法：先取膀胱截石位，以双合诊或（及）三合诊了解盆腔情况。为便于暴露瘘孔，再取膝胸卧位，用双翼阴道窥器之下叶，或直角阴道拉钩，将阴道后壁向上牵引，此时阴道前壁、瘘孔及宫颈即可清楚暴露。须详细检查瘘孔的数目、部位、大小、形状、瘘孔周围有无瘢痕及程度；尿道括约肌有无损伤、尿道有无断裂、狭窄、缺损或阻塞，子宫颈有无缺损、瘢痕；阴道有无炎症、瘢痕等。瘘孔与邻近器官的解剖关系，对较大瘘孔或近膀胱三角部者，应注意输尿管口与瘘孔边缘的距离，较大瘘孔一般可见到自瘘孔内翻出的鲜红色膀胱黏膜，如瘘孔较小或部位较高而不易发现时，可嘱患者咳嗽或作深呼吸，往往可见尿液与气泡自瘘孔溢出。

（四）辅助检查

1. 美蓝试验　当瘘孔位置不清楚或很小难以诊断时，可用生理盐水200ml加入消毒的美蓝液3～5滴，导尿后，注入此溶液，并夹住导尿管末端。窥器打开阴道后，观察蓝色液体从何处流出，从阴道流出者，则为膀胱阴道瘘或尿道阴道瘘；从宫颈流出者，则为膀胱宫颈瘘；如从阴道流出的是清亮尿液，说明尿液来自肾脏而非膀胱，可诊为一侧输尿管阴道瘘。

2. 金属导尿管或探针检查　用导尿管或探针插入尿道，可了解尿道还有无狭窄、闭锁等。并试与阴道内手指相遇，若能相遇则该处即为瘘孔位置。

3. 膀胱镜检查　了解膀胱内情况，如瘘孔位置、大小、数目、瘘孔与输尿管口的关系。尿道内口的情况，有无膀胱黏膜炎症、结石、结核、肿瘤等。并可在膀胱镜下作逆行输尿管导管插入或同时作靛胭脂试验来明确病变的性质和肾功能。

4. 靛胭脂试验　如在膀胱镜下看不清楚输尿管口时，可以静脉注射靛胭脂5ml，约5分钟后即可在膀胱镜下看到喷出蓝染的尿液处。如膀胱镜内只见到一侧输尿管口喷尿，而在阴道内发现蓝染尿液，可诊断为一侧输尿管阴道瘘。

5. 尿路造影及肾图检查　以了解肾功能和病变的位置。

6. B超检查　有助于临床怀疑肾盂、输尿管积水之诊断，尤适于对造影剂碘有过敏者选用。

根据漏尿主症，并有难产、手术产、妇科手术及泌尿生殖等某些相关疾病史，结合妇科检查及辅助检查，尿瘘不难确定，但必须同时明确瘘孔的部位、大小、形状、周围组织情况，与邻近器官的关系等。

（五）尿瘘分类

1. 尿道阴道瘘　尿道与阴道间发生不正常的沟通。

2. 膀胱阴道瘘　膀胱与阴道间发生不正常的沟通。瘘孔常位于膀胱底部、膀胱三角区或膀胱侧壁。

3. 膀胱尿道阴道瘘　瘘孔位于膀胱、尿道后部，使膀胱和尿道同时受损并与阴道相通。

4. 膀胱宫颈（子宫）阴道瘘　瘘孔位于膀胱底部与子宫颈沟通。

5. 输尿管阴道瘘　输尿管与阴道沟通，常为单侧性，亦有膀胱阴道瘘合并输尿管阴道瘘者。

6. 尿粪混合瘘　膀胱（尿道）阴道瘘合并直肠阴道瘘，使膀胱、尿道、阴道和直肠间互有沟通，尿、粪均从阴道内漏出。

瘘孔大小分类标准：瘘孔直径＜1cm为小瘘孔；直径在2～3cm为中瘘孔；＞3cm为大瘘孔。

二、鉴别

各种原因引起的尿失禁均与尿瘘有相似症状。以下仅就张力性尿失禁、充盈性尿失禁与尿瘘予以鉴别（表2-8-2-1）：

【辨病论治】 本病以漏尿为主症。审明病因及病程的新旧，瘘孔的大小及他病与尿瘘的关系，乃本病辨病之首务。

病程在3个月内者为新病，或因产而损，或因手术刀刃之创，皆令血络受损，气血耗伤。胞破脬损，气化失职，藏摄无权而小便从阴中漏泄，损伤在前，失约在后，其病机特点为多虚多瘀。损者益之，瘀者行之，治疗以生肌愈创补瘘为法。脾主肌肉，生肌应以健脾为主，结合其病机特点，补益气血，佐以化瘀。有关研究表明，脾气健运，生化有源，输津布液，肌肤得养，可促进组织的修复，伤口的愈合；活血化瘀可改善组织血液循环，而利于生肌，使坏死性尿瘘及因未及时发现之产伤、手术损伤所致的小瘘孔，得到及时有效的治疗，弥补了西医在这方面的治疗空白。

表 2-8-2-1 尿瘘与尿失禁鉴别表

<table>
<tr><th>疾病</th><th>病因</th><th colspan="3">病理</th><th>临床表现</th></tr>
<tr><td>张力性尿失禁</td><td rowspan="2">素体不足、滞产、难产致产后益虚</td><td rowspan="2">肺肾气虚，盆底组织松弛，膀胱气化失职，固摄无权</td><td>尿道壁张力降低</td><td>腹压增加时</td><td rowspan="2">尿液从尿道溢出。
检查阴道无瘘孔</td></tr>
<tr><td>充盈性尿失禁</td><td>膀胱麻痹</td><td>膀胱充盈时</td></tr>
<tr><td>尿瘘</td><td>因产或手术外伤等致胞破脬损</td><td colspan="2">泌尿生殖器破损瘘孔形成</td><td></td><td>尿液时时从阴道溢出，检查阴道有瘘孔与泌尿道等相通</td></tr>
</table>

病程超过3个月者为旧疾，因胞破脬伤，日久瘀阻不行，则瘘孔周围组织增生，瘢痕形成。瘀血阻滞，新肌难生，治疗以手术为宜。

因他病致瘘，应先治他病，病去可望肌长瘘愈，不效者再酌情参照以上处理。如因阴中置入子宫托、毒药、毒物而致者，应先祛除病因，而后再议治疗。

因尿瘘而致他病，如尿液浸渍外阴可致带下增多，阴痒，甚或外阴溃烂、灼痛、尿频、尿急等，"急则治标"，应先行并发症处理，再治尿瘘。

一、新瘘治疗

1. 补脬饮（《傅青主女科》）加白术、白及

组成：人参、黄芪、当归、桃仁、陈皮、茯苓、川芎、白术、白及、猪或羊之尿脬1个。

全方有益气补血，生肌补脬作用。用于接产误破尿胞者。方中人参、黄芪填补元气，气足则能起补虚扶弱之力。当归、川芎补血，血多而气更旺。茯苓、白术健脾生肌。桃仁破陈腐之瘀，活血生新。白及质黏，止血疗伤愈创。猪、羊脬以有形之治有形，以有生之治有生。现代药理研究表明益气血药对肌肉组织起兴奋作用，桃仁等活血药能改善循环，促进组织的修复与再生，从而具生肌补漏之功。

证见腰膝酸楚者，可加菟丝子、续断、枸杞子等强腰益肾。肾阳虚，肢冷畏寒，便溏者，宜加巴戟天、补骨脂、淫羊藿温阳益肾。小便自遗者加桑螵蛸、龙骨、益智仁等固涩小便。每日1剂煎服，1个月为1个疗程。

2. 补脬膏（经验方）

组成：党参、黄芪、当归、白术、怀山药、丹皮、白及、蚕茧、阿胶、杜仲、猪脬粉。

共煎取汁，去渣加蜜收膏，每服30g，1日3次。

全方有益气补血，健脾益胃作用。用于新伤尿瘘者。

有研究者认为尿瘘治疗应以祛瘀生新为主，旧创面以祛瘀为主，术后及新创面以生新为主。故主用党参、黄芪、当归、白术、怀山药益气健脾，补血生肌。取蚕茧、白及、杜仲、阿胶之维茧与胶质之意，使伤口愈合过程有足够的支架组织和黏着的物质。猪脬粉为“同气相求”，以有形治有形。

3. 脬损饮（经验方）

组成：党参 24g，炙黄芪 24g，炒于术 9g，炙升麻 5g，柴胡 5g，当归身 10g，炒白芍 12g，陈皮 10g，煅牡蛎 30g，炙龟甲 30g，黄丝（即蚕丝自然黄者）炭 6g，五倍子 10g，五味子 5g，桑螵蛸 12g，乌贼骨 12g，红枣 7 枚，炙甘草 6g。

本方有培补脾胃，补益气血，固涩生肌作用，用于膀胱阴道瘘者。

“补可扶弱，涩可固脱”，本方以补中益气汤合黄芪当归散为基础，加重固涩之品而成。以补中益气汤益气健中升提，黄芪当归散益气补血生肌，加桑螵蛸、乌贼骨、五倍子、五味子、煅牡蛎等固涩愈剂。全方着重培补脾胃，补益气血，促进组织的修复，创口愈合而达控制小便。

二、旧瘘治疗

尿瘘日久，脬伤络损，血溢脉外，气血瘀滞，漏孔周围组织增生，瘢痕形成，药物难以迅速发挥作用。“瘀积不去，则新不能生”，治疗以手术修补为宜。

三、并发症治疗

尿瘘患者，因阴道、外阴长期受尿液浸渍，湿郁化热，或外感湿热之邪，蕴结阴中、膀胱，可并发阴痒，带下增多，甚或外阴溃烂、灼痛，尿频、尿急、小便淋痛。急则治标，宜先清利湿热，后议补瘘治本。

1. 萆薢胜湿汤（《疡科心得集》）加蒲公英、连翘

组成：萆薢、薏苡仁、黄柏、赤茯苓、丹皮、泽泻、通草、滑石、蒲公英、连翘。

全方有清热利湿之功。用于湿疹、淋浊、带下、阴痒等证。

本方原为治疗湿疹而设。因湿热蕴结阴中、尿脬而致阴痒、带多，淋痛者亦为合适，乃异病同治也。

2. 蛇床子散（《中医妇科学》）加蒲公英、地丁草

组成：蛇床子、川椒、明矾、苦参、百部、蒲公英、地丁草。

全方有清热燥湿，杀虫止痒作用。用于阴痒、带下之湿热者。日 1 剂，煎汤熏洗，或以消毒纱布蘸药液冷敷，日二次。破溃者，可用珍珠粉外搽。

四、饮食疗法

1. 猪、羊脬 1 只，黄芪 30g，当归 10g，党参 15g，炖服，日 1 剂。

2. 活鲈鱼 1 条，去内脏，加黄芪 30g，共清炖，喝汤食鱼。

【预防与调护】

一、预防

提高产科工作质量和妇科手术技术可以避免大多数尿瘘的发生。首先要认真执行产前检查，正确处理异常分娩，防止滞产与第二产程延长。如膀胱或阴道受压过久，疑有损伤

可能者，产后应放置导尿管，持续开放 8～12 天，使尿液畅流，保持膀胱空虚，改善组织血运，有利于受伤组织的恢复。同时可内服补气养血活血之药，如加参生化汤等改善组织的血运，利于预防尿瘘形成。对在难产手术或妇科手术中误伤泌尿生殖器者，应立即缝合处理。慎用有腐蚀作用的阴道纳药。实行晚婚和计划生育。严禁旧法接生。

二、调护

患者应加强营养，多进食富含蛋白质与维生素类的食物，忌食刺激性食物，保持大便通畅。治疗期间应避免劳累，症状控制后，3 个月内禁房事。同时避风寒，慎起居，预防外感咳嗽等。

【疗效判定】 近期疗效按 1981 年青岛会议的修订标准评定。

近期治愈：瘘管解剖上完全愈合，排尿功能完全正常。

显效：瘘管解剖上愈合，但排尿功能未恢复，或有压力性尿失禁。

有效：解剖上仍有瘘孔，但较手术前明显缩小，漏尿病状也减轻，并能部分自解。

无效：瘘孔大小变化不大，漏尿症状如治疗前。

附：（1）非生理性手术尿流改道，统计时不包括在内。

（2）尿粪联合瘘手术后统计疗效时以尿瘘为主。

粪　瘘

粪瘘是指生殖器官与肠道之间形成的异常通道，在妇科临床中常见的是直肠阴道瘘，因滞产形成者常可合并尿瘘，但因骶骨凹陷减轻了胎头对软组织压迫坏死的机会，故发生率远较尿瘘为低。

粪瘘其临床主症为粪便从阴道排出及不能控制的阴道排气。《校注妇人良方・产后门》曰："大便出尿，此阴阳失于传送，名大小肠交也"，并附有治验。《医学纲目》："交肠一证，大小便易位而出，若交易然"，其证昭然若揭。

【病因病机】《素问・灵兰秘典论》："大肠者，传导之官，变化出焉。"粪便不由大肠反经阴道传出，此乃大肠传导失职，"阴阳失于传送"。大都由滞产胎头压迫阴道后壁及直肠过久，组织缺血、坏死、脱落而形成瘘孔，致肠道与阴道相通；或困难的产钳助产术；或分娩时会阴三度裂伤未缝合；或缝合失败大肠与阴道沟通；或由于缝合会阴时缝线透过肠黏膜感染后形成瘘管。亦有因癌症和（或）晚期癌放射治疗，使组织受损，形成直肠阴道瘘，以致大便从阴道溢出。

【诊断与鉴别】

一、诊断要点

1. 病史　发病前有难产史、会阴裂伤或切开缝合史。或会阴修补术史或癌瘤放疗史。

2. 临床表现　以阴道溢粪，并有不能控制的阴道矢气为主症。若瘘孔小，大便干燥可见阴道溢粪，便稀则时时有粪便从阴道排出；若瘘孔大，则成形或不成形的大便皆可经阴道排出；瘘孔高者，大便可积于阴道中，致阴道不清洁及感染。外阴受粪便及其分泌物的刺激，常可发生丘疹，并发阴痒、带下异常。

3. 妇科检查　大瘘孔可在阴道窥诊时或触诊时证实，小的瘘孔，往往在阴道后壁见到一鲜红的肉芽组织，从该处插入子宫探针，另一手手指伸入肛门，手指与探针相遇，则可确诊。

二、鉴别

1. 阴吹《金匮要略》所载阴吹与本病不能控制的阴道矢气症状相同，所云“胃气下泄，阴吹而正喧，此谷气之实也，猪膏发煎导之”，明确指出阴吹之因证辨治，并非因直肠与阴道间有故道相通。而尤在泾：“阴穴，阴中出声如大便矢气之状，连络不绝，故曰正喧。谷气实者，大便不通，是以阳明下行之气，不得以其故道，乃别走旁窍也。”若“故道”与“旁窍（即阴道）”未沟通，何能别走？粪瘘者，若大便干结不通，必阴中矢气频频，如若“正喧”，据此，粪瘘与阴吹似是。但临床所见，阴吹者并非皆为粪瘘。再者，以猪膏发煎润肠通便治阴吹，粪瘘者大便干结时也可用之，大便通畅，阴中矢气必然减少。仲景以乱发治阴吹，似丝绢治尿瘘，均以煮烂为度，以起愈创之支架作用。鉴上种种，阴吹症似也包括了粪瘘之阴道排气。鉴别应求之于妇科检查是否阴道后壁有瘘孔。

2. 肛门失禁　可见大便失禁及矢气频频，会阴三度裂伤也可有大便失禁。但阴道直肠间隔无瘘孔存在，大便并非从阴道溢出。

【辨病论治】 粪瘘因直肠与阴道有漏孔相通，以致粪便从阴道溢出，并伴不能控制的阴道排气。本病以损伤为主因。坏死性粪瘘，病程在3个月以内者，治以补气养血，生肌补瘘。因产伤或手术损伤及超过3个月之旧瘘，以手术治疗为宜。病程日久，阴道与外阴长期为粪便等污浊邪气侵袭，蕴而化热，以致阴痒、带下异常、尿频急痛等，治时应先清湿热，后议补瘘。

1. 补中益气汤（见“月经先期”）　脾主肌肉，肺与大肠相表里，方中人参、黄芪、白术、甘草补益脾肺之气，当归补血，气血充沛则能生肌愈瘘。现代研究表明补中益气汤可使肌肉组织呈兴奋状态，促进伤口愈合。适于新伤粪瘘，应用时可加入桃仁、丹皮等活血化瘀之品，使气血畅行，肌肤得养，漏孔愈合。每日1剂煎服，2周为1个疗程。

2. 八珍汤（《正体类要》）加黄芪

组成：人参、白术、茯苓、甘草、熟地黄、当归、川芎、白芍、黄芪。

脾主肌肉，其气主升，方中四君合黄芪健脾益气生肌愈创，四物养血活血，使肌肉、大肠得以濡养而能补瘘、现代研究表明本方能提高机体免疫功能，纠正贫血，促进术后伤口的愈合。

3. 萆薢胜湿汤（《疡科心得集》）

组成：萆薢、薏苡仁、黄柏、赤茯苓、丹皮、泽泻、通草、滑石。

用于粪瘘并见阴痒、带下、外阴溃烂、尿频急痛等。

薛己医案：“大小肠交，乃气血俱虚，失其常通，先用六君子汤二剂，又用五苓散三剂而痊。”《医学纲目》：“古用五苓散治之，专为通前阴而设。”五苓散为通利之剂，亦可改善血液循环，同时清利湿热以清洁前阴，预防感染，有利自愈，先贤之法，足为后效。

若便秘不通，阴中矢气正喧，可酌情泻热通腑或增水行舟，或用番泻叶代茶，保持大便通畅，利于伤口愈合。

4. 饮食疗法

（1）莲子肉、怀山药、猪大肠头，炖服，日1剂。

（2）黄芪30g，党参20g，当归6g，活鲤鱼1尾，去内杂，清炖，喝汤，食肉，日

1剂。

5. 手术治疗　适于旧瘘瘢痕组织增生，药物治疗无效者，或较大新鲜创伤瘘。

【预防与调护】

一、预防

1. 正确处理产程，提高助产技术，避免产伤。
2. 会阴切开缝合时应注意缝线切勿穿透直肠黏膜。
3. 指导子宫托和放射源的正确使用。

二、调护

1. 治疗期间卧床休息，保证伤口的愈合。
2. 保持大便通畅。
3. 慎起居，节饮食，避免发生胃肠道疾患。
4. 加强营养，忌辛辣，禁房事。

【疗效判定】

治愈：瘘孔完全愈合，能随意控制从肛门排便。

好转：可控制从肛门排便，但不能完全控制阴道排气。

未愈：症状无改善，瘘孔依然。

（谢德聪）

第三节　脏　　躁

当妇女出现精神忧郁、情志烦乱、无故悲伤欲哭、不能自主、频频呵欠等症状时，称为“脏躁”，此病若发生在孕期，亦称“孕悲”，若发病于产后，则可称为“产后脏躁”。

汉代张仲景《金匮要略·妇人杂病脉证并治》云：“妇人脏躁，喜悲伤欲哭，象如神灵所作，数欠伸，甘麦大枣汤主之”，首先提出了“脏躁”的病名，并已简要地论述了本病的证治。后世医家均沿袭了其主要的理论及“脏躁”的之名。而在其病机的推演变化和临证治疗方面，见仁见智，各自发挥。如《金匮要略心典》：“血虚脏躁，则内火扰而神不宁，悲伤欲哭，有如神灵，而实为虚病”，为后来的“治火不宜清降”提出了依据。《医宗金鉴》注：“脏，心脏也，心静则神藏，若为七情所伤，则心不得静，而神躁扰不宁也。故喜悲伤欲哭，是神不能主情也。象如神灵所凭，是心不能主神明也。”是以心神之变为主要病机。又曰：“数欠伸，呵欠也，呵欠频频，肝之病也”，指出了脏躁与肝的关系。《蒲园医案》又认为：“子脏血虚，受风化热，虚热相搏，扰乱神明。”《妇人针灸古法秘要》更直接指出：“多愁善感之妇女，精神兴奋而强度失望，或滥用烟酒等，子宫枯燥，易怒易悲，哭笑无常，并非故意，实不得已耳。”诸医家都认识到：脏躁是由于五脏（主要又是指心、肝、脾、肾、子脏）阴液不足，精血亏损，五志之火内动所致。故治疗用药，本“甘以缓之”之旨，甘麦大枣汤至今仍被奉为常用不衰的经典方剂。以小麦养心液而安心神，甘草、大枣甘润以补中缓急，如《金匮要略心典》所云：“小麦为肝之谷，而营养心气，甘草、大枣甘润生阴，所以滋脏气而止其躁也。”

宋代陈自明《妇人大全良方·妊娠脏躁悲伤方论》中，极其推崇仲景之论，曰：“古人识病制方，种种妙绝”，并记录了两则典型治案。同样的内容还见于明代薛己校注之《校注妇人良方》，亦附有治验。如“妊娠悲哀烦躁，用大枣汤，二剂而愈。后复患，又用前汤佐以四君子汤加山栀而安”；“妊娠悲哀烦躁，其夫询之，云，我无故，但自欲悲耳，用淡竹茹汤为主，佐以八珍汤而安”。“治胎脏躁悲哭，用红枣烧存性，米饮调下”。四君子汤加山栀、淡竹茹汤也为后世医者沿用。

近现代对脏躁病的研究内容丰富，约可归纳为几个方面：如病机探讨、临床治验总结、方剂应用研究、结合西医学进行的实验观察等。有研究者提出脏躁的病因病机系劳思过度，心气虚损，故分为心脾虚及肝肾虚两型。除甘麦大枣汤外，肝肾虚者以六味地黄丸治疗。也有人提出由于忧虑郁结，肝脾受伤，心肾不交而致病，以疏肝和脾，宁心益肾为主，仍宗《金匮要略》甘麦大枣汤加减治疗。还有人认为脏躁相当于西医学之“癔症”，包括了多种不同类型的精神失常症状。在治疗方面分为单纯型、虚火型以及气血俱虚型，分别应用甘麦大枣汤、淡竹茹汤及八珍汤治疗。又有研究者认为，本病的病机要点是：病情的发生与体质有关，若素体虚弱，而多愁善虑，积久伤心，劳倦伤脾，心脾受伤，精血化源不足，或病起产后伤阴亡血，五脏失养，五志之火内动所致，自创“安脏汤”，治疗效果较为满意。

对甘麦大枣汤的临床应用研究，较早期的报道多为应用本方或与其他药物方剂组成复方以治疗“脏躁”或类似病证取得效果。近年的研究有了较深入的进展，并以此促进了对“脏躁”病因病机的更全面认识。池晓玲等应用“加味甘麦大枣汤”治疗汗证、崩漏、胃痛、皮疹等多种疾病，均获良效。故认为除了中医辨证以上几种疾病均存在肝郁气滞、心脾两虚、气滞血瘀等共同病机外，与本方具有调整人体免疫功能有关。现代药理研究发现甘草、大枣等具有抑制免疫的作用，上海中医研究所从细胞分子水平探讨虚证的物质基础，研究结果亦表明，以上药物能使细胞内的 cAMP/cGMP 的比值显著持续增高，这些可能是甘麦大枣汤取得临床疗效的基础。傅德元对甘麦大枣汤的使用剂量提出必须遵照汉代的衡制换算，而不能按现代医药教材的剂量应用，否则将起不到应有的效果。经他临床验证，认为剂量达到甘草 30g、小麦 60～100g、大枣 30g 时，治疗的效果最为理想。文中也从甘草、小麦、大枣的性味功能进行了探讨，提出“此三药并非滋养脏阴之猛将，亦非补益精血之佳品，更非清解内火之要药，何以效验历千年而不衰？主要是通过调整心、肝、脾三脏之气机阴阳，而不是纯补脏阴”。治疗脏躁应调逆乱之气机和动乱之阴阳，补心、肝、脾之脏气更有利于疗效。文中亦引用了动物实验的报道：用甘麦大枣汤浸膏，可明显地延长小鼠睡眠时间，可明显延长小鼠 PTZ 惊厥死亡时间，可明显地抑制其运动活动性。故认为本方作为安神剂而不作为补益剂确有其理。

林秋金提出：妇女相关精神疾病是一组与女性生理特点密切相关的疾病，如经前期综合征、更年期精神病，以及经期、妊娠期、产后等伴发的精神障碍等，属中医“郁证”、“脏躁”、“厥证”等范畴，西医学认为可能与中枢神经递质或激素功能紊乱有关。中医对其病机变化的认识应从脏腑功能失常、气血失调、冲任督带损伤出发，脏躁的发生不但与生理因素有关，尤其是与精神及心理因素有关。

目前除了以中医的方式来研究脏躁外，还有研究者运用一些分析仪器对血清中的离子进行特定的筛查比较。研究结果表明，血镁偏低与脏躁证有一定的联系，适当补镁后会提高治疗效果并减少复发。

上述研究在很大程度上丰富发展了“脏躁”一病的理论和临床实践内容，并再次证实中医学典籍中言简意赅的珍贵资料，值得我们为之很好的继承并发扬光大。

【病因病机】　“脏躁”的主要证候属精神情志的改变，甚至“象如神灵所作”，不能自主。而精神情志的主宰首归于心。心主神明之职需要心之阴血的濡养才能得以司其职，心之阴血又靠后天脾胃运化水谷精微并上输泌至才能保证心之阴血化源充足。同时，肾主水，心之阴血又必须得到肾水的上输滋润才能与心之阳气保持动态平衡。因此，历代医家几乎是以心、脾、肾三脏脏阴不足作为脏躁的病因病机。《黄帝内经》云：“心者，君主之官也”；“心气虚则悲，实则笑不休”；“神有余则笑，神不足则悲”，故许多医家认为心神失调，是本病的主要病机。然而根据“神生于五脏，舍于五脏，主导于心”，认为心之功能失职只是一个方面，五脏俱病才是其真正的病因。《灵枢·本神》曰：“肺藏气，气舍魄”，“肝藏血，血舍魂”，“脾藏营，营舍意”，“肾藏精，精舍志”，五脏不仅在生理、病理上相互联系、相互影响，而且在各自所主情志上也是相互影响的。

然而临证又有虚实或虚实夹杂之别。本病多发于妇人，故与女性生理特点亦密切相关。

虚者多为忧思劳倦，心脾受损，或素体虚弱，气血不足，肝肾阴亏；实者常因情志不畅，肝气郁结，肝脾受伤，魂魄不藏。虚则心神失养，脏阴不足，心之阴阳失调而为患；实则气机逆乱，郁火内扰心神而不宁。至于肝肾不足，心肾不交，阴虚阳亢，水火不济，又常多虚实夹杂之证。女子以血为本，故于经期、孕期、产后，阴血亏虚尤甚、气火偏旺、神不得宁之时，尤易患此病证。

【诊断与鉴别】

一、诊断要点

1. 病史　详细询问家族史；了解生活史；掌握经、孕、生育史；特别是对本病第一次发作的状况（应有周详的记录），以及是否有类似的发作病史等，对本病的诊断具有重要的意义。

2. 临床表现　女子精神忧郁、情志烦乱，无故悲伤或哭笑无常，呵欠频作者，可诊断为“脏躁”。其临床特点是症状多变，发作往往有暗示性，且极富情绪化，故《金匮要略》曰：“象如神灵所作。”有时患者自己所叙述的症状与实际检查往往不一致。

3. 妇科检查　无异常发现。

4. 检查　可进行心理人格检测以及有关脑、神经系统、内分泌、代谢系统的检查，排除有关的器质性疾病，有助于本病诊断的成立。

二、鉴别

1. 癫、狂　“脏躁”及癫、狂临床表现中均有精神情志变异，如喜哭善悲、情绪忧郁或哭笑无常等。癫、狂属西医学所示之精神病范畴，“癫”多为抑郁型，而“狂”则属“狂躁型”。临床特点为精神失常或躁妄打骂，动而多怒；或呆钝僵滞，极度抑郁；甚者弃衣上房，持刀行凶；或丧失生志，悲哀寻死；并有种种妄想幻象；多有家族遗传史或强烈的精神刺激史，这些均与脏躁有异。有关检查如脑电图等可进一步提供鉴别诊断的依据。

2. 围绝经期综合征　围绝经期综合征所表现的不同程度的自主神经功能紊乱的症状，尤其是精神神经症状，如忧虑、抑郁、失眠、烦躁易怒、喜怒无常、悲喜不定等，确与“脏躁”之症状相似。围绝经期综合征有明显的年龄界限，多发病于45～55岁之自然绝经前后，或有少数患者因手术切除卵巢（双侧），或因应用药物或放射治疗而致卵巢功能衰退，呈现类“围绝经期综合征”。上述表现，类似脏躁，病史可资鉴别。而“脏躁”可发于妇女任何一个时期，尤以经期、妊娠、产后易发。此外，围绝经期综合征除精神、神经症状外，还有明显的器官和功能衰退以及多种全身症状，实验室检查可查到雌激素明显降低，而FSH、LH升高，亦非脏躁者兼具。

【辨病论治】 脏躁的病因病理虽涉及心、肝、脾、肾诸脏，气血阴阳失衡，其见证有虚、有实、有阴、有阳，或虚实夹杂、阴阳交错等，然而就其主症“喜悲伤欲哭，象如神灵所作，数欠伸”而言，从养心液、安心神、甘润缓急论治，乃《金匮要略》要旨，其疗效已为千年临床所验证。《金匮要略》原文论述了脏躁的证治、方药，但对脉、舌、辨证处理却未提及。可见，在临床实际中，如主症确立，其余兼症不明显者，或虽有兼症，亦未脱离主要病机之范围者，便可应用辨病论治之法进行治疗。

1. 甘麦大枣汤（《金匮要略》）

组成：甘草、小麦、大枣。

用于妇人脏躁或情志不调诸症。

多用煎服，本方效验与剂量有明显相关性。现有的临床报道中，多数倾向小麦的剂量应是甘草的2～3倍，而大枣10枚不变。若以常用剂量配伍，则效果不理想。临床应用本方时，甘草一味可以生炙各半配合之，效果也佳。

2. 安脏汤（《女科临证集要》）

组成：柴胡、香附、生地黄、栀子、半夏、竹茹、白芍、浮小麦、甘草、大枣、甘松、珍珠母、龙齿。

本方具疏肝解郁，养心益脾，清热除烦，镇心安神之效。

3. 平躁饮（《中医妇科经验方选》）

组成：甘草、大枣、当归、麦冬、牡蛎、浮小麦、白芍、珍珠母。

用于妊娠脏躁（孕悲）。

4. 经验方（《全国中医妇科经验方集锦》）

组成：甘草、浮小麦、大枣、夜交藤、白芍、酸枣仁、麦冬、生龙骨、生牡蛎。

用于围绝经期脏躁。

5. 三心宁脏汤（姚克敏经验方）

组成：莲子心、灯心草、竹叶卷心、大枣、浮小麦、生甘草、炙甘草、煅磁石。

莲子心清心除烦，灯心草清泄心热，竹叶卷心清心火而下行，三药清降心热而皆轻清不寒，配甘麦大枣汤养心益脾，缓急和中；煅磁石平肝潜阳，镇惊安神。全方共成清心宁神，润燥缓急之功。

【辨证论治】

一、辨证要点

脏躁辨证，以察析患者临床表现特点为主线，在此基础上，结合病史及伴随出现的兼症、舌脉等，尤其对病情比较复杂，多次复发，或已应用专验方治疗而效果不佳者，应配合其他检查手段，进行更为详细的辨证治疗。

一般情况下，如患者情志忧郁，喜哭善悲，欠伸频频，神惫色不荣者多属虚；情志烦躁，哭笑无常，欠身时作，神色不衰者多为实。虚者重在调养心脾，滋肾益血；实者重在柔肝养心，调和气血。以常见兼症而言，虚证多伴气短懒言，头昏眠少，饮食欠佳等；实证多见心悸不寐，胸闷太息，烦热等。如头昏耳鸣，烦躁难眠，潮热自汗，口干不饮，腰酸膝软，常为下虚上实之虚实夹杂证。关于舌脉的表现，脏躁病之舌脉变化往往与临床症状不完全一致。如有患者述心悸怔忡不安，而脉息却无异常；或患者述口干口苦咽痛，而舌质舌苔咽喉部均正常等。故舌脉在脏躁的辨证过程中，可作为参考的依据。但若真有脉息的改变，为虚数、结、代、涩、弦等，或舌上瘀青，舌苔厚重等，应根据病情作进一步检查，务必排除其他器官的器质性病变，以免贻误病情。

二、治疗原则

甘润缓急、养心安神为主，配合益气、养血、健脾、柔肝、滋肾、清热等。

三、分证论治

1. 心神失养证

(1) 临床见证：神志忧郁，精神不振，喜悲善哭，呵欠频作，不能自主。或兼见心烦心慌、眠差、纳少、面色不华，舌质红润或偏淡，苔薄白，脉可偏细弱。

《黄帝内经》云："心气虚则悲"、"神不足则悲"。女子或因素体虚弱，又伤于情志不遂，或思虑劳倦过度，心脾受损，致心之气血不足，阴阳失衡，神无所主而现喜悲伤欲哭，心烦心慌，眠少，呵欠频作。余症、舌脉亦为心脾两虚之象。

(2) 辨证依据

1) 精神不振，喜悲善哭，呵欠频作。

2) 心烦心慌，眠差，纳少，面色不华。

3) 舌质淡红，脉细弱。

(3) 治法与方药

治法：甘润滋养，宁心安神。

甘麦大枣汤（《金匮要略》）

组成：甘草、浮小麦、大枣。

本方以小麦养心液而安心神，甘草、大枣甘润补中而缓急，为治疗脏躁之经方。虚烦难寐，心悸，脉细弱无力或虚数，此时可用生脉散与甘麦大枣汤合方。若证见心脾两虚者，亦可选用归脾汤。

2. 肝脾不和证

(1) 临床见证：神志不宁，抑郁不欢，忽喜忽悲，哭笑无常，时作呵欠。可伴有惊悸失眠，或恶梦频作，胸闷太息，脘胀纳差，口苦咽干，烦热等，脉多细而弦，舌质红，苔薄白燥或薄黄。

女子心性偏窄，或伤于情志，忧虑郁结，肝脾受伤，郁火内灼，扰乱心神，而出现神志不宁，抑郁不欢，哭笑无常，欠伸时作，惊悸，恶梦等症。

(2) 辨证依据

1) 神志不宁，抑郁不欢，忽喜忽悲，哭笑无常，或惊悸失眠。

2) 胸闷太息、脘胀纳差、口苦咽干。

3) 舌质红，苔薄白而干，脉细弦。

(3) 治法与方药

治法：疏肝和脾，甘润缓急。

逍遥甘麦大枣汤（经验方）

组成：薄荷、柴胡、当归、白术、茯苓、白芍、甘草、浮小麦、大枣。

本方由逍遥散与甘麦大枣汤去煨姜而成。逍遥散专治血虚肝郁，肝脾不和之证，补而不滞，行而不破，宣散郁火，和调情志，切中本证病机。甘麦大枣汤甘润缓急，调养心神。两方合用，临床效果良好。笔者用本方治疗脏躁以及其他相关疾病，疗效佳。唯在临证时应注意，本证多有气机不畅之病理改变，可适当加入行气之品，用量宜少，性宜平，如醋制香附、佛手、苏叶、陈皮之类。

3. 心肾不交证

（1）临床见证：神情烦躁，心绪不宁，悲伤欲哭，时作呵欠而心悸失眠，阵作烘热，自汗盗汗，脉多细或细弦，阵有虚数之象，舌质偏红，苔薄少津。

本证多发于失血、伤津或多产育，或接近围绝经期之阶段，阴不敛阳，水不济火，逼液外泄，心阳偏亢故烦躁而心绪不宁，神志失调，悲伤不能自主；汗为心液，阳浮则烘热阵作而汗自出矣；心营虚则神不能静，致心悸失眠。本证亦有呵欠之象，但不致频频而已。

（2）辨证依据

1）烦躁不宁，悲伤欲哭，呵欠时作。

2）烘热自汗，心悸失眠。

3）舌质偏红，脉细或虚数。

（3）治法与方药

治法：滋润脏阴，宁心益肾。

酸枣仁汤合甘麦大枣汤（《金匮要略》）

组成：酸枣仁、茯苓、知母、川芎、甘草、浮小麦、大枣。

酸枣仁汤亦为《金匮要略》方，其治虚烦不眠、盗汗，疗效明显。本证因心肾之阴不足，故内热生而神不安。以酸枣仁汤养阴清热，安神宁心；而小麦养心液，安心神，甘草、大枣甘润缓急，突出脏躁之病机，治疗更有针对性。如心悸、脉象虚数明显，可加黄连，用量不宜多。

4. 肝肾不足证

（1）临床见证：精神恍惚，无故悲哀或哭笑无常，频作呵欠，夜寐多梦，伴有头晕，耳鸣，心烦易怒，腰酸膝软，面潮红，手足心热等症状，脉细数或细弦数，舌质红而少津，苔薄黄或薄白，或少苔。

妇女素性急躁，易生肝火，内耗肝阴，若再伤于情志不畅，或津血损耗，则脏阴尤虚而阳热亢动，扰乱心神，神明失主，出现精神恍惚，无故悲伤或哭笑，频作呵欠，夜寐多梦。余症、舌脉均为肝肾不足、阴虚阳亢之征。

（2）辨证依据

1）精神恍惚，无故悲哀，哭笑无常，频作呵欠，夜寐多梦。

2）头晕耳鸣，心烦易怒，腰膝酸软，潮热。

3）舌质红少津，脉细数。

（3）治法与方药

治法：养肝滋肾，润燥安神。

百合地黄汤合甘麦大枣汤（《金匮要略》）

组成：生地黄、百合、甘草、小麦、大枣。

百合清心安神，尤宜于神思恍惚，烦躁失眠，莫名所苦之证，故《金匮要略》以百合地黄汤治疗“百合病”。“百合病”与西医学神经症的某些表现相似，伍生地黄滋肾益阴清热，故用于“脏躁”中之肝肾不足证较为契合。再配以甘麦大枣汤甘润缓急安神，共成其效。全方滋养柔润，育阴制阳。若有患者在病情发作时伴随出现肢体麻木、拘急，或悲哭后出现晕厥、头痛，亦可在方中加用潜镇之品如琥珀末、生龙骨、珍珠母等。

【其他疗法】

一、心理疗法

脏躁的主要表现为精神情志改变，其病机涉及心、肝、脾、肾等脏的功能失调，其病因多与患者的性格、生活、工作、社会环境等条件有关，发病的诱因又往往由精神刺激而起，故心理治疗对本病显得尤为重要。在有条件的地区和医院，应让患者定期到心理专科进行治疗。一般而言，每一个医生都应在使用药物治疗的同时，给予心理咨询。

1. 耐心细致地了解患者的病史、生活、家庭状况、工作环境、职业性质、发病原因及其自身的性格特点，在每一次接诊中应做好病情的解释和思想工作，鼓励患者树立乐观积极的生活态度，减轻他们的悲伤与忧愁，增强患者自身的调适能力。

2. 联系患者的家属和周围人群，指导他们配合医生做好患者的调护工作，尽量减少精神的刺激与压力。

3. 必要时，可有计划、有针对性地进行语言、药物或物理刺激方面的暗示疗法。

二、针灸疗法

（一）针刺法

1. 三阴交针刺，平补。

2. 解溪，灸三壮，针入五分。

3. 五枢、照海、太冲，针灸并用，间使针。

4. 百劳、肾俞、风门、中极、气海、三阴交，针灸并用。

（二）耳穴压丸

取穴：内分泌、皮质下、神门。

肝脾不和证加肝、三焦等穴。心肾不交或肝肾不足证加肾、心、肝等穴。

操作：用中药王不留行籽以7mm×7mm的胶布固定在所选穴位，嘱患者每日按压3～4次，两耳交替施治，10天为1个疗程，间隔3天进行第2疗程。

三、食疗

1. 甘草大枣粥　甘草洗净切碎，与大枣、粳米同煮成粥，入白糖，日服2次。

2. 百合莲米红枣汤（粥）　百合洗净，莲子去皮心，共与大枣同煮，加白糖即成汤，日服2～3次。若用粥，则加粳米同煮。

【预防与调护】

1. 加强妇女生理卫生的宣传与教育，普及妇女的科学知识，在有条件的地区及医院，开设心理卫生和心理咨询的专科，为广大妇女患者提供咨询，实为预防此类疾病发生之重要举措。

2. 对有既往发病史的患者，应针对其体质、病情进行预防性调治，阴虚者，育阴以平阳；血虚者，滋血以柔润；气郁者，养肝疏导；津枯者，增液降火，防止复发。

3. 本病重在心理护理、饮食护理及生活护理，医生、护士必具耐心与爱心，与家属配合，多方指导，具有预防复发和巩固疗效的双重作用（参前心理治疗）。

【疗效判定】

治愈：精神情志正常，能自主调节情绪，睡眠安定，其他症状消失。停止治疗后半年未再复发。

显效：主要症状消失，精神情志稳定，饮食睡眠好转；病情发作间歇延长，发作后症状轻，能较快恢复正常。

有效：主要症状明显缓解，精神情志比较稳定，睡眠饮食尚可，停药后虽见复发，但发作后症状较前减轻。

无效：主要症状及其他症状均无改善。

（姚克敏 徐 涟 姚佩兰 胡心伟）

第四节 性功能障碍

女性性功能障碍是指由于某些心理原因，或局部、全身器质性病变导致个体不能有效地参与性活动，不能产生满意的性交所必需的生理反应或体会不到相应的快感的一组疾病。女性性功能障碍主要表现有性欲淡漠、性厌恶、性高潮（性乐）缺乏、性交疼痛、阴道痉挛、性欲亢进等。性功能障碍的不同形式可独立存在，也可因相互间关联而交叉出现。

国外女性性功能障碍发病率为20%～50%。社区流行病学调查发现，女性婚后第一年未体验到性高潮者达81%，性欲低落约34%，阴道痉挛为12%～14%，性交疼痛为8%～15%。

性功能障碍有器质性和非器质性之分。前者由躯体疾病或精神疾病所致，一般不作性功能障碍的独立诊断，后者与心理社会因素密切相关。另外，某些药物也可导致性功能障碍。

1. 病理原因

（1）性器官发育异常：先天性处女膜闭锁、处女膜环肥厚、筛状及纵隔处女膜、阴道闭锁、阴道纵隔、阴道横隔。

（2）生殖器官病变：外阴炎、外阴创伤（擦伤或血肿）或溃疡、阴蒂或小阴唇粘连（由于炎症或创伤所引起）、外阴白色病变、前庭大腺囊肿或脓肿、阴道炎（滴虫性、真菌性及老年性阴道炎）；盆腔炎、子宫内膜异位症、盆腔淤血综合征；卵巢发育不良与影响卵巢功能的相关疾病。

（3）其他：躯体疾病（内分泌疾病，如甲状腺功能减退；慢性消耗性疾病，如糖尿病等）、脑器质性疾病、酒精或药物、接受放射治疗等。

2. 心理原因　缺乏性生理、性心理和避孕有关知识造成的对性生活的忧虑；既往流产、生产造成的痛苦或曾遭受性侵犯经历；夫妻感情不和、生活或工作压力过重；担心感染疾病；住房拥挤，老少同室等。

性功能障碍的治疗须首先查找原因，针对不同病因，采取不同治疗方法。对器质性病变所致者，应治疗原发疾病；若系非器质性性功能障碍，则遵循夫妇双方共同参与的原则，传授性知识，予心理、行为矫正。

了解相关性知识，建立男女性要求平等意识，养成良好性生理卫生习惯，采取有效避孕措施等，有利于协调性活动过程男女性反应，预防感染性疾病和计划外怀孕，有助于性功能障碍的预防。

性交疼痛

性交时阴户、阴中、小腹疼痛，甚或疼痛难忍，或性交后仍感局部灼痛及盆腔内疼痛者，称性交疼痛。又称“性交痛”、“交媾阴痛”、“嫁痛”、“合阴阳辄痛”、“小户嫁痛”、“阴中痛”、“阴户痛”等。

早在《诸病源候论》中即有关于“阴痛”的记载：“阴痛之病，由胞络伤损，致脏虚受风邪……其风邪乘气冲击而痛者，无创但痛而矣。”又“肾气虚损，为风邪所侵，气流入于肾经，与阴气相击，正邪交争，故令阴痛。但冷者唯痛，夹热则肿。”认为阴痛的发生，主要与肾虚、子脏虚、胞络损伤、感受风邪有密切关系，并提出“汤熨针石，别有正方，补养宣导”等多种治疗方法。

唐代孙思邈《备急千金要方》中称之为“小户嫁痛”、“合阴阳辄痛”，并载有“治小户嫁痛连日方”，“治合阴阳辄痛不可忍方”。

宋代以后，对本病病因病机的认识又有了进一步的发展。《素庵医要》首先提出本病与厥阴经风热有关。“阴户肿痛，由厥阴风热……厥阴肝木环阴器，夹脐贯胁入乳头。风热伤其经，则当廷孔之中而痛也。”《女科经纶》则认为肝经血虚火燥亦可引起“小户嫁痛”：“足厥阴经环阴器，妇人阴户，为肝经之分，是经血虚火燥，则为肿为痛，痛者火也。”又云“实则泻其子，龙胆泻肝汤、加味逍遥散，虽为本经的对证之药，不若大剂导赤散加黄连以泻肝之子，而以六味饮滋化源，以补其母之胜也。”主张其治当以泻子补母之法为上，即泻心火、滋肾阴，效果优于泄肝经郁热之法。《医宗金鉴》则认为肝脾损伤，湿热下注是导致性交疼痛的主要病因病机：“妇人阴中作痛，名小户嫁痛。痛极往往手足不能伸舒，由郁热伤损肝脾，湿热下注所致。”采用“内服逍遥散加丹皮、栀子，外以四物料合乳香捣饼纳阴中，其痛即定”的治疗方法，为后世从肝经论治性交疼痛奠定了基础。

【病因病机】 性交疼痛的发生与肾和肝的关系较为密切。盖因肾主生殖，司二阴。唯肾气充盛，天癸泌至，冲任二脉通盛，则胞宫、胞脉、玉门等才能正常发育，阴阳才能充实，肾精充盛，性交时始能肾气至而户津润。若肾虚精亏，行房之时，肾气难至，阴中干涩，以致性交疼痛频作。

肝主筋，前阴为宗筋之会，肝经绕阴器，抵少腹。如素性抑郁，或情志内伤，肝气郁结，失于疏泄，致气机不通；或郁久化火，熏灼阴器；或与湿搏结，湿热循经下注，阴器失和；或致筋脉拘挛，导致性交作痛。

早婚多产，房事无度，阴血暗耗，或久病失养，肝肾亏损，精亏液涸，玉液不沥，阴中干涩，则交合阴痛。

西医学认为性交疼痛的主要原因有：

1. 性器官发育异常　阴道过于狭窄，处女膜较厚而坚韧，处女膜环过紧或弹性较差等。

2. 生殖器官病变　如各种阴道炎性病变的急性期，阴道瘢痕挛缩致阴道过窄，子宫内膜异位症，盆腔炎性病变，卵巢功能低下导致阴道黏膜变薄，阴道黏液过少等。

3. 心理因素　如性知识的缺乏或对性生活的偏见误识，或有痛苦的性经历等。

4. 性伴侣缺乏性技巧、性行为粗暴。

【诊断与鉴别】

一、诊断要点

1. 病史　早婚、多产、房劳过度，或子宫内膜异位症、生殖道炎症等病史。

2. 临床表现　性交时阴中、小腹疼痛，甚或性交后疼痛持续不解，反复出现。

性交疼痛临床分级：

Ⅰ级：性交时阴道及小腹疼痛，但尚可完成性交。

Ⅱ级：性交时阴中及小腹疼痛较著，性交结束后仍持续存在。

Ⅲ级：性交时疼痛严重，以致性交不能完成，甚或不能性交。

3. 妇科检查

(1) 外生殖器发育状况，如处女膜的薄厚及弹性、阴道的扩张度。

(2) 阴道黏膜有无充血、溃疡、瘢痕，阴道穹隆部有无触痛结节，阴道分泌物性状等。

(3) 盆腔脏器有无炎症及痛性结节等。

必要时辅以阴道镜和B超检查。

二、鉴别

除与阴道痉挛相鉴别外，主要分辨器质性与非器质性性交疼痛。

1. 阴道痉挛　指性交时围绕阴道下1/3段肌肉发生不随意的痉挛反射，致使阴道强烈收缩，导致性交困难或根本不能进行。阴道痉挛属生理、心理综合征，因心理因素而致。

2. 器质性性交疼痛　如因生殖器发育异常，妇科检查可见阴道过于狭窄，处女膜较厚而坚韧，处女膜环过紧或弹性较差等。如因急性阴道炎所致者，可见阴道黏膜充血或糜烂，阴道分泌物色黄或赤而秽臭，镜检见滴虫、真菌、线索细胞，或清洁度差；子宫内膜异位症者有继发进行性加重的痛经史，内诊时触及痛性结节；盆腔炎者常有小腹或少腹及腰骶疼痛，带下量多等症，内诊可扪及子宫压痛，活动欠佳，附件增厚、压痛等。

3. 非器质性性交疼痛　排除器质性原因者。

【辨病论治】　器质性性交疼痛　视其因而治之。如系生殖器发育异常（处女膜坚韧、处女膜环过紧、阴道口狭窄者），宜施手术。如系生殖器炎症所致，应予清热解毒，扶正祛邪（抗菌消炎），消除病因（参照有关章节）；属子宫内膜异位症者，以活血化瘀，消癥止痛为主。

非器质性性交疼痛　对缺乏性知识者进行性教育，传授性技巧；注意劳逸结合，避免身心紧张；采取有效避孕措施，避免对意外怀孕的担忧；讲究性生理卫生，消除对感染疾病的焦虑、恐惧；营造温馨环境，排除各种纷扰。对有痛苦经历的心理创伤者，建议接受专业心理咨询、治疗。

【辨证论治】

一、辨证要点

本病以辨疼痛性质和程度、带下及伴随症状为主。性交疼痛，牵引少腹，上连两乳，舌质淡黯，脉弦者，属肝气郁滞；阴部灼热疼痛，胸胁胀痛，心烦易怒，舌黯红，苔黄，脉弦数者，为肝经郁热；阴部热痛，带下色黄秽臭，苔黄或黄腻，脉滑数者，为湿热下注；阴户狭小，性欲淡漠，腰膝酸软，夜尿频，舌淡，脉沉细尺弱者，为肾阳虚衰；交合时阴中干涩作痛，头晕耳鸣，带下甚少，性欲低下，舌质淡红，少苔，脉细数或细弱者，多为肝肾不足。

二、治疗原则

本病以药物治疗与心理治疗并重为原则。药物治疗以补肾调肝为主，根据带下之量、色、质，或佐以清热利湿，或辅以滋阴育液。

三、分证论治

1. 肝气郁滞证

（1）临床见证：性交疼痛，引及少腹，上连两乳，情志抑郁，或焦虑不宁，胸闷胁胀，善太息，性欲低下或恐惧性交，舌质淡黯，苔薄白，脉弦。

（2）辨证依据

1）性交阴痛，连及少腹、两乳。

2）情志抑郁，胸闷胁胀，善太息，舌质淡黯，脉弦。

3）恐惧性交，或七情内伤史。

（3）治法与方药

治法：疏肝解郁，理气止痛。

1）柴胡疏肝散（《景岳全书》）

组成：陈皮（醋炒）、柴胡、川芎、香附、炒枳壳、芍药、甘草。

全方合用，具有疏肝解郁、活血行气止痛之功。

2）川楝汤（《胎产新书》）

组成：川楝子、猪苓、泽泻、白术、小茴香、八角茴香、木香、麻黄、乌药、槟榔、乳香、延胡索、姜、葱。

全方具有疏肝暖肝、理气止痛之功，适用于肝郁兼寒者。

3）逍遥散（《太平惠民和剂局方》）

组成：柴胡、当归、白芍、白术、茯苓、炙甘草、煨姜、薄荷。

全方具有疏肝解郁、健脾养血之功。宜于肝郁脾虚者。

2. 肝经郁热证

（1）临床见证：性交时阴痛灼热，心烦易怒，口干口苦，胸胁胀痛，经前乳房胀痛，舌质红、苔薄黄，脉弦数。

（2）辨证依据

1）交媾时阴户灼热疼痛。

2）心烦易怒，口干而苦，胸胁乳房胀痛，舌质红，苔薄黄，脉弦数。

3）有情志内伤史。

（3）治法与方药

治法：疏肝清热，理气止痛。

1）丹栀逍遥散（《内科摘要》）

组成：丹皮、栀子、当归、白芍、白术、柴胡、茯苓、甘草、煨姜、薄荷。

全方具有疏肝解郁、清热泻火、理气止痛之功。

2）一贯煎（《柳州医话》）

组成：沙参、麦冬、当归、生地黄、枸杞子、川楝子。

全方合用有滋阴疏肝、退虚热之功，宜用于肝阴不足，肝气不疏而有虚热之证。

3）加味逍遥丸（《内科摘要》）

中成药，每次 6～9g，每日 2 次。

本方疏肝解郁，清热止痛，适用于肝经郁热之性交疼痛。

3. 肝经湿热证

（1）临床见证：交接时阴部热痛，胸胁苦满，心烦口渴，两耳轰鸣，带下量多、色黄、黏稠、秽臭，或伴阴痒，大便不爽，舌质红，苔黄或黄腻，脉弦滑数。

（2）辨证依据

1）性交时阴部热痛。

2）胸胁苦满，心烦口渴，耳鸣，带多色黄、黏稠、秽臭，脉弦滑数。

3）或有生殖器急性炎症史。

（3）治法与方药

治法：清肝泄热，利湿止痛。

1）龙胆泻肝汤（《医宗金鉴》）加川楝子，槟榔

组成：龙胆、黄芩、栀子、泽泻、木通、车前子、当归、柴胡、甘草、生地黄、川楝子、槟榔。

全方具有清肝泻火、利湿止带之功，加川楝子、槟榔旨在增强理气止痛之功。

2）止带方（《世补斋不谢方》）加川楝子、鸡冠花

组成：茯苓、猪苓、泽泻、赤芍、丹皮、茵陈、黄柏、栀子、牛膝、车前子。

诸药合用，清利下焦湿热，酌加川楝子、鸡冠花旨在增强止痛、止带之力。

3）龙胆泻肝丸（《医宗金鉴》）

中成药，每次 6～9g，每日 2～3 次。

适用于肝经湿热之性交痛。

4. 肾阳虚证

（1）临床见证：交媾作痛，腰膝酸软，畏寒肢冷，小腹不温，夜尿多，或初潮晚，月事延后，量少色黯质薄，或性欲淡漠，或性高潮艰难，或阴冷（难以产生或维持满意的性交所需的生殖器的适当反应），舌质淡，苔薄白，脉沉细，尺脉尤弱。

（2）辨证依据

1）交媾时阴痛。

2）小腹不温，腰膝酸软，或阴冷、性欲淡漠、性高潮艰难，夜尿多，舌质淡，脉沉细，尺尤弱。

3）或初潮晚，月经延后量少。

4）有房劳损伤或早婚多产史。

（3）治法与方药

治法：补肾扶阳。

1）右归饮（《景岳全书》）

组成：熟地黄、山茱萸、炒山药、枸杞子、杜仲、炙甘草、肉桂、制附子。

2）两固汤（《现代中西医妇科学》）

组成：菟丝子、巴戟天、枸杞子、党参、山药、何首乌、杜仲、肉苁蓉、淫羊藿、锁阳、当归。

全方具有补肾壮阳，兼以健脾之功，宜用于肾阳虚兼脾虚者。

3）右归丸（《景岳全书》）

中成药，每次1丸（9g），淡盐水或温开水送服，每日2～3次。

用于肾阳虚衰之性交痛。

5. 肝肾亏损证

（1）临床见证：交合时阴中涩痛，房事后腰痛如折，平素带下甚少，头晕耳鸣，目涩，腰膝酸软，性欲低下，月经不调，或五心烦热，舌质红嫩或有裂纹，苔少，脉细数。

（2）辨证依据

1）性交时阴中涩痛，性交后腰痛如折。

2）头晕耳鸣，目涩，腰膝酸软，带下甚少，舌质嫩红或有裂纹，少苔，脉细数。

3）先天禀赋不足，或大病久病后，或房劳、多产、早婚史。

（3）治法与方药

治法：滋补肝肾，养血育阴。

1）归肾丸（《景岳全书》）加何首乌、川续断

组成：熟地黄、山药、山茱萸、茯苓、当归、枸杞子、杜仲、菟丝子、何首乌、川续断。

全方具有补肾养阴之功，加何首乌、川续断意在补肾强腰脊。

2）育胞饮（《现代中西医妇科学》）

组成：菟丝子、女贞了、枸杞子、黄精、当归、紫河车、党参、淫羊藿、锁阳。

全方共奏滋补肝肾、养血益阴之功。

3）左归丸（《景岳全书》）

中成药，每次9g，温盐水送服，每日2～3次。

用于肝肾不足之性交疼痛。

【其他疗法】

一、针灸疗法

1. 取穴：太冲、蠡沟、阳陵泉、中极、气冲、三阴交。中等刺激，平补平泻法。适用于肝郁气滞证。

2. 取穴：中极、三阴交、肾俞、足三里、阳陵泉、大敦。中等刺激，平补平泻法。适用于肾虚证。

二、饮食疗法

1. 莱菔粥 莱菔子20g，大米100g。加水600ml煮粥服食，1日1次，连服2周。适用于肝郁气滞证。

2. 牛肾粥 牛肾（去筋）1枚，阳起石（布包）120g，粳米60g。阳起石加水1000ml，煮30分钟后去石，加入粳米及牛肾、葱少许煮作粥，空腹食用，每日1次。适用于肾阳虚证。

3. 萸杞汤 山萸肉15g，枸杞子15g，粳米50g，红糖适量。前三味加水文火煮粥，粥成加入红糖再煮2分钟，服食，每日1次。适用于肾阴虚证。

4. 萆薢银花绿豆汤 萆薢30g，金银花30g，绿豆30g。前二味布包，与绿豆共入锅内，加水煮汤至豆熟，去药包，饮汤食豆，每日1次。适用于湿热证。

5. 枸杞茶 枸杞子15g，山萸肉10g，菊花10g，白糖适量。用开水浸泡，或煮开5分钟后，当茶饮，不拘时间，每日1剂。适用肝肾阴虚证。

【预防与调护】

1. 接受性教育，了解性活动过程中生理和心理反应及男女性反应周期差异。

2. 以双方能够理解和接受的方式进行性表达，重视性交前必要的情绪准备和相互爱抚；保持心情舒畅，心无旁顾；避免疲劳同房性交。

3. 保持外生殖器清洁，注意性生活卫生；养成有规律的健康生活方式，勿过食辛辣厚味，勿酗酒嗜烟。

【疗效判定】

治愈：性交疼痛及伴随症状消失，停药后3个月无复发。

显效：性交疼痛明显减轻，伴随症状消失，性交可以完成。

有效：性交疼痛及伴随症状均减轻，性交时疼痛尚可忍受，性交可完成。

无效：性交疼痛及伴随症状无改变。

性欲淡漠

性欲是人的一种自然生理现象、生理要求和欲望。性欲淡漠指持续存在性兴趣和性活动的降低甚至丧失，对配偶或异性缺乏性的要求，性思考、性幻想缺乏，但尚可被动地接受性活动，以及在性活动中出现性高潮。又称性欲低下、性欲缺失、性冷淡。

性欲淡漠可单独为病，但常常与其他性功能障碍合并存在或互为因果。据文献报道女性性欲淡漠（减退）为20%～37%。

【病因病机】 中医认为性欲淡漠主要与肾、肝、脾关系密切。肾主生殖、司二阴，维持人体正常性功能。《素问·上古天真论》云："丈夫八岁，肾气实，发长齿更；二八肾气盛，天癸至，精气溢泻，阴阳和，故能有子……""女子七岁，肾气盛，齿更发长；二七而天癸至，任脉通，太冲脉盛，月事以时下……"指出了肾气、天癸对性功能起着决定性作用。肾为先天，脾为后天，脾主运化，为气血生化之源，先天之精需要后天水谷精微的补养。肝藏血，主宗筋，司疏泄，其对性的影响也是至关重要的。

先天禀赋素弱，肾气不足，或早婚早育、房事不节、手淫过度，斫伤肾精，或久病及肾，均可导致肾虚而性欲低下。饮食不节（洁）或思虑过度伤及脾胃，影响水谷受纳、运化，气血匮乏，后天不足以养先天易致肾精亏虚；气血不足，阴器失养，无力鼓动，导致性欲低下或缺乏。情志不遂，肝气郁结，疏泄失常，气机不畅，阳气不能布于阴器，亦致性欲淡漠。

西医学认为性欲淡漠的主要原因有：

1. 心理因素（非器质性原因）

（1）性知识的缺乏及对性活动的误解：未曾接受过科学的性教育，对人类的正常性生理缺乏了解，或幼年受到错误的性观念的影响，产生误解，把正常的性活动视为"污秽"、"淫乱"、"下流之事"，从而产生性压抑。

（2）性创伤：幼年曾受到性骚扰或性强暴或初次性交创伤，造成恐惧心理；配偶粗暴的性活动，甚或性虐待，使之长期未能感受到性快慰。

（3）长时间的性压抑：由于担心怀孕，或处多人居室，性活动长期在精神高度紧张状态下进行，或较长时间的性兴奋得不到宣泄，不断产生性焦虑，久而性欲受到压抑。

（4）夫妻感情疏离与身心压力过重：夫妻关系不和睦，缺乏情感的交流，常在情绪不佳情况下被动性交，造成对性活动的兴趣缺失。生活和工作压力、经济困扰、子女教育与老人赡养等问题使其精力疲惫，体力不支，影响性欲的正常唤起。担心感染疾病。

（5）不良习惯：长期手淫造成不良的心理影响或压力、焦虑及自卑。

（6）丈夫原因：缺乏性知识，不了解男女性活动的反应差异，性交前对女方性兴奋缺乏充分的唤起，或在女方尚无性快感时结束性交，长此以往造成性心理伤害。丈夫性功能障碍，长时间得不到纠正，使之性兴奋降低。

2. 病理因素（器质性原因）

（1）躯体疾病：垂体前叶功能减退症、甲状腺及卵巢功能低下等内分泌疾病；糖尿病等慢性消耗性疾患；罹患大病重病之后，如冠心病心绞痛（胸痹心痛）发作之后。

（2）精神疾病：如抑郁症等。

（3）生殖器官疾患：生殖器官炎症，如盆腔炎、阴道炎、子宫内膜异位症等，因可引起性交痛，使女方在性活动中常处于勉强应付状态而致性欲逐渐低下。

3. 其他　长期过量吸烟酗酒、服用某些影响性欲的药物、吸毒。

以上诸因素可单独为患，通常多因素同时存在者多见。

【诊断与鉴别】

一、临床表现

性欲缺乏或降低，表现为对性提示的寻求减少，伴有有关性的思念减少，性幻想减少；缺乏与性伙伴性活动的兴趣，导致性活动的频率比年龄及背景因素所期望的水平明显降低，或比既往较高水平频率明显下降。

二、性欲淡漠的分级

Ⅰ级：性欲明显减弱，但尚可接受配偶的性要求进行性活动。

Ⅱ级：性欲较正常时减弱，或在某特定环境中出现性欲，性兴奋短暂，亦很快消失。

Ⅲ级：较长时间性欲冷漠，每月性活动不足两次，或虽然超过 2 次，但系为配偶压力下被动进行。

Ⅳ级：长时间性欲冷漠，中断性活动 6 个月或以上。

三、鉴别

1. 心因性性欲淡漠 性欲淡漠少数为器质性原因，大多由社会心理因素所致，两者的鉴别常很困难，只能运用临床诊断法，而不能进行精确的实验测定。一般而言，短暂的处境性性欲淡漠为社会心理因素所致，伴有顽固性和持续性特点的性欲淡漠多属器质性原因所致之病理性。

2. 性欲淡漠与性厌恶 后者指女方对性活动有持续性厌恶，不仅厌恶性交，即使对其他性活动，如接吻、拥抱、配偶的抚摸、甚或性语言，皆不接受或憎恶。

【辨病论治】

1. 病因治疗 由躯体疾病等生物因素引起的器质性性欲淡漠需积极治疗原发疾病。

2. 心理治疗 适用于心因性性欲淡漠。

【辨证论治】

一、辨证要点

根据诱因及临床表现进行辨证。如兼腰膝酸软、头晕耳鸣、小腹虚冷、下肢不温者，为肾阳虚衰；伴有头晕耳鸣、腰酸腿软、阴中干涩，或口干咽燥、盗汗潮热者，为肾阴亏损；若素性抑郁、胸闷胁胀、善太息，或伴月经不调者，属肝郁气滞；如病发于产后失血过多，或饮食失宜，证见月经稀少、色淡、质薄，面色萎黄，毛发稀疏或干枯少泽，阴中干涩，倦怠乏力者，为气血两虚。

二、治疗原则

查找病因结合辨证治疗。因本病与肾、肝、脾关系密切，其治以补肾、调肝、健脾为主，辅以心理疏导和性知识教育。

三、分证论治

1. 肾阳虚证

（1）临床见证：长期性欲低下，腰膝酸软，小腹虚冷，下肢不温，夜尿多，性敏感点（区）敏感性降低，面色晦黯，舌质淡，苔薄白，脉细弱，尺脉尤弱。

（2）辨证依据

1）性欲淡漠，抚摸性敏感点（区）亦难唤起。

2）腰膝酸软，小腹虚冷，下肢不温，夜尿多，舌淡苔薄白，脉细弱。

3）禀赋不足，早婚多产或房劳过度史。

（3）治法与方药

治法：温肾扶阳。

1）右归丸（《景岳全书》）

组成：熟地黄、山药、山茱萸、枸杞子、鹿角胶、菟丝子、杜仲、肉桂、当归、附子。

全方具有温补肾阳、益精养血之功。

2）参茸二仙汤（《现代中西医妇科学》）

组成：人参、鹿茸粉、熟地黄、山萸肉、枸杞子、当归、仙茅、淫羊藿、菟丝子、川续断、怀牛膝。

全方具有温肾扶阳、填精益血之功。

3）龟龄集散（《集验良方》）

中成药，每次0.3～0.4g，淡盐水送服，每日1次。

适用于肾阳虚之性欲淡漠。

2. 肾阴虚证

（1）临床见证：性欲淡漠，头目晕眩，耳鸣如蝉，腰膝酸软，手足心热，口干咽燥，带下甚少，阴中干涩，性交疼痛，性交后体倦腰痛，舌质淡红，少苔，脉细数无力。

（2）辨证依据

1）性欲淡漠。

2）头晕目眩，耳鸣，腰膝酸软，性交时阴中干涩疼痛，手足心热，舌质淡红，脉细数无力。

3）禀赋不足，房劳多产或热病、久病伤阴史。

（3）治法与方药

治法：滋阴补肾。

1）左归丸（《景岳全书》）

组成：熟地黄、山药、山茱萸、枸杞子、川牛膝、菟丝子、鹿角胶、龟甲胶。

全方具有滋阴补肾、填精养血之功。

2）育胞饮（《现代中西医妇科学》）

组成：菟丝子、女贞子、枸杞子、黄精、当归、紫河车、党参、淫羊藿、锁阳。

全方具有滋肾养肝、填精益血之功。

3. 肝郁气滞证

（1）临床见证：长期性欲低下，抑郁寡欢，胸闷胁胀，心烦少言，或烦躁易怒，善太息，月经不调，经前乳房胀痛，甚或性交疼痛，舌质正常或黯，苔薄白，脉细弦或弦。

（2）辨证依据

1）性欲低下。

2）情志抑郁，或烦躁易怒，胸闷胁胀，善太息，经前乳房胀痛，舌黯，脉弦。

3）情志内伤史。

（3）治法与方药

治法：疏肝解郁、理气和血。

1）逍遥散（《太平惠民和剂局方》）

组成：柴胡、当归、白芍、白术、茯苓、甘草、煨姜、薄荷。

全方具有疏肝解郁、补脾养血之功。

2）一贯煎（《柳州医话》）

组成：生地黄、枸杞子、当归、北沙参、麦冬、川楝子。

全方共奏滋阴疏肝之功，适用于肝肾阴虚、肝气郁滞所致性欲冷淡者。

3）加味逍遥丸（《内科摘要》）

中成药，每次9g，每日2次。

适用于肝郁化热之性欲冷淡。

4. 气血虚弱证

（1）临床见证：性欲淡漠，或性交后体力不支，头晕眼花，目涩，气短乏力，语声不扬，心悸少寐，毛发稀疏少泽，皮肤干燥，月经错后、量少、色淡，或经闭不行，带下甚少，阴中干涩，面色苍白，唇舌色淡，苔薄白，脉细弱。

（2）辨证依据

1）性欲淡漠，或性交后体力不支。

2）头晕眼花，目涩，气短乏力，语声不扬，毛发稀疏少泽，皮肤干燥，月经不调，量少色淡或闭经，面色苍白。

3）唇舌色淡，脉细弱。

4）久病或大病史，崩漏或产后失血史，及脾胃损伤史。

（3）治法与方药

治法：益气养血，健脾补肾。

1）八珍汤（《正体类要》）

组成：当归、白芍、川芎、熟地黄、人参、白术、茯苓、甘草。

2）十全大补汤（《太平惠民和剂局方》）

组成：人参、肉桂、川芎、熟地黄、茯苓、白术、甘草、黄芪、当归、白芍。

全方具有温补气血之功，适用于气血两虚兼阳虚证。

3）乌鸡白凤丸（《寿世保元》）

中成药，每次1丸，每日2次。

补气养血，益精调经，适用于气血虚弱之性欲淡漠。

【其他疗法】

一、针灸与推拿

1. 体针

（1）取穴：气海、关元、中极、三阴交等。操作：均用灸法，每穴灸15壮，每日1次，10日为1个疗程。具有补肾壮阳的功效，适用于肾阳亏虚者。

（2）取穴：气海、关元、三阴交、脾俞、足三里、阴陵泉。操作同上，具有温肾健脾的功效，适用于脾肾两虚者。

（3）取穴：肝俞、期门、支沟、阳陵泉。操作：毫针刺，均用泻法，每次留针30分钟，每5分钟行针1次。每日1次，10日为1个疗程。具有疏肝理气的功效，适用于肝气郁结者。

2. 耳针　取肾、膀胱、皮质下、内分泌、外生殖器、神门、尿道等穴。操作：每次取3～5穴，毫针刺，中等刺激，留针30分钟，隔日1次，10次为1个疗程。适用于肾阳虚衰者。

3. 推拿疗法　适用于肾阳虚衰之性欲低下。

（1）下腹横摩法：用手掌或食指指腹附着于气海、石门、关元穴，有节律地横向抚摩，每分钟120次。

（2）揉命门法：用手掌大鱼际、掌根或部分手指指腹，吸定于命门穴，作轻柔缓和的回旋揉动，每分钟120～160次。

4. 气功疗法　取自然盘膝坐势，两小腿交叉，足掌向后外，臀部着垫，两大腿置于两小腿上，头颈躯干端正，颈部肌肉放松，头微前倾，双目微闭，两上肢自然下垂，或将一手置于另一手心上，放在小腹前的大腿上，然后意守丹田，轻呼吸。每次 30～60 分钟，每日 3～5 次。

二、饮食疗法

1. 鹿茸酒　鹿茸 3g，山药 30g，锁阳 15g，用低度酒 500ml 浸泡 1 周，每次服 10～20ml，每日 2 次。通用于肾阳虚证。

2. 猪腰核桃　猪腰 1 对，杜仲 30g，核桃肉 30g。猪腰去白筋，与杜仲、核桃肉共入沙锅，加水 500ml 煮熟，去杜仲，食猪腰、核桃，喝汤，每日 1 次。适用于肾阳虚证。

3. 鹿角胶粥　鹿角胶 12g，枸杞子 15g，粳米 60g，香葱少许，盐适量。先将粳米加水 600ml 煮至半熟，加入枸杞子、鹿角胶至熟，再加入香葱、食盐煮片刻服食，每日 1 次。适用于肾阴虚证。

4. 佛手花茶　佛手花 2g，玉蝴蝶 1.5g，白糖适量，沸水浸泡，代茶频饮。适用于肝郁气滞证。

5. 黄芪枸杞鸡　黄芪 30g，枸杞子 30g，净鸡（除内脏外不拘部位）250g，调味品适量。加水 1000ml 炖至鸡熟，食鸡饮汤，宜常服食。适用于气血虚弱证。

【预防与调护】

1. 接受性知识教育，消除对性活动的偏见、误识及顾虑。

2. 了解有关性生理和男女性反应差异，重视性交前必要的情绪准备和相互爱抚。

3. 保持良好的夫妻情感，营造和谐的家庭氛围；学会自我加压与情绪调整，消除负面生活事件对性活动的影响。

4. 采取有效避孕措施，避免因意外怀孕而流产；生活有常，劳逸结合，房事有节，避免疲劳行事；加强营养，适当锻炼，增强体质。

【疗效判定】

治愈：性欲恢复正常。

有效：性欲较治疗前明显改善，已有参与性活动的主观意愿。

无效：性欲改善不明显或无变化。

性欲亢进

性欲亢进指整日沉湎于性冲动之中，所求不能满足则情绪不稳、焦虑、烦躁、手淫，患者为此深感苦恼。

现代中医妇科无相应称谓，古籍中有“花癫”、“花心风”的记载，指女性产生强烈而频繁的交合欲望，似女性性欲亢进。

【病因病机】 本病与心、肝、肾关系密切。心为君火，肾为相火。心神不宁，妄思外慕，心有所动，肾必应之，相火妄动，故而欲念频思。房事不节，产育过多，耗伤精血，肝肾阴亏，相火内炽，水亏不能上承以济心阴，君相火扰，神不守舍，心神动荡，欲念之思，无以自制。思念不遂，精神抑郁，郁而化火，上扰心神，心肝之火交织，欲念频动。

本病也可见于素体阳盛，或过食膏粱厚味，或过服补阳助火之品者。

【诊断与鉴别】

一、诊断要点

性交频率与持续时间不是性欲亢进的诊断指标，只有当患者由于性张力过高而按捺不住，以致产生一系列情绪、行为改变时才能视为病态。

二、鉴别

结合体格检查和相关实验室检查以分辨器质性和非器质性。

【辨证论治】

一、辨证要点

本病关键是辨清虚实。伴见心中烦热，心慌不安，或烦躁易怒，口苦咽干，经前乳房、少腹胀痛，便干、尿黄者为实证；腰背足跟酸痛，五心烦热，或月经后期、量少、色红，苔少，脉细者属虚证。

二、治疗原则

实证宜苦寒泻火，虚证则滋阴降火。

三、分证论治

1. 心火亢旺证

(1) 临床见证：妄思多慕，欲意频频，心中烦热，心慌不安，头晕目眩，或月经先期、量多、色红，带下量多，色微黄；舌质红，苔薄白或薄黄，脉略数。

(2) 辨证依据

1) 妄思多慕，欲意频频。

2) 心中烦热，心慌不安，或月经先期、量多、色红，舌质红，苔薄黄，脉略数。

3) 素体阳盛，或过食膏粱厚味，或过服补阳助火之品；或喜看色情录像、杂志等。

(3) 治法与方药

治法：清心降火，宁心安神。

1) 黄连清心饮(《沈氏尊生书》)

组成：黄连、生地黄、当归、枣仁、茯神、党参、甘草、远志、莲子心。

全方具有清心安神功效。加山萸肉、熟地黄可增滋养肾阴之功，加柏子仁、五味子可增强宁心安神之效。

2) 百合地黄汤(《金匮要略》)合三才封髓汤(《卫生宝鉴》)加远志、黄连、灯心草、朱砂末(冲服)、生龙骨、生牡蛎，减太子参、玄参、砂仁、石斛、甘草。

组成：天冬、生地黄、百合、远志、黄柏、黄连、灯心草、朱砂末(冲服)、生龙骨、生牡蛎、莲子心。

3) 黄连上清丸

中成药，每次3～6g，每日1～2次。适用于心火偏亢者。

2. 肝肾阴虚证

(1) 临床见证：多思欲交，少寐多梦，头晕目眩，腰背足跟酸痛，五心烦热，月经后期，量少，色红；舌质红，苔薄少或花剥，脉细数。

（2）辨证依据

1）多思欲交。

2）头晕目眩，腰背足跟酸痛，五心烦热，或月经后期、量少、色红；舌质红，苔薄少或花剥，脉细数。

3）或有早婚、房劳多产史。

（3）治法与方药

治法：滋阴降火，养心安神。

1）知柏地黄丸（《医宗金鉴》）加天冬、麦冬、柏子仁、酸枣仁

组成：生地黄、山药、山萸肉、茯苓、丹皮、泽泻、知母、黄柏、天冬、麦冬、柏子仁、酸枣仁。

全方具有滋阴养心安神功效。

2）大补阴丸（《丹溪心法》）加黄芩、栀子、女贞子、墨旱莲、莲子心。

组成：知母、黄柏、熟地黄、龟甲、猪脊髓、黄芩、栀子、女贞子、墨旱莲、莲子心。

3）滋阴降火安神汤（《女性性障碍诊治指南》）

组成：生地黄、玄参、黄芪、知母、麦冬、黄柏、丹皮、地龙、赤芍、菖蒲、远志、夜交藤、辰砂、（冲服）、怀牛膝。

4）滋阴降火散花汤（《女性性障碍诊治指南》）

组成：熟地黄、枸杞子、山萸肉、阿胶（烊化）、枣仁、麦冬、生地黄、玄参、云茯苓、龙齿、珍珠母、牡蛎、灵磁石、灯心草、黄连、甘草、朱砂（冲服）。

3. 肝郁化火证

（1）临床见证：欲念频频，面红目赤，烦躁易怒，胸闷胁胀，口苦咽干，或月经先期、量多、色暗夹瘀块，经前乳房、少腹胀痛，大便干结，小便黄少；舌红，苔薄白或薄黄，脉弦或弦数。

（2）辨证依据

1）欲念频频。

2）烦躁易怒，口苦咽干，经前乳房、少腹胀痛，或月经先期、量多、色红，便干尿黄，苔黄脉弦。

3）或有情志不遂史

（3）治法与方药

治法：解郁泻火，宁心安神。

1）散花丹（《辨证奇闻》）

组成：柴胡、炒山栀、当归、白芍、生地黄、熟地黄、玄参、天花粉、陈皮、茯神。

2）龙胆泻肝汤（《医宗金鉴》）加玄参、夜交藤、珍珠母，减木通、当归

组成：龙胆、柴胡、黄芩、焦山栀、泽泻、车前子、生地黄、玄参、夜交藤、珍珠母（先煎），生甘草。便秘者加生大黄。

3）清肝泻火散花汤（《女性性障碍诊治指南》）

组成：石决明、代赭石、大黄、珍珠母、龙胆、白芍、芦荟、黄连、黄芩、栀子、生地黄、甘草、生铁落、朱砂（冲服）。

【其他疗法】

一、针灸疗法

1. 取穴 肾俞、心俞、三阴交、神门、通里、百会。操作：均用针刺，前3穴用补法，后3穴用平补平泻法，每次留针2小时，每隔10分钟行针1次。具有滋阴、清热、安神的功效，适用于阴虚火旺者。

2. 取穴 肝俞、太冲、行间、通里、神门等。操作：毫针刺，用泻法，每次留针2小时，每隔10分钟捻转1次，并在大敦穴处点刺出血。具有清热泻火的功效，适用于肝郁化火者。

二、药膳疗法

1. 地黄竹沥粥 生地黄汁30ml，生姜汁5ml，白蜜10ml，粳米100g，淡竹沥40ml。用法：先将粳米煮粥，临熟下地黄汁、姜汁，煮至粥熟，下白蜜、竹沥，搅匀。空腹或睡前服一小碗。适用于阴虚火旺夹痰者。

2. 加味麦冬粥 麦冬10g，鲜竹叶心20～30根，莲子10g，粳米100g。用法：将鲜竹叶心、麦冬、莲子用清水洗净，粳米淘净，先煮竹叶心、麦冬，取汁去渣，再与莲子、粳米同煮为稀粥。适用于阴虚火旺者。

3. 菠菜银耳汤 鲜菠菜根150g，银耳20g。用法：两味洗净切碎，用水煮至银耳烂熟。饮汤食银耳，每日1剂，连服15日。适用于阴虚火旺者。

4. 加味栀子粥 栀子仁3～5g，粳米50～100g，鲜车前草15g，香附6g。用法：将车前草洗净，煎汁去渣，取汁与粳米煮粥，另将栀子仁、香附研末，待粥将成时，调入粥中稍煮即可。适用于肝郁化火者。

【预防与调护】

1. 参加体育锻炼或其他户外活动，丰富业余生活。

2. 饮食清淡，忌烟、酒及辛辣香燥食物；不饮浓茶、咖啡。

3. 不看色情书刊、录像和言情小说。

【疗效判定】

痊愈：性欲恢复正常。

有效：性欲亢进较治疗前明显改善。

无效：性欲亢进改善不明显或无变化。

梦 交

在梦境中出现有性内容的梦称为性梦。性梦的结局大多是男子发生遗精，女子阴道分泌物增多伴心跳加快，呼吸急促而惊醒。女子性梦又被称为“梦交”。古人谓之“梦与鬼交”、“女子梦交”、“妇人之梦与邪交”等。

本病最早见于《金匮要略·血痹虚劳病脉证并治》：“脉得诸芤动微紧，男子失精，女子梦交。”认为女子梦交与男子遗精相类，系由脏腑阴阳两虚，不相维系所致，以桂枝加龙骨牡蛎汤主之。《太平圣惠方》认为“妇人与鬼交通者，由脏腑虚，神不守，故鬼气得为病也。”提出从心论治，法以补气安神，通心定志，设方茯神散。《景岳全书·妇人规》对梦交的病因、临床见证、转归、治法均作了系统的论述。指出梦交之由有内外二因所为。内因者“欲念邪思，牵扰意志而为梦者，此鬼生于心，而无所外干也”，外因者“禀赋非纯，邪得以入，故妖魅敢于相犯，此邪之自外至也”。其临床表现可见：“病因内生者，外无形迹，不过于梦寐间常有所遇，以致遗失，乃为恍惚带浊等证。”“若外有邪犯者，其证则异，或言笑不常，如有对晤，或喜幽寂，不欲见人，或无故悲泣，而面色不变，或面带桃花，其脉息乍疏乍数，三五不调，或伏沉，或促结，或弦细，或代易不常，是皆妖邪之候。”无论内因、外因所致梦交，日久则精血暗耗，真阴日损。对梦交的治疗，提出：“病生于内者，当先以静心为主，然后因其病而药之”；“若为妖魅所侵，则内当调补正气，外宜速灸鬼哭穴，以去邪气，自当渐愈。”这些论述对后世研究梦交有重要指导意义。《寿世保元》则把梦交之由实为心气虚所致：“心气不足，精神恍惚，夜梦颠倒，则与鬼交通。”《医宗金鉴》认为本病是由于心脾亏损，神无所护，心脾失舍，鬼邪相扰，魂魄不宁所引起。

【病因病机】 欲念偏盛，情思未遂，心火偏亢，心神不守，遂生梦交；或素体虚弱，思虑过度，七情内伤，损伤心脾，血虚失养，神无所护，而病梦交。

【诊断与鉴别】

一、诊断要点

临床表现：经常出现梦中与人性交，或伴有心神恍惚，精神委靡，头目昏沉，纳呆腹胀，四肢乏力，心胸烦乱，甚或不欲见人。

二、鉴别

梦交属一种生理现象，并非病态。若每月偶一两次出现梦交，不伴情志症状者，不属病态，也不会影响身体健康。关键是正确对待，破除迷信，消除误解。

【辨证论治】

一、辨证要点

本病重点辨其虚实。若兼心烦口干，心神恍惚，舌红，脉数者，多属心火亢盛；若兼心悸气短，精神委靡，纳少倦怠，舌质淡，脉沉细者，多为心脾两虚。

二、治疗原则

根据辨证的不同，随证施治。古人谓“有梦治心，无梦治肾”，因此梦交多从心论治，以安神宁心为目的。

三、分证论治

1. 心火亢盛证

（1）临床见证：梦交频作，心烦口干，心神恍惚，舌质红，苔薄黄，脉数。

（2）辨证依据

1）梦交频作。

2）心烦口干，心神恍惚，舌质红，苔薄黄，脉数。

3）多有思欲不遂，或房事不节史。

（3）治法与方药

治法：清心泻火，安神定志。

1）清心莲子饮（《幼幼集成》）

组成：莲子、茯苓、益智仁、麦冬、人参、远志、石菖蒲、白术、泽泻、甘草、灯心草。

全方具有清心泻火、交通心肾、宁心安神之功。

2）黄连阿胶汤（《伤寒论》）合茯神散（《太平圣惠方》）

组成：黄连、黄芩、芍药、鸡子黄、阿胶、茯神、茯苓、人参、菖蒲、赤小豆。

两方合用具有滋阴降火、清心安神之功。适用于心阴不足、心火亢盛证。

2. 心脾两虚证

（1）临床见证：频发梦交，心悸怔忡，心神恍惚，或精神委靡，头目昏沉，气短乏力，健忘少寐，食少便溏，面色萎黄，舌质淡，苔薄白，脉细弱。

（2）辨证依据

1）梦交频作。

2）心悸怔忡，心神恍惚，气短乏力，健忘少寐，食少便溏，面色萎黄，舌淡，苔薄白，脉细弱。

3）有思虑过度，思欲不遂，欲念频生史。

（3）治法与方药

治法：补益心脾，安神宁志。

1）归脾汤（《校注妇人良方》）加龙骨、牡蛎

组成：人参、白术、茯神、黄芪、桂圆、酸枣仁、木香、当归、远志、甘草、生姜、大枣、龙骨、牡蛎。

全方具有健脾养心、益气补血、安神宁志之功。

2）天王补心丹（《校注妇人良方》）加白术、山药

组成：生地黄、当归、天冬、麦冬、柏子仁、酸枣仁、人参、玄参、丹参、茯苓、远志、五味子、桔梗、朱砂、白术、山药。

全方具有滋阴养血、补心安神之功。适用于心阴不足证。

【其他疗法】

一、针灸疗法

取穴：心俞、神门、内关、足三里、三阴交。刺法：平补平泻。

二、饮食疗法

1. 竹叶灯心茶　竹叶 3g，灯心草 2g，绿茶适量。沸水冲泡频饮，不拘时间。适用于心火亢盛证。

2. 参芪炖鸡　党参 50g，黄芪 50g，山药 50g，母鸡 1 只。鸡去毛及内脏，洗净，与诸药加水炖熟，加入佐料，吃肉喝汤，宜常服食。适用于心脾两虚证。

【预防与调护】

预防：清心节欲，勿劳其心。

调护：饮食清淡，忌食辛辣、肥甘厚味，寝室空气宜流通，衣着宜宽松。

【疗效判定】

痊愈：梦交消失，或月中偶发一两次，伴随症状消失。

有效：梦交次数明显减少，伴随症状消失或基本消失。

无效：梦交及伴随症状无明显改善。

（郭志强　刘艳霞　王辉晧）

第五节　女性慢性疲劳综合征

慢性疲劳综合征（chronic fatigue syndrome，CFS）是一种以长期极度疲劳令活动能力严重减退为突出表现，卧床休息不能缓解，医学检查未能发现任何导致慢性疲劳的疾病，同时伴有低热、咽喉痛、淋巴结肿痛、肌肉酸痛、关节疼痛、神经精神症状、免疫功能异常等非特异性表现的综合征。它既可以爆发的方式流行，亦可以散发的形式出现，自20世纪80年代起报道显著增多。其病因及发病机制迄今仍未清楚，也缺乏切实有效的预防和治疗措施，西方传媒称之为“第二艾滋病”。国际医学界对此日渐重视，近十多年来连续召开国际会议，进行了许多探索性的研究和争论。国内学者对此也十分关注，运用中医药治疗CFS的报道亦逐年增加。

对慢性疲劳尤其是伴有其他症状者很早就有描述。1750年Manningham报道一组原因未明微热伴重度疲劳感、肌肉关节疼痛、健忘及精神错乱等症状，称之为“轻热病”（febricula）或“小热”（little fever）。1869年Beard认为这类疲劳症状有神经功能衰弱的特征，所以取名为神经衰弱（neurasthenia）。到20世纪初由于神经衰弱不能和神经抑郁症等相鉴别而一度放弃，在这期间这类病因不明伴有疲劳特点的症状曾被称为Chronic Brucellosis，Autonomic imbalance综合征、神经循环系统衰弱、良性肌痛性脑脊髓炎等。

自从1934年首次报道在美国洛杉矶有慢性疲劳爆发性流行以来，世界范围内这类病例日益增加，称之为病毒后疲劳综合征、慢性EBV综合征、慢性单核细胞增多症和慢性单核细胞增多症样综合征等，再度引起医学界的关注和兴趣。1988年，美国疾病控制中心（CDC）把该病定名为“慢性疲劳综合征”，并制定了该病的首个诊断标准，以利于进一步研究。

CFS的流行病学资料报道英国和美国较多，在我国尚少见。各国报道的患病率从0.006%～3.6%，差异很大，与所研究的人群和方法有关。临床报道女性发病率高于男性可达数倍，但社区人群调查显示女性的相对风险为1.3～1.7。发病年龄多从中年起逐渐增多（平均35岁），但儿童和青少年也有发病的。流行病学的社会因素分析显示，生活富裕及受过良好教育、好胜心强的人群中较多发生，群体发病多在医疗单位，尤其是护士，发病率高于一般人群。至于CFS的种族差异、地域分布、发病季节以及流行性，目前还未见明确的文献报道。持续疲劳病人中绝大多数有因可寻而不符合CFS诊断，因此，CFS发病率实际上比较低。但CFS可令患者工作能力严重下降，给患者及其家庭以至社会带来严重影响。美国因此每年丧失的生产力价值近百亿美元，平均每个CFS患者每年损失2万美元。

疲劳是成年人常见症状，很多30～50岁中年妇女常以疲劳、低热及神经精神症状为主诉前往内科或妇科就诊，而常有被忽略对此病的诊断，故本书列入本病并作较详细的介绍，以便加深对本病的认识，有利于中医辨病辨证论治。

【病因病机】 CFS病因至今不明。病因假说多从感染、免疫功能异常、神经心理紊乱等方面进行研究，目前倾向于生物心理社会模式，认为CFS发病可能是多因素所致，某种单一因素难以完全解释CFS的发生。

一、感染

CFS病人常描述其症状是曾患某种感染性疾病之后出现的，但前瞻性人群研究却未能找到CFS发病与普通感染症状如咽喉痛、感冒或肠炎的发生有关联的证据。也有些研究发现，10%成年期感染过Epstein-Barr病毒（EBV）者发展为CFS，提示EBV感染可能会诱发CFS。EBV属于疱疹病毒类。婴儿在母体保护性抗体消失后，就开始对EBV具有易感性。多数人在儿童时期曾经有过EBV感染，在美国80%～95%的35～40岁的成年人具有抗EBV抗体。新近感染EBV一般表现为传染性单核细胞增多症，主要侵袭咽喉部细胞，症状常在1～2个月内消失，而EBV可长期潜伏于B淋巴细胞小结，呈周期性活动，有的可导致恶性淋巴瘤和鼻咽癌。EBV病毒可混含在唾液中，因此难以防止其传播。CFS患者起病前常有呼吸道和胃肠道急性病毒感染症状，血清中有抗EBV抗体，主要为抗EBV衣壳抗原的IgG抗体滴度升高，有时还检出IgM抗体，因而推测CFS发病与体内EBV再次被激活有密切关系。但有些现象不相符：①有许多CFS病人不具有既往感染过EBV的证据，其抗EBV抗体阴性；②EBV感染时具有T淋巴细胞激活现象，而CFS病人缺如；③ 非CFS病人也可见抗EBV抗体滴度升高；④CFS血清中不但可有抗EBV抗体增高，同时还可有抗其他病毒的抗体滴度增高现象，如抗单纯疱疹病毒、麻疹病毒和巨细胞病毒的抗体。因此，EBV与CFS之间，相关关系尚未能确立。

1986年Salahuddi从淋巴细胞增生性疾病，特别是B淋巴细胞瘤病人中，分离出一种新病毒——人B细胞病毒（HBLV），其形态是疱疹病毒，但与已知的人疱疹病毒完全不同，称为人疱疹病毒-6型（HHV-6）。有研究认为CFS是一种与已知的机体和心理疾病完全不同的疾病，可能与HHV-6有关，应用特异试剂、免疫学及分子病毒学检测方法，从CFS病人中检出HHV-6，将有助于诊断确立。因为正常人阳性率为40%～70%，而CFS病人达80%～100%。此外，60%～80%病人的外周血单核细胞中有活动性HHV-6增殖，而对照人群只有20%。在研究CFS和HHV6相关关系中，所采用的检测方法可否分辨活跃或潜伏病毒对研究结论影响很大。近年报道的27个相关研究中，其中10个采用了可分辨方法的，全都发现两者存在相关关系。而未采用可分辨方法的其余17个研究中仅有6个或35%报道有相关关系。HHV-6感染可以在初次感染之后和循环血中病毒感染证据已消失后的很长时间内仍持续在脑组织中存在。检测HHV-6活动性感染的最好方法之一，不是新的PCR方法，而是相对便宜的HHV-6 IgG抗体IFA实验法。如果HHV-6 IgG的滴度为1∶640，对4岁小孩可能是完全正常的，对10多岁少年仅仅是单核细胞增多症，但对45岁成年人则是不寻常的，可能就是活动性感染的信号（IgM检查是极少见阳性的，除非是初次感染）。找到HHV-6慢性感染的直接证据几乎是不可能的。证实CFS与病毒感染有关的重要方法是看抗病毒治疗能否改善病情。美国斯坦福大学传染病专家Jose Montoya医生曾用强力抗病毒药物治疗12位长期疲劳而HHV-6和EBV抗体滴度升高的患者，75%有令人吃惊的戏剧性好转，抗病毒抗体水平也随治疗而下降。但关于HHV-6在CFS发病中的作用，究竟是HHV-6引起CFS，或是CFS本身激活HHV-6及其抗体反应，抑或HHV-6抗体升高是非特异性反应所致，尚须继续研究。

对慢性病毒感染的多因素分析是当前病毒病研究中的一个重要趋向，除了EBV和HHV-6外，肠道病毒（柯萨奇病毒）、细小病毒（parvovirus），T淋巴细胞病毒Ⅱ型、泡沫病毒、巨细胞病毒、甲肝病毒、流感病毒、风疹病毒和水痘病毒等感染后发生 CFS 者均有报道。为了检查一些病毒在 CFS 中的作用，Ievy 检验了部分 CFS 患者血清中的已知病毒。结果除 EBV 和 HHV-6 外，其他病毒都没有明显的血清反应，尤其是反转录病毒缺乏抗体。这是第一次用同一血清试验多种病毒结果的报道，提示这可能是 CFS 患者基础免疫紊乱带来的反应。除病毒外还有继布氏杆菌、莱姆螺旋体、空肠弯曲菌、大肠杆菌、肺炎支原体、溶血性链球菌、弓形虫和梨形鞭毛虫等感染后发生的 CFS 病例，提示 CFS 可能与多种感染有关。但这些研究很少具有重复性，CFS 是否由于微生物感染所致，至今仍无肯定结论。CFS 的许多症状表现为全身性免疫系统轻度失衡，特别与某些细胞因子的产生有关。这些因子往往可以刺激体内持续存在的病毒，表现出继发性免疫紊乱现象，引起某些相关症状。是什么原因和机制激活了这些内源性病毒呢？如果从免疫控制方面推敲，CFS 的实质意义是什么？是应激反应？环境毒素？外源性病毒感染？或是所有这些因素的总和？总之不像是单因素所引起。

二、免疫功能异常

研究最多的是 NK 细胞和细胞毒/抑制 T 细胞（$CD8^+$ 细胞），包括用流式细胞仪计数外周血 T 细胞亚群、在体外用刺激分裂因子评价 T 细胞的增殖能力以及用迟发型皮肤过敏试验来评价宿主的免疫记忆反应能力等。多数研究发现，与正常人相对照，CFS 病人的 NK 细胞绝对数目与百分数下降，活性降低，T 淋巴细胞 $CD4^+/CD8^+$ 比例升高，病人对多种抗原的迟发型过敏反应明显减弱，T 细胞在体外对促有丝分裂原刺激的反应能力减低，自发抑制活性细胞增加。也有人发现 T 细胞表面 CD3 明显减少。由于 CD3 可与抗原相互作用，在传递 T 细胞活化信息中起重要作用，因此提示 CFS 患者存在 T 细胞功能障碍。

免疫球蛋白测试的结果在各个研究中很不一样。有报道 31%CFS 患者的血清 IgG、IgA、IgM、IgD 数量减少，尤其 IgG1 和 IgG3 缺乏，Read 认为进一步研究可能会发现一系列 IgG 亚型异常。有些研究则发现 11%～40%的患者 IgG 水平升高。CFS 患者的血清中 IL-2 合成降低的也各有报道。17%～71%的 CFS 病人 γ 球蛋白水平很低。30%～50%的 CFS 患者中发现有循环免疫复合物。Lloyd 用 IgG 治疗 CFS，患者细胞介导的免疫功能获改善，体能和精神症状好转，支持免疫学障碍是 CFS 的一个重要病因。有报道 CFS 患者普遍存在变态反应，Matsumoto 调查日本 CFS 患者变态反应情况，发现 78%的患者在发病前后有变态反应，主要是皮肤反应，2/3 见 IgE 升高，在变态反应期间，患者临床表现更为严重。

总之，研究已发现 CFS 存在多方面免疫功能异常，但这些研究多存在着难以或未有重复实验的缺陷，各实验所用的方法及资料分析不同，标准不一致，检测结果差异很大。CFS 的免疫学测试工作还有待进一步完善和标准化。另外，还应考虑多种因素（如用药、饮酒、抽烟及情绪不佳等）对免疫系统功能的影响。

三、神经心理紊乱

近年来 CFS 的神经心理学研究报道明显增多，越来越多的学者注意到 CFS 患者多有不同程度的神经病学症状。有报道 CFS 患者有忧郁症的占 40%～70%，焦虑症占 32%，躯体化障碍症占 15%，同时符合多个精神疾病诊断者占 7%。有人分析 CFS 患者在发病前和发病时患有精神病的几率较高，认为精神因素对CFS起了一种病因学的作用。CFS患者容易出现情绪波动和失眠紊乱，又缺乏疾病的明确实验室证据，也使研究者们感到CFS首先是精神方面的紊乱。另一种心理学理论认为，CFS是心理症状躯体化的结果，当患者有压抑时，会诉说躯体症状如疲劳、肌肉疼痛，而代替了抑郁和焦虑的心理征象。

在CFS患者的各种神经精神学症状中，抑郁症状出现最多而且较早。Taerk等调查发现CFS患者产生抑郁的频率比对照组高得多，约50%的病例在CFS发生之前至少出现一种主要抑郁症状。其他几项CFS病例较多的研究报道也表明，CFS患者的抑郁评分较对照组为高，约半数患者的抑郁症状较其他症状出现得早。这个事实提示，潜在抑郁等心理障碍可能使患者具有发生CFS的倾向，而及早改善认知、行为方式，解除心理障碍，可能有利于CFS的预防和康复。

关于抑郁是CFS的病因、或是结果、或是伴随症状，争今仍有争论。有人认为CFS可能是由于抑郁或长期潜在的抑郁性格所致。Ware等认为疾病有一个社会过程，某些心身症状可伴随社会事件变化而加重或减轻。我国的神经衰弱调查和美国的CFS调查均证实了抑郁症状可随环境改善而减轻。有人用人类学的观点研究家庭、工作环境、社会地位对CFS的影响，认为CFS概念应当与生活环境对精神影响所引起的躯体感觉变化联系起来。关于抑郁可能是CFS的结果和CFS可能是大多数抑郁症发作不典型表现的观点都各有人提出。也有人发现患有不同于以往持续性头痛的病人、Alzheimer病人护理者（一项非常繁重的工作）以及离婚或独身妇女都有明显增高的抗EBV抗体，认为应激和抑郁状态可能使EBV再活化引起CFS，亦可能直接引起CFS。近来有研究认为CFS与基因有关。

Masuda等采用Montogomery评分估计疲劳程度、设计主观症状调查表和实验室免疫检查等方法，研究比较了CFS病人、非CFS成年慢性疲劳者和有慢性疲劳6个月但每次活动正常者，发现CFS患者无健康主诉的疲劳、失眠和工作压力程度都比对照组高、心理行为反应比对照组低、NK细胞活性降低、$CD16^+$和$CD56^+$细胞的比例减少、而且绝对值也减少，提出伴有NK细胞数减少和免疫功能下降及轻度抑郁倾向的慢性疲劳者可能正由健康人向CFS过渡，应加强对慢性疲劳者的监测，分析其病因，预防其发展成为CFS。

虽然有神经心理学研究支持精神因素在CFS的作用，但CFS并非单纯的精神神经症。如何解释CFS病人的生理和免疫学异常与神经精神症状的关系？患者感到疲劳是因为他们已有原发性情绪疾病，抑或情绪疾病是慢性器质性疾病产生的一个继发现象？患者是因为抑郁而感觉患病，抑或因为他们患病而感到抑郁等问题还须继续研究才能解答。实际上，对慢性疲劳发作前已有明显情绪疾病者作出CFS的诊断是困难的。神经精神病体质可以造成病人急性感染延长恢复，而在诸多神经病问题之后产生的慢性疲劳，可被看作系前者的生化反应造成了该综合征许多躯体特点的延长。

中医学无慢性疲劳综合征病名，但根据中医学疲劳为病的认识，可以从中医历代文献中查寻到可借鉴的相关资料。

中医学的预防疾病理论中，有大量关于疲劳为病的记载。从《黄帝内经》开始，防病养生主张“不妄作劳”，提出“久视伤血，久卧伤气，久坐伤肉，久立伤骨，久行伤筋。是谓五劳”。《证治要诀》认为“五劳者，五脏之劳也”。《诸病源候论》载有志劳、思劳、心劳、忧劳、瘦劳5种与情志相关的过劳病态。“五脏者，所以藏精神血气魂魄者也”，过劳、情志过极均可伤脏致病，故又有肺劳、肝劳、脾劳、心劳、肾劳的提法，均指劳逸失度或情志过极引起的疲劳病证。可见中医学的疲劳不仅指体力过劳，沉重的精神负担亦是致疲劳的重要因素。劳则伤气血、肌肉、筋骨，故证见少气无力、肌肉筋骨疼痛、眼翳等。情志过极劳损于脏可见烦躁、易怒、抑郁、焦虑、头晕、失眠、咽喉疼痛、虚热、咳嗽、眼干、盗汗等症。

"劳则气耗"，正气易虚。《黄帝内经》称："阳气者，烦劳作张"（烦同繁解，多也，烦劳即过度劳作，张即鸱张，阳气亢盛外张），意即身体劳作过度时阳气浮越于外，抗御能力下降，易感染外邪，故疲劳者多易感染温热病毒。亦有素体不足，外邪经常入侵，正气虚，邪气实，"精气夺则虚"，自然疲惫成病。这些记载，与今之慢性疲劳综合征的病因与症状有吻合之处，可供中医临床辨病辨证论治作参考。

目前对慢性疲劳综合征的中医研究仅有为数不多的临床报道，有认为属脾虚肝郁的，阴虚气弱的，或气虚夹郁的。也有分为邪实型（表热证、表实证、表湿证）和正虚型（气阴两虚证、脾肾阳虚证、气虚夹郁证）等，一般按患者临床表现辨析病机，立法施治。

本节从临床出发，参考西医对本病的论述，结合中医学疲劳（劳力、劳神过度）致病的有关论述，作中医病因病机论述，概括为体劳过度，神劳过极，房劳过频，久之伤正气，伤气血，伤五脏，感邪气；也有因禀赋素弱，反复受外邪入侵，损伤正气，受损可有在表、在脏、在气、在血之不同，因而出现的证象各异。它与其他病的病机不同之处，是表邪反复为病或情志失调为诱发疲劳的主要因素，继而伤脾及肾，或伤肾、伤肝、伤心、伤肺等。可见本病原因多端，机理复杂，症状可三五成群、轻重不一，病程漫长。

【诊断与鉴别】

临床表现

一般情况：CFS发病一般在青春期之后，女性较多见。起病形式可急可缓，85%的患者追寻不到任何起病的诱因。有些可能与病毒感染有关，但未发现任何传染性。

症状体征：CFS的临床症状和体征均是非特异性的，多数以流感样症状起病，表现为发热、咽痛、咳嗽、肌痛和疲劳；有些以胃肠道症状起病，表现为发热、腹泻、恶心、肌痛和疲劳；少数以急性单核细胞增多症起病。无论如何起病，以后均转为慢性，病情时好时坏。最突出的问题是慢性疲劳和活动后疲劳加重，而且经长时间休息后也不能完全恢复，约1/4患者因此丧失工作能力，1/3患者需减少工作时间。Komaroff等总结了510例CFS的各种症状和体征及其出现频率（表2-8-5-1和表2-8-5-2），有一定参考价值。大多数病人还有记忆力下降，以及与纤维织炎和纤维肌痛综合征类似的肌肉骨骼压痛点。这些症状在一定程度上可持续存在或反复出现，或在发病后变得更为严重。CFS患者即使是有节制的体力活动亦会使许多症状迅速加重，严重影响正常工作生活，而且大部分病程迁延数月至连续数年不等，给患者带来极大的烦恼和痛苦。

表2-8-5-1　CFS临床症状及发生率

症　状	发生率（%）	症　状	发生率（%）	症　状	发生率（%）
疲劳感	100	运动后疲劳	50～60	眼睛干燥	30～40
低热	60～95	月经前加重	50～60	口腔干燥	30～40
肌肉酸痛	20～95	晨僵	50～60	腹泻	30～40

续表

症 状	发生率（%）	症 状	发生率（%）	症 状	发生率（%）
睡眠障碍	15～90	眼翳	50～60	食欲不振	30～40
注意力涣散	50～85	夜间尿频	50～60	咳嗽	30～40
抑郁	70～85	恶心	50～60	手指肿胀	30～40
头痛	35～85	眩晕	30～50	盗汗	15～30
咽喉痛	50～75	关节疼痛	40～50	淋巴结肿痛	20～45
焦虑不安	50～70	心悸	40～50	皮疹	25～35
肌力下降	40～70	感觉异常	30～50		

表 2-8-5-2 CFS 临床体征及发病率

体 征	发生率（%）	体 征	发生率（%）
咽炎	40～60	发热	10～20
颈部淋巴结肿大	20～40	低体温	20～30
前后步态不协调	15～25	肝大（主要在疾病早期）	5～20
试验结果异常	10～20	脾大（主要在疾病早期）	5～20
斑疹皮疹	10～20	腋窝淋巴结肿大	58～75

临床检验：血常规、血生化、X 线、超声波、脑电图和肌电图等检查一般正常。部分患者可见白细胞减少、淋巴细胞增多、血沉升高、血中乳酸脱氢酶呈轻度升高。

从上述临床表现可以看出，慢性疲劳是很常见的症状，引起的原因很多，表现错综复杂，时轻时重，缺乏系统和特异性的实验室检查。为了有利于临床诊断治疗和推动更深入的研究，1991 年国际健康学会进一步讨论了 1988 年美国 CDC 关于 CFS 的定义，认为 CFS 的诊断应用自我报告及至少一次医学会诊的联合方式，对于临床资料的评估，必须依靠患者自我报告疲劳状况以及失眠、整体状态和疼痛的标准化方式。会议建议 CFS 的定义标准应该修改，以排除心理疾病患者。1994 年美国 CDC 修订后的 CFS 诊断标准分以下两部分：

（一）慢性疲劳综合征（CFS）诊断标准

1. 疲劳为主诉症状。

2. 有明确的发病时间（不是先天性）。

3. 体力精神重度疲劳（日常生活能力损失 50%以上）。

4. 有肌痛、情绪障碍及睡眠障碍等多种症状。

5. 疲劳持续 6 个月以上。

6. 应该排除：①有慢性疲劳的原发疾病；②精神分裂症、狂躁抑郁症、药物依赖性、器质性及障碍性疾病（抑郁症、焦虑性神经症、过度呼吸综合征等）等。

（二）病毒感染后疲劳综合征（PVFS）诊断标准

除具有上述诊断标准外还需具有以下条件：

1. 发病和初诊时有明确的感染症。

2. 从感染开始发病已有 6 个月以上。

3. 感染症已确定。

由于诊断标准仍限于症状和体征两方面，缺少客观的诊断实验依据，使得 CFS 的确诊非常困难。但在无更好的“金标准”的情况下，目前最为详细的 CDC 关于 CFS 的诊断标准仍然值得推荐使用。很多研究正努力探索 CFS 的诊断性检测手段。有人提出对疲劳应有客观的测量方法；还有人提出应对血液中某些与无力有关的物质进行测量。

确诊本病不需作特殊的实验室和临床检查，但推荐下列的检测：连续体重测定，在缺乏增多饮食的情况下体重增加 10%以上提示为其他疾病；连续早上和下午的体温测定；全血细胞计数和分类、血电解质、血糖、肌酐、血尿素氮、钙、磷、总胆红素、碱性磷酸酶、血清谷草转氨酶和谷丙转氨酶、肌酸磷酸激酶或醛缩酶、尿常规、胸部正侧位 X 线照片、人类免疫缺陷病毒抗体、结核菌素皮肤试验；红细胞沉降率、抗核抗体、循环免疫复合物、免疫球蛋白、促甲状腺激素水平，以及详细询问个人和家庭精神病史。如有任何一项检查异常，必须对可引起此项异常的其他疾病进行检查，排除了其他疾病，才能符合 CFS 诊断标准。

应该注意慢性疲劳是一个很常见的症状，不一定就是 CFS。Manu 等对 135 例发生疲劳至少 6 个月以上的患者按上述标准评估，符合 CFS 者仅 6 例。Lane 等报道 200 例主诉为慢性疲劳者，符合上述标准者仅为 60 例（30%）。

CFS 的抑郁表现与原发性抑郁症在性质上有所区别。前者有急性精神痴呆表现。最重要的鉴别要点是，前者经积极治疗可以恢复活力，对未来充满希望，而后者表现为孤独、绝望、无能，可能出现反复的自杀倾向。当无法区别时，可请有临床经验的精神科医生协助诊断。

有的学者认为本综合征在症状上与“海湾战争”综合征极为近似，其主要症状为疲劳感和抑郁倾向，同时还有关节痛、皮疹、气喘、胸痛、失眠、昏迷、腹泻、恶梦、脱发、盗汗、恶寒和齿龈出血等，但病因也未澄清，至今尚无结论。

综上所述，西医学认为 CFS 的病因尚不十分明确，虽倾向于感染、免疫功能异常和神经心理功能紊乱等多因素所致，但诊断与鉴别诊断以及治疗方面仍存在较大困难。发挥中医学整体观和辨证论治的优势，可弥补不明原因疾病临床治疗的不足。本节对 CFS 的中医治疗作如下论述。

【辨病论治】

一、辨病要点

1. 按西医诊断与鉴别诊断要点，结合 CFS 临床症状发生率（表 2-8-5-1），再根据中医学对本病的病机，辨病论治。

2. 必须具有长期无原因可查的疲劳史，常兼有低热、咽干等症状。

3. 具有症状三五成群、轻重不等、病程较长的特点。

4. 时有外感症状，如恶寒、发热、咽痛等。

5. 体征及实验室检查　肌力下降，咽炎，体温 37.5～38℃，颈后淋巴结或有肿大，Romberg 试验结果可有异常。本病无特殊实验室检查，但需作鉴别诊断的相关检查（见前述该项），若症状难以鉴别而不便确诊为本病，只要不属于器质性病变，可按中医辨病施治。

二、治疗原则

以补脾滋肾养阴为主，兼以调肝、养心、益肺为治。

本病主症为长期疲劳，按中医理论，虽五脏受损均可致疲劳，但主要应责之于脾，故本病证虽各有所属，治法应有所侧重，重点当着眼于脾，补脾能培元，实脾可疏肝，扶脾以济心，益脾可健肺，使五脏均得受益，故有杂病治“中州（脾）”的经验之谈，适合本病症状多端，病机复杂的特点，临证时可参考之。

此外，由于本病属慢性，病程久，疗程长，长期服汤药难以坚持，可经服汤药数剂后，若疗效明显，改用相同疗效的中成药或改为丸、散剂服用以巩固疗效。

可选用以下方药：

1. 三勒浆口服液

功效：抗疲劳，滋养肝肾，扶正固本，调养脏腑。用于肝肾阴虚所引起的神疲乏力，形体虚弱，失眠多梦，咽干声嘶等症。用法：口服，每次 30ml，每日 1～2 次，1 个月为 1 个疗程。

三勒浆经药效学研究证明有明显抗疲劳作用，具有方便服用、巩固疗效和预防复发的优点，可作为治疗慢性疲劳综合征的首选中成药。

2. 上下相资汤（《石室秘录》）加山药、藿香

组成：人参、沙参、麦冬、玄参、玉竹、五味子、熟地黄、山茱萸、车前子、牛膝、山药、藿香。

原方主治“血崩之前口舌燥裂不能饮食者……精涸则津亦涸……使口舌之干者重润，必须使精血之竭者重生。补精之方，六味丸最妙，然而六味丸单补肾中之精而不能上补口舌之津也。虽补肾于下，未能通津于上，然终觉缓不济急。我今定一奇方上下兼补，名上下相资汤……此方补肾为君，而佐之补肺之药，子母相资，上下兼润，精生而液亦生，血生而津亦生矣。”原方加山药、藿香补脾醒脾。笔者多年来或取此方之意，或借其全方，或酌以加减，用于妇科病证之属五脏阴虚或气阴两虚者，屡见补气滋阴养血之功。今用于 CFS，以扶正滋阴，主治原因不明微热、重度疲劳感、口舌干燥、咽喉疼痛、失眠等症。

口糜舌烂加石斛、知母；汗出加浮小麦、牡蛎；健忘加核桃仁；长期低热，加青蒿、鳖甲，薄荷少许；心烦易怒加栀子、丹皮；抑郁不舒加郁金、柴胡；有外感证者加防风、板蓝根；脱发加首乌；肌肉酸痛加葛根，并酌情减去原方不需之品。

3. 金水济生丹（《医醇賸义》）

组成：人参、沙参、天冬、麦冬、玉竹、石斛、龟甲、生地黄、山药、瓜蒌皮、贝母、杏仁、茜草根。

原方用于肺虚燥咳证，以其滋肾养阴、生津润肺之功效，借用于本病兼有久咳（无痰）、低热咽痛者甚是恰当。气虚不甚者去人参，重用沙参，茜草根可不用。

4. 生精饮（中成药，1990，(3)：12）

组成：制首乌、制黄精、淫羊藿、枸杞子等。

功效：补肾益肝，滋阴壮阳，生精养血。用于周身乏力，头晕目眩，耳鸣眼花等症。经研究具有抗疲劳耐缺氧作用。

5. 生脉口服液合六味地黄丸，或杞菊地黄丸、知柏地黄丸等中成药，或用扶正固本丸（中西医结合杂志，1989，(11)）、补中益气片等。

【辨证论治】

一、辨证要点

患者均有长期无原因可寻的疲劳史。其中肌肉酸痛，运动后疲乏尤甚，月经前加重，手指肿胀，晨寝不欲动弹，或腹泻、恶心、食欲不振，多属脾；素体不足，或有房事不节史、多次流产史，腰膝酸软，咽痛，低热，夜尿多，骨节疼痛，盗汗，病多在肾；若有情志不畅史，眩晕，头痛，焦虑，抑郁或易怒，口眼干燥，感觉异常，多属肝；如睡眠易醒或失眠、多梦，注意力涣散，心悸，多属心；如咳嗽，恶寒，微热，头痛，汗出，或有皮疹，咽喉不利，病多在肺。根据病机认识，可分为脾肾气虚证、肝肾阴虚证、脾虚肝郁证、气虚外感证等。

根据证之虚实寒热应有其相应的舌脉，但亦有舌脉不相符者，当细辨其兼杂证候。

二、治疗原则

以补气养阴、扶正祛邪为治。

三、分证论治

1. 脾肾气虚证

（1）临床见证：疲劳日久不恢复，劳作或运动后加重，肌肉酸痛，腰膝酸软，手指肿胀，食欲不佳，或恶心，或腹泻，晨起难动弹（又称晨僵），夜间尿频，关节不利或疼痛，咽痛，时有低热或恶寒，舌质淡苔薄白，脉沉无力。

素体肾气不足或脾气虚弱，复伤于过劳，故长期疲劳不解，并伴见某些脾肾气虚之证，脾主四肢肌肉，肾主骨脊，脾肾气虚，阳气不足，故晨寝难动，关节不利或疼痛。阳气不足，腠理不固，营卫不调可见恶寒、低热。

（2）辨证依据

1）素体因素支持。

2）无明显原因的疲乏数月不解及脾肾气虚证。

3）脾肾气虚之舌苔、脉象。

（3）治法与方药

治法：补中气，益肾气。

1）举元煎（《景岳全书》）合寿胎丸（《医学衷中参西录》）（方见月经过多、胎动不安）

举元煎为补中气之有效方，寿胎丸原为肾气虚胎元不固之用，两方合用于此证，使中气得升，肾气得固，正气恢复，则疲劳可除，他证亦解。方中可重用黄芪（30g），人参改用西洋参，其他药物宜用小剂量，每日 1 剂，分 3 次服完，待症状缓解后可继服 1 周，两日 1 剂，每日 2 次，疗程视病情而定。

低热者加知母、银柴胡。咽痛者加葛根、连翘。

2）补肾益脾方（中国医药学报，1986，(2)：1）

组成：党参、白术、女贞子、菟丝子、枸杞子、补骨脂。原方以“补肾生精，益脾强壮”用于某些较严重疾病的恢复期，根据其药物组成，用于本证甚是恰当。加入葛根更具解肌退低热的功效。

3）人参养荣汤（《太平惠民和剂局方》）

组成：白芍、当归、陈皮、黄芪、桂心、人参、白术、熟地黄、五味子、茯苓、远志、甘草。

本方主治劳积虚损，能增强人体免疫系统功能，对本病亦有疗效，现已制成中成药。

2. 肝肾阴虚证

（1）临床见证：经常性疲劳感，月经前加重，低热或潮热，五心烦热，眼干涩，咽干口渴，或咽痛，眩晕，头痛，易怒，心悸，失眠，注意力涣散，小便黄，大便干结，舌红少津，苔薄黄，脉数或弦。

素体阴虚或有情志过极史，阴津暗耗，阴虚阳亢，劳倦日久耗气伤阴，故见疲劳及阴虚诸证；肾水阴虚，肝失所养，心肾失交，故见易怒、失眠、头痛、眩晕、神情涣散、心悸等症。

（2）辨证依据

1）素体阴虚或有伤阴血史或性格急躁。

2）无剧烈劳作史或其他慢性病史，经常有持续的疲劳感。

3）具有阴虚或阴虚阳亢，心肾失交的症状及舌脉征象。

（3）治法与方药

治法：滋养肝肾，佐以实脾。

1）滋水清肝饮（《医宗已任编》）

组成：熟地黄、山药、山茱萸、牡丹皮、茯苓、泽泻、柴胡、白芍、栀子、大枣、当归。

此方寓六味地黄丸合丹栀逍遥散之意，具有滋肾养阴、清肝养血、兼以实脾的功效，用于此证甚宜。

2）麦味地黄丸（《医级》）

组成：麦冬、五味子、熟地黄、山茱萸、山药、泽泻、茯苓、丹皮。

原方可敛肺纳肾，主治肺肾阴虚，具滋水涵木之功，五味子又能酸甘化阴入肝，对有潮热、盗汗、咽喉痛者尤佳，用于此证疗效亦好。

3）一贯煎（《柳州医话》）

组成：北沙参、麦冬、当归、生地黄、枸杞子、川楝子。

本方滋阴柔肝，用于肝肾阴虚，血燥气郁证，并有抗疲劳之效。

4）秦艽鳖甲散（《卫生宝鉴》）

组成：秦艽、鳖甲、柴胡、地骨皮、知母、青蒿叶、乌梅、当归。

原方用于治骨蒸痨热，以滋阴养血，清热除蒸。用于肺结核（肺痨）的对症治疗，似有病重药轻之感，而借用于CFS的阴虚发热、长期不明原因低热者，药证甚是相宜。

3. 脾虚肝郁证

（1）临床见证：疲倦无力，食欲不振，时有恶心，腹泻，肌肉疼痛，焦虑不安，抑郁，头痛，胁痛，苔白或微黄腻，脉弦或平。

脾虚肝侮，脾气更虚，中气不足而见疲惫及其他脾虚之象。肝气郁结而有抑郁、焦虑、头痛等症。

（2）辨证依据

1）长期乏力少气，兼其他脾虚或肝郁之候。

2）或有伤于脾或情志抑郁史，近期无明显原因而见焦虑、抑郁、多疑或感觉异常等。

（3）治法与方药

治法：补脾疏肝解郁。

1）丹栀逍遥散（《内科摘要》）

组成：丹皮、栀子、当归、白芍、柴胡、白术、茯苓、煨姜、薄荷、炙甘草。

本方疏肝、实脾、除烦、清热，正合此证。

2）四磨汤（《济生方》）

组成：人参、槟榔、沉香、乌药。

原方用于七情所伤，肝气郁结，用于此证以人参大补中气，沉香、乌药疏肝解郁，槟榔祛秘通腑，对本证兼情志失常者常有改善。

3）甘麦大枣汤（《金匮要略》）

组成：甘草、小麦、大枣。

原方用于脏躁，现代常用于神经衰弱症。用于本证以安神缓急，实脾益肝，于本病善后有效。

4. 气虚外感证

（1）临床见证：长期疲劳感，精神不济，常兼见轻微外感症状，偶有感受温热病邪症状，如高热，微恶寒，或自汗恶风，咽痛，咳嗽，声音嘶哑，脉、舌、苔象难定。

（2）辨证依据

1）长期疲劳，少气无力。

2）某些外感表证或温热病邪发热证。

（3）治法与方药

治法：扶正固表祛邪。

1）参苏饮（《太平惠民和剂局方》）

组成：人参、苏叶、枳壳、前胡、半夏（姜汁炒）、茯苓、陈皮、桔梗、木香、生姜、大枣。

本方具有扶正解表功效，治虚人风寒表证。本证表证较轻，用量不宜过重，疗程不宜过长，待表证解后可予三勒浆善后。

2）加减葳蕤汤（《通俗伤寒论》）

组成：生葳蕤（玉竹）、白薇、豆豉、桔梗、生葱白、薄荷、炙甘草、红枣。

原方用于素体阴虚，感受外邪，头痛身热，微恶寒或自汗，咳嗽，心烦，口渴，咽干等症。今用于疲劳体虚有外感者甚为相宜。

若见高热感染诸症，当按温病处理，待感染病除，可用生脉散气阴双补善后。

【其他疗法】

一、针灸疗法

（一）体针

针刺大椎、膏肓、命门、气海、足三里。

（二）耳针

取穴：皮质下、交感、缘中、内分泌、肾上腺。可针刺激加磁贴。

二、西医治疗

目前西医认为本病原因不明，一般仅作对症治疗，无法对因治疗。一些抗病毒药如阿昔洛韦等也无肯定的临床效果；抗抑郁药仅对抑郁和焦虑有效，而对其他症状无作用；有人认为5-羟色胺可能对本病有潜在作用；镁对CFS症状的改善也有待进一步研究。某些生物反应调节剂，可使NK细胞活性恢复，从而对CFS产生临床效果。英美有报道认知-行为疗法（cognitive behavioural therapy，CBT）和分级运动疗法（graded exercise therapy，GET）对改善CFS的疲劳症状有一定效果。

【预防与调护】

一、预防

许多患者虽患病多年，仍在继续工作，但工作能力和效率明显下降。因此，预防本病证具有保持健康的重要意义。对有慢性病患者，应认真治疗，对本病患者治愈后应在较长时期内接受增强体质对抗疲劳的训练，以及保健和药物治疗。

二、调护

调护是本病预防和巩固疗效的重要手段。注意生活工作的劳逸适度，定期进行心理咨询，保持心情舒畅，注意锻炼身体，预防感冒。

【预后】 CFS病程颇不一致，有突然得病，也有逐渐发现的。关于其预后，有在3年内完全恢复的，也有复发的，长期调查报道尚少见。但一般预后良好，无严重恶化倾向。

【疗效判定】

痊愈：症状全部消失，3个月以上未复发者。

好转：疲劳消失，其他症状明显减轻。

无效：症状未消失，甚至有所加重。

【重点提示】 现代医学尚有一些像CFS那样的病因未明综合征（syndrome of uncertain origin，SUO），患者不少，危害较大，研究很多但还久攻不下，至今仍然未明其病因及发病机制，缺乏有效的预防治疗措施，甚至缺少客观的检测诊断依据，令西医颇为困惑尴尬，却赋予了中医独辟蹊径，大显身手的好机会。在防治类似CFS的虚劳证方面，中医有丰富的辨病辨证论治经验，有整体观和多方式、多层次、多靶位治疗以达较好疗效的优势，应积极发掘、借鉴、研究和发展。CFS多数以发热、咽痛、咳嗽、肌痛和疲劳等流感样症状起病，应予以重视，避免漏诊误诊。疲劳是很多疾病的常见症状，慢性疲劳也并不等于是CFS，对有慢性疲劳症状的患者要积极治疗，但不要轻易作出CFS的诊断。中医药治疗CFS的研究，所选病例一定要严格符合CFS诊断标准，研究结论才有意义，才可以促进学术交流，提高研究水平。

（刘敏如　游向前）

参考文献

1. Afari N，Buchwald D. Chronic fatigue syndrome：A review. Am J Psychiatry 2003，160：211-236.

2. Manningham R. The symptoms，nature，causes and cure of the febricula or little fever：commonly called

the nervous or hysteric fever; the fever of spirits; vapours, hypo, or spleen. 2nd edition. London: J Robinson, 1750, 52-53.

3. Acheson E. The clinical syndrome variously called benign myalgic encephalomyelitis, Iceland disease and epidemic neuromyasthenia. Am J Med, 1959, 26 (4): 569-595.
4. Holmes GP. Chronic fatigue syndrome: a working case definition. An Int Med, 1988, 108: 387-389.
5. Reynolds KJ. The economic impact of chronic fatigue syndrome. Cost Effectiveness and Resource Allocation, 2004, 2: 4.
6. Reid S. Chronic Fatigue Syndroms. BMJ Clinical Evidence, 2008, 8: 1101.
7. 曹传海．慢性疲劳综合征的病毒学．国外医学·微生物学分册，1995，(2)：36.
8. 岳丽军，姜丽红．慢性疲劳综合征的中西医研究概况．长春中医药大学学报，2008，(4)：230-231.
9. Sharpe MC. A report - chronic fatigue syndrome: guidelines for research. J Royal Soc Med, 1991, (84): 118-121.
10. 杨青，文兆侯．慢性疲劳综合征的修订诊断标准．重庆医学，1996，(4)：233-234.
11. Sisto SA. Chronic fatigue syndroms. An overview and intervention guidelines. Neurology Report, 1993, (3): 30-34.
12. 马奎军，李海英．中医治疗慢性疲劳综合征的研究．中国现代医生，2008，(10)：81-82.
13. 刘晓庄．中医药治疗慢性疲劳综合征的思路与方法. 湖南中医药报道，1998，(9)：5-6.
14. 罗洋，邹澍宣. 慢性疲劳综合征的中医治法研究进展. 光明中医，2008，(8)：1229-1230.
15. Turnbull N. Chronic fatigue syndrome/myalgic encephalomyelitis (or encephalopathy): diagnosis and management of chronic fatigue syndrome/myalgic encephalomyelitis (or encephalopathy) in adults and children. London: Royal College of General Practitioners, 2007 .

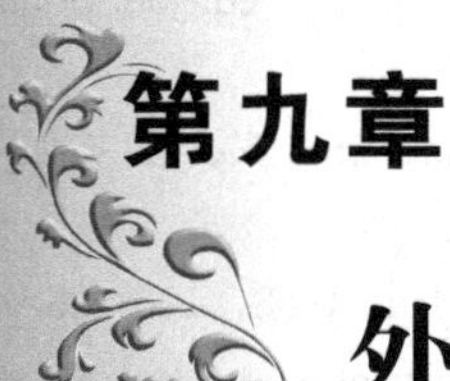

第九章

外阴、阴道、盆腔疾病

第一节　阴　　疮

妇女外阴出现红肿灼热疼痛，甚者破溃流脓，或溃烂如虫蚀者；或外阴一侧肿块状如蚕茧，或质硬疼痛者，统称阴疮，包括热疮痈肿、阴蚀、阴肿、阴茧等。西医非特异性外阴炎、单纯性外阴溃疡、前庭大腺炎（脓肿），前庭大腺囊肿等与本病症状相似，属于本节讨论范畴。

有关本病的记载，最早见于《神农本草经》，该书下品药中即有羊蹄“主……女子阴蚀”，蚤休“主……痈疮阴蚀”，淮木“主……女子阴蚀，漏下赤白”，白蔹“主女子阴中肿痛”等记载，文中虽未提及阴疮之名，但上述诸药所治之证均属后世阴疮包括的病种。阴疮，首见于汉代《金匮要略》“少阴脉滑而数者，阴中即生疮，阴中蚀疮烂者，狼牙汤洗之。”概述了阴疮的症状和治疗。继之晋代《肘后备急方》将阴疮分为两种，分别论治。“阴疮有二者，一者作臼脓出，曰阴蚀疮。二者亦作疮，名为热疮……”若为阴蚀疮则予“雄黄矾石各二分，麝香半分捣敷”。热疮痈肿即“取黄柏一两、黄芩一两，切作汤洗之，仍取黄柏、黄芩作末敷之”。对其病因，隋代《诸病源候论》认为阴疮的发病主要与虫蚀有关，“阴疮者，由三虫九虫动作侵食所为也……若五脏调和，血气充实，不能为害。若劳伤经络，肠胃虚损，则动作侵蚀于阴，轻者或痛或痒，重者生疮也。”强调了人体正气不足，肠胃虚损是虫蚀致病的主要内因。唐代《备急千金要方》提出阴疮系房劳所伤，交合不洁，浊精留于阴内所致。“人有所怒，血气未定，因此交合，令人发痈疽。”“妇人痔疮，因月后便行房，至湛浊伏流阴道……”说明阴疮的发病与房事不洁有着十分密切的关系。宋代《校注妇人良方》则从心脾胃三脏功能失调概括了阴疮的病因病机，并提出了内外合治之法。“阴中有疮名曰䘌，或痛或痒，如虫行状，脓水淋沥”，“有阴蚀几尽者，皆由心神烦郁，脾胃虚弱，气血流滞耳，内当补心养胃，外以药敷洗乃可。”明代《景岳全书·妇人规》认为“妇人阴中生疮，多湿热下注，或七情郁火，或纵情敷药，中于热毒”所致，并对其症状作了较为详尽的描述，提出了以四物汤、逍遥散加减为代表的治疗方药，"其外证……或生虫湿痒，或内溃肿烂疼痛常流毒水。其内证则为体倦内热，经候不调，或为饮食不甘，晡热发热……或为小水淋漓赤白带下。凡治此之法，若肿痛内外俱溃者……四物汤加栀子、丹皮、胆草、荆芥或用加味逍遥散……"清代《医宗金鉴·外科心法要诀》则将阴疮分为阴肿、阴蚀，"妇人阴疮系总名，各有形证各属经，……阴肿劳伤血分成，阴蚀胃虚积郁致。""乃肝心二经火盛，湿热下注所致。"《医宗金鉴·妇科心法要诀》则进一步论述阴疮的发病由湿热生虫，虫蚀阴中所致。"妇人阴疮名䘌，由七情郁结，伤损肝脾，气血凝滞，湿热下注，久而虫生，虫蚀成疮。"湿热源于内生，由肝脾功能失调所致。

综上所述，阴疮由湿热邪毒或虫蚀致病居多，亦有七情郁火伤损肝脾，或房劳纵肆、不洁所致者，常发病急，病情重，但多预后良好。若迁延日久，正气受损，气血亏虚，疮面坚硬肿痛，边缘不整，或溃烂流水，久治不愈，则预后不良。正如清代《外科正宗》云："阴中腐烂，攻刺疼痛，臭水淋漓，口干发热，形削不食，有此者非药能愈，总归于死。"此种情况与外阴癌性溃疡、前庭大腺癌等外阴恶性肿瘤症状相似，应作有关检查，以利诊治。

【病因病机】 阴疮的发病主要由湿热毒邪蕴结阴户所致，其次正虚脾弱，风寒入侵或痰湿停聚亦可导致本病的发生。湿热之邪可由内生，肝脾功能失调是其主因，亦可外感，经期、产后摄生不慎是其诱因，热毒之邪多因不洁性交直犯阴中，或由湿热郁久化火成毒而致。湿热毒邪伏于肝经，蕴结阴户，致局部气血壅滞，"壅遏不得行，故大热，大热不止，热胜则肉腐，肉腐则为脓"。故可见局部红肿热痛，甚则溃脓，若湿热盘踞阴户，蕴久生虫，虫蚀则见阴中溃烂；寒凝痰瘀，则与素体阳虚或脾胃虚弱有关，风寒乘阴，"体弱之人感而随发者多"（《外科正宗》）。因寒主收引凝滞，寒凝则气滞血瘀，加之脾胃虚弱，运化失职，水湿不化，流注下焦阴户，湿聚痰凝，痰瘀交阻则结聚成块。若素体正气不足或病久正虚邪恋，不能托毒外出，则肿块破溃，脓水淋漓，日久不愈，或阴中溃疡，久不收敛。

西医学认为阴疮的发生与下列疾病的发病有密切关系。

1. 非特异性外阴炎 阴道分泌物增多，经血、尿液、粪便或产后恶露等刺激均可引起不同程度的外阴炎，重者可出现小阴唇糜烂或形成溃疡。本病常为混合性细菌感染，如葡萄球菌、大肠杆菌、链球菌。

2. 前庭大腺炎（脓肿）和前庭大腺囊肿 前庭大腺位于两侧大阴唇下段内侧，腺管开口于小阴唇内侧靠近处女膜处，因解剖部位的特点，在性交、分娩、行经或其他情况污染外阴时，病原体容易侵入而引起炎症。病原体主要为内源性病原体及性传播疾病的病原体，前者主要为葡萄球菌、大肠杆菌、链球菌、肠球菌；后者主要为淋病奈瑟菌和沙眼衣原体，淋病奈瑟菌也是引起前庭大腺炎的主要致病菌之一，国外现有研究发现，淋病奈瑟菌感染占 50％，此类患者 HIV 抗体阳性率较高。

急性炎症发作时，病原体首先侵犯腺管，腺管呈急性化脓性炎症，腺管口往往因肿胀或渗出物凝聚而阻塞，脓液不能外流积存而成脓肿。在急性炎症消退后腺管堵塞，分泌物不能排出，脓液逐渐吸收沉淀后可形成囊肿。有时腺腔内黏液浓稠，或先天性腺管狭窄排液不畅，或分娩时阴道及会阴外侧裂伤，或会阴侧切时损伤前庭大腺导管，均可使前庭大腺分泌引流受阻，导致囊肿形成。若囊肿继发感染，则可形成脓肿反复发作。

【诊断与鉴别】

一、诊断要点

1. 病史 常发生于经期、产后、旅游、出差或久坐不起，长途跋涉或骑车后。

2. 临床表现 外阴红肿疼痛，甚者破溃流脓，或溃烂流水，行走不便，或见外阴一侧下段包块，伴会阴部坠胀疼痛或性交不适。

3. 妇科检查 外阴肿胀充血，重者见小阴唇黏膜糜烂溃疡形成，或见一侧大阴唇下段包块，红肿灼热，压痛明显。脓肿形成时，可触及波动感，脓肿直径可达5～6cm，常伴恶寒发热等全身症状，当脓肿内压增大，表面皮肤变薄，可自行破溃。若系囊肿，多为单侧，大小不等，可持续多年不变，合并感染时可迅速增大，形成脓肿。

4. 辅助检查 急性期血常规白细胞总数及中性粒细胞增高，血沉增快。白带常规清洁度Ⅲ°～Ⅳ°，可查见滴虫。脓液涂片或超高倍镜检查，可查见淋球菌。

综上所述，妇女外阴出现红肿疼痛，甚者破溃流脓或溃烂流水；或见外阴一侧下段包块，伴会阴部坠胀疼痛不适，妇科检查见外阴充血肿胀，甚者破溃渗液，或脓肿形成，或见大阴唇下段囊肿形成，即可确诊。

二、鉴别

1. 外阴瘙痒 外阴及阴道口瘙痒不堪，甚或痒痛难忍，常伴白带增多、色黄臭。可见外阴潮红、充血，白带常规可查见真菌、滴虫，或在阴毛中发现阴虱，可与阴疮鉴别。若搔抓破溃流水亦可形成阴疮。

2. 外阴湿疹 是一种常见的过敏性炎症性皮肤病，其病因较复杂，多认为是一种Ⅳ型变态反应，过敏原来自外界或体内。病变初期，外阴呈弥漫性潮红，无明显界限，可逐渐发展为丘疹、水疱，进而糜烂渗液，由于灼热和剧烈痒感而搔抓，可形成痂皮，合并感染。根据病史及有关检查可予鉴别。

3. 外阴瘤样病变及肿瘤 外阴上皮包涵囊肿、皮脂腺囊肿、中肾管囊肿等瘤样病变，外阴纤维瘤、脂肪瘤等外阴常见良性肿瘤，均可在外阴部扪及肿块，但根据其生长部位、质地、活动度与前庭大腺开口的关系，即可与之鉴别。若位于前庭大腺处的实质性包块，质地坚硬，应考虑前庭大腺癌，外阴溃疡久治不愈应排除外阴恶性肿瘤。

【辨病论治】 阴疮是以局部症状、体征为主的一种疾病，是西医多种外阴炎性疾病的共同临床表现，除重症外，一般无其他兼症。对此除选用针对病因的内服药物外，以专方、验方外治亦是辨病治疗的一种较好选择，一般7～14天为1个疗程。

一、连翘败毒丸（《现代中西医妇产科学》）

组成：连翘、金银花、紫花地丁、蒲公英、栀子等。

清热解毒，消肿定痛。用于阴疮脓成或已溃者。

用法：每次6g，口服，每日2次。

二、如意金黄散（《外科正宗》）

组成：天花粉500g，黄柏、大黄、姜黄、白芷各250g，厚朴、陈皮、甘草、苍术、天南星各100g，碾末。

清热解毒，消肿止痛。用于阴疮阳证，局部红肿灼热疼痛，未溃脓者。每次取药末30～50g，食醋或蜂蜜调敷患处，每日1～2次。

三、外科黄连膏（《全国中成药处方集》）

组成：黄连、大黄、黄柏、黄芩各120g碾末，香油1500g，黄蜡500g，制成油膏状。

清热解毒，消肿止痛，敛疮生肌。用于外阴红肿疼痛溃疡，或脓溃久不愈合者。视疮面大小，薄涂患处，每日1～2次。

四、紫草油

组成：紫草油200g，香油750g。炸枯过滤呈油浸剂，密封装瓶备用。

凉血活血解毒。用于阴疮红肿疼痛者，尤以溃疡为宜。外涂患处，每日1～2次。

五、熏洗方

1. 生百部30g，蒲公英20g，紫花地丁15g，野菊花15g，黄柏10g，龙胆15g，苦参15g，蛇床子20g，川椒6g。（《中医妇科验方选》）

清热除湿，解毒消肿。用于阴疮局部红肿热痛，未溃脓者。水煎熏洗每日1～2次。

2. 苦参、黄柏、生甘草、贯众、土茯苓各15g，防风10g，薄荷3g。

清热解毒燥湿。用于阴疮蚀烂，黄水淋漓，疼痛较甚者。若久病或年老气血亏虚，溃疡久不收敛则去贯众、土茯苓，加黄芪、当归、丹皮益气养血活血，生肌敛疮。

3. 苦参15g，蛇床子15g，白鲜皮15g，黄柏15g，艾叶15g，白矾15g，芒硝15g。

清热除湿，散结消肿。用于阴疮状如蚕茧，伴局部坠胀不适者。煎水加食醋10ml熏洗，每日1～2次。

【辨证论治】

一、辨证要点

1. 应以局部症状为辨证的主要依据，《外科正宗》云："疮痈不论上中下，唯在阴阳二症推。""凡治痈肿，先辨虚实阴阳。"外阴红肿热痛，甚或破溃流脓，或溃烂流水，或伴恶寒发热者，为热为实，是为阳证；外阴一侧肿块状如蚕茧，或结块疼痛，皮色不变，或紫黯，日久不消，为虚为寒，是为阴证。其次当辨病情善恶，外阴红肿热痛，破溃流脓或包块状如蚕茧，形体壮实者，为善证；若外阴溃烂，臭水淋漓或肿块坚硬，边缘不整，久治不消，形体瘦削，多属恶证。

2. 素有湿热，带下量多色黄臭，或素有痰湿，形体肥胖。

3. 各个不同的临床证型，伴有相应的兼证舌脉。

二、治疗原则

本着实则泻之、虚则补之、肿者消之、下陷者托之的原则，湿热毒邪蕴结者，治以清热解毒除湿，消肿排脓；寒瘀痰湿凝滞者，治当散寒祛瘀，除湿化痰散结；素体正气不足，或病久邪恋正亏，应扶正祛邪并用，佐以消散。同时应注意中西医结合，内外合治，脓成决以刀针，肿块久治不消当予手术切除。

三、分证论治

1. 湿热蕴结证

(1) 临床表现：外阴肿胀疼痛，行走不便，或阴中溃烂流水，伴带下量多，色黄臭，口苦纳呆，心烦易怒，小便涩痛或不畅，大便溏而不爽，舌质红，苔黄厚腻，脉弦滑。

湿热之邪蕴结外阴，阻滞气机，气血郁滞，则见局部肿胀疼痛，若湿热盘踞阴户，蕴久生虫，虫蚀则阴中溃烂，黄水淋漓。湿热伤及任带二脉，则见带下量多，色黄臭。余症、舌脉亦为湿热蕴结之征象。

(2) 辨证依据

1) 素有肝郁脾湿，或经期、产后摄生不慎史。

2) 外阴肿胀疼痛或溃烂流水，伴带下量多色黄臭。

3) 舌质红，苔黄厚腻，脉弦滑。

(3) 治法与方药

治法：清热除湿，凉血消肿。

1) 龙胆泻肝汤（《医宗金鉴》）

组成：龙胆、黄芩、栀子、泽泻、木通、车前子、当归、生地黄、柴胡、甘草。

原治肝胆实火亢盛所致的胁痛、头痛、目赤、口苦、耳聋耳肿；肝经湿热下注之阳痿阴汗，小便淋浊，阴肿阴痛，妇女带下。

方中泄中寓补，祛邪而不伤正，共奏清肝泄热利湿之功。

若局部焮红灼热者，加蒲公英、紫花地丁、丹皮、赤芍清热解毒，凉血消肿。阴中溃烂流水者，加土茯苓、苦参清热解毒除湿。

2) 萆薢渗湿汤（《疡科心得集》）合四妙丸（《成方便读》）

组成：萆薢、薏苡仁、黄柏、赤茯苓、丹皮、泽泻、通草、滑石、苍术、川牛膝。

萆薢渗湿汤原治湿热下注之臁疮。四妙丸原治湿热下注，两足痿软，筋骨酸痛等。方中萆薢、薏苡仁、苍术健脾渗湿，黄柏清热泻火燥湿，丹皮清热凉血，泽泻、赤芍、通草、滑石清热利湿，川牛膝引诸药下行。适用于湿热证湿重于热者。

局部红肿热痛甚者，可加金银花、连翘、生地黄、赤芍清热凉血、解毒消肿。因虫蚀为患，伴阴部瘙痒不适者，加白鲜皮、鹤虱、贯众、川楝子杀虫止痒。阴中蚀烂，黄水淋漓，可加苦参、白蔹清热燥湿，生肌敛疮。

3) 银甲丸（《王渭川妇科经验选》）

组成：金银花、连翘、红藤、蒲公英、茵陈、升麻、紫花地丁、大青叶、椿根皮、桔梗、生蒲黄、蒲黄、生鳖甲。

全方有清热解毒，除湿散结之功。用于前庭大腺炎，外阴炎局部肿胀疼痛者。每次 3 丸，每日 3 次，7～14 天为 1 个疗程。亦可作汤剂煎服。

2. 热毒壅盛证

(1) 临床见证：外阴忽然肿胀疼痛难忍，焮红灼热，甚者破溃流脓，黏稠臭秽，脓出痛减，伴恶寒发热，口干苦，便结尿黄，舌质红，苔黄，脉弦滑数。

热毒入侵或湿热化火成毒致局部气血壅滞，故见外阴忽然肿胀疼痛，邪热与气血搏结，郁遏不行，则局部焮红灼热。热毒壅盛，血气蒸腐化脓，脓液多黏稠臭秽，脓溃邪毒外泄，则肿退痛减。热毒与气血相搏，营卫不和，故见恶寒发热。口干苦，便结尿黄，舌红苔黄，脉弦滑数为热毒炽盛之征象。

(2) 辨证依据

1) 经期、产后摄生不慎或不洁性交史。

2) 外阴忽然肿胀疼痛，焮红灼热，甚至破溃流脓。

3) 舌质红，苔黄，脉弦滑数。

(3) 治法与方药

治法：清热解毒，凉血活血，消肿散结。

1) 五味消毒饮（《医宗金鉴》）加味

组成：金银花、野菊花、蒲公英、紫花地丁、紫背天葵子、丹皮、赤芍、乳香、没药。

原治热毒蕴结肌肤，致疔疮疖痈，红肿热痛，发热恶寒，舌红脉数者。

方中金银花、蒲公英、紫花地丁清热解毒，消肿散结；野菊花、紫背天葵子善消疮毒。本方重在清热解毒，凉血消肿止痛之力不足，故当加丹皮、赤芍凉血化瘀，乳香、没药消肿定痛。大便秘结者，可予大黄泻下热毒。

2) 仙方活命饮（《校注妇人良方》）

组成：金银花、甘草、穿山甲、皂角刺、当归尾、赤芍、乳香、没药、天花粉、陈皮、防风、贝母、白芷。

原治疮疡肿毒初起，红肿疼痛，身热恶寒，舌红苔白，脉数有力，为治疗疮疡肿毒的首选良方，凡疮疡肿毒初起，属于阳证而形体壮实者，均可使用。脓已溃者，当去皂角刺、穿山甲，加黄芪、桔梗扶正托毒排脓。

3) 小败毒膏（《中国中成药优选》）

组成：金银花、蒲公英、木鳖子、天花粉、白芷、黄柏、当归、乳香、赤芍、大黄、陈皮、甘草。

全方有清热解毒，消肿止痛之功。用于前庭大腺炎，局部红肿灼热疼痛或伴脓肿形成。每次 15g，每日 2 次，7～10 天为 1 个疗程。孕妇及脾虚便溏者忌服。

3. 寒凝痰瘀证

(1) 临床见证：外阴一侧肿胀结块，疼痛不甚，皮色紫黯，或状如蚕茧，皮色不变。伴形寒肢冷，倦怠乏力，或形体肥胖，舌质淡嫩，苔白多津，脉沉细。

寒邪乘阴，凝滞气血，故见外阴肿胀结块，皮色紫黯。或素体阳虚，脾运失职，痰湿内生，流注下焦，结聚外阴，则见肿块状如蚕茧。阳虚气弱，无力托邪外出，则肿块日久不消。余症、舌脉亦为阳虚气弱，痰湿内聚之征象。

(2) 辨证依据

1) 素体阳虚或有感寒史，或素有痰湿，形体肥胖。

2) 外阴一侧下段肿胀结块，或状如蚕茧，日久不消。

3) 形寒肢冷，倦怠乏力。

4) 舌质淡嫩，苔白多津，脉沉细。

(3) 治法与方药

治法：散寒祛瘀，除湿化痰，消肿散结。

1) 阳和汤（《外科全生集》）

组成：熟地黄、麻黄、肉桂、鹿角胶、白芥子、炮姜炭、生甘草。

原治阳虚寒凝之流注、阴疽、脱疽、鹤膝风、石疽、贴骨疽等漫肿无头，平塌白陷，皮色不变，酸痛无热，口不渴，舌淡苔白者。方中重用熟地黄大补营血，鹿角胶养血助阳，肉桂、炮姜炭温通血脉，温消寒凝；麻黄、白芥子通阳散寒，祛痰散结；生甘草调药和中。诸药合用，阳回阴消，血脉宣通，用于阴寒之证犹离照当空，阴霾自散。疮疡阳证、阴虚有热及破溃日久者均忌用。

2）小金丹（《外科全生集》）

组成：白胶香、草乌头、五灵脂、地龙、木鳖子、乳香、没药、麝香、墨炭、当归身。

原治寒湿痰瘀阻滞凝结之流注、痰核、瘰疬、乳岩、横痃、贴骨疽等。方中白胶香、麝香、草乌头、地龙、木鳖子温经通络，消痰利湿；五灵脂、乳香、没药化瘀止痛；墨炭、当归身养血扶正。诸药合用，温经散寒通络，祛痰除湿化瘀。方中药物峻猛，唯体实者相宜，体虚者宜慎用。

3）化核膏（《中国中成药优选》）

全方有化痰软坚、活血散结之功。用于前庭大腺囊肿。每张硬膏重4.5g，升温预热后展开贴患处，每隔2～3日换药一次，5～7次为1个疗程。

4. 气血亏虚证

（1）临床见证：外阴肿块溃脓，日久不尽，或阴中蚀烂，血水淋漓，日久不敛，疼痛不适。伴神情倦怠，少气懒言，面色萎黄，舌质淡，苔白厚，脉细弱无力。

素体气血不足，或病至后期正气受损，气血亏虚，无力托邪外出，故见外阴肿块溃脓日久不尽，或外阴蚀烂，日久不敛，疼痛不适。余症、舌脉亦为气血亏虚，余邪未尽之征象。

（2）辨证依据

1）素体气血不足，或病至后期气血受损。

2）外阴肿块溃脓，日久不尽，或阴中蚀烂，血水淋漓，日久不敛。

3）神倦少气，面色萎黄。

4）舌质淡，苔白厚，脉细弱无力。

（3）治法与方药

治法：益气养血和血，清解余邪。

1）托里消毒散（《外科正宗》）

组成：人参、川芎、当归、白芍、白术、黄芪、甘草、茯苓、金银花、白芷、皂角刺、桔梗。

原治痈疽已成，不得内消者。方中四君子益气健脾，当归、川芎养血和血：金银花、白芷、皂角刺解毒排脓，清消余邪；黄芪、桔梗、甘草扶正托毒敛疮。

痈肿破溃流脓日久不净，去皂角刺为宜。若外阴蚀烂，黄水淋漓，久不收敛，则去白芷、皂角刺，加土茯苓、白蔹清热解毒除湿，生肌敛疮。气血亏虚甚者，去白芷、皂角刺，重用参、芪以扶正祛邪。

2）内补黄芪汤（《外科发挥》）

组成：黄芪、麦冬、熟地黄、人参、茯苓、炙甘草、白芍、远志、川芎、官桂、当归。

原治痈疽溃后，气血皆虚，溃处作痛。方中诸药合用，意在气血双补，阴阳并调，使气血充盛，促其腐去肌生，疮疡收敛。遵《医宗金鉴》原意“如痛者，加乳香、没药以定痛”。

3）紫草膏（《中国中成药优选》）

组成：紫草、当归、防风、地黄、白芷、乳香、没药。

本方有养血和血，凉血解毒，化腐生肌之功。用于前庭大腺脓肿溃后或外阴炎伴溃疡形成，日久不愈。敷贴患处或直接涂抹于患处，每日用药 1 次，7～14 天为 1 个疗程。

【其他疗法】

一、饮食疗法

1. 萆薢银花绿豆汤（《百病饮食自疗》）　萆薢 30g，金银花 30g，绿豆 30～60g。先将前两味洗净水煎，取药汁与绿豆共煮为粥，加白糖适量调味。每日 1 剂，连服 3～5 天。用于急性外阴炎、前庭大腺炎之湿热证者。

2. 鱼腥草饮（《中国药膳学》）　鱼腥草 20g，白糖适量。先将鱼腥草洗净，水煎，适量白糖调服。适用于热毒蕴结证。

3. 薏苡仁粥（《本草纲目》）　将薏苡仁洗净，加水适量，武火烧沸，再用文火煨熟，待薏苡仁熟后加入白糖即可。适用于前庭大腺炎后期或前庭大腺囊肿之痰湿凝结证。

二、西医治疗

（一）药物治疗

1. 抗生素肌注或静滴，可针对常见致病菌选用 2～3 种联合运用，疗程 5～7 天，适用于急性前庭大腺炎及脓肿形成。

2. 5%聚维酮碘溶液稀释后坐浴或涂擦局部患处，或 1∶5000 高锰酸钾溶液坐浴，坐浴后涂抗生素软膏或紫草油。

（二）手术治疗

1. 脓肿切开引流术　前庭大腺脓肿形成即予切开引流，术后予抗生素盐水冲洗脓腔，盐纱条换药，每日 1 次。5～7 天后开始坐浴，并用紫草油涂搽切口，每日 1 次，连用 1 周，以防粘连和复发，使之形成前庭大腺开口，以利分泌物流出。

2. 造口术　前庭大腺囊肿可选择手术袋状缝合，激光、微波、射频、高频电刀及挂线造口术，术后可保留腺体功能，引流出囊内液体，应注意引流通畅，防止造口处粘连。必要时可作囊肿切除术，但术后丧失前庭大腺功能。

3. 穿刺抽吸术　前庭大腺囊肿、脓肿均可选用本方法，穿刺抽出黏液或脓液后，选择注入 95%乙醇或 2%碘酊或 5%聚维酮碘溶液，注入量为抽出量的 1/2～1/3，保留 5 分钟后抽出，再注入 1/3 量保留，以达到冲洗囊腔或脓腔的目的，并可使细菌蛋白质凝固变性，破坏腔壁的分泌细胞，使其粘连而达到治疗目的。亦可穿刺抽液后，注入庆大霉素 8 万单位，地塞米松 2mg，2%普鲁卡因 4ml。脓肿每日 1 次，共 4 次，囊肿隔日一次，共 5 次。

【预防与调护】

一、预防

保持外阴清洁，每日须用温开水清洗外阴，不穿紧身裤。经期、产后（包括流产、引产、正产）保持内裤清洁，勤换卫生巾，禁房事、盆浴和游泳。外出旅游和出差，宜自带卫生洁具，避免交叉感染。避免长途跋涉、骑车或久坐不起。素体正气亏虚者，尤应注意调摄，劳逸结合，以防正虚邪入。

二、调护

1. 一般护理　急性期应卧床休息，穿宽松棉质内裤，局部保持清洁、透气，不可搔抓，严禁性生活。

2. 精神护理　患者因外阴红肿疼痛，或破溃流脓，行走不便，常痛苦难言，烦躁忧虑，应耐心、详细交代病情和预后，以消除顾虑，帮助患者树立战胜病痛的信心。

3. 饮食护理　饮食宜清淡营养；以促进脓腔、溃疡愈合。正盛邪实者，应忌食辛辣厚味，以防酿生湿热，加重病情。阳虚体弱者应忌生冷，以防脾肾功能受损，痰湿内生，致正虚邪恋，久治不愈。

4. 用药护理　使用散剂、膏类药物外治时，应剃除阴毛，利于敷贴。坐浴以先熏后浴为佳，注意水温，以免烫伤。局部溃脓后以内治及引流为主，5～7 天后开始坐浴，坐浴时间以 5～10 分钟为宜。

【疗效判定】

治愈：治疗后外阴肿块消散，红肿热痛或溃疡消失，或肿块溃后脓尽腔愈，分泌物正常，局部检查正常。

显效：治疗后外阴肿块明显缩小，红肿疼痛或溃疡明显好转，或肿块溃后脓尽，但脓腔愈合欠佳，有少量血性分泌物，局部检查见充血。

有效：治疗后外阴肿块有所缩小，红肿热痛或溃疡好转，或肿块溃后仍有少量脓性分泌物，局部检查脓腔未愈合。

无效：治疗后症状、体征无改善，或有加重。

（魏绍斌　黄金燕）

参考文献

1. 王清华，姜坤，李亚莉，等．外阴溃疡治验介绍．福建中医药，1991，（6）：45.
2. 封菊秋．中药熏洗治愈前庭大腺 1 例．实用中医内科杂志，1990，（2）：47.
3. 王金声，黄飞，杨华光．二氧化碳激光治疗前庭大腺囊肿 40 例．第四军医大学学报，1993，（3）：84-85.
4. 周风华，张美卿，刘志宏．应用微波行前庭大腺囊肿造口术．临床医学，1995，（2）：40.
5. 杨微，陈凤云，申秀莲，等．碘酊治疗前庭大腺脓肿与囊肿疗效观察．佳木斯医学院学报，1994，（2）：63.
6. 孙维静．95%乙醇与碘伏囊内注射治疗前庭大腺囊肿、脓肿 45 例分析．现代妇产科进展，1994，（1）：62.
7. 杜惠兰，周小娟，董丽卿．妇科疾患与地理气候因素关系——附 6703 例普查资料．中医药研究，1994，（6）：44.
8. 乐杰．妇产科学．7 版．北京：人民卫生出版社，2008：331-333.
9. 张玉珍．中医妇科学．北京：中国中医药出版社，2002：236-238.

第二节　外阴白色病变

妇女外阴皮肤、黏膜失去正常色泽而呈白色，伴有阴部瘙痒、疼痛及其他症状者，称为外阴白色病变。又称“外阴白色病损”、“慢性外阴营养不良”、“女阴白色病变证”、“外阴鳞状上皮细胞增生”、“外阴硬化性苔癣”、“外阴色素减退疾病”等。

据文献报道1980年昆明市本病的发病率为1.33%（304/22934），云南基诺山地区高达8.4%（25/296），笔者于1991年调查成都及石家庄市部分棉纺厂女工发病率分别为0.64%（30/4705）及0.20%（4/1998）。国外发病率为1/300～1/1000。以前多将“外阴白斑”视为癌前期病变，现据报道癌变率仅2%～3%。

中医古籍无此病名，亦未查到外阴皮肤黏膜变白的记载。本病主症瘙痒可见于“阴痒”病证的描述中。而本病病变发展过程中出现的肿痛、溃烂等可参考“阴蚀”、“阴肿”、“阴痛”等疾病。

早在《灵枢·刺节真邪》中即指出：“虚邪之中人，搏于皮肤之间，气往来行，则为痒。”隋代《诸病源候论》指出阴痒系“虫食所为，……微则痒，重者则痛。”提示阴痒的发生与邪气搏于皮肤之间有关。阴痒进一步发展，可为阴痛。

20世纪80年代，刘敏如教授首次将“女阴白色病变证”编写入《中医妇科学》中，就该病理、法、方、药进行了全面阐述，填补了中医医籍无此病证的空白。

西医妇产科学关于本病的记载始于19世纪末。1988年Breisky及1909年Bekeley首次报道了女阴部有类似口腔白斑的病变，称之为女阴白斑病。此后，由于在不同年代对该病的临床和病理认识不同而几易其名，如外阴干枯症、增生性或萎缩性外阴炎、慢性外阴营养不良等，1987年国际外阴疾病研究协会建议更名为“外阴上皮内非瘤样病变”（包括外阴鳞状上皮细胞增生，外阴硬化性苔藓及其他外阴皮肤病）。由于外阴鳞状上皮细胞增生及外阴硬化性苔癣患者的外阴皮肤黏膜多呈白色，故也称为“外阴白色病变”。

自20世纪60年代开始，中医界开始有学者对本病进行研治，70年代已有散在报道，80年代以来中医中药治疗本病的报道日趋增多，但多限于疗效观察。可分为辨证治疗与辨病治疗。给药途径多为单纯外治及内外同治两种，亦有采用针灸、电热针、激光等方法治疗者。虽都取得了一定的疗效，但疗程一般均较长，或容易复发。

刘敏如教授在指导笔者所进行的外阴白色病变的研究中，根据中医学“有诸内必行诸外”、“审证求因”等观点，认为本病临床表现有虚、实两端。病机为本虚标实、虚多实少。基于上述认识，以虚实辨证为纲，将本病患者分为虚证、实证及虚实兼夹证三组，进行了系统的临床观察及光镜、电镜、体液与细胞免疫功能、微量元素（锌、铜、铁）、性激素及其受体等多项指标检测，并与正常人对照组比较。结果显示血锌值降低，血清睾酮降低，T淋巴细胞亚群$CD3^+$、$CD4^+$、$CD8^+$、$CD4^+/CD8^+$明显降低，IgG、IgA降低，均以虚证组明显。IgM、补体C_3增高，以实证组尤著，均有统计学意义。电镜结果显示实证患者真皮中微小血管痉挛，管腔狭窄；虚证患者真皮中微小血管减少。性激素受体结果显示，患者病变组织及未发病组织表皮各层及真皮层内均有不同程度的ER、PR、AR阳性表达，而患者病变组织及未发病组织基底层ER、AR无表达或明显少于表皮其他各层。提示本病患者细胞免疫功能低下，以虚为主，病变局部存在微循环障碍。由于瘙痒最强的区域是在表皮、真皮连接处，黑素细胞存在于基底层，当基底层被损害时可发生瘙痒，色素减退甚至脱失。此外，本病瘙痒或许与补体C_3增高有关；局部变白或可由于锌低下使色素代谢存在薄弱环节，加之局部因素使基底细胞被破坏所致。用中药内外同治、补泻兼施治疗后，患者在临床症状、体征消失同时，T细胞亚群、血清睾酮、血锌值较治疗前明显升高，而与正常人对照组无明显差别。电镜示治疗后患者真皮内微小血管痉挛消失，形态正常，且数目增多；细胞间桥粒增多，细胞形态规则。光镜示上皮层形态正常，基底层出现较多的黑色素颗粒。以上结果客观说明了肝肾不足、精血虚少是本病发生的主要内在原因；血虚风燥、脉络瘀阻是本病的病理机转；补泻兼施、内外同治为本病的主要治则；滋养肝肾、养血活血、佐以祛风除湿止痒则为本病的主要治法。

有学者对46例患者进行了外阴微循环检测，并采用电热针配合外用中药坐浴等治疗，结果提示该病患者血管形态异常，血管影像不清楚，血管稀疏。治疗后各型均比治疗前有明显改变，血管形态恢复正常，血管影像变清晰，血管袢增多、密集。说明外阴营养不良患者局部存在微循环障碍。而电热针等可改善微循环，改善局部营养状况以促进病变恢复。

有研究者各取5例增生型、硬化苔藓型、混合型患者，进行中药治疗前后免疫组化及电镜检查。口服六仙汤（何首乌、石菖蒲、威灵仙等），外用水煎药熏洗。增生型以地锦草、鸡血藤为主；硬化苔藓型加用赤芍。根据炎症及瘙痒情况加用紫河车、鹿衔草、淫羊藿等。治疗前DoPa染色2例，硬化苔藓型患者为阴性，其余均为弱阳性。治疗后DoPa染色，2例硬化苔藓型为弱阴性，余均为阳性。超微结构显示：治疗后上皮细胞排列整齐，形态正常，真皮内小血管未见痉挛并呈轻度扩张充盈。黑素细胞内有较丰富的黑色素颗粒，胶原纤维新生且见周期性横纹。

总之，对外阴白色病变40多年的中医学机理及论治的研究，填补了中医学对本病认识的空白，丰富和拓展了中医妇科学。同时，借用现代科技手段研究该病有利于揭示本病的病理机制，提高本病的临床疗效。

【病因病机】

一、病因

1. 肝肾阴虚　禀赋不足，或久病多病及肾，或房劳多产，或经、孕、产、乳数伤阴血，均可致肝肾阴虚。据笔者调查发现，本病患者伴有全身慢性疾病者占69.23%，伴有其他妇科疾病者占60.00%。发病年龄以28～34岁组居多，其次为21～27岁组、35～41岁组，此皆为育龄期患者。孕产次多者占育龄期及绝经后患者的59.02%，说明多产屡孕数耗阴血与本病有关。

2. 肝郁气滞　素性抑郁，或恚怒伤肝，导致肝气郁滞。而患此病后由于难言之苦及夫妻感情失和，又会加重肝郁。我们发现，64.62%的患者有性情抑郁或烦躁易怒的临床表现。

3. 心脾两虚　思虑过度，耗伤心脾，致心脾两虚。

4. 脾肾阳虚　脾胃素虚，或日久及肾；或肾阳不足，脾阳失煦致脾肾阳虚。

5. 湿热下注　外阴沟凹、折襞较多，分泌物、尿液、经血等易于积聚，若阴部不注意清洁常会感受湿热之邪。或因久居湿地或感受外湿，湿蕴化热，或由脾虚生湿，郁久化热，或由肝郁化火，木胜侮土，脾运失职，水湿内停，湿热相合流注下焦。据我们调查有49.23%的患者工作或居住环境潮湿。40%的患者曾有或伴有带下明显增多。

二、病机

本病病变部位在外阴，以前阴为主。主症为瘙痒及外阴皮肤黏膜色素减退而呈白色。中医学认为，瘙痒是邪气在皮腠间往来流行所致。痒与痛有其内在联系，痛的病位较深，痒的病位较浅；“邪气微，不能冲击为痛，故但瘙痒”。提示痒与痛形成的机理相似，均为邪与气血相搏，气血运行不畅所致。只是邪与气血搏结的程度及病位深浅不同而已。肝藏血，络绕阴器。肾藏精，职司二阴。若肝肾不足，精血亏虚，阴部肌肤失养；或脾虚化源不足，或心血不足，使阴部失荣；或脾肾阳虚，阴部肌肤失煦，均可使阴部干萎、变白、粗糙、皲裂等。血虚生风化燥，风燥阻络；或肝郁气滞，疏泄失司，气血失和，阴部络阻；或精血亏虚，罹感外邪，或脾虚湿盛，蕴久化热，湿热等邪与血相搏，客于阴部，使血络瘀阻。均可致阴部瘙痒。若瘀阻日久，甚至瘀滞不通则令阴部增厚、疼痛等。

总之，本病病机为本虚标实。本虚，主要虚在肝脾肾不足，精血两亏或阳气不足；标实，实在局部脉络瘀阻。精血虚少，则阴部失养；血虚生风化燥，燥性干涩，易伤阴津；肝郁日久，暗耗肝阴，或肝郁化火，灼伤阴血，使肝血更虚，阴部无以濡养则由实渐虚。虚则更易感邪，形成虚实夹杂之证。其结果，精血愈亏，阴部愈发失荣则色白、皲裂诸症愈重；反复邪阻，则瘙痒等症难除。如此循环往复，构成了本病病本为虚，虚实夹杂，虚多实少，缠绵难愈的特点。

据笔者统计临床资料后发现，病因病机由多至少依次为肝肾阴虚、肝郁气滞、湿热下注、脾肾两虚、心脾两虚及心肾两虚。虽然湿热下注不是引起本病的主要原发病因，但由于女阴解剖生理特点，极易形成湿热下注为患，故临床上此型患者较多。

西医对本病的发病原因尚不十分清楚。一般认为外阴鳞状上皮细胞增生可能与外阴局部潮湿和对外来刺激物反应过度等有关。外阴硬化性苔癣与遗传因素、自身免疫因素及睾酮不足等有关。

【诊断与鉴别】

一、诊断要点

1. 病史　或有房劳多产、或久病多病、或性情抑郁、或忧愁思虑、或带下量多等病史。

2. 临床表现　外阴皮肤、黏膜失于正常色泽变白，局部瘙痒，或灼热疼痛，或干涩不适，或性交困难等。

3. 局部体征

（1）外阴鳞状上皮细胞增生：病变范围不一，主要波及大小阴唇、阴唇间沟、阴蒂包皮和阴唇后联合等处，常呈对称性。病变早期皮肤暗红或粉红，角化过度部位呈白色；病变晚期皮肤增厚似皮革，色素增加，皮肤纹理明显，出现苔癣样变，可见抓痕、皲裂、溃疡。常见于30～60岁妇女。

（2）外阴硬化性苔癣：外阴皮肤黏膜及肛周皮肤色素减退，变白、变薄、变脆、干燥，易皲裂，弹性减退或消失，阴蒂、大小阴唇干萎平坦，甚至粘连，阴道口挛缩狭窄。多呈对称性。可见于任何年龄。

4. 活检　本病需进行病变局部活组织检查方能确诊。活检应在色素减退区，有皲裂、溃疡、隆起、硬结或粗糙处进行，并应多点取材。为提高诊断准确率，可先用1%甲苯胺蓝涂病变区，待自干后，再用醋酸液擦洗脱色，凡不脱色区表示有裸核存在，提示在该处活检发现非典型增生或癌变的可能增大。根据光镜及电镜检查，各型特点如下：

（1）外阴鳞状上皮细胞增生：表皮层角化过度或角化不全，棘细胞层不规则增厚，上皮脚向下延伸。真皮浅层有轻度水肿以及不同程度的淋巴细胞和少数浆细胞浸润。超微结构显示基底细胞及黑素细胞内色素颗粒减少消失，部分基底膜模糊，棘细胞内有空泡变性，棘细胞间隙变宽。颗粒层透明角质颗粒增多。上皮细胞间隙及基底膜下有淋巴细胞与浆细胞浸润。真皮内毛细血管痉挛，血管内皮细胞突向管腔，胶原纤维轻度水肿。

（2）外阴硬化性苔癣：表皮层过度角化甚至出现角栓，表皮萎缩变薄伴基底细胞液化变性，黑素细胞减少，上皮脚变钝或消失。早期真皮乳头层水肿，晚期出现均质化，真皮中层有淋巴浸润带。超微结构显示上皮细胞萎缩，细胞间隙增大，细胞表面微绒毛与细胞间隙桥均减少，甚至断裂。基底细胞内黑色素颗粒减少或消失，胞核周围有空泡形成。个别基底细胞膜轻度缺损。基底细胞伸向真皮的微突有的失去正常起伏而成为一直线。线粒体肿胀或发生空泡变性，粗面内质网扩张，真皮浅层中胶原纤维有程度不等的溶解或断裂，纤维母细胞减少或消失，形成一片宽窄不等的均质带。真皮中微血管减少，神经纤维不易见到，有淋巴细胞浸润。

二、鉴别

1. 外阴白癜风　外阴皮肤色素完全消失，边界清楚，表面光滑润泽，质地完全正常，且无任何自觉症状。

2. 外阴白化病　为全身性遗传性疾病。仅外阴局部发展为外阴白化病，无自觉症状。

3. 继发性白化病　如瘢痕、放射后及慢性炎症后，瘢痕处的白色病变较厚而硬，覆盖表皮很薄，缺乏弹性。炎症后白化，与白癜风很相似，炎性症状消失后，渐渐局部呈白色，妇科检查除表皮色素消失外，无特殊变化。至于炎症后白化和白癜风可结合病史区别。

4. 继发性外阴角化过度　各种慢性外阴病变，如糖尿病性外阴炎、外阴假丝酵母病、外阴擦伤、湿疣等长期刺激，可使外阴表皮过度角化。角化物呈白色堆积后使表皮发白，如羊皮状或蛤蜊壳内衣，经渗出物浸渍，角化表皮常脱屑。该类患者多有局部瘙痒、灼热、疼痛等自觉症状。

5. 外阴白斑　包括外阴上皮不典型增生及外阴癌。外阴癌常可见于外阴鳞癌、帕杰病等。70%鳞癌患者合并有白斑，局部常有溃破、硬结、溃疡、乳头状或菜花状突起，需活检病理鉴别。

【辨病论治】　当辨证依据不明显时，可根据本病本虚标实特点及外阴局部表现及病理检查结果辨病论治。

一、外阴鳞状上皮细胞增生

1. 加减清肝引经汤（经验方）

组成：生地黄、当归、丹皮、黄芩各10g，白芍、川牛膝、鸡血藤、威灵仙各15g，玄参17g，栀子、甘草各6g。

清肝引经汤原治经行吐衄属于肝经郁火者。以此方加减，不仅可清利肝经湿热，且可活血通络散瘀。适宜于肝经湿热下注，外阴局部脉络瘀阻所致者。

2. 萆薢渗湿汤（《疡科心得集》）

组成：萆薢、薏苡仁、黄柏、丹皮、赤芍、木通、泽泻、滑石。

原方为疡科常用方，治湿热下注所致臁疮等症。用于本型湿热下注较甚，局部红肿、溃烂者，以清利湿热，凉血散瘀。

3. 外治法

（1）外洗方

1）地肤子30g，苦参、蛇床子、蒲公英、紫草、黄柏各15g。（经验方）

痒甚者加川椒、枯矾、鹤虱。溃疡者加五倍子、狼毒。干涩者加淫羊藿、地骨皮。

2）马齿苋、生蒲黄、当归、川椒、硼砂、白矾、蛇床子。（经验方）

局部红肿破溃后去川椒，加黄柏、冰片。

（2）外涂药

1）增生型白斑膏：生马钱子60g，紫草、白芷、重楼、当归各10g，蜈蚣10条，共研细末，用麻油和凡士林制成膏，再加入研细的雄黄6g，麝香1.5g，硇砂、硼砂各0.3g，生蒲黄10g，冰片3g，搅匀即可。

2）治白膏Ⅰ号：血竭40%，马齿苋20%，生蒲黄20%，章丹10%，延胡索5%，枯矾5%，共研细末，制成软膏。

二、外阴硬化性苔藓

1. 归肾丸（《景岳全书·新方八阵》）

组成：熟地黄、山药、山萸肉、茯苓、当归、枸杞子、杜仲、菟丝子。

原治肾水真阴不足，精血衰少，腰酸脚软，形容憔悴，遗泄阳痿等症。硬化苔癣型营养不良患者阴部干萎枯燥，多系精血亏虚，阴部失养所为。用归肾丸补肾气、益精血、养肝阴，使外阴得荣，切中病机。

2. 人参养荣汤（《太平惠民和剂局方》）

组成：人参、黄芪、煨白术、茯苓、远志、陈皮、五味子、当归、白芍、熟地黄、桂心、炙甘草。

原方治积劳虚损。因能补气养血，可濡养外阴，故选用。

3. 经验方

组成：黄芪、丹参、鸡血藤、白鲜皮、赤芍、桃仁、刺蒺藜、僵蚕、木香等。

方中黄芪补气生血，丹参、鸡血藤、赤芍、桃仁活血通络，木香理气行滞，白鲜皮、刺蒺藜、僵蚕祛风止痒。通过治疗前后电镜观察，认为该方能使破坏了的微循环再生，改善纤维母细胞的营养状态，并有促进其合成胶原的功能。

4. 外治法

（1）外洗方（经验方）

组成：淫羊藿、蛇床子、苦参、野菊花、川椒、白芷、补骨脂等，水煎熏洗坐浴。

（2）外涂药

萎缩型白斑膏：主药、治法同增生型白斑膏。去硇砂、硼砂、冰片，加鹿衔草30g，淫羊藿、仙茅各15g。

【辨证论治】

一、辨证要点

本病辨证，除根据患者主证、兼证、舌脉外，尚需结合局部体征及病理活组织检查以辨虚实。

一般而言，外阴奇痒不堪，灼热疼痛，局部色白或黯红、增厚、粗糙，或周围红肿、溃破流黄水或带浊者，属实；若瘙痒不甚，外阴局部色白，干枯萎缩，或弹性减退者，属虚。

二、治疗原则

采用“虚者补之”，“实者泻之”的治则，以滋养肝肾、补益心脾、活血祛瘀、祛风止痒、利湿清热等为主。采用内服、外治相结合的方法。

三、分证论治

1. 肝肾阴虚证

（1）临床见证：外阴瘙痒，夜间尤甚，干燥、灼热，甚或灼痛，性交困难。头晕目眩，两目干涩，耳鸣如蝉，腰膝酸软，形体瘦弱。外阴局部皮肤黏膜萎缩、薄脆，弹性减弱或丧失，色素减退或消失，呈白色或粉色，阴蒂及小阴唇萎缩平坦，甚或粘连。病理检查多为硬化性苔癣。舌质红，少苔，脉沉细。

肾藏精，主五液，开窍于二阴；肝藏血，肝脉绕阴器。乙癸同源，精血互生。若素体虚弱，或久病失养，或房劳多产，或长期慢性失血，耗伤精血，使肝肾亏损，外阴失于濡养而致干萎枯白、薄脆等。阴血亏虚，生风化燥，风燥阻于阴部脉络则致阴痒。夜间阳气入脏，相对较弱；人卧则血归于肝，经脉相对空虚。“阴主夜”，本证脏阴亏虚，精血不足，夜间血虚风燥加重，络阻更甚，故瘙痒愈甚。肝肾不足，精血两亏，则头晕目眩，两目干涩，耳鸣腰酸，舌红少苔，脉沉细。

（2）辨证依据

1）素体肝肾亏损，或有久病、失血史。

2）外阴局部呈萎缩性改变，伴头晕目眩、腰酸耳鸣等。

3）病理活检多为硬化性苔癣。

4）舌红，苔少，脉细。

（3）治法与方药

治法：滋养肝肾，养营润燥。

1）左归丸（《景岳全书·新方八阵》）合二至丸（《医方集解·补养篇》）

组成：熟地黄、山药、枸杞子、山茱萸、川牛膝、菟丝子、鹿角、龟甲胶、女贞子、墨旱莲。

左归丸原治“命门之阴衰阳胜者”，具有滋水益阴之功，合二至丸加强滋养肝肾之力，意在使精血充沛以濡养外阴。

头晕目眩者，加当归、白芍、川芎、钩藤、菊花等。外阴皮肤黏膜弹性减退，性交困难者，加淫羊藿、仙茅、肉苁蓉等。大便干结者，加玄参、麦冬、何首乌。阴户灼热疼痛者，加知母、黄柏等。

2）产泰

全方补益肝肾，活血通络。原治产后、流产后所致多虚多瘀诸症。用于本证可使阴部得养，络阻得除而获效。

3）杞菊地黄丸（《医级》）

本药滋水益阴，养肝明目。主治肝肾阴虚而眼花视歧，或枯涩疼痛。用治本证伴有头晕目眩者。

用法：每次1丸，每日2次。

2. 肝郁气滞证

（1）临床见证：外阴瘙痒、干燥、灼热疼痛，性情抑郁，经前乳房胀痛，胸闷嗳气，两胁胀痛。外阴局部皮肤粗糙肥厚，或皲裂、脱屑、溃疡，或色素减退。可发生在大小阴唇间或波及阴蒂、会阴处。病理活体组织检查多为鳞状上皮细胞增生。舌质或有瘀斑，脉细弦。

情志所伤，或因该病长期性情抑郁，肝气郁结，疏泄失司，气机不畅，阴部脉络受阻而致阴痒；瘀阻日久，甚至瘀滞不通，可致肥厚、疼痛。

（2）辨证依据

1）有情志创伤史，或平素性情抑郁。

2）外阴局部多呈增生型改变，伴情志抑郁、乳房胀痛等。

3）病理检查多为鳞状上皮细胞增生。

4）舌质或有瘀斑，脉细弦。

（3）治法与方药

治法：疏肝解郁，养血通络。

1）黑逍遥散（《医略六书·女科指要》）去生姜加川芎

组成：地黄、柴胡、当归、白芍、白术、茯苓、甘草、薄荷。川芎。

黑逍遥散即逍遥散加地黄，原治由于肝郁血虚引起经前腹痛，脉弦虚者。因本方功能疏肝解郁，养血润燥。再加川芎意在行血中之气，合当归养血通络，切中本证病机，故选用于此。因生姜辛温助热，宜去之。

若外阴痒痛，加郁金、石菖蒲等。肝郁化热，心烦易怒者，加丹皮、黑栀子等。

2）清肝引经汤（《中医妇科学》第4版统编教材）

组成：当归、白芍、生地黄、丹皮、栀子、黄芩、川楝子、茜草、白茅根、牛膝、甘草。

原治肝经郁火所致吐血、衄血等。因本方功能疏肝清热，凉血活血，可用于治疗肝郁日久化火，外阴局部瘀阻较甚，呈现红肿、痒痛者。

3. 心脾两虚证

（1）临床见证：外阴瘙痒、干燥，面色萎黄，头晕目眩，心悸怔忡，夜寐欠安，多梦，气短乏力。外阴局部皮肤黏膜变薄，色素减退，脱屑、皲裂，或阴唇、阴蒂萎缩粘连，或局部增厚。病理活体组织检查多见外阴硬化性苔癣。舌质淡，苔薄白，脉细弱。

脾主思而统血，为气血生化之源，心藏神而主血。素体虚弱，久病失养，或思虑过度，劳伤心脾，心血不足，气血两亏，外阴失养，则干燥、萎缩等。头晕心悸、气短乏力等均属心脾两虚之征。

（2）辨证依据

1）素体脾虚气弱，或有久病史，或思虑过度。

2）外阴呈硬化性苔癣改变。伴头晕目眩、面色萎黄、心悸乏力等。

3）病理检查多见外阴硬化性苔癣。

4）舌质淡，苔薄白，脉细弱。

（3）治法与方药

治法：健脾益气，养血润燥。

归脾汤（《校注妇人良方》）

组成：人参、白术、黄芪、茯神、当归、远志、酸枣仁、木香、炙甘草、龙眼肉、生姜、大枣。

归脾汤原治心悸怔忡，健忘失眠等症。因其具有补益心脾，养血润燥之功，故亦可用治外阴白色病变。

4. 脾肾阳虚证

（1）临床见证：外阴瘙痒，腰脊酸痛，下肢乏力，小便频数，性欲淡漠，形寒肢冷，纳差便溏。外阴局部皮肤黏膜变薄变脆、色白、弹性减弱，阴蒂、阴唇萎缩平坦，甚或粘连。病理活检多见外阴硬化性苔癣。舌质淡胖，苔薄白或薄润，脉沉细无力。

脾肾阳虚，冲任、阴部失于温煦，阳虚阴盛，阴寒凝滞，外阴局部脉络血运不畅，故致阴痒，色白萎缩。余症均为脾肾阳虚，虚寒内生之象。

（2）辨证依据

1）素体脾肾阳虚。

2）外阴局部呈硬化性苔癣改变，性欲淡漠，腰酸畏冷，便溏，尿频。

3）病理活检多见外阴硬化性苔癣。

4）舌质淡胖，苔薄白或薄润，脉沉细无力。

（3）治法与方药

治法：温阳健脾，养血活血。

1）右归丸（《景岳全书·新方八阵》）合佛手散（《普济本事方》）

组成：熟地黄、山药、山茱萸、枸杞子、甘草、杜仲、肉桂、附子、当归、川芎。

右归丸原治命门之阳衰阴盛者。通过温补肾阳，进而使脾阳得照；佛手散配熟地黄、山茱萸、枸杞子养血活血，使外阴血运通畅，得以煦濡。

外阴瘙痒者，加秦艽、地肤子、土茯苓等。萎缩明显者，加黄芪、补骨脂、淫羊藿等。

2）山西省中医研究所经验方

组成：丹参 30g，当归、赤芍、紫苏、白芷、巴戟天、淫羊藿各 15g，鸡血藤 30～45g，丹皮 20g，桂枝 10～15g。

少气无力，头晕自汗，或局部萎缩明显者，加用黄芪、陈皮。口干舌燥，手足心热者，加用女贞子、墨旱莲、枸杞子。局部肥厚、角化较甚者，加用三棱、莪术。阴痒甚，带下量多者，加用土茯苓、薏苡仁。

5. 湿热下注证

（1）临床见证：外阴奇痒不堪，灼热疼痛，或抓破后渗流黄水，带下量多，色黄臭秽，胸闷烦躁，口苦口干，溲赤便秘。外阴局部皮肤黏膜粗糙肥厚，呈灰色或白色，周边红肿疼痛或渗流脓水等。病理活检可见外阴鳞状上皮细胞增生，或外阴硬化性苔癣，伴有炎症改变，苔黄腻，脉弦数。

本证既可为原发病证，亦可为上述四证复感湿热之邪或不堪阴痒，抓破所为。湿热下注，带下量多，长期浸渍，使阴部络脉被邪气阻滞，血运不畅而致痒痛、红肿等；阴部因血运不畅，进而失养而致色白。余症均为湿热内蕴之象。

（2）辨证依据

1）素体肝郁脾虚，或居住工作环境潮湿。

2）外阴瘙痒灼热，局部破损溃疡，渗流黄水，伴口苦、口干、带下量多等。

3）病理活检为外阴鳞状上皮细胞增生或外阴硬化性苔癣伴有炎症改变。

4）苔黄腻，脉弦数。

（3）治法与方药

治法：清热利湿，通络止痒。

1）龙胆泻肝汤（《医宗金鉴》）

组成：龙胆、山栀子、黄芩、车前子、木通、泽泻、生地黄、当归、甘草、柴胡。

《医方集解》认为此方“治肝经实火湿热，胁痛、耳聋、胆溢口苦，筋痿阴汗，阴肿阴痛”。基于本方可清利肝经湿热，治疗湿热下注之阴痒等最为得当，故选之。

局部红肿，渗流黄水者，加重楼、土茯苓、连翘、大黄等。带下色黄量多者，加黄柏、椿根皮、薏苡仁等。

2）苏甲马鞭汤（《经验方》）

组成：苏木、炙鳖甲、马鞭草各15g、生地黄30g，龙胆9g。共研细末，每日3次，每次3g。

方中苏木、马鞭草活血祛瘀，通络散结；炙鳖甲、生地黄清热凉血，且炙鳖甲又可助苏木、马鞭草祛瘀散结。龙胆清泄肝胆湿热，合之共奏清利湿热，散瘀通络之功。用本方配合外洗方、外敷药，内外合治，可奏良效。

【其他疗法】

一、外治法

1. 外洗方（经验方）　淫羊藿、白花蛇舌草各50g，蒺藜、当归、川续断、白鲜皮各25g，硼砂15g。水煎外洗。适用于肝肾阴虚证。

2. 外洗方（经验方）　茵陈25g，蒲公英25g，紫花地丁25g，地肤子25g，何首乌25g，冰片（后下）2.5g。水煎外洗。适用于肝郁气滞证。

3. 外洗方（经验方）　当归15g，赤芍15g，何首乌15g，水煎外洗。选用于心脾两虚证。

4. 外洗方（山西省中医研究所经验方）　马齿苋30g，艾叶、川椒、硼砂各10g，痒甚者，加生蒲黄、当归各15g。适用于脾肾阳虚证。

5. 治白膏（山西省中医研究所经验方）　血竭20g，生蒲黄50%，章丹10%，蛤粉10%，白芷5%，铜绿5%，制成软膏。适用于脾肾阳虚证。

6. 白斑外洗方（经验方）　鹤虱30g，苦参、蛇床子、野菊花各15g。用水10碗煎煮，滤汁入盆内坐浴，先熏后洗。严重者洗时加鲜猪胆汁1枚与药汁搅匀。每日2次，1个月为1个疗程。适用于湿热下注证。

7. 外洗方（经验方）　茵陈、蒲公英各50g，地肤子、蛇床子各25g，黄连、黄柏、紫花地丁各15g。适用于湿热下注证。

8. 地锦冲剂（邢恺芗等经验方）　地锦草30g，研末，每袋重3g。每次2袋，每天2次，熏洗坐浴20分钟，30天为1个疗程。

9. 外涂油　黄芪、淫羊藿、何首乌、甘草各30g。共研细末，香油浸泡，去渣，消毒备用。适用于肝肾阴虚证。

10. 白斑外敷方（经验方）　炉甘石30g，密陀僧12g，飞滑石15g，煅龙骨、煅石膏、制南星、肥皂荚（去子筋）各9g，枯矾、炮山甲各6g。上药共为细末，用麻油或凡士林调匀，于每次坐浴后涂患处，开始每日2～3次，症状好转后每日擦1～2次。适用于湿热下注证。

二、针灸疗法

1. 取穴　曲骨、横骨、阴阜、坐骨结节穴。

曲骨、横骨直刺，深2～2.5寸，并加灸（将艾条切成1cm左右长段，插在针柄上燃烧，燃毕即起针），一般留针20～30分钟。阴阜穴位于阴蒂上方旁开一横指左右，沿皮顺大阴唇向下刺达阴道口水平，使两侧大阴唇有鼓胀感。坐骨结节穴位于坐骨棘处，注入维生素 B_{12} 100μg，左右交替注射，针感向阴道口上下放射。各型均适用。

以上四穴每次都针，隔日一次，10次为1个疗程。奇痒甚者，加刺耳穴神门、外生殖区、皮质下区，根据病情或配三阴交、太冲等穴。

2. 取穴　肾俞、横骨、三阴交或蠡沟。

萎缩加脾俞、血海。瘙痒加阴廉、坐骨点。适用于本病各型。

肾俞、脾俞、血海为补法；横骨、三阴交、蠡沟为平补平泻手法；阴廉、坐骨点为泻法。

每日1次或隔日1次，10～15次为1个疗程，月经期暂停治疗。1个疗程后休息7～10天，再进行下一个疗程。

3. 电热针

针具：DRI-Ⅰ型电热针机。

取穴：会阴、曲骨、外阴病变区域阿是穴1～2对。

采用平刺或斜刺法，针体与皮肤成15°～45°，进针深度达1.5～2.0cm，电流强度为50～90mA，针感以温热、胀为度，留针30～40分钟，每日或隔日一次，经期暂停。

三、穴位注射

1. 取穴　肾俞、阴廉；脾俞、坐骨点。

丹参注射液每组两穴交替注射，每次每穴注射丹参注射液1～2ml，每日或隔日一次，10～15次为1个疗程。

2. 40%何首乌针剂，在外阴病变与正常皮肤交界处0.2～0.5cm及上髎穴交替注射。病变部位每次2ml，上髎穴每次1ml，每日1次，10日为1个疗程。

3. 维生素 B_{12} 1ml＋丹香冠心注射液2ml混合，用5号牙科细长针在阴廉穴进针，有针感后回抽无血再推药。每穴注射3ml，每周1次，阴廉穴左右交替注射，经期暂停。12次为1个疗程。

四、激光穴位照射

1. 仪器　GI-Ⅱ型氦-氖激光治疗机。取穴：横骨、会阴、神门、血海。痒甚难忍者，加三阴交；周身酸困加足三里；烦躁不安加行间或太冲。

灯头距离2～3cm，每穴照射5分钟，每日或隔日一次，12次为1个疗程。

2. 仪器　JGZ-Ⅰ型氦-氖激光治疗机。令患者取膀胱截石位，对病变部位局部多点照射。投照距离10cm，每次照射10分钟，隔日一次，10次为1个疗程。

五、竹红菌

用竹红菌提取物配制成软膏，涂于患处，用可见光（波长400～650μm）照射，光源可用 400W 高压汞灯或特制的 IG220—55 型竹红菌光疗灯泡，每日照射 1 次，每次 30～40 分钟，30 天为 1 个疗程。

六、聚焦超声

仪器：CZF-Ⅰ型妇科超声治疗仪。方法：用超声聚焦治疗头在病变区域及距病变边缘 5mm 处连续匀速直线扫描，速度 5mm/s，照射时间 8～40 分钟。治疗功率 3.2～5W，频率 10MHz。当局部皮肤出现充血水肿后，即可停止治疗。治疗后 24 小时内间歇性外阴冷敷以减轻水肿。

【预防与调护】

一、预防

1. 注意个人卫生，保持阴部清洁。
2. 加强普查普治及宣教工作。积极治疗带下病、阴痒等疾病。
3. 注意身体锻炼，增强体质。
4. 保持心情舒畅。
5. 加强计划生育工作，注意节育及节欲。

二、调护

1. 保持外阴清洁。
2. 忌食辛辣、温燥等物。

【疗效判定】

临床痊愈：痒痛症状消失，外阴皮肤黏膜颜色、弹性恢复正常，或基本恢复正常。病理复查组织形态恢复正常。

显效：痒痛症状减轻为 0～1 分，病损范围明显缩小，治疗后积分较治疗前积分降低 2/3 以上，色素明显加深。

有效：痒痛症状减轻至 2～3 分，病损范围及颜色治疗后积分均较治疗前减少。

无效：治疗 1 个疗程后症状体征均无改善。

附：评分标准

1. 阴痒

持续剧痒，不分昼夜，难以忍受，严重影响工作、休息者	3 分
阴痒昼轻夜重，或昼重夜轻，影响工作、睡眠之一者	2 分
因皮肤萎缩干裂而致性交痛、排尿障碍之一者	3 分
阴痒时发时止，不影响工作、生活者	1 分
无阴痒者	0 分

2. 阴痛

时常皮肤撕裂、溃破、明显触痛、活动受限者	3 分
因皮肤萎缩干裂而致性交痛、排尿障碍之一者	3 分
肌肤皲裂，轻度疼痛	2 分
肌肤皲裂，无疼痛	1 分
无皲裂，轻度阴痛	1 分

上述评分累计在5分以上者为重度痒痛，3～4分者为中度痒痛，2分者为轻度痒痛。

【重点提示】 本病病名繁多，但根据其病位局部病变色白的特点而命名为“外阴白色病变”。由于病因不明，治愈困难，属妇科疑难病。症状严重、病程较长者，应作局部活检以明确性质。治法上提倡内外同治，但疗程较长，故宜加强预防与调护，并督促患者坚持治疗。

（杜惠兰）

第三节　白塞综合征

白塞综合征又称眼-口-生殖器综合征。是以反复发作的口腔黏膜溃疡，外阴溃疡、眼炎和其他皮肤损害为主要特征的疾病，还可伴见心血管、关节，甚至中枢神经系统的损害。其主症类似于中医文献所称之狐惑病。

狐惑最早见于《金匮要略·百合狐惑阴阳毒脉证并治》：“狐惑之为病，状如伤寒，默默欲眠，目不得闭，卧起不安，蚀于喉为惑，蚀于阴为狐，不欲饮食，恶闻食臭，其面目乍赤、乍黑、乍白。”并提出了具体治法：“蚀于上部则声喝，甘草泻心汤主之”，“蚀于下部则咽干，苦参汤洗之”，“蚀于肛者，雄黄熏之”。

晋代王叔和认为本病病邪是从呼吸道或下焦而入损害于咽、肛、阴所致，如《脉经》云：“病人或从呼吸道蚀于咽，或从下焦蚀于肛阴”。

《广嗣五种备要·新产证治》对产后狐惑病因进行了分析：“产后狐惑乃外感伤寒，邪传入里，寒变为热，里又不清，则湿热结为阴毒，流注大肠，清阳不升，浊阴不降，湿热火郁而生虫，渐蚀肛门，万难救一。”提出了外感寒邪，郁而化热，湿热互结，虫毒滋生的学说。并提出产后狐惑病的用药宜忌，忌用柴、栀、芩、连、知、柏、丹皮等凉泄药物，因恐遏郁寒邪，引贼入室。

唐代《备急千金要方》中记载了“狐惑汤”，即为最早的辨病论治之方。全方仅黄连、佩兰两味药，说明病机以“湿热为主”。《医宗金鉴》又提出了狐惑的另一名称：“狐惑、牙疳、下疳等疮之古名也”，“下疳即狐也”，“牙疳即惑也”。

本病见于内科、眼科、口腔科、妇科、肛肠科及皮肤科等，西医学原称为眼-口-生殖器三联综合征，现称白塞综合征。大约在1937年土耳其皮肤科医生Behcet首次报道本病。此病与多发性口腔溃疡关系密切，90%～100%的患者均可发生复发性口疮，其不仅侵入眼、口及生殖器，而且可使全身各系统受累的血管发生炎性病变，只不过各系统及器官病损发生的时间先后不同，有些患者先出现1～2种器官的病损，以后才有其他器官的病损。

因本病临床比较少见，中医对此病的报道基本为个例或数例报道，系统研究报道较少。目前尚无根治的药物，临床多使用免疫抑制剂、激素等对症治疗，起效虽快，但长期用药的副作用较大，且停药后易复发。近年来中医对本病的病因病机及治疗等方面进行了较为深入的研究，临床取得了较好的疗效，通过整体治疗，调节自身免疫功能，改善局部血液循环，提高机体抗病能力，祛除病邪，达到治愈目的。

【病因病机】 白塞综合征的主症类似于中医文献之狐惑病，故一般将其归属于中医“狐惑”的范畴，有关认识早在《金匮要略》中就有记载。现代医家在继承前贤经验的基础上，结合自身的临床实践，对其病因病机进行了不断发展和完善，认为本病主要由于先天脏腑虚损，或后天失于调养，正气虚弱，感受湿浊虫毒；或素体脾胃虚弱，运化失司，湿热内生；或情志所伤，心肝火旺，火毒内侵所致，病久热灼伤阴可出现肝肾阴亏、阴虚内热之象。陈德霞等认为本病的病理机制为本虚标实，实多于虚，脾虚运化无力是其发生的根本内在基础，邪气内舍是其发病的外部条件，湿热毒瘀胶结是其病机关键。程革指出在白塞综合征发病过程中，瘀血既是“湿”、“热”、“毒”邪内侵后的产物，本身也是进一步的致病因素，瘀血的存在可能是本病日久难愈、反复发作的重要原因。陈旭认为本病的病因病机当为“瘀毒互结，久羁入络”。艾儒棣教授集多年临床经验指出“虫”与“毒”是本病产生和复发的重要因素，临床应从虫、毒辨证。董秋梅等则认为本病病位在肝、脾，并与心、肾相关，其病机不外湿（外湿、内湿）、热（实热、虚热）、毒、瘀、虚（气、血、阴、阳）五端。急性发作期多以心、肝、脾、胃湿热毒邪滞塞，脉络瘀阻为主；而缓解期则以脾胃气虚，肝肾阴虚，热郁湿遏胶结不解为主。另在缓解恢复期也可出现以气血不足、脾肾阳虚等以正虚为主的表现。

实验研究表明，白塞综合征的发生与免疫功能失调相关，并存在高凝状态。刘聪慧等对就诊于广州中医药大学第一附属医院眼科与中山大学眼科中心葡萄膜炎专科经确诊为白塞综合征的18例患者，进行辨证分型及T淋巴细胞检查，结合患者证型与T淋巴细胞亚群检查结果，进行临床研究分析。结果发现：中医证型与T淋巴细胞亚群之间有一定的关系，不同证型间，CD4、CD4/CD8、CD8值不同；张军等采用以活血祛瘀为主的中药治疗白塞综合征30例，并观测血液流变学，治疗后的全血黏度（高切和低切）、血浆黏度、血小板聚集率、红细胞聚集指数、纤维蛋白原、血沉等7项指标均有明显和非常明显的改变（$P<0.05$和$P<0.01$）。提示活血祛瘀类中药对本病有明显降低血液流变学高凝状态多项指标，改善微循环和缓解症状的作用。金春林等应用酶联免疫吸附试验检测正常人、白塞综合征瘀毒络损证患者治疗前后单核细胞趋化蛋白（MCP）-1水平变化，结果白塞综合征组治疗前MCP-1水平高于正常组，提示该病病机与免疫功能失调相关。而活络化毒益气法能降低白塞综合征瘀毒络损证患者MCP-1水平，临床有较好疗效。

一、病因

（一）中医学认识

1. 脏腑先天虚损，或产后体虚，外感伤寒，或感染邪毒（虫毒），邪传入里，郁而化热，湿热互结，虫毒滋生，上蚀于咽、口、眼，下蚀于阴而发为本病。正如《广嗣五种备要》所云：“产后狐惑乃外感伤寒，邪传入里，寒变为热，里又不清，则湿热结为阴毒，流注大肠，清阳不升，浊阴不降，湿热火郁而生虫，渐蚀肛门。”

2. 素体脾胃虚弱，或饮食不节，致脾失运化，湿邪内生，或情志所伤，肝经郁热，湿热互结，上浸于眼、口，下浸淫于外阴而发为本病。

3. 情志抑郁，五志化火，心肝火旺，循经上炎，则目赤舌烂，下移于阴则致本病。

（二）西医学认识

本病病因尚不十分清楚，近年来研究认为有以下几种学说：

1. 感染学说　有人认为是病毒感染或对感染因素的过敏反应引起的，但还未得到充分的证明。也有人认为与链球菌及结核杆菌感染有关。

2. 自身免疫学说　近年来免疫学方面的研究说明本病可能是自身免疫性疾病。因发现此类病人血清中免疫球蛋白、免疫复合物均升高并有多种抗体。如血液循环中可有抗口腔黏膜抗体、抗动脉壁抗体、脱髓鞘抗体。

3. 纤维蛋白溶解系统功能低下　国内曾观察白塞综合征病人甲皱、舌菌状乳头及眼球结膜的微循环变化，发现2/3的病人均有微循环障碍的变化，所以认为发病可能与纤维蛋白溶解系统功能低下，发生微循环障碍而导致血流缓慢、红细胞聚集，血栓形成，致组织缺血坏死而形成病损。

4. 遗传因素　国内外一些研究发现本病患者HLA-B5抗原阳性率高。北京医科大学第一医院及口腔医院1987年曾测40例本病患者HLA基因频率，结果发现病人中HLA-B5阳性率占57.7%，而对照组仅为10.1%，说明本病存在遗传因素。

二、病机

本病的局部病变主要表现在眼、口、咽、唇、前后二阴等部位，涉及的脏腑主要有脾胃、心、肝等，病久可以伤及肾阴。病性有虚有实，往往虚实夹杂。虚证以脾胃虚弱为主，实证以湿热火毒为主。一般“脏气强不生此病，脏气弱易感受此病”。

本病主要由于先天脏腑虚损，或后天失于调养，正气虚弱，感受湿浊虫毒；或素体脾胃虚弱，运化失司，湿热内生；或情志所伤，心肝火旺，火毒内侵所致，轻则上蚀于眼、口、唇，下蚀于前后二阴，重则热入血分，湿热与血相搏结，蚀于五脏、肌肤、关节等各个系统，病久热灼伤阴可出现肝肾阴亏、阴虚内热之象。

本病如治疗得当，可得痊愈，如治疗不及时，火毒内陷攻心，可致神志异常、失明等症。

1. 脏腑虚损，正气不足，感染湿热虫毒，邪毒内侵，上蚀于眼、口、咽、唇，下蚀于外阴，引发此病。

2. 脾胃虚弱，湿邪内生，湿郁化热，或肝经郁热，肝胃不和，湿热互结。肝开窍于目，脾开窍于口，外阴隶属于肝经，肝经环绕阴器，所以湿热之邪循经而上则出现眼部病变和口腔糜烂，循经而下则出现生殖器溃疡。

3. 情志抑郁，肝失条达，五志化火，心肝火旺，火毒循经上炎则目赤肿痛，口舌生疮，火毒下移于阴，则外阴溃疡。

4. 病久热入血分，引起皮肤病变如丘疹、结节性红斑、多形红斑或血栓性静脉炎等。久病伤肝，筋脉不利，风邪内动，故而关节游走性疼痛；病久，火热内陷，热毒攻心引起中枢神经系统的病变。

西医学对本病的病理研究认为：基本病变为血管炎，大小血管均可受到不同程度的侵犯。血管炎有渗出和增生两种病变，常伴血栓形成，血小板在本病中无明显变化，血小板数量与血栓形成无关，而与纤维蛋白溶解功能低下有关。

【诊断与鉴别】

一、诊断要点

主要是根据临床表现，如有两个以上基本症状即可确定诊断。主要以青年多见，年龄20～30岁者占74%。

(一) 病史

此类病人常有慢性复发性阴部溃疡，多发生在阴唇和阴道黏膜等部位，有90%～

100%的病人有复发性的疮病史。

（二）临床表现

1. 局部三联征

（1）阴部病损：多发生阴唇及阴道黏膜溃疡，溃疡大小与口腔溃疡相似或较深，疼痛明显，一般发作间隔较口腔溃疡长，为数月或一至数年。

（2）口腔溃疡：表现为反复发作的小溃疡，仅少数较深溃疡，可发生在唇、舌、颊、腭及龈等部位；分滤泡型、溃疡型、疱疹型。口腔黏膜溃疡的发作与月经周期有关，有周期性发作的特点。

（3）眼部症状：表现为结膜炎、角膜炎、脉络膜炎及视网膜炎，较严重的有虹膜睫状体炎和前房积脓，引起视神经炎和视神经萎缩，可致视力减退，甚至失明。一般眼部病变发生较晚，短则数月，长则10年。15%的病人于病后第1年内出现，85%于5年内出现。女性患者眼部病变发生率低，且症状较轻。

2. 全身症状

（1）皮肤：皮肤出现结节性红斑、毛囊炎、疖肿等，或有多形性红斑表现。

（2）关节：关节疼痛，少数有红肿，多侵犯膝、腕、肘、踝大关节，无游走性，易复发。

（3）心血管系统：主要有血栓性静脉炎，可发生于心脏，引起心脏扩大、心肌炎和心包炎等，动静脉血管均可发生病变，导致血管梗塞或动脉瘤等，引起身体各部位如肺、肾等相应的症状，如咯血、肾性高血压等。

（4）消化系统：发生特异性消化道溃疡及消化道出血，有腹痛、腹泻、腹胀等。

（5）呼吸系统：由于血管病变引起咳嗽、咯血、胸痛、肺间质纤维化，肺部X线检查出现阴影等肺梗死的表现。

（6）神经系统：主要表现为脑膜炎综合征、脑干综合征或器质性精神错乱综合征，其症状早期有头痛、头晕、记忆力减退，以后有语言障碍，共济失调，颈项强直，偏瘫等发生，严重时可引起呼吸麻痹而死亡。

（7）发热：部分病人有反复发热病史，高热或低热。

根据临床症状可以分为完全型和不完全型两种。完全型：①出现局部三联症状；②出现局部三联症状中的两个症状和两个以上全身症状。不完全型：出现局部三联征中的两个症状。

（三）妇科检查

外阴大小阴唇黏膜、阴道黏膜或肛周黏膜处出现溃疡，上有黏稠淡黄色的分泌物渗出，或血水溢出。

（四）辅助检查

1. 周围血白细胞总数增多，在（10～20）×10^9/L。

2. 免疫学检查　IgG、IgA、IgM升高，补体C_3不低，出现抗口腔黏膜抗体和抗动脉壁抗体。

3. 血小板、纤维蛋白溶解系统、凝血因子出现异常，纤维蛋白原、第Ⅷ因子、优球蛋白溶解时间均明显增高，纤维蛋白溶解活性降低，约有2/3的患者有微循环障碍。

4. 测定血清中HLA-B5阳性率，本病患者半数以上血清HLA-B5为阳性。

5. 血清α_2及γ-球蛋白增加，血沉加快，部分病例类风湿因子阳性。

6. 病理检查　各部损害的基本病变是小血管炎，大多是渗出性，少数为增生性，有时两者同时存在。急性渗出性病变为管腔充血，血栓形成，管腔及周围组织纤维蛋白样变性，中性粒细胞浸润和红细胞外渗，中性粒细胞核常破碎成核尘，有明显的水肿、纤维渗出和脓疡形成。增生病变主要是内膜和外膜细胞，管壁增厚，有时肉芽肿形成并可见少许巨细胞。

7. 皮肤针刺反应　皮肤注射针眼处在24～48小时内出现丘疹或小脓疱即为阳性，本病患者约60%以上有阳性反应。

一般3个主要症状中有外阴溃疡、口腔溃疡2项出现或再有其他病变中的一项出现，即可诊断为白塞综合征。

二、鉴别

1. 多发性口腔溃疡　本病与多发性口腔溃疡虽然均有口疮出现，但多发性口腔溃疡不合并眼、生殖器及皮肤和其他各系统的血管炎性病变。

2. 风湿病（热痹）　本病部分患者仅有反复发热病史，呈高热或低热，当病变累及皮肤、关节，出现结节性红斑或关节疮痈或关节红肿时易误诊。应注意根据病因及类风湿因子、抗链球菌溶血素及抗体测定加以区别。

3. 结核病　本病部分患者出现低热，血管病变发生在呼吸系统引起咳嗽咯血、胸痛、肺间质纤维化，肺部X线检查出现阴影时易与肺结核相混淆，应结合病史及结核菌素试验相鉴别。

4. 外阴溃疡　单纯性的外阴溃疡无眼、口部的病损出现，多由外阴不注意清洁，或不洁之物经常摩擦外阴皮肤黏膜，继发感染所致。

5. 外阴湿疹　外阴湿疹大部分发生在大阴唇及两侧大腿的皱襞处，局部皮肤红肿，生有许多密集的针尖大小的丘疹，继而在丘疹的顶端发生粟粒状澄清的水疱，当水疱破后，形成湿烂性湿疹，可与本病相鉴别。

6. 梅毒引起的硬下疳　此病多于不洁性交史3周后出现，初发为粟粒状丘疹或硬块，表面糜烂，边缘稍隆起，周围组织水肿，质地如橡皮，无疼痒感，伴有腹股沟淋巴结肿大，可借助实验室检查鉴别，如查血清华氏反应及赖氏蛋白补体结合试验，或局部涂片检查梅毒螺旋体。

7. 外阴尖锐湿疣　此为性传播性疾病之一，居性病第二位，表现为在阴道口、小阴唇、尿道口、阴蒂、会阴及肛门等部位生长有淡红色细长突出物，散在成片排列如毛刷状，可融合成乳头状或菜花状，表面糜烂有分泌物，可借助现代病理检查或免疫测定来确诊。

【辨病论治】

一、辨病要点

大多数病人在发病初期尚无全身症状，仅表现为局部症状，此时应根据临床表现，如有2个以上基本症状出现，即可诊断。

二、治疗原则

根据本病的发病以阴虚血热，湿热毒瘀为主，其治当以滋阴清热，利湿解毒化瘀为法。

三、治疗方法

根据近年报道，本病的治法多样，有在辨证基础上审证论治的、如王彬彬将 30 例白塞综合征分为血热实证与阴虚血热证两型，血热实证治以清热凉血、解毒理疮，方用犀角地黄汤加减；阴虚血热证治以滋阴降火、凉血理疮，方用六味地黄汤加减，同时用苦参汤漱口或洗患处。崔光革选择 28 例病例，辨证分为脾经湿热型、肝经湿热型、肝肾阴虚型三型，运用朱良春教授经验方土苓百合梅草汤为基本方随证加味内服治疗。陈明岭等将其分为四型治疗，心脾积热证以甘草泻心汤加减。杨阳等总结王彦田教授治疗狐惑病经验，认为狐惑病多可辨证为阴虚火旺，治疗上应滋阴以降火，育阴以潜阳。

亦有用分期论治的。庞海波等认为白塞综合征属湿热火毒为患，以毒邪为主要病因。治疗当分期进行，在发作期首先以阻断毒邪对机体的损害为主，多选清热解毒之品，开前后二阴，使毒去正安。缓解期应健脾益肾，多选用四君子汤、生脉散、六味地黄汤等，使脏腑协调，毒无以生。刘勇等在临证中分为急性期及病情稳定期。对因肝经湿热所致的急性期病人，治以龙胆泻肝汤为主方加减应用。对于病情稳定，全身症状不显著，有少数溃疡或兼气血两虚者，则以甘草泻心汤为主方，另用苦参汤外洗前阴。而艾儒棣教授则分首次发病与发病初期及反复发作，并指出狐惑首次发病或发病初期多属湿热壅盛，治宜清热利湿，方可选用甘草泻心汤或龙胆泻肝汤；若反复发作或病情缠绵、经久不愈者多属阴虚或气阴两虚，治宜益气养阴，方用百合知母汤、生脉散。曲环汝等认为本病病本在疡，其治疗可法于疮疡，依其初期、成脓、溃后不同阶段，合理运用清、托、补三法，分期论治。初期多为热毒炽盛，治当清热解毒，活血化瘀，并注意顾护气阴，方选黄连解毒汤合四妙勇安汤加减；病变后期疮疡反复发作或久不收口，热盛伤阴耗气，涩脉留瘀，或阴损及阳，属虚实夹杂者多，当益气托毒，兼以化瘀，必要时益气温阳，施以托里消毒散合甘草汤心汤；病情反复，致五脏失调，阳气惫顿，脾肾亏虚明显者，佐用仙茅、淫羊藿平济阴阳。

亦有采用循经论治者。李富玉认为本病多由饮食不节，脾不健运，湿邪郁久或热化或寒化，蕴结于肝经循行部位所致，应从肝论治。

至于专方专药治疗者，纪东世应用甘草赤苓解毒汤加减治疗白塞综合征 26 例（生甘草、赤小豆、土茯苓、党参、当归、黄芩、姜半夏、干姜、川黄连、大枣）；张永熙用狐惑汤（知母、黄柏、生地黄、丹皮、赤芍、丹参、麦冬、地骨皮、龙胆、黄芩、栀子、何首乌、枸杞子、金银花、当归、甘草）；杨丁友以鲜败酱草水煎内服及坐浴，同时榨取鲜败酱草汁加 1～2 倍凉开水，加入冰糖少许漱口，治疗白塞综合征多例，取得较好疗效；罗慧萍以中药雷公藤煎剂治疗本病 10 例，效果较满意。

内外合治者亦不少。武淑媛采用凉血滋阴、清热解毒法内服外洗治疗白塞综合征 28 例，内服基本方为：生熟地、玄参、牡丹皮、制鳖甲、知母、黄连、黄柏、土茯苓、薏苡仁、金银花、连翘、当归、鸡血藤、白术、草豆蔻、甘草。同时配合苦参、甘草煎水熏洗外阴。王桂玲等以中药内服和外用治疗白塞综合征 100 例，内服方为自拟养阴清解汤（麦冬、石斛、玄参、生地黄、黄柏、知母、土茯苓、蒲公英、金银花、穿心莲、白术、泽泻、茯苓、牛膝），外用蛇床子、苦参、黄柏、蒲公英、生百部、白鲜皮煎汤先熏后洗，每日 2 次。再用苯扎溴铵冲洗溃疡面，外用溃疡膏（青黛、儿茶、滑石、白及、冰片、血竭共研细末，用凡士林调成油膏备用）上外阴破溃处。佟英歌选用甘草泻心汤加味（炙黄芪、沙参、川黄连、黄芩、麦冬、半夏、白花蛇舌草、干姜、炙甘草、大枣）内服，同时采用具有清热解毒、活血散结、消肿止痛、防腐止痒之功的蒙药“嘎木朱尔”粉剂外敷，治疗白塞综合征。

采用中西医结合治疗者，王慎娥等以自拟六参汤配合皮质激素治疗 60 例白塞综合征患者，治疗组口服自拟六参汤：西洋参、沙参、玄参、丹参、苦参、珠儿参。配以泼尼松每日 30～60mg，分 3 次口服。王小丽等采用口服雷苓解毒汤加减（土茯苓、党参、雷公藤、当归、丹参、紫草、生地黄、白花蛇舌草、甘草），同时联合西药地塞米松治疗。金春林等将 58 例中医辨证为瘀毒络损证的患者以活络化毒益气为治法，方用甘草泻心汤化裁，同时口服氨苯砜片。

综观近年来治法研究，有辨证基础上审证论治；亦有用分期论治；亦有采用循经论治；专方专药治疗；内外合治，在辨证内服基础上配合局部治疗；中西医结合治疗，则是在辨证用中药基础上配合西药联合用药。

【辨证论治】

一、辨证要点

根据眼、口、阴部溃疡面、分泌物、伴见症及舌脉辨证。一般阴部疡面红肿灼痛，分泌物量多，质稠秽臭，或为脓性者，多为湿热内蕴或肝经湿热；如阴部坠胀，疡面苍白，分泌物清稀，量多腥臭多为脾虚湿盛，上蒸下注所致；心肝火旺者以口、眼部症状为主，常伴心悸、失眠、多梦、小便黄赤、口苦等症。病久可出现热入营血，津血内亏，元气大损之象。

二、治疗原则

本病有虚有实，有湿有热，或兼有瘀，常交错出现，辨证以脾胃心肝为主，病性为虚实夹杂，治疗当以扶正祛邪为主，或温脾化湿，清热解毒；或清肝泄热，利湿解毒；或清心泻火，解毒化湿；或滋阴清热，化湿解毒，根据虚实的孰轻孰重，各有侧重。

三、分证论治

1. 脾虚湿盛证

（1）临床见证：口腔、外阴、阴道黏膜溃疡，或见鸠眼，或肛门瘙痒，患处红肿不明显，疮面苍白，分泌物清稀，瘙痒难忍，发热状如伤寒，面色乍赤、乍白、乍黑，不思饮食，恶闻食臭，沉默欲睡，卧起不安，或神疲乏力，关节酸楚，舌质淡，苔滑润，脉细濡。

因脾胃虚弱，运化迟缓，湿邪内生，湿郁化热，顺阳明经上逆，蚀于口舌则口舌糜烂；湿热之邪顺经而下，蚀于二阴，则外阴溃烂、疼痛。脾虚故不思饮食，恶闻食臭，神疲乏力，沉默欲睡。湿热之邪循经至心、肺、肾等脏，故而面色变化无常，或红或白或黑。正邪相争则发热，热扰心神则心烦，卧起不安。舌质淡，苔滑润，脉细濡为脾虚湿盛之象。

（2）辨证依据

1）口舌糜烂，前后二阴溃破，疮面红肿不明显，分泌物色白清稀。

2）不思饮食，恶闻食臭，沉默欲睡，神疲乏力，关节酸楚。

3）舌质淡，苔滑润，脉细濡。

4）素体脾虚或饮食不节史。

（3）治法与方药

治法：温脾化湿，泄热解毒。

甘草泻心汤（《金匮要略》）

组成：炙甘草、黄芩、人参、干姜、黄连、大枣（擘）、半夏。

全方具有补脾化湿，泄热解毒之功效。仲景用人参（党参）、干姜、大枣温脾健胃，以运化水湿；甘草、黄芩、黄连清热泻火，燥湿解毒；干姜、半夏辛燥，既可开阴凝而祛湿，又可防芩连苦寒之太过，其奥无穷。根据现代药理研究，本方具有抗炎抗变态反应，提高机体免疫力之功能。尤其是君药甘草，有类肾上腺皮质激素样作用，在本病治疗中，甘草用量宜大，可用至30g。人参、大枣等药有提高机体免疫力的作用。芩、连有广谱抗菌和抗病毒的作用，所以本方对治疗本病有良效。

不欲饮食加佩兰。咽喉溃疡加升麻、水牛角。口渴去半夏，加天花粉。目赤加赤芍、夜明砂。口鼻出气灼热加石膏、知母。胸胁满痛加柴胡、苏梗。湿偏盛者加赤芍、木通。偏热盛者去生姜。便秘者加酒大黄。五心烦热加胡黄连。

2. 湿热蕴蒸证

（1）临床见证：口腔、咽喉、外阴溃破糜烂，疮面红肿，分泌物量多，色黄腐臭。伴有发热，默默欲眠，或卧起不安，食欲不振，关节酸痛，结节红斑，溲黄便干，口苦口干，目赤或痒，舌质红，苔黄或黄腻，脉弦滑或滑数。

由于风热湿毒侵入人体，或肝郁化热，湿热上蒸于心肺则咽喉不利，口舌糜烂；搏于肌肤，正邪相争，则恶寒发热，关节酸痛，皮肤结节红斑；湿毒流注肝经，下蚀二阴则外阴溃烂痒痛，顺经上攻于目则目赤、目痒，口苦口干；湿毒蕴结中焦，则食欲不振；湿热下注则小便短赤；热灼津亏则肠燥便秘，舌质红苔黄腻，脉弦滑数为湿热蕴结之征。

（2）辨证依据

1）口腔、咽喉、外阴溃破糜烂，疮面红肿，分泌物量多，色黄腐臭，伴发热。

2）目赤肿痛或目痒，口苦口干，溲黄便结。

3）关节酸痛，皮肤结节红斑。

4）舌质红，苔黄或黄腻，脉弦滑或滑数。

5）有感染风热湿毒之病史或情志郁结史。

（3）治法与方药

治法：清肝泄热，利湿解毒。

狐惑汤（《备急千金要方》）合龙胆泻肝汤（《医宗金鉴》）

组成：黄连、佩兰、龙胆、黄芩、栀子、泽泻、木通、车前子、当归、生地黄、柴胡、甘草。

黄连、佩兰清热化湿，除中焦之湿；龙胆清泄肝经之热，除下焦之湿；黄芩清心肺之热，除上焦之湿；栀子清三焦之热，除三焦之湿；泽泻、木通、车前子清利湿热，使邪有出路；配生地黄、当归滋阴养血，以防邪热伤阴；柴胡疏达肝气，引药入经，甘草调和诸药。全方清肝泄热，利湿解毒。

实验证明本方有提高机体细胞免疫的功能，所以治疗病毒感染或感染后引起的自身免疫性疾病有效。

若眼部损害，目赤如鸠眼，方中可酌加密蒙花、青葙子、木贼、菊花、夏枯草等清肝明目。若眼眶皆黑，脓已成者，加赤小豆当归散治疗。若咽部损害，红肿糜烂者，加木蝴蝶、牛蒡子、马勃等以清热利咽。皮肤有结节性红斑者，酌加水牛角、紫草、茜草、丹皮以凉血消斑。若皮肤出现毛囊炎、疖肿等，可酌加马齿苋、芦荟。若关节疼痛，或伴红肿，可酌加秦艽、桑枝、鸡血藤等。若外阴破溃疼痒难忍者，可酌加地肤子。如出现不欲饮食，恶闻食臭者，可酌加砂仁、扁豆、薏苡仁等，或配服香砂养胃丸、参苓白术丸等以健脾化湿。

3. 心肝火旺证

（1）临床见证：口舌、眼部、外阴溃疡为主症。其中复发性口腔黏膜溃疡及眼睛干涩疼痛的症状出现较早、较明显。伴有心烦心悸，失眠多梦，小便黄赤，口苦口干，舌质红，尤以舌尖明显，苔薄少津，脉细数或弦数。

素嗜辛辣燥热之品，或情志所伤，五志化火，木助火旺。心开窍于舌，肝开窍于目，口眼均联系于心，心肝火旺，循经上炎，则口舌生疮、糜烂，眼睛干涩疼痛。热扰神明，可见心烦、心悸、失眠、多梦。心与小肠相表里，心火下移，故见小便黄赤，肝火下移则见外阴溃疡肿痛。灼热伤津，则见舌质红，苔薄少津，脉细弦。

（2）辨证依据

1）复发性口舌黏膜溃疡及眼睛干涩疼痛。

2）伴有心烦心悸，失眠多梦，小便黄赤，口苦口干。

3）舌质红，尤以舌尖部明显，苔薄少津。

4）素嗜食辛辣燥热之品，或素体抑郁，有情志所伤病史。

（3）治法与方药

治法：清心火，泄肝热。

导赤散（《小儿药证直诀》）加黄芩、黄连、莲子心、龙胆、青葙子、菊花。

组成：竹叶、生地黄、木通、生甘草、黄芩、黄连、龙胆、青葙子、菊花、莲子心。

方中黄芩、黄连直泻心火；生地黄凉血滋阴以制心火；竹叶、莲子心清心除烦；木通上清心经之热，下利小肠之热；龙胆、青葙子、菊花以清肝明目，泄肝经之热；甘草清热解毒，调和诸药。全方清心经之热，泄肝经郁热。

4. 阴虚热毒证

（1）临床见证：口腔、咽喉、外阴溃疡，溃疡面黯红，久不愈合，溃烂灼痛，多伴低热起伏，或午后潮热，手足心热，烦躁不安，失眠多梦，口苦咽干，溲赤便秘，舌质红，苔黄欠津或花剥苔，脉弦细数。

素体阴虚或久病伤阴或热毒内盛，热灼津亏，肝肾阴亏，精血不足，阴部失养，则外阴溃疡久不愈合，黯红灼痛；肾水不能上承于口则口舌糜烂，反复不愈；阴虚内热，则低热起伏，午后发热或手足心热；热扰心神则烦躁不安，失眠多梦；热灼津伤则口干口苦，溲赤便秘。舌质红欠津，苔黄干或花剥，脉细弦或弦数，均为阴虚热盛之象。

（2）辨证依据

1）口咽、外阴溃疡，溃疡面黯红灼痛，经久不愈合。

2）低热起伏，午后潮热，或手足心热，烦躁不安，溲赤便秘，口干。

3）舌红欠津，苔薄黄而干或花剥，脉细弦或弦数。

4）素体阴虚或久病伤阴，或热灼伤阴史。

（3）治法与方药

治法：滋阴清热，解毒化湿。

知柏地黄汤（《症因脉治》）加玄参、天花粉、大黄、甘草。

组成：知母、黄柏、熟地黄、山萸肉、山药、泽泻、茯苓、牡丹皮、玄参、天花粉、大黄（酒炒）、甘草。

知母、黄柏滋阴降火，玄参、天花粉养阴清热，六味地黄补肾化湿，大黄清热解毒，通腑泻热，甘草调和诸药。全方滋阴清热，解毒化湿。据研究，山萸肉、丹皮等提取物有抑制肾上腺皮质激素的作用，六味地黄汤"主要是改善或恢复神经体液调节"，升高血细胞，提高淋巴细胞转化，延长抗体存在的时间，调整组织细胞新陈代谢，加强机体的抗病能力，加速病损组织细胞的恢复，对促进眼、口、生殖器疮面的愈合是有积极作用的。

若有失眠梦多，卧起不安者，酌加酸枣仁、夜交藤等以养心安神。若有情志变化无常者，可合甘麦大枣汤。热盛伤津，肝肾阴虚，也可用一贯煎合二至丸加减。阴损及阳，阳气不足者，加淫羊藿、仙茅，或用桂附八味丸加减；阴阳两亏者，可用二仙汤。

【其他疗法】

一、外治法

（一）漱洗坐浴法

1. 苦参汤（《金匮要略》）　苦参 50g。水煎成 500ml，取 100ml 漱口，每日 3～4 次；取汁 400ml，每日 2 次熏洗坐浴外阴。

2. 妇科Ⅱ号洗药（新疆中医院经验方）　生艾叶、白芷、莲房、苦参、蛇床子、枳壳、黄柏。煎成 500ml，取 100ml 漱口，每日 3～4 次，取汁 400ml，熏洗坐浴，每日 2 次。

3. 蛇床子散（《中医妇科学》）　蛇床子、花椒、明矾、百部、苦参。煎汤外洗坐浴或漱口。阴部红肿热痛，洗方中可加野菊花、紫花地丁、蒲公英以清热解毒。

（二）外敷法

1. 球黄散　漱口后外涂口腔溃疡面，或坐浴后涂敷外阴破损处，日 2 次。

2. 锡类散　漱口或坐浴后外涂搽口腔和外阴溃疡处，日 2 次。

3. 青黛散　涂搽口腔或外阴溃疡处，日 2 次。

4. 黄柏散　黄柏 15g，青黛 15g，玄明粉 2g，冰片 6g，共研细末，局部漱口坐浴后将此散涂撒在溃疡面上，每日 2～3 次。

5. 外阴粉　青黛 30g，滑石 30g，冰片 3g，研末搽于外阴或口腔溃疡上，每日 2 次。适用于外阴红肿，分泌物较多者。

6. 马应龙麝香痔疮膏　涂于口腔或外阴溃疡处，日 2～3 次。

7. 目赤肿痛，双眼如鸠眼，可滴珍珠明目液，每次 2～3 滴，每日 3～4 次。

二、针灸疗法

（一）体针

1. 取穴　三阴交、阴陵泉、血海、足三里、脾俞、三焦俞、会阳、行间。

方义：脾胃虚弱，湿邪内生，化热上蒸下注为本病的主要病机，故取足太阴合穴阴陵泉，配三阴交、血海以疏理脾经经气。取足三里以健脾，提高机体免疫功能。取足太阳膀胱经脾俞、三焦俞、会阳等穴，以疏调下焦之气，助膀胱州都之官分利脾经湿热。肝脉经阴器，取肝经荥穴行间，以泄肝经湿热。适用于脾经湿盛证。

手法：三阴交、阴陵泉、血海、足三里直刺1～1.5寸，捻转提插，平补平泻，令局部酸胀。脾俞、三焦俞斜刺0.5～1寸，会阳直刺1～1.5寸，用泻法，捻转运针，令局部酸胀，或向阴部放射。斜刺行间0.5～0.8寸，令局部酸胀。

2. 取穴　三阴交、阴陵泉、太冲、行间、阳陵泉、中极、脾俞、三焦俞、下髎。

方义：针对湿热内蕴，取足太阴脾经三阴交、阴陵泉以健脾化湿。取足厥阴肝经原穴太冲、荥穴行间及足少阳胆经阳陵泉以疏利肝经湿热。取任脉中极即膀胱募穴，以清利下焦湿浊。取足太阳膀胱经脾俞、三焦俞、下髎，以清利下焦湿热，使邪由小便而出。适用于湿热蕴蒸证。

手法：用泻法，忌灸法。三阴交、阴陵泉直刺1～1.5寸，捻转泻法，使局部酸胀。太冲、行间直刺0.5～1寸，提插运针，使局部胀感。阳陵泉直刺1.5寸，提插运针，使针感向下放射。中极直刺1寸，捻转运针，使针感向外阴扩散。脾俞、三焦俞斜刺0.5～1寸，捻转，使局部酸胀。下髎直刺1～1.5寸，捻转运针，使针感向阴部放射。

3. 取穴　神门、少府、劳宫、行间、侠溪、太冲、肝俞。兼有湿热者，可取三阴交、阴陵泉及膀胱俞、中极。

方义：由于心肝火旺，而心开窍于舌，肝开窍于目，且络于阴器，故取手少阴心经原穴神门、荥穴少府及手厥阴心包经荥穴劳宫，以泻心火；取足厥阴肝经荥穴行间、足少阳胆经荥穴侠溪，以清肝胆之热，清肝明目。若兼有湿热下注者，可配三阴交、阴陵泉疏利湿热，膀胱俞、中极俞募配合以利下焦湿热。适用于心肝火旺证。

手法：以泻法为主，忌用灸法。神门、少府、劳宫、侠溪直刺0.3～0.5寸，捻转泻法，使局部胀痛。斜刺行间、肝俞0.5～1寸，直刺太冲0.5～1寸，捻转泻法，使酸胀。兼有湿热者，直刺三阴交、阴陵泉1～1.5寸，中极直刺1寸，使针感向阴部放射。

4. 取穴　三阴交、血海、太冲、关元、脾俞、肾俞、肝俞。

方义：脾为后天之本，主化生精津气血，升清降浊。故取足太阴脾经三阴交、血海、脾俞以健脾生津。肝为血海，肝肾同源，故取太冲、肝俞、肾俞，以滋补肝肾阴血。任脉为阴脉之海，取关元募穴，以养阴壮体。兼有热象者，可泻行间。适用于热毒伤阴证。

手法：以平补平泻为主。三阴交、血海直刺1～1.5寸，捻转运针，平补平泻，使局部酸胀；太冲直刺0.5～1寸，关元直刺1～2寸，捻转运针，使针感向阴部放射。脾俞、肾俞、肝俞斜刺0.5～1寸，可用补法，使局部酸胀。

（二）耳针

取穴：咽喉、心、肾上腺、神门、内分泌、外生殖器、肝、脾、口、目等。

操作：取3～5个穴，中强刺激，留针10～30分钟，每日或隔日一次。或采用压丸法，每周2次，双耳交替进行。

（三）梅花针

取穴：肝俞、脾俞、三焦俞、肾俞、八髎、三阴交、任脉脐下循行穴位。

操作：采用弱刺激或中等刺激，叩至皮肤潮红，或微见出血，每日或隔日一次。

三、中西医结合治疗

1. 黄芪注射液，20～40ml，加入10%葡萄糖注射液250ml中，静滴，每日1次，10～14天为1个疗程。黄芪可以调节机体免疫力，抑制过敏介质的释放，改善免疫异常，促进免疫性疾病的恢复。

2. 鱼腥草注射液，20～60ml，加入5%或10%葡萄糖注射液250ml中，静滴，以清热解毒。或用双黄连针剂3～4g，加入10%葡萄糖注射液中，静滴，10天为1个疗程，以清热解毒，抑制细菌和病毒的感染，减轻感染后引起的免疫反应。

3. 徐金液（徐长卿、金雀根），每日2次，每次2ml，肌注。

4. 抗炎Ⅰ号注射液，40～50ml，加入5%或10%葡萄糖注射液500ml中静滴，每日1次。

5. 若出现心血管系统的损害，可中西医结合治疗，口服双嘧达莫（潘生丁）、阿司匹林、丹参片等，或静滴丹参注射液10～20ml，或用脉络宁注射液20ml，加入10%葡萄糖注射液中静滴，一般10～14天为1个疗程，以活血化瘀，疏通脉络，预防血栓性静脉炎的发生。

6. 若出现关节疼痛、结节性红斑，可配合口服吲哚美辛（消炎痛）、保泰松或雷公藤片，或肌注雪莲注射液2ml，每日2次。

7. 当眼、血管、神经系统损害严重时，可酌情选用肾上腺糖皮质激素治疗，或选用免疫抑制剂环磷酰胺和免疫增强剂转移因子等。

四、饮食疗法

1. 马齿苋车前子汤　马齿苋60g，车前草30g。共煮汤代茶饮。

2. 槐花苡米粥　槐花10g，苡米30g，冬瓜仁20g，大米适量。将槐花、冬瓜仁水煎成浓汤，去渣后再放苡米和大米，同煮成粥服食。以上适用于湿热蕴蒸证。

3. 玉米须赤小豆糖水　鲜玉米须100g，赤小豆30g。用纱布包好洗净的玉米须，与赤小豆同煮，至赤小豆煮熟后去药包，加入适量红糖，食豆喝汤，每日1次。

4. 苡米山楂粥　苡米30g，炒扁豆15g，山楂15g，红糖适量。同煮成粥服食。

5. 参芪粥　黄芪30g，党参30g，白术15g。将三味药用布包好煎汤，去渣后放入60g大米，煮粥食用。以上适用于脾虚湿盛证。

6. 地黄粥　生地黄50g，煎汤取汁500ml，放大米适量，煮成粥，放入冰糖服食。适用于阴虚内热证。

五、物理疗法

1. TDP理疗　每次理疗会阴部半小时，每日1次，10天为1个疗程。可加强会阴局部血液循环，促进溃疡面愈合。

2. 周林频谱仪　理疗曲骨、阴廉、会阴等穴，促进溃疡面分泌物吸收和愈合。

【预防与调护】

一、预防

1. 注意个人卫生，锻炼身体，增强体质，提高机体抵抗力，达到“正气存内，邪不可干”。

2．做好经期、孕期及产褥期卫生宣传，使女性注意各期的自身保健，以预防外邪乘虚而入。

3. 做好口腔保健，饭后刷牙漱口，保持口腔清洁。

二、调护

（一）一般调护

1. 向患者做卫生宣传及预防教育，特别应做好妇女五期的生理卫生宣传。

2. 向患者宣传口腔卫生常识，做好口腔保健，避免发生复发性口腔炎。

3. 应向患者说明白塞综合征虽然病程长，但不是不治之症，以树立信心，配合治疗。

4. 嘱患者保持外阴清洁，穿宽松、纯棉、通气、吸水性较好的内裤，勤洗勤换，洗后在空气流通，阳光下晒干。

5. 经期发病者，注意勤换纸垫，勿用不清洁的卫生垫，勿用易过敏卫生垫。

6. 关于会阴坐浴，注意向患者说明药汤的浓度、温度及坐浴的方法、时间等。

（二）饮食宜忌

忌食辛辣刺激性食物，如辣椒、葱蒜、咖啡及醇酒厚味。忌食鱼虾海腥之品，忌食油煎火烤之食物。

（三）心理调护

1. 关心病人，同情体贴患者，语言亲切和蔼。

2. 加强情志疏导，消除患者羞愧心理，鼓励病人树立战胜疾病的信心。

3. 加强体力锻炼，提高抵抗力，建立健康的心理素质，以减少心理性因素引起的不良后患。

【疗效判定】 痊愈：口腔、眼部、生殖器病损及全身症状消失。

好转：口腔、眼部、生殖器病损明显减轻，或三联征中的两个症状消失，全身症状改善。

未愈：三联征仍然存在，全身症状无改善。

【重点提示】 白塞综合征的病因病机虽复杂，但不离湿、热、毒、瘀。运用中医药治疗能通过调节自身免疫功能，改善局部血液循环，有效地缓解病情，甚至达到临床治愈的目的。目前以内外合治及中西医结合治疗疗效为佳。但有关中医药治疗的实验研究报道尚不多，另外，运用传统的针灸疗法治疗本病的报道也很少。今后应加强中医药治疗相关的系统研究，进一步探讨其作用机制，充分发挥中医药治疗白塞病的优势。

（王惠珍　程慧莲　高慧芳）

参考文献

1. 陈德霞，姜伟洲．白塞病中医病因病机探讨．吉林中医药，2008，28（7）：472-473.

2. 陈旭，赵炳南，袁家麟．从“瘀毒入络”论白塞氏综合征病机要义．时珍国医国药，2009，20（2）：491-492.

3. 李莹，郑雨佳．白塞病与虫、毒关系之初探．甘肃中医，2008，21（2）：8-9.

4. 董秋梅，阎小萍．白塞病的中医病因病机探微．中医研究，2005，18（12）：2-3.

5. 王彬彬．中医辨证治疗白塞氏综合征 30 例．长春中医药大学学报，2008，24（6）：697.

6. 崔光革．土苓百合梅草汤加味治疗白塞病 28 例临床体会．吉林中医药，2006，26（11）：31-32.
7. 陈明岭，艾儒棣．狐惑病辨治体会．四川中医，2003，21（9）：14-15.
8. 杨阳，谷银强．王彦田教授治疗狐惑病一得．河北中医药学报，2006，21（1）：32-33.
9. 刘勇，薛秀英．中医药治疗白塞氏病 14 例．河南中医，2005，25（4）：55-56.
10. 曲环汝，丁之江．白塞病从"疡"论治探讨．新中医，2004，36（8）：3-4.
11. 韩培海．李富玉治疗白塞氏病验案．江西中医药，2006，37（1）：10.
12. 孙德文．泻黄散加味治疗狐惑病 11 例．四川中医，2004，22（1）：60.
13. 纪东世．甘草赤苓解毒汤治疗白塞病 26 例．陕西中医，2005，26（3）：251.
14. 张永熙，卢益平，李国强，等．狐惑汤治疗白塞病的临床研究．中华中医药学刊，2008，26（5）：1118-1120.
15. 考希良．益气托毒汤治疗白塞病 16 例临床观察．中医杂志，2008，49（4）：329-330.
16. 李晓婷，孔德军．中药治疗白塞病的临床观察．齐齐哈尔医学院学报，2008，29（14）：1671-1673.
17. 姜萍．土茯苓内服外洗治疗白塞病．中医杂志，2002，43（1）：12-13.
18. 杨丁友．败酱草善治白塞病．中医杂志，2003，44（1）：12-13.
19. 罗慧萍．中药雷公藤煎剂治疗白塞氏病 10 例．九江医学，2002，17（1）：41.
20. 武淑媛．凉血滋阴、清热解毒法治疗白塞病 28 例．实用医技杂志，2004，11（9）：1751-1752.
21. 王桂玲，邱若旗．内服和外用中药治疗白塞氏病 100 例临床观察．中国社区医师，2006，23（7）：69.
22. 佟英歌．蒙中医结合治疗白塞氏病 20 例．中国民族医药杂志，2008，12：20-21
23. 王慎娥，刘书珍．六参汤治疗白塞病 60 例疗效观察．山东中医杂志，2005，29（9）：535
24. 王小丽，孟会娟，曾昭武．雷苓解毒汤加减联合西药治疗白塞氏病 22 例疗效观察．中医药导报，2005，11（10）：27-28.
25. 刘聪慧，詹宇坚，谢楚芳．白塞氏病的中医证型与 T 淋巴细胞之间的关系．辽宁中医杂志，2007，34（10）：1358-1359.
26. 张军，张萍，王文．活血祛瘀药方治疗白塞氏病及血液流变学的影响．陕西中医，2005，26（12）：1308-1309.
27. 金春林，李铁男．活络化毒益气法对白塞病瘀毒络损证患者单核细胞趋化蛋白-1 趋化因子水平的调控作用．中国中西医结合皮肤性病学杂志，2008，7（4）：207-209.

第四节　盆腔炎性疾病

盆腔炎性疾病（pelvic inflammatory disease，PID）〔2006 美国疾病预防控制中心（CDC）定义〕，是指女性内生殖器及其周围的结缔组织、盆腔腹膜发生的炎症，主要包括子宫内膜炎、输卵管炎、输卵管卵巢脓肿和盆腔腹膜炎。PID 可局限于盆腔某一个部位，也可同时累及几个部位，其中最常见的是输卵管炎。近年来随着社会环境因素明显变化，盆腔炎发病率明显上升，为育龄妇女的常见病、多发病。在盆腔炎急性发作期如未能彻底治疗，或发病初期症状隐匿，起病缓慢忽视治疗，则容易形成相关后遗症，包括盆腔炎反复发作、慢性盆腔痛、不孕症和异位妊娠，可严重影响生育年龄妇女的生殖健康和生活质量，同时给患者带来沉重的经济负担，并可影响到社会、家庭的稳定。

中医古籍中无盆腔炎病名的记载，但根据其临床特点，散见于"带下病"、"妇人腹痛"、"癥瘕"、"不孕"等病证中。1983 年《中国医学百科全书·中医妇科学》已将"盆腔炎"作为中医病名编入，为中、西医通用病名，《中医妇科学》第 7 版教材中医诊断已采用此病名。

【病因病机】　中医学认为，本病多因经行、产后摄生不慎，或宫腔手术操作不当等致湿热（毒）之邪乘虚入侵胞宫、胞脉、胞络、冲任，阻滞气机，气血郁滞而致，正如隋·《诸病源候论·妇科杂病诸候》中所云："阴阳过度则伤胞络，风邪乘虚而入胞中，损冲任之经……致令胞络之间，秽液与血相兼，连带而下。"本病急性初期，表现为湿热（毒）之邪与气血相互搏结，正邪相争，病理特点主要为邪实。若病邪迁延，正虚邪恋，湿热遏伏，郁滞气血，则致病情缠绵难愈，又可表现为虚实夹杂之证。

【诊断与鉴别】

一、盆腔炎急性发作

（一）诊断

1. 病史　多见于经期、流产后或产褥期，或有不洁性生活史，或近期有盆腔、宫腔、宫颈等手术史。

2. 临床表现　因炎症之轻重及病变范围大小之异而有不同表现。常见体温 38℃以上，高热者可达 40℃左右，呈急性病容，面部潮红，心率增快，下腹疼痛难忍，腹胀，腰骶胀痛，带下量多似脓臭秽，或伴尿频急痛、腹泻或有里急后重感等症。

3. 妇科检查　阴道黏膜及宫颈充血，脓样分泌物多，宫颈举触痛，子宫略大有压痛，双侧附件增厚压痛，或可触及包块，伴腹膜炎时，可有下腹腹肌紧张、压痛及反跳痛，肠鸣音减弱或消失。

4. 辅助检查

（1）血常规检查：有白细胞、中性粒细胞升高及核左移现象，感染严重时白细胞中有感染中毒性颗粒。

（2）分泌物培养：阴道后穹隆穿刺抽出液、或血、或宫颈管分泌物培养可发现致病菌。

（3）B 超检测：显示盆腔积液或有炎症包块形成。

（二）鉴别

1. 急性阑尾炎　急性阑尾炎之主要症状的发生次序是腹痛（以脐周为主），恶心或呕吐，转移性右下腹疼痛，发热，白细胞升高。双合诊检查则宫颈无举痛，右附件区可有压痛，左附件区阴性。阑尾穿孔后腹痛剧烈，腹肌紧张有明显的压痛与反跳痛。当感染局限粘连形成阑尾脓肿时，可扪及右下腹部肿块，有压痛。

2. 卵巢囊肿蒂扭转或破裂　可有相关病史，蒂扭转后突感下腹一侧出现持续性剧痛，阵发性加重，伴恶心呕吐。双合诊检查：盆腔可扪及肿块、压痛，尤其是肿块与子宫联系的部位更为明显；若扭转囊肿坏死破裂时，患者可出现持续性腹痛伴发热，恶心呕吐，甚至出现感染性休克。腹部检查腹膜刺激征明显，或叩及移动性浊音，应注意鉴别。

3. 异位妊娠　输卵管妊娠流产、破裂者，腹腔内出血，临床表现为下腹剧痛，或疼痛持续，阵发性加重，阴道流血，甚至晕厥，尿或血 HCG（＋）。后穹隆穿刺可抽出不凝固的陈旧血。但一般无高热，白细胞无明显升高，可与急性盆腔炎鉴别。

二、盆腔炎后遗症（盆腔炎反复发作、慢性盆腔痛）

（一）诊断

1. 病史 常因盆腔炎急性发作后未彻底治愈或患者体质差、病程迁延而致，也可无急性炎症病史。

2. 临床表现 全身症状常不明显，可有疲乏、周身不适、失眠等。由于慢性炎症的瘢痕粘连及盆腔充血而引起下腹坠胀、疼痛，腰骶部酸痛，尤其在性交后、劳累及月经前后加重。因盆腔充血可出现白带增多，月经量多；卵巢功能受损，可有月经失调；输卵管粘连阻塞可致不孕。

3. 妇科检查 子宫体常呈后位，活动受限或固定。如为输卵管炎可于子宫一侧或双侧触及索状增粗的输卵管，伴轻压痛。如为输卵管积水或输卵管卵巢囊肿，可在盆腔一侧或双侧触及与周围粘连的囊性肿块，盆腔结缔组织炎时，在子宫一侧或双侧可触及片状增厚压痛，或子宫骶骨韧带增粗变硬，有触痛。

4. 辅助检查 血常规检查白细胞增高或正常。B超检测可提示附件区或子宫后方炎症包块，呈边界不清实质不均的暗区；输卵管积水时为腊肠状液性暗区。子宫输卵管碘油造影示输卵管部分或完全阻塞。

（二）鉴别

1. 子宫内膜异位症 以进行性加重的痛经为特征，病程长，与盆腔炎反复发作相似。后者的特点是长期慢性盆腔疼痛，可有反复急性发作，低热，经行、性交、劳累后疼痛加重。子宫内膜异位症以经行腹痛、进行性加重、或持续性盆腔疼痛为主。妇科检查常于子宫骶骨韧带或子宫直肠窝处触及痛性小结节，附件区扪及囊性不活动肿块，可有压痛。腹腔镜检查、B超及抗子宫内膜抗体等检查有助于确诊。

2. 盆腔淤血综合征 常与多产及产后盆腔静脉复旧不良有关，长期慢性下腹痛，妇科检查无明显异常体征，有时宫颈色紫或有举痛，宫旁附件可有压痛，体位试验阳性，盆腔静脉造影或腹腔镜可资鉴别。

【辨证论治】 盆腔炎急性发作发病急，病情重，传变快。常见的病因有热毒、湿热、湿毒，湿热邪毒蓄积下焦，损伤冲任、胞宫、胞脉、胞络，并与气血搏结，正邪交争，则出现恶寒发热，或高热不退；邪毒壅盛，瘀毒内结则成癥瘕。若正不胜邪或失治误治，可发展为邪陷正衰之危急重症。盆腔炎急性期的治疗，当本着“急则治其标”的原则，治以清热解毒、凉血活血、化瘀除湿以祛邪泄实；合并癥瘕者，又当消癥散结。对盆腔炎急性发作应及时采用中西医结合方法积极救治。

盆腔炎性疾病后遗症多由急性期迁延不愈或反复发作所致，病程较长，湿热余邪留恋，与冲任气血相互搏结而致瘀血内阻，湿热与瘀血胶结难解则致病情缠绵难愈，日久耗伤正气，又致脏腑气血失调，可呈寒热错杂、虚实互见之证。治疗当分清寒热，辨明虚实，并注意清解不宜过用苦寒以防伤阳，消癥不可过用攻破以防伤正，补益不可过用滋腻以免滞邪。临床除辨证内服方药外，多采用中药直肠给药、中药外敷、中药离子导入、中药熏蒸、温盒灸或艾灸等治疗方法，形成了以二、三、四联疗法为主的综合治疗方案。

一、盆腔炎急性发作

1. 热毒炽盛证

(1) 临床见证：高热或寒战，或壮热不退，下腹胀痛难忍，带下量多，色黄或黄绿如脓，气臭。大便燥结难解，小便黄少，月经量多或日久不净，口干口苦，或烦渴欲饮。舌绛红或深红，苔黄燥，脉数。

(2) 辨证依据

1) 急性盆腔感染史。

2) 高热或寒战，或壮热不退。

3) 下腹胀痛难忍。

4) 带下量多，色黄或黄绿如脓，气臭。

5) 口干口苦，或烦渴欲饮。

6) 舌绛红或深红，苔黄燥，脉数。

(3) 治法与方药

治法：清热解毒、凉血活血，行气止痛。

1) 五味消毒饮（《医宗金鉴》）合大黄牡丹汤（《金匮要略》）

组成：金银花 15g，蒲公英 15g，制大黄 10g，丹皮 15g，桃仁 10g，冬瓜仁 20g，野菊花 15g，紫花地丁 10g，紫背天葵 15g，白芷 15g，皂角刺 10g。

加减：带下臭秽加椿根皮 15g，贯众 15g；腹胀满加厚朴 12g，枳实 15g；月经量多加地榆 15g，马齿苋 15g；盆腔脓肿形成加红藤 15g。

用法：水煎服，日 1 剂，2 周 1 个疗程，连用 1～2 个疗程。

2) 妇平胶囊

清热解毒，化瘀消肿。口服，一次 2 粒，一日 3 次。

2. 湿毒壅盛证

(1) 临床见证：恶寒发热，或高热或寒战，下腹疼痛拒按，带下量多，色黄或黄白相兼，或如脓血，质稠味臭，月经量多或淋漓不净，咽干口苦，小便短赤，大便干结，舌质红，苔黄厚，脉滑数。

(2) 辨证依据

1) 有经期、产后或手术等感染史。

2) 恶寒发热，或高热或寒战。

3) 下腹疼痛拒按。

4) 带下量多色黄，或如脓血，质稠味臭。

5) 舌质红苔黄，脉滑数或弦数。

(3) 治法与方药

治法：清热解毒，利湿活血，行气止痛。

1) 银翘红酱解毒汤（上海市大学教材《妇产科学》）

组成：金银花 15g，连翘 15g，草红藤 15g，败酱草 15g，丹皮 15g，山栀子 10g，赤芍 15g，桃仁 10g，薏苡仁 20g，延胡索 15g，制乳香 6g，制没药 6g，炒川楝子 10g。

加减：便结腹满可加大黄 10g，枳实 15g；带下臭秽加椿根皮 15g，黄柏 10g，茵陈 15g；月经量多或淋漓不净，加地榆 15g，马齿苋 15g，贯众 15g。

用法：水煎服，日 1 剂，2 周 1 个疗程，连用 1～2 个疗程。

2) 康妇消炎栓

清热解毒，利湿散结，杀虫止痒。直肠给药，一次 1 粒，一日 1～2 次。方法：便后洗净肛门，用食指套上胶质套将栓送入直肠5～7cm处。

3. 湿热蕴结证

（1）临床见证：发热恶寒，热势起伏，下腹胀痛，腰骶胀痛，带下量多，带下色黄味臭，发热恶寒，或热势起伏，月经量多伴经期延长，或阴道不规则出血，经期腹痛加重，小便黄，大便干燥或溏而不爽，舌质红，苔黄腻，脉弦滑或滑数。

（2）辨证依据

1）急性盆腔感染史。

2）发热恶寒，热势起伏。

3）下腹胀痛。腰骶胀痛。

4）带下黄稠，有臭味。

5）舌质红，苔黄腻，脉弦滑。

（3）治法与方药

治法：清热利湿，行气止痛

1）银蒲四逆散（《伤寒论》）合金铃子散（《素问病机气宜保命集》）合四妙丸（《成方便读》）加减

组成：银花藤15g，蒲公英15g，柴胡10g，赤芍15g，枳壳10g，延胡索15g，炒川楝子10g，黄柏12g，薏苡仁20g，苍术10g，川牛膝15g，茯苓15g。

加减：带下臭秽加椿根皮15g，贯众15g；月经淋漓不净，加地榆15g，马齿苋20g；盆腔脓肿形成加红藤15g，败酱草15g，牡丹皮15g。

用法：水煎服，日1剂，2周1个疗程，连用1～2个疗程。

2）妇乐颗粒

清热凉血，活血化瘀，消肿止痛。每次1～2包，每日2次，开水冲服。

3）妇康口服液

清热利湿，活血止痛。口服，一次10～20ml，一日3～4次。

二、盆腔炎后遗症（慢性盆腔痛、盆腔炎反复发作）

1. 湿热瘀结证

（1）临床见证：下腹胀痛或刺痛，痛处固定，腰骶胀痛，带下量多，色黄质稠或气臭。经期腹痛加重，经期延长或月经量多，口腻或纳呆，小便黄，大便溏而不爽或大便干结。舌质红或暗红，或见边尖瘀点或瘀斑，苔黄腻或白腻，脉弦滑或弦数。

（2）辨证依据

1）下腹胀痛或刺痛，痛处固定，或腰骶胀痛。

2）带下量多色黄臭。

3）口腻或纳呆。

4）小便黄，大便干或溏而不爽。

5）舌质红或暗红，或见边尖瘀点或瘀斑，苔黄腻或白腻，脉弦滑或弦数。

（3）治法与方药

治法：清热除湿，化瘀止痛。

1）银蒲四逆散（《伤寒论》）合四妙丸（《成方便读》）合失笑散（《太平惠民和剂局方》）加减

组成：银花藤 15g，蒲公英 15g，柴胡 10g，赤芍 15g，枳壳 10g，黄柏 12g，薏苡仁 20g，苍术 10g，茯苓 15g，川牛膝 15g，生蒲黄 15g，炒五灵脂 15g，丹参 15g。

加减：下腹疼痛甚酌加延胡索 20g，炒川楝子 10g，五香藤 15g；腰骶胀痛明显酌加怀牛膝 15g，川续断 15g；带下量多色黄酌加贯众 15g，土茯苓 15g；形成盆腔包块者酌加三棱 15g，莪术 15g，连翘 20g。

用法：水煎服，每日 1 剂，4 周为 1 个疗程，连用 2～3 个疗程。

2）银甲丸（《王渭川妇科治疗经验》）

组成：金银花、连翘、升麻、生鳖甲、红藤、蒲公英、紫花地丁、大青叶、椿根皮、茵陈、生蒲黄、琥珀、桔梗。

本方有清热除湿、化瘀止痛之功，切中湿瘀互结，血气运行不畅之病机，用之相宜。可加香附、川芎、金铃子、延胡索行气活血止痛。

3）妇科千金胶囊

清热除湿，益气化瘀。口服，一次 2 粒，一日 3 次，14 天为 1 个疗程。

4）金刚藤胶囊

清热解毒、化湿消肿。口服，一次 4 粒，一日 3 次，2 周为 1 个疗程或遵医嘱。

5）花红片

清热利湿，祛瘀止痛。口服，一次 4～5 片，一日 3 次，7 天为 1 个疗程。连服 2～3 个疗程。

2. 气滞血瘀证

（1）临床见证：下腹胀痛，或肛门坠胀，经期或劳累后加重，带下量多色淡黄，性情抑郁或烦躁易怒，胁肋作痛，舌质紫黯，苔薄腻或黄，脉弦或弦滑。

（2）辨证依据

1）病程长，病情日久不愈，反复发作。

2）下腹胀痛，或肛门坠胀，经期或劳累后加重。

3）白带量多色淡黄。

4）性情抑郁或烦躁易怒，胁肋作痛。

5）舌质紫黯，苔薄腻，脉细弦。

（3）治法与方药

治法：活血化瘀，行气止痛。

1）四逆散（《伤寒论》）合金铃子散（《素问病机气宜保命集》）合失笑散（《太平惠民和剂局方》）加减

组成：柴胡 12g，枳壳 10g，赤芍 15g，炒川楝子 10g，延胡索 15g，生蒲黄 15g，五灵脂 12g，丹皮 15g，姜黄 15g，制香附 10g，炙甘草 6g。

加减：腰骶胀痛酌加怀牛膝 15g，川续断 15g；带下量多色黄酌加贯众 15g，土茯苓 15g；形成盆腔包块者酌加三棱 15g，莪术 15g，连翘 20g。

用法：水煎服，日一剂或两日一剂。4 周为 1 个疗程，连服 2～3 个疗程。

2）血府逐瘀口服液

活血祛瘀，行气止痛。口服，一次 10ml，一日 3 次。

3. 寒湿瘀滞证

（1）临床见证：下腹冷痛或刺痛，腰骶冷痛，带下量多，色白质稀。经期腹痛加重，得温则减，月经量少或月经错后，经色暗或夹血块，大便溏泄，形寒肢冷。舌质淡黯或有瘀点，苔白腻，脉沉迟或沉涩。

（2）辨证依据

1）素体阳虚，或过食生冷，久坐湿地，或外感湿邪史。

2）下腹冷痛或刺痛，腰骶部冷痛。

3）带下量多色白质稀。

4）形寒肢冷或大便溏泄。

5）舌质黯，见瘀点或瘀斑，苔白，脉沉迟或沉涩。

（3）治法与方药

治法：散寒除湿，活血化瘀。

1）少腹逐瘀汤（《医林改错》）合桂枝茯苓丸（《金匮要略》）加减

组成：小茴香10g，干姜10g，延胡索15g，当归10g，川芎15g，肉桂3g，赤芍15g，生蒲黄20g，五灵脂15g，制没药10g，苍术15g，薏苡仁20g，茯苓15g。

加减：大便溏泄者加巴戟天15g；带下量多者加白芷10g；腰骶疼痛明显者加川续断20g。

用法：水煎服，日一剂或两日一剂。4周为1个疗程，连服2～3个疗程。

2）桂枝茯苓胶囊

活血化瘀消癥。口服，一次3粒，一日3次，饭后服，经期停服，疗程3个月。

3）少腹逐瘀丸（颗粒）

活血逐瘀、祛寒止痛。温黄酒或温开水送服，一次1丸，一日2～3次。

4. 气虚血瘀证

（1）临床见证：下腹疼痛或坠痛，缠绵日久，或痛连腰骶，经行加重，带下量多，色白质稀。经血量多有块，或伴经期延长，精神萎靡，或体倦乏力，食少纳呆。舌淡黯，或有瘀点瘀斑，苔白，脉弦细或弦涩无力。

（2）辨证依据

1）素体脾虚，或过食生冷，或外感湿邪史。

2）下腹疼痛或坠痛，痛连腰骶，经行加重。

3）带下量多，色白质稀。

4）精神萎靡，或体倦乏力。

5）舌淡黯，或有瘀点瘀斑，苔白，脉弦细或弦涩无力。

（3）治法与方药

治法：益气健脾，化瘀止痛。

理冲汤（《医学衷中参西录》）合失笑散（《太平惠民和剂局方》）加减

组成：黄芪20g，党参20g，白术15g，茯苓15g，怀山药15g，三棱10g，莪术10g，鸡内金15g，生蒲黄10g，五灵脂15g。

加减：带下量多质清者，酌加白芷15g，芡实15g；纳少便溏者，酌加薏苡仁15g，炒扁豆15g；下腹疼痛明显者加广木香15g，延胡索15g。

用法：水煎服，日一剂或两日一剂。4周为1个疗程，连服2～3个疗程。

5. 肾虚血瘀证

（1）临床见证：下腹绵绵作痛或刺痛，腰骶酸痛，遇劳累下腹或腰骶酸痛加重，带下量多，色白质清稀。头晕耳鸣，经量多或少，经血色暗夹块，夜尿频多。舌质淡暗或有瘀点瘀斑，苔白或腻，脉沉涩。

（2）辨证依据

1）素体肾虚，或早婚多产，或久病伤肾史。

2）下腹绵绵作痛或刺痛，腰骶酸痛，遇劳累加重。

3）带下量多，色白质清稀。

4）头晕耳鸣，或夜尿频多。

5）舌质淡暗或有瘀点瘀斑，苔白或腻，脉沉涩。

（3）治法与方药

治法：补肾活血，化瘀止痛

1）杜断桑寄失笑散《太平惠民和剂局方》加减

组成：川续断18g，川牛膝15g，杜仲15g，桑寄生15g，川芎15g，生蒲黄20g，五灵脂15g，大血藤15g，没药10g，延胡索20g，丹参15g，三棱15g。

加减：带下量多质清者酌加白芷15g，芡实15g，金樱子15g；夜尿频数酌加益智仁12g，桑螵蛸15g；形成盆腔包块者，酌加莪术15g。

用法：水煎服，日一剂或两日一剂。4周为1个疗程，连服2～3个疗程。

2）妇宝颗粒

益肾和血，理气止痛。开水冲服。一次10g，一日2次。

【其他疗法】

一、盆腔炎急性发作

（一）西医治疗

1. 一般治疗　卧床休息。取半卧位，以利于盆腔炎性渗出物的局限，并注意增加营养，补充每日所需之热量及水分，经静脉滴入，注意纠正电解质紊乱及酸碱平衡。高热时可采用物理降温，尽量避免不必要的妇科检查，以免引起炎症扩散。

2. 抗生素治疗　常用药物有第二、三代头孢菌素类，克林霉素与氨基糖苷类联用，喹诺酮类与甲硝唑联用等。淋病奈瑟菌感染可选用大观霉素，沙眼衣原体感染可选用多西环素、阿奇霉素等。抗生素的治疗应把握以下原则：高效、广谱、及时和个体化，并应达到足量、足疗程，且需注意毒性反应，在症状消失后继续给药两周以巩固疗效。

3. 手术治疗　若经药物治疗无效，脓肿形成或破裂，体温不降，病人中毒症状加重或炎症包块增大者可采取手术治疗，选择病灶或附件切除，阴道后穹隆切开引流术。

由盆腔炎性疾病引起的感染性休克是病情发展的危急阶段，必须按感染性休克的处理原则进行抢救治疗。

（二）中药直肠给药

1. 复方红藤汤（《新编妇科秘方大全》）　红藤、败酱草、蒲公英、丹参各30g，金银花、连翘、鸭趾草各20g，紫花地丁25g。将上方水煎浓缩200ml左右，药温至38～40℃，分两次灌肠，每日1次。以14天（非经期连续用药）为1个疗程，一个月用1个疗程，治疗2个疗程，经期停用。适用于盆腔炎急性发作湿热蕴结证。

2. 金银花30g，蒲公英20g，地丁20g，红藤30g，败酱草20g，连翘20g，三棱15g，莪术15g，丹参20g，赤芍20g（《中西医临床妇科学》）。浓煎至100ml，药温39～40℃，每日 1 次，保留灌肠。适用于盆腔炎急性发作湿毒壅盛证。

3. 康妇消炎栓　清热解毒，利湿散结，杀虫止痒。直肠给药，一次 1 粒，一日 1～2 次。方法：便后洗净肛门，用食指套上指套送入直肠 5～7cm 处。

治疗方法：治疗时患者左侧卧位，臀部抬高 10cm 以上为宜，插管深度在 15cm，灌肠速度应以 50～100ml 药液在 5～10 分钟内推完（滴完）为宜，灌肠液在肠道存留时间最好在 6 小时以上。

注意事项：①灌肠后患者若觉下腹部胀痛、肠鸣、腹泻，或保留时间短者，可适当调整灌注药物的速度和温度。②插入肛管时手法应轻柔，以免擦伤直肠黏膜。③如患者患有严重痔疮，保留灌肠应慎用。④经期停用。⑤若伴有明显腹泻者慎用或禁用。

（三）中药外敷

1. 金黄膏外敷下腹部，每日 1 次。适用于盆腔炎急性发作湿热蕴结证。

2. 鲜蒲公英，捣烂如泥，加白酒调匀，外敷下腹部。适用于盆腔炎急性发作各证型。

3. 四黄散（《女病外治良方妙法》）　大黄、黄芩、黄柏、黄连等量研成细末。治疗时取药末 40～60g，热开水加适量蜂蜜调至糊状，趁热敷下腹部，每日 1 次，7 次为 1 个疗程。适用于盆腔炎急性发作各证型。

二、盆腔炎后遗症（盆腔炎反复发作、慢性盆腔痛）

（一）中药直肠给药

1. 盆炎康栓　早晚或便后将栓剂 1 粒塞入肛门，每日 2 次，15 天为 1 个疗程，可坚持使用 2～3 个疗程。适用于盆腔炎反复发作湿热瘀结证。

2. 妇科灌肠液，每晚 1 次，每次 50ml 直肠推注，15 天为 1 个疗程，每个月经周期治疗 1 个疗程，可坚持使用 2～3 个疗程。适用于盆腔炎反复发作湿热瘀结证。

3. 化瘀解毒汤（《新编妇科秘方大全》）　败酱草 20～30g，三棱、莪术、赤芍、丹参、红藤、木香、槟榔、昆布、大黄 10～15g。上药浓缩 200ml，温度 38～40℃，分两次灌肠。每日一次。经期停用。每日 1 次，以 14 天（非经期连续用药）为 1 个疗程，一个月用 1 个疗程，治疗 2 个疗程。适用于盆腔炎反复发作湿热瘀结证。若伴有明显腹泻者慎用或禁用。

4. 三棱、莪术、延胡索、五灵脂，金银花、桃仁、红花、连翘，荔枝核、皂角刺、丹参、赤芍各 10g（《中西医临床妇科学》）。加水浓缩至 100ml，温度 38～40℃，分两次灌肠。每日 1 次。以 14 天（非经期连续用药）为 1 个疗程，一个月用 1 个疗程，治疗 2 个疗程。适用于盆腔炎反复发作气滞血瘀证。若伴有明显腹泻者慎用或禁用。

（二）中药外敷

1. 外熨消癥散（《新编妇科秘方大全》）　血竭 5g，乳香、没药、白芥子、莱菔子各 30g，桃仁、红花、麻黄、小茴香各 15g，附子、吴茱萸各 45g，冰片 10g，炒食盐 60g。首次以温水浸湿后，隔水蒸 40～60 分钟，趁热敷下腹部或腰骶部 30 分钟（封包下垫毛巾 1～2 块，上罩塑料袋，随着温度下降逐渐拆除），每日 1 次，治疗后药包夏日放入冰箱，冬日放在干燥通风处。此后每日隔水蒸 20～30 分钟同法再使用，每个药包可用 5 次。适用于盆腔炎反复发作、慢性盆腔痛气滞血瘀证。每日 1 次，以 14 天（非经期连续用药）为 1 个疗程，一个月用 1 个疗程，治疗 2 个疗程，经期停用。

2. 盆腔炎膏（《中医临床诊治》）　当归、白芍、红花各 500g，生地黄、益母草各 240g，川芎、牛膝、牡丹皮、桂枝、黄柏、刘寄奴、蒲黄、桃仁各 120g，郁金、艾叶、乳香、没药、血竭各90g，香油，广丹3500g。除乳、没、竭、冰、广丹外，其余药物放入香油内泡2小时，置火上煎熬，炸枯后，滤渣，在加入乳香、没药、血竭、冰片，溶化过滤，在锅内煎熬，滴水成珠加入广丹。令患者平卧，温水擦净小腹部，先涂香油，把加热化开之药膏趁热敷上（以不烫伤皮肤为度，凉后再换上热药膏，反复4次，约1小时），热敷后再用1张药膏留贴腹部。1日贴1次，10次为1个疗程。适用于盆腔炎反复发作、慢性盆腔痛各证型。

3. 妇炎散（《中医临床诊治》） 大黄、姜黄、败酱草、丹参、赤芍、乳香、延胡索、羌活、独活、千年健、透骨草，切细末温水加酒调成糊状敷下腹，每日1次，以14天（非经期连续用药）为1个疗程，一个月用1个疗程，治疗2个疗程，月经期停用。适用于盆腔炎反复发作、慢性盆腔痛气滞血瘀证。

4. 乌头、艾叶、肉桂、鸡血藤、红花、川芎、延胡索、五灵脂、当归、皂角刺各20g（《中西医临床妇科学》）切成细末，入布袋内，蒸后热敷下腹部，每日1次，以14天（非经期连续用药）为1个疗程，一个月用1个疗程，治疗2个疗程，经期停用。适用于盆腔炎反复发作、慢性盆腔痛寒湿瘀滞证。

（三）中药离子导入

1. 丹参注射液10ml稀释至50ml，离子导入小腹皮肤，每日1次，10次为1个疗程。适用于盆腔炎反复发作各证型。

2. 没药、三棱、莪术、生蒲黄、五灵脂、制香附各10g，白花蛇舌草30g，川芎6g（《中医妇科临床手册》）。水煎取汁300ml，可用3次，每次用100ml。用于盆腔炎反复发作湿热瘀结证。每日1次，以14天（非经期连续用药）为1个疗程，一个月用1个疗程，治疗2个疗程，经期停用。

3. 金银花、连翘、蒲公英各30g，当归20g，白芍、川芎、紫花地丁、黄柏、丹皮、白芷、黄芪各10g（《新编妇科秘方大全》）。用电离子导入机常规治疗，每日1次，每次30分钟，以14天（非经期连续用药）为1个疗程，一个月用1个疗程，治疗2个疗程，经期停用。适用于盆腔炎反复发作湿热瘀结证。

治疗方法：将8层纱布做成的纱布垫浸入100ml药汁后置于下腹部，通过中药离子导入机导入，使药物通过病灶局部皮肤直接渗透和吸收。每日1次，每次40分钟。

（四）中药熏蒸治疗

使用中药熏蒸床，根据辨证用药，主要选用活血化瘀、行气止痛、芳香透皮的中药装袋，放进盛有1000ml热水的熏蒸煲中，加热出蒸气，熏蒸下腹部或腰骶部，每次20～30分钟，一袋药包使用5次后及时更换。每日1次，以14天（非经期连续用药）为1个疗程，一个月用1个疗程，治疗2个疗程，经期停用。适用于盆腔炎反复发作、慢性盆腔痛各证型。

（五）中药穴位敷贴

选择活血化瘀、行气止痛、芳香透皮的药物研末，用黄酒或姜汁调敷神阙、关元、子宫、气海、血海、中极等穴，并根据辨证加减穴位。每日一贴，每贴6小时，以7～14天为1个疗程，经期停用。适用于盆腔炎反复发作、慢性盆腔痛各证型。

（六）温盒灸

采用温灸盒，放置于下腹部，选择神阙、关元、子宫、气海、血海、足三里等穴，并根据辨证加减穴位。用艾条2～3段，每段长约3cm，搁于纱网上，每次施灸20分钟，每日1次，以14天（非经期连续用药）为1个疗程，一个月用1个疗程，治疗2个疗程，经期停用。适用于盆腔炎反复发作、慢性盆腔痛除湿热瘀结证外的各证型。

（七）艾灸治疗（艾灸治疗仪）

使用艾灸治疗仪，选择神阙、关元、子宫、次髎、气海、血海、归来、三阴交等穴位，并根据辨证加减穴位。每日1次，每次20～30分钟，以14天（非经期连续用药）为1个疗程，一个月用1个疗程，治疗2个疗程，经期停用。适用于盆腔炎反复发作、慢性盆腔痛除湿热瘀结证外的各证型。

（八）推拿疗法

取穴：气海、中极、关元、天枢、中脘、归来、三阴交、阴陵泉、肾俞、脾俞。

操作：取半卧位，掌摩腹部，至皮肤透热，用指针法在气海、中极等腹部穴位进行治疗。提拿足三阴经，点按三阴交、阴陵泉至酸胀。适用于盆腔炎反复发作、慢性盆腔痛各证型。

【预防和调护】

一、盆腔炎急性发作

1. 坚持经期、产后及流产后的卫生保健。
2. 严格掌握妇产科手术指征，术前认真消毒，无菌操作，术后做好护理，预防感染。
3. 对盆腔炎急性发作要彻底治愈，防止反复发作。
4. 卧床休息，半卧位，饮食应加强营养，选择易于消化的食品。
5. 治疗期间禁止性生活和盆浴。

二、盆腔炎后遗症（盆腔炎反复发作、慢性盆腔痛）

1. 生育期妇女要坚持个人卫生保健。
2. 盆腔炎急性期、阴道炎、淋病者应及时彻底治疗，防止转为慢性炎症。
3. 积极锻炼身体，增强体质。
4. 解除思想顾虑，正确认识疾病，增强治疗的信心。

【疗效判定】

（一）盆腔炎急性发作

1. 中医证候疗效标准

中医证候疗效通过证候疗效率进行判定。

$$证候疗效率=\frac{治疗前证候积分-治疗后证候积分}{治疗前证候积分}\times 100\%$$

（1）痊愈：治疗后各症状消失，证候积分值减少≥95%。

（2）显效：治疗后各症状明显减轻，证候积分值减少≥70%，<95%。

（3）有效：治疗后各症状有所减轻，证候积分值减少≥30%，<70%。

（4）无效：治疗后各症状无减轻或有加重，证候积分值减少<30%。

2. 局部体征疗效标准

（1）临床痊愈：治疗后局部体征消失，积分值减少≥95%。

（2）显效：治疗后局部体征明显减轻，积分值减少≥70%，<95%。

（3）有效：治疗后局部体征有所减轻，积分值减少≥30%，<70%。

（4）无效：治疗后局部体征无改善或有加重，积分值减少<30%。

3. 检测招标疗效标准

（1）临床痊愈：治疗后血象、血沉恢复正常。

（2）显效：治疗后血象恢复正常、血沉仍高于正常。

（3）有效：治疗后血象、血沉有所降低，但仍高于正常。

（4）无效：治疗后血象、血沉无改善或有升高。

（二）盆腔炎后遗症（盆腔炎反复发作、慢性盆腔痛）

1. 中医证候疗效标准

中医证候疗效通过证候疗效率进行判定。

$$\text{证候疗效率}=\frac{\text{治疗前证候积分}-\text{治疗后证候积分}}{\text{治疗前证候积分}}\times 100\%$$

（1）痊愈：治疗后各症状消失，证候积分值减少≥95%。

（2）显效：治疗后各症状明显减轻，证候积分值减少≥70%，<95%。

（3）有效：治疗后各症状有所减轻，证候积分值减少≥30%，<70%。

（4）无效：治疗后各症状无减轻或有加重，证候积分值减少<30%。

2. 局部体征疗效标准

（1）临床痊愈：治疗后局部体征消失，积分值减少≥95%。

（2）显效：治疗后局部体征明显减轻，积分值减少≥70%，<95%。

（3）有效：治疗后局部体征有所减轻，积分值减少≥30%，<70%。

（4）无效：治疗后局部体征无改善或有加重，积分值减少<30%。

3. 消散盆腔包块（炎性包块）疗效（妇科检查结合B超检查，盆腔包块大小以三径记录）

（1）临床痊愈：盆腔包块消失。

（2）显效：盆腔包块缩小≥1/2。

（3）有效：盆腔包块缩小≥1/3，<1/2。

（4）无效：盆腔包块缩小<1/3，或有增大。

（魏绍斌　冯家阳　石　灵）

参考文献

1. CDC. Sexually transmitted diseases treatment guide-lines 2006. MMWR，2006，55：1-96.

2. 乐杰．妇产科学．7版．北京：人民卫生出版社，2008：246-252.

3. 张玉珍．中医妇科学．北京：中国中医药出版社，2002：313-319.

第五节　慢性盆腔疼痛症

发生于女性盆腔部位与妇科有关的非周期性的慢性疼痛概称为慢性盆腔疼痛症。由于临床中常有表现为盆腔疼痛的患者前来中医妇科就医，这一多种妇科疾病所表现的共有症状，按照中医学“异病同治”和“辨证求因”的原则，诊治这类患者尚具有中医药特色和疗效，因此，曾在1986年首次提出“盆腔疼痛证”中医病名并列入《中医妇科学》（高等中医院校教学参考丛书，人民卫生出版社，1986年）。当时界定西医妇科所称的急慢性盆腔炎、附件炎具有该部疼痛症状者，亦属本病范围。并作了中医学的系统介绍，在病因病机上分为湿热邪毒（急性疼痛）和血瘀气滞（慢性疼痛），从而分证论治。

刘新民等主译的《现代妇产科疾病诊断与治疗》（人民卫生出版社，1998年）一书中列有“慢性盆腔疼痛症”的论述，此后，国内亦有相继的报道，其临床表现与中医妇科“盆腔疼痛证”中的血瘀气滞证有不谋而合之处，故本书编者议定采用“慢性盆腔疼痛症”病名，使中西医病名一致。本节内容为慢性盆腔疼痛，虽说理论认识和临床治疗方法中西医有所不同，但目的则是相同的。

查阅有关中医历史文献，有散在的类似症状的描述。如《金匮要略·妇人杂病脉证并治》有：“妇人腹中诸疾痛，当归芍药散主之”及“妇人腹中痛，小建中汤主之”。《诸病源候论·八瘕候》云：“小腹重急支满。……结牢恶血不除，月水不时，因生积聚”，即指妇科包块合并腹痛症。《证治要诀·妇人门·经事不调》云：“经事来腹痛，不来腹亦痛，皆血不调故也。”《济阴纲目·调经门》专列有“论经病疼痛”目，以说明有不属痛经及胎、产疾病的一种妇科腹痛症。《傅青主女科·带下》：“妇人有带下而色黑者……其症必腹中疼痛。”有关论述可作参考。

西医妇科认为引起慢性盆腔疼痛的妇科疾病中，最常见的是盆腔子宫内膜异位症、慢性盆腔炎、术后粘连、节育手术（包括输卵管结扎术和宫内节育器避孕）后、盆腔淤血综合征以及残余卵巢综合征等，也有心理性慢性盆腔疼痛症，此外很多非妇科疾病也可导致盆腔疼痛：如肠激惹综合征、肌筋膜痛、肌肉骨骼痛。泌尿系统疾病，如反复性膀胱尿道炎、尿道综合征、间质性膀胱炎等，亦可引起慢性盆腔疼痛症。

【病因病机】 感染邪毒或湿热，病后邪气虽除，但局部病变仍存；或邪气未尽而留连局部，气血流通受阻，血瘀气滞冲任，因而发生疼痛。或因热去湿留化痰阻遏冲任；或盆腔包块瘀滞气血，不通而痛；或因久坐、久站、久负重、伤气致气不运血，也可因情志所伤，累及冲任气血，瘀滞盆腔而时有作痛。或由房劳过度损伤肾气、冲任；或因手术外伤累及盆腔气血，使冲任、子宫、胞脉、胞络血脉不畅而瘀滞，均可表现为慢性盆腔疼痛。

【诊断与鉴别】

一、诊断要点

本病的特点是：①女性盆腔部位疼痛多与妇科有关但无周期性；②疼痛性质为慢性，即疼痛程度明显轻于急性疼痛，为经常性发作，时而轻时而重；③病程反复长达6个月以上；④10％～60％的患者检查时常发现不了病变，所以疼痛程度与病变程度不成正比；⑤心理因素：疼痛是根据病人的主观描述，难以客观测量，往往伴有抑郁、多疑、焦虑等情绪，对病程发展或预后有一定的影响；⑥常有盆腔炎、盆腔手术、下腹部手术史。或患有子宫内膜异位症以及非妇科病引起的某些疾病史（见本节前所提出的有关病名）。

二、鉴别

由于慢性盆腔疼痛症可为多种疾病所致的慢性疼痛，所以，鉴别的目的是了解引起慢性疼痛的原因（为何病所致）。一般通过腹部和盆腔检查，特别注意腹部有无手术瘢痕和压痛点，扪触尾骨活动范围（正常尾骨能移动30°且无压痛）等发现疼痛部位，或作B超检查了解盆腔情况。但有时作全面检查亦难发现病变所在，所以，若患者健康状况尚可而又查不出原因时，可以采用中医辨证求因以观疗效，必要时再进行有关检查，如CT、腹腔镜检查，甚至剖腹探查。

【辨病辨证论治】 由于慢性盆腔疼痛症本身是多种盆腔疾病的相同症状，而且主症为慢性疼痛，按照中医“不通则痛”的认识，再加上本病的特点多是局部瘀滞病变，故多属实证，或为实中夹虚证，故本节不分辨病论治和辨证论治，而采用辨病辨证相结合治疗。

凡诊断为慢性盆腔疼痛症者，根据中医学对痛证机制的认识，按中医辨痛要点（见总论），并结合经、带、胎、产史以及妇科气血变化的特点进行辨病辨证论治。

一、辨病辨证要点

首先辨识引起慢性疼痛的原因，尽量找出属何病引起，再根据疼痛的性质、时间、痛点及病史，诊病时是否在经期、带下情况、手术情况、心理状态和其他兼证以及舌脉征来辨证。

1. 疼痛部位在下腹，痛可引及腰骶。

2. 疼痛时间无周期性，劳累或房事后加重。

3. 疼痛的性质多为持续性，时轻时重，可以有压痛点，但也可以无明显的压痛点。

4. 揉按减轻多属虚，叩击痛多为实，得热减轻多属虚寒。

5. 慢性输卵管炎、盆腔淤血综合征、子宫内膜异位症、手术后粘连或其他引起的粘连多属气滞血瘀；慢性输卵管积液多属痰阻；盆腔包块多属气滞血瘀痰结；心理因素所致的疼痛多属肝气郁结；生活劳逸失度、房事不节多属虚损夹瘀滞。

二、内治法

治法：活血化瘀，软坚散结，行气止痛，再根据病情随证施治。

1. 血府逐瘀汤（《医林改错》）

组成：桃仁、红花、当归、生地黄、川芎、赤芍、牛膝、桔梗、柴胡、枳壳、甘草。

方中寓桃红四物以活血化瘀、养血；柴胡、枳壳行气止痛，牛膝行血通络。有热者加夏枯草清热散结；胀甚者加川楝子、香附行气；少腹冷痛者加艾叶、台乌药；白带多者加白芷、薏苡仁除湿止带。适用于慢性盆腔炎留连不愈所致的痛证。也有用于子宫内膜异位症、盆腔手术后粘连所致的疼痛等。

现有制成红花牌血府逐瘀胶囊的剂型，药物与血府逐瘀汤相同。每日 2 次，每次 6 粒。3 个月为 1 个疗程。本剂型服用方便，易于吸收，无毒副作用，用于此证甚宜。

2. 少腹逐瘀汤（《医林改错》）

组成：小茴香、干姜、延胡索、当归、川芎、官桂、赤芍、蒲黄、五灵脂、没药。

本方活血祛瘀，温经止痛。适用于慢性盆腔疼痛症兼寒象者，如疼痛喜温、手脚不温、夜尿清长，苔薄白、脉沉紧。

3. 膈下逐瘀汤（《医林改错》）

组成：五灵脂、当归、川芎、桃仁、丹皮、赤芍、乌药、延胡索、甘草、香附、红花、枳壳

本方活血祛瘀，行气止痛。用于慢性盆腔炎、盆腔手术粘连等。

4. 活络效灵丹（《医学衷中参西录》）

组成：当归、丹参、乳香、没药、赤芍。

本方活血祛瘀，消癥止痛。可用于慢性盆腔炎包块、陈旧性宫外孕、盆腔器官粘连等。

白带多可加白芷除湿止痛，再加橘核、荔枝核、茺蔚子行气疏通冲任之络脉。

5. 银甲片（王渭川经验方）

本方功效为清热解毒、软坚散结，主治慢性盆腔炎，可用于本证，再加用延胡索乙片以增强镇痛之力。

6. 活血化瘀汤（天津医药，1976，(3)：140）

组成：丹皮、赤芍、桃仁、红花、当归、延胡索。

本方活血化瘀，清热解毒。原报道用于术后肠粘连疗效较好，可用于此治疗盆腔粘连。

痰阻成瘀加车前子、冬葵子、金钱草、薏苡仁，可用于输卵管积液等。

7. 补肾化瘀汤（武汉医学院学报，1986，(3)：205）

组成：当归、赤芍、川芎、红花、党参、锁阳、炙甘草各等量，丹参、鸡血藤3倍于前药。

本方活血化瘀，益气补肾。原方用于治疗损伤性子宫粘连综合征。经药理实验证实对实验性大鼠子宫内膜粘连有防治作用，可用于创伤性粘连。气虚者加黄芪。

8. 桂枝茯苓胶囊

原方主治妇女血瘀所致下腹宿有癥块，选用之治疗本证亦宜。

用法：每日3次，每次3粒。饭后口服。一般经期停服。1～3个月为1个疗程。

以上各方均具活血化瘀之功用，但有的方药软坚散结之力尚嫌不足，可根据证之寒热，于方中酌加莪术、夏枯草、金钱草、石吊兰、鳖甲、海藻、瓦楞子等软坚散结之品，以增强疗效。

三、针灸疗法

1. 八髎穴：或针、或灸、或熨、或杵针、或推拿。
2. 参照痛经针灸处理。

四、物理疗法、保留灌肠或介入疗法

见总论外治法节。

五、心理咨询

对心理因素或情志因素所引起的慢性盆腔疼痛症，需要接受心理治疗。有妇女对盆腔、腹腔手术存在恐惧，特别对计划生育手术意义理解不够而遗留慢性盆腔疼痛者并不少见。有学者针对情绪与疼痛的关系，提出“疼痛的情绪闸门学说”(gate theory of pain)，因此，在临床工作中对慢性盆腔疼痛的病因排除了器质性疾病后，当考虑患者的社会文化背景与各种心理因素是否与发病有关。对这类患者应当耐心地开导讲明道理，加以心理疏导，如果这种疼痛已成为某些精神病的一种前驱症状，如抑郁症、癔症、妄想性精神病，不能用说服教育的方法加以纠正，最后只能在家属的同意和配合下转到精神科治疗，不过这种情况并不多见。

【预防与调护】

1. 对急性的盆腔疾病应彻底治疗，防止转成慢性；避免手术操作粗暴。
2. 进行经期、妊期、产后及性生活个人卫生的教育。

3. 锻炼要有正规的训练方法，劳逸适度，生活规律。

4. 加强身心健康教育，保持愉快情绪。

5. 鼓励患者增强信心，坚持治疗。

【疗效判定】

痊愈：疼痛消失，局部病灶消失，3个月未见复发。

显效：疼痛消失，3个月未见复发。

有效：疼痛消失，2周以上未见反复。

无效：疼痛未减轻，甚至加重。

【重点提示】 临床诊疗慢性盆腔疼痛症应注意掌握本病的诊断与鉴别。辨识引起疼痛的原因，采用辨病与辨证相结合的治疗方法。

（刘敏如）

第六节 盆腔淤血综合征

盆腔淤血综合征是由于盆腔静脉淤血而致的一种妇科常见病证。常与早婚早育、多产、难产、输卵管结扎手术、子宫后位、习惯性便秘及长期从事站立工作有关，以25～40岁妇女多见。本病属中医学“痛经”、“腹痛”、“带下”等病证范畴。

【病因病机】 气滞血瘀是本病的主要病机。分虚实两证，以实证为主。精神抑郁，肝气郁结，或寒湿、热毒之邪客于冲任、胞宫，气血运行不畅，阻而不通者为实；早婚早育、反复人流，精气耗伤，气血两虚，运行无力者为虚。两者形成的共同病理结果为瘀血阻胞，而反过来又可成为发病原因，恶性循环，久之致冲任胞宫（盆腔）气血阻滞，发为本病。

从盆腔静脉的解剖学特点看，因常有两条以上的静脉伴随同名动脉，并有较多的吻合支及静脉丛，故自身血流缓慢，加之盆腔静脉较薄，大都无瓣膜、弹性差等，更易形成盆腔内生殖器官、膀胱、直肠等静脉丛淤血，造成血管迂曲，同时还常合并外阴、子宫颈及下肢等部位静脉曲张。

由于前述种种因素，首先使解剖构造薄弱的一部分盆腔静脉在功能上发生变化，影响血流运行，形成瘀滞，又通过神经血管间的相互影响，波及整个生殖器官以及与生殖器官密切相关的乳房，在临床上表现为前述症候群。由于淤血引起局部组织和相关器官的水肿，一开始是暂时的和可逆的，持续多年或反复加重后，则可以发生持久性变化。

【诊断与鉴别】

一、诊断

1. 病史　有经行腹痛或平素下腹疼痛、腰骶酸痛、小腹下坠、腹胀、带下增多等不适病史。

2. 临床表现　下腹坠痛（可为两侧而一侧较重），腰痛，月经过多，腰胀，乳胀，疲劳，带下增多，性交痛、无快感。当累及膀胱、直肠时，可有相应刺激症状，舌质紫，脉涩。

3. 妇科检查　外阴阴道呈紫蓝色，子宫颈摇举痛；子宫后位、增大、质软，附件增厚、质柔软，可扪及界限不清的软性肿块。

4. 辅助检查

(1) 盆腔静脉造影术：将造影剂注入子宫腔底部肌层内，注入后 20 秒、40 秒分别摄片，观察有无造影剂滞留及其滞留程度。

(2) 盆腔血流图：采用 XL-1 型图仪，连接 XDHO-2 型心电仪，分别测定两侧盆腔血流图形（耻骨旁-尾骨导联）。异常波型出现率在 60%以上。

(3) 腹腔镜检查：可见子宫后位、肥大淤血，子宫卵巢静脉充盈、曲张、增粗。

(4) 阴道彩色多普勒能量图（CDPI）。

二、鉴别

1. 慢性盆腔炎 盆腔炎的临床症状与本病颇为相似，应仔细鉴别。一般说来，盆腔炎病人多有盆腔感染史及反复发病史，腹痛与月经周期相关，但并无子宫颈、阴道及下肢静脉曲张，盆腔造影不显示淤血，妇科检查时盆腔肿块质较硬，有明显边界，粘连固定感；而本病则无肿块可及，既往附件增厚，但质柔软，边界不清，无粘连固定感。

2. 子宫内膜异位症 两病之经行腹痛或平素下腹疼痛不适、腰骶疼痛相似，但其与月经周期的密切相关性及妇科检查、B 超检查或盆腔静脉造影等可资鉴别。

【辨病论治】 本病一般多有某种程度的瘀血表现，治疗应以活血化瘀、疏通冲任为主。但临床确有个别病人无典型可辨之证，据此，可选下列药物治疗。

1. 冲任疏

组成：琥珀、乌药、丹参、赤芍、延胡索、乳香、没药等。

本方疏通冲任气血，温经散寒除湿，化瘀祛积止痛。用于寒湿凝滞胞脉冲任、气血不通之痛经及盆腔淤血综合征、各种下腹痛。

2. 加减桂枝茯苓汤（《新编妇科秘方大全》）

组成：桂枝、茯苓、丹皮、桃仁、白及各 10g。

血瘀伴血热口苦、舌红、苔黄、脉数者，加柴胡 9g、川朴花、青皮、佛手各 10g。

伴气虚见头晕乏力、气喘、舌淡、脉迟涩者，加熟地黄、党参、黄芪各 30g，当归 15g。

上药加水 1200ml，煎至 400ml，滤去药液再加水 800ml，煎至 400ml，两次药液混合，早晚空腹各服 400ml，15 剂为 1 个疗程。

【辨证论治】 根据疼痛的性质、程度及月经的期、量、色、质，辨别其虚实属性。疼痛剧烈拒按者为实，反之为虚；经血色黯夹血块，块出痛减者为血瘀；绞痛、腹冷、喜暖者为寒，反之为热；以胀为主者为气滞。

本病应以调理冲任气血为主要治则，或活血，或行气，或散寒，或清热。冲任疏通，气血畅行，诸症自除。

1. 气滞血瘀证

(1) 临床见证：下腹胀痛、坠痛，伴乳胀、经量少，或经行不畅，经色黯红，夹血块，舌质紫黯，有瘀点，脉弦。

情志抑郁，肝失条达柔顺之性，冲任气血郁滞，故下腹胀痛；胞宫瘀阻，故经量少，夹血块；舌紫、脉弦皆为气血阻滞之征。

(2) 辨证依据

1) 下腹胀痛、坠痛，伴乳胀。

2) 经量少，或经行不畅，经色黯红，夹血块。

3）舌质紫黯，有瘀点，脉弦。

4）素性抑郁或情志内伤史。

（3）治法与方药

治法：理气化瘀止痛。

膈下逐瘀汤（《医林改错》）

组成：当归、柴胡、赤芍、桃仁、红花、枳壳、延胡索、五灵脂、丹皮、乌药、香附、甘草。

诸药相伍，共奏化瘀、行气、止痛之效，使气血畅行，瘀祛痛止。

二阴坠胀者，可加川芎。

2. 血瘀夹寒证

（1）临床见证：下腹冷痛，经期加重，喜暖拒按，月经量少，色黯黑有块，苔白腻，脉沉。

寒邪性主凝滞，客于冲任胞宫与血相搏结，气血运行涩滞，故下腹冷痛，血为寒凝，瘀寒相搏，故经行不畅，经血夹块。苔白、脉沉均为寒瘀内结之征。

（2）辨证依据

1）下腹冷痛，经期加重，喜暖拒按。

2）月经量少，色黯黑有块，苔白，脉沉。

3）经期或产后感寒史。

（3）治法与方药

治法：温经散寒，化瘀止痛。

少腹逐瘀汤（《医林改错》）

组成：小茴香、干姜、延胡索、当归、没药、川芎、肉桂、赤芍、五灵脂、蒲黄。

方中小茴香、干姜、肉桂温宫散寒除湿，当归、赤芍养血活血祛瘀，延胡索、五灵脂、蒲黄、没药化瘀止痛。全方温经散寒，活血祛瘀止痛。

痛甚或厥者，可加附子以温阳气而行血瘀。

3. 湿热瘀阻证

（1）临床见证：下腹灼痛，经来加剧，经血黯红，质稠夹血块，小便频数急，尿道口灼热不适。舌红，苔黄而腻，脉弦数。

湿热之邪蕴于下焦，滞留冲任、胞宫，故下腹灼热疼痛；邪毒侵及膀胱，则尿频、尿急、尿痛；经血色质、舌脉均为湿热客留之象。

（2）辨证依据

1）下腹灼痛，经来加剧。

2）经血黯红，质稠夹血块。

3）舌红，苔黄而腻，脉弦数。

4）经期产后感受湿热之邪病史。

（3）治法与方药

治法：清利湿热，化瘀止痛。

清热调血汤（《古今医鉴》）

组成：丹皮、红花、莪术、香附、延胡索、黄连、白芍、当归、川芎、生地黄、桃仁、苍术、黄柏。

全方清热化瘀，理气止痛，加苍术、黄柏清热除湿。热毒盛者可加红藤、败酱草。小便频、数、急者，合八正散加减治之。

4. 肝肾虚损证

（1）临床见证：下腹隐痛，绵绵而作，腰膝酸软，月经量少、质稀、色淡。可伴有耳鸣、潮热、盗汗等症。舌淡苔薄白，脉细。

肝肾亏损，冲任俱虚，精血失养，不荣则痛，故下腹绵绵而痛；经量少、质稀、色淡皆为肾精不足之象；潮热、耳鸣、盗汗、舌淡、苔薄、脉细均系肝肾亏损使然。

（2）辨证依据

1）下腹隐痛，绵绵而作，腰膝酸软。

2）月经量少、质稀、色淡。

3）舌淡苔薄白，脉细。

4）肝肾不足或房劳多产史。

（3）治法与方药

治法：补肾填精，益肝止痛。

养精汤（经验方）

主要由紫河车、熟地黄、黄精、白芍等组成。全方重在补益肝肾精血，平调肾之阴阳，使肝肾冲任功能复常，胞宫、胞脉得养，不止痛而痛自止。

5. 气血虚弱证

（1）临床见证：下腹隐痛而有空坠感，喜揉按，面色不华，神疲乏力，气短。舌质淡，脉细弱。

气血不足，冲任空虚，经脉失养，或气血虚弱运行无力，涩滞不畅，故下腹隐痛，揉按后气血运行渐复，故隐痛可消。舌淡脉细，面色无泽，气短乏力，均系气血虚弱使然。

（2）辨证依据

1）小腹隐痛而有空坠感，喜揉按。

2）面色不华，神疲乏力，气短。

3）舌质淡，脉细弱。

4）素体气血不足或失血耗气史。

（3）治法与方药

治法：补气益血止痛。

圣愈汤（见“痛经”节）：气血双补，血海充盈，荣则不痛。

若伴腰酸者加杜仲、川续断、桑寄生。

【其他疗法】

1. 中药灌肠　刑建琴等用逐瘀汤灌肠治疗 23 例盆腔淤血综合征患者，结果用药 2～5 个疗程，治愈 10 例，显效 8 例，有效 4 例，无效 1 例，总有效率为 95.56%。

处方：当归 10g，桃仁 12g，赤芍 10g，桂枝 6g，香附 10g，延胡索 10g，丹参 15g，金银花 15g，紫花地丁 30g，鳖甲 15g，三棱 10g，莪术 10g，甘草 6g。加水 500ml，浓煎至 150ml，每晚睡前用 8 号尿管插入直肠 10～15cm，50ml 针管将药液（温至 38℃）注入后行膝胸卧位 20 分钟，10 天为 1 个疗程。

2. 中药加理疗　李喜英用中药加理疗治疗 195 例盆腔淤血综合征。1～2 个疗程后，症状完全缓解者 163 例，仅经期疼痛者 23 例，无效者 9 例，治愈率为 83.59%，有效率为 95.38%。

理疗：采用 TDP-DZ-L-I-2 型 TDP 治疗仪，进行盆腔照射，每日 30 分钟，15 天为 1 个疗程，经期停用。

【预防与调护】

1. 提倡晚婚，节制生育。
2. 采用新法接生，防止产程过长和难产。
3. 保持大便通畅，防止便秘和慢性咳嗽。
4. 做好妇女劳动卫生保护，避免长时间站立或蹲位以及重体力劳动。
5. 推广产后体操。

【疗效判定】

治愈：下腹及腰骶部坠胀疼痛及其他症状消失。

显效：主要症状及其他症状明显减轻。

有效：主要症状及其他症状较治疗前有所减轻。

无效：症状无改变甚或有所加重。

（刘昭阳　郑　君　吴克明）

第七节　阴　吹

妇女阴道中时时出气或气出有声，状如矢气者，称为“阴吹”。

本病首见于汉代张仲景《金匮要略·妊娠病脉证并治》：“胃气下泄，阴吹而正喧，此谷气之实也，猪膏发煎主之。”此论对后世影响颇深。

晋代王叔和《脉经》以脉审证探讨阴吹的病机：“少阴脉弱而数，微则少血，弱则生风，微弱相搏，阴中恶寒，胃气下泄，阴吹而正喧。”可作为肾虚下寒而患阴吹的参考。宋代《陈素庵妇科补解》则提出：“妊娠阴吹”之病证类型，曰：“子室内聒聒有声如矢气状，或赤白带下，或先有浊气臭液出阴户，然后有声”，认为乃肝肾亏虚，虚阳下陷，从补益肝肾、益气补血的治法用药治疗本病。

清代尤在泾《金匮要略心得》在阐发张仲景“猪膏发煎”主治妇人杂病阴吹时说：“谷气实者，大便结而不通，是以阳明下行之气不得从故道，而乃别走旁窍也，猪膏发煎润导大便，便通气归矣。”倡论阴吹病机在肠热津亏，便秘腑实，浊气别走阴道所致。《医药顾问大全·妇人科》也宗其说，认为谷气不能下走后引，“阴阳乖僻，遂使阴户出声，如谷道转矢气状，是谓阴吹病”发病机制。

《医宗金鉴·妇科心法要诀》提出阴吹分虚实论治。实证从仲景之论，虚证以“中气下陷"、“气血不足”而论治，丰富了本病的病因和治法。清代吴鞠通《温病条辨》从临床角度提出痰饮盘踞中焦，以致腑气不通而逼走前阴之阴吹病证，主用行气宣痰法治疗本病，实开拓了阴吹论治又一门径。

阴吹的治疗临床多以气虚型多见，近代如哈荔田及朱小南均各报道一例脾肾两虚、中气下陷而患阴吹的病例，以补肾益气、升陷补中法而收效。哈荔田论阴吹证治当分虚实之别，并提出“配合坐浴熏洗药资助治疗”，可谓独具匠心。《何子淮女科经验集》亦认为“近年来对阴吹证亦未用猪膏发煎”，临床以胃气不和论阴吹之病机特点，治疗药用无花果、郁金、乌药、广木香、苏梗、绿梅花、荜澄茄、沉香、干姜等以行气导气下行之品，继用补中益气汤调和脾胃以善其后。

有关阴吹的证治报道较古代文献有了新的认识和进展，有的从中西医结合的观点，进一步阐述了“阴吹”的病因发病学，并在系统总结前人论治“阴吹”证治的基础上，提出了辨证及分型论治。也有以益气补中佐以调气行气立法；或据妇人产后气血两虚的病机认识，用八珍汤调补气血治产后阴吹；或从肝郁气滞论治，以逍遥散化裁佐疏肝行气之品治肝郁气滞型阴吹获效，均从临床实践丰富了本病的认识和治疗。

【病因病机】 阴吹“或由肠燥或由瘀阻或由痰滞”致大便坚滞，腑气不通，逼走前阴为其实证。其中有因素体阴亏、津液亏乏而肠燥便秘者；或素嗜辛辣炙煿，阳盛内热或外感邪热留滞胃肠而伤津便秘燥结者；有痰湿中阻者；或因于肝郁气滞，木郁土壅而腑气不通者。阴吹也有因脾胃素虚，中气下陷，腑气不循常道而从前阴喧泄者，其为虚证。临床应审查虚实，明辨病因。

【诊断与鉴别】

一、诊断要点

1. 临床表现　阴道中时有气出或伴有响声，如矢气之状。
2. 妇科检查　无阴道直肠瘘，前庭肛门瘘，无前阴裂伤。
3. 其他检查　B超提示子宫及附件无器质性病变。

二、鉴别

应与直肠阴道瘘出现类似阴吹排气的症状鉴别，也应与矢气相鉴别。直肠阴道瘘出现前阴排气，其气多有异臭，其瘘修复后即无此症状；矢气从肛门排出，其气臭；阴吹为其气出自阴道，一般无异臭。

【辨证论治】

一、辨证要点

阴吹一证应首辨虚实，注重整体证候与局部证候相结合。从整体证候而论，形体壮实、口渴舌燥多属实热证；肢倦乏力、纳差舌淡者多数虚证；体形肥盛、脘痞苔腻者多属痰湿；性情恚怒、胁胀腹满多属肝郁。从局部审证，大便燥结多属实证；虚坐努责多数虚证。大便黏滞多实；大便溏薄多虚。阴吹声响正喧多实，阴吹声低沉微多虚。

阴吹与矢气相似，若偶有此症状或无其他证候则可不做病论，如清代王孟英云：“阴吹乃妇人常有之事，别无所苦者，自亦不知为病，况系隐微，医更不知”，可供临床诊治之参考。

二、治疗原则

治疗阴吹应以通调腑气、调理胃肠为原则。通腑有润下与增液之区别；行气则有疏肝和导滞的差异；调胃有补脾益气治其虚与祛痰化湿理其肠的不同。总之，临证之要，须明辨虚、热、痰、郁的不同，务使谷气顺，胃气通降于肠腑，腑气传化通调，升降守序，浊循常道。

三、分证论治

1. 气虚证

（1）临床见证：前阴有气体排出，状如矢气，时断时续，声响低沉；神疲倦怠，肢软乏力，面白气短，下腹虚胀或有坠感；或纳差而便溏，或便秘而虚坐努责；或兼带下清稀量多；或月经色淡质稀，舌淡苔白，脉细弱无力。

素体脾弱气虚或复因劳伤食损，气血亏虚，中气下陷，腑气逆逼，出走前阴则阴吹时断时续；带下清稀与月经色淡质薄及舌脉均属脾虚之象。

（2）辨证依据

1）时有气体从阴道排出，状如矢气，声响低沉。

2）神倦乏力，气短，面色㿠白，便溏或虚坐努责，下腹虚胀或有坠感。

3）舌淡苔白，脉细弱。

（3）治法与方药

治法：益气养血，补中升清。

1）补中益气汤（《脾胃论》）

组成：黄芪、人参、炙甘草、白术、陈皮、当归、柴胡、升麻。

本方原治饮食劳倦内伤，中气不足，清阳下陷所致之烦热、头痛、口渴诸症。后世发展主治气不摄血，中气下陷之便血、崩漏、阴挺、阴吹、久泻等证。

方中重用黄芪以益气补中升阳，人参、甘草补脾益气，白术健脾，辅助黄芪共奏补中益气之功；佐陈皮醒脾利气，当归以养血；柴胡、升麻以助黄芪升清举陷。中气复常，清阳升，浊阴降，腑气畅循其道，则阴吹可愈。

2）十全大补汤（《太平惠民和剂局方》）

组成：人参、白术、茯苓、炙甘草、黄芪、熟地黄、当归、白芍、川芎、肉桂。

本方治诸虚之不足，脾虚气虚诸证，方中选药性温不热，温补脾胃，益气养血，实平补有效之方。本方对脾胃虚弱而兼气血不足型阴吹病患者尤宜。方中肉桂用量宜偏小以防辛热耗伤气阴。

若大便秘结，酌加肉苁蓉、火麻仁、何首乌。兼肾气亏虚，腰膝酸软者酌加杜仲、川续断、菟丝子、狗脊、巴戟天、覆盆子。

3）八珍冲剂

补气益血。用于气血两虚引起的食欲不振、贫血、虚劳、月经失调。每次 1 包（3.5g），每日 2～3 次，或遵医嘱服用。

2. 热结肠燥腑实证

（1）临床见证：阴道排气较剧，或声响正喧，大便干燥秘结，口干喜饮，下腹胀满，舌质红，苔黄或黄糙，脉滑数有力。

过食辛辣炙煿，或感受热邪，胃肠结热而津伤则大便秘结干燥；腑气不通，逼走前阴则阴吹正喧而声响，下腹满胀，均为热结肠腑之象。

（2）辨证依据

1）前阴时有气体排出，或声响正喧。

2）大便干燥秘结，口干喜饮。

3）舌红，苔黄或黄糙，脉滑数。

4）感受热邪，过食辛辣，有便秘病史。

（3）治法与方药

治法：泻热导滞，增液通腑。

1）桃核承气汤（《伤寒论》）去桂枝，加生地黄、石斛、瓜蒌仁组成：桃仁、大黄、甘草、芒硝、生地黄、石斛、瓜蒌仁。

原方治瘀热互结，下焦蓄血，证见少腹急结，大便下血，如狂者。

方中大黄、芒硝、甘草为泻热导滞通腑之调胃承气汤，合桃仁、瓜蒌仁之甘苦以润肠燥，生地黄、石斛清热养阴增液，共奏热清、阴复、腑通而阴吹自愈之效。

2）麻子仁丸（《伤寒论》）

组成：麻子仁、杏仁、大黄、枳实、厚朴、芍药。

《伤寒论》以本方治阳明肠燥热结，阴津不足，大便秘结所成的“脾约证”。本方与桃核承气汤均属泻热通腑之剂，本方偏于润下，后者偏于攻下，临床应审病势轻重而选用之。

若兼肺胃邪热内结，咽燥口渴者可合沙参麦冬汤（《温病条辨》：沙参、玉竹、生扁豆、麦冬、天花粉、桑叶、生甘草）以养阴清热。若腹胀满，甚或腹胀痛，可酌加槟榔、木香、莱菔子以行气导滞。

3. 阴虚肠燥腑实

（1）临床见证：阴道排气时作，如转矢气状，或形体消瘦，潮热盗汗，或咽干口燥，五心烦热，大便秘结，溲黄短少，舌红少苔，脉细数无力。

素体阴虚，或因热病，或因嗜食辛辣厚味酿热伤津损阴，津亏肠燥，谷道滞而大便艰行，浊阴之气迫走前阴而阴吹时作。

（2）辨证依据

1）阴道排气时作，若转矢气状。

2）潮热咽干，大便秘结。

3）舌红少苔，脉细数无力。

4）或形体消瘦，素有便秘史；或嗜食辛辣之品；或有热病伤津失液病史。

（3）治法与方药

治法：滋阴生津，润肠通便。

1）润肠丸（《沈氏尊生书》）

组成：生地黄、当归、桃仁、火麻仁、枳壳。

本方原治老人、虚人津枯肠燥便秘。对阴虚或兼血虚之大便秘结所致阴吹病证尤宜。

2）增液汤（《温病条辨》）

组成：玄参、麦冬、生地黄。

《温病条辨》用本方治阳明温病偏于阴液亏少而里热聚结，证见大便秘结者。三药质润甘寒，有滋阴生津、润肠通便之功，意在“增水行舟”。临证宜酌情增大剂量，即“非重用不为功”，量少则疗效不显。

3）五仁丸（《世医得效方》）

组成：桃仁、杏仁、柏子仁、松子仁、郁李仁、陈皮。

本方治精津枯竭，传导艰难，大便秘涩。于此重在润肠通便，对津亏肠燥便秘所致阴吹病证者宜。

若舌质红，口燥咽干，脉虚细而见气阴两虚者，可合三才汤（《温病条辨》：人参、天冬、生地黄）或生脉散（《备急千金要方》：人参、麦冬、五味子）以益气生津，俾阳生阴长，津生便畅，肠腑通调，浊循谷道，则阴吹可愈。

4. 痰湿内阻证

（1）临床证见：前阴有气排出，或簌簌有声，其形体或肥胖，多痰涎，胸闷脘痞，大便或溏或黏滞，或带下色白量多，或倦怠眩晕，舌淡胖，苔腻滑，脉缓滑或细滑。

痰湿内阻，津液布化失常，浊阴碍腑气之通降，则逼走前阴为阴吹之证。痰湿下注，损伤任带，则带下量多色白，滞留肠间则大便溏或黏滞。舌脉均属痰湿内阻之征。

（2）辨证依据

1）前阴有气体排出，或簌簌有声。

2）咳吐痰涎，口腻，大便溏或黏腻，或白带量多。

3）苔腻或腻滑，脉滑。

4）或体形肥胖，或素有痰饮病史。

（3）治法与方药

治法：祛痰化湿，健运脾胃。

1）橘半桂苓枳姜汤（《温病条辨》）

组成：半夏、枳实、橘皮、桂枝、茯苓、生姜。

原方治痰湿阻滞之阴吹证，“盖痰饮盘踞中焦，必有不寐不食，不饥不便，恶水等证，脉不数而弦迟”。吴瑭立本方治阴吹，以开一门径。并谓服用本方“以愈为度，愈后以温中补脾，使饮不聚为要”，临证可酌加泡参、苍术、白术、怀山药、扁豆等甘温健运脾胃之品，以善其后。

2）茯苓饮（《外台秘要》）

组成：茯苓、人参、白术、枳实、橘皮、生姜。

《外台秘要》以本方治痰饮气滞兼脾虚证所致脘痞腹胀、纳差厌食。全方具祛痰化湿，健运脾胃之功，适于脾胃气虚，痰湿阻滞所致阴吹的证治。若大便黏腻不爽，腹胀者，属痰阻气滞，可酌加莱菔子、槟榔、厚朴、大腹皮以祛痰化湿，行气导滞。

5．肝郁气滞证

（1）临床证见：阴吹时作，或喧响作声；情绪忧郁，或善悲易怒，胸胁胀痛，嗳气呕逆，或少腹胀痛，大便秘结；或月经周期先后无定，经量或多或少无常。舌偏红，苔白，脉弦或脉涩。

忧悲郁结则肝郁气滞，恚怒气逆则肝木横逆，致令肝失疏泄，侮传脾土，升降逆常，谷气不循肠腑传导而反行旁窍则阴吹作声；余症、舌脉亦为肝气郁滞之象。

（2）辨证依据

1）阴吹时作或喧响有声。

2）胁胀、嗳气，或少腹胀痛，大便秘结。

3）舌淡苔薄，脉弦。

4）情绪易波动，多愁易怒，多有七情激惹的精神创伤史。

（3）治法与方药

治法：疏肝解郁，理气行滞。

1）柴胡疏肝散（《景岳全书》）

组成：柴胡、陈皮、枳壳、川芎、芍药、香附、甘草。

原方治邪在少阳而气逆胁痛，或寒热往来者。后世多推崇本方用治胁痛、脘痛、腹痛属于肝郁气滞者。对阴吹证属肝气郁结，少腹胀痛之气滞证者尤宜。

2）丹栀逍遥散（《内科摘要》）

组成：柴胡、当归、白芍、白术、茯苓、甘草、丹皮、栀子。

薛己原方名“加味逍遥散”，治血虚有热，遍身瘙痒，或口燥咽干，发热盗汗，食少嗜卧，小便涩滞等症。本方具疏肝解郁清热之功效，对阴吹证属气滞气郁化热，舌红，苔黄，口苦咽干者宜用。

大便秘结酌加郁李仁、草决明、生首乌以通润肠腑。口渴喜饮可酌加天花粉、石斛、生地黄或熟地黄以滋阴养液。腹胀腹痛者酌加青木香、广木香、沉香、延胡索、香橼之属以行气止痛缓急。

3）四磨汤口服液：顺气降逆，消积止痛。用于中老年人脘腹胀痛、便秘等证。每次10～20ml，餐前服用，每日3次，或遵医嘱服用。疗程1周。

【其他疗法】

1. 猪膏发煎（《金匮要略》）　猪膏半斤，乱发如鸡子大三枚。前二味，和膏中煎之，发消药成，去膏渣，分服。本方宜于阴虚肠燥便秘阴吹患者。

2. 哈荔田外用熏洗方（《哈荔田妇科医案医话选》）　蛇床子9g，黄柏6g，吴茱萸3g。布包，泡水熏洗，坐浴熏洗。本方清热燥湿，利气宽肠，对阴吹兼有带下者尤宜。外用无副作用，宜酌情坚持外用。

3. 香油、蜂蜜各适量调服，对大便干燥，习惯性便秘而患阴吹证者宜，应长疗程服用。

【预防与调护】

一、预防

平时应调节饮食，少食辛辣炙煿之品，多吃新鲜蔬菜与瓜果，保持大便调畅，养成定时排便的生活习惯。注重调畅情绪，应正确对待偶发的而又不影响正常社交活动的生理性阴道少量排气。对有明显症状的阴吹病患者，应注重心理调节，避免或减少因阴吹而诱发或加重精神负担和心理损害。

二、调护

多数患者因羞于启齿而难言阴吹之隐，应注重病人的心理安慰和治疗，以缓解病人对阴吹不必要的忌讳与恐惧，配合治疗。

注意对本病患者，尤其是反复不愈患者进行必要的妇科相关检查，明确病因以施治。用药不可以过于苦寒攻下以损伤胃气，行气勿过于辛温以耗伤阴津。

【疗效判定】

痊愈：阴吹症状消失；其他伴随症状也随之消除。

显效：阴吹症状基本消失或偶发；其他伴随症状（如便秘）明显减轻。

有效：阴吹症状减轻，或发作明显减少；其他伴随症状减轻或有反复。

无效：阴吹及其他症状均无改善。

（卓　毅）

参考文献

1. 李广文．阴吹病机及证治探讨．新中医，1983，(3)：15.

2. 林义群．加味补中益气汤治疗阴吹9例．新中医，1992，(7)：27-28.

3. 孙成生．八珍汤加味治疗产后阴吹．甘肃中医，1992，(2)：31.

4. 徐升阳．阴吹病机及治验．上海中医药杂志，1983，(11)：25.

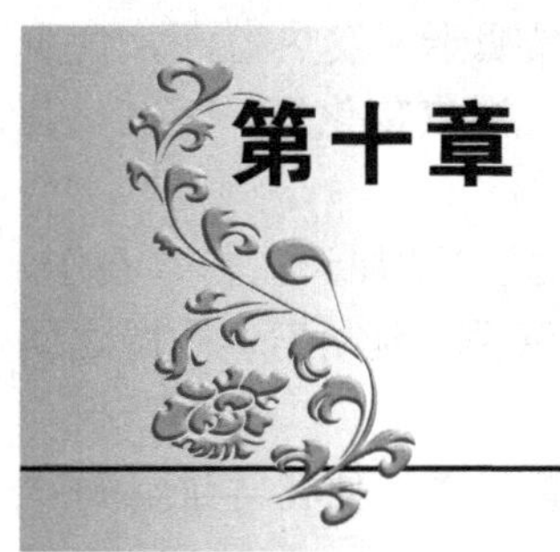

第十章 乳房疾病

第一节　乳房发育不良

女性在性发育成熟期，乳房发育不完全，形态异常，明显小于正常者，称乳房发育不良。

中医学古医籍中没有乳房发育不良的病名，对乳房发育不良的因症脉治的认识，仅散见于“乳病”的有关医著和文献中。如《疡医大全·乳头陷下门》有“两乳头陷顶”的描述。《乳痈门主论》亦有“凡初生女孩，必须于月余内大人以手挤其两乳，使乳头长出，若不知此，长大其女必是一对瞎奶，生育之后，乳头微露，大半藏在乳房之内”的记载，提出了预防乳头凹陷的方法。

引起乳房发育不良的原因主要有下丘脑-垂体促性腺激素分泌功能低下，性腺发育不全以及胚胎时乳房胚芽形成不全等。

乳房发育不良的主要临床表现为乳房形态明显小于正常。在因乳房胚芽形成障碍而致乳房发育不良的患者，一般不伴性器官发育异常及雌激素水平低下。

既往由于传统习俗（如女子束胸等）的束缚，对本病的重视程度不够。近年来，随着人们生活水平的提高和健康、健美的需要，因乳房发育不良就诊的人数不断上升，有关本病诊治手段及其水平的提高，日渐受到重视，诊疗的方法不断丰富。目前治疗本病不仅有内治，亦有外科手术治疗，以及应用丰乳膏、丰乳器辅助治疗等。

【病因病机】 本病常见于先天禀赋不足，肝肾冲任亏虚；或脾胃虚弱，体质较差；或性情抑郁，性格内向的女子。乳房为第二性征，其发育与主生殖之肾密切相关。女子进入青春期，肾气逐渐充盛，在肾气的作用下，天癸至，任脉通，太冲脉盛，胞宫、乳腺发育完全，血海满溢，上为乳汁，下为月水。如先天禀赋不足，肾气不充，冲任失养，乳房得不到充分的营养、发育，而停留在青春期前的幼稚状态。

先天肾精赖后天水谷精微的滋养，若脾胃虚弱，不能化生水谷精微，致精血乏源，冲任失养，阳明经血亏少，无以上奉于乳，乳络乳脉失养，致乳房发育不良。

素多抑郁，肝气郁结不达，气滞血瘀，阻滞乳络发育，而致乳房发育不良。

乳房发育根于肾，靠后天水谷的滋养，又与肝的疏泄密切相关，且三者相互影响：肾虚脾弱，冲任亏损而致乳房发育不良；病者又因此影响情绪使肝郁不舒，气滞则血瘀，更进一步阻滞乳络发育；如此，本虚标实，虚实错杂。

此外，个别女子由于长期不合理束胸，强力压迫胸部，限制了乳房的正常发育，亦为乳房发育不良的因素之一。

组织胚胎学认为，人类的乳腺是从胚胎腹面的原始表皮发生的，其开始于胚胎的第6周，此时于胚胎的腹面，从腋下到腹股沟的原始表皮增厚，形成对称的两条“乳线”，乳线出现后，在此线上形成6～8个乳头状突起，即乳房始基。胚胎第9周时，位于第5肋间处的一对乳腺始基继续发育，成为“乳头芽”，其余的均逐步萎缩消失，若不消失而继续发育，出生后则可成为副乳。若第5肋间处的乳腺始基也萎缩消失，出生后则可出现乳房缺如等。胚胎3个月，“乳头芽”细胞进一步分化，其上部部分细胞鳞状上皮化，形成乳头；部分细胞向下生长，形成“乳腺芽”，并进一步延伸形成输乳管原基。在胚胎6个月，输乳管原基分化形成15～20条上皮索。在胚胎9个月，上皮索管腔形成，成为乳腺导管。出生后基本维持原状，至青春发育期在雌激素作用下，才进一步发育，形成末端乳管和腺泡。若这些发育过程出现异常，则可造成乳房发育不良或先天性畸形。

现代研究表明，乳房发育与性激素水平有很大关系，若雌激素水平较低或乳房的雌激素受体偏少，对雌激素的敏感性太差，均能引起乳房发育不良，而极少见的先天性一侧或双侧乳房或乳头缺如，先天性乳房缺如症，则是由于胚胎发育过程中，原始乳腺完全消失或无乳腺芽形成，或因先天性卵巢发育不全综合征（外周血染色体检查，只有1条X性染色体）而致的乳房完全不发育，非药物所能治愈。

【诊断与鉴别】

一、诊断要点

1. 病史　有自幼束胸陋习史，或青春期前有大病、久病史，或情志内伤史。

2. 临床表现　女性在性发育成熟期双乳或单侧乳房明显小于正常，乳头扁平，或乳头凹陷。

3. 乳房检查仅有乳头及乳头下的脂肪组织，触不到乳腺组织，或仅扪及薄薄的一层乳腺组织。

二、鉴别

1. 生理性乳房偏小　乳房偏于平坦，外形偏小，但检查其乳头乳腺发育完全，常见于形体瘦小、皮下脂肪少的女子。

2. 先天性乳房缺如症　检查可见单侧或双侧完全无乳头，无乳腺，并常伴有肩胛带和胸廓组织发育不全的表现，如胸大肌、胸骨、肋骨部分缺如，肋骨缺陷与相应部位的胸壁平坦，甚至陷凹。

【辨病论治】　女性在青春发育性成熟期，乳房形态明显小于正常，发育不完全，但无明显他证可寻者，可用下方治疗。

经验方（《实用中医乳房病学》）

组成：熟地黄12g，当归12g，白芍9g，川芎5g，枸杞子12g，菟丝子12g，覆盆子

12g，车前子 12g，五味子 6g，怀牛膝 9g，巴戟天 12g，鹿角胶（烊冲）12g，仙茅 9g，淫羊藿 12g。

本方有补益肝肾，调摄冲任的作用。取四物汤、五子衍宗丸、二仙汤之意合用，本意主要是针对肝肾不足、冲任亏虚的乳房发育不良者，对束胸陋习所致或无明显他证可辨者，亦可选用此方。

【辨证论治】

一、辨证要点

本病的辨证，首应重视肾气冲任的盛虚。肾气冲任与乳房密切相关，王孟英《妇砚录》指出："男子之气冲于外肾，女子之气冲于两乳。"这里所说的"气"应指肾气，故可能通过乳房的发育、乳头的大小、乳晕的深浅等以察肾气冲任的充盛或虚衰，若乳房细小、平坦，乳头较小或凹陷，乳晕色浅淡者，为肾气冲任不足。若体质素弱，乏力纳呆，或伴全身营养不良者，则属脾胃虚弱；若素性抑郁，心胸烦闷，善太息，多属肝郁气滞。属束胸陋习所致者，因过度压迫，使乳头扁平、压入，乳房平坦而小，但用手牵拉能使乳头伸出，且乳头无凹陷，以此可鉴。

二、治疗原则

本病的治疗较为困难，多因患者就诊时，性器官以及乳房的发育已经完成，对已经定型的乳房要使其继续发育是比较困难的。故患者在发育过程中，发现乳房发育缓慢时，就应该及早医治。治疗本病，"虚则补之"为常法，以补肝肾、健脾胃、调冲任为主。症见肝郁气滞者，应以疏肝理气，辅以心理治疗。由于乳房发育其根在肾，故在各型治疗中，尤需注重补肾，如疏肝兼滋肾，或扶脾并固肾等，务使肾气盛实，任通冲盛，促乳发育。而对于先天性畸形或性染色体异常所致者，则非药物内治所能奏效，而应以外治为主。

三、分证论治

1. 肾气虚证

（1）临床见证：双侧乳头正常或较小，乳房明显小于正常，或在乳头下仅有脂肪组织，而无乳腺组织，可兼身形瘦小，皮肤色黑，手足不温，腰膝酸冷，毛发焦枯不荣。舌体瘦嫩色淡，脉沉迟无力。

先天肾气不足，天癸不至或至而不盛，冲任失濡，肾精冲血不能上荣乳房，乳房未得到充分发育，故乳房明显细小，发育不良。余症舌脉亦为肾虚之象。

（2）辨证依据

1）可有青春期前大病、久病史。

2）身形瘦小，皮肤色黑，毛发不荣，手足不温，腰膝酸冷。

3）舌淡红，苔薄，脉沉迟无力。

4）或仅有乳房过小，余无明显阳性体征。

（3）治法与方药

治法：填精补肾，益冲壮乳。

1）右归丸（《景岳全书》）加紫河车、桔梗

组成：熟地黄、怀山药、山萸肉、枸杞子、菟丝子、杜仲、鹿角胶、当归、附子、肉

桂、紫河车、桔梗。

原治肾阳虚证。全方为温补肾气，补益肾精之剂，加血肉有情之品紫河车和疏通乳络之桔梗，全方既补且通，共奏填精补肾、益冲壮乳之功。

2）龟鹿补肾丸（《广东实用中成药》）

滋肾填精，补肾壮阳。用于身体虚弱，肾亏精冷，或肾虚所致生殖器及第二性征发育不良。每次口服6～12g，每日2次，3个月1个疗程，连用2个疗程。

2. 脾胃虚弱证

（1）临床见证：乳房明显小于正常，兼形瘦体倦乏力，胃纳呆，面色苍白或萎黄，舌淡苔白，脉缓无力。

饮食劳倦，损伤脾胃，化源不足；或崩漏带下，日久不愈，耗伤阴血，气血不复，任脉不通，冲脉不盛，气虚血少，不能上奉，乳房脉络失养，故乳房明显小于正常。余症、舌脉亦为脾胃虚弱之征。

（2）辨证依据

1）可有大病、久病史。

2）乳房明显小于正常，或发育幼稚相当于青春前期。

3）全身营养状况不良，体倦乏力，食少纳呆，面色苍白。

4）舌淡苔白，脉缓无力。

（3）治法与方药

治法：健脾强胃，补血发乳。

1）圣愈汤（《兰室秘藏》）加白术、冬虫夏草、紫河车

组成：人参、黄芪、当归、川芎、熟地黄、生地黄、白术、冬虫夏草、紫河车。

原治气血两虚证。方中气血两补，人参、黄芪、白术健脾益气，使脾胃健，化源足，水谷精微能上荣乳房。再加血肉有情之品紫河车、冬虫夏草补益发乳，尤宜于脾胃虚弱，气血不足者。

2）丽参鹿茸八珍丸（《广东实用中成药》）

补气益血，调和脾胃。用于气血两虚，身体消瘦，脾胃虚弱致乳房发育不良。每次口服1丸，每日2次，3个月为1个疗程。

3. 肝郁气滞证

（1）临床见证：乳房明显小于正常，月经周期先后不定，兼失眠，多梦，胸闷胁胀，情绪波动，善太息，或五心烦热，或肢软乏力，舌质红或稍黯，苔薄白或微黄，脉弦细。

性格内向，素多抑郁，肝郁不舒，气机不畅，阻碍乳络发育，故乳房细小；肝郁气滞，疏泄无度，影响血海蓄溢，故月经周期先后不定；余症、舌脉均为肝郁气滞之征。若肝郁侮土，又可兼见纳呆、腹胀腹满等症。

（2）辨证依据

1）素多抑郁或有七情（郁怒）内伤史。

2）乳房平坦，或仅可扪及薄薄的乳腺组织。

3）胸闷胁胀，情绪波动，善太息，脉弦细。

（3）治法与方药

治法：疏肝健脾，通络发乳。

1）逍遥散（《太平惠民和剂局方》）加穿山甲、路路通

组成：柴胡、白术、茯苓、当归、白芍、甘草、薄荷、煨姜、穿山甲、路路通。

原方治肝郁血虚而致的两胁作痛，月经不调，乳房胀痛。全方重在疏肝郁养血健脾，使肝郁得解，血虚得养，脾虚得补；加穿山甲、路路通疏通乳络，从而促乳发育。

经期小腹胀痛，经行不畅者酌加丹参、桃仁、赤芍。纳呆、脘闷显著者加厚朴、鸡内金。如见头昏，五心烦热，肢软乏力，舌红少苔，属肾之阴精亏虚，宜加枸杞子、山萸肉、女贞子等，使阴精充盛，乳络乳腺得其濡养，脉络通畅，其奏发乳之功。

2）逍遥丸（《太平惠民和剂局方》）

大丸每次 2 丸，每日 2 次，小蜜丸每次 10～15g，每日 2 次，3 个月为 1 个疗程。

【其他疗法】

一、体育疗法

每天做徒手操，如捶胸、扩胸、仰卧起坐、俯卧撑、引体向上等，或哑铃、拉簧等运动，以扩大胸围，有助于乳房的丰满，充实。

二、推拿疗法

患者自行操作。按摩前在乳房、乳晕及乳头上适当涂上皮肤润滑剂或丰乳膏。以左手按摩右乳，右手按摩左乳，从乳根环周向乳头中心轻柔地推、揉、按、摸，再双手按同侧乳房，围绕乳头作顺时针和逆时针方向旋转推揉，每次 10～15 分钟，致乳房局部有热胀感。按摩能促使乳房局部血管扩张，加快血液、淋巴液的循环，促进乳房组织的新陈代谢，还能刺激雌激素的分泌，促进乳腺的发育。

三、丰乳器治疗

丰乳器使用时，乳杯内产生负压，吸住乳房，以增加乳房组织和胸部肌肉的运动，增加乳房局部的血液循环和新陈代谢，其对乳头的刺激，也可以刺激雌激素的分泌，从而促使乳腺组织的发育。

四、隆乳术

对于上述内、外治疗无效或先天性乳房畸形的患者，可考虑施行隆乳术。施行此类手术，无论是患者还是医生，都应慎重考虑，严格掌握适应证和禁忌证，并应在具备条件的医院进行。目前常用的手术方法有：

1. 硅橡胶囊假体植入。
2. 身体真皮-脂肪组织筋膜瓣游离移植。
3. 带蒂的真皮-脂肪瓣充填植入。
4. 背阔肌-真皮复合组织岛状瓣植入。
5. 腹直肌的真皮脂肪肌肉瓣移植。

【预防与护理】

1. 凡初生女婴，在 1 个月内应以手挤出其两乳内的分泌物（初乳）。如见乳头凹陷，应经常为其轻牵拉乳头。待发育后，应教会患者牵拉乳头，挤出粉刺样物，并注意消毒。

2. 对因束胸引起的乳房发育不良者，应令其改正束胸陋习，选用合身的胸罩，胸罩容量以略为宽松，乳房无压迫感为宜，质地以轻软柔和，略有弹性为好。并经常牵拉乳头，使其凸出于乳房。

3. 注意补充营养，食品中要有充足的蛋白质及植物性脂肪。

4. 站立行走要抬头、挺胸、收腹，坐时勿弯腰、驼背，睡觉时不要俯卧。

【疗效判定】

治愈：治疗后乳房变为正常大小，乳头无凹陷。

显效：治疗后乳房较原来增大 1/2。

有效：治疗后乳房较原来增大 1/3。

无效：治疗后无改善。

（魏祝娣 邓高丕）

第二节 乳 痈

乳痈是发生在乳房的急性化脓性感染。古代医学文献又称“乳吹”、“妒乳”、“吹乳”、“乳发”、“乳毒”、“乳疽”等。多发于初产哺乳期妇女，以局部红肿热痛，泌乳功能障碍，伴全身恶寒发热为临床特点。治疗不当时易发生“传囊”、“乳漏”之变。现代医学称之为急性乳腺炎。临床上可根据乳痈发生时期与发病病因不同而分为 3 类：发生在哺乳期的称外吹乳痈，发生在妊娠期的称内吹乳痈，发生在非哺乳期和非妊娠期的称不乳儿乳痈。

中医学对乳痈认识，可溯及《黄帝内经》的有关记载。《黄帝内经》中“痈疽”专论云：“热胜则肉腐，肉腐则为脓”，提出气滞血瘀生热，热毒壅盛形成痈。晋代《肘后备急方》曰：“凡乳汁不得泄，内结名妒乳，乃急于痈。”既指出了病因，又确立了病名。晋·皇甫谧《针灸甲乙经》有“乳痈凄，索寒热”的记载，进一步描述其临床表现。元·朱震亨《丹溪心法》提出“乳房阳明所经，乳头厥阴所属”。为乳痈循脏腑经络辨证打下基础。“乳子之母，不知调养，怒忿所逆，郁闷所遏，厚味所酿，以致厥阴之气不行，故窍不得通而汁不得出，阳明之血沸腾，故热盛而化脓。……治法，疏厥阴之滞……清阳明之热。”既指出病因病机，又提出治法。

【病因病机】 各种致病因素作用于机体使厥阴肝经气滞，阳明胃经郁热，结于乳络而发。

一、外吹乳痈

乳汁郁积是外吹乳痈最常见的原因。新产妇乳头较易破碎，或因乳头先天性畸形、内陷影响哺乳，或哺乳方法不当、乳汁多而少饮等均可导致乳汁淤积。乳络阻塞成块，郁久化热而成痈。

情志不畅，肝气郁积，厥阴之气失于疏泄；产后饮食不节，脾胃运化失和，湿热蕴结于胃络，阳明胃热壅滞，使乳络闭阻不畅，乳汁淤积而成痈。

感受外邪也是乳痈发生的重要原因。产妇体虚汗出受风，或露胸哺乳外感风邪，或乳儿含乳而睡，口中热毒之气侵入乳孔，均可使乳络郁滞不通，淤积化热而成痈。

二、内吹乳痈

《外科正宗》说：“内吹，因胎气旺而上冲，致阳明乳房结肿。”妊娠后，胎气应聚于下腹不宜上冲。如肝郁犯脾，或肾阴亏虚，肝气偏旺，则可致胎气过旺而上冲胸乳。气有余便是火，妊娠中后期，乳络充盈，乳房气血壅盛，与上冲之气火相搏于乳络，热盛肉腐则为痈。

三、不乳儿乳痈

乳头先天性畸形及假吸可诱发不乳儿乳痈。

总之，乳痈的产生主要是乳汁郁积，毒邪入侵，热蕴毒结，血败肉腐成脓而致。其病位在乳房，与足厥阴肝经、足阳明胃经有关，属实热证。辨证精确，施治得当，预后多良。

现代医学表明，急性化脓性乳腺炎的产生是由于：

1. 产后全身抗感染能力下降。

2. 乳汁郁积　乳汁郁积有利于细菌的生长繁殖。郁积的原因有：

（1）先天乳头内陷或乳头畸形。

（2）既往手术切断大的输乳管道。

（3）乳汁未能按时排空。

（4）乳管内肿物堵塞乳管。

3. 细菌入侵　以金黄色葡萄球菌、链球菌多见，由破损皮肤、皮下淋巴管、乳腺导管入侵而成。细菌沿乳头破损处的淋巴管入侵是乳房感染的主要途径。婴儿含乳头而睡或婴儿患口腔炎也有利于细菌侵入乳管。

【诊断与鉴别】

一、诊断要点

有哺乳或妊娠史，局部以红肿热痛为主，伴全身恶寒、发热等症状，结合血象分析及超声检查，临床基本可以确诊。

1. 病史　哺乳或妊娠期，以初产后3～4周发生较多。

2. 临床表现

（1）初起：又称郁乳期，常表现乳头破损、乳汁分泌不畅，哺乳时乳头刺痛，伴有乳房局部结块，触痛明显，伴恶寒发热，周身酸痛，食欲不振，大便干结等全身症状，舌淡红苔薄黄，脉浮数或弦数。

（2）成脓：肿块较明显，渐增大，皮肤焮红，肿胀而跳痛，压痛明显。脓肿较浅者，中央变软，按之有波动感；脓肿较深者，需穿刺确定部位。全身症状可见壮热不退、口渴、大便干结、溲赤、舌红苔黄、脉滑数或洪数。如细菌毒力较强或患者抵抗力低下或病变部位受到暴力挤压及碰撞，以致病菌和毒素进入血液系统，形成脓毒败血症，可有高热寒战，头痛烦躁，甚则神昏谵语，发痉发厥等表现。

（3）溃后：急性脓肿破溃后，若脓出通畅，则局部肿消痛减，发热渐退，全身症状逐渐消失，为顺证。若脓出不畅，热不退，肿不消，痛不减称为传囊乳痈，为脓肿向相邻腺叶破溃，引起相邻腺叶的化脓性感染。若乳房肿痛和全身发热的症状消退较慢，应考虑袋脓现象，为脓肿破溃后大部分脓液已流出，少量脓液残留所致。乳汁从疮口而出为乳漏，为切开排脓损伤乳管所致。

3. 体格检查

（1）初起：乳汁排泄不畅，乳房局部肿胀，皮肤微红微热，有明显触痛。

（2）成脓：皮肤红肿，皮温升高，伴有明显的触痛。脓成后，肿块中央渐渐变软，按之有波动感。若脓肿位置较深，局部触痛或压痛明显，定位穿刺有脓液或超声检查有液性暗区。同侧腋窝淋巴结肿大压痛。

（3）溃后：疮口流出黄白色稠厚脓液，肿块周围皮肤红肿逐渐消退。若脓肿波及其他腺叶可形成传囊乳痈，在其他部位又出现疼痛性肿块，表现如上述。亦有溃后乳液从疮口溢出，形成瘘管。

4. 辅助检查

（1）血液常规检查：细菌感染时可出现白细胞及中性粒细胞增高现象。

（2）超声检查：炎症区乳房组织增厚，内部回声较正常为低，分布欠均匀。当有脓肿时可见数目不同、大小和形态不一的无回声区，境界清楚。如脓液较稠厚时，则可见分布不均匀低回声区，较大的脓肿回声常较浅部稍高而密，两者之间有液平面可见。

（3）穿刺抽液：于波动处或超声引导下穿刺可抽出脓液。

（4）细菌培养：脓液细菌培养可查出致病菌。

二、鉴别

1. 乳痨（乳房结核）　慢性特异性化脓性疾病。有红肿热痛但不明显，属阴性疮疡。后期亦可成脓，但脓液稀薄如痰或为败絮状物，全身症状早期不明显，后期以虚热症状为主。发病慢、病程长、易反复、易形成瘘管是临床特点。

2. 乳岩（炎性乳腺癌）　为特殊型乳腺癌。临床也表现局部红肿热痛，范围约乳房1/3以上，无明显中心病灶，并可迅速蔓延。肿块发生率为50%～60%，边界不清，质硬，不成脓，全身感染症状不明显，抗感染治疗症状改善不明显，行组织细胞学检查可确诊。

【辨证论治】

一、辨证要点

发病较急，局部及全身症状明显是急性乳腺炎的主要特点。乳汁郁积病史及肿块灼热疼痛是早期乳腺炎的辨病要点；穿刺抽到脓液是成脓期乳腺炎的辨病要点；乳房表面溃破流脓及乳房瘘管是溃后期乳腺炎的辨病要点。

邪正交争贯穿急性乳腺炎的整个发病过程，辨证首辨邪正盛衰。局部肿胀明显、疼痛剧烈，患者高热寒战、头痛烦躁是邪盛的表现；高热后患者神昏谵语、发痉发厥是邪气过盛，内陷心包的表现；脓液清稀，疮口难溃难敛是正虚的表现。

二、治疗原则

乳痈发生的主要机制是肝经气机不畅，阳明胃经有热。证候有虚有实。实者因乳汁阻塞乳管或外邪入侵而表现为实证、热证；虚者因部分产后的病人仍未复原，有气虚、血虚的表现，但总以实证、热证为主证。辨证主要根据症状和体征，按病程分初起、成脓、溃破三个阶段分期辨证。治疗以分期的三个阶段，设立消法、托法、补法的三大内、外治法。以消、通为主要治疗法则。成脓后要尽早切开排脓，保证引流通畅。

三、分证论治

1. 初期（郁滞期） 气滞热壅证

（1）临床见证：乳汁淤积结块，皮色不变或微红，肿胀疼痛。伴有恶寒发热，头痛，周身酸楚，口渴，便秘。苔薄，脉数。

（2）辨证依据：女子乳头属肝，乳房属胃。凡产后外邪入侵或脏腑功能失调引发乳痈初起者，均见肝郁胃热乳滞的临床表现。

（3）治法与方药

治法：疏肝清胃，通乳消肿。

方药：瓜蒌牛蒡汤加减（《医宗金鉴》）。

组成：牛蒡子、瓜蒌、天花粉、黄芩、陈皮、生栀子、金银花、青皮、柴胡、连翘、皂角刺、甘草。

加减：通乳加路路通、王不留行、通草；肿痛甚加乳香、没药、赤芍；大便不通者加生大黄、玄参、厚朴。

2. 酿脓期（成脓期） 热毒壅盛证

（1）临床见证：乳房局部焮红灼热跳痛，壮热不退，口渴便秘，舌红苔黄或黄腻，脉洪数。

（2）辨证依据：乳痈成脓期，初起症状未消失反加重，热象明显，以跳痛明显为主要辨证依据。

（3）治法与方药

治法：清热解毒，托里透脓。

方药：透脓散（《外科正宗》）。

组成：生北黄芪、炮山甲、当归、川芎、皂角刺。

加减：热重加蒲公英、金银花、连翘；便秘加生大黄、玄参、瓜蒌仁；肿痛甚加赤芍、路路通、三棱、莪术。

3. 溃后恢复期 正虚毒恋证

（1）临床见证：溃脓后乳房疼痛减轻，红肿消退，全身症状好转，为顺证。溃脓或切开排脓后引流不畅，红肿热痛不消，出现“传囊乳痈”；或乳汁从创口而出，出现乳漏，为逆证。

（2）辨证依据：此型辨证的关键在于溃后脓是否引流通畅，以所表现的症状和体征为主要依据。

（3）治法与方药

治法：益气和营托毒。

方药：托里消毒散（《医宗金鉴》）加减。

组成：生黄芪、党参、川芎、白术、茯苓、当归、赤芍、白芍、金银花、白芷、甘草、皂角刺、桔梗。

加减：溃后结块明显者，加王不留行、穿破石以通络散结；头晕乏力者，加红枣、鸡血藤以健脾益气养血；不思饮食者，加炒神曲、厚朴以行气消滞开胃。

【其他疗法】

一、针灸疗法

针刺可选肩井、膻中、足三里强刺激，留针15分钟，每日一次，发热加曲池。

二、外治法

初起以通乳络、消肿痛为原则。按摩可用于乳汁淤积初起不通时，方法是皮肤上涂少许食油（起润滑作用），手指由外周向乳头方向按摩，挤压力度要适中，让淤积乳汁排出，乳管通畅，再加热敷，反复进行。外敷可选用清热解毒、活血消肿的金黄散、玉露散水蜜或草药调制外敷，或50%芒硝溶液湿敷。

成脓以切开排脓为原则。切开排脓须以乳头为中心做放射状切口，或选乳房下弓形切口，减少乳络的损伤，保证愈后继续哺乳，切口的大小视脓腔的大小而定，原则上以引流通畅为度，防袋脓或传囊。

溃后仍以伤口引流通畅为原则。脓出通畅是避免袋脓和传囊的关键，可选择矾纱引流条，后期可起到引流和生肌的作用。

三、西医疗法

高热、血象分析白细胞明显升高者注意防败血症，可使用对革兰阳性球菌有效的抗生素，原则上使用青霉素类药物。

【预防与调护】

1. 妊娠中后期，常用温水清洗乳头。

2. 有乳头先天性内陷者，尽可能在妊娠前或妊娠期纠正。如确不可纠正者，视情况可考虑产后回乳。

3. 产后可用橘核30g，水煎服，一般2～3剂可防止乳汁郁滞。

4. 养成定时哺乳的习惯，哺乳后将余乳汁吸尽，以防淤积。

5. 如有乳头擦伤、皲裂者要及时治疗。

6. 除已成脓或伴高热外，应鼓励产妇哺乳，治疗期间乳汁仍要人工排出，以免加重淤乳。

【疗效判定】

治愈：全身症状消失，局部红肿消散，疮口愈合。

好转：全身症状消失，局部肿痛减轻，或疮口尚未愈合。

未愈：反复“传囊”或形成乳漏。

【重点提示】　急性乳腺炎起病快，阶段性症状较明显，但治疗得当，预后良好。早期治疗是保证患者能正常哺乳的关键，不主张过早和过度使用抗生素，以防出现局部僵块。是否停止哺乳要根据感染程度而决定。轻者可继续哺乳，应尽可能排空积存乳汁，如用吸乳器吸吮或按摩排乳等；重者应停止哺乳。临床常用回乳的方法有：

1. 炒麦芽60g，煎服。

2. 口服溴隐亭2.5mg，每日饭后1～2次，共3～5日。

（魏祝娣　邓高丕　杨海燕）

第三节　乳癖（乳腺结构不良）

乳癖是一种乳腺组织的良性增生性疾病，既非肿瘤，又非炎症。也称“乳栗”、“乳粟”、“乳痞”。相当于西医学的乳腺增生病。

乳癖之名，首见于汉代华佗《中藏经》。明代《医宗必读》：“癖者，僻也，内结于隐僻，外不可见也。”癖同痞，痞是形容气机不畅，在人体任何部位出现的胀满疼痛，症情时轻时重，疼痛时隐时现，这和乳癖的临床表现有相同之处。《外科正宗》：“乳癖乃乳中结核，形如丸卵，或坠垂作痛，或不痛，皮色不变，其核随喜怒消长……”由此可见，乳癖的临床表现主要是疼痛和肿块。《外科真诠》较全面地论及了乳癖的发病、治疗、护理及预后。

【病因病机】 本病最主要的致病因素是内伤七情，如忧思伤脾，郁怒伤肝等。此外，体质因素、年龄、性格特点等亦有关。

《疮疡经验全书》：“乳癖此疾，因女子十五六岁，经脉将行或一月二次或月不行致成此疾，多生寡薄气体虚弱。”提出本病的成因与女子冲任二脉有关。

《外科真诠》：“乳癖……年少气盛，患一二载者……可消散。若老年气衰，患经数载者不治，宜节饮食，息恼怒，庶免乳岩之变。”提出本病的成因与情志有关，同时也提出了乳癖有癌变的可能。在现代研究中，乳腺增生病与乳腺癌的关系也一直受到人们的重视。

乳癖发生的主要机制是：

1. 情志内伤，肝郁气滞　女子乳头属肝，乳房属胃，情志不畅，肝气郁结，横逆犯胃，致肝胃不和，气机不畅，气滞血瘀，阻于乳络而发癖。

2. 脾失健运，痰湿凝结　脾胃素虚，或饮食不节，忧思伤脾，或郁怒伤肝，肝木克脾土，致脾不健运，水湿不运，聚而为痰，痰阻于乳络而发癖。

3. 肝郁肾虚，冲任失调　肾为五脏之本，肾气化生天癸，天癸激发冲任通盛，冲任下起胞宫，上连乳房。先天肾气不足，或后天劳损伤肾，可致冲任不调。肝失涵养，木气不舒，气血瘀滞，结于乳络而发癖。

现代研究表明：本病的发病原因是卵巢内分泌功能紊乱引起乳腺间质和腺体出现不同程度的增生和复旧不全造成的结构紊乱。比较经典的病因学说认为：雌激素与孕激素平衡失调，表现为黄体期孕激素分泌减少、雌激素的量相对增多，致使雌激素长期刺激乳腺组织而缺乏孕激素的节制与保护作用，导致乳腺导管和小叶在周而复始的月经周期中增生过度而复旧不全，从而发生乳腺增生病。近年来，许多学者认为，催乳素升高也是引起乳腺增生病的一个重要因素，而激素受体在乳腺增生病的发病过程中也起着重要作用。

【诊断与鉴别】

一、诊断要点

1. 病史　经前紧张明显，多次人工流产，有乳腺疾病史或家族史。

2. 临床表现

（1）好发于25～45岁的青中年妇女。

（2）乳房疼痛：大多表现为排卵期后到经前期的胀痛，一侧或双侧，痛可牵涉到腋下、背部，这种与月经周期相关的疼痛称为周期性疼痛。也有表现为持续性疼痛或无规律性疼痛。

（3）乳房肿块：乳腺增生病不属于肿瘤，临床肿块的表现有以下特点：质地不一，大小不一，形态不一，边界不清，无粘连，活动度好。肿块的出现是由于乳腺结构数量和形态的变化，形成了多形性，临床触诊时多以结节状、片状、颗粒状、条索状、混合状等描述，形态不规律，但无确切的边界。质地在乳腺增生病的早期（小叶增生期）可以较软，中期（纤维腺病期）较韧，晚期（纤维化期）较硬。早、中期的增生结块可随月经周期出现增大或缩小的变化，晚期增生结块变化不明显，但活动度好，表皮及基底均可活动，无粘连。

（4）伴随症状：可出现乳头溢液，单侧或双侧，淡清或淡乳色，量不多；可出现周期性乳头、乳晕处瘙痒；也有表现出月经不规律，月经色、量变化等。

3. 检查

（1）体检：外观乳房皮色不变，结块可出现在各象限，以外上象限多见，单侧或双侧，腋下触诊一般无肿大的淋巴结。

（2）辅助检查

1）B超：病变区回声根据分型的不同可稍低于或高于周围乳腺组织，形态和轮廓不规则，境界不清，无包膜回声。

2）X线钼靶：不同年龄段腺体增生及分型的不同所见X线征有差异，但以增生处密度增高，形态不一，边缘模糊不清，不规则。

二、鉴别诊断

1. 乳核（乳腺纤维腺瘤）　乳房良性肿瘤，多发于青年女性，为无痛性肿块，较规则，质硬，边界清，活动度好。

2. 乳岩（乳腺癌）　乳房恶性肿瘤，当出现不典型的临床表现时，容易误诊为乳腺增生病，对较孤立的肿块，年龄在30岁以上，有家族肿瘤病史，规范治疗无效，或有增大倾向者，应考虑行活检（详见乳腺癌节）。

【辨证论治】

一、辨证要点

乳腺增生病的症状及肿块表现多样化，在临床上肿块有时难以和其他乳房疾病相鉴别，故应有目的地进行相应有效的辅助检查，在必要的情况下可以进行活体病理检查。乳腺增生病是体内性激素分泌紊乱引起的一种病理变化，虽然发生在局部，却要注意身体内分泌相关的其他疾病，故要结合局部和全身的症状体征进行辨证。乳腺增生病的证候会随月经周期而变化，经前以胀满症状为主，经后以亏泄症状居多，因此乳腺增生病的辨证要考虑月经周期的影响，恰当地调节，准确地辨证。

二、治疗原则

乳癖病性虚实夹杂，冲任不调，脏腑失和为病之本；肝气郁结，痰凝血瘀为发病之标。乳癖的治疗，以疏肝行气、化痰散结、补肝肾、调冲任为原则，根据症状、体征、舌脉等辨证治疗。

三、分证论治

1. 肝郁气滞证

（1）临床见证：多见于青壮年妇女。乳房疼痛，以胀痛为主，乳房肿块随喜怒消长，伴有胸闷胁胀，善郁易怒，失眠多梦，心烦口苦。舌苔薄黄，脉弦滑。

（2）辨证依据：本证型以肝气郁结于乳络为主要机制，故气机不畅的症状明显，相对肿块而言，疼痛是本型的主要症状。

（3）治法与方药

治法：疏肝理气，散结止痛。

方药：柴胡疏肝散加减。

组成：柴胡、青皮、陈皮、香附、延胡索、川楝子、茯苓、白芍、郁金、海藻、益母草。

方解：方中柴胡为主药，宣透疏达，与青皮、陈皮、香附、延胡索、川楝子相伍，有疏肝理气止痛、调畅气血之功；茯苓、白芍健脾柔肝止痛；郁金疏肝理气活血祛瘀；海藻消痰散结；益母草活血祛瘀、调经止痛，与柴胡、青皮相伍行血中之滞。全方合用，共收疏肝理气、散结止痛之效。

2. 痰瘀互结证

（1）临床见证：乳房刺痛，肿块呈多样性，边界不清，质韧，月经愆期，行经不畅或伴有瘀块，舌暗红或青紫或舌边尖有瘀斑，或舌下脉络粗胀、青紫。舌苔腻，脉涩、弦或滑。

（2）辨证依据：本证型以肝郁脾虚，痰瘀阻于乳络为主要机理。有形之痰结于乳络故结块明显，瘀血阻乳络，则乳房刺痛。

（3）治法与方药

治法：疏肝化痰，活血祛瘀。

方药：逍遥蒌贝散合血府逐瘀汤加减。

组成：柴胡、丹参、郁金、三棱、莪术、当归、茯苓、浙贝母、山慈菇、生牡蛎（先煎）。

方解：方中柴胡疏肝、当归养血活血；丹参、郁金活血祛瘀；三棱、莪术破血消瘀，散结软坚；茯苓健脾祛湿绝痰之源；浙贝母清热化痰，开郁散结；山慈菇、生牡蛎化痰软坚散结。共收疏肝化痰、活血祛瘀之功。

加减：胸闷、咯痰者，加瓜蒌皮、橘叶、桔梗；肿块硬韧难消者，加昆布、海藻、白芥子；若月经量少者，加桃仁、红花；月经不畅，有血块者，加三七片。

3. 冲任失调证

（1）临床见证：多见于中年妇女。乳房肿块月经前加重，经后缓减。伴有腰酸乏力，神疲倦怠，月经失调，量少色淡，或经闭。舌淡，苔白，脉沉细。

（2）辨证依据：本证以冲任不调为本，肝郁气滞为标，气不行则生痰、生瘀，均可结于乳络而成癖。

（3）治法与方药

方药：二仙汤加减。

组成：仙茅、淫羊藿、肉苁蓉、女贞子、何首乌、菟丝子、莪术、王不留行、郁金。

方解：方中仙茅、淫羊藿、肉苁蓉温阳补肾，调摄冲任；菟丝子既补肾阳又补肾阴；女贞子、何首乌滋阴补血益肝肾，取阴药的滋润以制阳药的温燥，正所谓“善补阳者，必于阴中求阳，则阳得阴助而生化无穷”；郁金、莪术疏肝活血祛瘀；王不留行专走血分，性善通利，取其行而不留、走而不守之特性，以达通血脉、消瘀阻、散结肿。共奏调摄冲任散结之功。

加减：乳房疼痛明显者，加延胡索、川楝子；若腰膝酸软者，加杜仲、桑寄生；乳房肿块质韧难消者，加白芥子、昆布、瓜蒌；月经不调者，加当归、香附。

【其他疗法】

一、针灸疗法

可体针与耳针相结合，总治则为疏肝行气，调理冲任。

1. 体针

取穴：乳根、膻中、期门、膺窗。均用泻法，留针 20～30 分钟。

气滞痰凝加丰隆、足三里；气滞血瘀型，加膈俞；肝郁化热型加太冲。

每日或隔日一次，14 次为 1 个疗程，经期停针，可治疗 3 个疗程。

2. 耳针

取穴：乳腺、神门、内分泌、肝等。

二、外用药

中药外敷、磁疗、羊肠线穴位埋藏法等对于乳痛的止痛疗效较好。

三、中成药

1. 小金丹　功效破瘀通络、祛痰化湿、消肿止痛。每次 1 粒，每日 2 次。视病人月经情况而定。

2. 乳癖消胶囊　功效软坚散结、活血消痈、清热解毒。每次 3 粒，每日 3 次。

3. 乳核散结片　功效疏肝解郁、软坚散结、调理冲任。每次 4 片，每日 3 次。

4. 桔荔散结片　功效疏肝理气、软坚散结。每次 4 粒，每日 3 次。

5. 乳增宁片　功效补肾温经、疏肝解郁、调理冲任、消核散结。每次 5 粒，每日 3 次。

6. 乳康片　功效疏肝理气、活血化瘀。每次 3 片，每日 2 次。对乳腺增生病属肝郁气滞、瘀血内阻者疗效较好。

7. 逍遥散　功效疏肝理气止痛。每次 2 包，每日 3 次。适用于肝气郁结型乳腺增生病。

四、西医治疗

根据性激素紊乱的病因学理论，乳腺增生病的治疗关键是调节卵巢内分泌趋向正常或阻断激素作用靶点，缓解临床症状。西医多采用拮抗雌激素的内分泌治疗方法，此外还有维生素、碘制剂、利尿剂与镇静剂等辅助治疗。目前常用的药物有：

1. 抗雌激素药物　他莫昔芬通过与靶细胞雌激素受体竞争性结合，阻断雌激素效应而发挥抗乳腺增生和抗肿瘤的作用。服药期间不良反应较多，常见如消化道反应、月经紊乱、烦躁伴面部潮红等，极少数有静脉血栓形成。治疗本病不主张连续服用，可选择周期性服药，服法：每次 10mg，每日 2 次，经间期服用一周。

2. 降催乳素类药物　常用溴隐亭，它是多巴胺受体激动剂，能有效抑制下丘脑催乳素的合成和分泌，适宜于高催乳素的患者，可不同程度缓解临床症状，副作用有恶心、呕吐、眩晕、直立性低血压等。服法：每次 2.5mg，每日 1～2 次，饭后服。

五、心理治疗

一方面患者要提高自身素养，豁达开朗，保持良好的精神状态，避免不良精神刺激，如紧张、忧郁、恼怒、悲伤等，消除恐癌心理，树立战胜疾病的信心；另一方面，医者须耐心宽慰患者，使之解除或缓解不良情绪的刺激，这样才能有助于身体的康复。

六、手术治疗

对怀疑性肿块、近期增大较快且服药治疗无效的肿块或病理检查为重度不典型增生的肿块，需要行肿物切除术或乳腺区段切除术，以便明确诊断。

【预防及调护】

1. 中年妇女每月自我检查乳房一次，包括外观乳头、皮肤的变化和乳房触诊，注意文胸是否有异常分泌物着色，但不要强行挤压乳头来观察是否有乳头分泌物，强行挤压对乳头、乳房有挤压损伤的可能，每 3～6 个月到专科医生处检查一次。

2. 本病与七情关系密切，忧、思、恐、怒等情志变化均可加重病情，保持心情舒畅及劳逸结合，对现代女性尤其重要。

3. 生活规律、饮食合理，减少刺激性食物的摄入。

4. 与内分泌相关的疾病如妇科疾病、甲状腺疾病等必须治疗。

5. 减少人流次数，避免吸烟饮酒。

6. 强调心理辅导，解除及减少恐癌心理，使患者在轻松愉快的环境中接受治疗，同时要增强战胜疾病的信心。

7. 患者在接受阶段性（3 个月经周期）治疗后必须分流，治愈者定期复查，未治愈者可以考虑手术或停药观察，不能用长期服药来对待、解决乳腺增生病。

【疗效判定】

治愈：乳房肿块及疼痛消失。

好转：乳房肿块缩小，疼痛减轻或消失。

未愈：乳房肿块及疼痛无变化。

【重点提示】　乳腺增生病是一个良性病变，但具有低恶变率。选择阶段性用药、或手术、或临床观察应以患者病情而定，目的是解除症状、预防恶变、发现早期癌。

（魏祝娣　邓高丕　杨海燕）

第四节　乳　腺　癌

乳腺癌是最常见应引起足够重视和警惕的乳房疾病之一，发病率仅次于宫颈癌。其发病年龄大多数在 40～60 岁，绝经期前后的妇女，尤以 45～49 岁者发病率最高。WHO 估计全世界每年有新增患者120万人，死亡50万人，且发病率以每年0.2%～8%的速度上升。它是14～54岁妇女癌症死亡的第一原因。妇女乳腺癌的终身患病率约10%。在欧美国家，平均每8～9名妇女就有一人将在其一生中患乳腺癌。我国虽是乳腺癌的低发地区，但流行病学调查显示其发病率呈逐年上升趋势，年增长达3%～4%，高于全球的增长速度。在我国北京、上海等地乳腺癌发病率已占女性恶性肿瘤的首位，且发病年龄趋于年轻化，据卫生部肿瘤防治办公室和卫生统计信息中心2002年公布的统计数据显示，上海、北京、天津的发病率分别为41.9/10万、33.7/10万和33.7/10万。据推算到2015年上海市女性乳腺癌新发病例将超过6000例，2020年将超过6050例。

乳腺癌生长部位表浅、检查方法比较容易，故只要早发现，早治疗，可收到比较满意的效果。但发展至晚期，治疗效果则多不良，对妇女危害较大。因此，定期进行乳房疾病的普查十分必要。

本病目前一般由胸外科诊治，但作为女性患者常求治于妇科医生，也有不少前来中医妇科就诊。因此，了解本病的发生及临床表现和诊断要点，尽早转科确诊，做到早诊断、早治疗，亦是中医妇科工作者的职责，特别是乳腺癌根治手术后，或在化疗、放疗后配合中医药治疗，可提高治疗效果。若癌变已发展至晚期，无手术指征者，配合中医药治疗，亦可提高其生命质量。

中医学医籍中很早便有“乳岩”、“乳癌”的记载，中医学中第一个较详细描述乳腺癌的文献出现在公元4世纪的东晋。当时的医家葛洪著有《肘后备急方·治痈疽妒乳诸毒肿方》中有“若恶核肿结不肯散”、“若发肿至坚而有根者，名曰石痈”等描写乳腺癌的石样硬度，带有象形和会意两方面的涵义，成为我国医学文献中“乳岩”和“乳癌”命名的起源。《诸病源候论》云：“乳中结聚成核，微强不甚大，硬若石状”，又如《疡科心得集·辨乳癖、乳痰、乳癌论》提及乳癌的症状，这些叙述颇似现在所称的乳癌。

乳腺癌是乳腺导管上皮细胞在各种内外致癌因素的作用下，细胞失去正常特性而异常增生发生癌变的疾病，以乳房肿块为主要临床表现。乳腺癌有多种分型方法，目前国内多采用以下病理分型。

1. 非浸润性癌　包括导管内癌（癌细胞未突破导管壁基底膜）、小叶原位癌（癌细胞未突破末梢乳管或腺泡基底膜）及乳头湿疹样乳腺癌（伴发浸润性癌者，不在此列）。此型属早期，预后较好。

2. 早期浸润性癌　包括早期浸润性导管癌（癌细胞突破管壁基底膜，开始向间质浸润）、早期浸润性小叶癌（癌细胞突破末梢乳管或腺泡基底膜，开始向间质浸润，但仍局限于小叶内）。此型仍属早期，预后较好。

3. 浸润性特殊癌　包括乳头状癌、髓样癌（伴大量淋巴细胞浸润）、小管癌（高分化癌）、腺样囊性癌、黏液腺癌、大汗腺样癌、鳞状细胞癌等。此型分化一般较好，预后尚好。

4. 浸润性非特殊癌　包括浸润性小叶癌、浸润性导管癌、硬癌、髓样癌（无大量淋巴细胞浸润）、单纯癌、腺癌等。此型一般分化低，预后较上述类型差，且是乳腺癌中最常见的类型，占80%，但判断预后尚需结合疾病分期等因素。

5. 其他罕见癌。

乳腺癌一般通过淋巴和血液转移、扩散。

【诊断】　根据临床表现，发现乳房包块、皮肤改变、乳头改变、乳头溢液、水肿、疼痛的求治患者，应立即转专科医生进行诊断治疗。一般通过临床表现、乳房的X线检查或CT检查、细胞学检查、组织病理学检查、放射性同位素检查、强光照射法等，以及一般血液化验、血清碱性磷酸酶、血清钙、磷等测定，诊断可成立，并有助于鉴别诊断。

目前，乳腺癌高危因素可参考《现代中医乳房病学》中的十项高危因素：①年龄大于45岁；②月经初潮年龄小于12岁或停经在55岁之后；③第一胎足月妊娠大于35岁；④未育；⑤既往有乳腺增生病史；⑥有乳腺癌家族史；⑦进食过量动物脂肪；绝经后体重超重；⑧长期口服或注射雌激素；⑨接受放射性治疗；⑩不良生活习惯。

诊断标准参照国家中医药管理局颁布《中医病证诊断疗效标准》ZY/T001.2-94。

1. 大多发生在45～60岁的女性，尤以未婚或婚后未生育者多见。

2. 初期　乳房内有一肿块，多见于外上方，质地坚硬，表面高低不平，逐渐长大。

3. 中期　经年累月，始觉有不同程度的疼痛，肿块形如堆栗或覆碗，与周围组织粘连，皮核相亲，推之不动，皮肤呈"橘皮样"改变，乳头内陷或抬高。若皮色紫褐，上布血丝，即将溃破。

4. 后期　溃后岩肿愈坚，疮口边缘不齐，有的中间凹陷很深，形如岩穴；有的高突，状如翻花，长流臭秽血水。患侧上肢肿胀。

5. 可在患侧腋下、缺盆上下凹处触到质地坚硬的肿块，或转移至内脏或骨骼。可出现发热，神疲，心烦不寐，形体消瘦等症。

6. 钼靶X线乳房摄片、液晶热图检查、乳头血性分泌物细胞学检查有助于诊断，或切除活检及切取活检确诊乳腺癌。

乳腺癌的完善诊断除确定乳腺癌的病理类型外，还需记录疾病发展程度及范围，以便制定术后辅助治疗方案，比较治疗效果以及判断预后，因此需有统一的分期方法。现多采用国际抗癌协会建议的T（原发癌瘤）、N（区域淋巴结）、M（远处转移）分期法（1988年修订）。分期如下：

T_0：原位癌瘤未查出。

Tis：原位癌（非浸润性癌及未查到肿块的乳头湿疹样乳腺癌）。

T_1：癌瘤长径≤2cm。

T_2：癌瘤长径＞2cm，≤5cm。

T_3：癌瘤长径＞5cm。

T_4：癌瘤大小不计，但侵及皮肤或胸壁（肋骨、肋间肌、前锯肌），炎性乳腺癌亦属之。

N_0：同侧腋窝无肿大淋巴结。

N_1：同侧腋窝有肿大淋巴结，尚可推动。

N_2：同侧腋窝肿大淋巴结彼此融合，或与周围组织粘连。

N_3：有同侧胸骨旁淋巴结转移。

M_0：无远处转移。

M_1：有锁骨上淋巴结转移或远处转移。

根据以上情况进行组合，可把乳腺癌分为以下各期：

0期：Tis N_0 M_0

Ⅰ期：T_1 N_0 M_0

Ⅱ期：$T_{0\sim1}$ N_1 M_0，T_2 $N_{0\sim1}$ M_0，T_3 N_0 M_0

Ⅲ期：$T_{0\sim2}N_2M_0$，$T_3N_{1\sim2}M_0$，T_4 任何 NM_0，任何 TN_3M_0

Ⅳ期：包括 M_1 的任何 TN

以上分期以临床检查为依据，实际并不精确，还应结合术后病理检查结果进行校正。

【治疗】 早期乳腺癌的治疗以手术为主，辅以放疗、化疗、内分泌等综合治疗；晚期以放疗或化疗为主，配合中医药治疗。随着对乳腺癌治疗的深入研究，发现了乳腺癌具有好发血行转移的生物特性，认识到乳腺癌是一种全身性疾病，因此目前乳腺癌的治疗方法，除了以手术切除肿块局部治疗外（主张保乳），还要采取全身治疗（化学治疗、生物治疗、内分泌治疗、中医药治疗）相结合的综合治疗。乳腺癌的治疗是一个长期、复杂、综合的过程，乳腺癌复发率、转移率高，危及生命，故需长时间跟踪随访。

乳腺癌未来的研究方向：①分子预测标志物的研究：该研究将有助于鉴别高危复发患者，从而有助于对这些患者进行个体化靶向辅助内分泌治疗；②开发新的内分泌治疗药物；③内分泌药物之间或与其他抗癌药物的合理联合使用；④内分泌药物与生物治疗的联合使用；⑤新辅助内分泌治疗；⑥新的内分泌药物用于乳腺癌的预防；⑦内分泌药物的耐药机制及其逆转。乳腺癌预后和预测标志物的检测有助于指导个体化治疗。乳腺癌的预后和预测因素很多，主要有淋巴结状态、肿瘤大小、肿瘤分级、ER 状况、HER-2 表达、增殖和 DNA 状况、脉管受侵等。

【中医药论治】

一、乳腺癌根治术后治疗，以生肌补气，促伤口愈合为主

组成：黄芪 60g，薏苡仁 60g，桔梗 20g，三七粉 3g，炒扁豆 60g。

上药为 1 日服用量，可分 3～4 次服完，适用于术后伤口愈合不良者，也可在术后给予服用，以补气养血活血。

二、乳腺癌化疗、放疗后，以滋阴健脾为主

组成：玉竹 20g，天冬 20g，怀山药 15g，薏苡仁 20g，山楂 15g，夏枯草 20g。

服法同上。白细胞明显减少者，可加大枣 20g，田三七 10g，白术 10g。

龟鹿二仙丹加味（生龟甲、鹿角胶、阿胶、枸杞子、西洋参、沙参）与西药鲨肝醇做随机对照，观察 92 例患者，发现乳腺癌化疗期间配合使用中药龟鹿二仙丹加味，能有效减轻化疗后的骨髓抑制。

香砂六君子汤加减治疗化疗病人出现的消化道反应，对化疗引起的呕吐，属胃热者用橘皮竹茹汤加减，属胃寒者选用丁香柿蒂散，腹泻用参苓白术散及四神丸治疗，临床疗效显著。

三、晚期乳腺癌以扶正软坚散结止痛为治

1. 双甲二白汤

组成：穿山甲 12g，制鳖甲 12g，夏枯草 30g，海藻 30g，望江南 30g，野菊花 30g，白花蛇舌草 30g，白毛藤 30g，紫丹参 30g，全瓜蒌 30g，牡蛎 30g，昆布 15g，怀山药 15g，南沙参 12g，王不留行 12g，蜂房 12g，桃仁 9g。

水煎服。同时服小金丸 10 粒（吞）。

上海中医学院附属龙华医院刘嘉湘用本方治疗 11 例乳腺癌，临床治愈 1 例，显效 2

例，有效6例，无效2例，总有效率为81.80%。治后生存5年、6年、8年以上各1例。

2. 大黄䗪虫丸（《金匮要略》）

组成：大黄、䗪虫、黄芩、芍药、桃仁、杏仁、虻虫、水蛭、干漆、蛴螬、熟地黄、黄芩、甘草，以蜜为丸。每次5～10丸。

3. 小金丹（《外科全生集》）

组成：白胶香、草乌、五灵脂、地龙、木鳖、乳香、没药、麝香、当归身、墨炭，糯米粉为丸。

每次3～6粒，对癌性疼痛有效，尤对乳腺癌更为适宜。

4. 云南白药 具有止血、抗肿瘤和止痛三大功效。用量内服为0.4～0.8g，可广泛用于一般癌性疼痛。

5. 鹿仙散结汤治疗晚期乳腺癌

组成：鹿角霜、生牡蛎、瓦楞子各30g，仙茅、淫羊藿、土贝母、郁金各15g，山慈菇、全蝎、蜂房、炙甘草各10g。伴上肢肿胀疼痛者，加半边莲20g，没药10g，赤芍、桂枝各15g；恶心呕吐者，加竹茹、生姜、半夏各10g；神疲乏力者，加黄芪30g；腹胀甚者加枳壳30g，厚朴15g；食少纳差者，加神曲10g，炒麦芽30g。

中药汤剂每日1剂，分早、晚温服。

陕西省中医医院观察治疗乳腺癌30例，中医证候显效12例，有效12例，无效6例，有效率为80%；生存质量提高8例，稳定18例，降低4例；体重增加10例，稳定16例，下降4例。

以上各方可以配合使用于晚期乳腺癌，若出现癌热或并发感染，可选用下方。

1. 清瘟败毒饮（《疫疹一得》）

组成：生石膏30～60g，大生地20～30g，水牛角15～30g，栀子、黄芩、连翘、知母、丹皮、赤芍、玄参、竹叶、甘草、桔梗各10～20g。尚可加入青蒿10g。

2. 三仁汤（《温病条辨》） 芳化湿热，宣畅三焦。

组成：杏仁12g，白蔻仁10g，薏苡仁15g，厚朴12g，京半夏15g，通草10g，滑石20g，竹叶10g。

3. 大补阴丸（《丹溪心法》） 以泻火滋阴为治。

组成：炒黄柏15g，肥知母30g，熟大黄10～15g，炙龟甲15～30g。可选加青蒿、胡黄连、银柴胡、丹皮、赤芍，以加强清虚热之力。盗汗或自汗可加麻黄根。

乳腺癌术后并发症常用四君子汤合桃红四物汤。

常用药物有黄芪、太子参、生地黄、白术、桃仁、红花、当归、赤芍、川芎、丹参等。以活血化瘀、利水消肿。若发生淋巴漏、皮下积液，则加用活血、利水药，常用药物有王不留行、泽兰、泽泻、赤茯苓等；若发生皮瓣坏死时，加用祛瘀生肌药，如乳香、没药、血竭等，并可局部使用生肌玉红膏外敷；若发生患侧上肢肿胀时，加用活血破瘀、利水消肿药，常用药物有路路通、水蛭、三棱、莪术、桑枝、桂枝、茯苓、泽泻等。

【预防与调护】

1. 多数乳房疾病与月经紊乱、妊娠、哺乳有关，因此做好妇女各个时期的乳房保健是预防和早期发现乳房疾病的重要措施。特别是绝经期前后属乳腺癌好发年龄，要定期自我检查。如发现乳房包块应及时就诊，尽早明确诊断，及时处理，以免延误治疗。

2. 乳腺癌病因尚不清楚，目前尚难以提出确切的病因学预防（一级预防）。但重视乳腺癌的早期发现（二级预防），经普查检出病例，将提高乳腺癌的生存率。不过乳腺癌普查是一项复杂的工作，要有周密的设计、实施计划及随访，才能收到效果。目前一般认为钼靶摄片是最有效的检出方法。

3. 加强患者手术前后的保健，注意身心调护，加强治疗信心，预防其他合并症。

【疗效判定】

治愈：肿瘤消失或切除后，切口愈合，无并发症。

好转：肿瘤缩小，无并发症。

【重点提示】 本病多发生在妇女更年期（围绝经期），虽然由于筛查和手术后综合治疗手段的应用使乳腺癌患者的生存率有所提高，但是仍有一些患者因肿瘤复发或转移而死亡。目前的根本策略是早期发现、早期诊断和早期治疗的“三早”原则。早期诊断是提高乳腺癌患者生存率的最合理途径，如何对乳腺癌病人进行早预防、早诊断、早治疗已成为乳腺外科的工作重点。本病重在未病先防，故应重视预防与调护。

（李 燕 王清华）

参考文献

1. 汪向东，王希林，马弘．心理卫生评定手册．北京：中国心理卫生杂志出版社，1999：127-133.
2. 吴功侃，赵荣宇．试论我国乳腺癌的诊治现况与改革对策．医师进修杂志，2000，23（11）：59-61.
3. 张总清，李广灿，叶召．乳腺癌当前流行趋势分析．中国肿瘤，2000，9（10）：454-455.
4. 孙自友，张兴亚，左文述．乳腺癌的早期诊断．肿瘤防治杂志，2000，7（4）：409-410.
5. 郑莹，李德禄，向泳梅，等．上海市区乳腺癌流行现状及趋势分析．外科理论与实践，2001，6（4）：219-221.
6. Greenlee RT，Hill-Harmon MB，Murray T，et al. Cancer statistic，2001. CA Cancer J Clin，2001，51：15-36.
7. 李连弟，饶克勤，张思维．中国 12 市县 1993 年—1997 年肿瘤发病和死亡登记资料统计分析．中国肿瘤，2002，11：497-507.
8. 卢秀美，译．拉克曼内外科护理学．台北：华杏出版股份有限公司，2002：1975-1999.
9. 王国英，雷小兵，梁琼．浅谈乳腺癌围手术期的健康教育．护理研究，2003，17（2B）：209.
10. 上海市．2000 年上海市恶性肿瘤发病率．肿瘤，2003，23（6）：53.
11. 林毅，唐汉钧．现代中医乳房病学，北京：人民卫生出版社，2003：304.
12. 李坤成，孙泽民．乳腺影像诊断学．北京：人民卫生出版社，2003：35-45.
13. 吴在德，吴肇汉．外科学．6 版．北京：人民卫生出版社，2003：327-332.
14. 卢雯平，陈长怀，花宝金，等．乳腺癌的中医治疗思路及方法．河南中医．2003，23（4）：68-69.
15. 彭玉兰．乳腺高频超声图谱．北京：人民卫生出版社，2004：1.
16. 徐兵河．乳腺癌．北京：北京大学医学出版社，2005：15.
17. 贾曦，左蕾，郭启琴，等．中医药辨证治疗乳腺癌的机制探讨，时珍国医药，2005，16（10）：973.
18. Smith RA Cokkinides V. Eyre HJ. American Cancer Society Guidelines for the Early Detection of Cancer. CA Cancer J Clin，2005，55（1）：31-44，55-56.
19. 洪宋贞，林毅，司徒红林，等．龟鹿二仙丹加味治疗乳腺癌化疗后骨髓抑制的临床研究．新中医，2005，37（1）：32-33.
20. 李增战，陈捷，苗文红，等．鹿仙散结汤治疗晚期乳腺癌 30 例．陕西中医，2007，28（5）526-527.
21. 刘红梅，卞卫和，任晓梅，等．乳腺癌术后并发症的中医治疗．四川中医．2007，25（6）：85-86.
22. 徐和兵．乳腺癌临床研究的进展与未来．中华肿瘤杂志，2007，29（12）：881-883.

第五节 乳 泣

非哺乳期间乳汁自行溢出者，称为乳泣，又称“乳胎”、“鬼泣”。乳泣原概念仅限于孕期乳自出，但近来有学者认为乳泣已广泛指非哺乳期的乳汁自然外流者。本病相当于西医学所称的“乳汁溢出症”，主要指乳汁性溢液及浆液性溢液。

乳泣之名，出自宋代陈述《妇科秘兰》：“妊娠乳自流者，谓之乳泣”，其病因“乃手少阴心、手太阳小肠二经虚热不能管摄经血所致”，相关脏腑的“厥阴肝木不能藏血”，论治之法为“急宜安正敛神”，谈及预后云“若日久不止，生子多不育”。

在明代，对本病的病因病机有了进一步认识，如张景岳云：“若未产而乳自出者，以胎元薄弱，滋溉不全而然，谓之乳泣，生子多不育”，并提出“肾虚体弱”的病机论。武之望则认为“此乃气血大虚之候，故生子多不易养”。至此，基本明确了乳泣的发生多由肝热、气血两虚、肾虚等所致，同时历代医家大都认为乳泣者“生子多不育”。然治法方药鲜有论及，唯清代程钟龄颇有独见，其在《医学心悟》中云：“妊娠乳自出，名曰乳泣，生子多不育，然予以为气血虚弱不能统摄，用八珍汤频频补之，其子遂育。夫医理有培补之功，赞化之能，岂可执常说而自化欤。”实为经验之谈，程氏首倡补虚法治疗本病，至今仍有实用价值。

近代资料尚未见有关乳泣的大量临床观察或实验研究，然已有中西医治疗经验及病案报道。如顾伯华运用疏肝扶脾、凉血清热法治疗本病取得了疗效。顾法隆以针刺疗法，闻博采用乳管冲洗、药物灌注疗法，邝安用生麦芽对催产素分泌的影响及在乳溢症治疗上的初步尝试等，不断丰富了对乳泣的认识和治疗。

乳泣为乳头溢液类症之一，可表现为一侧乳头单孔或多孔溢液，亦有双侧乳头溢液者。现代研究认为：乳头溢液不都是病理改变，双侧乳头在哺乳期及妊娠期少量排液为正常生理现象。口服雌激素或某些镇静类药物后，有些妇女双侧乳房自发溢液；绝经前后妇女，用手挤压乳头，有时也见有少量乳头溢液，这些都是正常的生理现象。一侧乳头溢液，多为病理性，常为间断性，可持续一段时间，数月甚至多年，从一个乳头导管或多个导管口排出，偶尔也可以是双侧性。有研究者发现，在8种常见的有乳头溢液的乳房疾病中，血性溢液30例，癌占33.3%；非血性溢液32例，癌占6.2%；50例良性病变中20例溢液为血性，12例乳癌中10例溢液为血性。提示血性溢液和非血性溢液都有癌的可能；年龄越大，癌的可能性亦随之增大，50岁以上的乳头溢液患者，癌成为主要病因；60岁以上的乳头溢液患者，70%发生癌变，故对本病应有足够的重视。

【病因病机】 乳汁为气血化生，来自水谷精微，赖气以运行，乳房属胃，乳头属肝，乳房的生乳和排乳功能，与足阳明胃经、足厥阴肝经关系密切。经乳同源，俱为精血所化，故有上为乳汁，下为经血之说，孕后精血下聚以养胎元，故一般不会出现乳汁外溢。乳泣发生的机理，总地来说有3个方面，一是气血虚弱，二是肝经郁火，三是脾肾阳虚。脾胃素虚，或饮食劳倦，思虑过度，损伤脾胃，化生乏源，气血虚弱，气不摄乳，致乳汁清稀，随化随溢，漏溢不止。情志不舒，精神抑郁，肝郁化火，热迫乳汁而外溢。多产、房劳或饮食劳倦等，耗伤脾肾阳气，阳气虚弱，津血失于统摄，逆行于乳房，而致乳汁滴沥不止。

西医学认为，乳头溢液并非独立的疾病，而是一个重要的症状。乳头溢液发生原因复杂，现代研究认为，乳汁性溢液的主要原因在于下丘脑功能紊乱，血中催乳素浓度增高所致，常见的疾病有垂体肿瘤、甲状腺功能或肾上腺皮质功能的低下或亢进等。此外，长期使用某些镇静药物（如氯丙嗪、奋乃静、眠尔通）、避孕药，或严重的精神创伤，或手术创伤等因素，均可使血中的催乳素增高而溢乳。浆液性溢液，大多因乳房病变引起，如乳腺增生病、乳腺导管炎、乳腺导管扩张症等。

【诊断与鉴别】

一、诊断要点

1. 病史　可有大病、久病或七情内伤史。

2. 临床表现　妇女在非哺乳期，从两侧或一侧乳头溢出脂样乳汁，或浆液状液体，量可多可少，滴沥不止，有如屋漏，或涓涓而下，湿透衣服，质浓或清稀，色白或黄或淡灰色，但无脓血。或乳房有轻微胀痛感。有时可伴有一定的全身症状。

3. 乳房检查　双侧或单侧乳头可见乳汁自溢，一般点滴而下，轻者仅见内衣上乳头部位有乳汁印痕，乳房柔软，无明显肿块，无触痛或仅有乳头轻触痛。

4. 辅助检查　血催乳素（PRL）水平可有升高，或乳腺导管造影显示导管感染征，或分泌物培养有细菌生长，但X线蝶鞍摄片、颅脑CT或MRI检查无脑垂体肿瘤。

二、鉴别

1. 乳衄　乳头溢出液为血性。

2. 乳汁自出　专指哺乳期，不经婴儿吮吸，乳汁自然流出者。

3. 闭经溢乳综合征　溢乳而兼有月经稀发或闭经，多有血催乳素增高，有些可有脑垂体肿瘤。

【辨病论治】 乳头属肝，乳房属脾胃，乳头溢液多应责之于肝脾。肝喜条达恶抑郁，若肝气不舒，郁久化火，热迫乳妄行；脾虚气弱，气不摄乳，乳汁自出。若本病无明显的气虚或血热证候可辨者，可从肝脾论治。

1. 经验方（中医杂志，1982，(1)：14-15）

组成：柴胡9g，当归12g，白芍9g，焦白术9g，茯苓9g，丹皮9g，生山栀9g，墨旱莲15g。

全方有疏肝扶脾，凉血清热之功。用于乳头溢乳症。

溢液色鲜红或紫者，加龙胆6g，仙鹤草30g。溢液色淡黄者，加生苡仁15g，泽泻9g。乳腺囊性增生病加菟丝子、淫羊藿、锁阳各12g。大导管乳头状瘤加白花蛇舌草30g，急性子9g，黄药子（有肝病者禁用）12g。

2. 生麦芽煎（中西医结合杂志，1984（3）：134）

生麦芽每天100～200g，文火煎汤分3～4次服，2～3个月为1个疗程。本方有抑制乳汁分泌作用。

3. 乳管冲洗，药物灌注治疗。

操作方法：病人取坐位或半坐位，常规消毒铺巾，用4.5号（或5号）针头（针的尖端磨圆磨钝）的针管，在乳头溢出液体的部位缓慢旋转进针，进入乳腺导管0.5～1.0cm

后，缓慢注入等渗盐水0.5～1.0ml，当病人感胀痛时，拔出针头按摩乳房排出液体，反复数次至冲洗液清澈后，灌注庆大霉素1万～2万单位，或使用试敏结果敏感的抗生素，每隔3～6天治疗一次，一般3～6次显效。治疗46例，效果满意。适用于乳腺导管炎或乳腺增生并感染所致乳头溢液。

【辨证论治】

一、辨证要点

本病的辨证，重在分清虚实，可根据溢乳的性质和脉证分其属虚属实。一般来说，溢乳量多质清稀，乳房柔软，舌淡苔薄白，脉细弱者为虚证。若伴面色无华，头晕心悸，神疲乏力，纳呆者属气血两虚；若畏寒肢冷，小便清长，面色㿠白者属脾肾阳虚。溢乳汁稠，乳房胀痛，脉弦者为实证。

二、治疗原则

治疗乳泣，依据“虚则补之”、“热者寒之”，故补虚、清热摄乳为其常法。气血虚者补养气血，肝经郁热者疏肝解郁清热，脾肾阳虚者补益脾肾，但均应佐以摄乳固涩。

三、分证论治

1. 气血两虚证

(1) 临床见证：非哺乳期乳汁时时溢出，质清稀而量多，乳房柔软，无压痛，形体瘦弱，面色少华，头晕，心悸，神疲乏力，纳呆，伴月经量少，色淡红，舌淡苔薄白，脉细弱。内分泌功能失调所致的乳头溢液多见此证。

脾胃虚弱，化生不足，致气血虚弱，固摄无权，气不摄乳，随化随溢，故溢乳质稀量多；余症、舌脉均为脾胃虚弱，气血两虚之象。

(2) 辨证依据

1) 素体虚弱病史。

2) 非哺乳期乳汁时时溢出，质清稀量多，乳房柔软。

3) 身瘦，神疲乏力，纳呆。

4) 舌淡，脉细弱。

(3) 治法与方药

治法：补气养血，健脾摄乳。

1) 十全大补汤（《太平惠民和剂局方》）加芡实、五味子、牡蛎

组成：熟地黄、白芍、当归、川芎、人参、白术、茯苓、炙甘草、黄芪、肉桂、芡实、五味子、牡蛎。

原治气血两亏者。十全大补汤为大补之剂，健脾益气养血，脾气旺则化源足，精血充沛，气血旺盛则气能摄乳。加五味子、芡实、牡蛎收敛乳汁。

血虚阴亏，口干咽燥者，去川芎、肉桂之辛温，加鹿角胶、莲须固肾健脾涩乳。

2) 十全大补丸（《太平惠民和剂局方》）

小蜜丸每次9g，每日2次，饭前服。

2. 肝经郁热证

(1) 临床见证：非哺乳期乳房胀痛，胀痛甚时乳汁溢出，或呈浆液性，色黄或灰白，

质较稠，或反复溢出，甚则自流不止。伴头晕，心烦不寐，急躁易怒，口苦咽干，或精神抑郁，烦躁欲哭。舌红苔黄厚，脉弦数。乳腺增生病合并感染或乳腺导管炎多见此证。

精神抑郁，情志不舒，肝郁化火，乳汁为热迫而外溢且质稠。肝气不舒，故见急躁易怒，乳房胀痛，烦躁欲哭；郁久化热，肝热则心烦不寐，口苦咽干，舌红苔黄厚，脉弦数。

（2）辨证依据

1）可有七情内伤病史。

2）乳汁溢出，色黄或灰，质较浓稠，乳房胀痛。

3）心烦身热，急躁易怒，口苦咽干。

4）舌红苔黄厚；脉弦数。

（3）治法与方药

治法：疏肝清热，解郁摄乳。

丹栀逍遥散（《内科摘要》）去薄荷、生姜，加生麦芽、蒲公英、橘核

组成：丹皮、栀子、当归、芍药、柴胡、白术、茯苓、炙甘草、生麦芽、蒲公英、橘核。

原治肝气郁结，肝郁化热者。全方舒畅肝气，解除肝郁，郁除则热退，热清则无以迫乳外溢，加麦芽、橘核更增解郁敛乳之功。

心烦易怒加合欢皮、酸枣仁。口苦咽干者合二至丸。

3. 脾肾阳虚证

（1）临床见证：乳汁滴沥不止，质清稀，色淡，精神萎靡，短气懒言，畏寒肢冷，面色㿠白，小便频数清长，大便溏，舌淡，苔薄白，脉细弱无力。内分泌功能失调所致的乳头溢乳多见此证。

脾肾素虚，阳气不足，乳汁失于统摄，故乳汁滴沥不止，质稀色淡；阳虚不能敷布，故面色㿠白，畏寒肢冷，大便溏；肾虚不能制约膀胱，则小便频数清长；精神萎靡，短气懒言，舌淡，脉细弱无力，为脾肾虚弱之证。

（2）辨证依据

1）可有素体阳虚病史。

2）乳汁滴沥不止，质清稀，色淡。

3）面色㿠白，畏寒肢冷，小便清长，大便溏。

4）舌淡苔白，脉细弱无力。

（3）治法与方药

治法：健脾补肾，益气摄乳。

1）四君子汤（《太平惠民和剂局方》）合缩泉丸（《校注妇人良方》）加黄芪、龙骨、五味子

组成：人参、白术、茯苓、甘草、乌药、益智仁、山药、黄芪、龙骨、五味子。

四君子汤原治脾虚气弱者，缩泉丸原治肾虚遗尿者。全方为脾肾双补，益气收敛之剂。脾肾得补，阳气充盛，统摄有权，乳汁得固，且佐以益气收敛，使乳汁不致外溢。

2）三肾丸（《全国中成药处方集》）

组成：鹿角胶、炙黄芪、龟甲、党参、熟地黄、淫羊藿、茯苓、白术、杜仲、阿胶、沙苑蒺藜、莲子肉、山药、麦芽、砂仁。

功能补肾健脾，治肾虚不足，身体衰弱，倦怠少食。以其具有温补肾脾之功又重用麦芽60g固摄乳汁，故用于此。

【其他疗法】

一、外治法

皮硝200g打碎，平摊于纱布中，外敷于乳房，用胸罩或布条扎紧，每日1次。

二、针灸疗法

（一）体针

1. 主穴：肩井、列缺、期门、膻中。

配穴：膈俞、血海、三阴交、足三里。

刺法：用针刺平补平泻法，留针15～30分钟，每隔5分钟捻针一次。

2. 取穴：公孙（双）。

刺法：直刺1寸，每日1次，每次留针20分钟，隔10分钟捻转一次。

用于精神因素或药物所致的溢乳症。

（二）耳针

取穴：乳腺、内分泌、肝、脑。

刺法：在其压痛点上针刺，重刺激，留针20分钟，每日1次。

（三）灸法

主穴：关元、气海、膻中、乳根。

配穴：三阴交、足三里。

隔姜或隔附子饼灸，每日或隔日一次，每次3～5壮。

【预防与调护】

一、预防

1. 乳头溢乳是多种疾病的一种症状，既是全身性疾病或其他器官疾病的一个症状，也是乳房局部疾病所致，所以必须寻找病因作针对性治疗。

2. 某些药物，如避孕药、镇静药等可导致本病的发作，故服用这些药物时尤应注意。

二、调护

1. 情志内伤、忿怒抑郁等是导致本病的诱因之一，应注意心情舒畅，达观开朗。

2. 饮食可选用动物的肝、肾等以补益肝肾，以及食用麦芽、山楂等健脾消导的食物，忌辛辣刺激性食物。

【疗效判定】

治愈：溢乳停止，挤压乳房或乳晕亦无溢乳。

显效：自动溢乳停止，但挤压乳房或乳晕仍有少量溢乳。

有效：溢乳明显减少。

无效：溢乳无改善。

（魏祝娣　邓高丕）

第六节　乳　　衄

清代《疡医大全·乳衄门主论》云："妇人乳不坚肿结核，惟乳窍常流鲜血，此名乳衄。乃忧思过度，肝脾受伤，肝不藏血，脾不统血，肝火亢盛，血失统藏，所以成衄也。治当平肝散郁，养血扶脾为主。"对本病的病名、临床表现、病因病机及治法作了较全面的论述。

乳衄是乳房多种疾病的共同临床表现，如乳腺导管内乳头状瘤、乳腺增生病等。乳腺导管内乳头状瘤包括大导管内乳头状瘤和多发性导管内乳头状瘤，前者发生在大导管近乳头的壶腹部，后者发生在乳腺的中小导管内，本节所讨论的乳衄是大导管内乳头状瘤。其临床特点是乳头异常分泌物（血性、浆液性），一般触不到肿块，如有肿块多在乳晕附近。

【病因病机】　本病发生的主要病机是肝郁化火，肝失藏血，火灼乳络，迫血妄行，或脾气虚不能统血，血失统藏，血溢乳窍而致。

现代研究表明：目前本病病因尚不十分明确，许多学者认为与雌激素过度刺激，造成了导管上皮局限性乳头状增生有关。

【诊断与鉴别】

一、诊断要点

1. 病史　排除外伤挤压乳头史，有自溢血性或浆液性分泌物者。

2. 临床表现　乳头自溢血性或浆液性分泌物，陈旧性血性为主，可持续或间断出血，量较多，年龄在30～50岁。

3. 乳房检查　多数见单侧乳房，单个乳孔溢出，适度挤压更明显，一般触摸不到肿块，如触及肿块多在乳晕附近，质韧，腋下淋巴结无肿大。

4. 辅助检查

（1）乳腺导管造影：是诊断本病常用的检查方法。通过碘油造影，可显示出病变的导管及其分支影，也可见在大导管处的充盈缺损。

（2）导管内镜检查：是对导管内病变行之有效的检查手段。镜下乳头状瘤呈黄色或充血发红的实性肿块，表面光滑呈桑葚状突向腔内，或息肉样隆起而周围壁光滑，无凹凸不平现象。

（3）乳头分泌物涂片：细胞学检查有助于鉴别诊断。

（4）B超：有时可见扩张的导管及其内的液性暗区，有时可观察到导管内的实性肿块回声。

二、鉴别

1. 乳岩（乳腺癌）　可见到乳头血性或浆液性溢液，其溢液多为单侧单孔，常伴明显肿块，且多位于乳晕区以外，肿块质地坚硬，活动度差，表面不光滑。

2. 乳癖（乳腺增生病）　部分患者可伴有乳头溢液，常为双侧多孔溢液，以浆液性为多，血性较少，且有乳房肿块，并有周期性乳房疼痛等症。

乳衄的鉴别诊断主要依赖于病理检查。原则上乳头出现陈旧性血性或浆液性分泌物，经临床治疗观察（一般不超出1个月）无效者，或经临床观察持续固定在某乳孔处溢出液体，应行病变导管切除术做病理检查。

【辨证论治】

一、辨证要点

乳衄的主要病机是肝郁化火，迫血妄行及脾气虚统血无力，血不循道而外溢。证候有虚有实，虚者脾虚不统血；实者火也，火热迫血妄行。

辨证主要根据症状和舌脉，其主要表现为乳头异常分泌物，有时可扪到乳晕附近肿块，结合必要的检查，找到病变的导管施予必要的治疗。

二、治疗原则

乳衄的治疗，内服治疗不要超过1个月，治疗过程要观察变化，以便中转手术治疗。外治以手术为主。

三、分证论治

1. 肝郁化火证

（1）临床见证：乳头溢血色偏鲜红或暗红，量较多，乳晕下肿块，平素性情急躁，乳房及两胁胀痛，胸闷嗳气，或月经先期量多，口苦，舌尖边红苔黄，脉弦数。

（2）辨证依据：乳头属肝，肝藏血，主疏泄，肝郁化火，则肝不藏血而外溢，火热迫血从乳窍流出见乳头溢血，量多，瘀血阻于乳络可见乳晕下硬节，肝郁气滞见乳痛，肝郁化火，热扰神明，可见心烦易怒，肝郁不舒，精神抑郁，舌脉均为肝郁化火之象。

（3）治法与方药：

治法：疏肝清热，凉血止血。

方药：丹栀逍遥散（《内科摘要》）。

组成：丹皮、栀子、当归、白芍、柴胡、白术、茯苓、煨姜、薄荷、炙甘草。

加减：肿块不消加王不留行、山慈菇；溢血褐色加桃仁、红花；两胁不舒加川楝子、延胡索；心烦难寐加酸枣仁、柏子仁。

2. 脾失统血证

（1）临床见证：乳头溢血或淡黄血水样物，色淡红质稀，量或多或少，可伴乳晕附近肿块，面色少华，神疲乏力，心悸少寐，纳差便溏，舌淡胖苔白，脉细缓。

（2）辨证依据：脾与胃相表里，胃受纳，脾运化、统血，乳房属胃，脾虚统血无力则外溢，脾虚气血之化生不足见血色淡，面色无华，神疲乏力，心血不足则心悸少寐，气虚血瘀阻于乳络见肿块，舌脉均为脾虚气血不足之象。

（3）治法与方药

治法：养血健脾，益气摄血。

方药：归脾汤（《校注妇人良方》）。

组成：白术、茯神、黄芪、桂圆肉、酸枣仁、人参、木香、当归、远志、生姜、大枣、甘草。

【预防与护理】

1. 注意情志的调畅，避免各种精神刺激，劳逸结合。

2. 饮食的调节，忌辛辣之品，食五谷杂粮及蔬菜、水果类、鱼类。

3. 出血只是一个症状，可以是良、恶性乳腺疾病的共同表现，行必要的辅助检查及治疗以明确诊断。

【疗效判定】

治愈：乳头溢血停止，瘤体消失。

好转：乳头溢血减少，瘤体缩小。

未愈：乳头溢血不减，瘤体增大。

【重点提示】 对乳头溢液的病人要注意识别溢液的性质，一般乳腺肿瘤性疾病多为血性或浆液性溢液，乳腺增生性疾病或导管扩张症多表现为双乳多孔淡乳色或淡黄色溢液。对出现乳头单乳单孔自溢液者，须行必要的检查，明确病变部位，手术切除包括肿物在内的病变导管。

（魏祝娣　邓高丕　杨海燕）

第七节 乳　核

乳核是发生于乳房部的良性肿瘤。中医古籍中把发生于乳房避而不见的肿块，并随喜怒而消长者归属乳癖。《疡医大全》引陈实功之言："乳癖乃乳中结核，形如丸卵不疼痛，不发寒热，皮色不变，其核随喜怒为消长，此名乳癖。"这里包括了现代医学的两个病：一为乳腺增生病，一为乳腺纤维腺瘤。两病均有避而不见的肿块，但从发病年龄、症状特征、治疗及预后都不同，故临床及病理均加以区分。本节所述"乳核"属现代医学乳腺纤维腺瘤，其特点是乳中结核，形如丸卵，边界清楚，表面光滑，推之能移。

【病因病机】 多因情志内伤，肝气郁结，或忧思伤脾，脾失健运，痰湿内生；或冲任失调，气滞血瘀，气滞痰凝，积聚于乳络而成核。

现代研究认为：本病的发生原因尚未十分清楚，一般认为与雌激素过度刺激或乳腺局部组织对雌激素作用过于敏感有关，即"种子-土壤学说"。

【诊断与鉴别】

一、诊断要点

1. 病史　可无特殊病史，或有月经不调史，部分肿块可以发生在初潮前。

2. 临床表现　乳房肿块好发于青春期女性，多为单发，部分多发，大小不等，大多生长缓慢，无明显的疼痛感。

3. 乳房检查　乳房内触及单个或多个类圆形或分叶状肿块，边界清楚，质实有弹性，活动度好，腋下淋巴结无肿大。

4. 辅助检查

（1）B超：大部分均可见有完整的中等强度包膜回声，伴侧壁声影，病变区呈分布较均匀的低回声。

（2）X线摄片：密度略高于周围组织的块影，肿块边界光滑规整，有时在瘤体周围可见一薄层透光晕，瘤体与触诊大小相近。

二、鉴别

1. 乳腺增生病　好发于中年妇女，肿块边界不清，质地不均匀，形态不规则，活动度好，大多数伴周期性或持续性疼痛。辅助检查能帮助鉴别诊断。

2. 乳腺癌 乳腺癌的一些病理分型如髓样癌、黏液腺癌，临床上有肿块相对局限、甚至边界清楚的表现，容易与乳腺纤维腺瘤相混淆。鉴别诊断一要详细了解病情及临床表现，二要配合相应的辅助检查，病理检查可确诊。

3. 乳腺单纯囊肿 乳腺单纯囊肿是乳腺增生病的一种病理类型，好发于生育后的中年妇女。肿块边界清楚。囊肿内囊液的多少及囊内压力的高低，可使其表现出软硬不同的质地，但多可触及囊性感。B超检查能看到液性暗区，穿刺可抽出囊液。

4. 乳腺导管内乳头状瘤 好发于中年妇女，肿物多见于乳晕区，边界清楚，活动度不大。可伴有乳头浆液性或血性溢液，适度挤压肿物可看到溢液从患侧乳管开口溢出。乳腺导管造影可看到导管充盈缺损或导管中断，乳腺导管镜检查可在直视下发现病灶。

【辨证论治】

一、辨证要点

乳核的主要病机是冲任失调，情志所伤，血瘀痰凝互结于乳房而成。证候以实证为主。

辨证主要根据症状、体征、舌脉。其主要表现为乳房肿块，无明显疼痛，伴有肝郁或血瘀痰凝之临床表现。

二、治疗原则

对单发纤维腺瘤的治疗以手术切除为宜，对多发或复发性纤维腺瘤可试用中药治疗，通过中药阶段性治疗可起到控制肿瘤生长，减少肿瘤复发的作用。纤维腺瘤术后3个月至半年内选用中药及周期性的雌激素拮抗剂有防止复发的作用。治疗内治以疏肝活血、化痰散结、调理冲任为主，外治以手术切除肿块。

三、分证论治

1. 肝气郁结证

（1）临床见证：肿块较小，发展缓慢，不红不热，不痛，推之可移，伴胸闷叹息，舌淡红，苔薄白，脉弦。

（2）辨证依据：无痛性肿块；全身症状或有或无；舌淡红，苔薄，脉弦。

（3）治法与方药

治法：疏肝理气，化痰散结。

方药：逍遥散加减。

组成：柴胡、当归、白芍、茯苓、白术、瓜蒌、浙贝母、制半夏、南星、生牡蛎（先煎）、山慈菇

加减：肿块硬者加三棱、莪术，痛经者加益母草、丹参。

2. 血瘀痰凝证

（1）临床见证：一般肿块较大，坚实质硬韧，重坠不适。胸胁牵痛，烦闷急躁，或月经不调，痛经等症。舌暗红，苔薄腻，脉弦细。

（2）辨证依据：无痛性肿块；可有月经不调史、痛经史；舌暗红，脉弦细。

（3）治法与方药

治法：疏肝活血，化痰散结。

方药：逍遥散合桃红四物汤加减。

组成：柴胡、当归、赤芍、白术、瓜蒌、制半夏、浙贝母、桃仁、红花、川芎、熟地黄、山慈菇、生牡蛎（先煎）。

【其他疗法】 目前尚无理想的药物能直接消除肿块，根治本病的方法是行手术切除。并常规进行病理检查以明确诊断。

一、手术适应证

1. 单发或多发的肿块，肿块大于 1cm 以上，临床检查考虑为乳腺纤维腺瘤。
2. 25 岁以上的已婚妇女，或 30 岁以上、无论婚否的妇女都应手术切除。
3. 计划在近期怀孕的患者。
4. 肿块在短期内增大明显者。

二、手术方法

一般以肿块为中心顺乳头方向作放射状切口，应将肿块完整取出，或将部分受累的乳腺组织做区段切除。以乳晕切口切除肿块强调美容，要求进入腺体层仍按放射状切除，尽量减少对未育女性腺体的破坏。

【预防及护理】 本病多发于青春期且多为良性肿瘤，故首先要解除患者的恐惧心理，尤其对临床观察者，应定期复诊，配合医生观察肿块的发展情况。

保持心情舒畅，避免辛辣、油腻食物的摄入。劳逸结合，调节心身。

【疗效判定】

治愈：乳房肿块消失。

好转：乳房肿块缩小。

未愈：乳房肿块无变化。

【重点提示】 乳核为良性肿瘤，如手术后伤口下反复出现肿块复发，要注意有恶变的可能性。

（杨海燕）

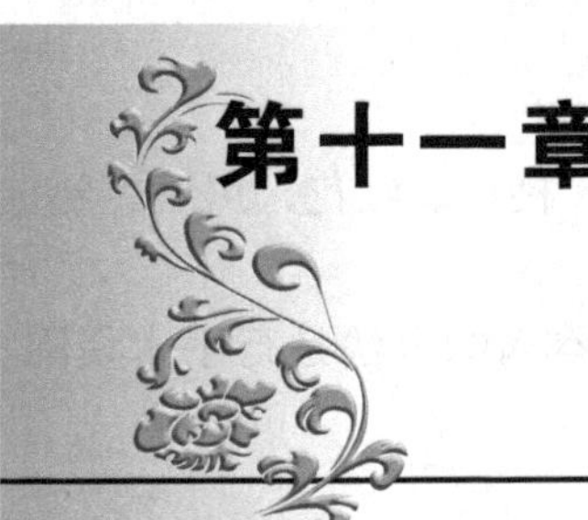

第十一章

老年妇科病

第一节　老年经断复行

老年妇女，本已绝经而忽然又再行经者，或妇女绝经 1 年以上又见月经来潮者，称“老年经断复行”，又称“年老经水得行”、“妇人经断复行”，俗称“倒开花。”

中医学有关“老年经断复行”的记载并不多见，在有限的论述中，大致有两种观点：一是认为若年老经水复行，仍按月而至，无任何症状者，属营血有余，勿需用药，如《医宗金鉴·妇科心法要诀》云：“妇人七七天癸竭，不断无疾血有余；已断复来审其故，邪病相干随证医。”认为“若止而复来，无他症者，乃血有余，不得用药止之”。另一种观点认为老妇经断复行，但见经候不调，或兼见他证者，多属病态。常因脏腑虚弱，肝失所藏，脾失所统而致，亦有不慎房中，相火妄动，迫血妄行。本病须注意排除生殖器肿瘤。

在清代以前，老年经断复行的记载多散见于月经病证之中，未能独立成篇。如明代龚廷贤《寿世保元》：“妇人四十二、三岁，经水断绝，五十一、二复来，或淋漓，或成片条，漏下不止，宜服和气汤，兼四物补经血，乌鸡丸相内服之可好……”提出了经断复来的症状及治法方药。直至清代“老年经断复行”的理法方药才逐渐臻于完善。《古今图书集成·医部全录》卷三百八十二“妇人经脉门医案”中有“经断复行”的针灸治疗记载：“妇人五旬经断后再行，或多或少，或瘀或红并下，腹中气满，如胎孕，天枢、中脘、气海各五分，立愈。”《医宗金鉴·妇科心法要诀》云：“经断复来血热甚，芩心醋丸温酒吞，益阴知柏龟生地，缩砂炙草枣姜寻。血多热去伤冲任，十全大补与八珍。暴怒忧思肝脾损，逍遥归脾二药斟。”指出本病可因血热、阴虚、气血不足、肝脾损伤而致，分别用芩心丸、益阴煎、十全大补汤或八珍汤、逍遥丸或归脾汤治疗。对本病病因病机、辨证论治进行了系统介绍。《竹林女科证治·调经下》中亦有类似记载，如”若五旬以后而月经复行，或漏下不止，腰腹疼痛者，但当察其有热无热，有热者宜子芩丸……肝脾伤损血不归经，宜归脾汤兼服逍遥散。”指出因血热而致者，宜子芩丸；因血虚而致者，宜益阴煎；表现有腹痛寒热者，宜茱萸汤；表现为肝脾伤损者，宜归脾汤兼服逍遥散。傅山在前人论述基础上，对本病的认识更为深刻，如《傅青主女科·调经》云：“妇人有年五十外或六、七十岁忽然行经者，或下紫血块，或如红血淋，人或谓老妇行经，是还少之象，谁知是血崩之渐乎！夫妇人至七七之外，天癸已竭，又不服济阴补阳之药，如何能精满化经，一如少妇。然经不宜行而行者，乃肝不藏脾不统之故也，非精过泄而动命门之火，即气郁甚而发龙雷之炎，二火交发，而血乃奔矣，有似行经而非经也。此等之症，非大补肝脾之气与血，而血安能骤止。”并创制安老汤，补益肝脾之气，气足自能生血而摄血，妙在大补肾水，水足而肝自舒，肝舒而脾自得养。肝藏之而脾统之，安有泄漏者，又何虑其血崩哉！另外，傅氏又有“年老血崩”篇，提出老妇血崩乃房中不慎而致，并设立“加减当归补血汤”治之。血止后又增入“白术、熟地、山药、麦冬、北五味子等”以尽除崩漏之根，其可贵之处在于：继止血之后，注重善后以固本的原则。

西医妇科学认为绝经后阴道出血，是指自然闭经1年后，阴道流血或流出血性分泌物，多为月经再潮，或生殖系良性疾病或恶性肿瘤引起，其出血可能来自阴道、宫颈、宫腔及输卵管、卵巢，因而可能是老年性阴道炎、宫颈息肉及生殖器官良、恶性肿瘤引起，也可能由其他非妇科病引起，其病因复杂，涉及范围较宽。近年来，随着卫生保健工作的深入及健康普查工作的展开，器质性因素所致的绝经后出血大为减少，非器质性病因所致者比例有所上升。在非器质性病因中，绝经后出血，子宫内膜病理活检属萎缩性者占59％～82％；尚有一部分内膜活检为增殖性（包括增生期与分泌期），其出血是内分泌因素所致。

现代有关老年经断复行的中医临床报道极少，且多为个案报道，如姚寓晨认为“老妇天癸已竭，经复再行”属气虚血热兼有瘀浊，常用黄芩配黄芪，益脾肾之气，清血分之热；制黄精配贯众炭，动腰脐间血，清胞中之火，“三黄（黄芩、黄芪、黄精）”乃固气清营之主药。马雨人认为此症要着重从脾统血、肝藏血用药，以“人参、白术、黄芪、当归”益脾统血，以“柴胡、白芍、炙草、棕榈、茯神、枣仁、远志”调肝以藏血，养心以止血，收到了较好疗效。张红玉自创安老益坤汤治疗绝经后功能性子宫出血36例（均排除器质性病变），药用“熟地、熟地炭、枸杞子、白芍、煅龙骨、炒枣仁、桑寄生、川黄连”并对气虚、血虚、夹瘀者分别加减用药，疗效满意。井永强辨证治疗绝经后出血24例，排除器质性因素后，对阴虚火旺型以保阴煎加减，肝脾两虚型以安老汤加减，其中13例中药治疗全部获愈。张吉金以清热利湿，化瘀散结消痰法治疗痰瘀湿毒型老年经断复行，药用夏枯草、山慈菇、红藤、蒲公英、败酱草、皂角刺、虎杖、海藻、莪术、土贝母、薏苡仁、半枝莲、马齿苋、贯众、桑寄生、生龙骨、生牡蛎。孙贵洲以养阴清热，平肝固冲止血为原则，采用刘奉五的“清热安胎饮”加减治疗血热型经断复来。另有安老汤治老年经水复行的报道，可供参考。

综上，老年经断复行，既须认识到其功能性的一面，更要警惕和注意排除恶性肿瘤所致的出血，再结合出血情况、全身症状及舌脉进行辨证施治，方能取得满意疗效。

【病因病机】《医宗金鉴·妇科心法要诀》指出：“妇人七七四十九岁，天癸竭，若已断，或一年或三五年复来者，当审其有故无故，是何邪所干，随证医治也。”老年经断复行，属于病理的因素有血热、气虚和肝郁脾虚。气虚有因中气不足，固摄无力，血失所统而致者，又有年老肾虚，门户不固，封藏失职而致者；血热有虚实之分，有因产乳过众，耗伤阴血，热内生，热扰冲任，血海不宁，阴血下走而致者，亦有因房中不慎，肾精亏损，肝失濡养，相火妄动，扰及血室，迫血下行而致者。经断复行，由血热而致者，常继发热随血去，冲任伤损而变生气阴血俱虚之证。肝藏血而主疏泄，肝郁疏泄失常，则冲任损伤，血海藏泻失度致出血。若突然大量下血，失血过多，有形成“老妇血崩”而致昏晕之虑。

西医研究表明：绝经后子宫出血主要为功能失调、内膜增生过长、子宫内膜炎和子宫内膜癌所致。子宫内膜活检属萎缩性者占59%～82%，由于老年妇女雌激素水平下降，抵抗力降低，易受感染而出血；子宫内膜萎缩后，功能层菲薄，腺体的腺管变细，易于阻塞形成囊肿，腺囊破裂、静脉破裂而致出血；血管趋于表面，且管壁硬化，易致血管阻滞、破裂出血。也有调查其主要原因为功能失调性子宫出血，占29.56%，以增生期内膜为主；尚有部分内膜活检为增殖性（包括增生期与分泌期），其出血是因为绝经后，过高的FSH刺激萎缩的卵巢，使卵巢皮质中间质细胞增生，分泌雌激素；或因外周组织（如脂肪）不断将体内雄激素转变成雌酮，雌酮在体内逐渐增多，使子宫内膜发生增生期变化；或因少数偶发排卵产生的孕激素，使子宫内膜呈分泌期变化，当这些激素水平发生波动时，子宫内膜则随之剥脱而出现阴道出血。

新近研究表明：绝经后子宫出血除常规超声检测内膜厚度外，必要时（内膜≥5mm）应进行宫腔镜联合检查，以进一步提高对子宫内膜异常病变的检出率。宫腔镜既能直接观察子宫内膜病变，又能清晰地显示子宫内膜结构和病灶位置，具有较高的灵敏度和阳性预测值，且可在直视下活检，从而避免诊断盲目性。

【诊断与鉴别】

一、诊断要点

1. 病史　有年老肾虚，或早婚多产，或多次堕胎、刮宫，或房事不节等伤肾的病史，或素禀脾虚气弱，或久病体虚气弱，或饮食不节，劳倦忧虑，中气耗损的病史。

2. 临床表现　经断1年以上，忽见阴道下血，其量或多或少。

3. 妇科检查　外阴、阴道老年式，阴道内见少量血迹，有血自宫颈口流出，宫颈及子宫、附件均无异常肿物发现。

4. 辅助检查

（1）宫颈刮片：巴氏Ⅰ～Ⅱ级。

（2）子宫内膜活检：于出血12～24小时取子宫内膜送病理检查，结果提示：萎缩性或增殖性（包括增生期和分泌期）表现。

（3）B超、腹腔镜、宫腔镜检查：均排除生殖系统肿瘤或器质性病变。

二、鉴别

1. 老年性阴道炎　如表现为血性白带时须与老年性阴道炎鉴别。临床表现有明显的外阴干涩、灼痛、瘙痒，阴道分泌物呈黄水状，严重者可有血性脓样白带。妇科检查可见阴道黏膜色红，片状出血，分泌物涂片检查有助于诊断确立。

2. 尿血、便血　询问、观察出血部位及其与大、小便的关系。泌尿系出血来自尿道，并多伴有泌尿系阳性表现；下消化道出血来自肛门，并伴有下消化道阳性表现。若为痔疮出血则更易鉴别。妇科检查内、外生殖器官均无出血的发现。

3. 宫颈息肉　表现为少量阴道出血时当与宫颈息肉鉴别。通过妇科检查可于宫颈口见舌形或椭圆形色鲜红之息肉。钳夹摘除后，经病理检查可确定诊断。

4. 生殖系恶性肿瘤　出现溃疡或感染有阴道出血表现时当与经断复来鉴别。通过妇科检查、宫颈刮片、B超、腹腔镜、阴道镜及宫腔镜、子宫碘油造影、分段诊刮、病理检查等，可明确诊断。

5. 其他　如滥用含雌激素类药物、高血压、血液病及创伤所致的阴道出血当与经断复行鉴别。通过仔细询问出血前病史资料及相应检查可资鉴别。此类出血多有明显的误服药物史、既往高血压或血液病史及外伤史等。

【辨证论治】

一、辨证要点

据年龄、体质、病程及出血量、色、质等情况，结合全身症状及舌脉表现辨其寒热虚实。

一般而言，病程较长，体质较弱，年龄较大，出血色淡不鲜者多属虚证；病程较短，体质壮实，出血色红质稠者多为血热有余。在此基础上，又需详查脉证。若伴见倦怠嗜卧，肢软无力，头昏心累，纳少便溏之症，舌淡苔薄白，脉细弱无力，多属脾肾气虚，阳气不布之征；若伴见头晕耳鸣，腰膝酸软，潮热颧红，咽干口渴，舌红少苔脉细数者，多为肾水不足，阴虚内热之象。若伴见烦躁易怒，胸胁胀满，食少腹胀，便溏，舌淡暗，边有齿痕，苔白腻者，属肝郁脾虚之象。总之，本病年老肾虚天癸已竭之后，又见阴道出血，属于本虚标实之证。

二、治疗原则

治疗老年经断复行，宜本着“虚者补之，实者泻之，不实不虚，以经取之”（《难经·六十九难》）的原则，补虚清热、调理气血阴阳是其常法。据年龄特点及“经水出诸肾”的原理，出血时急则治标，以止血为要，血止后，缓以治本，予以益气固肾，滋阴清热，疏肝理脾，使气血调和、阴阳平秘则血循其常道。

三、分证论治

1. 脾肾阳虚证

（1）临床见证：七七之期已过，经水断绝一年以上而复行，量或多或少，色淡而不鲜或质稀夹血块，可伴见倦怠嗜卧，肢软无力，腰膝酸软，气短懒言，头晕心悸，纳少便溏，舌淡苔薄白，脉细弱无力。

因脾肾气虚，统摄无权，或年老而合，肾气受损，封藏失职，门户不固，冲任失于制约，故而经断复来；气虚失于温煦，则经血淡而不鲜，质清稀；血行迟滞则时夹血块；脾肾气虚，阳气不布则倦怠嗜卧，肢软无力，腰膝酸软，气短懒言，头晕心累，纳少便溏；舌脉均为气虚之象。

（2）辨证依据

1）年过七七，经水断绝一年以上而复行，量或多或少，血色淡而不鲜或夹血块。

2）倦怠嗜卧，肢软乏力，腰膝酸软，头昏心累，气短懒言，纳少便溏。

3）舌淡苔薄白，脉细弱无力。

（3）治法与方药

治法：补肾扶脾，益气摄血。

1）安老汤（《傅青主女科》）

组成：人参、黄芪、熟地黄、白术、当归、山萸肉、阿胶、黑芥穗、甘草、香附、木耳炭。

本方乃傅青主为治疗年老经水复行所设，原方功在益脾平肝，育阴止漏，主治妇人肝脾两虚，肾水亦亏，年老经水复行，或下紫血块，或红如血水淋漏不止，有似行经而实非经者。人参、黄芪、白术益气补脾，脾健则能统血；当归、熟地黄、阿胶养血补肝，肝不虚则能藏血；熟地黄配山萸肉大补肾水，肾水足则虚火自熄，肝气自疏，肝疏则脾自得养；更以香附疏肝解郁，与参、术、归、地同用，使补中有行，补而不滞；黑芥穗、木耳炭理血止血，甘草和中益气，调和诸药。因本方有制止老年经水再行的作用，故名安老汤。腰痛加川续断、杜仲，则补肾强腰之力加强。出血过多，宜去当归之辛窜活血，加贯众炭研末冲服，止血之效尤佳。

2）举元煎（方见月经过多）合寿胎丸（方见月经先后无定期）

组成：人参、黄芪、炙甘草、炒升麻、炒白术、菟丝子、续断、桑寄生、阿胶。

举元煎是在补中益气汤（《脾胃论》）基础上稍予精简药味而来。原方功在补气摄血，升阳举陷。主治气虚下陷，血崩血脱，证属气虚下陷，冲任不固，血失所统。方中参、芪、术、草补气摄血，其中黄芪与升麻相配，升麻引补气药上行，起着“升提”、“举元”的作用，正如李杲所云：“升胃中清气，又引甘温之药上升……人参、黄芪非此引之，不能上行。”五药相配，以补为主，补中寓升，可收补气摄血，升阳举陷之功。寿胎丸乃张锡纯所创，原方功在补肾安胎，主治肾虚滑胎。本病用之，因年老妇女肾之精气亏虚，门户不固，封藏失职故经水断而复行。方中菟丝子、续断、桑寄生固肾强腰，平补肾气肾精，阿胶滋肾养血止血。举元、寿胎合用，脾肾双补，益气固冲以止血。

若房帏不慎，经断复来，血量多如崩而致昏晕者，为“老妇血崩”之症，可用加减当归补血汤（《傅青主女科》：当归、生黄芪、三七根末、桑叶），方中补血汤乃气血双补之神剂，三七根乃止血之圣药，加入桑叶者，滋肾之阴，又有收敛之妙。待血止后再增入白术、熟地黄、山药、麦冬、北五味子以善其后。若见肝脾伤损，血不归经而致经断复行，可用归脾汤兼及逍遥散（《竹林女科证治·调经下》）。

3）芪术调经散（《辨证录》）

组成：人参、三七根末各10g，白术、当归、黄芪各30g，生地黄15g。

方中人参、黄芪、白术益气健脾，气升则能摄血，脾健则能统血，三七活血化瘀止血，兼有补血之效，当归和营养血，生地黄滋肾养阴，全方合用，共奏益气健脾，养阴止血之效。

2. 阴虚血热证

（1）临床见证：年逾五十，经水断绝一年以上而复来，其量或多或少，色红质稠，伴头晕耳鸣，腰膝酸软，潮热颧红或咽干口渴，舌红少苔，脉细数。

年老肾虚或素体阴虚，虚火内盛，相火妄动，热扰冲任以致经血断而复行，因脑为髓海，腰为肾府，肾阴亏虚，髓海不足，外府失荣，故见头晕耳鸣，腰膝酸软；阴虚内热，虚火上扰，热灼津伤，故而潮热颧红，咽干口渴，舌脉均为阴虚血热之象。

（2）辨证依据

1）年过七七，绝经一年以上，又见阴道出血，血色鲜红质稠。

2）头晕耳鸣，腰膝酸软，潮热颧红，或咽干口渴。

3）舌红少苔，脉细数。

（3）治法与方药

治法：滋阴清热，安冲止血。

1）益阴煎（《医宗金鉴》）合芩心丸（《瑞竹堂经验方》）

组成：益阴煎：生地黄、知母、黄柏、龟甲、缩砂仁、甘草。

芩心丸：黄芩心。细末为丸，如梧桐子大，每服70丸，空心，温酒送下，日进二服。

益阴煎原方滋阴清热，安冲止血。用于老年经水不断、老年经断复行血热证。方中生地黄凉血滋阴，龟甲育阴潜阳，固摄任脉；知母、黄柏滋阴泻火，砂仁、甘草以和中。全方滋阴清热，调理冲任而止血。芩心丸清热调经止血，用于妇人肝经或冲脉有热，绝经期月经仍来，或经断复来，或量多不止，血色鲜红，舌红苔黄，脉细数者。益阴煎与芩心丸均为治疗血热型绝经后阴道出血的方剂，将二方合用以滋阴清热，安冲止血。

若阴虚较甚，可去砂仁之温燥，加女贞子、墨旱莲增强本方滋阴止血之力；血止后用滋肾益阴法（六味地黄丸等）以善其后。

2）保阴煎（《景岳全书》）

组成：生地黄、熟地黄、黄芩、黄柏、白芍、山药、续断、甘草。

原方滋阴清热，凉血止血，治疗主妇带浊遗淋，色赤带血，脉滑多热，便血不止，及崩淋经漏，或经期太早，一切阴虚内热动血。方中黄芩、黄柏、生地黄清热凉血；熟地黄、白芍养血敛阴；山药、续断补肾固冲以止血；甘草调和诸药。

3）生脉二至乌茜汤（经验方）

组成：人参、麦冬、五味子、女贞子、墨旱莲、乌贼骨、茜草。

全方功在益气养阴，凉血止血。适用于阴虚内热，冲任不固所致的阴道出血。生脉散中人参补肺益气而生津，麦冬养阴清肺而生津，五味子敛肺止汗而生津，收耗散之气，三药合用，以成益气敛肺，养阴生津之功。二至丸来源于《医方集解》，主治肝肾阴虚，功能补肝肾益阴血，补腰膝而乌须发。方中女贞子甘平，补益肝肾，配以墨旱莲补精，方名二至者，取女贞子冬至日收、墨旱莲夏至日收之意。本病用之，取其滋阴、补肝肾、止血之功。茜草与乌贼骨即《黄帝内经》中之“四乌鲗骨一藘茹丸”，原方功用益精补血，止血化瘀，主治妇女肝肾精血亏损，致患血枯病。方中乌鲗骨即海螵蛸，补肾益精，收敛止血，治吐血便血，妇人崩漏，并可通血脉，治女子血闭；藘茹即茜草，能活血通经脉，治女子经水不通，亦能凉血止血，治吐衄崩漏，二者合用，益精补血，止血化瘀。本病用此方，取其凉血化瘀止血，兼补精养血之意。总之，三方相合，共奏滋阴凉血，固冲止血之功，于年老经水复行，证属阴虚内热者，临床用之，效果颇佳。

血止后，以八珍汤或十全大补丸善后。

3. 肝郁脾虚

（1）临床见证：年逾五十，经水断绝一年以上而复来，其量或多或少，色暗质或稀或稠，伴头晕头胀，急躁易怒，纳差腹胀，舌暗淡，或边有齿痕，苔薄白，脉弦细。

素性抑郁，肝气内盛，肝木克脾土，肝失疏泄，脾失统血，冲任不固，血海失司，以致经血断而复行。因肝藏血、调血量、主疏泄，肝郁疏泄失常则血海不当泻而泻，则绝经后又见出血；肝属木，脾属土，肝旺则易克脾土，致肝郁脾虚，脾为统血之脏，脾虚则统血无力，血海失司，冲任不固，易致绝经后阴道出血。余症均为肝郁脾虚之象。

（2）辨证依据

1）年过七七，绝经一年以上，又见阴道出血，量或多或少，色暗，质或稀或稠。

2）头晕头胀，急躁易怒，纳差腹胀。

3）舌暗淡，或边有齿痕，苔薄白，脉弦细。

（3）治法与方药

治法：疏肝健脾，安冲止血。

1）逍遥散（《太平惠民和剂局方》）合归脾汤（《济生方》）加减

逍遥散组成：柴胡、当归、白芍、白术、茯苓、生姜、薄荷、炙甘草。

逍遥散原方疏肝解郁，健脾和营。主治肝郁血虚，而致两胁作痛，寒热往来，头痛目眩，口燥咽干，神疲食少，月经不调，乳房作胀，脉弦而虚者。

归脾汤组成：白术、当归、党参、黄芪、酸枣仁、木香、远志、炙甘草、龙眼肉、茯苓。

原方具有健脾养心、补气生血之功，主治心脾亏损、气血不足所致之心悸健忘和气不摄血的妇女月经不调、崩中漏下等证。

《医宗金鉴》中采用二方合用治疗肝郁脾虚型绝经后阴道出血症。二方合用既能疏肝理脾，又能补气养血，养心安神。使用时酌加收敛止血的棕榈炭、煅龙牡、血余炭等。

2）定经汤（《傅青主女科》）合举元煎（《景岳全书》）加减

定经汤组成：菟丝子、白芍、当归、熟地黄、山药、茯苓、芥穗、柴胡。

举元煎组成：人参、黄芪、升麻、白术、炙甘草。

定经汤疏肝补肾，养血调经。治疗肝肾气郁，经来断续，或前或后，行而不畅，有块，色正常，少腹胀痛，或乳房胀痛连及两胁。举元煎益气升提，主治中气不足，气虚下陷所致的功能性子宫出血、流产、尿失禁等症。使用时酌加收敛止血的棕榈炭、仙鹤草、煅龙骨、牡蛎、芡实等。

血止后，宜逍遥丸、归脾丸善后。

【其他疗法】 食物疗法

1. 乌鸡1只，艾叶20g，黄酒30ml。将乌鸡放血去毛及内脏，加艾叶、黄酒各适量，水1杯，隔水蒸烂熟，吃肉喝汤或加盐少许用以佐膳。适用于气虚证。

2. 黄芪枸杞炖母鸡　黄芪150g，枸杞子75g，母鸡1只（约1500g），将母鸡宰后，去毛及肠杂、头足等，洗净切块，入黄芪、枸杞子及少许调料，文火炖熟，吃肉喝汤。每日1剂，连服3日。适用于气虚证。

3. 黄芩陈醋粳米汤　黄芩150g，陈醋250g，粳米100g，冰糖适量，将黄芩入浙江陈醋中浸泡10日后，滤出焙干研末，再将粳米洗净，加水适量，煮至米花粥稠，入黄芩粉及冰糖调匀。每日早晚各服1次，连服5日。适用于血热证。

4. 大蓟豆稔汤　大蓟1500g，干豆稔15g。将鲜大蓟去根洗净切碎，与干豆稔加水适量，煎取浓汁，入冰糖适量，空腹温服。每日1剂，连服5日。适用于血热证。

5. 地黄螵蛸粥　生地黄50g，海螵蛸24g，棉花根50g，粳米50g。将前3药加水适量，煎取汁液，入粳米煮至米花粥稠，入少许调料拌匀调食。每日1剂，连服5日。适用于血热型。

【预防与调护】

一、预防

1. 老年经断复行宜早期预防，忌早婚多孕，避免堕胎及人工流产，以免过早人为损伤肾气。

2. 中老年期间，多食用一些含补肾益精作用的中药药膳，如首乌、核桃、甲鱼、冬虫夏草及枸杞子等。

3. 慎用或在医生指导下使用含雌激素类的药物。

4. 适寒温，慎起居，调情志，房事有节，不妄作劳，以养其精；注意经、孕、产、乳及更年期“五期”卫生。

二、调护

一般护理：一旦发生经断复行，务须全面检查，待排除生殖器官恶性肿瘤及其他器质性因素后，再重点观察出血的色、质及生命体征变化，戒房事，保持外阴清洁，注意足够的休息。

精神护理：经断复行者，切忌盲目认为患了恶性肿瘤，不作认真医治而悲观厌世，更要避免忽视病情采取置之不理的态度。患者个人及亲属必须引起足够的重视，认真检查直至确诊和治愈。关心体贴病人，使之情绪稳定、舒畅。

饮食护理：宜食用清淡而富含营养的食品，对于血热体质患者，尤宜忌食辛辣肥甘油腻之品及烟、酒等助热之物。可参照本篇食疗内容，辨证用膳。

【疗效判定】

治愈：治疗后阴道出血停止，全身症状消失。停药3个月以后无复发。

显效：治疗后阴道出血停止，全身症状减轻，停药后复发。

有效：治疗后阴道出血减少至原来出血量的1/3，全身症状减轻，停药后复发。

无效：治疗后阴道出血及全身症状均未改善。

（杨家林　马惠荣）

参考文献

1. 哈虹．张吉金教授验案举隅．天津中医药，2007，24（5）：434.
2. 蒋洪波，吴剑云，龚惠，等．绝经后子宫出血458例分析．中国实用医药，2007，2（2）：20-21.
3. 成清奇，王虹，踞丽霞．460例绝经后妇女阴道出血原因分析．中国妇幼保健，2008，23（14）：1972-1973.
4. 杨晓惠，辛德荣，糜若然，等．超声和宫腔镜对绝经后子宫出血的诊断价值．天津医药，2009，37（5）：422-423.

第二节　老年性阴道炎

老年性阴道炎是指妇女绝经或长期闭经后，因卵巢功能衰退，雌激素水平降低，阴道壁萎缩，黏膜变薄，局部抵抗力下降，而致病菌入侵繁殖引起的炎症。临床表现为阴道分泌物增多，阴部瘙痒或灼热疼痛等。本病多发生于绝经晚期及老年妇女，有30％～58.6％的绝经后妇女患病，国外有报道绝经后妇女发病率高达98.5％，但亦见于卵巢功能低下，或有盆腔放疗史以及闭经过久的病人。又称为“萎缩性阴道炎”，可参照本病处治。

中医虽无“老年性阴道炎”之病名，但就其临床表现而言，当属“阴痒”、“带下病”范畴。其病机多属肾气虚衰，肾精不足，任带二脉失于固摄，湿热之邪入侵而致本病。

肾主五液，司前后二阴，任脉主司阴液，为阴脉之海，属肾所主，故肾与带下关系密切。《诸病源候论》指出："肾荣于阴器，肾气虚，虚则为内邪所承……而正气不泄，邪正相干，在于皮肤，故痒。"《校注妇人良方》亦指出："阴内痒痛……元气虚损，湿热所致。"《女科经纶》引赵养葵言："带者奇经八脉之一……八脉俱属肾经……下焦肾气虚损，带脉漏下……治法具以补虚为主。"《沈氏女科辑要笺正》中提出肾阴虚火旺亦可导致带下病，"肾家阴虚，相火妄动亦为遗浊崩带之病，本是最多。"由上可知，历代医家均认识到肾虚为发病的主要原因，本虚邪干，外邪（风、湿、热、虫邪）乘虚入侵为本病主要病机。在治法上，张子和谓不宜骤用峻热之剂以燥之，"燥之则可内涸……小溲不利……渐至不治"。《女科正宗》亦云："不宜专以温补燥热之剂，反助邪火消灼阴血，以致火升水降，凝结浊物。"以上论述为后世认识治疗本病具有指导意义。

本病虽以局部症状为主，但其病本在肾虚。临床上普遍认为七七肾气衰，天癸竭，肝肾阴虚，阴部失养，湿热诸邪乘虚入侵，直犯阴中，带脉失约是导致本病的基本病机，尚有合并脾虚、气血不足者。故多以内服药与局部用药相结合治疗本病。局部用药使药效直达病所，迅速缓解病人所苦，临床上多选用蛇床子散、塌痒汤等外洗，或用莪术油栓等阴道上药；全身用药调节阴阳，滋补肝肾，提高抵抗力，缩短病程，防止复发，临床应用最多的当数六味地黄丸和知柏地黄丸。

【病因病机】《黄帝内经》曰：妇人"七七任脉虚，太冲脉衰少，天癸竭，地道不通，故形坏而无子也"。妇人年逾七七，月经停闭，肾气已衰；或手术损伤，致冲任二脉虚衰，带脉失约，任脉失固；或肝肾阴虚，阴部失于濡润，湿热之邪乘虚入侵而致发病。

本病以肾虚为本，湿热为标，本虚标实，标本并重，肝肾同源，其中又以肝肾阴虚为多见。病久亦可累及肾阳、脾阳，造成肾阴阳两虚，脾肾两虚的复杂证候，如纳少，便溏，或肢冷尿清长等。

西医学认为老年性阴道炎的发生与雌激素水平低落有关。乳酸杆菌可将上皮细胞内的糖原转化为乳酸，使阴道内 pH 值维持在 3.5～4.5，是维持阴道正常菌群平衡和 pH 值的主要因素，可黏附在阴道上皮细胞上，阻止其他细菌的入侵，也可产生过氧化氢（H_2O_2）、细菌素等生物活性物质抑制致病菌的生长。绝经后雌激素水平下降，使阴道黏膜变薄，皱襞消失，弹性下降，黏膜上皮糖原减少，乳酸杆菌逐渐消失，阴道 pH 值上升，致阴道杂菌生长，阴道失去自净与防御功能，易受损伤而引起炎症。引起老年性阴道炎的细菌可能为葡萄球菌、链球菌、大肠杆菌等，均为阴道正常菌群。经研究发现，老年性阴道炎患者及正常老年妇女的阴道菌群数量与种类均无差异，且除无乳酸杆菌外，亦与生育年龄妇女无甚区别，但其 pH 值却明显高于正常老年妇女，为 7.5。经治疗有效的病例，pH 值均下降至正常老年妇女水平。

【诊断与鉴别】

一、诊断要点

1. 病史　妇女绝经后，或中青年妇女卵巢切除术及盆腔放疗后，或长期闭经的患者。

2. 临床表现　主要是带下增多，呈黄水样或血性，或脓性有臭味，多伴外阴瘙痒、灼热或干涩疼痛，如累及尿道可引起尿频、尿痛。可有阴部坠痛不适或性交痛，同时伴腰膝酸软、头晕耳鸣、五心烦热等全身症状及舌红、脉细数。

3. 妇科检查 可见阴道呈老年性变化，阴道壁充血，阴道黏膜可见小的出血点及浅表性溃疡，触及易出血，以后穹隆及宫颈为重，长期慢性的炎症，可造成阴道壁的粘连，初期易分离，长期不治，易造成阴道狭窄，甚或阴道闭锁。盆腔检查（一）。

4. 辅助检查

（1）阴道分泌物涂片：检查无滴虫、真菌感染，阴道清洁度Ⅲ°以上。

（2）阴道 pH 值检查：示 pH 值升高。

（3）阴道脱落细胞检查：示雌激素水平低下。

（4）宫颈涂片、子宫内膜活检以排除宫颈及子宫的肿瘤。

凡绝经后或有以上病史的患者，出现带下增多，外阴瘙痒；妇科检查见阴道老年性改变，阴道壁充血、红肿，甚则出血，阴道分泌物无滴虫、真菌者，即可诊断。

二、鉴别

1. 特异性阴道炎 白带涂片可查及滴虫、真菌等病原体。

2. 阴道肿瘤 当阴道内有溃疡及肉芽组织时应与阴道肿瘤鉴别。后者分泌物以血性为主，窥器检查可见阴道壁菜花样结节，溃疡面深，边缘硬，病理检查可确诊。

3. 宫颈息肉 窥器检查，可见宫颈有粉红色赘生物，表面光滑，亦可见血性分泌物。

4. 子宫体癌 当为血性分泌物时应与之鉴别。后者阴道壁无病变，可见血自宫颈口出，取宫内膜病理活检可确诊。

5. 输卵管癌 亦可见阴道水样排液，但其常为阵发性排液，同时伴见腹痛及腹部包块。

【辨病论治】 老年性阴道炎以带下量多，阴部瘙痒或灼热不适等局部症状为主，检查可见阴道黏膜充血等病理变化，故常配合局部用药以迅速缓解症状。

一、外洗方

1. 《外台秘要》引心录疗阴痒方 枸杞根 500g，水 1500ml，煮十沸，适寒温洗之。

2. 黄柏 30g，金银花 10g，淫羊藿 30g，煎水冲洗或坐浴，每日 1～2 次（《中医妇科治疗大成》）。

二、阴道上药

1. 苦参栓 解毒止痒。用于阴道炎。每晚 1 次，每次 1 粒，10 天为 1 个疗程。

2. 紫金锭 清热解毒，活血消肿，避秽化浊。用于热毒壅滞所致的疔毒、淋巴结炎等。每次 5 片，研末，用窥器扩开阴道上药。每日 1 次，5 天为 1 个疗程。

三、膏剂

黄连膏：黄连 7.5g，黄柏、当归尾、姜黄各 7.5g，生地黄 30g，黄蜡 50g，以香油浸 2 天，文火熬枯去渣，再煎入黄蜡成膏。先清洗阴部，再涂于阴道壁。每日 1 次，10 次为 1 个疗程。（《妇科辨病专方治疗》）

同时宜配合内服药以培本，可选用知柏地黄丸。

【辨证论治】

一、辨证要点

本病以绝经后带下增多，呈黄水样伴见阴道干涩疼痛为主症，临床辨证以肝肾阴虚夹湿热多见，但有的以阴虚为重，有的以湿热为主。阴虚为主者，伴见腰膝酸软、头晕耳鸣、五心烦热等症状；湿热为主者，则见带下黄稠量多、脓性、有臭味，或口干，或尿黄赤，苔黄腻。病程日久多可累及脾肾，阴损及阳。如见身寒畏冷，夜尿频者，多伴有肾阳虚；如见带下绵绵，乏力倦怠，脘闷纳呆，多已累及脾脏。

二、治疗原则

本病本虚标实，虚实夹杂，治疗大法为滋养肝肾，清利湿热。但随证候不同，又有区别：阴虚为主者，治以滋肾养阴清热，略佐以利湿之药；如湿热重则以清利湿热为主，佐以滋肾养阴。然阴虚夹湿热，用药中应注意滋阴不碍湿，利湿不伤阴，权衡轻重。亦可稍佐温阳之品，阳中求阴。如见累及脾阳肾阳之证，则宜佐以健脾补肾。

三、分证论治

1. 阴虚为主

(1) 临床见证：带下量少，色黄质稀或赤带，阴部瘙痒或干涩疼痛，灼热不适，头晕耳鸣，五心烦热，心悸，心烦易怒，腰膝酸软，口干，舌红少苔，脉细数。

妇人年过七七，元阴亏乏，冲任虚衰，见腰膝酸软，头晕耳鸣等不足之象；水不涵木，则心烦易怒；阴虚内热煎熬津液，故见带下量少，色黄质稀或赤带。

(2) 辨证依据

1) 妇人年过七七，月经停闭或有卵巢手术等病史。

2) 带下量少，色黄质稀或赤带，伴见阴部瘙痒或干涩疼痛。

3) 腰膝酸软，头晕耳鸣，五心烦热，心烦，舌红少苔，脉细数。

(3) 治法与方药

治法：滋养肝肾，清热止带。

1) 知柏地黄丸（《症因脉治》）去山茱萸加茵陈、琥珀

组成：知母、黄柏、熟地黄、山药、牡丹皮、泽泻、茯苓、茵陈、琥珀。

原方治尺脉旺，阴虚火动，潮热骨蒸。

此处取其滋补肝肾、清虚热之效用以治疗老年性阴道炎偏阴虚者。现代研究表明，本方具有一定的免疫调节作用，且对实验动物的下丘脑-垂体-肾上腺系统有一定的兴奋作用。

方中可去山茱萸之收湿碍邪，加茵陈、琥珀以清利湿热。外阴瘙痒者可加荆芥、白鲜皮、紫荆皮等以止痒，亦可酌加首乌、当归、枸杞子以滋肾养血，祛风止痒。

2) 地黄二至汤（《男女科病千首妙方》）

组成：生地黄、熟地黄各 20g，麦冬 20g，女贞子、白芍、山萸肉各 15g，墨旱莲 30g，莲子心、丹皮、玄参各 12g，通草 6g。

全方有滋阴清热，生津润燥之功。用于老年性阴道炎阴道灼热干痛，分泌物极少，头晕耳鸣，身热烦躁，失眠多梦，舌质红，脉细数等症。

2. 湿热兼肾阴虚证

（1）临床见证：带下量多，色黄质稠，或黄赤相兼，有臭味，或呈脓性，阴道灼热疼痛，口干苦，尿热赤，或见尿频，尿痛，苔黄腻，脉细滑，或伴见腰膝酸软，五心烦热，潮热等全身症状。

年老肾衰，阴部失于濡润，如摄生不慎，易致湿热之邪外侵，湿热之邪伤及任带，致带下黄稠，有臭味；余症、舌脉亦为湿热征象。但可伴见肝肾阴虚的表现。

（2）辨证依据

1）老年妇女或有卵巢切除及盆腔放疗史。

2）带下色黄，量多质稠，有臭味，或呈脓性，阴道灼热疼痛。

3）或见口干，尿热赤，或伴见心烦，潮热，腰膝酸软，苔黄腻，脉细滑。

（3）治法与方药

治法：清热利湿除带，佐以滋肾。

1）四妙散（《成方便读》）合二至丸（《医方集解》）加土茯苓、贯众

组成：苍术、黄柏、薏苡仁、牛膝、女贞子、墨旱莲、土茯苓、贯众。

四妙散中苍术燥湿健脾；黄柏入肝肾清下焦湿热；牛膝补肝肾强筋骨，引药下行；薏苡仁祛湿利筋络，取其清热利湿之效，用于治疗老年性阴道炎湿热重者。二至丸中女贞子益肝补肾，墨旱莲益肾补精，现代研究表明该方有增强免疫，增加免疫器官重量，及抑制、清除过氧化物和抗衰老的作用。与上方相合，加强补益之力。两方同用，清热利湿，补益肝肾，标本同治，再加土茯苓、贯众以清热利湿止带。

2）椿蒲八味丸（《妇科名医证治精华》）

组成：熟地黄、山萸肉、怀山药、泽泻、丹皮、茯苓、知母、黄柏、枸杞子、墨旱莲、椿根皮、蒲公英。

阴虚火旺，改熟地黄为生地黄，加大丹皮用量。尿频、尿痛加鹿衔草、猪苓。带下秽臭量多伴阴痒，加龙胆、鱼腥草。

【其他疗法】

一、针灸疗法

1. 针刺

主穴：关元、气海、归来。配穴：肾俞、命门。

手法：快速进针，用补法，得气后不留针，每日1次，10次为1个疗程。

2. 耳穴

取穴：脾、肾、肝、三焦、子宫、神门、肾上腺。

操作：每次选2～4个穴，毫针中度刺激，留针15～30分，隔日一次，或耳穴压丸或埋针。

3. 穴位注射

取穴：三阴交。

操作：常规消毒，每次注入1～3ml黄连素注射液，每日或隔日一次。

二、饮食疗法

怀山药粉30g，芡实15g，煮羹代点心。

三、西医治疗

以增加阴道抵抗力及抑制细菌生长为原则。

1. 雌三醇（欧维婷）0.5mg，阴道上药，每晚1次，连用1～2周。
2. 倍美力软膏1g，阴道上药，每晚1次，连用21天。
3. 普罗雌烯（更宝芬）阴道胶囊10mg，阴道上药，每晚1次，连用10天。
4. 乳杆活菌胶囊250mg，阴道上药，每晚1次，连用10天。

若有明显的细菌性炎症，可加用甲硝唑栓。局部应用雌激素即可恢复阴道内乳酸杆菌数至正常水平，且临床观察证实，短期局部用药，全身吸收极少，对子宫内膜也无明显影响，即使是有雌激素相对禁忌证的患者也可短期使用。

【预防与调护】 勤换内衣、内裤，被褥用开水烫，日晒；少食辛辣食物。

【疗效判断】

痊愈：局部症状消失，带下少量，黏白无臭味，pH4.5～5，阴道清洁度Ⅰ°，激素水平轻度低落（底层细胞占20%以下）。

显效：局部症状消失，带下量色质均正常，pH5～6，阴道清洁度Ⅰ°～Ⅱ°，激素水平轻度或中度低落。

有效：症状好转，带下量色质基本正常，pH6～7，阴道清洁度Ⅱ°，激素水平中度低落（底层细胞占20%～40%）。

无效：症状无变化，带下量色质与治疗前无变化，pH 7，阴道清洁度无变化，激素水平高度或极度低落（底层细胞占40%以上甚或100%）。

【重点提示】 本病病变虽在阴道局部，但病本是肝肾阴虚，因此除局部用药外，更应重视全身用药，以增强全身和局部的抵抗力，防止复发；局部用药也应以增强局部免疫力，改善阴道内环境，恢复阴道内正常菌群的平衡为主，除非有明确的致病菌感染，不宜过用抗生素制剂。

（杨家林　潘　芳）

参考文献

1. 刘雁峰．老年性阴道炎//肖承悰，贺稚平．现代中医妇科治疗学．北京：人民卫生出版社，2004：48-50.
2. 田秦杰．绝经与激素替代治疗//葛秦生．实用女性生殖内分泌学．北京：人民卫生出版社，2008：298-299.
3. 李凤云．老年性阴道炎发病现状分析．中国厂矿医学，2002，15（6）：48-49.
4. 蓝美成．六味地黄汤治疗老年性阴道炎52例．医学文选，2000，19（5）：720-721.
5. 王美莲，梅蔚宁，刘嘉茵．老年性阴道炎的两种疗法比较．江苏医药杂志，2001，27（7）：550.
6. 肖静，具春花．中药治疗肾阴虚夹湿热型老年性阴道炎31例临床总结．现代食品与药品杂志，2007，17（4）：32-34.
7. 刘春丽．知柏地黄丸化裁治疗老年性阴道炎20例．安徽医药，2004，8（5）：330-331.
8. 高瑾，张庆蔚．中西医结合治疗老年性阴道炎86例．山西中医，2001，17（2）：29.
9. 谢兰，杨业洲，陈廉，等．雌三醇栓治疗老年性阴道炎90例临床分析．中国实用妇科与产科杂志，2000，16（8）：37-39.
10. 陈文玮，毕玉澄，王淑玉，等．倍美力软膏治疗老年性阴道炎的疗效及患者可接受性及耐受性评估．实用妇产科杂志，2001，17（3）：167-168．
11．赵丽娜，魏惠红，谭亚杰．微生态治疗老年性阴道炎的临床观察．中国微生物学杂志，2008，21（5）：510，513．

第三节　老年女阴干涩

老年妇女，天癸已竭，带下分泌极少甚或全无，不能濡润前阴空窍而自觉阴道明显干涩不适，称为老年女阴干涩症。

有关此病的专篇论述较少，多散见于闭经、不孕、阴痒、经断前后诸症及“房中术”的论述中。

中医学认为带下属阴液，具有滋养濡润空窍的作用，与肾、肝、脾三脏功能密切。因肾藏精，主水液，开窍于前后二阴，荣于阴器；肝藏血，肝经络阴器；脾为气血生化之源，若肾精充盛，肝血有藏，脾气健运，则精血有余，化而为带，濡润前阴空窍而无燥涩之弊。一旦先天或后天因素，导致三脏功能不足或失调，影响带下的生成，则女阴空窍失去正常的濡养，表现为局部的燥涩不适及全身的伴发症状。老年妇女，肾衰天癸竭，加重了肾、肝、脾功能不足的趋势，尤易出现女阴干涩，影响生活质量。然而老年妇女阴道分泌物减少，生殖器官衰退是不可逆的，如能保持部分阴精，维持适量带下，对于延缓衰退，保持阴阳气血间相对平衡有一定意义。现代对于带下过少阴道干涩的临床报道病例多见于卵巢早衰患者，为生育期妇女，夏桂成认为围绝经期的带下过少、阴道干涩，常是阴虚的发展和兼夹，故治以滋阴生津为主，方用沙参麦冬汤、二甲地黄汤等，兼用化瘀、利湿、清热之品。鲁文珍认为老年女阴干涩证属肝肾阴虚，一贯煎合知柏地黄汤加减（处方：北沙参、麦冬、当归、生地黄、熟地黄、枸杞子、山药、山茱萸、川楝子、柴胡）治疗。曾莉梅提出带下过少应视为一种疾病加以研究，认为其发生机理为肝肾亏损，精血枯竭，津液断流，治以滋肾养血润燥，并自拟“滋肾润燥汤”（女贞子、墨旱莲、枸杞子、麦冬、山萸肉、首乌、巴戟天、陈皮）治疗本病38例，痊愈28例。李蓓蓓从理论和临床角度提出“带下过少症”，患者常因阴道干涩，交媾疼痛不适而求诊，此症主要由肾精亏损、阴虚津枯、肾气疲惫、任脉不通等因素引起，其中肾精亏虚为本病关键，治疗以补肾填精为主，用左归丸合河车大造丸、右归丸合河车大造丸、加减一阴煎合大补阴丸。有人认为肝肾为先天，内寄相火，开窍于二阴，若素体本虚，肾气虚弱，脾气虚怯，导致阴道干涩疼痛，拟“健脾补肾汤”治疗阴道干燥症。大部分报道均认为肾虚精亏是其带下过少、阴道干涩的病理基础。

西医认为：妇女一生中，从生育能力与性活动正常时期转入更年期，是一个必经的生理过程，这一过程基本生理变化是卵巢分泌雌激素的功能减退以至完全消失。下丘脑-垂体-卵巢轴的活动先是波动，然后趋于稳定，由于卵巢功能衰退，绝经前后期妇女的雌激素分泌均有很大的个体差异。亦有一部分人发病，除与内分泌功能状态有密切关系外，还与个人体质、健康状态、社会环境及精神因素等密切相关。普遍认为：雌激素的减退，阴道细胞角化渗出物减少，宫颈、宫内膜腺体萎缩，分泌黏液减少，导致外阴、阴道黏膜变薄，润滑性减弱等萎缩症状，用局部或全身性 E_2 替代疗法较好。

鉴于中医学与现代临床报道对老年女阴干涩症涉足较少，因而进一步补充完善本病的中医理法方药和西医间的有机联系，对于老年妇女的卫生保健与中医妇科学的发展完善均有一定的价值和意义。

【病因病机】 津液的功能主要包括滋润濡养、化生血液、调节阴阳和排泄废物等。《读医随笔·气血精神论》亦云："液者，淳而极厚，……其外出孔窍，曰涕、曰涎，皆其类也"，如流注于孔窍的津液，具有滋润和保护眼、鼻、口等孔窍的作用。女性外阴亦属人体的孔窍之一，受人体津液的滋润濡养。《素问·经脉别论》中说道："饮入于胃，游溢精气，上输于脾，脾气散精，上归于肺，通调水道，下输膀胱，水精四布，五经并行。"且"脾主为胃行其津液"，因此，津液充盛与否，和胃、小肠以及脾的生理活动有关。津液的输布主要由脾气散精、肺的宣发肃降、肾的蒸腾气化等生理功能的协同作用，以三焦为通道输布全身。若津液生成不足或输布受阻，则人体孔窍得不到足够的滋养和濡润，将会发生外阴干涩不适等症状。

《素问·六节藏象论》曰："肾者主蛰，精之处也。"《景岳全书》曰："白带出于胞宫，精之余也。"又"女子七七，任脉虚，太冲脉衰少，天癸竭，地道不通，故形坏而无子也"，且"肾主水液，""肾藏精"，"肾开窍于前后二阴"，故老年肾虚，阴精亏少，女阴干涩，带下极少或全无。本病根本原因在于肾精亏虚，津液不充，不能滋养濡润前阴空窍，局部失养失润而致。或因先天肾气不足，早婚、多产、房劳伤损或哺乳过多过长或多次人流，耗伤血气，损及肾精肝血，年老之后尤易出现肝肾阴亏，精血津液不足；或因素体脾虚或饮食劳倦、思虑过度、久病等原因致脾虚生化乏源，后天不能充养先天，年老之后，肾气渐衰，二因相合终致脾肾两虚，精血津液亏少，前阴空窍失去滋养濡润，发为干涩之症。总之，无论何种原因，最终必有肾之阴精亏虚，不能化生适量带下滋养濡润前阴，方能发病。

现代研究表明：年老卵巢功能衰退，雌激素水平下降，生殖器官萎缩，黏膜变薄，润滑性减弱是老年女阴干涩的主要病因，这与中医妇科之肾虚精亏天癸竭有着密切的关联，采用中医之补肾益精滋阴润燥法或西医之 E_2 替代疗法均可缓解本病的干涩症状，也佐证了这一认识。

【诊断与鉴别】

一、诊断要点

1. 病史　有先天不足或年老肾衰，或早婚多育，或产、乳过多及多次流产、刮宫等阴血亏虚病史。

2. 临床表现　七七之年已过，带下量极少或全无，阴道自觉有明显燥涩不适，影响正常的生活及情绪。

3. 妇科检查　外阴老年式，皮肤皱缩或有抓痕，阴道黏膜萎缩，分泌物极少或全无，宫颈、宫体及双附件萎缩。

4. 辅助检查

(1) 阴道脱落细胞学检查：角化细胞极少，基底细胞多见，成熟指数（MI）左移。

(2) 雌激素测定：绝经后卵巢卵泡逐渐耗竭，产生雌激素甚少，主要由周围组织中雄激素转化为雌酮而来，故此时以雌酮为主。老年女阴干涩者雌激素水平极低。

二、鉴别

1. 老年性阴道炎与老年女阴干涩症都有外阴燥涩不适感，但老年性阴道炎还有白带增多，呈黄水状或夹有少量血丝，炎症波及前庭及尿道口周围黏膜，可引起尿频、尿痛或尿失禁等症状。妇科检查阴道黏膜呈老年性改变，皱襞消失，上皮菲薄，黏膜充血，易伴出血，表面常有散在小出血点或片状出血斑。

2. 老年外阴营养不良（白色病损）与本病均有外阴、阴道干涩不适的表现，但老年外阴营养不良的病程长，检查可见外阴皮肤色素减退变白，局部皮肤干裂粗糙有抓痕，病理检查有助于鉴别。

【辨病论治】 部分老年女阴干涩患者，仅有明显外阴燥涩不适，带下过少或全无，全身症状不明显，此时，可辨病论治，选用如下方药。3个月为1个疗程，必要时可重复。

1. 归肾丸（《景岳全书》）

组成：熟地黄、山药、山茱萸、茯苓、当归、枸杞子、杜仲、菟丝子。

本方有平补肾阴肾阳之功。用于肾水真阴不足，精衰血少，腰酸脚软，形容憔悴，遗泄阳衰等症。因老年女阴干涩症，病因在于肝脾肾之精血亏虚，故用本方充养肾精，温养肾阳，正合张景岳由左归丸、右归丸合方化裁本方之意，最宜于肾阴虚而火不旺，肾阳虚而寒不显者。

2. 一贯煎（《柳州医话》）合左归饮（《景岳全书》）加减

组成：沙参、麦冬、当归、生地黄、枸杞子、川楝子、熟地黄、山萸肉、怀山药、茯苓、炙甘草。

方中沙参、麦冬、生熟地黄、枸杞子、山萸肉滋补肝肾，养阴生津润燥，当归养血和血，怀山药补脾益肾。茯苓健脾渗湿，川楝子疏肝理气，以上二药在此处与主证不合，可减去不用。一贯煎原方主治肝肾阴虚肝气不舒证，此处借用，取本方滋补肝肾阴血作用，使肝肾精血得补，阴窍得濡，女阴干涩症状得以缓解。左归饮功效补益肾阴，主治真阴不足证，因老年女阴干涩，肝肾不足，精亏血燥是其病机，故针对该病病机，选用此方。

3. 加减苁蓉菟丝子丸（《中医妇科治疗学》）

组成：菟丝子、肉苁蓉、覆盆子、枸杞子、桑寄生、熟地黄、当归、紫河车、焦艾叶、淫羊藿。

原方用于崩漏、闭经、不孕等证属肾虚者。因其为温养肾气、补养精血之验方，而老年女阴干涩者用之，切对病机，用之则肾之精血得补，肾气得助，肾之外窍方可得以荣养濡润。

4. 龟龄集（《集验良方》）

组成：鹿茸、生地黄、熟地黄、人参、石燕、青盐、细辛、砂仁、补骨脂、杜仲、丁香、蚕蛾、硫黄、蜻蜓、急性子、朱砂、肉苁蓉、地骨皮、麻雀脑、淫羊藿、生附子、天冬、穿山甲、枸杞子、甘草、锁阳、牛膝、菟丝子、海马。

全方有固肾补气、强身补脑、增强食欲之功。原方治疗肾亏阳弱，记忆减退，夜梦遗精，腰酸腿软，精神萎靡，食欲不振。用于此处，取其病机相近之意也。

【辨证论治】

一、辨证要点

本病辨证，据年龄特点与带下过少、阴道干涩等临床表现，总属肾精亏虚、精血津液不充，不能濡润前阴空窍。一般而言，年过七七，带下过少或全无，自觉阴道明显干涩灼热不适，形体偏瘦，头晕耳鸣，腰膝酸软，五心烦热，口干，便结尿黄，舌红少苔，脉细数者，属肝肾阴虚，精血不足之证；若兼见神疲乏力，气短懒言，头昏耳鸣，腰腿酸软，纳呆便溏，舌淡苔白，脉细弱无力者，属脾肾两虚，气血精液乏源之证。

须结合患者年龄、孕产史、既往病史、体质状况综合分析，辨证施治。

二、治疗原则

治疗老年女阴干涩，滋肾益精，养血润燥是其大法。肝肾阴虚者，宜于滋补。肾精之中，佐以养血柔肝之品，俾精血互生，方能化生阴液润泽肾之外窍；若兼见脾虚气血生化乏源者，宜于补肾填精之中酌加健脾养血之品，使先天之精得后天之助而生化有源，自能施泄肾之余精于前阴空窍之中。然有形之精难以速生，故应缓以图治，待以时日，症状可望得以改善。切忌急功近利，或半途而废。必要时可配合西药，中西合治。

三、分证论治

1. 肝肾阴虚，精血不足

（1）临床见证：已过七七之岁，带下极少或全无，自觉阴道干涩灼痛，或伴瘙痒，头昏耳鸣，眼目干涩昏花，腰膝酸软，口干便结，五心烦热，舌红少苔或薄黄苔，脉细数无力。

七七之后，肾衰天癸竭，任脉虚，太冲脉衰少，精血津液不足，故肾之外窍失去阴液濡润滋养，女阴干涩灼痛，带下极少或全无。阴虚血燥生风，故见阴痒，加之早年婚育，多孕多产，哺乳过众或过久，或多次堕胎，房事不节等，至年老之后，尤易发生肝肾阴虚，精血不足的表现，即头昏眼干而昏花，耳鸣，腰膝酸软，心烦失眠，口干便结，五心烦热等。

（2）辨证依据

1）年过七七，带下极少至全无，自觉阴道明显干涩不适或伴燥涩瘙痒。

2）头昏眼花，耳鸣，腰膝酸软，五心烦热，烦躁失眠，口干便结，舌红少苔或苔薄黄，脉细数无力。

3）先天肾气不足或早婚，多孕多产或哺乳过众过久，或多次堕胎，房事不节之病史。

（3）治法与方药

治法：滋肾益精养血，生津润燥。

1）归芍杞菊地黄汤（经验方）加制首乌、女贞子、淫羊藿、紫河车

组成：当归、白芍、枸杞子、菊花、熟地黄、怀山药、山萸肉、丹皮、泽泻、茯苓、制首乌、女贞子、淫羊藿、紫河车。

此方由归、芍与杞菊地黄丸组成，功用滋补肝肾，益精养血润燥，可用于肝肾精血亏虚所致的女阴干涩，带下过少。方中六味地黄丸滋阴补肾，用于肾阴不足诸症，加枸杞子、菊花合当归、白芍、制首乌、女贞子，增强其补益肝肾精血之力，加淫羊藿、紫河车温肾阳，使阴得阳助而生化无穷。诸药合用，共奏滋补精血，养阴润燥之功。诸药合用，使肝肾得补，精血得滋，燥涩得润。临床用之，多能缓解病情。

2）二甲地黄汤（《中医临床妇科学》）

组成：炙龟甲（先煎）15g，炙鳖甲（先煎）15g，干地黄、怀山药、山萸肉、炒丹

皮、茯苓各10g，天冬、麦冬各9g，夜交藤15g，莲子心3g。

全方有滋补肝肾，生津养液之功。原方主治肝肾亏损，带下过少或围绝经期干燥综合征等。方中六味地黄丸合龟甲、鳖甲滋补肝肾之力尤甚，配天冬、麦冬养阴增液清内热，夜交藤、莲子心清热养心安眠。全方合用，滋补肝肾，生津养液，用于治疗老年女阴干燥证属肝肾阴亏，精血不足者，取其病机相同，“异病同治”之故也。

3）妇宁康：补肾助阳，调整冲任，益气养血，安神解郁。用于围绝经期综合征，崩漏带下，子宫寒冷，阴道干燥等。每日3次，每次4片。

2. 脾肾两虚，气血不足

（1）临床见证：老年妇女，带下过少或全无，自觉阴道干涩，或伴瘙痒，神疲乏力，腰膝酸软，头昏耳鸣，纳差便溏，舌淡边有齿痕，苔薄白而润，脉细弱无力。

年老肾衰天癸竭，阴精不足，复因脾虚气弱，化源不足，二因相合，脾肾两亏，精血不足，前阴空窍失却精血之濡润荣养，可出现带下过少或全无，阴中自觉明显干涩不适，伴见神疲乏力、头昏耳鸣、气短懒言、腰膝酸软、纳呆便溏、夜尿增多等一派脾肾两亏之象。

（2）辨证依据

1）老年妇女，带下过少或全无，自觉明显阴道干涩或伴疼痛瘙痒。

2）神疲乏力，头昏耳鸣，气短懒言，腰膝酸软，纳呆便溏，夜尿增多，舌淡边有齿痕，苔薄白而润，脉细弱无力。

3）素有脾虚史，或多病久病史，或有早婚、多孕、多产、多次人工流产史等。

（3）治法与方药

治法：补肾健脾，益精养血润燥。

1）五子衍宗丸（《医学入门》）合八珍汤（《正体类要》）去车前子加制首乌、女贞子、仙茅、淫羊藿。

组成：枸杞子、菟丝子、五味子、覆盆子、当归、芍药、川芎、熟地黄、人参、白茯苓、甘草、白术、制首乌、女贞子、仙茅、淫羊藿。

全方有补肾益精，益气养血之功。方中五子衍宗丸功用补益肾精，原方主治肾虚精少。方中重用枸杞子、菟丝子补肾以益精，菟丝子不仅益精髓，而且能扶阳，温而不燥；五味子、覆盆子益肾固精；车前子能使水窍常开，则小便利而湿热外泄，因本证多虚，故去之。仙茅、淫羊藿温肾助阳，使阴得阳助而生化无穷。现代研究证实，五子衍宗丸能提高小鼠的生育力，有降血糖、降血脂、升白细胞、抗氧自由基、增强免疫等作用，用于老年女阴干涩症，取其病机相同之意。八珍汤原治气血不足诸症，功能补气血，理脾胃。现代研究证实，八珍汤有抗贫血、免疫增强和抗炎作用等，本病用之，取其补脾生血化精，后天补先天之意。与五子衍宗丸相合，功在大补脾肾之精血，最终化生部分阴精濡养前阴空窍，使干涩症状得以缓解。加制首乌、女贞子，意在增强滋补肾之阴精作用。

2）补天大造丸（《医学心悟》）加制首乌。

组成：人参、黄芪、白术、当归、酸枣仁、远志、白芍、山药、茯苓、枸杞子、大熟地黄、紫河车、鹿角胶、龟甲胶、制首乌。

全方有大补阴阳气血之功。原方用于五脏虚损证。方中紫河车、鹿角胶、龟甲胶等血肉有情之品，大补肾之精血及肾阴肾阳为君；人参、黄芪、白术、山药、茯苓健脾益气以生血，熟地黄、枸杞子填补肾之精血为臣；佐以调补阴血之当归、白芍，使全身之精、气、血得以滋养调顺，酸枣仁、远志养心安神。老年女阴干涩正是先天之精血亏虚而致。用之则成“大造”先天、后天之势，使前阴空窍得以濡养滋润，干涩失养症状焉有不去之理。加制首乌取其滋补肾精之意。

3）全鹿丸（《古今医统》）：补气养血，益肾填精。用于肾虚血亏型崩漏、带下、不孕及女阴干涩症。中成药，每服6～10g，空腹临卧姜汤、盐汤或白开水送下，冬用温酒送服亦可。

【其他疗法】

一、针灸疗法

1. 取穴：关元、复溜、三阴交、血海、肾俞、照海。

方法：毫针中等强度刺激，得气后留针30分钟左右，每日1次，10次为1个疗程，疗程间隔3～5天。适用于肝肾阴虚证。

2. 取穴：关元、复溜、三阴交、解溪、大都。

方法：毫针中等强度刺激，得气后留针30分钟左右，每日1次，10次为1个疗程，疗程间隔3～5天。适用于肝肾阴虚型女阴干涩症。适用于脾肾两虚证。

3. 梅花针

取穴：下腹部、腹股沟，重点叩打腰骶部、期门、三阴交、隐白。

方法：中度刺激，反复叩刺4～5遍，7天为1个疗程。

二、食物疗法

施膳原则：滋肾柔肝，育阴潜阳。

1. 首乌（布包）10～20g，大米100g，放沙锅内煮粥，每天1剂，供早晚餐服用。

2. 芝麻15g，大米100g，将芝麻用水淘净，轻微炒黄，研成泥状，加大米煮粥，每天1剂，供早餐用。

3. 山萸肉15g，糯米50g，红糖适量，加水450g，放入沙锅内煮成粥服用。

4. 龟血和甜酒煮熟口服。以上适用于精血不足证。

三、西医疗法

绝经后妇女雌激素下降是外阴、阴道及内生殖器官萎缩干涩的主要原因，故激素替代疗法已为医生和患者广泛接受。激素替代疗法有雌激素替代疗法、雌激素＋孕激素替代疗法、雌激素＋孕激素＋雄激素替代疗法，给药途径也多种多样。激素替代治疗不仅能缓解包括泌尿生殖道萎缩干涩在内的自觉症状，而且对绝经后心脑血管疾患和骨质疏松有一定疗效。但应用之前，一定要全面检查，乳腺癌、子宫内膜癌（Ⅱ期或以上）、凝血病或抗凝血治疗期间、肝功能损害、活动的血栓性静脉炎、激素依赖性血管栓塞、未确诊的阴道出血者，均禁用。常用的药物如下：

1. 雌二醇控释贴膏每周2片，连用3周，停药1周。每疗程于贴片的最后5天口服甲羟孕酮4mg，每日1次，连服5天。注意经常更换贴片的部位。

2. 尼尔雌醇＋甲羟孕酮是一种雌激素（E_3）加孕激素（P）疗法。尼尔雌醇1～2mg，半月一次，口服，用药3个月后，每日口服甲羟孕酮8～10mg，分2次服，连服7～12天为1个疗程。如无撤药出血，可将使用尼尔雌醇由3个月延至6个月，甲羟孕酮用法不变。这是临床较常用的一种替代疗法。

3. 利维爱是人工合成的“模仿性腺”的甾体激素，为雌、孕、雄 3 种激素的合剂，长期应用比单纯应用雌激素安全。用法每次 1.25mg，每日 1～2 次，口服。

近来，对绝经后激素替代疗法研究较多，其用量应控制到最小有效量后维持，为提高绝经后妇女的生活质量，激素替代可坚持 10 年或更长时间，其间应注意定时体检。

【预防与调护】

一、预防

1. 锻炼身体，增强体质。
2. 饮食清淡而富含营养，可参照食疗部分，结合个人体质，加强饮食调养。
3. 避免早婚、多产，实行计划生育，适当节欲。
4. 注意经、孕、产、乳及围绝经期等五期个人卫生，保持外阴清洁。

二、调护

一般护理：一旦发生本病，应及早求治，禁房事，保持外阴清洁，穿宽松棉质内裤。

精神护理：给予必要的关怀、体贴，杜绝讳疾忌医心理，或不遵医嘱，滥用含雌激素类药物的做法，医护人员应详细交代病情原由，消除患者顾虑，鼓励其长期坚持服药。

饮食护理：禁烟、酒及肥甘厚味、辛辣之品，饮食宜清淡而富含营养，恰当选用食疗方案，坚持长期药膳调养。

药物护理：注意在医生指导下，合理选用中西药物调护。

【疗效判定】

治愈：治疗后阴道干涩或伴痒痛症状消失，全身症状消失。

显效：治疗后阴道干涩或伴痒痛症状明显减轻，总积分较治疗前降低 2/3，全身伴见症较治疗前减轻 2/3。

有效：治疗后阴道干涩或伴痒痛症状有所缓解，总积分较治疗前降低 1/3，全身伴见症较治疗前减轻 1/3 或改善不明显。

无效：治疗后症状及体征无改善或加重。

（杨家林　马惠荣）

参考文献

1. 鲁文珍．一贯煎合方妇科应用举隅．新中医，2009，41（2）：97-98.

第四节　老年皮肤瘙痒症

老年人以皮肤痒感而欲搔抓，但又无原发性皮肤损害为特征的一种主观感觉症状称老年皮肤瘙痒症。其主要表现为全身性瘙痒或局限性瘙痒，由于不断搔抓，常有抓痕、血痂、皮肤肥厚及苔藓样变等继发性皮肤损害。本病与中医学文献中记载的“痒风”、“风瘙痒”等病相类似。清代《医宗金鉴·外科心法要诀》中记载：“遍身瘙痒，并无疮疥，搔之不止。”形象地描述了瘙痒症的临床共性。本病男女皆可发病，但由于妇女以血为本，老年妇女的特殊生理改变，使其尤易于发生此病，是以专节讨论。

对于本病，在中医学历代医著中虽无专门论述，但在诸多文献中有不少与瘙痒有关的病机学记载。如《素问·调经论》中说："风邪客于肌中则肌虚，真气发散，又被寒搏于皮肤，外发腠理，开毫毛，淫气妄行之，则为痒也。"《素问·至真要大论》曰："诸痛痒疮，皆属于心。"汉代·张仲景曰："不得小汗出，身必痒"，不仅阐述了风寒外束所致的皮肤瘙痒，还指出了外散风寒、微发小汗的治法，拟用桂枝麻黄各半汤。

隋代《诸病源候论》首载了"风瘙痒"的病名，并较系统地阐述了其病因、症状、治则，指出其发病与风邪至关密切。《备急千金要方》中论述了血虚燥痒、妇人血虚、脾虚湿困等所致的瘙痒，并分别予以立法处方。《外台秘要》则专立"风搔身体瘾疹"一门，不仅采用内服方药，而且配有洗浴、擦抹、涂撒、膏剂等多种外用剂型，还讨论了由于搔抓不当而引起感染成疮的变证的治疗方法。

宋元时期亦有多部医著中有相关论述，如《圣济总录》中列举了15首汤、丸、散治疗剂型，以及淋洗、涂敷等外治方法，其立法方药精良，为后世医家效用。《三因极一病证方论》分述风、寒、暑、湿诸因皆可致痒，并曰："内则察其脏腑虚实。"朱丹溪用养阴益血法治疗风邪致痒，李东垣则以补脾益气法主之，又提示了发病与体虚阴血不足化燥生风的关系。

到了明清时代，有关皮肤瘙痒的认识更加完善。如《外科证治全书》对症状含义作出了准确的描述。《外科正宗》提出此病与风热、湿热、血热有关，治疗上不仅有内服、外用方药，还增加针刺治疗。

本病多因患者年老，脏腑功能衰弱，以致气血精津亏虚，肌肤腠理失于温煦濡养，血虚肝旺，阴虚内热，燥热生风，到冬季则外燥合并内燥，遂成本病，治宜养血凉血，润燥祛风。如《外科大成·诸痒》中："……若风热内淫，血虚作痒者，又当凉血润燥。"方选凉血四物汤加味：当归，生地黄，赤芍，川芎，生首乌，地骨皮，牡丹皮，黄芩，荆芥，乌梢蛇，驴胶，白蒺藜。便秘可加亚麻子；失眠加酸枣仁。

西医学则认为本症多属于神经功能障碍性皮肤病及内分泌失调，好发于秋冬季节。

【病因病机】

一、病因

老年妇女处于肾气亏虚精血不足的特殊生理环境。由于正气不足，则感受外邪；七情内伤，易于化火生风；精血不足，肌肤失养，均可发为本病。

二、病机

《灵枢·刺节真邪》曰："……搏于皮肤之间，其气外发，腠理开，毫毛摇，气往来行，则为痒。"指出本病病位在皮肤腠理之间。《诸病源候论》曰："风瘙痒者是体虚餐风，风入腠理与气血相搏，而往来于皮肤之间，邪气微不能冲击为痛，故但瘙痒也。"不仅指出本病与风邪有关，而且形象地描述了本病发病的机制。

总之，本病的发生多与肺、脾、肾三脏有关，尤其与老年人肾虚精血不足的关系至为密切。多因患者年迈，脏腑功能衰弱，以致气血精津亏虚，肌肤腠理失于温煦濡养，经脉运行不畅，气滞血瘀，风从内生，或因气血不足，营卫失和，卫外不固，为风寒外邪所袭，内外合邪所致。盖肺主皮毛，体虚之人，肺卫不固，腠理疏松则外邪乘虚客犯肌肤，郁滞不散，致营卫不和而发病；脾主肌肉，脾虚血少，生化无源则皮肤失于濡养；肾气衰，天癸竭，精血不足，毛发稀疏易脱落，肌肤干燥无泽而发为瘙痒。故本病多于秋冬干燥寒冷季节加重，而暑夏温暖潮湿季节减轻。但也有因原本阴血虚亏，又嗜食辛辣腥发之物，使虚火内生，更灼津液，或受外界不良刺激，又未能及时调理而诱发本病的。总之，气血津液虚亏是内因，是发病的基础，为本；内外风邪扰袭是发病的条件，为标，本虚标实，故病程缠绵难愈。

西医学认为本病主要与性腺、内分泌功能减退，皮肤萎缩退化，皮脂腺、汗腺萎缩及皮肤干燥有关。由于老年人生理调节能力减退，外界因素如干燥、寒冷、潮湿和天气炎热等都易引起全身性皮肤瘙痒。沐浴太勤、使用药皂或碱性肥皂过多，穿用化学纤维织品，使用杀虫剂或消毒剂等，也可引起皮肤瘙痒。另外维生素 A、B_2、C 等缺乏亦与瘙痒有关。具体如下：

1. 环境因素　冬季寒冷，皮肤过于干燥、湿度低，夏季炎热皮肤多汗，均可诱发瘙痒或使症状加重。穿着皮毛、化纤品、粗糙内衣也容易刺激瘙痒发作，使用碱性过强的肥皂、接触各种化学物品也可触发本病。老年人皮肤及其附属器官皮脂腺、汗腺等萎缩，含水量下降，皮下脂肪也变薄，皮肤干燥无华，血液循环差，适应能力下降，受到不良刺激易发生瘙痒。

2. 饮食因素　饮酒、抽烟，喝浓茶、咖啡，食虾蟹、海鲜、辛辣食物等常为诱因。瘙痒发作常难遏止，必须强力搔抓，有时甚至借助器械搔抓，直至皮肤破损出血，感觉疼痛，才停止。重者可寝食不安，极为痛苦，瘙痒平息后则又毫无感觉。

3. 感染因素　如寄生虫感染，常常是局限性瘙痒，临床表现以肛门周围、外阴部瘙痒为主，如女阴瘙痒与白带过多、阴道滴虫有关；肛门瘙痒与滴虫病、痔疮、肛瘘及前列腺炎有关；阴囊瘙痒多与局部出汗和受到摩擦有关。

4. 其他因素　除以上原因外，如变态反应、神经功能障碍、糖尿病、甲状腺功能异常、胆道疾病、肾炎、肿瘤都可以引起皮肤瘙痒。瘙痒表现可同时发作，也可由一处转移到另一处，患者不断搔抓，重者可由于长期瘙痒和搔抓，全身皮肤遍布抓痕、血痂、皲裂、潮红、浸润、色素沉着，甚至出现苔藓样变、湿疹样变、脓皮病以及淋巴管和淋巴结炎。

【诊断与鉴别】

一、诊断要点

1. 病史　老年妇女而无其他内在系统性疾病。

2. 临床表现　全身皮肤泛发性瘙痒，可同时发作，也可由一处转移到另一处，此起彼伏，可为持续性或阵发性，入夜尤甚。

3. 查体　无原发病灶，由于长期的瘙痒和搔抓，皮肤可见抓痕、血痂、皲裂、色素沉着，甚至出现苔藓样变、湿疹样变、脓皮病以及淋巴管和淋巴结炎。

4. 辅助检查　性激素检查可提示卵巢功能下降。

二、鉴别

本病应与风瘾疹相鉴别。风瘾疹系血热内蕴、热盛生风所致。临床表现为皮肤瘙痒，搔抓之后，随手出现条索状隆起，或稍有碰撞，则皮肤瘙痒，发红凸起。二者皮肤瘙痒相似，其区别关键在于本病无原发皮损而风瘾疹有条索状隆起。

西医学有关研究指出，10％～15％的系统性疾病伴全身瘙痒，如某些肝、肾疾患，内分泌失调（糖尿病、甲状腺功能低下或亢进），神经精神功能障碍（如老年性脑动脉硬化、脊髓痨等），以及某些内脏肿瘤、变应性疾病等，常引起全身瘙痒。患有以上内在性疾病者，或先有原发性皮损如丘疹、水疱等，而后皮肤瘙痒者，均不属于本病讨论范畴。

若仅限于一处瘙痒，如外阴、肛门等，多由于以下原因造成。

1. 真菌或滴虫性阴道炎，排出的分泌物刺激外阴。
2. 尿失禁或肛瘘时，外阴皮肤经常受到尿、粪浸渍的刺激。
3. 外阴皮肤病如神经性皮炎、湿疹。
4. 局部的药物过敏、化学或机械刺激。
5. 不良卫生习惯，外阴、阴道分泌物的长期刺激。
6. 肠道寄生虫。

上述各种局限性皮肤瘙痒不属于本病讨论范围。

【辨病论治】

一、辨证要点

“风盛则痒”，故痒多属风。结合老年人的生理改变，主要由于阴精亏虚，血气不足，肌肤失于濡养所致。然气血虚弱，卫外不固，又易感受外邪，致腠理不疏而发为瘙痒。针对这一主要病机，辨病论治，以扶正祛邪为治疗大法。扶正以滋阴养血为要，气血正常，则营卫调和，肌肤自安；祛邪则以疏风清热为主，因痒自风来，故止痒先疏风，风静则痒自止。本病正虚为本，加之老年体弱，应注意治养结合，循序渐进，勿图速效。

二、治疗方法

1. 当归饮子加减（《重订严氏济生方》）

组成：当归、白芍、黄芪、制首乌、刺蒺藜、胡麻仁、生地黄、川芎、夜交藤、防风、白鲜皮、枸杞子、荆芥。

全方有滋阴养血，祛风止痒作用。原方主治心血凝滞、内蕴风热、皮肤疮痒之证。据“治风先治血，血行风自灭”之理，全方共奏养血益气，祛风止痒之效。根据现代中药药理研究，方中当归、防风、川芎、刺蒺藜等有抑制血小板聚集的作用，可提高皮肤毛细血管的通透性，使皮肤得以营养；而防风、白鲜皮等可抑制多种皮肤真菌，起到抗菌作用。而荆芥、胡麻仁不仅可抗炎，而且可减轻皮肤黏膜刺激，抑制皮肤过敏反应，针对皮肤瘙痒治疗，准确实用。

瘙痒剧烈，加苦参、地肤子、钩藤。夜寐不安，加炒枣仁、生牡蛎、合欢皮。

2. 玉屏风散（《医方类聚》）加味

组成：黄芪、白术、防风、当归、白芍、熟地黄、制首乌、山药、刺蒺藜、太子参、炙甘草。

全方有补肺固表，和营疏风之功。原治表虚自汗之症，此处取其益气固表之功，加养血和营、祛风止痒之药，适宜于老年体弱瘙痒日久不愈之人。

【辨证论治】

一、辨证要点

本病辨证，首先要辨明属虚属实，属热属寒，属阴属阳。凡皮色潮红，遇热痒甚，小溲短赤，舌红脉数者属热；若皮色淡而遇寒痒甚，小溲清长，舌淡脉弦或紧者属寒；若瘙痒劳累后加剧，神情倦怠，面色㿠白，舌淡脉细者，或淫淫作痒，久治不愈者多为正虚；瘙痒剧烈，发病急骤，痒及遍体者多属邪实。此外尚有虚实夹杂，先实后虚等，应结合舌脉兼证明辨。而老年妇女发病，多有素体本虚的一面，此点在临床辨证中十分重要。

二、治疗原则

本病治疗以扶正祛邪为大法，按照“实则泻之，虚则补之”的原则，疏其气血，令其调达，乃至平和。扶正以养血、补血为要，结合活血、凉血等法，以血为主，重在调和气血，达到“治风先治血，血行风自灭”的目的。“风盛则痒”，故祛邪以疏风为主，风邪去则肌肤自安。注意分清邪与正的关系，处理好扶正与祛邪的主次，此点甚为重要。

三、分证论治

1. 血虚证

（1）临床见证：皮肤干燥脱屑，瘙痒夜甚，淫淫作痒，遍布抓痕，伴头昏心悸，神疲乏力，面色无华，纳少梦多，舌质淡，苔薄白，脉细弦无力。

老年妇女体弱，气血不足，气虚则卫外不固，易感受外来风邪的侵袭，风盛则燥，皮毛失荣，故皮肤瘙痒而脱屑；血虚风自内生，肌肤失于濡养而淫淫作痒。心悸头昏、神疲乏力、面色无华、舌质淡、脉细弦无力等均为气血不足的表现。

（2）辨证依据

1）皮肤干燥脱屑，瘙痒夜甚，淫淫作痒。

2）神疲乏力，面色无华，头晕心悸，纳少梦多。

3）舌质淡，脉细无力。

（3）治法与方药

治法：养血润肤，息风止痒。

1）地黄饮（《医宗金鉴》）加味

组成：生地黄、熟地黄、当归、玄参、白蒺藜、僵蚕、丹皮、红花、制首乌、黄芪、炙甘草。

原方主治血风疮、旋耳疮迁延日久，血虚化燥生风瘙痒无度之证。原方基础上加黄芪益气，气旺则血生，既有助于养血，且可固表，以增强老年人卫外功能，抵御外邪入侵。

血虚甚者，加阿胶、白芍。血热甚者，加丹皮、茜草、白鲜皮。

2）四物汤（《仙授理伤续断秘方》）加味

组成：生地黄、当归、白芍、川芎、防风、连翘、白鲜皮、牛蒡子、紫草、麦冬、苦参。

四物汤是治疗营血亏虚、血行不畅的主方，原方补中有散，散中有收，为治血要剂。本方以四物汤为主，加防风、白鲜皮、紫草、苦参以清热除湿、祛风止痒。根据现代中药药理研究，苦参、防风、连翘、白鲜皮等能抑制皮肤真菌生长；牛蒡子既可抗菌，亦可扩张血管，使肌肤营养得以改善。全方药物补散结合，侧重补血，标本同治，适宜于年老体弱血虚之人服用。

2. 血热证

（1）临床见证：肌肤瘙痒，其色偏红，有灼热感，遇热痒甚，时轻时重，痒无定处，或可见条状血痕，心烦，口渴饮冷，小溲色赤，舌红苔黄，脉弦数。

老年人机体调节能力下降，若摄生不慎，或过服温补之品，或饮食过于辛辣，或因情志不宁，郁而化火，致血热内蕴，热盛生风，风盛则痒。口渴饮冷，溲赤，舌红苔黄，脉弦数为血热内盛之征。

（2）辨证依据

1）肌肤瘙痒，皮色偏红，灼热感，遇热痒甚。

2）口渴饮冷，心烦，溲赤。

3）舌质红，苔黄，脉弦数。

（3）治法与方药

治法：清热凉血、祛风止痒。

1）消风散（《外科正宗》）

组成：荆芥、防风、当归、生地黄、苦参、苍术、蝉蜕、牛蒡子、知母、白鲜皮、地肤子。

原方主治风湿热侵袭肌肤，致患瘾疹、风疹、湿疹等症。

方中苦参、知母、生地黄等滋阴清热凉血，配当归以活血，是治血以治风之义；荆芥、防风、白鲜皮、地肤子清热祛风止痒，适宜于邪气偏盛之证。临证应结合老年人正虚之特点，酌加补血扶正之品如丹参、制首乌，既可养血，又能安神，解除由于瘙痒所引起的心烦、夜寐不安等症。

2）当归六黄饮（《兰室秘藏》）加味

组成：当归、生地黄、黄芩、黄柏、黄连、黄芪、茜草、荆芥、苦参、枸杞子、天花粉、淡竹叶。

原方主治阴虚内热、发热盗汗之症。根据老年患者阴虚内热之证以虚为主的特点，借用原方养阴补血兼清内热之功效。加茜草凉血，苦参、天花粉养阴清热，荆芥、淡竹叶清热兼祛风止痒。全方清热而不伤阴，适宜于老年人阴虚内热、血热风盛所致的瘙痒症。现代中药药理研究苦参有抗炎、免疫抑制作用，且可抑制多种皮肤真菌的生长；荆芥不仅可抗炎，还可抑制皮肤过敏反应等，均有利于消除皮肤瘙痒。

3．湿热证

（1）临床见证：瘙痒颇甚，或可见散在红色丘疹，搔抓后起水疱、流水或皮肤变为湿烂，心烦肤热，口苦咽干，溲短色黄，或胸闷纳呆，舌质偏红，苔黄腻，脉滑数。

老年人脾胃功能虚弱，易为饮食劳倦所伤，致湿热内生；或外感湿热之邪，蕴于肌肤，而致皮肤瘙痒。余症、舌脉均为湿热内蕴之征。

（2）辨证依据

1）肌肤痒甚，搔抓后起水疱、流水或皮肤变为湿烂。

2）心烦肤热，胸闷纳呆，溲短黄赤。

3）舌红，苔黄腻，脉滑数。

（3）治法与方药

治法：清热除湿、祛风止痒。

1）二妙散（《丹溪心法》）合消风散（《外科正宗》）加减

组成：黄柏、苍术、蝉蜕、防风、赤芍、生地黄、苦参、地肤子、白鲜皮、木通、当归、知母。

消风散原治风湿热毒侵袭肌肤之湿疹、风疹。此处取消风散清热凉血、祛风止痒之功，故以丹皮代替原方中之当归以去其温燥之力，去知母以防其滋阴而碍湿热之邪。二妙散原方主治湿热下注，脚膝无力，或下部湿疮，或湿热带下之证。合之以清热除湿，原方以黄柏为主药，重在清热除湿，配木通利尿除湿，使邪有去路。应注意老年妇女身体多弱，用药不可过于攻伐，故黄柏之量不可过大，以免损伤正气。

2）四君子汤加减（经验方）

组成：泡参、白术、茯苓、茜草、紫草、黄连、栀子、防风、滑石、地肤子、淡竹叶、甘草。

四君子汤出于《太平惠民和剂局方》，主治脾胃虚弱之证。对因脾虚运化失司，水湿内生，久则化热，郁滞不散而致的瘙痒，以四君子汤健脾除湿以治其本；加茜草、紫草、栀子等清热凉血，从血分论治；地肤子、淡竹叶及滑石则清热除湿止痒。适宜于脾胃虚弱，湿热内生致痒者。

若病久出现皮肤破损，甚则化脓流黄水者，可在上方中加丹参、黄芩以养血清热，则疗效甚佳。

4．血瘀证

（1）临床见证：肌肤瘙痒，日久不愈，痒多发于足处；或可见瘀斑，面色晦黯，口唇青紫，口干不欲饮，舌黯有瘀点，脉象弦涩。

年老体弱，少于活动，气血易于郁滞，或病久经脉郁滞，而致瘀血内阻，气血运行不畅，肌肤失于濡养，则发为瘙痒。瘀血阻滞则皮肤可见瘀斑，面色晦黯。口干不欲饮，口唇青紫，脉涩亦为血瘀之证。

（2）辨证依据

1）肌肤瘙痒，日久不愈。

2）皮肤瘀斑，面色晦黯。

3）舌黯有瘀点，脉弦涩。

（3）治法与方药

治法：活血化瘀，祛风止痒。

1）活血逐风汤（《朱仁康临床经验集》）

组成：当归尾、赤芍、桃仁、红花、白蒺藜、荆芥、蝉蜕、防风、皂角刺、甘草。

原方活血化瘀，和营消风，主治慢性皮肤瘙痒。方以当归尾、红花、桃仁、皂角刺活血化瘀，以治其本；赤芍凉血活血，则血行风自灭；配荆芥、蝉蜕、防风、白蒺藜等祛风止痒；甘草和中。主治瘙痒日久属血瘀者。

2）活血止痒散（经验方）

组成：桃仁、红花、当归、生地黄、川芎、赤芍、柴胡、丹皮、香附、紫草、枳壳。

本方以桃红四物汤为基础加减，重在补血和血，活血化瘀。其中生地黄、赤芍、紫草偏于凉血活血，主要针对老年人多有阴虚内热之病理特点；柴胡、香附、枳壳以行气，气行则血行，血行则风灭，风灭则痒自止。

5．肝肾精亏证

临床见证：周身皮肤干枯，肌肤甲错，甚至粗糙肥厚。瘙痒剧烈，夜不能寐，头晕目眩，耳鸣如蝉，腰膝酸软，夜尿多，舌质红、苔少，脉弦细。

治法：滋补肝肾，养阴息风。

方药：六味地黄丸（《小儿药证直诀》）加减

组成：当归10g，熟地黄20g，女贞子10g，枸杞子10g，山萸肉10g，山药15g，茯苓15g，丹皮10g，白鲜皮20g，乌蛇10g，秦艽10g，丹参15g，香附10g。

方中用六味地黄汤滋补肝肾，并以当归、女贞子、枸杞子助之；加丹参、香附活血行气，使气血通达肌肤得养；白鲜皮、乌蛇、秦艽息风止痒。痒甚者加全蝎6g搜风止痒。

【其他疗法】

一、外治法

1. 止痒散（经验方） 当归、黄精、地肤子、透骨草、苦参、薄荷、蛇床子、白鲜皮、花椒、冰片、达克宁粉。熬水洗浴，每日1次。

2. 淡盐水或艾叶、川椒、桃仁、白矾、炉甘石煎汤熏洗。

3. 祛瘀散填脐 红花、桃仁、杏仁、生栀子各等量，研细末，加入适量冰片，用凡士林或蜂蜜调成稠糊状，填脐上，每日换药一次。

二、针灸疗法

主穴：曲池、血海、三阴交、风池。

配穴：百会、膈俞、合谷、足三里。

手法：虚证用补法，弱刺激；实证用泻法，强刺激。

功效：疏通经脉、疏风止痒。

三、耳针

耳部取穴：神门穴、内分泌穴。

方法：留针20～30分钟，病程长者可留针1～2小时（注：用0.5寸短柄毫针）。

亦可用揿针刺入上述穴位，用胶布固定，留针1～2天。埋针处可每天用手按压数次，以加强刺激。每日或隔日一次，6次为1个疗程（每疗程间隔3～4天）。

四、食物疗法

1. 冬瓜瓤汤 冬瓜瓤500g，煎煮半小时，随时代茶而饮。

2. 桑菊薄竹饮 桑叶5g，菊花5g，竹叶30g，白茅根30g，薄荷3g。加水煮沸10分钟，代茶饮。适用于血热风盛引起的皮肤瘙痒证。

3. 茅根赤豆粥 鲜白茅根200g，粳米200g。先将白茅根加水煎煮，半小时后去渣取汁，再加粳米，煮成粥。分次食用。适用于风湿郁肤，肌肤瘙痒症。

4. 胡桃粥 胡桃肉10～15个，粳米60g。将胡桃捣烂，与粳米同煮成粥，早晚分服。适用于年老体弱，皮肤干燥瘙痒症。

5. 冰糖银耳茅根银花汤 银耳10g，冰糖100g，竹叶5g，白茅根30g，金银花10g。将竹叶、白茅根各洗净，加适量水煎煮，每煮沸15分钟取药汁一次，反复三次，三次药汁合并备用，再将银耳用温水浸泡涨开，洗净后与药汁同入锅，小火煎至银耳烂熟后，加冰糖调匀，最后把洗净的金银花撒入银耳汤中，稍煮沸后即可服食。早晚餐服食，5～7天为1个疗程。

6. 海带绿豆苡仁汤 海带50g，绿豆100g，苡仁50g，白糖适量。将海带洗净切碎，与绿豆、苡仁同煲至烂熟，加入白糖调匀，分次服食。隔天一次，连服7天。

五、推拿疗法

自然坐式或自然站式均可，操作如下：

首先松静端坐，或松静站立，意守丹田，头顶青天，含胸拔背，收腹提肛。然后两掌搓擦，至热为度；右手掌放置左肩，左手掌放置右肩，自上而下，轻轻抚摸，每次5～10遍，至有热感为度。如此反复，使双上肢感到放松、舒适、温热为好。同样方法，双手掌按摩腹部，自心窝左下方按摩起，经脐下小腹向左顺时针按摩，绕脐至原处为一次。双下肢按摩与上肢相近。每次均先搓热手掌，各按摩10～15遍。腰部按摩时，以手掌紧贴腰俞处，由上而下搓至尾闾部，然后回搓至原处，反复20遍。每日早、晚各进行一次。练完之后，自然放松，微微活动四肢即可结束。具有疏通经脉，柔肤止痒。适用于各种皮肤瘙痒症。

六、西药治疗

1. 性激素治疗　己烯雌酚0.5～1mg，口服，每晚1次。

2. 钙剂静脉注射　3%氯化钙或10%葡萄糖酸钙注射液静脉缓慢注射，每日1次，10次为1个疗程。

3. 多塞平75mg研粉，加基质调匀敷脐，上盖纱布，用胶布固定，3日换药一次，10天为1个疗程。

4. 抗组胺药物　赛庚啶、羟嗪、氯苯那敏、苯海拉明、二氧丙嗪等选用。

5. 局部对症治疗　外搽止痒药、樟脑酊。皮肤干燥用尿素霜及抗炎抗过敏霜剂外搽。

【预防与调护】

1. 注意饮食护理　烟酒及辛辣食物可诱发和加重瘙痒症，特别是喝酒更易发生皮肤干燥和瘙痒，因此，应禁烟酒，少食辛辣食物，饮食宜清淡，多食蔬菜水果或服用维生素C、维生素E。冬季多吃富含维生素A类助消化的食物，如猪肝、鱼肝油，多食养血润燥食物，如芝麻、花生，少量甜食，忌辛辣食品及葱蒜、海带。

2. 内衣要柔、宽松，宜穿棉织品。

3. 调畅情志，养心安神。

4. 瘙痒之处，不可滥用外涂药物，尤其是强刺激性的外用药。

5. 做好皮肤护理　保持皮肤完整性，预防皮肤抓破感染，尽量避免搔抓。提倡科学洗浴，有六忌：忌太勤、忌水过烫、忌搓揉过频、忌肥皂碱性太强、忌擦化妆品、忌饮食不适宜。

6. 洗浴次数不宜太勤，以每周2～3次为宜。

7. 加强皮肤锻炼，提倡冷疗，加强皮肤耐寒锻炼，可进行冷水浴，坚持冷水洗脸。

8. 生活有规律，劳逸结合，对老年人皮肤瘙痒症有一定预防作用。

【疗效判定】

痊愈：瘙痒完全解除，继发皮损消失，停药后未复发。

显效：瘙痒明显减轻，虽有微痒而不影响睡眠及工作。

有效：瘙痒有所减轻。

无效：瘙痒程度与治疗前无改变。

（彭卫东）

第五节 绝经后骨质疏松症

绝经后骨质疏松症（postmenopausal osteoporosis，PMO）是指绝经后短时间内由于雌激素水平急剧下降，导致骨吸收亢进、骨量减少、骨的微观结构退化、骨的脆性增加，易发生骨折的一种与绝经有关的全身代谢性骨骼疾病，属原发性骨质疏松，受累者多数为绝经后5～10年的妇女。该病为进行性、退行性病变，随着病情的发展可严重影响患者的身心健康和生活质量，特别是骨折及其并发症带来的致残致死率可高达20%～50%。据有关资料统计，全世界骨质疏松患者已超过2亿人，60～70岁老人中约1/3患病，80岁以上老人50%以上患病，男女患病比例为1∶6，绝经后骨质疏松占80%，绝经后妇女患病率为25%～50%，以白种人和亚洲人最为多见。文献资料还表明，患病率随绝经年限的增长而增加，因绝经后妇女失骨量以每年2%～4%的速度进行，绝经5～10年为发病高峰期，绝经10年后病情趋于稳定。美国第三次全国健康与营养调查结果显示美国65岁以上妇女中15.1%股骨颈骨密度低于正常值2.5个标准差，其中白人妇女骨质疏松症的患病率为21%。骨质疏松引起髋部骨折后一年内的死亡率为15%～20%，存活者中50%终身致残，据估计美国每年为此耗资100～150亿美元。在英格兰和威尔士，50岁以上女性骨质疏松患病率为22.5%。在日本，60～69岁女性骨质疏松患病率为47.7%，70～79岁女性骨质疏松患病率为66.6%。21世纪第一次人口普查资料显示，我国60岁以上人数超过1.3亿，中华医学会骨质疏松与骨矿盐分会调查显示，中国内地骨质疏松总患病率为12.4%，老年人患病比例超过50%，其中1/3继发骨折。50岁以上的北京妇女脊椎骨折的患病率为15%。随着人类寿命的不断延长，我国不少城市已进入老龄化社会，成为世界上老年人最多的国家，绝经后骨质疏松症的发病率和患病人数将会逐年增加，由此带来的临床医疗和严重复杂的社会问题，当引起全社会的高度重视，防治骨质疏松症已成为刻不容缓的重要问题，早期预防、早期发现、早期治疗极为重要。

中医学无骨质疏松症的病名，但根据骨质疏松症的病因病机，将其归属于“骨痿证”范畴。早在《素问·痿论》中即有骨痿的记载：“肾主身之骨髓…腰脊不举，骨枯而髓减，发为骨痿。”《灵枢·本神》曰：“精伤则骨酸痿厥。”说明精亏髓减是导致骨痿的主要病因。对于肾与骨的关系，《素问·六节藏象论》有“肾主骨，生髓”之论，认为“肾者，主蛰，封藏之本，精之处也；其华在发，其充在骨。”《素问·阴阳应象大论》则曰：“肾生骨髓，……其在天为寒，在地为水，在体为骨，在脏为肾。”是说肾生养骨髓，因肾藏精，精生髓，髓养骨；肾气盛，肾精足则筋骨强健有力；肾气虚，肾精亏则骨髓失养而痿软脆弱无力。妇女绝经后肾气衰退，肾精亏虚，骨髓化生乏源，骨骼失养，故可导致骨痿的发生。正如《素问·上古天真论》曰：“七七任脉虚，太冲脉衰少，天癸竭，地道不通，故形坏而无子也。”又云：“肾者主水，受五脏六腑之精而藏之，……今五脏皆衰，筋骨懈惰，天癸尽矣，故发鬓白；身体重，行步不正，则无子耳。”详细论述了妇女绝经后肾中精气亏虚致五脏皆衰，筋骨懈惰，形体疲软的病理变化。隋代《诸病源候论》则认为骨痿的发生与体虚有关，肝肾不足是其主要病因，“肝主筋而藏血，肾主骨而生髓，虚劳损血耗髓，故伤筋骨也。”绝经后肾精亏虚，肝血亦不足，精血不能相生，精亏血虚更甚，筋骨失于精血的充填和濡养，则痿软或脆弱无力。《养性延命录》谓：“精者，血脉之川流，守骨之精灵也。”阐明了精、血与骨髓间的密切关系。清代《临证指南医案·痿》邹滋九按指出："肾藏精，精血相生，精虚则不能灌溉诸末，血虚不能营养筋骨"，进一步论述了精血亏虚与骨痿发生的关系。

脾虚亦是导致骨痿的主要环节。机体生命活动的持续和气血精液的生机，都有赖于脾胃运化的水谷精微，因而称脾胃为气血生化之源。精藏于肾，而先天之精依赖后天之精的不断培育和充养，才能日渐充盈，发挥其生理功能。《素问·上古天真论》曰："女子……五七，阳明脉衰，面始焦，发始堕；六七，三阳脉衰于上，面皆焦，发始白……"足太阴脾经与足阳明胃经，相互络属，互为表里。《素问·玉机真脏论》曰："五脏者，皆禀气于胃，胃者，五脏之本也。"人体脏腑无不仰仗脾胃，脾主运化水谷，化生气、血、精、液以濡养脏腑、器官、形体、骨骼。脾胃健旺，水谷精微化源充足，精气充盛，脏腑功能强盛，则形健神旺。《医宗必读·痿》曰："阳明虚则血气少，不能润养宗筋，故弛纵，宗筋纵则带脉不能收引，故足痿不用。"《素问·生气通天论》曰："是故谨和五味，则骨正筋柔，气血以流，腠理以密，如是则骨气以精，谨道如法，长有天命。"《灵枢·决气》曰："谷入气满，淖泽注于骨。"说明饮食五味影响骨的生长，且与脾胃功能关系密切。《素问·阴阳应象大论》之"清阳实四肢"，谓四肢运动有赖于清阳之气，清阳之气则由水谷精气所化生，所以脾旺则四肢强健。若脾胃功能衰惫，则会导致骨骼肌肉因得不到充分濡养而发生骨痿。

此外，肝主筋，在体合筋，连接骨节，肝为罢极之本，肝血充盈，筋骨得血所养，肢体才能运动有力而灵活；肝肾同源，精血同源，宗筋主束骨而利关节，若肝肾阴血亏虚，血不能养筋濡骨，则可导致肢体麻木、筋肉骨骼损伤；肝肾精血同源，同为相火所居，若相火妄动，损伤肾精也可发生骨痿。因此，肝与骨痿的发生也有一定关系。

骨痿的病变部位主要在腰脊、四肢骨骼，临床症状以腰背疼痛，腿膝酸软为主。《素问·脉要精微论》曰："腰者，肾之府，转摇不能，肾将惫矣。……骨者，髓之府，不能久立，行则振掉，骨将惫矣。"说明腰痛、转摇不能与肾虚髓减骨弱有着密切关系。《难经》认为，若病情发展，甚者"损于骨，骨痿不能起于床"。元代《丹溪心法》则指出："肾虚受之，腿膝枯细，骨节酸痛，精走空窍"。近代《医学衷中参西录》强调以腰痛为主，"肾虚者，其督脉必虚，是以腰疼"。可见腰痛、膝软、不能久立或转摇俯仰，甚至卧床不起等症，乃本病不同临床表现和病情程度的反映，其中又以腰痛最为常见。

对于骨痿的治疗，最早见于《马王堆汉墓帛书·天下至道谈》："凡彼治身，务在积精……虚实有常，慎用勿忘，筋骨凌强。"由于本病是因肾之精气亏虚，髓枯窍空，骨骼失于濡养所致，只有务在补肾"积精"，使肾精盛，生髓充骨，才能筋骨强健。继之《黄帝内经》亦强调以补肾为主，"肾实则骨有生气"。汉代《金匮要略》提出了具体的治疗方药，"虚劳腰痛……八味肾气丸主之"。宋代《圣济总录》认为"肾不荣，则髓不能满"。清代《医经精义》更进一步指出"精足则髓足，髓在骨内，髓足则骨强"。诸家之说均强调了补肾填精治疗的重要性。

综上，历代医籍虽无骨质疏松的病名记载，但在"骨痿"、"腰痛"等章节对本病相关的病因病机、临床症状及治疗作了较为详细的论述，这为后世研究和治疗骨质疏松提供了宝贵的历史文献资料。

由于骨质疏松症是一种渐进性疾病，临床经过缓慢，多年来人们对其危害性认识不足。但随着我国人口老龄化的出现，患本病的人数逐年增多，对个体、家庭、社会造成的危害日趋明显，同时随着社会不断进步，人们对生活质量的要求逐步提高，中老年人的医疗保健问题日受重视。因此，近20年来对本病的防治已引起医学界的广泛关注。

中医药防治骨质疏松症的研究始于20世纪80年代后期，开展了基础理论研究及深入系统的临床和实验研究，取得较大进展。

在基础研究方面，运用现代科学技术手段，对肾虚证和“肾主骨”的理论进行了较深入全面的研究，认为肾虚是有物质基础的，是机体功能全面衰退引起的一系列病理变化的结果，即所谓“五脏之伤，穷必及肾”。临床主要表现为免疫功能低下，即细胞免疫、体液免疫、补体系统、单核-吞噬细胞系统等之功能不同程度降低；内分泌紊乱，主要指下丘脑-垂体-肾上腺、甲状腺、性腺功能失调或低下；微量元素减少，以血中钙、磷、锌水平下降为主；还表现为细胞钠泵活性降低，微血管数目减少或口径缩小，显示衰老指标的超氧化物歧化酶活性降低，从而初步揭示了肾虚证的实质，为进一步研究中医“肾主骨”的理论提供了依据。

肾主骨的物质基础有以下几个方面：肾脏羟化酶系统对骨的生长、发育及代谢有极其重要的作用，有人认为肾小管上皮细胞的线粒体内羟化酶系统为“肾精”的一种主要成分，“肾”的功能含有内分泌系统的作用，垂体、甲状腺、甲状旁腺及性腺对骨形成有重要的调节作用，其中性激素明显影响骨的再塑造过程，这种作用机制构成了肾主骨的主要内容。而肾脏对钙、磷代谢的调节功能，可视为肾主骨的具体体现。据对去势动物的骨计量学检测实验数据表明，大鼠去势后性激素水平下降可使骨吸收增加，骨形成相对降低，去势也能对机体钙、磷代谢活动产生影响，从而使矿化骨减少，形成骨质疏松。

中药药理研究表明，部分补肾中药可提高动物性腺对促性腺激素的反应性，调整机体中许多器官在组织学、组织化学及超微结构方面的异常变化，使之趋于正常，可延缓卵巢、子宫等性腺组织的衰老趋势。另有文献报道，补肾中药可改善去势动物的溶骨现象，用于临床可抑制骨质疏松的发展，预防骨骼的退行性变化。单味中药防治骨质疏松症的研究结果表明，以下药物具有防治骨质疏松症的功效：淫羊藿、黄芪、大黄、刺五加、骨碎补、补骨脂、蛇床子、丹参、杜仲叶、续断、牛膝、山茱萸、鹿茸、肉苁蓉、三七、葛根、巴戟天。

补肾为主的中药复方治疗骨质疏松症的作用机制可归纳为以下几方面：

1. 促性激素或类性激素样作用　李恩等研究发现，补肾方药能提高去卵巢大鼠的骨密度，改善其病理变化，提高血清雌二醇水平，并且可以从RNA、蛋白质两种水平提高骨组织中的ER的表达。

2. 升高体内1,25-$(OH)_2$-D_3水平　对地塞米松建立的骨质疏松大鼠模型用肉苁蓉、补骨脂等补肾方药治疗后，能提高雄激素水平，使血清中1,25-$(OH)_2$-D_3水平升高，促进钙吸收，拮抗地塞米松诱发的甲状旁腺功能亢进，减少甲状旁腺激素分泌，抑制骨吸收。

3. 促进成骨细胞增殖，抑制破骨细胞增殖　石印玉等发现，平补阴阳的补肾药表现为温和的促进成骨细胞增殖作用和一定的抑制破骨细胞活性的作用；加重补阳药则对成骨细胞的促进增殖加强，对破骨细胞活性的抑制减弱；加重养阴药的作用则相反，即对成骨细胞促进增殖的作用减弱，而对破骨细胞活性的抑制作用加强。补肾中药“黔岭藿制剂”拮抗维生素A诱导雌鼠骨质疏松的实验研究中发现，“黔岭藿制剂”既可增强去势动物成骨细胞活性，增加成骨细胞数量，又可保护性腺组织，使之维持正常性激素分泌水平，以促进骨骼的正常代谢活动。

4. 增加肠道对钙的吸收利用　补肾中药可增加肠道内 CaBP-D9K mRNA（一种受维生素 D 调节的细胞内蛋白，在小肠钙细胞转运过程中起重要作用）水平，改善肠道对钙的吸收，纠正体内负钙平衡状态。

5. 调节体内环境微量元素的平衡，促进骨生成　黄宏兴等发现中药骨康复方在防治骨质疏松的发生过程中，通过对内脏中微量元素（铜、锰、锌、锶、氟等）的调节作用，改变骨质的代谢情况，促使矿物质在骨中沉积，提高骨密度。

6. 修复骨质结构　朱太咏等研究显示密骨胶囊、仙灵骨葆、倍美力等药物能明显提高去卵巢骨质疏松模型大鼠的松质骨的生物力学性能，修复松质骨被破坏的微细的空间立体形态结构，增加骨质密度，提高钙磷含量，纠正骨代谢紊乱，调整骨质成分构成比例的平衡。

7. 调节内分泌　于佳音等研究发现，肾虚骨质疏松雌性大鼠脑组织总胆固醇（CH）、总磷脂（PL）的含量及 CH/PL 的比值明显增高，下丘脑去甲肾上腺素（NE）、多巴胺（DA）含量明显降低，导致 5-HT/NE、5-HT/DA 比值高于正常对照组，而补肾中药密骨灵复方可明显改善以上各项神经内分泌生化指标，延缓脑组织老化，防治骨质疏松症。

8. 影响细胞因子　胡冰等发现中药补肾健脾活血复方能通过减少细胞因子 TNF-α 的表达和降低 IL-6 的含量来减少破骨细胞生成，抑制骨吸收功能；同时通过增加 IGF-I 的含量促进成骨细胞生成，加速骨形成的功能。

9. 提高骨骼生物力学性能　张兆华等研究发现，用骨宝液给去卵巢骨质疏松大鼠灌胃 3 个月后，血清抗酒石酸酸性磷酸酶（s-TRAP）水平降低，腰椎骨密度增加，股骨抗弯抗拉能力改善，骨小梁形态改善，骨小梁平均宽度与骨小梁面积百分比显著增加，可以提高骨骼生物力学性能。丁桂芝等用补肾中药对去势大鼠骨生物力学的影响进行了研究，予“补肾健骨胶囊”对切除卵巢的雌性成年大鼠进行观察，并与正常对照组、模型组和尼尔雌醇治疗组的大鼠进行比较，结果显示，“补肾健骨胶囊”治疗组大鼠股骨骨载荷、骨密度、骨强度等生物力学指标明显好于模型组，差异有显著性。说明“补肾健骨胶囊”可明显改善去势大鼠的骨生物力学状态，提高骨骼抵抗外力冲击的能力，有效防治大鼠去势后骨质疏松引起的骨折。

10. 调节肌醇磷脂系统　有学者研究发现肾虚骨质疏松模型大鼠全身骨密度降低，且红细胞膜 Ca^{2+}-Mg^{2+}-ATP 酶活性明显下降，补肾中药能恢复肾虚骨质疏松症的骨密度，提高红细胞膜蛋白激酶 C（PKC）活性及钙泵和镁泵的活性，达到增加骨密度，防治肾虚骨质疏松症的目的。

在临床研究方面，有研究者对 48 例围绝经期妇女检测结果表明：绝经后血清雌酮、雌三醇及桡骨骨密度（BMD）值呈显著下降，用补肾中药治疗后，血清雌酮降低，雌三醇和桡骨骨密度增加，推测其作用机制似为通过雌酮向雌三醇的转化，使内源性雌三醇升高，从而加强成骨作用，以达到延缓和治疗骨质疏松的目的。杜靖远等对 43 例绝经 5 年之内的妇女代谢性骨丢失的情况，用“补肾密骨液”和单味山药液对照观察，在治疗前后进行骨代谢的生化指标、雌三醇及前臂骨密度测定，结果提示“补肾密骨液”治疗 5 个月后上述指标均有不同程度的改善，以骨密度增加尤为明显，而对照组则呈下降趋势。同时观察了该药对去势雌性模鼠骨质无机元素的影响，表明模鼠实验性骨质疏松在病情逆转过程中，钙、磷、锰、铜 4 种元素含量增高，可能为药物的疗效机制之一。

在中医药治疗绝经后骨质疏松症的机制、临床与实验研究中，补肾始终占据主导地位，且有肯定疗效。但也有部分学者注重结合肝、脾、气血辨证施治。如刘庆思用“骨康胶囊”治疗绝经后骨质疏松，即体现了补肾健脾、养血活血的法则。许书亮等则把骨质疏松分为肾虚肝弱、禀赋不足和脾虚血少、气滞血瘀两型，分别予“骨康 1 号”、“骨康 2 号”治疗。对骨质疏松合并骨痛或骨折时，则以养血活血祛瘀治疗为主，如古龙飞对骨质疏松引起的腰腿痛用桃红四物汤加活血通络止痛以治标，配合补肾壮骨、健脾益气以固本，取得了较好疗效。丹参治疗骨折不愈合骨膜移植的研究发现，丹参能促进移植骨的成骨细胞和破骨细胞的活性，对骨的新生有良好的调节作用。对陈旧性股骨颈骨折不全吸收伴股骨头坏死的病例，特别是绝经后妇女伴有严重骨质疏松者，重用丹参治疗，对调节骨代谢、促进骨折愈合、改善骨质疏松等有较好作用。药理研究还发现，养血活血药物如芍药、丹皮等中的鞣质有抑制骨质疏松的作用，其机制可能与其能抑制游离钙，使骨细胞溶出的钙减少有关。

近几年中医药治疗骨质疏松的文献报道中，脾肾同治也是较多见的一种治法。不少学者已开始注意到脾虚在骨质疏松发病中的作用。为探讨健脾在对抗骨质疏松方面的作用，谭清武等以补肾健脾法为主兼以活血，方用坚骨汤（熟地黄、淫羊藿、巴戟天、肉苁蓉、骨碎补、杜仲、菟丝子、黄芪、炒白术、茯苓、丹参、鸡血藤、制附片等）治疗老年性骨质疏松 47 例，并用以补肾法为主兼以活血，方用坚骨汤去黄芪、炒白术、茯苓等治疗 55 例作对照，若 3 个疗程内临床症状消失或明显好转，X 线检查显示骨密度增加为有效，结果治疗组和对照组有效率分别是 89％、69％，证实了补脾在治疗骨质疏松中也具有一定作用。本着脾肾同治的原则，健骨颗粒、补骨胶囊、驻春胶囊等一批方药也应用于临床或实验中。现代研究证实，脾主肌肉与细胞线粒体有密切关系，线粒体几乎存在于所有需氧的真核细胞内，是一种将物质代谢、能量代谢和遗传变异三大基本生命活动形式融于一体的半自主性细胞器。也是细胞内进行呼吸和能量转换的场所，可以说是细胞的“后天之本，气血生化之源”，相当于中医之“脾”。李乐红等研究发现：脾气虚动物模型的骨骼肌线粒体的形态与数量发生异常改变，经健脾益气类药治疗后，其结构恢复接近正常对照组，显示了健脾益气类药具有缩短脾气虚证时损伤的线粒体修复时间的作用。刘友章等观察了四君子汤对脾虚大鼠线粒体细胞色素氧化酶的影响，发现四君子汤具有修复脾虚所致 mtDNA 编码 COX 亚基损伤，提高细胞色素 cyta，cyth，cytc，cytcl 含量和细胞色素氧化酶的作用。骨的代谢依赖于骨细胞的转化，而骨细胞的转化离不开线粒体的化合作用为其提供能量。另外，骨骼肌不仅通过活动肢体使骨骼强壮，并且肌肉丰满也为骨代谢提供了必需的营养和微量元素，健脾可给予机体气血能量，使肌有所用，骨有所生。

上述文献资料对绝经后骨质疏松症的发病与肾虚、脾虚、脾肾两虚的关系进行了较为深入的研究，论证了“肾主骨”理论的科学性和实用性，同时大量的临床与实验研究证实了补肾、补肾健脾治法的有效性，而补肾益精或补肾健脾中药既可缓解绝经后骨质疏松所致的腰背疼痛、胫酸膝软等肾虚症状，又可改善骨矿代谢，增加骨量，起到标本兼治的作用。

【病因病机】

一、病因

“肾主骨，肾虚则骨弱”，说明本病的发生与肾虚密切相关，肾精气亏虚是其主要病因。绝经后肾气衰退，肾精亏虚，或因先天禀赋不足，或因多产房劳，或因久病伤肾，耗伤肾精，肾精气重虚，骨髓化生乏源，导致本病发生。结合素体情况及临床症状，根据肾与肝、脾间的密切关系，临证又有偏于肾阴虚或肾阳虚以及兼脾虚或肝郁之不同。

二、病机

本病病位在肾、在骨，病性属虚，肾精气亏虚，骨髓化生乏源，致髓枯骨脆，筋骨不坚是导致绝经后骨质疏松症的主要病机。因肝肾同源，精血互生，肾精亏虚，肝血亦不足，筋骨失养；或肾虚水不涵木，血虚肝郁致气血运行受阻，气滞血瘀，脉道闭阻，筋骨失于气血充养。或因脾失健运，气血化生乏源，骨骼失于气血濡养，均可导致或加重本病的发生。久病入络，久病多瘀，瘀血阻滞亦不容忽视。

现代研究表明，肾虚的实质为整体功能低下和失调，免疫功能下降，微量元素减少，但主要表现为下丘脑-垂体-性腺功能失调或低下。特别是绝经后雌激素水平急剧下降，可导致骨吸收增加，降钙素分泌下降，肠钙吸收减少，从而使单位体积内骨组织含量减少，引起骨质疏松，此属高代谢转换型骨质疏松，其骨转换率较正常增加两倍，重建周期快而不平衡，即骨吸收与骨形成均增加，但吸收大于形成，导致骨量快速丢失。研究还发现，成骨细胞和破骨细胞上均有雌激素受体，推测雌激素对骨细胞有直接作用，可能通过成骨细胞分泌细胞活素及细胞因子等间接影响破骨细胞的活性；雌激素减少，影响骨代谢的免疫因素致末梢血单核细胞产生的IL-1、IL-6、TNF等骨吸收的细胞因子过剩，从而加速骨吸收；雌激素水平下降引起负钙平衡，则使骨吸收增加，血钙升高，致血浆PTH升高，骨化三醇下降，小肠钙吸收减少，同时与降钙素分泌减少，破骨细胞活性增强，骨吸收增加有关。钙、维生素D缺乏与本病的发生亦有较密切的关系。许多学者认为人类始终处于缺钙状态中，在美国75%女性和67%男性处于缺钙状态，亚洲人缺钙倾向更为明显，特别是年老高龄，维生素D在肾脏羟化不全，致肠钙吸收减少，可加重绝经后骨质疏松。其他如蛋白质、维生素C、微量元素缺乏，运动不足，饮食生活习惯，以及地区、种族、遗传等因素，亦可能影响或加重绝经后骨质疏松的发病。

【诊断与鉴别】

一、诊断要点

（一）病史

有绝经后轻微外伤或用力引起脊椎压缩性骨折，或股骨颈骨折，或桡骨远端骨折，或髋骨骨折的病史。

（二）临床表现

绝经后妇女出现腰背或腰腿疼痛，可因咳嗽、弯腰而加重，不耐久立和劳作，严重者活动受限，甚至卧床不起。部分可见脊柱侧弯或后凸畸形，身体变矮。

（三）辅助检查

1. 根据1994年WHO提出的诊断标准，双能X线吸收法（DEXA）测定骨密度（BMD）或骨矿含量（BMC），若BMD或BMC在本地区正常青年人平均值的1个标准差（SD）以内为正常，介于平均值的－1～－2.5SD之间为骨量减少，低于平均值的－2.5SD为骨质疏松症，低于平均值的－2.5 SD、同时伴有1处或1处以上的骨折为严重骨质疏松症。

2. 血、尿生化检查一般正常。骨钙素、尿钙、尿羟脯氨酸、尿Ⅰ型胶原吡啶交联物及末端肽、抗酒石酸酸性磷酸酶等升高，说明骨吸收增加。

3. 放射线检查提示骨密度降低，脊柱、股骨颈或长骨端更为明显，或见胸腰椎有一至数个椎体压缩性骨折。

为使诊断及病情分度更为规范统一，附“骨质疏松症综合分析诊断评分指数”，供病情分度及疗效判定时参考。

（1）年龄：＞56 岁 1 分，＞70 岁 2 分。

（2）临床表现：腰背疼痛等症状 1 分。

（3）骨折：脊椎 2 分，股骨颈 3 分，桡骨 2 分。

（4）骨量减少：低 1 个标准差 2 分，低 2 个标准差 3 分。

（5）血 Ca、P、AKP：正常 1 分，1 项异常 0 分，2 项以上异常－1 分。

无骨质疏松：＜4 分

可疑骨质疏松：5 分

Ⅰ度骨质疏松：6 分

Ⅱ度骨质疏松：7 分

Ⅲ度骨质疏松：＞8 分

总之，绝经后妇女有轻微外伤或用力即引起骨折的病史，经常出现腰背疼痛；X 线摄片显示骨密度降低，或见胸腰椎一至数个椎体压缩性骨折；双能 X 线吸收法测定骨密度低于本地区正常女性平均值 2.5 个标准差以下，即可确诊为绝经后骨质疏松症。

二、鉴别

1. 继发性骨质疏松症　指因内分泌障碍（库欣病、甲状旁腺功能亢进或低下），或长期使用肾上腺皮质激素，或营养障碍，或肝肾疾病，或糖尿病，或失用制动因素等引起的骨质疏松。借助病史、体检及实验室检查可予鉴别。

2. 骨软化症　骨软化症又称成人佝偻病，其特点为骨有机基质增多及钙化发生障碍使骨质软化，导致脊柱、骨盆及下肢长骨产生各种压力畸形和不全骨折，可出现多部位骨痛，尤以腰痛为甚。血钙、血磷降低，血清碱性磷酸酶增高，可与之鉴别。由于骨质疏松症与骨软化症可能同时存在，症状又相似，骨密度测量对鉴别价值不大。但作 X 线牙片显示牙槽硬板密度减退，提示骨软化症，而骨质疏松症则无此改变。必要时可作骨活检及骨计量学检查予以鉴别。

3. 退变性骨质增生症　又称骨性关节炎，是以骨质增生导致关节疼痛、功能障碍、活动不利为特征的一种疾病，多发生在腰椎，其次为四肢关节，临床表现以腰背四肢关节疼痛为主，可作 X 线检查确诊，并借以鉴别。

【辨病论治】 基于绝经后骨质疏松症无确切中医病名的特点，临证所见肾主骨功能减退的症状及肾虚精亏的主要病机，临床治疗特别是科研观察常以专方专药的治疗和研究为主，形成了以辨病治疗、补肾治疗为主要格局的一种治法体系。其方药以补肾填精为主，但注意针对肾之阴亏阳虚予以调治，用药多以 3 个月为 1 个疗程。

一、密骨片

组成：杜仲、胡桃肉、补骨脂、淫羊藿、干地黄、怀牛膝。

本方有温肾益精，强腰壮骨之功，由青娥丸加味而成。《太平惠民和剂局方》载青娥丸治“肾气虚弱，腰痛如折，起卧艰难，俯仰不利，转侧不能……常服之，壮筋骨，活血脉，乌须发，益颜色”。方中杜仲补肝肾，强筋骨；胡桃肉、补骨脂补肾助阳涩精，强健腰膝。因原方填精补髓之力稍逊，故加入淫羊藿、干地黄、怀牛膝。淫羊藿温肾壮阳，益精气，补腰膝，文献报道单味药即可抑制大鼠实验性骨质疏松的发展，使矿化骨形成增加。干地黄养阴血，填骨髓。牛膝“既能除腰膝骨痛，腿痿不能任地”（《名医别录》），又“善引气血下行，无微不至，恒以为引经之使”（《本草正义》）。诸药合用，相得益彰，共奏温肾益精、强腰密骨之功。

二、护骨合剂

组成：熟地黄、山茱萸、首乌、枸杞子、龟甲、杜仲、巴戟天、淫羊藿、覆盆子、紫河车、山药、茯苓。

全方有补肾益精、滋阴助阳、壮骨强腰之功。方中熟地黄、山茱萸、首乌、枸杞子、龟甲补肾益精，养血滋阴；杜仲、巴戟天、淫羊藿、覆盆子、紫河车温阳益肾，壮骨强腰；山药、茯苓健脾益气。诸药合用，使阴阳调和，温而不燥，滋而不腻，以达到壮骨强腰之目的。

三、回骨丸

组成：鹿角胶、紫河车、熟地黄、枸杞子、仙茅、淫羊藿、龟甲胶、鳖甲、龙骨、牡蛎等。

全方有补肾填精，强筋健骨之功。方中紫河车、鹿角胶、枸杞子、熟地黄等补肾益精，寓治病求本之意；肾虚精亏，固摄无权，故佐龙骨、牡蛎收敛固涩以治标。全方合用达到补肾强筋壮骨之目的。

四、仙灵骨葆胶囊

组成：淫羊藿、续断、补骨脂、地黄、丹参、知母。

全方以补肾壮骨为主，兼以活血化瘀，以达到标本兼治之效。方中以淫羊藿、续断、补骨脂、地黄补肾益髓，养血滋阴，强精壮骨；由于瘀血阻滞脉络不通，不通则痛，气血失去滋养，方中以丹参、知母益气活血化瘀，滋阴润燥，瘀去则新生，通则不痛、荣则不痛。

五、骨乐冲剂

组成：肉苁蓉、龟甲、骨碎补、山药、黄芪、丹参。

方中肉苁蓉补肾阳，益精血，养命门而滋肾气；龟甲滋肾益阴健骨，二者合用补阳益阴、补肾益髓共为君药。骨碎补补肾助阳，具有活血之功效；山药甘平功专以补，强肾益精，与龟甲二药同为臣药。黄芪甘而微温大补脾肺之气；丹参通行血脉、活血祛瘀，丹参配伍黄芪益气活血，令气旺血行，瘀祛络通，共为佐使药。本方的配伍特点是滋阴补阳共济，益气活血兼施，标本兼治，治本为主，诸药合用，虚得补，瘀得去。

六、骨疏康

组成：淫羊藿、熟地黄、丹参、黄芪、骨碎补等。

全方共奏补肾填精壮骨、益气养血化瘀之效。方中淫羊藿补肾强筋骨；熟地黄益精填髓，滋阴补血；丹参补血且散瘀滞；黄芪补气升阳，利水退肿，并具有调节免疫和抗衰老作用；骨碎补有补肾强骨、续伤止痛的功效。

【并发骨折的处理】 绝经后骨质疏松症可并发脊椎压缩性骨折、股骨颈骨折及桡骨远端骨折等。

常有外伤史，但多系轻微用力或摔跌所致，临床表现见局部疼痛肿胀或变形，或见瘀斑，查体可见功能障碍，可伴腹胀，大便秘结，舌质黯或见瘀点，脉弦滑涩，结合X线摄片可确诊。

一、中医治疗方法

辨证以肝肾亏虚、血瘀气滞为主。早期急则治其标，以活血祛瘀消肿，理气通络止痛为法，常选用桃红四物汤或血府逐瘀汤加减治疗，可酌加三七、土鳖虫、丹参、乳香、没药等活血消肿定痛。伴腹胀便结不通者，可合桃仁承气汤加减，得通则止。体质虚弱者酌加润肠通便之品，如麻仁丸、制首乌、柏子仁等。中、后期多须标本兼治，活血化瘀与补肝肾、强筋骨药物并用，同时配合理疗和中药熏洗。

二、西医处理原则

除按一般骨折处理的四大原则：复位、固定、功能锻炼和内外用药外，还须把握下述骨质疏松骨折的处理要点：

1. 骨折手术要求尽量做到安全、有效、简便，减少手术时间和次数，减少出血，避免感染，术后加强护理。

2. 选择有利于骨折片稳定的内固定，因为骨的强度与矿化骨密度密切相关，采用复位、内固定时要慎重，防止松动、滑脱和并发骨折。

3. 骨折早期应有效制动，以利于功能恢复。

4. 骨折后的功能锻炼时间一般应稍迟于普通骨折患者。

【辨证论治】

一、辨证要点

1. 以腰背疼痛为主症，常伴胫酸膝软、头晕耳鸣、发脱齿摇等肾虚精亏之证。

2. 绝经后缓慢发病，多有初潮迟，孕产频多，过早绝经等病史。

3. 形体消瘦或矮小。

4. 可兼见肾之阴亏内热，阳虚外寒或肝郁、脾虚之证。脉多沉细无力。

附：《中医虚证辨证参考标准·肾虚证》的诊断及评分标准，作为中医诊断、辨证和疗效判定参考。

肾虚证的诊断标准：

①腰背疼痛；②胫酸膝软足跟痛；③耳鸣耳聋；④发脱枯悴；⑤齿摇稀疏；⑥溺有余沥或失禁；⑦性功能失常。至少具备上述3组症状方可诊断。

评分标准：

症状明显或持续出现为1.5分。

症状时轻时重或反复出现1分。

症状轻微或偶尔出现为 0.5 分。

无症状 0 分。

二、治疗原则

治疗本病根据“欲壮其骨当补其肾”的原则，补肾填精益髓，强腰壮骨是其根本大法，但又需根据肾之阴亏阳虚进行调治。兼见肝血不足或肝郁气滞血瘀则需配以养血柔肝或疏肝理气、活血化瘀之品；兼见脾虚气血不足，当佐以健脾益气养血。若合并骨折，当以急则治其标为主，予活血祛瘀，通络止痛，续筋接骨。在上述辨证治疗的基础上，酌情配以饮食疗法，可获得较好疗效。本病基本疗程为 3～6 个月，可根据病情需要重复疗程。

三、分证论治

肾精气亏虚证

1. 临床见证　腰背疼痛，胫酸膝软，头晕耳鸣，或发脱枯悴，齿摇稀疏，溺有余沥或失禁，舌质淡红，苔薄白，脉沉细无力。

先天禀赋不足，或久病伤肾，或孕产频多，或房劳过度，耗伤肾精，经断后天癸竭，肾气愈亏，不能生髓充骨，滋养腰膝，故见腰背疼痛，胫酸膝软；肾精不足，髓海空虚则头晕；肾开窍于耳，其华在发，齿为骨之余，耳鸣、发脱枯悴、齿摇稀疏为肾精虚衰之症；溺有余沥或失禁，脉沉细无力均为肾精气不足之候。

2. 辨证依据

(1) 先天禀赋不足，或久病，或孕产频多的绝经期妇女。

(2) 腰背疼痛，胫酸膝软，头晕耳鸣或发脱齿摇。

(3) 舌淡苔白，脉沉细无力。

3. 治法与方药

治法：补肾填精益髓。

(1) 左归丸（《景岳全书》）

组成：熟地黄、山药、枸杞子、山茱萸、川牛膝、菟丝子、鹿角胶、龟甲胶。

原方主治真阴肾水不足，不能滋养营卫，渐至衰弱。或虚热往来，自汗盗汗，或遗淋不禁，或眼花耳聋，或口舌干燥，或腰酸腿软。方中熟地黄、山药、山茱萸滋肝肾，益精血；龟甲胶、鹿角胶为血肉有情之品，二味合用，填精补髓，调和阴阳；菟丝子、枸杞子、牛膝补肝肾，强腰膝健筋骨。诸药合用，具有滋阴补肾，填精补髓之功。该方为补肾益精的基础方，由于切中本病病机，经加减化裁已形成治疗绝经后骨质疏松的多种组方、制剂，用于临床治疗和实验研究。

肾阴虚内热，兼见五心烦热，烘热汗出，或盗汗，舌红少苔，脉细数，可酌加知母、黄柏、地骨皮清虚热。若虚火亢盛，耳鸣目眩者，可加龙骨、牡蛎育阴潜阳。肾阳虚外寒，兼见畏寒肢冷，精神萎靡，面色晦黯，或见面目及双下肢水肿，夜尿频多，舌质淡红或胖嫩，苔薄白或多津，脉沉细或沉迟，可加巴戟天、淫羊藿、补骨脂、肉桂等温肾助阳。肾阴阳两虚，既兼有畏寒肢冷，又见烘热汗出，交替出现，时作时止，舌质淡红，苔薄白，脉沉细，可加二仙汤温肾助阳与泻火滋阴并用，以消除阴阳俱虚于下，虚火亢盛于上的症状。肝肾亏损，精血不足，兼见骨节空痛，肢体拘挛或麻木不仁，爪甲不荣，视物昏花，酌加白芍、鸡血藤、当归、桑椹、女贞子、墨旱莲等以滋肾柔肝养血。肾虚肝郁，气滞血瘀，兼见情志抑郁或烦躁易怒，胸胁胀痛，或见周身关节疼痛，日轻夜重，筋脉板滞，活动不利，面色黧黑，舌质黯红或边有瘀斑，脉弦或沉细而涩，可选加归芍甘麦汤、柴胡疏肝散或血府逐瘀汤加减。脾肾两虚，气血不足，兼见形体消瘦，面色不华，肢倦乏力，纳少便溏，舌质淡，苔薄白，脉细无力，可合八珍汤或圣愈汤加减。

（2）坚骨胶囊（经验方）：坚骨胶囊处方由《景岳全书》左归丸合《丹溪心法》五子衍宗丸加减化裁组成。左归丸原方治肾精不足之腰膝酸软、头晕耳鸣等症。五子衍宗丸原方主治肾亏阳痿、梦遗滑精等症。本制剂以原方去车前子之滑利，加紫河车、鹿茸等补肾填精养血，龙骨、牡蛎收敛涩精壮骨。药理研究证实紫河车、覆盆子等有类雌激素样作用，龙骨、牡蛎富含钙质，为治疗提供了一定的实验依据。全方补肾填精益髓，强腰壮骨，能较好地改善腰背疼痛、胫膝酸软、头晕耳鸣等肾虚精亏之症，又可提高血清雌二醇水平，改善骨矿代谢，增加骨量。经100例绝经后骨质疏松症患者临床观察治疗，取得了较好的疗效。

【其他疗法】

一、饮食疗法

1. 龟鳖膏　活乌龟500g，活鳖500g，猪脊髓250g。将龟、鳖活杀，去内脏洗净，与猪脊髓同入锅，加适量水，用文火烧烂，除去龟甲、鳖甲后加盐、味精等调料，收成膏状，早晚空腹各服1匙，温开水烊化服之。适用于肾精亏虚证。

2. 鹿茸胎盘饮　鹿茸50g，胎盘500g。将鹿茸、胎盘焙干研细末，每日早晨各服3g，稍加白糖，温开水送服。或将鹿茸、胎盘细末装入胶囊内，用温开水送服。适用于偏肾阳虚证。

3. 生地黄炖鸡　生地黄120g，饴糖60g，乌鸡1只，本方源于《普济方》，先将鸡去内脏，地黄切细与饴糖调和放入鸡腹中，炖熟食肉饮汁。适用于偏肾阴虚者。

4. 羊脊骨羹　羊脊骨500g，羊肾1只，羊肉60g，粟米60g，葱姜适当。本方源于《太平圣惠方》。先将羊脊骨煲汤取汁。羊肾、羊肉炒熟，即入姜葱、骨汁，入米再煮成羹，空腹服之。适用于肾阳虚证。

5. 鹿茸汤　鹿茸2～5g，单味隔水炖服或同鸡炖服，或配红参10g，炖服。一般需炖3～4小时，连汤顿服，隔日一次。阴虚阳亢及内热者忌用。

6. 乌鸡骨粉、胡桃肉、黑芝麻、阿胶、冰糖各等份，蒸熟，每日早晚各服2茶匙。适用于偏肾阴虚证。

二、中药热敷、熏洗疗法

1. 腰痛热敷灵外用　防风、威灵仙、川乌、草乌、透骨草、续断、狗脊各100g，红花、川椒各60g，上药研成细末。每次用量50～100g，用醋调成稀糊状放入纱布袋中，将布袋放入患处皮肤上，再用热水袋放在药袋上热敷半小时，每日1～2次。适用于骨质疏松腰痛甚者。

2. 骨疏康外敷　将穿山龙、入骨丹、酒川芎、川桂枝、海桐皮、软防风、川独活、川牛膝、无名异、北细辛、胡芦巴、川续断、煅龙牡等药共研成粗末，然后炒至淡黄色，加入白酒50ml，再炒干后退热，装入长方形扁布袋，摊平后用针线略作方格固定，布袋两侧各缝上两条带子，敷于腰背等患处。7天后取出药末，以上法再炒后使用，15～20天后更换新药。适用于骨质疏松以慢性腰背疼痛为主者。

3. 舒筋汤加减熏洗　当归尾 15g，红花 15g，透骨草 15g，苏木 12g，桂枝 12g，莪术 15g，伸筋草 20g，三棱 15g，独活 15g，海桐皮 15g。诸药水煎，熏洗患处，每日 1～2 次。具有活血通经，舒筋活络之功效。适用于骨质疏松并发风寒湿邪侵袭，局部气血受阻，出现腰背、肢体疼痛等症。

三、物理疗法

骨质疏松症的物理疗法主要是光线疗法，即人工紫外线疗法和日光疗法，以促进体内维生素 D 的合成。人工紫外线疗法或日光疗法的剂量和时间则需根据季节、病人个体情况而定。某些皮肤病（如红斑狼疮、日光性皮炎、色素沉着干痂症、皮肤角化症等）、对紫外线过敏、各种心脏病、出血性疾病等，是光线疗法的禁忌证。

此外还可应用电、磁、温热等物理疗法对症治疗，以缓解临床症状。

并发骨折时可选用脉冲磁疗，其具有促进血液循环、消炎、消肿、止痛等作用，以促进骨折加速愈合。

骨质疏松治疗系统：该仪器通过特定能谱脉冲电磁场辐射系统作用于成骨细胞，以促进细胞进行有丝分裂和成骨细胞的增生来治疗骨质疏松。

四、西药治疗

西药对绝经后骨质疏松症的治疗主要是针对病因，以达到抑制骨吸收，增加骨形成，改善临床症状的目的。常用以下治疗方法：

（一）激素替代治疗（HRT）

由于妇女绝经后雌激素水平急剧下降是导致绝经后骨质疏松症发病的主要原因，因此，激素替代疗法是针对病因的主要治疗方法。雌激素对减少骨吸收，增加骨量，缓解更年期症状有肯定疗效。加用孕激素可减少或消除雌激素引起的子宫内膜增生、子宫内膜癌和乳腺癌的危险性。外用雌激素制剂可避免药物对肝脏及胃肠道的副作用。HRT 应用于无雌激素禁忌证的妇女，当在绝经后尽快使用，至少坚持到 75 岁左右。常需配合钙剂使用，可减少剂量，提高疗效。

1. 替勃龙片（利维爱）　具有雌、孕、雄 3 种激素的活性，有较好的增加骨量和缓解更年期症状的作用，无子宫内膜癌增加的危险性。每次 2.5mg，每日或隔日 1 次，可服用 5～10 年。

2. 结合雌激素片（倍美力）　为天然结合雌激素，从孕母马尿中提取。每次 0.625mg，每日 1 次，若与钙剂同用，减量 1/2，可长期服用。为预防对子宫内膜的增生作用，可每日同服甲羟孕酮 2mg，或每月加用甲羟孕酮 12 天，每天 5mg，口服，也可周期性使用，连用 3 周，停药 1 周。

3. 雌二醇控释贴膏　经皮肤吸收缓慢渗入表皮与真皮层及血管系统起作用，避免了肝脏的首过作用，对肝功能异常者适用。每周 2 片，连用 3 周，停药 1 周。每疗程于使用贴片的最后 5 天加用甲羟孕酮 4～6mg，每日 1 次，连服 5 天。贴片部位应经常更换。

其他雌激素外用制剂有皮肤凝胶、阴道霜剂和皮下埋植等，但因使用不便或疗效不稳定，难以普及使用。

（二）二膦酸盐

此类药物能直接抑制破骨细胞的形成，减少骨吸收，缓解骨痛。长期使用可引起骨软化症，间断用药则不干扰骨的矿化过程，还可减少胃肠道不适等副作用。有雌激素禁忌证的患者选之尤宜。常用的制剂如下：

1. 阿仑膦酸钠（福善美） 用法：用于预防，5mg/d 或 35mg/w；用于治疗，10mg/d 或 70mg/w，在每天第一次进食、进水或应用其他药物治疗之前的至少半小时，用白水送服，连用 3 个月。

2. 依替膦酸二钠片（邦得林） 用法：每次 0.2g，每日 2 次，午、晚餐前 1 小时服用，连续用药 2 周。第 3～13 周每日服元素钙 500～1500mg，可反复用药 6～8 周期。

3. 氯屈膦酸二钠 用法：每日 400～1600mg，分 1～2 次服用，即早餐前半小时和（或）午餐后 2 小时服用，3 个月为 1 个疗程。根据病情轻重选择剂量，需要时可重复疗程。长期使用不影响骨的矿化，但因价格昂贵难以普及使用。

（三）钙制剂

缺钙虽不是绝经后骨质疏松症发病的主要原因，但由于绝经后妇女存在着严重的负钙平衡，补钙应视为最基础的治疗，如果不能满足钙的需求，其他治疗难以达到期望的效果。以每日补充钙元素 1～1.5g 为宜，除去每日食物摄入钙 400～500mg 外，还应补充 600～1000mg，配合雌激素治疗时可适当减量 1/3 左右。多数学者认为钙剂与食物同时服用较空腹时吸收率增加 20%～30%。临床常用钙制剂有以下几种：

1. 乳酸钙 每克含元素钙 130mg。每次 1～2g，每日 3 次，口服。

2. 钙尔奇 D 主要成分为碳酸钙，每片含元素钙 600mg。每次 1 片，每日 1～2 次，口服。

3. 磷酸氢钙片 每片含元素钙 67.76mg。每次 2 片，每日 3 次，口服。

4. 海洋生物钙 从海洋中提取，如活性钙、生牡蛎钙等。每日 3 次，每次 2～4 片。口服。

（四）维生素 D

绝经后骨质疏松症患者存在着严重的负钙平衡，其原因之一是肠钙吸收减少，这与维生素 D 的代谢异常，骨化三醇的水平下降有关。故在补钙的同时，应加用维生素 D，每日需量为 400～500IU，过量或长期使用可致高血钙、高尿钙症。

1. 骨化三醇（罗钙全） 为活性较强的制剂。每日 0.25～0.5μg，分 1～2 次口服。

2. α-骨化三醇 每日 0.5～1.0μg，分 1～2 次口服。

3. 维生素 AD 胶丸 每粒含维生素 D 1000IU，每次 1 粒，每日 1 次，口服。

（五）降钙素制剂

降钙素能抑制破骨细胞的活性和数量，减少骨吸收，并能使脑垂体释放 β-内啡肽，具有明显的缓解骨痛的作用，这是其他治疗骨质疏松药物不具备的。临床常用降钙素制剂有以下几种：

1. 鲑鱼降钙素（密钙息） 100IU 肌注或皮下注射，隔日 1 次，用药 6～8 周。或 50IU 肌注或皮下注射，每周 3 次，用药半年。停药半年至 1 年再用，可防止耐药。

2. 鳗鱼降钙素（益钙宁） 每日 10IU 肌注，每周 2 次，用药 4 周。

另有鲑鱼降钙素滴鼻剂。由于降钙素注射剂长期使用患者依从性差，且易产生耐药性，为此欧美各国使用滴鼻剂代替肌内注射制剂，取得了良好的疗效。用法：每日 50～

100IU 睡前滴鼻，每周用药 5 天，停药 2 天。亦有每日 100～200IU，隔两日使用。

（六）选择性雌激素受体调节剂（SERMs）

雷洛昔芬是第一个被 FDA 批准用于预防和治疗绝经后骨质疏松症的 SERMs，在骨组织具有雌激素活性，可降低绝经后妇女椎体骨折的发生危险而并不刺激子宫内膜的生长，并对乳腺和心血管有保护作用。用法：口服，每次 60mg，每日 1 次。

其他如氟化物、甲状旁腺激素、依普黄酮等亦有一定的治疗作用，目前还有无机磷制剂、锶盐、雄激素、他莫昔芬、蛋白同化激素、维生素 K_2 等已试用于临床，其疗效还有待于进一步观察。

西药治疗绝经后骨质疏松虽有以上诸多药物可供选择，但世界各国采用的治疗方法则各有侧重，意大利、法国多使用降钙素和钙剂，美国以天然结合雌激素配合孕激素为主，日本推崇口服活性维生素 D_3，其次注射降钙素。在我国因降钙素、天然结合雌激素、利维爱等药物价格问题，难以广泛推广使用，故倡导以钙剂、维生素 D 为基础疗法，有条件者可选用利维爱或天然结合雌激素，骨痛明显者可加用降钙素或二膦酸盐。

五、运动疗法

近几年国外相关研究表明，绝经后妇女通过定期的有氧承重练习及抗阻力练习等运动方式可有效改善骨密度，并且结合激素替代治疗和补钙等综合方案可使该种作用增强。运动还能通过直接刺激和肌肉牵拉两种机制来增加骨负荷，从而刺激骨形成。另有报道，24%的病人跌倒是由于下肢无力引起的。运动对肌肉力量的研究显示绝经期妇女可以在肌肉力量上有大幅度改善，这非常重要，不仅有助于在老年阶段生活自理，且可减少骨折发生的几率。

【预防与调护】

一、预防

妇女 35～40 岁以后，随着卵巢功能逐渐减退，性激素水平下降，骨吸收大于骨形成，骨丢失逐年增加，开始有显著骨质疏松倾向。不少医家提出妇女中年期即应开始积极预防骨质疏松，这比发病后治疗更为重要。有下列高危因素者尤当引起重视：①身材矮小，不爱活动；②钙摄入不足；③有骨质疏松或骨质疏松骨折家族史；④酗酒或吸烟；⑤过量饮用咖啡；⑥雌激素相对缺乏，如月经初潮过迟，月经稀发或闭经，过早绝经等。通过了解上述因素与发病的关系，增强自我保护意识，在围绝经期采取积极有效的预防措施，方能有效地降低本病的发生率和危害性。

1. 合理的饮食结构　这对预防本病有不可低估的作用。主要应注意补充钙质和维生素 D，宜多进食含钙的食物，如虾皮、海带、豆类、橙子、黑木耳、瓜子、核桃仁、猪骨汤、乳类及富含维生素 D 的蛋类、蘑菇等。日本学者在开发防治骨质疏松制剂的研究中发现，椿树叶中所含的复合鞣酸效果最好。另外，茶叶、柿树叶也含鞣酸，可作为骨质疏松症患者的日常饮料。

2. 适当的户外活动和体育锻炼　中老年妇女经常参加户外活动，接受适量的阳光照射，可促进维生素 D_3 的合成，利于钙的吸收。参加适当的体育锻炼，如散步、慢跑、体操、太极拳、气功等，能延缓骨丢失，预防脊柱变形和关节僵硬。运动还可增强机体的平衡能力、反应性和灵活性，减少意外跌伤。但应循序渐进，不可操之过急，贵在坚持，日积月累，自见成效。

3. 起居有常，劳逸适度，情志调畅　养成良好的生活习惯，避免久视久卧，久行久立，以防精血耗伤，筋骨受损。并须注意节制生育，避免房劳过度和孕产频多，伤耗肾精。同时应保持良好的精神状态和积极乐观的生活态度，避免不良刺激和思虑过度，这在早期的预防工作中尤为重要。

4. 药物预防　根据中医“治未病”的观点，妇女围绝经期或绝经后，特别是有高危因素者，适时服用补益肾精中药或西药雌激素和钙制剂，能有效地预防骨质疏松的发生，并可改善更年期症状，增强体质，延缓衰老。

二、调护

1. 起居护理　有规律的生活和充足的睡眠，适当的活动和锻炼，对促进患者康复有重要意义，但对中、重度骨质疏松症患者，特别是骨量已降至骨折阈值以下者，应避免劳累和活动过量，生活起居及外出需人照料和陪护，以防跌伤和骨折，夜间、雨雪天应避免外出，对有视力障碍、步态不稳者，必须加强监护。

2. 饮食护理　合理的饮食结构是防治骨质疏松不可缺少的组成部分。饮食调理与药物治疗有同等的重要性。饮食以清淡、利于消化吸收、富含蛋白质、钙、磷和维生素D为宜。

3. 精神护理　由于本病发病年龄正值妇女绝经后，性激素水平迅速下降，导致机体功能逐渐减退，心理调节能力下降，情绪波动较大，常对疾病的治疗和转归失去信心，严重者还会悲观厌世，不能自控。因此，对患者施以合理的心理调护，避免不良精神刺激，保持心情舒畅，心意平和有重要意义。

4. 用药护理　注意合理用药，坚持治疗。雌激素类药物一旦使用，若无禁忌证，至少应坚持用药6～10年。钙制剂强调餐后服用，吸收好，副作用小。同时对可能引起或促进骨质溶解的药物临床应慎用，如可的松、肝素等。

5. 合并骨折的护理　若合并骨折则需根据不同部位的骨折予以不同的特殊护理。长期卧床者应进行体位移动护理，以防止褥疮的发生和肢体挛缩，保持关节良好的功能位置和活动。同时，应注意防止肺部感染，保持会阴清洁，大小便通畅，必要时予以导尿或灌肠，防止各种并发症的发生。

【疗效判定】　参照“骨质疏松症综合分析诊断评分指数”，结合肾虚症状积分变化拟定此疗效判定标准。

显效：治疗后诊断评分指数减少2分，肾虚症状积分减少≥2/3以上。

有效：治疗后诊断评分指数减少1分，肾虚症状积分减少≥1/3，＜2/3。

无效：治疗后诊断评分指数无变化或有增加，肾虚症状积分未减少。

（杨家林　魏绍斌）

参考文献

1. 丁桂芝，张忠兰，周勇，等．补肾健骨胶囊治疗绝经后骨质疏松症疗效分析．中国中西医结合杂志，1995，(7)：392.

2. 刘庆思，陈仲泽，李小侬．骨康胶囊治疗绝经后骨质疏松症65例疗效观察．新中医，1995，(27)：10.

3. 许书亮，张永宝．骨质疏松症的辨证分型与治疗．中国中医骨伤科杂志，1995，(4)：30.

4. 森木熏夫．骨质疏松与细胞因子．日本医学介绍，1996，(2)：55.
5. 沈森，杜靖远，杨家亚，等．密骨片治疗老年性骨质疏松症72例．中国骨伤，1996，(1)：48.
6. 程国均．绝经后妇女雌激素替代疗法．中华妇产科杂志，1995，(2)：123.
7. 韩祖斌，林华，陈一心．绝经后骨质疏松症的药物治疗．实用老年医学，1995，(6)：267.
8. 杨欣．骨质疏松症非雌激素治疗的进展．国外医学·妇产科分册，1997，(2)：66.
9. 谭清武，陈俊文．补肾健脾法治疗老年性骨质疏松症47例．湖北中医杂志，2000，22 (11)：25.
10. 林燕萍，周瑞祥，张爱平，等．健骨颗粒对去卵巢骨质疏松模鼠骨组织结构的影响．解剖学杂志，2001，24 (6)：521.
11. 李青南，陈艳，黄连芳，等．补骨胶囊对去睾丸大鼠骨代谢影响的定量研究．中国骨质疏松杂志，2000，6 (3)：66-68.
12. 王健智，古建立，冯坤，等．驻春胶囊对实验性骨质疏松大鼠骨骼影响的生物力学研究．中医正骨，2000，12 (12)：14.
13. 周俊亮．中医脾与线粒体关系探讨．辽宁中医杂志，2006，33 (3)：287.
14. 刘友章，王昌俊，周俊亮．四君子汤对脾虚大鼠细胞线粒体细胞色素氧化酶的影响．中国临床康复，2006，10 (35)：126.
15. 陈东煜，沈培芝，徐宇，等．补肾、健脾及脾肾双补对地塞米松诱发之骨质疏松大鼠PTH、CT、T、E_2及BGP值影响的实验研究．实用骨科杂志，2002，8 (2)：105-107.
16. 刘小雨，王行宽，曾英，等．补骨脂汤对老年性骨质疏松症患者骨密度、血清IL-6、TNF、IGF-Ⅱ的影响．中医杂志，2002，43 (1)：40-42.
17. 古月军，柴兆璋，箕纲．健脾益肾汤治疗肢体损伤后期骨质疏松38例．河北中医，2001，23 (1)：26.
18. 黄桂成．理气止痛汤治疗原发性骨质疏松腰背痛50例．镇江医学院学报，2000，18 (1)：40.
19. 陈维静，刘新海，廉红真．中医辨证治疗原发性骨质疏松症（附109例报告）．中医药研究，1999，15 (3)：29-31.
20. 邓士琳．绝经后骨质疏松症运动疗法的研究进展．武汉体育学院学报，2009，43 (1)：59-64.
21. 李恩，薛延，王洪复，等．骨质疏松鉴别诊断与治疗．北京：人民卫生出版社，2005：109-111.
22. 刘献祥，林燕萍，苏友新．骨质疏松性骨折．福州：福建科学技术出版社，2008：57-60.
23. 邓平香，徐敏．补骨脂对去卵巢大鼠骨转换及血脂代谢影响的实验研究．新中医，2005，37 (7)：94-95.
24. 马慧萍，贾正平，白孟海，等．淫羊藿总黄酮对大鼠实验性骨质疏松生化学指标的影响．中国药理学通报，2003，19 (2)：187-189.
25. 樊粤光，黄永明，曾意荣，等．骨碎补提取液对体外分离破骨细胞性骨吸收的作用．中国中医骨伤科杂志，2003，11 (6)：4-6.
26. 张巧艳，秦路平，黄宝康，等．蛇床子总香豆素对去卵巢大鼠OP的作用．中国中药杂志，2003，28 (2)：101-103.
27. 郑云霞，杨仁旭，陈红．滋肾丸对去卵巢骨质疏松雌鼠的骨组织形态学的改善作用及机制的实验研究．四川中医，2006，24 (2)：16-18.
28. 罗汉文，关宏刚．右归丸对骨质疏松模型大鼠垂体-肾上腺轴影响的实验研究．贵阳中医学院学报，2006，28 (2)：60-62.
29. 邓敦，曹成福，石继祥，等．复方中药治疗原发性骨质疏松的实验研究进展．中国中医骨伤科杂志，2007，15 (8)：68-69.
30. 王婷婷，罗维早．治疗骨质疏松的中药研究进展．现代中药研究与实践，2007，21 (2)：59-62.
31. 黎慧萍，孙平，蔡幸粧，等．补肾壮骨中药对去卵巢大鼠骨代谢的相关研究．中药材，2007，30 (4)：447-449.

32. 李恩，孔德娟，杨学辉，等．补肾方药对骨质疏松防治的实验研究．中国骨质疏松杂志，2002，8（2）：166-170.

33. 黄宏兴，王炳南，黄红，等．骨康对绝经后骨质疏松症模型组织中微量元素的调节作用．中国临床康复，2004，8（21）：4314-4317.

34. 朱太咏，石印玉，张戈，等．补肾中药复方改善去卵巢骨质疏松模型大鼠松质骨骨生物力学性能的作用及机制探讨．现代康复，2001，5（11）：114-116.

35. 于佳音，郑洪新，林庶茹，等．补肾对去势大鼠神经内分泌调节作用的实验研究．中国骨质疏松杂志，2001，7（4）：285-288.

36. 胡冰，张胜，杨述华．补肾健脾活血方对去卵巢大鼠骨组织 TNF-α 表达的影响．中国骨伤，2003，16（8）：471-473.

37. 胡冰，杨述华．补肾健脾活血方对去卵巢大鼠血清白细胞介素-6 的影响．湖北中医杂志，2003，25（6）：9-10.

38. 张兆华，陈志维，陈逊文，等．骨宝液在去卵巢大鼠骨质疏松症中抑制骨转换作用的实验研究．中国骨伤，2005，18（8）：473-476.

39. 崔家鹏，郑洪新，刘景峰，等．补肾中药对肾虚骨质疏松症大鼠红细胞膜 PKC、Ca^{2+}-Mg^{2+}-ATP 酶活性影响的实验研究．中国骨质疏松杂志，1997，3（3）：66-69.

第十二章

女性生殖器官肿瘤

第一节　子宫肌瘤

子宫肌瘤是女性生殖系统最常见的良性肿瘤，由子宫平滑肌组织增生而成，其中含少量的纤维结缔组织。好发于30～50岁的中年妇女，尤以40～50岁发病率最高。最新统计学资料表明，子宫肌瘤的发生率近年来呈上升趋势，且发病年龄趋于年轻化。据尸体解剖统计，30岁以上的妇女，约有20%以上患子宫肌瘤、有报道患病率可高达70%～80%。据生长部位可分为子宫体肌瘤及子宫颈肌瘤；按其与子宫肌层的关系，又可分为肌壁间肌瘤、黏膜下肌瘤及浆膜下肌瘤。肌瘤可单发亦可多发，常为多发，各种类型的肌瘤亦可发生在同一子宫，称多发性子宫肌瘤。肌瘤生长过程中可发生退行性变，尤其绝经后原有肌瘤可萎缩甚或消失，不再有新的肌瘤生长，但如绝经后肌瘤反而增大迅速，应警惕恶变的可能。其恶变率为0.4%～1.4%，多发于绝经前后妇女。多数肌瘤患者无明显临床症状，但有20%～50%患者可见：月经改变，或经量过多，或经期延长，或淋漓不断；下腹部包块；带下增多；腹胀、腹痛；便秘、尿频；部分患者可有不孕、流产、早产史；失血严重者可继发贫血。

子宫肌瘤就其临床表现，属中医“癥瘕”范畴。癥瘕者谓妇女下腹部包块，有形可征，有块可掬，坚硬不移。《黄帝内经》称为“瘕聚”。《素问·骨空论》曰：“任脉为病……女子带下瘕聚。”《灵枢·水胀》有“石瘕”的记载，曰：“石瘕生于胞中，寒气客于子门，子门闭塞，气不得通，恶血当泻不泻，衃以留止，日以益大，状如怀子，月事不以时下，子门闭塞……皆生于女子，可导而下。”其症状描述与子宫肌瘤颇为相似。“癥”之名，首见于《金匮要略·妇人妊娠病脉证并治》曰：“妇人宿有癥病，经断未及三月，而得漏下不止，胎动在脐上者，为癥痼害……所以血不止者，其癥不去故也，当下其癥，桂枝茯苓丸主之。”隋代《诸病源候论》对癥瘕的病因病机进行了探讨，指出“癥瘕者，皆由寒湿不调，饮食不化，与脏气相搏结所生也。”强调癥瘕的发生与妇女经期产后摄生不慎有密切关系，如说“因产后脏虚受寒，或因经水往来，取冷过度……多夹血气所成也”，“若经血未尽而合阴阳，即令妇人血脉挛急，小腹重急支满……结牢恶血不除，月水不时，或月前或月后，因生积聚，如怀胎状。”并曰“妇人病积，经久令无子，亦令月水不调”，“月水不时，乍来乍不来，此病令人无子。”论述了癥瘕与月经不调、不孕的关系。宋代《三因极一病证方论》中指出，癥瘕一病“多因经脉失于将理，产褥不善调护，内伤七情，外感六淫，阴阳劳逸，饮食生冷，遂致营卫不输，新陈干忤，随经败浊，淋露凝滞为癥瘕”，对病因病机的描述更为确切。明代《校注妇人良方》指出癥瘕形成与瘀血关系密切，“妇人腹中瘀血者，由月经闭积或产后余血未尽或风寒滞瘀，久而不消，则为积聚癥瘕矣”。明代《证治准绳·女科》中亦有类似论述，“妇人癥瘕，并属血病……瘀血停凝，结为痞块。”另外，早在《灵枢·百病始生》就有“汁沫与血相抟，则并合凝聚不得散而积成矣”，“凝血蕴生而不散，津液涩渗，著而不去，而积皆成矣”，最早提出了癥瘕痰瘀的相关性，后来《济阴纲目》亦提出了痰瘀互结可致癥瘕的见解，“盖痞气中未尝无饮，而血癥食癥之内未尝无痰，”进一步丰富了癥瘕的病机理论。清代《妇科玉尺》更强调情志失调与癥瘕为病的关系，“妇人积聚为病，皆血之所为，盖妇人多郁怒，郁怒则肝伤，而肝藏血者也，妇人多忧思，忧思则心伤，而心主血者也。心肝即伤，其血无主而妄溢，不能藏则横行……”

可见历代医家对癥瘕病因病机的认识，外因强调风冷寒邪入侵或湿邪、热邪与气血搏结，气血运行受阻发生癥瘕；内因强调情志过极，气机郁滞，脏腑气血失调，导致“邪气往来”，日积月累，渐以成癥。

治法上，《素问·至真要大论》提出“坚者削之，客者除之……结者散之，留者攻之”的治疗大法。《灵枢·水胀》提出石瘕的治法“可导而下”，首先使用泻下逐瘀之法。《金匮要略》指出妇人“癥痼害”的治法“当下其癥”，采用缓攻之法，提出第一张治疗癥瘕的缓攻方剂——桂枝茯苓丸。另外，张仲景所制的大黄䗪虫丸、抵当汤、下瘀血汤对后世用活血化瘀法治疗癥瘕有深远影响。《诸病源候论》中提出“导引”一法可“荡涤五脏，津润六腑……癥瘕破散即愈矣”。《外台秘要》采用内外合治、消补结合的方法，以攻、消、导等法促“恶血出”，然后以调补气血药补之。罗天益提出“养正积自除”的论点，对后世影响颇深。《校注妇人良方》总结前人经验，多采用三棱、莪术、桃仁、水蛭、虻虫等化癥之药，对癥瘕的治法主张“固元气为主，而佐以攻伐之剂，当以岁月求之”，以上认识为后世采用补虚化瘀、攻补兼施的治法治疗癥瘕开创了先例。《医宗金鉴》亦指出：“凡治诸癥积，宜先审身形之壮弱，病势之缓急而治之。如人虚，则气血衰弱，不任攻伐，病势虽盛，当先扶正气，而后治其病；若形证俱实，宜先攻其病也。”此外，《济阴纲目》指出治疗癥瘕应加行气化痰消癥之品，“善治癥瘕者，调其气而破其血，消其食而豁其痰”，对癥瘕的治疗提出了新的思路。而王清任善用活血化瘀法治疗癥瘕，并创制了许多有效的方剂，对后世影响颇广。

综上所述，中医学对“癥瘕”的病因病机、治疗均有较为系统的认识。在病因上强调内外因素的相互影响；在病机上认为“瘀血内停”是本病的病机关键；在治疗上，采用攻补兼施的方法，攻邪不忘扶正。这些观点对我们认识和治疗子宫肌瘤具有现实指导意义。

近年来，中医药治疗子宫肌瘤的临床与实验研究不断深入。现代多数医家均认为“瘀血内停”是本病的病机关键，临床上采用活血化瘀、软坚散结为治疗大法，取得了较为满意的临床疗效，并借助各种检测手段，了解肌瘤患者内分泌、血液循环等方面的改变，力图进一步阐明肌瘤发生发展的演变规律。

肖承悰认为本病就症状而言当属血瘀证，造成血瘀的病因有：寒邪侵袭胞宫，与气血结而不散或肝郁日久成瘀，或痰湿内聚，致痰、寒、气、血相互搏结于胞宫，聚而不散而成瘀。并针对临床上气虚血瘀证多见，而提出了消补结合的治疗原则，依经期与非经期，消补各有侧重。分别以自拟肌瘤内消丸（党参、桑寄生、生首乌等）及自拟益气缩宫汤（党参、太子参、沙参、白术等）治疗3～6个月，总有效率为96.7%。

沈仲理对120例子宫肌瘤患者初步随机抽样病因调查，发现有70人在肿瘤发生前2～5年内有流产史，32人有盆腔手术后继发月经过多史，而未婚患者均有冲任失调而致月经过多常用止血剂治疗史。患者常因半产后恶露滞留，手术后积血或排经不畅等因素，日久凝结成积血、瘀血、蓄血。由于瘀血内存，外感六淫之邪及七情内伤等诱因，引起脏腑功能失调，气血不和，气滞血瘀，新血与旧血凝聚成块，结于胞宫，日益长大而成子宫肌瘤。

哈孝廉等运用消癥丸（夏枯草、穿山甲、山慈菇）治疗子宫肌瘤患者100例，经3～9个月后，总有效率达94%，并对其中37例患者进行了盆腔血流图及血液流变学检查，发现100%有盆腔淤血或供血不足改变，患者血液流变值亦不同程度高于正常，说明患者“全身及局部均有血液循环的异常改变，出现淤滞现象”。

赵惠芳等对肌瘤患者的甲皱微循环检测发现，异常管袢比例>30%者占100%，管袢轮廓不清者占96.7%，流速减慢者占73.7%，袢顶淤血者占83.6%……提示“微循环障碍是子宫肌瘤患者病变过程中一个重要的病理变化”。与肌瘤的发生发展有某种联系。

罗清华等检测发现肌瘤患者的NK细胞活性明显低于同龄健康女性，经橘荔散结丸（橘核、荔枝核、川续断等）治疗后，NK细胞活性虽明显升高（$P<0.01$），但仍低于正常人（$P<0.01$），故认为NK细胞活性的降低与肌瘤的发病有关。

可见，中医药治疗子宫肌瘤在改善临床症状、缩小肌瘤方面均有确切疗效，并对本病的血瘀证实质及发病机制作了有益的研究。

【病因病机】

一、病因

1. 外邪侵袭　经期产后摄生不慎，或过食生冷，或感受风寒、湿热，或久卧湿地，致寒、热、湿邪侵袭。

2. 七情过极　情志不舒，或喜怒无常，气血紊乱，气滞不行。

3. 脏虚　素体虚弱，或脾肾阳虚，致气血生化乏源，水谷运化无力，反聚湿生痰。

4. 手术损伤，房事不节，劳逸失度，伤及气血经脉。

二、病机

本病病位在胞宫。初起以实证为主。但瘀血内结，血不归经，常可致暴崩不止或淋漓漏下或崩闭交替，日久则致气虚、血虚，甚者气血两虚；瘀久化热，热灼阴精，阴不足而阳有余，可伴见虚热之象。故病久最终导致虚实夹杂、因果交织的复杂证候。

1. 瘀血停滞　“离经之血”即为瘀血，或由经产之时，或手术损伤，或房事不节，致余血留于脉外，与邪气相搏结，阻于胞中，旧瘀不去，新血不归经，凝结成瘀，日久成癥。

2. 气滞血瘀　气为血帅，气滞则血瘀，停于胞宫，渐以成癥。

3. 寒凝血瘀 寒性收引，“血受寒则凝结成块”。外感寒邪，或阳虚生寒，均可致经脉拘急，血运迟滞而成瘀，留着日久，渐成癥瘕。

4. 痰瘀互结 素体脾肾阳虚，运化水湿功能减弱，聚湿生痰，痰浊阻于胞宫胞脉，胶结难除，壅滞经脉，血行受阻，痰浊与血相搏，结久成癥。

5. 气虚血瘀 气弱运血无力，经脉迟滞，血行不畅而致瘀。

西医学认为肌瘤的发生与以下因素有关：

1. 长期持续的高雌激素刺激 子宫肌瘤多发生于生育年龄的妇女，妊娠期肌瘤增长加快，但绝经后无新的肌瘤生长，且原有的肌瘤可萎缩或消失；某些患者伴有子宫内膜增生过长等其他雌激素依赖性疾病，均说明本病与雌激素过高有关。研究发现，子宫肌瘤组织中，催化类固醇转化为雌激素的酶明显高于正常肌层；而促进雌激素代谢的酶却明显低于正常肌层，由此造成局部的高雌激素环境。另外，近年来的研究表明，雌激素依赖性还包括受体。肌瘤组织中的雌激素受体（ER）数量明显高于正常肌层，而且其含量受体内雌激素水平的调节。也有学者认为是 ER 活性增高而引起局部雌激素活性增高。以上均说明本病与雌激素的关系密切。

2. 孕激素 近年来孕激素对肌瘤发生发展的认识越来越受到重视。以往认为孕激素是肌瘤的抑制因素，而以孕激素治疗肌瘤，却引起了肌瘤的增大。另外，临床观察发现肌瘤随月经周期的不同而变化，黄体期肌瘤有丝分裂明显增加。肌瘤变性组织中的 ER 破坏严重，而孕激素受体（PR）变化不大，且变性的肌瘤组织仍能生长。均说明孕激素是肌瘤发生发展过程中不可忽视的因素。

3. 催乳素（PRL） 近年来研究发现，子宫肌瘤患者的血清 PRL 水平显著高于正常人群。子宫肌瘤组织局部 PRL 浓度、PRL 受体及 PRL 受体 mRNA 水平均显著高于周围正常子宫肌组织。离体子宫肌瘤细胞培养还发现，子宫肌瘤细胞分泌的 PRL 随着时间的递增而增加，可不受卵巢类固醇类激素的控制，而只受细胞密度调控。且研究发现，催乳素可刺激子宫肌瘤细胞的促有丝分裂活性蛋白激酶的活性而促进子宫肌瘤的生长。目前认为催乳素可能是通过局部自分泌或旁分泌途径与局部各种因子相互作用而促进子宫肌瘤的发生和发展。

4. 生长激素与胎盘催乳激素 临床研究发现，妊娠期子宫肌瘤的发展加速，可能是胎盘产生一种与生长激素结构和活性相似的催乳激素。同时发现黑人比白人易发生子宫肌瘤与黑人具有较高的生长激素有关。动物实验也证实生长激素有协同雌激素使小鼠子宫增大的作用。因此认为生长激素和妊娠期胎盘产生的催乳激素可能促进雌激素对子宫肌瘤的发生和发展。

5. 生长因子 越来越多的证据提示，雌激素和孕激素调节子宫肌瘤细胞的分裂活动是由一些生长因子介导的，胰岛素样生长因子（IGFs）、表皮生长因子（EGF）、转化生长因子 β（TGFβ）、血小板源性生长因子 A、B（PDGF-A、B）等可能具有促子宫肌瘤生长的作用。

6. 免疫因素 NK 细胞作为机体防御的第一道防线，与防止肿瘤的发生或癌变有重要作用。研究发现，肌瘤患者的 NK 细胞活性明显低于正常，且与雌二醇的水平呈负相关。提示体内高雌激素环境，降低了 NK 细胞活性，致使 NK 细胞清除变异细胞的功能下降。杨泽仁等报道，肌瘤患者外周血 CD2 及 CD4 明显减少，CD8 增多，$CD4^+/CD8^+$ 比值下降，同样说明患者机体细胞免疫功能低下。另外，Ki267 作为一种细胞增殖核抗原，广泛应用于评估肿瘤组织中细胞的增殖活性，其含量在子宫肌瘤中显著高于子宫肌组织中，分泌期显著高于增生期。

7. 遗传因素　近年研究发现，子宫肌瘤存在染色体异常，与某些基因畸变相关。并且同一病人不同肌瘤可看到不同的基因亚型，因此肌瘤的发生可能与多基因遗传有关。Kurbanora 等在血缘关系统计资料中指出，遗传因素对子宫肌瘤的发生有重要影响，患子宫肌瘤的姐妹发生肌瘤的家庭危险性为 26.6%，患子宫肌瘤者的女儿（追踪至 44 岁）发生子宫肌瘤的危险性为 19.7%，患子宫肌瘤者的母亲发生子宫肌瘤的危险性为 15.8%。

8. 微量元素失衡　研究发现，患者肌瘤组织中的微量元素含量不平衡，Zn、Fe、Mg 的含量低于正常肌层，而 Ca 的含量明显增高；另有报道显示肌瘤患者对 Fe 的吸收利用存在障碍，提示肌瘤的发生与微量元素的失衡状态有关。

关于肌瘤的组织起源，西医学认为，来源于未分化的苗勒组织，这些细胞具有很强的分化能力，且对雌、孕激素的刺激敏感。在生育年龄，受内分泌的影响，形成局部和（或）全身的高激素环境，原始细胞在雌激素作用下增殖，在孕激素作用下分化肥大，继而形成肌瘤。另外，高激素环境所引起的免疫学、酶学等微环境的改变，也是本病形成的因素。

【诊断与鉴别】

一、诊断要点

（一）临床表现

部分肌瘤患者可无临床症状，仅在妇科检查中发现子宫肌瘤。肌瘤的主要症状是：不规则的阴道出血，由于肌瘤生长部位不同，出血表现各异。壁间肌瘤表现为经量增多，经期延长；黏膜下肌瘤表现为阴道持续性出血或不规则出血，伴水样溢液；浆膜下肌瘤很少伴出血症状。出血量多或时间过长者，常伴有不同程度的贫血。此外，可伴腹部肿块、疼痛、不孕、白带增多及邻近器官的压迫症状等。

（二）体征

肌瘤超过孕 3 个月大时，可在下腹正中扪及肿块。妇科检查：壁间肌瘤或浆膜下肌瘤可扪及子宫增大，质硬；肌瘤多发时，子宫呈不规则增大，表面凹凸不平，结节感或不规则突出，质硬（肌瘤红色变性，玻璃变或囊性变时可变软）。黏膜下肌瘤如已脱出宫颈口或阴道内，可见紫色光滑肿块，质硬，蒂的基底部在宫腔内无法触及。部分患者除子宫增大外，无法触及肌瘤。

（三）辅助检查

1. 探测宫腔　肌瘤使子宫增大时，宫腔亦常增大或变形，可用探针测宫腔大小、方向。

2. B超检查　子宫体积增大，肌瘤与子宫相连，子宫轮廓多不规则，呈结节状。肌瘤结节内由于细胞结构、含量及排列不同，可表现为弱回声、等回声、强回声 3 种基本影像。

3. 内镜及子宫输卵管碘油造影　可查及黏膜下肌瘤的大小、位置及数目。

如有典型的子宫肌瘤病史及体征，结合双合诊及 B 超检查，多易诊断。

二、鉴别

1. 妊娠子宫　两者均可见子宫增大。根据病史及症状，不难区别，妊娠有停经史及早孕反应，子宫增大均匀而质软，且随孕月而增大。肌瘤多不伴停经史及早孕反应，可见月经改变，子宫增大不规则，质硬，生长缓慢。但当壁间肌瘤或黏膜下肌瘤较小时，也可见子宫均匀增大；肌瘤囊性变时，质地变软。妊娠而无明显的停经史及早孕反应时，单凭临床症状，易发生误诊，可借助B超、尿HCG，以进一步明确诊断。

2. 卵巢肿瘤　两者均可扪及腹部包块，卵巢肿瘤主要与子宫分离，不影响子宫大小及形态，除功能性肿瘤外，不伴有月经改变。肌瘤与子宫相连，随子宫的活动而活动，常伴月经异常，子宫可增大变形，或引起宫颈的改变。两者不难鉴别。但卵巢肿瘤为实性或囊实性，或与子宫粘连时，易误诊为浆膜下肌瘤；同样，浆膜下肌瘤发生变性或蒂过长时，易误诊为卵巢肿瘤。腹腔镜和B超可协助诊断。

3. 炎性包块　可在腹部扪及包块，实性或囊性，可与子宫粘连，且伴有不规则阴道出血，有时较难鉴别。但实性包块，多有盆腔感染史及手术史，伴有腹痛、发热、血象升高等，包块边界欠清，压痛明显，应用抗生素治疗多有效。B超可协助诊断。

4. 子宫腺肌症　均见子宫增大，月经过多，应注意鉴别。腺肌症多伴有渐进性痛经，妇科检查可触及痛性结节，子宫增大均匀但不超过3孕月，于经前增大，经后缩小，子宫欠活动，固定。如为腺肌瘤，亦可引起子宫不规则增大，易误诊为肌瘤，单凭临床症状，较难鉴别，多在剖腹探查中明确诊断。

5. 子宫肥大症　本病亦可引起月经失调，妇科检查时可见子宫增大，易误诊为肌瘤。但子宫肥大症多见于多产妇，子宫呈一致性增大，约6～8周孕大小，质稍软，表面平滑，无结节感，探宫腔无变形。

6. 慢性子宫肌炎　本病多伴有经期延长，经量多或痛经，妇科检查可见子宫增大，质硬，表面不平感，但无结节状突起，诊刮时若伴有慢性子宫内膜炎，多可诊断。B超示：子宫轮廓不清，宫区光点增强。结合病史，多可鉴别。

【辨病论治】“瘀血内停”为本病的主要病机，临床多采用活血化瘀、软坚散结之法治疗，可选用以下方药。

1. 桂枝茯苓胶囊　本方有活血化瘀，缓消癥块之功。用于子宫肌瘤、慢性盆腔炎性包块、子宫内膜不规则剥脱的功血。每次3粒，每日3次，饭后服用，经期停用，3个月为1个疗程。

2. 宫瘤清胶囊　本方有活血逐瘀，消癥散结，养阴清热止血作用。用于子宫肌瘤患者。每次3粒，每日3次，3个月为1个疗程。

3. 止痛化癥胶囊　本方有活血调经，化癥止痛，软坚散结。用于癥瘕积聚、痛经闭经、赤白带下及慢性盆腔炎等。每次4～6粒，每日2～3次，3个月为1个疗程。

4. 子宫肌瘤经期方（《妇科治验》）　当归、干地黄、白芍、茜草、刘寄奴、蒲黄炭、川芎各9g，丹参15g，阿胶（烊化）12g，益母草12g，紫草根15g。

5. 子宫肌瘤非经期方（《妇科治验》）　当归、川芎、干地黄、赤白芍、桃仁、红花、三棱、莪术各9g，昆布、海藻、丹参、刘寄奴、鳖甲各12g。

【辨证论治】

一、辨证要点

本病患者多有腹部结块坚硬，推之不移，月经量多，夹块，舌质紫黯，或有瘀斑、瘀点，舌下静脉瘀紫等临床症状。辨其证，病机当属瘀血内停，再结合患者兼证舌脉，以及年龄、体质、病程新久，辨其寒热虚实，审其偏寒偏热，夹虚夹痰。一般而言，疾病初期，实邪居多；病程日久，损及正气，多可见虚实夹杂的证候。若腹部结块或胀满，伴见胸胁胀闷，少寐，面色皖白，带下量多色白，苔白腻等症，多夹有痰湿；若见少腹冷痛，胀痛，喜热恶凉等症，多为夹寒；伴见少气懒言，腹软，头晕眼花，面色苍白或萎黄，为气血两虚；若见口干舌燥，心烦，颧红，赤白带下，便结，舌红少苔等症，则为虚火内生之象。本病辨证，除把握"瘀血内停"这一病机外，还应注意病情的变化，虚实的转化。

二、治疗原则

本病当遵《黄帝内经》"坚者削之……留者攻之，结者散之"，"可使破积，可使溃坚"之法，以活血化瘀、散结消癥为主，由于子宫肌瘤常伴月经过多，淋漓不断，若发病日久，常因出血过多，导致失血伤阴，故在化瘀消瘤的同时，辅以化瘀止血、益气养阴、凉血止血等攻补兼施之法。根据患者体质及病程，酌情攻补，或先攻后补，或先补后攻，或攻补兼施。若以血瘀为主，当破血逐瘀，兼理气行滞；痰瘀为患，当导痰消积，软坚散结；兼寒者，散寒祛瘀；夹热者，则宜养阴清热，活血行瘀。用药中遵《黄帝内经》"大积大聚……衰其大半而止"的原则，恐过于攻伐，伤其气血。由于本病多久积成癥，系顽固之疾，应徐图缓攻，待以时日，始能见效，古人训示"当以岁月求之"。

三、分证论治

1. 瘀血证

（1）临床见证：腹部包块坚硬固定，小腹疼痛，拒按，经血量多或夹血块，或见月经周期延后，经期延长，或见漏下不止，面色晦暗，口干不欲饮，舌紫黯，有瘀斑或瘀点，苔厚而干，脉沉涩或弦。

瘀血内结，渐以成癥，则见腹部包块，坚硬固定，瘀阻气机不利，不通而痛，故见腹痛拒按；瘀血留着，新血不能归经，可致经量多或淋漓不断，日久，气随血耗，血虚失于濡养，气虚推动无力，可伴见心悸、头昏、面黄乏力等气血两亏的见证。

（2）辨证依据

1）腹部包块坚硬固定，小腹疼痛拒按。

2）经血量多夹血块或漏下不止，口干不欲饮。

3）舌紫黯，边有瘀斑，瘀点，或见舌下静脉瘀紫。

（3）治法与方药

治法：活血化瘀，消癥散结。

1）大黄䗪虫丸（《金匮要略》）

组成：大黄、黄芩、桃仁、杏仁、干地黄、芍药、甘草、干漆、虻虫、水蛭、蛴螬、䗪虫。

原治干血痨，有祛瘀生新，缓中补虚之效。尤在泾认为：本方润以濡其血，虫以动其瘀，通以去其闭，而仍以地黄、芍药、甘草和养其虚，攻血而不专主于血，取其补虚化瘀之效，用于治疗子宫肌瘤血瘀型。现代研究本方可抑制大鼠实验性血栓形成和血小板聚集，并使“血瘀”模型大鼠的全血、血浆和Fbg、比黏度等血液流变学指标呈下降趋势，且大黄单体有止血作用。适用于肌瘤所引起的经血过多者。

本方虫药过多，虑其过于峻猛，可酌减虻虫、蛴螬；若月经过多，可酌加炒蒲黄、炒五灵脂、三七粉等以化瘀止血；出血日久，气随血耗，阴随血伤出现气阴两虚之象，可酌加生脉散（《内外伤辨惑论》）以益气养阴。

2）加味消癥散（夏桂成经验方）

组成：炒当归、赤白芍、石打穿、五灵脂各10g，蒲黄（包）6g，制香附8g，花蕊石（先煎）15g，血竭末、琥珀末各4g（吞），黄芪10g，党参15g。

经行大便溏者，去当归，加炒白术10g，六曲10g。心烦失眠者，加炙远志6g，紫贝齿（先煎）10g，太子参10g。经净后，上方去蒲黄、花蕊石、琥珀末，加三棱10g，莪术10g，土鳖虫9g。

3）宫瘤清胶囊（见“辨病论治”）。

2. 寒湿凝结

（1）临床见证：腹部包块，胀硬疼痛，月经量少或停闭，经色黯或淡或有水迹，面色晦黯，身冷畏寒，少腹冷痛拒按，得热则减，带下量多，色白清稀，舌淡苔薄白或白腻，脉沉涩有力。

寒性收引，寒凝则血凝，湿性黏腻，易阻碍气机，与瘀血相结，渐以成癥，则见腹部包块，胀硬，寒凝胞宫经脉拘急，则冷痛拒按，寒得热则舒，故遇热则痛减；寒邪伤阳，失于温煦，则见身冷畏寒；寒湿下注任带，可见带下清稀。舌脉均为寒湿内结之象。

（2）辨证依据

1）腹部包块，胀硬疼痛，得热痛减。

2）身冷畏寒，小腹冷痛，带下清稀，量多色白，经色或黯或淡或有水迹。

3）舌淡苔薄白或白腻，脉沉涩有力。

（3）治法与方药

治法：温经活血，化瘀消癥。

1）桂枝茯苓丸（《金匮要略》）

组成：桂枝、茯苓、芍药、丹皮、桃仁去皮尖各等分。

原治宿有癥积而合并妊娠者。尤在泾认为本方“下癥之力颇轻颇缓”。现代研究本方可使患者血液黏度及血小板聚集性降低，血管弹性改善，从而促进淤血的消散，临床多用于子宫肌瘤偏寒者，且可缓解肌瘤引起的腹痛症状。

2）温经化癥汤（卓雨农自制方）

组成：当归6g，川芎6g，莪术6g，桃仁6g，吴茱萸6g，肉桂6g，盐炒小茴香9g，橘核、乳香、血竭各6g，青皮9g。

有白带而腰痛加附子、焦艾各9g。

3）桂枝茯苓胶囊（见“辨病论治”）。

3. 痰瘀互结

（1）临床见证：腹中包块，胀满，时或作痛，触之或硬或软；月经量少或停闭，带下量多、色白、质黏，胸脘痞闷，或见呕恶痰多；或见头眩，或见浮肿，形体多肥胖，舌苔白腻，脉沉滑或弦滑。

痰瘀互结，阻滞胞宫，结久成癥，故腹部包块，胀满作痛；痰浊下注任带，致带下量多、质黏白；痰浊内阻，泛于肌肤则浮肿，蒙闭清窍则头眩，阻于中焦则脘闷泛恶，舌脉为痰浊内盛之征。

（2）辨证依据

1）腹部包块，或硬或软，时或作痛。

2）胸脘痞闷，恶心呕吐，痰多，带下量多、色白、质黏。

3）形体多肥胖，苔白腻，脉滑。

（3）治法与方药

治法：理气化痰，化瘀消癥。

1）开郁二陈汤（《万氏女科》）合消瘰丸（《医学心悟》）

组成：陈皮、白茯苓、苍术、香附、川芎、半夏、青皮、莪术、槟榔、甘草、木香、玄参（蒸）、牡蛎（煅醋研）、浙贝母（去心蒸）。

前方行气化瘀开郁，原治闭经不行因气郁血闭者，主以二陈汤燥湿化痰，合川芎活血理气，为血中气药，莪术破血消癥，青皮、香附、木香、槟榔理气行滞开郁结。后方以玄参、牡蛎、浙贝母软坚散结，原治瘿瘤。合用两方取其消痰化瘀、软坚散结之效，治疗子宫肌瘤痰瘀互结型。

2）加味导痰饮（卓雨农自制方）

组成：制半夏 12g，茯苓 12g，陈皮 9g，甘草 3g，枳实 6g，川芎 6g，生姜 2 片，青皮 15g，鳖甲 60g。

【其他疗法】

一、针刺疗法

主穴：子宫穴（一般为双侧，个别取单侧，直刺 0.8～1 寸），曲骨（直刺 0.6～0.8 寸）。

配穴：肾俞、大肠俞（取双侧直刺 1.5 寸），三阴交（取双侧，直刺 1 寸）。

耳穴：常取皮质下穴。

针刺方法：针前排空小便，平补平泻，待得气后，留针 20 分钟，隔日一次，10 次为 1 个疗程。

二、饮食疗法

1. 桃仁粥　桃仁 10g，粳米 30g。将桃仁捣烂如泥，去渣取汁，以汁煮粳米为粥，每日 2 次，空腹温服，适于瘀血停积成癥瘕者。

2. 加味三七散　三七 10g，制香附 5g，陈皮 10g，橙汁适量。前三味共研细末，调入橙汁并温开水冲服，每日 2 次。适用于子宫肌瘤气滞明显者。

三、灌肠疗法

组成：桃仁、川芎、三棱、莪术、穿山甲、木通、路路通、陈皮、枳实、昆布、牡蛎各 13g，䗪虫 12g。肥胖痰湿重者加夏枯草、法半夏各 15g。

用法：将药物浓煎成100ml，温度40℃左右。灌肠前排空大便，用中号导尿管插入肛门15～20cm，用100ml注射器将药物徐徐注入直肠，拔出抬高臀部，右侧卧位，保留2小时，每日1次，30次为1个疗程，经期量多时停用。

四、激光疗法

前壁肌瘤取子宫、曲骨、中极、关元穴，后壁肌瘤用八髎穴。

CO_2 激光仪：输出功率16W，波长10.6μm，光斑直径50mm，照射距离1.2m，以局部有舒适的温热感为宜，照射15～20分钟，每日1次，月经干净后6天起照，一周为1个疗程，每疗程间隔7天。一般配合内服中药，在服药后1～3小时照射。

五、贴脐疗法

水蛭蒲黄散：水蛭、丹参、蒲黄、赤芍、红花、川芎、姜黄各等分，研为细末备用。同时取上药20g，加入60℃白酒适量，做成饼状，固定于脐部。2天换药一次，15次为1个疗程。

六、西医治疗

1. 期待疗法　肌瘤较小，无症状，无并发症和变性，对健康无影响者，或围绝经期患者，无临床表现者，可用期待疗法，定期复查。

2. 药物疗法　应首先行诊刮以排除恶性病变。近年药物治疗有不少新进展。除了常用的达那唑、棉酚及雄激素、维生素类药物外，近年来又应用促性腺激素释放激素类似物、米非司酮、孕三烯酮成功地缩小子宫肌瘤。

（1）促性腺激素释放激素类似物（GnRH-α）：本药大量持续应用可使垂体合成FSH、LH减少，并可使卵巢LHRH受体增加，从而降低卵巢产生雌、孕激素的能力。用法：一般为皮下注射或经鼻喷入。常用的长效制剂如亮丙瑞林或曲普瑞林，自月经第1～5天肌注，皮下注射或肌注3.75mg，每4周一次，或戈舍瑞林自月经第1～5天起皮下注射3.6mg，每4周一次，连用3～4个月。副作用：潮热，出汗，阴道干涩或出血障碍。远期副作用：有患骨质疏松的可能。

（2）米非司酮（Ru486）：本药具有抑制排卵作用，可诱发黄体溶解；并可使肌瘤组织PR减少，降低血清雌激素等作用。用法：月经开始后，每日口服12.5～25mg，连用3个月。副作用：恶心、呕吐及抗糖皮质激素作用等。

（3）孕三烯酮（R2323）：本药具有强抗孕激素、抗雌激素及中度抗促性腺激素及轻度雄激素作用，服用后患者血中FSH、LH、E、P均降低，对性激素依赖性疾病如子宫肌瘤、子宫内膜异位症治疗均有效。用法：口服或阴道给药，且阴道用药效果较口服更好，每周给药2次，每次5mg，口服者也可每次给药2.5mg，连用6个月。副作用：体重增加、痤疮、皮脂增多症和潮热等，肝功能异常较少见，对血脂和血糖无明显影响，用药半年后骨密度未见明显变化。

3. 手术治疗　药物治疗失败或肌瘤变性者，应考虑手术治疗。手术方式有肌瘤挖除、全子宫切除、次全子宫切除等，手术途径有经腹、经阴道、宫腔镜或腹腔镜下手术等。

4. 其他疗法　如：子宫动脉栓塞（UAE）术、射频（RF）治疗、高强度聚焦超声（HIFU）治疗以及现在较少用到的放射治疗等。

【预防与调护】

预防：保持情绪舒畅，防止七情过极，适时调整寒温，劳逸结合，不宜过食肥甘。

调护：正确对待疾病，经量过多者，不宜过劳或过食辛辣，防止出血过多。肌瘤较小，症状轻者，定期复查。

【疗效判定】

痊愈：肌瘤消失，临床症状消失。

显效：临床症状减轻或消失，肌瘤缩小 1/2 以上者。

有效：症状减轻或消失，肌瘤缩小 1/3 以上者，停经以后肌瘤稳定，症状消失持续半年以上者。

无效：症状无改变，肌瘤未见明显缩小。

（杨家林　潘　芳　谢　萍　胡明英）

第二节　宫　颈　癌

宫颈癌是女性生殖器官最常见的恶性肿瘤，其发病率约占妇女恶性肿瘤的半数以上，患者以 35～55 岁为最多，20 岁以前极少。宫颈癌的病因尚未明了，多认为与早婚、早育、多育、宫颈糜烂、包皮垢、病毒、人种、民族等因素有关。在我国，随着肿瘤普查普治工作的开展，使宫颈癌能得到早期发现、早期诊断与及时治疗。宫颈癌分鳞状上皮癌、腺癌及腺鳞癌等类型。有原位癌及浸润癌两个阶段。它的转移途径可沿阴道黏膜、宫颈周围组织及子宫体方向直接蔓延，也可由淋巴及血行转移。

【病因病机】　现认为宫颈癌和宫颈上皮内瘤变（CIN）俱属性传播疾病范畴，女性的性行为与宫颈肿瘤的发病机制之间存在因果关系，已检出与宫颈癌有关的高危因素为：第一次性交年龄过早，多个性伴侣，高危男子，吸烟，免疫抑制，生殖道人乳头状瘤病毒（HPV）感染，宫颈上皮内瘤变等。

【诊断与鉴别】

一、诊断要点

（一）临床表现

原位癌及早期浸润癌患者多无自觉症状，当癌肿发展到一定阶段才有明显症状。

1. 阴道出血　表现为性交后或双合诊检查后少量出血，称接触性出血。以后有不规则出血，量时多时少，如较大血管受侵蚀可发生大出血，危及生命。

2. 阴道排液　最初白带增多，但时多时少，无臭。癌组织溃破时可产生浆液性分泌物。晚期癌组织坏死，可出现大量米汤样带臭味的白带。

3. 疼痛　为晚期癌症状。疼痛多发生在下腹部及腰骶部，有时表现为坐骨神经痛，是由于癌组织浸润累及盆壁、闭孔神经、腰骶神经。盆腔病变广泛时，可因静脉和淋巴回流受阻，而导致下肢肿胀和疼痛。

4. 其他症状　晚期癌瘤侵犯到膀胱时，患者可出现尿频、尿痛或血尿。侵犯直肠时可引起便血或排便困难。长期消耗而出现恶病质。

（二）妇科检查

原位癌的局部变化，肉眼观察宫颈无特殊异常或仅类似一般宫颈炎性糜烂。发展为浸润癌时，宫颈情况可有以下 4 种类型：

1. 糜烂型　环绕宫颈外口有较粗糙的颗粒状糜烂区，或有不规则破溃面，触之易出血。

2. 外生型　又称增生型或菜花型。癌组织向外生长呈菜花状赘生物，甚至可充塞阴道。

3. 内生型　又称浸润型。癌组织向宫颈深部组织浸润。使宫颈增大似桶状，质地坚硬，但表面光滑。

4. 溃疡型　又称火山型。不论外生型或内生型进一步发展后，癌组织坏死脱落，形成凹陷性溃疡，有时整个宫颈为空洞所代替，状如火山口。

（三）辅助检查

1. 子宫颈刮片细胞学检查　是发现宫颈癌前期病变和早期宫颈癌的主要方法。

2. 阴道镜检查　对宫颈表面进行观察，借以发现肉眼所不能看见的早期宫颈癌的一些表面变化，选择有病变部位进行宫颈活检。

3. 碘试验　以碘液涂抹宫颈及穹隆部，称碘试验，用于辅助检查定位。在碘试验不着色区进行宫颈活检，可提高宫颈癌诊断的准确率（因正常宫颈或阴道鳞状上皮含有丰富糖原，可被碘液染为棕色，而宫颈管柱状上皮、宫颈糜烂面及异常鳞状上皮区均无糖原存在，故不着色）。

4. 宫颈和宫颈管活体组织检查　是确诊宫颈癌的最可靠依据。除可疑病区外，一般在宫颈鳞状上皮与柱状上皮交界部约 6、9、12 和 3 点处取 4 点活检。有时须进行宫颈管搔刮送检，以排除病灶是否在宫颈管内。

5. 染色体检查　正常宫颈或炎症的宫颈均无染色体数目异常，重度非典型增生，原位癌和早期浸润癌时，大多可发现非整倍体及多倍体。

6. 氮激光肿瘤固有荧光诊断法　通过 MJ-肿瘤固有荧光诊断仪目测宫颈表面颜色改变，若呈紫红色或紫色为固有荧光阳性，提示有病变；若为蓝白色为阴性，提示无恶变。

7. 其他　X 线检查、膀胱镜及直肠镜检查，以确定临床分期。

（四）临床分期

宫颈癌的临床分期直接关系到治疗方法的选择和对预后的估计。按国际妇产科协会（1995 年）制定的分期，具体如下：

0 期：原位癌。

Ⅰ期：癌已浸润间质，但局限于子宫颈（扩散至宫体不计期别）。

Ⅰa：镜下早浸癌（3mm 以内）。

Ⅰb：其他局限在子宫颈的癌（浸润超过 3mm）。

Ⅱ期：癌侵犯阴道，但未达下 1/3；侵犯宫旁组织但未达盆壁。

Ⅱa：癌侵犯阴道，但无宫旁浸润。

Ⅱb：有宫旁浸润，但未达盆壁。

Ⅲ期：癌侵犯阴道下 1/3 或延及盆壁。

Ⅲa：侵犯阴道下 1/3。

Ⅲb：癌延及盆壁，癌瘤与盆壁间无空隙。

Ⅳ期：癌已扩散至骨盆外，或临床上膀胱或直肠黏膜已波及。

Ⅳa：膀胱或直肠黏膜已波及。

Ⅳb：盆腔以外的远处器官转移。

二、鉴别

子宫颈的许多疾病与宫颈癌相似，如子宫颈糜烂、子宫颈结核、子宫颈息肉及黏膜下肌瘤、子宫颈乳头状瘤、阿米巴性宫颈炎或其他肿瘤，须作鉴别。宫颈活检是可靠的鉴别方法。

【辨病论治】 宫颈癌的治疗依临床分期、患者全身情况和年龄不同而有异。现在对宫颈原位癌和Ⅰ期癌，一般采用手术治疗，也有用中草药治疗的（江西妇产医院用“三品”锥切治疗早期宫颈癌，已取得良好的远期疗效），也可用中西药物综合治疗。各期宫颈癌均可应用放射治疗或化疗。但对Ⅲ、Ⅳ期患者应用中西综合治疗较合理。

“三品”即三品一条枪锥切治早期宫颈癌疗法。用中药“三品”杆、饼使宫颈阴道部消失，宫颈管形成圆锥形筒状缺损，以达到根治早期宫颈癌的目的，称为中药三品一条枪锥切疗法。其理论根据为宫颈原位癌、早期间质浸润癌（≤3mm）局限于宫颈，没有或极少淋巴结转移及宫颈鳞癌（主要来源于宫颈管储备细胞），应用“三品”饼、杆敷贴于宫颈或插置于颈管内，药物可均匀地渗透入宫颈组织，致使局部凝固、坏死、自溶，形成分界线而脱落，有的可脱落完整的颈管型——药物圆锥，直至宫颈形成纵深25mm、横深7mm的圆锥形筒状缺损，宫颈阴道部消失，宫颈残端平穹隆，宫颈锥底部、锥腰部、锥顶部活检阴性，经缩复后形成小而光滑的新生宫颈。

一、主药

中药锥切疗法的主药——“三品”：由白砒45g，明矾60g煅制后，加雄黄7.2g，没药3.6g，麝香适量混合制成。先将白砒及明矾分别研成粗粉，混合后煅制成白色疏松块状物，质轻易碎，检验合格后，研细加雄黄、没药粉，混合均匀，压成“三品”饼、杆剂型，紫外线消毒后供宫颈局部外用。

二、辅助用药

1. 双紫粉　紫草30g，紫花地丁30g，紫河车30g，黄柏30g，墨旱莲30g，冰片3g。

制法：共同研成细末，高压消毒后供外用。

2. 鹤酱粉　仙鹤草30g，败酱草30g，金银花30g，黄柏30g，苦参30g，冰片3g。

制法：共同研成细末，高压消毒后供外用。

“三品”具有促使宫颈组织凝固坏死，自溶脱落的作用，是主要药物。双紫粉或鹤酱粉具有清热解毒、祛腐止血作用，是辅助药物。后两药任选一种即可。

三、适应证

1. 宫颈重度非典型增生。
2. 宫颈鳞状上皮原位癌（包括累及腺体者）。
3. 宫颈鳞癌Ⅰa期（早期间质浸润癌，浸润深度≤3mm）。
4. 推广应用于治疗肥大性宫颈炎、宫颈糜烂、湿疣、赘生物等。

四、禁忌证

1. 宫颈鳞癌早期间质浸润呈脉管型者，或癌灶融合者。
2. 宫颈鳞状上皮原位癌、宫颈鳞癌早期间质浸润波及阴道穹隆者。
3. 老年妇女因宫颈癌高度萎缩，不便观察者。
4. 单纯宫颈管癌不便观察浸润深度者。
5. 并发急性传染病，或患有严重内脏疾病者。

五、检查与诊断

在治疗前必须复查病理材料：常规进行宫颈细胞学刮片；进行双合诊、肛诊，注意宫颈活动性，以排除颈管癌侵犯宫颈旁韧带；用特制小刮匙常规进行颈管诊刮术；在碘试验下或阴道镜指示下行宫颈多点活检，分瓶送验，镜检癌变的部位、浸润深度；并作全身体检，如肝肾功能、心电图检查，以确定治疗方案。

六、治疗方法

先用呋喃西林棉球清洗阴道、宫颈；再用双氧水、酒精分别拭宫颈管、宫颈阴道部、阴部；敷贴"三品"饼于宫颈部，或插置"三品"杆于子宫颈管；用凡士林纱布保护阴道穹隆，再用鹤酱粉棉球压紧，以利固定和消炎，防止药物移动变位。24小时后检查药物位置无移动，48小时后重换凡士林纱布，以后每天换鹤酱粉1次。"三品"药物一般需2～3天才能溶解，宫颈组织受药物作用产生凝固坏死，一般须5～8天与正常宫颈组织形成均匀性交界线而剥脱。9～10天贴上"三品"饼或杆1次，每个病人根据宫颈大小上药5～10次，直至达到近期治愈指标为度，疗程约2～3个月。

七、观察方法

中间检查在治疗4～6周时，行颈管和宫颈多点活检，以对比、观察疗效，并可验证对适应证的选择是否正确，以便进行针对性治疗。

出院前鉴定，必须达到近期治愈技术指标：宫颈阴道部消失，宫颈残端平穹隆；宫颈管被摧毁的范围纵深25mm，横深约7mm；宫颈外形呈锥形筒状缺损。缺损创面被新生鳞状上皮覆盖后，宫颈管缩复，形成小而光滑的新生颈宫。宫颈锥底部、锥腰部、锥顶部活检阴性。

缩复后颈管诊刮术：中药锥切治疗后2个月第1次复查时，行缩复后颈管诊刮术，病检阴性，列为近期治愈。

随访复查：对近期治愈患者进行定期随访复查。复查时均进行细胞学检查，必要时行宫颈管诊刮术或宫颈活检。

1986年10月总结中药锥切疗法治疗的早期宫颈癌233例（0期140例，Ⅰa期93例），近期治愈率100%，经严密随访复查均未见复发。除有8例患者分别于治疗后3～9年间死于老年内科疾病，1例死于原发性肺癌、1例死于服毒自杀、1例死于电击之外，222例均健在。随访时间达5年以上者184例（0期109例，Ⅰa期75例），其中达10年以上者78例（0期45例，Ⅰa期33例），5年、10年相对治愈率均为100%；5年绝对治愈率98.9%，10年绝对治愈率91.8%。并有4例宫颈鳞癌Ⅰa期患者，分别在近期治愈后各妊娠足月经阴道自然分娩1次，母子均健康。对这4例幼儿、儿童采用智力检测，均在正常范围内。实践证明，经本法治疗后，宫颈阴道部消失或基本消失，宫颈管呈圆锥形筒状缺损，缩复后形成新生的小宫颈，妊娠后仍能经阴道自然足月分娩。

【预防与调护】

1. 普及防癌知识，定期进行妇科普查，做到早期发现、早期诊断及早期治疗。积极治疗宫颈慢性炎症。

2. 中医中药辨证论治，扶正培本以辅助手术及放射治疗。

3. 保持战胜疾病的信心，生活做到有规律，增强体质。

【疗效判定】

近期治愈：症状及肿瘤消失，无并发症。

好转：肿瘤缩小，症状减轻。

附：中药辨证论治举例

个案报告：用纯中药治疗Ⅲ期宫颈癌获远期疗效1例。

王某，女，47岁，成都市京剧团职工家属。患者于1966年停经，1年后经水复来，阴道持续性不规则流血，白带黄稠，腰痛，少腹坠胀，但未引起重视。1968年2月，因大出血，心悸、气短而至四川医学院（即今之华西医科大学）附属医院门诊就诊，门诊号：1308750。

检查：子宫颈增生肥大呈花菜状，阴道后穹隆已浸润，子宫稍大于正常。附件：右侧附件增厚浸润直到盆侧壁，左侧轻度增厚。活检（活检号308—68）报告：宫颈鳞状上皮细胞癌（报告日期1968年2月9日）。诊断：宫颈癌Ⅲ期。

处理意见：除对症止血外，向其家属解释预后不良，回家姑息疗法。

1968～1971年间以选用扶正固本（气）和清解抗癌（广谱抗癌和抗宫颈癌活性）特性药物为主（即是以医者扶正抑癌汤为基础），处方：党参15～30g（大出血时改用生晒参10～15g），黄芪30g，北五味15g，生白术30g，山豆根30g，全瓜蒌30g，儿茶10g，紫草根10～15g，半枝莲30g，白花蛇舌草30g，苡仁30g，莪术30g，三棱15g（以上是常规应用的药物）；中间病重时加天花粉15～30g，桑寄生30g，土茯苓30～60g。

大出血时加用云南白药0.8g，每日3次，或童子尿200ml，或用仙鹤草30g，三七粉15g，茜草30g，白及30g，血余炭10g，地榆炭15g，槐花15g，侧柏炭30g。脉沉细微弱，面色苍白时，间或在家输液，并加用一般养血药如当归12g，鸡血藤30g，白芍15～30g，龙眼肉15g，阿胶15g等。其他辨证用药，知犯何逆，随证加味。每日或两日1剂。经如此治疗4年以上，诸症消失，全身情况改善，一如常人。

1972年秋～1975年，为巩固疗效，控制复发，继以上方加减制成丸药服用，即：生晒参100g，黄芪100g，生白术100g，三七50g，苦荞头100g，山豆根150g，三棱50g，莪术100g，天花粉100g，全瓜蒌100g，儿茶50g，焙干共为细末，以蜜为软丸，每丸重5g。服法：每次2丸，每日3次，服完又配，直服至1975年底。

全身情况如食欲、睡眠、劳作等一切正常，体重增加5kg，仅过劳时感轻微腰痛。

成都中医学院（即今之成都中医药大学）附院妇科检查情况：外阴：经产式；阴道：通畅，右侧穹隆尚有浸润；子宫和宫颈：宫颈光滑，9～10点处有一息肉样组织突出，约1cm×1cm，触血，余正常；附件：右侧增厚至盆壁，左侧（—）。

活检（活检号557—75）：上皮样癌，癌细胞之间可见淋巴细胞浸润，伴见退变之癌细胞。川医病理科会诊，其意见是：Ⅲ期宫颈癌单纯中草药治疗，明显好转（复习川医前308—68片），癌细胞虽尚存，但癌组织中有较多的淋巴细胞及浆细胞，产生了免疫反应，带癌康复生存。

诊断和疗效判定客观、正确、过硬，医者的扶正抑癌汤基础配方是由此逐渐筛选、增减完善起来的。

主治、主方、主药、剂量相对稳定，不轻易更换方药，即古人所谓的“守法、守方”，亦利于科研总结，寻找客观的规律性和重复病例的借鉴、验证。

对症处理，可以发挥辨证用药的优势，即“知犯何逆，随证加减”。

保持良好的精神状态对康复有利：本例王姓患者文化、科学知识水平很低，对癌症缺乏常识，更不知晚期癌症属“不治之证”，故思想无忧无虑，且对医者信任，精神状态良好，有利于激发免疫系统的抑癌作用。

（本案摘自《中医药抗癌研究与临床》郁文骏医案）

（罗清华　何次华）

第三节　子宫内膜癌

子宫内膜癌（endometrial carcinoma，EC）又称子宫体癌，是常见女性生殖系统三大恶性肿瘤之一，约占女性生殖道恶性肿瘤的20%～30%。近年来，发病率在世界范围内呈上升趋势。

子宫内膜癌多发生于50岁以上，较子宫颈癌迟发约10年。发生于未婚、未产或生育较少的妇女较宫颈癌为多，后者常发生于早婚或多产者。据文献统计，在子宫内膜癌患者的总数中，未育者占25%～51.6%；未婚者占24.8%～26%。

子宫内膜癌主要治疗方法为手术，其次是放疗、化疗、孕激素治疗。中药治疗多用于有手术禁忌证者，或手术后辅助治疗，或为减轻放疗、化疗的反应等。只要有手术适应证者，先手术治疗，术后加中药治疗有促进患者康复的作用。

【病因】 子宫内膜癌的确切病因迄今仍不清楚，但发现与下列因素有关：

1. 雌激素的影响

（1）内源性雌激素：无排卵性功能失调性子宫出血、多囊卵巢综合征、分泌雌激素的卵巢肿瘤（颗粒细胞瘤、卵泡膜细胞瘤），因雌激素水平持续增高，使子宫内膜癌发病率增高。非内分泌性卵巢肿瘤如黏液性囊腺瘤，经证实也可产生大量雄烯二酮，经芳香化酶作用，转化为雌激素，助长子宫内膜增生及内膜癌的发生。

（2）外源性雌激素：由于雌激素对绝经综合征、萎缩性阴道炎与骨质疏松等有明显改善症状作用，曾广泛地作为替代性药物应用，使子宫内膜癌的发病率增高。给予生理性雌激素，较对照组子宫内膜癌发生率高4.5～7.6倍。应用雌激素妇女中，子宫内膜癌的发生率比卵巢癌、宫颈癌和其他生殖器官癌高4～8倍。长期服用雌激素的妇女与发病关系明显。

2. 肥胖　体内过多脂肪蓄积者的代谢缓慢，使雌激素在体内维持较高而恒定的水平。子宫内膜长期不间断地接受雌激素的刺激，又加上脂肪细胞能使雄烯二酮芳香化而转化为雌酮，而雌酮比雌激素与子宫内膜癌的关系更为密切。老年肥胖妇女比年轻而瘦者的转化率高15～20倍，有报道称超过标准体重9～11kg者，子宫内膜癌发病率增高3倍，超过22kg以上，则可增加9倍。

3. 糖尿病　在子宫内膜癌患者中糖耐量不良率增高，与同年龄、体重者对照，发现子宫内膜癌合并糖尿病的危险率为2.8%。由于肥胖与糖尿病之间常相伴而发，故子宫内膜癌患者中糖尿病伴发率亦增高，其与肥胖的关系更大于糖尿病，但最后结论尚待研究。

4. 高血压　子宫内膜癌患者中收缩压高于160mmHg者占62%，比对照组高1.7倍。

5. 月经失调与绝经延迟

(1) 月经失调：子宫内膜癌患者中有月经紊乱、量多者比正常妇女高3倍。月经不规则，多由于长期无排卵，内膜缺乏孕激素的刺激，形成子宫内膜增生性改变（单纯型或复杂型，伴或不伴不典型增生），甚至癌变。

(2) 绝经推迟：子宫内膜癌患者的绝经年龄比正常妇女晚6年；52岁以后绝经者比49岁以前绝经者的子宫内膜癌发生率多2.4倍。

6. 孕产次　本病发生于不孕不育者较多。日本报道40岁以下子宫内膜癌患者中66.4%为未产妇；未产妇比经产妇的子宫内膜癌发生率高3倍。

7. 家族史　约20%的子宫内膜癌患者有家族史。

【分期】　子宫内膜癌的分期，现广泛采用国际妇产科联盟（FIGO）制定的手术-病理分期，见表2-12-3-1。个别不进行手术者，可采用FIGO（1971）制定的临床分期。

表2-12-3-1　子宫内膜癌分期（FIGO分期）

0期　原位癌（浸润前癌）

Ⅰ期　肿瘤局限于子宫体

　$Ⅰ_a$　肿瘤局限于子宫内膜

　$Ⅰ_b$　肿瘤浸润深度<1/2

　$Ⅰ_c$　肿瘤浸润深度>1/2

Ⅱ期　肿瘤侵犯宫颈，但未超越子宫

　$Ⅱ_a$　仅宫颈黏膜腺体受累

　$Ⅱ_b$　宫颈间质浸润

Ⅲ期　局部和（或）区域的扩散

　$Ⅲ_a$　肿瘤侵犯浆膜层和（或）附件（直接蔓延或转移），和（或）腹水或腹腔洗液有癌细胞

　$Ⅲ_b$　阴道浸润（直接蔓延或转移）

　$Ⅲ_c$　盆腔和（或）腹主动脉旁淋巴结转移

ⅣA　肿瘤侵犯膀胱和（或）直肠黏膜

ⅣB　远处转移[包括腹腔内淋巴结转移，不包括阴道、盆腔浆膜和附件的转移以及主动脉旁和（或）腹股沟淋巴结转移]

【诊断与鉴别】

一、诊断要点

（一）病史

注意本病的高危因素，如老年、肥胖、绝经延迟、少育或不育等。

（二）临床表现

1. 阴道流血　主要表现为绝经后阴道流血，量一般不多。尚未绝经者可表现为月经增多、经期延长或月经紊乱。

2. 阴道排液　多为血性或浆液性分泌物，合并感染则有脓血性排液，气味恶臭。

3. 疼痛　多发生于晚期。由于肿瘤浸润周围组织或压迫神经，而引起下腹、腰、腿疼痛。也可因宫腔积脓，致下腹胀痛或痉挛性疼痛。

4. 腹腔包块　晚期患者自己可触及下腹部固定的肿块。这是由于子宫肿大或邻近组织器官的转移所致。

（三）妇科检查

早期可无异常发现，晚期子宫明显增大，合并宫腔积脓时可有明显触痛，宫颈管内偶有癌组织脱出，触之易出血。癌灶浸润周围组织时，子宫固定或在宫旁扪及不规则结节状物。

（四）辅助检查

1. 分段诊刮　先刮宫颈，再刮宫腔，尤其两角部，分别送病理学检查。

2. 细胞学检查　用宫腔冲洗、宫腔刷或宫腔吸引涂片法等取材做细胞学检查，准确率可达90%。最后确诊仍须根据病理检查结果。

3. B型超声检查　可了解子宫大小、宫腔形状、子宫内膜厚度、肌层有无浸润及深度。

4. 宫腔镜检查　凡异常子宫出血，疑为子宫内膜癌或癌前病变者，均可考虑做宫腔镜检查。可直接观察有无癌灶存在，癌灶大小及部位，直视下取材活检。

5. 磁共振成像（MRI）、计算机体层扫描（CT）等检查及CA125测定　MRI、CT等检查可协助判断病变范围。有子宫外癌肿播散者，其血清CA125值明显升高。

二、鉴别

子宫内膜癌按上述步骤诊断，一般并不困难，但有时也可与其他疾病混淆，以至延误诊断。应与以下情况相鉴别。

1. 绝经过渡期阴道流血　以月经紊乱为主要临床表现。妇科检查无异常发现，应作分段诊刮活组织检查确诊。

2. 萎缩性阴道炎　主要表现为血性白带，检查时可见阴道壁黏膜充血或有出血点。必要时先抗感染治疗，再作诊断性刮宫，排除子宫内膜癌。

3. 子宫肌瘤或内膜息肉　有月经过多或经期延长症状，可行B型超声检查、宫腔镜检查及诊断性刮宫以明确诊断。

4. 宫颈管癌、子宫肉瘤及输卵管癌　均可有阴道排液增多或不规则流血。分段诊刮及B型超声可协助鉴别。

【辨病论治】

一、辨病要点

本病根据不规则阴道流血（尤其是绝经后）、异常阴道排液及分段诊刮，可以确定诊断。

二、治疗方法

（一）手术治疗

手术是治疗子宫内膜癌的主要方法，故凡无手术禁忌者，均应考虑手术治疗。

Ⅰ期患者应行筋膜外全子宫切除及双附件切除术，根据情况行盆腔及腹主动脉旁淋巴结切除或取样。Ⅱ期应行改良根治性子宫切除及双附件切除术，同时行盆腔及腹主动脉旁淋巴结切除术。Ⅲ期和Ⅳ期的手术范围与卵巢癌相同，进行肿瘤细胞减灭手术。

（二）放射治疗

是治疗子宫内膜癌有效方法之一，分腔内照射及体外照射两种。腔内照射多用后装治疗机腔内照射，高能放射源为^{60}钴或^{137}铯。体外照射常用^{60}钴或直线加速器。

单纯放疗：对于癌肿已浸润宫旁组织较远，甚或子宫固定之晚期病例，或伴有高血压、心脏病、重度糖尿病等手术禁忌证者，以及患者不愿手术者，可用放射治疗。腔内照射总剂量为45～50Gy，体外照射总剂量为40～45Gy。对Ⅰ期高分化、不能接受手术治疗者，可选用单纯腔内照射，其他各期均应采用腔内腔外照射联合治疗。

术后放疗：是对手术-病理分期后最主要的辅助治疗，可明显降低局部复发，提高生存率。对已有深肌层浸润、淋巴结转移、盆腔及阴道残留病灶的患者，术后均需加用放疗。

（三）药物治疗

体弱或晚期病人应给予中医药扶正治疗和一般支持疗法。目前化学药物治疗主要用作配合手术，或放射治疗以后复发转移的病例，缓解率在25%左右。中药治疗除根据辨证论治外，可选用知柏消瘤饮加减。

1. 化疗　常用化疗药物有顺铂、阿霉素、紫杉醇、氟尿嘧啶等。化疗为晚期或复发性子宫内膜癌综合治疗措施之一。

2. 孕激素治疗　为辅助治疗之一，多用于晚期或复发患者，也可用于治疗子宫内膜不典型增生以及极早期要求保留生育功能的患者。以高效、大剂量、长期应用为宜。孕激素受体（PR）阳性者疗效好，有效率可达80%。孕激素治疗至少应用12周以上方可评定疗效。

常用药物：

（1）醋酸甲羟孕酮：每日口服200～400mg。

（2）己酸羟孕酮：500mg，肌注，每周2次。

3. 中药知柏消瘤饮（经验方）

组成：知母、黄柏、白花蛇舌草、半枝莲、玄参、夏枯草、海藻、牡蛎、三棱、莪术。

此方原为治疗子宫肌瘤而设，是笔者数十年的经验方，有控制肌瘤生长和控制出血的作用，因该方有降低性激素的作用，后用于子宫内膜癌治疗也有一定疗效。故多年来作为治疗妇科肿瘤的方药。方中知母、黄柏、白花蛇舌草、玄参均有清热解毒之功，三棱、莪术有行气破血，消积止痛之力，夏枯草清火散结，海藻消痰散结，牡蛎软坚散结，全方共奏清热解毒，消癥散结之功，故治疗肿瘤有效。而且根据现代药理研究，知母能降低神经系统的兴奋性，黄柏可降低性激素，因子宫内膜癌和子宫肌瘤均有性激素水平增高的特点，故本方对子宫内膜癌和子宫肌瘤有一定的疗效。

【辨证论治】

一、辨证论治

（一）辨主症

子宫内膜癌临床主要症状是：①绝经后不规则子宫出血；②阴道排液；③下腹部阵发性疼痛；④病变晚期下腹正中有实质性包块。

（二）辨病史、产史

1. 病史中主要的是久治不愈的不规则子宫出血。

2. 多发生于未育、不孕之妇女。

（三）辨体质因素

该病早期患者一般体质较好，甚至肥胖；后期体质虚弱，甚至衰竭。

（四）辨全身兼证与舌脉

全身兼证是辨证分型的主要依据，舌脉因证而异。小腹胀满有块，坚硬固定不移，拒按，面色晦黯，肌肤乏润，阴道流血，淋漓不断，舌黯有瘀点脉沉涩者，属气滞血瘀；心悸气短，神疲肢倦，头晕眼花，面色㿠白或萎黄，消瘦，舌淡脉虚数者，属气血两虚；恶心呕吐，口中无味，纳谷不香，神疲思睡，舌淡苔白脉缓无力者，属脾胃虚弱；阴道流浊液或脓液，腐臭难闻，小腹作痛，烦热口干，大便干结，小便黄少，舌红苔黄脉数者，属热毒。

二、治疗原则

本病中药治疗仅用于有手术禁忌证或不愿手术治疗的患者，或用于手术后康复期，或用于放疗、化疗有不良反应者。属气滞血瘀者，行气消瘀，软坚散结；气血两虚者，治宜补气养血，扶正祛邪；脾胃虚弱者，治宜健脾和胃，降逆止呕；热毒者，清热解毒，消积排脓。

三、分证论治

1. 气滞血瘀证

（1）临床见证：阴道流血淋漓不尽，久治不愈，小腹胀满有块，坚硬固定不移，面色晦黯，肌肤不润，舌黯或有瘀点、瘀斑，脉沉涩。

（2）治法与方药

治法：行气导滞，活血散瘀。

香棱丸（《济生方》）合知柏消瘤饮（见本节辨病论治）

香棱丸组成：木香、丁香、三棱、枳壳、莪术、青皮、川楝子、茴香。

出血不止者，加生蒲黄、三七粉。疼痛甚者，加香附、延胡索。纳少者加砂仁。

本法只用于有手术禁忌证或不愿手术治疗者。

2. 气血两虚证

（1）临床见证：患者手术以后，气血两虚；或病至后期，证见心悸气短，神疲肢倦，头晕眼花，面色㿠白或萎黄消瘦，舌质淡，脉虚数。

（2）治法与方药

治法：补血益气，扶正祛邪。

人参养荣汤（《太平惠民和剂局方》）去肉桂

组成：人参、黄芪、白术、陈皮、甘草、白芍、当归、熟地黄、五味子、茯苓、远志。

纳谷不香者，加砂仁、鸡内金。发热者，加金银花、连翘。

3. 脾胃虚弱证

（1）临床表现：患者多为放疗和化疗之后，证见恶心呕吐，口中无味，纳谷不香，神疲思睡，甚则白细胞下降，舌淡，苔白，脉缓无力。

（2）治法与方药

治法：健脾和胃，降逆止呕。

香砂六君子汤（《名医方论》）

组成：人参、白术、茯苓、甘草、木香、砂仁、陈皮、半夏、生姜、大枣。

4. 热毒证

（1）临床表现：患者多为子宫腔积脓，或手术后感染，证见阴道流浊液，或如脓样，腐臭难闻，发热，小腹作痛，烦热口干，大便干结，小便黄少，舌红，苔黄，脉数。

（2）治法与方药

治法：清热解毒。

五味消毒饮（《医宗金鉴》）加天花粉、败酱草

组成：金银花、野菊花、蒲公英、紫花地丁、紫背天葵子、天花粉、败酱草。

病情严重者，应加用抗生素治疗。

【预后】 子宫内膜癌的预后与癌肿发现的早晚、病理、类型、分化程度、治疗方法等因素有关。病变早、高度分化、局限在内膜、肌层无浸润者，单纯手术治疗或放射加手术治疗就可获得较高治愈率。伴有糖尿病患者的5年生存率比无糖尿病患者低1倍（各为37%和71%），而死亡率高1倍（各为48.4%和25.8%），因为糖尿病患者的病情发展快，手术选择受限，放射治疗后又易感染；伴有肌瘤者预后较好，因为肌壁较厚；伴有淋巴结转移，有过大出血或伴有疼痛的患者预后较差；手术切除子宫标本见有肌层浸润者比无肌层浸润者预后差。从治疗方法的选择看，单纯放射治疗比单纯手术或放射加手术治疗的预后差。中药治疗一般作为辅助治疗，尤其对手术后迅速康复，或缓解化、放疗的毒副作用有良好效果。总之，本病只要治疗得当，其5年生存率在60%左右（包括各期癌）；10年治愈率，手术者为60%，镭疗为44%。如不经过治疗也有可能生存3～5年，但最后可因泌尿系被累及死于尿毒症、肾盂肾炎、恶病质、癌瘤的转移、肺梗死、腹膜炎、肠梗阻或大出血等。

【预防】 为预防及早期发现子宫内膜癌，应普及防癌知识，定期进行体检；重视绝经后妇女阴道流血和绝经过渡期妇女月经紊乱的诊治；正确掌握使用雌激素的指征；对有高危因素的人群，应密切随访或监测。

【疗效判定】

近期治愈：症状消失，肿瘤消失。

好转：症状减轻，肿瘤缩小。

（李广文　王东梅）

参考文献

乐杰．妇产科学．7版．北京：人民卫生出版社，2008：272-276.

第四节 卵巢肿瘤

卵巢肿瘤是女性生殖系统常见肿瘤，其中恶性肿瘤占10%左右，是妇科三大恶性肿瘤之一，至今缺乏有效的早期诊断方法，因此卵巢癌5年生存率仅在25%～30%，已成为严重威胁妇女生命的肿瘤，引起妇科界的高度重视。卵巢囊肿是妇科常见病多发病，是女性生殖系统最常见的良性肿瘤，发病率占生育期妇女的15%，近年来发病率有所增加。卵巢囊肿可发生于任何年龄，但多发生于卵巢功能较旺盛的青壮年女性。

中医学无卵巢肿瘤病名，可归属肠覃、癥瘕范畴。相关类似的论述早有记载，如《灵枢·水胀》曰："肠覃何如……寒气客于肠外，与卫气相搏，气不得荣，因有所系，癖而内著，恶气乃起，息肉乃生，其始生也，大如鸡卵，稍以益大，至其成如怀子之状，久者离岁，按之则坚，推之则移，月事以时下，此其候也。"其所述"肠覃"及其症状的描述类似卵巢囊肿的表现，开始鸡蛋大小，渐增大，甚者如怀孕数月大小，包块可活动，月经仍来潮。汉代张仲景《金匮要略·妇人杂病脉证并治》也有形象的论述，"妇人少腹满如敦状，小便微难而不渴，生后者，此为水与血俱结在血室也"。描述了下腹有包块，如敦状。敦者，古盛食之器。我国最早的中医病因学专著《诸病源候论·八瘕候》论其病因病机云："若经血未尽而合阴阳，即令妇人血脉挛急，小腹重急支满……结牢恶血不除，月水不时，或月前或月后，因生积聚，如怀胎状。"至宋代陈言《三因极一病证方论》对其病因病机论述更加确切，"多因经脉失于将理，产褥不善调护，内伤七情，外感六淫，阴阳劳逸，饮食生冷，遂致营卫不输，新陈干忤，随经败浊，淋露凝滞，为癥为瘕"。明代万全《万氏女科》不仅进行了症状描述，还立有治疗方药，"肠覃者，因经行之时，寒气自肛门而入，客于大肠，以致经血凝滞，月经虽行而血却少，其腹渐大如孕子状，为胎漏状。壮盛之人，半年以后，气盛而除，阴怯者必成胀病，桂花桃仁汤主之"。这一描述符合西医学某些功能性卵巢囊肿，可随身体强壮而自消除，随体弱而发展为器质性的卵巢囊肿。至清代吴谦等主编《医宗金鉴·妇科心法要诀》指出："凡治诸癥积，宜先审身形之壮弱、病势之缓急而治之，如人虚，则气血衰弱，不任攻伐，病势虽盛，当先扶正气，而后治其病；其形证俱实，宜先攻其病也"，对治疗卵巢囊肿更有指导意义。

近10年来中医学对卵巢囊肿的研究取得了进展，对本病的认识大多认为卵巢囊肿应归属于中医的"肠覃"、"癥瘕"、"积聚"范围。病因多与外感六淫、内伤七情、过劳及体质因素致脏腑功能失调形成气血虚弱、痰湿凝结、气滞血瘀、邪毒内蕴、痰瘀互结等致病因素有关，论述卵巢囊肿病因很多，但无论是什么原因，最终本虚标实是本病特点，如肖承悰认为卵巢囊肿的发生机制是本虚标实，肝血不足、肝郁脾虚为本，气滞血瘀、痰瘀互结为标。卵巢囊肿在治疗方面也进行了广泛的研究与探索，并取得了较好的治疗效果。有根据不同证型辨证治疗；有用经验方治疗；有从气滞、血瘀、湿阻、热毒等进行辨证治疗；有从肝郁气滞、湿热蕴结、痰湿凝结、瘀血内阻等分型治疗；也有采用活血化瘀、疏肝理气、健脾化湿、化痰软坚、温阳利水、清热利湿等方法治疗。李学君根据卵巢囊肿不痛或隐痛，渐以增大，囊样感，活动，囊内含有浆液或黏液样物，多喜按，口不渴，舌质黯，苔薄白，脉沉细或沉迟等特点，进行了20余年的不断研究与探索，认为该病的发生不外乎虚、瘀、气、痰几方面相互搏结而致病，主张采用补、通、消、散合法，即融温养补血、理气通滞、活血祛瘀，化痰散结为一体的治疗方法。先后曾用自煎汤药、中药煎煮浓缩合剂、中药胶囊消瘤丸制剂等治疗卵巢囊肿，均取得了良好效果，并对消瘤系列制剂进行了药理毒理试验，证实该系列药有抗炎、抑制肉芽肿、增强机体免疫功能、调节内分泌、活血化瘀、改善微循环等多种药理作用，经急慢性毒理试验证实无毒副作用。总结中药治疗卵巢囊肿的方法主要有内治法，外治法，介入法，综合治疗方法。内治法一直是历代医家最为重视的部分，在内治法中有用经方治疗，有用验方治疗。经方治疗常用方剂有桂枝茯苓丸、阳和汤、桃红四物汤、少腹逐瘀汤、当归芍药散、苓桂术甘汤、三妙丸等。验方治疗是现代医家在卵巢囊肿的治疗上已经形成了自己的治疗理论体系，并有了新的有效药物组成，这些验方在卵巢囊肿的治疗中有显著的疗效。外治法主要有针灸治疗、中药保留灌肠、介入治疗。介入治疗有在B超引导下注射中药鸦胆子油乳剂、在B超引导下经皮刺注射消痔灵等。综合治疗方法有结合内服汤药和中药保留灌肠、理疗及针灸综合治疗。中医治疗卵巢囊肿的方法越来越多，无论是历代医家所钟爱的经方治疗，还是现代医家在自己的实践中总结出的有效验方治疗，在内治法的基础上配合外治法，进行综合治疗，疗效会更显著。总之，在中医辨证基础上治疗卵巢囊肿将是研究的重点，中药治疗卵巢囊肿打破了既往单一的手术治疗方法，为非手术治疗卵巢囊肿开辟了新思路。

【病因病理】 西医学对卵巢肿瘤的病因仍不十分清楚，但有人认为卵巢肿瘤的发病因素中与内分泌变化、慢性盆腔感染、病毒、遗传有关，其中环境和内分泌影响在卵巢癌的致病因素中最受重视。比较明确和一致的结论是“持续排卵学说”，认为排卵可增加卵巢肿瘤发生的危险性，反复排卵导致卵巢表面上皮不断受损，反复损伤和修复过程中，可能出现异常的上皮增生和包涵囊肿，恶性转化。另朱春燕等研究发现初潮年龄越早，卵巢囊肿发生的危险性越大。近年来研究认为绝经后激素替代治疗可轻度增加卵巢癌的发病率。

卵巢虽小，但组织复杂，是全身各脏器肿瘤类型最多的部位，因此易产生各式各样组织的良、恶性肿瘤。卵巢肿瘤分类，曾多达数种，有按良性、恶性分类；有按囊性、实性分类；有按有功能、无功能分类；有按肿瘤的组织学分类等。近年来，人们对卵巢组织胚胎学的来源也有了进一步的认识，仍普遍采用世界卫生组织（WHO·1973）制定的卵巢肿瘤组织学分类法。

（一）常见卵巢肿瘤病理类型

1. 浆液性囊腺瘤及浆液性囊腺癌　前者表面光滑、囊性、壁薄、囊壁光滑，多为单侧，囊内为淡黄色清液。后者囊内有乳头状突起，多为多房，组织软脆，囊液混浊，镜下乳头呈假复层，排列紊乱，癌细胞可向间质浸润。

2. 黏液性囊腺瘤及黏液性囊腺癌　前者多为单侧多房，表面光滑，一般比较大，囊内黏液，镜下单层高柱状上皮。后者单侧居多，表面光滑，镜下腺上皮呈多层，腺体密集，间质有浸润。

3. 畸胎瘤　是最常见的肿瘤，大多数由2～3个胚层或单个胚层构成。它的组织可发育成熟或未成熟，其中成熟畸胎瘤一般直径5～10cm，内有皮肤、皮脂腺、汗腺、毛发、牙齿、脂肪、软骨等，可以恶变。未成熟畸胎瘤常为实质性，体积较大，切面似豆腐软、脆，其恶性程度与组织分化有关。

以上分类一般是手术后进行病理检查才有的结果，作为用中药非手术治疗，这种分类是无法进行的。因此手术前仍按良性、恶性、囊性、实性分类较为理想。

（二）常见卵巢瘤样病变

1. 功能性卵巢囊肿

（1）滤泡囊肿：由于成熟滤泡不破裂或闭锁卵泡持续增生，使滤泡腔液体潴留而形成滤泡囊肿。此类囊肿常见，常无须治疗，多在4～6周内自然吸收消退。

（2）黄体囊肿：正常黄体是囊性结构，可使卵巢略为增大，若囊性黄体持续存在或增大，或黄体血肿含量较多，血液被吸收后均可致黄体囊肿。

（3）黄素囊肿：为HCG过度刺激引起卵泡膜细胞黄素化所形成的囊肿。此类囊肿一般在分娩后或滋养细胞病变治愈后可自然消退。

2. 多囊性卵巢　是一组复杂症状群，其发生是由于下丘脑-垂体-卵巢之间激素分泌量的关系异常，破坏了相互间的依赖与调节，因而卵巢不能排卵。以闭经、乳房萎缩、不孕、双侧卵巢多囊状增大等为主要临床表现。

3. 子宫内膜异位囊肿（巧克力囊肿）　是由生长在子宫腔以外的身体其他部位的子宫内膜所引起的一种病变。卵巢是子宫内膜异位症最常见的部位之一。多见于生育期，临床特点为继发性痛经，并随月经周期而加重，常伴不孕。

【病因病机】　中医学对卵巢囊肿的发生，大都认为是多种因素相互作用的结果。临床常见病因有外感六淫，或内伤七情，致脏腑功能损伤、冲任失调而致气滞血瘀、痰湿凝滞形成癥瘕。归纳起来常见有脾肾亏虚，肝郁不舒，气血虚弱，气滞血瘀，寒湿凝滞，湿热邪毒等主要病机类型。隋代巢元方《诸病源候论》曰："癥瘕者，皆由寒温不调，饮食不化，与脏器相搏结所生也。"《景岳全书·妇人规》曰："瘀血留滞作癥，惟妇人有之，其证则或由经期，或由产后，凡内伤生冷，或外受风寒，或恚怒伤肝，气逆而血留，或忧思伤脾，气虚而血滞，或积劳积弱，气弱而不行，总由血动之时，余血未净，而一有所逆，则留滞日积，而渐以成癥矣。"这些论述与现代医学卵巢囊肿致病因素大体一致，现将其主要病因病机分述如下：

1. 肾虚湿盛　先天禀赋不足，或后天房劳多产，久病及肾，肾阳虚弱，水湿不化，湿留成饮，结为积聚。

2. 脾虚痰湿　素体脾虚或思虑伤脾，脾失健运，水湿不化，湿聚成痰，痰滞胞络，积而成块，结为癥瘕。

3. 气血虚弱　经期产后失血过多或脾胃虚弱，气血化源不足，气虚无力行血致气滞血瘀结为癥瘕。

4. 气滞血瘀　忿怒伤肝，肝气郁结或经期产后气血虚弱，余血败精内留，致瘀血内阻，日久结于少腹发为癥瘕。

5. 寒湿凝滞　经期或产后，血室正开，感风寒之邪，邪与血搏结于少腹，积而成块结为癥瘕。

6. 湿热邪毒　脾失健运，湿浊蕴遏，久而化热，湿与热合，瘀结下腹，或湿毒秽浊之邪，乘产后体虚或经期血室正开与血相搏结于下腹而成癥块。

本病病因虽有多种，但经、带、胎、产等因素致脏腑功能失调，气血紊乱，特别是恚怒、忧虑、过劳是形成卵巢囊肿的主要因素，气滞血瘀、痰湿凝滞是其主要病理特点。

【诊断与鉴别】

一、诊断要点

（一）临床表现

临床表现可因肿瘤的性质、大小、发生时期、有无继发性或并发症而不同，其一般表现如下：

1. 下腹不适感　常为良、恶性卵巢肿瘤的最初症状，有时有下腹或盆腔下坠感。身体疲乏无力等亦可为卵巢恶性肿瘤的常见症状，但常被患者及医生疏忽。

2. 腹部肿物　肿块可为唯一表现。

3. 压迫症状　巨大卵巢囊肿及恶性肿瘤大量腹水时可引起，压迫不同脏器出现不同症状。

4. 下腹疼痛　良性肿瘤如无并发症极少疼痛，少数患者有腰酸、腹隐痛。恶性肿瘤可引起腹痛、腰痛、腿痛等。一旦出现急性腹痛常为卵巢囊肿蒂扭转，瘤破裂或继发感染所致。

5. 月经紊乱及内分泌症状　除具有内分泌功能的卵巢肿瘤以外，一般卵巢囊肿不引起月经紊乱或闭经。

（二）病史

卵巢良性肿瘤早期症状不明显，往往在妇科检查时被偶然发现，或达到一定大小或患并发症时被发现。卵巢内分泌功能性肿瘤或伴有子宫内膜病变的患者，初诊时约25%的患者有异常阴道出血。卵巢恶性肿瘤早期也多无明显症状，但因生长速度快，易早扩散，短期内便可出现症状。卵巢肿瘤一旦出现腹痛，下腹包块，甚至腹水等，多属良性肿瘤并发恶性肿瘤或恶性肿瘤的晚期。

（三）检查

1. 妇科检查　可于腹部触到肿块，大小不等，常有如鸡蛋至儿头大小，呈球形。肿瘤大时腹部可隆起，多为子宫一侧，表面光滑，可活动，与子宫不粘连。卵巢恶性肿瘤多为双侧，实质性不规则包块，与周围组织粘连固定。

2. 影像学检查

（1）超声检查：B超检查、阴道超声检查（TVS）是诊断卵巢囊肿最灵敏、应用最广而无损伤的方法。B型超声检查的临床诊断符合率>90%，但直径<1cm的实性肿瘤不易测出。通过彩色多普勒超声扫描，能测定卵巢及其新生组织血流变化，有助于诊断。

（2）电子计算机X线断层扫描（CT）和磁共振（MIR）检查：可清晰显示肿物的图像，能测定病变的全部范围，但CT分辨力和灵敏度较低，不能取代B超诊断盆腔肿瘤的价值。

3. 肿瘤标志物检查

（1）CA125：对浆液性腺癌更具特异性。>50岁的患者中，若有卵巢包块伴CA125显著升高，恶性者可能性大。

（2）CA199：对于卵巢黏液性癌及透明细胞癌可与CA125一起用于卵巢上皮性癌的辅助诊断及病情监测。

（3）AFP（甲胎蛋白）：对卵巢内胚窦瘤有特异性。

（4）HCG：对原发性卵巢绒毛膜癌有特异性。

4. 细胞学检查

（1）阴道细胞学检查，对卵巢癌的诊断有一定帮助，但阳性率仅33%。

（2）子宫直肠陷窝吸液细胞学检查，可协助鉴别卵巢囊肿、卵巢实性肿瘤、卵巢恶性肿瘤。

（3）瘤体穿刺行细胞学检查。

5. 腹腔镜检查　取可疑组织进行病理检查，是确诊卵巢肿瘤的金标准，能明确卵巢囊肿的性质。但此为损伤性检查方法，对巨大肿瘤或腹腔内有粘连者禁忌施行。

总之，目前对卵巢恶性肿瘤还没有特异的早期诊断方法，只有通过临床表现、妇科检查、辅助检查进行综合判断。

二、鉴别

（一）卵巢良性肿瘤的鉴别

良性卵巢瘤通常为单侧，多为囊性，可活动，位于子宫一侧，一般诊断并无困难，但须注意与下列情况鉴别（表2-12-4-1）。

表2-12-4-1　良性肿瘤的鉴别诊断表

	卵巢囊肿	子宫肌瘤	妊娠子宫	尿潴留	腹水	结核包裹积液
病史	无特殊病史	月经变化，可有压迫症状	停经史，有早孕反应	有排尿不畅史	有肝脾等病	常有低热或消瘦、胃肠症状
月经	一般无变化，偶有功血	周期缩短，经期延长，经量多	有停经史	无变化	无变化	月经量少或闭经
肿块性质	囊性或实性	多为实性	质软，形态规则	囊性，边界不清	囊性	囊性，不活动，不规则
妇科检查	肿块位于宫旁，一般无压痛	宫体大而硬，或表面高低不平	宫体软，大小与停经月份相符	下腹膨隆有碍检查	腹两侧突起无肿块	子宫正常，包块位于下腹中部
B超	平卧位见液平面反射，侧卧位见肠腔反射，液平面不随体位改变	实质性肿块波型衰减	有孕囊声像图及胎心搏动波，囊水液平波度大		所见与卵巢瘤相反	不规则

另外还应与卵巢非赘生性囊肿、多囊卵巢、巧克力囊肿等鉴别。非赘生性囊肿是生育年龄卵巢增大最常见的原因。卵巢非赘生性囊肿，通常直径在5cm以下，壁薄，多在一二个月自然消退。

卵泡囊肿，卵泡不成熟或成熟不排卵，致卵泡内液体潴留所形成。一般不大，多小于5cm，囊壁薄，可引起停经或经期延长，能自行消失。

黄体囊肿，可使经期延后或经血淋漓不断，或引起腹痛。早孕者黄体囊肿妊娠3个月后可消失。

黄素囊肿，可见于葡萄胎或绒毛膜癌，大小不一，常为双侧，当葡萄胎或绒毛膜癌治疗后，肿块可自行消退。

多囊卵巢，双侧卵巢增大，卵巢的皮层增厚，内有多数发育不同程度的卵泡，病人往往有闭经多毛症。

卵巢子宫内膜异位囊肿（巧克力囊肿），卵巢内异位的子宫内膜有周期性出血，潴留于卵巢而逐渐形成囊肿，内含有巧克力样陈旧血液。多有进行性痛经、月经失调等。

（二）卵巢恶性肿瘤的鉴别

盆腔子宫内膜异位症、附件粘连性肿块及后陷凹子宫内膜异位症形成的结节与卵巢癌很难区分，典型的病史为进行性痛经、月经失调，个别困难病例需剖腹后才能确诊。

盆腔炎性包块可形成实性包块、不规则固定包块，与卵巢恶性肿瘤鉴别困难，久治不消或增大者，应考虑卵巢恶性肿瘤。

对附件结核或腹膜结核，可根据结核病史及实验室检查特点、B超检查或试验性抗结核治疗等进行鉴别。必要时剖腹检查。

对肝硬化腹水，根据肝硬化的病史、肝功能检查结果，盆腔检查无包块，腹水性质及B超检查等不难鉴别。

其他盆腔包块，如腹膜后肿瘤、阑尾脓肿及乙状结肠癌等，应注意与卵巢癌鉴别。

（三）卵巢良性肿瘤与恶性肿瘤的鉴别（表2-12-4-2）

表2-12-4-2　卵巢良、恶性肿瘤鉴别表

鉴别诊断	良性肿瘤	恶性肿瘤
年龄	多为生育期	多为幼女，发生于任何年龄，青年女性或绝经后妇女
病史	肿瘤逐渐增大，病程较长	肿瘤迅速增大，病程短
体征	肿瘤多为单侧，活动，囊性，表面光滑，常无腹水	肿瘤多为双侧，固定，实性或半实半囊，表面结节状不平，常伴有腹水，多为血性，腹水中可查到癌细胞
一般情况	良好	逐渐出现恶病质
B超	为液性暗区，可有间隔光带，边缘清晰	液性暗区内有杂乱光斑、光点，肿块界限不清
CA125	<35U/ml	>35U/ml或更高
腹腔镜	囊性包块，多为单侧，表面光滑，与周围无粘连，活动可，无腹水	实性或囊实性包块，多为双侧，表面结节状不平，与周围有粘连，固定，晚期可见腹腔镜内散在癌灶，常伴血性腹水

三、并发症

卵巢肿瘤可发生蒂扭转、破裂、感染等并发症。

1. 卵巢囊肿蒂扭转　往往是蒂长，活动度大，中等大小，重心偏向一侧，如成熟畸胎瘤易发生，常发生于患者体位改变，或妊娠期、产褥期，子宫位置改变时。蒂内动、静脉回流受阻，瘤内高度充血，甚至卵巢肿瘤破裂而休克，破裂后周围腹膜发生炎症反应。

2. 卵巢囊肿破裂 囊肿破裂可以因挤压、分娩、性交、妇科检查或穿刺所引起，也可因扭转或囊壁被肿瘤穿破引起。如果是成熟畸胎瘤，因囊肿破裂分泌物刺激大，也可能导致剧烈腹痛休克，浆液性或黏液性囊肿有轻度腹痛，破裂后肿瘤本身缩小，甚至不能触及。

3. 感染 感染不是囊肿常见并发症，可来源于邻近脏器，或因肿瘤扭转与肠管粘连；可引起高热、腹痛、白细胞增高，肿物有压痛。

4. 恶变 恶变早期往往无症状，当扩散时有明显胃肠道症状、腹水、腹痛、食欲减退及消瘦等症。

【辨病论治】 中医学虽早有对本病的类似论述，但并无具体的治疗方法。近年来随着中西医结合的发展，对卵巢囊肿也摸索出了相应的治疗方法，也确有一定疗效。

一、辨病要点

对于卵巢囊肿患者，如果医生不细心追问病史，相当一部分患者未发现身体有不适，多在健康查体或因其他不适时就诊，经过妇科检查或B超检查时发现而诊断，此类病人往往无证可辨，可以采取以下辨病论治方法。

二、治疗方法

1. 沈仲理卵巢囊肿丸（《现代名中医妇科绝技》）

组成：西党参45g，全当归45g，川芎30g，桃仁45g，黄药子75g，刘寄奴150g，荆三棱75g，炒黑丑45g，海藻100g，蛇床子30g，粉丹皮30g，半枝莲100g，天葵子75g，败酱草75g。

本方有软坚散结之功，用于卵巢囊肿。上药共研末，水泛为丸，绿豆大小，每服6g，日服2次，1个月为1个疗程。患者一般服1料或2料即可见到明显疗效，甚至达到完全消散的效果。研究者沈仲理经过多年对卵巢囊肿的探索和研究，摸索出一些规律。用药特色有：①不用虫类药物：他认为本病与“痰瘀血结”有关，故勿须再佐入虫类药物，以免破瘀引起经量过多，攻邪过度而伤正。②相反药物的配伍：海藻、甘草并用。近年大量医学文献证明，海藻、甘草同用对治疗一些病理肿块，能增强消散软坚作用。③抗肿瘤药物的应用：如黄药子、海藻、半枝莲，能大大增强软坚散结的功效。

2. 消瘤丸（实用中医药杂志，1999，15（3）：3-4）

药物组成：熟地黄100g，党参100g，鹿角胶50g，肉桂60g，桃仁50g，海藻100g，莪术50g，败酱草60g，白芥子10g。上药共研细末，装入胶囊。每次6粒，每日3次，1个月为1个疗程。一般1～2个疗程可见明显效果。如囊肿大，病程长可增加疗程，直至卵巢囊肿消除。本方有补益气血，理气通瘀，化痰散结之功，用于良性囊性卵巢囊肿。研究者多年致力于卵巢囊肿的探索和研究，并对消瘤丸进行了药理毒理试验，证实该药有抗炎、抑制肉芽肿、增强机体免疫功能、调节内分泌、活血化瘀、改善微循环等多种药理作用。经急慢性毒理试验证实无毒副作用。

3. 消囊回春丹（辽宁中医杂志，1989，13（2）：22）

药物组成：炮山甲100g，水蛭60g，三棱、莪术、白芥子各30g，肉桂20g。诸药制粉，黄蜡为丸，每次4.5～6g，1个月为1个疗程。本方有活血化瘀，软坚散结，行气化痰之功，用于治疗卵巢囊肿。

【辨证论治】

一、辨证要点

1. 辨良性与恶性　卵巢肿瘤分良性与恶性。通常恶性多指卵巢癌，良性多指各种囊性卵巢囊肿。卵巢囊肿多属于良性肿瘤，一般生长缓慢，按之柔软、活动、表面光滑，与周围组织无粘连，患者精神如常，多为寒证、热证、气滞血瘀、痰湿凝滞之实证。如果卵巢肿瘤生长迅速，按之坚硬不活动，与周围组织有粘连，形体消瘦，精神萎靡，面色晦黯者为恶性，多属于虚寒、虚热、热毒内蕴等证。

2. 辨囊性与实性卵巢肿瘤　卵巢肿瘤临床上分囊性与实性。中医治疗一般只适用于囊性卵巢肿瘤，因其内含有浆液、黏液、血性样物，容易吸收。囊实性畸胎瘤内含有骨组织、牙齿、头发及皮脂样物质，中药难以消除，多需手术治疗，故治疗前要选择好病例。囊性卵巢肿瘤质稍软，囊样感，形状规则，表面光滑。畸胎瘤按之坚硬，形状不规则，可通过 B 超鉴别诊断。

3. 辨真性假性卵巢囊肿　所谓真性即赘生性卵巢囊肿，一般不会自行消失，如浆液性、黏液性囊腺瘤、畸胎瘤等；所谓假性即非赘生性卵巢囊肿如黄素囊肿、黄体囊肿、多囊卵巢、子宫内膜异位囊肿等。黄素囊肿、黄体囊肿随着生理变化可自行消失。

二、治疗原则

治疗首先要分经期和非经期，经期应根据经量、经色、经质，有无血块及伴有症状来分析，一般经量多，色鲜红多属气虚血热，用益气养血佐以凉血止血方法，经量少色黑多属虚寒，治宜补益气血，温经散寒，经血色黑块多属瘀血，治宜活血祛瘀。经前后，经期伴有乳房胀痛、腹胀痛，为肝郁气滞，治宜疏肝理气、活血化瘀。非经期治疗卵巢囊肿，要根据新病久病，体质强弱，病变性质，寒热虚实而辨证治疗。新病体质强者，宜攻宜破；久病体弱者，可攻补兼施，或先攻后补，或先补后攻，随证施治。寒热虚实应根据寒者热之、热者寒之，另加理气化痰、祛湿化瘀之药。治疗过程中还要遵循“衰其大半而止的原则”，不可猛攻峻伐，以免损伤正气。另一方面还要注意做好解释工作，卵巢囊肿消失后，还要继续服用一段时间的补肾健脾，养血补气之药，以调理善后，以免停药后卵巢囊肿复发。

三、分证论治

1. 脾虚痰湿证

（1）临床见证：少腹包块，隐痛或不痛，月经提前或经期延后，量多或少，或阴道流血淋漓不断，带下量多、色白，身体疲乏无力，头晕，食欲不振，大便溏，舌质淡，苔薄白，脉沉迟或滑。

（2）辨证依据：少腹包块，隐痛或不痛，食欲不振，倦怠乏力，脾虚痰湿证候及舌脉征。

（3）治法与方药

治法：健脾祛湿，利水散结。

胃苓汤（《太平惠民和剂局方》）

组成：苍术、厚朴、陈皮、白术、茯苓、猪苓、泽泻、桂枝、甘草、生姜、大枣。

胃苓汤由平胃散合五苓散组成。平胃散健脾燥湿，消胀除满；五苓散健脾渗湿，温阳化气。二方合用共奏健脾祛湿、温阳利水作用。

若月经提前，经色淡，面色萎黄等，属证兼血虚，加熟地黄、白芍。若月经延后，色黯有块，腹痛得温则舒，为寒凝血瘀，可去桂枝加肉桂、益母草、桃仁。经血淋漓不断，可加升麻、党参、乌贼骨等。

2. 肾虚湿盛证

(1) 临床见证：少腹包块，月经周期正常或延后，量中等或少，色红，带下量多或少，色清质稀，头晕，耳鸣腰酸，小便频数，夜尿多，舌质淡，苔薄白，脉沉迟或沉细。

(2) 辨证依据：少腹包块，头晕，耳鸣，腰酸，夜尿多，肾虚湿盛证候及舌脉征。

(3) 治法与方药

治法：温补肾阳，化水散结。

肾气丸（《金匮要略》）

组成：附子、肉桂、熟地黄、山药、山萸肉、丹皮、茯苓、泽泻。

肾气丸为温补肾阳的要方，方中附子、肉桂温补肾阳为主，由于阴阳互根，相互为用，故配以熟地黄、山萸肉、山药等滋阴药，以益阴摄阳；丹皮、茯苓、泽泻等泻火利湿，同滋补药共成补泻开合作用。

据现代药理毒理试验，该方有增强细胞免疫的作用。据有关试验，肾虚病人往往免疫功能差。笔者观察到卵巢囊肿病人大多有疲乏无力、头晕、腰酸症状，化验检查约17%左右的卵巢囊肿病人白细胞减少。因此肾气丸加减可用于该病的治疗。

如伴有腰酸、手足心热、盗汗等肾阴虚症状者，可加女贞子、枸杞子、菟丝子。性欲低下，可加仙茅、淫羊藿、阳起石。如伴有气虚，加黄芪、党参。伴有瘀血加桃仁、没药。兼气滞加莪术、香附、郁金。

3. 气血虚弱证

(1) 临床见证：少腹包块，无痛或隐痛，月经超前或延后，量或多或少，色淡质稀，头晕，气短，乏力，面色萎黄，或失眠等，舌质淡，苔薄白，脉沉细或沉弱。

(2) 辨证依据：少腹包块，无痛或隐痛，气短，乏力，面色萎黄等气血虚弱证候及舌脉征。

(3) 治法与方药

治法：补益气血，化瘀散结。

八珍汤（《正体类要》）合桂枝茯苓丸（《金匮要略》）

组成：熟地黄、白芍、当归、川芎、党参、白术、茯苓、甘草、桂枝、赤芍、丹皮、桃仁。

八珍汤气血两补。桂枝茯苓丸原方治少腹痛有癥块，按之痛，腹挛急。本证由于气血虚弱不能推动血行而血运迟滞引起血瘀，故用八珍汤补气养血，再配以桂枝茯苓丸活血化瘀，二方合用后补而不滞，活而不散，共奏补益气血、活血化瘀，使囊肿消散之功。如兼有肾虚腰痛加川续断、桑寄生、杜仲，兼有湿热加败酱草、夏枯草。

现代药理研究证实桂枝茯苓丸具有活血化瘀功效，能使全血还原比黏度和血浆比黏度降低，红细胞电泳时间减少，纤维蛋白原含量下降。笔者曾对32例卵巢囊肿患者行血液流变学检测，发现部分卵巢囊肿患者全血比黏度、血浆比黏度、细胞压积、平均血细胞体积明显高于健康妇女。经用补益气血、活血化瘀药后获得改善。

4. 气滞血瘀证

(1) 临床见证：少腹包块，月经周期延后，色黯有块，经来腹痛，经前乳房胀痛，下腹时痛或针刺样痛，头痛，烦躁易怒，舌质黯且有瘀点或瘀斑，舌薄白，脉沉弦或弦涩。

(2) 辨证依据：少腹包块，下腹时胀痛或刺痛，气滞血瘀证候及舌脉征。

(3) 治法与方药

治法：理气活血，化瘀消癥。

1) 膈下逐瘀汤（《医林改错》）

组成：当归、川芎、赤芍、桃仁、红花、枳壳、延胡索、五灵脂、丹皮、乌药、香附、甘草。

原治积聚成块，疼痛不移，属瘀血证。具理气活血，化瘀止痛之功。据现代药理研究，膈下逐瘀汤作用于机体，可刺激吞噬功能，加强机体对抗原性异物的抵抗力，减少异物的抗原性刺激，抑制体液免疫和细胞免疫损伤太过。观察卵巢囊肿患者大都有疲乏无力、体质较弱等免疫功能较差的征象，如伴有气血虚弱的头晕、气短、乏力，可加黄芪、党参、熟地黄、白芍；腰酸痛者可加川续断、桑寄生；伴见白带多、色黄可加败酱草、夏枯草、海藻等。

2) 穿山甲散（《古今医统》）

组成：穿山甲、鳖甲（醋炙）、赤芍、大黄（炒）、干漆（炒）、桂心、川芎、芫花（醋炒）、当归、麝香。活血化瘀、消癥除瘕，切中气滞血瘀之机，故用于此。

5. 寒湿凝滞证

(1) 临床见证：少腹包块伴有月经周期延后，月经量少，色黯有块，或经来腹痛，得温则舒；带下量多，色白，质稀；素日下腹冷痛或隐痛，得温则舒或夜间重，腰酸痛；舌质暗，苔薄白，脉沉迟。

(2) 辨证依据：少腹包块，经来腹痛，得温则舒，或素日下腹冷痛或隐痛，寒湿凝滞证候及舌脉征。

(3) 治法与方药

治法：温里通滞，化痰散结。

阳和汤（《外科证治全生集》）

组成：熟地黄、白芥子、鹿角胶、炮姜炭、麻黄、肉桂、甘草。

原方主治一切阴疽。卵巢囊肿色白、漫肿、不红、不痛，包块内有秽浊之物，类似阴疽，故用阳和汤温里通滞、化痰散结。方中熟地黄补益肝肾。生精补髓；白芥子性善走散，能豁痰涎，利气机，通经络，鹿角胶温肾助阳，益精补血，肉桂补火助阳，散寒止痛，兼能温通经络，现代药理研究有扩血管作用。笔者曾用阳和汤加减治疗56例卵巢囊肿患者收到良好效果。

6. 湿热邪毒证

(1) 临床见证：下腹包块，月经量多、色红、质稠，白带多，色黄或黄绿如脓味臭，下腹痛，大便干结，小便黄赤，舌质红，苔黄腻，脉滑数或数。

(2) 辨证依据：下腹包块，带下量多色黄或黄绿如脓，味臭，下腹痛，大便干结，小便赤黄，湿热邪毒证候及舌脉征。

(3) 治法与方药

治法：清热解毒，软坚散结。

沈仲理卵巢囊肿基本方（《现代名中医妇科绝技》）

组成：大生地、赤白芍、刘寄奴、半枝莲、红藤、败酱草、鸡内金、当归、黄药子、泽漆、夏枯草、海藻、生甘草。

方中黄药子、败酱草化瘀散结，消肿解毒，刘寄奴善破血消散，更助红藤清热解毒散结，泽漆化痰攻破，夏枯草、鸡内金有软坚之力，当归、赤芍养血活血，半枝莲抗癌肿，海藻软坚消痰，生地黄凉血清热。

气虚者加黄芪、党参、太子参、白术，阴虚内热者加南北沙参、龟甲、制黄精、麦冬、玉竹、女贞子、墨旱莲。肝火偏亢烦躁易怒者加黄芩、川楝子、丹皮。腹胀便溏者加煨木香、怀山药、秦皮，夜寐不安者加柏子仁、夜交藤、景天三七、远志、龙骨、五味子。腰脊酸楚者加功劳叶、金毛狗脊。经量偏多者加花蕊石、鹿衔草、禹余粮、炒槐花。瘀块多者加血竭。经量少、伴两侧小腹剧痛者加三棱、莪术、马鞭草。

【急症处理】

一、肿瘤蒂扭转

约10%的卵巢囊肿（多属良性）可发生蒂扭转。症见突然下腹剧烈疼痛，严重时可伴恶心、呕吐，甚至休克。若扭转自行复位，症状随之缓解。蒂扭转重者一经确诊，即行手术治疗。对轻者的措施：①卧床休息；②抗生素治疗；③中药缓解汤（经验方）：川芎12g，桃仁10g，莪术10g，延胡索15g，制没药10g，制乳香10g，党参20g，白芍20g，泽泻12g，水煎服，每6小时一次；④如经上述治疗24小时症状不缓解或加重时，行手术治疗。

二、肿瘤破裂

可因蒂扭转或肿瘤生长穿破囊壁而引起自发性破裂，或因受挤压、分娩、性交、妇科检查或穿刺等而致外伤性破裂。肿瘤破裂症状明显，应立即剖腹探查。症状不明显者，可动态观察同时治疗：①卧床休息；②抗生素治疗；③止血药治疗；④中药速愈汤（经验方）：白芍15g，黄芪15g，熟地黄20g，白术15g，芡实15g，党参20g，延胡索15g，墨旱莲10g，乌贼骨15g，水煎服，每6小时一次；⑤如经上述治疗24小时症状不缓解或加重，或发现内出血者，行手术治疗。

【其他疗法】

一、外治法

1. 中药外敷　将服后中药渣加入生姜5片，葱白5段，青盐30g，共炒热后布包，敷于卵巢囊肿腹部相应部位，上方加热水袋以保温，每次敷30～60分钟，每日1次，1个月1个疗程。

2. 敷贴法　苏木18g，土鳖（烤熟）2个，干漆15g，白胡椒9g，三棱（酒炒）30g，牛膝（酒炒）15g，肉桂30g，细辛12g，牙皂15g，莪术（酒炒）30g，木香30g，硇砂12g，麝香1.5g，鸡骨灰30g。将上药分别炮制共研细末，用文火熬香油1000g至油滴水成珠时加入药末，煎约20分钟后再下京丹（炒）30g。用时取布一块，将膏药60g，用温水温化后，摊在布上，将患处用黄酒洗之贴上膏药。保留半个月，如不愈再贴。

3. 保留灌肠　取海藻、车前子、当归、云茯苓、泽泻、桂枝、路路通、滑石、鳖甲、生牡蛎、王不留行、荔枝核、官桂等，加水煎煮，灭菌分装入250ml的空瓶中备用。或中药煎药机煎煮，取上药100～200ml加热至正常人体温，保留灌肠，1日1次。10日为1个疗程。

二、针灸疗法

1. 体针 取气海、血海、关元、中极、三阴交、足三里、地机、子宫、肝俞、肾俞等穴，针刺行补泻结合法。

2. 耳针 取卵巢、子宫、盆腔、内分泌、肾上腺、肝、脾、肾等穴。

三、饮食疗法

1. 瞿麦饮 每日用瞿麦50g加水1000ml开锅后文火煎20分钟，取汁当茶饮，连续用30～60天。

2. 昆布海藻瘦肉汤 猪瘦肉500g，昆布30g，海藻30g，生地黄60g，红枣（去核）5枚。以上用料酒洗净，猪瘦肉洗净、切块。把全部料放入锅内，加清水适量，武火煮沸后，文火煲2小时，调味供用。适用于气血虚弱证。

3. 山药苡米海带粥 山药15g，苡米15g，海带20g，莲子15g，大枣6枚，小米或糯米50～100g。以上各药与糯米共煮粥，粥熟后加盐或白糖少许。空腹服，每日2次。适用于脾虚痰湿证。

4. 虫草红枣炖甲鱼 活甲鱼1只，虫草10g，红枣20g，料酒、盐、葱、姜、蒜、鸡清汤各适量。将甲鱼切成4大块，放入锅中煮沸，捞出，割开四肢，剥去腿油，洗净。虫草洗净，红枣用开水浸泡，甲鱼放入汤碗中，上放虫草、红枣，加料酒、盐、葱段、姜片、蒜瓣和清鸡汤，上笼隔水蒸2小时，取出拣去葱、姜即成，有条件可1～2日服一次，或每周1～2次。适用于肾虚水湿证。

5. 黑木耳红枣党参瘦肉汤 猪瘦肉300g，黑木耳30g，红枣（去核）20枚，党参10g，苡米15g。黑木耳用清水浸开，红枣去核，猪瘦肉切片，用调味品腌10分钟，把黑木耳、红枣、党参、苡米放入锅内，加清水适量，文火煲沸20分钟后，放入猪瘦肉片煲至熟，调味供用。适用于气血虚弱证。

6. 桃树根炖肉 瘦猪肉200g，桃树根150g。瘦猪肉洗净，加水5碗与桃树根一齐煲汤，煲余剩1.5碗即可，吃肉喝汤。适用于气滞血瘀证。

7. 姜枣海藻红糖汤 干姜、大枣、红糖各30g，海藻15g。将大枣去核洗净，海藻、干姜洗净切片，加红糖同煎汤服。适用于寒湿凝滞证。

卵巢囊肿是以妇女下腹部包块为主要症状的疾病，病因虽有数种，但由于经带胎产致脏腑功能失调，导致气滞血瘀、痰湿凝聚是其主要病理变化。诊断上要以妇科检查、B超检查为依据，结合临床及相应实验室检查排除其他疾病。治疗上应注意如属恶性肿瘤（或畸胎瘤）不能墨守中药治疗，应尽快手术。在这里值得提出的是中医中药所治疗的主要是囊性卵巢肿瘤，治疗上应根据体质强弱、新病旧病、经期和非经期，采取不同治疗原则，或先攻后补，或先补后攻，或攻补结合，总的治疗原则是滋补肝肾，调理气血，化瘀散结，理气活血。应注意不可猛攻峻伐，卵巢囊肿消后也需继续调理善后，以巩固疗效。根据临床观察卵巢囊肿越小、病程越短，治疗效果越好，疗程也短；卵巢囊肿大、病程长，治疗效果差，疗程也长，提示卵巢囊肿尽早治疗效果好。如果下腹突然疼痛，怀疑卵巢囊肿蒂扭转或破裂时，应采取中西医结合方法，必要时手术剖腹探查或手术治疗。现代医学对卵巢囊肿的治疗，主要采用手术切除或剥除，其疗效肯定，而且能对切除的囊肿组织进行病理检查，明确诊断。但由于手术治疗创伤大，手术后盆腔粘连，或再次形成囊肿，在一定程度上可影响生育功能，所以，囊肿较小或有生育要求的患者，不宜接受手术治疗。中医药治疗卵巢囊肿确有独到之处，既无手术带来的心身创伤，又无术后粘连等并发症，且能保存患者的内分泌及生育功能。在减少放化疗副作用，提高自身免疫功能，增加抗瘤能力等方面的确有一定疗效。

四、卵巢囊肿的手术指征

西医治疗卵巢肿瘤，手术切除是首选的治疗方法，无症状卵巢囊肿，其手术指征为：

1. 直径大于5cm。
2. 直径小于5cm，但持续存在3个月以上。
3. 呈分叶状或高低不平伴有实质部分。
4. 绝经后可触及的卵巢。
5. 直径小于5cm，但具有某种激素分泌过高的症状。
6. 虽然肿块小于5cm但临床高度怀疑卵巢癌者。

【预防与调护】

一、预防

由于卵巢肿瘤早期诊断较困难，应加强对早期肿瘤防治。凡30岁以上妇女应每年普查1～2次，绝经后妇女妇科检查触到卵巢，应高度重视，复查确诊。对绝经后出血，久治不愈的附件包块，青春期附件包块，或小囊肿持续3个月以上不消退或增长者，必要时剖腹探查。

二、调护

1. 一般调护　应适当休息，不过劳，生活规律，戒除不良嗜好，注意四季气温变化增减衣着，避免寒冷热毒之邪入侵，可户外散步或练气功、太极拳。

2. 心理调护　让患者知道卵巢囊肿是一种良性肿瘤，其恶变率极低，卵巢囊肿手术治疗、中药治疗后都有复发的可能，要解除心理压力，保持心情舒畅，避免七情所伤，遵循《黄帝内经》“恬淡虚无，真气从之，精神内守，病安从来”的观念，保持良好的精神状态，树立信心，积极配合治疗。

3. 饮食护理　饮食宜温热适中、营养丰富、易消化。不宜食辛辣油腻燥热之品，经期禁食生冷寒凉食物，素日多食海带、紫菜等藻类或贝壳类食物。根据不同病情、不同的病因病机合理安排饮食。脾虚者宜用山药、莲子、砂仁等各12g煲猪骨汤或鸡汤；肾虚者宜食核桃仁、黑芝麻、猪肾等；气血虚弱者宜用阿胶、桂圆肉、核桃仁、黑芝麻、红枣、冰糖适量，加水适量煎好后冷却，放入冰箱，每次取一汤匙，加水50ml当饮料服用，每日可服1～3次；气滞血瘀者宜食黄鳝、田七花冲水等；寒湿凝滞者宜用生姜、艾叶、红糖适量煮鸡蛋，每日1～2个；湿热邪毒者宜食菊花茶、金银花茶、苡米粥，以及西瓜、雪梨、冬瓜、苦瓜等寒凉清热类的水果、蔬菜等。

【疗效判定】　中医治疗卵巢囊肿疗效判定，应以妇科检查、B超检查为依据，如果进行科研，卵巢囊肿大小应选择在4～7cm，观察3个月卵巢囊肿没有消失者，尽可能排除功能性卵巢囊肿自愈的可能后再进行观察统计。为了排除功能性卵巢囊肿自愈的可能，B超检查尽量避开月经前期和排卵期，尽可能排除实性肿瘤如卵巢癌等。目前尚没有统一的卵巢囊肿疗效判定标准，暂采用以下标准，服药以1个月为1个疗程。

治愈：卵巢囊肿经妇科检查、B超检查消失，临床症状消失。

显效：卵巢囊肿经妇科检查、B超检查囊肿三径之和减少1/2以上，临床症状部分或全部消失。

有效：卵巢囊肿经妇科检查、B超检查囊肿三径之和减少1/3以上，临床症状部分消失或减轻。

无效：坚持服药3个疗程以上，经妇科检查、B超检查囊肿三径之和无改变或减少不足1cm，自觉症状减轻或无改变。

【重点提示】

一、中药治疗卵巢囊肿的注意事项

卵巢肿瘤病因不明，早期诊断困难，一旦发现已是晚期，而且恶性肿瘤死亡率高，因此患卵巢肿瘤后医生与患者均比较紧张，唯恐恶性肿瘤误诊。目前西医治疗卵巢囊肿仍以手术为主，为了尽可能使卵巢囊肿患者既免于手术，又不延误无治愈可能的卵巢肿瘤的治疗，中医药治疗应注意以下几点：

1. 诊断以西医为主，确诊后治疗采用中西医互补方法，原则是把握就诊中医时的状况，如何选择最佳治疗手段，尽早采取有效方法，以免贻误病情。

2. 中医治疗只适用于囊性卵巢肿瘤，即通常指的卵巢囊肿（因其内含有浆液、黏液样物易吸收），要排除畸胎瘤。

3. 确定为良性、囊性，排除恶性、实性肿瘤。

4. 如果进行科研，卵巢囊肿大小应选择在4～7cm，观察3个月卵巢囊肿没有消失者，尽可能排除功能性卵巢囊肿自愈的可能后，再进行观察作为统计对象。

5. 中西医配合内外同治，但应注意治疗过程中应防变，如果疗效不佳，治疗3～6个月囊肿仍不消，应再度定性检查和采取相应措施。

6. 治疗应先标后本或标本兼治。

7. 还要追踪观察有无卵巢囊肿复发。

8. 长期服用中药也应观察患者有无毒副作用，必要时作肝肾功能检查。

二、存在问题

1. 中药治疗卵巢囊肿用药周期长，缺乏疗效稳定的中成药，患者难以坚持。

2. 卵巢囊肿的动物模型难造，给中医药治疗卵巢囊肿深入研究带来困难，有待多学科的进一步研究探索。

3. 中医药治疗卵巢囊肿，暂无规范的中医诊断、治疗、疗效标准。选择标本不准确，缺乏可重复性。基础理论、临床实验研究不够深入。这些对于临床研究十分重要，有待规范化、系统化、标准化、高层次的进一步研究。

附：卵巢恶性肿瘤

卵巢恶性肿瘤早期多无自觉症状，2/3以上的患者就诊时，已属中、晚期，目前对卵巢恶性肿瘤还没有特异的早期诊断方法，只有通过病史、临床表现、妇科检查、辅助检查进行综合判断，才能作出初步诊断。中医无卵巢癌病名，可归属于中医学的癥瘕范畴。

【诊断与鉴别】

一、诊断要点

（一）临床表现

1. 症状　多发生于围绝经期妇女，早期常无症状，一旦出现症状，常表现为腹胀、腹部肿块及腹水。当肿瘤发生扭转、破裂、瘤内出血和感染时，可出现腰部、骶部、肛门等部位的放射性疼痛，肿瘤的迅速生长可出现压迫症状。

2. 体征　恶性卵巢肿瘤多双侧生长，肿物固定，活动性差，腹水多呈血性，转移以直接蔓延转移为主，恶性浸润，周身情况恶化，有恶病质等。

（二）病史

对高危因素者，如未产妇、应用促排卵剂、性早熟或男性化，有乳腺癌、结肠癌、子宫内膜癌家族史等人群要警惕。

近年来研究认为，绝经后激素替代疗法可轻度增加卵巢癌的发病率。

（三）检查

1. 全身检查　多数卵巢恶性肿瘤患者可出现三联征，即胃肠道症状、盆腔和（或）腹部肿物和卵巢功能异常。如肿瘤在短期内迅速增大，可出现腹水和恶病质，或有远处转移。

2. 妇科检查　子宫旁触及不规则的肿块，多为双侧。肿瘤多为实质性，表面结节状，边界不清，固定，与周围脏器粘连。

3. 腹腔镜检查　在于明确诊断和了解肿瘤的浸润范围。

4. 肿瘤标志物测定：①甲胎蛋白（AFP）。②CA125，CA199。③HCG。

5. 辅助检查　放射学、超声学、CT、磁共振、生物化学、免疫学、腹腔镜和剖腹探查，组织病理学证实仍是目前诊断的主要手段。

二、鉴别

卵巢恶性肿瘤应该与以下疾病鉴别：①子宫内膜异位症。②盆腔炎性包块。③结核性腹膜炎。④生殖道以外肿瘤。⑤转移性卵巢肿瘤。

【辨证论治】　卵巢癌的西医治疗目前仍以手术、化疗及放疗为主，但是，任何单一手段，均难以取得良效。因此，无论早晚期均应采取多种综合手段治疗。尤其在卵巢癌放、化疗治疗期间配合中医药，可增加对放、化疗的敏感性，减轻放、化疗的毒副反应。

一、分证论治

1. 气滞血瘀证

（1）临床见证：下腹包块坚硬不移，腹胀疼痛拒按，阴道不规则流血或闭经，面色无华，形体消瘦并伴腹水，肌肤甲错，神疲乏力，二便不畅，舌有瘀斑或暗紫，脉细涩或细弦。

（2）治法与方药：行气活血，软坚消癥。

方药：蓬莪术丸。

组成：桃仁、鳖甲、莪术、昆布、丹参、当归、赤芍。

2. 痰湿凝聚

（1）临床见证：腹胀胃满，时有恶心，面虚浮肿，身疲无力，腹部肿块，皮下结节及压迫症状，舌质暗淡，舌苔白腻，脉弦滑。

（2）治法与方药：健脾利湿，化痰软坚。

方药：苍附导痰丸加小三棱煎。

组成：陈皮、胆南星、半夏、茯苓、三棱、莪术、丹参。

3. 湿毒壅盛证

（1）临床见证：小腹部肿块迅速增大，腹胀腹痛，或痞满，或伴有腹水，不规则阴道出血。大便干燥，尿黄灼热，口干苦不欲饮，舌质暗，苔厚腻，脉弦滑或滑数。

（2）治法与方药：清热利湿，化瘀解毒。

方药：大黄牡丹汤加减。

组成：大黄、丹皮、桃仁、败酱草、白花蛇舌草、半枝连、金银花、蒲公英。

4. 气血亏虚

（1）临床见证：消瘦困倦，面色皖白，心悸气短，体力不支，动则自汗，纳呆，口干不多饮，舌质淡红，脉沉细弱，虚大无根。

（2）治法与方药：补气养血，滋补肝肾。

方药：左归丸合四君子汤加减。

组成：党参、白术、怀山药、熟地黄、炙甘草、枸杞子、鹿角胶、何首乌、黄精。

二、经验方

1. 化癥膏（上海中医学院附属曙光医院方）

组成：牡蛎30g，夏枯草12g，海藻12g，海带12g，露蜂房9g，天花粉9g，玄参6g，川贝母4.5g，蜈蚣4.5g。

软坚散结，可用于卵巢癌及乳腺癌。

2. 卵巢癌方（湖北中医学院附属医院方）

组成：白花蛇舌草60g，半枝莲60g，橘核15g，昆布15g，桃仁15g，地龙15g，土鳖虫9g，川楝子9g，小茴香9g，莪术12g，党参12g，红花3g。

清热解毒，化瘀软坚，适用于卵巢癌。

3. 卵巢癌方（上海中医学院附属曙光医院肿瘤小组方）

组成：炙穿山甲15g，鳖甲15g，白花蛇舌草30g，桃仁30g，薏苡仁30g，熟地黄15g，赤芍12g，铁树叶30g，水蛭4.5g，虻虫4.5g，丹参12g，三棱15g，莪术15g，枳壳9g，香附12g，黄芪15g，小茴香9g，七叶一枝花9g。

活血软坚，破瘀祛瘕，用于卵巢癌术后阴道转移的治疗。

4. 经验方（《中医妇科临床手册》）

组成：五灵脂12g，生蒲黄9g，水蛭6g，蜈蚣1条，当归15g，川芎6g，白芍12g，熟地黄12g，党参24g，白术9g，茯苓9g，炙甘草6g。

益气化瘀，引血归经。用于恶性葡萄胎及绒毛膜上皮癌，亦借之于治疗卵巢癌晚期已无手术指征者。

三、中成药

1. 口服中成药　可选用爱福宁、灵芝胶囊、桂枝茯苓丸，适用于各型患者。

2. 静脉制剂中成药

榄香烯乳：400mg，腹腔化疗用，每月一次。

猪苓多糖注射液：每日2次，每次4ml，肌内注射，能抗癌止痛。

四、其他治疗

1. 针刺　取穴大椎、足三里、血海、关元等穴，用补泻结合手法，能提高血细胞及血小板数量，提高机体免疫力，维持化疗的顺利进行。

2. 中医外治法

（1）薏苡附子败酱散：薏苡仁30～60g，熟附子5～10g，败酱草15～30g，加水煎2次，分3次将药液温服，药渣加青葱、食盐各30g，加酒炒热，乘热布包，外敷患处，上加热水袋，使药气透入腹内。每次熨1小时，每日2次。

（2）独角莲敷剂：鲜独角莲（去皮），捣成糊状，敷于肿瘤部位，上盖玻璃纸，包扎固定。24小时更换一次（用干独角莲研细末，温水调敷也可）。适用于各种肿瘤。

（李学君）

参考文献

1. 乐杰．妇产科学．5版．北京：人民卫生出版社，2004：334-345.
2. 林巧稚．妇科肿瘤．北京：人民卫生出版社，1982：117.
3. 肖承悰．现代中医妇科治疗学．北京：人民卫生出版社，2004：230-231，241-243.
4. 李学君，王立恒．消瘤丸治疗卵巢囊肿208例观察．实用中医药杂志，1999，15（3）：3-4.
5. 蒋婴，韩凤娟，王秀霞，等．卵巢囊肿的中医认识及治疗现状．辽宁中医药大学学报，2009，11（6）：80-81.
6. 朱春燕．卵巢囊肿发病危险因素1∶1病例对照研究．广东药学院学报，2000，16（3）：255-257.
7. 曹泽毅．妇产科学．北京：人民卫生出版社，2008：341-344.
8. 李学君．阳和汤治疗卵巢囊肿26例．中医杂志，1989，（11）：40.
9. 王淑贞．实用妇产科学．北京：人民卫生出版社，1992：686.
10. 高永良．无症状卵巢囊肿的适宜处理．实用妇产科杂志，1987，2（4）：247.
11. 罗云坚，张英哲．常见病中西医结合诊疗常规．广州：广东科学出版社，2003：457-459.
12. 丁晓曼，冷金花，郎景和，等．卵巢囊肿患者手术指征的探讨．现代妇产科进展，2003，12（6）：442-444.
13. 吴大真等．现代名中医妇科绝技．北京：科学技术文献出版社，1993：267.
14. 张民庆．肿瘤良方大全．合肥：安徽科学技术出版社，1992：192，210.

第五节　阴道腺病

阴道腺病是指阴道壁或宫颈阴道部的表面或表皮黏膜下结缔组织内出现腺上皮或增生的腺组织结构。本病一般见于青春期发育后的妇女。

【病因病理】

一、病因

阴道腺病的发病原因尚不清楚。在胚胎发育 18 周以前，如副中肾管的尾段上皮在阴道形成过程中受到某种因素干扰而有部分上皮残留时即可发生阴道腺病。20 世纪 60 年代末，国外通过大量流行病学调查，发现在 20 世纪 40 年代末 50 年代初孕期用己烯雌酚（DES）者，其女性后代在青春期开始到 24 岁阴道腺病的发病率增高，说明胚胎早期接受 DES 是导致阴道腺病的重要因素。国内学者报道 37 例阴道腺病中均无 DES 接触史。因此认为，无 DES 接触史患者也可能发生阴道腺病，DES 接触并非唯一原因。阴道正常上皮被某些理化因素如药物、激光、产伤等破坏后，或阴道正常酸性环境被改变，阴道内 pH 值升高，使阴道上皮如同柱状上皮化生一样，阴道表明的鳞状上皮被柱状上皮替代，并进一步形成腺体结构，最后发展成阴道腺病。

二、病理

根据病理形态的特点，可将阴道腺病分为四种类型：

1. 隐匿型　阴道黏膜外表面无异常表现，但阴道黏膜表皮下存在腺体组织，常在组织活检或尸检中发现。

2. 囊肿型　阴道黏膜内含有一个或多个大小不一的囊肿性结构，囊内含黏液，组织学上显示副中肾管上皮特点。

3. 斑点型　阴道黏膜内有增生和突起的腺上皮细胞，呈红色斑点或糜烂状，涂碘不着色。

4. 腺瘤型　腺组织增生过多，向外生长突出于阴道内形成阴道肿块，有时呈息肉状。

阴道腺病的镜下病理表现为阴道鳞状上皮被柱状上皮替代，或在阴道黏膜正常鳞状上皮下方的固有层内见到腺体结构。绝大多数腺上皮为高柱状上皮，细胞内含有黏液。有些与子宫内膜腺上皮相似，但无内膜间质，可与阴道的子宫内膜异位症相区别。偶见类似输卵管上皮形态。极少数可发展为透明细胞癌或鳞癌。

【诊断鉴别】

一、诊断要点

（一）病史

详细了解患者母亲在孕早期有无服用 DES 史，可以作为诊断的参考。对白带增多、阴道血性分泌或性交痛等症状，应追查原因。

（二）临床表现

常无症状。如果病变范围广泛，可有白带增多、血性分泌物、阴道灼热感、性交疼痛或接触性出血等。

窥阴器检查，多在阴道穹隆或阴道上 1/3 段见散在的小结节，一般直径 0.5～5mm，阴道黏膜可见红色斑点或糜烂状，甚至形成溃疡，亦可为息肉样或形成黏膜嵴；在宫颈者，位于宫颈外口以外宫颈鳞状上皮内，呈鸡冠状突起，甚至有接触性出血，病变处色红。

（三）妇科检查

检查时首先应将阴道擦洗干净，选择合适的阴道窥器，对整个阴道和宫颈进行仔细查看，注意阴道壁有无红斑、溃疡、结节和息肉状突起，触诊时注意有无阴道横嵴以及位于横嵴后面的硬结、溃疡等，有时可触到黏膜下的硬结，这是视诊无法察觉的。

（四）阴道镜检查

阴道镜检查是最常见采用的诊断方法。检查前应涂布 2%～4%醋酸。阴道镜下可见病变处有似宫颈表面的转换区、腺体开口、腺囊肿或柱状上皮岛。也可看到白色上皮，点状血管和镶嵌等图像。病变部位碘试验不着色，在阴道镜下配合碘试验取活检，可提高确诊率。目前认为，阴道镜检查对阴道腺病的随访观察，早期发现上皮不典型增生及癌变有较大帮助。

（五）活组织检查

是阴道腺病的确诊依据。如阴道检查有异常发现时，应作多处活检。按照 Robbey 的病理诊断标准，凡阴道黏膜下有似宫颈内膜、子宫内膜或输卵管内膜的腺体，或阴道的正常鳞状上皮被上述腺上皮所代替，均可诊断阴道腺病。

二、鉴别

阴道腺病应与阴道子宫内膜异位症、阴道中肾管囊肿、包涵囊肿、阴道鳞癌相鉴别。

【处理】 一般认为，如患者无症状，活检无不典型增生者，可不予治疗，但应半年随访一次。阴道有炎症时，应先进行抗炎治疗。采用局部冲洗、坐浴，或涂撒缓冲粉剂，保持和增加阴道酸性环境，有利于复层鳞状上皮增殖以取代柱状上皮，促进病灶自然愈合。对症状明显、病变表浅且较小者，可采用微波或激光等治疗。位于黏膜下的单个结节病灶，可采用手术完整切除病灶。对发现重度不典型增生或已恶变者，处理原则同阴道癌。

【预防】 妊娠期避免滥用雌激素，以减少和防止阴道腺病的发生。对宫内有过 DES 影响的妇女，应定期实行妇科检查，加强随访。积极治疗导致阴道 pH 值发生改变的各种疾病。

【疗效判定】

治愈：症状消失，阴道镜或活组织检查阴道黏膜上皮正常，无腺上皮发现，黏膜下硬结消失。

好转：症状减轻，阴道黏膜上皮外观正常，阴道镜或活组织检查未发现腺上皮，但可触及少量黏膜下硬结。

无效：症状及阴道镜或活组织检查无改变。

（李广文　王东梅）

参考文献

1. 顾美皎．临床妇产科学．北京：人民卫生出版社，2001：770-772.

第六节　绒毛膜癌

绒毛膜癌是恶变的胎盘绒毛外层的滋养细胞肿瘤，这种细胞失去了绒毛或葡萄样结构，具有侵蚀破坏子宫肌层或转移至远处器官的特性，恶性程度极高。简称“绒癌”。

绝大多数绒癌继发于正常或不正常的妊娠之后，称为“继发性绒癌”或“妊娠性绒癌”；也有少数发生于未婚或绝经后妇女，称“原发性绒癌”或“非妊娠性绒癌”。

本病在中医学中，没有相应的病名，其症状类似于“癥瘕”、“崩漏”等。《备急千金要方》所云：“崩中漏下，赤白青黑，腐臭不可近，令人面黑无颜色，皮骨相连，月经失调，往来无常，小腹弦急，或若绞痛……腰背痛连胁，不能久立，每嗜卧困难。”这些描述与临床所见绒癌表现相近似。明代张景岳《景岳全书》中说：“妇人有鬼胎之说，岂虚无之鬼气，果能袭入胞宫，而遂得成形者乎？此不过由本妇之气既虚，或以邪思蓄注，血随气结而不散，或以冲任滞逆，脉道壅塞而不行，是皆内因之病，而必非外来之邪，盖即血癥气瘕之类耳，当即以癥瘕法治之。”可资本病论治参考。

绒癌的发生，除少数没有转移的经手术切除子宫后可以存活外，其余凡有转移灶者，死亡率几乎为100%，且往往在1年内死亡，故预后极差。中医药治疗本病，可扶正祛邪、清热解毒、活血化瘀，不仅能减轻化、放疗的毒副反应，还可增强机体免疫力，延长患者的生存期。

【病因病机】

一、病因

绝大多数绒癌的发生与妊娠有关，分别继发于葡萄胎流产与正常流产之后，其病因正处于探讨之中，可能与卵巢内分泌功能、营养状况、病毒感染有关。

二、病机

禀赋不足、后天失调、外感邪气均可导致冲任滞逆，易使卵巢功能紊乱，出现孕卵发育不健全，滋养细胞得以过度增殖及恶变，发展为绒癌。

【诊断与鉴别】

一、诊断要点

（一）病史

不同的妊娠史。

（二）临床表现

1. 阴道出血　产后或流产后，特别是葡萄胎流产后，不规则阴道出血。

2. 腹部包块　病程长者，可出现腹部包块。

3. 腹痛。

4. 闭经　个别绒癌患者不仅不发生子宫出血，反而出现闭经。

5. 转移灶　肺部转移者，可有咯血；阴道转移者，可有阴道出血，妇科检查时可发现结节；脑转移时，可见昏迷、瘫痪，甚至死亡；视网膜转移时，可见视力障碍；腹部转移时，可有肝大、黄疸、腹腔内出血等。

（三）妇科检查

1. 子宫增大、柔软、形状不规则，亦可摸到双侧卵巢黄素化囊肿。阴道转移则见阴道前壁或尿道下方有大小不等的紫蓝色结节。

2. 如怀疑有葡萄胎不全流产或有胎盘残留可能者，应在作好剖腹及输血准备的条件下进行刮宫。

（四）辅助检查

1. 血或尿 HCG 测定　足月产或流产后妊娠试验阳性超过 2 个月，或一度阴性又转为阳性，则高度怀疑为绒癌。

2. B 型超声波测定　子宫增大，形状不规则，结节状突起，宫体病灶部显示不规则光点、光团和条索状结构。

3. 电子计算机断层扫描（CT）　可显示单发或多发的不规则片状低密度区，伴明显的占位现象。

二、鉴别

1. 恶性葡萄胎　葡萄胎排出后，仍有持续或间歇性不规则阴道出血，血或尿 HCG 滴度增高，应与绒癌鉴别。但恶性葡萄胎只发生于良性葡萄胎之后，且在半年内发生恶变，病理检查有绒毛结构。

2. 胎盘息肉形成　产后或流产后持续或间歇性不规则阴道出血，有时可发生大出血，需与绒癌相鉴别。但胎盘息肉形成的病程长达数月，甚至长达数年。当合并感染时，可出现低热，下腹部疼痛，白带增多等现象。妇科检查时可见宫颈口关闭或稍微扩张，宫体正常大小或略大，较软，有压痛。诊断性刮宫送病理检查可明确诊断。

3. 不全流产　流产后仍有持续或间歇性不规则阴道出血，妇科检查子宫稍大而软，应与绒癌鉴别。本病妊娠试验呈阴性反应，诊断性刮宫送病理检查可见残留胎盘或蜕膜组织。

【辨病论治】 确诊绒癌后，如其他症状不典型，可据病而治之。

1. 三石母汤（《现代中医药应用与研究大系》）

组成：当归、桃仁各 9g，红花、三七各 6g，党参 12g，花蕊石、地黄、瓜蒌各 15g，大黄、丹皮各 6g，紫草、海浮石、薏苡仁、珍珠母、代赭石、土茯苓、半枝莲各 30g。

活血化瘀，养阴益气，用于绒癌。方中当归、桃仁、红花、三七、丹皮活血化瘀，花蕊石止痛；党参、地黄益气养阴；薏苡仁、瓜蒌、土茯苓、半枝莲等解毒利湿；紫草、大黄凉血解毒，逐瘀攻积；海浮石软坚散结；珍珠母、代赭石重镇安神。

2. 五灵红花汤（《现代中医药应用与研究大系》）

组成：五灵脂 6g，红花 3g，海螵蛸 30g，蒲黄粉 6g，茜草根 6g，台乌药 3g，射干 9g，丹参 15g，当归 9g，炒阿胶 9g，乳香 9g，没药 9g，甘草 6g。

养血行气，逐瘀攻毒。用于绒癌。方中五灵脂、红花、蒲黄粉、丹参、当归、乳香、没药活血化瘀止痛；阿胶、乌药养血行气；射干、山慈菇清热排毒；茜草根凉血止血，活血化瘀；海螵蛸收涩止血；甘草清热解毒，调和诸药。

【急症处理】

一、外阴、阴道出血

1. 纱布条压迫止血。

2. 氟尿嘧啶静脉滴注　纱布条压迫止血的同时，每日氟尿嘧啶 28～30mg/kg 溶于 5%葡萄糖注射液 500ml 静滴，8 小时滴完，10 天为 1 个疗程。

3. 手术切除和缝合止血。

二、子宫腔出血

（一）吸宫术

1. 术前作好输血及输液准备。
2. 吸宫时尽量采用大吸管以防阻塞。
3. 第一次吸宫时，尽可能吸氧。

（二）子宫切开清宫术

如子宫过大，为防止子宫收缩不好，发生大出血，可考虑子宫切开清宫术。

（三）子宫切除术

如年龄较大，无生育要求者，可考虑子宫切除术。

（四）药物治疗

目的在于促使宫腔排出水泡状胎块。

三、腹腔内出血

1. 子宫切除。
2. 化疗。
3. 作好抗休克、抗感染及止血工作。

如癌细胞转移至肺、脑、肾等部位，可于化疗、抗休克、抗感染、止血的同时，对症治疗。

【辨证论治】

一、辨证要点

本病辨证，首先应分清虚实，若见葡萄胎排出后，或流产中止后，仍有阴道出血、腹痛、带下如酱、味臭、烦躁、舌质红有瘀斑、脉弦滑者，为实证；若化疗或放疗后，见脱发、皮疹、面色苍白、出虚汗、乏力、消瘦、舌质淡或舌绛无苔、脉细者，为虚证。

二、治疗原则

治疗本病，以化瘀解毒、扶正抑癌为总的指导原则，对气滞血瘀、瘀热成毒等实证，以活血化瘀、清热解毒为主，但癌症患者，大多实中夹虚，故在祛邪同时勿忘扶正。对虚证应以养血益气、扶正托毒为主要治则。

三、分证论治

1. 气结血瘀证

（1）临床见证：葡萄胎排出后，或流产中止后，仍有阴道出血，迁延不止，伴胸胁满闷，腹胀痛，带下量多，有异味，烦躁，舌质黯红有瘀斑，脉弦。

（2）辨证依据

1）流产史，或素性郁闷。

2）腹痛，阴道出血。

3）胸胁满闷，腹胀痛。

4）舌黯红有瘀斑，脉弦。

（3）治法与方药

1）桂枝茯苓丸（《金匮要略》）加味

组成：桂枝、茯苓、丹皮、桃仁、芍药、乌药、香附、青皮、土茯苓、山慈菇、半枝莲、白花蛇舌草。

原方主治妇人小腹素有癥块，血瘀停闭，或经行腹胀痛拒按者。在治疗本病时，加乌药、香附、青皮，取其行气化瘀、消癥止痛之力，另加土茯苓、山慈菇、半枝莲、白花蛇舌草清热利湿、解毒抗癌。

2）膈下逐瘀汤（《医林改错》）加减

组成：当归、丹皮、三棱、莪术、五灵脂、乌药、延胡索、枳壳、鳖甲、牡蛎、水蛭、土鳖虫、土茯苓、甘草。

2. 瘀热成毒证

（1）临床见证：葡萄胎排出后，或流产中止后，仍有阴道出血，腹痛，带下如酱味臭，口干舌燥，咳嗽，咯血，心烦失眠，便秘尿赤，舌质紫黯有瘀斑，脉弦滑。

（2）辨证依据

1）有流产史。

2）腹痛，阴道出血。

3）带下如酱、味臭，心烦，便秘，尿赤。

4）舌质紫黯有瘀斑，脉弦滑。

（3）治法与方药

1）桃仁承气汤（《温病条辨》）加味

组成：大黄、芒硝、桃仁、当归、芍药、丹皮、土茯苓、半枝莲、白花蛇舌草、重楼、蒲公英、薏苡仁、鱼腥草、白茅根。

原方主治热与血结，蓄于下焦之证。治疗本病宜加土茯苓、半枝莲、白花蛇舌草、重楼、蒲公英、薏苡仁、鱼腥草、白茅根以加强攻下泄热、活血逐瘀、凉血止血之效。

2）清肺解毒散结汤（《中医妇科临床手册》）

组成：金银花、连翘、鱼腥草、薏苡仁、瓜蒌仁、川贝母、沙参、生地黄、麦冬、丹皮、桃仁、山慈菇、白茅根、生甘草。

原方功效为清热解毒，润肺止咳，凉血散结，用治恶性葡萄胎。

3. 肝肾阴虚证

（1）临床见证：阴道出血，带下臭秽，头发脱落，腰背酸痛，五心烦热，失眠消瘦，口干舌燥，便秘尿赤，舌质红绛少苔或无苔，脉细数。

（2）辨证依据

1）病程日久。

2）阴道出血，带下臭秽。

3）腰背酸痛，五心烦热，失眠消瘦。

4）舌质红绛少苔或无苔，脉细数。

（3）治法与方药

1）六味地黄丸（《小儿药证直诀》）加味

组成：熟地黄、山萸肉、山药、泽泻、丹皮、茯苓、天花粉、黄精、薏苡仁、白花蛇舌草。

原方功效为养阴补肾，主治肾阴不足证。治疗本病加天花粉、黄精滋阴清热；薏苡仁、白花蛇舌草利湿抗癌。

2）左归饮加减（《现代中医药应用与研究大系》）

组成：生地黄、熟地黄、山药、枸杞子、炙甘草、茯苓、山茱萸、猪苓、补骨脂、墨旱莲。

原方功效为扶正养阴，补益肝肾，用治绒癌后期肝肾阴虚证，恰切相宜。

4．气血两虚证

（1）临床见证：化疗或放疗后，或手术后，阴道出血，或病延日久，脱发皮疹，精神萎靡，面色苍白，头晕目眩，出虚汗，肢软无力，恶心呕吐，间有腹泻，口苦或口干咽燥，纳差，形体消瘦，舌淡苔薄，脉细弱。

（2）辨证依据

1）疾病晚期或化疗、放疗术后。

2）精神萎靡，肢软无力，虚汗阵出。

3）面色苍白，形体消瘦，脱发皮疹。

4）舌淡苔薄，脉细弱。

（3）治法与方药

治法：益气养血佐以清热解毒。

1）十全大补汤（《太平惠民和剂局方》）加味

组成：人参、黄芪、当归、川芎、熟地黄、白芍、甘草、肉桂、生姜、大枣、半枝莲、白花蛇舌草。

原方功效为益气养血，主治虚劳咳嗽、崩漏等证。用于此证加半枝莲、白花蛇舌草，可益气补血，扶正祛邪，增强机体免疫力。

2）补益汤（经验方）

组成：太子参、黄芪、当归、杭白芍、鹿角胶、首乌、黄精、白术、陈皮、甘草。

原方功能益气养血，扶正祛邪。用于葡萄胎患者经化、放疗后，气血大亏者。治疗本证，可于上方加白花蛇舌草、败酱草、半枝莲清热利湿，解毒抗癌；若纳呆明显者，加佛手、砂仁行气化湿和胃，以达增强机体免疫力，延长患者生存期之效。

【其他疗法】

1．清开灵注射液　清热解毒，开窍安神，适用于热毒炽盛，邪毒内陷之证。肌内注射，每次2～4ml，每日2～3次；静脉注射，40ml加入5%葡萄糖注射液500ml中静滴，每日2次。

2．天花粉针剂　清热解毒，散结抗癌。静脉给药，每次100ml，溶于500ml生理盐水中，隔日或数日一次，静脉滴注时速度不得超过40滴/分，约4～5小时滴完。滴注期间密切观察血压变化及全身反应。

3．穿心莲注射液　清热解毒抗癌。肌内注射，每次5ml，每日2次。

【预防及调护】

一、预防

1．加强计划生育宣传，避免多胎妊娠。

2．对流产者尤其葡萄胎流产者应合理处理，按期随访，一旦有异常可早期发现。

二、调护

由于复发多发生在1年之内，因此，近期治愈后1年内应密切随访。出院后每月一次，连续随访3次；继而3个月一次，共3次；1年后半年一次，连续2次，以后每隔1年随访一次。出院后1年内应严格避孕（不宜带环及服药），以免误诊。

【疗效判定】

完全恢复：临床症状完全消失，临床检查局部病变消失，胸片示肺转移灶消失，尿妊娠试验阴转4次（每周1次），根据现有检查方法不能证明有残存肿瘤存在。远期疗效：3年内不再复发。

部分恢复：临床症状改善，尿绒毛膜促性腺激素滴度一度有明显下降。

无效：临床症状无改善，肺转移灶阴影无缩小，反而增多或出现其他部位转移，尿绒毛膜促性腺激素滴度无明显下降或反而上升者。

（秦淑芳）

第七节 子 宫 肉 瘤

子宫肉瘤是一类来源于子宫肌层或肌层内结缔组织和子宫内膜间质的内生性肿瘤，其恶性程度很高，占子宫恶性肿瘤的2%～4%，占生殖道恶性肿瘤的1%～3%。临床上以子宫体增大伴不规则阴道出血为主要表现。可发生于任何年龄，好发于围绝经期前后的妇女。子宫肉瘤可原发于子宫颈或子宫体，宫体肉瘤较宫颈肉瘤多5～15倍，来源于子宫体肌层比来源于子宫内膜者多10倍。

本病病因至今尚未明了，有人从组织发生学上认为与胚胎细胞残留和间质细胞化生有关，但还没有明确的证据可以证明此推断。从组织学角度分析，子宫肉瘤系一种中胚叶肿瘤，可来自子宫平滑肌、结缔组织、血管、内膜间质或肌瘤，亦可来自中胚层的各种衍生成分，如骨、软骨、脂肪及横纹肌等。关于子宫肉瘤的分类，目前尚缺乏统一的标准命名，多数学者认为按组织发生来源分类比以组成细胞分类较为实际。根据不同的组织发生来源和镜检特点，主要有：

1. 子宫平滑肌肉瘤　子宫平滑肌肉瘤在我国是最常见的子宫肉瘤，约占子宫平滑肌瘤的0.64%，占子宫肉瘤的45%。主要来自子宫肌层或子宫血管壁平滑肌纤维，也可来自子宫肌瘤肉瘤变。易发生盆腔血管、淋巴结或肺转移。肉眼见肉瘤呈弥漫性生长，与子宫肌层无明显界限。若为肌瘤肉瘤变则常从中心开始向周围扩散。剖面失去漩涡状结构，常呈均匀一片或鱼肉状。色灰黄或黄白相间，半数以上见出血坏死。镜下见平滑肌细胞增生，细胞大小不一，排列紊乱，核异型性，染色质多、深染且分布不均，核仁明显，有多核巨细胞。其诊断标准目前仍然存在着许多争论，我国基本采用核分裂象≥5/10HPFs。另外，子宫平滑肌肉瘤还可以分为以下几个亚型：

（1）上皮样平滑肌肿瘤或平滑肌母细胞瘤或透明细胞平滑肌肿瘤：这种肿瘤核分裂象较少，一般<3/10HPFs，可以侵犯周围肌层，但是很少侵犯血管，部分为良性，多数为潜在恶性或恶性。

（2）黏液样平滑肌肉瘤：这种肿瘤缺乏一般的平滑肌肉瘤的形态，镜下形态为良性，细胞少，间质明显的黏液样变，核分裂象较少，一般为0～2/10HPFs，但是，临床上几乎都是恶性，诊断恶性的依据是肿瘤的浸润型生长。

2. 子宫内膜基质肉瘤　来自子宫内膜间质细胞。分两类：

(1) 低度恶性的子宫内膜间质肉瘤：少见。有宫旁组织转移倾向，较少发生淋巴、肺转移。肉眼见子宫球状增大，有多发性颗粒样、小团状突起，质如橡皮有弹性，用镊夹起后能回缩，好像拉橡皮筋的感觉。剖面见子宫内膜层有息肉状肿块，黄色，表面光滑，切面均匀，无漩涡状排列。镜下见子宫内膜间质细胞侵入肌层肌束间，细胞浆少、细胞异型少，核分裂象少，通常少于3/10HPFs。

(2) 高度恶性的子宫内膜间质肉瘤：少见，恶性程度高。肉眼见肿瘤向腔内突起呈息肉状，质软，切面灰黄色，鱼肉状，局部有出血坏死，向肌层浸润。镜下见内膜间质细胞高度增生，腺体减少、消失。瘤细胞致密，圆形或纺锤状，核分裂象多，通常超过10/10HPFs，平均25/10HPFs，最多可达78/10HPFs。

3. 子宫混合性中胚层肉瘤　占子宫肉瘤的30%～40%。肿瘤含肉瘤和癌两种成分，又称癌肉瘤。肉眼见肿瘤从子宫内膜长出，向宫腔突出，呈息肉状，多发性或分叶状，底部较宽或形成蒂状。晚期浸润周围组织。肿瘤质软而脆，表面光滑，切面见小囊腔，内充满黏液，呈灰白或灰黄色。此种肿瘤结构极为复杂。镜下见癌和肉瘤两种成分，并可见过渡形态。瘤细胞具有双向分化的特性，有癌与肉瘤两种成分，但一般以肉瘤为基础。

中医无“子宫肉瘤”之病名。根据子宫肉瘤的主要临床表现，当分属中医“癥瘕出血”、“癥瘕腹痛”、“老年经断复来”及“带下病”范畴。

【病因病机】

1. 气滞血瘀　缘于经行产后调摄失宜，或饮食劳倦，七情郁结或六淫外侵，造成脏腑失和，气血乖违，气机阻滞，气滞血瘀，结久成癥。《校注妇人良方》云：“妇人腹中瘀血者，由月经闭积，或产后余血未净，或风寒滞瘀，久而不消，则为积聚癥瘕矣。”《景岳全书·妇人规》云：“瘀血留滞作癥，惟妇人有之……总之血动之时，余血未净，而一有所逆，则留滞日积，而渐以成癥矣。”

2. 湿热瘀毒相结　素嗜厚味肥甘，酿生湿热，或因脾胃素弱，运化无力，湿邪内停，郁而化热，或因摄生不慎，感染湿热邪毒，湿浊内聚，阻滞气机，津液环流受阻，湿浊内生，气血壅阻，湿瘀互结，而成癥矣。病初体质尚盛，多属实证；病久湿热瘀纠结，化火成毒，血室开张，邪毒极易入侵，蒸腐成脓，溃烂流注，正气受损，形体虚羸则病性由实转虚，出现邪盛正虚复杂征象。

【诊断与鉴别】

一、诊断要点

（一）病史

子宫肉瘤多发生在40～60岁绝经前后的妇女。如原有子宫肌瘤突然增长迅速，特别是绝经后子宫仍不断长大者；或阴道不规则出血，量多，久治无效；或绝经后又见阴道出血，都应考虑到子宫肉瘤的可能。

（二）临床表现

子宫肉瘤的症状和体征的特殊性很少，早期症状不明显。最常见的症状是不规则阴道出血，量或多或少，出血来自向宫腔生长的肿瘤表面溃破。肌层内肉瘤可无症状或有腹部疼痛，可使子宫增大。如子宫肉瘤原发于子宫内膜或由肌壁浸润到子宫内膜，往往出现不规则阴道出血，月经过多，特别是绝经后阴道出血有很大临床意义。

1. 阴道异常出血　为最常见的症状，约占 65.5%，其中绝经后阴道出血占 14.2%，表现为绝经后阴道出血或月经异常，量或多或少，色鲜红或黯红。

2. 腹部或阴部肿物　子宫肌瘤恶变者常在腹部扪及肿物或原有肿物短期内迅速增大。如肌瘤肉瘤变的肿物向阴道突出，则常感阴道有肿物突出，文献报道主诉腹部包块者占 25%。

3. 腹痛　是常见症状之一，文献报道约占 37.6%，由于肉瘤发展较快，肿物迅速生长，晚期肿物向周围组织浸润，压迫周围组织或脏器，常令患者感腹部胀痛或隐痛等。

4. 阴道分泌物增多　阴道分泌物呈浆液状，带下血性或白色，若合并感染则分泌物混浊、脓性、恶臭。

5. 压迫症状　当肿物长大，压迫膀胱直肠时，则表现尿频尿急或尿潴留，大便困难，若压迫盆腔组织，影响下肢淋巴回流可致下肢浮肿。

6. 其他　晚期病例可出现消瘦、发热、贫血等全身衰竭症状；如肉瘤血行播散，转移到肺可出现刺激性咳嗽、咯血；转移到脑出现头痛、昏迷、下肢瘫痪；转移至腹膜或大网膜时出现血性腹水。

（三）妇科检查

子宫明显增大，质地偏软，外形不规则，呈结节状，如肉瘤从宫腔突出于宫颈口或阴道内，检查时可见到紫红色息肉样或葡萄样赘生物，表面充血，质脆，触之易出血。合并感染坏死时，可有大量脓性分泌物排出，内含组织碎片，味臭。晚期盆腔肿物浸润至盆壁，压迫周围组织，则肿物固定不能推动，出现下腹痛、腰痛等。

临床分期：根据国际抗癌协会（VICC-AJCCS）子宫恶性肿瘤的分期标准，子宫肉瘤分为 4 期：

Ⅰ期：病灶局限于子宫体。

Ⅱ期：病灶浸润至子宫颈。

Ⅲ期：病灶浸润至子宫外盆腔内器官。

Ⅳ期：病灶浸润至腹腔内器官或远处转移。

子宫肉瘤一般按国际抗癌协会的分期标准，近年来也有人主张子宫内膜间质肉瘤和恶性苗勒管混合瘤，参照 1988 年 FIGO 子宫内膜癌的手术病理分期标准分期。

（四）辅助检查

1. 阴道细胞学检查　对诊断子宫内膜肉瘤或宫颈肉瘤有一定帮助，患者无痛苦，即使发热或感染时仍可采用，故应推广使用。文献报道，子宫肉瘤的阴道涂片阳性或可疑阳性率为 62%～88%，其中子宫内膜间质肉瘤或宫颈肉瘤阳性率高。但肉瘤细胞与未分化癌在形态上难以区别，故细胞涂片阳性者须进一步作病理检查确诊。

2. 诊断性刮宫与活检　是早期诊断肉瘤的方法，组织切片阳性者即可确诊，因此对确定诊断有重要价值。阴性之可疑病人重复诊刮，诊断率可提高至 75%。但刮出组织过少或取材不当时可造成误诊或漏诊。对有息肉样赘生物突出于子宫颈外口者，应取活体组织切片检查明确诊断，不可一概视为良性息肉。

3. 其他辅助检查

（1）B 超：超声学检查已成为该病的主要诊断方法之一。其影像特征如下：①子宫体积增大，表面不平，形态不规则。②在肿瘤结节处，包膜可清晰也可与肌层界限毛糙不清。③肿瘤内部一般为实性欠均的中低回声，失去漩涡状结构，也有中等不均回声表现。④肿瘤内部可出现大小不等单个或多个液性暗区，直径 1～5cm。⑤肿物大多数位于肌壁间，也有似息肉状突入宫腔内，个别位于宫腔或浆膜下。

（2）CT、MRI 以及盆腔动脉造影等检查：可协助诊断及了解肝肾等器官有无转移瘤，故对转移病灶的检查有助于诊断。如为肺转移者，胸部 X 线检查将有助于肉瘤的诊断。

由于子宫肉瘤发病率低，症状无特殊性，与一般女性生殖器肿瘤症状类似，其诊断易被忽略，术前诊断颇难，确诊主要根据组织切片检查。为提高本病的诊断率，应重视以下情况：

1. 绝经前后妇女及幼女有不规则阴道出血伴子宫增大。

2. 既往曾接受过放疗的病人，子宫突然增大，特别是绝经后的肌瘤患者，应考虑肉瘤变的可能。

3. 子宫肌瘤摘除术时，遇肌瘤与周围组织粘连，剥离困难者，应想到肉瘤的可能。

4. 肌瘤常规手术中，对切除的子宫标本或摘除的肌瘤，应用肉眼认真仔细观察，可疑肉瘤时应作快速冰冻切片检查，以免漏诊。

二、鉴别

1. 子宫肌瘤　子宫肌壁间肌瘤可引起月经异常、经量增多或经期延长、带下增多等与子宫肉瘤症状相似。妇科检查时两者均可见子宫增大，表面可光滑或不规则，但子宫肌瘤质硬（变性时可变软），肌瘤生长缓慢。子宫肉瘤质软，生长迅速，有不规则阴道出血。子宫黏膜下肌瘤可因感染发生溃烂引起不规则出血及恶臭分泌物，活体组织检查可鉴别。

2. 子宫内膜癌　多发生在绝经后妇女，出现不规则阴道出血。妇科检查，子宫稍大，可作诊刮、组织活检与之鉴别。

3. 子宫内膜息肉、宫颈息肉　子宫内膜息肉可单一或数个同时存在，亦可发生月经过多、月经不规则或绝经后出血。诊断性刮宫时见息肉表面光滑，组织不脆。宫颈息肉亦有不规则阴道出血，但宫颈息肉多呈扁平状，表面光滑，色红质软有蒂，组织活检可确诊。

4. 宫颈癌　不规则阴道出血或阴道排液恶臭与子宫肉瘤症状相似。但宫颈癌早期典型症状为经间点滴出血和接触性出血。妇科检查子宫正常大小，宫颈糜烂肥大，菜花状，或有溃疡，组织脆易出血。宫颈刮片可找到癌细胞，宫颈组织活检可确诊。

5. 子宫肉瘤出现肺转移灶胸部 X 片表现，当与粟粒型肺结核鉴别。

【辨病论治】　子宫肉瘤虽归属中医“癥瘕出血”、“癥积腹痛”、“老年经断复来”、“带下病”范畴，但该病的主要症状是下腹癥块，迅速增大伴阴道下血或腹痛或带下量多恶臭，与一般癥积不同，病情重，转变速，属难治之症。治疗重在活血化瘀，清利湿热，软坚消癥为主，结合病程长短，形体强弱，采用祛邪扶正，标本兼顾，而各有侧重的方法。

由于本病恶性程度极高，发展迅速，文献报道 5 年存活率为 8%～40%，短时间即出现恶病质，因此对初、中期有手术指征者，首选手术切除肿瘤，然后进行放、化疗；配合中药扶正固本，起到增效、减毒、扶正的目的，通过扶正提高机体免疫功能，提高血象和细胞免疫，增强巨噬细胞活力，促进机体恢复，延长生命，提高患者生存率。

1. 化癥回生片（《中华人民共和国药典》2010 版）

组成：益母草 112g，红花 14g，花椒（炭）14g，烫水蛭 14g，当归 28g，苏木 14g，醋三棱 14g，两头尖 14g，川芎 14g，降香 14g，醋香附 14g，人参 42g，高良姜 14g，姜黄 8.4g，没药（醋炙）14g，炒苦杏仁 21g，大黄 56g，人工麝香 14g，盐小茴香 21g，桃仁 21g，五灵脂（醋炙）14g，虻虫 14g，鳖甲胶 112g，丁香 21g，醋延胡索 14g，白芍 28g，炭蒲黄 14g，乳香（醋炙）14g，干漆（煅）14g，制吴茱萸 14g，阿魏 14g，肉桂 14g，醋艾炭 14g，熟地黄 28g，紫苏子 14g。

制法：以上 35 味，除人工麝香、阿魏、熟地黄、益母草、鳖甲胶外，其余 30 味取出 430g，粉碎成细粉，剩余部分和益母草用水煎煮 2 次，滤过，合并滤液，加入鳖甲液，溶化后浓缩成稠膏。阿魏用水加热溶化，熟地黄水煎取汁，分别滤过，合并滤液，浓缩成稠膏，两膏合并加入细粉拌匀，干燥，研细，以乙醇制粒，干燥，再加入研细的麝香，混匀，压制成 1000 片，即得。

消癥化瘀。用于癥积血痹，妇女干血痨，产后瘀血，少腹疼痛拒按。每次 5～6 片，每日 2 次，孕妇禁用。

2. 西黄丸（《外科证治全生集》）

组成：牛黄 15g，麝香 75g，没药、乳香各 500g（去油研极细末）。

现代制法：取黄米 350g 蒸熟烘干，与乳香、没药粉碎成细粉，将牛黄、麝香研细，与上述粉末配研，过筛混匀，水泛为丸，阴干即得。

方中牛黄清热解毒，豁痰散结为君，麝香辛窜活血散结之力更强；麝香得牛黄之助，则辛温走窜而无助燃火毒之弊；佐以乳香、没药活血祛瘀，消肿定痛；米饭调养胃气，令其攻邪而不碍胃；陈酒少许，行气活血，以助药势，共为使药。

活血化瘀，消肿定痛，清热解毒。用于癌症晚期。每日 1 次，每次 3～6g。原方主治瘀血痰浊壅结成毒，阻滞血络所致之证，临床见乳房增大肿块疼痛，舌红苔黄腻，脉细数等。此处借用于治疗子宫肉瘤，取其活血化瘀，解毒散结止痛之效。

3. 云南白药　化瘀止血，消肿止痛。用于子宫肉瘤阴道下血量多者。每日 3 次，每次 0.5g，口服。

【辨证论治】

一、辨证要点

本病辨证当属血瘀为患而致癥积，但与一般癥积不同，癥块在短期内迅速增大，并出现恶候。同时须分清血瘀之兼证，如血瘀兼气滞者，见下腹癥块，固定不移，伴见小腹胀痛连及胸胁，阴道出血时多时少或淋漓不断，夹块，舌质紫黯或边尖瘀斑，脉弦滑；血瘀兼湿热者，见下腹癥块，疼痛拒按，迅速增大，阴道排液量多，杂色齐下，恶臭难闻，或崩中漏下，脘闷纳呆，大便溏而不爽，舌质紫黯，苔黄厚腻，脉滑数。其次结合病程长短，形体强弱，脉证合参，辨其虚实。病之初期，肿块胀痛明显，体质壮盛者，此乃邪实为主；中期包块增大，质由硬变软，隐隐腹痛，阴道出血为崩为漏，面色欠润者，多邪实正虚；后期腰腹胀痛甚剧，肿块日渐增大，全身羸弱者，正虚为主。

二、治疗原则

以活血化瘀，清利湿热，软坚消癥为主。根据体质、病程，掌握祛邪扶正的恰当尺度，权衡主次。体质强者，祛邪为主，活血破瘀，行气消癥，或活血破瘀，清湿消癥。然攻伐之剂，需遵“衰其大半而止”的原则，不可猛攻、峻攻，以免损伤元气，正如《女科经纶·癥痃癖证》引李东垣之言：“人以胃气为本，治法当主固元气，佐以攻伐之剂，必待岁月。若期速效，投以峻剂，反致有误也。”对于体质虚弱者，当扶正以祛邪，或先补后攻，或攻补兼施。

对于初、中期有手术条件者，首选手术切除肿瘤，然后进行化疗、放疗，配合中药益气养阴，扶正固本。

三、分证论治

1. 气滞血瘀证

（1）临床见证：腹中积块，坚而不实，固定不移，小腹疼痛或胀痛拒按，痛引胸胁、腰骶，阴道流血量多或淋漓不断，色黯红块多，面色晦黯，肌肤失润，口干不欲饮，舌质黯或边尖瘀点、瘀斑，苔薄白，脉沉弦或沉涩。

（2）辨证依据

1）胞中肿块，坚而不实，固定不移。

2）小腹胀痛拒按，甚或痛引胸胁、腰骶。

3）阴道下血量多或淋漓不断，色黯块多。

4）面色晦黯或肌肤失润。

5）舌紫黯边尖瘀点，脉沉弦涩。

（3）治法与方药

治法：活血行气，化瘀消癥。

1）大黄䗪虫丸（《金匮要略》）

组成：大黄、䗪虫、水蛭、虻虫、蛴螬、干漆、桃仁、黄芩、生地黄、白芍、杏仁、甘草。

上药研细末，炼蜜为丸，每丸10g，每次1丸，日服1～2次，空腹温黄酒或温开水送下。

全方重在化瘀破血，消中有补，逐而不峻是其特点。原方主治五劳虚极，瘀血内留之干血痨证。此处用治子宫肉瘤，意在活血逐瘀，消癥破结，滋阴润燥。于血瘀气滞癥积偏热者较为合宜。

近年研究用大黄䗪虫丸治疗内科、妇科的多种顽疾重症，如肝硬化、子宫肌瘤、宫颈癌、闭经、不孕症等取得较好疗效。《中药药理学》中提出大黄有抗肿瘤作用，大黄及其有效成分体外对某些瘤株有抑制作用，其乙醇浸出物对肉瘤37有抑制作用，大黄酸和大黄素对小鼠黑色素瘤及艾氏腹水有抑制作用。有人认为其作用机制主要是抑制癌细胞的氧化和脱氢。大黄酸对癌细胞的酵解也有明显抑制作用。

2）宫瘤清胶囊

药物由大黄䗪虫丸加减化裁而成。功效：活血逐瘀，消癥破积，滋阴清热止血。每日3次，每次3粒，连用3个月为1个疗程。该药用于治疗子宫肌瘤，显效率达46.67%，有效率为86.67%。药效实验证实该药有对抗雌激素作用，有明显的活血化瘀、止血凝血作用及增强免疫功能作用。用于子宫肉瘤阴道出血量多或淋漓不净等证。

3）桂枝茯苓胶囊

组成：桂枝、茯苓、丹皮、赤芍、桃仁。

活血化瘀，缓消癥块。用于妇女下腹宿有癥块，月经量多或漏下不止，血色紫黯块多，小腹疼痛拒按等症。每日 3 次，每次 3 粒，连用 3 个月。

2. 湿热瘀毒证

（1）临床见证：胞中癥块，迅速增大，疼痛拒按，连及腰骶坠胀不适，阴道排液量多，杂色齐下，恶臭难闻，或崩中漏下，血色黯如败酱或水血混杂，脘闷纳呆，或大便溏而不爽，尿黄，舌质紫黯，苔黄厚腻，脉滑数。

（2）辨证依据

1）胞中癥块，迅速增大，疼痛拒按。

2）阴道排液量多，杂色齐下，恶臭难闻。

3）崩中漏下，色黯如酱或水血混杂。

4）脘闷纳呆或大便溏而不爽。

5）舌质紫黯，苔黄厚腻，脉滑数。

（3）治法与方药

治法：清热利湿，化瘀消癥。

1）大黄牡丹汤（《金匮要略》）合四妙丸（《成方便读》）

组成：大黄、丹皮、桃仁、冬瓜仁、芒硝、苍术、黄柏、牛膝、薏苡仁。

大黄牡丹汤原治肠痈初起，湿热血瘀而成者。四妙丸原治湿热下注，两足麻痿肿痛等证。此处借用，取大黄牡丹汤强大的泄热破瘀，散结消肿作用与四妙丸之清热利湿作用。用之于此，较为合拍。可酌加红藤、蒲公英、败酱草以增强清热解毒，活血散结之效。

2）银甲丸（《王渭川妇科经验选》）

组成：金银花、连翘、红藤、蒲公英、茵陈、升麻、紫花地丁、大青叶、椿根皮、桔梗、生蒲黄、琥珀、鳖甲。

功效：清热解毒，利湿通淋，化瘀散结。对湿热瘀血相结，盘踞胞宫引起的癥块、阴道排液量多等证较为合宜。

3）三甲榆蜂汤、平消片、金黄散（经验方）

三甲榆蜂汤：生黄芪 60g，党参 15g，龟甲 15g，鳖甲 15g，牡蛎 15g，蜂房 10g，蛇蜕 10g，全蝎 10g，地榆 15g，荷叶 15g，仙鹤草 30g，茜草 15g。

每日 1 剂，分 2 次口服。

平消片：枳壳 30g，火硝 15g，五灵脂 15g，郁金 18g，白矾 18g，仙鹤草 18g，干漆（炒）6g，制马钱子 12g。

制服法：将上药共研为细粉，水泛为丸，每次口服 1.5～6g，每日 3 次，开水送下。

金黄散：郁金 20g，白矾 20g，火硝 20g，重楼 20g，蟾酥 3g，硇砂 6g，鸡蛋壳 30g，拌姜石 30g，仙鹤草 30g，天南星 30g。

制服法：将上药共研细粉，每次服 1～6g，每日 3 次，开水送下。

治疗子宫癌瘤伴阴道出血者。

【其他疗法】

一、专方验方

1. 紫草根粉末 60g，加蒸馏水 500ml，浸泡 3 分钟，再用沙锅煮沸过滤即可。每日

100ml，分 4 次服。适用于子宫癌瘤。

2. 延胡索 15g，五灵脂 15g，醋炒成炭，一次顿服，开水送下，可连服 3 剂。适用于子宫癌瘤腹痛下血。

二、西医治疗

子宫肉瘤的治疗原则，目前主张采用综合治疗，以手术治疗为主，辅以术前术后化疗或放疗。

1. 手术治疗　子宫肉瘤的治疗目前仍是以手术为主，辅以化疗、放疗的综合治疗。目前主张，Ⅰ期患者行全子宫（或次广泛）加双侧附件切除术，Ⅱ期以上患者应予以广泛性全子宫切除或肿瘤细胞减灭术。对于是否进行盆腔淋巴结清扫，较一致的看法是对于子宫恶性苗勒管混合瘤及高度恶性内膜间质肉瘤，常规行淋巴结清扫术，其他组织学类型的肉瘤，则根据临床期别等具体情况而定。

2. 放疗　术后是否进行辅助化疗、放疗、孕激素治疗需要根据子宫肉瘤的病理类型、临床病理分期、有无淋巴结转移等综合决定。

对手术不能取尽的病灶，可手术后加用放疗，某些肿瘤较大者，术前加用放疗可提高手术切除率。术后盆腔照射对预防局部复发有一定效果。子宫内膜肉瘤及子宫中胚叶混合肉瘤，对放射线相对较为敏感。术后放疗可提高疗效，延缓肿瘤在盆腔的复发，有报道称可使盆腔病灶局部控制率达 90.9%。一旦确诊也可术前先行腔内放疗，一般主张用^{60}钴或深层 X 线作姑息治疗以延长生命。

3. 化疗　可作为综合治疗的措施之一。一般选用顺铂、阿柔比星、氮芥、环磷酰胺、塞替派、放线菌素 D、长春新碱、5-Fu 等。根据不同肿瘤特点和药物性能选用几种药物间歇或交替应用，可提高疗效，降低毒性，减少耐药性。常用的化疗方案如下：

（1）顺铂加阿霉素（AP 方案）：ADM 50mg/m^2 静脉注射，第 1 天；PDD 20mg/m^2 静脉注射，第 1、2、3、4、5 天。3 周重复。

（2）顺铂加达卡巴嗪（PDIC 方案）：PDD 20mg/m^2，第 1、2、3、4、5 天；PTIC 250mg/m^2，第 1、2、3、4、5 天。3 周重复。

有人报道用孕激素类药物治疗复发性子宫内膜基质肉瘤有一定效果。

对需要手术或放疗、化疗的病人，均可酌情配合中药扶正固本，减轻放疗、化疗的副反应，提高免疫功能，延长存活时间。化疗期间以养血活血，健脾和胃为主，可选用当归、赤白芍、川芎、生地黄、鸡血藤、天花粉、女贞子、党参、白术、薏苡仁、黄芪、大枣。放疗期间，以养血活血，养阴和胃为主，可选用：当归、川芎、赤芍、生地黄、扁豆、黄芩、麦冬、天花粉。

【预后】　子宫肉瘤预后差，由于不易早期发现，局部发展快，又经过血运转移至远处器官，因此临床过程短，多数在诊断治疗后 1～2 年死亡。报道其 5 年生存率Ⅰ期为 29%～74%，Ⅱ期以上为 20%～53%。北医大一临床学院报道 1955～1978 的 23 年中 15 例仅 3 例存活 5 年以上，5 年存活率为 20%。上海医大妇产科医院 1953～1978 的 25 年中，78 例全部随访至今，存活 54 例，死亡 24 例（死亡于肉瘤有 20 例），78 例中治疗已满 5 年者 60 例，存活 42 例，5 年存活率 70%，治疗已满 10 年者 36 例，存活 21 例，10 年存活率 63.3%。安徽医大观察 31 例显示，2 年生存率 56.00%，5 年生存率为 32.00%。Wolfson 等认为，手术病理分期、年龄及有丝分裂指数是影响生存期的重要预后因素，而种族、细胞学类型及治疗方法与预后无关。临床期别越早、患者越年轻则预后越好。

综合文献意见，以下几点与预后有关：

1. 不同类型肉瘤，预后不同。一般认为恶性苗勒管混合瘤的恶性程度较高，其中以葡萄状肉瘤最为恶性。子宫内膜间质肉瘤、子宫平滑肌肉瘤次之，淋巴管内间质肌瘤恶性程度较低，肌瘤肉瘤变如仅局限于肌瘤内，恶性程度较低，如病灶已穿破包膜侵入肌层，预后亦差。

2. 肿瘤范围愈广，预后愈差。有报道肉瘤限于宫体 31 例，5 年存活率为 18 例，21 例已出宫体仅有 1 例存活 5 年。

3. 有血行转移者，预后较差。

4. 原发性肉瘤预后差。

5. 绝经后比绝经前患病者预后差，年龄愈大预后愈差。

【预防与调护】

一、预防

早发现、早处理则疗效明显提高。对 40 岁以上妇女特别是绝经前后妇女最好每半年作一次盆腔检查及其他有关检查，任何年龄的妇女如有阴道异常分泌物或下腹不适、包块、腹痛、阴道不规则出血等症状宜及时诊查。对盆腔的良性病变，应避免不加选择的采用放射治疗，过多接触放射线有可能导致肉瘤的发生。

二、调护

1. 保持外阴清洁，每日清洗外阴，避免邪毒由阴部入侵。

2. 饮食宜富于营养而又清淡。

3. 化疗、放疗期间注意口腔及消化道的护理，减低不良反应的损害。

【疗效判定】 中医药治疗子宫肉瘤，以减轻症状，改善生活质量及延长生存期为重点。同时对肉瘤组织产生一定作用，使病灶缩小、稳定或缓慢发展，因此不仅治病更要治人，根据这个特点参阅最新国内外疾病诊疗标准中肝癌、肺癌疗效标准制定。

一、治后生存期（治后生存率）

此为疗效评定的主要标准。指从治疗日开始至死亡或末次诊治日期为止。观察子宫肉瘤治疗后半年、1 年、2 年、3 年、4 年、5 年生存期。

二、病灶客观疗效评定标准

治愈：B 超或 CT 检查，病灶消失，主要症状消失，并持续 1 年以上者。

显效：主要症状明显改善或消失，病灶缩小 1/3 以上。

有效：主要症状有所改善，病灶缩小不足 1/3。

无效：病灶无明显改善或加重，病灶大小无变化甚或有发展。

（杨家林　钟雪梅）

参 考 文 献

1. 曹泽毅. 中华妇产科学. 2 版 . 北京：人民卫生出版社，2004：2101-2113.

2. 李敏，熊德栋．24 例子宫肉瘤超声特征与病理结果的对比分析．中国实用医刊，2008，35（13）：93.
3. 陈炎，周家德，沙玉成．31 例子宫肉瘤的临床分析．中国妇幼保健，2007，(22)：726.
4. 全军妇产优生专业委员会．现代妇产科治疗学．2 版．北京：人民军医出版社，2007：538.
5. 郭燕燕，周世梅．实用妇产科药物治疗学．2 版．北京：人民卫生出版社，2004：369-372.
6. 张国楠，吴克明，熊庆．中西医结合妇科学手册．成都：四川科学技术出版社，2007：583.
7. 徐虹，李亚里，宋磊．子宫内膜间质肉瘤的诊治进展．感染、炎症、修复，2007，8（1）：59.
8. 王慧．子宫肉瘤的临床研究进展．肿瘤研究与临床，2004，16（3）：210.
9. 赵丹，吴令英．子宫肉瘤的治疗进展．临床肿瘤学杂志，2006，11（6）：475.
10. 乐杰，谢幸，丰有杰．妇产科学．6 版．北京：人民卫生出版社，2005：303.

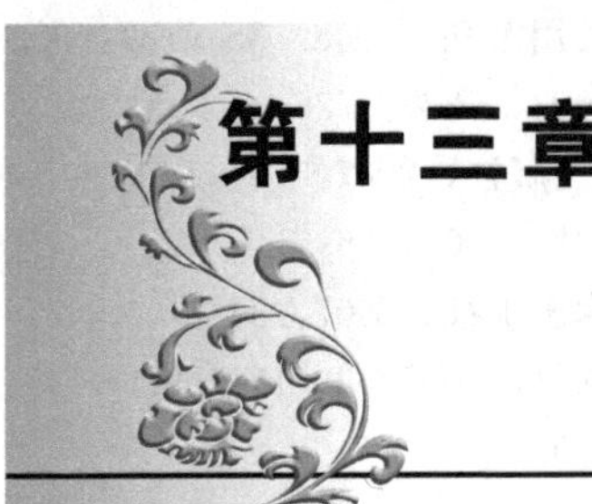

第十三章

性传播疾病

性传播疾病（简称STD）以往称为性病或花柳病，传统所称的性病仅包括梅毒、淋病、软下疳、性病性淋巴肉芽肿和腹股沟肉芽肿5种。20世纪60年代，英国把滴虫病、生殖器疱疹、疥疮、阴虱病也列为性病。1973年世界卫生组织决定以STD代替“性病”一词，性传播疾病是指以性交为主要传播途径的疾病。据美国1979年出版的《皮肤病诊疗手册》和1982年美国疾病控制中心出版的《性传播疾病治疗指南》两书列举的STD，除了前述5种病外，尚包括有非淋菌性尿道炎、生殖器疱疹、尖锐湿疣、阴道滴虫病、阴虱病、疥疮、生殖器念珠菌感染、传染性软疣、乙型肝炎、艾滋病等，但目前世界各国对STD的范围和应包括的病种尚未取得一致意见。例如疥疮、阴虱病和乙型肝炎就有学者不同意列入性传播疾病的范围。

我国在解放以前，娼妓制度盛行，妇女卖淫合法，妓院众多，性病患者泛滥。新中国成立以后，人民政府立即取缔娼妓制度，禁止卖淫，妓女均经免费治疗，痊愈后安排就业，从20世纪50年代起积极开展性病的调查和防治工作。经过10多年的努力，到20世纪60年代初，我国基本上消灭了梅毒，1964年在北京召开的有国际友人参加的科学讨论会上，我国宣布了这一成就。随着梅毒的消灭，其他性病如淋病、软下疳、性病性淋巴肉芽肿等亦在50年代到60年代中期逐渐被消灭。但在国外，性病一直有增无减，随着我国对外开放和旅游事业发展，国际往来日益频繁，20世纪80年代初，性病又从国外传入我国，首先在广东发现，以后逐渐蔓延全国，迄今性病已成为较为常见的疾病。

第一节　淋　　病

女性生殖器淋病是女性性传播疾病中最常见的一种，是由革兰阴性淋病双球菌或叫淋病奈瑟菌引起的一种生殖系统的传染病，目前发病率居性病之首位，对成年女性主要是侵犯尿道、尿道旁腺、宫颈管腺体、输卵管、盆腔等部位。

主要临床表现为尿道发痒、刺痛、红肿，有大量稀薄黏液或脓性分泌物，并可有尿频、尿急、尿痛、排尿困难等。如并发生殖器炎症，可有阴道痒痛，分泌物增多，呈稀薄黏液状，也可呈黄色黏稠脓性，检查阴道壁红肿，宫颈充血糜烂等，慢性淋病可见尿道或阴道内病变处肉芽组织增生，息肉样变，甚至可见瘢痕形成所致的尿道狭窄等变化。

淋病属中医的"淋证"、"浊证"和"带下"病范畴，早在《黄帝内经》里就有关于淋病的记载。《金匮要略·消渴小便淋病脉证并治》篇指出："淋之为病，小便如粟状，小腹弦急，痛引脐中"，说明淋病以小便不爽，尿道刺痛为主症。《证治汇补·癃闭》认为有热结下注、肺中伏热、脾经湿热、痰涎阻滞、津液枯耗、忿怒气闭和脾虚气弱等，论述了淋病的症状及发病的病因病机。

【病因病机】 淋病的病原体是淋病奈瑟菌，简称"淋菌"，为革兰染色阴性菌。淋菌生长的适宜温度为37～38℃，在干燥环境中数小时内即死亡，一般消毒剂或肥皂液均能消灭其活力。在湿润的脓液中能保持传染性10～24小时。

淋病的传播方式主要是通过性交直接传染。被淋病脓液污染的衣服、便盆、浴巾等也可通过接触引起间接传染。此外，新生儿可因分娩通过患淋病母亲的产道而被传染。

发生不洁性交后，淋球菌进入泌尿系生殖道黏膜表面，引起局部急性炎症，使黏膜上皮，甚至黏膜下及浆肌层等都遭到破坏，淋病反复发作，结缔组织增生纤维化，形成瘢痕，可引起尿道狭窄，输卵管不通，造成不孕或宫外孕。中医认为淋病的主要病因是湿热蕴结，流注下焦，侵及胞中，也有湿毒之邪直犯阴器胞宫，结于任带二脉而发病。

1. 湿热蕴结　不洁性交史，湿热之邪侵及阴器、子门，湿热互结，损伤任带二脉，发为淋病。

2. 热毒　不洁性交史，热毒之邪侵及阴器、子门，热与毒互结于下焦，损伤任带二脉，发为淋病。

3. 阴虚血热　素体阴虚，不洁性交史，热邪内犯，侵及阴器、子门，损伤任带二脉，发为淋病。

【诊断与鉴别】

一、诊断要点

（一）病史

不洁性交史，一般在不洁性交后2～5日发病。

（二）临床表现

1. 急性淋病

（1）淋菌性宫颈管内膜炎：表现为脓性白带增多。检查宫颈口充血、触痛，有黏液样脓性分泌物流出。

（2）淋菌性尿道炎、尿道旁腺炎：尿频、尿急、尿痛、尿烧灼感。检查尿道口充血，挤压尿道旁腺有脓性分泌物。

（3）淋菌性前庭大腺炎：前庭大腺腺体开口部位红、肿、热、痛，腺口有脓性分泌物。严重时腺管口被堵形成脓肿，即前庭大腺脓肿。

（4）淋菌性盆腔炎：淋菌性盆腔炎多在月经期后1周内发病。典型症状为下腹痛、发热、全身不适。发热前可有寒战，常有食欲不振，恶心、呕吐。双侧下腹剧痛，以一侧为重。患者多有月经期延长或不规则阴道出血，白带异常，排尿困难等现象。

(5) 幼女淋菌性外阴阴道炎：女童淋病不是由性交传染，而是接触了受淋菌污染的物品而被传染。症状为外阴部皮肤及黏膜红肿、痒痛，阴道口黏膜潮红或红肿，并有脓性分泌物流出。由于分泌物的刺激，使肛门周围皮肤发生红肿糜烂，分泌物波及尿道口易引起淋菌性尿道炎，刺激膀胱括约肌产生尿频、尿急、尿痛等不适。

2. 慢性淋病 急性淋病未经治疗或治疗不彻底可逐渐转为慢性。临床症状与慢性非淋菌性生殖道炎症几乎无区别，患者可见腰骶部或下腹隐痛，并可能有盆腔炎反复急性发作，可能伴有前庭大腺囊肿、慢性宫颈内膜炎、慢性尿道炎等。

(三) 妇科检查

外阴阴道黏膜潮红，分泌物多黄绿色，宫颈外口有脓性分泌物，尿道口、尿道旁腺可见到或挤压出脓液。淋菌性盆腔炎宫颈有举痛，子宫有压痛，双附件增厚、压痛，一侧较另一侧明显。有输卵管、卵巢脓肿形成时，可触摸到欠活动的肿块，有波动感，触痛。脓肿一旦破裂则出现急性腹膜炎、中毒性休克等严重情况。

(四) 辅助检查

主要靠实验室检查，取病变部位的分泌物直接镜检，在白细胞内找到革兰染色阴性双球菌或培养淋菌阳性。慢性淋病患者涂片检查阳性率低，只有作培养方能确诊。

二、鉴别

与念珠菌性阴道炎、滴虫性阴道炎、非淋病尿道炎、非特异性阴道炎等鉴别。根据临床症状与实验室检查不难作出诊断。淋菌性盆腔炎由于使盆腔腹膜受累而出现压痛、肌紧张。应注意与其他下腹疼痛疾病相鉴别，如急性阑尾炎、异位妊娠、黄体囊肿破裂伴出血、感染性流产、附件包块蒂扭转、肌瘤退变、子宫内膜异位症、急性尿道感染、局限性肠炎、溃疡性结肠炎等。

【辨病论治】

1. 大黄醇浸膏片 用大黄切成小碎片，加入药用乙醇，在热水浴反复提取数次，合并提取液（其提取有效成分为游离大黄酸），减压浓缩至膏状，加赋形剂压成片剂，每片 0.3g。

用于淋菌性尿道炎、淋菌性宫颈炎。每次 6～7 片，每日 3 次，共 4 天。

此方治疗患者 121 例，其中男性 55 例，女性 66 例。宫颈炎均涂片和培养证实有淋病奈瑟菌。总有效率为 37%，痊愈率为 16%，有明显腹痛及腹泻作用。

2. 熟大黄片（新清宁片） 每片 0.3g，含蒽醌衍生物不低于 7mg。

用于淋菌性尿道炎、淋菌性宫颈炎。有清利湿热，杀菌作用。每次 8 片，每日 3 次，共 4 天。

此方治疗 36 例，男性 6 例，女性 30 例，总有效率为 72%，痊愈率为 66%，多数病例无副作用。

【辨证论治】

一、辨证要点

主要辨阴道分泌物的量、色、质、气味。一般而言，量多、色黄、脓样带下有异味属实证；腹痛明显，尿频、尿急、尿痛明显，口干欲饮，舌红苔黄，脉弦属热证。带下量少、色淡、清稀无异味，无腹痛，舌淡红苔薄白，脉细属虚证。

二、治疗原则

淋病的病因主要是湿热（毒）结于下焦，损伤任带二脉。治疗应以清热解毒，利湿为主，久病伤肾，佐以滋肾补肾。

三、分证论治

1. 湿热下注证

（1）临床见证：带下量多、脓性、有异味，外阴部瘙痒，小便混浊，或尿频、尿急、尿痛，舌红苔黄腻，脉滑数。

（2）辨证依据

1）带下量多脓性，有臭味，外阴瘙痒。

2）小便混浊，或尿频、尿急、尿痛。

3）舌红苔黄腻，脉滑数。

（3）治法与方药

治法：清热利湿。

清浊消毒饮（《花柳学讲义》）

组成：土茯苓、金银花、甘草梢、滑石、连翘、陈皮、薏苡仁、麦冬、槐花、栀子、赤芍、石韦、琥珀末。

2. 热毒证

（1）临床见证：寒战，高热，心烦口渴，小腹疼痛拒按，带下量多，脓性，混杂黏液血丝或浊如米泔，常伴阴痒，小便短赤，舌红苔黄，脉洪数。

（2）辨证依据

1）寒战，高热，小腹疼痛，小便短赤。

2）带下量多，脓性，混杂黏液血丝，阴痒。

3）舌红苔黄，脉洪数。

（3）治法与方药

治法：清热解毒，凉血化瘀。

银翘红酱解毒汤（《妇产科学》）

组成：金银花、连翘、红藤、败酱草、薏苡仁、丹皮、栀子、赤芍、桃仁、延胡索、川楝子、乳香、没药。

3. 阴虚血热证

（1）临床见证：带下量少色黄，阴痒，五心烦热，口干不欲饮，腰酸，舌稍红苔少，脉细数。

（2）辨证依据

1）带下量少色黄，阴痒。

2）五心烦热，口干不欲饮。

3）舌稍红苔少，脉细数。

（3）治法与方药

治法：养阴清热。

知柏地黄丸（《症因脉治》）

组成：知母、黄柏、熟地黄、山茱萸、山药、茯苓、丹皮、泽泻。

【其他疗法】 卫生部防疫司根据性病专家咨询委员会的意见拟定了淋病治疗方案。

一、无合并症淋病（淋菌性尿道炎、宫颈炎及前庭大腺炎）

用普鲁卡因青霉素 G 480 万 U，一次肌注，分两侧臀部肌注；或口服阿莫西林 3g；或口服（亦用针剂）氨苄西林 3.5g，均同时顿服丙磺舒 1g。也可口服诺氟沙星（氟哌酸）800mg；或氧氟沙星 600mg，但孕妇和肝肾功能障碍者禁用。对青霉素、头孢菌素类及丙磺舒过敏者改用四环素 500mg，每日 4 次；或多西环素 100mg，每日 2 次，服 7 天，孕妇、儿童忌用。可用红霉素 500mg，每日 4 次，连服 7 天。对青霉素过敏之淋菌（PPNG）感染者用大观霉素（淋必治）2g，一次肌注；或头孢曲松钠 250mg，一次肌注，或诺氟沙星 800mg，一次口服。

二、有合并症淋病（淋球菌性输卵管炎、盆腔腹膜炎）

用普鲁卡因青霉素 G 480 万 U 一次分两侧臀部肌注，同时顿服丙磺舒 1g，接着服用氨苄西林 500mg，每 6 小时一次，丙磺舒 1g，每日 2 次，共服 10 天。对 PPNG 感染或青霉素过敏者用大观霉素 2g，每日肌注 1 次，连用 10 天。

三、播散性淋病

一般水剂青霉素 G 1000 万 U，每日静脉滴注 1 次，连用 3～5 天，待症状好转后改服阿莫西林或氨苄西林 500mg，每日 4 次，服 7 天。对 PPNG 感染者用头孢曲松钠 1g，每日静脉注射 2 次，5 天后改为 250mg，每日肌注 1 次，用 7 天。

美国疾病控制中心编写的性传播疾病治疗指南指出，由于淋病病人合并衣原体感染的发生率高，推荐如下治疗方案。

一、无并发症淋病

头孢曲松钠 250mg，一次肌注，加服多西环素 100mg，每日 2 次，用 7 天；或大观霉素 2g，一次肌注，再加服多西环素。不能用多西环素者可用红霉素。

二、妊娠期淋菌感染

头孢曲松钠 250mg，一次肌注，加服多西环素 100mg，每日 4 次，用 7 天；对β-内酰胺类抗生素过敏者用大观霉素 2g 肌注，每 12 小时一次。当感染的淋菌株证实为青霉素敏感菌株时，用氨苄西林 1g，肌注，每 6 小时一次。症状缓解后 24～48 小时可出院，继续服头孢呋辛 500mg，每日 2 次；或阿莫西林 500mg，每日 3 次。同时加服丙磺舒，完成 1 周的治疗。

【预防与调护】

一、预防

1. 对青少年要进行教育，提高人口素质，要洁身自爱，防止性乱。

2. 对所有与患者在1个月内有过性接触者，应作预防性治疗。

3. 随时严格消毒损害部位排出物及其污染物，并避免与其接触。

4. 讲究个人卫生，做好浴室、游泳池等公共场所的卫生管理。

二、调护

1. 治疗要及时及早，治疗后要随访。

2. 疗程结束后第4和第8天，应从原取材部取材作淋菌涂片和培养。

3. 若仍有症状，培养阳性，应作药敏试验，选用敏感药物复治，并尽可能追踪性伴侣。

4. 所有性病患者患病后6周，应作梅毒血清检查。

【疗效判定】 治愈：症状体征全部消失，尿常规检查阴性，治疗结束后第4和第8天男性由尿道取材，女性从宫颈和尿道取材，做分泌物涂片和培养，两次均为阴性。3个月后复查阴性。

显效：症状体征全部消失，停药后1周分泌物涂片检查阳性。

有效：症状减轻，停药后1周分泌物涂片阳性。

无效：症状体征无改善，停药1周分泌物涂片阳性。

（刘宇权）

第二节 尖锐湿疣

尖锐湿疣是一种由人类乳头瘤病毒引起的表皮呈疣瘤状增生性疾病，发生在男女生殖器部位，故又名生殖器疣，又因通过性交传播，也称性病疣，在性传播疾病中居第2位。感染此病经2周至8个月（平均3个月）潜伏期后出现症状。初发时为少数很小的淡红色丘疹，渐渐增多及增大，表面凹凸不平，湿润而柔软呈大小不一的乳头样、蕈样或菜花样突起，红色或污灰色，其根部常有蒂，容易发生糜烂、渗液，触之易出血，皮损裂隙中常有混浊浆液或脓性分泌物，散发恶臭。自觉有痒感，常因搔抓而引起细菌继发感染。有的女病人甚至从外阴到阴道、宫颈等处都长满了一片毛棘或很多小菜花状突起。湿疣的数目少则数个，多则十余个、数十个，甚至百余个之多。由于局部潮湿与不断受到慢性刺激，往往增长迅速。极少病人的湿疣可长得很大，称为巨大尖锐湿疣。

中医对发生于肛门、生殖器部位的疣鲜于记载。由于肛门、生殖器处的疣状如菜花，民间称其为“菜花疣”。

【病因病机】 本病属中医学阴痒、阴疮范畴。中医认为本病的发生是由于体内脏腑气血功能失调，腠理不密，加之房事不洁，感受秽浊之邪，正邪相搏，凝聚肌肤而成，或由于脾虚湿浊，瘀血阻滞肝经而发病。

西医学病因病理：

尖锐湿疣的病原菌是人类乳头瘤病毒（HPV）。体外不能培养，主要感染上皮细胞，只有人是它的宿主。侵犯人类生殖道的主要病毒类型为 6、11、16 和 18 亚型，主要是通过性交直接传染，也可由使用内裤、便盆、浴缸、浴巾等引起间接传染，新生儿可经 HPV 的产道而被传染。机体免疫状态与 HPV 感染密切相关，免疫抑制或免疫损伤者特别容易被 HPV 感染。尖锐湿疣的发生还特别与温暖和潮湿环境有关，因而女性生殖器部位比男性更具备发病条件。若同时伴发泌尿生殖道其他性传播疾病感染，有分泌物增加的情况下更容易发病。

【诊断与鉴别】 根据女阴部出现的丘疹，特别是尖形，一般应考虑到本病，如呈乳头瘤样或菜花样常可肯定诊断，所以诊断并不困难。取病变部位组织作病理学检查，可明确诊断。

一、诊断要点

1. 有不洁性交史。

2. 临床表现　尖锐湿疣的原发损害为小的尖形丘疹，高度大于横径，以后逐渐增大增多，融合成乳头瘤样或菜花状，表面凹凸不平，潮湿柔软，红色或黯灰色。顶端可发生角化，易发生糜烂、渗液，触之易出血。裂隙间常有脓性分泌物淤积其中，有恶臭。病情轻时不痛不痒，增大后可因分泌物刺激引起瘙痒，或继发感染时引起疼痛。妊娠时可使其生长加速，妊娠末期或分娩后有缩小和自然消退倾向，可能与女性激素的分泌有关。好发部位以大、小阴唇和阴唇系带处多见，阴道和宫颈尖锐湿疣者约占1/3。

3. 妇科检查　外阴大小阴唇或尿道口周围或阴道口周围见散在菜花状或毛茸状赘生物，触之易出血。小阴唇黏膜潮红，阴道口、尿道口黏膜潮红，分泌物为黄色。外阴尖锐湿疣常见于阴道口 3 点、9 点处及后联合处。阴道尖锐湿疣常见于阴道入口处，阴道左右侧壁或阴道下 1/3 处亦常见。宫颈尖锐湿疣常见于靠近宫颈口处。

4. 辅助检查　取病变部位组织作病理检查可确诊。

二、鉴别

1. 二期梅毒的扁平湿疣，此期梅毒为顶端扁平的块状隆起，其中含有许多梅毒螺旋体，可在暗视野显微镜下查见，梅毒血清学检查强阳性可鉴别。

2. 腹股沟肉芽肿　常有溃疡形成，病变组织中可见 Donovan 小体。

3. 传染性软疣　传染性软疣是光滑的圆形丘疹，中央凹陷。

4. 外阴癌　外阴有溃疡，取病变组织作病理学检查可确诊。

5. 宫颈癌　有接触性出血，宫颈糜烂，组织脆，取病变组织作病理学检查可确诊。

【辨病论治】

一、内外结合治疗

1. 经验方

组成：马齿苋 45g，生苡仁 60g，白花蛇舌草、土茯苓、怀山药各 30g，黄柏、苍术各 6g，赤芍、萆薢、车前子、滑石各 15g，每日 1 剂水煎，3 次分服。

湿疣散：黄柏、蛇床子、马齿苋各 30g，川椒、雄黄各 5g，枯矾 15g，水煎加食醋熏洗外阴。

湿疣膏：黄柏、苦参、马齿苋、牛蒡子、杏仁、白果仁、川椒、轻粉等制成，涂疣体。

用于外阴、阴道尖锐湿疣。有清热解毒、除湿止痒消疣之功。

此法共治疗 119 例，全部治愈，平均治疗时间 12 天。

2. 用龙胆泻肝肠内服配合明矾液（明矾 500g 加水 1000ml）湿敷疣体治疗 102 例，其中痊愈率为 79.4%，总有效率为 98%。

二、中西医结合治疗

物理疗法加中药治疗

1. 谢氏先用 CO_2 激光去除疣体，然后局部用谢氏消疣汤：马齿苋、紫草、重楼、板蓝根、苦参、皂角刺、薏苡仁，熏洗浸泡 30 分钟。主治顽固性尖锐湿疣 80 例全部治愈。

2. 李氏用液氮冷冻，配合中药大青叶、板蓝根、金银花、连翘、重楼、野菊花、龙胆、山栀子、黄芩等内服，治疗 426 例，结果 1 次治愈 149 例，2 次治愈 197 例。

三、西药点涂加中药治疗

傅氏用晶体酸 500g，冰片 2g，升汞 0.5g，无水酒精、甘油各 50ml，0.2%利多卡因注射液 5ml 混合点涂疣体，配合中药板蓝根、大青叶、艾叶、赤芍、莪术、百部、苦参、白鲜皮、蛇床子、黄柏煎水外洗，治疗 76 例均获痊愈，仅 2 例复发。

四、单方

1. 0.5%鬼臼毒素酊（疣脱欣）于病变部位早晚各涂 1 次，连续给药 3 天，停药观察 4 天为 1 个疗程，治疗时间最长 3 个疗程。共治疗尖锐湿疣患者 80 例，治愈 73 例，显效 6 例，无效 1 例，治愈率为 92.3%，有效率为 98.7%。用 0.5%鬼臼毒素酊治疗尖锐湿疣是 1990 年世界卫生组织推荐的第一线药物。它具有疗效显著，副作用小，使用方便等优点。

2. 复方足叶草酯涂剂治疗尖锐湿疣，每周搽 1～2 次。搽药后 4～6 小时洗去面积较大的尖锐湿疣。采取分批搽药，并对周围皮肤用红霉素软膏保护，搽药至疣体完全脱落为治愈。疣体脱落 80%以上为显效，搽药 6 次以上皮损无变化为无效。157 例中，痊愈 134 例，治愈率为 85.3%，显效 23 例，占 14.6%，总有效率为 100%。

3. 鸦胆子液治疗尖锐湿疣　将鸦胆子粉碎后浸泡在 75%乙醇中，2 周后去渣过滤，去除部分乙醇后加入防腐剂，分装备用。用法：用棉签蘸鸦胆子液少许涂于皮损之上。注意保护周围正常皮肤，每天涂药 1～2 次，连续 3 天，皮损尚未脱落者，每 3 天再涂药 1 次，直至痊愈。治疗 44 例，最少涂 1 次，最多涂 21 次，其中治愈 33 例，有效 5 例，复发 6 例。

近几年来，中药鸦胆子已被广泛地研究。在临床上，鸦胆子制剂可用于治疗乳头瘤、甲癣及恶性肿瘤。药化分析发现鸦胆子含有多种有效成分，包括鸦胆因 B、D、E、F、H 及鸦胆子苷 A、B 及 E。在药理研究发现，鸦胆子苷 A 及 B 具有明显的抗艾氏腹水癌、瓦克 256 肉瘤以及 P_{383} 淋巴白血病作用，鸦胆子乳剂对艾氏腹水癌 Go.S 和 G_2 期细胞均有一定的损伤或抑制作用，认为鸦胆子乳剂属于细胞周期非特异性药物。超微结构研究表明，鸦胆子油及油酸乳剂主要是破坏肿瘤细胞的生物结构，剂量大时可使肿瘤细胞完全崩解。

鸦胆子液治疗尖锐湿疣的药理作用机制是否与抗肿瘤作用相关，目前尚未见有报道。用鸦胆子液治疗尖锐湿疣，观察到1天后疣体开始皱缩，继之脱落，推测是疣细胞被破坏所致。

4. 中药煎水坐浴 白矾10g，黄柏、苦参、川椒各20g，木贼30g，香附30g，加水1000ml，水煎数次后去渣将药液倒入盆内备用，每日用温药液坐浴浸泡患处2次，每次30分钟，也可用沙布蘸药液稍用力擦洗，药液每2日更换一次。治疗100例，痊愈87例，其中72例在药液浸泡1周后，病灶处菜花状物或棘状突起脱落、消失。15例面积较广泛及多部位病变者经15～20天浸泡才痊愈。显效11例，合并有阴道壁或宫颈湿疣。无效2例，属严重者，其阴道壁全部被疣状物填满。本法治疗尖锐湿疣，方法简便，药源丰富，价格便宜，无副作用，愈后不留瘢痕，可免除手术痛苦等优点。

【辨证论治】

一、辨证要点

湿疣之局部性状，带下量、色、质、气味，结合伴随症状、舌脉为临床辨证之主要依据。

二、治疗原则

内服以清热解毒，除湿止痒，活血消疣为主，外治以清热解毒，杀虫止痒，祛腐生肌为主。采用内服与外治，整体与局部相结合进行施治。

三、分证论治

1. 肝经湿热证

(1) 临床见证：皮损见于大小阴唇处，呈红色乳头状隆起，瘙痒，表面粗糙、湿润，带下量多色黄脓样，口干苦，小便黄赤，舌苔黄腻，脉弦滑。

(2) 辨证依据

1) 有不洁性交史。

2) 外阴部见皮损呈红色乳头状隆起，瘙痒，表面粗糙、湿润。

3) 带下量多，色黄脓样。

4) 口干苦，小便黄赤。

5) 舌苔黄腻，脉弦滑。

(3) 治法与方药

治法：清利肝经湿热。

龙胆泻肝汤（《医宗金鉴》）加白花蛇舌草、黄柏、蒲公英

组成：龙胆、栀子、茯苓、柴胡、生地黄、车前子、泽泻、当归、木通、甘草、白花蛇舌草、黄柏、蒲公英。

2. 热毒蕴盛证

(1) 临床见证：外阴、肛周等部位见有鲜红色乳头状赘生物隆起，奇痒，时有痛感，病损面积大、数量多，皮损皮溃、糜烂，脓性分泌物多有恶臭，口干欲饮，尿短赤，大便干结，舌质红，苔黄，脉弦数。

(2) 辨证依据

1）有不洁性交史。

2）外阴部有鲜红色乳头状赘生物，阴痒，带下量多，脓性，有异味。

3）口干欲饮，尿短赤，大便干结，舌红苔黄，脉弦数。

（3）治法与方药

治法：清热解毒，活血消疣。

银翘红酱解毒汤（见盆腔炎）。

3. 瘀血阻滞证

（1）临床见证：病程较长，皮损呈乳头状隆起，颜色紫黯，皮损互相融合，重叠而起，呈蕈样或菜花状，面色无华，舌质紫黯，苔薄白，脉细涩。

（2）辨证依据

1）有不洁性交史。

2）病程长，皮损呈乳头状隆起，颜色紫黯。

3）面色无华，舌紫黯，脉细涩。

（3）治法与方药

治法：活血化瘀，软坚散结。

桃红四物汤加三棱、莪术、贝母、板蓝根、虎杖、生苡仁。

4. 脾虚湿浊证

（1）临床见证：大小阴唇或尿道口、肛周等部位见有晦黯色呈小乳头状隆起，表面湿润有腥臭味，白带清稀，小腹下坠感，纳少便溏，四肢倦怠，小便清，舌淡红苔薄白，脉濡缓。

（2）辨证依据

1）有不洁性交史。

2）外阴部有乳头或菜花状疣状物。

3）四肢倦怠，纳少便溏。

4）舌苔白腻脉濡缓。

（3）治法与方药

治法：健脾除湿。

胃苓汤（《丹溪心法》）加生苡仁、车前仁、苦参

组成：茯苓、苍术、陈皮、白术、官桂、泽泻、猪苓、厚朴、甘草、生姜、大枣、生苡仁、车前仁、苦参。

配合狼毒、蒲公英、地肤子、藤梨根各30g，透骨草20g，明矾、冰片各10g，黄柏15g，水煎外洗，每日1次。

【其他疗法】 目前以局部治疗为主，传统的方法是用腐蚀剂。

1. 20%～25%足叶草脂加95%酒精制成酊剂，病灶处涂布，每周1～2次。初次涂药后2～4小时，或重复涂药后6～8小时，洗掉药物。

2. 37%三氯醋酸溶液，外用，2～3天一次。

3. 1%～5%氟尿嘧啶软膏，外用，每日1次。

4. 1%酞丁胺霜，外用，每日1次，用3～4周。

5. 20%柳酸冰醋酸溶液，外用。

上述药物对皮肤有刺激毒性作用，点涂时要注意保护正常皮肤，孕妇禁用。

6. 液氮冷冻疗法。

7. CO_2 激光疗法。

8. 电灼疗法。

9. 石炭酸溶液腐蚀疗法。

10. 手术治疗 适用于切除巨大的尖锐湿疣。

11. 干扰素 由匈牙利 Saoke 倡用。每日肌注 3×10^6 单位，共 60 天。或用 19×10^6 单位，病灶局部注入，每周 3 次，用 3 周。

12. 免疫疗法 2%DNCB 酮液 0.5ml，涂于手臂使其致敏，12～14 天致敏后，用 0.05%～0.1%DNCB 软膏涂于湿疣上，每次涂数个疣，第二天早晨洗去。

对女性尖锐湿疣的治疗中，还要注意两个问题：①必须对性伴侣进行检查和治疗；②在治疗本病的同时，必须检查和治疗伴发的其他性传播疾病，如滴虫性阴道炎、念珠菌阴道炎、淋病和泌尿生殖器的沙眼衣原体感染。这些既是经常伴发的疾病，也是促使尖锐湿疣发生的因素。

【预防与调护】

一、预防

1. 洁身自爱，防止性乱。

2. 注意个人卫生，养成良好的卫生习惯。

3. 避免接触患者的损害部位及其污染物。

4. 妊娠末期，巨大的病变已堵塞产道，剖宫产是必要的，可预防新生儿发生喉乳头瘤。

5. 有人报道位于外阴的尖锐湿疣经过 5～40 年可转变为鳞状细胞癌，4.7%～10.2% 的宫颈尖锐湿疣经过一个长的潜伏期后，可发展成间变原位癌和浸润性癌。故要密切注意有无癌变。

二、调护

1. 要关心和爱护患者。

2. 指导患者治疗要及时，要彻底。

3. 饮食要清淡，避免辛温燥热之品。

4. 未治愈前，避免性生活。

【疗效判定】

治愈：病损及自觉症状全部消失，经 1 年观察无复发。

有效：皮损干燥发黑，有坏死组织脱落，偶有少许发作。

无效：连续用药 1 个月，其皮损及自觉症状仍无变化。

（刘宇权）

第三节 梅 毒

梅毒是一种侵犯全身的严重而常见的性传播疾病。梅毒的病原体为梅毒螺旋体，又称苍白螺旋体。临床上分后天梅毒和先天梅毒两种。根据感染时间和临床特点，又分

一、二、三期梅毒和潜伏梅毒，一期和二期梅毒统称为早期梅毒，三期梅毒称晚期梅毒。

后天梅毒，又称获得性梅毒，90%以上是由于性接触被传染的。另外，有少数人是由于日常生活一般接触，如接吻、握手直接接触有梅毒螺旋体的皮肤和黏膜，或输入梅毒病人的血液而传染上的；也还有一些是由于接触被梅毒螺旋体污染的物品而传染上的，这些物品包括衣服、被褥、床单、毛巾、剃刀、烟具、餐具、茶具、玩具、钞票、门把手、坐式便器、医疗器械等。由非性接触传染所发生的梅毒，称无辜梅毒。

先天梅毒是由感染梅毒的孕妇通过胎盘血液将梅毒螺旋体传给子宫内胎儿而传染的，所以又称胎传梅毒，从妊娠第9周开始，胎儿就有被感染的可能。梅毒对妊娠的影响很大，因梅毒螺旋体经胎盘传给胎儿所致流产、早产、死胎、死产或分娩先天梅毒儿，死亡率及致残率均高。早期梅毒主要侵犯皮肤黏膜，晚期梅毒除侵犯皮肤黏膜外，还可侵犯全身各组织及器官，特别易侵犯心脏及神经系统。

梅毒，又名广疮、霉疮、杨梅疮，其所以名杨梅疮，是因为患病者的皮肤溃烂处“以其肿突红烂，状如杨梅，故尔名之”。关于梅毒在我国的历史，普遍认为在葡萄牙商人进入广州后，于1505年在华南一带首先出现，故又名“广疮”。以后蔓延流行，从南而北，遍及各地。据中医古书记载，早在13世纪南宋时期我国已存在梅毒，南宋内儿科专家杨士瀛于1264年（南宋理宗景定五年）所著的《仁斋直指方论》其中“诸疮论”篇有“大淫夫龟上生疮，初发如粟，拂之则痛，是清脓作臼孔，侵蚀臭烂，日渐大痈……妇人亦有生于玉门者，曰阴蚀疮”，其发病部位、症状描述等均符合于现代认识的梅毒中初疮、硬下疳溃疡、丘疹性损害等皮疹。1530年，明·吴晏编撰的《珍本医书集成》中，收载了成书于1522年（明嘉靖三年）的《扶寿精方》一书。它记载了用“加味仙遣粮散、药酒方、擦药方三方互用治远所杨梅风”，用“三黄败毒散治杨梅疮”。到了1604年（明万历三十二年）申斗垣著《外科启玄》讨论了7种梅毒病证，记载了梅毒症状、发病部位、传染途径及遗传性，治疗上提倡辨证施治，采用内服、外用、艾灸等多种方法。如“杨梅结毒，于生梅疮之后，或数年三五十年……亦有父母生而遗及子孙……三两日知则表托解毒之药，再以艾火灸之则安”，“杨梅癣疮……外用粉霜搽之妙”。到了1632年（明崇祯五年）陈司成撰写了一部比较完整的现存治梅毒的最早专著《疮秘录》，描述了梅毒的临床症状、传染途径和方式、流行情况等，还有关于先天梅毒的论述和生生乳（砷剂）的治疗效应等情况。在我国最早的药书《神农本草经》中已有用汞涂擦治病的记载。16世纪初时，明朝开始用汞剂治疗梅毒，现代中医处方中仍有沿用。砷剂在梅毒的治疗中占很重要的地位，中药雄黄含砷70%～90%，砒霜（信石）含砷30%～50%，实际上是中医学在世界上创始了砷剂治梅疗法。

【病因病机】 梅毒的发病原因是房事不洁，感受淫秽邪毒所致，疫毒所犯，蕴热化火，内伤脏腑，外攻肌肤，从而发为梅疮。《景岳全书》云：“大都此证必由淫毒传染而生。盖此淫秽之毒，由精泄之后，气从精道乘虚直透命门，以灌冲脉。所以外而皮毛，内而骨髓，凡冲脉所到之处，则无处不到。此甚为害，最深为恶。”

西医学认为梅毒螺旋体经皮肤黏膜破损处侵入人体后，在侵入部位繁殖，引起局部组织炎症浸润，继而进入淋巴管，再进入血液循环而传播全身。由于机体的防御反应消灭部分螺旋体，使损害逐渐消退，成为潜伏梅毒。当机体抵抗力下降时，未被消灭的螺旋体其数量又会增加，表现为有症状梅毒，形成活动与潜伏反复交替，可累及全身多处脏器组织，形成各种梅毒性病变。

【诊断与鉴别】

一、诊断要点

（一）有不洁性交史

（二）临床表现

梅毒按其病证和感染时间，可分为后天梅毒（获得性梅毒）和先天梅毒（胎传梅毒）两大类。

1. 后天梅毒　根据感染的时间和临床特点与传染性强弱的不同，可分为一、二、三期梅毒和潜伏梅毒，一期和二期统称为早期梅毒，三期梅毒称晚期梅毒。

（1）一期梅毒：主要表现有硬下疳和附近淋巴结肿大。

1）硬下疳：又名初疮，中医称“疳疮”，是梅毒所具有的特征性皮肤损害，也是最早出现的体征。自接触感染后 2～4 周，在大阴唇、阴蒂、尿道口附近或宫颈处出现硬下疳，也可见于肛门、阴阜、阴道等处。硬下疳多为单个，偶见两个以上的多个损害。外阴处的硬下疳，初起时患处微红，后逐渐扩大、高起，成为直径 1～3cm 的黯红色硬结，多为圆形或椭圆形，境界明显，硬结表面很快糜烂而形成溃疡，疮面平整，覆有少许浆液性分泌物或薄痂，边缘整齐规则略隆起。整个损害成浅盘状，无压痛，触之从表面到底部都是硬的感觉似橡皮或软骨硬变，故称硬下疳。受损害部位的分泌物中含有大量梅毒螺旋体。下疳发生在阴道口、阴道或子宫颈，临床症状不典型，由于解剖、病理和生理的特点，这类溃疡炎性重，渗出液多或更易出血，有一定程度的肿胀，外形为不规则，糜烂也较重，用棉球试探损害处仍常见相当的硬度。硬下疳如不治疗经 3～4 周后可自愈仅留下一浅瘢痕；经抗梅治疗，可迅速消退。

2）附近淋巴结肿大：又称梅毒性横痃。硬下疳出现 1 周后，腹股沟淋巴结肿大，为单侧或双侧，其特点为质硬、无痛、不融合，不与组织粘连，不化脓、不溃破，表面皮肤颜色正常。硬下疳出现 2～3 周后，梅毒血清试验开始呈阳性。

（2）二期梅毒：此期为梅毒螺旋体通过血行播散到全身，中医称为“杨梅疮”。症状较复杂，主要表现为皮肤、黏膜的梅毒疹，并伴有全身症状。也可侵犯骨髓、内脏器官如心、肝、肾等，可引起相应的临床症状。此期一般发生在硬下疳出现后 6～8 周。发疹前可出现轻重不同的全身症状，如发热、头痛、咽部疼痛、关节酸痛、食欲不振等。发疹期间全身浅表淋巴结肿大。

1）二期皮肤梅毒：皮疹有不同形态，其特点：皮疹无急性炎症现象，无自觉症状，一般不痛不痒，境界明显，呈铜红色。不经治疗皮疹可消退，消退后不留瘢痕。皮疹呈多形性，对称分布，常见的皮疹有以下几型。

①斑疹型：又称玫瑰疹，为本期最先出现的皮疹，多发生于躯干和四肢的内侧，圆形或椭圆形，大小不等，以 1～2cm 直径为多，初为淡红色，后呈玫瑰色，数目较多，散在性分布。

②丘疹型：可直接发生或由斑疹型发展而成，丘疹为豌豆至蚕豆大，故也称豆形梅毒疹，中医称“杨梅豆”。初呈红色，后呈深红，散在分布于躯干、四肢，也可见手掌、脚

底及面部，发生于肛门和外生殖器处的丘疹呈增殖状，融合成肥厚斑块，称为扁平湿疣。表面潮湿糜烂，形成一种特异不规则而高起的溃疡，有腐臭味。

③脓疮型：较少见，多见于身体衰弱，营养不良的患者。形态有多种，如痤疮样、蛎壳样、痘疮样、脓疮性梅毒疹，脓痂脱落后留有浅表瘢痕。

2）二期黏膜梅毒：黏膜损害主要为黏膜白斑。多见于口腔黏膜，也可发生于阴道黏膜。初起为红斑，后表面破损糜烂呈乳白色。

（3）三期梅毒：早期梅毒未经治疗或治不彻底，则发展为晚期梅毒。常在感染4～5年后发生，病程缓慢，常持续10～30年，除皮肤黏膜损害外，内脏、骨骼、神经系统等均可被侵犯，严重的可致残废或死亡。

1）三期皮肤梅毒：损害的类型有结节型及树胶样肿，中医称"杨梅结毒"。

①结节性梅毒疹：多见于头部、肩胛部、臀部和四肢等处。结节如豌豆大或更大，高出皮面，呈黯红色，质硬浸润，集簇成群，呈环形。结节破溃则成溃疡，愈合后留羊毛纸样瘢痕。结节性梅毒疹一方面旧疹消退，一方面新疹陆续发生，其经过可达数年之久。

②树胶样肿：也称梅毒瘤。多见于头面部、四肢、躯干等处，生殖器较少见。初起为肤色正常的皮下硬结，指头大，无压痛，后渐增大。出现中心软化坏死，形成溃疡，流出稠的胶样分泌物，故称树胶样肿。溃疡境界清楚，呈紫红色，愈后留萎缩性瘢痕。

2）三期黏膜梅毒：主要发生于口、鼻、舌唇，引起黏膜白斑、黏膜树胶样肿、间质性舌炎等，导致鞍鼻和硬腭穿孔等，影响语言功能。

2. 先天梅毒　是梅毒孕妇体内的梅毒螺旋体通过胎盘进入胎儿体内而造成宫内梅毒感染，多发生于妊娠4个月后。先天梅毒对胎儿的健康危害甚大，重者可引发流产、早产或死胎，轻者可正常分娩，但始终有可能出现各种梅毒症状。

先天梅毒分早期和晚期，两岁以内为早期，两岁以后为晚期。

（1）早期先天梅毒：症状多在产后3个月内出现，主要为营养不良，生活能力低下，老人颜貌，常伴低热，并出现皮肤、黏膜、骨骼的损害。皮肤损害类似后天二期梅毒的皮疹，以脓疱疹为常见，但不发生硬下疳。黏膜损害以梅毒性鼻炎为常见，出生后7天即可出现鼻黏膜肿胀，并有脓液及痂皮阻塞鼻腔，乳儿呼吸及吮吸困难。如继续发展则黏膜破溃，损害鼻软骨及鼻骨，形成鞍状鼻。骨骼损害以骨软骨炎及骨膜炎常见。

（2）晚期先天梅毒：此时患儿体质虚弱，发育不良，智力较差。皮肤黏膜损害与后天三期梅毒相似，一般不出现心血管或神经梅毒。特殊表现为：①间质性角膜炎；②神经性耳聋；③齿损害：患儿齿短小，上门齿的切缘中部呈半月形的凹陷，两门齿间的距离较正常疏。

（三）辅助检查

梅毒的实验室检查，常用的有病原体检查和病毒血清学检查。

1. 病原体检查　取硬下疳或二期皮肤黏膜梅毒疹表面的分泌物，或局部肿大的淋巴结抽出液作涂片，直接在暗视野显微镜检查，发现病原体为阳性。

2. 梅毒血清学检查

（1）非梅毒螺旋体抗原血清试验（非特异性）：过去常用的康-华反应，现已不用。目前采用性病研究实验室玻片试验（VDRL）、血清不加热反应素玻片试验（USR）等方法。

（2）梅毒螺旋体抗原血清试验（特异性）：目前常用的有荧光螺旋体抗体吸收试验（FTA-AES），梅毒螺旋体血球凝集试验（TPUA），其敏感性、特异性较高，可用于对梅毒的确诊。

二、鉴别

1. 外阴梅毒皮损应与外阴癌、白塞综合征的外阴溃疡、结核性溃疡等鉴别。

2. 梅毒性宫颈病变需与宫颈癌、淋病性宫颈炎、宫颈结核鉴别。

鉴别主要依据病史、梅毒血清试验及组织学检查。

【辨病论治】 内蒙古地方病防治研究所20世纪50年代对391例梅毒用5种方剂进行临床研究。

(一) 方剂组成及服法

1. 五宝散 煅钟乳石60g，琥珀6g，朱砂3g，珍珠3g，冰片3g。研为细面分成12剂，每日用土茯苓60g煎汤送下1剂，12天为1个疗程。

2. 通仙五宝散 煅钟乳石60g，琥珀6g，朱砂6g，冰片1.5g。研细面分成12剂，每日用土茯苓60g煎汤送下1剂，12天为1个疗程。

3. 解毒紫金丹 醋龟甲60g，石决明18g，朱砂18g。研细面，炼蜜为丸，每丸重9g，每日用土茯苓60g煎汤早晚各送下1丸，12天为1个疗程。

4. 土茯苓马齿苋合剂 马齿苋30g，土茯苓30g，金银花15g，蒲公英15g，生甘草6g。此方专供梅毒孕妇患者用。

5. 加味遗粮汤 当归、川芎、防风、苡米、木瓜、金银花、木通、白鲜皮、苍术、威灵仙各3g，生甘草1.5g，皂角子5枚，土茯苓60g。每日1剂，水煎服，30天为1个疗程。

(二) 一般资料

391例梅毒患者均住院观察。其中有临床体征的活动梅毒患者23人，潜伏梅毒患者268人，男性177人，女性214人（有生育能力的妇女145人）。

(三) 临床观察

1. 所有病人在治疗前作两次康氏和瓦氏反应对照。

2. 44例孕妇采用土茯苓马齿苋合剂治疗。其余病人无选择地分成4组，其中五宝散组43例，通仙五宝散组137例，解毒紫金丹68例，加味遗粮汤组99例。

3. 5种中药方剂对梅毒妇女生育情况的观察 用5种方剂共治疗18～45岁有生育能力的梅毒妇女145例，治疗后半年至5年，怀孕后所分娩的婴儿未发现先天梅毒患儿。此5种方剂用于治疗有生育能力的梅毒妇女对保护生育、控制产生先天梅毒患儿有良好疗效。

4. 在体征方面 治疗现症梅毒23人，1人恶化；潜伏期梅毒368例，症状复发6人，有效率为98%。

5. 在血清转阴方面 治疗后5年康氏反应平均转阴率为39.8%，下降率为17.2%，固定率为43%。其中通仙五宝散转阴率最高为42.9%，其次为加味遗粮汤，为42.2%，五宝散为40%，土茯苓马齿苋合剂为39.1%，解毒紫金丹为30.1%。和青霉素疗法相比较，我国皮肤性病专家李洪迥研究报道指出，梅毒患者治疗后时间越长血清转阴率越高，5年时约有50%转阴。中国医学科学院皮肤性病研究所，原内蒙古皮肤病性病防治所用300万U青霉素疗法观察338例病人，5年后转阴率为44.1%；M. L. Niedelmen用青霉素治疗3年后转阴率为18.5%。由此可见5种中药方剂和青霉素疗法血清转阴相同，疗效是可靠的。对于预防出生先天梅毒儿方面，中药方剂与西医学其他抗梅疗法一样，具有保护生育能力，避免出生先天梅毒儿的效果，且安全可靠。土茯苓，甘淡气平，入阳明经，善祛脾湿健胃，解湿毒，长于治疗湿毒疮疡、梅毒及湿热蕴阻之证，系古来治杨梅疮要药。据报道，土茯苓治疗和预防螺旋体有较好疗效。

【辨证论治】

一、辨证要点

梅毒的发病原因主要是房事不洁，感染淫秽邪毒。检查外阴部、阴道、宫颈部位见梅疮。发病时间短，外阴部、阴道、宫颈患处发红肿胀，灼热疼痛，发热恶寒，口干欲饮，大便秘结，舌红苔黄为实热证；发病时间长，反复不愈体质差，午后发热，口干不欲饮，舌红苔薄白或少苔为阴虚火旺；四肢疲倦，纳差，舌黯红苔薄白，或舌有瘀斑，为气虚血瘀。

二、治疗原则

梅毒的发病机理主要是湿热（毒）之邪郁结于肌肤，内伤脏腑发为梅疮。治疗应清热解毒利湿为主，热伤津液出现阴虚火旺则应滋阴降火。病程长，反复不愈，久病体虚，见四肢倦怠，舌黯或有瘀点或瘀斑，宜佐以补气固本或活血消瘀的治疗原则。

三、分证论治

（一）疳疮（一期梅毒）型

1. 湿热下注证

（1）临床见证：外阴部患处发红肿胀，或有灼热疼痛，或轻度溃烂，或兼有发热恶寒，小便艰涩，舌红，苔腻，脉滑数。

（2）辨证依据

1）有不洁性交史。

2）外阴部可见溃疡、红肿或灼热疼痛。

3）小便艰涩，舌红苔腻，脉滑数。

（3）治法与方药

治法：清热解毒利湿。

龙胆泻肝汤（见“女阴生殖器疱疹”节）

若口干苦，发热去当归加连翘、金银花。大便秘结加枳实、大黄。

2. 热毒内蕴证

（1）临床见证：大小阴唇溃烂成疮，脓液秽臭，局部红紫或有灼痛，行走不便，小便淋涩热痛，大便秘结，心烦，口干欲饮，舌红，苔黄，脉弦数。

（2）辨证依据

1）有不洁性交史。

2）外阴部见梅疮，局部红紫灼痛，脓液秽臭。

3）小便淋涩热痛，大便秘结，心烦，口干欲饮，舌红苔黄，脉弦数。

（3）治法与方药

治法：泻火解毒。

黄连解毒汤（《外台秘要》）合五味消毒饮（《医宗金鉴》）

组成：黄连、黄芩、黄柏、栀子、金银花、野菊花、蒲公英、紫花地丁、青天葵。

3. 阴虚火旺证

(1) 临床见证：患处红肿溃烂，午后发热，口干咽燥，大便秘结，小便短赤，舌红苔薄黄或少苔，脉细数。

(2) 辨证依据

1) 有不洁性交史。

2) 外阴部或宫颈或皮肤见有红肿溃烂梅疮。

3) 午后发热，口干咽燥，大便结，小便短赤。

4) 舌红，苔薄黄或少苔，脉细数。

(3) 治法与方药

治法：滋阴降火。

知柏地黄汤(《症因脉治》)

组成：熟地黄、山药、山萸肉、茯苓、泽泻、丹皮、知母、黄柏。

若见舌黯红边尖有瘀点加丹参、赤芍凉血祛瘀。

(二) 杨梅疮(二期梅毒)**型**

湿热毒瘀证

(1) 临床见证：杨梅疮属二期梅毒皮肤疹的表现，其疹色形状变化各异，色如黄蜡，破烂内翻者，称花梅；形如赤豆，嵌入肉内者叫杨梅豆；形如风疹者，称杨梅疹或杨梅斑。一般无痛痒，以发热、头痛、咽痛、骨节酸痛和全身各部特别是在掌心、足心处出现疮疹为特征。口干咽燥，大便秘结，舌黯红，边尖瘀点，苔薄黄，脉弦数。

(2) 辨证依据

1) 有不洁性交史。

2) 皮肤疹的表现。

3) 发热，头痛，咽痛，骨节酸痛。

4) 舌黯红，尖边有瘀点，苔薄黄脉弦数。

(3) 治法与方药

治法：清热解毒，活血化瘀。

黄连解毒汤(《外台秘要》)加土茯苓、生薏苡仁、丹皮、赤芍

组成：黄连、黄芩、黄柏、栀子、土茯苓、生薏苡仁、丹皮、赤芍。

(三) 杨梅结毒(三期梅毒)**型**

湿毒夹瘀证

(1) 临床见证：面额四肢有结节性梅毒疹。树胶样肿为三期梅毒最常见的典型特征性损害，皮肤破溃形成溃疡，腐臭不堪，形成鼻塌、唇缺、腭穿等。口干苦，大便秘结，小便黄，舌黯红，苔薄黄，脉滑数。

(2) 辨证依据

1) 有不洁性交史。

2) 面部四肢有结节性梅毒疹，皮肤溃烂。

3) 病程长，反复发作史。

4) 口干苦，大便秘结，小便黄，舌黯红，苔薄黄，脉滑数。

(3) 治法与方药

治法：除湿解毒，活血祛瘀。

解毒活血汤（《医林改错》）

组成：连翘、葛根、柴胡、枳壳、当归、赤芍、生地黄、红花、桃仁、甘草。

若四肢倦怠、气短加北芪、党参。心悸、出汗多、口干不欲饮加生脉散。

【其他疗法】 西医治疗

治疗原则：治疗应及早及时，规范而量足。目前世界各国均以青霉素为驱梅主药，各种梅毒治疗方案如下（可采用下列1种药物）。

（一）一期梅毒、二期梅毒、早期复发梅毒和各期隐性梅毒

1. 普鲁卡因青霉素60万U，每日1次肌注，共15天。
2. 苄星青霉素240万U，每周1次，肌注，连续2周。

（二）心血管和神经系统梅毒

普鲁卡因青霉素60万U，每日1次，肌注，共20天。

（三）先天梅毒儿

普鲁卡因青霉素，按体重每公斤5万U，肌注，共10天。

（四）妊娠梅毒

1. 早期梅毒孕妇，苄星青霉素（长效西林）240万U，1次肌注（分两侧臀部）；或普鲁卡因青霉素60万U，每日1次，共10天。
2. 晚期梅毒孕妇，苄星青霉素240万U，每周1次，肌注，共3次；或普鲁卡因青霉素60万U，每日1次，肌注，共15天。

对青霉素过敏的孕妇，可口服红霉素，但疗效较差。早期梅毒孕妇服0.5g，每日4次，连服15天。晚期梅毒孕妇服0.5g，每日4次，连服30天。

（五）青霉素过敏者

可口服红霉素或四环素0.5g，每日4次，连续10天。孕妇、肝功障碍者及12岁以下儿童禁用四环素。

【预防与调护】

一、预防

1. 洁身自爱，防止性乱。
2. 患者未治愈前应禁止性生活。
3. 婚前检查如发现一方患梅毒，未治愈前不应结婚。
4. 患者污染物应及时消毒，避免与开放性病灶排出物及其污染物接触。
5. 对所有确诊为早期梅毒病人的密切接触者，可给予预防性治疗和检查。

二、调护

1. 关心体贴病人。
2. 饮食避免辛温燥热之品。
3. 指导病人用药要及早、及时、规范、量足。

三、复查

治疗结束后应定期复查，一般应观察4～5年。

1. 早期梅毒治疗后1年内，每3个月作一次临床及血清检查，第2年每半年一次，以后每年一次，以观察疗效和是否存在传染性的转归。

2. 病程长的病人治疗后，应在治疗2年内，每半年作一次临床和血清学、脑脊液、心电图检查，以后每年一次。

3. 早期梅毒经治疗症状可消退，血清反应转阴，而晚期可使症状治愈，但血清反应不一定转阴。

【疗效判定】

治愈：追踪2年，无临床症状，血清（USR）反应阴性。

（刘宇权）

第四节　女性生殖器疱疹

生殖器疱疹又称阴部疱疹，是由单纯性疱疹病毒引起的一种生殖器急性炎症性皮肤病，其特点是有局限的原发性损害和在固定部位复发的趋势。

中医学称本病为黄水疮、脓窝疮。《疮疡经验全书》："此疮之发……合家相染"，明确指出本病的传染性。

【病因病机】《疮疡经验全书》指出：此疮之发"皆由受酷暑热毒之气，入肌肉"。《外科启玄》指出："黄水疮，一名滴脓疮，疮水到处即成疮。"本病由于夏秋季节暑湿邪毒入侵，气机不畅，疏泄障碍，熏蒸皮肤而致，当皮肤有损和身体抵抗力降低时，接触后更易发病。

单纯疱疹病毒在体外不能长期生存，因此以直接接触传播为主，病毒经黏膜或皮肤破损处进入人体，先在入口处生长繁殖，后经血行或神经通路播散。在原发性感染期间，Ⅱ型疱疹病毒可以进入神经节长期潜伏，当某种因素使身体抵抗力降低，如患病、受伤，以及月经、妊娠期和情绪变化时，都可使机体细胞生理发生变化。使原来处于潜伏状态的病毒激活、增殖，离开神经节沿神经下行感染皮肤或黏膜而引起疱疹复发。

生殖器疱疹为疱疹病毒（简称HSV）感染。HSV大约有50多种，而与人类和哺乳类动物有关的主要为HSV-Ⅰ型、Ⅱ型。Ⅰ型主要引起口唇、鼻前庭、眼结膜及咽喉部的炎症和热性疱疹。Ⅱ型主要引起生殖器疱疹和溃疡。但近几年来调查发现Ⅰ型HSV也可引起生殖道的感染。Kawana（1982）报道则有40％ HSV感染后，病毒可通过宫颈进入宫腔，也可透过胎盘引起胎儿感染，致死胎、流产、胎儿宫内发育迟缓或畸形。目前流行病学调查还认为HSV-Ⅱ型与宫颈癌发病密切相关。

【诊断与鉴别】

一、诊断要点

（一）病史

有接触疱疹病人史及不洁性交史。

（二）临床表现

1. 原发性感染　一般从接触到发病仅3～5天。患病部位先有烧灼感，很快发生红斑，继之在红斑的基础上发生3～10个成群的红色丘疹，继则感到灼热和发痒。丘疹很快变成小水疱，并逐渐变为脓性，破溃后形成糜烂或浅溃疡，自觉疼痛。多见于外阴、大小阴唇、阴阜、阴蒂、肛周或阴道，约90%的病人，病毒同时侵犯了宫颈，出现阴道分泌物增加或下腹痛，并可并发宫颈炎或子宫炎。大多数患者双侧腹股沟淋巴结肿大，后期炎症波及尿道、膀胱时，可出现排尿痛、尿频、尿潴留等现象。或伴有头痛、发热、腹痛等。

2. 复发性感染　大约有50%原发性感染病人在半年内有复发。症状较轻，疱疹复发于外阴、阴道、宫颈。尿道发病较少见。疱疹和溃疡数量少，面积也小。溃疡愈合时间较快，平均1～10天，然而因症状频繁地多次发作，使病人感到极为痛苦和烦恼。

（三）妇科检查

外阴部见大小阴唇或阴阜或阴蒂或肛周或阴道或同时宫颈等处有大小数量不等的红色丘疹，或小水疱，或糜烂或浅溃疡。阴道分泌物多，色黄，如伴有宫体炎时，子宫有压痛。

（四）辅助检查

1. 脱落细胞检查　在病损基底部涂片，巴氏染色后查嗜酸性包涵体，但只有39%～50%阳性率。

2. 病毒培养　水疱期培养阳性率较高，可达80%。

3. 血清学检查　在急性期和康复期血清抗体滴度较高，HSV-Ⅰ、Ⅱ型抗体IgM和IgG检测阳性。

二、鉴别

疥疮：本病好发于皮肤皱褶部位，如指缝与指侧、腕肘关节的屈侧、腋窝前后、乳房下、阴部、脐周及大腿内侧。皮疹主要表现为丘疹、疱疹和隧道。隧道为灰白色、浅黑色或普通皮色的细线纹，微弯微隆起，长约半厘米，多出现在指缝和腕屈面，疥虫常隐藏在其一端。实验室检查在病变部位取组织放在玻片上用低倍显微镜可见疥虫的原貌或挑破的残骸可确诊。

【辨病论治】　双黄连粉针液（中国皮肤性病杂志，1994，(8)：234）

组成：金银花、黄芩、连翘。

用于生殖器疱疹。有清热利湿解毒作用。广州市中医医院采用双黄连粉针，用生理盐水或注射用水配成1%溶液置于常温下待用。将4～5层消毒纱布用药液浸湿置于患处持续湿敷，每天至少湿敷2～4小时，无湿敷条件者则每天外搽药液8～10次，7天为1个疗程，治疗生殖器疱疹100例。治疗期间除给患者维生素 B_1、维生素 B_2、维生素 B_6、维生素C作辅助治疗外，未给其他任何药物。

疗效观察标准：

痊愈为各种原发损害全部消退，糜烂面愈合，无新发皮疹，皮肤黏膜恢复正常，主观症状消失。

显效为原发损害消退约80%，主观症状基本消失，无或仅有少量新发皮疹。

好转为原发损害消退约40%～50%，主观症状基本消失或减轻，无或有少量新发皮疹。

无效为经连续2个疗程（14天）治疗，损害如故，主观症状未减轻者。

治疗结果：全部有效。治疗中全部病例均未发生明显不良反应。

【辨证论治】

一、辨证要点

外阴部大小阴唇、阴阜、阴蒂或肛周、阴道、宫颈处见水疱状丘疹或糜烂或溃疡。丘疹色红，疱壁紧张，有灼热痛，发热，头痛口苦咽干，大便秘结，舌红苔黄，脉弦滑，属肝经湿热。若丘疹色淡红，无痛，伴有心悸、气短、寐差、四肢倦怠，舌淡红苔薄白，脉细，属心脾两虚。若见丘疹色鲜红，面色潮红，五心烦热，口干，大便结，舌稍红苔薄白或无苔，脉细数，属阴虚火旺。

二、治疗原则

中药内服为主，原发性生殖器疱疹多为肝经湿热，治疗应泻肝清热利湿。复发性生殖器疱疹反复发作，日久耗损正气，治疗应以补虚为主，祛邪为辅。还应配合外治法，内外合治效果较好。

三、分证论治

1. 肝经湿热证

(1) 临床见证：外阴部大小阴唇、阴蒂、阴阜或肛周、阴道、宫颈处见有小水疱丘疹，色红，疱壁紧张，有灼热痛，发热头痛，口干苦，大便秘结，带下增多色黄有异味，舌红苔黄，脉弦滑。

(2) 辨证依据

1) 不洁性交史。

2) 外阴部或阴道或宫颈见有小水疱丘疹，色红灼热感甚或疼痛。

3) 口干苦，大便秘结，带下量多色黄有异味。

4) 舌红苔黄，脉弦滑。

(3) 治法与方药

治法：泻肝清热利湿。

龙胆泻肝汤（《医宗金鉴》）

组成：龙胆、栀子、黄芩、生地黄、车前子、泽泻、当归、木通、柴胡、甘草。

全方有清肝火，泄肝胆湿热的作用。

2. 心脾两虚证

(1) 临床见证：外阴部大小阴唇、阴阜、阴蒂或阴道宫颈处见小水疱状丘疹，色淡红，无痛，心悸，气短，失眠，四肢倦怠，舌淡红苔薄白，脉细。

(2) 辨证依据

1) 不洁性交史。

2) 外阴部见小水疱状丘疹，色淡红，无痛。

3) 心悸，气短，四肢倦怠。

4) 舌淡红，苔薄白，脉细。

(3) 治法与方药

治法：养心健脾，益气补血。

归脾汤（《济生方》）加减

组成：党参、白术、黄芪、当归、甘草梢、茯苓、远志、木香、薏苡仁、莲子心。

3. 阴虚火旺证

(1) 临床见证：外阴部大小阴唇、阴阜、阴蒂或肛周或宫颈处见有小水疱状丘疹，色鲜红，面色潮红，五心烦热，口干，大便干结，舌稍红苔少，脉细数。

(2) 辨证依据

1) 不洁性交史。

2) 外阴部见小水疱状丘疹，色鲜红。

3) 面色潮红，五心烦热，口干，大便干结。

4) 舌稍红，苔少，脉细数。

(3) 治法与方药

治法：滋阴清热降火。

知柏地黄汤（《症因脉治》）加减

组成：知母、黄柏、干地黄、山药、山萸肉、茯苓、泽泻、丹皮、黄连。

配合外洗法。以解毒消疱定痛洗剂（黄芩、贯众、金银花、龙胆、黄柏、冰片）煎出液乘热熏蒸外阴部，待药液稍凉后坐浴。每日1～2次，每次10～15分钟。

【其他疗法】 西医治疗

(一) 局部治疗

1. 局部清洁干燥。

2. 可分别涂布1%龙胆紫液、0.1%疱疹净液、5%阿昔洛韦软膏、抗生素软膏、板蓝根注射液、锌华油和0.5%次氯酸钠溶液。

3. 硝酸银烧灼。

(二) 抗病毒制剂

1. 阿昔洛韦，1次2～5mg/kg，1日3次，口服，或5mg/kg，溶于100ml等渗液中，静滴，1小时内滴完，每天2次（或每8小时一次），共5天。

2. 阿糖胞苷，0.3～2mg/kg，静滴，共5天。

3. 聚肌胞，1～2mg，肌注，每2～7天一次。

4. 布洛芬，可抑制单纯疱疹病毒，400mg，每天4次，口服，共7天。

5. 利巴韦林（病毒唑），可抑制病毒蛋白复制，200mg，每天4次，口服，共10天。

(三) 免疫刺激剂与疫苗

1. 转移因子，每次1支，每3天一次，肌注，可用2次。

2. 左旋咪唑，每次50mg，每天3次，3天为1个疗程，间隔10～15天。

3. 非特异性疫苗，卡介苗常规量注射。

用药要有规律，要彻底治疗，预防复发。

【预防与调护】

1. 加强卫生宣教和法制教育，避免不正当的性接触。

2. 保持外阴清洁，养成良好的卫生习惯。

3. 患病期间不宜性交，防止交叉传染。

【疗效判定】

一、原发性生殖器疱疹的疗效

显效：用药7天内疱疹或溃疡结痂消退。

有效：用药 10 天内疱疹或溃疡结痂消退。

无效：用药 10 天以上疱疹或溃疡仍未结痂。

二、复发性生殖器疱疹的疗效

痊愈：治疗后 1 年以上无复发。

有效：治疗后复发间隙期长于治疗前，复发间隙期 1 个月以上。

无效：复发间隙期治疗前后无变化。

（刘宇权）

第五节 软 下 疳

软下疳由杜克雷嗜血杆菌感染，并通过性接触而传播，以在生殖器部位发生疼痛性、多发性溃疡，伴有腹股沟淋巴结肿大为特征。发病频度在经典的性病中次于梅毒、淋病而居于第 3 位。20 世纪 60 年代软下疳在国内近彻底消灭，近年由于国际旅游事业的发展，西方社会所普遍存在性自由、性滥交、吸毒、变态性行为等因素影响，本病在国内也有蔓延。

由于软下疳的临床特征，以多发性生殖器溃疡为特点，而归属于中医“阴疮”的范畴。

【病因病机】

一、西医病因病理

软下疳是经性接触传播感染杜克雷嗜血杆菌而发病。本菌为革兰染色阴性杆菌，两端呈圆形，短而细小，多呈链状或团块状排列。无运动力，无芽孢，是典型寄生菌，在开放性溃疡病灶中，难找到活菌，从腹股沟脓液中容易经培养基培养而查到该杆菌。

二、中医病因病机

软下疳主要因房事不洁，感染邪毒、湿毒之邪，局部瘀毒互结，气血壅滞，血肉腐败，化脓成疮。若素体阳气不足，或病久气虚血弱，病邪与气血相搏，瘀积于内凝结成块，正不能托毒外出，脓水淋漓，外阴溃烂疮面久而不敛。

【诊断与鉴别】

一、诊断要点

1. 病史　有不洁性交、性滥交史。

2. 临床表现　潜伏期 2～7 天，亦可延至 2 周至数周。在外生殖器皮肤上或大小阴唇、阴蒂和阴道口周围或子宫颈、尿道口、肛门周围，出现红斑或脓疮。早期脓疮易于擦破而形成边缘不整的潜行性溃疡。溃疡特点：底部是坏死性组织，血管丰富，表面有浅黄脓液被覆，剥落后容易出血，且触之感溃疡基底部组织极为柔软，有剧烈疼痛。溃疡四周可见红晕。因由于自我接种，周围可有 3～5 个成簇的卫星溃疡，溃疡可从 1mm 扩大到 10～20mm，一般经 10～60 天愈合，愈后遗留边缘清晰的萎缩性瘢痕。

在软下疳发生数日后，部分患者常并发急性腹股沟淋巴结炎，腹股沟淋巴结红、肿、热、痛，一群淋巴结可融合成为鸡蛋样大小肿块，沿腹股沟分布，略呈梭形。肿大淋巴结与周围组织皮肤粘连，红肿明显，化脓时肿块局部有波动感，穿孔时只有一个瘘管。自觉局部剧烈疼痛，可影响日常行动。伴发热、纳差、全身乏力不适。病程发展缓慢可数月始愈。

本病如合并有梅毒螺旋体感染，可在软下疳痊愈的基底上，逐渐发生病灶浸润、增大，高出皮面，表面干燥呈圆形或椭圆型，边缘比较鲜明如牛肉色，触之硬似软骨，无疼痛及压痛，呈混合性下疳的症状。

3. 辅助检查　首先应从生殖器溃疡灶中刮取标本或涂片，作革兰染色，或细菌培养可找到杜克雷嗜血杆菌。涂片配合荧光抗体检查诊断更为可靠。对可疑病例，活体组织检查，可看到组织病理变化，也可在组织内查病原菌。

二、鉴别

1. 硬下疳　硬下疳为梅毒一期的临床阶段，发生于不洁性交后 2～4 周，生殖器周围皮肤黏膜出现米粒样浸润，逐渐扩大，出现高出皮面的圆形或椭圆形边缘比较鲜明的腐烂，表面有少许溢液或脓液，色如牛肉样，触之有软感，无疼痛，称为硬下疳。可检出梅毒螺旋体。局部淋巴结稍肿大，多若葡萄样，质坚实无触痛，晚期硬下疳梅毒血清反应可呈阳性。

2. 性病性淋巴肉芽肿　本病多于不洁性交 2～4 周后发病。表现为单侧或双侧腹股沟淋巴结肿大，软化溃破，形成多数瘘孔，也可表现为阴道下段溃烂向髂及肛门直肠淋巴结蔓延引起髂窝与直肠淋巴结炎、直肠炎而致患者感到腹痛与腰背痛。本病病原体为沙眼衣原体 L1、L2、L3，可在动物培养中，或患者血液、脑液中检出该病原体。

【治疗】

一、局部治疗

局部应保持清洁，可用 1∶8000 高锰酸钾液冲洗患处，软下疳病灶可用 1∶5000 呋喃西林或依沙吖啶（雷佛奴尔）液、生理盐水湿敷，炎症渗出控制后改用抗生素软膏外用。

二、西药治疗

首选磺胺类药物。最常使用磺胺甲基异噁唑（复方新诺明），每日 2 次，每次 1g，首剂加倍，连续 14～21 天。

对磺胺类药物过敏或禁忌者，可改服四环素或红霉素，每日 4 次，每次 0.5g，连服 20 天。如病情较重者可加用卡那霉素 0.5g 肌注，每天 2 次，连续 1～2 周，或用庆大霉素 8 万 U，肌注，每日 2 次，连续 1～2 周。

头孢曲松钠也可使用，每次 1g，溶于 1%利多卡因注射液 3.5ml 中，深部肌注，连续 3～5 天。

三、中药治疗

1. 湿毒瘀结证

临床见证：外阴生疮，继而灌脓溃烂，或有脓水渗出，红肿疼痛，或有发热，全身乏力，口干纳少，大便秘结，小便短少，舌质红，苔黄腻，脉滑数。

治法：清热解毒，活血化瘀。

五味消毒饮（《医宗金鉴》）加丹皮、赤芍、乳香、没药

组成：金银花、野菊花、蒲公英、紫花地丁、青天葵、丹皮、赤芍、乳香、没药。

2. 正虚邪恋证

临床见证：外阴生疮，结节坚硬，融合成块，皮色不变，经久难消，软化溃烂，脓水淋漓，全身疲乏，肢冷体倦，纳谷乏味，舌淡嫩，苔薄腻，脉细弱。

治法：益气养血，托毒外出。

托里消毒散（《外科正宗》）加减

组成：人参、白术、黄芪、甘草、茯苓、当归、白芍、金银花、白芷、皂角刺、桔梗。

全方益气养血，解毒消肿，托里排脓，于久病湿热邪毒之势已衰而气虚血弱者服之为宜。

【预防与调护】

一、预防

1. 加强卫生、道德、法制宣传教育，洁身自爱，避免不正当的滥交。

2. 提高全民素质，注意个人卫生，养成良好卫生习惯，生活洁具定期清洗与消毒，严防交叉传染。

二、调护

1. 对可疑患者应及时诊治，对患者的性伴侣应追踪随访。

2. 保持外阴清洁。

【疗效判定】

治愈：疼痛消失，溃疡愈合，肿大淋巴结恢复正常。

好转：疼痛减轻，溃疡基本愈合，肿大淋巴结缩小。

（刘宇权）

第六节　性病性淋巴肉芽肿

性病性淋巴肉芽肿是通过性交感染血清型 L1、L2、L3 沙眼衣原体，并由性接触而传播的性病，本病在经典的性病中于梅毒、淋病、软下疳之后居于第 4 位，主要侵犯部位在外阴生殖器、腹股沟淋巴结及肛门、直肠。近来由于受西方生活方式的影响与传入，性接触传播疾病增多，性病性淋巴肉芽肿也有所增加。本病多见于热带和亚热带地区，发病比例男性多于女性。

【病因病机】

一、西医病因病理

性病性淋巴肉芽肿是感染沙眼衣原体而发病，沙眼衣原体有 18 个血清型，而 L1、L2、L3 血清型侵袭致病力最强，皮肤的黏膜组织感染可致损害。沙眼衣原体可在鸡胚中或豚鼠、家兔等动物培养。病原体侵犯皮肤黏膜组织，通过淋巴、血液的传播，局部出现

丘疹、脓疮、溃烂、腹股沟淋巴结肿大。通过病灶渗出液、脓液或血液可以检出沙眼衣原体。

感染途经是性接触传播，在不洁性交 1～3 周内，长者可达 10 周，在外生殖器皮肤、黏膜或阴道、宫颈组织有针头大丘疹，可发展为脓疮，继而溃破呈灶性溃疡灶，病灶可单个或数个，直径 2～3mm，边缘清楚，质较软，无触痛。溃疡性病灶经 10 天左右可痊愈而不留瘢痕。经黏膜皮肤损害 1～4 周，腹股沟淋巴结肿大，肿大淋巴结相互融合，因受腹股沟韧带阻碍，腹股沟淋巴结增至鸡蛋大小或略呈梭形，并有槽沟状特殊形状，表面呈紫红或青色。淋巴结先后化脓、溃破，形成众多瘘管开口，似喷水壶样溢出脓液或血液。患者感全身不适，关节疼痛，低热纳差，局部疼痛，影响日常工作与生活。

女性生殖器淋巴循环有回流到髂部与骶部的特点，阴道下部损害常引起髂部及直肠周围淋巴结炎和直肠炎导致下腹疼痛、腰背疼痛与直肠狭窄，外阴象皮肿。阴唇表面可有慢性溃疡形成女阴腐蚀性疮。

二、中医病因病机

本病因房事不洁，感染湿毒，湿毒之邪循肝经上犯，阻遏气机，湿聚生痰，痰气凝聚，积于皮肉，而成肿块；湿毒内蕴，肉腐化脓，变生诸证。

【诊断与鉴别】

一、诊断要点

（一）病史

有不洁性交、性乱交史。

（二）临床表现

潜伏期 3 天至 1～3 周，亦可延至 10 周左右，临床经过可分为 3 期：

1. 第一期（外生殖器早期损害期）　不洁性交后 1～3 周，阴唇系带、小阴唇、前庭、尿道口或阴道口出现针尖头大丘疹，发展为脓疮，并因破溃而呈溃疡。边缘绕有红晕，无疼痛。10 天痊愈而不留瘢痕。

2. 第二期（腹股沟淋巴结炎期）　在早期病变 1～4 周，腹股沟处疼痛，局部淋巴结肿大，如蚕豆至鸡蛋大小，色紫红或青色，初期孤立散在，后相互融合成梭形并呈槽沟状特征。各淋巴结经软化后溃破而溢脓，形成众多喷壶状瘘管，流出黄绿色稠脓或血性脓液。瘘管不易愈合，反复溃破。局部疼痛，全身不适，低热纳减，关节疼痛，行动不利。

3. 第三期（外生殖器象皮肿、直肠狭窄期）　发病 1～2 年或更晚期，因髂淋巴结炎与直肠炎而致女阴唇象皮肿，直肠狭窄，便血或排便困难。严重者可并发膀胱与直肠瘘管。本期病程缓慢，治疗不当可迁延长久。

（三）辅助诊断

1. 病原体培养　淋巴结穿刺液作鸡胚、豚鼠培养，或组织细胞培养，能分离出沙眼衣原体 L1、L2、L3 血清型。

2. 聚合酶链反应（PCR）　将采集标本作 PCR 基因扩增，能灵敏、快速、准确地找出沙眼衣原体，有利于诊断本病。

3. 补体结合试验　取患者血清与致本病的沙眼衣原体抗原作补体结合试验，常在感染第 4 周呈现阳性，血清滴度 1∶64 以上有诊断意义。

二、鉴别

1. 软下疳　皮疹从丘疹发展为脓疮疹，溃破及形成潜行性溃疡，因可自我接种而形成簇样卫星状溃疡。病灶质柔软，剧烈疼痛。腹股淋巴结肿大呈梭形，溃破后只有一个瘘管。采集标本可找到杜克雷嗜血杆菌。梅毒血清反应呈阴性。

2. 硬下疳　梅毒硬下疳与性病性淋巴肉芽肿初期皮疹易相混淆，腹股沟淋巴结可肿大、硬、无疼痛，病灶能查到梅毒螺旋体为鉴别要点。

3. 直肠癌　有脓血便及直肠狭窄症状，直肠内镜可窥视肠管有赘生组织，活检赘生物能查到癌细胞。

【治疗】

一、局部治疗

局部应保持清洁，溃疡病灶可用 1∶5000 呋喃西林液清洗，待渗液减少后，使用抗生素软膏外用，腹股沟淋巴结化脓时宜穿刺吸脓，不可以切开引流。

二、西药治疗

沙眼衣原体为滤过性病毒致病体，治疗较为困难，目前药物治疗最常用：多西环素 100mg，口服，每日 3 次，连服 2～3 周；也可使用四环素或红霉素 500mg，口服，每日 4 次，连续 2～3 周；米诺环素 100mg，口服，每日 2 次，连续 2～3 周。

磺胺甲基异噁唑（复方新诺明），每日 2 次，每次 1g，首剂加倍，连续 2～3 周，休息 1 周后，再重复上述一个疗程。磺胺类药物治疗能预防继发感染，溃疡形成及直肠瘢痕性狭窄。

直肠狭窄者需行瘢痕扩张术，每周一次，严重狭窄者则需手术治疗。

三、中药治疗

1. 湿毒郁结证

临床见证：阴部生疮，化脓溃烂，带下量多，色黄，气秽臭，胯腹一侧或双侧红肿、郁结成块，灼热拒按，溃破流脓，四肢倦怠，发热不适，疼痛难行，二便不爽，舌质黯红，苔黄腻，脉弦滑数。

治法：清热解毒，消肿散结。

仙方活命饮（《校注妇人良方》）

组成：白芷、浙贝母、防风、赤芍、当归尾、甘草、皂角刺、穿山甲、天花粉、乳香、没药、金银花、陈皮。

热毒炽盛酌加蒲公英、野菊花、连翘等清热解毒。块甚加两面针、郁金散结止痛。

2. 寒凝瘀滞证

临床见证：胯腹单侧或双侧结块肿胀，疼痛难解，皮色不变，经久不消，舌淡胖，苔薄白，脉细弱。

治法：温阳消肿，散寒行滞。

阳和汤（《外科证治全生集》）

组成：熟地黄、白芥子、炮姜、麻黄、甘草、肉桂、鹿角胶。

【预防与调护】

1. 加强卫生，道德法制教育。

2. 养成良好个人生活卫生习惯，注意性卫生，患病期间应避免性交。

3. 发现病原体，性伴侣双方同步医治，可疑患者应及时诊治。

【疗效判定】

治愈：皮疹、脓疮、溃疡及疼痛消失，肿大淋巴结恢复正常。

好转：皮疹、脓疮及溃疡基本愈合，疼痛明显减轻，瘘管无破溃。

（刘宇权）

第七节　艾　滋　病

艾滋病是获得性免疫缺陷综合征的英文略写，20 世纪 80 年代初期才正式命名。从在美国首例报道艾滋病起，至今该病已蔓延到世界 200 多个国家和地区，并有日趋发展的倾向，目前尚无有效的药物治疗，死亡率极高，是近年严重威胁人类健康的疾病之一。艾滋病是因感染人类免疫缺陷病毒（HIV）而引起的，病毒感染破坏人体免疫系统的辅助性 T 淋巴细胞，使患者细胞免疫功能日趋下降甚至衰竭，失去机体对外界感染的抵抗力，容易引发条件性致病菌感染和肿瘤的发生，而引起死亡。本病主要通过性接触传播，尤其是有同性恋倾向者，静脉毒瘾者使用病毒污染针具，误用感染病毒血制品，感染的妇女分娩和哺乳都可致艾滋病的传播。

【病因病机】

一、西医病因病理

艾滋病因感染人类免疫缺陷病毒（HIV）而发病。HIV 病毒是反转录病毒，病毒核心有 P25 或 P24 蛋白，贮藏病毒遗传信息 RNA 与逆转录酶，能使病毒合成与其 RNA 相关的 DNA，进入宿主细胞的染色体中，依靠细胞的生物合成器进行自身复制繁殖。HIV 病毒对淋巴细胞，特别是 T_4 淋巴细胞有高度亲和力，通过病毒表面 gp120 蛋白质和 CD_4 分子结合进入靶细胞。HIV 不仅能感染 T_4 淋巴细胞，而且亦能感染体内巨噬细胞、胶质细胞。T_4 淋巴细胞具有诱导/辅助细胞功能，而其中 T_H 辅助性淋巴细胞可产生多种淋巴因子作用和调整其他免疫性细胞。感染 HIV 的 T_4 淋巴细胞，通过干扰 CD_4 分子产生免疫抑制作用而使细胞正常活性受干扰并被杀伤。在 T 淋巴细胞群中，Ts 抑制性淋巴细胞具有抑制 B 细胞的功能，感染 HIV 后 Ts 也明显减少。B 细胞被激活，B 细胞功能异常，易发生恶性 B 细胞淋巴瘤。

感染人类免疫缺陷病毒患者，通过患者血液、精液、黏液、组织液和乳汁中存在的 HIV 病毒作为传染源。通过性交或同性恋患者交媾、血液或血制品的使用、药瘾者使用污染的静脉注射用针具、母婴间通过胎盘与哺乳传播等已被证明为本病的传播途径。

HIV 病毒侵入人体内，初期本人毫无症状，多不被觉察，因该病毒对 T 淋巴细胞有较高亲和力，同时也对神经细胞侵犯。感染病毒及病毒 RNA 永远与宿主细胞结合在一起，使感染不消失，机体无法清除病毒，并通过染色体自身复制，永久遗传下去。感染后的 T 淋巴细胞可发生破裂、溶解、消失，从而使机体辅助性 T 淋巴细胞减少，机体细胞免疫功能缺陷，呈现免疫抑制状态，易于并发条件性致病菌感染及多发性出血性肉瘤

(kaposi 肉瘤)，并因侵犯神经系统而导致神经损害的表现。由于病毒不断增多，反复破坏T淋巴细胞，T_4 细胞减少，产生 T_H/T_S 淋巴细胞比值下降，直至完全失去正常免疫功能，使病人死亡。

二、中医病因病机

中医书籍中虽无艾滋病的病名记载，但近年国内外运用中医药防治艾滋病的初步研究认为：感染疫毒是致病主要因素，邪毒乘虚而入，伏于血络，流注于脉，血行脉中，耗伤精血，肾不藏精，脏腑亏虚，运作失职。“邪之所凑，其气必虚”，正气虚弱而使病情发展，杂症丛生，虚实相兼，病机更为复杂。

【诊断与鉴别】

一、诊断要点

(一) 病史

本病主要通过性接触传播。凡有不洁性交、滥交、乱交既往史，尤其是同性恋或双性恋史；吸毒者互用不洁注射器注射毒品；输入染有 HIV 的不洁血制品；血友病患者经常接受易感染 HIV 的血液凝固因子治疗；感染 HIV 妇女妊娠期与产后母乳喂养；与 HIV 患者生活上较为密切接触或共用牙刷、剃刀等用具。有上述病史者，都有被人类免疫缺陷病毒感染之可能性。

(二) 临床表现

由 HIV 感染发展为艾滋病的发病经过可划分为：

1. 潜伏期　HIV 感染及体内病毒自身培养繁殖的过程。此期持续半年至 10 年不等，少数可达 15 年，潜伏期长短往往与感染病毒的数量、感染频度、传播方式、个体差异和营养状况有关。感染 HIV 后患者多无临床表现，部分病人在 1～2 周内出现急性非特异性的病毒综合征，如类似单核细胞增多症的临床表现，乏力、发热、皮疹、肌肉痛、关节痛、全身淋巴结肿大等症状。感染 HIV 1～3 个月可出现血清 HIV 抗体阳性。抗体阳性可持续存在。

2. 艾滋病相关综合征　感染 HIV 病毒后抗体阳性无症状持续数年后，早期表现为发热、盗汗、消瘦乏力、腹泻等前驱症状，酷似结核病，并伴有全身淋巴结肿大，全身查到两组以上淋巴结肿大，直径≥1cm 以上。持续 3 个月以上不消退，且不能用其他原因解释(以上两组淋巴结不应包括腹股沟淋巴结)。口腔黏膜及皮肤损害，鹅口疮，单纯性疱疹，带状疱疹或多形性皮疹，不明原因骨髓衰竭致贫血、白细胞减少、淋巴细胞减少、血小板减少，较严重者发热超过 38℃，持续 3 个月以上不退，盗汗，顽固性腹泻，进行性消瘦，体重减轻 15%以上。

实验室检查：IgG 明显增高，HIV 抗体阳性，T 淋巴细胞 $<400\times10^6/L$、T_H/T_S 比值 <1 (正常 T_H/T_S 比值为 1.75～2.1)

3. 艾滋病　本期继上期由于免疫缺陷的加重，免疫系统进行性衰退，除充分表现艾滋病相关症候群的体征和症状外，因并发条件性致病菌而发生多种疾病的感染，原发性与继发性肿瘤。常见有：卡氏肺囊虫肺炎，口咽部消化道白色念珠菌感染（鹅口疮，食管、肠道念珠菌病)，巨细胞病毒感染，结核杆菌和鸟型分枝杆菌感染（肺结核、胸膜结核、肠结核、脑膜结核、骨髓结核、淋巴结核等)，疱疹病毒感染，隐孢子球虫病，阿米巴及梨形鞭毛虫肠病，EB病毒感染（口腔毛状白斑病），弓形体病（弓形体脑炎、弓形体脑脓肿），隐球菌性脑炎，进行性多灶性脑白质病，尖锐湿疣，肝炎病毒感染（包括甲、乙、丙、丁、戊型肝炎）。

肿瘤以卡波济肉瘤、非霍奇金淋巴瘤多见，其次是慢性淋巴细胞性白血病、口腔部肿瘤、肺癌及肝癌等。

艾滋病在晚期可致多器官多系统损害，特别表现于血液系统，全血细胞减少，外周血淋巴细胞绝对值下降；神经系统损害包括中枢神经与周围神经病变；消化系统感染，腹泻率高达90%是艾滋病主要表现之一，肝脾肿大；心血管损害包括心肌病、心内膜炎、心包炎、血管炎、血管内膜炎；肺部损害；此外，泌尿系统，肌肉骨骼系统，口腔、皮肤及黏膜、视网膜等均可因有关病变而呈现相应损害。

（三）辅助诊断

1. 免疫学检查　艾滋病的免疫异常主要表现在细胞免疫系统，对皮肤迟发型变态试验无反应较常见。包括对皮内注射破伤风、流行性腮腺炎、白色念珠菌、毛癣菌等普遍抗原不发生迟发型超敏反应。其他免疫异常可表现为：

（1）外周血淋巴细胞显著减少，常少于$1\times10^9/L$。

（2）辅助或诱导性T淋巴细胞明显减少，T_H细胞持续低于$250\times10^6/L$，辅助性T细胞与抑制性T细胞比值下降，正常人T_H/Ts比值为1.75～2.1而艾滋病病人比值<1。正常T_H应>$400\times10^6/L$，T_H细胞（即CD_4细胞）减少易发生条件性致病菌感染。

（3）自然杀伤细胞活力降低。

（4）B细胞被激活，B细胞功能异常，使血清IgA、IgG水平增高。

（5）血清β_2微球蛋白水平增高，α-干扰素的不稳定形式水平增高。

2. HIV抗体测定

（1）酶免疫吸附试验（ELISA）：可以作为基本诊断试验。该法能同时检测大量样品，而且还有全自动或半自动酶标仪，结果判断可以质量控制，此法敏感、快速、经济，可用于大批人群的初筛试验。

（2）蛋白印迹法（WB）：经初筛试验获得阳性结果的标本，必须重复进行蛋白印迹法作确认试验，确证为阳性后，方能告知为阳性结果。WB检查因可以鉴别抗特异抗原如PLA、GP120、GP41等决定簇的抗体，其敏感性与特异性均较高，主要作为HIV抗体初筛检测阳性结果的确认试验。阳性者应认为已被HIV病毒感染并具有传染性。

3. 病原体测定　HIV培养对诊断有特异性，但昂贵、复杂、费时，难以普遍使用。目前有人使用聚合酶链反应（PCR）用于艾滋病的研究。因PCR具有高度敏感性和特异性，可能有一定假阳性，不能作为常规诊断辅助手段。

二、鉴别

传统确认的性病有梅毒、淋病、软下疳、性病性淋巴肉芽肿和腹股沟肉芽肿等5种，20世纪70年代中期世界卫生组织决定：将以性行为或类似性行为为主要传播途径的传染病称为性传播疾病，共有20余种。而我国按现行实际情况，1991年卫生部颁发了《性病防治管理办法》，规定艾滋病（艾滋病病毒感染）、淋病、梅毒、尖锐湿疣、非淋菌性尿道（宫颈）炎、软下疳、生殖器疱疹、性病性淋巴肉芽肿等8种疾病必须作报告以便监控，因艾滋病在条件性致病菌感染中往往也容易在传统性病的基础上并发HIV感染，因此在鉴别诊断上首先应和经典性病如梅毒、淋病、软下疳、性病性淋巴肉芽肿、腹股沟肉芽肿相鉴别。其次也应与先天性免疫缺陷病和其他原因引起免疫缺陷所致疾病进行鉴别。如遗传性（先天性）免疫缺陷综合征、低丙种球蛋白血症、长期大量使用皮质类固醇药物或其他免疫抑制剂者、霍奇金病、多发性骨髓瘤、淋巴细胞性白血病、血管免疫母细胞淋巴结病等。

【治疗】

一、药物治疗

HIV 病毒进入细胞内生存繁殖缓慢，但病毒尚未死亡，一旦机体免疫功能稍下降或明显降低时，存在于细胞内的病毒迅速繁殖。当机体免疫功能健全时，病毒在细胞内繁殖，并由细胞内释放出来，引起病毒血症。目前经过多年临床实践，艾滋病的治疗是困难的，尚未有特效药，进展尚缓慢，且价格昂贵。治疗方法主要为针对抗 HIV 病毒、免疫调节及各种机会性感染病因等方面的治疗。

（一）抗 HIV 病毒药物

1. 齐多夫定（AZT） 为反转录酶抑制剂，主要作用于 HIV 的复制，宜早期病例使用，剂量每日 300～600mg，分次服。长期应用有骨髓抑制、贫血等而致并发感染。

2. 去羟肌苷（DDI） 其作用是抑制 HIV 反转录酶，减少病毒的复制，药物半衰期长，与 AZT 比较对骨髓抑制作用较少，剂量 150～300mg，每日 2 次，口服。

3. 扎西他滨（DDC） 作用亦是抑制反转录酶，使血清 P_{24}抗原下降而 T_4 淋巴细胞数增加。常用剂量 0.75mg，每日 2～3 次。副作用有胃炎、关节炎与周围神经炎等，其发生与用药剂量有关。

4. D4T（stavudine） 有抑制 HIV 反转录酶作用，降低血 P_{24}抗原，使 T_4 淋巴细胞增加的作用与 DDC 相近，毒性小。

以上 4 种反转录酶抑制剂，选择性联合用药可以发挥协同作用，减少毒性反应。

（二）免疫调节药物

1. 干扰素-α 有抗病毒复制与免疫调节作用。常用剂量 300 万单位皮下注射，每天 1 次，2～4 周后改为每周 3 次，每一疗程 2～3 个月。

2. 白细胞介素-2（IL-2） 可增加淋巴细胞，改善免疫功能。剂量 250 万单位，每天连续静脉滴注 2～4 小时，每周 5 天，共 4～8 周。

（三）各种机会性感染的病因治疗

HIV 患者由于免疫缺陷，最终都会发生机会性感染而危及生命。针对机会性（条件性）致病菌的治疗，可以改善生活质量，延长生命。对并发肿瘤则可选用化学治疗、手术治疗和放射治疗。

二、中医治疗

中医药诊治疾病有几千年悠久历史，积累了丰富经验，尽管古代中医典籍没有关于艾滋病的记载，但对艾滋病的不同临床见症可以进行辨证施治。中国中医研究院苏诚炼等专家赴非洲治疗艾滋病 30 例取得了一定疗效，他们在辨证施治上的经验是：

1. 肺胃阴虚 多见于呼吸系统症状为主者。

临床见证：发热，乏力消瘦，气短胸痛，口干咽燥，干咳无痰或少量黏痰或痰中带血，舌质红，苔黄或厚黄腻，脉细数。

治法：益气养阴，清热化痰。

参苓白术散（《太平惠民和剂局方》）合百合固金汤（《医方集解》）加减，或生脉散、六味地黄丸合用。

2. 脾胃虚损　多见于消化系统症状为主者。

临床见证：发热消瘦，乏力纳呆，恶心呕吐，吞咽困难，腹胀肠鸣，泄泻，便溏或呈稀水状，或夹脓血、黏液便，口腔黏膜或舌部疼痛，鹅口疮，舌质淡，苔白腻或黄腻，脉濡细。

治法：健脾益气，和胃止泻。

补中益气汤、小柴胡汤、温胆汤加减，或香砂六君子丸、人参归脾丸。

3. 脾肾两亏　多见于晚期病者。

临床见证：发热或低热缠绵，极度消瘦，神情倦怠，心悸气短，头晕目眩，腰酸膝软，纳呆，恶心或呃逆频繁，腹泻剧烈或五更泄泻，口干盗汗，腹痛肢冷，毛发枯槁，指甲苍白，鹅口疮，舌质红，无苔或苔薄白，脉沉细无力或细数。

治法：益气健脾，温肾止泻。

四君汤合四神丸加减，或金匮肾气丸、十全大补丸。

4. 热盛痰蒙　多见于艾滋病病毒侵犯神经系统的晚期重危者。

临床见证：发热头痛，恶心呕吐，神志不清，神昏谵语，项强惊厥，四肢抽搐或癫痫，痴呆，肢体疼痛，行动困难，舌质红，苔黄腻或白腻，脉细数或滑。

治法：清热化痰，息风开窍。

安宫牛黄丸、钩藤饮加减。

【预防与调护】

1. 预防艾滋病是当今人类社会和全球性的战略任务。国家、各级政府、部门与社团都应积极参加，大力抓好预防宣传教育与健康教育。

2. 加强大众文化、道德、法制教育，严格取缔暗娼、性乱，对高危人群严加管教，避免高危性行为。

3. 安全套的使用可明显减少 HIV 的感染，有利于防范 HIV 的传播。

4. 加强国境检疫，对高危人群积极开展 HIV 抗体检测，严密监视艾滋病疫情动态。

5. 努力预防经血液传播 HIV，安全供血，对血制品要严格采集与贮藏、包装运送和使用操作规程，医疗器械严格消毒，避免共用注射器，对器官、精液捐献者行 HIV 抗体测检。

6. 对高危地区开展 HIV 抗体监测，有利于预防母婴传播。

7. 关怀病人，严格管理，提供有效咨询与医疗条件，隔离消毒，严防病毒传播。

目前尚无特效药物治疗本病，一旦发病终于死亡，故关键在于预防。

（刘宇权）

第八节　阴　虱　病

阴虱病是由主要寄生于人的阴毛和肛门周围体毛，偶见于腋、眉或睫毛的阴虱叮咬其附近皮肤引起瘙痒的一种传染性皮肤病。

【病因病机】 阴虱病多发生在那些卫生条件差、居住环境拥挤的人群身上，阴虱通常由性接触传播，夫妻往往同患阴虱病。阴虱病也可通过患者的内裤、床垫或坐式便器间接传播。阴虱主要寄生于阴部，产卵于人的阴毛基部，成虫体如芝麻大小，其啄器刺入人的皮肤吸取血液时，既把人的皮肤咬伤，又将其有毒唾液注入人体，还边吸血边排粪，因而引起阴部皮肤瘙痒及炎症反应。

【临床症状】 阴虱常贴伏皮面，或用其螃蟹样的足紧抓住阴毛，阴虱卵则可牢固地粘在阴毛上。皮肤被虱咬后可出现高出皮肤面的红丘疹。有不同程度的瘙痒，经病人搔抓，往往继发湿疹，或毛囊炎等化脓感染。少数病人在股内侧或躯干处可见蚕豆大至指头大的青灰色或淡青色斑，不痒，压之不褪色，这种青斑可在阴虱杀灭后维持存在数日之久。

【诊断】 寄生部位毛根处或毛干发现淡褐色阴虱或虱卵即可确诊。

【治疗】 对阴虱病的治疗主要是外用药物，首先应剃除阴毛并用火烧毁，内衣内裤要煮沸或熨烫。外用药物有：

1. 0.01%二氯苯醚菊脂溶液，一次外搽患处，3天后洗净即可。
2. 25%～50%百部酒精浸液，每日外搽两次，连续3天。
3. 25%苯甲酸苯酯乳剂，1%升汞酒精，1%六氯苯霜，10%硫磺软膏或优力肤霜等，均可杀灭阴虱。
4. 10%硫黄炉甘石洗剂或5%白降汞软膏可搽皮损之处。
5. 如继发感染时可用抗生素治疗。

【预防与调护】

1. 主要是搞好个人卫生，勤洗澡，勤换衣。
2. 发现阴虱病患者除应及时治疗外，还应追踪传染来源，特别是对其性伴侣给予检查和治疗。
3. 对病人使用的衣物、床上用品和污染物应煮沸灭虱或用熨斗熨烫。
4. 未治愈之前禁止性生活。

【疗效判定】

痊愈：症状、皮疹消失，未见活虫体。

无效：症状及体征无改变者。

（刘宇权）

参考文献

1. 张炜．女性尖锐湿疣．实用妇产科杂志，1988，(3)：126-127.
2. 范瑞强．中医治疗尖锐湿疣的近况与展望．新中医，1995，(11)：54-55.
3. 许爱娥，徐晖，金海生．0.5%鬼臼毒素酊治疗尖锐湿疣疗效观察．中华皮肤科杂志，1995，(3)：195.
4. 洪福昌．复方足叶草酯治疗157例女性尖锐湿疣．中华皮肤科杂志，1995，(3)：193.
5. 何成雄，陈永声．鸦胆子液治疗44例尖锐湿疣．临床皮肤科杂志，1994，(4)：325.
6. 王桂英，赵海波．中药治疗外阴尖锐湿疣100例．广西医科大学学报，1994，(2)：18.
7. 高继诚．50年代391例梅毒五种方剂临床研究．内蒙古中医药杂志，1990，(2)：13-14.
8. 徐焰．女性生殖器疱疹．实用妇产科杂志，1998，(3)：119.
9. 廖传德．中药双黄连粉针液外用治疗生殖器疱疹100例．中国皮肤性病学杂志，1994，(4)：234.
10. 余放争．中医中药治疗艾滋病研究进展．云南中医杂志，1990，(6)：44-47.

第十四章

计划生育及其并发症

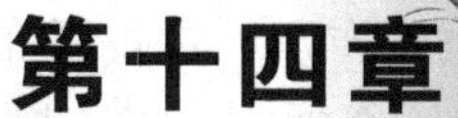

第一节　中医学对抗生育的认识与研究

计划生育是我国的一项基本国策。我国在女性节制生育方面从1964年开始试用女用甾体激素口服避孕药至今，针对抗排卵、抗受精、抗着床、抗早孕等方面进行了研究，采用了工具避孕、药物避孕、药物抗早孕、手术绝育及人工流产和引产等多种节育方法。以避孕药为例，其剂型有片剂、针剂、药膜、滴丸；以药效的长短又有短效口服避孕药、长效口服避孕药、探亲口服避孕药；以给药途径分有口服、注射、皮下埋植、药膜塞阴道等之不同。因此，计划生育的科学研究和技术进步日新月异，发展迅速。然而，中医学对抗生育的认识和研究则显得不足。虽然应用中药天花粉蛋白、芫花萜结晶进行中期妊娠引产及抗早孕取得了良好的效果，但与计划生育的科学研究进展比较起来则相距甚远。

春秋战国时代《山海经》有萯蓉食之使人无子，黄棘服之不字（即不育）的记载。在浩如烟海的历代中医古籍中有“避孕”、“无子”、“断产”、“绝孕”、“绝产”、“堕胎”、“下胎”及妊娠禁忌药物等的记载，从中我们得到启迪，中医学蕴藏着抗生育方面的丰富理论、药物和各种方法。

民众对中医避孕的期待与要求十分迫切。若能将源远流长的中医学与丰富多彩的西医学研究相结合，创立一门具有中国特色的计划生育新兴学科，研制出安全、有效、简便、副作用小的抗生育药物，她的成功将有利于弘扬中医药学，有利于计划生育国策的落实，有利于育龄期妇女的健康，也将会引起世界的关注。现将有关记载和现代的有关研究介绍如下，以供研究者参考。

一、古医籍中记载的绝育、下胎的药物及方法

以下内容仅供研究者参考。

（一）药物绝育

1. 蚕子布灰　古蚕子布一尺烧成灰，在妇女产后3～7天用陈酒吞服，服后终身不复怀孕。(《千金翼方·妇人断产方》)

2. 千金断产方　四物汤一剂，芸薹子一撮（即油菜子），红花，水盅半煎八分，经后空心服则不受胎。

3. 断产方　妊身欲去之并断产方，栝蒌、桂心各三两，豉一升（古方的豆豉系臭豆豉，今无此药。）上三味，以水四升，煮取一升半，分服之。(《外台秘要·卷三十四引小品方》)

4. 附子二枚，捣为屑，以淳苦酒和涂右足，去之大良。(同上)

5. 欲断产者，常嚼马槟榔二枚，水下，久则子宫冷，自不孕矣。(《本草汇编》)

6. 丹溪断子法　白面曲一升，无灰酒五升，作糊，煮至三升半，滤去渣，分作三服，候经至前一日晚五更及天明各吃一服，经即不行，终身无子矣。(《景岳全书·妇女规古方》)

7. 六角刺俗名老鼠刺，叶曰苦丁，和匀同炒，焙成茶，货与尼庵，转售富家妇女，云："妇人服之，终身不孕，为断产第一妙药也，每斤银八钱。"又说："（茶）味甘苦极香，兼能逐风活血，绝孕如神。"(《本草纲目拾遗》)

8. 蒲包草条　治瘰疬，蒲包草连根采来，洗去泥，切寸段，砂锅煎汤代茶饮，不论男女皆愈。但妇人服之，愈后终不受孕。须服北京真益母丸四、五两，可解之。(《本草纲目拾遗》)

9. 解晕草条（即广东万年青）　海宁周世任云："此草根下子，大冷子宫，凡妇人欲断产，取子百粒，捣汁服，永不再孕矣。"(《本草纲目拾遗》)

10. 夏草冬虫条　张子润云：夏草冬虫，若取其夏草服之，能绝孕无子。(《本草纲目拾遗》)

（二）药物避孕

佩兰酒：零陵香为末，于经净后煎酒吞服二钱，有效一个月，如服至一两，则一年不孕，盖血闻香即散（《医林集要·断产方》）

（三）药物下胎

1. 蟹爪散　下胎极效，如妊娠有病欲去胎者宜此。蟹爪二合，桂心、瞿麦各一两，牛膝二两。上为末，空心温酒服一钱（《医学正传》）

2. 牛膝汤　牛膝、川芎、朴硝、蒲黄、当归、桂心、下胎。(《胎产辑萃》)

3. 下胎　用瞿麦六两，通草、桂心各三两，牛膝、榆白皮各四两。(《女科辑要》)

4. 若因伤寒热证温疟之类，胎受热毒而死，用朴硝、水银、硇砂之类，能使胎化烂，辅以行血顺气之药，使胎即下。(《圣济总录》)

5. 下胎小品方　用麦糵一升，擂碎，水二升，煮一升，服之即下，神效。又方用牛膝一两，酒一盅，煎七分，作二服即下（《景岳全书·妇人规》）

6. 下胎方　并下死胎俱效。天花粉四两，肉桂、牛膝、豆豉各三两。上咀，用水七碗，煎二碗半，分三服，每服后一时许又进一服。(同上)

7. 土牛膝根洗净，用五寸长者数根，将蒂紧系住，根头上搽麝香少许，放入阴中，一日即下。(《秘录奇方》)

8. 病笃去胎，虻虫十枚，捣为末，酒服即下。(《产乳》)

9. 以芫花酒给妇人服，腹二子与妇人俱弊……说明芫花有毒，且能杀胎。（《生生宝箓》）

10. 芫花根剥去皮，以棉裹塞入阴穴三寸，即下。（《摄生方》）

（四）针灸绝育

1. 石门，三焦之募也，女子禁，不可刺灸中央，不幸使人绝子。（《针灸甲乙经》）

2. 石门、关元二穴在带脉下相去一寸之间，针关元主妇人无子，针石门则终身绝嗣。（《千金翼方》）

3. 多产针刺石门，泻三阴交。并说，此处禁针禁灸，除多产外，切勿轻用。（《针灸秘授传书》）

4. 石门，妇女忌用，用后不妊娠。（《新编针灸学》）

（五）针灸下胎

1. 一云即下死胎，妇人妊娠针合谷即堕胎。（《类经图翼》）

2. 催经止孕　俱泻合谷、足三里、至阴。虚者补合谷，泻至阴。（《医学入门》）

3. 妇人欲断产，灸右踝上一寸，灸三壮，即断。（《备急千金要方》）

4. 断产灸法　一传方欲绝产者灸脐下二寸三分，阴动脉中三壮，此当自脐中至骨际拆作五寸约之（《景岳全书·妇人规》）

（六）其他方法抗生育

敷法

1. 附子二枚，捣为屑，以淳苦酒调和，涂右足。（《外台秘要》）

2. 蓖麻 2 个，巴豆 1 个，麝香 0.3g，研末，贴脐中央及足心。（《古今图书集成·医部全录·妇科门》）

二、针灸避孕、流产方法

关于针刺的抗生育效应，在中医学古籍中早有记载，近代也有临床报道。

用针刺石门穴节制生育 32 例，收到较好效果。针刺前对受术者进行内科及妇科一般检查，尤其应注意子宫有无病变及月经周期是否正常。一般以行经完毕第 1～2 天为最佳针刺时间。针刺时受术者仰卧，两下肢伸直。在腹正中线脐下 2 寸选准石门穴。用 2 寸毫针快速刺入皮肤后，再缓缓进针，直至得气，方可停止进针，行泻法 30 秒，然后留针 30 分钟，中间按上法行针 1 次。出针要快，用干棉球压迫针眼。每月针 1 次，连续 3 个月。32 例均观察半年至数年，全部获得未孕的满意结果。认为用泻法针刺石门穴，导致任脉虚，太冲脉少，任冲二脉不协调，尽管阴阳相合，两神相搏，孤阴独阳，阳不化气，阴不成形，故不能孕也。（赵柯．针灸石门节制生育 32 例．中国针灸，1991，（1）：20）

亦有用石门穴为主穴避孕，具体操作为：在针刺前先检查子宫位置，患者仰卧，进针时令患者三呼三吸，三进三退。进针一寸，捻向右或向左均可，不能直下（直下不能使子宫位置改变），当患者感到腹胀疼，留针约 30 分钟，针后灸 3～5 壮，隔 3～5 日再进行第 2 次针灸，在主穴石门穴针刺后还要在足内踝上 1 寸灸 3～5 壮，3 天一次，5 天为 1 个疗程，经期停针。观察到针灸期间 3 日内有 90％向后反射胀痛感觉（因子宫移位缘故）。针灸后 10 日再作子宫体查时发现 35.5％以上子宫后倾 3°，56.3％子宫后倾 2°，6.7％后倾 1°。可能由于石门穴所处的解剖结构与妇女的内生殖器官子宫和卵巢位置相近，决定了其具有特殊的影响妇女生育的临床应用价值。（李敏．石门穴古今应用与研究探微．中医药

学刊，2003，21（9）：1498）

关于针刺堕胎在中医学文献中早有记载，如《针灸大成》云："合谷，妇人妊娠可泻不可补，补即坠胎。"又如《胜玉歌》云："阴交针入下胎衣。"合谷为手阳明经原穴，属气；三阴交为足太阴经之交会穴，属血。补合谷泻三阴交可增有余之气，损不足之阴血，不利于胎元，故而导致下胎。经脉所过，主治所及，子宫、中极为局部取穴，有促进子宫收缩，主治胞衣不下的功效。次髎为妊娠妇女之禁针，针刺这些穴位而收活血通络、健运胞宫的作用。现代研究认为针刺体穴抗早孕的成功率约为75.46%。（金春兰．论妊娠期禁针合谷、三阴交．针灸研究，2005，30（3）：187）

对20例孕妇进行针刺流产，取关元、曲骨、三阴交、昆仑、次髎、合谷、长强，成功流产11例，成功者的怀孕时间都在50天以内。（高琪如．针灸促使流产20例临床观察．中国针灸，1983，3（5）：37）

对停经42～50天的孕妇进行针灸流产，主穴为合谷、三阴交、中极，配穴为次髎，有效率为93.75%，指出针刺流产应在停经50天内进行。（陶爱．针灸用作人工流产．中国针灸，1989，9（2）：53）

对孕妇进行电针堕胎观察，取合谷、三阴交、次髎，总有效率为42.86%，其中早孕组有效率为47.5%，表明胎儿月龄越小越易成功。（雷振萍，温雪群．电针堕胎49例观察．中国针灸，1990，10（5）：27）

对妊娠35～56天的患者进行电针抗早孕，取合谷、三阴交、中极、子宫、上髎、次髎，成功率为65%。（唐瑜．电针抗早孕40例临床观察．上海针灸杂志，1995，14（4）：147）

对60例孕龄在40天内的患者针刺中极、子宫、合谷、三阴交，结果表明针刺抗早孕的效果为33%。（康锦其，周圆，张黧．针刺抗早早孕初探．上海针灸杂志，1995，14（4）：16）

对40天到3个月孕妇11例进行针刺流产，取三阴交、太冲、中极、合谷为主穴，配昆仑、石门、天枢，成功7例，无效4例。（齐凤军．针灸终止早期妊娠11例．河南中医，1993，13（4）：188）

对25例妊娠38～50天孕妇施行针刺流产，主穴取合谷、三阴交，配足三里。留针1小时。结果针刺2～5次出现阴道流血，伴有胎囊脱出，达到终止妊娠者24例，无效1例。（洪俊峰．针灸终止早期妊娠25例．辽宁中医杂志，1995，22（8）：336）

对15例妊娠试验阳性患者进行针刺流产，针刺时间选择在停经40～50天为宜。2.5寸毫针快速刺入腰$_5$骶$_1$椎间隙处，缓慢进针，当盆腔有触电感时停止进针，深度约为1.5～2.0寸，留针20分钟，5分钟行针1次。成功率为93.3%。（赵瑞珍．针刺十七椎下终止早期妊娠．浙江中医杂志，1999，34（12）：533）

三、现代研究的有关抗生育的方药

以下内容仅供参考。

1. 薏苡仁根引产　薏苡仁含有薏苡仁油、糖类、氨基酸、维生素B_1等。服用根部（鲜品肉根）现挖现用。据药理研究用石油醚浸出的薏苡仁油对动物子宫能使其紧张度增加，振幅增大，故有收缩子宫的作用。按怀孕月份1月1寸，服用时嚼细后用冷开水送下。用上法进行7例临床应用，最短36小时胎儿产出，最长7天胎儿才产出。7例中除1

例加中药产出外，其余均是成功的，无其他不良反应。(新医学，1975，(4)：218)

2. 早期妊娠流产　当归、丹参、香附各15g，桃仁、生卷柏各12g，红花、赤芍、泽兰、牛膝各19g，三棱、莪术各9g，川芎8g，水煎。一次服完，用白酒25～50ml为引，药后饮下。临床观察56例，其中45例获成功，11例无效。以妊娠40天以内，年龄30岁以上为佳。(湖北中医杂志，1982，(6)：43)

3. 益母草、丹参、车前子各30g，当归、泽兰、冬葵子、川牛膝各15g，川芎10g，桔梗5g。实热型体质加肉桂、炮姜；虚寒型体质加丹皮、赤芍。服5剂后无反应者，加生蒲黄、五灵脂，并冲服白酒30ml。临床应用34例确诊早孕，其中20岁以上16例，30岁以上12例，40岁以上6例。停经45天以上10例，55天以上18例，65天以上6例。服药3剂者阴道排出血块，终止妊娠者4例；服4～5剂者12例；6～7剂者8例；8～10剂者6例；服10剂无反应无效者4例。(浙江中医学院学报，1980，(6)：51)

4. 活血通瘀催经止孕方　柴胡6g，当归6g，川芎9g，莪术15g，川牛膝12g，红花9g，土鳖虫6g，马鞭草30g，益母草12g，泽兰10g，青皮9g。对40天内早孕妇女，共用17例，成功6例。本法用于催经止孕，有一定效果，不给病人带来痛苦，服药时间短，流血量不多（为正常月经量），不影响病人的工作，易为病人所接受。使用前必须详细询问病史及进行妇科检查，测HCG、血常规、测血压、排除高血压和肝、肾及血液系统疾病。如有上述疾病者，不宜服用此方。(贵阳中医学院学报，1986，(1)：49)

5. 催经抗早孕方　益母草45g，川芎、延胡索、三棱、莪术各10g，牛膝、桃仁、红花、赤芍各15g，每日1剂，水煎加黄酒少量，空腹顿服，适宜于孕60天以内早孕妇女，经至停服。临床观察停经60天以内妊娠11例，均获成功。服药后月经来潮时间，2天者2例，5天者3例，6天者2例，7天者1例。药后均有不同程度的头晕、腰酸、下腹重坠胀痛感，月经多夹血块，经净时间多在停药后3～4天。(浙江中医杂志，1984，(5)：228)

6. 药流丹　有学者为了提高药流的效果及安全性，应用中药制剂“药流丹”（以“生化汤”为基础加入治疗宫外孕、葡萄胎及清热消炎的药物制成中药制剂）与西药“息隐”（米非司酮）配合应用，观察其效果。以门诊要求药物流产的孕妇为研究对象，米非司酮＋米索前列醇按常规剂量给予口服，最后一天到医院用米索前列醇后监护流产情况并作记录。研究组在用西药流产前两天口服“药流丹”每次8g，每日3次，到医院服米索前列醇流产后继服“药流丹”5天，每日3次，每次8g，对照组仅用息隐＋米索前列醇，一周后复查。结果中西医结合研究组171例，术中术后出血量减少，清宫38例，清宫率为22%，完全流产率高且未发现其他不良反应；对照组62例仅用息隐流产，清宫20例，清宫率为32%，两组比较有显著差异（$P<0.05$）。结论认为中西药配合用于流产，可降低药流清宫率，减少流产中出血过多的并发症，是一种安全有效的流产方法。(蔡利珊，李宁．中药制剂“药流丹”的临床研究．论文及摘要集·小组交流，2004：83)

7. 药流安　药流安为一种自制的中药制剂，在其胶囊中含有当归、川芎、桃仁、红花、三七、益母草、阿胶、炒蒲黄、花蕊石、炮姜、茜草、黄芪、黄芩、炙甘草，诸药合用，活血化瘀，益气养血，通脉止血，清理胞宫，研究表明药流安胶囊有促进ER表达，而下调PR表达的作用，干扰ER/PR之间的平衡，提示药流安胶囊在受体mRNA水平能对抗孕激素作用，使孕激素作用下降，致使蜕膜组织细胞变性坏死，从而发挥其抗早孕效应。(王维鹏，胡兴文，金正江．药流安胶囊对人早孕蜕膜组织雌、孕激素受体mRNA水平的影响．华中医学杂志，2006，30 (1)：23-24)

8. 益母草 益母草是活血化瘀药，主要成分是生物碱。《本草纲目》记载“可治胎漏难产，胞衣不下，血晕、血风、血痛、崩中漏下。”益母草的各种制剂，对子宫有明显的兴奋作用，可使子宫收缩频率、幅度及强力增加。临床上常用本品浸膏，即益母草膏。研究观察药流后加服益母草膏，有提高完全流产率，缩短阴道出血时间，减少出血量的效果。方法：随机分观察组和对照组，观察完全流产率、阴道出血时间、出血量。结果：药流后加服益母草，完全流产率提高，阴道出血时间缩短，出血量减少。认为药流后加服益母草膏在临床上是一种可推广的方法。（孙姝．益母草在药流中的应用．河南医药信息，2001，9（16）：41-42）

9. 生化汤加减抗早孕 有学者探讨生化汤加味在药流中的作用。方法：对照组 250 例用米非司酮配伍米索前列醇流产，观察组 250 例用米非司酮配伍米索前列醇出现阴道出血即开始服生化汤加味，观察 2 组流产情况、出血量、出血时间。药物组成：生化汤加味方剂组成：当归 12g，川芎 3g，红花 6g，益母草 9g，泽兰 3g，桃仁 6g，炙甘草 9g，炮姜 6g，南山楂 9g，五灵脂 6g，蒲黄 6g。每日 1 剂，水煎剂，连服 7～10 天。结果证明生化汤加味能减少药流中的出血量，缩短出血时间。认为生化汤为药流中很好的辅助用药（朱敏．生化汤加味在药物流产中的应用．中成药，1999，21（8）：412-413）亦有学者将要求药物流产的 100 例早期妊娠者分为两组，两组均按常规剂量和方法口服米非司酮和米索前列醇。治疗组在服米索前列醇后 48 小时加服生化汤加减（组方：红藤 15g，败酱草 15g，当归 15g，桃仁 12g，黄芪 9g，黄柏 15g，王不留行 15g，瓜蒌 21g，党参 9g，柴胡 9g，甘草 9g，益母草 18g），水煎，1 日 3 次服用，连服 3 日。对照组服米索前列醇后 48 小时口服宫血宁胶囊。药物流产后 7 天、15 天和 30 天复查。结果：治疗组完全流产 49 例，完全流产率为 98%；对照组完全流产 43 例，完全流产率 86%。（肖中惠，陈世萍，梁容．中药生化汤辅助药物流产的效果观察．临床误诊误治，2006，19（1）：55）

10. 紫草天花粉汤 有学者探讨紫草天花粉汤（主要由紫草、天花粉、白及、田七、党参等组成）对减少药物流产后出血量，缩短阴道出血持续时间，增加完全流产率的可行性。将观察病例随机分成中药治疗组和对照组，观察两组完全流产率、不完全流产率、失败率和药流后阴道出血量及持续时间。中药治疗组完全流产率为 96.25%，高于对照组的 86.25%，两组比较接近显著性水平，流产后阴道出血量和出血时间均明显低于对照组，具有显著性差异。认为紫草天花粉汤可以减少药物流产后阴道出血量和出血时间，有增加完全流产率的趋势。（徐一红．紫草天花粉汤与米非司酮在中止妊娠中的协同作用．广州中医药大学学报，2003，20（2）：115-117）

11. 中西药配合终止妊娠 42 例要求药流的 12～14 周妊娠者，第 1 天晨空腹服米非司酮 50mg，当晚睡前服米非司酮 25mg；第 2 天同样剂量方法，总量 150mg，并配合杀胚汤（当归 10g，川芎 10g，牛膝 12g，肉桂 6g，三棱 10g，莪术 10g，蜈蚣 2 条），每日 1 剂，1 天 2 次，连服 2 天；第 3 天晨空腹服米索前列醇 600μg，4 小时后服祛胚汤（当归 25g，川芎 10g，桃仁 10g，艾叶 10g，蒲黄 10g，枳壳 25g，红藤 10g，益母草 25g），每日 1 剂，1 天 2 次，连服 7 天。结果完全流产者（服药后胚胎及胎盘排出完整，不需行清宫术）29 例，不全流产者（服药后胎儿排出，但胎盘欠完整，经 B 超提示有胎盘残留需行清宫术）11 例，未效者（服药后无妊娠产物排出，需行钳刮术）2 例，总有效率为 95.2%；清宫率为 31%（张洪．中西药配合终止 12～14 周妊娠 42 例体会．江西中医药，2000，31（3）：41-42）。有学者采用宫腔内给药配合中药内服终止早孕 47 例，疗效满意，具体方法：会阴常规消毒后，按一定比例配制而成的新洁尔明溶液推注入宫腔内 3ml，在推注药液时，让受者抬高臀部然后让其平卧 15 分钟、俯卧 15 分钟后即起。当日服中药，水煎 3 次后，混合浓煎日服 3 次，不论胚胎是否排出，连服 3 剂，每日 1 剂。药物组成：黄芪、党参、益母草、丹参、车前子、牛膝、川芎、当归、桃仁、红花、三棱、莪术、枳实、砂仁、甘草等。结果完全流产占 87.23%，不完全流产占 10.63%，失败 2.14%（何莉平，李树春．中西医结合终止早孕 47 例临床观察．云南中医中药杂志，1998，19（4）：14）。另有学者观察中药配合药物流产终止瘢痕子宫合并早孕的临床疗效。方法选择 304 例瘢痕子宫合并早孕的妇女，随机分两组，观察组 151 例用中药配合药物流产终止早孕，对照组 153 例单纯采用药物流产终止早孕。方法：全部病例于第 1、2 天早上服米非司酮 50mg，12 小时后服 25mg，第 3 天早上一次性服米索前列醇 600μg。观察组于服药第 1 天开始加服中药汤剂，每日一剂，分早、中、晚服，连服 5 天。所有病例于服药第 3 天来院门诊观察孕囊排出情况，6 小时内未排出孕囊者教会妇女回家观察胚胎排出情况。所有妇女于阴道流血后第 8、15、30 天及月经第一次复潮后随访，观察组妇女第 8 天随访仍阴道流血量较多，加服中药 3～5 剂，停药 2 天后复查。中药基本方：当归 15g，川芎 15g，三棱 10g，莪术 10g，桃仁 6g，红花 12g，车前子 12g，川牛膝 6g，益母草 30g，炒蒲黄 15g，三七 10g，肉桂 6g，甘草 3g。若肝胃不和，干呕、头昏、舌红，加柴胡、苏叶各 15g；若脾胃虚弱，呕吐清涎、纳差、舌淡胖，加陈皮、砂仁各 15g；若气血不足，气短、乏力、嗜睡，加服黄芪 30g，党参 15g。结果观察组完全流产率达 95.3%，对照组完全流产率为 89.4%；观察组平均流血时间 9.5 天，对照组平均流血时间为 14.3 天。结论：中药配合药物流产终止瘢痕子宫合并早孕优于单纯药物流产终止瘢痕子宫合并早孕。（杨金华．中药配合药物流产终止瘢痕子宫合并早孕 151 例观察．中医中药，2007，45（5）：64，73）

四、抗生育药的实验研究

1. 紫草　紫草的抗生育作用可能与其兴奋子宫、阻断垂体促性腺激素作用及绒毛膜促性腺激素的作用有关。紫草的抗促性腺激素作用，至少部分是出自紫草酸的作用，这种多酚酸占紫草干重的 2%～3%（Findley WE，et al. Antigonadotropic Activity of Lithospermum. Puderale Contraception，1980，21（2）：199）。研究发现粉碎的紫草根、皮的生理盐水混悬液有抑制大鼠卵泡发育与成熟的作用，用药后血清 FSH、LH 浓度下降，出现明显的抗生育效果，停药 45 天后，血清 FSH、LH 浓度恢复正常，这说明紫草的抗生育作用是可逆的（马保华，邴鲁军，王浙民．中药紫草抗生育作用的研究．山东医科大学学报，1993，31（1）：35）。而紫草乙醇提取物能显著抑制体外培养的人绒毛组织分泌 HCG 的功能，破坏绒毛组织结构，甚至使其坏死（杨柳，王秀华，张西玲．紫草乙醇提取物对体外培养人绒毛组织分泌 HCG 功能的影响．甘肃中医学院学报，2001，18（1）：21）。紫草的石油醚提取物，给小鼠皮下注射 10g/kg，每日 2～3 次，连续 3～7 日，小鼠胎盘出现坏死、液化、吸收，或出现子宫充血，并有胎仔排出或吸收的胎盘痕迹，小鼠妊娠终止。另外，该药对家兔也有抗早孕作用。紫草提取物对豚鼠、大鼠、家兔的正常或怀孕中晚期离体子宫有兴奋作用。妊娠晚期子宫的兴奋作用最显著（刘发，李观海，郑明新．新疆紫草对动物抗早孕作用的初步研究．新疆医学院学报，1982，5（3～4）：199-200）。紫草配用米非司酮，可提高流产成功率、缩短出血时间（法韫玉．紫草对药物流产临床效果的影响．生殖与避孕，1996，（3）：199），剂量以50g较为合理（刘建华，王萍．紫草辅助早期妊娠药物流产200例临床观察．中国实用妇科与产科杂志，2002，18（6）：365-366）

2. 柿蒂　据报道分别以柿蒂、柄、蒂柄三组醇提取物作白兔实验，均有一定的避孕效果，而以柄组效果最好，注射1次，可使6个月经周期不孕，但经煮沸或高温、高压处理后，避孕效果则不好。天津市药研所的动物实验结果，柿蒂的醇提取物之避孕率为50%，粉剂之避孕率为80%。（芜湖医学，1979，（1）：9，3）

3. 槐角　《本草纲目》记载有催产作用。经实验证明，它对小鼠有抗生育作用，其有效成分为染料木素和柰酚，有干扰孕卵运输、禁止孕卵着床和抗早孕作用。

4. 姜黄　片姜黄及色姜黄煎剂及浸剂对小鼠、豚鼠离体子宫呈兴奋作用，对家兔子宫瘘管引起周期性收缩，一次给药可持续5～7小时（江苏新医学院，中药大辞典（下册）．上海：上海人民出版社，1977：1735）。研究显示，姜黄水提取液和石油醚提取液200mg/kg，对雌性大鼠有100%的抗生育作用；姜黄煎剂腹腔或皮下注射，对小鼠和兔早、中、晚期妊娠均有明显的终止作用，终止妊娠率可达90%～100%，但口服无效。姜黄终止早期妊娠的作用可为黄体酮所对抗，还可明显抑制假孕小鼠创伤性子宫蜕膜瘤的生长，故推测姜黄引起动物早期流产的机制，很可能是由于抗孕激素活性和宫缩作用所致。（李广勋．中药药理毒理与临床．天津：天津科技翻译出版公司，1992：260）

5. 枳子花　据江西省庐山植物园等研究认为，其有效部分（E_{97}）有明显抗早孕作用。动物实验证明，其抗早孕效果与给药时间有关，给药时间提前1天，效果更显著。提出临床用药于受孕时间越短者，效果可能越好，有近似催经止孕作用。E_{97}还有收缩子宫的作用。但在猕猴的亚急性毒性试验中，发现个别心电图S-T段明显升高，组织检查为心肌炎，故临床试用应慎重。

6. 补骨脂　补骨脂有抗早孕和雌激素的作用，异补骨脂、补骨脂酚对小鼠有明显的抗着床作用，雌鼠分别宫内注射10mg异补骨脂素和0.00125～0.005ml补骨脂酚，均有较明显的抗早孕作用，但补骨脂酚的毒性反应较强。补骨脂干粉给予成年正常和切除卵巢的雌鼠，能增加阴道角化。补骨脂酚对去卵巢雌鼠可引起动情期变化，使子宫重量明显增加，有较强的雌性激素样作用。以果实干粉饲喂成年雌鼠37～77天，能伤害其生育能力，但改为正常饲料一周后即可恢复。（梅全喜，毕焕新，苏德民，等．现代中药药理手册．北京：中国中医药出版社，1998：546-550）

7. 蚕茧草　对孕鼠有较好的抗生育作用，对性周期无明显影响，但有加强雌激素的作用，大剂量给药可使雌鼠垂体前叶活性降低，并引起肾上腺、卵巢及子宫重量下降。因此，认为其抗生育作用可能是通过对垂体前叶的可逆性影响和增强雌激素的作用而实现的。（南京药学院学报，1980，（1）：58）

8. 穿心莲　穿心莲水煎剂腹腔注射，对小鼠各个时期的妊娠，包括着床期和妊娠的早、中、晚期，以及兔的早期妊娠，都有显著的终止作用。肌注、皮下注射、灌服、静脉及宫内注射给药均能获得明显效果，以腹腔注射、静脉及宫内注射效果最好，且宫内注射用药量小。将外源性孕酮或黄体生成素释放激素（LH-RH）与穿心莲同时注射，则可防止早期流产。提示穿心莲可能具有对抗体内孕酮的作用，从而引起流产（北京医学院生理教研组，生殖生理教研组．中药穿心莲对实验动物的终止妊娠作用．生理学报，1978，30（1）：75-80）。穿心莲内酯丁二酸单脂钠盐、穿心莲氯仿提取物、穿心莲甲醇提取物、脱氧穿心莲内酯磺酸钠、新苷穿心莲内酯磺酸钠 A 和 B、穿心莲甲素均有抑制体外培养的早孕人胎盘绒毛滋养层细胞分泌激素的作用，显微镜下观察，以上制剂损伤、破坏滋养层细胞并使它死亡。穿心莲的抗生育机制是由药物对滋养层细胞直接破坏所致（张星，庄临之，李树民．穿心莲抗生育作用的研究Ⅰ-对体外培养的人绒毛滋养层细胞激素分泌功能的影响．动物学报，1985，31（1）：52-58）。穿心莲内酯可阻止生精细胞的分裂，使运动性降低（Akbarsha MA，phytother Res. Aspects of the male reproductive toxicity of andrographolide in albino rats. Journal of Bharathidasan University，2000，14（6）：432）。说明穿心莲对精子的生长有影响，能够降低雌鼠的受孕率。动物实验证明穿心莲能中断大鼠精子的生成，使细精管退化，间质细胞、附睾、精囊、前列腺及凝固腺退化。使副腺的重量和液体含量减少。同时使睾丸中胆固醇及糖原蓄积，睾丸中的乳酸脱氢酶，以及睾丸与前列腺中的碱性磷酸酶的活性增加，实验表明穿心莲具有抗精子生成及雄性特征的作用。亦有实验证实穿心莲可抑制睾丸生精细胞的生成，降低雄性大鼠的生精功能，产生不育作用，而不影响雄性大鼠睾酮的分泌及性功能。因此穿心莲能影响雄性大鼠的生育功能，降低雌鼠的怀孕率，可产生避孕作用，其具体作用机制值得进一步研究。（李荣，戴伟娟，肖顺汉，等，穿心莲胶囊对大鼠生育功能的影响．泸州医学院学报，2008，31（6）：625-627）

9. 甘遂　13 只妊娠豚鼠，腹腔注射甘遂注射液，第 1 次给药后有 9 只动物引产成功。说明甘遂的抗生育作用是可以肯定的。而且甘遂的引产作用与剂量有密切关系（韩向阳．甘遂引产作用的研究．哈尔滨医科大学学报，1979，4：48）。甘遂中引产有效成分的研究发现，从甘遂中分离得到的大戟二烯醇对孕羊有引产作用。孕羊在注射甘遂乙醇提取液后强烈刺激肠道并引起子宫强烈收缩，导致流产（陈希琛．甘遂引产成分的初步研究．药学通报，1982，17（6）：43）。50%甘遂注射液用于临床妊娠中期引产 6000 余例，羊膜腔内一次注射，引产成功率为 99.37%。其抗生育机制研究表明，甘遂能引起胎盘蜕膜组织及绒毛充血、出血、变性、坏死等，胎儿各脏器亦有充血、出血，心脏还有微血栓形成，认为甘遂可能对胎儿循环系统有损害（于天文，李相忠，辛淑媛，等．甘遂中期引产胎盘与胎儿脏器的光镜及电镜观察．中西医结合杂志，1984，4（4）：201-202）。另有人认为甘遂终止妊娠的首要机制不是增加子宫收缩，而可能是对滋养细胞的选择性损害（吕怡芳．甘遂引产作用的研究．吉林医学，1983，4（1）：33）。从甘遂中提取的巨大戟二萜醇对非洲蟾蜍胞胚期的细胞分裂有明显的抑制作用（Tomoharu O，Tetsuya A，Shusuke A，et al. Mechanism of proliferation arrest of embryonic cells of Xenopus by diterpene compounds. Bioorg Med Chem，2005，13（11）：3847-3851），同时也能抑制拓扑异构酶Ⅱ的活性（Miyata S，Wang LY，Yoshida C，et al. Inhibition of cellular proliferation by diterpenes，topoisomerase Ⅱ inhibitor. Bioorg Med Chem，2006，1514（6）：2048-2051）。

10. 威灵仙　动物试验观察，试制的威灵仙 13 号、17 号两种注射剂的毒性较小，抗中孕的效果远比口服制剂好，并有较好的抗着床、抗早孕效果，因而，对该制剂进行了临床前的药理观察：13 号注射剂 LD_{50} =（23.8±1.35）g/kg；17 号注射剂 LD_{50} =（77.18±3.56）g/kg。用大鼠进行亚急性毒性观察，发现对谷丙转氨酶、非蛋白氮和肝肾的组织切片均未引起明显改变；溶血试验符合注射剂要求。17 号注射剂的刺激试验结果和维生素 C 相似，但稍有瘀血点，3 天后自动消失。

将威灵仙13号、17号注射剂用肌注分别试用于临床抗中孕，只引起孕妇的先兆反应，未达到引产目的，所以还要进一步改进剂型。但从已有的研究成果来看，威灵仙不失为有希望的引产中草药，值得深入研究。（威灵仙抗中孕的研究．上海中医药杂志，1980，（3）：6）

11. 芫花根　芫花根的碳酸钠提取液对小鼠离体子宫有明显的兴奋作用，使振幅增大，频率加快，保持节律性慢收缩。麻醉猫静注4mg/kg芫花根碳酸钠提取液，可出现子宫收缩。对怀孕小鼠腹腔注射或孕兔羊膜腔内注射均有明显的流产作用。（杨仓良，潘志强，李遇春，等．毒药本草．北京：中国中医药出版社，1993：508）

12. 天花粉　妊娠后期大鼠注射天花粉可促进胎鼠娩出，增强其在位子宫的自发活动，提高妊娠大鼠的子宫 $PGF_{2\alpha}$ 含量，其增强妊娠子宫自发活动的重要原因是天花粉促进 $PGF_{2\alpha}$ 合成和释放（陈敏星，褚云鸿．注射用天花粉对妊娠后期大鼠子宫收缩的作用．中国医药工业杂志，1992，23（4）：168-170）。亦有研究证实天花粉可使妊娠大鼠子宫内 PGE_2、$PGF_{2\alpha}$ 含量增高，如果以大剂量吲哚美辛处理后，可防止天花粉蛋白激活子宫收缩的作用。天花粉蛋白可提高对垂体后叶素的敏感性，使小鼠离体子宫平滑肌、兔在体子宫及慢性子宫瘘管收缩增强，通过对子宫平滑肌的直接兴奋作用而导致流产（阴健，郭力弓．中药现代研究与临床应用．北京：学苑出版社，1993：135，52）。另有研究认为天花粉蛋白对小鼠的中期引产和抗早孕的作用机制在细胞水平上有所不同，前者通过选择性的破坏胎盘绒毛合体滋养层细胞，使其变性坏死而导致流产，后者则是通过作用于子宫内膜细胞和不同发育阶段的胚胎细胞，以阻止胚胎的正常发育和着床，从而导致早孕中止，但在分子水平上，可能都是抑制蛋白质合成的结果。（戴荣禧，徐国江，刘莲英，等．天花粉蛋白对滋养层细胞专一损伤机制的研究．实验生物学报，1993，26（4）：411-427. 汪猷，金善炜．天花粉蛋白．北京：科学出版社，2000：6）

13. 半夏　半夏蛋白直接注入妊娠第5天雌兔的子宫角能产生明显的抗着床效应，且所需的剂量很低，剂量与效应之间有一定关系。实验还表明，当半夏蛋白肌内注射时，即使剂量很大亦无抗着床作用（陈惠玲，宋锦芬，陶宗晋．半夏蛋白的抗兔胚泡着床作用．生理学报，1984，36（4）：388～391）。给妊娠6～7天的小鼠皮下注射30mg/kg半夏蛋白，抗早孕率可达100%，但对着床中晚期妊娠无明显抑制作用（夏林纳，李超荆．半夏蛋白对小鼠的抗生育作用及抗早孕的机理探讨．上海医科大学学报，1985（12）：193-198）。研究认为半夏蛋白抗早孕的作用部位在子宫内膜，它可引起内源性孕酮下降而造成早孕小鼠流产，并可通过外源性绒毛膜促性腺激素或孕酮逆转其作用（陶宗晋，陈惠玲，孙册，等．半夏蛋白在小鼠早期妊娠子宫结合部位的检测．生理学报，1983，35（1）：107-111）。也可能与该蛋白结合在子宫内膜腺管的上皮细胞膜上，干扰了子宫内膜细胞与胚胎细胞间的信息交换（识别）有关（郭晓庄．有毒中草药大辞典．天津：天津科技翻译出版公司，1992：193-194）。

14. 雪莲　雪莲煎剂对大鼠、豚鼠离体子宫及家兔在体子宫都有兴奋作用。小剂量时大鼠动情期离体子宫产生强而有节律规则的收缩，作用持久，大剂量时也不易引起强直性收缩，而实际产生了强大的节律性收缩，以后逐渐减弱而停止（基础部药理教研组．雪莲的初步药理研究．北京医学院学报，1976，（1）：43-48）。研究证实雪莲碱基对豚鼠离体子宫也有良好的收缩作用（康承伦，周纪曾，史灯．促进子宫收缩中药的观测研究．中兽医医药杂志，1996，（4）：4-7）。雪莲煎剂对小鼠各期妊娠、家兔的早期妊娠都有显著而确定的终止作用，其终止妊娠效果以宫腔注射最强，腹腔注射次之，口服也有效，但所用剂量远较腹腔注射大的多。雪莲能终止各期妊娠的作用机制可能是多种因素所致，对早期妊娠主要为抑制蜕膜形成，但不能使已形成的蜕膜溶解，外源性孕酮可以拮抗雪莲的这种作用，所以抑制蜕膜反应可能是雪莲终止早孕的主要机制之一。由于增加孕酮用量可拮抗雪莲的终止早孕作用，说明雪莲与孕激素之间似有竞争关系（基础部生理教研室生殖生理教研组．中药雪莲终止妊娠作用机制的分析：雪莲提取物对妊娠小鼠子宫肌的作用．北京医学院学报，1978，(30)：162-163)。

15. 雷公藤　对小鼠有抗生育作用，临床发现男子用本药后也有类似服用棉酚的作用。女性服药后排卵功能受到抑制，也可致不孕。武先民对 30 例有生育力男性服常规剂量雷公藤糖浆 20 天后，精子活动率显著下降，密度下降不显著；服用 40 天以上，两项指标均降至零。停药 2 个月后渐复，3 个月后大致复常，6 个月则完全恢复。在动物实验中有 10%可致永久不育，因此使用本品时，剂量不宜过大，时间不宜过长。贾太和等以雷公藤煎液灌服 50 只小鼠，100%获节育效果。经 6～12 个月观察，在性行为、内脏等未见明显病理改变。经光镜、电镜观察，睾丸曲细精管各级生精细胞减少，活动率降低，畸形率增加。苏全胜等应用雷公藤每日服 10～20g，持续 2 周即引起精子减少，2 个月后精子可全部消失，停药 3 个月以上，精子数明显增多或恢复正常，因此，使用中应慎重（中药在计划生育中的研究和应用．中国中医年鉴，1990：359-360)。笔者曾治疗几位关节痛服雷公藤而引起的闭经患者，长则半年，经治疗后恢复。在治疗过程中配合基础体温测定，结果示单相无排卵。治疗后月经恢复正常，基础体温恢复双向。

16. 棉酚　早在 20 世纪 70 年代我国医学工作者就已经发现了棉酚的抗生育作用，经精制的醋酸棉酚用作男性节育药，明显降低了精子的成活率，证实棉酚是一种效果可靠的男性节育药。唯一令人担忧的是部分棉酚类化合物具有不可逆性，会导致终生不孕，因此棉酚只能应用于具有完整家庭或不需要生育的男性（Coutinho EM. Gossypol：a contraceptive for men. Contraception，2002，65：259-263)。棉酚抑精作用不是通过抑制 DNA 产生的，而是对各级生殖细胞续贯作用的结果。正常人服用棉酚后的现象是首先精子活动度下降，然后是死精、脱落细胞和无精子（王岚．棉酚研究的新动态．国外医学·计划生育分册，2000，19 (3)：129-131)。醋酸棉酚对雄鼠生殖系统的影响可能与其质量分数和药物作用的时间有关，质量分数为 50mg/kg 时，在 20 天内对小白鼠生育能力没有影响，若将质量分数提高到 120mg/kg，在 20 天内则会影响小白鼠生育能力（陈思东，许雅，曾转萍．醋酸棉酚对雄性小鼠生育能力影响的实验研究．广东药学院学报，2007，23 (2)：172-174)。每天服用 10～12.5mg 棉酚，8 周后改为每周 35～43.75mg 作为维持剂量就可达到男性不育，但不出现低血钾和不可逆性不育的效果（GU Z P. Low dose gossypol formale contraception. Asian J Androl，2000，2 (4)：283)。

17. 胡萝卜子　对小鼠及大鼠有抗着床作用，以及抗早、中、晚期妊娠作用。本品的抗早孕作用，可能与抑制孕酮合成和蜕膜反应有关（抗生育中药的研究动态．陕西中医，1987，(11)：514-515)。另据周本宏等报道，胡萝卜具有健脾、化滞之功效。其种子挥发油给小鼠皮下注射，抗早孕有效率为 100%，无雌激素样活性，经分离证实，挥发油的主要成分是 β-没药烯。将其分别给小鼠灌胃、皮下注射，抗早孕有效率为 100%和 89.29%。

18. 土槿皮　皮下、肌注、灌胃或静脉给予土槿皮乙酸的碳酸氢钠溶液对大鼠和家兔都能产生明显的抗早孕作用。用羧甲基纤维素配制的土槿皮乙酸混悬液给大鼠、家兔或狗灌胃，均能产生明显的抗早孕作用，其抗早孕的有效剂量分别为 5mg/kg、40mg/kg 和 1mg/kg。土槿皮乙酸无雌激素样活性，外源性孕酮也不能明显地对抗土槿皮乙酸对大鼠的抗早孕作用。其抗早孕的有效剂量能使妊娠大鼠的蜕膜细胞变性，出血和坏死（王伟成，陈荣发，赵世兴，等．土槿皮乙酸的抗生育作用．中国药理学报，1982，3（3）：185-188）。土槿皮乙酸（50μg/ml）对培养的人蜕皮细胞有杀伤作用（陈浩洪，顾芝萍，游根娣，等．人蜕皮细胞培养作为抗早孕药物筛选模型的研究．上海铁道大学学报，1998，19（11）：1-3）。给予土槿皮乙酸，妊娠大鼠血浆和子宫中的 PGE 和 PGF 的含量没有明显的变化（王伟成，游根娣，蒋秀娟，等．土槿皮甲酸和土槿皮乙酸的内分泌活性和它们对性激素、前列腺素、子宫、胎儿的影响．中国药理学报，1991，12（2）：187-190）。妊娠大鼠，在给妊娠 7～9 天的大鼠灌胃土槿皮乙酸 20mg/kg 或 30mg/kg，发现大鼠子宫肌层和内膜层的血流量显著低于对照组。因此，降低早孕大鼠子宫血流量可能是土槿皮乙酸造成胚胎死亡的重要原因。另外，每日 1 次给大鼠灌胃 10mg/kg，连用 3 天，能够终止大鼠的中期妊娠。土槿皮乙酸对小鼠也有明显的抗早孕作用，其 ED50 为（128.83±4.27）mg/kg，并且此作用可被甲地孕酮所拮抗。（周晓飞，梁子华，林密，等．土槿皮乙酸的药理学作用及其毒性反应．中国热带医学，2007，7（7）：1240-1241）

19. 九里香　九里香煎剂对小鼠抗着床、抗早孕和中期妊娠引产都有很明显的效果，而对小鼠抗孕卵则几乎无效。其给药途径不同而作用有差异，以腹腔注射最好，皮下注射较差，灌胃几乎无效（陈琼华，王淑和，张宗禹，等．九里香的抗生育作用．中国药科大学学报，1987，18（3）：231）。九里香蛋白多糖有明显的抗生育作用，小鼠腹腔注射 2.08mg/kg，抗早孕率达 72%～83%（刘京丽．九里香蛋白多糖的抗生育及其他生物活性．生物化学杂志，1989，5（2）：119）。九里香茎皮中分离的糖蛋白成分有终止孕兔妊娠的作用，但不是抗黄体的作用。该糖蛋白既无雌激素样作用，又无抗 HCG 活性，可能是通过对蜕膜损害导致 PG 释放而起作用。研究证实，九里香抗生育有效成分为月橘烯碱，并已研制出月橘烯碱的仿合成品，小鼠抗着床有效率为 100%。（谢晶羲．九里香抗生育活性物质月橘烯碱的仿生合成研究．药学学报，1988，23（10）：728-732）

20. 吴茱萸　以未成熟的果实入药。从中分离出去氢吴萸碱，药理试验证明有缩宫作用，其机制是由于促进子宫肌肉中前列腺素的生成，很可能是前列腺素 I_2（PGI_2 或 PGX）

21. 芸香　大鼠交配后一天灌胃给予芸香根、茎和叶的氯仿提取液，显示明显的抗生育活性。提取物经分配提取，分得一活性成分芸香素，时间-剂量研究表明此化合物作用于受孕早期（顾关云，蒋显．芸香的化学成分与药理活性．国外医药·植物药分册，2003，18（2）：47-50）。孕妇禁止口服，因为其会导致子宫兴奋和流产（赵鑫．芸香．国外医药·植物药分册，2008，23（3）：附 16～封三）。

22. 牛膝　牛膝中的皂苷类成分是其抗生育作用的主要成分之一，而牛膝皂苷Ⅱ可能是其主要活性成分，牛膝皂苷Ⅱ栓的抗生育、抗着床作用很好，总皂苷成分虽有一定的抗生育作用，但作用较差，可能与主要药效成分剂量小有关系。（刘建华，梁生旺，王淑美．牛膝皂苷栓的抗生育作用研究河南中医学院学报，2006，21（122）：35-37）

23. 马蔺子　为鸢尾科植物马蔺的种子，苦、平，有清热燥湿、解毒止血之功效。从中分离出的马蔺子甲素，小鼠灌胃抗着床、抗早孕有效率分别为 88.77%和 96.7%。但在临床作用 16 例，3 个月内失败 6 例，有效率仅 62.5%。（有关计划生育的中国植物药研究

前景．中草药，1986，（5）：35）

马蔺子研末50g，加水500ml，将药液分为6份，分娩后1～3天或月经来潮后第1天开始服用，每日早、晚各服一次，汤渣一起服，3天服完。服药后15天内不同房。以相同服法，每半年服一次。观察25例，有效14例，最长观察6个月。个别妇女服药后有月经推迟和增多现象。（有效避孕方简介．陕西中医，1987，（10）：472）

24. 鸡血藤注射液　每支安瓿10ml，内含2g生药，浓度为20%。鸡血藤注射液系由豆科植物昆明鸡血藤根提取制成。动物初筛与安全试验表明，无论口服0.24g/只（8g/kg），或腹腔注射0.4g/只（13g/kg）给药，对小鼠均有一定的抗早孕作用，其有效剂量分别为LD_{50}（101.5g/kg）的1/12与1/8，小鼠最大耐受量为8g/kg，相当于人用剂量（设为0.04g/kg）的200倍。其他安全性试验各项指标均符合中草药注射剂的要求。因此，该注射液对抗生育是有效而安全的。（鸡血藤注射液的抗生育和安全性试验．福建中医药，1988，（4）：45）

25. 多裂乌头　别名一枝蒿、三转半，陕西西部地区民间将原生药消毒后用以引产。四川省甘孜藏族自治州的多裂乌头，证明对实验动物有抗生育活性。后采用提取分离与动物试验相结合，有活性的两种生物碱：准葛尔乌头碱和欧乌头碱。将二者分别制成盐酸盐给小鼠肌注，前者抗着床有效率为100%；后者抗着床、抗早孕有效率为70%左右（多裂乌头抗生育活性成分．中草药，1988，（3）：27）

26. 冷水丹　取新鲜块茎30g（或者相当于新鲜的干制品），用猪肉150～250g炖汤（浓缩成一碗），吃肉喝汤，一次服完。于月经前3天、后3天各服一次为一个周期。服1个周期避孕1年，服2个周期避孕3年，服3个周期可终生绝育。月经不调者不能用此方，用药期间禁饮冷水。经60例应用，服1个周期的54例，有53例有效，占98.15%；服2个周期的4例均有效。月经后期用药1次的2例无产。服冷水丹必须严格按要求服用。（冷水丹避孕60例效果观察．湖北科技，1972，（4）：47-49）

27. 灵云草　是民间使用的女性避孕中草药，对此有社会调查，证明其效果颇佳。经抗生育作用及对抗着床作用的观察结果证实有避孕作用，均具有明显活性。灵云草挑选水洗后，水提取制成1∶5浸膏，加适量蒸馏水配制成不同浓度。对抗生育作用的观察：取雌性小白鼠，体重28～35g，给药5天，剂量为5g/kg及2.5g/kg两组，每组20只，并有对照组，与雄性小白鼠按1只雄性配2只雌性小白鼠，合笼12～14天，合笼期间继续给药，停药后取出雄性小白鼠，剖腹检查各组怀孕百分率，其结果用χ^2作统计学处理，结果：在灵云草5g及2.5g/kg剂量时作用较强，$P<0.001$。

灵云草对抗着床作用的观察：取雌性小白鼠，体重28～35g，与雄性合笼，检查雌性小白鼠有无阴栓，将出现阴栓的雌性鼠取出，为妊娠第一天，将妊娠鼠随机平均分配于实验组，剂量为5g/kg，并设有对照组，每组20只，于出现阴栓后第1～5天，每日给药一次，于阴栓出现后12天处死动物，记录怀孕百分率，实验结果用χ^2作统计学处理，结果：在灵云草5g/kg其作用较强，$P<0.001$。（灵云草避孕作用的实验研究．天津中医，1992，（37）：43）

28. 王不留行　抗着床抗早孕有效率达80%左右，其作用致使小鼠血浆和子宫组织中的第二“信使”物质cAMP明显增高。因此，是一种有希望的避孕药（14味中药的临床新用．陕西中医函授，1992，（3）：11）

29. 枸骨　苦丁茶枸骨叶的醇提取物有避孕作用，丙酮提取物皮下注射可终止小鼠早孕；腹腔注射对小鼠有终止早、中、晚孕作用，灌胃给药对小鼠早孕、中孕则无明显作用，对大鼠腹腔注射也有抗早孕作用。（魏成武，杨翠芝，任华能，等．枸骨抗生育作用．中药通报，1988，13（5）：48-50）

30. 苦参　杀精子作用的苦参制成避孕栓，证实对小白鼠阴道、宫颈无刺激性。还证实栀子、寻骨风对雌性动物具有较强的抗生育活性，吴茱萸尚能促进肌肉中前列腺素的生成而有明显的缩宫作用。

31. 蚯蚓　蚯蚓提取物1.2%浓度时可使人精子在20秒内全部失活（郭宝珠，张复夏，王惠云．蚯蚓提取物体外杀精及抗阴道毛滴虫作用的实验研究．中医药研究，1997，13（4）：39-41）。实验证实蚯蚓干体组织中具杀精作用的有效成分为蚯蚓总酸和蚯蚓总碱（张复夏，王西发，袁克平．蚯蚓体内杀精子物质的实验研究．陕西中医，1996，17（5）：234-236）。

32. 棕榈根　醇提棕榈根注射液注射小白鼠石门穴，可推迟受孕时间，且无毒性反应；而棕榈根煎出液作腹腔注射后，除0.2ml剂量未产生毒性反应外，其余均引起毒性反应。

33. 大蒜素　大蒜素（二烯丙基化三硫）0.75%浓度能使人和大鼠、田鼠的精子在20秒内全部失去活动能力。

34. 七叶一枝花　实验证实，七叶一枝花乙醇提取物对大鼠精子杀精有效浓度为3mg/ml，小鼠为1.5～3mg/ml。其粗皂苷对大鼠和小鼠精子杀精有效浓度均为30mg/ml，对人精子杀精有效浓度为500～1000mg/ml。（张寅恭，卢风英．七叶一枝花的杀精子作用．中草药，1981，12（2）：40）

35. 土贝母　土贝母具有杀精作用（金鹏飞，郑春辉，裴月湖．中药土贝母研究进展．沈阳药科大学学报，2003，20（2）：152）。研究证实土贝母总皂苷及其A、D成分具有较强的杀精子作用。其瞬间杀精的质量分数分别为0.04%、0.04%及0.03%。其杀精机制主要是破坏精子的生物膜系统，使精子的质膜、顶体及线粒体受损。用固定明胶底物薄膜法测定单个精子顶体酶变化的结果表明，三者的质量分数为0.05%时均可显著降低单个精子顶体酶的活性（苏华，郭仁舆．土贝母皂甙作为阴道杀精子剂的实验研究．西安医科大学学报，1986，7（3）：225-228）。并且作用后不活动的精子用生理盐水洗去药液后活动力未能恢复，表明其损伤作用是不可逆的（苗云三．法定中药药理与临床．北京：世界图书出版公司，1998：67-69）。

36. 猪胆汁　5%猪胆汁提取物、1%胆酸钠和0.1%去氧胆酸钠能使人精子瞬时失去活力，出现精子碎解。郭仁兴等电镜观察0.5%猪胆汁提取物及去氧胆酸钠对人精子的作用时发现，两者的破坏方式相同，但后者作用强于前者10倍。（中药在计划生育的研究和应用．中国中医年鉴．1990：359-360）

37. 中西医结合方法引产　腔内注射乙醇配合中药（皂角、血竭、穿山甲、当归尾、桃仁、焦山楂等）内服，中妊引产520例，全部成功，与依沙吖啶（雷佛奴尔）组相比，引产时间明显缩短，出血量明显减少。陈菊仙等则用雷佛奴尔羊膜腔内注射，加活血祛瘀中药（当归、川芎、红花、益母草），中妊引产78例，全部成功；其产程短，出血量少，清宫率低，与单用雷佛奴尔相比有显著意义（$P<0.01$）。（中药引产．中医年鉴，1988：148-149）

38. 蒲黄　蒲黄对小鼠早期妊娠有致流产和致死胎的作用，且致死胎主要表现为胚胎的坏死吸收，蒲黄对小鼠晚期妊娠，可使妊娠天数缩短，仔鼠体重减轻，其机制可能与促进宫缩、胎养不足有关。（柳红芳，高学敏．蒲黄水煎液对小鼠妊娠影响的实验研究中药，药理与临床，1994，（2）：26-29）

39. 川楝子　川楝子油激活睾丸间质细胞使其功能增强，产生局部免疫性不育，而不影响雄性大鼠的睾酮分泌及性功能（贾瑞鹏，周性明，周千南．川楝子油对雄性大鼠的抗生育作用．南京铁道医学院学报，1996，15（1）：1-3）。采用 Sander-cramer 法评价川楝子油体外杀精子效果，川楝子油在 20 秒内可使精子丧失活力，而川楝子油-环己酮复合物对精子的影响随其浓度增加而增强。精子复活试验表明，对精子的上述影响为不可恢复的（贾瑞鹏，周性明，陈甸英．川楝子油体外杀精子研究．南京铁道医学院学报，1995，14（4）：207-208）。

40. 蛇床子　蛇床子浸膏粉对人类精子的表面形态和超微结构均有明显的破坏和损伤作用。（张英姿，韩向阳，朱淑英．中药蛇床子对人类精子超微结构影响的研究．哈尔滨医科大学学报，1995，29（1）：22-24）

41. 僵蚕　僵蚕能显著降低雌性小鼠卵巢、子宫重量及妊娠率，对妊娠有明显的影响。（毛晓健，毛小平，肖庆慈，等．僵蚕抗生育的药理研究．云南中医学院学报，2002，25（3）：26-28）

42. 马鞭草　江苏省人民医院曾给 76 例停经 33～42 天健康早孕妇女口服马鞭草粉剂，流产成功率达 83.4%（龚俐勋．马鞭草催经止孕作用的研究．中华医学会计划生育会议“抗早孕专题组”论文汇编，1991：5）。体外实验表明马鞭草煎剂对妊娠大鼠和人子宫肌条有很强的兴奋作用（北京医学院生理教研组生殖生理组，中药对子宫作用的研究，动物学报，1974，20（4）：335）。孕早期人绒毛组织体外培养显示马鞭草能明显抑制绒毛生长及滋养层细胞分泌绒毛膜促性腺激素功能（徐蜀芬，卢小东，焦中秀，等．马鞭草对体外培养绒毛形态及 HCG 分泌影响的研究．江苏中医，1988，18（5）：46）。现代药理研究认为其作用机制可能与滋养层的细胞破坏有关（欧宁，袁红宇，蔡涛．马鞭草抗生育有效部位的实验研究．江苏中医，2001，22（1）：40-41）。

43. 金银花　金银花经醇提后，以水煎浸膏对小鼠、犬、猴进行实验，结果表明，小鼠腹腔注射及对孕期 20～22 天的犬静脉滴注，均有较好的抗早孕作用，且随剂量增加而增强。静滴不良反应与 15-甲基 $PGF_{2\alpha}$类似。对孕期 3 个月的猴，羊膜给药也有抗早孕作用（曹采苹，黄正南，钱蓓丽．金银花抗生育作用的研究．医药工业，1986，17（3）：19-21）。小鼠腹腔注射金银花提取物（660mg/kg），可终止小鼠早、中、晚期妊娠。注射 24 小时后的早孕大鼠外周血孕酮浓度可降至给药前 30%，表明有抗黄体激素的作用。（曹采苹，黄正南，颜丹平．金银花抗生育作用的研究Ⅱ．医药工业，1986，17（7）：31-33）

44. 大青叶　蓼蓝叶煎剂对离体豚鼠子宫平滑肌有兴奋作用，小剂量产生有力的节律性收缩，增大剂量呈现持续较久的强直性收缩。（顾祥伟，钱瑞卿，金善炜．天花粉蛋白化学-天花粉蛋白的基本一级结构．化学学报，1984，42（9）：943-945）

45. 牡丹皮　给妊娠 6 日小鼠腹腔注射丹皮酚 21～23mg，给药一次，药后第 3 日剖检，抗早孕率为 88.76%，受孕率为 11.74%，空白对照组小鼠受孕率为 96%。抗早孕机制方面的组织学观察发现：卵巢发育中滤泡Ⅱ级黄体黄素细胞体积变小，胞膜界线不清，胞浆淡染疏松网状，呈退行性改变，是牡丹酚的作用影响到Ⅱ级黄体发生退变，因而使胚胎失去营养保证。（吴波，赵铁栋，关世海．牡丹酚对小鼠抗早孕作用的研究．辽宁中医

杂志，1980，(4)：43-44)

46. 瞿麦 瞿麦对妊娠小鼠抗生育实验、遗传毒理学实验结果表明：瞿麦 10g/kg、15g/kg、30g/kg 对着床期、早期妊娠，15g/kg、30g/kg 对中期妊娠均有较显著的致流产、致死胎的作用，且随剂量增加作用增强，部分胚胎坏死吸收。瞿麦上述剂量无遗传毒性作用。(李兴广，高学敏．瞿麦水煎液对小鼠妊娠影响的实验研究，北京中医药大学学报，2000，23 (6)：40-42)

47. 昆明山海棠 研究证明山海棠抗生育作用可能与山海棠所致的人精子染色体损伤有关（马明福，蔡敏，李练兵，等．昆明山海棠对人精子染色体的诱变作用研究．癌变、畸变、突变，2000，12 (2)：90)。其根部水提物（THH）及乙醇提取物（ATH）在 TA97、TA100 均不同程度地诱发突变。THH 在人体外周血淋巴细胞中显著诱发 SCE，在小鼠骨髓细胞染色体结构分析中未表现出明显的染色体断裂效应（汪旭，周汝敏，严勇，等．昆明山海棠遗传毒性评价Ⅰ．致突效应的研究．遗传，1993，15 (6)：13)。动物试验结果证明：昆明山海棠胶囊具有低中度的遗传毒性（唐瑛，郑有顺，梁翠微，等．昆明山海棠胶致突变作用．癌变、畸变、突变，2000，12 (1)：49-51)。结果暗示昆明山海棠对人类遗传物质具有潜在威胁，其临床应用应持谨慎态度。

48. 鹿藿根 鹿藿根提取物有抗雄性小鼠生育的化学成分，且作用较强、毒性较小的成分可能存在于水溶物中，同时推测鹿藿根提取物的抗生育作用在于抑制睾丸精子的产生及干扰附睾精子的成熟。(王建刚，熊承良，王淑英，等．鹿藿根 4 种提取物抗雄性小鼠生育作用比较．中华男科学杂志，2007，13 (10)：871-875)

49. 油茶 油茶果皮 60%丙酮提取物、醇提物、多元酚富集物 5mg/ml、1.25mg/ml，油茶皂素 0.078mg/ml、0.039mg/ml 5 分钟内阴道内杀精活性为 100%，明显降低精子数和精子活力。

50. 印楝 印楝油复合物对雌性小鼠具有明显的抗生育作用。它既作用于 KM 小鼠卵巢的各级卵泡细胞，又作用于子宫。印楝油复合物对卵泡细胞的损伤主要引起各级卵泡细胞发生程度不同的变性、坏死和炎性细胞浸润。同时引起子宫充血、出血，子宫水肿和炎症，大量水肿液和炎性细胞浸润。印楝油复合物的抗生育作用机制与局部细胞免疫介导有关。(殷中琼，张新申，吴成奎，印楝油复合物对雌性小鼠的抗生育作用及机理的探讨．生殖与避孕，2006，26 (3)：146-150)

51. 莪术 莪术醇浸出物对小白鼠抗着床的结果是：给药组当剂量为 10g/kg，受孕为 17%，当剂量为 15g/kg，受孕率为 0（中草药，1980，(9)：409)。抗早孕的结果是：给药组的剂量为 10g/kg 或 15g/kg，受孕率均为 8%。这表明莪术对小白鼠抗着床、抗早孕均有明显的作用。另外，研究还观察到，莪术对小白鼠卵巢的作用，可使黄体萎缩，黄体细胞浆溶解，空核皱缩，供血减少，逐渐为结缔组织所替代；从莪术抗着床、抗早孕动物的子宫内膜及胚胎研究表明其胚胎和蜕膜结构退化，宫内膜无蜕膜化反应，分泌期受到抑制（中草药，1981，(3)：26)。还有复方莪术（莪术、红花、牛藤为 20：4：5）对假孕小鼠脱膜瘤的形成具有明显抑制作用，亦能缩短假孕小鼠的间情期，外源性孕激素可拮抗这一作用，因而说明复方莪术可能有抗孕激素活性的作用（中草药，1982，(6)：36)。

（王锡珍 姚石安）

第二节 优 生

一、优生的概念和意义

优生是指生育健康、聪明、高素质的后代。优生一词是由英国科学家高尔顿于1883年首次提出来的，其原意是“健康的遗传”，亦即出生的孩子从父母那里获得了健康的遗传素质，从而在体力和智力方面是优良的。

少生和优生是我国人口政策的核心，在控制人口数量的同时，如何应用遗传学等科学原理，最大限度地防止或减少不良个体的出生，提高人口的出生质量，不仅关系到每个家庭、每对夫妇的幸福，而且对国家和民族的盛衰，也有着重要的影响。据1982年我国千分之一人口生育率调查统计资料，各种先天畸形和智力低下者约1000万，其中先天愚型300万，智力低下者500万。对各种各样的遗传病，我国尚缺乏统计资料，各种遗传缺陷、遗传病患者绝大多数不能从事正常的生产劳动，给家庭带来痛苦和累赘，给国家和社会增加负担。研究控制不良的遗传素质或有害基因在后代中延续和扩散，是人类社会的共同目的。因此，优生学作为一门学科飞速发展，并为社会各界所关注，是情理之中的事。

二、优生学的发展历史

优生学也即改善人类素质的科学。优生学作为一门学科，虽只是近百年来的事，但优生的思想实践，在人类历史上已早有记载。在漫长的原始社会，由于生产力低下，许多原始部落把生来有明显残疾、畸形的婴儿处死或遗弃山谷令其自然死亡。如果说这是一种不自觉的优生手段，那么，随着生产力的发展和社会进步，人类对原始杂乱的婚配带来的危害也有了认识，逐渐排除直系血亲之间的婚姻关系，就是有很大优生意义的。据《中国通史简编》考证，我国早在公元前12世纪便提出了同姓不婚，认为“男女同姓，其生不藩”。古希腊哲学家柏拉图（公元前427～公元前347年）即主张控制人种，提出国家有选优淘劣的责任，斯巴达人也规定低能的男女禁止结婚，否则要受责罚，畸形儿不可保留；古罗马皇帝犹奥多西一世，曾严令禁止表亲结婚，违者判罪或处死。表明对近亲结婚的不良后果已有所认识。古代的优生思想和实践，是人类文明进步的重要体现，但由于缺乏自然科学基础，在相当长的历史时期中，还不可能成为一门学科，然而，对于近代优生学的形成却有积极的作用。

19世纪初，达尔文的进化论和孟德尔的遗传定律的出现，促进了优生学的诞生，英国科学家高尔顿，在达尔文进化论和孟德尔遗传学的激发下，在古代优生思想的基础上，于1883年首次创用“优生学”一词。他赋予优生学的定义是：“对处在社会控制下的能从体力方面或智力方面改善或损害后代的种族素质的各种动因的研究。”他对人类智能与遗传的关系，进行了大量的研究，主张促使有优良或健全素质的人口的增加，并防止有不良素质的人口增加。如禁止某些遗传病患者结婚，强制性绝育、流产、杀死畸形患者等，以改进人类的素质。这种先进的思想，开拓了人类思维，为优生学这门科学奠定了基础。

高尔顿在研究优秀家族过程中，由于过分强调了智能的遗传性，不自觉地陷入了血统论的歧途。认为“高贵”的家族具有“聪明智慧，身体健康，仪容美丽，道德高尚”的遗传因子，“卑贱”的家族遗传下来的则是“愚昧、疾病、犯罪和低能”，还错误认为种族的优劣是天生的，把阶级的差别和遗传混为一谈，致使科学的优生学被反动统治者所利用，造成了极为严重的后果。第二次世界大战时期，希特勒叫嚷日耳曼民族是世界上最优秀的民族，应主宰世界，并打着“优生学”的幌子，大肆屠杀了600多万犹太人、吉卜赛人和赛尔维亚人，推行种族灭绝政策。日本军国主义也遥相呼应，说“大和民族是东方的优等民族”，叫嚣要占领整个亚洲，进行疯狂的侵略战争，使科学的优生学蒙受了极大的耻辱。纳粹失败后，前苏联发动对细胞遗传学的粗暴围剿，我国也受其影响，将优生学视为反动的伪科学加以否定或批判，优生学就此成为禁区。

战后在分子遗传和医学遗传、细胞遗传学及其他有关学科发展的基础上，优生学在理论和实践上有了划时代的新突破，使优生目标不仅可能通过社会措施在社会群体水平上实现，而且可以应用遗传学的成就和医疗措施。如通过遗传咨询、产前诊断和人工流产等，在每对夫妇个体生育水平上实现，使父母亲能够自己作主选择后代的遗传素质。因此，现代优生学的含义已超出高尔顿当年优生学的定义，人们把这一新的进展称之为“新优生学”。

现代优生学是运用遗传原理来改善人群的遗传素质的科学。包括预防性优生学和演进性优生学。预防优生学又叫负优生学或消极优生学，主要是采取一些防范性措施，如婚前检查、优生咨询、产前诊断、选择性流产等，防止劣质人口出生。许多国家已以法律形式推行优生和优生保护法，以保证出生人口的高素质。演进性优生学，又叫正优生学或积极优生学，是促进优质人口出生。积极优生学因涉及许多社会问题，如伦理观念、风俗习惯、道德感情等，这只能在社会本身的发展和人类文明的进步中逐渐求得解决。

优生学在我国的发展也经历了一个漫长的艰难阶段。从大量的中医典籍和妇产科专著中反映，我们的祖先重视优生甚早，并进行了多方面的观察和研究，对婚姻选择，房事节制，孕期保健等作了精辟、深刻的论述。20世纪20年代初，生物学家陈长蘅、周建人开始向国内介绍进化论和优生学。著名优生学家潘光旦教授，曾著有《优生概论》、《优生学原理》等多种优生学专著，对我国优生学的普及起到了积极作用。但由于旧中国贫穷落后和腐败，根本不可能使优生工作社会化和群体化；建国后的一段时间，受前苏联的影响，曾把优生学视为资产阶级伪科学，给予否定。直到1979年10月，在长沙召开的人类与医学遗传学术会议上，专家们提出了我国优生学的继承和发展问题，得到有关部门和领导的重视，这才使优生学有了迅速发展，如优生咨询的普遍开展，产前诊断中心的形成，优生技术队伍的建立和提高。预期在不久的将来，我国优生学的发展，将进入国际水平，为提高我国人口素质作出新的更大的贡献。

三、优生途径

（一）择优婚配

婚姻匹配是优生的第一关键。所谓匹配，是指年龄相当，血缘不亲，身体健康的男女双方结合。

1. 适龄结婚，切忌早婚　南齐褚澄在《褚氏遗书·精血篇》中说：“合男女必当其年，男虽十六而精通，必三十而后娶；女虽十四而天癸至，必二十而嫁，皆欲阴阳完实而交合，则交而孕，孕而育，育而坚壮强寿。今未及笄之女，天癸始至，已近男色，阴气早泄，未完而伤，未实而动，是以交而不孕，孕而不育，育而子脆不寿。”又说：“精未通而御女，以通其精，则五体有不满之处，异日有难状之疾。”明确提出身体发育成熟，并非结婚之最佳年龄，只有男女阴阳之气充盛，适龄结婚，才能孕育体健、长寿的后代。若年幼早婚，不仅可导致不孕或孕育的后代体弱易夭折，而且给夫妇双方带来性功能失调等多种疾病，即所谓“难状之疾”。

事实证明，男女双方肾气未充，肾精未实而早婚，加之年少时性生活不节，每致精耗血伤，女方怀孕后，也很难承担孕育的重负，使孕产妇的死亡率大大增加。据美国计划生育联合会副主席泰勒宣称，青春期孕妇的死亡率可高达60%，另外，早婚多导致胎儿发育异常，如胎萎不长、先天畸形、早产等，其成活率也很低，所生孩子死于1岁以内的占6%，为非青春期所生婴儿死亡率的24倍，即使成活，其体格发育和智力发育也多不良。可见，中医学提出的“男必三十后娶”、“女必二十而嫁”对优生是非常重要的。我国计划生育的基本要求是晚婚、晚育，鉴于此，《婚姻法》规定，结婚的最低年龄，男22周岁，女20周岁；晚育年龄妇女24周岁，这些举措不但有利于我国人口数量控制，也有利于人口素质的提高。

2. 近亲不婚，免生残疾　三代以内有共同祖先的男女结婚称为近亲结婚。从遗传学上来说：“近亲”指的是较近血缘亲属。有人将它分为四等：一等指父女、母子之间的关系；二等指祖孙或同胞之间的关系；三等指伯叔、舅或姑姨与内外侄女、侄甥之间的关系；四等指堂姑、姨表兄弟姐妹之间的关系。近亲结婚能使劣质人口增加，因为近亲之间，相同的基因较多，因此，近亲结婚“致病基因”可以经精子或卵子中染色体或基因传给后代，使之也具有同样的不良因素。据调查表明：近亲结婚所生子女的死产和生后不久死亡之数，要比非近亲结婚者多1倍，近亲结婚的后代，在幼年和少年期的死亡率也高1倍；近亲结婚比非近亲结婚后代患先天畸形的要多6倍左右；患隐性聋哑多32倍；近亲结婚比非近亲结婚后代智力迟钝或低下的要高4倍左右。

成书于春秋战国时期的《左传》中所讲“男女同姓，其生不蕃”就是对近亲结婚有害的某种认识（这里讲的同姓，并非同一姓氏，而实指较近血缘关系的亲属）。并早在公元前12世纪便规定了同姓不婚的制度。把父女、同胞之间的婚姻关系，列为乱伦加以禁止。就是堂房、表亲（姑表、姨表）等婚姻也予禁止。1980年我国《新婚姻法》中明确规定：“直系血亲和三代以内的旁系血亲禁止结婚。”事实上，在世界范围内，近亲结婚也在减少之中。“禁止近亲结婚”从优生学上讲是一个大的进步，对家庭、社会、国家、民族都是极为有益的，必须加强宣传。

3. 婚前体检，愈疾而婚　在结婚登记前，做全面的身体检查，也是一项重要的优生措施。

婚前体检，可发现生殖器官的发育缺陷或疾病，以杜绝多种弊端，如明代《广嗣纪要》择配篇中提出“螺、纹、鼓、角、脉”不宜婚配。所谓螺即交骨如环，不能开折，生产不易；纹即阴道屈曲，如螺纹盘旋，碍于交合，俗称石女；鼓乃阴户绷急如鼓之状；角即俗称阴阳人（或雌雄人）；脉即终生不行经者等女性先天生理缺陷，不能进行性生活的人。这一提法非常值得重视。

更重要的是通过婚前检查和家族调查，可以发现遗传病或遗传方面的问题。现已发现有3000多种疾病与遗传有关。我国早在宋代《妇人良方大全》中就有记载：“凡欲求子，当先察夫妇有无劳伤痼疾，而依方调治，使内外和平，则有子矣。”指出孕育，应首先检查男女双方是否患有“劳伤痼疾”（如今之急性传染病、结核病、精神病、血液病、性病、严重的心肝肺肾疾病等），若有应先予治疗，以免因父母之疾致无子或后代先天畸异。据遗传学家法拉色估计，遗传因素比环境因素造成的畸胎整整高出 1 倍。因此，注意婚前检查，严格把好体健无疾的关口，是优生的重要前提。

通过对 358 例独生子女病残儿病因进行分析发现：358 例病残儿中遗传性疾病 122 例，占 34.08%，其中多基因遗传病 76 例，居首位，占遗传性疾病的 62.30%，病种以先天性心脏病最多；非遗传性疾病 236 例，占 65.92%，非遗传性疾病中以神经系统疾病最多，共 113 例，占非遗传性疾病的 47.88%。因此，搞好优生优育工作，降低出生缺陷已迫在眉睫，只有普及优生优育知识，做好各期优生咨询，孕前优生检测，预防病毒感染，加强围生期保健，积极做好产前优生监护和各种筛查，及时做好产前诊断和优生指导，才能提高出生人口素质。(李玲霜，李琳，李先兰，等 . 358 例独生子女病残儿病因回顾性调查分析 . 中国优生与遗传杂志，2009，17 (1)：95，20)

(二) 择期受孕

在理想的结婚和生育的年龄期间，选择最有利于优生的时机受孕应注意以下几点：

1. 节欲保精，适时同房　健康的精子、卵子是优生的基础，受孕的时机应很好地把握，所以夫妇应在身体都很健康的情况下要孩子。同房是否适时，不仅关系到能否受孕，而且与生之优、劣也有重要关系。明代《万氏女科》种子章说："种子者，男则清心寡欲以养其精，女则平心定气以养其血……欲种子，贵当其时……""不失其候者，结孕易，生子多寿，失其期者，胎难结，生子多夭。"说明受孕并生子多寿者，必男精女血旺盛、充沛，故欲优生，必须节性欲保精血。

节欲是为了保精蓄血，而种子尚须掌握一定的时机，即"贵当其时"，清代《大生要旨》说："凡妇人一月经行一度，必有一日细蕴之候，于一时辰间，气蒸而热，昏而闷，有欲交接而不可忍之状，此的候也，于此时顺而施之，则成胎矣。"这里说的"贵当其时之'的候'"，即排卵期。因成熟的女子每月排卵一次，而卵子的生存时间一般不超过 2 天，精子在阴道的酸性环境中也至多生存 8 小时，若选此时同房容易受孕，生子也多健康、长寿。如果性欲无度，或不当其时，不但影响夫妇身体健康，且可造成精子质量下降，使胎难成或生子多夭。

2. 择境畅情，切忌醉酒　夫妇的生理和心理状态对受孕也有着直接影响，创造安静、舒适、协调的良好环境，有益于人的身心健康，有益于生殖细胞和受精卵的发育。《大生要旨》说："然惟天日晴明，光风霁月，时和气爽之宵，自己情思清宁，精神闲裕，不待择而得天时之正……兼以前所云，清心寡欲之人和，则得子定然贤智无病而寿"，《万氏女科》云："男女无疾，交会应期，三虚四忌，不可不避。三虚者，天地晦冥，日月薄蚀，雷电风雨，晦朔弦望，天之虚也；地震土陷，山崩水溢，地之虚也；忧怒悲恐，醉饱劳倦，人之虚也。犯此三虚，则交而不孕，孕而不育……四忌者，一忌本身正冲……二忌大寒大暑，大醉大饱之时；三忌日月星辰，寺观坛朝，灶而家墓之处；四忌触忤恼犯，骂詈击搏之事。犯此四忌，不惟令人无子，且致夭也。"指出，良宵佳境，夫妻心性平和，情怀舒畅，交媾而孕者，其后代不仅长寿而且聪颖智慧。否则，处险恶之境，怀异念之情，或大醉大饱而交媾，不仅无孕更当虑后代智劣短命。

在"计划受孕"期间，不仅要加强营养，保证夫妇的精力旺盛，且应严禁酗酒。现已证实，大量饮酒可使生殖细胞受到损害，从而使受精卵发育不健全，醉酒后受孕，可致胎儿发育迟缓，出生后智力低下，颜面、关节等畸形。这也是西方一些国家曾流行的一种"星期天婴儿病"，即"酗酒胎儿综合征"，星期天（或假日），夫妇大量饮酒后同房受孕所致。我国历史文人陶渊明、李白等都因长期饮酒作诗，致孩子智力低下。至于恶劣的环境，不良的精神刺激，影响受精卵发育不全或畸形，也当在情理之中。故古人所提出“交会应期”，“三虚四忌，不可不避”对优生是有一定意义的。

（三）孕期保健

胎儿的正常发育，既靠先天精血养育，也与孕期的摄生优劣关系密切。《诸病源候论》妊娠禁忌候说：“儿在胎，日月未满，阴阳未备，脏腑骨节，皆未成足，故自初讫于将产，饮食居处，皆有禁忌。”提倡孕期保健，是保证优生的重要因素，故孕期应注意做好以下事项。

1. 孕期营养　孕妇的营养不仅要维持自身的需要，还得供给胎儿发育之需，若孕妇营养欠佳，胎儿发育也较差，易发生流产、早产、死胎和胎儿畸形，出生后亦容易染疾。清·《胎产心法》说：“胎之所以养，赖母之所嗜，因子母之气呼吸相通，是以子之肥瘦，在母之素日奉养厚薄如何。”所以孕妇的饮食应选配富于营养，易于消化的食物，适当增加副食品的种类和数量。徐之才“逐月养胎法”说：“饮食精熟”，“其羹鱼雁是谓盛气血，以通耳目行经络”，“其食稻麦，其羹牛羊和菜肴调以五味，是谓养气血以定五脏”。其中特别需要增加的是蛋白质和维生素。实验证明，蛋白质对胎儿和新生儿大脑的发育有着重要的意义。根据对人脑发育的研究得知，约在怀孕第10～18周，是胎儿脑细胞生长的第一个高峰，出生后第3个月是婴儿脑生长的第二个高峰。并证实蛋白质等营养供应，对于神经细胞的数目、大小、突起的丰富程度都有明显影响。因此，要想使子女脑发育得好，变得聪慧，就必须从受孕初期供给足够的蛋白质等营养物质。妊娠晚期孕妇体内贮存一定量的蛋白质，对分娩和产后乳汁的分泌也非常必要。

孕期进食不宜过饥过饱，不宜吃有刺激性食物，如浓茶、酒、辣椒等，也不宜过食油脂类或过甜、过咸的食物，以保持脾胃调和，大便通畅。

2. 孕期卫生　为了维护孕妇及胎儿的健康，减少并发症，使分娩顺利，除调饮食外，还应慎起居，适寒温，衣着要宽大舒适，对乳房不宜束缚过紧，以免限制乳房的增大和腹中日益增长的胎儿活动。“逐日养胎法”说：“晏起沐浴，浣衣居处，必厚其衣裳，朝吸天光，以避寒殃”，“身欲微劳，无得静处，出游于野”，“避寒暑”。《万氏女科》说：“妇人怀胎之后，凡行立坐卧，俱不宜久，久则筋骨肌肤受伤，子在腹中，气通于母，必有伤者”，“妇人怀胎，睡卧之处，要人护从，不可独寝，邪气易侵，虚险之处，不可往来，恐其堕跌。”《孕产集》说：“凡妊娠起居饮食，惟以和平为上，不可太逸，逸则气滞，不可太劳，劳则气衰。”《大生要旨》说：“慎寒温，胎前感冒外邪或染伤寒时证，郁热不解，往往小产，堕胎。”指出妊娠期间，生活起居要有规律，应该适当地劳动，睡眠要充足，但不宜过于贪睡，以免气滞难产，要注意清洁卫生，多呼吸新鲜空气，注意冷暖，预防感冒，更不宜提掣重物或攀高履险，以免伤胎。

3. 孕期慎忌

（1）病毒感染：感染风疹、带状疱疹、麻疹、脊髓灰质炎、单纯疱疹、流感、肝炎等之病毒，可通过胎盘屏障，进入胎儿体内，使胎儿出现心脏畸形、耳聋、白内障、肝脾肿大、小头症、紫斑病、智能障碍，严重者可使胎儿宫内死亡、流产或早产等。预防病毒感染，孕妇除注意个人和环境卫生外，要尽量少到公共场所，以杜绝各种感染的危险。

近年来大量资料表明，弓形虫感染对胎儿的危害不可忽视，据某医院检测108例异常妊娠孕妇，其弓形虫感染阳性率10.8%，且在有流产、早产、死胎史的妇女中阳性率高达26.8%。提示有异常孕产史的患者与弓形虫感染有显著的相关性。人之所以感染是与动物，特别是与常伴人生活的猫、狗的传播有关。妊娠期间一旦感染，病原体可通过胎盘血液循环，进入胎儿体内，导致发病。因此，应避免孕妇接触猫狗等动物，不进食未经蒸煮的食品。

(2) 慎用药物："是药三分毒"，有些药物可通过胎盘进入胎儿体内，导致胚胎基因和染色体突变，引起胎儿畸形、死胎、流产。如反应停（致海豹儿）、利眠宁（致唇颚裂）、阿司匹林（致骨骼、神经系统、肾畸形）、巴比妥类（致指趾短小）、雌激素（致男婴女性化）、甲羟孕酮（致女婴男性化、男婴尿道下裂）、氯霉素（抑制骨髓，致灰婴综合征）、四环素（使牙釉质发育不全、先天性白内障）、卡那霉素（损害听神经，引起先天性耳聋、肾损害）、磺胺类（引起新生儿黄疸、核黄疸）等。故妊娠期不能滥用药物，若因治病服药，必须在医生指导下使用，以确保孕妇和胎儿不受损害。

(3) 忌房劳、勿烟酒：妊娠期性生活应有所节制，尤其在妊娠3个月内及妊娠晚期应禁止性生活。《胎产心法》说："妇人有孕，即居侧室，令老妪伴宿，不与夫接，勿乱饮酒……""纵情交接以扰子宫，有触动胎元一月而堕者……有生子多疾痘疮稠密者，皆有纵欲之故。"《达生篇》说："保胎以绝欲为第一义，其次亦宜节欲，欲寡则心清，胎气宁谧，不特安胎，且易生易育，少病而多寿。"《大生要旨》也明确提出："妇人怀孕即迁别室另寝，常使身心清静。不犯房劳……临产自然快便，生子也必聪明少疾。"节欲是保精的首要之法，孕期房事过度，尤易伤损肾精，肾亏则无力系胞，致胎元不固，易堕胎、小产、精伤不能养胎，生子多疾。可见，节欲事关"优生"，欲生优质的后代，孕期勿过房劳，十分重要。

孕期"勿过饮酒"亦容易理解。《大生要旨》说："酒多者，最为不宜，盖胎元先天之气，极宜清楚，极宜充实，而酒性淫热，非惟乱性，亦且乱精，精为酒乱，则湿热其半，真精其半耳。精不充实，则胎元不固。精多淫热，则他日胎毒疮疡痘疹，惊风……"可见饮酒过量，不仅危害母体，也必然损及胎儿。大量资料表明，酒精分解后形成的某些有毒物质，能通过胎盘屏障进入胎儿体内，导致"胎儿酒精中毒"，使胎儿发育迟缓，出生后子女多有生长停滞，智力低下，性格异常，甚至发生畸形。因此，孕期戒酒，当属基本要求。

为了孩子健康，孕妇吸烟亦属禁忌。据检测烟草中有1200多种有毒物质。这些有毒物质可使子宫及胎盘血管收缩，血流量减少，使胎儿得不到足够的养料和氧气，从而使胎儿处于缺氧状态，影响胎儿的生长发育。除了引起流产、早产及死胎等不良后果外，所生孩子也多体弱多病，智力低下。另外，烟中的有毒物质，还能引起遗传物质发生突变，引起胎儿发生先天性心脏病，以及发育畸形。因此，为了母子健康，孕妇不仅自身不吸烟，而且要避免被动吸烟的危害。

4. 胎教　胎教不是指胎儿直接从母亲的心理活动接受教育，而是指母亲在怀孕期间的多种活动，尤其是精神修养能够影响胎儿发育。特别是在妊娠早期，胎儿形象始化，禀质未定，较易受环境影响。因此，孕妇理当重视自己的视、听、言、动、喜、怒、哀、乐。例如母亲伤于七情，累及胎儿，可致胎儿脏气不实，虽产而多病残。

中医学不仅注重孕妇的身体健康，而且非常重视孕妇的精神修养对胎儿的影响。周代《列女传》就有胎教之论："大妊者，文王之母也，及其有娠，目不视恶色，耳不听淫声，口不出傲言。"此后历代医家对胎教之说亦十分重视。如隋《诸病源候论》说："欲令子贤良盛德，则端心正坐，清虚和一，坐无邪席，应无偏倚，和无斜径，目无邪视，耳无邪听，口无邪言，心无邪念，无妄喜怒，无得思虑，食无至脔，无邪卧，无横足，思欲瓜果，敢味酸菹，好芬芳，恶见秽臭，是谓外象而变者也。”《备急千金要方》养胎论说：“凡受胎三月，逐物变化，禀质未定……弹琴瑟，调心神，和情性，节嗜欲，庶使清净，生子皆良，长寿忠孝仁义，聪慧无疾。”《万氏女科》养胎条说：“凡视听言动，莫敢不正，喜怒哀乐，莫敢不慎，故其子多贤，此非贤母不能也……其母伤，则胎易堕，其子伤，则脏气不完，病斯多矣，盲聋、音哑，凝呆，癫痛，皆禀受不正故也。”陈自明《妇人良方大全》专列胎教一门，就胎教有关事宜，做了系统的归纳和总结。

事实证明，中医学的胎教之说，是有学术价值的科学理论。据遗传学家发现，在怀孕第3周的后半期到7周末，妊3个月以内，是胎儿各组织逐渐分化成各个器官，胚胎变为初具人形的时期，对各种有害因素的敏感性很大，容易发生畸形。多普勒测定仪监测和子宫内镜观测证实，3个月以后，胎儿的大多数器官已逐步发育完善，其耳目和感觉对外界的声音、动作，皆有反应。因此，孕妇长时间的恐惧、愤怒、烦躁、悲哀等，可致身体功能和各种内分泌激素发生明显变化，并诱使子宫内环境改变而影响胎儿。

由于孕妇的情绪与修养对胎儿的健康和智力发育有明显的影响，所以，避免有害孕妇身心健康的精神刺激，非常重要。同时，其家庭成员也应给予孕妇更多的体贴和关心，让孕妇常听悦耳的琴瑟之音，多看优美的画景，使其情绪安定、舒畅、愉快，有益于胎儿出生后健康、聪慧、长寿。

（四）产前诊断

产前诊断又称“宫内诊断”或“出生前诊断”。是预测胎儿出生前是否患有某些遗传性疾病或先天畸形的技术方法。在遗传咨询的基础上，应用现代生物学、生物化学、免疫遗传学、细胞遗传学、分子遗传学技术，对胚胎和胎儿直接检测或通过母体检测，预测胎儿在子宫内生长发育状况，诊断胎儿是否有遗传缺陷及先天畸形，以便早期发现，这是预防患儿出生的有效手段。

1. 目前能进行产前诊断的疾病大致分为以下几类：

（1）胎儿感染：如风疹病毒感染、巨细胞病毒感染、单纯疱疹病毒感染、弓形体病、性传播疾病等。

（2）染色体病：如唐氏综合征、13三体综合征、18三体综合征等。

（3）先天畸形：如先天性神经管缺损、先天性心脏病、腹壁缺陷、先天性髋脱位、先天性马蹄内翻足等。

（4）遗传性代谢疾病：如半乳糖血症、糖原贮积症、黏多糖贮积病、苯丙酮酸尿症等。

（5）单基因疾病：如地中海贫血、血友病、假肥大型肌营养不良症、脆性X综合征等。

在我国进行产前诊断的疾病以胎儿感染、先天畸形、染色体病和单基因病等4大类为主。（王昕．产前诊断方法及其进展．中国优生与遗传杂志，2008，16（3）：128-129，125）

2. 产前诊断方法　包括两大类，即创伤性方法和非创伤性方法。前者主要包括羊膜腔穿刺，绒毛取样，脐周血取样，胎儿镜等；后者则包括超声波图像，母体外周血胎儿细胞检测，宫颈黏液冲洗及植入前遗传学诊断。

（1）创伤性产前诊断

1）羊膜腔穿刺：通过羊水的生化测定（如 AFP 以及 AchE），可以将 99%以上的开放性神经管缺陷诊断出来。取材一般在 14～16 周。近年来，孕早期羊膜腔穿刺发展较快，取材时间提前了 4～6 周。

2）绒毛取样：取样通常在孕早期 6～9 周。此时绒毛正处于生长旺盛时期，易于吸取及分析。本法可用于孕早期诊断，所以很适合一些需要及早进行诊断的应急病例以及某些需要进行酶测定或 DNA 诊断的疾病。

与羊膜腔穿刺方法相比较，绒毛取样的缺点是技术难度大，不能做羊水生化分析，而且染色体形态不太理想，还要注意避免所取得绒毛材料被母体组织和外源 DNA 污染或双胎妊娠中受另一胎儿组织污染而引起产前诊断的错误。（任兆瑞，盛敏，曾溢滔．双胎妊娠对早孕绒毛产前基因诊断准确性的影响．中华妇产科杂志，1997，32：682）

3）脐周血取样：脐周血取样是近年来发展的一项新技术，首先由法国产科医生 Fernand Daffos 尝试，并证实该法与超声波仪配合使用是一种采集胎儿血的简单方法。现在在精密超声波仪的引导下，可将针头准确插入脐带任一端的脐血管中采集胎儿血液。取样一般在 18～24 周。主要适用于：①急需核型分析；②胎儿血液疾病分析（如 Rh 血型分析）；③排除胎儿先天性感染；④胎儿酸碱平衡评估等急性病例；⑤真、假镶嵌体的鉴别诊断。

（2）非创伤性诊断

1）宫颈黏液冲洗：受精后 6～12 周进行宫腔冲洗，可获多量滋养细胞。有研究从宫腔冲洗出的滋养细胞作细胞培养获得成功（Maggi F，Berdusco F，Liuti R，et al. First - trimester chromosome diagnosis by lavage of the uterine cavity. Prenat Diagn，1996，16：823-827 ）。近年来，有学者报道双腔循环宫腔冲洗法取样简便易行，效果比较满意，短期观察对母儿是安全的（吕敬媛，张燕．双腔循环宫腔冲洗法获取早孕胎儿滋养细胞方法研究．黑龙江医药科学，2007，30，（2）：31-32）。

2）胎儿超声波图像：胎儿超声波图像是现代产前诊断中常规使用的一种非创伤性诊断方法。通过超声波诊断，既可以有目的的观察和追踪胎儿的特殊性病理改变，也可以对胎儿正常生长发育情况进行定期评估。另外，多普勒组织成像技术（DTI）对诊断胎儿心律失常也有很好的帮助作用（邹勤，周启昌，章鸣．多普勒组织成像技术诊断胎儿心律失常．中国医学影像技术，2004，20：64 -66）。磁共振的应用则为超声不能够单独诊断或分类困难的病例提供了很好的辅助手段（刘村，史浩，李春卫．磁共振成像技术在产前诊断中的作用．医学影像学杂志，2005，15（2）：155-157 ）。

3）植入前遗传学诊断：植入前遗传学诊断（ PGD）是在胚胎还没有植入女方子宫前，从获得的成熟卵母细胞取极体或 IVF 的胚胎取部分细胞进行遗传学分析，将确诊无遗传病的胚胎移植入子宫，从而防止遗传病患儿的妊娠、出生，即为产前诊断的一种形式。

4）母体外周血胎儿细胞检测：在妊娠期，一些胎儿细胞会通过胎盘少量的进入母体血液循环系统，这些细胞包括滋养层细胞、胎儿淋巴细胞、胎儿粒细胞、胎儿有核红细胞，通过分离、富集这些细胞可用于产前诊断。近来，胎儿 RNA 也可在母体血浆中被检测到，这些胎儿 RNA 起源于胎盘且非常稳定（Lo Y M. Recent advances in fetalnucleic acids inmaternal plasma. J Histochem Cytochem，2005，53：293-296 ）。研究认为孕中期血清 AFP、β-HCG 血清标记物联合检测进行产前检查，结合产前筛查是减少出生缺陷发生的一种重要手段（陈俊坤，温庆荣，郑胤强，等．孕中期产前筛查 1 600 例结果分析．检验医学与临床，2009，6（4）：316-317）。

可见，孕中期产前筛查结合产前诊断，是减少先天性缺陷患儿出生的有效方法。（李继慧，梁毅，等．孕中期孕妇产前筛查 3126 例结果分析．中国优生与遗传杂志，2009，17（2）：42）

（五）疗母疾、祛劣胎

为了优生，及时治疗母亲的疾病非常重要。中医学对此论述亦极多，如《妇人良方大全》胎动不安方论曰："若因母疾而动胎，但治其母……轻者转动不安，重者必致伤堕。"又妊娠胎不长方论曰："妊娠不长者，因有宿疾或因失调，以致脏腑衰损，气血虚弱，而胎不长也。当治其疾，益其气血，则胎自长矣。"指出孕妇患病可导致胎动不安、胎漏、堕胎及胎萎不长，故应积极治疗孕期疾病，以保证胎儿的正常发育。对孕妇因患严重疾病不宜生育者，当主张堕胎。如《诸病源候论》妊娠欲去胎候论曰："此谓妊娠之人羸瘦，或夹疾病，即不能养胎，兼害妊妇，故去之。"又如《妇人良方大全》妊娠胎动不安当下方论曰："若气血虚弱，无以滋养其胎，终不能成也，宜下之，以免其祸。"此前，在《备急千金要方》中已载有妊娠得病须去胎方药。从优生的角度看，对孕妇患严重疾病，导致胎儿发育障碍，出生后无生活能力的孩子，如无脑儿、血友病母亲所怀男性胎儿、孕早期患过风疹等病毒性疾病或用过大量可致畸药物者，有选择性的堕胎，是一个积极有效的措施。

（黄云亮　姚石安）

第三节　节　　育

节育（避孕）是计划生育的重要组成部分，即应用科学的方法达到在一定的时间内暂使妇女不受孕的目的。

一、宫内节育器

宫内节育器（IUD）是一种安全、有效、简便、经济、可逆的避孕工具，是我国育龄妇女主要的避孕措施，深受广大妇女欢迎。

（一）宫内节育器的节育机制

迄今为止宫内节育器已被应用半个多世纪，但对其能够避孕的确切机制尚不十分明了。根据个体不同及节育器的种类与形状等有着不同的节育机制，可能与下述几个方面有关。

1. 杀精毒胚作用　①IUD 放进宫腔后由于节育器的机械性压迫、子宫收缩时的摩擦及 IUD 放置操作时对子宫内膜造成的损伤，会刺激内膜组织发生局部炎症反应。持续存在的 IUD 压迫使局部内膜炎症转为慢性无菌性炎症，巨噬细胞、淋巴细胞及浆细胞的分泌物质、中性粒细胞的溶解产物以及损伤内膜细胞溶解释放物质使宫腔液具有细胞毒作用。宫腔液可流至输卵管，影响输卵管中精子活动度、胚泡的运输速度或毒杀胚泡；②局部炎症产生大量的巨噬细胞覆盖于子宫内膜，影响受精卵着床，并能吞噬精子及影响胚胎发育。

2. 使子宫内膜与受精卵的植入不同步　研究表明节育器可增加子宫内膜前列腺素的合成与释放，导致输卵管蠕动增快，使受精卵提前到达宫腔，而子宫内膜有一个非常短暂而又敏感的时期适合受精卵着床种植，当受精卵运行速度与子宫内膜发育不同步时，必然影响受精卵着床。

3. 某些节育器内加入长效避孕药物左炔诺孕酮，可使部分妇女抑制排卵。并且在孕激素作用下，子宫内膜腺体萎缩，不利于受精卵着床。另外，改变宫颈黏液性状，宫颈黏液变得稠厚，不利于精子穿过。

4. 含铜（Cu）的节育器可释放铜离子，铜离子具有杀精子的毒性作用，能使精子头尾分离。另外铜离子进入内膜细胞，妨碍受精卵着床及胚胎发育。

（二）宫内节育器的种类

IUD大致可分为两大类：

1. 惰性IUD　为第一代IUD，由惰性原料如金属、硅胶、塑料或尼龙等制成。国外主要为Lippes蛇形和Dulkon盾形节育器；国内主要为不锈钢圆环，由于金属单环脱落率及带器妊娠率高，我国已于1993年停止生产使用。

2. 活性IUD　为第二代IUD，其内含有活性物质如铜离子、激素、药物及磁性物质等，借以提高避孕效果，减少不良反应。

（1）带铜IUD

1）带铜的T形宫内节育器（TCu-IUD）：是我国目前临床首选的IUD。带铜T形器按宫腔形态设计制成，以塑料为支架，纵杆上绕以铜丝，或在纵杆或横臂套以铜管。根据铜圈暴露于宫腔的面积不同而分为不同类型，铜的总面积为200mm^{2}时称TCu-200。带铜T形器在子宫内持续释放具有生物活性的铜离子，而铜离子具有较强的抗生育作用，避孕效果随着铜的表面积增大而增强，但表面积过大时，不良反应也相应增多。T形器中以TCu200应用最广。T形器纵杆末端系以尾丝，便于检查及取出。TCu380A是目前国际公认性能最佳的宫内节育器，以聚乙烯为支架，内含少量钡，以便在X线下显影。TCu380Ag的铜丝内有银芯，能延缓铜的溶蚀，延长使用年限。

2）带铜V型IUD（VCu-IUD）：其形状更接近宫腔形态，由不锈钢作支架，外套硅胶管，横臂及斜臂铜丝或铜套的面积为200mm^2。其带器妊娠、脱落率较低，但出血发生率较高，故因症取出率较高。

3）母体乐（MLCu375）：1995年引入我国生产。以聚乙烯为支架，呈伞状，两弧形臂上各有5个小齿，具有可塑性。铜表面积375mm^2，可放置5～8年。

4）宫铜IUD：在我国四川省应用广泛。形态更接近宫腔形状，不锈钢丝呈螺旋状内置铜丝，铜表面积300mm^2，分大、中、小号，无尾丝，可放置20年左右。

5）含铜无支架IUD：又称吉妮IUD。已引入我国。为6个铜套串在一根尼龙线上，顶端有一个结固定于子宫肌层，使IUD不易脱落，悬挂在宫腔中，铜表面积330mm^2，有尾丝，可放置5～8年。

（2）药物缓释宫内节育器

1）含孕激素T形IUD：又称曼月乐（Mirena）以聚乙烯作为T形支架，人工合成孕激素——左炔诺孕酮储存在纵管内，纵管外包有含聚二甲基硅氧烷的膜控制药物释放，每日释放左炔诺孕酮20μg。孕激素有使子宫内膜变化不利于受精卵着床、宫颈黏液变稠不利于精子穿透等综合作用，有效率达99%以上。主要不良反应为闭经和点滴出血。放置时间为5年，含有尾丝。

2）含吲哚美辛IUD：常用的产品有宫铜IUD、活性r-IUD、吉妮致美IUD。通过每日释放吲哚美辛，减少放置IUD后引起的月经过多等不良反应。

（三）宫内节育器的放置、更换与取出

1. 节育器的放置

（1）适应证：凡育龄妇女无禁忌证，要求放置 IUD 者。

（2）禁忌证：① 妊娠或可疑妊娠；② 生殖器官急性炎症；③ 生殖器官肿瘤；④近 3 个月内月经失调、阴道不规则出血；⑤ 宫颈内口过松、重度裂伤或子宫脱垂；⑥ 生殖器官畸形；⑦宫腔小于 5.5cm 或大于 9cm；⑧严重的全身性疾患；⑨ 人工流产后，子宫收缩不良、可能有妊娠组织残留或有感染可能；⑩ 有铜过敏史者，不能放置含铜节育器。

（3）放置时间：① 月经干净后 3～7 天内为宜；② 人工流产后立即放置；③产后 42 天恶露已干净，会阴伤口已愈合，子宫恢复正常；④剖宫产后半年放置；⑤ 自然流产正常转经后；药物流产 2 次正常月经后；⑥哺乳期闭经者放置 IUD 应先排除早孕。

2. 节育器的更换　根据所放置节育器的材料而异。

（1）带铜 T 形 IUD（TCu-IUD）：放置时间 10～15 年。

（2）带铜 V 形 IUD（VCu-IUD）：放置时间 5～7 年。

（3）母体乐（MLCu375）：放置时间 5～8 年。

（4）宫形带铜 IUD：放置时间 20 年左右。

（5）含铜无支架 IUD（吉妮 IUD）：放置时间 5～8 年。

（6）左炔诺孕酮 IUD（曼月乐）：放置时间 5 年。

（7）单纯不锈钢环可放置 20 年以上。

3. 节育器的取出

（1）适应证：① 计划再生育或不需避孕；② 放置期限已满需要更换；③ 绝经过渡期停经 1 年内；④ 要求改用其他避孕方法或绝育；⑤ 有并发症及不良作用，治疗无效；⑥带器妊娠，包括宫内和宫外妊娠。

需要注意的是绝经时间较久子宫萎缩易引起环的嵌顿，如估计子宫萎缩不易取出时，事先可用小量雌激素口服或局部给药 1 周后再取出 IUD。

（2）禁忌证：① 生殖器官及盆腔急性感染；② 全身情况不良或疾病的急性期，不能耐受手术，应待病情好转后再取出。

（四）宫内节育器的并发症及其处理

1. 避孕失败，带器妊娠　以单纯不锈钢环发生率最高。多见于 IUD 下移、脱落或异位。妊娠可发生于子宫腔内与宫腔以外（异位妊娠）。带环者异位妊娠发生率可较非带环者高 5～7 倍左右，这可能与带环者输卵管炎症的增加，阻碍了受精卵的运送及环的位置改变有关，且发生异位妊娠的误诊率很高，故诊断时需特别注意。

一旦带环避孕失败，宫内妊娠时需行人工流产并同时取环。宫外妊娠时需手术治疗或保守治疗并将环取出。

2. 出血及疼痛　为放置节育器后最常见的并发症。出血可表现为月经的增多、经期延长、非月经期出血或经间期（排卵期）出血。疼痛可表现为下腹部痉挛性疼痛、牵扯性疼痛及腰骶部不适。症状严重者需将节育器取出。

究其原因有个体本身因素如原来有血液方面的问题，存在出血性因素或子宫附件手术史；节育器的种类和形状与子宫腔不相适应；节育器放置的位置不对或放置后位置改变；节育器可压迫子宫内膜使产生擦伤坏死；使子宫内膜与子宫腔液中酶系统改变而导致纤溶活性增强；前列腺素的增加，可加重出血及疼痛。此外，如合并其他子宫内膜疾病例如子

宫黏膜下肌瘤、息肉及内膜增生过长等均可造成出血与疼痛。中医认为出血病理属冲任受损胞络瘀阻，阴虚阳搏肾气不固。病因主要是由金疮所伤，初时血络损伤，出血既久气血俱损，气不摄血乃致。

西药治疗效果尚不十分理想，如发生在放节育器初3个月至1年以内时可对症治疗，如用抗凝血剂（抗纤溶剂）、钙剂、维生素C、维生素K、吲哚美辛、妇乐片（氨基乙磺酸）等，中医治疗也有一定的效果。应采取治疗崩漏的大法医治，塞流与澄源并进，益气止血法颇有疗效，药用黄芪、党参、白术、海螵蛸、茜草根、炒地榆，应尽量少用升麻及马齿苋止血，因后二味可使子宫收缩加重金疮反而出血。血止后尚需补气血调冲任以复其旧，多用健脾补肝肾之法。

3. 节育器下移或脱落　原因有：① 操作不规范，IUD未放置至子宫底部；② IUD与宫腔大小、形态不符；③ 月经过多；④ 宫颈内口过松或子宫过度敏感。

下移或脱落常见于放置IUD后1年之内。故放环后第1次月经后需随访，观察环的有无，环的位置是否移动或脱出，一旦发生脱环应考虑其脱落的原因，而后再重新放置或采取其他避孕措施。

4. 感染　注意严格无毒操作，掌握放置节育器的适应证与禁忌证，则感染的机会并不增加。如原有盆腔炎症时放环后会引起炎症的复发或加重。一旦有感染发生，首先应控制感染，如控制不理想时应在加强控制感染的同时将节育器取出。

5. 节育环异位　多发生于放置节育器时手术的粗暴使子宫出现穿孔，直接将节育环放在宫腔外；或者节育环过大、过硬或子宫壁薄而软，子宫收缩造成节育器逐渐移位达宫腔外。一旦确诊节育器异位后，应开腹或在腹腔镜下将节育器取出。

6. 节育环嵌顿或断裂　由于节育器放置时损伤子宫壁，或带器时间过长，致节育环部分器体嵌顿入子宫肌层或发生断裂。一旦确诊应立即取出。嵌顿不重者可直接取出。若取环困难，可在超声引导下或在宫腔镜下取出。

二、女用药物避孕

国内目前广泛应用的避孕药物为人工合成的甾体激素。

（一）药物避孕的原理

1. 抑制卵巢的排卵功能　主要是通过避孕药中雌、孕激素负反馈抑制下丘脑释放促性腺激素释放激素（GnRH），从而抑制垂体分泌FSH与LH，同时直接影响垂体对GnRH的反应，不出现排卵前LH峰，使卵巢的排卵功能受到抑制。

2. 改变子宫颈黏液的黏稠度　孕激素使宫颈黏液量减少，黏稠度增加，拉丝度降低，不利于精子穿透。

3. 改变子宫内膜的组织形态，不利于受精卵的着床　子宫内膜正常的生理变化为胚胎的着床创造必要条件，避孕药抑制子宫内膜的增殖变化，使子宫内膜的变化与胚胎发育不同步，使受精卵不能着床。

4. 影响输卵管的功能，改变受精卵在输卵管内正常运送，干扰了受精卵的着床。

（二）口服避孕药的种类与用法

1. 复方短效口服避孕药　是雌、孕激素组成的复方制剂。目前常用的有复方炔诺酮片（避孕片1号）、复方甲地孕酮片（避孕片2号）、复方去氧孕烯片、复方孕二烯酮片、炔雌醇环丙孕酮片及左炔诺孕酮三相片。复方短效口服避孕药的主要作用为抑制排卵，正确使用避孕药的有效率接近 100%。

用法：复方炔诺酮片（避孕片 1 号）、复方甲地孕酮片（避孕片 2 号），从月经周期第 5 天起每晚睡前服用 1 片，连服 22 天为一周期，停药后 2～4 天阴道出血（月经），如月经未来则于停药第 7 天后进行下一周期的服药。如有漏服则第二天晨起后须补服一片，以免避孕失败及突破性出血的发生。漏服 2 片，补服后要同时加用其他避孕措施。漏服 3 片应停药，待出血后开始服下一周期药。左炔诺孕酮三相片于月经周期第 5 天开始服药，每日 1 片，连服 21 天。

2. 复方长效口服避孕药　有长效雌激素和人工合成孕激素配伍制成。目前常用的有复方左旋 18 甲长效避孕片、三合一炔雌醚片。长效雌激素主要为炔雌醇环戊醚（简称炔雌醚）。口服后被胃肠道吸收，储存于脂肪组织内，缓慢释放，起长效避孕作用。孕激素使子宫内膜转化为分泌期引起撤退性出血。避孕有效率达 96%～98%。

用法：复方长效口服避孕药的用药方法有两种：① 月经周期第 5 天服第 1 片，5 日后加服 1 片，以后按第一次服药日期每月服 1 片；②月经周期第 5 天服第 1 片，第 25 日服第 2 片，以后每隔 28 日服 1 片。复方长效口服避孕药激素含量大，不良反应较多，如类早孕反应、月经失调等。

3. 长效避孕针剂　目前的长效避孕针有单孕激素制剂和雌、孕激素复合制剂两种，有效率达 98%以上。其中，长效避孕针Ⅰ号为己酸羟孕酮与戊酸雌二醇的复合制剂；复方甲地孕酮为甲地孕酮与 17 环戊烷丙酸雌二醇的复合制剂。醋酸甲羟孕酮避孕针、庚炔诺酮注射液为单孕激素避孕针。注射后可溶解和贮存在脂肪内缓慢释放。

用法：雌、孕激素复合制剂肌注 1 次可避孕 1 个月。首次于月经周期第 5 天及第 12 天各肌注 1 支，以后于每月月经周期的第 10～12 天肌注 1 支。一般注射后 12～16 日月经来潮。单孕激素制剂醋酸甲羟孕酮避孕针，每隔 3 个月注射 1 针。庚炔诺酮注射液，每隔 2 个月注射 1 针。单孕激素制剂比雌、孕激素复合制剂更易发生月经紊乱、点滴出血及闭经。

4. 探亲避孕药　主要有炔诺酮探亲片、甲地孕酮探亲避孕片 1 号、炔诺孕酮探亲避孕片。有抑制排卵、改变子宫内膜形态与功能、宫颈黏液变稠等作用。探亲避孕药服用时间不受经期限制，适用于短期探亲夫妇。

用法：于探亲前 1 日或当日中午起服用 1 片，以后每天晚上服药 1 片，连服 10～14 天至探亲结束止。如探视 1 个月以上者服 14 天后停服，待月经来潮第 5 天后改服短效口服避孕药。

5. “53”号避孕药（事后药）　为非孕激素制剂，含双炔失碳酯。

用法：房事后立即服用 1 片，第 2 天晨起再加服 1 片，以后每日 1 片，直至服满 12 片。不受月经周期的限制。

（三）缓释系统避孕药

控制药物释放制剂又称缓释系统。缓释系统避孕药是由药物（主要是孕激素类）与某些具备缓慢释放性能的高分子化合物共同制成，通过持续恒定释放低剂量避孕药，达到长期避孕作用。目前国内外比较实用的有 3 类，即皮下埋植剂、缓释阴道避孕环、微球和微囊缓释避孕针。

1. 皮下埋植剂　是一种缓释系统的避孕剂。1989 年在我国推行，有效率达 99.6%。第一代产品称 NorplantⅠ，有 6 个硅胶囊，每个含有左炔诺孕酮（LNG）36mg，总量

216mg。第二代称 NorplantⅡ，有 2 个硅胶棒，每个含有左炔诺孕酮（LNG）70mg，总量 140mg。1989 年我国正式推行 Norplant 皮下埋植剂作为长效避孕方法之一，现我国已有 24 个省、市，约几十万妇女采用此方法避孕。

埋植后 Norplant 硅胶囊缓慢、恒定地向血液中释放左炔诺孕酮，平均释放量为 30μg/24h。放置 24 小时后即发挥避孕作用。Norplant 皮下埋植剂用法：于周期第 7 日在上臂内侧作皮下扇形插入。可避孕 5 年，有效率为 99%以上。优点是不含有雌激素，随时可取出，恢复生育功能快，不影响乳汁质量，使用方便。

不良反应主要是不规则少量阴道流血或点滴出血，少数闭经。一般 3～6 个月后可逐渐减轻及消失。可用止血剂或激素止血，常用炔雌醇，每日 1～2 片（0.005～0.01mg），连续数日，不超过 2 周，止血后停药。但多数学者不主张用避孕药或激素，宜用中药。

2. 缓释阴道避孕环　为缓释避孕系统，其原理与皮下埋植相同，将避孕甾体激素装在载体上，制成环状放入阴道，利用阴道黏膜上皮直接吸收药物进入血液循环产生避孕效果。

国内生产的硅胶阴道避孕环，又称甲硅环，是直径 4cm 具有弹性而软的空心硅橡胶环，环断面直径 4mm，壁厚 0.8mm，空心内含有孕激素避孕药甲地孕酮 250mg，体外测定每日释放 100μg，可连续使用 1 年。

我国研制的 ST-1435 阴道环是含孕激素但不含雄激素与雌激素的避孕药。药物由阴道黏膜吸收，肝内代谢失活，全身血液循环浓度很低，乳汁中含量极少，适用于哺乳期妇女避孕。

缓释阴道避孕环使用方法简便，一次放入，可避孕较长时间，可自己放入或取出，其避孕效果好、安全。正确使用避孕有效率可达 97%以上。少数使用阴道避孕环者出现月经紊乱，出血率为 7%左右，环脱率为 2%左右。

3. 微球和微囊缓释避孕针　是近年来发展的一种新型缓释系统的避孕针，采用具有生物降解作用的高分子化合物与甾体激素避孕药混合或包裹制成微球或微囊，将其注入皮下，缓慢释放避孕药，而高分子化合物在体内降解、吸收，不必取出。

种类：庚炔诺酮微球针剂，每支含 65mg 或 100mg，每 3 个月皮下注射一次，避孕 3 个月；肟高诺酮微囊针剂，每支含 50mg，每 3 个月皮下注射一次，避孕 3 个月。

微球和微囊避孕针的主要优点是方法简便、安全、高效，一次注药可避孕 3 个月，易被接受。主要缺点有月经延长、经量增多、阴道少量流血等不良反应。出现不良反应可参考皮下埋植不良反应处理，但注药后无法取出，待 3 个月药物作用消退后，可自然恢复。

4. 透皮贴剂　透皮贴剂是由美国研制并与口服避孕药作用相同的局部用药。药物由 3 块有效期为 7 日的贴剂构成。用药 3 周，停药 1 周，以后再用。此贴剂含人工合成雌激素和孕激素储存区，可从药膜中按一定量及比例释放，效果同口服避孕药，可接受性比口服避孕药大。

（四）避孕药的禁忌

根据避孕药物代谢的研究，由于其对人体糖、蛋白质、脂肪代谢的影响及对心血管、血压、肝、肾功能、凝血等方面的影响，特别提出以下情况禁忌使用：有可疑癌症、肿瘤如乳腺肿块、子宫肌瘤与其他肿瘤等。患急慢性肝炎、肾炎、高血压、血栓性动静脉炎及易产生栓塞的疾病、重症心脏瓣膜病、严重偏头痛、心衰、糖尿病、甲亢、哺乳期、维生素B族及维生素C缺乏等。

（五）不良反应及其处理

1. 类早孕反应及处理　在用药最初3个月可发生类似早孕的症状，如恶心、呕吐、食欲不振、头晕、无力，维生素B及维生素C缺乏症状，如口角炎、舌炎、角膜炎、脂溢性皮炎、腹泻、鼻衄、齿龈出血、贫血、面部黄褐斑等症状。轻者只要作饮食及生活上的调理即可，如调整服药时间改日间服为睡前服用，补充维生素B、维生素C含量高的食品，如维生素B_6、叶酸、动物肝肾等脏器、胡萝卜、土豆、豌豆、扁豆、卷心菜、大豆、花生、葵花子、香蕉、核桃、蛋黄、鸡肉、鱼类及粗粮等食品。如反应太重可用不良反应抑制片，每片含奋乃静0.5mg、颠茄片8mg、咖啡因30mg、溴化钾50mg、维生素B_6 30mg，每日1～3次，连服2～3天，可减轻或消除症状。中医按恶阻辨证治疗也有很好的疗效。

2. 月经的改变及处理

（1）闭经：停药后未发生撤退性出血。首先应考虑除外妊娠，如停经1个月除外早孕后，可于停经后第7天仍按前法服药。如连续停经3个月，则需停服避孕药，可用人工周期服药或用中药按闭经辨证施治，但治疗期间需用其他方法避孕。

（2）月经周期缩短（月经频发）：一般用长效避孕针时易出现此种反应，注射后10～16天易出血，为延长月经周期可加服短效避孕药4～6天，3～5个月后可好转。也可依辨证按月经先期用中药治疗。

（3）不规则出血：服药期间的阴道不规则出血又称突破性出血。轻者点滴出血，不用处理，一般为雌激素用量不足引起，随着服药时间延长而逐渐减少停止。流血偏多者每晚在服用避孕药的同时加服雌激素，直至停药。也可依辨证按崩漏用中药治疗。若流血似月经量或流血时间已近月经期，则停止服药，作为一次月经来潮。于出血第5日再开始服下一周期的药，或更换避孕药。

（4）月经量少或闭经：按闭经辨证处理。

（5）月经量多：可给丙睾或孕激素类药物。也可依辨证按月经过多用中药治疗。

3. 白带量多　因雌激素用量较大引起，一般在服药后3～6个月内出现，带多清稀如水状。此外可根据临床辨证按带下病属脾虚或肾虚进行中药治疗，或用千金止带丸、参苓白术丸等。

4. 面部色素沉着　为内分泌失调引起，停药后多数妇女能逐渐恢复。中医可按症状辨证治疗。也可用经验方：冬瓜皮30g，细辛3g，白芷3g，泽兰12g，水红花子12g，每日1剂水煎服。

（六）甾体激素避孕药对人体的远期安全性

1. 避孕药与生殖器官肿瘤　复方口服避孕药中的孕激素成分对子宫内膜有保护作用，可减少子宫内膜癌的发生几率。有资料显示，长期服用复方短效避孕药对卵巢有保护作用，可减少卵巢癌的发病率。但是否增加宫颈癌与乳腺癌的发生近年仍有争论，有待进一步研究。

2. 避孕药与日后的生育　长期服用短效或长效甾体激素避孕药停药后，一般在停药3个月内恢复排卵者占95%～98%。可见，长期应用甾体激素避孕药，停药后不影响生育。服药时间过长，停药年龄已近40岁或超过40岁，排卵恢复时间有延迟的趋向，可能与年龄较大、卵巢功能自然减退有关。

3. 避孕药与子代发育 国内外研究资料显示，应用甾体激素避孕药停药后怀孕不增加胎儿畸形的发病率。含第三代孕激素的复方短效口服避孕药激素含量低，停药后即可妊娠，不影响子代生长与发育。长效避孕药内含孕激素成分、剂量与短效避孕药有很大不同，停药后 6 个月妊娠安全。

4. 避孕药与人体三大代谢

（1）糖代谢：长期服用甾体激素避孕药，近半数妇女出现糖耐量降低，而空腹血糖正常，尿糖阴性，临床上无糖尿病征象。流行病学调查研究资料结果表明，这种糖耐量下降胰岛素分泌减少与避孕药（雌激素和孕激素配伍）有关，反映胰岛功能在一定程度上受性激素影响。但停药后，胰岛功能及糖耐量均恢复正常。

（2）脂代谢：长期服用甾体激素避孕药后，可使部分妇女血中三酸甘油酯、总胆固醇、高密度脂蛋白增高。目前认为，血管病变与胆固醇中的高密度脂蛋白和低密度脂蛋白比例有关。高密度脂蛋白增高可防止动脉硬化，对心脏、血管具有保护作用。而低密度脂蛋白增高可使动脉粥样硬化，对心脏、血管不利，但长期服用甾体激素避孕药后三酸甘油酯及总胆固醇增高，对心血管不利，是一种潜在的危险因素。

（3）蛋白代谢：长期服用甾体激素避孕药后，少数妇女可出现血中总蛋白含量下降、清蛋白降低、球蛋白增高等。但这些变化无临床征象，与对照组相比无统计学意义，停药后可恢复正常。长期应用甾体激素避孕药对人体三大代谢中的某些项目有暂时性改变，但无临床征象，停药后可恢复，这种观点已被国内外大量研究资料所证实。

5. 避孕药与血栓性疾病 目前公认雌激素可使凝血因子增高，使用较大剂量雌激素，有增加血栓性疾病的危险性。一般认为雌激素每日的安全剂量是在 50μg 以下。国产短效避孕药每片雌激素含量在 30～50μg。国内经过多年观察和大量多中心研究资料表明，我国妇女长期服用甾体激素避孕药，并不增加血栓性疾病的发病率。

总之，长期服用甾体激素避孕药并不增加生殖器官恶性肿瘤的发病率，不影响日后生育，不影响子代发育，对人体三大代谢中某些暂时的改变，在停药后可恢复正常。长期应用甾体激素避孕药不仅安全，且不影响健康。但为确保服用避孕药妇女的健康，服药时间长者应到医院或计划生育服务站定期检查。长期服药后，也可停药一段时间，然后根据身体健康情况，酌情再使用。

三、其他避孕方法

（一）工具避孕

1. 男用避孕套 性生活时使精液排于避孕套顶端的小囊内，而不使之直接进入阴道、子宫颈及输卵管以达到避孕之目的。每次性生活时均需坚持使用，在不使小囊充气的情况下使用，如能坚持使用效果可达 100%。事后检查一下避孕套有无破裂，如有破裂，应采取紧急避孕措施。避孕套是世界上最常用、最无害的男用避孕法。不但可以避孕，而且可防止性传播疾病的感染。缺点为较烦琐，有时影响男方之性快感。

2. 女用阴道隔膜 阴道隔膜用乳胶制成。根据女性阴道之宽紧由医生为其选配，于性交前将此隔膜放置于阴道内耻骨联合之后及直肠隔之前，将子宫颈与阴道下方隔开，使精液射留于隔膜下方之阴道内而不能进入子宫颈口，于性生活后 10～12 小时（至少 8 小时以上）精子失去上升能力后取出。再用水洗净敷以滑石粉保存，以备再次使用。缺点是女方稍感麻烦，但效果满意。有子宫颈炎及子宫脱垂、阴道松弛者不适应用。

（二）外用避孕药物

采用杀精子药或使精子活动受限而失去受精能力而达到避孕目的。杀精子药如醋酸苯汞、水杨酸、奎宁、乳酸、硼酸等加赋形剂如橄榄油、酸加碳酸氢钠使之产生泡沫或油层，以挡住精子的去路。或制成冻胶（膏）、药片、药栓、药膜（纸）。无论使用何种剂型均需待其充分溶化后再行房事方能奏效。正确使用外用杀精子药，避孕有效率达 95%以上，使用失误，失败率高达 20%以上，因此，不作为避孕首选药。

（三）安全期避孕

又称自然避孕。在排卵前后 4～5 天内易受孕，为不安全期，其他时间则较不易受孕称为安全期，对于月经及生活规律的妇女可以应用安全期避孕。其测定方法可以用推算法推算出排卵时间，即月经的前 14 天左右，或用测定基础体温法，现有测排卵试纸及测排卵仪（通过唾液的结晶）以测知排卵时间。目前英国研制的闪光避孕胸罩、避孕项链上带有微型电脑，贴身应用可准确测出该妇女体温的变化，测知排卵期，如在安全期则绿灯亮，如在危险期则亮红灯。在安全期时可以不用避孕。但安全期避孕法的失败率较高，最好采用更可靠的方法。

（四）紧急避孕

在无保护性生活后或避孕失败后几小时或几日内，妇女为防止非意愿性妊娠的发生而采取的补救避孕法，称为紧急避孕。包括放置宫内节育器和口服紧急避孕药。

1. 放置宫内节育器　带铜宫内节育器可用于紧急避孕，特别适合希望长期避孕而且符合放置节育器者及对激素应用有禁忌证者。在无保护性生活后 5 日（120 小时）之内放入，有效率达 95%以上。

2. 紧急避孕药　① 雌、孕激素复方制剂：我国现有复方左炔诺孕酮片。在无保护性生活后 72 小时内服 4 片，12 小时再服 4 片。②单孕激素制剂：现有左炔诺孕酮片。在无保护性生活后 72 小时内服 1 片，12 小时再服 1 片。目前我国生产的“毓婷”、“惠婷”、“安婷”均为左炔诺孕酮片。③ 米非司酮：为抗孕激素制剂。在无保护性生活后 120 小时内服 1 片。

紧急避孕药的副作用可能出现恶心、呕吐、不规则阴道出血及月经紊乱，一般不需特殊处理。若月经延迟一周以上，需除外妊娠。紧急避孕仅对一次无保护性生活有效，避孕有效率明显低于常规避孕方法，且紧急避孕药激素剂量大，副作用也大，不能替代常规避孕。

四、节育方法的选择

节育（避孕）方法的选择是我国计划生育优质服务的重要内容。

1. 新婚期　首选复方短效口服避孕药，或男用避孕套，还可选用避孕薄膜等。由于尚未生育，一般不选用宫内节育器。

2. 哺乳期　首选男用避孕套，也可选用单孕激素制剂长效避孕针，不影响乳汁质量。哺乳期放置宫内节育器，操作要轻柔，防止子宫损伤。由于哺乳期阴道较干燥，不适合避孕薄膜。哺乳期不宜使用雌、孕激素复合避孕药或避孕针以及安全期避孕。

3. 生育后期　各种避孕方法均适用。

4. 绝经过渡期　可选用男用避孕套，原来使用的宫内节育器如无不良反应可继续使用，至绝经后半年取出。不宜选用复方避孕药及安全期避孕。

五、避孕失败的补救措施

（一）人工流产

在妊娠14周内，用人工方法终止妊娠，称人工流产。包括负压吸引术和钳刮术。

1. 负压吸引术 也称吸宫术。适用于孕10周以内的妊娠，以妊娠6～8周为最佳期。

2. 钳刮术 适用于妊娠10～14周要求终止妊娠者，需住院进行，如宫颈条件不好时可先行插管，或用药物使宫颈松软，待宫口开大后再行钳刮术。

3. 并发症 ① 子宫穿孔：发现子宫穿孔，应立即停止手术。穿孔小，无脏器损伤或内出血，手术已完成，可注射子宫收缩剂保守治疗；破口大、有内出血或怀疑脏器损伤，应剖腹探查，根据情况做相应处理。② 人流综合反应：受术者在术中或术后出现心动过缓、心律不齐、面色苍白、头昏、胸闷、大汗淋漓，严重者甚至出现血压下降、昏厥、抽搐等迷走神经兴奋症状。发现症状应立即停止手术，给予吸氧，一般能自行恢复。严重者可加用阿托品0.5～1mg静脉注射。③ 漏吸：常因子宫畸形、位置不正常或操作不熟练引起。④ 吸宫不全：人工流产后部分妊娠组织物残留。⑤ 术中出血。⑥ 感染。⑦ 羊水栓塞。⑧ 远期并发症，如宫颈粘连、宫腔粘连、慢性盆腔炎、月经失调、继发不孕等。

（二）中期妊娠引产术

适用于13～24周的妊娠，常用的方法有：

1. 水囊引产 将水囊放置在子宫壁与羊膜囊之间，引起宫缩，促使胎儿胎盘排出。

2. 依沙吖啶（雷佛奴尔）引产 用0.5%的依沙吖啶20ml（100mg）或依沙吖啶100mg粉剂加注射用水20ml，行宫腔注射或羊膜腔内注射，后待其自然发动宫缩将胎儿胎盘自行排出。

3. 高渗盐水羊水交换引产法 先将针头穿刺入羊膜腔后，依孕月大小用大注射器吸出羊水50～150ml后将15%～20%高渗盐水100～150ml缓缓注入羊膜腔后待其自动将胎儿胎盘排出。但需注意勿使高渗盐水误入血管内，否则可发生高钠血症。

4. 催产素引产 催产素为最常用且有效的引产药物，可单独使用，亦可与各种引产方法联合使用。妊娠愈近足月，子宫对催产素的敏感性愈增加。宫颈也趋向成熟，引产成功率愈高。由于个体反应不同，故最安全且有效的方法为低浓度静脉滴注法。

其他中药如峻下药、活血破血药、剧毒药等均可影响胚胎的发育成活以致发生流产，但不可滥用。

（三）药物流产

20世纪80年代初法国Roussel-Ucla药厂人工合成Ru486，是一种既无孕激素活性亦无雄激素活性的抗孕激素药，它能替代天然孕酮与子宫内膜的孕酮受体相结合，使不能发挥孕酮活性而致胚胎流产。目前我国应用合成的米非司酮片加前列腺素口服进行早早孕药物人流。适用于以往月经规律，停经在49天以内，早早孕试验确定为早孕，B超显示孕卵在宫腔内（除外子宫外孕），不适于作人工流产手术者。如：有3个月内人流史、剖宫产半年以内、近期流产史、生殖道畸形、子宫穿孔史或对手术流产特别恐惧等。禁忌用于各种疾病的急性期、带环妊娠、宫外孕，有米非司酮药物禁忌证者，如心脏病、血栓病史、血液病史、肝炎、肾炎、糖尿病、高血压、精神抑郁症、癫痫、偏头痛、肾上腺皮质疾病、垂体肿瘤、吸烟每日在10支以上，长期口服避孕药及肾上腺皮质激素等药物者。前列腺素使用禁忌证，如心血管病、青光眼、支气管哮喘、胃肠功能紊乱、过敏性体质、高血压等，不能用药。用药前作常规妇科检查，早早孕试验，阴道清洁度、真菌、滴虫、血、尿常规、B超等。如居住离医院太远不便门诊观察，可住院服药观察，并与之交代如口服药流不成功或出血量多仍需作清宫手术。成功率为90%。

1. 米非司酮加卡孕栓

（1）顿服法：来院后第1天晨空腹顿服米非司酮片150mg（每片25mg）温开水服下，服药后1小时内禁食，观察30～60分钟无反应就可回家，用药第2天（72小时后）空腹来院，由医师将1mg卡孕栓置阴道后穹隆后平卧1小时以防止脱落后留院观察4～6小时。

（2）分服法：第1天晨空腹服米非司酮50mg（2片）当日晚服25mg（1片），次日晨、晚各服25mg，第3天晨起服25mg，服药前后禁食1小时，于早8点来院放卡孕栓，观察同前。

2. 米非司酮加米索前列醇

（1）顿服法：第1天晨空腹服米非司酮片150mg，观察同上，无反应可回家，第3天晨空腹来院服米索前列醇600μg（每片含米索前列醇200μg）留院观察4～6小时。

（2）分服法：米非司酮服法同1. 分服法，第3天晨服米非司酮25mg（第6片）后空腹来院服米索前列醇600μg，后观察4～6小时。

一般于用卡孕栓或米索前列醇后4～6小时内绒毛组织可完整排出，如未见明显绒毛组织排出，于8天以内作B超，宫内未见胎囊或尿早早孕试验为阴性，子宫恢复正常，出血自行停止者亦作完全流产论。用药后见绒毛组织排出但出血量多或时间过长，血HCG不能自行转阴者，或B超证明宫腔内有物残留者为流产不完全，需清宫处理或用中药生化汤等促其排出。

关于米非司酮及前列腺素类口服药物引产的服法以上仅供参考，目前各地用法不完全相同，何种办法为准，有待引产后积累成功案例再作定论。

（杨俊明　傅金英　龙　旭　吴克明）

第四节　绝　　育

绝育包括女性绝育与男性绝育。女性绝育是通过手术的方法将输卵管结扎或用药物使输卵管腔粘连堵塞，阻断精子与卵子相遇而达到永久节育的目的。绝育方式可经腹或经阴道操作。目前临床采用的女性绝育方法是经腹输卵管结扎术或经腹腔镜下输卵管绝育。手术简便、易行、安全、可靠，创伤小，术后身体恢复快，不影响机体的生理功能。经阴道输卵管绝育术已基本不做。用药物使输卵管粘连堵塞可造成日后输卵管吻合复通困难，输卵管再通率低，现已较少使用。

一、经腹输卵管绝育术

1. 适应证　凡女性为实行计划生育，经夫妇双方或受术者本人要求作绝育手术而无禁忌证者；或者患有严重全身疾病不宜生育者，如：心脏病、肾脏病、慢性高血压、肝病、血液病、严重贫血及与生育有关的肿瘤或精神病患者。

2. 禁忌证　① 24小时内体温两次达到或超过37.5℃以上者应暂缓手术；②全身情况不良不能耐受手术者，如产后出血、贫血、休克、心力衰竭和其他疾病的急性阶段，应待一般情况好转后再行手术；③感染或热病的急性期，包括全身及局部的感染，应在感染被控制后实行，如急、慢性盆腔感染，腹壁皮肤感染等；④ 患有严重的神经症及在思想工作未作通时不能强行手术。

3. 术前准备　① 手术时间选择：非孕妇女在月经干净后3～4日，人工流产或分娩后宜在48小时内施术，足月顺产产后和剖宫产时即可施行手术，哺乳期或闭经妇女应排除早孕后再行绝育术，具有绝育要求者或在进行妇科手术及其他手术的同时行绝育手术。② 解除受术者的思想顾虑，作好解释和咨询。③ 详细询问病史，并作全身检查与妇科检查，检验血、尿常规、出凝血时间、肝功能及白带常规等。④ 按妇科腹部手术前常规准备。

4. 手术方法　手术成功的关键在于寻找及确认输卵管。结扎的方法很多，如抽心包埋法；双折结扎切除法；双辗挫结扎或双折辗挫结扎切除法；伞端切除；伞端包埋法等。结扎时用力要适中以免勒断输卵管形成输卵管瘘。经腹输卵管结扎术的优点为在直视下进行，效果确实，易于掌握推广，损伤小，如有特殊需要便于作复通手术。缺点为必须开腹进行。注意勿损伤膀胱及肠管，结扎时勿损伤卵巢的供血血管。

二、经腹腔镜输卵管绝育术

1. 适应证　同经腹输卵管绝育术。

2. 禁忌证　主要为腹腔粘连、心肺功能不全、膈疝等，余同经腹输卵管绝育术。

3. 术前准备　同经腹输卵管绝育术。受术者应取头低仰卧位。

4. 手术方法　腹腔镜是一种纤维内镜，对腹腔盆腔疾病的诊断有十分重要的意义，被称之为“慧眼”，在妇科计划生育范围内应用日益增多。绝育术始用于1937年，目前应用的方法有硅橡胶环套扎法，弹簧夹法及电凝法。其优点为腹部切口极小，出血少，手术时间短，感染机会少，疼痛轻，视野清楚，并能及时发现盆腔、腹腔其他疾病，术后恢复快。但需有腹腔镜的设备及掌握使用腹腔镜技术的人员。

三、经阴道输卵管绝育术

经阴道前、后穹隆的腹膜反折进入腹腔取出输卵管结扎之，选择病例较严格，一般选择正常月经后，人流或取环同时，无盆腔炎症或手术史，子宫无粘连；无其他盆腔肿瘤者；骨盆出口宽畅便于进行操作；无外阴、阴道、子宫颈感染者。不适用于产后及引产后子宫底过高者。优点为腹部无手术创口，疼痛反应较轻，术后腹部胀气少。但手术技术条件要求较高，术后感染率较高不宜推广。此外尚有经腹股沟手术绝育者，多与合并腹股沟疝手术同时进行疝修补。一般较少应用。

（杨俊明　傅金英　龙　旭）

参考文献

1. 丰有吉，沈铿．妇产科学．北京：人民卫生出版社，2006：3.

2. 乐杰．妇产科学．北京：人民卫生出版社，2008：1.

3. 郑怀美．妇产科学．北京：人民卫生出版社，1993：9.

4. 吴尚纯．宫内节育器的开发和应用状况．实用妇产科杂志，2003，(6)：19.

5. 范光升．避孕方法选择的原则．国际生殖健康/计划生育杂志，2009，1：70-72.

6. 吴尚纯．避孕药具不良反应与避孕方法知情选择．实用妇产科杂志，2008；24（3）：143-144.
7. 武淑英．宫内节育器的应用与进展．中国社区医师，2008；24（3）：10-11.
8. 朱东方，邓卫红．滋肾化瘀汤治疗上环后经期延长28例临床研究．新中医，2008，40（5）：55-56.
9. 王霞，左华，李卫川，等．中药治疗育龄妇女上环后月经过多临床研究．四川中医，2008，26（2）：72.

第五节　计划生育手术后副作用及并发症的处理

宫内节育器副作用及其处理

宫内节育器是目前应用较广的避孕方法之一，目前全世界约有一亿多妇女采用。因为它具有安全、有效、简便、经济的优点，且一次放置可使用数年或十余年之久，取出后即能恢复生育能力，因此，尤为农村妇女所乐于接受。在各种不同类形的，尤其是带有活性抗孕物质的节育器，其避孕原理不完全相同。但某些基本情况是众所公认的，即宫内节育器的作用主要是局部的，作用于子宫而不影响全身，不抑制排卵，一般不影响月经周期，放置宫内节育器后所发生的局部变化，包括组织学的异物反应、子宫液的生化反应及免疫反应。

评价宫内节育器的效果，还必须重视其副作用，主要有子宫出血与腰腹疼痛。

子宫出血是节育器停用最主要的原因。出血形式，表现为经量增多、经期延长及不规则的经间出血。除含孕酮的节育器外，各种类型的节育器，多数有经量增多的现象，一般增加1倍左右，多者可达未带器之2倍以上；节育器的面积大小与经量增加成正比，含药节育器除药物的作用外，其面积小于同类型者，故经血量增加较少，一般在放置后第一个周期经量最多，以后渐减少，但仍维持在较多的水平，平均多于放器前的50%～60%。点滴出血多发生在放器后第1个月内，以后减少，至半年后更少，约5%以下；但含孕酮的节育器则在月经中期点滴出血的发生率仍较多。经期延长一般约8～10天，在放器半年后，发生率即下降。

【病因病机】 经量增多的原因可能与几种因素有关：①放置后刺激宫壁而引起宫内膜擦伤是引起出血的主要原因之一。因此节育器越大、形态位置异常均可使出血增加；②不论用光镜或电镜检查，均可发现在节育器直接压迫的邻近区，内膜血管数明显增多，同时内膜表层亦较薄容易出血；③带器后的宫腔液中前列腺素及纤溶活性水平均增高，固而经血量增多。但放置含孕酮的节育器后，内膜萎缩变薄，无血管增生变化，纤溶活性亦低，固而经量减少。

中医学认为异物损伤子宫冲任，兼之情绪紧张。精神抑郁，以致肝郁气滞，气郁化火，火热伤冲损宫，迫血妄行，兼之子宫冲任原已受损失于固藏，故月经过多或淋漓不尽；或者由于肝郁气滞，肾虚任弱，血行不畅，异物阻之，血滞致瘀；或素体虚弱，脾胃不足，气虚失运，经血失统。属于中医学崩漏、月经过多、经期延长范畴。其主要病因病机为"虚、热、瘀"，而瘀血又是其核心病机，因金疮所伤，胞宫脉络损伤，血气离经故也。若瘀久化热或素体阳盛或肝郁化热，迫血妄行，则呈胞宫血热证；脾肾不足之人，放环后复伤，脾虚失摄，肾虚不固，亦致经血失常，发为本证。个别患者经期延长淋漓不尽，或放环时消毒不严或放环后不节房事以致感染邪毒，合并湿热（毒）邪之证。如出血量多，可见失血性贫血，则表现为“虚实夹杂”的病因病理。因此作为异物损宫，瘀血内阻是首发病因，初期以实证为主，随着病程的演变，可向“热”和“虚”转化，由局部的子宫出血转化为全身整体失调的反应，加之心理紧张、忧郁、焦虑、埋怨等情绪干扰，使出血缠绵，病情错综复杂。

腰腹疼痛是放环后出现的又一副作用。放环初期，可因刺激而引起子宫强烈的痉挛性收缩，带器者常诉下腹痛，腰背酸痛，但多数持续时间短可自行消失，这种疼痛多因放置过程中由于组织创伤而引起前列腺素释放促使子宫收缩所致，若节育器位置不正或过大，则疼痛可持久不减轻，必要时换用较小的节育器或改用其他避孕方法。中医认为这种腰腹疼痛有两种情况，一种为“不通则痛”，一种为“不荣则痛”，临床以瘀血为主，而与体质状况密切相关。

【诊断与鉴别】

一、诊断

1. 病史　患者既往月经正常，放环后出现不规则子宫出血，可伴有腰腹痛。

2. 临床表现　①放环后经量过多，每次行经需用纸四包以上或用卫生巾 16 个以上。②经期超过 7 天以上或淋漓十余日至数十日不净。③放环后腰腹疼痛。

3. 妇科检查　未发现器质性病变。

4. 辅助检查　X 线透视或 B 超检测示环位置基本正常。

5. 必要时作血常规，凝血功能测定以资鉴别。

二、鉴别

需与盆腔炎及肿瘤所致经量过多、经期延长相鉴别。盆腔炎有恶寒发热，下腹胀痛，带下量多，经期延长，宫颈举痛，宫体压痛等征象，常有人流术及月经期、流产期、产褥期处理、调护不当的病史。子宫肌瘤的临床表现常随肌瘤生长的部位、大小而异，借助妇科检查、宫腔探查、诊断性刮宫、B 超等有助于鉴别诊断。

【辨证要点及论治原则】　月经经期、经量的异常与放置节育环密切相关，其病机主要是“瘀、热、虚”。因“瘀”而出血者，出血量多少不定，色黯红，有血块，质稠，苔薄舌质黯，舌下静脉迂曲，腹痛，腰疼。因“虚”而出血者，出血量多色淡质稀，伴有神疲、头晕、乏力，苔薄舌质淡边有齿印，脉细，病程较长，体质较弱。因“热”而出血者，色鲜红或紫红，口干心烦，苔薄黄舌质红，脉数，病程较短，可有“人流”病史。临床“虚、热、瘀”可兼夹为病，应根据出血的量、色、质，结合形气舌脉的变化加以综合判断，以分辨三因之主次轻重。对于放环后出血的患者治疗可分两步，出血期应以止血固冲为主，非出血期应以调经安冲为主。而对于出血量多，有大血块者，在 B 超或透环证实环位正常的前提下，应以化瘀为主，辅以止血调冲，对于反复出血不净，经量较多可配合益气升提法。

【治疗】

一、辨病论治

放环后阴道不规则出血

1. 清宫灵煎剂（《中医妇科理论与临床》）

组成：连翘壳 20g，金银花 15g，地丁草 15g，鹿衔草 15g，粉丹皮 10g，茜草根 15g，生蒲黄 10g，血竭 6g，生地黄 15g，参三七片 6g。

气虚加党参、白术。血量多加海螵蛸、煅龙骨。腰酸加川续断、杜仲。

全方有清热凉血，化瘀止血之功。用于放环后，阴道出血淋漓不尽，舌质黯滞，苔腻脉细数者。

2. 益气和血汤（《中医妇科理论与临床》）

组成：生黄芪 60g，炒白术 30g，菟丝子 30g，炒山药 30g，生地黄 30g，杜仲炭 15g，当归 30g，茜草 10g，鸡血藤 10g，川芎 10g，益母草 30g，煅龙牡各 30g，地榆 10g，丹皮 20g，甘草 10g。

全方有补肾益气，疏利血脉，引血归经作用。用于放环后行经时间延长或淋漓不断，每次行经超过 10 天，或经量过多。

3. 安环调经汤（经验方）

组成：生、炒蒲黄各 12g，当归 6g，柴胡 9g，制香附 9g，党参、黄芪各 15g，杭芍 10g，丹皮 6g，益母草、茜草炭各 12g，乌贼骨 12g，败酱草 18g，甘草 6g。

全方有凉血止血，益气化瘀之功。用于放置宫内节育器后月经量多、经期延长、月经先期、崩漏。

4. 安冲止血汤（广西中医药,1992，(6) ：9）

组成：益母草 15g，大黄炭 10g，蒲黄炭 10g，香附 12g，柴胡 10g，蒲公英 15g，败酱草 15g。

全方有清热散瘀，止血固冲作用。用于上环后阴道出血不止属于瘀热证者。

5. 三地汤（湖北中医杂志,1987，(5) ：15）

组成：生地榆 30g，生地黄 15g，地骨皮 10g，白芍 10g，黄柏 10g，黄芩 10g，炒栀子 10g，黄芪 15g，续断 10g，杜仲 10g。

全方有清热养阴，益气补肾之功。用于上环后子宫出血属于血热者。

二、辨证论治

1. 胞宫瘀血证

(1) 临床见证：放环后月经量多，或经期延长量不多，血色紫黯有块，伴腹痛拒按。舌质紫或黯，或有瘀斑，脉多涩或弦涩。

环位胞中，胞脉受损冲任失固，离经之血不循常道，出血不止，紫黯有块。腹痛拒按，舌质紫或瘀点，脉涩，为瘀血之明征。

(2) 辨证依据

1) 不规则阴道出血，量多夹有大血块，血色紫黯。

2) 腹痛拒按，瘀块下痛减。

3) 舌质黯红有瘀点，舌下脉络或有迂曲，脉涩。

(3) 治法与方药

治法：活血化瘀，止血调经。

逐瘀止血汤（《傅青主女科》）

组成：生地黄、当归尾、枳壳、大黄、赤芍、龟甲、丹皮、桃仁。

如出血量多加党参、黄芪、三七粉、五方草。腰酸较著者加川续断、杜仲。舌苔腻者去龟甲、生地黄。对病情急重出血量大应采用中西医结合治疗，可用止血芳酸（PAMBA）0.4g 加入 50%GS 40ml 静脉缓慢推注，并注意观察血压、脉搏变化，如虽经中西药治疗，出血仍不能控制者，可考虑取环术。

出血停止后应注意针对瘀血病因，以化瘀调经为主，并根据夹寒或夹热的不同灵活施治。

2. 胞宫血热证

（1）临床见证：放环后月经量多或淋漓日久不净，血色鲜红，深红或有块，烦躁面红口干，大便干结，舌质红，苔黄，脉滑数。

素体阳盛，或瘀血阻滞，日久化热或平素郁怒伤肝，肝郁化热。安环后胞脉受损，热邪乘之迫血妄行，而致月经量多，血色鲜红；舌质红，苔黄，脉滑数，均为内热炽盛之象。

（2）辨证依据

1）月经量多或淋漓日久不净，血色鲜红。

2）口干面红，烦躁易怒，大便干结。

3）舌质红，苔黄，脉滑数。

（3）治法与方药

治法：清热凉血，止血调经。

清热固经汤（《简明中医妇科学》）

组成：生黄芩、焦山栀、大生地、地骨皮、地榆、阿胶（烊化）、生藕节、陈棕炭、炙龟甲、牡蛎粉、生甘草。

全方具清热凉血、止血之功，常用于血热所致多种妇科下血证。用于此，笔者体会在放置宫内节育器的过程中施术不洁，或放置后经期合阴阳，均有可能导致子宫内膜细菌性炎症。方中黄芩、山栀可起到预防和治疗作用，而生地黄、龟甲、阿胶据现代药理研究可促进蛋白质合成，升高血红蛋白，增强机体免疫功能，与清热固经的中药相伍，可以改善子宫内环境，促进子宫内膜的周期性更新和对节育器的适应性，有利于子宫内膜迅速完全脱落，减少血量，恢复正常月经周期。

小腹疼痛，瘀块多者加失笑散。大便秘结，口干而苦加熟军灰。腰酸者加川续断、杜仲。气血不足者加党参、黄芪。经净后白带中夹有少量血液加炒黄柏、鸡冠花、地骨皮。如反复顽固出血不止，白细胞明显增高，伴有腹痛发热者，宜配合西药治疗。可用青霉素 1.8g、阿米卡星 0.4g，加入 5%GNS 500ml 与 0.5%甲硝唑（灭滴灵）200ml，同时静脉滴注，并根据出血的情况，适当调整止血药。

3. 脾肾不足证

（1）临床见证：放环后月经提前量多或崩漏不止，色淡质稀少块，伴腰酸神疲，气短懒言，少腹空坠，纳呆便溏，舌质淡苔薄边有齿印，脉细弱。

素体脾肾不足，冲任亏虚，环卧胞宫，胞脉受损，则血更易溢于脉外，而致月经量多、经期延长、腰酸神疲等症；舌脉均属脾肾不足之象。

（2）辨证依据

1）放环后月经提前、量多、色淡、质稀无块。

2）全身疲乏，腰酸气短，少腹空坠，纳呆便溏。

3）舌质淡边有齿印，舌体胖，脉细弱。

4）素体虚弱，脾肾不足史。

（3）治法与方药

治法：补脾益肾，止血固冲。

补肾固冲丸（《中医学新编》）

组成：菟丝子、续断、鹿角霜、阿胶、杜仲、巴戟天、枸杞子、当归、党参、白术、砂仁、熟地黄、大枣。

全方脾肾气血同治，共奏资血安冲调经之功。节育环作为异物被动地植入宫中，干扰机体正常的气血运行，体质调节能力强者虽可通过自身调节而适应之，而体弱调节能力差者，却很难通过自身调节而适应。通过补肾益气，可达到健体强身摄血归经的目的。对于出血量多，无血块者可于上方加煅龙牡、赤石脂以收敛固经；气虚甚者可加白参、黄芪以益气固冲。

放环后经量过多，在临证过程中，应当注意气随血耗，阴随血泄，可出现由实转虚，虚实夹杂，如气虚血热、气阴两虚而夹血瘀等证。中医治疗虽分血热、气虚、血瘀三者论治，但应充分认识其相互间的联系，注重病情演变，常需三组方药配合使用。并重视异物性血瘀问题，因而应特别注意辨出血的性质，如血块多，腹痛，一般为瘀血作祟，化瘀通涩，泄中有藏，势在用药之必然。

【疗效判定】

治愈：经量、经期恢复正常，全身症状消失，3个月经周期以上不复发。

显效：经量、经期虽恢复正常，但不能维持3个月经周期，全身症状有明显好转。

有效：经量减少，经期缩短，全身症状有不同程度改善。

无效：阴道出血无改变，甚或加重。

人工流产术后并发症的处理

流产不全

流产不全指人工流产时未将胚囊或胎盘组织吸净，或药物流产用药后2周内有妊娠产物排出，但不完整，出血较多，宫腔内有残余之胚胎组织者。

【诊断与鉴别】

一、诊断要点

1. 病史　有人流术史及药物流产史。

2. 临床表现　人工流产或药物流产后有中等量以上的阴道出血，或少量阴道出血持续不净，伴有（或不伴有）腹痛或组织物排出。时间长可伴有发热。

3. 妇科检查　发现子宫颈口张开或松弛，或见到坏死胚胎组织，子宫体复旧欠佳。

4. 辅助检查　血中绒毛膜促性腺激素放射免疫测定术后2周仍未降至正常。

5. B超　提示宫内有组织残留。

二、鉴别

通过病史及以上检查，排除滋养细胞疾病及凝血功能障碍性疾病。

【治疗】

一、辨证要点及论治原则

1. 出血的量、色、质，结合有无腹痛、发热等全身情况，加以综合分析。

2. 本病以瘀血为主或兼有气虚、血虚，故治疗以祛瘀固冲、益气养血为论治原则。

二、辨病论治

1. 益宫饮（广西中医药,1992，(6)）

组成：党参、女贞子、墨旱莲、茜草、益母草、白术、蒲公英、甘草。

全方有益气育阴、化瘀止血作用。

2. 复方生化物（《中医妇科验方选》）

组成：当归10g，炒川芎6g，熟大黄9g，桃仁6g，炮姜炭5g，益母草10g，丹皮9g，炙甘草5g，血竭5g，莲房10g。

全方有活血祛瘀生新之功。

3. 清宫止血饮（中国医药学报,1995，(6) ：21）

组成：益母草、生黄芪、生地榆、白花蛇舌草各30g，三七5g，大黄炭6g，桃仁、红花、升麻炭、荆芥炭各10g，当归20g，续断、山药、薏苡仁各15g。

血瘀加生蒲黄、川芎。湿热加败酱草、马齿苋。阴虚内热加生地黄、天花粉、墨旱莲、女贞子。

全方有清热化瘀，止血固冲之功。

4. 逐瘀清宫汤（山西中医,1995，(1) ：18）

组成：益母草30～60g，马齿苋、生山楂各30g，苏木、刘寄奴、生蒲黄、赤芍、桃仁、红花各12g，川芎10g，当归15g。

腹痛加五灵脂、延胡索。呕恶加半夏、薏苡仁。宫内残留物大加莪术。出血量多加茜草、乌贼骨。腹痛发热加柴胡、红藤、蒲公英。

全方有逐瘀清宫，活血固冲之功。

三、辨证论治

1. 瘀阻子宫证

(1) 临床见证：人流术或药物流产后阴道出血量时多时少，或淋漓不净，色紫黑，有小血块，腰腹阵发性疼痛，血块下后则痛缓，口渴不欲饮，舌质紫黯，脉涩。

人流术后，胞宫受损，瘀阻冲任，故阴道流血涩滞不爽，淋漓不止，量时多时少，舌紫黯，脉涩，为瘀阻血滞之征。

(2) 辨证依据

1) 人流术或药物流产后，阴道出血量多少不定，色紫黯有块。

2) 腰腹阵痛块下痛减。

3) 舌紫黯，脉涩。

4) 妇科检查：子宫略大，或有轻度压痛，宫口松，或有胚胎组织堵于宫口。

(3) 治法与方药

治法：活血祛瘀，温经止痛。

生化汤（《傅青主女科》）

组成：当归 30g，川芎 9g，桃仁 10g，炮姜、炙甘草各 10g。

生化汤为活血化瘀、温经止痛之名方。加益母草、炒荆芥组成的加味生化汤治疗不全流产宫缩痛伴血块者可以明显增强其疗效。

对兼湿热者，原方去炮姜、川芎，加败酱草、五方草、薏苡仁、马鞭草。兼阴虚火旺者，去川芎、炮姜，加钩藤、丹皮各 10g，炙鳖甲（先煎）15g。对血块较多者可加熟大黄、三七粉各 6g。

实验证明加味生化汤（生化汤加益母草、荆芥穗）能显著兴奋大鼠离体子宫，能使大小鼠之正常离体子宫肌张力、宫缩频率和幅度都增加，对小鼠妊娠子宫或雌激素敏感子宫作用更强，但对去卵巢的子宫则敏感性降低。表明本方作用与子宫功能状态有关，其中益母草起着重要作用。临床应用本方后，不全流产患者阴道大多有血块排出。能减少子宫流血，剔除残余绒毛蜕膜组织，加快子宫复旧。

2. 气血两虚证

（1）临床见证：人流及药物流产后阴道出血量时多时少，或淋漓不净，色淡红或稍黯，少腹空坠或伴腰酸神疲乏力，纳差，头昏心悸，入夜胫肿，脉细无力，舌质淡红。

气虚胞宫失摄，故人流及药物流产后阴道出血量多；气虚阳衰，血失温煦故色清质稀；小腹空坠，短气懒言，神疲肢倦，头昏心悸，入夜胫肿，舌淡，脉细无力，均为气虚之征。

（2）辨证依据

1）人流及药物流产后阴道出血，量时多时少，色淡。

2）少腹空坠，神疲乏力，入夜胫肿。

3）苔薄舌淡红边有齿印，脉细无力。

4）妇科检查：子宫偏大、质软，颈口关闭。

（3）治法与方药

治法：补中益气，祛瘀生新。

补中益气汤（《脾胃论》）

组成：黄芪 18g，炙甘草 9g，人参 9g，当归 6g，橘皮 6g，升麻 6g，柴胡 6g，白术 6g。

本方对人工流产术后有少量蜕膜残留合并子宫弛缓性出血者能起到加强宫缩、促进残留脱膜排出的作用，如加入枳壳、益母草、鹿角霜可显著提高疗效。动物实验证实：补中益气汤对在体或离体子宫及其周围组织有选择性兴奋作用，加入益母草、枳壳等药时作用尤强。

人流综合反应

本病是指负压吸引术或钳刮术时由于局部刺激过强，引起一系列迷走神经兴奋症状。

【病因病理】 人工流产吸宫术，钳刮术易使冲任、胞宫突发受损，既有机械之损伤，又因生理之阻断，冲击着人体正常平衡状态，在一些较敏感的受术者产生严重的心理反应。机械性刺激最显著的是扩宫时的宫颈局部刺激和宫腔吸尽后负压较大，直接吸住宫壁时，疼痛显著，迷走神经的兴奋，释放大量乙酰胆碱，引起冠状血管痉挛出现心悸胸闷，抑制窦房节兴奋性导致心动过缓、心律不齐。脑供血不足可出现头晕、抽搐甚至昏迷。

【诊断】 诊断要点

1. 临床表现 于扩宫颈或吸宫过程中出现心动过缓、心律不齐、血压下降、面色苍白、大汗淋漓、呕吐、头晕、胸闷等，严重者可发生昏厥甚至抽搐，症状多于手术接近结束时加重，术后几分钟内逐渐恢复。但如迅速起立，可使症状再行加重，亦有在术后起立时症状才出现。有些受术者只出现心动过缓或心律不齐，血压有不同程度的下降，以后出现呕吐。多数病人腹痛、腰酸等局部症状较为显著。心电图可出现多种心律失常，以单纯窦性心动过缓为最多见。

2. 术后心率降至 60 次/分以下或心率下降超过 20 次/分，并伴有恶心呕吐、心悸、胸闷、头晕、面色苍白、出冷汗 5 项中 3 项以上者。

3. 术中血压降至 10.7/8.0kPa（80/60mmHg）以下，或收缩压下降 2.67kPa（20mmHg）以上且有 3 项全身反应者。

4. 术中心电图有异常改变者。

【治疗】

一、治疗原则

本病以手术时出现突然的气血紊乱为主，故应针对患者出现的心悸、胸闷、面色苍白、呕吐、头晕等症状，采取中西医结合的方法进行防治。中医采用针刺法进行预防，重在稳定患者心理，保持气血相对平衡，消除受术者精神紧张的因素，对避免发生反应尤为重要。

二、辨病论治

术前 5 分钟，快速针刺内关、足三里，平补平泻。捻转 1～2 分钟后足三里起针，内关于术后起针。共观察 50 例，与非针刺组比较，术中出现全身综合反应的病例，非针刺组明显多于针刺组（$P<0.05$）。（云南中医杂志，1985，（3）：29）

对接受人工流产术者 312 例分 3 组进行观察耳针疗效，第 1 组（152 例）取子宫、神门、交感，第 2 组（114 例）取子宫、神门、心、肾，均取单侧耳穴，术前针刺平补平泻留针至手术结束。第 3 组（150 例）为对照组，不作处理。结果：针刺组的扩宫、止痛和预防人流综合反应效果优于对照组，有极显著差异（$P<0.01$）。表明针刺有解痉镇痛与扩宫作用，同时可通过经络抑制和解除手术操作所引起的迷走神经兴奋，以达到预防人工流产综合反应的目的。（中国针灸，1989，（5）：24）

本病的防治尤为重要，是否发生综合反应，个体差异大，而精神紧张者更易发生，故术前解除顾虑十分必要。手术时要注意不可强行操作，对妊娠月份大，估计扩张宫颈困难者应手术前 12～24 小时先放导管；手术时扩张宫颈困难的可给予宫颈旁阻滞麻醉；吸宫时负压应适当，当部分胚囊组织吸出后，应降低负压。若心率减缓至 70 次/分以下者，应及时针刺关元、中极穴作预防措施。

中西医结合疗法主要用阿托品 0.5～1mg 或 654-2 20mg 静脉注射，无效时用异丙肾上腺素 1mg 溶于 5%葡萄糖注射液内静脉滴注，根据心率恢复情况调整滴速。

感染

人工流产后感染发生率与一般宫腔操作术近似。上海地区报道占 0.02%～0.04%，感染病例中，以急性子宫内膜炎为主，偶可发生急性输卵管炎、盆腔结缔组织炎。

【病因病机】 胞宫、胞脉位居下焦，如节育术前即有湿热内蕴，或术中施治不慎或术后调养不当，则病邪易乘虚入侵，与血搏结于胞中，既可影响胞宫胞脉之修复，又可致瘀积为患，轻者少腹胀痛，带下混浊，重者发热，小腹刺痛感，赤带秽臭。西医学认为主要是由于术前患急性阴道炎、宫颈炎、盆腔炎未曾治疗或术前已有明显阴道流血，仍置留探条扩张宫颈、以及术时无菌操作不严格等原因所引起。

【诊断与鉴别】

一、诊断要点

人工流产后有发热、腹痛、阴道分泌物混浊、有臭味。妇科检查时，宫体及宫旁组织有压痛。血常规检查白细胞总数及中性粒细胞明显增加。

二、鉴别

少数病例流产后下腹疼痛伴有出冷汗、子宫增大，为宫腔内积血之特征，但无发热、阴道秽臭分泌物，血白细胞不增高可资鉴别。流产后少数病例有似月经量出血，一般3～4天，此后只有少量血性分泌物，如出血持续不断，且较月经量多，有血块，伴腹痛，则最大可能性为流产不全合并感染。

【治疗】

一、辨证要点及论治原则

1. 腹刺痛或绞痛，发热，阴道分泌物混浊有臭味，发生在人工流产后，舌质红、苔黄、脉滑数，为湿热瘀阻、胞脉损伤。

2. 应根据局部与全身情况，结合妇科检查和实验室检查，迅速给予清热化湿，解毒通瘀之剂，如发热及血象明显增高应给予中西医结合治疗。

二、辨病论治

1. 盆腔炎合剂（《中医妇科验方选》）

组成：柴胡10g，枳实15g，赤芍10g，川楝子10g，炒延胡10g，丹皮10g，白花蛇舌草15g，野菊花10g，红药子10g，生甘草6g，川大黄（后下）6g。

全方有疏郁解热，凉血解毒之功。用于流产后急性盆腔炎，发热恶寒，下腹部压痛拒按，腰骶痛，带下量多、色黄如脓、质稠黏、气秽，泛恶欲吐。

2. 双花汤（《中医妇科验方选》）

组成：鸡冠花15g，金银花15g，全当归10g，泽兰10g。

本方有清热解毒，活血行水之功。用于人流术后恶露不尽或作为人流后的常规给药。

三、辨证论治

1. 湿热蕴滞证

（1）临床见证：人流术后出血量时多时少，色黯红，质黏腻，有臭气，小腹坠胀，发热恶寒，口黏恶心，舌苔黄腻质红或有紫点，脉滑数。

湿遏热伏，损及胞宫，故人流术后出血，色黯红质黏腻有臭气；湿热正邪交争故见发热恶寒等症；舌质红苔黄腻亦为湿热内蕴之征。

（2）辨证依据

1）流产后突起恶寒发热，腹坠胀痛，口黏恶心。

2）阴道出血色黯红有臭气。

3）苔黄腻舌红，脉滑数。

4）妇科检查：子宫略大，有压痛，两侧附件增厚压痛。

5）实验室检查：血白细胞总数及中性粒细胞分类增高。

（3）治法与方药

治法：清热化湿，凉血解毒。

1）龙胆泻肝汤（《医宗金鉴》）

组成：龙胆、黄芩、木通、栀子、泽泻、柴胡、生地黄、车前子、当归、甘草。

本方泻肝胆实火，清下焦湿热，于湿热壅滞之证相宜。现代药理研究证明龙胆泻肝汤有较强的抗炎活性，能抑制多种原因所致炎症早期腹腔毛细血管通透性亢进和渗出，明显加速炎症的消退，其免疫药理活性则显示能增强非特异性免疫，调整特异性免疫。

小腹胀痛者加广木香、延胡索。热重者加大青叶、白头翁、红藤。湿重者加薏苡仁、川厚朴。出血多者加大小蓟、大黄炭。盆腔有炎症包块者加三棱、莪术、皂角刺。

对急性炎症血象显著增高可根据病情选用青霉素、氨苄西林、丁胺卡那、0.5%甲硝唑静脉滴注。抗生素的应用要求达到足量，且须注意毒性反应，在症状消失后继续给药2周以巩固疗效。

2）清宫汤（《中医临床妇科学》）

组成：蒲公英、金银花、马鞭草、败酱草各15g，炒当归、赤芍各10g，蒲黄（包煎）6g，车前草、益母草各15g，焦山楂10g，五灵脂10g。

用于人工流产后的湿热壅滞证。

2. 瘀热互阻证

（1）临床见证：人流术后出血量多，色黯红有紫黑血块，质稠，小腹刺痛，有灼热感，口干咽燥，苔薄舌红有瘀点，脉数。妇科检查：子宫附件有压痛。

人流术时消毒不严，或人流后同房过早，以致感受热邪，热迫冲任，且与胞中瘀血相结，则见出血量多色黯红有紫黑血块，小腹灼热刺痛，口干咽燥；舌红有瘀点、脉数为瘀热互阻之明征。

（2）辨证依据

1）人流术后阴道出血量多色黯红有紫黑血块、质稠。

2）小腹刺痛而灼热，口干咽燥。

3）舌红有瘀点，脉数。

4）妇科检查，子宫附件有压痛。

（3）治法与方药

治法：清热化瘀，凉血解毒。

1）大黄牡丹汤（《金匮要略》）

组成：大黄、牡丹皮、芒硝、桃红、冬瓜仁。

诸药合用，能泄热破瘀，散结凉血。实验表明，大黄牡丹汤可改善盆腔微循环，促进肝脾等单核-吞噬细胞系统的增生与吞噬，大黄、丹皮均有显著的抗病原微生物活性，大黄蒽醌对多种致病性细菌均有强大的抑制作用，其对常见多种细菌的MIC为12.5～100μg/ml，丹皮抗菌成分为丹皮酚，其对金色葡萄球菌及大肠杆菌的MIC分别为1：

2000 及 1∶1500。

如瘀热明显加炒赤芍、椿根皮、金银花炭。出血量较多加五方草、茜根炭。

2）四草汤（《中医临床妇科学》）

组成：鹿衔草 30g，马鞭草 30g，茜草 15g，益母草 15g。

方中马鞭草、鹿衔草清热化湿止血，茜草、益母草化瘀止血，共奏清热化瘀止血。

3）盆炎汤（《全国名医妇科验方集锦》）

组成：生大黄 10g，丹皮 10g，桃红 10g，冬瓜子 15g，当归 10g，川芎 5g，炮姜 5g，炒赤芍 10g，益母草 30g，红藤 30g，甘草 5g。

本方为何少山经验方，取大黄牡丹皮汤意清热化瘀，加红藤、赤芍、益母草凉血解毒，原治产后恶露不绝伴急性盆腔炎，证见阴道下血色紫夹块，小腹疼痛。

四、人工流产并发症的西医处理

1. 出血　出血超过 200ml，与孕妇年龄较大，产次多，妊娠大于 3 个月，负压不足未吸到着床处，术者技术不熟练有关。应于宫颈注射催产素 10～20U，尽快夹取胎盘，清除宫腔组织。术后可给予益母草膏 30g，2 次/日，共 3 天。

2. 人工流产综合征（阿-斯综合征）　与扩张宫颈过速或跳号以及负压过大有关，孕妇常有恶心、呕吐、胸闷、头昏、面色苍白、出冷汗等症状。给予硫酸阿托品 0.5mg 肌内注射或 654-2（山莨菪碱）20mg 肌内注射，吸氧，10 分钟后可自行恢复。

3. 吸空　发现吸空应立即停止手术，B 超复查，严防遗漏异位妊娠，将吸出的极少组织物送病理检查。

4. 漏吸　易发生在极早期的妊娠，过度前屈或后屈的早孕子宫以及畸形子宫未明确诊断者，应在 B 超下定位实施手术。

5. 不全流产　部分绒毛或蜕膜组织未吸出，术后伴出血持续 1 周以上，血量超过月经，B 超复查宫腔内仍有光团反射应行清宫术，术后加用抗生素。

6. 子宫损伤　包括子宫穿孔和宫颈裂伤，与术前未能查清子宫大小、位置或哺乳期子宫用力不当直接有关。如为探针穿孔又无明显症状者，观察随访 1～2 周，穿孔自愈后再施行手术；如为扩张器或吸管穿孔，需住院观察，必要时剖腹探查；如为宫颈裂伤，根据裂伤大小及深浅，用纱布压迫止血或 1 号铬制肠线间断缝合宫颈全层。

7. 吸刮过度　破坏了子宫内膜基底层，形成月经过少或闭经，可用人工周期疗法。

8. 感染　如术后体温超过 38℃，有急性炎症应住院治疗。

9. 宫腔和颈管粘连　与吸引时间过长，吸管转动过速、过频，负压过高，用力过大有关，可出现不同程度的周期性下腹疼痛，用 5～6 号扩张器分离粘连，排出宫腔内的月经血，为防止再次粘连，放置金属节育环，恢复正常月经 3 个周期后将环取出。

【预防】　术前有急性生殖炎症者，应先进行治疗，待炎症控制后始能进行负压吸引术；术前有阴道出血或急性生殖器炎症时，不留置探条扩张宫颈，加强无菌操作。

人工流产术后远期合并症的处理

国内外均有大量人工流产后发生宫腔粘连的报道。宫腔粘连可引起闭经、子宫内膜异位症，以及发生继发不孕和再次妊娠引起流产。

【病因病机】 育龄妇女通过人为的器械操作而达到中止妊娠，阻止受孕，可致“暴损冲任”（《广嗣纪要·堕胎》）和“胎脏损伤，胞脉断怀”（《女科玉尺·小产》，其病因类似外伤、金创。病机属局部气血失和，胞脉壅滞，血不归经。由于肝脉络阴器，司血海，肾为封藏之本，胞宫系于肾，故人流后闭经，以血瘀、肾虚、肝郁为病变中心。西医学认为子宫腔粘连主要发生于对子宫内膜和肌层的创伤之后，特别是与过度搔刮宫腔，吸宫时负压过高，吸宫时间过长有关。粘连部位大部分发生于宫颈内口处。

【诊断与鉴别】

一、诊断

（一）病史

1. 负压吸引或刮宫史，次数愈多发病率越高，尤其是术后有发热、感染或少量胚胎组织残留者。

2. 典型的月经过少、闭经及周期性腹痛史。

3. 有的病人于人流后长期不孕或反复流产，无内口松弛或明显感染者，也应考虑到有宫腔粘连之可能性。

（二）临床表现

1. 月经失调 几乎所有的病人都有闭经或月经过少的症状，如为宫颈或峡部的完全闭塞。则可完全闭经。如宫腔内不全粘连则可有少量月经。

2. 周期性腹痛 一般约在术后1个月左右发生，同时伴有肛门处下坠感。疼痛持续2～3天减轻，下次周期时又加重。

3. 继发性不孕。

（三）妇科检查

典型病例子宫略增大，有明显压痛，约半数有宫颈举痛，附件也有压痛。

（四）辅助检查

基础体温和阴道细胞学检查，血清孕酮，尿孕二醇测定等，均证实卵巢功能正常并有排卵及有周期性改变；作人工周期无撤退性出血，证实闭经、月经过少为子宫性原因。此外探针、宫腔碘油造影、子宫腔镜检查有助于诊断。

二、鉴别

应注意与宫外孕、盆腔炎、功能失调性子宫出血相鉴别（参前有关章节）。

【治疗】

一、辨证要点及论治原则

1. 本病有刮宫病史，术后出现闭经或月经过少，占60％～90％，周期性腹痛约占70％，腹痛呈刺痛、绞痛，可有肛坠感，舌质紫黯，脉弦。辨证属冲任瘀滞，胞脉阻隔，经水不行，不通则痛。若病久可由实转虚，呈现冲任虚损、瘀阻胞宫的虚实夹杂证。

2. 论治原则 初期重在理气活血以通经，中后期则以填补阴精与活血化瘀并重。

二、辨病论治

1. 覆膜汤（中医杂志，1989，（6）：61）

组成：熟地黄 15g，山药 15g，山萸肉 12g，当归 12g，白芍 12g，菟丝子 20g，五味子 10g，覆盆子 15g，枸杞子 10g，鹿角胶 12g，胎盘粉（冲服）3g，仙茅 12g，淫羊藿 15g，羌活 4g，细辛 3g。

2. 蜕膜汤（中医杂志,1989，(6)：61）

组成：益母草 45g，川芎 12g，丹参 24g，山甲片 15g，川牛膝 12g，桃仁 12g，藏红花 5g，当归 15g，蝉蜕 12g，香附 15g，麝香（冲服）0.25g。

第 1～20 天服覆膜汤以填充精血，每日或隔日 1 剂，第 21～24 天服蜕膜汤以活血通经，每日 1 剂，两方共服 25 天为一个治疗周期。共治疗 43 例，1 个周期经转者 12 例，2 个周期经转者 17 例，3 个周期经转者 8 例，总有效率为 97.7%。

三、辨证论治

1. 瘀阻胞宫证

(1) 临床见证：周期性腹痛剧烈，呈刺痛、绞痛，难于忍受，经量甚少或经闭，舌质紫黯脉弦。宫腔镜可直接观察到粘连部位、形态，同时还可观察到萎缩子宫内膜的面积。妇科检查子宫压痛，约半数宫颈举痛，附件也有压痛。

人工流产吸宫术，钳刮术后，冲任胞络胞脉受损，离经之血瘀留为患而致诸症。

(2) 辨证依据

1) 流产或钳刮术后，腹部刺痛呈周期性发作，月经量少甚或闭经。

2) 舌质紫黯，脉弦涩。

3) 妇科检查子宫压痛明显，附件也有压痛。

(3) 治法与方药

治法：活血化瘀，理气行滞。

1) 血府逐瘀汤（《医林改错》）

组成：当归、生地黄、红花、桃仁、牛膝、枳壳、赤芍、柴胡、甘草、桔梗、川芎。

该方剂为活血化瘀名方，由桃红四物汤合四逆散加桔梗、牛膝而成。实验表明，血府逐瘀汤的组成药当归、桃仁、红花、赤芍、川芎等均可显著抑制血小板功能，拮抗多种诱导剂所致血小板聚集，延缓血液凝固，促进血栓溶解，显著改善血液流变性等，从而可改善血瘀证的血液系统变化。在大鼠宫腔内注射苯酚胶浆制成子宫内膜粘连模型，给予活血化瘀药物进行预防和治疗，药物由血府逐瘀汤中的主药当归、川芎、赤芍、红花加丹参、鸡血藤组成，其中鸡血藤和丹参量为其他药物量的 3 倍，其他药物均等量。预防组在制成模型后第 1 天开始服中药，第 14 天后取材。治疗组在制成模型后第 14 天开始服中药，服 14 天取材。结果：预防组形成子宫内膜粘连的动物数少且程度轻，治疗组子宫内膜病理改变轻，修复好。两组各与相应对照组比较，均有显著性差异。提示活血化瘀方能够防治大鼠用苯酚胶浆所致的子宫内膜粘连。（中西医结合杂志,1986，(12)：740）

如见腹痛较剧，可去桔梗，加三棱、莪术、制乳没。腹冷感加桂枝、艾叶。

2) 血竭化癥汤（中国医药学报,1988，(1)：46）

组成：血竭 5g，乳香 10g，没药 10g，五灵脂 12g，桃仁 10g，制大黄 6g，皂角刺 12g，炮山甲 10g，水蛭 10g，土鳖虫 12g，鹿角片 10g。

全方有活血化瘀，温经通络之功。用于人流术后宫腔粘连，瘀血内阻，继发不孕。

2. 肾虚瘀阻证

(1) 临床见证：人流术后月经量少渐至闭经，周期性小腹空坠而痛，腰酸耳鸣，神疲乏力，性情忧郁，久不受孕，苔薄舌淡红，舌下静脉迂曲，脉细弦。妇科检查：子宫及附件有压痛，探针检查可发现子宫腔有狭窄或阻塞，不易探入或达不到宫底。检查：基础体温及血清生殖激素检测提示有不同程度的垂体-卵巢功能紊乱，且多为闭经日久的继发性紊乱。

手术损伤子宫冲任是本病证不同于其他病证的特点之一。肾为冲任之本又主系胞，冲脉隶属阳明，瘀阻冲任，胞脉闭塞，冲任不能相资则月经不行，久而累及肝肾，则见腰酸耳鸣，性情忧郁，难以摄精成孕。舌淡红，舌下静脉迂曲，脉细弦，为虚实夹杂之象。

(2) 辨证依据

1) 人流术后月经量少渐至闭经，小腹空坠而痛。

2) 腰酸耳鸣，神疲乏力，久不受孕。

3) 苔薄舌淡红，舌下静脉迂曲，脉细弦。

(3) 治法与方药

治法：攻补兼施，活血补肾。

1) 大黄䗪虫丸（《金匮要略》）合加减苁蓉菟丝子丸（《中医妇科治疗学》）

组成：大黄、䗪虫、桃仁、杏仁、芍药、干地黄、干漆、虻虫、水蛭、蛴螬、黄芩、甘草、肉苁蓉、菟丝子、淫羊藿、桑寄生、枸杞子、当归、熟地黄、焦艾叶、紫河车、覆盆子。

前方原治五劳虚极羸瘦，腹满不能饮食，食伤，忧伤，饮伤，房事伤，饥伤，劳伤，经络营卫气伤，内有干血，肌肤甲错，两目黯黑，具缓中补虚之功。后方补养肝肾而益冲任，温滋并用，气精血同补，使阳旺阴充，冲任通畅而闭经得愈。临床对于肾虚血瘀型人流术后闭经，以大黄䗪虫丸与加减苁蓉菟丝子丸联合运用，既能解除宫腔、宫颈粘连，又能促进子宫内膜的修复，取得“化瘀”与“补虚”的双重目的。

2) 益肾化瘀汤（吉林中医药，1995，(5)：24）

组成：淫羊藿 30g，杜仲、菟丝子、枸杞子、当归、牛膝、丹参各 15g，何首乌、桃仁各 12g，红花、酸枣仁、甘草各 10g。

全方有补肾填精，活血化瘀之功。用于因反复人流，损伤肝肾精血，宫腔粘连，月经闭止，腰酸神疲，舌淡瘀点，脉细者宜之。

【预防与调护】 应严格遵守刮宫操作规程，术前应积极治疗慢性炎症以防术后感染，用扩宫器，须按序扩至较所需吸管大 1/2～1 号，吸引时所用负压应适当，进出宫颈时应关闭负压，并可在刮宫术后给予理气活血剂加以预防。

输卵管绝育术后远期并发症的处理

输卵管结扎是否对卵巢功能发生影响，造成月经异常，这个问题，学者们的意见尚不一致。大多数认为影响不大。根据大量的术后随访资料，绝育术后月经变化的可见表现有：经量增多，其发生率为 8.6%～22.26%；经期延长，发生率为 4.23%～17.7%；周期缩短，占 3.12%～16.48%。统计资料表明月经改变与结扎方法可能有一定关系，抽芯包埋法对月经改变的发生率，要比双切、双扎法为低。腰腹痛及下坠症状，1529 例绝育手术组与 500 例对照组分析，绝育手术组发生率较对照组低，说明造成女性一般腰腹痛及下坠的原因很多，和手术关系不大。但应指出，有个别患者，术后腰腹疼痛与手术有关，如术时寻找输卵管有困难，操作过多，时间太长，术后发生感染，可引起术后盆腔炎症、肠粘连、腹膜粘连及大网膜粘连综合征。

一般认为，绝育术对精神状态及性生活无明显影响，少数术后发生严重神经症者，大多与术前神经类型不稳定，对手术有顾忌，缺乏生理知识，或术中受到不良刺激有关。这部分患者会出现轻重不一的眩晕、呕吐、精神紧张、抑郁寡欢、腹胀腹痛、性欲减退。我们把上述绝育手术后出现的月经异常、腰腹痛及精神情绪方面的改变统称为绝育术后诸症。

【病因病理】 输卵管绝育术在农村施行高于城市。由于目前农民文化素质相对较低，生育欲望高等方面的因素，对结扎术多少有一定的恐惧心理，精神因素引起的功能性病变较多。全国对输卵管结扎手术组与对照组月经改变及结扎方法与月经变化的关系的研究表明，输卵管结扎对月经周期和月经量稍有影响，引起闭经和功血者极少。临床分析和实验室测定表明，女性绝育术后对卵巢功能影响不大，大多数卵巢仍有排卵，有排卵而月经发生变化的原因，还值得进一步研究。

临床从绝育术后患者出现的症状分析，精神紧张、情绪异常、心烦易怒、小腹不舒、心悸不安、疼痛较重与情绪有关。月经异常，舌质黯红，边有紫斑紫点，脉弦或弦细，这些均表明“肝郁”的特征非常显著，而“肝郁”者 90%以上自主神经功能紊乱，交感神经兴奋性增强，情绪上异常改变表现为躯体上的诸多不适。实验证实，该类病人全血黏度、全血还原黏度及血沉方程式值明显高于正常人，其微循环障碍程度与病情呈一致性改变。此外，该类患者 TXB 偏高，提示有血小板聚集和血管收缩现象，血浆 cAMP 减低，cGMP 升高，可影响有关组织、细胞的功能代谢，不仅给从肝论治提供了理论依据，而且亦是治疗该类病证血瘀征象改善的一个客观指标。

【诊断与鉴别】

一、诊断要点

1. 病史　输卵管结扎术史 1 年以上。既往无月经异常、腰腹疼痛等病史。

2. 临床表现　术后出现月经量增多，腰腹疼痛，多怒善感，精神紧张等。

3. 妇科检查　一般无阳性体征，个别患者引起术后盆腔炎症、肠粘连、大网膜粘连综合征，可见腹部切口瘢痕向内缩陷，子宫与腹壁切口间有粘连块并有压痛。

4. 辅助检查　可见盆腔血流图异常，血液流变学检测提示血液流变性有轻至中度障碍。

二、鉴别

如手术前即有生殖系统炎症或自主神经功能紊乱，不能作为术后并发症的依据。由于月经改变发生率受多方面因素的影响，所以如果单从绝育术后随访得到的月经改变发生率作依据，并不一定能真正反映绝育手术本身对月经的影响，而应用对照的材料则比较客观。

【治疗】

一、辨证要点及论治原则

本病以“肝郁”为病机要点，临床宜抓主要脉证，结合有关检测，辨清其寒热虚实。注重肝脏为病的转化规律，根据术后发病，或加重原有疾病的特点，凡素体阴血不足，术后焦虑烦躁者，调肝务须重以益阴补血；若术后腹痛日久，兼见盆腔组织粘连，月经愆期，色黯有块，舌质黯或瘀点瘀斑，应注意调肝化瘀，软坚散结；如平素心气心血不足，遣方时须佐以调心之阴阳，防止肝心同病；倘病久肾精不足，肾阳虚弱，治宜兼调其肾，谨防肝肾同病。论治本病对其发展、预后要有足够的认识，切忌只顾调肝而弃兼治之法。

二、辨病论治

1. 抗粘连汤（中医、中西医结合妇产科情报，1990，(3)）

组成：川厚朴 10g，广木香 10g，莱菔子 10g，乌药 10g，芒硝 6g，桃仁 10g，赤芍 10g，番泻叶 10g。

全方有理气散瘀，软坚散结之功。用于女性绝育术后粘连综合征，下腹及腰骶部疼痛，腹胀便秘，常伴有盆腔淤血综合征，出现月经异常。妇科检查：子宫、附件压痛、牵拉痛、活动受限。每日 1 剂，15 天为 1 个疗程，可配合应用胎盘组织液及糜蛋白酶肌注。

2. 琥升汤（陕西中医,1993，(12)：531）

组成：琥珀、升麻、大青叶、生地黄、当归、茵陈、薏苡仁、连翘、醋炒香附各 15g，赤芍、五灵脂、丹皮各 10g，败酱草 25g，甘草梢 6g。

本方有化瘀理气，清热利湿之功。用于女性绝育术后致附件炎而见小腹疼痛，白带量多。

3. 曲直汤（《中医妇科验方选》）

组成：山萸肉 30g，知母 18g，生地黄、乳香、没药各 9g，当归 9g，丹参 9g，黄芪 30g。

本方有补肝肾，通血脉，止疼痛之功。用于女性绝育术后腰腹疼痛，伴有四肢倦怠、纳少、头疼，舌红，苔薄，脉弱或弦者。

三、辨证论治

1. 肝郁气滞证

(1) 临床见证：绝育术后精神紧张，经量多少不定，月经或先或后，抑郁寡欢，腹胀窜痛，恶心时作，惊悸不安，苔薄舌淡红，脉细弦。

素体多愁善感，绝育术后，肝气郁结，血气不畅，而致诸症。

(2) 辨证依据

1）绝育术后抑郁寡欢，腹胀窜痛，心悸不安。

2）月经或先或后，经量多少不定。

3）苔薄舌淡，脉细弦。

(3) 治法与方药

治法：疏肝理气，养血调经。

1）逍遥散（《太平惠民和剂局方》）

组成：甘草、当归、茯苓、白芍、白术、柴胡、薄荷、煨姜。

本方为和解肝脾名方，善能疏肝解郁、健脾养血。肝郁为本证的主要病机，而肝郁又与中枢神经系统功能紊乱有关。从绝育术后患者的临床症状看，肝郁的特征非常明显。逍遥散具有明显的神经药理活性，已知小鼠自发性活动与脑内儿茶酚胺水平关系密切。研究发现加味逍遥散可使小鼠纹状体多巴胺减少，而其降解产物HVA增加。已知抑郁症及失眠患者昼夜节律紊乱，本方所具上述作用有利于对这些病证的治疗。实验还表明，逍遥散对性腺功能有明显的影响，具有温和的雌激素样活性，此作用是通过卵巢而实现的。

肝郁化火，烦躁易怒者加丹皮、山栀。肢体酸痛加桂枝、鸡血藤。眠少健忘，双目干涩加大熟地、何首乌。

用药务须把握时机，如病人以郁为主，无阴血不足者，可用大剂疏解之品；反之则以养阴为主，兼以疏解，不可拘泥一方一法。另可据病程、病因、体质、年龄、性格、病之轻重、脉证主次等综合分析，灵活施治。

2）泽兰汤（《中医妇科验方选》）

组成：泽兰14g，红花2g，香附14g，当归12g，续断14g，柏子仁12g，赤芍药12g，牛膝6g，延胡索8g。

全方有疏肝解郁，活血通络，补益肝肾，宁心安神作用。适用于绝育术后情志抑郁，气血不调，气滞血瘀，肝郁肾虚所致的月经先后无定期。

2. 瘀湿互阻证

（1）临床见证：绝育术后下腹持续性疼痛有刺感或有冷感，腰酸疼痛，平常带下量多色白，经血有块量较多，色黯红，苔薄腻舌边有瘀点，脉弦。

绝育术后瘀血内停，以致冲任、胞宫血脉瘀滞，故持续性疼痛，多为刺痛；若因寒累及冲任胞宫，则多冷痛，温之则减；瘀阻胞宫，新血不得归经，则月经有瘀血块，量偏多；湿瘀互阻，累及任带二脉则带下量较多色白，妇科检查附件增厚或有包块，B超示输卵管积水。

（2）辨证依据

1）绝育术后下腹持续性刺痛。

2）月经有瘀血块，量较多，平素带下量多色白。

3）苔薄腻舌边瘀点，脉弦。

4）妇科检查输卵管粘连，输卵管积水。

（3）治法与方药

治法：理气化瘀，祛湿通脉。

1）桂枝茯苓丸（《金匮要略》）加薏苡仁、泽泻

组成：桂枝、茯苓、丹皮、芍药、桃仁、薏苡仁、泽泻。

桂枝茯苓丸温通血脉，活血消癥，主治妇女癥块、瘀血阻滞而致之经闭经痛等症。

桂枝茯苓丸的药理研究表明，本方能纠正血液的浓、黏、聚、凝状态，改善微循环，降低血流动态有关的因子如前列腺素E，且具有显著增加毛细血管吞噬细胞对血中惰性炭粒的吞噬廓清能力，这为临床用本方治疗绝育术后所致的附件粘连、输卵管增厚积水提供了一定的实验依据。

如有量多夹血块，可加失笑散以化瘀止血。附件增厚或包块可用皂角刺、三棱、莪术、海藻、昆布以增强化瘀散结之功。

2）橘核昆藻汤（《中医妇科验方选》）

组成：橘核 12g，昆布 10g，海藻 10g，鳖甲 12g，夏枯草 10g，当归 10g，赤芍 10g，川楝子 10g，延胡索 10g，香附 6g，茯苓 10g，海蛤粉 12g，白英 15g。

全方有调气活血，逐瘀软坚之功。原用于治疗盆腔炎性包块，证见少腹胀满，疼痛拒按，腰骶坠胀，白带增多，脉沉或涩，舌质较黯或稍有紫黯点，妇科检查盆腔有粘连、包块。

四、外治法

外治灌肠方（《临床妇科学》）

组成：红藤、败酱草、蒲公英、鸭跖草、紫花地丁各 30g，煎成 100ml 浓汁，过滤后加入 250mg 普鲁卡因作保留灌肠。每日 1 次，20 次为 1 个疗程。可重复 2～4 个疗程。

清热解毒，化瘀散结。用于绝育术后盆腔粘连和炎性包块。

（黄云亮　龙　旭）

第六节　计划生育措施的选择

避孕方法知情选择是目前我国计划生育优质服务的重要内容，是指通过广泛深入宣传、教育、培训和咨询，使广大育龄妇女充分了解国家人口状况及避孕节育知识后，根据自身特点（包括家庭、身体、婚姻状况等）选择合适的安全有效的避孕方法。以下介绍生育年龄各期避孕方法的选择。

一、新婚期

1. 原则　新婚夫妇年轻，尚未生育，应选择使用方便、不影响生育的避孕方法。

2. 选用方法　复方短效口服避孕药使用方便，避孕效果好，不影响性生活，列为首选。男用阴茎套也是较理想的避孕方法，性生活适应后可选用阴茎套。还可选用外用避孕栓、薄膜等。由于尚未生育，一般不选用宫内节育器。不适宜用安全期、体外排精及长效避孕药。

二、哺乳期

1. 原则　不影响乳汁质量及婴儿健康。

2. 选用方法　阴茎套是哺乳期选用的最佳避孕方式。也可选用单孕激素制剂长效避孕针或皮下埋植剂，使用方便，不影响乳汁质量。哺乳期放置宫内节育器，操作要轻柔，防止子宫损伤。由于哺乳期阴道较干燥，不适用避孕药膜。哺乳期不宜使用雌、孕激素复合避孕药或避孕针以及安全期避孕。

三、生育后期

1. 原则　选择长效、安全、可靠的避孕方法，减少因非意愿妊娠进行手术带来的痛苦。

2. 选用方法　各种避孕方法（宫内节育器、皮下埋植剂、复方口服避孕药、避孕针、阴茎套）均适用。根据个人身体状况进行选择，对某种避孕方法有禁忌证则不宜使用。已生育两个或两个以上的妇女采用绝育术为妥。

四、绝经过渡期

1. 原则　此期仍有排卵可能，应坚持避孕，选用以外用避孕药为主的避孕方法。

2. 选用方法　可采用阴茎套。原来使用宫内节育器无不良反应可继续使用，至绝经后半年取出。绝经过渡期阴道分泌物较少，不宜选择避孕药膜避孕，可选用避孕栓、凝胶剂。不宜选用复方避孕药及安全期避孕。

（龙　旭）

第三篇　当代中医妇科名家学术思想及临床经验集粹

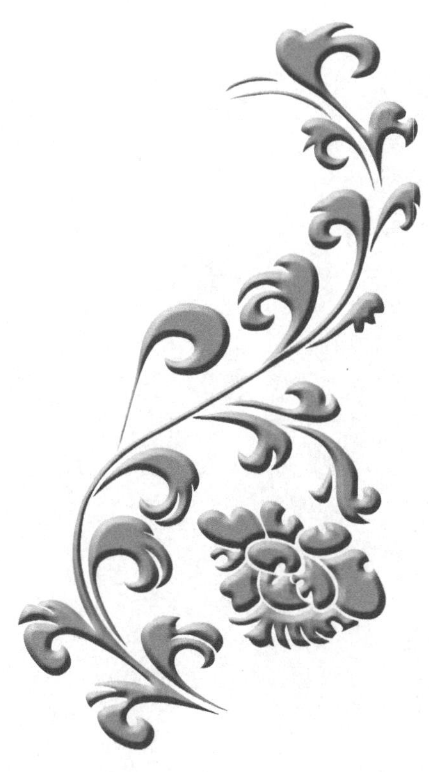

本书编委会议定并遴选出33位85岁以上、在中医界尤其是妇科学术界知名度高、学术造诣深、著述对妇科影响广的名老中医，收集整理他们在中医妇产科方面的有关资料，汇编成“当代中医妇科名家学术思想及临床经验集粹”篇，是为了展示一代宗师精湛的学术造诣和宏丰的医学实践，在学术上具有承上启下的重要意义，将为本书增添学术分量和价值，也是体现中医妇科优势的有力佐证。

这33位名家的资料，多从其著作中收集或由其传人提供，特别是这些名家的子女和弟子提供了大量可靠资料，经本篇各作者编撰并由史伟统稿使这部分内容丰富翔实，但仍然难以避免地存在不尽如人意的地方，若有不妥之处，切望师辈及其后人谅解。

此外，有必要说明的是还有不少在中医妇产科方面具有学术建树的名老中医，但由于难以获得其资料而无法进行整理，除深表遗憾外，希望后继有人继续这项工作。

（以出生年代排序）

第一节　肖　龙　友

生平简介　肖龙友（1870—1960），男，四川省三台县人，原名方骏，字龙友，后以字行，别名“不息翁”。先生自幼聪颖过人，勤励好学，严受父教，精通文史，早年即留心医学，博览古今医书，深得岐黄之奥妙，并得医学诸家之启发，逐渐形成了独到的医学见术，常在公余之暇以医救疾。1928 年先生弃官行医，终以其严谨的治学态度，高尚的医德，精湛的医技赢得病家和同行的赞誉，成为近代著名的中医学家。先生一生刻苦读书，精研医理，注重理论联系实际，擅长治疗内、妇、儿科疾病，临床经验极为丰富，生前治愈了很多疑难重症，誉满京城，为北京四大名医之一。

建国后，当选为第一、二届全国人民代表大会代表，历任卫生部中医研究院学术委员会委员、名誉副院长，中央文史馆馆员，中华医学会副会长，中华医学会中西医交流学术委员会副主任委员，中国科学院学部委员，中央人民医院顾问等职。

肖龙友先生一生刻苦读书，认真实践，才华出众，医技高超，在临床实践中形成了自己的独特学术思想，积累了丰富的临床经验，为中医事业及人民的健康做出了很大的贡献，他高尚的医德医品，精湛的医术将不断对后世产生很大的启迪和深远的影响。

学术思想特点

一、注重医理，尊重科学

肖先生非常重视中医基础理论的研究，主张道与术相结合，道即是医理，术即是具体的医疗实践。他在所著《整理中医药学意见》中说：“中国之医，有道有术，黄帝岐伯之问答合道与术而并论者也。其书有《内经》、《外经》之分，（外经名见《汉书·艺文志》）。《内经》多论道之言，为气化之学所从出；外经言术之用，为解剖之学所由明。故汉以前之医，大都皆能由术入道，即庄子所谓技而进乎道者也，古扁鹊、仓公、华佗传中所称治病之法胥本乎此。魏晋以后，《外经》失传，而所传之《内经》又多参杂秦汉人之论说，黄岐之真学不明，学医者无所适从，世尊仲景为医圣，奉其《伤寒》、《金匮》之书为不二法门，专以伊尹汤液之法治病，而所谓剖解之术，几无能道。宋以后医家虽名为笃守《内经》，其实皆以五行生克附会穿凿，空而不实，精而不当，遂成今日之医，而于古人之所谓医道医术相悖，不可以道计。”其论述精辟透彻，有独特的学术见解。今人之谓发展中医，当首先整理基础理论，使医道医术不相悖离，方能更好地理论联系于实际，更好地进行医学实践。

对于中医学分门别派现象及各家所持观点的不同，先生主张消除门户之见，不执一家之言，而要博采众家之长，不讲派别：他在“中医学院成立感言”（见 1956 年 6 月 18 日《健康报》）一文中说道：“以往中医传授，门户之见较重，且多故步自封，所以近百年来进步较缓。现在中医学的教学，必须打破门户之见，急起直追，直上世界先进治学的水平，加强理论实际相联系，进一步发扬中医学，以供世界同用，而成为世界的新医学。”

肖先生尊重科学，客观地评价中西医，他说：“今者西医东渐，趋重科学，其术虽未必尽合乎道，而器具之完备，药物之精良，手术之灵巧，实有足称者。今欲提倡国医，如仅从物质文明与之争衡，势必不能相敌，而所谓中医之精粹，能立数千年而不败者，其故安在，必当就古书中过细搜过，求其实际，列为科学，而后可以自存，可以大量，盖彼有彼之科学，我有我之科学，非必如彼，而后可以言科学也。”先生在几十年前，即对中西医学有如此客观的评价，指出中西医各有优势，各有其为自然科学存在的理论基础，如此敏锐、深邃的理论见解至今仍令人钦佩不已。

二、主张四诊合参，最重问诊

肖先生临证详审四诊，尤重问诊。他说：“余于医道并无发明，仍用四诊之法治群病，无论男女老幼皆然。至眼如何望，耳鼻如何闻，指如何切，依据病情结合理性，感性而作判断。辨人皮肉之色，闻人口鼻之气与声，切人左右之脉，以别其异同。但此三项属于医之一方面，唯问乃能关于病人，故余诊病，问最留意。”可见先生诊病仍遵四诊为诊断方法，而且把问诊放在首位。临证问诊时先生仔细认真，不仅问病人主证、兼证、全身情况以及局部变化，乃至禀赋强弱、习惯性情、籍贯嗜好一一详细问到，以调察病之新旧深浅，再参照望闻切诊，抓住主要病机，作出正确诊断，故先生诊病奏效者甚多。

三、用药精良，方药并重

肖先生幼年时因其母体弱多病，患有“血崩症”，屡治不愈，遂发愤攻读医书，暗下决心要医好母亲的病，恰族中当时有一祖传中药店铺，先生得暇辄去识药，对每味药之品种、性味、真伪、炮制、功用等等，均详加研究，因此业医后，对中草药的应用得心应手，精益求精。重炮制、用鲜药为先生用药的一个特点，在其处方中喜用药物如酒炒延胡索、醋香附、盐吴萸、盐杜仲、盐砂仁、土炒杭芍、连水炒川朴。认为按药物归经炮制，可以加强药力，提高疗效。他还擅长应用鲜药，根据不同季节，不同证候常在处方中投入鲜品。如冬季常投用生梨皮 1 具，夏季常投用鲜荷叶 1 角、鲜荷梗 1 尺。

先生不但用药精良，也重方剂，不仅重视古方、验方、小方，甚至对食疗方也从不轻视，并广泛用之于临床。如“蒿虫散”原方载李时珍《本草纲目》青蒿虫注下，原方由蒿虫、朱砂、轻粉 3 味药物组成，经先生多年的临床实践，于原方略有改动，使用古方，但又不拘泥于古方，每用于小儿惊风、春温病、消化不良等皆能奏效。先生还非常重视小方小药的运用，如夏季令人常服六一散加鲜藿香中代茶饮，桑寄生煮鸡蛋养心安胎，蒸山药、蒸胡萝卜服之用以健脾补血，当归、川芎、黄芪蒸药鸡服之用以催生及补益气血。总之，先生用药精良，重药又重方，随证灵活应用，临床疗效颇显著。

四、临证立法准确灵活，重视妇科疾病

肖先生治病深明立法原则，知常达变，他说："三春草旱，得雨即荣，残腊枯枝，虽灌而弗泽，故对象不同即须作不同之措施，然又须及同中有异、异中有同。"临床实践中，先生重视妇女患者，每每遇之，强调护本，勿妄加攻伐。妇人以血为本，以气为用，先生在治疗妇科病时，既辨证准确，又顾及妇人之患病特点，故而临床疗效显著。从以下几个案例即可领会先生治疗妇科疾病的独到之处。

治病求本乃其临证医病的立法准则，在治疗妇科疾病时，先生也同样注重从本诊治。李某，女，47岁，据述7日前曾吐血数口，痰中带血丝，近又全无，经水逾期未行，头部发昏，腰部麻胀，入夜更甚，带下极多。先生治之从健脾益肾着手，而未妄用活血通经之品。方用：北沙参12g，桑寄生15g，银花藤12g，连翘9g，炒栀子9g，川牛膝9g，盐杜仲9g，粉丹皮9g，茯神12g，芡实米12g，怀山药12g，白果肉24g，生甘草6g，生藕节5枚。又如治刘某，女，23岁，经水近半年来量日见少，色亦不正，腹中作痛，据述西医检查有肺结核，但自身不觉疲乏，亦无咳嗽。先生认为此肝脾不调，当宁肺调肝肾为治，小心将护，不宜过劳。方用：北沙参12g，南白前6g，大百合12g，净百部9g，全当归12g（酒炒），延胡索9g，灵磁石15g（先煎），生甘草6g。服前方3贴，惟觉胸肺部发胀，仍以宁肺舒气为治。方用：北沙参12g，苦桔梗9g，苦杏仁9g，佛手片9g，黄郁金6g，大百合12g，净百部6g，制乳、没各6g，当归身12g，生白芍15g，延胡索9g，陈艾梗6g，真阿胶6g（研后下），干藕节5枚。7剂后三诊，于前方加嫩白前6g、生芪皮12g、川芎片6g，陈艾梗增至9g。再7剂后，肺气不胀。又如治刘某某，女，27岁，两手关节作痛，两膝盖亦疼，周身无力，月经如期，但块多，腰腹有时疼。先生认为此素体阴虚，故易动肝气而脾肾两亏所致，治当从本。方用：台党参9g，全当归12g，小川芎9g，桑寄生12g，制乳、没各9g，补骨脂9g，黄郁金6g，骨碎补9g，川牛膝9g，干地黄12g，砂仁4.5g，生甘草3g，干藕节3枚。3日后复诊各病皆轻，原方加透骨草12g、真松节12g、广木香6g。

肖先生临证思路清晰，善抓病之根本，同时亦照顾兼证的治疗。一闭经患者杨某某，30岁，平素月经不调，此次月经逾期不至已半年余，且伴有咳嗽、吐涎沫甚多之症状。先生遵调经与治它病相结合之原则，采用标本兼治之法。方用：南沙参12g，老苏梗9g，西防风9g，苦杏仁12g（去皮尖），炒栀子9g，细生地9g，粉丹皮9g，贝、知母各9g，酒黄柏6g，天花粉9g，生藕节3枚，生梨皮1具。服后10天复诊，诉经水通行，咳嗽亦止。可见先生辨证准确，组方妙灵，获效甚速。

肖先生每治妇科疾患，注重育阴培本，然亦择其要者施之。先生曰："欲投育阴培本之剂，必先观其条件如何，设病宜投而有一二征象不便投，又必须先除其障碍，或为其创造条件。"例如，饶某某，女，29岁，诉背脊痛多日，近日略感外邪，午后低热，此人肺肾素虚，肝木偏旺，先天不足，后天失养，故着重于育阴培本，又加生发之品。方用：生桑枝12g，银花12g，香青蒿6g，生鳖甲9g（先煎），杏仁泥9g，首乌藤24g，知、贝母各9g，浮小麦15g，生甘草9g，生藕节5枚。二诊加北沙参15g、紫菀茸9g、莲子心6g，天冬、麦冬各9g，鲜茅根15g。背痛已减，精神稍振，内热之象渐清。原方加桑寄生18g、生百合15g，沙参改用潞党参，生鳖甲用至12g，浮小麦增至24g，又3剂。四诊加制乳、没各3g，郁金9g，嫩白前9g，北五味3g，减紫菀茸、天冬、麦冬、鲜茅根再进。

3剂后血病皆减，惟周身倦怠思卧，仍当清养，乃以丸方投之，使其常服调理。方用：潞党参12g，天、麦冬各9g，知母9g，川贝母9g，桑寄生15g，首乌藤24g，全当归15g，小川芎9g，炒白芍15g，大生地24g，真阿胶12g，甘枸杞12g，地骨皮9g，甘菊花9g，野百合12g，杭巴戟12g，土炒白术9g，炙百部18g，生甘草9g，带心莲子15g。先生云："若此症攻伐太过即成脱证"，"此证若着眼于祛邪而忘固其本，其不夭折者几稀。"又一患者唐某某，女，31岁，腰痛如折，背脊发木，面目浮肿，两腿亦肿，经水逾期不至。此脾肾两虚，血不足之征。先生治以健脾补肾，且用药阴中有阳，泥而不着。方用：台党参12g，茯神12g，焦冬术9g，酒杜仲9g，生地黄（砂仁研拌）15g，甘枸杞12g，金毛狗脊（去毛）12g，全当归12g，冬瓜仁、皮各12g，佛手片9g，桂圆3枚，炙甘草6g，大红枣3枚。二诊加制乳香、没药各9g，桑寄生12g，芡实米12g。三诊，药后甚安，面浮见消，眠食渐安。仍嘱其休养，依法再进，小心将护，症除遂停药注意休息而安。患者王某某，27岁，述每当经期腿脚必生疙瘩，痛痒异常。先生治以养阴血，祛风除湿。方用：北沙参12g，忍冬藤12g，怀牛膝9g，桑枝12g，绵茵陈12g，当归须12g，砂仁6g，地黄12g，六曲9g，赤芍9g，川芎9g，炒谷芽9g，白鲜皮12g，甘草9g，生藕节5枚。1个月后复诊，患者诉病痛已愈，后数月，未再发。

肖先生在治疗妇科病时还特别注意患者的情绪。妇人之病因于肝郁者多见，且因病致郁的现象也易出现，故处方中多加入合欢花、橘络等，调其情志，舒其郁结。如治左某某，29岁，诉精神恍惚，周身疲乏无力，手足心发热，此属血虚为患。方用：潞党参12g，茯神12g，柏子仁12g，何首乌（土炒）12g，干地黄18g，灵磁石（先煎）15g，焦栀子12g，真阿胶（烊化后入）12g，当归头12g，大枣12g，合欢花12g，桑寄生15g。又如治张某某，54岁，诉心时悸动，手足发冷，胸部畏寒，左半身有时抽搐，脉见虚弦。此忧思太过，肝脾两伤之候。方用：生芪皮15g，炒台参12g，郁金9g，合欢花15g，焦冬术9g，佛手片15g，朱茯神15g，焦鸡内金9g，桑寄生15g，生赤芍12g，盐炒砂仁9g，炙甘草9g，桂圆3枚，荔枝3枚。又诊数次，仍以上法出入为方，服药10余剂而愈。

（肖承悰）

第二节　陈　筱　宝

生平简介　陈筱宝（1872—1937），男，上海市人，秉承家学，又从上海诸香泉先生受业。诸师深得傅青主、叶天士各家之学，专长妇科，陈先生尽得其传，年甫弱冠，即应浦东塘桥善堂之聘行医，积累了丰富的临床实践经验。陈筱宝先生中年时期更得宋代名医陈素庵《妇科医要》的手抄残本，内多透彻理论与经验良方，进一步从理论上奠定了坚实的基础，遂以妇科专门应世，开业于南市城区四牌楼外，业务兴盛，遐迩闻名，即成为上海妇科名医之一，为上海陈氏妇科起始人。陈先生在临床上以善视色脉著称，每诊病，首先注重望色，视人形之肥瘦，色之荣枯，而察之其之所苦。若面色熏黄而无光泽者，知其腹中冷痛；若色青而唇黯者，则知其崩中带下。陈先生尤其重视病者之眼神，曾说："五脏六腑之精上注于目，察目神为诊断之首要。"故在临诊时每先注视病者之目珠，若目珠露突者，其肝气必盛；而横目斜视之者，则肝风内动，眼白起红筋者，内热为甚等等。他还非常注意问诊，每每临诊时必先了解其生活情况，如婚嫁几年，生育几胎，而知其环境，问其配偶，审其所遇，而知其情志；然后再审证按脉，病无遁情，从而处方用药，辨证施治。因此求治者多获良效，声誉日隆，操业临床40余载，病者日盈门庭如市，终其身盛况未衰。

学术思想特点

一、提出妇科病人以元气为本

陈先生最服膺徐灵胎“元气存之”之论，凡人有病，元气不损，虽重可治；若元气既伤，虽轻难愈。病之可以缓和调治者，不宜急切图功，轻投峻厉之药以戕正；病之必须攻泻取效者，亦宜寓补于攻，配合补益之品以扶正；总以不损伤元气为主，维护元气为先。陈老以调经为例，大凡由于七情郁结，六淫外烁，导致冲任为病，而使经行失序，治法多主用疏调气机。即使瘀阻经络，经闭不行，亦不宜快利破气。陈先生告诫后人说：“峻药取快于一时，虽当时获效，而元气暗损，祸患潜伏。”陈老以保存元气之充沛，人体则能自行调节以祛病，故又指出“气为血帅”之论，对于治疗妇科疾病起着重要的指导作用。

二、提出妇科以调治血分为主

前人对于妇科疾病之论治，首重血分，有“枯者滋之，瘀者行之，逆者顺之，热者清之，寒者温之”等治疗原则，但陈先生积数十年临床之经验又指出滋血当取流畅，行瘀宜取和化，顺气应取疏达，清不可寒凉，温不宜辛燥。例如月经不行，有因风冷寒湿而致血滞者，当以温经散寒，行滞去瘀，但若过于辛热则血热妄行，上为吐衄，下为崩败、暴下之患，损伤阴血，病遂难治。陈先生对《内经》“适事如故”的理论颇有体会，因此，陈老主张治疗妇人疾病，处处以养血和血为主。

三、提出治疗妇人杂病以调肝为其中心环节

陈先生认为妇人一生在生理、病理方面，有3个不同的阶段：青春时期，主重在肾；中年时期，主重在肝；暮年时期，主重在脾。女子青春时期，正当肾气旺盛之年，任脉通，太冲脉盛，天癸至，月事以时下，故当青春时期月经之反常为病，主要关键在肾。而暮年则肾气衰弱，天癸竭，地道不通，气血虚弱，血液来源衰少，病患因血不足，正如王冰所说：“因月经数泄，气有余而血不足，当益血之源”。脾乃藏营而统血，故主要关键在于脾。然中年时期，由于人事环境之复杂，情志怫逆为多，则肝气郁结，气盛暴厉，为之肝阳亢旺，又凡七情所伤，都关乎肝木；肝木之病变，虽少壮、年老皆有关联，而特别多出现于中年时期，所以妇女在中年期间，当以调肝为最主要。陈先生上述之观点，正契合王肯堂之所言“女子童幼天癸未行之前，皆属少阴；天癸既行，皆属厥阴；天癸既绝，乃属太阴经也。治胎产之病从厥阴者，是祖气生化之原也。”因此，陈先生推敲厥阴之治，最服膺王旭高对肝病的几种治疗法则——疏肝、泄肝、抑肝、柔肝、缓肝、疏木培土、泄木和胃。特别对疏木培土和泄木和胃更有深切的体会，并有所发挥。陈老先生认为这两个治疗法则，大体上是制木扶木，而实际上又大不相同。疏木与泄木不同，而培土与和胃亦不相同。叶天士《临证指南医案》有“木乘土”一门病证，一般人都以木即是肝，土即是脾，一律以逍遥散方笼统施治，辨证不明，安能有效。盖木有甲乙之分，胆为甲木，肝为乙木；而土有阴阳之别，脾为阴土，胃为阳土。疏木培土法乃治乙木（肝）乘阴土（脾）

之证，其为肝旺戕贼脾阴、木横土虚的病机。证见：两胁满痛，少腹坠胀，立则剧，卧则舒，为肝气上逆，脾气下陷。此即《金匮》所言“见肝之病，知肝传脾，当先实脾”之义，亦即叶天士所谓木乘土之病候，宜以升提宣达，如逍遥散一类方治之。泄木和胃法乃治甲木（胆）乘阳土（胃）之证。证见心中烦热，气上冲心，不饥便秘，此乃胆胃失下降之正常，不同于乙木乘脾土之病机，当以辛开苦泄而清其胆火，同时和降胃气（胃气以降为和），故云泄木和胃，左金丸之类方所宜。这两种治疗方法，其为木土之间的生克制化关系失常的道理虽同，而含义实有区别，前者病在肝脾，后者病在胆胃。叶氏医案中“木乘土”一门，徐灵胎以为“木乘土”非病名，并责叶氏门徒立名之不当，然于肝脾胆胃升降之关系，立论精当，处方亦佳，未可因其立名不当而加否定。王旭高深明升降之义，推论疏木培土、泄木和胃之治，足可为后世立法，尤其在妇科方面应用广泛，具有重要的指导意义。

临床经验特色

一、调经多选用八制香附丸

八制香附丸出自陈素庵《妇科医要》手抄本，方中以香附为君，经过八制，配合当归、熟地、白芍、川芎、红花、黄连、半夏、秦艽、丹皮、青皮等药为丸，陈先生认为该方调治月经病独有特长，他指出妇科中调经为其主要治疗法则之一，还特别赞同肖慎斋“妇人有先病而后经不调，当先治病，病去则经自调；若因经不调而后病者，当先调经，经调则病自除”的理论，而这种见解正是《内经》“治病必求其本”的精神。陈老深切地体会到古人“气为血之帅”之论，气行则血行，气顺则血顺，故主张调经宜理气，不可破气，必须在辛香理气中复入调肝凉血之品。

陈先生还指出在妇科以调肝为主的原则下，以香附为君，畅肝之郁，疏肝之气，但嫌其辛燥，故先用米泔浸以制其燥，亦借谷气以入胃；次用酒炒，冀周行一身，通行三焦；三用醋炒，以引入厥阴肝经；四用童便浸，借童便咸寒以下行；五用杜仲炒，使达下元腰膝。经过五制之后，分作三份：一份用红花汁伴以行血；另一份用黄连汁炒以清热；还有一份用半夏汁炒以豁痰。这样经过八制，再与四物、红花、川连等药相配合，对于调整气血、祛除痰湿各方面兼筹并顾，有助于气机血液之调畅，而湿痰邪浊之积结自去，用于调经，最合病理。每日早晚各服一次，每服9g，淡盐水送服。

二、自拟经验方香草汤治疗经闭

陈先生创拟经验方香草汤，其方组成为香附、益母草、鸡血藤、当归、泽兰叶、川芎、柏子仁、红糖等。一般认为经闭之证有血枯、血瘀、寒凝、气滞等4种情况，因此拟定补血、行瘀、温中、解郁治疗方法，从而立出不同类型之方剂。而实际上病患往往不是单纯由于一个病因所引起的，血枯也许兼有气郁，气郁或许兼有血瘀，不能片面地看问题，如审因不正确，以药试病，自不易中肯。他认为经闭主要只辨虚实两因，主方以香草汤养血、活血、行气、化滞，四种方法随其所见证候而配合，很有疗效。如身体坚实，症见腹痞，有块痛拒按，可于本方中加牛膝、莪术、红花行血化瘀，不伤正气，用之多效。凡虚损劳瘵、先天不足、发育不健全者，便非此汤所宜。

三、妙用黑蒲黄散治疗崩漏

黑蒲黄散出自陈素庵《妇科医要》手抄本，其方由蒲黄（炒黑）、棕皮（炒黄）、川芎、丹皮、香附（醋炒）、阿胶、当归、地榆（炒炭）、熟地、荆芥、血余炭等组成。原书载：月水不断或忽然暴下，谓之崩中，有因血热者，有因虚寒者，有因内动肝风，怒动肝火者，有因脾气郁结，血不归经者，有因衰弱或劳损过度，气虚不能制约经血者，各按寒热虚实的具体情况而加减运用。实热者去当归、熟地、香附，加知母、黄芩、黄连；虚寒者去丹皮、地榆，加人参、白术、炙甘草；倘因过服凉药，致生内寒，或脾气虚寒甚者，少加桂、附，以引血归经；怒动肝火者，去熟地、当归，加柴胡、丹皮、山栀，甚者加龙胆草；瘀血者去白芍、熟地、阿胶，加赤芍、五灵脂、红花等。书中又载明治疗三法：一曰塞流、二曰澄源、三曰复旧。三法之运用，都以黑蒲黄散为其主方，随不同的症状而异其方法。所谓塞流，以止涩固崩，杜塞其放流；所谓澄源，即求其原因，寒者温之，热者清之，虚者补之，实者行之，以正本清源；所谓复旧，即崩止后急用大补气血，以恢复其故旧。要之，治疗崩漏的步骤，初用止血以塞其流；继用清热或温化以澄其源；后用补气补血以复其旧。若仅塞流而不澄源，则病邪不除；若仅澄源而不复旧，则正气不复。故本末不遗，步骤不紊，其病乃治。陈先生对于崩漏的治疗，其初也从一般治法用归脾汤，无效，后采用此方，所投多验，其后又在此基础上，更加灵活运用。如果崩者，以此方配合独参汤加童便，大补气血，则所谓复旧，亦不定在崩止之后，凡色脉见虚象者，即配合补剂，应变急剧，随宜施用，此为陈老掌握了三法命名之义而以化裁，通过实践而得到的临床实践结晶。

又如妇人经水已断多年，垂老而再行，淋漓如壮年者，陈先生仿魏玉璜之“不补补之”之法，其方是：熟地 60g（或以 30g 炒炭），枸杞子 30g，白芍 15g，枣仁 15g，酒炒黄连 0.9g。今用于老年月经再行之证，若检验结果非肿瘤患者，治之多获良效。

四、治疗虚损喜用回天大补膏以滋荣

陈先生创拟经验方回天大补膏，其方由人参、茯苓、当归、白芍、川芎、生熟地、陈阿胶、知母、红花、山药、玄参、丹皮、龟甲胶、牛羊乳、人乳、柿霜、梨汁、天门冬、银柴胡、鳖甲胶、八制香附丸等组成。

他认为妇人月事不利，症见肌肉瘦削，皮肤枯索，爪甲泛青，口干，舌燥，掌心灼热，脉沉细等，纯由血枯营少所致，不同于其他由于七情六淫等经闭的实证。这种病机，不当以通经行经为治。根据经旨“太冲脉盛，月事以时下”的理论，反证了经水不应期而至，多由于冲任虚亏不能灌注血海所致，当从整体论治，可用回天大补阴血。此方以四物为君，用天冬、知母补肺金，以培生化之源，茯苓、山药以健脾和胃，龟甲、鳖甲、驴皮三胶以滋养阴血，人乳、牛羊乳取其润泽，丹皮、银柴胡、柿霜营阴以除内热等等，妇人因虚损导致血枯经闭者，以此缓缓图治，多获良效。

五、治疗不孕症用求嗣方测验

陈先生自拟求嗣方系由当归、川芎、香附、泽兰、红花、丹参、牛膝、艾叶、川断、益母草、月季花、赤砂糖等所组成。本方运用时的加减法是：月经先期加赤芍、丹皮；月经后期加鹿角、巴戟；经行腹痛加延胡索、木香；腰酸加秦艽、杜仲。

他指出妇人久不受孕，审无其他病，检验正常（包括配偶健康），必因气血有所郁滞，可以用此方试探动静。在经行时服一剂后，腹中有气躁动，大便微利，日行二三次，自觉舒适，继续再服二剂，即不觉抄动，这表示气血流畅，可有生育之望。假使先进一剂，腹中不抄动而大便亦不得通畅，再进始有躁动感觉，表示气血郁结，胞络之气不调畅，则生育较慢。假使服此方而毫无动静，连续经过6个月试服，也杳无影响，则生育多无希望。服药后腹中有气抄动的感觉，虽与孕育无直接关系，但由此可测验气血之盛衰，任脉之通调与否。

他还特别指出，此方应在月经来潮时当日进服，有去瘀生新之功效，可以帮助气机之调畅，使无瘀滞之患；如经行日期延长者，又可使之缩短。经净之后，每日服八制香附丸，使气血充旺，易于生育。

典型医案选

一、经闭

何某，形体壮实而经停3个月，某医投破血行经药不应，反觉腹中胀满，就诊于陈先生处。视其面色，枯索无泽，问其生活情况，知其操劳过甚，诊其脉细弱无力。证系积劳内损，虽外形壮硕，所谓外强中干之质，不宜峻攻，易损元气。改以香草汤投之（香附、益母草、鸡血藤、当归、泽兰叶、大川芎、柏子仁、红糖）。服3剂后，腹部胀满得除，再服3剂，月经遂行。

【按语】 该患者壮而经闭，某医投破血行经之药不应，反觉腹中胀满，此乃本虚而攻之则现假实之证，陈先生脉症合参，辨证为积劳内损，外强中干，非宜峻攻，拟投香草汤养血活血，行气化滞，仅6剂而竟获显效。

二、经闭

陈某，病伤寒之后，超半年而经水不至，手足烦热，肌肤枯索，一日经忽来临不多而有瘀块，医者以为必有停经，方用桃仁、红花、当归等药，五六剂后，经水仍不至，见胸腹胀满，认定瘀不下，再加京三棱、蓬莪术，病者遂见潮热、心悸、不寐等。陈先生诊之，谓此犯虚虚实实之戒，化源先竭，恣意通利之法，无怪病日增重，乃予回天大补膏（人参、茯苓、当归、川芎、生熟地、陈阿胶、知母、红花、山药、玄参、丹皮、龟甲胶、牛羊乳、人乳、柿霜、梨汁、天门冬、银柴胡、鳖甲胶、八制香附丸），嘱每日进服。两个月后诸恙渐瘥，3个月后经行正常，病痊愈。

【按语】 此案乃经闭不行半年，系属冲任虚损，血海空虚而致，前医误以实证闭经治疗，先投桃、红、归，后用三棱、莪术破瘀重创，经水非但不利，反见胸腹胀满，此乃犯虚虚之戒，化源耗竭，恣意通利，安有不变之理，病情必日渐加重。陈先生审因论治，理清思路，举重若轻，用回天大补膏大补阴血，以四物为君，另用大队补肺健脾，滋阴清热之品，缓缓图治，3个月后经行正常。

三、经闭

谢某，年届标梅，经停3个月，日渐消瘦，手足掌心烦热，胃纳衰败，心悸失眠。医者咸认为劳损已成，议用补益。陈先生诊视，目眶黧黑，抚其肌肤，枯索而燥。告之曰："凡少女正如好花初放，面容必有光彩，肌肤亦必润泽。今色泽适得其反，此即《金匮》所谓肌肤甲错，两目黧黑之证。是正气内伤，血瘀凝积，宜缓中补虚，和血化瘀。"以四物汤合乌鲗骨丸投之，两个月后经行，病渐向愈。

【按语】 青春期经闭多系禀赋不足，肾气未充，精气亏乏，肝血虚少，冲任失于充养，无以化为经血，而成经闭。该案肌肤甲错，两目黧黑，缘正气内伤，瘀血凝聚，治疗当从肾论治，用缓中补虚，和血化瘀之法，选四物汤合乌鲗骨丸投之。历治疗两月，经行其病向愈。

四、不孕症

诸某，结婚七八年不育，经行无定期，或多或少，日渐消瘦，陈先生审知其夫狎邪，不务正业。认为因于情志怫逆，肝气郁结，以求嗣方试探之（当归、川芎、香附、泽兰、丹参、牛膝、艾叶、川断、益母草、月季花、朱砂糖）。3 剂觉腹中略有动静，乃用调气疏肝法嘱连续进服两个月，一面劝其改变环境，使其情志舒畅，同时赠与八制香附丸（香附、当归、熟地、白芍、川芎、红花、黄连、半夏、秦艽、丹皮、青皮）久服，逾年经调，怀孕生子。

【按语】 该患婚后七八年不孕，证系情志怫郁，肝气不舒。陈先生诊后用求嗣方以探虚实，3 剂后腹中略有抄动，此乃显示气血流畅，可望有生育之机。后用八制香附丸久服，畅肝之郁，疏肝之气，逾年经调而自孕。

（丛春雨）

第三节　蒲　辅　周

生平简介　蒲辅周（1888—1975），男，四川梓潼人，三世精医，祖父尤知名，15 岁始继承家学，三年后独立应诊于乡，后悬壶于成都，声誉日隆。建国后，于 1955 年调入中医研究院工作。倾心中医事业凡 70 余年，医理精深，经验宏富，长于内、妇、儿科，尤擅治温病，素有"热病国手"之美誉，在中医学术的许多领域内皆有独到见解，他对治疗"乙型脑炎"、"腺病毒肺炎"的研究做出了重大成就。为当代杰出的中医药学家和临床家。一生忙于诊务，未暇从事著作，晚年由其门生整理出版了《蒲辅周医案》、《蒲辅周医疗经验》、《中医对几种急性传染病的辨证论治》、《中医对几种妇女病的治疗方法》等书。蒲老还先后当选为第三、四届全国政协常委和第四届全国人大代表。曾担任中医研究院副院长、国家科委中医专题委员、中华医学会常务理事、中国农工民主党中央委员和中央领导同志保健医等职。

学术思想特点

一、治学严谨，堪称师表

蒲辅周先生治学特点表现为勤、恒、严、用四字。所谓"勤"字，是指勤奋学习、专心学医。早年家境清贫的生活，促使他奋发学习，而这种刻苦的奋发精神一直保持到晚年双目失明时为止。他不止一次告诫年青人："我在青年时期，只要一有空就看书，行医之暇也抓紧阅读，晚上读书至深夜，几十年都是这样。"他曾感叹地说过"学业贵专，人的精力有限，我的智力也仅中人而已。如果忽而学这，忽而看那，分散精力，终竟一事无成。"蒲老的学习精神感人至深，他晚年左眼患白内障，就用右眼看书，眼和书的距离仅3cm左右。此情此景，他的弟子们十分感慨地说道："蒲老不是在看书，简直像在'吃书'啊！相比之下，我们太惭愧了。"所谓"恒"字，是指蒲老一生都具有一种坚韧不拔、锲而不舍的毅力和活到老、学到老的恒心，他每读一部中医巨著，始终坚持一丝不苟的精神，一字一句，一章一节，竭泽而渔，勿使遗漏，从不改变这种踏踏实实的读书习惯和方法。他常说："学无止境，每读一遍中医经典著作《内经》、《难经》、《金匮要略》、《温病条辨》等，皆有新的启发和心得。"所谓"严"字，是指治学严谨的科学方法和科学态度。蒲老自己约法三章：①好读书，必求甚解：见重点，则作好笔记，加深记忆；有疑义，则反复查证，务求甚明，不作采菊东篱之陶渊明；②谨授课，必有准备。讲原文，则主题明确，论之有据；作分析则深入浅出，引人入胜，要作传道解惑的韩昌黎；③慎临证，必不粗疏。问病情，则详察体征，明确所因；辨证治，则胆大心细，伏其所主，要效法治医有素的孙思邈。所谓"用"字，是指中医精典著作，重在掌握和领会其精神实质，学其所长，为我所用。蒲老认为《内经》、《难经》是中医理论的基础，如果没有好的基础理论，就谈不上学好临床，如果仅读点汤头、药性去治病，那是无根之木。还着重指出学《伤寒》、《金匮》宜先看原文，勿过早看注释。在熟读中医经典著作后，应兼学各家之作，明其所优，学各家之长，为我所用，应该看到一家之言，其难免有偏激之处，不足为怪，需择其善而从之。蒲老还常说，读书务必认真，不可走马观花，不可食而不知其味。读书需先看序言、凡例，而后才看内容，这样才能首先掌握作者著书立说的意图、目的及历史背景，才能做到融会贯通，事半功倍。蒲老特别强调读别人的书时，一定要用自己的头脑，绝不可看河间只知清火，看东垣则万病皆属脾胃，看丹溪则徒事养阴，看子和惟知攻下，读书目的就在于要取各家之长为己用。河间在急性热病方面确有创建；子和构思奇巧，别出手眼；东垣何尝不用苦寒；丹溪何尝不用温补。总之，自己应有主见，不可人云亦云，务在"善化"、"用"字上下工夫。

二、治病必求其本

治病求本是蒲辅周先生重要的学术特点。蒲先生指出："在临床必须掌握年龄的长幼，形体的强弱，阴阳的偏差，四时季节气候之常变，地域有五方之异，生活的情况，意志之苦乐，四损四不足（即：大劳、大欲、大病、久病失血、气血两伤、阴阳交竭）。所以有同病异治，异病同治，谨守病机，各司其属，这是辨证施治、掌握常变的重点。把理论搞明白了，临床上就不至于出现仓皇失措，阴阳混淆，表里不分，寒热颠倒，虚实莫辨等盲目施治，而能做到处常应变，治病求本。"蒲老深有体会地指出，临床治疗疾病总是有常有变的，一般治常则易，治变则难。其实善治常者，亦善治变。蒲老还说，带下病是妇科常见的疾病，不能概作虚治，临床治疗此病，必须结合具体症状，并结合色脉分别施治。实践经验证明，劳逸不当，劳伤冲脉，饮食不慎，脾胃失调，造成的带下病约占1/2；情志不乐，肝气郁结，造成此病约占1/3；其他如不讲卫生、房室不节，而成此病仅占1/10；虚损致病者极少数也。

蒲先生提出"无病早防，保持正气，有病去邪，切勿伤正"的观点，告诉业医同仁临床上必须注意正气这一根本，掌握扶正以祛邪、去邪以养正的辩证关系，若只见病不见人，单纯以祛邪为目的而不顾正气的治疗方案，殊失治病求本的原意。蒲老治疗崩中漏血、吐衄、阴阳络两伤，上下血不止者多用人参30～60g（党参亦可代替），浓煎入童便1杯、陈醋1匙，送服十灰散3g。方中人参乃益气统血，血亡则气脱，故以参补气强心，十灰散止血，加童便引热下行，陈醋酸以收之，达到同舟共济之效。

治病求本，正确辨清病因与症状的关系。病因为本，症状为标，必伏其所主，而先其所因。蒲老认为崩漏两者虽有明显差异，但亦有密切关系，崩亦可转为漏，漏久往往引起崩。蒲老认为有形之血不能速生，无形之气首当急固，可用独参汤，既益气固脱，又能生血、统血。洪水成灾，多为河床阻塞不利，止血尚易，而消瘀则难，治病求本，必须找出出血的主要原因，审因论治，绝不可单纯止血治其标。

对病因也要从四诊综合分析，并要结合季节气候进行辨证分析。例如：蒲老在北京某医院会诊一女孩，15岁，高热，关节疼痛，已半年有余，3次住院，多种抗生素、激素皆用上，也服了一些中药，一直没有解决问题。蒲老诊疗中细问后得知：初春淋雨，衣服湿透，而后起病；再结合关节疼痛、白痦、经闭、舌苔白腻。求知病因为寒湿郁闭潜伏，有化热外透之势，从寒湿论治，透阳宣痹除湿而愈。蒲先生指出痛经是妇科常见病，尤其是在青年妇女中发生此病者甚多，临床主要表现为月经期间或行经前后，小腹疼，腰腿酸痛，甚至痛剧难忍。诱发此病的原因很多，有的是先天不足，气血不充；有的是发育不正常；有的是因情志不舒、肝气郁结、气滞血瘀等导致经水运行不畅发生本病。或因经期产后过用冷水洗涤而感受寒湿，以及饮食不节、过食生冷，使脾胃受伤，而导致痛经。也有因经期不注意卫生，或发生同房，而导致气血失调，乃成痛经。总之，原因很多，临床须审因辨证，分别施治，不可拘泥。

蒲先生谈到慢性杂病，提出重点是抓虚实寒热，虚实尤为重点，勿犯“虚虚实实”之戒。七情内伤多为虚，但虚虚实实，错综复杂，不能概作虚论。郁之为病，朱丹溪创五郁之说、六郁之治，越鞠丸可作临床规范；调肝和脾，逍遥散为好。新病为实，久病为虚，新病亦有虚，久病亦有实，临床必须具体分析，治病求本。

三、和脾胃、存胃气乃施治之根

蒲先生在“产后血崩不止”一案中指出“其病已成危候，所幸每餐尚能进稀粥一碗，胃气尚存，犹有运药之能，当急以固气止血为先”，辨证细微，抓住胃气尚存之契机，运转乾坤，转危为安，治病以胃气为本，有胃气则生，无胃气则死，临床上具有深刻的意义。蒲老治疗“滑胎”验案中，对于5次流产，然每次妊娠月余必漏血10余天的棘手难治之症指出：究其原因，一系脾胃较弱，胎失所养，一系肝肾不足，胎本不固，即习惯性流产，治之之法，首调脾胃，继强肝肾。把调脾胃作为重要法则突出于妇科顽疾之首。

蒲先生对于慢性病的治疗以固护胃气为本，对于脾胃虚弱的病人，药量宜轻，“宁可再剂，不可重剂。用之欲速不达，反伤中气。”对于久病卧床不起、头痛、目眩、月经紊乱之阴虚阳亢之证的病人，改变前医汤剂荡涤而不效的做法，而以膏丸缓图滋阴为主，旨在不伤胃气，继则养阴和阳而获效。蒲老在治疗刘姓妇“战汗误温”案中，以竹叶石膏汤重用西洋参，佐芦根、玄参，煎汤频频饮之，以代茶饮，战汗再出，热退气平，仍须进清米汤复其胃气，再以和胃养阴法而愈。对于久病正衰，主张“大积大聚，衰其大半则止”。在疾病调理上尤重食疗，认为药物多系草木金石，其性本偏，使用稍有不当，不伤阴即伤阳，胃气首当其冲，胃气一绝，危殆立至。蒲老曾用茶叶一味救治一例热病伤阴的老妇，病人系热病后生疮，长期服药，热象稍减，但病人烦躁、失眠、不思食、大便七日未行，进而发生呕吐，吃饭吐饭，喝水吐水，服药吐药，病人系高年之人，病程缠绵日久，子女请求蒲先生诊治。蒲老询问病情之后，特意询问病人想吃什么，待得知仅想喝茶后，即取龙井茶 6g，嘱待水煮沸 2 分钟后入茶叶，煮两沸，即少少与病者饮，蒲老特别强调“少少”二字。第二天病家惊喜来告：“茶刚刚煮好，母亲闻见茶香就索饮，缓缓喝了几口未吐，心中顿觉舒畅，随即腹中咕咕作响，放了两个屁，并解燥粪两枚，当晚即能入睡，早晨醒后知饥索食，看还用什么药?”蒲先生指出：久病年高之人，服药太多，胃气大损，今胃气初苏，切不可再投药石，如用药稍有偏差，胃气一绝，后果不堪设想。嘱用极稀米粥少少与之，以养胃阴和胃气。如此饮食调养月余，垂危之人竟得康复。愈后中医同道颇感奇异，以为茶叶一味竟能起沉疴。其实，何奇之有，彼时病人胃气仅存一线，虽有虚热内蕴，万不可苦寒通下，否则胃气立竭。故用茶叶之微苦、微甘、微寒，芳香辛开不伤阴，苦降不伤阳，苦兼甘味，可醒胃悦脾。茶后得矢气，解燥粪，是脾胃升降枢机已经运转之征；能入睡、醒后索食是阴阳调和之象。而“少少与之”，恰是给药的关键，如若贪功冒进，势必毁于一旦。

蒲先生常说：胃气的存亡是病者生死的关键，而在治疗中能否保住胃气，是衡量一个医生优劣的标准。

临床经验特色

一、妙用经方治疗妇产科疾病

张仲景的所著《金匮要略》，除论述内科杂病外，还列有“妇人妊娠”、“妇人产后”、“妇人杂病”3 篇，其中包括月经病、带下病、妊娠病、产后病及杂病等，既有证候描述，也有方药治疗，共收集了 30 多首处方。这 3 篇论著开创了使用经方治疗妇产科疾病的先河，后世医家运用经方治疗妇产科疾病的验案也不乏其人，但在近代中医学家运用经方治疗妇产科疾病者当首推蒲辅周先生，其经验独到。

（一）月经疾病

1. 月经不调　谭姓案为 20 岁学生，自初潮起月经不规则逾 6 年，每月行经 1～3 次，量少色淡，稍劳即淋漓不断，年来兼眠纳俱差，面黄便溏。蒲老除中途予胶艾汤增损两剂，首尾每餐后进香砂养胃丸，晚服金匮肾气丸，温补脾胃即调和冲任，治疗半年后月经应期而至，经量色质均复正常。(《蒲辅周医案》）徐姓案乃月经后期，经期长，量多夹黑块，少腹凉痛，脉迟滑。蒲先生予温经汤加减温经活血，理气化瘀。5 剂经期正常，惟有黑块，遂嘱每经行之时按原方服 5 剂，平时服化癥回生丹 1～2 丸，定坤丹每晚服 9g，又经半年多治疗月经来潮正常，气血已调，瘀结已去。(《蒲辅周医疗经验》）子宫内膜炎，月经先期兼腰腹痛甚，经来腹泄，经停泄止，精神欠佳，足跟疼痛。蒲老以黄芪建中汤加白术、炮附子、杜仲、破故纸脾肾双补，症状明显好转，因兼有心悸脉弱，故宜心脾胃三脏并补，佐服补中益气丸早晚各 6g，15 剂后月经正常。(《蒲辅周医疗经验》)

2. 崩漏　“经行如崩（一)”案，病程半年，初起刮宫术后，虽住院两月仍大量出血，常并发休克。蒲老断为去血过多，气血两亏，而止血过急，络中瘀滞，属虚实互见，虚多实少，予益气养荣消瘀之剂则症减，但经前紧张喜哭，脉沉迟无力，显有脏躁之征。原法参入甘麦大枣汤，以肝苦急，急食甘以缓之。最终以黄芪建中汤加术、附益气以统血，则气血调而月事以时下。(《蒲辅周医案》)“经行如崩（二)”案，经潮量多20余日，用药罔效。蒲先生诊为中气不摄，冲任不固，气血两亏。治宜甘温固涩，即用圣愈汤(归、芎、芍、地、红参、芪、川续断、地榆炭、莲房炭)，浓煎频频服之，不拘时，以补中气、固冲任，益阴止血，庶免血亡气脱之虞。尔后仍坚持益气血、补肝肾之法以善其后。连进数剂，血止康复。(《蒲辅周医案》)“崩漏不止”案，周女病逾4个月，蒲先生诊为崩漏日久，荣气已虚，产乳过众，阴精耗伤，岂容久崩，恐血脱气立孤危。拟宜调复冲任，止血化瘀。先生妙用《内经》四乌鲗骨一藘茹丸，以去瘀生新，通中寓涩，服药21剂而血止。是应用古人“气以通为补，血以和为补”之旨。如若一见血崩，概用止涩之品，虽可取效于一时，恐随止随发，变证丛生。然必须于补血之中，兼行瘀和荣之用。(《蒲辅周医案》)“经漏（一)”案，病起四年前生育第3胎后，每次行经持续流血7～8天，停3～5天再发生流血，缘由冲任损伤，情志过急，气滞血瘀，久则成漏。蒲老以桂枝茯苓丸合桃红四物汤增损，服5剂经净诸症显著好转，后用人参养荣丸以善其后。蒲老旨在补益冲任，以固经漏之源，活血行滞，以疏经漏之流，源固而流畅，则经水自无失度和泛滥之虞。“经漏（二)”案，半年前因过度悲伤致月经紊乱，断续流血不止，经用黄体酮、维生素K等药止血未效。蒲老诊为肝脾失调，热郁夹瘀，而致经漏。治疗清热消瘀，调经止血，拟用胶艾汤加减，11剂获效，继用理中汤导入归脾汤加味，六诊血止症平。调心脾，滋肝肾，冲任得固，经漏自愈。“经漏（三)”案，半年来经水不断，症脉合参，多系气血损伤，兼有瘀结，蒲老遣胶艾汤合四乌鲗骨一藘茹丸。服6剂即血减瘀去，继用理中汤合归脾汤，后用归脾丸缓补月余而收效，血止经调而病愈。(《蒲辅周医案》)

3. 痛经　临床上以小腹部疼痛为主症，并伴随月经周期而发作，大都由气血运行不畅，致经行涩滞，不通则痛。纵观蒲案，先生认为多属于寒，治宜温经汤加减，但具体治疗，又相当灵活，加减临时在变通。容姓案起病于3年前流产后，症见月经前后腰腹痛甚拒按，经量少，过劳出血。痛甚肢厥，少腹热感，腿部发酸，额上出汗，纳呆寝差，舌质紫黯，脉左沉细，右沉数无力，尺脉沉涩。蒲老断为冲任受损，恶血内阻，即投吴茱萸汤、小建中汤合剂化裁，并伴服化癥回生丹，药后诸症消失。

4. 闭经　闭经一病。不外虚实两类，其虚者多为阴血不足，血海空虚，无血可下；其实者多为实邪阻隔，脉道不通，经血不得下行。蒲老认为酿成闭经原由多端，血寒经闭者，温经活血，治宜温经汤、当归四逆汤随证化裁；血气凝结闭经者，大黄䗪虫丸破之；血虚经停者，宜养血活血，归芪建中汤主之。“闭经案”白某，饮食较差，欲作风消候，人见之莫不认其为虚，但颈部淋巴结核，气郁之象，加之少腹包块能移，血瘕之征。根据《内经》“二阳之病发心脾”当先调肝脾，用当归芍药散加减，使其饮食渐增，后天脾胃枢机得通，自然头晕目眩症减，而后通经化瘀，用大黄䗪虫丸之法攻之而获效。治疗经闭，若只知其虚，单纯补气补血，而不知其月经久停，络脉受阻，气血不和，瘀结已成，而忽视通经化瘀，则势必虚者更虚，闭者日闭，瘀者日瘀，而成为血枯经闭。该案用三攻之法，而月经即有欲通之机，虽不补而补已寓其中，气以通为补，血以和为补，善后用调胃理气和血之剂，虽不在攻而攻已尽其用。缘于遵循《内经》“大积大聚，其可犯也，衰其大半而止”之教诲。

5. 月经前后诸症　“经行抽搐案”，缘由3年前深夜起床大便，受寒昏倒，致此每月经行即全身麻木抽搐，经后始平，腹痛量多有紫血块，蒲老诊为经期抽搐，加之素体血虚，风冷之气，乘虚而入，邪气附着，营卫失和。治疗宜调和营卫，祛风活络，方选当归四逆、温经汤和黄芪建中汤三方化裁而成。连服7剂，下次经行之时即无抽搐，经后早服十全大补丸，晚服虎骨木瓜丸，数月诸症平，经行如常。

（二）妊娠疾病

1. 恶阻　蒲老经多年临床体会，认为恶阻的原因有两个方面：一是情志不遂，以致肝气郁结，引胎气上逆；二是胃气虚弱，中脘停痰，胎气犯胃。气郁者：精神抑郁，胸胁满闷，嗳气吞酸，进而不食和呕吐。治宜疏肝解郁，多用左金丸加紫苏、陈皮、香附。脾胃虚弱者，体倦无力，多卧少起，恶食呕吐，治宜健脾和胃，用六君子汤。蒲老治疗一恶阻病人，呕吐甚为严重，临床表现为竹叶石膏汤症，用之即效。病家传颂蒲老为“妇科大师，回春有术”，实非过誉。

2. 滑胎　蒲老积数十年临床经验，每遇妊娠胎动异常，阴道时下血，腰酸腹坠，头昏心悸，气短懒言，纳少不馨，面色萎黄或皖白，多选用当归散、当归芍药散治之，颇效。

（三）产后疾病

1. 产后发热　凡因气血虚弱而脉虚无表证者，多选用黄芪建中汤，借以调和营卫，补气养血，虚热自平。蒲老治一例产后感冒，症见右侧肢体无汗发凉，肌肉萎缩，投服薯蓣丸而获效。而“产后伤暑案”，证似人参白虎汤证，但有产后恶露不尽之征，症兼腹胀，饮食即吐，故不宜用白虎，于是权变施治，以清为主，通瘀为佐，二香饮加味，继用黄芪建中汤加减而收功。蒲老深切地指出，临床治病，全在详察病因病机、时令季节，不可忽略，所以辨证论治，细心体会，认真思考，是中医治病的关键。

2. 痹证　“风寒湿痹案”为产后未满百日淋大雨，系气血虚而感受风寒，与湿相搏结而成痹证。治宜温经散寒，调和营卫，桂枝加黄芪汤和术附汤加减3剂而获效。

3. 出血　“产后血崩不止案”为产后5小时内阴道大流血，虽经注射及口服药物、输血、刮宫等措施治疗，8周后仍有血块及脓汁排出，面唇苍白，声低气怯，身痛肢麻，肌肤甲错，面目四肢浮肿，六脉微细，舌淡苔白。脉证合参，系流血过多，气血两虚，冲任受损，八脉失统，升降失和，营卫不谐，气不统血，血失气固，病呈危候。急投固气止血剂9剂而见效，续投黄芪建中汤加参、归、胶补气生血，调和营卫，一剂而血止，再进气血双补及血肉有情之品以还复其旧。“人工流产后流血不止案”病程逾月，流血不止，色黑黏稠，多由手术不当损伤冲任，冲为血海，任主胞胎，冲任失司，气血紊乱，故血流不止。伤损成瘀，瘀久化热，血得热则行。蒲老抓住病机，选遣胶艾汤加减，5剂而血减，调和营卫，消瘀止血，继用和血清热，终以益气补血，致使冲任得复，气顺血活而流血自止，月经自然恢复正常。

4. 恶露不下　由血瘀而腹痛拒按者，用桃红承气汤，恶露下行后用四君子汤健脾扶正补虚。大凡血虚而致者，宜用十全或人参养荣汤主之。

5. 恶露不止　产后恶露一般半月干净，如半月仍恶露较多，则属病态。“产后恶露不净案”为恶露色淡红，舌淡红无苔，脉上盛而下不足，系由产后调理失宜，有冲任虚损之象。蒲老注意到恶露有时有小血块、色紫、少腹痛，并见左腰至大腿有静脉曲张等症，为内有血瘀之象；加之周身痛，经脉瘀滞致营卫失和。借用桂枝茯苓丸加味，用桂、芍、枣调和营卫，用炮姜、茯苓温运经脉，桃仁、丹皮消瘀和血。药后瘀滞得化而少腹疼痛消失，营卫和而身痛止，大便亦调，后改用十全大补丸双补气血以善其后。

(四) 妇科杂病

1. 不孕　妇人胞宫虚寒不孕，症兼月经不调，痛经，少腹冷，蒲老多选用温经散寒、益气和血的温经汤治疗，或改汤剂为丸药缓图取效，兼治厥阴、阳明，多有效验。

2. 石瘕　首见于《灵枢·水胀》有石瘕的记载：曰："石瘕生于胎中，寒气客于子门，子门闭塞，气不得通，恶血当泻不泻，衃以留止，日以益大，状如怀子，月事不以时下，皆生于女子，可导而下"。指出了石瘕亦为有形可察之包块。"石瘕案"陈姓女停经3月余，渐腹胀痛，小腹硬，手不能近，连日便血，时多时少，坠胀难受，食欲减少。某医院检查为五六个月妊娠。蒲老观其颜青、舌紫，扪其腹，拒按，大如箕，脉象沉弦涩。此病实非孕也，腹大如箕非三月孕形，腹胀痛而小腹坠甚、拒按而坚，亦非孕象，且连日流血而腰不痛，又不似胎漏，此必经期用力太过，兼之途中感受冬季严寒所致。因其素体健壮，先服当归饮合血竭散温通破坚。一剂即下掌大黑血一片，痛稍减。续投原方一剂，并送化癥回生丹1丸，药后神昏肢厥下黑血如碗大一块，如卵者数枚，须臾厥回神清。蒲老宗《内经》之旨深有体会地指出"大积大聚，衰其半而止。大毒治病，十去其六。况血海骤空，胃虚不纳，急宜扶胃气"。即投理中汤合异功散加砂、归、芍、枣等味，两剂后下色白卵大硬块，血止寝安，纳谷知香，后饮食调理月余，月经应期而至一切如常。

3. 脏躁　蒲老医案中未单独立案，但在内科诸案多有该病论述。如"胸痹（心绞痛等）案"苏女，除主症外兼见心情悲观，时时欲哭，睡眠欠佳，蒲老认为该病有脏躁之象，宗《内经》之旨"肝苦急，急食甘缓之"，投以甘麦大枣汤合芍药甘草汤加味。三诊后证情渐趋稳定，心绞痛亦得控制。

综上所述，蒲老运用经方治疗妇产科疾病经验丰富，堪称医师楷模。例证繁多，举不胜举，有经方独用，也有经方、时方并用，更有经方化裁。辨证灵活，施治突出，思路敏捷，独具匠心。

二、处方用药，轻灵纯正，举重若轻，知常达变

蒲老临床辨证准确，深思熟虑，善抓要点，立法慎重，选方恰当，用药考究，药品精当，价格颇廉，疗效卓著，深得病家欢迎。

蒲老效法叶天士，处方用药，轻灵纯正，所谓轻灵是指"圆机活法，精明扼要，看似平常，恰到好处"之意，而纯正是指"冲和切当，剔除芜杂，配伍严密，不落肤浅"。这个轻，绝不是十剂中"轻可去实"和用药剂量大小轻重的轻，而这个纯，也不是一意求稳，只用平安药品的纯。而是指在处方时于清淡之处见神奇，选方用药从简练之中收效果。此是蒲老通过几十年的临床实践，千锤百炼而得来的举重若轻、深思熟虑才达到炉火纯青的境地。

蒲老在用药方面，非常注意分寸，灵活之中皆有法度，讲求配伍，稳妥之中寓变化。一病有一病之特征，尤要辨药，才能药与证合，丝丝入扣。大凡用药如用兵，贵精而不在多，蒲老用药简练，通常六七味，少则二三味，至多不超过十一二味。反对杂乱无章，甚至相互抵消。在《蒲辅周医案》中"眩晕（二）高血压"陈姓女，头晕血压高，然而脉沉迟，沉细迟皆为阳虚阴盛之象，舌质不红，形体发胖，四肢自觉发胀沉重，困倦乏力，小便频数，脉证合参系属阳虚湿盛之征，法宜温阳理湿。若误用苦寒清热之剂，则更损真阳，致使阴阳更失平衡，病情必由而骤变。蒲老审证求因，举重若轻，高血压病人妙用附

子汤温阳益气利湿，龙骨、牡蛎养阴潜镇虚阳，佐寄生、狗脊、杜仲、枸杞子补肝益肾。一诊药后头晕见微之效，二诊蒲老细察病情，果断把川熟附子从4.5g调至18g，胆识过人，5剂后晕再减，血压得降。此方略予增损共服15剂而头晕心烦皆除，血压降至正常。但胸膺憋闷，睡眠欠佳，改投十味温胆汤而善其后。蒲老常说，寒邪宜辛温，温邪宜辛凉，如不分寒温，二者同用，则寒者自寒，温者犹温，病焉能解。蒲老处方用量极轻，常谓治病犹轻舟荡浆，着力不多，航运自速。称赞李东垣补中益气汤每味药量不过几分，而转运中焦气机，功效极大。相反，如果用量太大，药过病所，不但无益，反而有害。张仲景五苓散只以钱匕计。某些药物，如砂、蔻、丁香之类，小量则悦脾化湿，醒胃理气，大量则燥胃伤津而耗气。目前存在着一种倾向，用药以量大味数多为快，根本不是从病情出发，甚至有单纯追求经济效益之嫌，加重病家经济负担，这哪有革命人道主义精神！相反蒲老用药精当，药量极轻，疗效卓著，形成极大反差。在《蒲辅周医案》中举不胜举。如"胸胁痛案"杨姓女，突然发生右侧胸胁剧痛，素有烟酒嗜好，加上厚味过甚，痰火内盛为风邪所闭，升降阻滞而成。治法以清痰火为主，祛风邪为佐，风邪为其标，痰火属其本。蒲老以微苦微温法，仿导痰汤加减。方用：姜制南星4.5g，法半夏6g，广陈皮4.5g，炒枳实3g，竹茹6g，炒白芥子6g，姜黄3g，川芎3g，生甘草1.5g，生姜3片，先后诊治2次，6剂而获速愈。

蒲老选方用药极慎，无太过或不及。宗《内经》"有毒无毒，因宜常制。大毒治病，十去其六；常毒治病，十去其七；小毒治病，十去其八；无毒治病，十去其九。无使过之，伤其正也"。蒲老常说，不仅毒大毒小不可滥用，即苦寒温燥之品亦有所节制。当然需用有毒之品时亦不宜一味地谨慎，畏惧不用，贻误病机，坐失治疗的机遇。蒲老在《金匮要略·妇人妊娠》"妇人宿有癥病，经断未及三月，而得漏下不止，胎动在脐上者，为癥痼害……血不止者，其癥不去故也，当下其癥，桂枝茯苓丸主之"的启示下，治疗1例流产3胎者，分析其病由瘀血而造成，故第4胎投服少腹逐瘀汤，胎怀11个月而分娩，是有病则病受，"有故无殒，亦无殒也"。总之，蒲老强调病情愈杂，药愈精，要紧的是抓住重点，击中要害。诸如脱证的治疗，阳脱者参附汤，阴脱者参麦散，气脱者独参汤，血脱者当归补血汤。少则一味，多者不过三味，药不在贵而在中病，药之贵贱，更不能决定疗效之高低。蒲老还要求医生处方书写，字迹要清晰工整，生熟炮炙，不令遗漏，先煎后下，一一注明，便于药房辨认，病家注意，不出差错。正如蒲老得意门生高辉远先生撰文所指出的那样：先师处方用药的特点，轻灵有法而不失轻泛，纯正无瑕而不流于呆板，智圆行方，灵活简便。待病人，胜亲人，体贴入微；先议病，后议药，一丝不苟。做到轻剂能医重症，小方可治大病，逐步形成药味少、用量少、价格廉、疗效好、讲求实际的医疗风格。

典型医案选

一、痛经

吕某，女，成年，干部，已婚，于1956年2月初诊。

患者月经不准，已10余年，周期或早或迟，血量或多或少，平时小腹重坠作痛，经前半月即痛渐转剧，经行痛止，经后流黄水10余天。结婚9年，从未孕育。近3个月经未行，按脉沉数，舌苔黄腻，面黄不荣，知本体脾湿素重，先予温脾化湿，和血调经，双方兼顾。处方：白术、桂枝、当归、泽泻、香附各6g，茯苓、益母草各9g，川芎、延胡索各4.5g。3剂后舌苔化薄，觉腰腹痛、有月经将行之象。接予：当归、白芍、白术各6g，官桂、川芎、苏叶各4.5g，炒干姜、炒木香各3g，吴茱萸2.4g，益母草9g，温经和血。服后未见变动，因之细询问病之原因：冬令严寒，适逢经期，又遇大惊恐，黑夜外出，避居风雪野地，当时经水正行而停止，从此月经不调，或数月一行，血色带黑。常患腰痛、四肢痛、白带多等症，据此由内外二因成病，受恐怖而气乱，感严寒而血凝，治亦宜内调气血、外祛风寒，遂予虎骨木瓜丸，早晚各6g，不数天月经行而色淡夹块，小腹觉胀，脉象沉迟。方用：金铃子散、四物汤去地黄加桂枝、吴茱萸、藁本、细辛。经净后仍予虎骨木瓜丸，经行时再予金铃子散合四物汤加减。如此更迭使用，经过3个月的调理，至6月初经行而血色转正常，量亦较多，改用桂枝汤加味和营卫。因病情基本好转，一段时间用八珍丸调补。此后或因劳动或其他因素，仍有痛经症状，治法不离温经和血，平时兼见胃痛、腰痛和腹泻等症，则另用温中化浊、活络等法随证治疗。由于症状复杂，病史较长，经过1年多诊治，遂渐平静，于1957年4月始孕，足月顺产。

【按语】 本例病程历12年之久，历经中西医治疗，恒以神经衰弱，气血两虚，进行调整，但始终没有抓住病机，卒无成效。初来本病时，治以温脾化湿，和血调经，但不见改善，病情毫无成色。蒲老脉证合参，溯本求源，审证求因，方始知经期曾遭大恐，又受严重冰雪侵袭，因而经乱渐停，变证丛生。《内经》曰："恐则气下"，"惊则气乱"。适逢经期，气乱血亦乱，兼受严寒，以致血涩气滞，明其所因后，故改用内调气血，外祛风寒合治之法，病情逐渐好转。调理1年，而12年之沉痼，始收全功，婚后9年未孕，竟获妊娠。这足可说明正常月经是女性发育成熟的标志之一，显示妇女具有生育能力。月经在一定程度上是反映妇女健康的一个侧面。月经失度专治其孕亦难孕也，月经常度不治孕而易孕也。

二、产后伤暑

罗姓妇，24岁，产后受病，适逢六月盛暑，产后三日，恶露不下，饮食不进。望之面紫，鼻孔眼角具有淡血渗出，舌抵齿不收，大汗出，高热，烦渴引饮，饮后即吐出，片刻又饮复吐，诊其脉浮而无力，其证为虚，所服之方生化汤加桃、红已数剂，瘀血仍不行，二便不利。蒲老寻思良久，处方颇难，产后易汗出、脉虚、恶露不下、少腹满等为常见症，但高热口渴而吐，眼鼻渗血，舌出抵齿，均非产后常有之症。然而后服芎、归、桃、红数剂恶露亦不下，病热反加，考虑其因，中暑伤气，其脉亦虚，加之口渴，汗出为暑病之症，按古人中暑脉虚、烦热、汗出、口渴，为人参白虎汤证，但产后恶露不下，小腹胀满，饮后即吐，水不下行，非白虎所宜。于是权变施治，以清为主，通瘀为佐，用二香饮加味：鲜藿香6g，香薷4.5g，杏仁6g，扁豆花9g，滑石块9g（布包），生甘草3g，鲜荷叶半张，银花9g，藕节30g，茜草9g。煎成频频与之，以代茶饮。服第1剂仍吐血，再进则未吐，1剂服完，热退渴止，汗亦减少，第2剂去香薷、杏仁，加桃仁6g、童便半杯入药兑服，1小时后，即下黑血块，舌即收，眼鼻亦不渗血，始进稀粥，食后即安眠熟睡。次日复诊，神志安静，脉息迟缓，主以归芪建中汤加藕节、黑豆：潞党参9g，桂枝4.5g，白芍6g，炙甘草3g，生黄芪9g，当归4.5g，藕节15g，炒黑豆15g。连服2剂，瘀血已尽，微有淡血少许渗出，食、眠、便均正常，停药，以产后营养休息之。

【按语】 蒲老曰：“此证乃临产受暑，营卫不能，瘀血不下，所以遵产后常法生化汤治之，瘀血不行，病势反增，芎、归乃辛温性烈上升之药，芍、地乃柔腻下降之品，均不宜于暑，用藿香和胃辟恶，香薷芳香微温，除烦解热利水，乃祛暑之圣药，扁豆花和胃清暑，银花清热散结，杏仁利肺气，荷叶清热宣胃，滑石、甘草和中清暑，藕节、茜草逐瘀散结而不燥，一服暑消，再剂去香薷、杏仁，不再宣通肺气，用桃仁、童便，破瘀引血下行，一服而瘀滞尽去。蒲老对使用童便有其特殊体会，他回忆1934年在成都行医时，友人之妻，年30余岁，病内热两年，诸药无效，注射针药亦然，请蒲老救治。蒲老告之服童子尿，每日3次，每服1盏，服20日效，60日痊愈。朱丹溪谓：“降火最速，莫过于童便。”童便其味咸而走血，治诸血症不可缺，能消瘀血、止吐衄、咳咯诸血，血逆加童便其效更速。蒲老曾治疗一溃疡病大出血，用《金匮》柏叶汤，以童便代马通汁治疗而愈。

（丛春雨 史 伟）

第四节 钱 伯 煊

生平简介 钱伯煊（1896—1986），男，汉族，江苏省苏州市人，中国中医科学院研究员，著名中医妇科专家。先后担任北京市政协委员、第四届全国人民代表大会代表，第五、六届全国政协委员，农工民主党第九届中央委员，中国中医研究院学术委员会名誉委员，中医学会北京分会妇科顾问，中医杂志编委等职。生于中医世家，拜清代名医曹颖甫为师学习。解放前已成为江浙名医。1955年奉调中医研究院（现中国中医研究院）工作。精通中医古典医籍，临床上形成了自己一套独特的学术思想，对内外妇科疾病都有很高的疗效。尤其是对妇科妊娠中毒症、子宫肌瘤、不孕症、习惯性流产等疾病的疗效更为显著。先后撰写《妇科证治》、《钱伯煊妇科医案》、《妇科方萃》和《脉学浅说》等著作。

学术思想特点

一、治疗妇科疾病，重视调补肝、脾、肾

钱伯煊先生认为妇女经、带、产、乳均与肝、脾、肾三脏有着密切关切。在临床实践中，采取调脾胃、补肝肾之法，多获显效。就其月经病而言，钱老指出月经来源主要由于心、脾、肝、肾四脏。缘由心主血，脾统血，肝藏血，肾藏精，若四经功能协调，则月经按期而至，是为正常；相反，如心、脾、肝、肾受到损伤就会发生月经病。此外在奇经八脉方面，冲任二脉，也能影响月经，使之失常。钱老认为月经来源主要在于心脾和冲任，但与肝肾亦有重要的关系。因女子属阴，以血为本，故有女子以肝为先天之称，肝又为藏血之脏，若藏血充盈，则血海能满而下溢，肾藏精以施化，与任脉相系，肾强则任脉亦强，若肝、肾精血充沛，则冲任二脉得滋，月经亦能按期而至。所以治疗月经病，必须明了心、脾、肝、肾与冲、任几方面的相互作用和影响，以及主要发病的内在因素。

就其带下病而言，钱先生指出临床上常见有白带、赤白带、黄带、白崩之分。白带有脾虚、肾虚之别，当属虚证之类；而实证又有湿热、痰湿之分。钱老认为脾虚带下，多由

脾虚生湿，临床治疗以健脾为主，脾气旺，中运健，则湿无以生，而带下之患可除。肾虚带下，当以养阴补肾为主，任脉总督诸阴，与肾有着密切关系，因此补肾亦即强任，任脉强则带下自愈。而湿热带下，多因肝热脾湿，酝蓄下焦而成，临床多以清热化湿为治，使肝热脾湿得以清化，则不致下注而为患。痰湿带下，多因形体肥胖，积痰生湿，痰湿下注而成，临床治疗多以燥湿为主，化痰为辅，痰由湿生，湿去则痰无以生，则带下之患可除。

在胎前病中，钱先生认为妇女妊娠四五个月后，往往由于暴怒伤肝，或房劳伤肾，或胎中伏火等原因，都能影响胎元，以致发生胎动不安，引起早产，故用安胎之法。怒气伤肝者，以平肝泻火安胎为主，房劳伤肾者，以补肾安胎为主；而胎中伏火者，又以清热安胎为主。

钱先生认为妊娠恶阻一病，肝肾不和是其主要病机，在临床上最为多见。因冲为血海，起于胞宫，肝为藏血之脏，肝脏与冲任二脉关系密切，胞宫受妊最易引起冲脉之气夹肝气上逆而致胃气不降，脾胃虚弱者更易发生恶阻。而妊娠3个月以后，胚已成胎，冲脉之气注重于养胎，因而冲逆之气得减，此时孕吐渐愈。钱老治疗恶阻选药取其清轻之品，厚腻之味非其所宜，喜用橘皮竹茹汤、半夏秫米汤。对于孕妇体健，且没有习惯性流产史，制半夏用至6～10g，而且止呕效果好。若孕妇体质较弱不宜用半夏者，可重用生姜以代替。钱老还认为胃气上逆的患者用散剂比用汤剂效果好。将《金匮要略》干姜人参半夏丸改为散剂，用干姜、人参、半夏各6g，共为细末，每日口服2～3次，每次3g，收效较快。

钱老治疗子肿与羊水过多颇有见地。妊娠水肿，中医称之为子肿，一般发生在妊娠5个月以后。他治疗子肿，告诫若其人小便多，则不可使用利水药，否则会伤及肾脏致影响胎儿，一般只能以健脾化湿法，其常选用《全生指迷》中的白术散，即五皮饮去桑皮，而加白术（或再加干姜，若有热象则不用干姜）。对小便少的患者，则可以用利水药，但切不可通利太过，常常选用茯苓皮、泽泻等，以轻剂利水。子满厉害者则用《医宗金鉴》茯苓导水汤，气虚者宜用《金匮要略》防己黄芪汤。钱老还认为，每在妊娠4～5月间出可导致小产，其治疗方法也可按子肿治法。钱老在首都医院曾会诊治疗一例羊水过多之患者，用《备急千金要方》中鲤鱼汤去归、芍，因其归、芍气味浓厚，非适用于脾虚之故也。

钱老治疗子痫和先兆性子痫更有独到之处。此二症在病上仅程度之不同，无甚差异，主要症状为头痛、头晕、目眩、失眠、烦躁，甚则抽搐、昏迷，他认为其病机主要为心肝风热，因心藏君火，为火脏而主神明；肝藏血而主筋，为风脏。故心肝风热往往导致以上诸症。因而钱老在治疗上其轻者多选用《妇人大全良方》钩藤汤合桑菊饮加减，以清心火，平肝风；若发作势急者，则用万氏牛黄清心丸或《局方》牛黄清心丸，后者清热平肝之力更强，与安宫牛黄丸相仿。若出现昏迷，可再用鲜菖蒲30g捣汁合牛黄清心丸同服；若咳中痰鸣者，再加鲜竹沥30g、珍珠粉1.2g。他指出因《局方》牛黄清心丸中有麝香、冰片等芳香开窍之品，对胎儿有一定的影响，故只能在临产前一个月之内方可使用，否则慎用。钱老曾治疗一例严重的子痫患者，产后血压持续不降，后立法滋阴潜阳，以犀角地黄汤合三甲汤而获效。

二、治崩漏以“八纲”为统分治

钱老善治“血证”，尤以“崩漏”见长，临床上提出“八纲辨证”。首当分清气虚与阳虚、血虚与阴虚、血热与郁热以及血瘀之不同，只有辨证准确，施治方不致误。

钱老指出，气虚者，治疗以补气健脾为主，使脾气旺盛，则水谷之精微化而为血，临床上多选用四君子汤为主；若胃纳呆钝，再加橘皮、半夏以苏胃气；若大便溏薄，腹中胀气，再加木香、砂仁，以行气和中；若腹胀较甚，再加香附，若有呕吐，再加藿香，用香附取其疏利气滞，用藿香取其祛秽和中。若气虚甚者，可加黄芪大补元气。若崩漏不止，正气将脱，急用独参汤，以补气固脱。若阳气将亡，急用参附汤。若中气虚而下陷，选用补中益气汤，以补气升阳。若心脾两虚，方用归脾汤为补益心脾二经。

钱老指出阳虚者可分脾阳虚和肾阳虚两种，但主要是在肾阳，往往是由肾阳衰而脾阳亦衰，故治疗当以温补脾肾阳气。临床多选用右归饮，以温阳滋肾，兼顾其精血。

血虚者当以养血滋肝。临床多选用四物汤以养血，若虚甚可用当归补血汤，以补气生血。若兼有虚寒可用胶艾汤，以温经补血。若有热象，可用芩连四物汤，于养血之中，佐以清热。

阴虚者治疗当以滋补肾阴为主，使精血得充。但养阴之药，性偏滋腻，若脾胃不健，中运失常，用药必须顾及腻膈碍胃，才能达到补而不滞之目的。临床上多选用左归饮，以滋阴补肾，或用六味地黄丸合三甲煎，以补肝益肾。若兼有虚阳上亢，再加生龙骨、生龙齿以潜元阳。若兼有阴虚，可加枸杞子、菊花兼补肝阴。若相火盛，可加黄柏、知母以泻相火。若津液不足，可加麦门冬、五味子以益气生津。

血热者内因治以清化胃热，外因治以泻火凉血。若面发红点，乃血热于上，治宜泻热；舌苔深黄，属胃热熏蒸，治宜苦寒清热；鼻血齿血，多因肝胃热甚，治宜导热下行；经血紫黑，亦为血热，治当凉血清热。总之，此均属实证，故多用泻火清热凉血诸法，随证治之。胃火盛者，临床上多选用玉女煎泻火以清胃。若营热炽，病势急迫者，选用犀角地黄汤泻火以凉营。若三焦热盛，方用黄连解毒汤，苦寒以清热。

而郁热者，首先应辨别肝气与肝火孰轻孰重。若偏于气盛者，治当侧重调气以开郁，气调则火亦平；若偏于火盛者，治当重于泻火以解郁，火降则气亦调。临床上多选用丹栀逍遥散，以清热疏肝。

钱老指出血瘀当究其瘀之不同病因，辨证治疗。若由于经行负重努伤，轻者以化瘀为主，重者以逐瘀为主；如经行感受风寒，血流不畅而为瘀者，治宜祛风散寒以行瘀；如经行饮冷，血凝而成瘀，治宜温中而化瘀；如经行早涩，血滞为瘀，治宜祛瘀生新；若舌边紫，或类有瘀点，治当调气行瘀；若腹痛拒按，治当行气破瘀，若经血紫黑成块，治当调气行瘀。钱老还强调指出，上述是对一般瘀积的治法，但还必须考虑到瘀积的轻重和体质的强弱，应分别对待，而后作出恰当的治疗。身体强实而积瘀较重者，可用逐瘀破瘀之法，药用竣猛之品；若身体素质不佳而积瘀较重者，应顾及其本，否则瘀虽祛而正亦伤，于身体有损，宜用扶正化瘀之法；若身体弱而瘀积轻者，可采用祛瘀生新之法，以致不犯虚虚实实之弊也。临床上血瘀负重努伤者，可用延胡索散，以行气化瘀；若经行感受风寒者，可用桂枝汤合芎归汤，以养血祛邪；若经行饮冷而成瘀者，可用良附丸合芎归汤，以养血行气温中；若收涩过早而凝瘀者，可用备金散，以调气化瘀。钱老在治疗血证用药方面还谆谆告诫后人，以上诸方，可以斟酌加减，若病势不太严重，方中人参可改为党参；

血量较多者，方中当归、川芎应酌减或不用；气滞者，应减去黄芪；舌苔垢腻，消化不良者，方中地黄、胶类药不用。方中犀角可用玳瑁代之。如无鹿角胶，可用鹿角片，如无龟甲胶，可用龟甲。

临床经验特色

一、提出保胎三法

（一）保胎

钱老认为妇女平素体弱，或新病初愈，气血未复，或屡次流产，胎元不固，往往发生堕胎或小产。在3个月前，未成形者，谓之堕胎；在4个月以后，已成形者，谓之小产；若屡孕屡堕，谓之滑胎，遂致胎元不固。钱老认为造成上述病证多由于气血两虚，冲任损伤，遂致胎元不固。临床多见患者面色皖白，畏寒头晕，气短神倦，腰腿酸痛，舌苔薄白质淡，脉象细软。治疗当以补气血、强冲任、固胎元之法，方选十圣散加减。处方：党参12g，黄芪12g，白术9g，甘草3g，干地黄12g，白芍9g，川断12g，砂仁3g，山药12g，苎麻根12g。若口渴便秘，原方去党参、黄芪、砂仁，加北沙参12g、麦冬9g、知母9g；若恶心纳减，原方去黄芪、地黄、甘草，加橘皮6g、竹茹9g、扁豆9g；若腹痛，原方去黄芪、地黄，加苏梗6g、木香6g。

（二）养胎

钱老认为由于妇女平素气血不足，怀孕之后，胎元缺乏母血营养，以致胎儿不长，或生长缓慢，则须用养胎之法，使胎儿逐渐长大，不致萎缩而堕。其病因大都是由于脾胃不健，无以生化气血，又因肾阴素虚，以致任脉失养，影响胎元生长。临床常见有面色苍黄，神倦纳少，腰酸腿痛，大便溏薄，舌苔薄腻，边有齿痕，脉象沉软微滑。治疗当以健脾补肾之法，方选用四君子汤合千金保孕丸加减。处方：党参12g，白术9g，茯苓12g，山药12g，橘皮6g，川续断12g，杜仲9g，熟地2g，砂仁3g，桑寄生15g。钱老指出由于母体气血不足，故临床治疗当以补气健脾，养阴补肾之法，使脾胃健则气血渐旺，肾阴足则任脉得滋，从而使胎元得以壮大，不致萎缩而堕。

（三）安胎

钱老认为妇妊娠四五个月后，往往由于暴怒伤肝，或房劳伤肾，或胎中伏火等原因，都能影响胎元，以致发生胎动不安，引起流产或早产，故用安胎之法进行治疗。①暴怒伤肝多由于恼怒伤肝，阳气亢逆，扰动胎元，致胎动不宁。临床表现为火升面赤，头痛头晕，心烦易怒，胎动不安，舌苔黄而有刺，脉象弦滑。钱老指出怒气伤肝，气火偏胜，应以平肝泻火为主，养阴安胎为辅，使肝平火降，则胎可安宁。治法当以平肝、清热、安胎为主，方选芩连四物汤加减。处方：黄芩6g，黄连3g，生地12g，白芍9g，菊花6g，黑山栀9g，知母9g，苎麻根12g。②房劳伤肾多由于肾阴受损，胎系于肾，肾伤故胎动频伤。临床常见有面色苍黄，头晕耳鸣，腰酸腿软，胎动频作，舌苔中剥，脉象细软微滑。钱老指出此证多系肾虚而成，故用补肾之法，因胎系于肾，肾强则胎有所养，而不致动荡不安。治法当以滋阴、补肾、安胎。方选千金保孕丸合安胎饮加味。处方：山药12g，杜仲9g，川断12g，莲子肉12g，苎麻根12g，糯米9g，生熟地各9g，桑寄生15g。③胎中伏火多系肠胃积热，影响胞胎，遂致动荡不安。其临床多表现为面色微红，烦热口渴，便秘溲赤，胎动剧烈，舌苔深黄，质红有刺，脉象滑数。钱老指出此证多系胎中伏火，故临床以清热安胎为主，佐以养阴，因其伏火易于伤阴，务使热清则胎自安矣。治法当以养阴、清热、安胎。方选安胎凉膈饮加减。处方：知母 9g，麦冬 9g，芦根 30g，黑山栀 9g，黄芩 6g，天花粉 12g，苎麻根 12g。

二、不孕症证治六法

钱老认为临床所见不孕症，除器质性病变外，大都有月经不调史，经过治疗，月经周期调整后，不孕的妇女多有受孕的可能，因此，调理月经就成为治疗不孕症的关键。而月经不调大体上有先期、后期、先后不定期，量多、量少等几种情况，月经量多或经行先期以气虚、血热者为多见；月经量少或经行后期以气滞、瘀积、寒凝者为多见，但三者往往互相影响，故兼见者较多；先后不定期以气血不足，冲任不调者较多。由于以上各种因素，都可以引起冲任失调，从而导致妇女生育功能障碍，一旦月经复常，则冲任协调，多可受孕。临床上钱老常用以下几个方剂作为基础方，并根据其具体情况进行加减。气虚者用补中益气汤；血热者用加减玉女煎（去熟地、牛膝，加生地、丹皮、瓜蒌、茅根、灯心草、藕节等）；气滞者用逍遥散，若肝郁化火者可用丹栀逍遥散；寒凝者用《金匮要略》大温经汤；若寒凝有风者可用《证治准绳》吴茱萸汤；瘀积者用《普济方》的琥珀散；气血不足者用八珍汤；冲任不调者多因肝肾不足，冲任失滋，多选左归饮。钱老还着重指出以上几个方剂者都是古方，古为今用不能一成不变，应取古方方义，不可拘泥于它的药物组成和剂量，根据临床所见症状，用药应有所偏重，如以补中益气汤治疗气虚而致的月经先期、量多，是取原方中补中益气，以气摄血之义，钱老临证时多不用当归，因其活血而不利于出血证，常加赤石脂，因取其重涩固下，有利于控制月经量。在剂量上也是根据症状表现不同而异，除参、芪重用外，对健脾的白术、调气的陈皮、升提的升麻与柴胡等之用量都灵活掌握，不一定非遵古方原剂量。若呆守古方，不视当时具体症状，决不能发挥古方的效果。

兹将钱老治疗不孕症归纳的 6 种证型，分述如下：

1. 肾虚证　其病因系肾脏精血虚少，胞宫失养，致不能摄精受孕。临床症状多表现为头晕耳鸣，腰背酸痛，小便频数，月经不调，舌苔薄白，脉象沉细而弱。治疗当以强肾补精之法，多选毓麟珠加减。处方：熟地 12g，当归 9g，白芍 9g，菟丝子 9g，杜仲 9g，覆盆子 9g，肉苁蓉 9g，鹿角霜 9g，五味子 6g，甘草 6g。钱老指出此证在于肾虚，故治疗以补肾生精为主，使精充则肾强，肾强则冲任得养，月经是以正常，则易于受孕。

2. 血虚证　其病因多由于肝藏血少，冲任失养，遂致胞宫虚弱，未能摄精受孕。临床表现为面色苍黄，头晕目眩，心悸少寐，月经量少，舌质淡脉象细软。治疗当以养血滋肝之法。方选养精种玉汤加味。处方：熟地 12g、当归 9g、山萸肉 6g、阿胶 12g、枸杞子 12g、五味子 6g，钱老指出此证在于血虚，故用滋养肝肾之法，使营血渐充，则肝有所养，冲任得滋，故自易怀孕。

3. 寒凝证　其病因多由于行经期间，当风受寒，腰部觉冷，月经愆期，舌苔薄白，脉象沉紧。治疗当以温经散寒之法。方选艾附暖宫丸加减。处方：艾叶 6g，制香附 6g，当归 9g，熟地 12g，赤芍 9g，川芎 6g，肉桂 3g，吴茱萸 3g，细辛 3g。钱老指出此证在于宫寒不孕，故以祛寒调经为主，使积寒渐散，月经能调，则胞宫温暖，自可受孕。

4. 气滞证　其病因多由于肝郁气滞，失其疏泄之常，气血失调，冲任不能相资，因而难以摄精受孕。临床症状为少腹胀痛，有时气坠，胸痞胁痛，月经不调，舌苔淡黄，脉象弦涩。治疗当以疏肝调气之法。方选逍遥散加减。处方：柴胡 6g，当归 9g，赤芍 9g，茯苓 12g，薄荷 3g，制香附 9g，川楝子 9g，延胡索 9g，牛膝 9g。钱老指出此证在于肝郁气滞，故以舒肝调气为主，使下焦气化通畅，则月经得以自调，然后才能怀孕。

5. 痰湿证　其病因在于妇女形体肥胖，痰湿素重，阻塞胞宫，以致未能受精怀孕。临床表现为平时痰多，神倦嗜卧，带下绵绵，月经量少，舌苔白腻，脉象沉滑。治宜化痰祛湿之法，方选启宫丸加减。处方：制半夏 9g，制南星 6g，苍术 6g，制香附 6g，茯苓 12g，橘皮 6g，神曲 9g。钱老指出此证在于痰湿阻滞，故用化痰祛湿之法，使痰湿化则胞宫无阻，乃可摄精受孕。

6. 瘀积证　其病因在于瘀阻胞宫，下焦气化不得通畅，致使难以摄精受孕。临床表现为下腹作痛拒按，月经量少，色紫黑有块，舌尖有瘀点，脉象沉迟。治疗方法为行气化瘀，代表方剂为琥珀散加减。处方：三棱 6g，莪术 6g，当归 9g，赤芍 9g，丹皮 9g，台乌药 6g，延胡索 9g，香附 6g，牛膝 9g。钱老指出此证在于瘀阻，故用行气通瘀之法，使积瘀得化，气道得通，月经正常，然后才得受孕。

三、分三阶段辨证施治子宫肌瘤

钱老认为此病多以气阴两虚、阴虚血热、气滞血瘀 3 种类型比较常见，治疗方法根据病人身体的强弱、病程的长短、病情的轻重、月经的多少进行辨证，然后立法用药。

1. 气阴两虚　病因多由于长期月经量多，造成气阴渐伤，气虚则不能摄血，阴虚则浮阳上越。临床多表现为面浮肢肿，头晕目眩，心慌气短，烦热自汗，腰腿酸软，月经先期量多，或淋漓不断，舌苔中剥边刺，脉象细弱。治疗当以补气养阴软坚之法。方选生脉散加味。处方：党参 12g，麦冬 9g，五味子 6g，生地 15g，白芍 9g，生龙骨 15g，生牡蛎 15g，玉竹 12g，昆布 12g。钱老指出，该证属虚，当以补气养阴为主，佐以软坚，旨在使子宫肌瘤软化缩小，则月经可以逐渐得以恢复正常。

2. 阴虚血热　病因多系阴虚阳盛，血分积热，以致血热妄行。临床多表现为火升面赤，头痛头晕，目花耳鸣，心烦失眠，月经量多色深，舌苔薄黄，质红有刺，脉见细弦之象。治疗养阴清热软坚之法。方选三甲煎加味。处方：生牡蛎 30g，生鳖甲 15g，生龟甲 15g，生地 15g，白芍 9g，丹皮 9g，麦冬 9g，贯众 12g，夏枯草 6g。钱老指出此证系阴虚血热，故用养阴清热软坚之法，使阴血渐复，血热得清，则血不致妄行，肌瘤亦能逐渐软化缩小。

3. 气滞血瘀　病因多系情志怫逆，肝郁气滞，血行不能流畅，积而为瘀，瘀血内阻，新血不能归经。临床表现为胸闷胁痛，下腹胀痛，月经量少，色紫有块，甚至淋漓不断，舌边质紫，脉象沉弦。治疗当以行气活血化瘀之法。方选旋覆汤合失笑散加减。处方：旋覆花 6g（包），青葱 7cm，生蒲黄 6g，五灵脂 12g，海螵蛸 15g，制香附 6g，益母草 15g。钱老指出此证多由于气滞血瘀，故以行气化瘀软坚之法，使气得通畅，则瘀血可化，肌瘤自然软而缩小。钱老还特意说明，以上三证，如出血量多，都可加用三七根 3g，或三七末 3g 冲服；若兼有腹痛，可改用云南白药 3g，分 3 次调服。

钱伯煊先生根据几十年临床经验总结出在治疗子宫肌瘤过程中，视其病情，又分为 3 个阶段进行治疗。①第 1 阶段：在每次月经净后 3 周左右，主要控制月经，勿使其先期或量多，治疗方法，当以健脾补肾为主。其基本方为：党参 12g，白术 9g，茯苓 12g，山药

12g，熟地21g，白芍9g，生牡蛎15g，阿胶12g。若阴虚有热，加墨旱莲12g、女贞子12g；若偏于阳虚，加鹿角霜12g、菟丝子12g；若有赤白带下，加贯众15g、椿根皮15g；若腰痛剧烈，加狗脊12g、桑寄生15g；若有腹痛，偏于寒者，加艾叶3g、姜炭6g，而偏于热者，加川楝子9g、木香6g。②第2阶段：在行经期间，如月经量多，下腹不痛，或隐隐微痛，治疗方法当以补气养血为主，兼固冲任。基本方为：太子参12g，黄芪12g，熟地12g，白芍9g，艾炭3g，阿胶12g，玉竹12g。如出血量多，血色深红，兼有头晕耳鸣，目眩心悸，烦热自汗等，其治疗方法当以育阴潜阳为主，佐以清热凉血。其基本方为：大生地15g，北沙参12g，天冬6g，麦冬9g，生龙骨15g，生牡蛎15g，莲子肉12g，地榆12g，侧柏叶12g。以上两种情况，都可以用三七末3g冲服，或三七根3g同煎，如有腹痛，可改用云南白药2.4g分两次冲服。若月经血量不多而淋漓不断，偏于热者，再加槐花炭9g、丹皮炭9g。若偏于寒者，则加百草霜9g、伏龙肝15g。若身体较弱，并无偏寒偏热现象，改用血余炭9g、陈棕炭9g，若腹痛血色紫黑者，再加蒲黄炭6g、五灵脂12g。③第3阶段：在月经净后，主要是缩小软化子宫肌瘤，治疗方法当以养阴软坚为主。其基本方为：生牡蛎15g，生鳖甲15g，生龟甲15g，昆布12g，海藻12g，贯众12g，土贝母15g，夏枯草12g。若面浮肢肿，加党参12g、茯苓12g；若大便溏薄，原方去昆布、海藻，加白术9g、山药12g；若头晕目眩，加制首乌12g、枸杞子12g；若心慌心悸，加麦门冬9g、五味子6g；若心烦失眠，加枣仁12g、莲子肉12g；若自汗盗汗，加生龙骨15g、浮小麦15g；若胸闷痰多，加旋覆花6g、橘皮6g；若胃纳欠佳，加扁豆9g、炒谷芽15g、木香6g、炙鸡内金9g；若下腹隐痛，加制香附6g、苏梗6g；若白带量多，加沙苑子9g、芡实12g；若腰痛腰酸，加川断12g、桑寄生15g；若四肢抽搐或麻木，加木瓜9g；若血虚肠燥，加柏子仁15g、瓜蒌仁12g；若肠热便秘，加天花粉12g、知母9g；若小便频数，加覆盆子9g、山药12g；若小便热少，加泽泻9g、车前子12g。

典型医案选

一、崩漏

任某，女，19岁，未婚，病历号：46184（广安门医院）。初诊（1962年6月28日）：主诉月经不调，流血过多，已逾5年，14岁初潮开始，月经即不规律，周期7～10天，量多，多时顺腿流，少腹痛甚且胀。16岁时适值经期参加剧烈运动后，月经量更多，出血持续50余天，后刮宫止血，行人工周期，月经比较规律。近3年来，大出血3次，前两次仍采用刮宫止血，上次流血50余天，曾服中药汤剂、云南白药、三七粉，注射止血针等，均无效。现头晕心悸，面色㿠白，心烦自汗，纳差口渴，腰酸疲乏，舌苔淡黄腻、中微剥尖刺，脉象细数。此证由于素体肾气虚弱，又复经期努力伤气，遂致崩漏不止，血去过多，气阴更耗，治以补气养阴，固摄冲任，故先采用补中益气汤加减。处方：炙黄芪15g，人参6g，白术12g，炙甘草6g，升麻3g，生地12g，白芍9g，阿胶12g，赤石脂15g，禹余粮15g，生牡蛎15g，河车粉3g（冲服），8剂。二诊（7月7日）：服上药3剂血止，后又连服5剂，头晕心悸气短减轻，口干喜饮，舌苔白稍腻，质淡尖红刺，脉细滑数尺弱，再从前法加减。处方：黄芪15g，炙甘草6g，升麻3g，大生地12g，白芍9g，阿胶12g，生牡蛎15g，赤石脂15g，禹余粮15g，川石斛12g，河车粉3g（冲服），6剂。

三诊（7月28日）：头部痛晕渐平，时觉目眩，舌苔根薄白，舌质淡中微裂，脉右细微滑、尺沉细，左细弦微数。证属气阴两虚，脾虚尤亏，治以补气阴，强脾肾，以固冲任。处方：党参9g，白术9g，炙甘草3g，山药9g，熟地12g，山萸肉6g，阿胶9g，艾叶4.5g，生杜仲9g，川断12g，女贞子9g，禹余粮15g，6剂。另：河车粉90g，每日3g，分2次服。四诊（9月14日）：月经于9月14日来潮，量多，状如小便，不能控制，色鲜红，夹有少许血块，少腹冷痛，口干腰酸，舌苔薄白腻、中裂，脉象细数。证属气阴重伤，冲任不固，治以益气养阴，固摄冲任。处方：人参6g，白术9g，炙甘草3g，熟地12g，白芍9g，阿胶12g，艾叶4.5g，龟甲胶12g，赤石脂15g，禹余粮15g，生龙骨15g，生牡蛎15g，海螵蛸15g，河车粉3g（冲服），仙鹤草9g，7剂。五诊（9月20日）：药后出血止，经行9天，精神尚好，略感头晕目花，口干，舌苔薄黄腻，脉象细数。病延日久，流血过多，气血两虚，治以补气血，强冲任。处方：人参归脾丸10丸，每晚服1丸；河车粉30g，早晚各服1.5g。六诊（9月29日）：精神渐振，余无不适，舌苔中裂、根黄腻，脉细微。治以补肝肾，固冲任。处方：地黄12g，白芍9g，女贞子9g，沙苑子9g，桑寄生12g，龟甲胶6g，生龙骨15g，生牡蛎15g，砂仁1.8g，橘皮3g，夜交藤12g，6剂；另：河车粉30g，早晚各服1.5g。七诊（10月13日）：近3天来，阴道流水样分泌物，量多，腰酸溲频，舌苔薄黄、中裂，脉象细弦。气阴两虚，冲任不固，仍守前法加减。处方：地黄12g，白芍9g，女贞子9g，金樱子9g，桑螵蛸12g，川断12g，生牡蛎15g，制香附6g，阿胶珠9g，橘皮3g，6剂；另：河车粉30g，早晚各服1.5g。八诊（10月23日）：月经于10月20日来潮，量中等，色红，腰酸减轻，腹部尚舒，小溲仍多，舌苔薄黄、中裂，脉象细弦，仍从前法加减。处方：地黄12g，白芍9g，女贞子9g，金樱子9g，桑螵蛸12g，川断12g，生牡蛎15g，阿胶珠9g，橘皮3g，赤石脂15g，禹余粮15g，6剂。九诊（10月26日）：此次行经5天净，色量正常，今日又夹感冒，头痛，咽喉干痛，舌苔薄黄、中裂，脉象细数，拟急则治其标，先祛风热。处方：银翘解毒丸4丸，每日上下午各服1丸。

【按语】 钱老认为崩漏主要原因，往往由于劳伤气血，损伤冲任，或中气下陷，或阴虚阳搏，或血热妄行。钱老对此病的治疗，在崩漏之际，主要治以补气养阴，固摄冲任，血止之后，采用益心脾、补肝肾之法。冲任两脉隶属肝肾，但统摄之权，在于心脾，心主血，脾统血，肝藏血，肾藏精，因此，心、脾、肝、肾与冲任有着密切的关系，也有相互的影响，在临诊时必须详细辨证，进行施治，才能达到治愈的目的。本案例属于崩漏，病因多因素体先天不足，肾气又弱，冲任调节失常，遂时崩时漏，病逾5年，以致气阴虚已甚，故其治法以大补元气，使气旺而能生血，后以补脾肾，固冲任，继则补肝强肾，兼摄冲任。治疗4个月，此病逐渐向愈。

二、闭经

张某，女，23岁，未婚。初诊（1971年6月29日）：闭经半年，末次月经于去年12月份来潮，量少色褐，以前月经周期30～60天，8天净，量中等，有痛经，经前腰酸，曾服己烯雌酚、当归浸膏片、乌鸡白凤丸、艾附暖宫丸等均无效，现感腰痛，少腹寒痛，白带量多气味腥，舌苔淡黄腻、中裂尖刺，脉细软尺弱。脉证参合，此属先天肾虚，又因劳倦伤脾，不能运化水谷而生精微，于是营血不足，无以下注于冲脉，冲为血海，血海空虚，以致经闭。治法以补肝益肾，理气调经。处方：茯苓12g，山药12g，当归12g，川芎 6g，赤白芍各 9g，制香附 6g，牛膝 9g，焦三仙各 12g，川续断 12g，桑寄生 12g。二诊（7 月 13 日）：服上方 8 剂，月经于 7 月 9 日来潮，今日未净，量多，色始黑后红，经前腹痛，舌苔淡黄，中裂尖刺，脉象细软，月经已行，仍从前法加减。处方：茯苓 12g，木香 6g，山药 12g，川续断 12g，桑寄生 12g，艾叶 3g，台乌药 6g，当归 9g，制香附 6g，郁金 6g。8 剂。三诊（10 月 4 日）：8 月份月经错后来潮，经期腹痛，9 月份月经先期 10 天，于 9 月 12 日来潮，6 天净，量少，9 月 28 日月经又行，2 天净，色褐，腰酸，口渴思饮，舌苔黄腻，边尖红，脉象细软，自服补肝益肾，理气调经之剂，月经能自动来潮，但最近两次，经行先期，此乃病久阴虚血热，以致血热妄行，治以养阴清热。处方：地黄 15g，白芍 9g，丹皮 9g，女贞子 12g，墨旱莲 12g，白薇 9g，川续断 12g，枸杞子 12g，藕节 12g，白茅根 30g。6 剂。四诊（11 月 19 日）：服养阴清热之药 6 剂，月经周期已得正常，于 10 月 29 日来潮，6 天净，量中色红，有小血块，下腹冷痛，有时腹胀，腰酸，大便晨泻，舌苔白腻微黄、中裂尖刺，脉左软、右细弦，病情虽有好转，但脾肾两虚，下焦寒凝，治以健脾补肾，佐以温经。处方：白术 9g，茯苓 12g，木香 6g，赤白芍各 9g，山药 12g，五味子 6g，川续断 12g，桑寄生 12g，艾叶 6g，制首乌 12g。8 剂。另：八珍益母丸 20 丸，每日早服 1 丸；艾附暖宫丸，每日晚服 1 丸。

【按语】 钱老治疗闭经主要益心脾、补肝肾、调冲任之法。月经不来，乃“血病也”，而心、脾、肝、肾与血关系密切，《素问·阴阳别论》曰：“二阳之病发心脾，有不得隐曲，女子不月”。二阳指阳明大肠及胃也。胃为仓廪之官，主纳水谷，此病多由于心脾所发，忧思善虑，伤及心脾，心不生血，脾失健运，胃不受纳，故谓胃病发于心脾也。由于纳谷衰少，无以化生精微，灌注经脉，而血脉遂枯，月事不得以时下，因此可见心脾与经闭有很大的关系。但此症也有在于肝肾，因肝为藏血之脏，又主疏泄，若藏血不足，疏泄失常，遂致血虚气滞而致经闭；肾藏精，月经之源，全赖肾经以施化，若肾精乏，无以濡养肝脏，肝不藏血，无以下流于血海，血海空虚，遂致月经不至，因此肝肾与闭经，也有一定的影响。本案例由于脾肾两虚，营血不足，冲任失养，血海空虚，而致经闭，故先用补肝益肾，理气调经之法，后因转为月经先期，故用养阴清热为治，最后月经渐复正常，但因便稀腰痛，下腹寒痛，再用健脾补肾，佐以温经之法，治疗将及半年，得以痊愈。

三、经行昏厥

韩某，女，21 岁，未婚。初诊（1974 年 12 月 16 日）：初潮 13 岁，月经正常，1968 年起月经失调，周期 1～3 个月，6 天净，量不多，色淡，行经期间，少腹作痛，突然昏倒，冷汗淋漓，自觉全身有下沉感，大小便欲解不得，最近 3 次昏倒，每发于经前，发作后即来潮，现月经 1～2 个月来一次，6 天净，量不多，色淡，经期情绪不宁，急躁欲哭，纳差少寐，大便干结，2～3 天一行。末次月经 11 月 28 日来潮，6 天净，舌苔淡黄腻质红，脉象沉迟。病属血虚肝郁，阳气亢逆。治以养血平肝，调气解郁。处方：地黄 12g，白芍 9g，川芎 3g，远志 6g，合欢皮 12g，郁金 6g，制香附 6g，白薇 9g，丹皮 9g，鸡血藤 12g。6 剂。二诊（12 月 23 日）：服上方 4 剂，情绪较宁，纳食增加，舌苔淡黄，质红尖刺，脉细。经期将临，治以养血调气。处方：地黄 15g，当归 9g，白芍 9g，川芎 3g，制香附 6g，泽兰 12g，甘草 6g，鸡血藤 12g，丹皮 9g，远志 6g，牛膝 9g。6 剂。三诊（12 月 30 日）：昨晨少腹剧痛，冷汗淋漓，胸痞泛恶，自觉全身下沉无力，但未昏厥，1 小时后月经来潮，量不多，色初黑后红，无血块，今日少腹痛止，但觉酸，头痛面浮，胃不思纳，大便干结，三日一行，舌苔灰黄垢腻，脉左沉细、右细弦。现值经期，治以疏肝益肾，清热和胃。处方：地黄 15g，当归 9g，赤白芍各 9g，川楝子 9g，丹皮 9g，橘皮 6g，竹茹 9g，川石斛 12g，川续断 12g，桑寄生 15g。6 剂。四诊（1975 年 1 月 3 日）：末次月经 1974 年 12 月 29 日来潮，5 天净，血量较前增多，全身自觉下沉无力，较前减轻，时间亦缩短，大便得畅，神疲乏力，浮肿依然，四肢发冷，胃纳仍差，舌苔薄黄腻，边尖略红，脉左沉细弦、右细弦。治以健脾和胃为主，兼益肝肾。处方：党参 12g，白术 9g，扁豆 9g，甘草 6g，橘皮 6g，山药 12g，白芍 9g，生地黄 12g，生谷芽 15g。6 剂。五诊（1 月 10 日）：服上方 5 剂后，精神较振，胃纳渐增，劳则面浮肢肿，大便干结，三日一行，舌苔薄黄腻，脉沉细微滑。治以益气养阴，佐以清热。处方：北沙参 12g，麦冬 9g，玉竹 12g，茯苓 12g，扁豆 9g，天花粉 12g，知母 9g，生地黄 12g，白芍 9g。6 剂。六诊（2 月 24 日）：末次月经 1 月 23 日来潮，6 天净，周期已准，且性情急躁，四肢发冷，冷汗淋漓，全身下沉等症状均已消失，但行经期间，面浮肢肿依然，舌苔淡黄腻有刺，脉沉细滑。现值经前，治以养血平肝，理气清热之法。处方：地黄 12g，白芍 9g，生龙骨 15g，生牡蛎 15g，丹皮 9g，制香附 6g，川楝子 9g，青橘皮各 6g，鸡血藤 12g，牛膝 9g，茯苓 12g。6 剂。七诊（3 月 7 日），月经于 3 月 2 日来潮，3 天净，量较前多、色红，少腹稍痛，昏厥未作，浮肿减轻，舌苔薄黄腻，脉细，仍从前法加减。处方：地黄 12g，白芍 9g，生龙骨 15g，生牡蛎 15g，丹皮 9g，制香附 6g，川楝子 9g，鸡血藤 12g，茯苓 12g，瓜蒌 15g，知母 9g。6 剂。

【按语】 钱老认为经行昏厥，其主要病因多由于平素血虚肝旺，郁则生火，经行之际，肝血不足，遂致气火亢逆，发生昏逆。治疗以养血益肝，调气解郁，使肝有所养，火能下降，气可调达，则郁结自除，而不致上逆为患。本案例由于血虚肝旺，阳气亢盛，故治疗以养血平肝，调气解郁为主，使气调血和，月经渐趋正常，后再益气养阴，亢阳得以渐平。《素问·生气通天论》谓："阴平阳秘，精神乃治"。后因浮肿明显，改用调补气血之法，最后以养血平肝，理气清热调治，经治疗两个月，诸恙悉减，得到痊愈。

四、不孕症

李某，女，27 岁，已婚，病历号：174943。初诊（1969 年 9 月 9 日）：结婚 3 年不孕，患者从未来过月经，20 岁时做人工周期来潮，断续 5 年，仍不能自行来潮，某医院曾诊断为子宫输卵管慢性炎症，结核性可能大，原发闭经，原发不孕，1967 年 2 月至 1968 年 8 月，经中医中药，用调气活血治疗后，月经才能来潮，量少色紫，1～4 天即净，偶尔 5～6 天，并有痛经，现下腹胀痛，腰痛，白带时下，舌苔薄白稍腻，质红，脉左弦右软。病属肝气郁结，疏泄失常，以致气滞血凝，治以疏肝调经之法。处方：加味逍遥丸 180g，早晚各服 6g。二诊（9 月 30 日）：腹痛稍缓，劳则腰痛，白带稍多，头晕少寐，舌苔薄白，脉象细软。治以补肝益肾。处方：河车大造丸 20 丸，早晚 1 丸。619 丸（自制方）20 丸晚服 1 丸。三诊（10 月 27 日）：月经昨至，量多色黯红，下腹痛甚，头晕腰痛，纳呆泛恶，舌苔薄白，脉象细软。治以养血调气，佐以和胃。处方：当归 9g，白芍 9g，川芎 3g，熟地 12g，橘皮 6g，清半夏 9g，制香附 6g，艾叶 3g，川续断 12g，蒲黄 6g。4 剂。另：加味逍遥丸 90g，每日上午服 6g；河车大造丸 15 丸，每晚服 1 丸；八珍益母丸 60 丸，早晚各服 1 丸。汤剂服完，续服丸剂。四诊（1970 年 2 月 23 日）：月经 1 月 30 日来潮，3 天净，于 2 月 9 日又来潮，4 天净，经行腹痛，腰痛，带多，便秘，舌苔薄白，脉象沉细。治以补气血，益肝肾，调冲任。处方：党参 12g，黄芪 12g，山药 12g，生牡蛎 15g，艾叶 3g，生熟地各 9g，当归 9g，川续断 12g，沙苑子 12g，桑寄生 15g。8 剂。另：白凤丸 10 丸，上午服 1 丸；人参归脾丸 10 丸，晚上服 1 丸。汤剂服完，再服丸剂。五诊（4 月 6 日）：月经今日来潮，量少色黯红，下腹隐痛，舌苔薄白，脉象沉细。治以健脾疏肝益肾之法。处方：党参 12g，茯苓 12g，当归 12g，丹参 12g，干地黄 12g，白芍 9g，沙苑子 12g，川楝子 9g，制香附 6g，牛膝 9g。6 剂。六诊（5 月 3 日）：月经未至，诸恙尚安，舌苔淡黄，脉象沉细。治以养血理气调经。处方：干地黄 15g，白芍 9g，当归 12g，川芎 6g，丹参 12g，制香附 6g，川楝子 6g，乌药 6g，鸡血藤 12g，牛膝 6g。6 剂。此后服药，均用调补气血之法治之，月经在 6、7、8 这 3 个月尚准，12 月妇诊检查，已妊娠 4 个月，1971 年 6 月 10 日分娩一男孩。

【按语】 此案例由于肝肾两亏，精血不足，致使冲任虚弱，胞脉失其濡养，加以情志怫郁，气滞血瘀，其月经不能以时而下，而致经闭。其治法先疏肝调经为主，使肝郁得解，气血运行，然后再以补养气血为治，采用加味逍遥丸、河车大造丸、乌鸡白凤丸、归脾丸等，再用汤剂并进。病情逐步好转，月经按月来潮，治疗将及半年，收到妊娠足月分娩之治疗效果。

附 619 丸方：生熟地、阿胶珠、海螵蛸、沙参、川断、桑寄生、墨旱莲、白芍、覆盆子、卷柏、女贞子、白薇等份。上药共为末，炼蜜为丸，每丸重 9g。功能补肝益肾。

（丛春雨）

第五节　王　渭　川

生平简介　王渭川（1898—1988），男，汉族，号鲁同，江苏省丹徒县人。从县立中学毕业后，因家境贫寒，无力继续念书，乃由其祖父亲授经史、四书、诸子文集及《内经》、《难经》、《金匮要略》、《伤寒论》等医籍。1926 年拜当地名医袁桂生、何叶香两君为师，攻读中医医籍，寒暑五易，始悬壶乡里。1924 年，参加恽铁憔等主办的“中医函授”修习深造，学习日臻，先后在湖北麻城、汉口等地行医。抗日战争爆发后，避乱入川，客居万县，自办诊所，临证治病，多获良效，声誉日隆，一时门庭若市。1956 年调成都中医进修学校任教，同年转调成都中医学院，先后担任《金匮要略》、《中国医学史》等课程教师。1962 年后调任本院附属医院妇科副主任，1973 年任主任，1984 年晋升为中医妇科主任医师。先后任成都市中医学会妇科分会副主任委员，四川省中医学会常务理事，成都市政协第七、八届委员。

王渭川先生在 60 余年的医学生涯中，勤求古训，精研深究中医经典医籍，其学术思想源起《内经》、《难经》、《金匮》，近师张锡纯、张山雷、丁甘仁、恽铁樵等“中西汇通派”学者。对《金匮要略》造诣尤深，多有独到见解。所著《金匮今释》一书更有深刻发挥。王老善用虫类药治疗各种内妇科疑难重症，是其独特经验中最具代表性的学术思想特点。王老擅长中医妇科疾病的诊治，积数十年临证心得，总结提出了治疗妇科疾病的温、清、攻、补、消、和等 6 法，每法均详述其适用范围、常用方药，提纲挈领，有利于后学者执简驭繁。他从《金匮》升麻鳖甲汤、《温病条辨》银翘散，并结合临床用药经验加减化裁，创制了银甲丸，用于治疗湿热蕴结下焦所致的带下、不孕、痛经、盆腔炎、子宫内膜炎、附件炎、肾盂肾炎、膀胱炎等。

他为了发扬中医药学遗产，晚年于诊疗之余，呕心沥血，著书立说。其主要著作有《王渭川妇科治疗经验》、《红斑狼疮的中医治疗》、《王渭川临床经验选》、《王渭川疑难杂病选要》等，他还担任了大型参考书《中医妇科学》顾问。

学术思想特点

一、倡导“不断摸索，不断总结，有所收获，有所前进”的良好学风

王渭川老中医指出中医临床诊断，关键是望、闻、问、切。王老在望诊时，根据《内经》所说的“得神者昌，失神者亡”、“阴平阳秘，精神乃治”、“阴阳离决，精神乃绝”的道理，注意观察病人的色、神、形等几个方面，逐步摸索出一套规律。如见患者面部黑色素沉着牙龈亦黑，王老根据《内经》“肾主骨，肾主黑”的精义，断定是肾病之范围。倘再考察有体重减轻、畏寒眩晕、脉迟细等症状，则可进一步断定为《金匮》所说的黑瘅或女劳瘅之类，其病机是命门之火大衰，有脾肾阳虚、肝肾阴虚两大类型。患者皮肤发黄，连及巩膜，这就要疑有黄疸病的发生，但要与溶血性黄疸相鉴别。对于痰饮，如见患者左眼上下灰黑如煤烟，知属寒痰；见患者眼胞黯黑，知属热痰；见患者四肢多痿痹，屈伸不自如，知属风痰；上属各病，是王老在望诊中摸索出来的一套规律。60余年来以此判断，解决疑难病的诊断和治疗，取得成功案例不少。如川绵一厂一女工，曾患眼底血管硬化出血，左眼视力仅见手指，右眼视力为0.1，经多方治疗无效，王老接诊望她步履蹒跚，问其关节痛否？答以剧痛。查其血沉为140mm/h，王老诊断病之本为风湿，而失明只是其病之标。然治标无效，理应转而治其本。于是放弃眼科方剂，主独活寄生汤加蜈蚣、乌梢蛇、仙鹤草、麝香以祛风化湿，活血通络化瘀，结果病人2周后即视力复旧，以后历7年而未发此类病证。

王渭川老中医经数十年临床实践，历尽人间沧桑，在悠悠岐黄路上，信守启蒙恩师教诲，力求广取各家之长，而又不墨守成规。对于许多医界治疗尚成棘手的疑难病证，则根据其发生、发展的规律，又不断摸索，不断总结，终于有所收获，有所前进。在理论上，王老恪守辨证论治、随证施治的原则，根据古代医典提供的正确原理和本人的经验，返博为约，对内科各种疾病归纳为活血通络化瘀、活血化瘀舒筋软坚、补虚化瘀理气、清热化湿消炎、息风通络、疏肝通络消胀等6种治疗途径，简称“内科六法”。

王老对妇科各种疾病，归纳为温、清、攻、补、消、和的6种治疗大法，用温法以温肾运脾，通阳散寒，治疗寒性病；用清法以清血热，熄风润燥，治疗温毒病和肝阳旺盛或肝火上扰所引起的头晕目眩等症；用攻法以攻坚消积化瘀，治疗子宫肌瘤、宫外孕、卵巢囊肿、乳腺瘤、瘀血凝结等包块，包括堕胎；用补法以补气血，益肾水，滋养肌体，消除一切衰弱症候；用消法以消导软坚，治疗胃肠阻滞、食积内阻、脘腹胀满或癥瘕积聚、乳核等症；用和法以调和肝脾，治疗月经不调、妊娠恶阻，均可获得满意的治疗效果。王老这种高度概括恰是中医辨证施治“同病异治”、“异病同治”规律的充分体现和反映，是留给后人极为丰富的临床经验。王老还特别谦虚地说到，人生有涯而知无涯，医林涉足，无不如此，虽从医60余年所得的点滴成就，恰如沧海一粟，还远不能满足于广大人民的需要。他在84岁高龄时，曾手书“万里江天云共月，春月锦光绿新罗，勇于四化成功少，向晚秋山夕照多”以自勉。王老这种老骥伏枥的敬业精神，也是留给后世同仁的一份宝贵

精神财富。

二、提出运用六法通治42种内、妇科疾病

王渭川老中医认为人体脏腑，互相制约，互相配合。其病理形式，往往互相关联，并有共同的特点。掌握病理的发生与转归的规律，往往可以推本求源，异病同治。王老在长期临床实践中，总结归纳六法，通治内、妇科42种疾病，可以称之为中医妇产科学中异病同治的典范。

（一）活血通络化瘀法

1. 主治　脑震荡、脑垂体肿瘤、脑桥失调、静脉曲张、血栓性脉管炎、雷诺病、脑肿瘤手术后半身麻痹、侧索动脉硬化、红斑性狼疮。

2. 常用药物　蜈蚣、乌梢蛇、全蝎、赤芍、川芎、桃仁、土红花、桂枝、白芍、地鳖虫、生蒲黄、水蛭、麝香（冲服）、自然铜（醋淬研末，胶囊装吞）、琥珀末（布包煎）。

3. 加减法　脑震荡加生三七（冲服）；脑垂体肿瘤加黑故纸；血栓性脉管炎加红藤、蒲公英；侧索动脉硬化加牛膝；红斑性狼疮加紫草、蛇头一颗草、石大年、半枝莲、无花果、苦乔头、隔山撬、瞿麦根。

（二）活血化瘀舒筋软坚法

1. 主治　真中风（高血压、脑出血）、冠状动脉硬化、子宫肌瘤、卵巢囊肿、宫外孕、视网膜中央静脉阻塞、风湿性心脏病、象皮腿、硬皮病。

2. 常用药物　蜈蚣、乌梢蛇、全蝎、桃仁、土红花、地鳖虫、水蛭、生蒲黄、当归、生白芍、桔梗、化癥回生丹（冲服）、七厘散（冲服）。

3. 加减法　视网膜中央静脉阻塞加生三七（冲服）、琥珀末（布包煎）。象皮腿加柴胡，外用凤仙花根熬水泡腿；宫外孕加生三七（冲服）；硬皮病加乌头丸9g。

（三）补虚化瘀理气法

1. 主治　慢性肝炎、肝硬化腹水、肝脾肿大、艾迪生病。

2. 常用药物　党参、鸡血藤、生黄芪、桑寄生、夏枯草、化癥回生丹（冲服）、薤白。

3. 加减法　慢性肝炎加金钱草、满天星、花斑竹、茵陈、柴胡；肝硬化腹水加熟附片（先熬2小时）、肉桂、肉苁蓉、鹿角胶；脾肿大加生鳖甲。

（四）清热化湿消炎法

1. 主治　盆腔炎、子宫内膜炎、肾盂肾炎、肾炎、膀胱炎、大叶性肺炎、急性黄疸肝炎、胆囊炎、白血病、胸膜炎。

2. 常用药物　银花、连翘、桔梗、大青叶、红藤、蒲公英、败酱、炒升麻、茵陈、生鳖甲、琥珀末（布包煎）、槟榔、厚朴、丹皮。

3. 加减法　肾炎者随症选加熟附片、肉桂、黑故纸、冬虫夏草、党参、鸡血藤、生黄芪、桑寄生、菟丝子。膀胱炎选加萹蓄、瞿麦、海金沙、夜明砂、仙鹤草、玉米须。大叶性肺炎加麻黄、杏仁、生石膏、荆芥、薄荷。在24小时内熬两剂，每4小时服一次，可退高热。6岁以下小儿用半量。胸膜炎分渗出性、干酪性两种，前者加桔梗、京半夏以排出黏液，后者加柴胡、瓜蒌、冬瓜子，无论何种，都要加麻绒以宣肺利膈，加生石膏以清热，加山萸肉以营心，加乳香、三七以镇痛。急性黄疸型肝炎加柴胡以疏通组织，加茵陈以利胆汁退黄，加金钱草、满天星、花斑竹以清除肝组织病邪，防止细胞坏死，恢复肝

功，防止转成慢性肝炎。白血病若高热或白细胞不断增高时，按实证治疗，清热排病毒佐以活血化瘀。选牛角、生地、至宝丹、紫雪丹、牛黄清心丸以清热；加败酱、秦皮以降白细胞；加蛇头一颗草、白花蛇舌草、半枝莲、苦乔头、瞿麦根、石大年、隔山撬、无花果以排除血内热毒；选加桃仁、红花、蜈蚣、乌梢蛇、全蝎、地鳖虫、水蛭以软化血管兼活血化瘀；选加大量仙鹤草，中量阿胶、地榆、槐花，小量三七以止血；选加熟附片、桂枝、生白芍、鲜生地、山萸肉以强心。白血病在红细胞、血红蛋白、血小板显著降低时，按虚证治疗，治虚与温凉并用，选加鹿角胶、红参以益气补血，加自然铜以健督脉，加麝香、肉桂以调营，加炒五灵脂、琥珀末以镇脑。

（五）熄风通络法

1. 主治　癫痫、子痫、神经分裂症、夜游症。

2. 常用药物　明天麻、钩藤、桃仁、铁落（布包）、蜈蚣、乌梢蛇、全蝎、天竺黄、京半夏、九香虫、生地、夜交藤。

3. 加减法　子痫加山楂、蚕沙。

（六）疏肝通络消胀法

1. 主治　乳核（乳腺小叶增生）、胰腺炎、眩晕、腹胀（痞满）。

2. 常用药用　柴胡、丹参、刺蒺藜、钩藤、夜交藤、桑寄生、菟丝子、薤白、夏枯草、蜈蚣、乌梢蛇、九香虫、蜣螂虫、琥珀末（布包煎）、铁落（布包煎）。

3. 加减法　胰腺炎加大量仙鹤草、阿胶以止血，加三七粉（冲服）、麝香（冲服）、炒五灵脂、乳香以防组织坏死。腹胀，凡由肝脾肿大等引起者，加熟附片（先熬 2 小时）、桃仁、土红花、党参、肉桂以温脾肾理气活血。脾功能亢进者加花斑竹根、鹿角胶。

三、提出妇科疾病施用 6 种基本治法

王渭川老中医认为妇科疾病虽千变万化，但总不离温、清、攻、补、消、和六大法门。

（一）温法

该法常用于寒性病，即所谓“寒者热之”。如腹痛喜按，手足厥冷，脉象沉伏微迟等症，均可采用。温法又有兴奋作用，如阳虚自汗、形寒气短、声微、肢软体倦、性欲减退等症，都需用温法治疗。妇科温法多用于温脾、温肾、温宫。总则是温化通阳散寒。

（二）清法

该法常用于温热病，即所谓“热者寒之”。清法包括镇痉和解毒。肝阳旺盛或肝火上扰引起的头晕目眩等症，用清法中的清肝方剂能熄风镇痛。温毒病用清热凉营法可解毒。因湿热蕴结下焦而致的盆腔炎、子宫内膜炎、宫颈炎等证，用清解下焦湿热的银甲丸为主加减治疗，多可奏效。但肝肾阴虚而引起的肝阳上亢、食欲不振、目眩头胀等证，必须柔肝清热，兼治上焦而顾中焦。清法总则是清血热，熄风润燥。

（三）攻法

本法在内科用于攻下。在妇科主要用于攻坚、消积、化瘀。如子宫肌瘤、宫外孕、卵巢囊肿、乳腺癌、瘀血凝结的包块，包括堕胎等，都可采用本法。攻法总则是通瘀破结。

（四）补法

滋养肌体，从而消除一切衰弱证候的方法叫补法，即所谓“虚者补之”。具体治法又分为补气、益精、安神、生津液等方面。补剂又可分为 3 种：①温补，用于阳虚，又称补

火；②清补，用于阴虚，又称补水；③平补，用于一般虚弱证。

王老认为妇科如果补气血、补脾胃、补肝肾，用温补。如果滋养肝肾，用清补。补法又可配用固涩法。如对大汗不止、吐血不止、妇女血崩、白带过多等，均可用补法治疗，但主要需固涩。妇科补法总则是补气血，益肾水。

（五）消法

本法主要是消导，用于胃肠阻滞，食积内阻，脘腹胀满等证。其次是软坚，用于瘀血凝结成形的症状，如癥瘕积聚、乳核等，因其病来也渐，其去也缓，用攻法不能一气荡尽，要缓化图功。消法比攻法和缓，又有消痰、涤痰、豁痰作用。因痰湿气阻引起的停经，可用消法来治。但消法不用于体质极虚者和急性病。

（六）和法

和法寓和解之义。病在表可汗，病在里可下，如果在半表半里，就须用和解的方剂来治疗，和法在妇科多用于调和肝脾，治疗月经不调，妊娠妇女出现胸部痞满、嘈杂呕吐等症，系痰热受阻，可用辛开苦降和胃法。和法范围较广，总则是调气血，柔肝养肾，运脾。

四、善用虫类药治疗各种内妇科疑难重症

虫类药物具有攻坚破积、活血化瘀、熄风镇痉、消痈散肿、疏风通络的作用。王老临床喜用的虫类药物如下：

1. 全蝎　本品为钳蝎科动物钳蝎的全虫，性味甘辛平，有毒。其功用为祛风，定惊，止痉。王老认为全蝎还有软坚活络，消除淋巴结肿大的作用。可用治血丝虫病。全蝎与蜈蚣配伍可治结核性脑膜炎、脑室炎、颜面神经麻痹、动脉硬化、脉管炎、雷诺病、癫痫、子痫、精神分裂症及其他一些神经系统疾病。

2. 蜈蚣　本品为蜈蚣科蜈蚣的全虫。性味辛温有毒，其功能为祛风、定惊、镇惊、解毒。王老认为蜈蚣还有舒筋软坚活络、除湿、软化血管等作用，并能抑制结核杆菌，促进人体的新陈代谢。蜈蚣与蛇类药物配伍，可治疗风湿痛、风湿关节炎、风湿性心脏病、瘫痪、眼底动脉硬化、侧索硬化、高血压、冠心病、脑血管意外、小儿麻痹后遗症、脑血栓、冻结肩、红斑狼疮等。舒筋活络效果较好，但其有毒，治疗慢性病须长期服用，故用量不宜过多，处方用量为每用2条。两条蜈蚣，大约为0.9g重，小的只有0.6g，虽长期连服，也不会中毒。

3. 僵蚕　本品为蚕蛾科家蚕的幼虫因感染白僵菌而致死的干燥全虫。性味咸辛平。其功用为熄风，定惊，化痰散结。王老认为僵蚕为平性熄风药。多用于惊痫抽搐、喉风喉痹、面瘫、荨麻疹等病。僵蚕配逍遥散可防痞。

4. 蚕沙　本品为蚕蛾科家蚕排出的粪便。性味甘辛温。其功用为祛风散湿，止泻止痛。王老认为蚕沙主要效用为蠲痹舒络。多用于泄泻腹痛，痹证关节痛，胃气上逆等病。

5. 白花蛇　本品为响尾蛇科五步蛇（蕲蛇）和眼镜蛇科幼小银环蛇除去内脏的干燥品。其性味甘咸温，有毒。其功用为祛风湿，舒筋通络，搜风，定惊。王老认为白花蛇是祛风除湿的要药。主治中风半身不遂、风湿麻痹不仁、筋脉拘急、口面㖞斜、关节疼痛、大癣风疥。通治诸风：肺风寒、风湿疹、白癜风、小儿风热、急惊风搐弱。白花蛇与蜈蚣配伍，可治风湿痛、风湿关节炎、风湿性心脏病、瘫痪、眼底动脉硬化、侧索动脉硬化、高血压、冠心病、脑血管意外、小儿麻痹后遗症、冻结肩、红斑狼疮等。

另附：乌梢蛇：本品为游蛇科乌梢蛇除去内脏的干燥品。其性味甘平无毒。其功用为祛风、通络、定惊。主治诸风湿痹、皮肤不仁、风疹疥癣，皮肤生癞，眉发脱落。其功用同白花蛇，但其效力较小。蝮蛇：又名反鼻蛇，本品为游蛇科蛇除去内脏的干燥品。其主治痉瘕痰瘘、心腹痛、便血、五痔。蝮蛇胆：其性味苦微寒，有毒。主治消毒疮，杀阴虱，治诸漏，研末可外敷疮。蚺蛇：本品为游蛇科蚺蛇除去内脏的干燥品。其性味甘温有小毒。其功用为杀三虫（疥癣虫、蛔虫、蛲虫），去死肌。主治疠风瘴气恶疮，疥癣。蚺蛇胆其性味甘苦寒，有小毒。其功用为明目护心，泻热凉血，除疳杀虫。主治大风疾，皮中翳膜，鼻塞脑热。同麝香配伍可外敷齿疳。

6. 䗪虫（地鳖虫） 本品为蜚蠊科昆虫雌地鳖的全体。我国各地均产，多生于墙壁下土中湿处，形扁小，六足似鳖而无甲。其性味咸寒。有小毒。其功用为破瘀活血，消癥瘕散结，接骨续筋。王老认为䗪虫是化瘀活血，破癥下血积之要药。主治慢性肝炎、肝硬化，也可治心腹寒热，留血积聚，乳脉不通，妇女经闭，产后血瘀及红斑狼疮等。王老之经验：䗪虫与水蛭配伍，可治风湿性心脏病。䗪虫与黑故纸、炒蒲黄配伍，可治艾迪生病、库欣综合征、瑞尔斯黑病变。以䗪虫为主药的著名方剂如大黄䗪虫丸（䗪虫、大黄、黄芩、桃仁、杏仁、甘草、白芍、干漆、虻虫、水蛭、蛴螬、干地黄）。该方主治五劳虚极，羸瘦，腹泻不能饮食，食伤，饮伤，房劳伤。注意无瘀血者忌用，孕妇慎用。

7. 水蛭 本品为水蛭科蚂蟥的干燥全体。生于水泽中，我国各地均产。其味甘咸平，有小毒。其功用为破瘀通经，消癥，逐恶血。外治肿痛。王老认为水蛭是破血泻结的要药。主要用逐恶血，破癥结，通经，堕胎。水蛭与虻虫配伍，可治风湿性心脏病，水蛭与阿胶、鱼鳔胶相配伍，可治冠状动脉硬化性心脏病。注意孕妇忌用。王老还指出水蛭生命力较强。误吞生水蛭入腹不死，久则生子，食入肝血，使人腹痛难忍，面黄痿瘦。用田中泥 30g、雄黄 6g 研细末，为丸，分 4 次开水服下，水蛭即随大便而出。也可用桂圆肉包烟灰吞服，即下，水蛭畏灰、畏食盐。

8. 九香虫 大如指头状，样子似水龟，身青黑色。主产于贵州省赤水河中。其性味温咸，无毒。入肝脾肾三经。其功用为壮元阳，通气滞。主治脾胃气滞，胸腹气滞，脾肾亏损。用于脾胃虚弱、腰膝疼痛、胃痛、胃溃疡、十二指肠溃疡、肠粘连、消化不良引起的腹痛、胃炎、肠炎等。以九香虫为主药的乌龙丸主治泄泻。其药物组成为：九香虫 45g，车前子 12g，茯苓皮 12g，白术 12g，杜仲 24g。共研细末，炼蜜为丸，每次服 4.5g。凡胃火、血热者慎用。

9. 蟑螂虫 俗名“偷油婆”，于厨房灶间随处可见。其功用为破癥结，通二便。可治顽固性大便不通。蟑螂虫身上有一种防癌物质，可治极顽固的大便不通。蟑螂虫配合九香虫、槟榔、厚朴，可治由肠梗阻而引起的吐粪症。蟑螂虫与辛夷花、苍耳子配伍（将辛夷花、苍耳子捣烂，取蟑螂虫腹浆拌和，用纱布包裹塞于鼻孔中），可治鼻咽癌、鼻息肉、鼻窦炎、流脓鼻涕久治不愈等症。

10. 地龙 本品为钜引科参环毛蚓（广地龙）或缟蚯蚓（土地龙）的全虫。其性味咸寒。其功用为清热、止痉、镇惊、定喘、通络、降压、解毒、利尿。主治惊风抽搐，用于中风后遗症半身不遂、风湿痹痛、小便不通。慢性下肢溃疡或烧伤、烫伤，用活地龙与白糖共捣烂，外敷。

11. 虻虫 本品为虻科复带虻的干燥全体。其性味苦微寒，有小毒。其功用为破瘀通经，散结消癥瘕。主治血瘀经痛，产后恶露不尽，癥瘕积聚，跌仆瘀积。孕妇忌用。

五、提出脏腑合病证治六法

王渭川老中医认为人体的五脏六腑，互相滋生，互相制约，维持着动态的平衡。如果脏腑失调，就会发生疾病。王老在长期临床实践中总结并提出了脏腑合病证治六法。

1. 肝脾合病　王老提出肝脾相互制约。如肝功能偏亢，脾的运化就会受到过度的抑制而发生胁痛、乳胀、胸胀等症，日久就会产生乳腺小叶增生、脾虚腹泻等症。治宜抑肝扶脾。自拟处方：党参 24g，白术 9g，茯苓 9g，神曲 9g，鸡内金 9g，银柴胡 9g，沙参 9g，细生地 12g，炒白芍 9g，炒川楝子 9g，丹参 9g，夏枯花 15g，薤白 12g，枸杞子 12g，女贞子 24g，墨旱莲 24g。水煎，温服。

2. 脾肺合病　脾肺互相滋生。脾虚则肺气虚。反之，脾气足则肺气得补。所以治疗肺气虚时，除直接补肺外，还可以补脾以间接补养肺气。治宜补脾益肺。方用人参养荣汤加减。处方：党参 60g，生黄芪 60g，白术 9g，鸡血藤 18g，当归 9g，黄精 60g，海浮石 15g，炒北五味 12g，鸡内金 9g，莲子肉 15g，怀山药 24g。水煎，温服。

3. 肝肾合病　王老认为肝肾相互滋生。肾虚则肝虚，所以治肝阴虚，常配以滋肾阴，以间接养肝。治宜滋肾养肝之法。方选一贯煎。处方：沙参 9g，石斛 12g，细生地 12g，生白芍 12g，炒川楝子 9g，当归身 9g，枸杞子 12g，桑寄生 15g，菟丝子 15g，覆盆子 24g，桑椹 9g，冬虫夏草 15g，槟榔 6g，厚朴 6g。水煎，温服。

4. 心肾合病　王老认为心肾相互制约。肾阴虚，往往不能制约心，引起心火上亢，出现心烦，失眠等症。治宜滋养肾阴，降心火。方选一贯煎合六神汤加减。处方：沙参 9g，细生地 12g，石菖蒲 9g，石斛 12g，女贞子 24g，墨旱莲 24g，茵陈 12g，茯神 9g，炒川楝子 9g，枸杞子 12g，枳壳 6g，川连 6g，川贝母 9g。水煎，温服。

5. 脾肾合病　王老认为脾肾相互滋生。肾虚会引起脾虚，脾虚日久也会引起肾虚。所以，如果治疗脾虚型慢性腹泻，单纯补脾效果不好，必须兼补肾阳，才能提高疗效。治宜温肾补脾。方选加减肾气丸。处方：熟附片 24g（先煎 2 小时），肉桂 6g，生熟地各 12g，砂仁 6g，白蔻仁 6g，苡仁 9g，鸡内金 9g，炮姜炭 6g，麦芽 24g，山萸肉 12g，槟榔 6g，厚朴 6g。水煎，温服。

6. 肝脾肾合病　王老认为如慢性肝炎（阳虚型）、肝脾肿大、肝硬化腹水。治宜补虚化瘀，佐以清湿理气。方选河间地黄饮子加减。处方：熟附片 60g（先熬 2 小时），肉苁蓉 12g，枸杞子 12g，肉桂 6g，川贝母 9g，党参 24g，生黄芪 60g，鸡血藤 18g，金钱草 60g，茵陈 12g，花斑竹 24g，地鳖虫 9g，炒蒲黄 9g，水蛭 6g，琥珀末 6g（布包煎）。若肝脾痛、胁痛，加柴胡 9g、丹参 9g；心气虚加红参 9g；胃痛加九香虫 9g；小便短黄加海金沙 12g、夜明砂 12g；食欲差选加鸡内金 9g、山楂 9g、神曲 9g、生谷芽 60g。

临床经验特色

一、治疗盆腔炎证治三法

王渭川老中医认为盆腔炎是指女性盆腔内生殖器及其周围组织的炎症。急性盆腔炎的病人，多数在近期有分娩、流产和妇科手术的病史，病人主诉下腹痛，且多在下腹两侧，伴发冷、发热。有腹膜炎时，还有恶心、呕吐、腹胀等消化系统症状，白带增多，有臭味，白细胞增高。妇科检查：下腹有压痛、反跳痛、腹肌紧张，子宫旁一侧或两侧有压痛，有时可摸到肿块。慢性盆腔炎者下腹不适或胀痛，腰酸，常在房事后、月经期或过度劳累后加剧。月经不调或月经量增多，多有继发性不孕史。妇科检查：子宫旁一侧或双侧增厚，有的或摸到块状物，伴有压痛。王老认为盆腔炎属中医学“湿热蕴结下焦”之范畴，散在古代医籍中，有在调经门，有在带下门，有在崩漏门，有在癥瘕门。病因为内蕴湿热，感受外邪，并与肝脾两脏有着密切关系。所谓肝，是指大怒伤肝，肝郁化火。肝主藏血，若肝热则血沸，血热妄行，故经量多，有血块。肝经循阴器而络少腹，故少腹痛。所谓脾，是指饮食失调，或忧思所伤，使脾运化失权，水湿停滞，郁久化火，而致湿热内蕴。肝脾实热，又可导致气血瘀滞，瘀久形成癥瘕积聚。王老将本病分为湿热蕴结、寒湿凝滞、肝郁气滞3种证型，现分述如下。

（一）湿热蕴结证

其特征为月经后期，经量少，质稀薄，色黯。带下黄臭而多，腰与少腹疼痛，头痛眩晕，面色萎黄，心烦口渴，疲乏多梦，腹痛拒按，小便黄，大便结。舌质淡红、有瘀点。脉见弦数之象。治疗拟清热化浊，益气活血之法。选方银甲合剂合四君子汤加减。随症选用下列药物：清热化浊选用银花9g，连翘9g，红藤24g，蒲公英24g，败酱草24g，大青叶9g，紫花地丁15g，茵陈12g，桔梗9g；益气选用党参24g，鸡血藤18g，生黄芪60g，桑寄生15g，菟丝子15g；活血化瘀选用炒川楝子9g，山甲珠9g，炒五灵脂12g，生蒲黄9g，地鳖虫9g，琥珀末6g（冲服或布包煎）；调经选用益母草24g，茺蔚子9g，茜草根12g；补血选加鹿角片24g，鹿角胶9～15g；腰痛选加杜仲9g，续断24～60g；带下加椿根皮9g；多梦加夜交藤60g，朱茯神12g。另可服银甲丸，每日早、中、晚各服3丸，用醋炒柴胡4.5g，丹参9g，鸡血藤18g，煎汤代水送服丸药。

（二）寒湿凝滞证

本证特征为少腹一侧或两侧隐痛发凉、喜按喜暖，腰酸痛，月经不调或量多痛经，头晕疲乏，白带量多，质稀色白，小便清长，大便溏或正常，舌质黯滞或有瘀斑，舌苔白润，脉象弦细。治宜温肾通阳，行气活血之法。选河间地黄饮子合银甲煎剂加减。随症可选下药物：温肾通阳选附片24～60g（先煎2小时），桂枝3g，肉桂6g，肉苁蓉12g；祛湿选苍术9g，羌活1.5～6g；其余加减法同湿热蕴结证。另可服银甲丸，每日早、中、晚各服3丸。偏于湿选用苍术9g，白术9g，炒小茴香9g，煎汤代水吞送丸药。

（三）肝郁气滞证

本证特征为少腹一侧或两侧胀痛，腰痛有沉重感，心悸，食欲差，白带量多、色白黏或黄，小便黄，大便燥结，舌尖红，苔薄白，脉象弦滑或弦数。治宜疏肝理气，化浊消瘀，兼固冲任。方选银甲合剂合逍遥散加减。随症可选下列药物加减：疏肝理气可选沙参12g，石斛9g，生杭芍12g，天麻9g，枸杞子9g，广木香6g，槟榔6g，厚朴6g；其余加减同湿热蕴结证、寒热凝滞证。另可服银甲丸，每日早、中、晚各服3丸，用逍遥散煎代水吞送丸药。

二、治疗不孕证治四法

王渭川老中医认为青年夫妇结婚4年以上而不怀孕，即为不孕症。病因有男女两个方面。属于男子的有：房事过度、梦遗消渴、肺痨梅毒、天阉、精虫缺乏等，属于女子的有子宫发育不全、输卵管不通、阴道闭锁等先天原因；也有肾气不足，冲任空虚，导致月经紊乱，甚至无月经等后天原因。临床表现为肾虚、血亏、痰湿阻滞、肝郁气滞。

王老对妇女不孕，分为脾肾阳虚、肝肾阴虚、阴虚阳亢、气血两虚4种证型论治。

（一）脾肾阳虚证

其特征为腰痛耳鸣，畏寒肢冷，平时食少便溏，胸闷乳闷，带下清稀，月经紊乱，经量少有块。少腹两侧隐痛，婚后多年不孕，舌质淡，苔白而润，脉见沉细或沉迟。治宜温肾运脾，调冲化湿，佐以祛痰之法，佐以祛瘀之法。方选河间地黄饮子合理中汤加减。随症选下列药物：温肾选熟附片24g（先煎2小时），肉苁蓉12g；固肾调冲健脾选用桑寄生15g，菟丝子15g，熟地12g，白术9g，鸡内金9g，杜仲9g，炮姜9g；祛瘀选地鳖虫9g，炒蒲黄9g；少腹痛兼见癥瘕，选用川楝子9g，山甲珠9g，艾叶9g，延胡索9g，琥珀末6g（布包煎），红藤24g，蒲公英24g。

（二）肝肾阴虚证

其特征为眩晕耳鸣，手足心热，或低热，头痛肢麻，面色萎黄，有时潮红，胸胁刺痛，消瘦，失眠，咽干口苦，大便秘结，月经量少或停经，经期腹痛、两侧尤甚，带下黄而腥臭，结婚多年不孕，舌质红，苔黄，脉弦细或弦数。治宜滋养肝肾，活血调经，佐以清湿之法，方选一贯煎合血府逐瘀汤加减。随症选下列药物：滋养肝肾选用沙参9g，生地12g，当归身9g，枸杞子9g，女贞子24g，墨旱莲24g；活血调经，选用桃仁9g，土红花9g，鸡血藤18g，益母草24g，红泽兰12g；清湿消炎选红藤24g，蒲公英24g，夏枯草60g，琥珀末6g（布包煎）；胸胁痛加夏枯草15g，薤白12g，柴胡9g；肢麻肌肉掣动加蜈蚣2条，乌梢蛇9g；其余加减法同脾肾阳虚证。

（三）阴虚阳亢证

其特征为眩晕耳鸣，手足心热，低热自汗，性情急躁易怒，头胀痛，往往彻夜不寐，形体羸瘦，胸闷胁痛，腰膝酸软，口苦咽干，偶发颧红，大便秘结，月经紊乱、量少，婚后久不受孕，舌质红，无苔，脉弦数。选滋水清肝饮加味。随症加减下列药物：养阴生津选石斛9g，白芍9g，川贝母9g；退热选知母9g，地骨皮9g，银柴胡9g；自汗加金樱子24g；不寐加夜交藤60g，钩藤9g，刺蒺藜18g；其余加减同脾肾阳虚、肝肾阴虚证。

（四）气血两虚证

其特征为畏寒肢冷，腹部不温，面色萎黄，体困乏力，食少眠差，短气懒言，腰痛，小便频数不禁，左少腹有包块、深按则痛，月经过频量多，期长不净，白带多，婚久不孕，舌质淡，苔薄腻，脉濡缓。治宜补气血，滋肝肾，调经化瘀之法。选自拟方参芪菟鹿饮。方药：党参24g，生黄芪60g，桑寄生15g，菟丝子15g，鹿角胶15g，白术9g，上桂9g，杭巴戟12g，益母草24g，桑螵蛸9g，鸡内金9g，生龟甲30g，地鳖虫9g，炒蒲黄9g，仙鹤草60g，阿胶珠9g，槟榔6g，广木香9g。

王老对男子肾阳不足不育症的辨治如下：

其特征为遗精易泄或阳痿不举，或强举不泄，或经医院检查精子不足症，舌脉均无显著变化。方药一：党参24g，鸡血藤18g，生黄芪60g，桑寄生15g，菟丝子15g，杭巴戟12g，锁阳9g，阳起石9g，黄狗鞭24g，韭菜子9g，杜仲9g，覆盆子24g，淫羊藿24g，藿香6g。方药二：加减鹿茸丸：鹿角胶30g，鹿筋60g，驴肾60g，党参60g，桑寄生30g，菟丝子30g，锁阳60g，阳起石60g，巴戟天30g，黄狗鞭60g，韭菜子24g，胎盘30g，覆盆子60g，淫羊藿60g，杜仲30g，补骨脂30g，广木香24g。服法：上药研细末，炼蜜为丸，每日早、中、晚各服9g，开水送下。

三、提出虚、实崩漏证治特点及治疗四要素

（一）虚证崩漏

1. 气虚证　其特征为目微浮，怯寒自汗，气短声低，少腹坠胀，血色淡红，血质薄，精神疲乏，食欲差，大便溏，甚至有眩晕跌倒、怔忡不寐或嗜睡不醒等症状。舌质淡，苔薄而润，脉虚缓细弱。治宜益气养荣之法。方选人参养荣汤加减。方药：党参 24g，白术 9g，陈皮 9g，茯苓 9g，熟地 12g，远志 9g，明天麻 24g，仙鹤草 60g，砂仁 6g，生黄芪 60g，炒升麻 24g，肉桂 9g，山萸肉 12g，白蔻仁 6g，白芍 9g。若胃寒加吴茱萸；兼阳虚加附片；气虚甚加吉林参；若漏下过甚，气血俱虚甚者加鹿茸、血余炭、乌贼骨。王老指出本方治疗气血虚弱之证。心主荣，多用五味之酸以敛之，但五味子碍脾，凡脾胃虚弱者用多则引起恶心呕吐，故代用山萸肉，佐以明天麻，治头痛、眩晕。仙鹤草养血止血，砂仁、白蔻仁温肾纳气。余皆配伍之药，无须一一说明。

2. 血虚证　其特征为面色苍白，头昏目眩，心悸少寐，经血色淡，血质薄，病人口唇爪甲同时苍白。舌质淡红，苔薄或花剥无苔。脉象虚细。治宜补血益气。方选加减归脾汤。方药：党参 24g，生黄芪 60g，鹿角胶 15g，熟枣仁 15g，山萸肉 12g，木香 6g，白术 9g，茯神 9g，龙眼肉 24g，仙鹤草 60g。王老指出本方从平补心脾，调血养荣入手，适用于心脾受损，惊悸怔忡，脾虚不能摄血而致崩漏不止之证。方中的党参、白术、黄芪，用以温补脾；山萸肉、茯神、枣仁、龙眼肉，甘温微酸，用以补心；鹿角胶温煦养血；仙鹤草调血止血；木香醒脾行气，有消除血中滞气的作用。气行畅，则气旺从而使血归经，则崩漏愈。

3. 阳虚证　其特征为面色萎黄，少腹寒冷，畏寒喜热，背脊酸痛，经色色淡质稀，心累气短，动则汗出，平素手足冷，饮食少，舌质淡，苔薄白，脉象沉迟。治拟温肾通阳之法。方选加减地黄饮子。方药：熟附片 24g（先熬 2 小时），枸杞子 12g，党参 24g，生黄芪 60g，麦冬 9g，明天麻 24g，炒升麻 24g，山萸肉 12g，杭巴戟 12g，鹿角胶 15g，阿胶珠 9g，焦艾叶 9g，棕榈炭 9g，炮姜炭 9g，补骨脂 12g。若崩中持续不止，加仙鹤草、乌贼骨；气虚下陷加鹿茸（嚼服）；自汗不止加龙骨、牡蛎、浮小麦。王老指出本方以地黄饮子去熟地以免滋腻，熟附片温真元之火，山萸肉温肝固精，鹿角胶温煦荣血，通阳补肾。本方并配用补中益气汤，防止大量出汗。

4. 肝经郁火证　其特征为月经先期，量多质稠，行经时有热感、崩中漏下持续不止。病人面红唇赤，头痛眩晕，口苦咽干，心烦易怒，失眠。但外观形体不衰。舌质红绛，苔薄黄或正常，脉弦大而数。治宜舒郁清热安冲之法。方选丹栀逍遥散加减。方药：沙参 9g，柴胡 9g，细生地 12g，生山栀 9g，女贞子 24g，墨旱莲 24g，砂仁 6g，白蔻仁 6g，山萸肉 12g，仙鹤草 60g，白及 9g，炒黄柏 9g，玄参 9g。若胸闷泛恶，连续嗳气者，加制旋覆花；腰酸作胀、乳胀者，加鸡内金、杜仲、续断、薤白、夏枯草；若崩中不止，气血愈虚者，加泡参、鹿角胶、侧柏叶；若崩漏不止者，加龙胆草（泻胆中郁火）。王老指出本方用生地、白芍、仙鹤草凉血。凡凉血之品，用于肝经郁火证，便成为养血调血之良药。玄参、黄柏泻相火，制妄动，使其安冲，女贞子养肝肾，墨旱莲专清肝经郁火，沙参、白及配合其余之药，以达到止血安冲之目的。

5. 阴虚证　其特征为头晕耳鸣，内热火升，潮热或咽喉干痛，腰酸腿胀而软，筋骨疼痛，经血色殷红，甚至胁痛，肋骨胀痛，脘腹撑撑，气滞不运，舌无津液，肝气横逆，

肾阴虚损，呼吸短促。舌质绛，舌边有苔，舌中光剥。脉象浮数或弦。治宜滋肾柔肝。方选一贯煎加减。方药：沙参 9g，麦冬 9g，川楝子 9g，生地 12g，白蒺藜 9g，女贞子 24g，墨旱莲 24g，桑寄生 15g，菟丝子 15g，枸杞子 12g，白及 9g，仙鹤草 60g。若缺乏津液过甚，加糖参、天冬（炖服）；脾阳虚弱者，加高丽参或吉林参；口苦而燥者，加黄连；若气短心悸者，加山萸肉：若心气弱兼腹部隐痛，加鸡血藤膏；颧红潮热者，加地骨皮、五味子；胁痛较剧兼胃胀者，加蜜炙柴胡、九香虫、鸡内金（注意柴胡易升动浮阳，投一二剂即停用）；眩晕甚者，加天麻、钩藤；潮热者，加玉竹、鳖甲、龟甲、知母；崩漏持续不断，时有污血块者，加三七粉（吞服）、蒲黄炭、血竭。王老指出原方从固本丸集一膏脱化而来，并吸收了薛一瓢滋荣养液膏的主要药物。用于肝肾阴虚，津液枯竭诸证，为养阴方中较好的方剂。

（二）实证崩漏

1. 肝郁气滞证　其特征为月经紊乱，痛经，经来淋漓漏下，并有块状物，精神抑郁，胸痞胁痛，少腹作胀，睡眠不酣，多梦，舌质淡红或光红，苔淡黄，脉象弦涩或弦数。治宜调气解郁，佐为育阴之法。方选滋水清肝饮加减。方药：当归 9g，生地 12g，泽泻 9g，茯苓 9g，山萸肉 12g，白芍 9g，柴胡 9g，怀山药 9g，山栀 9g，仙鹤草 60g，白及 9g，丹皮 9g，大枣 8 枚。若胃脘痛者，加川楝子、九香虫、台乌药；若头眩晕者，加天麻、潼蒺藜；若腰痛者，加杜仲、续断、羌活；若崩下不止者，加蒲黄炭、茜根炭；若病情转化为阴虚偏盛，心脾又显阳虚者，可改用薛一瓢心脾双解丸，改为汤剂。心脾双解丸：西洋参（可易泡参）、白术、茯神、生地、丹参、枣仁、远志、甘草。可随症选用五味子、麦冬、玄参、柏子仁、黄连、香附、川贝母、桔梗、桂圆肉等药，并可适当佐入活血之品。王老指出本方由六味地黄丸加归、芍、柴胡而成。归、芍、柴胡能行血中之气，兼疏肝络之滞；茯苓、泽泻、丹皮、山栀清泻肝络郁热。原方味滋腻，但加味后已具流畅之机，能固气解郁，且有育阴作用。

2. 血瘀证　其特征为少腹胀痛、拒按，多先崩后漏，经血淋漓不止，血色紫黑成块，崩多则疼痛减。病人面色萎黄不泽，肌肤甲错，舌质紫红，有紫赤斑点，脉见弦涩或沉涩。治宜逐瘀行血，佐以止血。方选加减血府逐瘀汤。方药：桃仁 9g，土红花 9g，细生地 12g，当归 9g，生蒲黄 9g，血竭 6g，炒五灵脂 12g，茺蔚子 9g，桑寄生 15g，菟丝子 15g，仙鹤草 60g，赤芍 6g。若漏下淋漓不断，虽排而未尽，腹痛拒按者，宜重用攻坚化瘀药，上方去桑寄生、菟丝子，加三棱、莪术、水蛭；若腹痛减轻，血内无块状物，而漏下持续不止者，为实去内虚之证，宜加党参、生黄芪、乌贼骨、升麻，以补中益气塞流。王老指出本方用四物汤补血活血，加入失笑散行血散瘀，三七化瘀生新，茺蔚子、桑寄生、菟丝子调肝肾、固冲任，仙鹤草止血润血，合诸药化瘀塞流。

3. 痰湿证　其特征为形体丰盛，面色皖白，胸闷腹胀，头昏重而嗜眠，时时呕吐恶心，漏下色淡质稠。平时行经量多，带多黏稠不臭，痰不易唾出，心悸气紧，舌质淡，苔白腻或黄腻而厚。脉象濡滑或沉滑。治宜渗湿化痰之法。方一：加减六君子汤，方药：法半夏 9g，陈皮 9g，茅术 9g，茯苓 9g，山楂 9g，神曲 9g，砂仁 6g，白蔻仁 6g，桔梗 9g，厚朴 6g，怀山药 9g，薤白 12g，白芷 9g，藿香 6g。若崩漏不止者，加鹿角胶、仙鹤草、乌贼骨、蒲黄炭；若黄带而臭者，加椿根皮、红藤、蒲公英；若白带者加芙蓉花、红藤、蒲公英。王老指出本方具有渗湿化痰，促进脾胃运化，健脾化湿之作用。方二：加减豁饮六神汤，方药：橘红 9g，石菖蒲 9g，胆星 9g，半夏 9g，茯神 12g，制旋覆花 9g，砂仁

6g，桑寄生 15g，白芷 9g，菟丝子 15g，仙鹤草 60g。若热痰壅盛，津液不输，呼吸不利，神志躁扰者，加竹沥 15g（分 3 次冲服）；若痰喘气急者，加山萸肉、鸡血藤膏、海浮石、麻绒；若咽干，舌质红绛者，加川贝母；若崩漏不止者，加茜草、生龙齿、乌贼骨、蒲黄炭。王老指出本方能清湿化痰降逆，适用于热痰崩漏。

4. 湿热蕴结证　其特征为面色萎黄，午后潮热，头重昏闷，胸烦脘痞，少腹剧痛引及腰痛或腿痛，白带频频不绝，大便溏薄或燥结，小便短赤涩痛。崩漏血色紫红，带黏腻，舌苔薄黄或黄腻，脉见弦数或弦滑。治宜清热化湿之法。方选加减银甲合剂。方药：银花 9g，连翘 9g，红藤 24g，蒲公英 24g，椿根皮 9g，艾叶 9g，砂仁 6g，仙鹤草 60g，生蒲黄 9g，炒升麻 24g。若白带多，与崩漏混杂而下者，多属于湿偏重，加苍术、炒黄柏、棕榈炭；若血色鲜红，暴崩不止，口苦咽干，血出自觉有热感，多属于热偏重，加白茅根、生地炭、石斛；若小便频，尿量少，有坠重感或刺痛感者，加琥珀末。王老指出本方适用于湿热蕴结下焦导致的崩漏。并适用于盆腔炎、子宫颈炎、子宫骨膜炎、肾盂肾炎、膀胱炎等。

王渭川老中医还特别指出崩漏的治疗，要遵循急则治其标，缓则治其本的原则。在暴崩的情况下，要防止气随血脱，治法以固脱回阳为本，应急取独参汤合童便救急，或重用党参、黄芪、仙鹤草、棕皮炭、贯众炭、广三七等，以固气防脱塞流。对病缓者，应辨证论治，重以澄源，佐以塞流。从肝、脾、肾审察论治，肝阳不足宜养之，肝气甚盛宜疏之，肾阳不足宜温之，脾阴不足宜滋润而柔之。崩漏每随妇女的年龄、产前产后等情况而各有差异，因而治法也各不相同，即中医学“因人制宜”的体现。崩漏的治则，必须注意以下 4 个方面，称之为治疗崩漏四要素。①青年血崩：其病因为七情所扰，肝郁气滞，导致崩中。治宜柔肝解郁，凉血安神。②老年血崩：系老年妇女月经未断或已断，忽然暴发崩中。其病因多为肾气渐衰，冲任失固。因老年妇女中气虚弱，脾失其统，肝失其藏，损及肾气及冲任。治宜固气滋肾，调气和冲。③胎前崩漏：其病因为肝肾郁热，血失常度。治宜澄源塞流。所谓澄源即针对病因，紧急止血安胎，塞流即止血。④产后崩漏：其病因为产后调养失宜，或劳动太过或房事不慎。治宜调气固血，速塞其流，防止气随血脱出。

四、摸索并总结出妇科 8 首经验方

王渭川先生经 60 余年临床实践摸索并总结出治疗妇科经、带、胎、产、乳、杂各类疾病的 8 首经验方，这 8 首经验方乃是他学术思想特点和临床经验特色的集中反映，是他临床精华荟萃的具体体现。

1. 一号调经合剂（益黄八珍散改水剂）　其主治为气血两虚夹瘀。适应证：月经先期，月经后期，月经先后无定期，漏下色污有块，痛经。方药：党参 24g，白术 9g，茯苓 12g，当归 9g，生地 12g，赤芍 9g，川芎 6g，益母草 30g，地鳖虫 9g，炒蒲黄 9g，鸡血藤 18g。水煎，温服。

2. 二号调经合剂（益鹤四君子汤）　主治为肝脾气虚，冲任失固，形成剧崩。适应证：崩下量多色红，子宫下垂，膀胱壁膨出。方药：党参 60g，焦白术 9g，炒升麻 24g，仙鹤草 60g，生黄芪 60g，阿胶珠 9g，夜交藤 60g，桑寄生 15g，菟丝子 15g，血余炭 9g，茯苓 9g。水煎，温服。

3. 三号调经合剂（桑麈四物汤）　主治为气血凝结，冲任瘀阻。适应证：原发性无月经，气血凝滞经闭，肝郁气滞经闭，肾气不足经闭。方药：全当归 9g，丹参 9g，赤芍

9g，细生地 9g，川芎 6g，䗪虫 9g，炒蒲黄 9g，桑寄生 15g，菟丝子 15g，炒川楝 9g，艾叶 9g，鸡内金 9g，三七粉 3g（冲服）。水煎，温服。

4. 一号调经丸方　主治为虚证。适应证为月经紊乱。方药：党参 15g，白术 12g，香附 12g，当归 9g，益母草 24g，艾叶 9g，小茴香 3g，紫河车粉 12g。上药共为细末，炼蜜为丸，此为 1 周量。

5. 二号调经丸方　主治实证。适应证为月经紊乱。方药：丹参 9g，白芍 9g，白术 15g，茯苓 12g，当归 9g，姜黄 9g，桃仁 9g，香附 12g，红泽兰 15g，益母草 12g，柴胡 6g。上药共研细末，炼蜜为丸。此为 1 周量。

6. 银甲丸　主治湿热蕴结下焦。适应证：黄白带、赤白带（子宫内膜炎、子宫颈炎及一切下焦炎症）。方药：银花 15g，连翘 15g，升麻 15g，红藤 24g，蒲公英 24g，生鳖甲 24g，紫花地丁 30g，生蒲黄 12g，椿根皮 12g，大青叶 12g，西茵陈 12g，琥珀末 12g，桔梗 12g。上药共研细末。炼蜜成丸，此为 1 周量，也可改成煎剂。

7. 加味四君子合剂　主治气虚脾弱。适应证为虚带，带下色白质薄，无腥臭味。方药：党参 24g，苍术 6g，茯苓 9g，白果仁 9g，椿根皮 9g，桔梗 9g，红藤 24g，蒲公英 24g，藿香 6g。

8. 保胎方　主治胎动呕逆。适应证为妊娠恶阻。方药：党参 15g，云苓 9g，焦白术 9g，桑寄生 15g，菟丝子 15g，杜仲 6g，续断 9g，竹茹 6g，藿香 6g。若腹胀加厚朴 6g；胃气上逆加旋覆花 9g；吐酸剧，用灶心土 60g 泡开水搅匀，待澄清后用此水熬药。

典型医案选

一、崩下、淋漓案

孙某，女，39 岁。

一诊：1974 年 12 月 18 日。

暴崩下血，两周未止。色淡质薄，面色苍白，足浮肿，四肢冷，倦怠，纳少，胸闷心悸，大便溏，关节痛，血沉高。脉细无力，苔薄白。诊断为崩下，关节痛。辨证属脾虚失统，冲任不固，湿滞关节。治以补脾益气，祛风止血。自制方：潞党参 30g，鸡血藤 18g，焦白术 10g，槟榔 10g，生黄芪 60g，鸡内金 10g，夏枯草 30g，山楂 10g，仙鹤草 60g，桑寄生 10g，蜈蚣 2 条，乌梢蛇 10g，鹿角胶 15g，蒲黄炭 10g，糯米草 60g，炒北五味 12g。每周 6 剂，连服 2 周。

二诊：1975 年 1 月 10 日。服上方两周后，血已逐步渐止，尚有点滴淋漓，肿消，四肢冷感消失，关节痛减，食欲增进，大便不溏，但胃部隐痛，自汗，脉缓，苔薄白。自制方：潞党参 30g，鸡血藤 18g，焦白术 10g，生黄芪 60g，鸡内金 10g，山楂 10g，仙鹤草 60g，桑寄生 10g，蜈蚣 2 条，乌梢蛇 10g，鹿角胶 15g，蒲黄炭 10g，炒北五味 12g，九香虫 10g，金樱子 10g，槟榔 10g。每周 6 剂，连服 2 周。

三诊：1 月 25 日。服上方 12 剂后，淋漓之血全止。嘱服归脾丸、香砂六君子丸，间日换服。连服两周，观察月经情况。

四诊：3 月 28 日。丸药服了 1 个月后，因工作繁忙，遂停服。月经已行两次，俱按周期，量色正常。但胃部仍有隐痛，查大便有隐血。要求服成药。嘱服云南白药少量，每周1瓶分服。连服两个月，各症痊愈。曾来问可否继服？嘱完全停药。

【按语】 崩与漏是相联系的，有先崩转漏，也有由漏转崩。崩症多由肝不藏血，脾不统血，冲任虚损，不能摄血；或因元气大虚，不能收敛；或因瘀血内阻，血不归经，而致妄下等。本案属于脾虚崩下。因为脾统血，脾虚则统摄无权，冲任不固，出血量多，后期则淋漓不净。由于脾虚使生化之源不足，故色既淡而质又薄，况值气虚与脾阳不运而出现浮肿，心悸，脉细而弱，属心脾俱衰之征。治疗时，从整体立法，应多加兼顾，收效较速。

二、子痫病案

贺某，女，30岁，住某产院，系某公社农民。

就诊日期：1971年11月15日。

因预产期已过，住院待产。于本日下午4时，突发抽搐，两目上翻，人事不知而厥，脉弦数而细，舌尖红绛。诊断为子痫。

辨证属阴虚阳亢。治以育阴潜阳，镇肝熄风。先用铁锤烧红入醋，就鼻熏之，稍得安静，口不紧咬，再投下自制方煎服。羚羊角2g（剉末吞服），生地30g，麦冬10g，牛膝10g，生白芍12g，紫石英10g，沙参10g，川贝母10g，菊花10g，僵蚕10g，玉竹10g，女贞子20g，蜈蚣2条，乌梢蛇10g，槟榔10g。嘱每4小时，服头煎药。

服药后，渐次停止搐搦，人事渐清醒。天明分娩，母子平安。

【按语】 前人医案中所述妊娠昏厥之候，都属子痫。由于血虚生风，痰涎上壅，致卒倒无知，目吊口噤，角弓反张。此际多表现颧红发赤，阴虚阳越之象。醋炭能起镇痉作用，羚羊角散却是主方。但必除独活、防风等辛散之品，佐入竹沥、僵蚕、蜈蚣、蕲蛇、川贝母，以养阴熄风，效果显著。也有因痰饮而起，必须辨证正确。妊娠期中，最不宜生气发怒。也有因风疾为怒所激动而成子痫的。由于妊娠至六七月气血壅滞，津液不能流通，未免聚而为痰涎。加之盛怒，使肝旺生火，火并痰壅聚于包络，为痰所扰，其心亦不能自主，成此痫证。惟用大泻心肝之火，火熄则痰平，痰平诸恙悉愈。

三、不孕症案

曾某，女，36岁。大学教师。

一诊：1977年4月29日。

结婚10余年未孕。经某医院诊断输卵管不通。一侧输卵管积水、附件炎，宫颈炎。形体肥胖，精神疲乏。脉濡弱，苔润滑。诊断为不孕症。辨证属痰脂阻塞兼湿热蕴结下焦，导致输阻。治则以消脂清湿，通络。自制方：党参30g，生黄芪30g，桑寄生15g，菟丝子15g，熟附片10g，肉苁蓉12g，鸡内金10g，杜仲10g，地鳖虫10g，炒蒲黄10g，法半夏10g，红藤24g，蒲公英24g，炒川楝10g。嘱每周6剂，连服2周。

二诊：1977年8月10日。服上方3月，仍未受孕。但其精神转好，体重减轻，炎症消失。自制方：党参30g，生黄芪30g，淫羊藿15g，鹿角胶15g，胎盘粉12g，桑寄生15g，菟丝子15g，鸡内金10g，杜仲10g，地鳖虫10g，炒蒲黄10g，法半夏10g，红藤24g，蒲公英24g，炒川楝10g。每周6剂，连服2周。同时兼服化癥回生丹。

继服两月，终于受孕。

【按语】 凡肾阳不足，则脾湿转盛，易生痰脂，使肾功失职，影响冲任虚损，更兼湿热，蕴结下焦，阻抑生殖功能。因此，不易受孕，形成夹湿阻络之候。治宜温其脾肾，合以清湿化瘀，结合通络之品而达育麟之效。

四、癥瘕病案

孙某，女，40岁，住成都某学院。

一诊：1976年8月15日。

平素脾胃很弱，少腹痞块，硬痛拒按，历时年余。气虚乏力，有时腹痛，经水忽停，带下色黄，腥臭。脉沉涩，舌质淡红，苔白薄。诊断为癥积带下。辨属：气虚夹湿积瘀。治以理气消湿，佐以化瘀。自制方：潞党参30g，鸡血藤18g，生黄芪60g，桑寄生30g，补骨脂12g，地鳖虫10g，水蛭6g，炒蒲黄10g，红藤24g，蒲公英28g，槟榔10g，鸡内金10g，琥珀末6g，炒五灵脂12g，砂仁10g，生鳖甲24g。每周6剂，连服4周。

二诊：9月23日。上方服两周后，患者就某医院检查，包块已软，痛已减轻。继服两周，精神好转，带下量少、色白，无腥臭气。患者经医院检查其为炎性子宫内膜肌瘤已渐消失。自制方：金银花15g，连翘15g，升麻15g，红藤24g，蒲公英24g，生鳖甲24g，紫花地丁30g，生蒲黄12g，椿根皮12g，大青叶12g，西茵陈12g，琥珀末12g，桔梗12g。共研细末，炼蜜成63丸，嘱服1个月。

疗效：痊愈。

【按语】 癥瘕积聚，男女皆有。癥是坚硬成块，固定不移，痛有定处，病属血分；瘕是痞胀，按之时散时聚，病在气分。至于积聚与癥瘕是名词联系，也就是癥瘕。即西医学中的子宫内膜良性肌瘤，其症状与癥块相似，故以癥瘕积聚，女科特立专门。审为癥积，以化癥回生丹为主，如兼湿热，佐以清热化湿药；审为瘕聚，以乌药散加减为主。

总之，癥者征也，血质凝，有形可征，一定不移；瘕者假也，由脏气结聚，无形成瘕，推之可动。二证病，在肝脾气血。气虚以补中行气，气滞则开郁宣通，血衰则养营以通络，血瘀则通络以化坚。

（杨家林　丛春雨）

第六节　唐　伯　渊

生平简介　唐伯渊（1900—1981），男，原名祖渊，四川省华阳人，祖籍湖北。幼读私塾。16岁时，随父到成都。中学毕业后，为生活计未能继续入学深造，慕良医济世活人之功，乃投拜成都四大名医之冠的沈绍九为师，并在省长公署政务厅当雇员。唐伯渊先生在沈师门下受师严教，从方书伊始，次求诸长沙，以至金元明清名家著述，研究无遗。从师游历年之期，循是以求，领悟颇深，造诣日精。1930年在成都开业行医。1935年加入成都两仪慈善会，并开办两仪医馆。临证处方用药，具轻清灵验之妙，虽沉疴痼疾投剂辄日而起，四方请治者终日穿户，不分贵贱贫富亲疏，咸往诊视，救人于危殆。1940—1949年，先后任四川邮政管理局医师、成都中国银行特约医师、成都聚兴诚银行特约医师，与妇科著名中医师卓雨农同时代名噪成都，有卓半城、唐半城之称誉。建国后，历任成都市人力车工筹委会义诊医师、成都市立医院中医门诊部内科医生、成都市中医师公会会员、成都市卫生协会会员。曾任川西行署卫生厅医政科科长、四川省卫生厅医疗预备科科长、四川省卫生厅中医科科长等职。当选成都四区首届特邀人民代表。1964 年调成都中医学院任妇科教研室主任。

身为教研室主任，他治学严谨、学识渊博为同道折服，为人师表，对青年教师和学生循循善诱，毫不保留地悉心传授，长者风范，令后生敬佩为范。他承前任主任卓雨农（时已病故）之业绩，对教研室的筑建不遗余力，使该教研室得到先行发展，晚年体弱多病，在家疗养，乃与同门杨莹洁整理了为字不多而影响颇大的《沈绍九医话》（人民卫生出版社，1975）。

学术思想特点

唐伯渊先生通晓历代医家论著，遣方用药，远法仲景，近师叶桂，贯通实践，颇具神效。惜后来社会事务行政工作较多，临床时有耽搁，弟子疏于整理，加之他谦逊过人，未能留己著而归之于师绩。好在《沈绍九医话》是回顾整理，以留存的处方作为基本素材，所作有关分析，实际上恰了他本人的学术思想和用药心得。

一、学医多读书，多临证，规矩方圆运用灵活

他谓：读医书要能思考和创新，如河间善泻热，东垣喜扶脾，子和主攻病，丹溪重养阴，与所处时代及所治病人，有很大关系，均有独到之处，需全面阅读，由博返约，自出心裁手眼，汲以精华而用之。张景岳之《类经》，将《内经》系统分类，便于阅读，不可不看。张景岳学识甚高，细阅《景岳全书》，即能看出其学问皆从《内经》中来，新方八阵亦有道理，而徐灵胎、陈修园驳之过甚，有失公允。喻嘉言思虑精密，议论高深，《寓意草》医案为其得意之作，惟用方呆板，治温病仍未出伤寒之范围，是其所短。叶天士制方精灵可法，读《临证指南》最可开发人之心思。徐批有可取者，如驳用海参胶、淡菜胶之类；有不可取者，如对用温补药多斥为“蛮补”等。读陈修园书作为入门较好，而泥古之处，亦不可轻信。

二、治法的常、变，应根据病情，因人论治

凡表里俱病，先解表，后治里，常法也；里证急者，则当先治其里，后解其表，变法也。祛邪扶正，常法也；扶正祛邪，变法也。治疗正虚邪实之病，加补药于祛邪剂中以助元气，参苏饮、人参败毒散等方均是此义。此类方剂只适用于气虚致邪不外达之病者。至于元阳衰微与阴液亏耗而邪气内陷者，治法完全不同。如麻黄附子细辛汤证，乃寒邪内陷少阴，因阳衰不能祛邪达表，故用附子温阳固本，麻黄、细辛以透内陷之邪；青蒿鳖甲汤证，乃温邪深入下焦，阴液亏耗不能作汗故用鳖甲、生地以滋阴存液，借青蒿、知母以清透温邪，为治疗下虚邪实的两类大法。又有肾气损及老年下元不足者，往往因外邪的侵扰即难于支持，应补肾固下与清邪之药同用。可选用菟丝子、淫羊藿、枸杞子、杜仲、补骨脂等以补肾，气虚者加参，脾虚者加白术、怀山药，血虚者加当归、白芍，配伍祛邪药物以治之。

“古方不可妄用”，因古方分量与今大异，不深究其旨者慎勿妄用。药名方面，古今称谓亦难免有所差异，因此，应用时要特别审慎。如张锡纯最善用三七，然仅谓其行瘀止血活血，未提到有补气的作用，三七同补药用则补，入行瘀药则攻，惟以三七作补药时，务必忌酒。

三、诊断疾病重视客观征象

他重视察舌、脉，尤对六淫为病，更为重视。舌苔黑而干如烟煤，热极则黑也，脉必数。察舌时应以手指扪之，一则审其气之寒温，一则审其是否润泽，以考查津液之荣枯。胃肾阴虚之白苔带滑，则认识较难。虚弱之人少津液，由于阴虚宜用甘寒之药者，一般均能掌握。由于阴虚气不化，水津不上承，如不细心体认，则容易误治。盖釜底无火，水液何能蒸腾，所以治病须明气化之理，阳虚不化，治宜温补，若视为阴虚则误矣。

四、临床治病六要

一证候，二病因，三辨似，四治法，五救逆，六善后。临证时明此六者，据理用药，自然能丝丝入扣。

五、妇科特色

月经通调，则可少生他病。故唐伯渊先生治疗妇科之病，以调经为首要。以调畅气血为主。调经之药不宜呆滞。由气滞而血凝者，当先调气为主，活血为佐；由伤生冷者，当温通。病在血海，当治血分。但血随气行，应少佐调气之品。经期错乱，治当通化下焦之瘀滞，用檀香、琥珀、牛膝、当归须、桃仁、茜草、乌贼骨等以治之。

胎隶于阳明，得母气而生长，而土为万物之母，故养胎应培土——（如选用参、芪、术、草、山药）；气机调畅则胎安，疏得一分气，养得一分胎，故宜调气（如选用木香、陈皮、紫苏、藿香）；胎前易生热，生热则胎易动，故须清热（如选用黄芩、桑叶）；胎处下焦，与奇经有关，奇经八脉隶于肝肾，故当补肝肾（如选用归、芍、菟丝子、杜仲、桑寄生），不得轻用大热大寒、滋腻淡渗之品。但因寒而胎动者，可用炮干姜、陈艾炭等以温之。

对产后之病不可丝毫忽视，如不重视调摄，引起疾病，转变异常迅速，“犯时微若秋毫，成患重如山岳”。大抵产后应着重养血，如产妇头痛有郁冒、瘀血、下虚之别，宜于养血剂中随证加入祛风、行瘀、固下之品。又如产后发热一证，有内伤外感之异，而属血虚者为多。血虚发热证与白虎汤证均有目赤面红，身热烦渴引饮，惟脉浮大而虚，重按全无，与白虎汤证之脉洪大长实为异耳。

痛经有胀、有痛，痛而拒按者为瘀，胀甚痛轻者在气，血随气行，故和血必须理气。证多见小腹胀痛拒按、腰痛，以致经行不畅，此为血虚夹瘀，气机阻滞，宜予和血理气，佐以行瘀温肾。处方：当归 9g，炒白芍 9g，川芎 3g，木香 4.5g，制香附 9g，三棱 3g，莪术 3g，茜草 6g，炮干姜 6g，补骨脂 12g，杜仲 12g。

典型医案选

1. 刘某，女，45 岁。曾因功能失调性子宫出血合并子宫肌瘤，手术切除后，即出现嗳气纳少，不嗳气则脘腹胀甚，形羸瘦削，行将 2 年。经 X 线钡餐胃肠检查，未见异常，服镇静、解痉之剂，收效甚微。1972 年初诊，脉来沉弦，苔薄白。认为冲脉隶于阳明，因胞脉受损，冲任失调，冲气逆上，胃虚失于镇伏，反随之而上逆，故嗳气频作。治以培土疏木，和胃降逆，用异功散加藿香、竹茹、生姜、薄荷。服 3 剂，嗳气止，饮食增。再诊，以原方去薄荷加谷芽、麦芽，2剂遂告痊愈。

2. 某女，经行无定期，量多质清，血色淡红，半月不净，气短心悸，体倦乏力，舌体胖，脉虚大。此脾虚不能统血，冲任不固所致。治以益气摄血，兼固冲任。别直参9g（先煎），白术9g，炙黄芪15g，茯苓9g，炙甘草3g，炒枣仁9g，当归9g，炒白芍9g，炒黑豆12g，炮干姜3g，乌贼骨15g，茜草根炭9g。

【按语】 本例因经来量多，日久不净，气血受伤，呈现气短、心悸等正气虚弱的证候。用归脾汤加减以补气血，复入乌贼骨、茜根炭以固涩之，为气血双补与塞流止血同用之法。

（刘敏如）

第七节 唐 吉 父

生平简介 唐吉父（1903—1986），男，汉族，浙江省湖州市人，上海医科大学妇产科医院教授，历任中医科主任、上海中医学会理事、上海中医学会中医妇科学术委员会主任委员、《上海中医药杂志》编委会委员、《医学百科全书》中医药分册和中医妇科分册编委等职。从事中医妇科临床研究，调肝治疗经前期紧张症和活血化瘀治疗子宫内膜异位症获1984年上海市中医、中西医结合科技二等奖及三等奖。著有“女子以肝为先天初探”、“子宫内膜异位症辨证论治”、“柴胡在妇科临床的应用研究”、“中医药治疗经前期紧张症”等论文数篇。

学术思想特点

一、指出肝、脾、肾功能失调所致妇产科疾病最为多见

唐吉父先生认为脏腑为气血生化之源，是维持人体生命活动的主导。女性生理功能的发挥，是与脏腑的支持分不开的，其中与肾、脾、肝、心的关系最为密切。妇人以血为本，经、孕、产、乳不离乎血，血生化于脾胃，总属于心，藏受于肝，施泄于肾，源源不断，灌溉全身，使气血和调，任通冲盛，胞宫藏泄适度，月经、胎孕才能正常。倘若致病因素作用于机体，打乱了机体生理常态，导致脏腑功能紊乱，则可发生经、带、胎、产、乳诸病，尤其是以肝、脾、肾三脏功能失调所造成的妇产科疾病最为多见。

唐先生指出肾主藏精，肾中化生肾气，肾气的盛衰与天癸的成熟和枯竭有着极为密切的关系。天癸又主宰着月经的来潮与闭止，生殖功能的成熟与丧失。故肾的病变对妇产科疾病的产生有着重要的作用。肾虚是妇产科疾病的本质所在。肾虚临床上又可分为肾气虚、肾阴虚、肾阳虚、肾阴阳两虚等证。

1. 肾气虚 若先天禀赋不足，肾气未盛，精血不足，天癸未熟，冲任不受，胞宫失养，可导致月经不潮或初潮过迟、月经延后、月经过少、闭经、不孕等病。若早婚、多产、纵欲过度，均可损伤肾气，从而使其封藏失职，冲任不固，胞脉受损，而导致月经先后不定期、闭经、不孕、崩漏、胎漏、滑胎、阴挺、带下等病。若肾气虚极，则必导致肾气衰竭。多因五脏之虚，消损肾气，或暴伤阴血，或虚劳亏耗，久病日消所致，临床上常出现月经停闭，毛发脱落，牙齿枯槁，面色无华，精神委钝，生殖器官萎缩，未老先衰之

象，甚者危及生命。

2. 肾阳虚　肾阳是人体阳气之根本，对全身脏腑起着温煦、气化之作用。若素体阳虚，久必受寒，或纵欲过度均可损伤肾阳。肾阳虚常表现为3个方面；一是失于温煦，则虚寒内生，致使气血不畅，冲任不温，胞宫虚寒，从而出现痛经、月经后期、性欲冷漠、阴冷、宫寒不孕、胎萎不长等；二是蒸腾气化作用失常，水液代谢障碍，而出现经行泄泻、经行浮肿、妊娠水肿等；三是封藏失职，冲任不固，而出现月经过多，甚至崩漏、带下、堕胎、小产等。

3. 肾阴虚　所谓肾阴系指肾中之精血、阴液，是人身阴液之本。若素体阴虚或房劳多产，或七情内伤，以致肾阴暗耗，精亏血少，冲任血虚，胞脉失荣，而导致月经后期、月经稀发、月经量少乃至闭经、不孕、胎萎不长等；而阴虚火旺则多表现为月经先期、崩中漏下、经行吐衄、经行发热、胎漏、胎动不安等。

4. 阴阳两虚　中医学认为在生理上阴阳互根，阴阳互用，而在病理上又可阴虚及阳、阳损及阴，阴虚或阳虚日久，均可累及另一方面转化为阴阳两虚，从而出现肾阳虚或肾阴虚兼见的证候。阴阳两虚时辨证和治疗均有一定的难度，应阴阳双补，视其具体病情而有所侧重。

唐先生指出肝藏血，主疏泄，喜条达而恶抑郁。肝有血海之称，主全身血液的贮藏和血流量之调节。肝血充足，灌溉冲任，下流胞宫而为月经之血。肝主疏泄，维持全身气机的调畅和血液的正常循环，使情志舒畅，气血和调，月经依时而下。肝的经脉循行于阴器。肝的病理变主要有肝郁气滞、肝郁化热、肝气上逆、肝经湿热、肝血不足、肝阳上亢、肝风内动等证。若木旺伐土，则出现肝郁脾虚之证。

1. 肝郁气滞　素多抑郁或暴怒伤肝，肝失条达，疏泄不及，致肝气郁结，气血运行不畅，冲任阻滞，导致月经后期、月经先后不定期、月经过少、痛经、经行乳房胀痛、闭经、不孕、产后乳汁不通等病。若肝郁气滞日久，血随气郁，聚结冲任、胞宫而成癥瘕。

2. 肝郁化热　肝气郁结，日久不解，可以化热，热迫血海，致肝不藏血，血热妄行，导致月经先期、月经量多、崩中漏下等血证及经行不寐、经行发热、经行面部痤疮、经行乳房胀痛等。

3. 肝气上逆　暴怒伤肝，肝气疏泄太过，逆而上行，引动肝火与冲气上逆导致经期吐衄、经行头痛。若肝气横逆而犯胃，可导致妊娠恶阻、产后乳汁自溢等。

4. 肝郁脾虚　若肝郁日久，克伐脾土，形成肝郁脾虚，可致经行泄泻、经行水肿、腹胀胁满、妊娠水肿等。

5. 肝经湿热　肝郁脾虚，水湿内停，郁久化热，热与湿相结，湿热下注，伤及冲任带脉，而致带下、阴痒等病。

6. 肝血不足　素体血虚，或血的化源不足，或失血过多，或肾经亏乏，失去滋养，或火旺而肝血暗耗，导致肝血不足，血海空虚，出现月经后期、月经量少，甚则闭经。

7. 肝阳上亢，肝风内动　若血虚、阴亏过甚，可使肝阳亢于上，出现经行眩晕、头痛。若妊娠后血聚于胎，血虚亦甚，阳亢尤烈，可致肝风内动，发生子痫。

唐先生还指出脾主运化，一是运化水谷之精微以化生气血，濡养全身，故称之为“后天之本”、“气血生化之源”；二是运化水液，主管水液的吸收与转输。脾又主统血，依赖脾气的统摄作用维持血液的正常运行而不致溢于脉外。脾主升清，即升举清阳之气。脾的病理变化主要表现为脾失健运，一方面可导致化源之足，气虚血少，另一方面水液代谢失调，水湿泛滥。脾不统血则导致血液妄行。而脾不升清，则表现中气下陷。

1. 脾虚血少　思虑过度，耗伤心脾，饮食劳倦，损伤脾胃，造成脾胃虚弱，运化无力，气血生化之源匮乏，致气血不足，冲任血虚，无法充足地供应经、孕、产、乳之生理需求，因而可致月经后期、月经量少、闭经、不孕、胎萎不长、妊娠腹痛、产后乳汁缺乏等症。

2. 脾不统血　久病或劳倦过度，损伤脾胃，脾虚气弱，统摄无权，冲任失固，可导致经期延长、月经过多、崩漏、产后恶露不绝等。

3. 脾虚气陷　若产后过早、过度劳累，或久泄、久痢，或饮食劳倦，损伤脾胃，脾气不升，中气下陷，带脉失约，冲任失固，可导致阴挺下脱、崩漏不止、带下无度、胎漏不止、滑胎等。

4. 脾虚湿盛　湿困脾土，中阳不振，运湿无力，水湿停聚，流溢泛滥，可导致经期水肿、经期泄泻、妊娠浮肿等。若湿浊下注，带脉失约，则带下量多。若湿痰阻滞冲任，胞脉闭塞，或痰湿凝聚胞宫，与气血搏结，则可导致闭经、不孕、癥瘕之病。

二、泛用柴胡治疗妇产科疾病旨在突出女子以肝为先天之说

唐先生认为柴胡是妇产科临床常用药物，因其具有开郁散结、疏肝理气、和解表里、升举阳气之功效，因此将之广泛地应用于经前期紧张症、更年期综合征、痛经、月经失调、慢性盆腔炎、子宫脱垂、巨乳症、乳房小叶增生等多种妇产科疾病的治疗中，其目的在于突出女子以肝为先天之说。肝在女性生理病理中占有极其重要的地位和作用，故有女子以肝为先天之说。唐先生认为妇产科疾病，大都因肝经积郁，气滞血瘀而致病，致使清浊不分，阴阳淆乱，临床常见到患者情绪紧张、抑郁不乐、懊恼莫名、不悲自泣，甚至胸苦满，乳房胀痛或乳头发硬，或乳头奇痒难忍等症状。认为此时应用柴胡最为适宜，临床上可以起到疏肝理气，调畅积郁之作用，代表方剂为逍遥散。唐先生根据临床不同的症状，在使用方药上有其独到之处。若以肝经症状为主，肝气横逆，症见胸胁、乳房胀痛，少腹作胀者，多选用柴胡疏肝散合金铃子散。若上述症状没有改善，另见心情委屈，积郁于内无处发泄，常常表现为烦躁不安，方选丹栀逍遥散合当归龙荟丸。如果肝郁伐脾，木旺凌土时，则会出现大便溏泄，面目浮肿，或全身水肿，胃纳不佳，腹部胀满等症状，此时可用肝脾同治之良方逍遥散抑木扶土以预防肝病之传变。如发展成脾虚之时，多选用参苓白术散或人参健脾丸加减化裁，从而防止传变至肾。若肾水素亏，肝气郁结，日久化火，水不济火，森火内燃，此时治疗应壮水制火，临床多选六味地黄丸滋补肾阴，佐以疏肝解郁，畅奋情志之品。他根据《本草从新》柴胡“宣畅气血，散结调经”的理论，喜用柴胡为主的方药治疗因肝郁气滞而导致的月经先后无定期、气滞血瘀而致发的痛经，均获显著疗效。他还指出柴胡具有轻清上浮之功，若配合补气之参、芪，使之清气上升，浊气下降，临床上凡见有阴重、后重，溲便失常等症及子宫脱垂、小便频数、便后脱肛、头目眩晕、月经失调等中气下陷之证，均可使用柴胡为主的方药升举阳气，从而使清气升、浊气降，而诸证消失。他还指出柴胡为引经报使之品，专入足厥阴肝经，与其他药物配合，可引诸药入肝胆二经，直达病所，产生较好的疗效。对妇产科常见的外阴瘙痒、外阴湿疹、湿热带下等病症均可使用柴胡为主的方药治疗获效，缘足厥阴肝经循阴器之故也。

临床经验特色

一、论经前期紧张症证治四法

唐先生在临床实践中，把经前期紧张症分为兴奋型或抑制型两大类型。兴奋型的表现特点为；多数病人平时性情急躁，遇事容易激动，大都是阴虚肝旺的体质，到月经来潮前，性情突然更加烦躁，甚至大发雷霆或大哭大闹或殴打怒骂，又反复发作如故。有少数更严重的患者，症状持续延长与下次月经衔接，个别患者可有类似精神分裂症的症状表现。而抑制型的表现特点为：多数病人心性平和，遇事淡然处置，而在月经前即可出现情志不舒，郁郁不乐，静默寡然，思想集中在某一点上无法自解，经常长嘘短叹，嗳气频作，脘闷如窒，少腹膨然作胀，至月经来潮前，有明显水肿，大便溏泄，夜寐不安，呵欠连绵，四肢无力，懒于动作，情绪消沉，暗自饮泣，经行之后，逐渐恢复正常，至下次月经来潮前，又有周期性发作。经前期紧张症是妇产科中的一个常见病、多发病，不受年龄限制，青春期、更年期女性均可出现。唐先生细心地观察到在不孕妇女中其发病率最高，根据本病的临床表现和症状，主要表现在精神意识方面。中医学妇科文献中虽无经前期紧张症之病名，但有类似症状的描述，散见于各个疾病之中。例如东汉张仲景所著《金匮要略》妇人病脉中，就有类似的记载：“女人脏躁，喜悲伤欲哭，象神灵所作，数欠伸者，甘麦大枣汤主之”。而近代医家用甘麦大枣汤治疗精神症状及心脾不足之经前期紧张症，均收到一定疗效。唐先生根据经前期紧张症所表现的症状，运用中医基本理论分析认为，经前期紧张症的发病，主要缘于肾阴不足，以致肝气横逆，肝郁气滞，积郁化火，甚至二火相并，心肝之火交炽，在此阶段如不及时控制，更进一步可转化为肝病累及心脾，陷入虚证及虚实夹杂之病证。他进一步分析说，盖肾为水脏，蛰藏为本，肾水既亏，则肝木失其涵养，肝之疏泄无权，气遂横逆，导致积郁化火，与心火相并，二火相结，热若燎原，特别是在经行之前，正是冲任二脉通盛之时，也是肝肾不足之候，内蕴积郁之火待机而发，一遇精神刺激，突然暴发不能抑制；到月经来潮后，积郁之气已泄，心肝之火也平，又是肾阴修复之期，一切症状也次第暂时消失，形成周期性发作；若病情未及时治疗控制，则积郁之气久必累及脾土，脾与胃相为表里，脾主运化，胃主受纳，脾胃运化失职，水谷之精微不化，泛滥为湿，聚湿酿痰，进而与心肝之火相合，痰火上蒙清窍，则表现精神失常；也有脾湿不化，在胃则纳减呕吐，夜寐不安，在脾则出现轻度水肿，大便溏薄，证候由实转虚。

唐先生还特别指出经前期紧张症另一个主要症状，即在经前乳房胀痛或刺痛，可结而成块，或乳头高突，或乳晕增黑，甚至痛痒交作等症，随其月经周期而反复发作，有的甚至延及与下次周期相连。唐先生用中医经络学说的观点来分析说，乳头属肝，乳房属胃，胀为肝气郁结，痛为肝气有余，肝郁化火则乳头痛痒，因其肝经连及冲任，故与月经周期有关。

综前所述，唐先生总结出经前期紧张症之病机，起源于肾，发展于肝，累及心脾，故其辨证论治与肝、肾、心、脾四脏功能的调整有着密切关系，在临床上分为 4 个证型。

1. 阴虚肝旺，肝气横逆型　临床表现为月经失调，可月经先后无定期，经前情绪忧郁，思想纷纭，头晕目眩，夜寐不安，乳房作胀，经行时少腹胀痛，脉细弦而数，舌苔薄质淡。治疗当以疏肝理气而解郁结，方选逍遥散加减之。若乳房胀痛为主者加用夏枯草、蜂房。若情绪忧郁为主者加用苏噜子、川郁金。若少腹胀痛为主者加用川楝子、延胡索。

2. 肝气郁结，积郁化火型　若肝气郁结，积郁不结，久而化火，积郁之火夹杂五志之火，延及冲任二脉，热迫血行，经量增多，血去阴伤，肝失涵养，肝火更炽，故于经行之前或经行之时，郁勃之气一触即发，乳房胀大或刺痛，甚至有累累结块，间或有青筋暴露，偶而触及，痛彻心肺，脉细弦而数，舌苔薄黄而糙，舌质红舌尖绛。治拟清解郁热，壮水制火以救燎原之急，方选丹栀逍遥散合知柏地黄丸加减之。若乳房胀痛为主者，加夏枯草、川郁金、蜂房等。

3. 心肝火炽，痰蒙清窍型　肝郁气滞，积久化火，肝火与心火相结，心肝之火交炽，郁久不解，木旺克土，久病势必累及脾土，脾胃相表里，脾主运化，胃主受纳，脾胃运化失司，水谷之精微不化，泛滥成痰为湿，痰火内炽，上蒙清窍，则出现情绪紧张，言多而无伦次，夜寐多梦，烦躁不安，口渴欲饮，腑行干结，甚至有类似精神分裂症的前驱症状，舌苔白糙，边尖质红，脉细弦数。治以清泄心肝之火，佐以化痰开窍之品，仿龙胆泻肝汤，或当归龙荟丸合黄连温胆汤出入之，若大便秘结加用生大黄或礞石，使其痰热从下而夺；若心火旺则加用黄连、川贝母以清心涤痰；若痰多加用天竺黄、胆南星、白金丸以清化痰热；若清窍被蒙，语无伦次则加用石菖蒲、远志以化痰开窍。

4. 肝病及脾，水湿潴留型　肝病及脾，脾病则水湿不能运化，散溢于肌腠皮毛之间则为遍体浮肿，泛滥于肠胃之间，则呕恶便溏，故每于月经前出现肝举太过之症外，尚有面目及足跗浮肿，甚至遍体皆肿，脘腹膨胀，大便溏泄，或有泛泛欲恶，频频嗳气，一俟月经来潮则诸症渐减，甚至消失，脉濡大无力，舌苔薄白而质胖淡。临床治疗当以治肝先实脾，脾健则肝之濡养有赖，肝气自复，脾气自健。可肝脾同治。拟选参苓白术散合逍遥散加减之。若遍体浮肿加用猪苓、泽泻以行水消肿；若小便短少加用河白草、车前子以利尿退肿，若乳房胀痛加用柴胡、夏枯草以疏肝开郁，化痰软坚。

二、论“通”、“盛”相结合治疗闭经

唐先生在几十年的临床实践中深刻体会到，治疗女性闭经之上策莫过于“通”、“盛”相结合。因为女子胞为奇恒之脏，既有五脏“藏精气而不泻”之功，又有六腑“传化物而不藏”之效。女子胞功能的正常发挥，更离不开“肾气盛”、“任脉通”、“太冲脉盛”，《内经》中唯一的一首以四乌鲗骨一藘茹丸治疗经闭，注重“通”、“盛”结合，使其经闭自通。他在临床上将闭经分成虚实两大类。虚证以补虚为主，辅以通经，多选十全大补汤、四营煎、人参养荣汤等方剂加减治疗。其基本方为：党参、黄芪、当归、熟地、茜草、乌贼骨、川芎、香附。下焦虚寒者，加紫石英、附子、阳起石、干姜；大便不实者，加补骨脂、胡芦巴；少腹冷痛者，加淡吴萸、小茴香、艾叶；腹部胀痛者，加益母草、马鞭草。而实证以痰湿阻滞胞宫者较为见，应以化湿涤痰，祛瘀软坚为主，临床上多选苍附导痰丸、启宫丸等方剂加减治疗。嗜睡者，加菖蒲、郁金、远志；浮肿者，加牛膝、车前子；妇科检查卵巢增大者，加南星、礞石、皂刺、冰球子；肾阳虚者，加附片、肉桂；脾失健运者，加党参、白术、猪苓、车前子。此外，唐先生在治疗闭经时，还常常使用疏肝养心之法，因其闭经患者常有情志不遂之病史，女子以肝为先天，肝经郁积，心脾失养，精神紧张，难言之隐郁于心中，均可导致心、肝功能失调。所以，唐老强调应根据临床表现，脉症合参，或先清后补，或攻补兼施，辨证治疗。

三、论治更年期综合征遣方用药极具特色

唐先生认为更年期综合征是妇女年近五旬，肾气渐衰，冲任虚少，天癸渐竭，月经向断绝阶段过渡，而机体一时不能适应，阴阳二气失于和调而产生的一系列症候群。唐老治疗本病立足于燮理阴阳，调和营卫，并强调药须柔润，不宜刚燥，应顺及脏腑阴阳的协调。他治疗本病遣方用药极有特色，他以二仙汤、甘麦大枣汤为本病的基本方，其缘因二仙汤功能和谐阴阳，甘麦大枣汤可缓急润燥，因其本病病情复杂，涉及多脏，故临床治疗应当在上述基本方基础上变化加减，方可奏效。若轰热潮热、乍寒乍热者，唐先生常用前方合小柴胡汤加减治之。其方药为：柴胡 9g，黄芩 9g，太子参 12g，甘草 6g，当归 9g，白芍 9g，川黄柏 9g，仙灵脾 12g，巴戟肉 12g，淮小麦 30g，珍珠母 30g。全方配合，可收和营敛阴，泄热潜阳之功效，以冀阴阳和谐而轰热自平。对情绪过度改变者，唐先生认为此属肝郁气滞，郁久化火，心肝之阴内伤，阴不敛阳，治用前方合百合地黄汤及逍遥散加减。其方药为：柴胡 9g，当归 9g，白芍 12g，生地 15g，百合 12g，黑山栀 9g，知母 9g，仙灵脾 12g，娑罗子 12g，川楝子 12g，石菖蒲 12g，生铁落 15g。全方疏肝解郁，育阴柔肝，养心润燥，除烦宁神，俾心肝之阴复，阴阳得和，情绪即得宁静而自安。若轰热汗出，惊惕肉瞤，或有气上冲，不能自控者，唐先生用前方合柴胡桂枝龙牡汤加减。其方药为：柴胡 9g，黄芩 9g，桂枝 6g，白芍 12g，当归 9g，川黄柏 6g，仙灵脾 12g，五味子 6g，淮小麦 30g，甘草 6g，钩藤 12g，煅牡蛎 15g，煅龙骨 15g。若心悸怔忡，心烦失眠为主者，唐先生以前方合酸枣仁汤加减，其方药为：柴胡 9g，知母 9g，仙灵脾 12g，当归 9g，白芍 9g，川芎 6g，茯神 12g，枣仁 9g，五味子 6g，淮小麦 30g，炙甘草 9g，红枣 10 枚。

典型医案选

一、经前期紧张症（兴奋型）

何某，女，36 岁，已婚。初诊（1976 年 1 月 6 日）：末次月经于 1975 年 11 月 30 日，月经一向推迟，每届经前 2～3 天即开始精神失常，情绪抑郁，不悲自泣，烦躁易怒，不能自制，甚则大吵大闹，与人殴斗，打砸家具，至经后恢复如常。月经不潮时四肢浮肿，腰骶酸楚，少腹作痛便干结，夜多惊梦，如此反复，已经 8 年。脉见细弦，舌苔薄黄胖有齿印。此系气阴两虚之体，肝郁气滞，郁久化火，心肝之火夹同痰热，上蒙清窍，以致语无伦次，不避亲疏。在经行期间，正值肾阴不足，肝阳更旺之时，致此病邪乘虚而作，冲任之气因而失调，导致月经后期。姑拟疏肝开郁，苦寒泄热，升清降浊，涤痰宣窍之法，仿大柴胡汤意加减之。处方：柴胡 9g，夏枯草 12g，黄连 3g，黄芩 6g，制军 6g，菖蒲 9g，郁金 6g，竺黄 9g，制南星 9g，姜半夏 6g，猪苓 9g，白金丸 9g（分吞）。二诊（1 月 20 日）：末次月经于 1 月 17 日。前方仿大柴胡汤之意，此次经行，瘀下甚多，少腹胀痛，且有血块排出，达到气调郁下之功，虽经前仍感精神紧张，烦躁易怒，夜寐梦多，大便干结，但较前次发作为轻。脉仍细弦，舌苔薄白质胖大并有齿印。心火略轻，肝火仍炽，处方仍宗前意加入镇肝泄热之品。处方：柴胡梢 9g，夏枯草 12g，龙胆草 6g，黄芩 6g，制军 9g，郁金 6g，当归 9g，苏噜子 9g，礞石 12g（先煎），珍珠母 30g（先煎），钩藤 12g

（后下），磁石 18g（先煎）。日服 1 剂。三诊（3 月 30 日）：末次月经于 3 月 20 日。叠进苦寒泄热而清痰火，月经周期较准。此次经前既不大发雷霆，也未大吵大闹，仅有心烦懊恼及不悲而自泣之感，面部浮肿，中脘作胀，夜寐梦扰，心神不宁等轻微现象。既治见效，不必更章。处方：柴胡 9g，香附 6g，郁金 9g，菖蒲 9g，制南星 9g，竹黄 9g，姜半夏 6g，猪苓 9g，枳实 9g，制军 6g，礞石 12g（先煎），磁石 18g（先煎），珍珠母 30g（先煎），日服 1 次。四诊（6 月 8 日）：最近数月，叠进疏肝解郁、涤痰清热、镇肝宣窍之品，经前及经行期间精神症状未见发作，但经后肢体浮肿，全身乏力。此为肝病传脾，时令之湿乘虚而入，脾之运化失职，水湿为之滞留。脉细，苔腻质胖大。拟标本兼治，上下分消之。处方：桂枝 6g，防己 9g，生黄芪 12g，白术 6g，带皮苓 12g，猪苓 9g，泽泻 6g，陈皮 6g，姜半夏 6g，菖蒲 9g，郁金 6g，枳实 9g。7 剂。服上方后，伏湿化而浮肿退，以后又以逍遥散合四苓散疏理肝脾，分运利水巩固之，停药后随访 1 年余，未见复发。

【按语】 本案例是气阴两虚之质，气虚则脾弱，阴虚则肝旺，脾虚为本，肝旺为标，所以急则治其标。患者秉性刚直，肝经用事，肝为将军之官，表现症状为典型经前紧张征兴奋型。察其病因病机，无非肝郁气滞，积郁化火，与心肝火并，二火相结，热若燎原，从而炼液成痰，痰火交炽，上蒙清窍，故用疏肝解郁、清泄心肝、涤痰开窍之品，同时用大黄釜底抽薪。服药后肝郁得以疏解，肝火得以清靖，肝旺之标证也随之而自解。嗣后，实证既去，虚证又现，六月暑天，正值湿令，时令之湿乘虚而入，出现脾虚气弱，水湿聚而不化之证，此系肝病传脾，用逍遥散合黄芪五物汤及五苓散疏肝健脾，分运行水而收到良好的治疗效果。

二、经前期紧张症（抑制型）

龚某，女，20 岁，未婚。初诊（1972 年 5 月 20 日）：末次月经于 2 月 7 日，患者月经周期不规则，甚至闭而不行。据述先有精神分裂症，继而影响月经失调，目前闭经 3 月余，曾用黄体酮促使水经来潮，瘀下甚少而紫黑。在闭经期间，牙龈及鼻孔常有少量衄血，精神忧郁，静默寡言，神情淡漠，夜梦纷纭，且多梦呓。诊其脉弦滑而数，舌苔薄而微胖，中有裂纹，边有齿印，尖有红刺。阴虚内热，炼液成痰，痰蒙心窍，以致抑郁，影响冲任之气，月经失调。先以涤痰宣窍，佐以清心宁神之品。处方：制南星 9g，姜半夏 6g，菖蒲 9g，丹参 9g，橘红 6g，磁石 18g（先煎），礞石 12g（先煎），玄精石 12g，猪苓 9g，白金丸 9g（分吞）。14 剂。二诊（6 月 10 日）：经前用涤痰宣窍，佐以宁心安神，平肝和胃，神志尚清，夜寐较安，梦呓也少，脉见细弦，舌苔薄，舌质胖大，舌边尖红刺。痰热较轻，痰蒙清窍未解，续服前方再进。处方：菖蒲 12g，玄精石 12g，礞石 12g（先煎），橘红 6g，制南星 9g，姜半夏 6g，磁石 18g（先煎），川贝母 9g，竹叶 6g，左金丸 9g（分吞）。14 剂。

【按语】 本案例精神病医院诊断为青春期精神分裂症，中医妇科辨证为肝失疏泄，痰蒙清窍，属经前期紧张症抑制型，病人先有精神忧怒，积郁伤肝，思虑伤脾，肝脾同病，冲任之气失司，月经失调，甚至闭经而不行。治疗采用涤痰宣窍、清心宁神之剂，致使病人精神逐渐恢复正常，随访 3 年，精神分裂症一直未见发作。

上述两例经前期紧张症，例 1 为兴奋型，例 2 为抑制型，可以说病因机制相同，均属肝经积郁，痰热为患，而表现症状则有所不同，例 1 以热为主，而例 2 以痰为主。临床治疗因此也所侧重，前者以黄芩、黄连、栀子、龙胆草等苦寒清热之品，清泄心肝之火而化其痰热；而后者以南星、贝母、半夏、陈皮、郁金、菖蒲涤痰宣窍；前者用大黄通腑泄热，釜底抽薪，与礞石合用，取其通便化痰之功，使其痰热由下而夺；而后者不用大黄，取其化痰而不通便。二者都取礞石化痰丸之意，但用法却不一，可见唐老灵活运用辨证方法，其理法方药，丝丝入扣，有的放矢，因而取得了良好的治疗效果。

三、痛经、经期发热（子宫内膜异位症）

忻某，女，35岁，已婚，初诊（1976年7月13日）：末次月经6月29日，每届经前3～5天，先感头晕头痛，肢节酸楚，脘闷纳减，继而形寒发热，体温升高达38℃，甚至上升到39℃以上，持续两天不能起床，伴有腹部作痛。逐渐增剧加刀割，同时伴有呕恶，直至经净以后则发热，腹痛逐渐消失，病程已历1年又4个月。妇科检查：宫颈中糜、充血，宫体正常大小，宫骶韧带正中水平扪及0.5cm之结节，触痛明显，质硬，右侧附件增厚，扪及3cm×3cm×2cm块状物，压痛，左侧附件尚软。诊其脉细软，舌苔薄白质胖大，此为气血不足，营卫不和，气滞瘀阻，不通则痛之证，治拟温养气血，和营祛瘀。仿补中益气汤合桂枝汤加减，佐以祛瘀行血之品，取其甘温能除大热。处方：桂枝6g，升麻6g，柴胡9g，白芍9g，党参12g，炙黄芪12g，白术6g，血竭末3g，蒲黄12g（包煎），五灵脂12g，延胡索9g，制川草乌（各）3g。14剂。二诊（7月27日）：末次月经7月24日，服药后，经期尚准，经来体温未见上升，腹痛明显好转。诊脉细软，舌苔薄质胖，病势已衰，但病根未除，当乘胜追击，冀获全功。处方：桂枝6g，党参9g，炙黄芪9g，当归9g，赤白芍（各）6g，山羊血9g，血竭末3g，五灵脂9g，延胡索9g，刘寄奴12g，制乳、没各6g，制川草乌（各）6g。7剂。三诊（8月3日）：前方用温通和营，理气化瘀，气血同治，攻补兼施，此次经行热减未清，体温在37.5℃左右，无明显上升趋势，但虚象尚未全复，积瘀也未清除，经期腹痛虽有明显减轻，但经后则隐约作痛，故再以攻补兼施。处方：党参9g，炙黄芪9g，桂枝9g，赤白芍各6g，山羊血12g，三棱9g，莪术9g，血竭末3g，五灵脂12g，延胡索9g，地鳖虫9g，制川草乌各6g。14剂。

【按语】 本案系子宫内膜异位症，属中医妇科中经期发热与痛经病门中，病情复杂，经多方检查治疗无效。该病之形寒发热绝非一般外感发热，而是由于气血不足，营卫不和，积瘀化热，经来则热升，经尽则热退，腹痛随体温上升而加剧，随体温下降而减轻。气血不足，则清阳不升，浊阴不降，以致胃失降和，是以经前头晕头痛，甚则头痛如劈，伴有呕吐。气虚则推动乏力，血运缓慢，血滞瘀阻，不通而痛，是以经前少腹先痛，经行则腹痛更剧，如绞如割，经净则腹痛缓解，由此可见，热由虚而来，痛自瘀而起。此乃虚中夹实，标本同病。治疗当以虚实兼顾，标本同治。法当采用补中益气汤为主，取其甘温除大热之义，佐以桂枝汤兼可调和营卫，又可解除寒热，再加入活血祛瘀之品，达到温通祛瘀止痛之功效。通过临床实践，得到了预期的疗效。

山羊血可治诸血证，是活血化瘀的有效药物，可将异位之瘀血化除，配合血竭、五灵脂等达到活血化瘀、瘀去痛止之作用。川草乌性温善走，具有温经止痛之功，与桂枝、山羊血、血竭等温化和营祛瘀之品相配伍，则疗效更加突出，与补中益气汤之参、芪相配伍，则更增强了扶正补虚祛瘀之作用。

四、女阴白斑

张某，女，35岁，已婚。初诊（1975年11月6日）：患外阴瘙痒症，已延续10年，1972年来我院妇科检查，发现小阴唇、阴蒂及会阴部均有片状色素减退，环绕肛门及会阴周围皮肤粗糙，曾于1972年4月29日在我院病理科活组织检查，报告为“符合女阴白斑”，当时经用地塞米松等中西药治疗，效果均不明显。曾考虑手术治疗，但由于患者尚年轻，故暂不手术处理。至1974年底开始，白斑范围扩大，瘙痒难忍。诊其脉细濡，舌苔薄白，舌尖薄白，舌尖端有一大片紫黑色瘀斑。因肾开窍于二阴，肝脉绕阴器，今脉细为阴虚，濡为气弱，气阴两虚，湿热内蕴，故为瘙痒，积久不解，化为郁热，愈热愈痒，势必滋漫难图。《素问·至真要大论》有“诸痛痒疮，皆属于心”之说，其病因以火为主，姑以苦寒直折心肝之火，佐以凉血祛瘀，热清则肝肾之阴自复，瘀去则热自解。故改用中药内服外用。处方：龙胆草9g，木通6g，黄柏9g，栀子6g，生地18g，炒丹皮6g，赤芍6g，当归9g，小胡麻6g，苦参9g，牛膝9g，炒车前子12g（包煎）。7剂。外洗方：葎草30g，土槿皮12g，蛇床子9g，川椒3g，苦参9g，枯矾9g。每日1次。二诊（11月13日）：前方用苦寒直折心肝之火，佐以凉血祛瘀，下焦之湿热得以下趋，白带增多，甚至稠黏成块，腰脊倍觉酸楚。肝肾之气受损，督带攸亏，然而，外阴瘙痒有显著减轻，10年病根已见动摇，当师上意挖掘之。处方：龙胆草9g，木通6g，柴胡9g，当归9g，生地18g，黄柏6g，茅术4.5g，苦参9g，墓头回9g，荜澄茄9g，泽泻9g，炒车前子12g（包煎）。7剂。外洗方：葎草30g，黄柏9g，苦参15g，土槿皮30g，花椒9g，明矾9g。每日1次。三诊（11月20日）：叠与内服外洗中药治疗，外阴瘙痒大减，白带也明显减少，外阴白斑色泽由白而逐渐转为红润，此为积热清而瘀浊化，近两三天经汛将行，瘙痒又作，夜寐不安，当乘胜追击。处方：龙胆草9g，木通6g，知母6g，柴胡9g，当归9g，赤芍6g，桃仁6g，炒丹皮6g，生地18g。外洗方：一见喜9g，鸭跖草30g，土槿皮15g，明矾9g，川椒9g。每日1次。四诊（11月27日）：最近以来，经前尚有瘙痒感，此次经后瘙痒感未作，外阴白斑部分皮肤色泽已见红润，成为小点状，向正常皮肤发展，10年沉疴已有转机。处方：龙胆草6g，木通6g，柴胡9g，当归9g，赤芍6g，炒丹皮6g，桃仁6g，红花9g，紫参9g，生地12g，炒车前子9g（包煎），黄柏6g。服7剂。外洗方：一见喜9g，葎草30g，土槿皮9g，鸭跖草30g，明矾9g，花椒9g。每日1次。五诊（1976年1月22日）：叠进苦寒泄热、调气祛瘀之品，外阴瘙痒明显好转，则外阴皮肤及黏膜白斑部分颜色逐渐转红而趋正常，但舌见大片紫黑瘀斑尚未退尽。积瘀未清，当缓图之，但因春节将届，急欲回乡，要求以长方以便继续治疗。处方：当归9g，赤芍6g，炒丹皮6g，生地15g，木通6g，苦参9g，三棱9g，莪术9g，红花6g，桃仁6g，刘寄奴12g，紫参9g。外洗方：葎草30g，蛇床子9g，苦参9g，土槿皮9g，白花蛇舌草9g，白矾9g，花椒9g，一见喜12g。外敷方：烟膏3g，蛤粉12g，冰片1.5g，共研细末，先洗外阴并拭干后将药粉干扑。本例经用上方，回乡后治疗一段时间，瘙痒已治愈，1977年9月出差来沪，因外阴瘙痒小发作而来就诊，用上法后又愈。

【按语】 外阴瘙痒一症，中医经络学认为，肝经绕阴器而上行，多为肝经湿热下注所致。一般使用龙胆泻肝汤清肝胆湿热，效果较好。而本病案为外阴白斑，情况较为复杂，唐先生治疗此重症，不急不躁，井然有序，先以清化肝胆湿热，瘙痒则明显改善，继而活血化瘀，内服与外用并进，逐步达到热清湿化，瘀去热解，白斑渐愈之目的。

（丛春雨）

第八节　卓　雨　农

生平简介　卓雨农（1909—1963），男，汉族，四川成都人。出生于四代中医世家，弱冠之时即禀承其父翰屏先生学习岐黄之道，17岁即开始行医，18岁取得“全省国医开业考试”合格证书，精研内、外、妇、儿各科，尤以妇科见长，被誉为“卓半城”。解放前，曾积极参与中医界活动，募捐资助“四川国医学院”。1951年就职于成都市第一人民医院，1956年任副院长。1957年调成都中医学院，任附属医院副院长兼妇科教研室主任。1954年任四川省第一、二届人大代表、常务委员会委员，曾任农工民主党四川省常务委员。1959年晋升为教授。1961年被评为全国文教卫生先进工作者，光荣地出席了全国群英会。

在卓先生的主持和参与下，由该院妇科教研室主编全国中医学院第一、二版试用教材《中医妇科学》。

卓先生医术高明，医理精深。早在20世纪50年代，即主编了《中医妇科临床手册》（四川人民出版社），其中证治方药，大都是他个人的临床心得。其20世纪60年代主编《中医妇科治疗学》（四川科学技术出版社），全书从病种到证型、自制方、习用方，都是他几十年临床经验的结晶，充分体现了他从中医整体观念出发，根据“辨证求因，审因论治”的原则，“着重调整和恢复机体自然功能”的学术思想特点，是一部具有较高临床实用价值的专著，该书自1961年由四川人民出版社出版以来，深受广大读者和中医工作者的欢迎和好评。

学术思想特点

一、十分重视气血、脏腑、经脉与妇女生理的关系

卓先生认为妇女生理上的特点，主要表现在经、带、胎、产、乳等方面。维持这些生理功能，又要赖于气血的充沛、脏腑的安和、经脉的畅通。尤其是以肾气和冲任二脉最为重要。《素问·上古天真论》对女性生理病理变化的著名论述，充分说明了女性生殖功能的成长和衰退决定于肾气、冲任的盛衰，而肾气和冲任的盛衰，又与气血、脏腑、经脉有着更为直接的关系。因此，他着重指出，研究女性的生理，必须以脏腑、经络、气血为核心，来探讨月经、胎产等正常生理功能、病理变化及其与气血、脏腑、经络的关系。其中尤以肝肾脾胃和冲任二脉，在女性生理上具有重要的作用。

卓先生指出肾主藏精，肾气旺盛，则精充血足，天癸至，任通冲盛，月事以时下，说明肾气是直接关系到妇女生长发育和生殖功能的根本。肝藏血主疏泄，有储存血液、调节血量的作用，故妇女月经正常与否，与肝的藏血和疏泄功能有关。肝气调达，经脉畅通，则月经胎产正常。脾主运化，输送精微上注于心肺而化为血，为血液生化之源。脾又统血，在产生月经的机制上，起着生化统摄的重要作用。胃与脾有着密切的联系，胃主受纳，脾司运化，共同担负消化吸收的任务，均为气血生化的源泉。《素问·玉机真脏论》

说："五脏者，皆禀气于胃，胃者五脏之本也"。胃的经脉下行，与冲脉交会于"气冲"穴，故有"冲脉隶于阳明"、"谷气盛则血海满"的说法，胃的经脉沿乳中线下行，故乳房属胃，胃气的强弱与乳汁多少亦有关联。

与妇女生理密切有关的，是冲任督带四脉，其中冲任二脉尤为重要。卓先生认为冲脉为总领诸经气血之要冲，十二经的气血皆归于冲脉，故有"五脏六腑之海"、"血海"等名称。冲脉起于胞中，沿会阴上行与任脉会于咽喉，终于唇口。冲脉与全身之经脉有广泛的联系，故又称之为太冲脉。妇女发育成熟后，脏腑气血充盛，血海满盈，下注胞宫而成为月经。如果冲脉有了病变，表现为气从少腹上冲，腹中胀急疼痛，疝瘕遗溺，女子不孕等。

卓先生认为任脉有妊养之义，因三阴经均会于任脉的曲骨、中极、关元穴，精血津液都属于任脉总司，故称"任脉任一身之阴"、"任为阴脉之海"、"任为妇人生养之本"。其经脉亦起于胞中，出会阴，循行于胸腹正中线，上至面部，与胃脉交会于承泣穴。因任脉主一身之阴，又与胞宫相联属，故任脉之气通，能促成月经和胎孕。如果任脉有了病变，男子内结七疝，女子带下瘕聚。冲任二脉通盛，固然是产生月经的主要条件，但要保持月经正常，又与督带二脉相关。

他认为手足三阳经，皆会于督脉的大椎穴，故有督脉总督诸阳的说法。督脉为阳脉之海，与任冲同出于会阴。督脉行一身之后，主一身之阳，而任脉行一身之前，主一身之阴，两脉至唇口会于龈交穴。任督二脉循环往复，维持阴阳平衡，气血通畅，是保持月经的正常来潮。如果督脉有了病变，主要表现脊柱强直、角弓反张等。

他认为带脉围腰一周，起于季肋，止于季肋，约束全身之经脉。冲任督三脉，均有经脉与之相通，受它约束。张子和说："冲任督三脉同源异行，皆属于带脉，带犹束带。"带脉为病，表现为腹部胀满，腰溶溶如坐水中，带下等病。这些都是带脉病变所出现的症状。

综上所述，可以看出，气血、脏腑、经络的生理功能，与妇女经、带、产、乳有着密切的关系。气血是经、孕、产、乳的物质基础，脏腑是气血生化之源，经络是气血通行的道路。脏腑安和，气血旺盛，经脉畅通，则经、产、孕、乳自然正常；如果某种病因导致气血不调，脏腑功能失常，冲任二脉损伤，势必影响妇女正常生理而产生女科疾病。他指出研究妇科学，必须了解脏腑气血冲任在妇女月经胎产方面的重要作用，才能在错综复杂的病变，审证求因，辨证论治。

二、治疗妇科病突出调气血、和脾胃、养肝肾九字大法

卓先生指出，妇科疾病的治疗原则和中医学各科一样，是从整体出发，根据辨证论治的精神，着重调整和恢复全身之功能。因此，必须运用四诊、八纲，仔细诊察形、气、色、脉，结合气候、季节、地区、饮食、起居、性情、旧病等，追寻起病原因，分清寒热虚实与气血瘀郁，然后确定治疗方法。妇女由于生理关系，感情容易激动，往往引起气血不调、脾胃失和、肝肾亏虚、冲任损伤等现象，进而导致经、带、胎、产等疾病。卓先生数十年临床经验，在妇科病的论治上，提出了以下"九字"治疗大法。

（一）调气血

妇女以血为本。汪石山说："妇人属阴，以血为本，但人肖天地，阴常不足，妇人加有哺乳、月经之耗，是以妇人血病者多"。但气为血帅，朱丹溪曾说："血为气之配，气热则

热，气寒则寒，气升则升，气降则降，气凝则凝，气滞则滞，气清则清，气浊则浊”，指出血的运行，有赖于气的主持和推动。唐容川说：“运血者气也，守气者血也，气病则血不能独行，血病则气不能独化”。就是说血和气互相依存，不可分割的关系。妇科病虽然以伤血为主，但血病必连及于气。也有一些疾病是气病连及血的，如气滞引起的痛经、经少、经闭等。因此，卓先生治疗妇科疾病，首先着重调气血，认为气血调匀，则诸脏安和，经脉通畅，胎产经带等病就可痊愈。即使需用清凉、攻下诸法，也应注意不要伤及气血，才能收到良好的效果。

（二）和脾胃

脾胃是后天之本，生化之源。胃主受纳和腐熟水谷，脾主运化水谷，敷布津液。水谷入胃，通过脾胃腐熟运化，才能上奉于心而生血。薛立斋说：“血者，水谷之精气也，和调五脏，洒陈六腑，在男子则化为精，在妇人则上为乳汁，下为月水，故虽心主血，肝藏血，亦皆统摄于脾。补脾和胃，血自生矣。”这就把脾胃在妇科治疗中的重要性说得透彻了。和脾胃正是为了调气血，可见和脾胃是治疗妇科疾病重要的一环。尤以老年妇女，经断以后，肾气衰弱，气血俱虚，全赖水谷之滋养，此时补脾胃以资化源，更为重要。

（三）养肝肾

肝为藏血之脏，性喜条达。如情志愉悦舒畅，肝气冲和，则血脉流通，经血正常。反之，木郁不达，化而成火，发而为怒，则血横溢，甚或内伤津液，成为血枯。肾藏精而系胞，通诸经之血，为冲任之本。肾为肝之母，主闭藏；肝为肾之子，主疏泄。两者一开一阖，同处下焦，互相依存，互相制约。因此，在临床上，往往肝肾并称。《傅青主女科》说：“夫经水出诸肾，而肝为肾之子，肝郁则肾亦郁矣，肾郁而气必不宣，前后之或断或续，由肾之或通或闭耳。”说明了肝肾相互为用的道理。而肝肾之经脉气过之处，又与冲任有密切关系。冲脉起于气街并少阴之经，夹脐上行；肝经之脉，起于足大趾之端，上循足趾上廉，上腘内廉，循股阴，入毛中，过阴器，抵少腹，上行至巅顶与冲任之脉并行。所以，古人有“八脉隶于肝肾”的说法。妇科疾病多为冲任损伤，冲任损伤必将影响肝肾，肝肾有了病变，亦可影响冲任。临床常见的妇科病，如经闭、崩漏带下、滑胎等，既由于冲任损伤，又和肝肾失养有关。因此，在治疗时，常常从肝肾入手，治肝肾即是治冲任。肝肾得养，则冲任的功能自然恢复，故养肝肾也是治疗妇科疾病的重要法则之一。

三、强调辨证论治中的原则性与灵活性的有机结合

卓先生在临床实践中特别强调必须从整体观念出发，根据辨证论治的基本规律，着重调整和恢复全身功能。如对月经先期一病，他指出病因不同，所表现的症状也就各异，临床上必须根据四诊八纲辨证论治。《妇人规》说：“所谓经早者，当以每月大概论，所谓血热者，当以通身藏象论，勿以素多不调，而偶尔先期者为早，勿以脉证无火，而单以经早者为热。”这些记载，确实指出了月经先期的辨证要点。要达到治疗目的，首先要诊断正确，才能施治无误。因此，辨清疾病的属性，是治疗上的关键问题。同时还必须注意兼证，细心观察，辨清主次，权衡轻重，作出恰当的处理，这就是辨证论治的原则性与灵活性的有机结合。卓先生就月经先期的治疗要点指出，只要有虚象存在，无论有热无热，均不宜过用寒凉药物，这是治疗月经先期的重要法则。因此，临证时应结合病人的症状，找出致病的根本原因，然后立法遣方。属于血热的，宜清热凉血，拟用自制加减清经汤主之；若经量过多色紫者，宜清热止血，自制清热固经汤主之；两方之别在于后者继养阴清

热凉血的同时，加重化瘀止血之品。而属于气虚者，宜补气健脾，养血调经，自制加味四君子汤主之；而气虚偏热者，宜扶气清热，自制养阴益气汤主之；属气滞者，宜理气和血，自制加减乌药汤主之。而且还指出气滞有以下两种情况：若肝郁脾虚者，则经行量多淡红，治宜平肝补脾，行气舒郁，选自制加减逍遥散主之；若肝郁血热者，则经行量少色红，治疗宜平肝解郁，佐以清热，用《医醇賸义》中的清肝达郁汤主之。而对于血瘀夹热者，宜行血逐瘀，佐以清热，方选桃红四物汤主之；对于血瘀偏寒者，治宜温经导滞，自制加味牛膝逐瘀散主之。以上论述，可见其辨证细微，而拟方用药则又极为精当。

卓先生在妊娠病中指出，引起妊娠疾病的原因，仍不出内伤七情、外感六淫，以及不内外因的跌仆损伤和饮食房劳等。如果因疾病而影响孕妇胎动的，宜治其病，病愈则胎安。如因胎动不安而导致病变的，宜安其胎，胎安则病自愈，这就是妊娠疾病治疗的重要原则。安胎的方法，古人主张养血清热，以血为本，胎前用药宜凉，清热则血液不致妄行而能养胎。卓先生指出其实这种方法并不全面，用于气盛有热的，可以收效，如属气虚偏寒的，就不适宜。最可靠的方法，仍然要根据脾胃与肝肾两方面着手治疗。因为脾胃为水谷之海，生化之源，胎儿依靠母体的血液来营养，脾胃健，血液充足，就能养胎。肾为元气之本，冲任之源，冲为血海，任主胞胎，所以又有胎系于肾的说法。肝为肾之子，相互为用，滋养肝肾，就能调理冲任，从而起到护胎的作用。尤其对体弱易堕胎的妇女，更要重视调理脾胃和滋养肝肾。

他认为子痫一证，从临床症状来看，可以分为轻重两类。轻证仅觉头痛眩晕，全身疲劳，有时足踝及小腿部有轻度浮肿；重则剧烈头痛，恶心呕吐，甚则抽搐，渐至牙关紧闭，神志昏迷，痰涎涌盛，身体强直，角弓反张。至于因风因热，或气虚血虚，当结合色脉详加分析。对子痫的治法，医家多宗《医学心悟》："大抵此证，胎气未动，从养血定风为主；胎气既下，宜大补气血为主。"卓先生认为在临床上，又须结合病情，分辨寒热虚实立法遣方。一般以平肝、养血、祛风、化痰为主。若肝热者，宜清热养血，平肝熄风，拟用自制方龙胆羚羊角汤方之。若内热甚者，宜泻热清心，选自制方加味黄连解毒汤主之。前者以肝热为主，龙胆羚羊角汤治之，后者以心热或心包络有热为主，宜连、芩、柏三黄治之。而风寒者，宜疏解风寒，葛根汤主之。若风寒夹痰者，惟发病时喉间痰鸣，宜祛风化痰，选自制方祛风导痰汤主之。然血虚者，宜养血熄风，钩藤汤主之。若阳虚湿泛者，宜温化行水，拟用自制方加味五苓散主之。

卓先生认为治疗胎动不安、堕胎、小产，必须依据发病原因，辨明寒热虚实，才能确定治疗方法。古人虽有逐月安胎之法，如果不辨病情，按月投药，就不一定恰当。他告诫后人不能执方治病，否则会贻误病人。对于具体病情，不仅要注意到寒热虚实，采用温清补泻之方药，而且还要注意补养肝肾，使其胎元稳固。同时，要注意到若下血较多，小腹坠胀特甚，或胎死腹中，已不能再安者，应当迅速促其流产，以免发生意外。指出若气虚者，宜补气安胎，拟用自制方加减补中益气汤主之；若因起居不慎引起胎动的，宜补气固肾安胎，选自制方补气安胎饮主之；若血虚者，宜补血安胎，选自制方胶艾安胎饮主之；若脾虚气弱者，方选《妇人良方大全》中的安胎寄生汤主之；若脾虚气弱者，宜补气健脾，选自制方加味异功散主之；若肾虚者，宜固肾安胎，选自制方补肾安胎饮主之；若气郁者，宜平肝解郁以安胎，选自制方加减逍遥散主之。

卓先生还认为转胞的病因，分为虚弱和湿热两种。但虚弱之中，有肾虚和气血虚弱之不同；湿热亦有热盛和湿盛之区别。虚弱证多面色苍白，气短神疲，头晕畏冷，便溏脉弱；湿热证多小腹胀痛，心烦内热，苔黄，脉滑数。而各证中又有偏寒偏热、夹郁夹瘀等情况，临床时当察其所因，分别施治。属于气血虚弱的，宜补气益血；属于肾阳虚的，宜温化肾阳；属于湿热的，宜清热利湿。如有兼证，当随证用药，切忌浪投通利，既无益于病，又反伤正气。

卓先生认为对产后血晕，当从虚实辨证。《金匮今释》引丹皮元简说："产后血晕，自有两端，其去血过多而晕者属气脱，其证眼闭口开，手撒肢冷，六脉微细或浮是也；下血极少而晕者属血逆，其证胸腹痛，气粗，两手握拳，牙关紧闭是也。"这简短的几句话，扼要地指出了产后血晕的辨证要点。因此，临床上，首先要分清虚实两证，然后根据病情选方用药。血虚气脱者，宜补气固脱，回阳救逆，先用独参汤挽脱，再用参附当归汤温阳。若产后下血过多者，宜补血益气，拟用大补元煎主之。若气血两虚者，宜气血双补，选《东垣十书》中的当归补血汤主之。若瘀血上攻而晕者，宜逐瘀行血，选夺命散或佛手散主之。若兼有风邪者，宜化瘀祛风，选自制方加味荆芥散主之。若兼有寒邪者，宜温经散寒，活血化瘀，方选《太平惠民和剂局方》中的黑神散主之。若兼气郁者，宜开郁散结，选自制方开郁逐瘀汤主之。若兼热邪者，宜清热活血，选自制方加味红花散主之。

他认为产后发热是一个总的证名。由于发热的原因不同，症状表现就各有差异，必须审察详明，随证施治。特别是虚烦发热，为产后常见的症状，乃阴虚阳浮，气血不足之征，若误为热证，投以凉药，则将导致不良后果，临证时，必须注意鉴别。治疗产后发热，应根据产后的特点，在不伤气血的前提下，辨证施治。特别对外感发热，尤宜注意。因为新产气血骤虚，卫外之阳不固，容易感受外邪。此时若认为产后概属诸虚不足，投以温补或填滋，则邪闭于内，无从外出，必将发生他证，无异于闭门捉贼；若不顾及卫气先虚，过于疏解，以重虚其表，又无异于开门揖盗。因此，必须审证求因，辨证论治。产后发热由外感引起的，宜疏风解表，选自制方荆防双解散主之。若头痛，发热，微恶寒者，法宜清解，选自制方银花蕺菜饮主之。若头痛，高热，恶寒者，宜清热解毒，选《医宗金鉴》中的五味消毒饮加味主之。若由血热引起的，宜清热凉血，佐以生津，选自制方清热地黄饮主之。若血虚者，宜养血滋阴益气，方选(《景岳全书》)中的人参当归汤加减主之(去桂心，加制首乌、甘草)。若阴虚血燥者，宜养阴清热，选自制方加减青蒿鳖甲汤主之。若兼劳热者，宜养阴润肺，选自制方冬地百部饮主之。若由血瘀而引起者，宜活血祛瘀，选自制方桃红消瘀汤主之。

卓先生指出癥瘕的辨证，在《诸病源候论》里有七癥八瘕，《备急千金要方》中有十二瘕，《妇人良方大全》有疝瘕、八瘕、癥瘕、食瘕、血癥等名目。后世医家的认识也各有不同。但从其发病的原因来看，不外乎血瘀、气滞和痰积。其中血瘀、气滞则是主要原因。在分析病情时，应以气血为主，然后再辨别其他症状，审察是否顽痰积滞，或风寒侵袭，以及体虚、气弱等兼证，尽量做到掌握重点，全面分析。如因气滞，其积块必不坚实，且时聚时散，痛无定处；如系瘀血所致，必积块坚硬，位置固定不移，疼痛拒按；如顽痰积滞，多见面色皖白，平素多痰，恍惚少寐，心惕易惊，胸脘胀闷，甚则腹大如怀孕状，若结为癥，则坚硬不移，为瘕则聚散无定。若兼有风寒，则喜热恶凉；若病外阳虚，则有神倦气短、头晕脑胀、耳鸣眼花等现象。明确以上各症，才能辨证施治。治疗原则：破血消坚，理气行滞，有形有质的，可用破血消坚之药；若无形无质，气滞作痛，聚散无常，当以行气和中为主。因为瘀滞为病，久而成积，不用攻坚、破血、行气之药，不能消散积聚。但是施治时，必须详审发病的新久、体质的强弱。初起时，正气强邪气浅，宜用攻破；若发病日久，邪气渐深，正气渐弱，则应攻补兼施；倘若病不愈，邪气侵凌，正气已衰，宜以补正为主，待正气逐渐恢复，才能酌情攻破。既攻之后，又须即时扶正。正如《妇人规》引罗谦甫说："养正邪自除，必先调养，使营卫充实，若不消散，方可议下。"具体用药时尤须注意，即或体质壮实，攻积亦当渐进，太急则伤正气，正气受损，则邪气反攻，所谓："大积大聚，衰其大半而止"正是这个道理。总之，治疗癥瘕，必须考虑体质强弱和病邪深浅，然后斟酌情况，当攻则攻，当补则补，或先攻后补，或先补后攻，或寓攻于补，或寓补于攻，都应遵守"除之以渐"，"衰其大半而止"的原则，这就是卓先生反复强调的辨证施治的原则性。而其辨证施治的灵活性则表现在具体的治疗上。若气滞者，宜理气行滞，止痛软坚，选自制方二香饮主之。若肝肾气郁者，治宜理气行滞，和血散瘕。选自制方加减香棱丸主之。若兼寒者，宜理气、散寒、行血，选《济生方》中的大七气汤主之。若血瘀者，治宜活血行瘀，软坚散结之法，选《沈氏尊生书》中的鳖甲丸主之。若瘀积甚者，宜攻坚破瘀之法，选大黄䗪虫丸或化癥回生丹主之。若瘀积日久，正虚邪实，此时用药，宜攻补兼施；若虚甚者，先补后攻；不甚者，则先攻后补，或攻补兼用，以免邪去正伤，造成不良之后果，选自制方温经化癥汤主之。若瘀久血虚者，则宜补血行瘀，选《济阴纲目》中增味四物汤主之。若因痰积者，宜导痰消积，佐以化瘀，选自制方加味导痰饮主之。

总之，卓雨农先生临床用方精而不杂，自制方寓义深刻，通过世代家传和本人长期临床实践的磨炼，形成了独特的药少、量轻、价廉的用药风格。

四、发展中医妇科病种，首先提出"经断前后诸证"中医妇科病名

卓先生根据临床实际，针对妇女更年期出现的、与更年期生理病理有关的某些病证，并结合西医学更年期综合征病名拟定出这一具有中医学特色的病名，运用中医学基本理论，提出该病的病因病机、辨证论治，纳入中医高等院校《中医妇科学》第二版教材。此病名的成立和相应的理论见解在学术界有重要的影响，在此基础上对该病的研究有较大发展。

临床经验特色

一、治疗痛经证治七法

卓雨农教授认为痛经病主要特征是疼痛，发生疼痛的时间，有经前、经后和行经期间；疼痛的性质，也有隐痛、刺痛、绞痛、持续性痛、阵发性痛和喜按、拒按、得热则减、得热反剧等不同情况，一般痛经在经前或行经期中为实，痛在经后为虚；缓痛为寒，刺痛为热，隐痛为虚，时痛时止为气滞，持续作痛为血积；喜按为虚，拒按为实，得热则减为虚为寒，得热则反增为热。《医宗金鉴》说："凡经来腹痛，在经后痛为气血虚弱，经前痛为气血凝滞；若因气滞血者，则多胀满，血滞气者，则多疼痛。"从胀满疼痛来分辨其为血滞或气滞。卓先生着重指出，根据以上论述鉴别气、血、寒、热、虚、实等不同证型，甚为可靠，具有极强的临床指导意义。

卓先生治疗痛经的原则为：若系实证，着重通经，若虚而兼实，则通补并施。古人说："通则不痛，痛则不通。"造成不通的原因，不外气血阻滞，而气血阻滞的原因，又各

有不同，当详审所因而治。有因虚而致痛的，如气血虚弱，血液运行不畅，应以补为通，治宜补气益血为主；由于肾虚，水不涵木，肝气横逆而发生阻滞的，以滋肾调肝为主；若因风冷所伤，以散寒行滞为主；如因寒湿凝滞，以温经行滞为主；由于血热气实的，以清热凉血为主。病因不同，治法各异，总的要求，着重调血通经。温、清、补、调等诸法随证施治，均可收到除痛愈病之功效。

以上所举，只是痛经的一般辨证论治的方法，在临床上，必须根据患者的症状、体质、精神、生活等综合研究，才能审证明确，治疗得当。

1. 气血虚弱证　症见：经后少腹作痛、喜按，面色苍白，语言低微，精神不振，经色淡质清稀，舌淡苔薄，脉虚或沉细。治法当以补气益血，佐以温经。卓先生拟用自制方胶艾八珍汤主之。方药：党参15g，白术12g，茯神12g，秦归6g，川芎3g，炙甘草3g，熟地9g，白芍6g，阿胶9g（烊化），炒艾叶9g。若有寒象者，加鹿角胶6g，益母草12g。水煎，温服。若兼脾虚，表现经来量少，质清色红，经后腹痛，喜揉按，面色萎黄，头晕心悸，神疲少寐，四肢倦怠，腰腿酸软，舌淡红苔光剥，脉细，宜补气养血，兼益心脾，归脾汤主之。

2. 肾虚肝郁证　症见：经来色淡量少，经后少腹疼痛，两胁作胀，腰部酸软，倦怠无力，舌淡红苔薄，脉沉弱。治以滋肾调肝，兼固冲任之法，卓先生拟用自制方益肾调经汤主之。方药：杜仲9g，续断9g，熟地9g，当归6g，白芍9g（炒），益母草12g，焦艾9g，巴戟天9g，乌药9g。水煎服。若偏肝郁者，症如上，但两胁胀甚，苔薄白，脉弦弱，宜调肝解郁，佐以滋肾，调肝汤主之（《傅青主女科》）。方药：山药12g（炒），阿胶9g（炒），当归9g（酒洗），白芍3g（酒炒），山萸肉9g（蒸熟），巴戟天3g（盐水炒），甘草3g。水煎，温服。若自觉气不舒畅，胀痛甚者，加制香附4.5g。

3. 气郁血滞证　其症状为：经前或经期腰腹胀痛，月经量少，行而不畅，自觉二便均胀，矢气即舒，脘胁满胀，苔微黄，脉弦。治疗当以行气舒肝，佐以活血之法。拟用自制方疏肝解郁汤主之。方药：香附9g，青皮6g，柴胡6g，郁金6g，丹参12g，川芎4.5g，红泽兰12g，延胡索6g，金铃炭6g。水煎，温服。若经色淡，量少无块者，加当归9g。若偏热者，经前胁痛腹胀，月经色红量少，或有块状，性急易怒，头晕口苦而干，苔黄舌质红，脉弦数，宜清肝解郁之法，拟用自制方舒郁清肝汤主之。方药：当归6g，白芍12g（酒炒），白术6g，柴胡6g，香附6g（醋炒），郁金6g，黄芩6g，山栀仁9g，丹皮6g，甘草3g。水煎，温服。

4. 瘀血阻滞证　症见：经前或经期中，少腹疼痛拒按，痛剧时如刺，经量少而不畅，时有血块，排出则痛减，舌质红，或有紫赤点，脉沉涩。治法以活血逐瘀佐以行气。方用自制方加味失笑散主之。方药：蒲黄6g，五灵脂6g，延胡索9g，丹皮9g，桃仁6g，香附9g，台乌药6g。水煎，温服。若疼痛甚剧，波及少腹两侧者，加姜黄6g、乳香6g；大便燥结，加大黄6g。若瘀滞兼寒者，症见少腹冷痛，喜热熨，经色乌黑，量不太多，腰酸背冷，舌淡苔白，脉沉紧，治宜温经活血，理气定痛之法。拟用自制方温经定痛汤主之。方药：当归6g，川芎4.5g，延胡索6g，红花3g，桂枝4.5g，莪术6g，台乌药6g。水煎，温服。

5. 风冷证　症见：经前或行经期感受风冷，少腹绞痛有冷感，经来量少，色黯红，头痛恶寒，舌淡红，苔薄白，脉沉紧。治法散寒行滞，温经活血。选自制方温经止痛汤主之。方药：川芎6g，五灵脂6g，白芷6g，焦艾叶9g，香附9g，生姜6g。水煎，温服。

若手足发冷，喜冷恶寒，经色如黑豆汁者，加小温经汤，即：当归 9g，附子 9g。水煎，温服。若风寒两感者，其发现为经期少腹冷痛，色紫黑量少，恶风怕冷，头痛身热，宜祛风散寒之法，选用加减吴茱萸汤主之(《医宗金鉴》)。方药：当归 6g，肉桂 3g，吴茱萸 3g，半夏 3g，防风 3g，藁本 3g，木香 3g，细辛 1.5g，干姜 1.5g。水煎，温服。

6. 寒湿凝结证　症见：经前或经期少腹疼痛，喜热熨，经色黑如豆汁，舌润苔白，脉沉迟。治当活血散寒止痛，拟用自制方温经活血汤主之。方药：香附 9g，台乌药 6g，吴茱萸 3g，茅术 4.5g，茯苓 9g，当归 6g，川芎 4.5g，炮姜 4.5g，乳香 6g。水煎，温服。

7. 血热证　症见：经前腹痛，经色紫黑有块，时感热气上冲，头昏口干，性情急躁，大便燥结，小便短赤，舌质红苔黄，脉数有力。治疗当以清热凉血，通经止痛之法。选用自制方涤热逐瘀汤主之。方药：丹参 15g，丹皮 9g，生地 9g，三棱 6g，莪术 6g，通草 6g，香附 6g，槟榔 6g，大黄 3g，延胡索 6g。水煎，温服。若气滞者，其症状为腹痛拒按，痛时如刺，有的引及两侧。加重香附、槟榔用量，或再加川楝子 9g。若热甚者，兼有口苦心烦，宜凉血二黄汤（自制方）。方药：生地 12g，丹皮 6g，白芍 9g，桃仁 6g，延胡索 6g，黄芩 6g，姜黄 6g，通草 6g。水煎，温服。

二、治疗经闭证治七法

卓先生认为闭经一证，虽只分血枯、血滞两类，但其病因仍比较复杂，辨证尤当注意。一般属血枯的，大多面色苍白或萎黄，两目少神，头目眩晕，时有潮热，皮肤不润，食量减少，心累气短，腰酸无力，舌质淡苔薄，脉多无力，甚则形肉枯瘦，皮肤干燥，气急作喘，舌淡或光剥无苔，脉虚细。属于血滞者，大多胸腹胀满，少腹疼痛，按之不减，或反增剧，脉多有力。至于房劳、气郁、因热因痰等各有不同的见症，须结合四诊八纲仔细分辨。证型虽多，概括起来不外乎血枯、血滞两端。治疗原则，是血枯宜补，血滞宜通。卓先生还特别告诫同仁警惕一见经闭，不分虚实即乱施通利的做法。至于具体的治疗，又当根据不同的情况，采取“虚者补之，实者泻之，劳者温之，损者益之，结者散之，留者攻之，客者除之”等法，辨证施治。如因失血而引起的，宜补血益气；脾虚的宜补脾和胃；劳损的，大都阴亏火旺，灼肺伤肝，宜养肝滋肾润肺；血瘀的，宜攻瘀通经；风冷凝滞的，宜温寒行血；气郁引起的，宜调气舒郁；痰阻的，宜化痰行血。此外，更宜详审有热无热，夹实夹虚，随症变通。《女科经纶》引叶以潜说“……血滞亦有虚热，血枯亦有虚热，故滞者不宜过于宣通，通后又须养血益阴，使津液流通。血枯者亦不可峻行补益，恐本身无力，而辛热之剂，反燥精血矣。”卓先生认为从叶氏这段论述可以体会到，经闭一证，无论血枯血滞，在治疗上都不可偏补或峻攻，宜细审病机，分清虚实，于寒热、温凉、补泻、攻散诸法中，灵活掌握，调之使平，才会收良好的治疗效果。

1. 血虚证　症见：经闭数月，面色苍白带黄，两目少神，头晕目眩，时或头痛，心累气短，饮食减少，消化不良，甚则形体消瘦，舌质淡苔薄，或光剥无苔，脉象虚细。治疗宜养血益气之法，选李东垣卫生汤主之。方药：当归 60g，白芍 60g，黄芪 90g，甘草 30g。共研为末，蜜丸，每服 15g，开水调下。若大便燥结者，加肉苁蓉 60g、熟地 60g。若气血亏甚者，其表现为经闭数月，皮肤干燥不调，形体消瘦，心累气短，动则喘逆，头晕目眩，腰酸无力，食少，舌质淡红苔薄，脉缓无力。宜气血双补，兼滋肝肾，选用自制方益气补冲汤主之。方药：党参 15g，白术 12g，云茯神 12g，当归 9g，熟地 12g，黄芪 9g，枸杞子 9g，菟丝子 9g，炙甘草 9g。水煎，温服。若兼夜寐多梦、胸胁胀满、呼吸短促等症，多因血亏肝失所养，治宜滋阴养血柔肝，选用自制方滋肝养血汤主之。方药：熟地 12g，枸杞子 12g，山萸肉 12g，菟丝子 12g，怀山药 12g，当归 6g，柏子仁 9g，红泽兰 12g，生谷芽 12g。水煎，空心服。作丸剂，加重药量 5 倍，研末炼蜜为丸，每次服 4.5g，每天 2 次。

2. 脾虚证　症见：经闭数月，面色苍黄，精神疲倦，四肢不温或浮肿，心悸气短，时有腹胀，饮食少，大便溏，口淡，舌苔白腻，脉缓弱。治宜补脾和胃，益气调血，选用自制方参术饮主之。方药：党参 12g，炒白术 12g，茯苓 12g，怀山药 15g，砂仁 3g，秦归 1.5g（酒洗），川芎 1.5g。水煎，温服。若四肢浮肿，小便清长者，加厚附片 12g（先煎 1 小时）、肉桂 3g。若兼湿痰阻滞者，其表现为面色苍黄，食少头闷，四肢无力，口淡。平时白带多，苔白腻，脉迟，治宜健脾除湿，化痰养血之法，选用自制方香砂六君子汤主之。主药：泡参 9g，茯苓 9g，白术 9g，木香 6g，砂仁 6g，陈皮 3g，半夏 9g，川芎 4.5g，秦归 6g。水煎服。

3. 劳损证　症见：月经不行，面色苍白，两颧发赤，手足心热，午后潮热，皮肤枯燥，或有微咳，咯痰不爽，口干心烦，气短，甚则喘促不安，心悸不寐，唇红而干，舌淡红，苔薄微黄，或光滑无苔，脉虚细而数。治宜滋肾养肝润肺之法，选用自制方鳖甲养阴煎主之。方药：鳖甲 12g，龟甲 12g，干地黄 12g，枸杞子 12g，麦冬 12g，杭芍 12g，首乌藤 15g，地骨皮 3g，茯神 3g，丹皮 6g。水煎，温服。若肺肾两虚的血枯经闭，多见潮热盗汗，身体羸瘦，皮肤干燥，心悸怔忡，食少，或咳嗽痰中带血，呼吸喘促，苔薄黄或无苔，舌淡，脉虚数，治宜补血益气，方用《太平惠民和剂局方》中的劫劳散主之。方药：白芍 180g，黄芪 60g，甘草 60g，当归 60g，沙参 60g，法半夏 60g，茯苓 60g，五味子 60g，阿胶 60g，熟地 60g（有条件者，可加入紫河车 1 具）。共研细末，每服 9～12g，加生姜 2 片、大枣 2 枚。水煎服。若痰中带血者，去生姜，大枣。若肝肾阴虚者，其表现为经闭数月不行，胸胁胀满作痛，咽干口燥，舌无津液，脉沉细数或虚弦，治宜滋阴养液，佐以疏肝，选《柳州医话》中的一贯煎主之。方药：北沙参 15g，麦冬 9g，生地黄 9g，当归身 6g，枸杞子 9g，川楝子 9g。水煎服。若脾胃虚弱者，经闭时久，面色淡黄或苍白，唇燥，两眼乏神，饮食减少，心累耳鸣头痛，或有潮热，手心发热，舌质淡红，苔薄黄，脉数无力，治宜和脾胃养肝肾，选用自制方参术六味丸主之。方药：生地黄 9g，山萸肉 9g，怀山药 12g，丹皮 6g，泽泻 6g，泡参 12g，白术 9g，茯苓 9g。水煎，温服。

4. 血瘀证　症见：经停数月，面色青黯，小腹胀硬疼痛，按之益甚，胸腹胀满，心烦，口燥不思饮，大便燥结，舌质黯红，或有紫赤斑点，脉沉弦而涩。治宜破瘀通经，理气和血之法，方选自制方生化通经汤主之。方药：酒丹参 12g，香附 9g，土牛膝 9g，当归尾 6g，桃仁 6g，红花 3g，泽兰 12g。水煎，温服。若兼气滞者，经闭不行，腹胀痛拒按，午后潮热，治宜理气行血，选《医学入门》七制香附丸主之。方药：香附子 420g，当归 60g，莪术 60g，牡丹皮 30g，艾叶 30g，乌药 60g，川芎 30g、延胡索 30g，三棱 30g，柴胡 60g，红花 30g、乌梅 30g。制法：将香附分为 7 份，1 份同当归酒浸，1 份同莪术 60g 童便浸，1 份同牡丹皮 30g、艾叶 30g 米泔浸，1 份同乌药 60g 米泔浸，1 份同川芎 30g、延胡索 30g 水浸，1 份同荆三棱 30g、柴胡 30g 醋浸，1 份同红花 30g、乌梅 30g 盐水浸。各浸春 5 日、夏 3 日、秋 7 日、冬 10 日，晒干只取香附研末，以浸药水打糊为丸，如梧桐子大。服法：每服 6～9g，临睡时用温酒或白开水送下。若瘀结甚者，经闭日久，少腹拘急胀痛，按之益甚，面色青黯，肌肤甲错，小便微难，大便燥结，舌质红或有紫色斑点，脉沉涩。此系内有干血，宜行血攻瘀，选《金匮要略》大黄䗪虫丸主之。

5. 风寒证　症见：月经数月不行，面青，四肢痛，关节不利，少腹冷痛，恶风怕冷，腰酸背寒，或有头痛，或胸闷泛恶，舌淡口和，苔白润，脉多浮紧。治疗当以祛风散寒，温经行滞之法，选自制方独活通经汤主之。方药：桑寄生 15g，秦艽 9g，独活 6g，川芎 6g，香附 9g，姜黄 6g，焦艾 9g，防风 6g。水煎，温服。若积冷藏寒者，少腹冷痛拒按，喜热熨，脉沉紧，治宜温经行血，选自制方加减温经汤主之。方药：当归 9g，川芎 9g，桂心 9g，芍药 9g，莪术（醋炒）9g，党参 9g，牛膝 6g，炙甘草 6g。水煎服。

6. 气郁证　症见：经闭不行，面色青黄，精神抑郁，性急烦躁，胸胁作胀，食少嗳气，舌尖红，苔微黄而燥，脉弦数或弦紧。治宜调气舒郁，平肝养血之法，选用自制方解郁活血汤主之：方药：当归 6g，白芍 6g，柴胡 6g，茯苓 9g，郁金 6g，甘草 3g。若有汗者，去薄荷，丹皮；胸痞者，加厚朴 6g；潮热者，加青蒿 6g、鳖甲 12g。水煎服。若气郁夹湿者，兼见腰酸带下，面色苍黄带黄，饮食减少，苔白腻，脉弦滑，治宜开郁行气化湿，选《万氏女科》中的加味开郁二陈汤主之。方药：陈皮 6g，茯苓 9g，苍术 6g，香附 9g，川芎 6g，半夏 6g，青皮 4.5g，莪术 6g，木香 3g，当归 6g，甘草 3g。水煎服。若气郁血虚，兼见头晕耳鸣，宜行气益血，选《济阴纲目》中的十味香附丸主之。方药：香附 480g（四制），当归 120g，川芎 120g，芍药 120g（炒），熟地 120g，白术 60g，泽兰 60g，陈皮 60g，炙甘草 30g，黄柏（盐水炒）30g。共为细末，醋糊丸如梧子大。每服 6～9g，空心盐汤下。

7. 痰阻证　症见：体形素胖，面色㿠白，经闭不行，白带甚多，胸闷脘胀，痰多，时作呕吐，饮食不思，口淡，舌质淡红，苔白腻，脉弦滑。治宜温化痰湿，佐以行气。选《济阴纲目》中的加味导痰汤主之。方药：制半夏 9g，茯苓 9g，陈皮 6g，甘草 3g，枳实 4.5g，川芎 4.5g，生姜 2 片。若腹胀食少者，加制香附 6g、木香 4.5g；若夹热者，兼口苦，舌红，苔黄厚腻，脉滑数，治宜清热祛痰，选《沈尧封女科辑要》中的蠲饮六神汤加味主之。方药：橘红 3g，石菖蒲 3g，半夏曲 3g，胆星 3g，茯神 3g，旋覆花 3g，枳壳 6g，竹黄 6g。若呕恶者，加竹茹 9g。水煎，温服。

三、治疗崩漏证治六法

卓先生认为治崩漏，临床必须根据症状，分别寒热虚实，才能得出处方用药的可靠依据。鉴别病情时，古人有漏轻崩重的看法，这是不够全面的。因为证型的虚实和病程的新久，是辨证论治的环节。属实属热的新病，正所未伤，虽来势汹涌，但易治疗，应列为轻证。属虚而病久的，元气亏损，虽然病情缓和，但治疗比较困难，预后多不佳，这就应该列为重证。临床时，能注意具体分析，才不致轻重倒置，贻误病情。治疗崩漏的步骤，应本塞流、澄源、复旧三大法，根据不同情况，辨证施治。塞流就是止血，是治疗崩漏的重要一环，特别是血崩。因为在大出血的情况下，如不迅速止血，就会造成虚脱。叶天士说的好："留得一分自家之血，就减一分上升之火。"凡是血证，能使血少丢一分，则增加一分抵抗力量，就会减少一分虚火上升的症状。由此可见，止血是相当重要的。至于用什么方法止血，要看证型的寒热虚实来决定。虚证宜补而止之，实证宜泻而止之，热证宜清而止之，寒证宜温而止之，并非专事止涩所能收效。澄源，就是澄清本源的意思，是治疗崩证重要的法则。因为止血，旨在救急，止血以后，就必须澄源，以清其本。这和治水的道理一样，如果只把洪流堵住，而不疏浚河床，以后还会泛滥成灾。其具体治疗方法，仍应根据病情决定，血热的，宜清热凉血；虚寒的，宜温经补血；劳损的，宜固气摄血；气虚的，宜补中益气；气郁的，宜行气舒郁；血瘀的，宜活血通瘀；切忌不问原因，概投寒凉或温补之剂。致犯虚虚实实之戒，引起不良后果。复旧，就是调理善后的方法，宜用于澄源之后。此时病已向愈，只是气血未复，还须培补气血，以促其早日恢复身体健康。调理脾胃为主，滋补气血次之。因为身体健康的恢复，主要依靠饮食营养，而食物又靠脾胃的受纳和运化，如果因病影响脾胃的功能，则受纳运化的力量减弱，饮食、药物都不能发挥其作用，体力就不能早日恢复，在治疗上亦不能收到全功。《沈氏女科辑要笺正》说："东垣曰：下血症须用四君子补气收功"，就是说明了这个道理。他还特别指出，上述诸法，是治疗崩漏的基本原则，而其中尚有偏热、偏寒、偏虚、偏实等兼证，仍必须根据病情的变化，详细审察体质的虚实和病势之缓急，急则治其标，缓则治其本，严格掌握剂量，才不致产生不良后果。根据他几十年临床实践证明，在出血较多的时候，最好不用当归、川芎等辛温之品行血，如病情需要，亦应多加考虑其用量。

1. 血热证　症见：经血骤然下崩，或淋漓不断，色深红，烦热口渴，精神不衰，头眩，睡眠不安，舌红而干，苔黄，脉滑数有力。治疗当以清热凉血止血，拟选自制方清经止崩汤主之。方药：生地18g，丹皮6g，黄芩9g，黄柏12g，白茅根15g，地榆9g，炒蒲黄9g，益母草12g，棕榈炭6g。水煎，温服。若气短心累者，加泡参15g，麦冬9g。若体实血热，上证亦可用十灰散《十药神书》。方药：大蓟、小蓟、侧柏叶、荷叶、茜草根、白茅根、山栀、大黄、牡丹皮、棕榈炭各等分。制法：烧灰存性，纸裹，置地上一宿，研为细末。服法：每服9～15g，空腹用藕叶或莱菔汁半盅调下。若血热阴虚，经行暴下，色鲜红，两颧发赤，头目眩晕，口干心烦，手心热，舌红无苔，脉细数，治宜养阴清热，拟选用小品地黄汤或独地汤主之。小品地黄汤：生地30g，侧柏叶15g，黄芩9g，阿胶15g，甘草9g，水煎服。独地汤（卓先生自制方）：生地黄60g，煎浓汁服。

2. 虚寒证　症见：暴崩不止，或漏下不绝，其色黑多红少，状如屋漏水，脐下寒冷，时作疼痛，得热则减，舌淡苔白，脉迟无力。治疗温经补虚，佐以止血，选用自制方加减断下汤主之。方药：党参30g，熟地30g，艾叶30g，乌贼骨60g，炮姜15g，阿胶12g，附子9g。其研粗末，每次15g，水煎服。若脾阳虚弱者，暴崩或漏下，色淡，质清稀如水，少腹胀痛有冷感，喜热熨，食少便溏，舌淡苔白，脉虚迟，治宜补脾摄血温经，拟用自制方温经摄血汤主之。方药：泡参30g，党参15g，白术18g，炙甘草9g，吴茱萸4.5g，姜炭9g，焦艾15g。水煎，温服。若腰痛者，加杜仲12g、补骨脂9g；血多者，加乌贼骨60g；漏下者，加延胡炭6g。若偏血虚者，崩漏日久不止，面色苍白，少腹疼痛，大便干燥，舌淡无苔，脉细迟，治宜补血滋液，方选《金匮要略》中的胶艾汤去川芎主之。方药：干地黄12g，阿胶12g，当归3g，芍药9g，艾叶3g，甘草3g。水煎服。

3. 劳伤证　症见：劳倦过度，骤然下血不止，继则淋漓不断，颜色鲜明，肢软神疲，心悸气短，面色苍白，食少便溏，舌淡红，苔薄，脉大无力。治法当以补中固气摄血，方用自制方益气补元汤主之。方药：党参12g，白术12g，茯神12g，熟地12g，酒白芍9g，黄芪9g，肉桂1.5g，炙甘草6g。若口干咽燥者，去肉桂，加阿胶12g，艾叶4.5g；血久不止者，加广三七粉1.5g。水煎服（三七粉冲服）。若劳伤冲任，骤然下血，先红后淡，面色苍白，气短神疲，舌淡苔薄，脉大而虚，治宜补气固冲，选自制方龟鹿补冲汤主之。方药：党参30g，黄芪18g，龟甲12g，鹿角胶9g，乌贼骨30g。若腹痛者，加广三七粉1.5g～3g。水煎，温服（三七粉冲服）。

4. 气虚证　症见：骤然下血甚多，或淋漓不断，色淡红，精神疲倦，气短下陷，饮食不思，畏风怕冷，发热自汗，舌淡苔薄而润，脉虚大。治法补中益气，佐以摄血，拟用自制方加味补中益气汤主之。方药：黄芪 18g，白术 18g，广皮 6g，升麻 6g，柴胡 6g，党参 60g，秦归 6g，乌贼骨 60g，茜草根（炒炭）12g。水煎服。若虚者如脱者，暴下不止，两目昏暗，甚或跌仆，不省人事，舌淡，脉大而芤，治宜补气血以固脱，选用《傅青主女科》固本止崩汤主之。方药：党参 30g，黄芪 18g，大熟地 30g，土白术 18g，秦归 6g，黑姜炭 3g。水煎，温服。若兼有汗出肢冷，脉微细欲绝，乃气随血脱之象。急宜补气固脱，独参汤主之(《景岳全书》)。方药：潞党参 60g（如用人参或西洋参、高丽参，效果尤佳，用量减少至 15g），煎浓汁，顿服。若呈厥脱者，宜回阳救逆，拟选自制方参芪救逆汤主之。方药：党参 24g，黄芪 24g，龙骨 24g，黑附片 24g（先煎 1 小时），炙甘草 9g，浮小麦 24g，炮姜 9g。水煎，温服。

5. 血瘀证　症见：阴道出血，淋漓不止，或忽然大量下血，色乌红，时夹血块，少腹疼痛拒按，苔薄白，或舌质略紫，脉弦涩。治宜活血通经，佐以调气之法，方选自制方泽兰丹参饮主之。方药：泡参 24g，酒丹参 12g，泽兰 9g，香附 6g，延胡索 6g，焦艾 9g，赤芍 6g，山楂炭 6g，炒黑豆 15g。水煎，温服。若兼有少腹胀痛，如有物刺者，宜行血逐瘀，选《太平惠民和剂局方》中的失笑散主之。方药：蒲黄（筛净，半生半炒熟）6g、五灵脂（净好者，酒研澄去沙锅干炒）9g。其研为末，每服 6～9g，水调服。

6. 气郁证　症见：郁怒伤肝，暴崩下血，或淋漓不止，色紫，兼有血块，少腹胀痛，连及胸胁，性急易怒，时欲叹息，舌质淡红，苔黄，脉涩。治宜平肝解郁，佐以止血，方选自制方加减丹栀逍遥散主之。方药：白芍 9g，柴胡 6g，茯苓 9g，白术 9g，丹皮 6g，山栀仁 9g，甘草 3g，艾叶 9g，益母草 12g。若血色深红，量多如泉涌者，加泡参 30g、乌贼骨 30g；若自觉出血有热感，心烦躁者，加生地 15g。若兼脾虚，兼见神疲气短，食少，消化不良，宜培土抑木，佐以止血之法。选自制方扶脾舒肝汤主之。方药：党参 15g，白术 9g，茯苓 9g，柴胡 6g，土炒白芍 9g，炒蒲黄 9g，血余炭 6g，焦艾 9g。水煎服。

典型医案选

刘某，女，30 岁，河北保定县人，机关职员，1955 年 2 月 11 日初诊。

主诉：停经 2 年，伴潮热骨蒸。

病员 14 岁月经初潮，周期 20～30 天，经期 3～5 天，量中等，每次用草纸 10 张左右。平时白带少，结婚 11 年未生育，于 1952 年 4 月开始月经紊乱，周期 20～40 天，经量减少，但精神饮食尚无大碍，未予注意。至 1953 年春即呈现头昏疲倦，郁闷善怒，月经完全停闭，间有白带，经北京协和医院及红十字会医院等检查，诊断为女性生殖器结核，使用链霉素、黄体酮等治疗约 1 年，未见效。又转重庆西南医院治疗半年余，亦无起色。1954 年秋又转成都某医院治疗，诊断同前，仍用抗结核治疗，无显效，乃于 1955 年 2 月改求中医治疗。此时患者消瘦，精神欠佳，颜面潮红，两颧发赤，心情烦躁，头昏耳鸣，皮肤干燥，乳房萎缩，阴道壁亦呈枯萎现象，白带全无，夜间身热骨蒸，仅能盖以薄被，食欲欠佳，大便时溏，舌红而瘦小，无苔，脉象虚数，间有弦象。脉证相参，乃肝郁气滞，损伤心脾，心脾血虚，营阴暗耗，冲任不盛，而成血枯经闭。

治法：先予养阴清热，柔肝解郁为治，继用调理脾胃，滋养肝肾主之。

方用：加减青蒿鳖甲汤。

青蒿 9g，生鳖甲 15g，丹皮 9g，郁金 4.5g，麦冬 9g，茯神 12g，制首乌 15g，谷芽 12g，地骨皮 12g，杭白芍 9g。

嘱其服 4～6 剂。

复诊：病员服上方 6 剂，潮热大减，烦躁稍安，睡眠较好，舌仍无苔，脉虚细而数，仍有弦象。前法已获小效，宜踵进之。

处方：上方去丹皮，加干地黄 12g、山栀仁 9g。

三诊：上方服 4 剂，潮热已微，头晕耳鸣大减，惟烦躁与食欲改变不大。虚热虽除，心脾营阴未复，再予原方加减。

处方：第一方去青蒿、鳖甲、麦冬，加怀山药、莲米以实脾土，枣皮、柏子仁以滋血柔肝养心。仍服 4～6 剂。

四诊：上方服 8 剂，饮食增进，烦躁大减，二便正常，就诊时精神比较愉快。苔薄，脉虚细数，未见弦象。肝郁虽解，营阴未复，宜调理脾胃，兼滋肝肾，资化源、生精血以培其本，以期康复。

处方：参术六味丸加减。

沙参 15g，白术 9g，茯苓 9g，怀山药 12g，干地黄 12g，山萸肉 9g，丹皮 9g，柏子仁 9g，丹参 12g。

每周 4～6 剂，连服 2 周。

五诊：上方每周 6 剂，连服 2 周，精神食欲恢复正常，皮肤已较润泽，乳房及阴部萎缩现象亦有改善，仍宗原法服用。

处方：原方加 3 倍量，并加胎盘粉 12g，蜜丸。每天服 3 次，每次 9g，有外感时停服。如服药后无特殊不适，可服 2～3 个月。

六诊：上方服 2 月余，乳房及阴部枯萎完全恢复正常，阴道分泌物亦转入正常，眠食均佳，仅面部偶有潮红，但一瞬即过，舌质正红，苔薄白，脉细数微弦。营阴虽复，气血仍有郁滞，拟于滋养肝肾方中，佐行气和血之品。

处方：熟地 9g，枸杞子 9g，山萸肉 9g，菟丝子 9g，秦归 6g，香附 9g，郁金 4.5g，三棱 6g，莪术 6g，泽兰 15g。

煎服，每周 4～6 剂，可服 2～3 周。

七诊：上方服 2 周后，即觉小腹轻微胀痛，阴道有淡红色分泌物排出，量少，舌脉如前，原方继进。

处方：前方去山萸肉，加丹参 9g、川芎 6g、白芍 9g，经尽后停服。

八诊：上方服 3 剂，阴道淡红色分泌物即尽，共来 4 天，色淡，量少。苔正常，脉细而弦，仍本前法继服。

处方：十味香附丸加减。

香附 12g，秦归 30g，熟地 30g，炒白芍 30g，川芎 30g，泡参 30g，白术 15g，陈皮 15g，枸杞子 15g，泽兰 9g，甘草 6g。

上药研为细末，炼蜜丸，每丸重 9g，早晚各服 1 丸，白开水下，长期服。

九诊：服上丸药方才 20 天，阴道又流血色分泌物，较前次色红，量稍多，小腹有微痛，余无不适，舌正常，脉微弦。月经已潮，再予原方继服，以善其后。

通过上方半年多的调理，月经期、量正常。

【按语】 本病例停经2年，饮食减少，身体消瘦，精神困倦，潮热骨蒸，烦躁易怒，舌体瘦小而质红无苔，脉象虚数而有弦象，因此诊断为肝郁气滞，损伤心脾所致的血枯经闭，即《内经》所说“二阳之病发心脾，有不得隐曲，女子不月，”者是也。病员婚后多年不育，其心情抑郁可知，肝郁伤脾，化源日少，无以奉心化血，心脾血虚，血海无余，故经闭不行。血虚阴亏，邪火内炽，则骨蒸潮热、头晕耳鸣、烦躁易怒等症作矣。证属虚损不足，而标见肝郁气滞。故先予养阴清热，柔肝解郁为第一步；迨潮热烦躁减轻，再予调理脾胃，兼治肝肾，以资化源、生精血。中间加入胎盘粉，以血肉有情之品，大补气血，填精髓，迨其症状消除，精神恢复，仅月经未通，再于滋养肝肾方中佐以活血通经之品，使肝肾精气足而天癸充，气血调而经遂通。服药10余剂，月经开始来潮，病已基本向愈；乃改十味香附丸加减，作丸缓服以善其后，又经半年余，始完全恢复健康。

（刘敏如　卓启墀）

第九节　韩　百　灵

生平简介　韩百灵（1909—2010），男，汉族，辽宁省台安县人，世医出身，6岁起便随父兄习诵四书五经，8岁始入私塾拜晚清秀才宋清儒门下攻诗习文，13岁时拜当地名医臧鸿儒为师，学习医学经典及内、外、妇、儿临床各科，19岁再度投师吉林省名医王化三处研习中医妇科理法方药，随师侍诊。三易其师，皆得真传。1929年，弱冠之年考取中医师资格，由吉林省民政厅颁发行医执照，而后又由政府部门颁发汉医任许证。从此跻身医林，立足龙江，精湛的医术，使他早在建国初期即赢得了黑龙江省四大名医之美誉。1964年于黑龙江中医学院担任医经教研室讲师、妇儿科主任。是国内首批中医教授之一，也是全国第一批获得中医妇科硕士、博士学位的授予人；1983年被批准为全国重点学科学术带头人，是全国首批中医药专家学术继承工作的指导导师，享有国务院表彰为我国高等教育事业作出贡献的特殊津贴。

1948年即兼任哈尔滨市中医工会、市医联、省卫生协会常务理事、监察部长、副主任委员、主任委员，中华全国中医学会理事；黑龙江省、市中医学会副主任委员，妇科分会主任委员及学术委员会主任委员等职务。1956年始先后当选为哈尔滨市、黑龙江省人大代表和政协委员。1978年代表中医界出席了全国科学大会；他曾两次被评为全国卫生文明先进工作者，多次荣获省、市先进工作者和优秀教师等荣誉称号。在他从医执教65年之际，黑龙江省教委授予他“著名中医学家、教育学家”的光荣称号，并颁发了“育人功崇，济世德隆”的牌匾；2006年获全国首届中医药传承特别贡献奖；中华中医药学会2007年在他从医执教80年暨百岁华诞之际，全国人大常委会副委员长周铁农同志为其题词“百岁名医，千秋楷模”；国家卫生部副部长、国家中医管理局局长王国强莅临，并亲笔题词“悬壶济世八十载，哺育桃李千万人”；中华中医药学会授予他“国医楷模”的光荣称号；2009年被聘为中华中医药学会终身理事，并授予“中华中医药学会成就奖”，是全国首届“名医工作室”的获得者。这些都是对他一生工作成绩的高度概括和赞誉。

先生百灵现任黑龙江中医药大学教授，博士生导师，国家重点学科创始人，中华中医药学会终生理事，黑龙江省中医学会顾问组副组长。其学术思想以“肝肾学说”、

"同因异病"、"异病同治"著称于世，自创育阴止崩汤、百灵调肝汤等数十首汤方；著有《百灵妇科》《百灵临床论文集》等妇科专著3部；主审、主编中医专业书籍十余部；发表学术论文70余篇。他主持的课题曾获省部级科技成果奖多项。先生对中医事业的执着和无私的奉献，以及高尚的医德和孜孜不倦的精神将永远是后生学习的楷模。

学术思想特点

一、倡导"学贵于精，而殆于惰"的良好学风

韩先生自谓"余少年课读五经而识文字，视《诗经》为最古之文字，知古有采诗之官，王者所以观风俗、知得失焉。《尚书》为中国最古之史料，古代帝王之规模事业，无不备义，然昔日国乱民伤，一味专治《尚书》不足医国救民，诚可叹然。"韩先生年少之时弃儒从医，随父兄读《灵枢》、《素问》、《难经》凡十载，明天地人纪，而有专泥医论之弊，又读有方之书，私淑张仲景《伤寒》、《金匮》，明医学之主体，医理方剂之渊薮。继则博诸家而论，而独重于妇科。凡《妇人大全良方》、《傅青主女科》、《济阴纲目》、《经效产宝》、《女科经纶》、《医宗金鉴·妇科心法》等50余种，尽其博览，而力求专精。年20岁悬壶问世，凡临床50年，鬓发斑白，回首来踪，学问无穷。他指出中国上下五千年历史，文化遗产典籍浩瀚，诸籍皆览，恐不实际。高以下为基，必读之书，实不可不读，须知之事又不可不知。识文字谓之小学，不读书焉知文字。刘歆《七略》把小学置于《六艺略》不可不知。然读书识字，是"以下为基"，积土木石玉，以成大厦。欲之成，必须放宽，而立于专，识之以胆。习医以为用者，无不皆然。是博学于文，而专精于医。但自一身以至天下国家，皆学之事，平生难尽，必专精于一艺而有补于斯民。一曰，读医书必先抓主体再而枝叶。应诵之书，必加强记忆而后成巧。《伤寒杂病论》以下，又当重点攻读熟诵，此之谓专精。但专精于细，必细审玩各家之言，归纳其条理，而得其独到。欲得其独到，在于困幅无华，坚毅不拔之治学，作持久之劳。余习医每勤于笔，提要勾玄而摘抄，积成日久而自处其独善。二曰勤访名师，常不避严寒酷暑而长途访问医长者，结识良师，增长见闻，再验于书而试之临床，积其数年，自得其经而识其妙。三曰，光阴如逝东流水，去而不返，如无为流失，实不弥补，留得终生遗憾。欲得其妙，必有三背之功，即枕上背诵、途中背诵、厕里背诵，不使光阴虚度，才能略有所得。四曰，广识医友，取其所长，补己不足，积之录得，验于临床。读古人之书，则勤而有所得，惰而有所失。凡欲一事之成，必勤求而无惰也。韩先生还指出医学谓专门之就，有谓不负众望之医家，亦非诸种病证皆可临诊取效，普救斯民于不殆。实亦负众望，然可少负众望而已。于专门之学科而必有所专，但学科可谓其博，凡内、外、妇、儿、疮疡、正骨等学科各有专术。博通各科之学术，故谓之博，而后可专精于一科，而善其一病，即谓之专家。故学习者，始不可偏，必须放眼于宽，抓住主体之术。如《内经》、《伤寒》、《金匮》要通读之，不可寻章摘句，以玄其学。须全面领悟，心有灵犀，可避局隘、破碎。守一隅之说教，知杂症则不晓六经，知医理而不知脉法，知古言而不知今说，知一家而不知百家之论，通河间不晓丹溪，专泥东垣而不知从正之学，所谓学识破碎者也。守一世之说，宗一家之言，遵一派之论，难以贯通整体而窥其全貌，虽攻读九载而有所得者鲜。若专精基于博览，博览必识主

体之学，临证有所宗而有所舍，而后必有独识而独得，必由博而返约。是学贵于精，而放眼于宽，方不致一叶障目，两豆塞耳，泰山不见，雷霆不闻，是为聋瞽，必无所为。

韩先生还深有感触地体会到，学术积年，而临诊之际，必日有所得，有所得者，必信笔而录之；月得所积者，而纂其条理，是谓笔记，乃必得之类也。如直觉浮现，必立地而书之，否则流失，更难复得，惜之奈何？是有所积而有所现，有所累积而成条理。每临诊之际，凡《仪病式》中言，必遵其式而为之法，详为记述，是以成案，附之以方，是为医之方案，犹如名家之例案也。观医之为道，自《灵枢》、《素问》，迄仲景以下，唐宋元明诸家，著述甚多，理法可谓之灿然，其临床经验各有其异：同一病，随人而异治，同一病人，随时而异治，从案例而索之矣。历代之论述，后人总结而为律。如刑名家执律以绳人罪，轻重出入，必有案例为凭。后人立医案，萃而聚之，精而释之。吾常如此数十年，充医事得失之林，辑成《百灵医案》。以氏名而标其书，非谓百灵而无一失矣。前谓医书不可胜记，一病古来必立一门，余师事之，一门自立数法，法有尽而病无尽，病无尽而法无穷，一病之变亦无穷矣。故临证之际，有所得必有所记，有所记必有所思，有所思必有所悟，数十年之积，不间断之，必有超悟，而积之有胆，言之中肯，必青出于蓝而胜于蓝。否则光阴流逝，日虽有所得而无所记，月虽有累而无所忆，诊务繁忙而无案例，过则更不复知。整理学术，凭主观暇思，必有所偏。甚至殆误后学而害人子弟，欲成美而实积罪，斯时方知启后之难也。古语谓：专泥药性，决不识病；假若识病，未必得法；识病得法，工中之甲。理法方药，不可有偏，是谓有学有术。若只识医理，罔知方药，或识方药，不通医理，是谓有学无术。学术即得，又躬引实践，是有的放矢。余之治医，先学而后术。治学之际，先文而后哲，及诗词歌赋，以文为戏，常吟诗于野，放歌于朝，填辞于夕，学术于午。即攻读医书，亦首读《灵枢》、《素问》及王冰、张马之注，逐句便读，次得修园、容川书及其《精义》。又致力于《伤寒》、《金匮》，使理法明而方药得。余之学医笔记，常记临床心得而为夹注。学医只知无方之书，不知理法，只有学而无术；虽知方药，不知其理，不足成为良医；只有遍读理、法、方、药之书，笔记、研讨，躬行实践，验之患者，有得有失，是谓有学有术矣。

二、在女科中极为重视“肝肾学说”

韩先生认为妇科疾病主要在于肝、肾、脾、气、血五字，其变化不外于虚、实、热、痰、郁、积聚，而关键在审因辨证论治，四诊合参，切不可拘泥偏执，遗人夭殃。通过几十年的理论与实践之精心研磨，终于形成了韩氏女科独特的学术风格，20世纪80年代初期提出了“肝肾学说”的理论架构。“肝肾学说”是根据妇女特有的生理病理特点而提出来的。人体脏腑、经络、气血、情志之间的生理活动，是互相联系、互相制约、互相滋生、互相依存的。妇女的经、带、胎、产、乳的生理活动，皆根于此。相反，脏腑、经络、阴阳、气血、情志等生理活动的失调，都会影响妇女的经、带、胎、产、乳，而发生妇科疾病。韩先生特别强调，肝肾在妇女生理病理中具有特殊的地位和作用。

韩先生认为肾为天癸之源，肾气充盛，天癸始能泌至，注于冲任，促进冲任二脉通盛及男女生殖之精的成熟，男精乃能溢泻，女精乃能降至，阴阳和，两精相搏，生命由是开始，故言肾主生殖。正如《内经》所云：“肾者主蛰，封藏之本，精之处也。”又肾为冲任之本，肾脉与冲脉合而盛大，为太冲脉，在经络交通上，冲任皆有会穴与肾经直接交会，冲任二脉在女性生理中所具有的特殊作用皆受肾来主导。肾精化气生血，肾主津液，肾主系胞。若先天不足，或早婚多产，或房事不节，或久病失养，或惊恐伤志，或邪气损伤，则必引起肾的生理功能失调，致使肾的阴阳失衡，生精化气生血功能则不足，天癸的产生和泌至失调，冲任失荣失固，系胞无力，种子成孕胎之机化异常，蒸腾开阖失司，从而发生与其病变有关的妇科病证。

韩先生认为肝藏血，主疏泄，体阴用阳。肝所藏之血除营养全身外，并注入血海，故有“肝司血海”、“女子以肝为先天”之说。肝在月经的生化和期、量的调节方面起着重要作用，而肝的藏血与疏泄功能调整着血海的蓄溢有常，使月经如期潮止。肝的经脉绕前阴，抵少腹，夹胃贯膈布胁肋，经乳头，上巅顶，所以肝与前阴、少腹、乳部、胃有密切的生理联系。如果情志失调，忿怒抑郁，肝失条达，疏泄失常，或郁结太过，或郁结化火，则藏血失职，血海失司；若阴血有伤，肝血失养，则肝阳易亢，亦是发生妇科病证的常见病变。

韩先生着重指出肝肾同源，肾主藏精，肝主藏血，精血同源，相互滋生。若肾精亏损，可导致肝血不足；反之肝血亏虚，也可引起肾精亏耗。而精充血旺，血海充盈。肝主疏泄，肾主闭藏，一开一阖，血海蓄溢正常。由于天癸同源，所以肝肾阴阳之间的关系密切。肝肾之阴，息息相通，相互制约，协调平衡，故在病理上必相互影响。如肾阴不足可引起肝阴不足，阴不制阳而导致肝阳上亢，称之为“水不涵木”；如肝阴不足，也可导致肾阴的亏损，而致相火上炎。反之，肝火太盛也可下劫肾阴，形成肾阴不足的病理变化。在妇科疾病中，经、带、胎、产、乳、杂诸多病证，皆可因肝肾失调而引起。由此可见肝肾学说在中医妇科学中占有重要的位置，肝肾阴虚为病，是妇科常见病、多发病的主要原因。每每临证，对凡由肝肾阴虚所引起的诸多病证，均以滋补肝肾为主。韩先生积数十年的临床经验，创制了“百灵育阴汤”，方中诸药皆入肝肾二经，与其“肝肾学说”相得益彰，丝丝入扣，以该方之加减，统筹治疗由肝肾阴虚而引起的经、带、胎、产、乳、杂诸疾，均可收到显著的疗效。

三、在女科中突出“同因异病、异病同治”的学术思想

韩百灵先生在长期中医妇科临床和教学中逐步形成并提出了“同因异病、异病同治”的学术思想，从其自身而言，启蒙于仲景《金匮要略》，而受学于名医王化三老先生。应该说“同因异病、异病同治”正是中医学辨证观“同病异治”、“异病同治”的体现，这充分说明中医学把疾病的发生和发展、治疗和转归看成是运动的、相互联系的，不是静止的，更不是孤立的，这恰恰是中医学辨证论治的精彩独到之处。

所谓“同因异病”，是指相同的病因、相同的机制，却表现出各不相同的疾病。而“异病同治”，则是不同的疾病，虽然各具特殊性，但其由于病因病理相同，其处于同一性质的病变阶段，其间也有共同性，因而可采取相同的方法治疗。“同因异病”是指其因；而“异病同治”是指其果。二者是辨证对立而又是相互依存的。同中有别，注重个性；异中求同，寻其共性，更显示出中医辨证施治的优越性。

韩先生认为中医证候虽千变万化，但总有其规律可循，如妇女在生理上，因经孕产乳数伤于血，在病理上也就容易产生气血两虚。在七情方面，女子性多忧思，情志不遂，气机不畅，气病即血，易致气滞血瘀。脾为后天，气血生化之源，肾为先天，内寄真火，气血不足，命火虚衰，每生脾肾阳虚。肝藏血，肾藏精，精血亏耗，多有肝肾阴虚。以上四者，皆可表现为妇女生命活动的各个阶段，而产生经、带、胎、产、乳、杂等各种不同的

疾病。韩先生继“肝肾学说”之后，又提出了肝肾阴虚、脾肾阳虚、气血两虚、气滞血瘀等病因病理学观点，从而形成了上述“同因异病”、“异病同治”的概念，并密切地指导着临床实践，形成了韩氏女科独有的特色。

韩先生认为肝肾阴虚为病，是妇科常见病、多发病。系指女子青春期先天发育尚未完实，肾气不足，肝失濡养；或早婚、多产、房室不节，阴精暗耗，肾失收藏；或因素体阴血不足，复感热邪，耗伤阴血；或因大病久病，损伤阴液而致阴血两虚，阳所偏盛，阴阳互不平衡，生理功能失常而造成的妇科病证。临床常见于月经先期、月经过多、月经后期、月经过少、月经先后无定期、闭经、崩漏、胎动不安、滑胎、子痫、子晕、子瘖、胎萎不长、产后痉病、产后身痛、不孕症、阴痒等病。其临床表现常有：头晕，视物昏花，眼角干涩，耳鸣，健忘，心烦易怒，腰膝酸软，足跟痛，手足心热，潮热盗汗，口干不欲饮，小便短赤，大便秘结，舌红而干，少苔或无苔，脉弦细或弦细数。韩老创制“百灵育阴汤”滋补肝肾，而随病证有所出入。

韩先生认为脾肾阳虚，发病之因多系女子先天禀赋不足，命火虚衰；或早婚多产、恣欲无度，耗伤肾气，元阳不足，不能温煦脾土，脾虚不运，湿浊内停，反侮肾阳；中阳不振，而导致脾肾失调，从而发生妇科经、带、胎、产、乳、杂诸疾。临床常见于崩漏、月经后期、闭经、痛经、经行泄泻、经断前后诸症、带下病、滑胎、妊娠肿胀、妊娠小便不通、胎萎不长、产后小便失禁、不孕症等。其主要临床表现为：头晕耳鸣，精神委靡，腰痛如折，畏寒肢冷，眼睑浮肿，食欲不振，小便清长，夜尿频数，大便溏薄，面色㿠白，唇舌淡润，苔滑白，脉沉缓或沉迟无力。韩先生根据脾肾阳虚之理，提出了补阳益气、益火之源之法，自拟补阳益气汤随其病证增减出入而治之。他认为气是人体生命活动的原动力，血是维持人体生命活动的物质基础，二者互相滋生，互相依存，共同维持人体生理功能活动。他指出一旦因寒热失宜，情志影响，饮食失节，劳逸过度，不慎房事，皆可损伤气血。但也可先损于血而后及于气，亦有因先损于气而后及于血致气血两虚者。他特别强调气血与妇女的密切性，缘因妇女经、孕、产、乳皆以血为用，且易伤血、耗血，使机体常处于血分不足，而气有余之状态。《灵枢·五音五味》云：“妇人之生，有余于气，不足于血，以其数脱血也”。因而临床上容易产生气血不足之病。临床常见病有：月经过多、月经后期、月经过少、崩漏、经闭、痛经、绝经前后诸症、胎动不安、妊娠眩晕、产后腹痛、产后恶露不绝、产后发热、产后身痛、产后血晕、产后缺乳、妇人不孕、脏躁等。主要临床表现有：头晕目眩，眼角干涩，心悸少寐，倦怠乏力，气短懒言，动则汗出，皮肤不润，手麻木，面色萎黄及浅淡虚浮，指甲不荣，唇舌淡红，苔薄白，脉虚细无力。治疗当益气补血，用自拟经验方益气养血汤治之，并随其病证而加减之。

韩先生认为气滞血瘀为病，在妇女疾患中占有着重要的地位。气为血之帅，血为气之母，气行则血行，气滞则血瘀。正如《寿世保元》所说：“气有一息之不运，则血有一息之不行。”二者相互累及，互为因果。若肝郁气滞，血行不畅，亦可影响胞宫、冲任而发生经、带、胎、产、乳、杂诸病。临床常见病有：崩漏、月经后期、月经愆期、痛经、经闭、妊娠腹痛、妊娠浮肿、产后恶露不下、产后恶露不绝、产后血晕、产后胁痛、产后身痛、产后发热、产后小便不通、产后乳汁不行、癥瘕、不孕。主要临床表现有：头晕，头痛，呃逆，胸胁胀满或疼痛，善太息，心烦易怒，肌肤甲错，面色青紫，两颧深红，唇舌紫黯或有瘀斑，舌苔微黄而腻，呼吸气促，大便燥结，小便短赤，脉弦滑有力或弦涩。拟调肝理气、活血化瘀之法，其中气病及血者，以调气为主，活血为辅；若血病及气者，以活血为主，调气为辅，运用自拟调气活血汤治之。

临床经验特色

一、创制百灵育阴汤治疗肝肾阴虚诸证

韩先生之百灵育阴汤组成为：熟地 10g，山萸肉 10g，川断 10g，海螵蛸 12g，山药 10g，桑寄生 10g，牡蛎 12g，白芍 12g，炒地榆 30g，龟甲 12g，阿胶 10g。方中以熟地、山萸肉滋阴补血；山药健脾补虚，滋阴固肾，治诸虚百损，疗五劳七伤；海螵蛸、牡蛎、龟甲为介类有情之品，合白芍共奏补肾益精、潜纳虚阳、养血敛阴之效；川断、桑寄生补肝肾，调血脉；阿胶滋阴补血，炒地榆凉血止血。全方配伍严谨，组方精良，可共奏调补肝肾，滋阴养血之功效。

韩先生从数十年临床经验出发，对月经先期，量少，质稠，色鲜红，腹无胀痛者，治以百灵育阴汤加地骨皮 15g、丹皮 15g 以养阴清热；对月经过多，色鲜红，无块，小腹空坠者，治以百灵育阴汤加墨旱莲 20g、炒地榆 50g 以凉血止血固冲之；对月经后期，量少，色红，小腹隐痛，不拒按者，治以百灵育阴汤减川断、桑寄生，加当归 20g、何首乌 15g、怀牛膝 15g 以补血调经，引血下行；对月经过少，点滴而下，色红，腹无胀痛者，治以百灵育阴汤加当归 15g 以补血调冲任；对经闭、经水由少至闭止不行者，宜百灵育阴汤加当归 20g、川芎 15g、怀牛膝 15g 以养血调经，引血下行；对于崩漏，经水淋漓不断，色鲜红，质黏稠者，治以百灵育阴汤加炒地榆 50g、墨旱莲 20g 以凉血止血。

对于带下病，带下赤白，尿道灼热者，治以百灵育阴汤加黄柏 15g、栀子 15g、椿根皮 20g 以滋阴清热，凉血止带。

对于妊娠病，胎动不安，孕后腰腹坠痛，阴道少量流血者，治以百灵育阴汤加菟丝子 20g、炒地榆 50g、棕榈炭 20g 以补肾止血安胎。对于滑胎，孕后屡孕屡堕者，治以百灵育阴汤久服，达到滋补肝肾，调理冲任以固胎元之目的。对于子痫，孕后七八月，突然昏倒，不省人事，抽搐者，治以百灵育阴汤加羚羊角 5g、石决明 20g、钩藤 15g，以平肝潜阳，熄风止痉。对于子瘖，妊娠末期，声音嘶哑，甚至难以发声，咽干者，治以百灵育阴汤加沙参 15g、麦冬 15g 以滋阴润燥。对于胎萎不长，妊娠五六月，胎儿发育迟缓，甚则萎缩不长者，治以百灵育阴汤加当归 20g、白术 15g，以养血健脾，培补气血生化之源。

对于产后痉病，产后发痉，牙关紧闭，头项强直，四肢抽搐，面色苍白者，治以百灵育阴汤加鳖甲 20g、龟甲 20g、石菖蒲 15g、钩藤 15g、天麻 15g，以滋阴养血，柔肝熄风。产后遍身痛，产褥期肢体麻木，关节酸楚疼痛者，在主方基础上加大秦艽 15g、木瓜 20g、五加皮 15g、当归 15g、怀牛膝 15g，以养血荣肝，通络止痛。

对于妇科杂病，不孕症（婚后 3 年以上未孕者），治以百灵育阴汤调经以助孕。对于阴痒，阴部灼热瘙痒，带下色黄而夹有血液者，宜百灵育阴汤加黄柏 15g、栀子 15g、白鲜皮 15g，以滋阴补肾，凉血润燥。

二、创制补阳益气汤治疗脾肾阳虚诸证

韩先生创制补阳益气汤治疗脾肾阳虚诸证，其药物组成为：熟地 20g，山药 20g，白术 15g，巴戟天 20g，菟丝子 20g，川续断 20g，桑寄生 20g，附子 10g，肉桂 10g，黄芪

20g。方中以白术、山药健脾益气，培补后天。《本草经》云："山药益肾气健胃并补先后二天。"《药性赋》记载："菟丝子治疗男子女人虚冷，填精益髓，去腰痛膝冷。"川续断、桑寄生补肝肾，强筋骨；附子温肾助阳；肉桂温中补阳，散寒止痛。再以熟地养阴补血，黄芪补气升阳，一阴一阳，合之诸药，使之达到阴中求阳、阳中求阴之功效。张景岳曰："善补阴者，必阴中求阳，则阳得阴助，而生化无穷。"诸药配伍，补阳益气，健脾益肾。韩老指出临证之中，必须谨守病机，随证加减治疗由脾肾阳虚而引起的各种妇科病证，无不得心应手。

对于月经病、经漏，或突然大下、色淡质稀者，治以补阳益气汤加炒杜仲 20g、地榆炭 50g，以补脾益肾，固冲止血。对于月经后期，量少色淡者，治以补阳益气汤加当归 20g、怀牛膝 15g，以益肾健脾养血调经。而对于闭经不行，腹无胀痛者，治用主方，并加补骨脂 20g、鹿角胶 15g、香附 20g，以血肉有情之品，使其阳生阴长而经水自调。对于痛经，小腹疼痛，喜温喜按，得热痛减，血色浅淡，血质稀薄者，宜在主方基础上加艾叶 20g、吴茱萸 15g，以温通血脉，散寒止痛。对经行泄泻，腹痛肠鸣，喜温喜按者，宜在主方基础上加党参 15g、茯苓 20g、苡米仁 20g，以温阳扶脾，渗湿止泻。对于经断前后诸证，宜用补阳益气汤，补益脾肾。对于带下病，带下量多，色白或加衃血，气味腥臭者，宜用主方并加茯苓 20g、芡实 20g、龙骨 20g、牡蛎 20g，以温肾健脾，固涩止带。对于妊娠病，胎动不安，滑胎，宜服主方，若流血尚未损及胎儿者加炒地榆 50g、牡蛎 20g 以固冲安胎止血。对于妊娠肿胀，宜用主方并加茯苓 20g、大腹皮 15g、陈皮 15g、补骨脂 15g，以温肾助阳，健脾行水。对于妊娠小便不通，小便不利，甚则点滴不出，小腹胀痛，宜用主方加桂枝 15g 以温阳化气行水。对于胎萎不长者，治用主方并加鹿角胶 15g、枸杞子 15g，以益精血，补肾气。对于产后病，产后小便失禁或小便频数者，宜在主方基础上加覆盆子 15g、益智仁 20g、桑螵蛸 20g 以益肾固摄止尿。对于妇人不孕，脾肾两虚，气血不足或命火虚衰，脾失健运，痰湿内生，脂膜阻络不能摄精成孕者，宜久服主方，以补益脾肾，填精助孕。

三、创制益气养血汤治疗气虚血虚之证

韩先生创制益气养血汤治疗气血不足之证。该方组成为：人参 10g，黄芪 20g，熟地 20g，白芍 20g，当归 15g，白术 15g，茯苓 15g，远志 15g，五味子 15g，甘草 10g。方中用人参大补元气，《本经》记载："人参主补五脏，安精神，定魂魄，止惊悸；"黄芪补气升阳，益气固表；白术、茯苓、甘草益气健脾和中；熟地、白芍、当归养血补血，《本草纲目》记载："熟地……生精血，补五脏内伤不足，经候不调，胎产百病。"《珍珠囊》中云："熟地补气血，滋肾水，益真阴。"五味子、远志益气生津，补肾宁心，宁神益智。全方共奏益气养血敛阴之效。

对于月经病，月经过多，崩漏，色淡，质稀，甚至突然大下不止，小腹微痛不拒按者，治以主方，加阿胶 15g（烊化）、海螵蛸 20g、炒地榆 50g 以养血固冲止血。对于月经后期，月经过少，色淡质稀，小腹空痛喜按者，治用主方并加枸杞子 20g、女贞子 15g、黄精 15g 以补血填精。对于经闭日久者，宜用主方加龟甲 20g、怀牛膝 20g，以填精血，通血脉。对于痛经，经期腹痛绵绵不断，喜按，或经量少，色淡者，宜用主方加桂枝 15g，重用白芍以补气温中，缓急止痛。对于妊娠病，妊娠腹痛，胎动不安而出现胎元不固，腰痛，阴道流血者，宜用主方加川断 20g、桑寄生 20g，重用白芍以养血安胎，缓急

止痛。若流血者加陈阿胶 15g（冲服）、炒杜仲 20g、炒地榆 50g，以补气养血，安胎止血。对于产后病，产后血晕，四肢厥逆，昏不识人者，宜用主方加鹿角胶 20g、煅龙牡各 20g，以助真阳，升提固脱，并加荆芥穗 15g 清头明目，加泽兰 15g 辛散芳香以利醒神。对于产后腹痛，宜主方加阿胶 15g、枸杞子 20g 以养血益阴。对于产后恶露淋漓不止，血色浅淡，血质清稀，小腹空坠，绵绵作痛者，宜主方加升麻 10g（蜜炙）以升阳举陷，加阿胶 15g 补血止血。对于产后发热、汗出者，宜用主方去人参、白术，加生地 15g、丹皮 15g、地骨皮 20g 以清热凉血滋阴。对于产后身痛，宜用主方加狗脊 20g、怀牛膝 15g、川断 20g、桑寄生 20g，以补肾养血，强筋健骨，加大秦艽 15g 通络止痛。对于产后缺乳、甚至全无，而乳大且软者，宜用主方加王不留行 15g、白通草 10g、桔梗 15g 以疏通经络，载药上行，气血充足，经络畅通，则乳汁自生。对于妇女不孕，经行量少或经行后期，色淡质稀者，宜用主方加龟甲 20g、枸杞子 20g，以滋阴生血，填精助孕。对于脏躁、哭笑无常，频频呵欠者，宜用主方去人参、黄芪，加浮小麦 15g、大枣 5 枚，以养心补脾，安神定志。韩先生指出以上 18 种妇科疾病，皆由气血两虚所致，临证时以其益气养血汤治之，灵活加减，屡收疗效。

四、创制调气活血汤治疗气滞血瘀证

韩先生创制调气活血汤用于治疗气滞血瘀证。其药物组成为：当归 15g，白芍 15g，丹皮 15g，川楝子 15g，枳实 15g，甘草 10g，柴胡 10g，川牛膝 15g，生地 15g，青皮 15g。方中以当归、生地、白芍养血补血，平抑肝阳；丹皮、牛膝活血散瘀；川楝子行气止痛；枳实行气散结消痞。《名医别录》记载："枳实除胸胁痰痞，……消胀满，……逆气，胁风痛，安胃气"；青皮疏肝破气，《珍珠囊》云："青皮破坚癖，散滞气……治左胁肝经积气"，《本草纲目》中说："青皮治胸膈气逆，胁痛，小腹疝气，消乳肿，疏肝胆，泻肺气"；甘草调和诸药。全方配伍共奏调肝理气，活血散瘀之效。

对于月经病，气滞血瘀崩漏，或月经涩滞难下，量少，色紫黯，或突然大下血块，小腹坠胀疼痛者，宜调气活血汤加川芎 15g、红花 15g 以行血逐瘀。若小腹刺痛者加元胡以行瘀止痛。若小腹胀痛者加乌药以行气除胀。若血瘀难下，大便秘者，加少量大黄以行瘀血，涤肠垢。若突然大下血块，血色由深变浅者，加炒地榆 50g、蒲黄炭 20g 以塞其流，此乃标本兼顾之法。若气滞血瘀致月经后期，血色深红，量涩少者，以调气活血汤加川芎行血调经。气滞血瘀致月经愆期，血量涩少，色紫黯，乳房胀痛者，用调气活血汤加王不留行、通草以通络疏肝。若气滞血瘀致发痛经，少腹刺痛拒按，血量涩少，色紫黯者，宜用调气活血汤加川芎、桃仁以行瘀止痛。对于气滞血瘀经闭，月经延至数月不通，乳房及少腹胀痛者，宜用调气活血汤加台乌药、川芎以行气活血通经。对于妊娠病，气滞血瘀致妊娠腹痛者，用调气活血汤减川牛膝以调肝理气而不伤胎。对气滞血瘀妊娠浮肿，孕后三四月间体胀，下肢及两足浮肿，皮色苍厚不变者，宜调气活血汤加天仙藤、紫苏以疏通气机而肿自除。韩先生还特别指出应用理气活血法治疗妊娠病，必须辨证准确，做到胆欲大而心欲细，智欲圆而行欲方。《内经》云："有故无殒亦无殒也。"有病则病受其药，但应衰其大半而止，不可太过。对于产后病，气滞血瘀而致产后恶露不下，或下点滴，色紫黯，少腹硬痛拒按者，宜用调气活血汤加生蒲黄、赤芍、川芎以行恶露。若气滞血瘀致产后恶露不绝，迁延日久，或量多如崩，色黯有块，小腹痛而拒按者，宜用调气活血汤中加生蒲黄、川芎以逐瘀血，止恶露。对于气滞血瘀致产后血晕，产后恶露涩少，或点滴而下，色紫黯，少腹硬痛拒按，甚至瘀血上攻而心烦乱如狂，卒然昏倒不省人事者，宜调气活血汤加赤芍、干漆、生蒲黄、川芎以行血逐瘀，宁心醒神。若气滞血瘀致产后胁痛，不得转侧，恶露涩少，色紫黯者，宜用调气活血汤加郁金、元胡以舒肝解郁。若气滞血瘀致产后遍身疼痛，其痛时游走不定，时而固定不移，脉络色青，关节尤痛，昼轻夜重者，宜用调气活血汤加桂枝、木瓜、大秦艽、川芎以活血通络。若气滞血瘀致产后发热，恶露涩少，色紫黯，小腹硬痛拒按者，宜用调气活血汤加丹皮、红花通络除热。若气滞血瘀致产后小便不通，或点滴能出，小腹胀急难忍者，宜用调气活血汤加滑石、车前子以通利水道。若气滞血瘀致产后乳汁不通，乳房胀痛者，宜用调气活血汤加王不留行、通草、皂角刺以通乳络。对于气滞血瘀而致癥瘕，腹内积块，推之不移，揉之不散者，宜用调气活血汤加三棱、莪术、鳖甲以行气活血，软坚散结。对于气滞血瘀不孕症，素性抑郁或急躁多怒，肝失条达，脉道不通，月经先后不定，婚后3年以上不孕者，宜用调气活血汤加王不留行、通草、皂角刺以调肝理气通络。韩先生认为以上由于气滞血瘀而致的妇科疾病，皆属同因异病之范畴，临床中只要辨证准确，选用调气活血汤灵活加减，其疗效会非常突出。

五、创制温肾健脾止带汤治疗脾肾阳虚之白带证

韩先生认为带下之为病，主要是内因情志所动；或劳逸过度；或房室不节；或贪食生冷，外因淫邪伤及胞脉，损伤冲任督带，尤以冲任失固，带脉失约为主。病机核心是肝、脾、肾所伤，如命火不足，脾失温煦，水津不化，湿浊内蓄，损伤冲任，带脉失约，或性躁多怒，肝失条达，克制脾气，脾气不通，湿浊内聚，下注冲任，损伤带脉而导致带下病。

韩先生认为带下病，有白带、黄带、赤带、青带、黑带五色之分，其中最为多见的是白带、黄带。而白带系脾肾阳虚所致。其主要脉症为：带下白色，如涕如唾，绵绵不断；或带下清稀，量多，气味腥臭，身体倦怠，四肢不温，饮食减少，面浮肢肿，头晕健忘，腰膝酸软，大便溏薄，小便清长，面色㿠白；或面如污垢，舌质淡润，脉沉缓或沉迟无力。治疗拟温肾健脾，渗湿止带之法，自拟温肾健脾止带汤治之。其药物组成为：菟丝子20g，山药15g，白术15g，茯苓20g，薏苡仁20g，芡实20g，龙骨20g，牡蛎20g，甘草10g。方中以菟丝子补肝肾，固任脉；山药、白术健脾束带；茯苓、苡米仁利水渗温，健脾止带；芡实健脾固肾，涩精止带，《本草纲目》记载其“治小便不禁，遗精白浊带下”，《本草求真》云其“功与山药相似，然山药之补，本有过于芡实；而芡实之涩，更有胜于山药”，二药一补一涩，共同发挥补脾肾，固涩止带之作用；龙骨、牡蛎收敛固涩止带；甘草健脾和中，调和诸药，全方配伍共奏健脾益肾、渗湿止带之效。若肾阳虚偏重者加鹿角胶20g，以温命门，补真火；尿频者加桑螵蛸20g以增加固涩之力。

韩先生认为黄带亦属临床多见，系为肝经湿热所致。主要脉症为：带下色黄，绵绵不断，黏稠臭秽；或流黄水；或夹有少量血液，阴内灼热；或阴部痛痒，心烦不宁，口苦咽干，渴喜冷饮，小便短赤，大便干燥，面红唇赤而焦，舌红苔黄，脉弦滑而数。治宜舒肝清热，利湿止带，拟龙胆泻肝汤治之。若带下兼有血液者，加椿根皮15g、小蓟15g；若便溏阴肿者加茵陈20g、赤茯苓15g，以增加清热利湿、凉血止带之效。他指出分局部涂药和外用熏洗二法，适用于外阴或阴内溃疡者，包括西医学的外阴炎、阴道炎、宫颈炎等疾病引起的病证。局部涂药法：枯矾10g，儿茶10g，雄黄10g，龙骨15g，冰片5g，黄柏10g，共为细面，敷于患处，可起到杀菌止痒，祛腐生肌之效果。外用熏洗法：鹤虱

25g，百部25g，雄黄10g，枯矾15g。日1剂，水煎20分钟后滤过，熏洗于患处。

六、创制百灵调肝汤治疗肝郁不孕

不孕症不外肾气不足，久病耗伤阴血，不节房事，阴精暗耗，或脾肾阳虚，命门火衰，不能温养脾土，脾湿痰浊阻塞胞脉；或肝郁气滞，疏泄失常，脉络不畅，气血失调等。韩先生历经50余年临床验证，认为不孕症中肝郁不孕居多。从妇女生理病理特点来看，不孕症多发于妇女的生殖旺季——中年期，此期易受情志影响而致气血不和，肝气偏旺。肝主疏泄，性喜条达而恶抑郁，若情志不畅，则肝郁气滞，疏泄失职，脉络受阻，月经不调，自难受孕。他抓住不孕症多发于中年时期，以肝郁为主的特点，治以调肝理气，调经通络法。参之它脏病变，辨别标本先后缓急，在方药上灵活加减而获效者居多。《傅青主女科》载治疗肝郁型不孕症用解郁种玉汤，并强调“解肝气之郁，宣脾气之困，而心肾之气亦因之俱舒，所以腰脐利而任带通达。”韩先生遵古训而不拘泥，大法相同而遣药各异，自拟“百灵调肝汤”一方：当归15g，白芍25g，怀牛膝20g，王不留行20g，白通草15g，瓜蒌15g，枳壳15g，川楝子15g，青皮10g，皂角刺5g，甘草5g。注重于疏通气机，调经通络，除陈生新，疏通散结以为顺。方中白芍、当归调肝、养血、和血；遣用牛膝、通草、王不留行、皂角刺等下行血海、疏通胞脉之品；牛膝活血通经，引药下行；用王不留行、通草、皂角刺等下乳通经之品，上通于乳而除乳胀，下行血海以通络行血。韩老认为此方有催经、助孕之功；再有善能通利关窍，解毒排脓之皂刺遣入方中，使“腰脐利而任带通达”；并用川楝子、青皮、枳壳等疏肝理气，以解其郁；以瓜蒌利气散结以宽胸，实为疏肝、理气、通络之剂，共奏解郁、调经、助孕之功。临床中可根据不同的兼证进行加减：若兼肾虚腰痛者，酌加川断、杜仲、桑寄生、熟地、山萸肉等以补肾调肝；若肝郁化热者，酌加桃仁、红花等活血化瘀之品；若兼肝肾不和者，可与丹栀逍遥散灵活配用。特别指出治疗不孕症除用药以外，更重要的是精神治疗。因为此类患者因久不受孕及来自家庭、社会习惯势力的种种因素，精神负担沉重，抑郁不舒，常是求子心切的急近心理和其愿不遂的悲观失望心理交织在一起，往往更加重不孕症。因此在临床治疗时，必须循循善诱，增强治疗信心，充分调动病人与家属的积极性，更好地配合治疗。

七、善用逍遥散加减治疗22种妇科病证

韩先生认为逍遥散、丹栀逍遥散本属一体，其药性不寒不热，不散不敛，为调肝理脾健胃良剂，它不仅善治妇科肝脾失和的多种疾病，亦治男科肝郁气滞，脾失健运之症。临床只要辨证清楚，灵活运用，加减得当，无不应手取效。他指出，月经提前、月经过多、崩漏等病，多因性躁多怒，肝郁化火，热灼胞脉，迫血妄行而致，以该方减煨姜，加丹皮、栀子、黄芩、生地以清热凉血。如月经不按周期，淋漓不断，或突然大下者，加炒地榆、侧柏炭以凉血止崩漏。经期吐血、衄血，因肝火犯肺，热伤肺络而致，以本方减煨姜，加茅根、小蓟、大黄以清热降逆止血。乳汁自出（乳泣），因肝热冲气上逆，致使阳明胃热而乳汁自出，或流血液。以本方减去煨姜，加生石膏、大黄以清热降逆凉血。韩老指出，月经涩少、月经错后、痛经、经闭等病，因多思忿怒，情志不舒，疏泄失司，血循不畅而致，以本方加桃仁、琥珀、川牛膝、红花以通经活血。妇科癥瘕因郁怒不解，肝失条达，脉络受阻所致，以此方加三棱、莪术、琥珀、大黄以消癥而通行气血。肝郁不孕多平素性躁多怒，肝失调达，疏泄失职，脉道不畅，冲任受阻所致，以本方减煨姜，加王不

留行、通草、川楝子、皂角刺以疏泄肝郁而调理冲任。

韩先生指出妊娠子痫因妊娠阴血不足，肝阳上亢，扰犯神明所致，以本方减煨姜，加羚羊角、石决明、牡蛎、钩藤以镇静、熄风、潜阳。妊娠子肿，因肝失条达，疏泄失司，脾失运化所致，以本方加天仙藤、枳壳、香附、大腹皮以理气行水。妊娠呕吐因肝气上逆，胃失和降所致，以此方减煨姜、甘草，加黄芩、竹茹、芦根、麦冬、大黄以清热降逆止呕。妊娠子烦因阴血养胎，肝热上扰，升降失常所致，以此方减煨姜，加黄芩、竹茹、知母、麦冬以清热除烦。

对产后胁痛因肝失条达，疏泄失职而致者，以此方加郁金、元胡以调肝理气而除胁痛。产后瘛疭因肝郁脉络不畅，营卫失和，筋脉失荣而致，以此方加木瓜、牛膝、牡蛎以舒肝濡筋。产后小便不通，因积思忿怒，肝失条达，疏泄失司，膀胱不化而致，以此方加滑石、车前、竹叶以利尿行水。产后乳汁不通，因郁怒不解，脉络不畅而致，以此方加王不留行、通草、甲珠、漏芦以调肝理气通络化乳。

肝积多因积虑过度，肝气郁结，疏泄失司，气血痰食聚积成块而致，以此方加三棱、莪术、川楝子、鳖甲以消积而通行气血；眩晕多因暴怒肝失条达，肝气上扰所致，以此方减煨姜，加石决明、木贼、菊花、大黄以清热降逆潜阳；胸腹胀满多由久郁气滞，肝气乘脾，脾失运化所致，以此方加枳实、焦榔、乌药、木香以调气行水。以上总计 22 种病都以逍遥散加减治疗，临床收效很好。

典型医案选

一、肝郁不孕

板木某，40 岁，日本国教授。1976 年初诊，婚后 10 余年不孕，形体消瘦，精神抑郁，性情急躁，无故易怒，胸胁胀满，手足心热，胃纳不佳，厌食油腻，小便短赤，大便常秘，经期乳胀，经来涩、紫黯有块，小腹坠胀，经后自减，舌红，苔微黄，脉涩弦。证属肝郁气滞，脉络不畅，冲任不资，胞脉受阻，不能摄精成孕。治以调肝理气通络法，方用当归、赤芍、川牛膝、王不留行、川楝子、通草、瓜蒌、丹参、香附各 15g，川芎 10g，皂角刺、生甘草各 5g，隔日 1 剂。

服 3 剂后，舌脉如前，食欲不振，身体倦怠，此因肝气乘脾，脾失健运之故，前方加白术、山药各 15g。3 剂后，经期胸闷、乳房及小腹胀痛减轻，食欲好转，但腰酸痛，原方去皂角刺、瓜蒌，加川断、桑寄生各 14g，嘱其久服。

1977 年春回国，翌年春，板木教授的丈夫大石博士来信说："归国后不久，夫人即怀孕，生一女婴。"为纪念中国，借用松花江的"花"字，取名为"大石花"。并向中国医生表示感谢。

【按语】 此案乃肝郁不孕症，患者性情急躁，无故多怒，胸胁胀满，经期乳房胀痛，血量涩少，色紫黯有块，小腹坠胀，此为足厥阴肝经郁滞，脉络不畅，疏泄失常，胞脉受阻而致。韩先生拟疏肝理气通络法，妙用百灵调肝汤加味，旨在解肝气之郁，宣脾气之因，致心肾之气俱舒，腰脐利，任带通达而受孕。本案药不在多而在精，审证求因贵在准，所以治疗费时不多即获显效。此乃韩氏女科"辨证准确，立法精当，医贵变通，方药显活"之 50 余年诊疗风范的体现。

二、滑胎

陆某，28岁，工人。婚后不到两年，流产4次，每当受孕3个月左右即无故流产，经医屡治不显，到处求医问药，有以为血虚气弱，胎失所养而堕者，投以补血益气之方药；有以为脾虚中气下陷，胎失所载而堕者，投以益气升陷固冲之方药。共进汤、丸药百余剂，病情不减，曾又继续发生流产2次。面色晦黯无泽，唇舌淡润，精神疲倦，言语低微，呼吸气怯，头晕健忘，月经清稀，白带多而腥臭，尿频，夜间尤甚，腰酸腿软，肢冷便溏，四肢不温，脉象沉缓而弱。证属肾阳不足，命火虚衰，孕后肾气愈虚，冲任不固，胎无所依而堕，非气血两虚和中气下陷之故，应以益肾扶阳固冲任之方药。投以熟地、山药、五味子、菟丝子、巴戟天、破故纸、杜仲、赤石脂、川断、桑寄生。该妇持方而去，俟半月后又前来就诊，问其病情均较前好转，诊其脉象缓有力，乃脾气益生，肾气渐复，又以原方加人参、白术、鹿角胶以健脾益肾并举。两月后又前来就诊说：服药过程中月经已闭止50余日，常感头眩、呃逆、倦怠，诊其脉象滑缓，尺脉动甚，知其胎孕无疑，嘱其照前方每周服一二剂，告戒房事，可保万全。于1974年4月娩一男婴，于1976年又生一子。

【按语】 此乃屡孕屡堕，应期而堕之滑胎者，韩老断为非脾胃虚弱或中气下陷所致，系素体阳虚，命火不足，多为房事不节，阴精暗耗，阴阳两伤，冲任空虚，胎无所固而成。治疗当以益肾扶阳固冲任之法。药后两月而见显效。

三、产后发热

李某，30岁，产后恶露涩少，五六日内点滴难下，小腹硬痛，按之有鸡卵大包块，高热达40℃以上，曾注射各种抗生素和内服消炎化瘀药，但体温不降，小腹硬痛加剧，手不可近，包块逐渐增大，又服活血行瘀中药数剂，亦无效果，故转院来此就医。望其面色深红，唇舌紫黯，舌苔黄燥，听其言语有力，呼吸促迫。问其现症：心神不宁，口苦饮冷，食入即吐，大便不通，小便如茶，身有寒热，阴道不断流出污浊败血，恶臭难闻，按其腹部硬痛有块如儿头大，发热依然40℃左右。诊其脉象弦滑而数。患者分娩正值炎热季节，产后寒温失宜，外感风寒，或因产时忽视卫生，感染邪毒而致恶血当下不下，日久形成胞内痈肿，疼痛如刺，昼轻夜重。投以清热解毒活血化瘀之药。金银花、连翘、蒲公英、紫花地丁、生石膏、大黄、丹皮、桃仁、三棱、莪术、甲珠、黄柏、乳香、没药。2剂。服药后腹痛加剧，阴道流出大量脓血，臭秽难闻，大便泻下燥粪数枚，尿色混赤，体温降至37℃以下，腹内包块已减大半，小腹柔软手可近之。口干不甚渴，饮食稍进，诊其脉象滑数无力，知其病势减轻，胞内余脓败血未尽，仍以前方，减生石膏，加姜黄以行恶血，又服2剂。药后又下黑紫血块，小腹亦无胀无痛，二便已通，饮食增进，精神如常。喜多眠而感疲倦，六脉弦细而缓，此乃热毒耗损阴血之证，又拟以补血益气之方药。当归、生地、白芍、人参、牛膝、麦冬、龟甲、山萸肉，又继服4剂，调治1周出院。

【按语】 此乃产后发热案，分娩正值炎热盛夏，寒温失宜，外感风寒，加之护理不慎，感染邪毒，乘虚侵入胞中，蔓延全身，正邪交争，故病情急重，高热不退。邪毒入胞，与瘀血相结，小腹疼痛拒按，腹部硬如儿头大。韩老胆识超人，辨证细微，选方用药精当，拟清热解毒，活血化瘀之法，仅三诊沉疴得医，效如桴鼓。

四、妊娠恶阻

许某，女，28岁，某中学教员，1975年初诊。该患者妊娠两个月左右开始恶心呕吐，逐渐发展到食入即吐，不食亦吐酸苦，呕吐黄绿或夹有血液，虽经中西医多方治疗，然病势不减。中医多以为是脾虚胃弱，中阳不振，痰火潴留所致，投以健脾和胃、祛痰降逆之方药；亦有诊为肝气郁滞，升降失常，冲气上逆而为呕吐，投以调肝理气降逆之品者。治疗数日，呕吐反而加剧。患者痛苦难忍，欲求人工流产，其婆母不允，经人介绍前来求诊，又时时叹息。问其病情，经闭2月余，半月前开始呕吐酸苦，心烦易怒，胸胁胀满，喜冷饮和酸咸果食，经治疗无效。又服偏方藕汁、白梨汁等，服后暂安，但不过半日，仍然呕吐。10余日米粥不下，大便秘结，小便短赤，切其脉弦滑有力。根据四诊分析，该患者属性躁多火，肝经血燥且失条达，肝气益急，气火越上而致呕吐，非脾虚痰滞之呕吐。施以调肝清热通秘降逆之方：黄连9g，麦冬9g，竹茹9g，芦根9g，黄芩9g，陈皮9g，枳实9g，大黄2.1g。嘱其水煎2剂。3日后复诊，服药后呕吐稍止，大便已通，小便红赤，日进半碗米粥，脉弦滑稍缓。其病势渐退，仍以上方加白芍9g、生地9g以敛阴生血，嘱其再服3剂。1周后又复诊，视其精神如常，问其现状，诸症消失，饮食如常，察其脉象弦滑和缓，知其胃气亦复，勿需服药，告诫房事，可保万全。于1976年安然分娩一男婴。

【按语】 此妊娠恶阻一案，前医治之病情反复加重，而韩先生探求病史，四诊合参，辨证准确，用药极精，仅三诊而获愈，呕止食进，诸症悉平。其关键在于辨证是施治的大方向，而施治则是辨证的必然结果。毫厘之差，谬之千里。

（丛春雨　韩延华）

第十节　姚　贞　白

生平简介　姚贞白（1910—1979），男，云南姚氏学派第5代传人。姚氏医学流派始于明末，传世7代至今。历代传人，在继承家传学术特点之同时，不断吸取各家所长，在长期的临床实践中，逐步形成了姚氏三焦气化学说：即以阴阳气血为整体，以气机变化为辨证线索，因时、因地、因人、因病治宜的学术主张。姚贞白先生擅治时病及内科疑难病证，并集前辈的经验及自身的体会，把姚氏妇科的治验提高到了一个新的阶段，创制姚氏保产达生丸、姚氏资生丸、姚氏神效散等，尤对钻研妇女病怀有深厚的感情及刻苦的精神，认为妇女因社会、历史、生理特点等诸多因素，易罹患疾病而需更多的温情与关怀。他通过多年的临床实践及潜心研究，总结并提出了自己在妇科方面的学术主张，认为治妇科病应首重肝脾，强调妇女以血为本，以气为动。在病机方面还充分重视妇女之脏腑、气血、冲任的变化特点。在病因方面着意剖析与妇女生理病理的特殊联系及其临床表现，并提出了“郁火”为患的论点。在辨证、诊断的过程特别强调问、切二诊。综合辨证，务求其准。他善辨病立方，病证结合用药。熟悉古方，善于自组新方。自组的验方如：新加当归补血汤、新加五子汤、四物通经汤、新加达生散、安胎饮及10余个加减逍遥散等，在临床运用中均卓有成效。除此以外，还对患者思想情绪、精神变化等因素极为重视，常用以心理治疗与药物治疗相配合，每每收到奇效。

临床经验特色

姚先生认为：月经是妇女正常的生理现象，月经的周期、经量、色泽正常与否，反映着这一时期妇女身体的健康状况，故调理月经是妇科医生之首功，祛病嗣子无一不在调经之中。他指出，经信可分为三：一为常，一为不调，一为极。常者，一月一行（或有期可寻），期、量、色泽正常者是也。不调者，月经先期或后期或先后不定期，经期延长，经间期出血，月经过多或过少等。极者或崩、或闭、或崩闭交替，乃不调之期甚者也。在长期的临床实践中，他总结出经病的不同治法，现分别论述如下。

一、以“和”为主治疗月经不调

他认为：月经产生的机制是脏腑、气血经络协调作用、相互影响的结果。其间肾为根，脾为源，肝为血之本，气为和，冲任胞宫为室。肾主藏精，为生殖之本，行经之要素。肝主藏血，为疏泄之权要。此两脏为女子之先天。脾胃者，化源之主又司统摄，为后天仓廪之本。任脉通，太冲脉盛，气血和顺，脏腑平谧，则经汛如常。若气血失调，脏腑功能生克失制，冲任失调，则发为月经不调。不调者，言其冲任、气血、脏腑之功能仅属“不调”而尚未出现较严重之损伤及功能障碍，治疗之时对骤补、猛攻、破、散等法，姚老施之皆慎。故在多年的临床实践中，形成了独具特色的以“和”为主的治疗法则。

“和”者，有协和、畅达、调整之意。或调和阴阳，或调理气血，或调助冲任，或调和肝脾，或调养肝肾，或调达肝气等，无论何方、何药，但要细察病情，把握病机，终以达到阴阳平谧，脏腑气血冲任调和畅达，月经正常为其目的。姚老说，通过调和使月经恢复正常，由不调而调，则返病为常，不得治则祸及崩闭。故经不调虽说非疑难危症，却为妇科诸多病之源，不能不予以重视。

姚先生临床之际，对气机不调者，多以逍遥散为主方；对气血虚者，多用四物汤、新加当归补血汤；对偏寒者，多以姚氏温经汤为主；热者，多以生地四物汤为主方加减化裁。用药多轻灵疏和，常配以桑寄生、续断、千张纸、菟丝子等调益冲任；女贞子、墨旱莲、黑小豆、茺蔚子等滋养肝肾；加焦栀子、粉丹皮、地骨皮、淡黄芩、益母草、紫丹参等清热消瘀；加生黄芪、太子参、玄参、沙参等益气养阴；加香附、青皮、小茴香、荔枝核、橘核等疏利气机，活血散结；加炙吴萸、官桂、炮姜、艾叶等暖宫散寒；加苡仁、红饭豆、扁豆、椿根皮、车前子等清利湿邪；加仙鹤草、生蒲黄、藕节、阿胶等止血而不滞涩。总以凉而不留滞，温而不动血，补而不滋腻，益气而不助火，活血而不伤血。老师调经用药之妙，不在数量之多、分量之重，而在于平淡轻灵，充分体现“和”法的旨意，故能于平淡中见功。

二、“固摄调冲”治疗经间期出血

月经不调中之氤氲期出血，此病历代医籍少有专论，仅散见于月经先期、崩漏等病证中。姚先生继承传统中医与本病相关的理论，结合自己临床心得，认真总结，提出了对本病机制的观点及治疗原则、处方用药。他认为氤氲之时，是女子气血阴阳转化之期，此时的生理状态应该是：血海气充渐复，天癸真阴渐充，冲任渐盛，正处于当藏而不当泄的运动状态。必等气充血旺，由盛而满，由满而溢，方使经行。此时如阴阳不调、气血不和，或受迫而妄行，或兼有湿邪留着，或有瘀滞等，使之失于固摄，破坏其当藏而不泄的平衡状态，溢泄过早，非时而下，即为离经之血而发为本病。提出了“固摄调冲”法为治疗本病的基本大法。他解释“固摄”的含义为：固守封藏，调引控制。具体运用益气、健脾、和肝、调冲任等互参配合，以使机体阴阳平谧，气血和顺，藏泄有序而病愈。姚老根据法则，拟定了治疗本病的基础方为黄芪逍遥散加味。药物组成：生黄芪15g，当归15g，白术10g，柴胡10g，杭芍10g，薄荷6g，桑寄生15g，续断10g，生甘草3g。以此为主方，根据兼证不同而灵活加减运用。如因七情所伤，肝郁气滞，气血不调；或久病用脾虚气弱，血虚气滞；或素体阴阳偏胜，或阴不足，或阳偏旺而生郁热、郁火出现本病。月经先后不定期，经色红、质黏有小块，腰胁腹胀痛，口苦，咽干，烦躁，失眠，脉细弦或弦数，舌红苔薄黄者，可于基本方加清热解郁之药如：粉丹皮、焦栀子、炒黄芩、炒青蒿、竹茹等药。若脾弱气虚，湿邪内蕴久而生热，或肝脾不调、脾湿肝热，或湿毒不化而引发本病，出现月经色红质稠，或带下量增多，色黄质浓稠，或带中夹红，腰酸腹坠痛，脉细弦或濡数，舌苔黄或黄腻，治疗时可加清热利湿的苡仁、红饭豆、白扁豆、车前草等品。若因病情反复发作，离经之血积而成瘀，或血虚气滞，出血夹小块、色黯，腹腔痛，烦躁，舌有瘀点，或因不当之手术，使身体恢复不良等因素兼夹瘀滞而成本病，加地榆、生三七、粉丹皮、藕节之辈，以活血止血，去瘀生新。

三、用“补益疏导法”治疗闭经

姚先生曰：女子生而不潮，或潮而复止三月以上者，皆谓经闭。闭经者，经病之甚者也。经者，由精之所化，血之所骤，气之所动而成，为女子生理健康之标志，也为女子脏腑、气血、经络协调活动的结果。精、气、血者，行经之三要素也。精化为气，精血互生，气血相依，冲任通调则月事潮止如期，此其常也，如生它变则产生经病。

他认为，闭经之病，古今论述繁多，证型各异，但究之本旨，终不能脱“源不足”与“流不通”之藩蓠。他常比喻，“冲任者如湖海之骤，胞脉者如河川之泄。湖海盈满则河川自通，即稍有滞涩，治之较易。若本源虚或枯竭不生，甚则涓滴皆涸，决堤亦有何用？今有医者，见闭即通，以桃红为先锋，以棱术为雄兵，此治闭经之大忌。”

他潜心研究闭经机制，特别对妇女的生活、工作、社会环境及生理病理特点的演变极为重视，结合妇女各期脏腑气血的变化提出新的认识。他分析：生育是妇女的特殊功能和对人类社会的神圣义务，月经、胎孕是妇女的两大生理特点，但同时也是导致妇科诸病的主要因素。他提出：女子一生从13～50岁左右，由于经、孕、产、哺乳等活动，极易造成损精、伤血、耗气的后果。

他根据所析之病因病机，提出了“补益”为主，“补益疏导”同用的治疗法则。以精、气、血虚为本，兼顾夹杂因素论治。他说：精、气、血虚，有以精为主者，有以血为主者，有以气为主者。如精血两虚或气血两虚，兼夹他候则论治较难。更有精、气、血俱虚，互为因果，至脏腑俱累，化源无权，或正虚而寒湿瘀热为患，发为“风消”、“息贲”、“石瘕”、“痨瘵”者，重症也，治当别论。

他指出：精虚者，或禀赋不足，或后天损伤，或药物（如避孕药等）所致，或他病所累。见经闭不行，腰酸不足，或伴头昏、耳鸣、脱发、易倦、性功能减退等肾虚精弱之证，脉多细或沉，舌淡红苔薄，检查可以有子宫发育不良，基础体温无双相，性激素测定不正常等症。血虚者由多产失血，或暴崩漏下，它病损伤脾胃气血，化生不足。证见经闭不行，腰腹坠痛，带下色白，面色不华，爪甲不荣，头昏心悸，肢酸麻木，纳少眠差等，脉细滑或虚滑无力，舌淡苔白或薄白，检查可见血象和有关营养指标低下等。气虚者，多由他病所及，肝气不足或精血失养所累。证见经闭不行，腰酸腹坠胀，面黄，自汗，气短，心慌，纳少，脉沉细或缓弱。精、气、血虚可兼见或同见，则病程及病情随之而加深加重。此病之源，治当以补益为本。

闭经之兼夹因素多为气滞、瘀血、郁热、寒湿等。多由精气虚所生，或其他直接因素所致，使其冲任胞脉受阻。精、气、血不能下导，或运动无力，气滞不疏者，兼见胸胁、少腹、乳房胀痛，情绪不畅，易怒心烦，脉兼见弦象，舌变化不显。瘀阻不化者，兼见腹痛，脉兼弦或滞涩，舌质偏黯或有瘀象，检查见子宫、附件炎症或有包块。痰湿内蕴者，则可见带多而稠浊，并伴有苔腻、胸闷、体肥肿胀等，主脉兼弦滑。郁热者，兼见口苦咽干，烘热，潮热，或手足心热，夜卧不宁，心烦，脉兼细数，舌质偏红，苔薄或薄黄少津。寒湿者，兼见少腹冷或痛，腰酸肢凉，带下清白，纳少，神疲无力，脉兼沉缓，苔多白腻。

诸兼夹因素又可互见，视病情深浅轻重而定，但其虽说为滞而不通之因，却非本病之源，故治疗当分别运用理气行气、活血化滞、解郁清热、温经散寒等法疏之导之，而忌用攻破、清凉、温燥之重剂，以免伤及精、气、血之本源，是为舍本而治标也。

姚先生治疗闭经，拟新加五子汤为主方，以补益精血，滋养肝肾，但补而不腻，配合四物汤、逍遥散养血柔肝，调理疏导，但不论补益或疏导，姚老特别强调冲任二脉的调畅，故用药时，如桑寄生、川断、杜仲、鹿角霜、牛膝等常配用。精气重损者加仙茅、仙灵脾、肉苁蓉、巴戟天、党参、黄芪、枸杞子之属，而壮阳辛温之品，未尝轻用。他认为："阳之为动，其本在精，若无精血之基础，妄助阳浮，则无异于无油剔灯，一闪而灭也。"如有兼证，随证加减。兼气滞者，加香附、乌药、砂仁、苏梗；兼瘀阻者加益母草、丹参、牛膝等。对于桃、红、棱、术之类，先生较为慎重用。兼郁热者加黄芩、青蒿、丹皮等；夹寒湿者加艾叶、吴萸、官桂之品。总之，先生在指导临床时反复强调：闭经之症只可先培本源，再缓缓疏导之。为医者勿好奇，勿求速，勿固执，则为得当。

四、分期结合治疗崩漏

崩漏为经病之极，是妇科疑难急重病证，对其病因病机，前人有过不少探讨，认识各有侧重，治疗亦各有异。如《兰室秘藏》论崩主脾胃之虚，治法重在温补，发病机制上认为，即可因湿、热所致，亦可因脾肾有亏，湿热下迫与相火相合以致漏下不止。《诸病源候论》认为崩中漏下是由劳伤气血或是脏腑损伤以致冲任虚损，或冲脉气血俱虚，不能制约经血所致。《丹溪心法》提出以"补阴泻阳"之法治崩。《证治要诀》明确提出，不可信恶血之说而滥用通瘀之法。《医学入门》论崩漏主热。姚先生博采众家之说，结合自己之临床经验，认为：冲任受损，七情所伤，瘀热为患而导致脏腑气血失调为崩漏病因病机的共性。

（姚克敏）

第十一节　刘　云　鹏

生平简介　刘云鹏（1910—　），男，汉族，湖北省长阳县人，湖北省沙市市中医院主任医师。18岁秉其父学医，1951年被湖北省卫生厅聘为中医委员会委员，1956年创建沙市中医院，首任院长，1958年创办沙市中医学校，1959年任沙市卫生局副局长，历任省人民代表、省政协委员，现任全国中医学会湖北分会理事、省中医妇科分会理事会顾问、沙市中医院名誉院长，在中医妇科方面造诣较深。治疗妇科病，他强调以疏肝为先，归纳总结出“常用调肝十一法”，还擅治内科杂病，喜用调理肝胃之法。而临床用药则以清泻见长。所著《妇科治验》一书，23万字，1982年经湖北省人民出版社出版，撰写的10余篇学术论文，分别在全国性杂志上发表和在全国性学术会议上交流。

学术思想特点

一、提出妇科常用调肝十一法

刘先生认为妇科临床见证，总以肝病居多，其所以如此，是因为肝藏血而冲为血海，主疏泄而性喜条达。肝脏功能正常，则气顺血和，经孕产乳无恙。若肝脏功能失常，则气血失调，变症百出。因此妇科疾病多责于肝。他用调肝法治疗妇科疾病常收良效，现将常用调肝十一法分述如下。

（一）疏肝开郁法

他认为，妇女肝气郁结在临床上所表现的经前症状，常见的有两种类型，一是胸乳胀痛为主，或兼腰腹胀痛者，用自拟调经一号方加减；一是以腰腹胀痛为主者，用自拟调经二号方加减。二方均以疏肝开郁行气为主，少佐活血药味，以助血液之流通。调经一号方：柴胡9g，当归9g，白芍9g，甘草3g，郁金9g，香附9g，牛膝9g，台乌药9g，益母草15g，川楝子15g，川芎9g，瓜蒌15g。调经二号方：乌药9g，木香9g，香附12g，槟榔12g，甘草3g，川芎9g，当归9g，牛膝9g，蒲黄9g，五灵脂9g，益母草15g。

（二）疏肝散结法

妇女肝气郁结所致的乳房肿块，其临床表现为乳房胀痛，乳房内一侧或两侧有一至多个大小不等的肿块，其形如梅李、鸡卵，或呈结节状、质硬，界限清楚，不与周围组织粘连，推之可移，其消长与喜怒等情志变化有关。他宗《素问·至真要大论》“结者散之”之训，治以疏肝开郁，化痰散结，方用自拟疏肝散结汤加减。方药：柴胡9g，当归9g，白芍9g，甘草3g，青皮9g，陈皮9g，海藻15g，瓜蒌15g，山甲珠9g，昆布15g，金银花15g，连翘15g，郁金9g，香附12g。

（三）疏肝扶脾法

他认为妇女肝郁脾虚，临床表现为胸乳腰腹胀痛，食少，便溏，头晕肢软，或月经后期，或经闭，或不孕等。治宜开其郁而补其虚，方选逍遥散加减。

（四）清肝和胃法

他认为肝火犯胃常见于妊娠恶阻证，临床以胸闷、呕吐酸苦水、脉弦滑、舌质红、舌苔黄为其主要特征。治宜清肝和胃，常用左金丸合温胆汤加味。

（五）疏肝清火法

他认为肝郁化火，迫血妄行，常致月经先期量多，常伴有经前胸乳胀痛、脉弦数、舌质红、舌苔黄等症。火邪伤阴则兼口干，五心烦热。治宜疏肝清火凉血，兼有阴伤者，则应佐以养阴之味，清经汤是代表方剂。

（六）养血舒肝法

他认为妇女肝血不足，又兼情志所伤，临床常表现为月经后期，经来量少色淡，或婚后不孕。脉多较弱，舌质淡红，舌苔薄。其治宜养血舒肝法，方用益母胜金丹加减。

（七）调补肝肾法

他认为妇女肝肾亏损，冲任不固，可见月经过多、崩漏等症，临床常伴有腰痛、头昏、耳鸣、心慌、失眠。精不足者，补之以味。常用调补肝肾方，以补肾精，养肝血，固冲任。

（八）养血清肝解毒法

他认为妇女素体血虚，又加郁怒伤肝，肝经湿热内炽，下乘脾土，临床常见赤白带交替而下，气味极腥臭，妇科检查多为晚期子宫颈癌或子宫体癌。此种疾病以老年妇女为多，治宜清肝火而扶脾气，再加解毒药味，方用清肝止淋汤加减。此病目前虽无特效药，若按本法治疗，可冀缓解症状，延长生命。

（九）泻肝利湿法

他认为妇女带下疾病有因肝郁化火，湿热内郁，肝火与湿热互结而发生者，临床以带下色黄，质稠黏，有气味，口苦咽干，或胁下痛，发热，或外阴瘙痒为其主要特征。治法宜泻肝火而清利湿热。方用龙胆泻肝汤，取其一派清凉之品，泻利肝经湿热。

（十）疏肝活血法

他认为妇女以血用事，血赖气以运行，气行通畅则无病，气滞则血瘀。若肝气郁结，气机受阻，则血行不利，日久瘀阻经络，不通则痛。临床常表现为少腹一侧或两侧疼痛拒按，或腰腹胀痛，或经期疼痛加重，或经行后期，脉沉弦，舌质红黯或见瘀斑。治宜疏肝活血为法，用四逆散合失笑散加减，开郁散结，活血化瘀，以开之发之。

（十一）温肝通络法

平素肝经血虚，又感寒邪，常发为月经后期，痛经。其临床表现以手足厥冷，小腹寒痛，或周身疼痛，脉沉细，舌质淡，舌苔薄白为其主要特征。肝有寒邪，即宜温肝，治宜温肝通络之法，方选当归四逆汤加减。若寒凝血瘀之证郁久化热，此时寒邪未去，热象又现，其证阴阳错杂，寒热混淆，临床在一派寒凝血瘀证中，又兼口干喜饮、大便秘结或带下黄绿色等热证。可用温肝通络法佐以清热之味，如黄连、黄柏等，此乃辛温苦寒之复法。

刘先生在长期临床实践中体会到，妇科疾病由肝病所致者临床上最为多见，特别是月经疾患，往往由肝郁所引起，故欲求调经，必当行气，而欲求行气，则必须以疏肝为先。因此，疏肝开郁是常用之法，尤其是治疗中年妇女疾患，以调肝诸法之首。

刘先生在临床中总结妇科肝病实在居多，虚者为少。属实者多因气郁致病；属虚者往往由血虚所引起。临床辨证，审其为寒为热，常用调肝十一法，均可收到较好的治疗效果。

二、提出妇科常用治脾九法

刘先生认为若脾胃虚弱，不能受纳或纳而不化，或不能运化水湿，则脾虚诸疾在各个方面表现出来。脾主统血，使血液循常道而行，不致溢于脉外。脾气健旺，才能统摄血液，维持血液的正常运行。若脾虚失其统摄之权，血液就会由脉络外溢，出现各种出血疾患。老年妇女疾患，因为脾虚者居多，故有老年治脾的说法，这是指治疗妇科疾病的一般规律。亦有中青年患者，或因先天不足，或因后天失调，或因罹病日久而导致脾虚衍变成妇科病者，临床上也不鲜见。因此，脾胃虚弱者应有舌脉症状为据，不可仅凭年龄判断，只有辨证施治，药随病转，方为万全之计。现将刘老临床常用治脾九法分述如下。

（一）补脾止带法

刘先生认为脾虚所致带下疾病，临床以带下色白或淡黄，无臭味，如涕如唾，面色㿠白，食少便溏，肢软乏力，脉软缓或沉弱，舌质淡，舌苔薄白为其特点。其治宜补脾除湿止带。完带汤是代表方剂。

（二）燥湿和胃，升清降浊法

他认为带下疾患由于痰湿内阻，脾胃失调，清阳不升，浊阴不降所致者，临床常见带下色白或黄，胸闷阻塞，恶心欲呕，纳差，小腹或小便坠胀，脉软滑，舌质淡红，舌苔白腻。此类患者，可用二术二陈汤加减，以升清降浊，燥湿止带。

（三）健脾和胃法

他认为脾胃虚弱所致的妊娠呕吐证，临床表现在妊娠以后，恶心呕吐，甚至终日呕吐不止，不进饮食，常伴脘腹胀闷，倦怠乏力，脉虚，舌质淡。其治宜健脾和胃，降逆止呕为法。方用六君子汤加减。

（四）健脾利水法

脾虚不能运化水湿，水湿停聚，浸渍于四肢肌肉，故见面目、四肢浮肿。因湿性重浊，故以下肢肿为甚。常见于经前、经期或妊娠期间，临床多伴小便不利，纳食差，肢软无力，脉沉或软滑，舌质淡红，舌苔薄。治宜健脾行气，利水消肿为法。五皮饮是代表方剂。

（五）益气养血法

脾虚气血失其生化之源，常导致月经后期，月经过少，甚至月经停闭，临床多伴有心慌气短，肢软乏力，脉虚舌淡等症。治法宜补脾益气养血，常用八珍汤加减。若证兼虚寒者，则用十全大补汤加减。

（六）健脾养心法

脾虚血少，心失血养而见心悸、失眠者，是心脾两虚的征象。此类患者，由于脾虚血少，临床可表现为月经过多或崩漏下血不止。治宜健脾养心，益气养血为法。归脾汤是代表方剂。

（七）益气升阳汤

刘先生认为脾气虚弱，中气下陷的患者，孕后多见胎动胎堕，如血随气陷，则常见月经先期，月经过多，以及崩漏等症，如平素气虚，无力抬举子宫，亦可见子宫脱垂之症。以上诸症，临床均以小腹或下阴坠胀为其主要特征。脉常虚大无力，舌质淡，舌苔薄白，舌边有齿印。治宜益气升阳为法。脾气健，清阳升，下陷之证自愈。方用补中益气汤加减。

（八）健脾坚阴法

刘先生认为阴道下血属脾虚阴伤者，临床常见口干、喜冷饮，纳差，脉数，舌质红而干，其治宜健脾坚阴，止血固冲为法。脾健阴复，冲任得固，则阴道下血自止。加减黄土汤是代表方剂。

（九）补气固脱法

刘先生认为气虚统摄失权，血随气脱，冲任不固，常发大崩下血不止。临床常见两目昏黯或眩晕，脉虚大无力，舌质淡。治宜大补脾气，摄血固脱为法。常用固本止崩汤加减。

刘先生在长期实践中深刻地体会到妇女以血为本，以气为用，气血是经、孕、产、乳的物质基础，全赖后天之脾的化生。若脾脏功能失常，或运化无力，或统摄失权，则变生妇科诸症。因此，治疗妇科疾病，治脾也是重要的一环。因脾脏疾患，临床多为虚象，很少实证，故应以扶脾补虚为要。补脾以益气为主，党参、黄芪、白术、甘草等为益气要药，因此，治脾皆以参、芪、术、草为君，待气旺脾健，其病自可痊愈。脾虚固然以益气之法，但因临床症状表现形式各有不同，其治即需在益气的基础上有所侧重，或加除湿止带之味，或兼和胃降逆之品，或以升清降浊为治，或以益气升阳为法，或偏于利水消肿，或侧重益气固脱，或气血并调，或养血宁心，兼阴伤者需养阴，兼有火者应泻火。总之，应灵活机变，随证遣方用药。

三、提出妇科常用补肾五法

刘先生认为《素问·六节藏象论》“肾者主蛰，封藏之本，精之处也”之言，已明确地指出肾脏的主要生理功能是藏精。精是人体生命的基本物质，其含义有两个方面：一是指先天之精，一是指后天之精，此精来源于脏腑。若肾精足，肾气盛，则经、孕、产、乳正常，若先天之肾不足，肾精虚，肾气弱，则常愆行或崩或闭，或堕胎或不孕等。

治疗妇科疾病，一般在青春时期主重在肾，中年时期主重在肝，老年时期主重在脾，这是妇科疾病在生理病理方面 3 个不同阶段发病的一般规律。有其常，必有其变。常是一般规律，变是特殊情况，故临床既需注意常规治疗，更需观察其病理变化，要机动灵活，才能效若桴鼓。现将刘老常用补肾五法分述如下。

（一）养血补肾法

他认为妇女肾虚血少所致的闭经证，临床或见从未行经，或行经后又经闭不行，或行经后经量逐渐减少至闭经，以腰痛，头昏耳鸣，下肢酸软，脉沉弱，舌质淡红，舌苔薄为其特征。治宜养血补肾为法，方用四二五合方以补肾养血，使其肾气充，肾精足，俾经水有源，月经自潮。

（二）调补肝肾法

他认为崩漏疾患发于少女者，多为肝肾阴虚，冲任不固所致。临床以阴道下量多，腰痛，口干，头昏，心慌，脉急数，舌质红少津，舌苔薄黄为其特征。治宜大补肝肾之阴以涵上亢之阳，使阴平阳秘，冲任得固，则血崩自止。方用调补肝肾方加减。

（三）健脾补肾法

他认为习惯性流产，大都因先天之肾气，后天脾之生化失职所致，先后二天既亏则无力系胞养胎，故每易堕。临床以腰痛，腹坠，纳差，肢软，舌质淡红为其主要特征。治宜补脾滋肾为法。方用安奠二天汤加减，以补肾益精，健脾益气。使二天得补，脾肾健旺，胎自不堕。

（四）温肾暖脾法

他认为脾肾阳虚，胞宫冰寒的不孕患者，临床以小腹及四肢冰冷，畏寒喜暖，腰膝酸痛，白带多，大便溏薄，小便清长等为其主要特征。其治宜温肾暖脾为法，温胞饮是代表方剂。

（五）温肾通络法

刘老认为妇女不孕或子宫偏小，多属肾阳偏虚，肾气虚寒所致。以任主胞胎，胞脉系于肾，肾阳足则能温煦胞宫，而孕育正常，肾阳虚则胞宫寒冷，任脉不通，难于受孕。刘老所在医院妇科得一民间流传验方，功能温肾通络，理气种子，临床颇有效验。方由上沉香、白蔻仁、川乌片、北细辛、粉甘草各3g组成，在月经净后当天服1剂，3个月一疗程。为了方便病人服用，后将此方药味共研为细末，1剂药量分做成3粒蜜丸约30g，于月经净后当天分3次服完，或配合其他调经种子方药应用，现已成常规。

刘先生从肾论治妇科疾病多采取补法。所谓补法有补阴补阳的区别，肾阳虚则温化无力，而出现一派虚寒现象，阳不足者温之以气，常用药如附片、肉桂等温肾助阳。肾阴虚则水不制火，而出现肾阳偏盛的现象，阴不足者补之以味，常用药如熟地、龟甲等以滋肾养阴。或补阴或补阳，目的在于使其阴阳平衡，即所谓阴平阳秘。

刘先生提出肾为先天之本，与其他脏腑关系密切，肾脏罹病，往往累及其他各脏。因此，治疗肾脏疾病，应考虑其所涉及到的脏腑。一般来说，肾病崩漏、闭经，多属阴虚，发病往往涉及于肝；而不孕和习惯性流产，则多属阳虚，发病则往往涉及于脾。故欲补肾阳，则必须脾肾同治；欲养肾阴，则应肝肾并治。若阴阳俱虚者，又应阴阳双补，于阳中求阴，或阴中求阳，这是治肾的基本法则。

临床经验特色

一、提出崩漏证治十法

刘云鹏先生认为崩漏为病，其病理变化与年龄关系最为密切，大抵青春期与更年期以崩为主，其病多虚；中壮年则有崩有漏，其病多实。青春期任通冲盛，月事应以时下，若见崩漏，多为肾气未充，肾精不足，冲任功能失调所致。治宜补肾益精，肾虚血虚者用养血固冲法；肝肾阴虚者则用调补肝肾法；肾阳不足者，则宜温肾填精，左归之属是首选方药；肾阳虚则不能温煦脾阳，脾阳亦虚，若血崩过多，易致气随血脱，此时徒涩血固冲，难见速效，必须配伍益气摄血大剂，如参、芪、术、姜等药，方可转危为安。更年期正值七七之年，“面焦发白”，肾气虚衰，经血日亏，自宜补肾，然在脏腑功能衰退之时，不能只是补肾，尤需借助于脾之运化，输送精微，以资精血生化水源。他临证体会，老年以脾虚气弱为多，故治宜健脾益气，辅以补肾益精之味。育龄时期正值“筋坚，身体盛壮”之年，由于人事环境复杂，情志易于怫逆，气郁化火，肝阳偏亢，肝胃热盛，火热迫血妄行，属热属实者多，宜用清热凉血法以直折肝胃之火。若热邪伤阴者，则兼养阴液。若老年气血俱虚而瘀血又为患者，则又宜在补血药中，投入活血化瘀之品，以扶正祛邪。至于瘀血阻络，血不循经而崩漏者，无论老、中、青年，均以活血祛瘀为法，如属气血失调，冲任不固者，则用理气活血固冲法治其漏下。综上所述，崩漏之治，青春时期，着重在肾，此为一般规律，但有常则有变，若年少而脾虚者，则宜治脾与肾，年老而肾虚突出者，则又重在补肾而兼扶脾。

刘先生提出崩漏之治，不外塞流、澄源、复旧三大法则，这是前人在治疗过程中总结出来的规律。所谓塞流就是固涩止崩，杜塞其放流，是目的。澄源就是澄清病源，即治病求本之意，是方法，是辨证要点。复旧乃恢复故旧，调整其脏腑功能，以建立正常的月经周期，是善后措施。三者是有机联系的，不能截然分开，塞流应与澄源并举，若不审其病因而盲目止涩，往往塞而不止，纵幸止一时，亦难免再发。反之，若仅仅澄其源，而不佐塞流，则又缓不济急，且澄源是为了更易塞流，也正是为了复旧。复旧大法当以调理脾胃为主。若肾虚者，自宜侧重补肾，务求恢复脏腑功能，巩固疗效，刘先生临床50余年，总结出治疗崩漏十法，证之临床，疗效确切。

(一) 脾虚

1. 益气摄血法　他认为辨证要点是阴道下血量少，色淡或鲜红，小腹坠，脉虚大无力，舌淡胖，有齿痕，此属脾虚气陷，血失统摄。用补中益气汤（《脾胃论》）加地黄、地黄炭、阿胶、棕榈炭等以益气升阳，摄血止血。补中益气汤是以补气为主，崩漏病在下焦血分，故必须加入养血补肾方药。

2. 益气固脱法　阴道下血如注，两目昏黯，或晕眩欲仆，脉细弱或虚大急数，舌质淡，苔白，此属气血两虚，势将气随血脱，治用固本止崩汤（《傅青主女科》）补气补血，引血归经。本方由熟地30g、炒白术30g、黄芪15g、当归15g、姜炭6g、党参15g共6味组成。当归辛温香窜，活血之力胜于补血，确宜慎用，尤其有个别患者忌服当归，服之往往大出血。患者常事先向医生主诉敏感情况，应注意之。原方熟地、白术各一两（习用30g），大补脾肾，并黄芪、人参以益气固脱。黄芪配当归寓有当归补血汤之意，姜炭引血归经，又有收敛之性，是当归在大队补气补血汤中，起了有益的流通作用。每将原方当归剂量（五钱）减为今之6g，有疗效而无副作用。固本止崩汤双补脾肾，然偏重于补脾益气，意在急补其气以摄血固脱，并具生血之功。增入补肾益精及止涩药，如枸杞子、阿胶、牡蛎等以补肾固冲，止血之效更佳。又暴崩之际，元气大虚，可用红参9～15g急煎服之。

3. 益气养血法　阴道下血或多或少，心悸失眠，脉虚细或大而无力，舌淡红，苔薄，此属心脾两虚，脾不统血，用归脾汤（《济生方》）益气摄血，健脾养心，随证可选加熟地、地黄炭、阿胶、棕榈炭、炭姜等补血止血。此方对惊恐引起的血崩加煅龙骨、煅牡蛎甚效。

4. 健脾坚阴法　阴道下血量多，口干不欲饮，脉虚数或沉软，舌红，苔黄，此属脾虚阴伤，冲任不固。用自拟健脾固冲汤，健脾坚阴止血。方药：黄芪9g，白芍12g，白术9g，甘草3g，地黄9g，地黄炭9g，阿胶12g，姜炭6g，赤石脂30～60g。本方健脾坚阴，固涩冲任，健脾而不温燥，养阴而不碍脾。脾肾两虚者，以脾虚阳虚为多见，崩漏常有脾虚而肾阴伤者，适用本方。多见于老年血崩。

(二) 肝肾不足

1. 养血固冲法　阴道下血或多或少，少腹和腰隐痛，脉虚细或软弱，舌淡红，苔少，此属血虚兼寒，冲任不固。用胶艾汤加杜仲、续断、山萸肉、菟丝子等，养血补肾，固冲止血。原方重在治妊娠胞阻下血。若崩漏或月经过多，属于冲任虚损，血虚兼寒者，用此方入补肾药味，侧重固涩冲任。

2. 调补肝肾法　阴道下血量多，色鲜红，腰痛，头昏，耳鸣，五心烦热，脉沉细虚数，舌红少苔，此属肝肾阴虚，冲任不固。治用调补肝肾方（经验方），滋补肝肾，养阴固冲。方药：熟地30g，地黄炭12g，枸杞子30g，白芍15g，山萸肉15g，山药15g，阿胶12g，墨旱莲15g。本方多用于青春期少女。

（三）肝郁脾虚

疏肝扶脾法　阴道下血或多或少，色红或黯，胸乳胀，或腰痛，脉弦数，或弦弱，舌淡红，苔灰或黄，此属肝郁脾虚，治用逍遥散加减。方药：柴胡9g，当归9g，白芍9g，白术9g，茯苓9g，甘草3g，郁金9g，香附12g，茜草12g，血余炭9g。肝郁化火，加炒栀子9g、丹皮9g。

（四）血热

清热凉血法　①阴道出血量多，色红有血块，脉弦滑数或洪数，舌质深红，舌苔黄厚，此属实热，用芩连四物汤（《医宗金鉴》）加味。热甚津伤可选加黄柏、知母、玄参、麦冬等清热凉血润燥。大黄直入血分，泻热通腑，用以下肠胃燥结，除郁热，为实热血崩常用药。热邪迫血妄行，血量多，阴道和宫腔往往积血成块，此属离经之血，不是经络之瘀。瘀血亦下血块，但小腹必痛拒按，血下痛减为特征。②阴道下血量多，色红质稠，口干欲饮，脉弦数或细数，舌红少津，此属血热伤阴，用清经汤（《傅青主女科》）清热凉血滋阴。如兼肝郁胁痛，可于方中去青蒿，加柴胡以疏肝开郁散热，如兼湿热，可加滑石、泽泻等利湿清热，湿去热减，血海自宁。

（五）血瘀

活血祛瘀法　①阴道下血或多或少，腹痛拒按，血下痛减，脉沉弦，舌黯或有瘀点，此属瘀血阻络，血不循经，治用生化汤加味。方药：川芎9g，当归24g，桃仁9g，甘草6g，姜炭6g，益母草15g。可随证选加：台乌药、牛膝、蒲黄、五灵脂、红花、香附等以行气祛瘀止痛，引血归经。生化汤加益母草为活血祛瘀通剂，无论在经期产后、崩漏等症，凡属瘀血疼痛，血不循经者均可用之。②阴道下血或多或少，色淡黯，腹痛，脉沉弦软或大而无力，舌质淡黯或有瘀点及齿痕，此属久崩气血阻络，方用加减当归补血汤（《傅青主女科》）。方药：当归30g，黄芪30g，三七末9g，桑叶14片。可选加茜草、蒲黄、地黄炭、贯众炭等益气养血，活血止血。

（六）气血不调

理气活血固冲法　阴道下血量少，淋漓不断，腰腹略胀略痛，脉沉弦，舌略黯，苔薄黄，此属气血失调，冲任不固，用黑蒲黄散（《妇科医要》）。方药：蒲黄炭9g，当归9g，川芎9g，熟地9g，地黄炭9g，白芍9g，香附12g，丹皮9g，阿胶12g（烊化），荆芥炭9g，棕榈炭9g，地榆炭15g，血余炭9g。本方治漏下，不必加减，小腹痛与不痛需切诊，患者言小腹不痛，往往按之痛，仍宜此方。无论产后或宫腔手术后，崩漏甚至一二月不止，先用生化汤加味，去其瘀积，再进本方调气血，固冲任甚效。又久漏患者，须查有无宫颈息肉，在立法处方时须注意配合各类止血药，以增强效力。常用止血药如下：补血止血药为墨旱莲、地黄炭、阿胶、龟甲等。凉血止血药为栀子炭、贯众炭、柏叶炭、地榆炭等。温经止血药为艾叶炭、姜炭等。活血止血药有三七、蒲黄炭、茜草炭、大黄炭等。敛涩止血药有仙鹤草、棕榈炭、乌贼骨、赤石脂、煅牡蛎、煅龙骨等。

刘先生指出所举十法十二方，前六法六方以补虚为主，后四法六方以泻实为主。症状表现每多错杂，虚中有实，实中有虚，故在治疗时，注意虚中求实，实中顾虚，先立法，后选方，再随证加减用药，力求符合病情发展的规律，起到治病的作用。由于崩漏日久，气血耗伤，脏腑受损故虚证多而实证少。实者泻之，或直折热势，或活血祛瘀，有阴阳气血之不同，脏腑经络之各异，病情复杂，难于速效，先应成竹在胸，然后步调不乱。

二、提出治疗痛经采用经前行气、经期活血之法

刘云鹏先生认为女子以经调为无病，经不调则百病杂生。因此，调经在妇科疾患中占有重要的地位。刘先生颇有创见地指出“中年妇女，气常有余，血常不足”，经行之前，肝血充盈血海，气机易于不利，出现肝郁气滞的证候，临床常见乳、胸、腹、腰胀痛，故治以行气为主；其他年龄的妇女行经之时，“无论有无它症，一见疼痛，即以祛瘀为先”，临床治疗分经前、经后及年龄之别，取得显效。

（一）经前以行气为主

经前之治，以行气为主，多用于中年妇女，正如《灵枢·五音五味》云：“妇女之生，有余于气，不足以血，以其数脱血也。”气能行血，而血亦载气，故行气之中，须佐养血活血之品，使血行更畅，具体应用分为两型：①以胸乳胀痛为主者，宜选经验方调经一号方加减主之，药用：柴胡 9g，当归 9g，白芍 9g，甘草 3g，香附 12g，郁金 9g，川芎 9g，益母草 15g。若肝郁化火者，加炒栀子、丹皮以清郁火；腹胀食少者，合平胃散以和胃除满；脾虚纳差，或便溏者，加白术、茯苓，或合四君子汤以健脾益气。②以小腹及腰胀痛为主者，用经验方 2 号方加减，药用：乌药 9g，香附 12g，木香 9g，槟榔 12g，甘草 3g，当归 9g，川芎 9g，牛膝 9g，益母草 15g。若血瘀腹痛者，选加元胡、蒲黄、五灵脂以活血祛瘀止痛；若小腹冷痛者，加高良姜以散寒止痛；若兼气虚者，加党参益气以助药力；若胸乳腰腹俱见胀痛，则宜综合辨证施治。

（二）经期以活血为主

刘先生指出经期之治，以活血为主者，可用于任何年龄的行经妇女，其症见月经过多或过少，经期延长，痛经，甚至崩漏、不孕等。他的经验只要见有腹痛拒按、经血有块、舌黯者，即以活血化瘀为法，方选生化汤为代表方，若加香附则功效显著。即使无腹痛，只要经血色黯，或者有块，无论量之多少，均可用之，可收调经及助孕之效。若血瘀甚者，常选加红花、赤芍、益母草以活血祛瘀；若腹痛剧者加蒲黄、五灵脂、元胡以祛瘀止痛；小腹胀者，加香附、枳壳，胀甚加木香、槟榔以行气消胀；腰痛者，经量少加牛膝，量多加续断；胀痛加乌药以活血、理气、止痛；有热者少用或不用姜炭，选加丹皮、炒栀子、黄芩以凉血清热；有寒者，选加桂枝、艾叶以温经散寒等。

三、用自拟经验方安奠二天汤治疗滑胎

刘先生认为肾主藏精，为先天之本；脾主生化气血，为后天之源，精足则胎元固，脾气旺则胎有所载，脾肾功能正常，胎孕自然正常。若脾虚肾亏，胞胎失去精、气、血之载养，则易屡孕屡堕。

冲为血海，任主胞胎。冲任之气固则能养胎载胎；冲任脉虚无力载胎常导致坠胎小产。冲任二脉的盛衰，关键在于脾肾功能的强弱，所以说胎元受系于脾肾。若脾肾功能失常，则有坠胎小（早）产之虞。临床所见习惯性流产（早产），均由脾肾双亏所致，治当脾肾双补。每遇此类患者，刘老均取安奠二天汤为主方。方药以人参、白术、扁豆、山药、炙甘草补脾，熟地、山萸肉、杜仲、枸杞子补肾，重用人参、白术、熟地，意在大补气血，使脾气旺，肾精足，则胎元自固。

刘老指出由于脾肾双亏是导致习惯性流产的主要原因。所以临床上常表现为少腹坠胀、小腹隐痛等症状。因此，刘老常于主方之中随证加味。若小腹隐痛加白芍 24～30g，

以养血和营止痛；若小腹胀痛加枳实、白芍，以调气活血止痛；若小腹坠加升麻、柴胡，以升阳举陷；少腹坠甚，可迳投补中益气汤，以升举下陷之阳，益气安胎；若腹痛阴道下血者，先服胶艾汤以养血止血，固冲安胎；若阴道下血，腹不痛者则于主方中加阿胶、地黄炭即可；若口干舌红，脉数，属脾虚阴伤者，用加减黄土汤补脾坚阴，涩血固冲；若腰痛者，可选加续断、桑寄生、补骨脂、菟丝子，以补肾治腰痛；若口干便结脉数属热者，加黄芩以清热安胎；若形寒肢冷属寒者，加肉桂、附片、艾叶、姜炭之属，以温胞散寒。

四、用自拟经验方柴枳败酱汤治疗盆腔炎

刘先生治疗盆腔炎，用自制清热凉血、行瘀镇痛的柴枳败酱汤，治疗瘀热内结，小腹疼痛，黄白带下等症颇有效验。刘氏柴枳败酱汤由柴胡 9g、枳实 9g、赤白芍各 15g、甘草 6g、丹参 15g、牛膝 9g、三棱 12g、莪术 12g、红藤 15g、败酱草 30g、香附 12g、大黄 9g 组成。方中柴胡枢转气机，透达郁热；枳实配柴胡升清降邪，调理气机；赤白芍敛阴和血；甘草和中，与芍药同用，缓解痉挛；三棱、莪术破血行气消积；红藤、败酱草清热解毒消瘀，引诸药直达病所。众药合用，具有清热凉血，行气逐瘀，消积止痛之功。

常用加减法，若患者系急性发热，当配伍五味消毒饮或选加大、小承气汤等，若系癥瘕久不化者，配加土鳖虫 9g、鳖甲 15g；黄白带下有气味者，可选加黄柏 9g、蒲公英 30g、苡米 30g；经行腹痛拒按者，加蒲黄 9g、五灵脂 12g；经期延长者可加蒲黄炭 9g、茜草 9g，炒贯众 15～30g；气虚者加党参 15g、白术 9g。

典型医案选

一、盆腔炎

李某，女，39 岁，已婚，沙市市棉织厂干部。初诊（1979 年 3 月 3 日）：患者于 1978 年 12 月 8 日，因陈旧性宫外孕在本市某医院手术，术中发现盆腔内组织粘连，术后阴道出血淋漓不尽，持续 26 天至 1979 年元月 2 日方止。但小腹疼痛，呈阵发性加剧，痛剧时伴尿频、腰痛，白带多色白，平时盗汗，门诊以“盆腔炎”收入住院。妇科检查：外阴为已婚经产型，阴道通畅光滑，子宫颈光滑、横裂，子宫后位常大，活动受限，左侧附件阴性，左侧附件增厚，压痛（＋＋）。住院医生用四逆散加活血化瘀药，共服 9 剂，效果不佳，患者诉昨晚腹痛剧，继而月经来潮，伴腰痛如折，小腹坠痛，左肩如冷水浇浸疼痛。脉沉细，舌质紫黯，有瘀点，舌苔灰色。证属寒凝肝脉，瘀血疼痛之证。治宜温肝散寒，祛瘀镇痛。方选当归四逆汤合生化汤加减。方药：酒当归 24g，川芎 9g，桃仁 9g，姜炭 6g，炙甘草 6g，桂枝 6g，细辛 3g，木通 6g，炒白芍 18g，大枣 9g，蒲黄 9g，五灵脂 9g，川牛膝 9g。共 3 剂。二诊（1979 年 3 月 6 日）：患者服药后，月经量明显减少，色淡红略黯，仍感腰痛，有时心慌。脉沉弱，舌质黯，舌苔薄。守上方加丹参 15g，以助其养血之力。再服 3 剂。三诊（1979 年 3 月 10 日）：患者月经干净两天，现阴道有黄绿水液流出，伴口干，时感右下腹挛急疼痛，脉沉弦软，舌质黯，舌苔灰。此乃寒凝血瘀，日久化热，寒热错杂之厥阴肝病，治当温经祛瘀止痛，佐以清热。方选当归四逆汤加减。方药：酒当归 15g，桂枝 6g，炒白芍 18g，细辛 3g，炙甘草 6g，木通 9g，吴茱萸 9g，酒黄连 6g，生姜 9g，大枣 9g，酒黄柏 9g，败酱草 15g。共 4 剂。四诊（1979 年 3 月 14

日)：患者服药后仍感右下腹疼痛，口干喜饮，脉沉弦软。舌质紫黯，舌灰白。方药：①守上方去黄柏。共3剂。②红藤30g，败酱草15g，金银花30g，丹参15g，紫花地丁15g，元胡9g，三棱9g，莪术9g，蒲公英15g。共3剂。每日1剂。浓煎100ml，保留灌肠。五诊（1979年3月17日）：患者仍感腰腹疼，阵发性胃脘部隐痛，纳食少，脉沉弦软，舌质黯，瘀斑渐退，舌体胖，舌苔灰白色。治疗继续温经化瘀，少佐清热止痛之品。方药：当归15g，桂枝6g，白芍18g，细辛3g，甘草6g，木香9g，吴茱萸9g，黄连6g，生姜9g，大枣9g，败酱草15g，乳没各6g。共3剂。六诊（1979年3月20日）：患者腹痛略有好转，白带减少。脉沉弦软。舌质淡黯，有齿印。守上方去黄连。共4剂。七诊（1979年3月24日）：患者右下腹仍感坠痛，大便后尤甚，白带减少，左肩似凉水浇浸一样的十年宿疾现已好转，脉沉弦细。舌质淡黯，有齿印。守3月17日方，桂枝加至9g。共4剂。八诊（1979年3月28日）：患者白带较前明显减少，腹部疼痛减轻。妇科检查：外阴经产型，宫颈光滑，脓性白带量中等，宫体偏左水平位，正常大小，附件正常。脉舌同上。继守上方加减，停止灌肠。九诊（1979年4月10日）：患者经以上治疗后，症状基本消失，月经于4月1日来潮，3天即净，经来较畅。脉沉弦软，舌质淡略胖，边有齿印。守上方5剂，带药出院。

【按语】 刘先生指出肝脏功能失常所致的妇科疾病，多由肝气郁结而引起，病多属实。若因肝血不足而致病者，则多属于虚。本案例为肝经虚寒，初诊用当归四逆汤合生化汤加味，主治血虚血瘀，寒入经络，三诊时由于血瘀日久化热，证见口干喜饮，阴道有黄绿水液流出。此时虽兼热象，然辛温通络，仍为治疗原则，证见寒热错杂，药即寒温并进，故于当归四逆汤中加黄连、黄柏、败酱草等以清热，为虚实并调之法。六诊时白带减少，热象渐去，故去黄连。以后数诊均以当归四逆汤为主方，辛温通瘀大法为变。

二、崩漏

陈某，女，23岁，未婚。初诊（1977年9月17日）：患者既往有崩漏，曾两次在本院妇科住院治疗，血止出院，本次月经于9月3日来潮，至今未尽，现出血量特多，色红，常神疲乏力，腰膝酸痛，纳食差，大便稀每日1次，小便正常。脉软弱，舌质略淡略黯，舌苔黄色。证属气虚血脱，冲任损伤。治宜益气固脱，固涩冲任。选方固本止崩汤加减。方药：党参15g，黄芪30g，白术30g，姜炭6g，甘草3g，地黄炭9g，熟地12g，阿胶（烊化）9g，枸杞子30g，炒杜仲9g，续断12g，牡蛎30g，棕榈炭9g，赤石脂30g。共2剂。二诊（1979年9月19日）：患者服上方后，阴道出血明显减少，经色较淡，有时深红，仍觉全身软，腰膝酸软，四肢乏力，活动后心慌。脉弦软，舌质淡红，舌苔薄白。继守上方2剂。三诊（1979年9月21日）：患者服上方后，阴道出血基本停止，大便已正常，心慌较前减轻，仍感四肢乏力，腰酸痛，脉弦缓软，舌质淡红，舌苔薄，舌边有齿印。证属冲任渐固，脾肾阳虚未复。治宜继守前法增强疗效。仍守上方，共3剂。四诊（1979年9月24日）：患者服上方诸方后，于两天前阴道出血完全停止，纳食、二便、睡眠尚可，现觉尾闾骨处酸痛，四肢乏力，稍畏冷。脉沉软缓，舌质淡红，舌苔薄，舌边有齿印。此证属脾肾阳气未复。治宜温补脾肾两阳，益精气，固冲任。继守前方化裁。方药：黄芪15g，党参15g，茯苓9g，白术15g，甘草9g，姜炭6g，补骨脂9g，杜仲15g，枸杞子30g，熟地12g，五味子9g，鹿角胶9g，阿胶9g（烊化）。共4剂。随访：患者服上方后，各症续减，再服上方8剂，腰及尾闾骨疼痛愈，心慌、气短等症亦逐渐消失。

【按语】 本例患者因大崩不止，曾在本院住院治疗两次，现又下血日久，神疲乏力，纳少便溏，脉虚舌淡，显示脾虚摄血无权，其腰酸痛，崩漏屡作，乃是肾虚，冲任不能固涩之故。治宜急投益气固脱、补涩冲任之剂，以防愆成危急证候。方用固本止崩汤加减，方中党参、黄芪、白术、甘草健脾补气，摄血固脱，熟地养阴补血，地黄炭、阿胶补血止血，姜炭止血引血归经，棕榈炭收涩止血固冲，枸杞子、杜仲、续断补肾治腰痛，杜仲炒用补肾之力更强，续断入血分又具有止血作用，重用牡蛎、赤石脂大力固涩冲任。全方补气补血，固涩冲任，前后三诊共服药7剂，使气生血长，冲任渐固，阴道出血停止，得以转危为安。四诊时觉尾闾骨处酸痛，四肢乏力，稍觉畏冷，脉沉软缓，证系气血渐生，脾肾阳气未复，故于前法之中加入温补脾肾两阳之味，佐以益精养血之品，服药10余剂，诸症逐渐消失，崩漏治愈。此种大崩危急之候，临床总是标本俱急，故应标本兼顾，根据其病情而有所侧重，但绝不可顾此失彼。待崩漏止后，亦不可立即停药，需继续守服原方以巩固疗效。

三、先兆流产

关某，女，25岁，已婚，工人。初诊（1981年2月10日）：患者平素月经正常，末次月经1980年10月2日来潮，4天干净，至今4个月月经未潮，妇科检查为早孕。5天前阴道开始出血，量较多，色呈淡红，未见血块，腰腹疼痛有下坠感。现阴道出血未止，腰腹痛，小腹及外阴部有下坠感，伴恶心欲呕，脉弦滑，舌质红略黯，舌苔灰，舌边有齿印。证属血虚冲任不固，清阳下陷，胎动不安。治宜养血固冲，举陷安胎，方选胶艾四物汤加味。方药：当归6g，川芎6g，地黄炭9g，白芍18g，甘草6g，阿胶（兑）12g，艾叶炭9g，续断9g，桑寄生15g，菟丝子9g，升麻6g，柴胡6g，棕榈炭9g。服1剂。二诊（1981年2月11日）：患者服药后阴道出血较前减少，腰腹疼痛减轻，腹坠亦减，脉弦滑，舌质红略黯，舌苔灰，舌边有齿印。治疗继续养血固冲，举陷安胎，守前方共3剂。三诊（1981年2月14日）：患者服药后阴道出血已止两天，腰腹有时略感疼痛，小腹及外阴部已不感下坠，只略有腹胀，脉弦滑，舌质黯红，舌苔薄。证属冲任渐固，清阳得升。治宜继续养血，固冲安胎，佐以和胃，方选胶艾四物汤加味。方药：当归6g，川芎6g，地黄炭9g，白芍18g，甘草6g，阿胶（兑）9g，艾叶炭9g，续断9g，桑寄生15g，菟丝子9g，陈皮9g，共2剂。四诊（1981年2月16日）：患者现感腰及小腹胀痛，纳食尚可，大便稀溏，脉弦滑，舌质淡红，舌苔薄，舌边有齿痕。现已孕4月余，宫底脐下二指，可触及。申请超声波探查，了解胎儿存活情况。超声波探查：耻骨联合上可见一胎心反射，并可见胎动反射。提示：妊娠子宫（胎儿存活）。治疗宜健脾补肾安胎，巩固疗效。方选安奠二天汤加味。方药：党参30g，白术30g，甘草3g，熟地30g，山药15g，山茱萸15g，炒扁豆9g，杜仲15g，枸杞子9g，续断9g，桑寄生15g，白芍30g，枳壳9g，陈皮9g。带药5剂出院。

【按语】 妊娠以后胞胎需气血以载养。气血足则冲任固，胎元得养，孕育正常。若气虚血少，胞胎失养，则胎动不安而下血。本例患者孕四月，阴道下血，是血虚气陷，胎元不固所致。血虚胞脉失养则腰痛；气虚清阳下陷则小腹坠胀。胎元不固，载养无能，则胎动不安而下血，治宜养血益气，升阳安胎为法，选用胶艾汤加味。方中胶、艾、四物、棕炭养血止血固冲，甘草补脾益气，升麻、柴胡升举下陷之清阳，续断、桑寄生、菟丝子补肾以安胎。全方以养血为主，辅以益气升阳。仅服药1剂，腰腹痛坠即减轻，阴道出血减少。按上法再进3剂，阴道出血停止，小腹亦不感下坠，但仍感腰略痛，小腹有时作胀。

三诊时乃于上方中去升、柴，继续养血固冲安胎，少佐陈皮以行气和胃。四诊时超声波探查胎儿存活，但感腰及小腹略痛，大便稀溏，此乃脾胃虚弱之征象，改用安奠二天汤双补脾肾，以善其后。

四、不孕症

石某，女，30岁，已婚，工人。初诊（1978年7月14日）：患者结婚5年，4年前曾因早孕伴发急性肾盂肾炎而导致流产一胎，以后一直未孕。从此月经后期而潮，每37～48天行经一次。经前半月乳胸胀痛拒按，经来腰腹胀痛、量少色黯。末次月经1978年6月20日来潮。现值经前感乳胸胀痛，小腹及腰亦胀，胸中如物阻塞，纳食差，白带较多，脉沉弦软，舌质淡红，舌苔薄黄。证属肝郁气滞，月经失调。治宜疏肝解郁，理气调经，方选逍遥散加减。方药：柴胡9g，当归9g，白芍9g，白术9g，茯苓9g，甘草3g，郁金9g，香附12g，川芎9g，牛膝9g，台乌药9g，益母草12g，共4剂。二诊（1989年7月18日）：患者服药后，胸乳胀痛消失，但小腹仍胀，腰亦痛，月经于7月18日来潮，经量不多，色黯红，脉沉弦滑，舌质淡红，舌苔薄黄。证属肝气渐舒，瘀血未去。治宜继续活血祛瘀，佐以理气，方选生化汤加味。方药：川芎9g，当归24g，桃仁9g，姜炭6g，甘草3g，益母草12g，制香附12g，川牛膝9g。共3剂。妇科内用药3粒。三诊（1978年7月25日）：患者服完上方，月经于7月21日干净，经期小腹及腰部疼痛减轻。白带有时仍多，脉沉弦，舌质淡红，舌苔薄黄。证属瘀血渐去，肝郁尚需疏解。治宜继续疏肝开郁。方选逍遥散加味。方药：柴胡9g，当归9g，白芍9g，炒白术9g，茯苓9g，甘草3g，郁金9g，制香附12g，川芎9g，益母草12g，茺蔚子9g。共3剂。妇科内用药3粒。四诊（1979年10月26日）：患者服药后，月经于8月17日来潮，经行顺利，小腹部及腰不痛，现月经两月未来，在本市某医院做尿妊娠试验阳性，诊断为早孕。现感小腹坠痛，腰痛，脉软滑，74次/分，舌质淡红，舌苔薄黄。证属脾肾虚弱，胎元不固。治当双补脾肾，固涩冲任以载胎。方选安奠二天汤加味。方药：党参30g，白术30g，扁豆9g，山药15g，甘草3g，熟地30g，杜仲12g，枸杞子12g，升麻9g，柴胡9g，白芍15g，续断9g，桑寄生15g。共5剂。随访：患者经以上治疗后，胎孕正常，足月顺产。

【按语】 刘云鹏先生指出心情舒畅，肝气条达，气顺血和，是孕育的条件之一。若平素情志郁闷，导致肝气不舒，气血失调，则难以孕育。本例患者自流产后，一直心情抑郁，以致肝失条达，气行不畅，临床表现以胸乳胀痛、叹息为主。气滞则血行不畅，瘀血留阻经脉，不通而痛，故经来小腹及腰疼痛，初诊时正值经前，自感乳胸胀痛拒按，小腹及腰亦胀，白带多，纳食差。证属肝气郁结无疑，经前以行气为治，故用逍遥散，疏肝理脾，行气活血调经。方中柴胡、当归、白芍舒肝开郁，郁金、香附理气治乳胸胀痛，乌药、牛膝行气活血治腰胀痛，川芎、益母草活血调经，白术、茯苓、甘草扶脾，全方调气活血之中，又有扶脾之味，是治疗经前诸症的常用方剂。二诊时正值经期，当以活血为主，佐以行气，用生化汤祛瘀生新，加香附行气消胀，牛膝活血镇痛，以使气血调和。三诊时诸症均减，仍以舒肝开郁为法，继续调理气血，并佐以妇科内用药，以温通胞脉。四诊时气顺血调，胞脉通畅，遂有子。但因平素肝气横逆，日久克伐脾土，导致脾虚，后天不足，又常影响先天，以致脾肾俱虚，证见腰痛，上腹坠痛。此时治法，又当以补虚固胎元为主，用安奠二天汤加减，使冲任脉盛，胎元固，则胎孕正常。

（丛春雨　史　伟）

第十二节　裘笑梅

生平简介　裘笑梅（1911—2001），女，汉族，浙江省杭州市人，浙江中医学院附属医院主任中医师。行医60载，积有丰富的临床经验，于妇科更负盛名。曾任省人大第3～6届代表，农工民主党浙江省委常委，中华中医学会浙江妇科分会顾问。1983年评为浙江省名老中医。潜心研究《内经》、《伤寒论》、《金匮要略》等经典著作及金元诸家学说；在妇科方面，对陈自明、傅青主、陆九芝等诸家的理论体会尤为深刻。其治学博采众长，不拘于一家一派之说，且在前贤的基础上有所发展。创制的“妇乐冲剂”在全国各地医院广为运用，享有盛誉。对不孕症的治疗独有经验。著有《裘笑梅妇科临床经验选》，并参加编写《叶春熙医案》及撰写论文40余篇。

学术思想特点

一、强调脾胃在妇女生理病理的重要地位和作用

裘笑梅先生认为妇科疾病的病因、病理和诊断尤与脾胃密切有关，故调理脾胃在妇科临床上有着非常重要的意义。

（一）脾胃与妇女生理病理的关系

妇女的生理特点，主要表现在经、孕、产、育等方面。这些生理活动，是依靠脏腑、经络、气血的共同作用来实现的。而脏腑之中，脾胃的功能尤为重要，因为气血是月经、养胎、哺乳之物质基础，而脾胃为气血生化之源。脾胃健旺，精血充盈，经候如期，胎孕正常，产后乳汁亦多；反之，则化源不充，气血失常，导致多种妇产科病的产生。其主要表现，有以下3个方面：

1. 运化失健　脾胃虚弱，运化失控，不能生血，则营血匮乏，可致月经过少，甚则闭经，或孕后胎失所养而滑胎、小产，或产后乳汁稀少等症。此外，脾胃失运，则水湿停滞而成带下、子肿，或痰湿阻滞胞宫以致不孕等病。

2. 统血无权　脾胃气弱，统摄无权，致成各种失血证候，如月经过多、崩漏、胎漏等症。

3. 升降失常　脾气不升而反下陷，可致月经过多，甚则崩漏；或升举无力，而见子宫下垂；或胎元不固，出现滑胎、小产等症；胃气不降而反上逆，导致经行恶心、妊娠恶阻等。

（二）辨胃气在妇科病诊断中的意义

神和色是脏腑精华呈现于外之象征，由于脾胃是五脏六腑精气之源泉，因此，故神和色能反映胃气之强弱，在疾病的诊断占有着重要的地位。再者，通过对舌苔的观察，可以推测胃气之消长，从而为疾病诊断提供依据。在闻诊上，亦须辨胃气之有无。辨胃气的消长，在切诊上更被历代医家所重视，特别是脉诊方面，古人把脉象分成平脉（有胃气）、病脉（少胃气）、死脉（无胃气）3种，作为衡量正常、病态、死亡或者是难治之标志，用于妇科病诊断时亦不例外。

（三）调理脾胃法则在妇科临床上的应用

裘先生指出调理脾胃法含义较广，其方法较多，诸如健脾益气、运脾化湿、调中理气、和胃降逆、滋养胃阴、温补中阳等，在妇科临床的应用极为广泛。如可用于以下病证的治疗：

1. 月经过多　系因脾虚气弱，统血无权而见经来量多如崩，临床治疗以健脾益气为主，方用补中益气汤增减，使脾土健旺，元气充足，则统血有权，月经自调。

2. 月经先期　月经先期者，有因血热、有因气虚，然脾虚失运，统摄无权，冲任不固者居多。后者的治疗除健脾益气外，常酌加活血和血之品，方用理中汤加味。

3. 闭经　闭经大多为脾虚湿滞，湿阻胞宫，冲任不利，则经闭不行。治宜健脾利湿为主，佐以活血调经。脾健湿化，胞脉通利，则经水自行。

4. 白带　多由脾虚湿滞而成，临床多用傅青主完带汤，健脾祛湿为主，俾脾运得复，水湿无以留滞，不止带而带自止矣。

5. 先兆流产　大多系气血虚弱，脾肾不健，使胎失所养，或胎元不固所致。临床治疗当以健脾益气，补肾安胎之法。

此外，裘先生还指出，药物是治病的武器，但药物入口，必须依赖脾胃的消化、吸收，才能发挥治病的效果。临床上有些危重病人，每因胃气消亡，致药物不能受纳，即使勉强入腹，亦停积不消，不能发挥药效。由此可见，注意保护和维护胃气，是中医妇科临床治疗上的重要一环，常常决定治疗之成败，必须高度重视，裘老积多年临床经验深有体会地指出，在应用滋阴养血方药时，要适当佐以理气或助消化的药物，如陈皮、枳壳、山楂、神曲、谷芽、麦芽、鸡内金、佛手之类，刚柔相济，动静结合，使之补而不滞，滋而不腻，故无碍胃之弊，以利于消化吸收。在应用清热解毒药物时，亦要防止寒凉太过，克伐胃气。如白花蛇舌草、土茯苓、半枝莲等清热药物性味平和，既能清热，又不伤脾胃，临床令人乐于采用。对于慢性病的治疗，更需重视脾胃，因为久病多虚，通过调理脾胃，调动了机体内在能动性，常可改善体质，增强机体的抵抗能力，同时又为其他治疗方法的应用创造有利条件，促使疾病向好的方向转化。同样，在疾病的恢复期，调理脾胃亦是重要的治疗方法，常常收到事半功倍之效。调理脾胃常与其他治疗方法结合应用，如舒肝健脾的逍遥散，用于脾虚肝郁的痛经、月经不调、不孕症、乳汁缺乏等症；补养心脾的归脾汤，用于心脾两亏、气血不足，或血不归经的闭经、月经过多等病；补脾益肾的固本止崩汤，用于脾病及肾的崩漏之症等等。总之，贵在审证求因，辨证论治，未可偏执一端也。

二、强调肝在妇女生理病理上的重要地位和作用

裘先生认为，肝与妇女的生理、病理关系极为密切。由于肝藏血，全身各部化生的血液，除营养周身外，皆藏于肝，其余部分下注冲脉（血海）；从其经络循行来看，冲脉起于会阴，夹脐上行，而足厥阴经脉亦环阴器，行抵少腹，故与冲脉相连，肝血充足则血海满盈，月经能以时下。又因肝主疏泄，性喜条达，肝气舒畅，血脉流通，则经血按期来潮。若肝的上述生理功能失常，在妇女可引起经、孕、产、乳方面的多种病变。正因为肝与女子的生理病理关系至密，故有“肝为女子先天”之称。她积多年妇科临床实践，总结个人治肝大法如下。

（一）舒肝法（疏肝法）

适应证：肝郁气滞，木失条达。症见胁肋或脘腹胀痛，胸闷善太息，烦躁易怒，月经

不调，痛经或经前乳房作胀，或乳房结核、不孕，或孕后胎动不安，甚则滑胎，小产或喉中如物梗塞（俗称梅核气），或卒然胸闷气塞，昏厥不省人事，两手拘紧，须臾复醒。若肝郁日久，气滞血瘀，则见经行不畅，经水色黑，夹有血块，甚则闭经，或产后恶露不下等。舌边带紫，脉弦迟而涩。常用药物：柴胡、制香附、橘核、橘络、青皮、枳壳、绿萼梅、八月札、延胡索、乌药、大麦芽等。常用方剂有：逍遥散、柴胡疏肝散、加味乌药散、蒺麦散。她特别提出此法施治注意点："肝欲散，急食辛以散之"，"木郁达之"，逍遥散和柴胡疏肝散，即根据《内经》之旨，从仲景四逆散演化而来，肝郁证一般多采用之，惟逍遥宜于脾虚肝郁之证；加味乌药散为治疗痛经的常用方；蒺麦散是裘先生自己的经验方，对经前乳胀或乳房有块，尤有良效；若肝郁化火，宜仿丹栀逍遥散；肝郁血瘀，当于疏肝理气中，酌加活血化瘀之品。

（二）泻肝法

适应证：肝经实热，肝火旺盛。症见或肝阳上亢而见胁肋胀痛，头晕头痛，面目红赤，心烦易怒，口苦而干，尿黄便秘，舌边红，苔黄，脉弦有力，月经先期、量多色鲜红，崩漏，胎动不安，流产，赤带，阴肿、阴痒等。常用药物为：桑叶、菊花、黄芩、龙胆草、栀子、夏枯草、石决明、白蒺藜、决明子、羚羊角等。代表方剂为：羚羊钩藤汤、龙胆泻肝汤、清肝止淋汤之类。裘先生指出该法施治注意点：泻肝法是以苦寒清热泻火的药物为主，使肝热得清，肝火得泻，肝阳得平，但由于肝热有轻重之异，病势亦有偏上偏下之不同，故泻肝之法有凉肝、清肝、泄肝、抑肝、平肝之殊，临床应因证治宜。例如：凉肝宜桑、芍，清肝宜栀、芩，泄肝宜龙胆、大黄，抑肝宜柴胡、青皮，平肝则取决明、天麻。以上均属泻肝之药，但同中有异，临证须注意选择应用。

（三）镇肝法

适应证：肝阳上亢，肝风上扰。症见头晕目眩，目赤，心悸寐劣，肢体麻木振颤，甚则手足抽搐，不省人事，口干咽燥，舌红少苔，脉弦细数，在妇女可见子痫、产后发痉等。常用药物：石决明、珍珠母、鳖甲、龟甲、牡蛎、紫贝壳、龙齿、灵磁石等。代表方剂：镇肝熄风汤、牡蛎龙齿汤。裘先生指出该法施治注意点：盖肝为风木之脏，必赖营阴滋养，肝木始不得横逆，肝阳得潜，而无阳亢风动之变。妇女阴血易耗，故肝阳易亢，风木易动。而镇肝药物多属介类潜阳，重镇降逆之品，宜于治标，临床应配滋阴养血或清热凉血等药，以冀标本兼顾，镇肝熄风汤即是其例。牡蛎龙齿汤是裘先生本人的经验方，用于防治子痫，效果令人满意。

（四）养肝法

适应证：肝血不足，失于荣养。症见的面色苍白，眩晕，目干，视物不清，肢体麻木，爪甲不荣，皮肤干燥粗糙，舌淡红苔薄，脉濡细或弦细，在妇女则见月经过少、闭经、胎不易长，或滑胎、小产、产后发痉、乳汁缺少等。常用药物：生地、白芍、当归、丹参、何首乌、鸡血藤、枸杞子、阿胶、柏子仁、川芎等。常用方剂：四物汤、调肝汤、定经汤之类。裘先生指出施治注意点：四物汤为治疗血虚证的基本方，肝血不足者多用之；调肝汤多用于肝血不足，冲脉亏损而引起的痛经、月经过少、闭经等证；定经汤则多用于肝肾亏损而致的月经错乱无定。

（五）滋肝法

适应证：肝阴不足，木失涵养。症见头晕目眩，视物不清，形瘦胁痛，失眠多梦，五心烦热，口干咽燥，大便偏干，舌质红绛少苔，脉弦细带数，妇女则见月经先期量少、闭经、崩漏、妊娠恶阻、滑胎、子痫、脏躁等。常用药物：生地、天冬、麦冬、枸杞子、女贞子、何首乌、阿胶、牛膝、山萸肉等。常用方剂：一贯煎、杞菊地黄丸、两地汤、生地龙牡汤。裘先生指出施治注意点为：肝血虚与肝阴虚在其本质上是一致的，只是程度上有轻重不同而已，两者往往互为因果。阴虚不能制阳，常可导致肝阳偏亢，水亏不能涵木，亦可引起内风升扰。所以，滋肝法常与潜阳熄风药同用。一贯煎多用于阴虚胁痛，月经涩少等证；杞菊地黄汤宜于阴虚风扰的眩晕之证；两地汤则用于阴虚火旺而致的月经先期、量少，甚则闭经等证；生地龙牡汤是裘先生本人的经验方，宜于阴虚血崩等证。

（六）温肝法

适应证：肝阳不足，阴寒凝滞。症见少腹冷痛，得温痛减。若厥阴寒气上逆，可见巅顶头痛，呕吐涎沫，常伴畏寒怯冷，肢末不温，舌质白滑，脉沉弦迟，在女子则经行少腹拘急冷痛，经水涩少色黯，闭经，或寒气结成癥块等证。常用药物：肉桂、川椒、小茴香、台乌药、吴茱萸、巴戟天、胡芦巴、肉苁蓉等。常用方剂：暖肝煎、金鉴吴茱萸汤、温经汤之类。裘先生指出施治注意点为：阳虚阴盛，寒滞肝经，当以温阳散寒为治。暖肝煎是温补肝阳之通用方，一般用于寒疝疼痛等证，亦可用于妇女寒气结成癥瘕积块，停积少腹；吴茱萸汤多用于肝胃虚寒，浊阴上逆巅顶痛，呕吐涎沫等证；温经汤则用于血虚肝寒的月经不调诸证，尤适合于虚寒性的痛经，月经愆期，经行涩少，闭经等。

以上是肝病治疗的常用6个法则。此外，尚有暖肝、搜肝、破肝等法，不再分述。值得指出的是上述各法是密切相关的，如养肝与滋肝，滋肝与镇肝，舒肝与泻肝，温肝与舒肝等，常常相互配合使用，不可截然分开。

三、强调肾在妇女生理病理中的重要地位和作用

裘笑梅先生认为肾在五脏中占有重要的地位，称之为“先天之本”。由于冲任两脉隶属于肝肾，而冲为血海，任主胞胎，关系到妇女的经、孕、产、育，所以肾在妇女的生理、病理上有其特殊的意义，妇科病的治疗也往往从肾论治。

（一）肾藏精，主发育生殖

肾藏精，为冲任之本，主发育生殖。肾藏精的含义有二，一是藏五脏六腑之精气，二是通过肾和天癸的作用所产生的精，它是人体生育繁殖的基本物质，即男女媾合的精气，故称生殖之精。生殖之精的生成，储藏和排泄由肾主管。肾精的充足与否，与妇女的生理、病理关系极为密切。根据上述理论，裘先生从肾论治以下妇科疾病。

1. 月经过少、闭经，或初潮月经推迟　此类病证，常因先天肾气不足，或年幼多病，天癸不充；或多产房劳，肾阴亏损，血海空虚所致。正如《医学正传》说：“月水全赖肾水施化，肾水既乏，则经血日以干枯。”其临床表现为：月经初潮延迟，或经量少，甚则经闭不行，伴眩晕腰酸，足膝无力。若肾阳虚者，兼见畏寒肢冷，或大便溏薄，舌质淡白，脉沉细迟；若肾阴虚者，并见口干燥，五心烦热，身形羸瘦，舌质红绛少苔，脉细数无力。其治法与选方，补肾益精为主，肾阳虚者宜扶阳补虚，宜用裘先生经验方桂仙汤或右归饮；而肾阴虚者宜滋阴补虚，宜用桂芍地黄汤或大补阴汤。

2. 不孕症　中医学对受孕的机制，认为主要是肾气旺盛，真阴充沛，任脉通，太冲脉盛，月事以时下，两神相搏，才能成孕。或肾气虚衰，精血不充，冲任失养，胞宫空虚，则不能摄精受孕。其主要临床表现为：婚后不孕，经水量少，面色黯黄，眼眶黯黑，腰膝酸软，精神疲惫，尤房事后为甚，性欲淡漠，小便清长，夜尿频多。舌淡苔薄，脉沉

细，尺部较弱。治法：温肾养血，调补冲任。肾虚精血亏少者，宜用五子衍宗丸、养精种玉汤或毓麟珠散；肾阳不足，胞宫虚寒者，则用艾附暖宫丸、桂仙汤。

3. 胎萎不长 本证固然以脾胃虚弱，气血两亏，不足以营养胎儿生长者居多，但亦有因先天不足，肾精亏损，精不化血，不能荫胎而致者。其主症为：妊后胎儿生长缓慢，腹部增大与妊娠月份不相符合，面色不华，腰酸，神疲乏力，畏寒怯冷，舌淡润，脉细弱。治法：培补脾肾，调养气血。方用圣愈汤合寿胎丸。

4. 先兆流产或习惯性流产 胞系于肾，孕妇若禀赋怯弱，肾气素虚或房事不慎，耗伤肾阴，无力系胎，均可引起胞胎不固而流产。其主症为：妊娠期中，腰酸胀，少腹下坠作痛或阴道流血，胎动不安，甚则流血增多，其胎易堕，肾气虚者舌淡，脉沉弱；肾阴亏者，舌红绛，脉细滑而数。治法与选方：肾气虚者，宜补气益肾，方用参芪胶艾汤加菟丝子、桑寄生、怀山药之类；肾阴亏者，宜滋肾清热，方用保阴煎加黄柏、地榆、苎麻根、桑寄生、紫珠草等。

5. 月经过多或崩漏 病发于肾者，多因素体怯弱，或房事过度，肾阴耗损，或久病下元虚衰，冲任不固，阴血不能内守而妄行所致。其主症为：肾阳不足者，经来量多色淡，甚则崩漏，久而不止，伴面色㿠白，少腹冷痛，腰酸，四肢不温，舌淡白，脉沉细迟；肾阴虚者，月经淋漓不净，色紫红或紫黯，伴潮热，颧红，五心烦热，口干咽燥，腰酸痛，舌红少苔，脉弦细带数。治法与选方：肾阳不足者，治以温阳益肾，方用右归丸加减；肾阴虚者，主滋阴清热，方用固经汤、参麦地黄汤化裁。

（二）肾主封藏

《内经》说："肾者，主蛰，封藏之本，精之处也。"盖肾为贮精之处，肾精贵于封藏而不宜走泄。若肾气不足，或阴虚相火过旺，均可引起肾失封藏之职，而致真阴不固。裘先生根据这一理论，在临床对以下妇科病从肾论治。

1. 白淫 此证多因肾虚不固，或相火偏亢，真阴下泄所致。若肾气不足者，以温肾固摄为主，主用右归丸；肾阴亏，相火偏亢者，宜知柏地黄丸。

2. 带下 盖素体肾气不足，下元亏损，或由于劳累过度、多产等，以致肾虚封藏失职，带脉失约而致。其主症为：肾阳虚者，带下色白，清稀无味，量多而淋漓不断，历久不止，伴面色不华，四肢不温，少腹冷痛，腰酸有下坠感，舌淡白，脉沉迟；肾阴亏者，带下渐稠色黄，伴阴痒或干灼，五心烦热，头晕目眩，腰酸，足底疼痛，舌红少苔，脉细数。治法与选方：肾阳虚者，宜温肾培元，固涩止带，方用内补丸加巴戟天、桑螵蛸、鹿茸等；肾阴亏者，宜滋阴清热，固涩止带，方用大补阴丸、六味地黄丸加芡实、牡蛎、龙骨等。

（三）肾主水

肾主水液，主要是指肾脏有主持和调节水液代谢的作用。肾脏这种功能必须依靠肾阳的气化作用来实现。如果肾中阳气不足，气化功能失常，就会导致水液代谢的调节障碍，水液潴留体内，出现水肿、小便不利等症状。《内经》所谓"肾者，胃之关，关门不利，故聚水而从其类"，即是斯意也。裘先生根据上述理论，指导下述妇科病的从肾论治。

1. 子肿 平素肾虚，孕后阴聚于下，肾阳难于敷布，不能引导气化水，以致水留体内流溢肌肤而为肿。所以《沈氏女科辑要笺正》说："妊身发肿，良由真阴凝聚以养胎元，肾家阳气不能敷布，则水道泛溢莫制。"其主症为：妊娠数月，面目肢体浮肿，四肢不温，心悸短气，腰酸无力，或少腹下坠，胎动不安。舌淡，苔白润，脉沉迟。治法与选方：温肾行水，以真武汤、肾气丸为主，但方中附子辛温有毒，有碍胎气，若非阳虚者，不宜轻用。

2. 妊娠小便不通（转胞）　肾与膀胱相表里，肾气不足，不能温化膀胱之阳，以致膀胱气化不利，水道不通，小便不得下行而成本病。其主症为：妊娠小便短数，继而不通，小腹胀满而痛，不得安卧，面晦，腰足酸软，畏寒怯冷，四肢不温。脉沉迟或沉滑无力，舌淡，苔白润。治法与选方：温肾行水，以肾气丸为主。肾气丸中肉桂、附子、牡丹皮，均为碍胎之药，用时宜审慎。

对于肾与妇科病的关系，以上仅举例说明，当然不能以偏概全，临证应举一反三，联系病情，认真体察，心领神会。

四、倡导"熟读精思，博学强记，旁搜囊括，虚心求教"的学风

裘先生从师之时，其老师一再告之："学医要矢志不移，志不强者智不达。读书要精勤不倦，熟读深思义自明。"先生在从师5年之中，日夜侍医抄方，夜晚读书做功课，除完成老师规定读书篇目，还要完成老师规定的每日若干思考题，迫于家庭贫困和生活重担，每天下午还要去小学兼任语文课教师，常常晚上在一盏昏暗的煤油灯下通宵达旦地工作或读书学习，虽说生活艰苦，却为后来步入医林打下了坚实的基础。裘先生曾十分感慨地说到，那时我不但读了许多医学典籍，还学到了一些临床经验，更重要的是这段艰苦生活的磨炼培养了我一种习医求学问的能力。读医典，裘先生认为应从《内经》、《难经》、《伤寒》、《金匮》等入手，然后循序渐进，博览各家著述。习妇科，基础与内科同，然妇人之病多于男子。因有其行经孕育哺乳等特别生理情况，且性情多郁，所以在病理上和诊断治疗上与一般内科病证有殊。此所谓"医术之难，医妇人尤难"。中医学中的妇科学说，其源甚古，繁茂丰厚，裘先生认为必须下苦功夫熟读以下主要典籍：《金匮》妇人病三篇，是专论妇科病的，其中"妇人妊娠病脉证并治"，讨论了妊娠出血、妊娠腹痛和妊娠水肿等症；"妇人产后病脉证并治"，提出了痉、郁冒、大便难三症，并对产后腹痛、发热、呕逆、下痢等症订立了治法；"妇人杂病脉证并治"，研究了热入血室、脏躁、闭经、痛经、漏下、转胞、阴疮、阴吹等症。此三篇所述的理论和方药，为后世治疗和研究妇科临床疾病的准绳。巢氏《诸病源候论》述妇人杂病243论，研究诸病之源、九候之要，为第一部病理专科。孙思邈《备急千金要方》妇人方治六卷，以脏腑寒热虚实概诸般杂症，而为立方遣药的总则。陈自明《妇人大全良方》，对妇科病作了系统的总结，认为肝脾损伤是月经病的主要病机。薛立斋《薛氏医案》，重视先天后天，病立一案，案立一方，条分缕晰，言简意赅，有独到的经验。《叶天士女科全书》自调经种子以及保产育婴，靡不一一辨答，条分明晰，虽变症万端而游刃有余，实为女科之宝籍。这些医学著述，有志于学妇科的，要熟读，关键处得一字一字地推敲。古人说："案头书要少，心头书要多"，这对学医者尤为重要。平时熟读，把案头之书累积潜藏于心头，临床应用便犹如囊中探物，伸手即得。《学记》说："独学而无友，是孤陋寡闻。"学习中医，钻研经典著作，要依靠老师的教育指点，还需要有虚怀若谷的精神，乐于拜一切有知识的人为师，特别要向有学问的当代名医求教。昔孙思邈，凡有"一事长于己者，不远千里，伏膺取抉"；傅青主"马医下畦，市井细民"既是他的朋友，也是他的老师。古代医学大师们这种"无贵无贱，无长无少，道之所存，师之所存"的优良学风，若能得到认真吸取，对于学业是大有裨益的。裘先生早年在同益堂药店学习时，常常挤时间在店堂里细看撮药，学习体察各家名医用药之轻

重，君臣佐使的配伍，尤其注意对危重病人的抢救方。有点滴体会，随即详记入本内，名曰《勤记免忘录》。同时，还向药工请教药材的生熟之分、炮制之别，对不常用的药，宜细辨其气味，对于药性过猛之品，用量应慎之又慎，万不可掉以轻心。裘先生还有幸曾与浙江著名老中医叶熙春一起临床，叶老精湛而独到的医术，使其受到许多宝贵的启迪。如治疗虚寒痛经，按常规投以温经汤，此方大多能奏效，但也有无效者。叶老不拘泥于成方，果断而大胆地投以桂枝汤复加肉桂。这是叶老创见，意在着力于助阳补益，以逐寒活血，为寒者热之之法。叶老选药组方，匠心独运，用药之专，用量之重，犹如异军突起，独树一帜，给后人莫大的教益。诚如南齐名医褚澄所言："用药如用兵，用医如用将，世无难治之病，有不善治之医；药无难代之品，有不善代之人。"这使裘先生深切地体会到，一个善治之医，必有胆识，善谋略，敢于独抒己见。她曾治一妇人怀孕 7 个月，持续高热，医院做了引产术，但热度仍不退，此时，裘先生认为虚实相夹，必先扶其正，然后祛其邪，正不扶，邪不去。拟急用独参汤救治，处方：别直参 6g，服 3 剂。高热病妇用参，似乎不适，始有人反对，有人疑惑。后决定先试服 1 剂。服后果然汗止，热度亦减退，继服 3 帖，再投以清热之剂，终于转危为安。

裘先生常对学生说，继承与发展中医药学，要师古而不泥古，不囿于一偏之见，不执着于一家之言，在博采百家之长，融会剖析的基础上，善于化裁，敢于自己闯出一条路子来。南宋名医陈自明，对妇女患脏躁悲伤，投以大枣汤，"对症施药，一投而愈"。今人之更年期综合征和青春期紧张症，即属脏躁疾患范畴，裘先生从《内经》理论上寻根求源，弄清楚了病理病源，又综合分析临床病案，认为此病大多数为阴虚肝旺证，拟以平肝安神、潜阳滋阴之法，创制二齿安神汤（青龙齿、紫贝齿、灵磁石、茯神），旨在养心神，开心窍，镇惊而守其神，临床与甘麦大枣汤合用，疗效显著。

临床经验特色

一、妇科治血六法

裘笑梅先生认为血证的范围较广，凡是血液不循常道而溢于脉外的出血性疾患均应属之。就妇科而言，血证一般包括月经过多、崩漏、经行吐衄、经前便血以及恶露不绝等。此外，由瘀血引起的某些病证，如痛经、闭经、产后血晕等，从广义上来说，亦当包括在内，但习惯上并不列入血证的范围。她从其多年临床经验总结出妇科血证六种治法及其方药。

（一）妇科血证六种治法

1. 补气摄血法　适应证：出血量多，或历久不止，色淡红质稀，面色萎黄，少气懒言，精神委顿，食欲不振，头晕目眩，大便偏溏，舌质淡红苔薄白，脉细弱或大而无力。若失血过多，气随血脱者，症见面色㿠白，冷汗自出，神识昏沉，四肢不温或厥冷，脉浮大无根，或细弱如丝。常用方药：心脾两亏，统血无权，血不归经者，宜归脾汤；中气下陷，气不摄血者，宜补中益气汤；对气虚崩漏者，裘先生自拟经验方参芪胶艾汤（炒党参 15g，清炙黄芪 24g，阿胶 12g〈另烊化〉，艾叶炭 1.5g）；若气随血脱，出现虚脱险象者，急宜益气固脱，方用独参汤或参附汤；止血药物可选用艾叶、蒲黄炭、侧柏炭、陈棕炭、紫珠草、仙鹤草等。

2. 清热凉血法　裘先生认为产生血热之机制，有因心火亢盛，血无所主；有因肝经火炽，藏血失职；更有脏阴不足，虚火内动，损伤冲任，而致经血妄行。所以，同是血热，临床上又当分实热、虚热两种类型，而施以不同的治疗方法。本法适应证：实热者，出血量多而势急，色鲜红或紫红夹块，面赤气粗，口渴心烦，怕热喜冷，尿黄赤，大便干结，舌质红苔黄，脉数；虚热者，出血量或少或多，色鲜红质稍稠，颧红潮热，眩晕心悸，五心烦热，口干咽燥，或夜有盗汗，腰酸痛，大便偏干，舌红裂少苔，脉细数无力或弦细带数。常用方药：实热者，宜清热泻火，清心火用自拟经验方三黄忍冬汤（黄连4.5g，黄芩9g，黄柏9g，忍冬藤15g，贯众12g），清肝火用地龙胆泻肝汤；虚热者，宜滋阴凉血，方用固经汤、参麦地黄汤之类；止血药物可选用鲜生地、牡丹皮、冬桑叶、白茅根、大蓟、小蓟、地榆炭、炙椿皮、茜草炭、贯众炭、银花炭、陈棕炭、大黄炭、牛角腮等。

3. 养血止血法　血证患者由于血去过多，常导致营血不足，因此，应用养血方药，不仅有助于改善全身状况，而且不少养血药物有止血作用。当然，对于血去营伤的病人，养血固属必要，但更重要的在于消除出血的原因。本法适应证：出血久而不止，色淡红，伴面色㿠白，头晕乏力，心悸寐劣，肢体麻木，皮肤干燥，舌淡红，脉虚细。常用方药：归脾汤、胶艾四物汤、人参养荣汤之类，药物可选用地黄炭、龙眼肉、阿胶、仙鹤草等。

4. 调气止血法　气与血同源而异流，各具阴阳之性，互为其根。血之升降运行，皆从乎气，故血证每由气机失调而引起。如唐容川说："气结则血凝，气虚则血脱，气迫则血走。"裘先生在治疗上，往往采取降其逆气、平其肝气、补其脾气等法，使气血调和，血自归经。本法适应证：气逆者，出血多见于上，如经行吐衄，伴面赤气急，头晕头痛，舌质多红，苔薄黄，脉弦；肝气郁结者，气有余便是火，而致藏血失职，冲任不固，出现经血妄行，伴精神郁闭，烦躁易怒，胸胁胀痛，时欲叹气，舌红苔黄，脉弦涩。常用方药：气逆而致经行吐衄者，宜用顺经汤、归经汤等；肝郁者，用逍遥散或丹栀逍遥散、开郁止崩汤之类；止血药可选用藕节炭、白茅根等。

5. 祛瘀止血法　《内经》说："血实者宜决之。"唐容川说："瘀血不行，则新血断无生理。"血证可由瘀血阻滞经脉而致，尤其是出血之后，每多留瘀。瘀血不去，新血难安，血必复出。因此，消瘀一法，亦是血证治疗的重要措施之一。本法适应证：出血量或多或少，色紫黑黯有瘀斑，脉沉结或细涩。常用方药：桃红四物汤、失笑散、震灵丹、少腹逐瘀汤之类，止血药可选用蒲黄、参三七、益母草、花蕊石、牡丹皮、赤芍等。

6. 温经止血法　出血之证固然以血热者居多，然亦有因血寒而起者。盖气为阳，血属阴，阴阳相互维系，若外寒伤阳，或阳气素虚，致阳不固阴，血不循经而致血症。此类患者，宜用温经止血法。本法适应证：血色清稀或紫黯，夹有血块；少腹冷痛，得温稍减；口淡不渴，畏寒怯冷，四肢不暖；舌质淡苔白滑，脉迟。常用方药为：温经汤、理中汤之类，止血药可选用艾叶炭、炮姜炭等。

（二）妇科血证治疗中的六个关键问题

1. 辨证求因，审因论治　中医治病的特点为"辨证求因，审因论治"。所以，对于妇科血证的治疗，不可见血专事止血，当详究其出血之因，对证施治。若非血热而误投寒凉，使血寒而凝，每致留瘀使病情反复或起变化，必须注意。

2. 掌握阶段，因证施治　裘先生指出掌握病变的不同阶段，分别施以不同的治疗方法，对于血证的治疗十分重要。唐容川曾提出一止血、二消瘀、三宁血、四补虚等四个步骤。裘先生从多年临床实践中体会到，当其出血时，往往因来势较急，若不速止其血，势必导致亡血、虚脱等恶果。根据"急则治其标"的原则，应着重止血，此"即止血"为第一步；血止之后，容易留瘀，瘀血不去，新血难安，所以续用消除瘀血，俾瘀血得去，则血易归经，此即"消瘀"为第二步；血既止，瘀既消，但数日后复出血者，是病因未除，脉络不宁，血不安其经故也，当审因论治，热者寒之，寒者温之，实者泻之之类，使血得安则愈，此即"宁血"为第三步；失血之后，营血必虚，虽病因得除，若不复其本源，恐疗效不能巩固，故需调补以善其后，此即"补血"第四步。裘先生在治疗崩漏时，根据病变不同阶段，掌握塞流、澄源、复旧三个步骤，即效法于唐容川之意。

3. 注意消瘀，防止瘀滞　消瘀法在妇科血证治疗上亦占有重要的地位。一则血证可直接由瘀血引起，二则出血容易留瘀，若不及时地祛除瘀血，血常间歇而复出，病情缠绵难愈。所以临床对因瘀血而引起的出血者，应以消瘀为主，或止血消瘀并用，相辅相成，求其"经脉以通，血气以从"，达到血行而止血的目的，此亦"通因通用"之意。血止之后，为了防止留瘀，常在其他的治疗中配合消瘀之品，以杜复辙。前贤所谓"善止血者且无凝血之弊"。裘先生指出治疗崩漏时，尤当注意诊察患者腹部有无胀痛，血色之紫淡，有无夹块等情况，再参以舌脉，察其有无积瘀，作为使用消瘀药物的重要依据，慎防瘀滞为患。

4. 气血兼顾，调气止血　气为血帅，血随气行，气调则血循常道，气乱则血妄行无度。因此，治疗妇科血证，调气亦是不可忽视的重要环节。如气逆而致经行吐衄等，当以降气为主，气降则血亦下行而无上溢之害；若气陷而致月经过多、崩漏、经前便血者，宜补气为主，气充则摄血有权，血液自无下溢之变；若气滞而致血瘀者，当疏通气机，气畅则血液流通，瘀血自消。

5. 补养肝肾，调理冲任　补养肝肾也是治疗妇科血症的重要措施之一。盖冲任隶属于肝肾，诸如月经过多、崩漏等病证，多因肝肾亏损，冲任失调所致。所以，补养肝肾即是调理冲任，冲任得固，经血自不妄行。

6. 调理脾胃，巩固疗效　治疗妇科血证，调理脾胃是重要一环。这是因为脾胃居中，为气机升降之枢纽。脾气主升，胃气主降，若脾胃功能失健，升降失其常度，则血液就会下溢上溢，而出现经行吐衄、月经过多、崩漏等疾。所以治疗血证，应用调理脾胃之法，使气机升降复其常度，气顺则血安，自无错行之变。又脾胃为气血生化之源，血止之后，或恢复期，更需调理脾胃以资化源。如是营血易复，有助于巩固疗效和防止复发。

二、治疗产后病四点经验

由于分娩造成的产创及出血，使产妇元气受损，抵抗力降低，因此，外易感受六淫之邪，内易伤于七情饮食。又因产后瘀血内阻，为患种种，诸如产后发热、产后出血、恶露不下、恶露不止及乳汁缺乏等，最为常见。对于产后病的治疗，根据前贤的论述，结合多年临床实践，裘先生从以下 4 个方面进行论述：

（一）产后宜补

裘先生认为产后亡血伤津，血脉空虚，元气耗损，无疑是产后病的基本矛盾，自然宜于补养，这是论其常；但观其变，邪实者亦不少，特别是虚中夹实，更属多见，所以不可一概妄投补养，须细审症情，辨证而治。裘先生在运用补法时，撷采前贤各家之长，尤服膺于傅青主之说，如治疗产后血晕（气血虚而引起）常用加味当归补血汤（黄芪、当归、鹿茸、生姜、红枣)，甚或用独参汤，是取“阳生阴长”、“益气生血”之义；又如治疗产后大出血休克，引起垂体缺血、坏死，致卵巢功能减退，子宫萎缩，继发闭经，伴有毛发脱落、性欲降低、形体消瘦、全身乏力，西医称“席汉综合征”，中医辨证属气血虚极，肾气亏损。她宗叶天士、吴鞠通诸家之说，以补养肝肾和以调奇经八脉为主，用养血补肾助阳饮治疗（当归 12g，丹参 15g，白芍 9g，熟地 30g，菟丝子 9g，肉苁蓉 9g，巴戟天 9g，淫羊藿 12g，鹿角胶 6g〈烊冲〉，阿胶 12g〈烊冲〉，紫河车粉 3g〈分吞〉，仙茅 9g)，有较好的效果。产后补养的方法也是多种多样的，除了益气养血、补养肝肾、调补奇经等主要法则外，还有调理脾胃、养心、益肺、滋阴润燥等诸法，临床应对证而施。

(二) 产后宜祛瘀

产后病的另一个病理特点是瘀血内阻，究其原因，或因外寒侵入，或因产创，使血道滞涩，恶血留内，或因产妇用力过度，胎儿娩出后已无力送胞，胎盘组织不能及时出，滞留于宫内，成为瘀阻。瘀血为患，证候多端，或产后恶露不下，或出血不止，或产后血晕，或少腹痛，或产后发热，瘀积日久，变成癥瘕，或身热骨蒸，食少羸瘦，五心烦热，月水不行，演成干血痨，为害非浅。所以历代名医诊治产后病，十分重视审察瘀血之有无，慎防瘀积成患。裘先生治疗产后瘀血引起的病证，大多宗傅青主生化汤随证加减。如产后寒凝血滞，少腹冷痛，常于该方加肉桂、吴茱萸；若产后宫缩无力，每加益母草；若产后继发感染，瘀热相搏，而见发热，恶露臭秽者，则于该方去炮姜，加忍冬藤、黄芩、柴胡、败酱草、白花蛇舌草、红藤之类。鉴于产后多瘀，因此在应用补养方药时，须注意补而勿留瘀。

(三) 产后兼夹他病

新产由于气血损，抗病力弱，外易感受六淫之邪，内易伤于七情饮食，是以多兼他病。产后感邪、受气、停食，总以扶正固本为主，而祛邪治标辅之，切不可专行汗、吐、下诸法，使虚者重虚，祸不旋踵。裘先生有鉴于此，在治疗产后夹感诸疾时，如治疗产后发热，在辨证求因，审因论治的前提下，随时注意照顾和扶持正气，祛邪勿伤正气。特别当邪退后，更要着重养血益气等培补方法，尤当注意调补脾胃，以资气血生化之源。当然，对于产后夹感诸疾，并不是一概都以扶正为主，如果“邪盛”为矛盾主要方面，应根据标本缓急的原则，采取急则治其标，亦即祛邪为主的治疗方法，否则，邪气不去，养虎为患，正气焉能恢复，疾病难以向愈。

(四) 产后用药

前贤对产后用药十分谨慎，一般主张平和之剂，反对峻剂克伐，这也是针对产后的体质特点而治。裘先生认为应灵活对待产后用药，不可刻板。如产后见实证，攻下克伐之药未尝不可应用，仲景治产后病，就有用下瘀血汤、大承气汤者。傅青主治“妇人死血食积痰三症”之三消丸，方中既有黄连、山栀寒凉之品，又有三棱、莪术攻破之剂。裘先生治疗产后恶露不下之重症，间有采用桃核承气汤峻剂攻逐之；治疗产后感受邪毒发热，常用红藤、败酱草、黄芩、忍冬藤等寒凉之品，以清热解毒。由此可见，产后用药应本着“勿拘于产后，也勿忘于产后”的原则，虚者补之，实者泻之，寒者温之，热者清之，但具体用药又须考虑产后的体质特点，注意开郁勿专耗散，消食必兼扶脾，热多不宜过用寒凉，寒多不宜过于温燥。既要知其常，又要明其变，这样才可收到令人满意的疗效。

三、分型论治先兆流产和习惯性流产

裘先生认为先兆流产和习惯性流产是妇女妊娠期常见的疾病之一，严重影响着孕妇身体健康。引起先兆流产和习惯性流产的原因虽多，但约之有以下几点：①脏腑功能失常；②气血失调；③冲任虚损；其中以气虚肾亏型、阴虚内热型最为多见。

1. 气虚肾亏型　主症为：妊娠期中，腰部酸胀，两腿软弱，小便频数、甚则失禁，少腹下坠，或有阴道流血，胎动不安，甚则流血增多，其胎欲堕，面色苍白，头晕耳鸣，言语无力，舌淡，苔白薄，脉沉弱。此乃气虚不能固摄，无力载胎，肾虚冲任不固，胎失所系而成。治则拟补气益肾之法。常用方药：自拟经验方参芪胶艾汤加味（党参、黄芪、阿胶、艾叶、菟丝子、桑寄生、怀山药、黄芩、冬桑叶）。

2. 阴虚内热型　主症为：妊娠期中，阴道出血量多，色红质稠，胎动下堕，心烦口渴，面时潮红，或有低热，尿少而黄，舌质绛红，苔薄黄，脉细滑而数。本型常见于滑胎（习惯性流产）。此乃阴虚生内热，热扰冲任，血海受损，不能制约，血热妄行，故胎漏下血，或胎动下堕。治疗拟养阴清热。选方保阴煎加减（生地炭、怀山药、白芍、黄芩、黄柏、甘草、牡蛎、地榆、紫珠草），或自拟经验方加味三青饮（冬桑叶 30g，青竹茹 12g，丝瓜络炭 6g，熟地 30g，山药 15g，杜仲 15g，菟丝子 9g，当归身 6g，白芍 15g）。

裘先生认为先兆流产和习惯性流产的治法，当以去病为主。去其病，亦既顾其本。《内经》："治病必求其本"，即属此意。盖胎气不安其因不一，有属虚、属实、或寒、或热之异，因此临床必须遵循"辨证求因，审因论治"的原则，针对不同病因，采取相应的治疗措施。如倘未引起堕胎者，力求保胎；若胎已死腹中，又应促其从速流产，免致意外；如已堕者，则按产后处理。

她认为造成先兆流产和习惯性流产的原因较多，其中临床上以气虚肾亏最为常见，因此，补肾益气固胎是治疗先兆流产和习惯性流产的重要方法。参芪胶艾汤是其治疗气虚肾亏型的经验方，临床屡获卓效。方中黄芪倍量于党参，大补元气；阿胶、芍药养血滋阴；加少量的艾叶炭，以助阳止血，固摄胎元；桑寄生、山药、菟丝子等，旨在固肾安胎。

裘先生认为续断是治疗妊娠胎漏的常用药物之一。既有补肝肾强筋骨的作用，更有活血祛瘀之效。因此，她告诫妊娠 3 个月内者，当勿用或慎用该药。

裘先生对于阴虚类型的治疗，其效法傅青主"清海丸"，于滋阴清药中，重用冬桑叶之剂量，效果显著。加味三青饮即循此法而制定。并指出孕妇若舌现红绛（排除染苔），多为阴虚内热之象，易胎漏下血，甚则流产。这是因火盛内扰，冲任不固，乃使胎动不安。如出现腹痛、阴道出血等先兆流产的症状时，虽投养阴凉血清热之剂，亦常难免流产。

此外，裘先生还指出妊娠 3 个月内出现腹痛，往往是先兆流产的征象，但 3 个月以上出现腹痛，且既往无流产史，大多系胎气不和所致，当用理气安胎之剂。两者病情有轻重缓急之不同，故临床须鉴别诊治。

四、闭经证治五法

裘先生认为闭经是妇科临床常见疾病，根据多年临床实践，将本病分为气血虚亏、气滞血瘀、冲任不足、阴虚内热和风寒凝结等 5 个主要类型，分别给予以下论治。

1. 气血虚亏证　多因脾虚失运，化源不足所致；或因久患慢性病，气血耗损而成；或因堕胎、多产等失血过多，营阴内亏而起。其主症为：面色萎黄，神疲乏力，眩晕心悸，纳少便溏，四肢不温，以往经行后期，量少色淡，渐至闭止，脉象细软，舌质淡红。治宜健脾益胃，补养气血之法，方用归脾汤或八珍汤加减。

2. 气滞血瘀证　多因情志不遂，思虑过度，致肝气郁结，气滞血瘀而成。其主症为：情绪急躁，头晕胁痛，胸闷少食，口苦干，嗳气吞酸，乳房作胀，脉象弦细或弦涩，舌苔薄黄。治宜疏肝理气，活血祛瘀法，方用逍遥散合乌药散加减。

3. 冲任不足证　先天肾气不足，幼年多病，或房事过度，或多产伤肾，致冲任二脉亏损，血海空虚，月事不以时下。其主症为：面色苍白或晦黯，形寒怯冷，腰脊酸楚，眩晕耳鸣，舌质淡白，脉象沉细或细弱。治宜温补肾阳，调养冲任法，方用左归丸合自拟经验方桂仙汤（淫羊藿 15g，仙茅 9g，肉桂末 1.5g，肉苁蓉 9g，巴戟天 9g，紫石英 15g）化裁。

4. 阴虚内热证　常见于多产妇女，或热病之后，或久患宿疾，以致营阴内耗，虚阳偏亢。其主症为：身形瘦削，午后潮热，口干咽燥，眩晕腰酸，心悸寐劣，舌红绛，苔剥，脉数或细弦。治宜滋阴清热，养血调经法，方用知柏地黄丸、大补阴丸或秦艽鳖甲汤加减。

5. 风寒凝结证　经期受寒，或过食生冷之物，寒气客于胞门，结于冲任，阻其经络，致经水不行。其主症为：神色委顿，少腹胀痛，腰痛酸胀，白带绵下，恶风头痛，苔薄白，脉沉迟或紧。治宜温经散寒，方用温经汤加减。

裘先生还指出，治疗闭经应注意以下几点：①注意调理脾胃。闭经的成因不一，治法各异，临床以气血虚亏证最为常见，辨证推因，大多由脾胃虚弱，化源不足引起。故对闭经的治疗，调理脾胃，实为重要的法则，不仅对气血虚亏证多从补益脾胃立法，而且对其他各证，亦往往随证加入健脾和胃之药。如对阴虚内热证的治疗，常于滋补药中佐入陈皮、山楂、神曲、鸡内金之类，使之补而不滞，滋阴而不碍胃。尤其是在善后阶段，大多以六君、归脾等方调理，得以巩固疗效。②《内经》云："二阳之病发心脾，有不得隐曲，女子不月。"这为后世提供了重要的理论依据。裘先生认为情志不遂，导致脏腑功能紊乱，是引起闭经的重要原因之一。因此，调整肝脏的功能，使肝气调达，也是治疗闭经的重要一环。她常用逍遥散、乌药散等，或于其他方药中，随证加入柴胡、橘络、八月札、大麦芽、川楝子、延胡索、香附之类舒肝解郁，每获良效。③酌情活血祛瘀。活血祛瘀是治疗闭经的常用方法之一。本法一般适用于气滞血瘀之实证，但对其他各证，亦可根据病情的演变，酌情应用。如对气血虚亏和冲任不足证的患者，可在补养药中，适当加入活血祛瘀药物，所谓"寓攻于补"，疗效可能会更佳。或者先行补养，俟正气回复，一般情况改善后，再用桃仁、红花、泽兰，甚则三棱、莪术之类活血破瘀药，以催月经下行，常能应手取效，此即"先补后攻"之法。总之，贵在临证掌握时机，灵活变通耳。④欲孕必先调经。闭经与不孕有着密切关系，对月经不调而引起不孕的治疗，当以调经为主，经调方可受孕。⑤裘先生认为西医学"子宫内膜结核"引起的闭经，大多属阴虚内热、气血耗损之证，治法初以秦艽鳖甲汤之类，以滋阴清热，俟骨蒸潮热退后，继用归脾汤促其生化水源，使血海充盈；再进补肾壮阳，俾肾气伸发，冲任受养。如是则阴阳得平，气血恢复，则经血自下矣，否则，滋阴之品用之太过，会使脾胃受伤，肾阴被遏，于是化源更是不足，其病益甚。总之，本病的治疗，应用滋阴清热的方法仅是权宜之计，而温补脾胃，乃是治本之法，必须明确之。

典型医案选

一、膜样痛经

朱某，32岁，已婚，1979年6月20日初诊。患者痛经10余年，近2年来痛势加剧难忍，伴胸闷烦渴，呕吐，自汗如珠。痛时床上乱滚，撕衣拉被，甚则四肢厥冷，不省人事，约半小时苏醒，屡须急诊，虽用大量止痛药，疼痛不减，卧床数天，直至见肉样组织排除后，腹痛减轻。经色黯量少，月经周期正常，末次月经1979年5月25日，妇科检查诊断为“膜样痛经”。脉沉涩，舌质偏绛带紫，面色苍白无神，肌肤憔悴。由于每月痛势难忍，情绪消沉。证系气血瘀滞，脉络受阻。治宜行气活血，软坚消结。使用自拟经验方活血祛瘀化癥汤加减：荆三棱9g，苏木9g，五灵脂6g，生蒲黄9g，当归9g，川芎4g，赤芍9g，花蕊石12g，乳香4g，没药4g，延胡索9g，木香9g，小茴香3g，炙鳖甲13g，台乌药9g，红花9g，山楂10g，王不留行9g。服上方3个月，月经按期已转3次，量较前增多，腹痛大有减轻，但经色仍红，面色如前，食欲不馨，脉沉细，舌质尚润带紫。改用疏肝健脾，养血软坚：当归9g，丹参15g，肉桂末1.2g（吞）、白术9g，山楂9g，茯苓9g，柴胡9g，薄荷4g，炙鳖甲15g，蒲公英12g，木香9g，香附9g，乳香4g，没药4g。服上方20余剂，末次月经1979年10月20～25日，经色、经量均正常，未出现肉样组织，经行无腹痛，既无泛恶自汗，又无胸闷烦渴或畏寒厥逆，精神愉快，略有腰酸，脉细缓，苔薄白，质红润。前方去鳖甲、蒲公英、乳香、没药、肉桂，加菟丝子10g、续断9g、狗脊10g、补骨脂9g。嘱服10剂，隔日1剂。于1979年12月1日复诊，月经逾期，自觉头晕畏寒，纳减择食，呕吐泛酸，神倦嗜卧，脉沉缓，苔薄白，尿妊娠试验“阳性”，治用健脾和胃安胎，后足月分娩。

【按语】 本案例西医诊断为“膜样痛经”，与中医学中的气滞血瘀型痛经有类似的临床表现。瘀血久留积成块物，每在行经攻痛难忍，膜样内膜系有形有物，属癥瘕之类，加之情绪忧虑，肝气郁结更深，故以裘先生自拟经验方活血祛瘀化癥汤为主。药用归、芍、芎、红花养血活血，合失笑散、三棱之破瘀生新，苏木、王不留行通导脉络，木香、小茴香、乌药疏肝理气，乳香、没药、延胡索行气止痛，山楂、鳖甲软坚散结；尤以花蕊石一味入厥阴血分，行中有止，妙在一药二用。药后癥散痛除，10年顽疾，收效理想。继以养血健脾，疏肝补肾，使气血调和，冲任脉盛，奇经得复，安然受孕。

二、崩漏

王某，39岁，1977年3月27日初诊。婚后足月生产一胎，曾于1966年和1969人工流产各一次。自第二次人工流产后注射避孕药针，经律不准，渐至月经淋漓不已，病情缠绵至今未愈。经妇科检查：宫颈尚光滑；宫体大小正常，后倾，活动有压痛；附件阴性。诊断为月经不调，子宫内膜炎（?）。曾经多方治疗无明显效果。经淋九载，经律不规。末次月经1977年2月24日。伴腰酸，头晕，大便溏薄，胸腹胀痛，脉弦细，舌质带紫。此系肝郁脾虚，气滞血瘀。拟疏肝健脾，祛瘀生新。处方：焦冬术9g，炒蒲黄9g，益母草9g，炒当归9g，柴胡4.5g，白蒺藜9g，山楂炭12g，大麦芽12g，槐米炭30g，川芎2.4g，薄荷梗4.5g。5剂。二诊（1977年3月28日）：服药后，1977年3月24日月经来潮量多，大便转正，腰酸减轻，脉细，舌红润。治宜固涩之剂，以防经淋。处方：煅牡蛎、孩儿参、煅牛角腮各 30g，续断炭、狗脊炭、赤石脂、补骨脂各 9g，山萸肉 12g，白及末 4.5g，煅龙骨 15g。5 剂。三诊（1977 年 4 月 4 日）：服上方后，纳差，带多，面色苍黄，脉细，苔薄。再拟健脾固涩。处方：焦冬术、补骨脂、煨诃子、赤石脂、狗脊炭、续断炭各 9g，炒谷芽 12g，槐米炭、煅龙牡各 30g，白及末 4.5g。5 剂。此后月经前均以疏肝健脾、祛瘀生新为治，经期或经后则以健脾固涩为法，相继治疗 3 月余，月经恢复正常。

【按语】 本案例月经淋漓不已，属中医妇科“血漏”之证。患者因两次人工流产，冲任受损，气血亏损，是引发本病的主要原因。临床表现经漏而伴腰酸、头晕、便溏、胸腹胀痛、脉弦细、舌带紫。盖脾司运化，主统血，经行淋漓不已，为脾虚统血无权所致。图治之法，关键在于掌握运用止血和祛瘀两法的不同机宜。若当止而不止，或不当止而止，均属误治，势必会加重病情。鉴于患者脾虚肝郁，瘀血内滞，经前当健脾疏肝，配合活血祛瘀，方以逍遥散调和肝脾，合蒲黄、益母草、川芎、山楂之类以祛瘀生新，复加大麦芽、白蒺藜以增强疏肝解郁之效；经期或经后宜培补元气，兼用固涩以防经淋，故重用孩儿参益气健脾，配合续断、山萸肉、狗脊、补骨脂之类补肾而调冲任，更用大剂固涩止血以防经淋。这种根据标本缓急而采取相应的治疗方法，充分体现了裘先生临床辨证施治的原则性和灵活性。辨证细微，用药得当，九年沉疴，得以恢复。

三、羊水过多症

杨某，31 岁，1979 年 5 月 10 日初诊。早孕 2 月，恶心呕吐较剧，头晕，胸闷，纳差，腰酸如折。既往怀孕曾两次羊水过多，第 1 胎 7 个月夭，第 2 胎 5 个多月亡。脉细缓，苔薄白。脾肾两虚，胎气不和，慎防水气不化而成胎水之症。治宜补益脾肾，理气安胎，佐以和胃止呕。处方：孩儿参 15g，绿萼梅 4.5g，炒白芍 9g，怀山药 12g，扁豆 9g，熟地 15g，茯苓 9g，炒白术 9g，橘红 4.5g，山萸肉 9g，淡竹茹 9g，炙鸡内金 9g，红枣 12g。5 剂。二诊（1979 年 5 月 29 日）：腰酸减轻，呕吐未止，厌食，脉细滑，苔薄白。拟健脾胃，理气安胎之法。处方：炒党参 9g，炒晒白术 9g，橘红 4.5g，茯苓 9g，泽泻 9g，绿萼梅 4.5g，炒白芍 9g，炙鸡内金 9g，黄芩 9g，苏梗 9g。7 剂。三诊（1979 年 6 月 27 日）：早孕 3 月余。脉细滑，苔薄。慎防胎元肿满，再拟健脾和胃利水，理气安胎。处方：茯苓 9g，地骨皮 9g，绿萼梅 4.5g，炒白芍 9g，炒白术 9g，陈皮 4.5g，苏梗 6g，桑白皮 9g，黄芩 9g，孩儿参 15g。5 剂。四诊（1979 年 7 月 2 日）：胎动不宁，两脉弦滑，舌质偏红。治用三豆饮加味：炒扁豆 12g，绿豆 12g，黑豆 12g，白术 9g，桑寄生 9g，茯苓 15g，北沙参 9g，炒白术 9g，怀山药 12g，炙甘草 3g。7 剂。五诊（1979 年 9 月 17 日）：已孕 6 月余，自觉胎动，脉细滑，苔薄白。再拟健脾安胎。处方：白术 9g，孩儿参 15g，陈皮 4.5g，茯苓 12g，炒白芍 15g，苏梗 4.5g，炒扁豆 12g，怀山药 12g，炙甘草 3g，红枣 15g。7 剂。后足月顺产。

【按语】 羊水过多症为产科常见合并症，对母体和胎儿都有不良影响。本病类似中医的“胎水肿胀”。究其病因病机，大多因脾肾虚弱，水气不化，聚于胞中所致。裘先生从几十年的临床经验出发，治疗此病采取健脾补肾，利水消肿之法。常用全生白术散、扁鹊三豆散、三因鲤鱼汤为主，轻者用五皮饮或鲤鱼煎萝卜汤代茶饮亦佳。本案例曾有两次羊水过多而致胎儿夭亡。就诊时系第 3 胎，早孕 2 月余，恶阻较甚，虽无明显羊水过多症状出现，但参合既往病史，不可不防，故前后五诊，均以健脾和胃行水、理气安胎为主，经治后未踏复辙。

四、产后恶露不绝

邬某，36岁，1978年5月29日人工流产后，阴道出血淋漓不止，于7月15日行诊刮术。刮出物病理检查为“血块及少许内膜组织”。8月9日开始阴道又反复不规则出血，量或多或少。诉16日从阴道排出2cm×1.5cm×4cm内膜组织，病理检查为“退变的绒毛组织”。经西医治疗出血仍不止，故于11月1日转我院中医妇科。人工流产后阴道不规则出血5月余，腰酸如折，经行量少，脉弦细，苔薄白干燥，质偏绛带紫。西医诊断为“人流后绒毛残留”。证属瘀血内积胞宫。治法以祛瘀生新为主，佐以清热解毒。处方：炒五灵脂4.5g，黄芩9g，炒川芎4.5g，益母草15g，炒黑蒲黄12g，大黄4.5g，赤芍9g，香附炭9g，忍冬藤15g，炒当归6g，贯众9g，续断炭9g，狗脊炭9g，牡丹皮9g。5剂。二诊（1978年11月4日）：药后经量增多，现已净，腰酸减轻，脉细，苔薄白。治用清热补肾。处方：贯众炭12g，黄柏炭4.5g，狗脊9g，黄芩炭9g，蒲黄炭9g，炙椿皮9g，忍冬藤15g，续断炭9g，参三七末2.4g（吞）、石榴皮12g。3剂。三诊（1978年11月8日）：迭投祛瘀生新、清热补肾之剂，阴道出血未作，近带下黏稠，左侧少腹不适，腰脊酸楚。治用清热补肾。处方：白花蛇舌草9g，忍冬藤12g，狗脊炭15g，柞木根30g，蜀红藤15g，桑寄生9g，半枝莲15g，石榴皮12g。5剂。四诊（1978年11月27日）：昨日经转，量较多，腰酸肢楚，头晕心悸。治用养阴补肾。处方：续断炭15g，桑寄生9g，香附炭4.5g，狗脊炭15g，当归炭4.5g，煅龙牡各30g，炒党参9g，川芎2.4g，天冬9g，麦冬9g，炒绿萼梅4.5g，炒白芍9g。3剂。五诊（1978年11月29日）：少腹尚感隐痛，舌红，苔薄白。治用清养，以资巩固。处方：生熟地各24g，忍冬藤12g，煨狗脊9g，青皮4.5g。5剂。

【按语】 妇人分娩后，胞宫内残留的余血和浊液，称之为“恶露”。鉴于产后（或人工流产后）多瘀多虚的病理特点，所以本病的治疗，应着重补虚和祛瘀。补虚以益气固肾为主，因产后营血亏耗，元气大伤，气虚则摄血无力，导致恶露淋漓不止，补气可以摄血，且气能化血，此“阳生阴长”之义也；又冲任隶属于肝肾，产后冲任亏损，肾气难免虚耗，肾气不固，是以恶露久延，补肾可以调养冲任，冲任得固，则恶露自止。裘先生治疗此病之经验：补气常用党参、黄芪之类；若气虚下陷者，可佐升麻；补肾多用狗脊、续断、桑寄生、菟丝子、补骨脂、杜仲、怀山药之类；祛瘀当视瘀积之轻重，选用益母草、当归、川芎、赤芍、牡丹皮、山楂、失笑散、大黄、桃仁，并适当配合制香附、木香等气分药，取气行则血行之义。特别是对胎盘残留者，活血祛瘀尤为急务。裘先生还特别指出，根据辨证与辨病相结合的原则，产后抵抗力低下，容易继发感染，形成子宫内膜炎，而致恶露持续不止，所以应用清热解毒药物，亦很必要，不可拘泥于“产后宜温”之说，而不敢用寒凉之品。她常用半枝莲、忍冬藤、红藤、黄芩、败酱草、白花蛇舌草等药和红酱饮（蜀红藤30g，败酱草30g，白花蛇舌草15g，贯众12g，蒲黄炭12g，牡丹皮9g，栀子9g，双花炭9g，谷芽12g），都有较好的疗效。其次，收敛止血亦不可忽视，多与活血化瘀法配合应用，通中有守，相辅相成。常用止血药有柞木根、贯众炭、地榆炭、荆芥炭、苎麻根炭、白及末、参三七之类；收敛止血常取炙椿皮、石榴皮（便秘者慎用），或加入龙、牡、赤石脂以固涩（乳汁少者牡蛎亦慎用）。至于本病的恢复期，常用生地龙牡汤（大生地 30g，煅龙骨 15g，煅牡蛎 30g，墨旱莲 12g，冬桑叶 30g，蒲黄炭 9g），随证加减，以善后收功。

（丛春雨）

第十三节　刘　奉　五

__生平简介__　刘奉五（1911—1977），男，北京市人，北京中医医院妇科专家。师承韩一斋。早年曾在北平国医学院授课，主编健康知识小报，精通中医妇科。以肝、脾、肾三脏作为治疗妇科病的中心，强调冲任二脉的功能，认为冲任不能独行经。对妇科感染类疾病认为是毒热炽盛造成。临床治疗强调既重视西医诊断，又不能受其约束。擅长治疗妇科疑难重症，对产后感染高热尤有经验。门人整理其遗著遗案，编辑成《刘奉五妇科经验》一书，获 1978 年全国科学大会奖。

学术思想特点

一、在前贤的基础上发展了“冲任不能独行经”的理论

刘奉五先生认为不能把冲任二脉各看成是一个独立的经络，而是附属于肝、脾、肾三脏的两条脉络。十二正经与五脏六腑直接相通，而奇经八脉是经外之经、脉外之脉，并不与五脏六腑直接相通。营卫、气血、津液是依靠脏腑通过十二正经，才能运送到奇经八脉中去。若脏腑发生病变时，往往通过正经而累及奇经，因此，在临床治疗时必须以治疗脏腑为先，而治疗奇经为后；若病发于外在奇经也必然要累及正经，或者由正经向脏腑传变，临床治疗仍同样以治疗脏腑为本，而以治疗奇经为标。所以才有“冲任不能独行经”的提法。刘先生在前贤论述的基础上，又从以下 3 个方面进一步总结和发展了这种理论，并在临床实践中注入了新的内涵，使这种理论更具有指导性。

（一）肝、脾、肾三脏与“冲任不能独行经”

冲任二脉虽然不与脏腑直接相通，但与肝、脾、肾三脏间接相通。因此冲任二脉的生理功能也可以说是肝、脾、肾功能的体现，从病理上说来冲任二脉的证候也是肝、脾、肾三脏病理证候的反应。

1. 肝与冲任二脉　足厥阴肝经络阴器，与冲任二脉相通。肝主血液的贮藏与调节，血液化生之后，除营养周身外均藏于肝。肝血有余，下注血海，变化而为月经。肝喜条达，肝气郁滞则经血不畅；肝气上逆则经血随冲气而逆，以致倒经；肝郁化火内灼津液则阴血耗竭而致血枯经闭。所以临床上有“调经肝为先，疏肝经自调”之说。刘先生在调理月经时，多以柴胡配伍而组方，常用的方剂有小柴胡汤、逍遥散、柴芩四物汤、定经汤、得生丹等。认为柴胡具有舒肝调气的作用，既是气分药，又能入血分而行血中之气，在气分能调血，在血分又能调气，因此可以疏气而又治血病以调经，因柴胡顺其条达之性，发其郁遏之气，又可疏肝和脾而解郁结之闭。

2. 肾与冲任二脉　刘先生根据肾与冲任二脉的关系，探索出治疗席汉综合征的有效方药，针对产后大失血而出现的闭经、生殖器官萎缩、乳汁分泌减少、阴毛腋毛脱落、性欲减低、消瘦、面色苍白、记忆力减退、精神委靡、极易疲劳、肌张力减退、基础代谢降

低、血压低、血糖低等，刘奉五老先生临床使用425合剂（自拟经验方）治疗，取得了显著疗效。方中以五子衍宗丸补肾气，仙茅、仙灵脾补肾阳，四物汤补精养血，全方突出从肾论治。刘老配方巧妙，构思奇特，擅用古方治疗当今疑难重症，为当今中医妇科学的发展提供了新颖的思维方法。

3. 脾胃与冲任二脉 刘先生在治疗脾气虚惫、冲任失调而致的月经先期、月经频至、崩漏、月经稀发、闭经等症，均注意使用黄芪、党参、太子参、焦白术、山药健脾益气，其中党参、黄芪、山药用量偏大，且常伴用少量柴胡、陈皮、升麻、荆芥穗升发阳气，以济健脾之功。

总之刘先生认为，冲为血海，而血的来源与生成必然依赖脾胃的生化与肝的调节；血的贮存与排泄又必然依赖肾的闭藏和脾的统摄。如果脾胃不生化则经血无源；肝不藏血则血海盈亏无度；脾不统血，肾失闭藏则经血外溢而失控。任脉虽主胞胎，但是气血、津液、阴精均源于脾胃之生化，故脾为孕育之源；其所以能孕育和系胎，又依赖于肾气之盛衰，故肾为孕育之根。大凡冲任之病均责之于肝、脾、肾三脏；冲任二脉的生理病理现象均依附于肝、脾、肾三脏。所以“冲任不能独行经”的道理也就在于其中了。

（二）从临床治疗的具体方药来看“冲任不能独行经”的理论指导性

冲任为病以月经病、带下病和妊娠病为多见，而在临床治疗选方用药上也多以调理肝、脾、肾三脏为主。例如：月经病中对于月经先期量多或崩漏下血，属于血热伤阴迫血早行者，刘先生多选用清经汤为主方加减，方中粉丹皮、地骨皮、黄柏、白芍凉血和肝，青蒿养阴清其肝热；茯苓健脾，熟地补肾安冲，总括全方凉血清肝热、健脾补肾安冲而收到血止经调之目的。若属于脾虚者，多选用归脾汤进行治疗。方中四君子汤加黄芪健脾补气为其主要组成部分，脾气充盛则统血，并配远志、酸枣仁、桂圆肉以养心宁神，有时常根据病情加用续断、熟地、杜仲补肾，从而收到固摄安冲，经血调和之治疗效果。刘先生治疗月经先后不定期，从临床病象上分析主要是气血不调功能紊乱之故，引起的病因又多为肝郁脾肾两虚所致，临床治疗多选用定经汤为主方，其中柴胡、荆芥穗舒肝，山药、茯苓健脾，熟地、菟丝子补肾为其主药，佐以当归、白芍养血和肝。此方从调理肝、脾、肾三脏入手而达到调理冲任的治疗作用。其他如得生丹、逍遥散也都是通过疏肝理气、养血和血来达到调理冲任之目的。近代名医张锡纯以固冲命名的固冲汤为例，从其证候特点多由于脾气虚衰不能摄血，以导致冲任失固而引起崩漏之病，而方中突出用生黄芪、白术健脾益气为其主药，山萸肉、白芍补肝肾和阴血，佐以煅龙骨、煅牡蛎、海螵蛸、棕榈炭、五倍子收敛止血。就其收涩固冲止血的药物分析，五倍子入肺、肾、大肠经，煅龙骨入心、肝、肾经，牡蛎入肝、胆、肾三经，海螵蛸入肝、肾经，棕榈炭入肝、肺、大肠经，以上药物均不入冲任二经，全方只通过健脾益气、敛肝止血而达到固摄冲任之目的，所以张锡纯大师以固冲二字命名实得其真髓也。

对于治疗白带的常用方剂如傅青主的完带汤，方中党参、白术、苍术、山药健脾燥湿为其主药，配陈皮和胃理脾益气，柴胡、荆芥穗疏肝散湿升阳，车前子泄肾中之湿浊而有补肾之功，通过调理肝、脾、肾而达到固摄冲任、带止湿去之目的。

对于妊娠病的治疗，如常见的妊娠恶阻，因为冲脉隶属于阳明，冲气上逆不得下泄，则可引起恶心、呕吐，常选用安胃饮、加味温胆汤等，其中除了清肝胃之热的药物外，常选用半夏、厚朴、苏梗，通过降胃气，而达到降冲任之逆气的作用。其他如不孕症、滑胎等妊娠病，因肾为冲任之总司，脾为后天之本，所以刘先生在临床治疗时多采用补肾、健脾之法，常用方剂如五子衍宗丸以补肾益精固摄胎元为主，张锡纯的寿胎丸，景岳全书的泰山磐石散都是通过健脾益气、补肾养血而达到固冲安胎之目的。

二、继承和发展了“热入血室”的理论与实践

“热入血室”一证在张仲景《伤寒论》和《金匮要略》中均有记载，均属外感热病的范畴。所谓血室，历代医家有冲脉、肝脏、胞宫等不同的看法。刘先生从临床实践中体会到，所谓血室对妇女来说，实际上是指以胞宫（子宫）为主体，包括与其相连属的冲任二脉和肝脏等，围绕着妇女月经生理的综合性的功能的概念。因为冲脉为血海，任脉主胞宫，为妇人生养之本，而且肝脉又络于阴器，为藏血之脏，所以对于血室的认识，必须全面地加以概括才能符合临床实际，否则会把血室单纯地看成一个实质性器官，就未免太局限了，对于某些临床症状也难以解释，因此，也失去了临床的实际意义。

刘先生认为，所谓“热入血室”，从临床上看：妇女正值月经来潮或月经将净，甚或产后气血大伤之际，血海空虚，风寒或风热之邪乘虚而入，与正气相争，搏结于血室，即称之谓“热入血室”。从其热型上来看，除了“往来寒热”、“如疟状”常见热型外，也可表现为不典型的热型如自觉“时发寒热”等，从其经血的情况来看，热入血室后不但可以见到经水适断、经血不畅等病证外，还可以看到热入血分，迫血妄行，或经血淋漓不断，崩中下血等血无所主的病证，而且还可以表现为经后血室空虚，邪热内结，不能随其经血而解，就可以出现邪热与经血相搏，正邪交争，瘀阻胞宫的病证。

对于热入血室的治疗原则，因为血海空虚，不论是热被血截或邪热瘀阻胞宫，都不可妄用破血之法，即或是热迫血行，也不可单纯清热凉血，这是因为清热凉血的药物，虽然有清血解热之功，但不能透邪外出，此时应引邪热外出，保持透邪有路才是当务之急。刘先生还深刻地体会到，足厥阴肝经绕阴器（此处可以理解为环绕胞宫），在血室的外围，从足厥阴肝经着手，可透达血室的邪热。盖肝与胆相表里，所以治其厥阴必治少阳，从少阳可解厥阴之邪热。一方面提升下陷之邪，清解内陷之热，清透兼顾，另一方面，兼顾正气，使之鼓邪外出。

对“热入血室”的具体治疗，刘先生在临床中以小柴胡汤为主。方中柴胡、黄芩为主药，因为柴胡可疏解肝气，提举陷入血室之外邪，使之透达而出；黄芩苦寒清热，使半里之热邪得以内撤，参、姜、枣等调和营卫之品，旨在扶正以鼓邪外出。当然，在临床用时还要根据具体情况灵活加减。若为月经初来，风寒外感，寒邪化热，热入血室，开始时可见恶寒发热，而后来则往来寒热如疟状，经血被截而适断。对于其轻证或兼有正虚之体，单纯使用小柴胡汤即可，热去而经水续来，按期而止。如果兼有血块或小腹胀痛，说明瘀血内阻，可以加益母草、当归、泽兰、红花以活血调经，疏导化瘀。如果外感风热，或邪热较重，兼见冲任失调，肝不藏血，热迫血行，经血反而淋漓不止或崩中下血，延期不断者，此时必须加用清热凉血的药物，这点是刘先生根据其师传小柴胡加生地、牡丹皮能治崩漏的经验，用于治疗热入血室的个人体会，所以临床上常用小柴胡汤加生地、丹皮、青蒿、地骨皮等凉血清热养阴的药物。如果见冲任不固，出血较多，还可加升麻炭、地榆炭、莲房炭以固冲任，或加三七粉以止血。如果热邪较重，血被热截，阻于胞宫，热邪与瘀血搏结，随冲任二脉上逆，传于阳明，出现口干、口苦、口渴、头痛、面赤、烦躁者，轻者可加黄连、栀子以清热。如果阳明燥结，大便不通，则可加大黄或用大柴胡汤加减治疗。而对于月经将净，或产后血海空虚感受外邪，邪热内结，瘀阻于胞宫的虚证，就应从

血虚瘀阻的特点出发，使用柴芩四物汤、逍遥散、丹栀逍遥散加减治疗。

刘先生在临床实践中深刻地体会到，所谓“热入血室”，在临床是绝不可能像书本上所记载的那样证证具备非常典型，因此，必须从实际出发，抓住“热入血室”的病理实质辨证论治，才能全面地理解其真正内涵的临床意义。

三、倡导“辨病和辨证”相结合，提出了治疗“妇科手术后感染”的新思路

妇科手术后感染是临床经常遇到的病证。一般西医多采用抗生素控制感染，但是由于耐药菌株感染以及病人体质的差异性，单纯使用抗生素又难以控制，就需要采取中西医结合的方法治疗。刘奉五老中医在与西医共同治疗本病过程中，积极倡导“辨病与辨证”相结合，提出了治疗“妇科手术感染”的新思路。

（一）对手术后体质特点的看法

刘先生认为，除了小手术以外，一般经历大、中手术后的患者，从中医学角度上来看，大都属于气阴两伤或气血两伤。因为患者在术前都具有“邪实”的一面，邪实必然伤正，极易耗伤人体的气血津液。有的为产前多热，耗伤阴津；有的为长期慢性病（如卵巢囊肿、盆腔内肿块等）属于中医癥瘕积聚或气滞血瘀的范围，再经手术治疗后正气更伤。加之在手术过程中由于失血耗阴以及手术后近期内不能摄食，胃肠功能障碍等，即或是无感染，患者也多表现为气弱、倦怠、乏力、口渴、纳食不香、尿少、大便不畅，甚至出现低热等。刘老还特别注意到，对于剖腹产的产妇来说，一般“产后多虚”，阴阳失衡，需要注意调护，而剖腹产者还存在有产后、术后双重致虚因素，因而就更容易造成气血、气阴两伤的病证出现。

（二）对手术后感染的看法

妇科手术主要是针对盆腔内的脏器，所以细菌感染的部位也多在盆腔，有的形成盆腔脓肿，有的尚可引起全身性感染。少数兼有一般感冒（病毒感染）或肠道感染（细菌性痢疾）。刘老分析，除了手术金刃所伤以外，因为术后体质虚弱，卫外不固，外邪极易乘虚而入。外邪之中又以风寒、风热、湿热、毒热为多。由于机体防御能力降低，外邪极易由表入里，所以表邪未解、里热已盛、表里俱热的情况较为多见。另外风寒化热，风热蕴毒，湿热互结，毒热炽盛，很快由气分深入血分，以致气血两燔。再有产后容易过食肥甘，即或是正常的摄入量，对于产妇的脾胃来说也是负担过重，难以运化、输布和通降，以致食滞积热。若兼外感则内热与外热相搏，多表现为外热内滞、表里俱热的现象。概括来说：热毒炽盛是术后感染的外因特点，气阴、气血两伤是术后体质的内因特点。机体阴阳失衡，热毒又容易伤气伤阴，所以术后感染如不及时控制，则正气虚者更虚，而邪实者更加肆疟，虚虚实实变化多端，需医者慎之。

（三）术后感染的中医辨证施治要点

刘先生在实践中体会到，对于术后感染应采用中西医结合治疗，首先应把西医的诊断（辨病）和中医的辨证结合起来，合理地使用中西医两套方法，取长补短。从中医学观点来看，既要参考手术情况、化验检查，但又不能受其约束，而是根据中医的体系和中医基本理论，辨证分析。一般讲术后感染发热，属于温病范畴者居多，所以多采用卫气营血辨证法则。但由于外因不同（如风寒、风热、暑湿、湿热、毒热等），病位不同，以及术后、产后等体质特点，所以也要从整体观念出发，参考六经、脏腑、气血等辨证法则进行全面分析。其辨证要点为：

1. 抓住毒热炽盛的特点，重用清热解毒，化瘀消痈，兼顾护阴扶正。

2. 对于术后感染，不论感染的程度和病程的长短，若见表证仍需解表，对于表邪的寒热属性更应注意。若见邪居少阳半表半里之间仍需枢转和解为妥。若见热毒内蕴、外邪袭表则应清理疏表，内外兼治。

3. 正确处理扶正与祛邪的辨证关系　若见表热里实、气血俱热等实证，虽然要充分重视术后（产后）气血、气阴两伤正虚的一面，但是由于邪实，则应以攻邪为主，邪去才能正安。如果过于姑息或不敢攻邪，则势必实邪益炽更加伤正。

4. 既要突出审证求因，抓住其病理实质的特点，又要根据其发展和不同阶段的具体情况辨证论治。若为湿热蕴于胃肠，应当从中焦论治。若在患病过程中兼感表邪，还要解表清里。另外对于中西医药物的配合，也要根据病情的实际需要合理使用。抗生素能够控制细菌感染是肯定的，而且疗效迅速。西医对于耐药菌株感染往往是联合使用抗生素，或根据培养结果更换敏感度较高的抗生素，同样也包含了辨证用药的概念。根据中医观点以及临床现象看来，抗生素的效应有似中药的苦寒清热解毒剂，具有祛邪作用，是其长处。某些清热解毒剂，经过实验研究也证实对细菌有抗菌和减毒作用，由于效价较低，与敏感的抗生素无法相比。但是当细菌感染后，人体阴阳、气血、经络、脏腑功能均发生紊乱，除了发热、白细胞增高外，还会出现由于不同的病因所引起的一系列热象，诸如表热、里热、表里俱热、表热里实等。抗生素仅能够抑制细菌，而不能及时地改变机体的病理生理状态，只有在细菌被抑制之后，机体功能自行调整后才能恢复正常。因此临床上往往会见到细菌培养已转阴性，但是发热、口渴、便干等热象还未解除，这是抗生素的短处。而中医中药除了具有祛邪的作用以外，尚可根据机体的偏盛偏衰加以调整。有表热者疏表；有里热者清里；表里俱热者表里双解；表热里实者疏表通里。祛邪与调整机体的状态相提并论，这便是中医整体观念的长处。另外，过多或过杂地使用抗生素，又会引起体内的菌群紊乱而破坏了人体的整体防御功能。在这种情况下，就要停止使用抗生素采用相应措施，否则就会引起严重的后果。术后感染性疾病，由于毒热炽盛，热邪极易由表入里，深入血分，所以临床上多采用凉血活血解毒的法则。轻者加丹皮、赤芍、白茅根或黄连解毒汤等，重者使用西黄丸、犀角地黄汤（清热地黄汤）等，清解血分之毒热。另外，还可以活血散瘀，通过化散涤逐，祛瘀而生新，清血而解毒，祛除毒热与死血凝聚的闭塞瘀滞。

临床经验特色

一、提出妇科常见病治肝八法

刘先生在长达数十年妇产科实践中总结出治肝八法，现分述于下。

（一）舒肝调气法（包括舒肝与疏肝）

是指疏通和舒理肝气郁结的方法，使肝气调通以调理全身之气机，主要用于治疗肝气病。舒肝与疏肝意义相近但同中有异。舒肝偏于上下舒理条达，重在气机之升降；而疏肝偏于疏通横散，重在气机之开阖与经络气血之疏浚。舒肝常用柴胡、荆芥穗、香附等；疏肝常用青皮、郁金、枳壳、砂仁、木香、瓜蒌，甚或川山甲、王不留行、漏芦等；有时也可合用两类药物。常用的方剂如逍遥散、得生丹。

（二）清肝泄火法（包括清肝与泄肝）

是指以苦寒泄火的药物，清其肝热、泄其肝火的一种治疗方法。临床上主要用于肝热冲逆，肝火上升诸证。肝热势缓清之则热平，肝火势急非泄不折。火与热也是程度上的差异，所以清肝、泄肝之中必同中有异。清肝常用黄芩、黄连、栀子、夏枯草等药；泄肝常用龙胆草、芦荟、大黄等药，有时也可合用两类药物。常用方剂如龙胆泻肝汤、当归芦荟丸。

（三）清热平肝法

是指针对肝热上扰或肝阳上亢的治疗方法。常用的药物如桑叶、菊花等都不是苦寒重剂。倘肝热重则可配用清肝泄热的药物，如黄芩、栀子等。如果肝阳上亢，因有阴虚的一面，常配用养阴平肝的药物，如女贞子、墨旱莲、枸杞子等。常用的方剂如其经验方清眩平肝汤（当归、川芎、白芍、生地、桑叶、菊花、黄芩、女贞子、墨旱莲、红花、牛膝）。

（四）抑肝潜阳法

是指治疗阴虚肝阳上亢的方法。一方面养肝育阴，另一方面平抑肝阳。养肝阴的药物常用的有女贞子、墨旱莲、生地、山萸肉、枸杞子、龟甲、阿胶等；平抑肝阳的药物如钩藤、菊花、僵蚕等。常用方剂如清眩平肝汤加味。

（五）镇肝熄风法

是治疗肝风的方法。若为热盛风动，则重用清热熄风的药物，如羚羊角、菊花、钩藤、僵蚕。若为阴虚风动，则用养阴的药物和镇肝潜阳的药物，如生龙齿、生牡蛎、珍珠粉、生石决明等。常用的方剂如羚羊钩藤汤、镇肝熄风汤。

（六）养血柔肝法

包括养肝、柔肝，是治疗肝血不足的方法。肝为刚脏，赖血以养，所谓养肝、柔肝实际上就是柔养肝血。常用的药物如当归、白芍、熟地、川芎、何首乌等。常用的方剂如一贯煎、四物汤加味。

（七）化阴缓肝法

是治疗肝阴虚亏的方法之一。临床多用酸甘化阴的药物，间接地达到养肝阴、缓肝急之目的。这是因为酸能敛肝泻肝阳，甘能养肝阴缓肝急，符合“甘以缓之，酸以泻之”的组方原则。常用的药物如甘草、白芍、酸枣仁、浮小麦、百合、生地、麦冬等。常用的方剂如甘麦大枣汤、芍药甘草汤。

（八）暖肝温经法

是治疗肝寒血滞、经脉受阻的方法。主要是使用温经散寒暖肝的药物如吴茱萸、小茴香、荔枝核、橘核等。有时尚需配合一些活血化瘀通络的药物如桃仁、红花、泽兰、益母草、怀牛膝等。刘先生常用的方剂如暖宫定痛汤（橘核、荔枝核、小茴香、胡芦巴、延胡索、五灵脂、川楝子、香附、台乌药）。

二、提出妇科血证论治八法

刘先生认为，不流动的血（死血）非但无用反而有害，如果不明了这一点，对于某些血中的气药（入血分能行血中之气的药物如川芎等）就不可能理解，更不会使用了。他还指出，血的来源离不开气，形成血后又在气的统帅下，沿着经脉规律地环行。如心的推动血脉，肝的调节血量，脾的统摄血液，都是脏腑之“气”所发挥的作用。故“气为血帅，气行则血行”，气能行血也能摄血，但气必须依赖于血才能发挥作用。血中含有津液，得阳才能化气。所以说“血为气之母”、“气主煦之，血主濡之”。气属阳主动，血属阴主静，阴阳互根，有血无气则血不能运行，血之所以能够周流不息滋养全身，全靠气的推动。有气无血则气无所依附，气血相配，二者不可缺一。这就是“无阳则阴无以生，无阴则阳无以化”之意。临床上血病与气和心、肝、脾三脏的功能失调有着密切关系，而血又具有得寒则凝聚，得温则流通，得热则妄行的特性。

刘先生把妇产科血证概括为4种证型，即血虚、血实（瘀）、血寒、血热。因此血证的治疗大法不外乎温、清、消、补四大法则。临床有“血以调为补”之说，所谓“调”就是调其偏向。

刘奉五老中医就妇产科血证，综合治血证八法如下：

（一）对于血瘀证类，多使用活血化瘀、破瘀散结、养血活血等法则

1. 活血化瘀法　主要针对血瘀气阻，血行滞涩等证。以活血药为主，行血中之气，通畅血脉，疏浚经络。常用的方剂如失笑散、产后生化汤、佛手散等。

2. 破瘀散结法　主要针对血瘀日久或凝聚成块，或阻塞脉道等证。以破瘀的药物为主，配合软坚散结或破血消瘀的药物，破除瘀血消散有形的死血凝块，祛瘀生新，疏通经脉。常用的方剂如抵当汤、桂枝茯苓丸、大黄䗪虫丸等。

上述这两种法则是根据血瘀的不同而设定的。前者不一定为有形的瘀血，或仅仅表现为气行缓慢不够畅通，而后者已见有形之凝块。所以运用活血化瘀法则时，还必须配合使用行气的药物，气行以帅血行。因血瘀偏热，又需配合凉血药物，使之循经而行不致妄走。若兼血虚，尚需益气化瘀。若兼肝郁气滞则需疏肝调气。而对于有形的瘀血凝块，死血聚结，则需要用破瘀软坚散结力强的药物。此外，临床上还在辨证施治中考虑到邪正的消长关系，以防伤正太过，变证丛生之弊。所以，必须掌握好活血药物的作用强度和适应范围。刘先生在临床实践中体会到：若用于一般活血并针对无形的血瘀（仅仅表现为血行缓慢者），开始多选用当归、川芎、益母草、红花。若用于化瘀，而有形的瘀血不明显时，多选用桃仁、红花、没药、刘寄奴、蒲黄、五灵脂等；对于有形的血块则用三棱、莪术、桃仁、丹参、血竭、苏木；对于有形的死血，多选用破血去瘀的水蛭、虻虫、大黄、䗪虫等药。

3. 养血活血法　主要针对血虚脉空，血行涩缓诸证。血虚宜补血，血脉充盈始能流行畅通，即所谓“若欲通之，必先充之”。对于血虚所引起的血瘀证候，首先要补血才能达到活血化瘀的目的。常用的方剂如桃红四物汤。四物汤中熟地补阴血，白芍酸甘化阴能补充有形之血（即血中之阴）；而当归、川芎偏于辛甘温，川芎更能行血中之气，使活血之功增强，辛甘为阳以助血中之阳，以阳带阴使之阴随阳转。一阴一阳既补充血之实质，又可增强血的功能；桃仁、红花少用可养血，多用可活血，再多用则能破血。桃红四物汤在养血的基础上，可达到血充而瘀化之目的。

（二）对于血热证类，多使用清热凉血、养阴化燥等法则

1. 清热凉血法　主要针对血热所引起的月经失调，冲任不固等证。以凉血药物为主配合清热之剂，凉血和营，调理冲任。常用的方剂如清经汤、清热固经汤。若属湿热蕴于血分，则常选用芩连四物汤、清肝利湿汤。

2. 养阴化燥法　主要针对血热日久，灼耗阴液所引起的病证。所谓津枯阴燥多指胃阴枯竭，生化之源燥结，阴血枯燥等证。所以在治疗时要增液养阴而化燥。常用的方剂如两地汤或四物汤、增液汤合方。如果燥热内结，则多选用三合汤（即四物汤与凉膈散加减，药物组成：川芎、当归、生地、白芍、栀子、大黄、元明粉、甘草。其中四物汤养阴润燥，栀子、连翘清热散结，大黄、元明粉釜底抽薪，泻火救燥）。刘先生在临床实践中总结出养阴化燥的经验方瓜石汤（瓜蒌、石斛、玄参、麦冬、生地、瞿麦、车前子、益母草、马尾连、牛膝）可供临床参考。

（三）对于血寒证类，多使温经散寒等法则

温经散寒法　主要针对内寒或外寒入于血分，或寒邪凝滞经脉等证。以温血通经、散寒祛瘀的药物为主，使之温散流通，祛瘀而生新，寒祛凝散则经络疏浚。常用的方剂如温经汤（《金匮要略》方或《妇人良方大全》方）、少腹逐瘀汤等。

在具体运用温经散寒法则时，应根据病情的需要，配合温补气血的药物。因为虚能生寒，寒久必虚，故当温补。另外气滞则血瘀，血瘀则气滞，滞则阳气不通，寒不得祛，故又配合行气通络，温化祛瘀的药物。例如：四物汤、附子、肉桂、桂枝、炮姜、香附、艾叶、吴茱萸、仙茅、仙灵脾等。

（四）对于血虚证类，多使用益气养血、滋阴养血等法则

1. 益气养血法　通过益气以气带血，使之阳生阴长。气足则能促进血的功能，使新血旺盛以达到气血双补的目的。常用的方剂如参芪四物汤、八珍益母汤、人参养荣丸、十全大补汤等。

2. 滋阴养血法　主要针对阴血双虚诸证。其目的偏重于补充阴血物质的不足，多使用血肉有情之品。常用的方剂如三胶四物汤等。偏于阴虚者多选用两地汤加减。

刘先生还指出，在使用益气养血药时，尚需根据病情的需要配合温阳、升阳、健脾补肾的药物。在使用滋阴养血的法则时，尚需根据病情需要配合清热化燥的药物。

三、妙用“产后生化汤”祛瘀生新，另有新解

《傅青主女科》中生化汤的药物组成为：当归24g，川芎9g，桃仁（去皮尖）14粒，黑姜1.5g，炙甘草1.5g，用黄酒、童便各半煎服。功能活血化瘀，温经止痛。主治产后恶露不行，少腹疼痛。我国南方一带应用本方较广，甚至有些地区作为产后常规必用方。《成方便读》中对生化汤有更为详细的注释，指出产后气血大虚，固然应当培补，但是若有败血不去，新血无由以生，所以见有腹痛等症，则以祛瘀为主。方中当归用量较大，功能养血；甘草补中；川芎理血中之气；桃仁行血中之瘀；炮姜色黑入营，助归、草以生新，佐芎、桃而化瘀；用童便可以益阴除热，引败血下行。刘先生还特别指出生化汤一方在原书注中曾提出加减变化：“因寒凉食物，结块痛甚者，加肉桂2.4g于生化汤内；若血块未消，不可加参、芪，用之则痛不止。”从临床实际情况看，该方主要适用于产后受寒而有瘀滞者。刘先生还指出了我国北方常规使用的生化汤，不是傅青主的生化汤，称之为产后官方，又名产后生化汤，其药物组成、药量都与傅氏生化汤不同，经刘老先生多年临床使用，比较平稳而无副作用，效果尚属满意。其药物组成是：川芎3g，当归9g，红花3g，益母草3g，石泽兰3g，桃仁1.5g，炙甘草1.5g，炮姜1.5g，南山楂6g，老酒15g同煎。（口诀是：川芎一钱当归三，一红一母一泽兰，桃仁炙草炮姜五，南楂二钱老酒煎。）该方比《傅青主女科》生化汤中药物多了红花、益母草、石泽兰、南山楂，而且全方药量都很轻，其中量大的当归也仅仅为9g，而大部分药量为3g或1.5g，应该说产后生化汤是由《傅青主女科》生化汤一方加味减量变化而来的。

刘先生详析产后生化汤方义：该方以当归为主药，当归甘辛温，入肝、心、脾三经，

甘温补脾，益气血生化之源，辛能走窜通经，温能化散通血，所以，当归既能补血而又能活血，其所以能补血，也是活血而引起的结果。川芎辛温，活血而行血中之气；红花、益母草、泽兰、桃仁均为活血化瘀之品，而且用量较小，少用则活血养血、祛瘀生新，多用则能破血；南山楂入血分化瘀血。本方集中多味轻量的活血药，群起相辅以活血而生新血为主，另加炮姜1.5g，以加强温通之力，炙甘草助当归补中生气血为佐，体现了若欲通之则必先充之的原则。血脉充盈，气行环流畅达，瘀血才能化散而去，生新而后化瘀。对于产后气血骤虚而又瘀血未尽之体，最为相宜，故取名为产后生化汤，寓意深奥。刘先生反复告诫后人，其所以不能简单地、直观地解释为祛瘀而后生新的道理就在于此。综合起来说，产后生化汤的功能是：养血、活血、化瘀。主要适用于产后恶露不尽、瘀血内停，以及产后瘀血所引起的腹痛、低热、阴道出血不止等症。另外也可用于自然流产、人工流产后残余胎膜滞留所引起的腹痛、阴道出血等。从临床效果来看，不但能够补血扶正，而且往往可以使残留脂膜脱净，似有药物刮宫之效。

刘先生还指出在使用产后生化汤时，如无特殊兼证，应以全方原量为宜。但是也要根据病情适当加减。如果腹痛明显，可与失笑散合方，即加五灵脂、生蒲黄；若腹痛重，阴道出血多，令蒲黄炒炭，兼可止血；若见瘀血伴有低热者去炮姜；腰痛者加川续断、杜仲、桑寄生。

典型医案选

一、术后感染

佟某，女，57，外院会诊病历。住院号1939。会诊日期：1974年9月29日。患者因右下腹持续胀痛11小时，下腹肿物如妊娠3个月，伴有发热，于9月3日急诊入院。9月4日晨，在硬膜外麻醉下行剖腹探查术，发现卵巢囊肿约12cm×15cm×8cm大小，并行切除。术后3周右下腹痛仍不止，高热不退。9月22日以后一直恶心呕吐，不能进食，大便有黏液，日解4次，伴有里急后重。曾用庆大霉素、卡那霉素、氯霉素、链霉素、青霉素、红霉素等药物。发热持续不退，迄今已3周余。检查：体温39.5℃，消瘦，精神委靡，语言低微。血压130/80mmHg。血查白细胞15.2×10^9/L，中性白细胞90%。9月25日内诊：左侧附件包块约9cm×8cm×6cm，穿刺有脓，伤口继发感染。病理报告（9月10日）为卵巢浆液性乳头状囊腺瘤，部分区域增生活跃，伴有急性炎症。血沉第一小时80mm，第二小时为116mm，抗“O”1∶400单位。大便镜检：有少数脓球。舌质紫黯，舌苔白腻，脉弦滑略数。西医诊断：①术后感染。②细菌性痢疾。中医辨证：湿热内蕴，肠胃不和，气血壅滞。治法：清热燥湿，和胃化滞。方药：黄芩9g，黄连4.5g，竹茹9g，枇杷叶9g，陈皮6g，冬瓜子30g，炒枳壳6g，赤小豆15g，半夏6g，连翘9g。治疗经过：9月30日服上方2剂后，腹痛、腹胀减轻，已能排气，大便日解4次，量少色棕黑。大便化验仍有脓球、红细胞。体温在37.8～38.4℃之间，脉弦细，舌象同前。拟以清热燥湿，解毒止痢。方药：白头翁24g，川黄连4.5g，黄芩9g，生白芍6g，金银花9g，秦皮9g。10月5日，体温下降至36℃，精神尚好，下腹亦无胀痛，肛门坠感消失，大便仍稀，日解4次，稍带血液。恶心作呕，呕吐物为苦水量少，伴有恶寒战栗，腰背发凉，起坐头晕，纳食欠佳，舌黯红，苔黄垢，脉弦细。停用青、链霉素。证属胃肠湿热内蕴，兼感外邪。拟以化湿清热解表。方药：柴胡 6g，葛根 6g，半夏 9g，藿香 9g，橘皮 6g，白芍 9g，白蔻 6g，苡米仁 15g，杏仁 6g，生姜 3 片，大枣 3 枚。10 月 7 日服药后吐止，大便日 2 次。体温 38.2℃，精神欠佳，白细胞 $21.9\times10^9/L$，中性白细胞 90%，淋巴细胞 10%，加用四环素、卡那霉素。方药：柴胡 9g，葛根 9g，桂枝 6g，半夏 9g，黄芩 9g，党参 9g，苡米仁 12g，藿香 9g，砂仁 6g，陈皮 6g，草蔻 6g，生姜 3 片，大枣 3 枚。10 月 10 日，体温仍高（38.2℃～38.9℃），大便溏稀，日解 4 次，镜检（－），血查白细胞 $24.4\times10^9/L$，中性白细胞 92%，淋巴细胞 8%。内诊：盆腔包块为 2.5cm×3cm×2cm，无压痛。10 月 8 日，加用四环素后见有恶心呕吐，经讨论后停用全部抗生素，继续服用中药观察。方药：柴胡 9g，葛根 9g，半夏 9g，黄芩 9g，马尾连 9g，陈皮 9g，白芍 9g，枳壳 6g，竹茹 9g，枇杷叶 9g，生姜 3 片，大枣 3 枚。10 月 12 日，药后体温降至 37.3℃～37.5℃之间，恶心呕吐已止，纳食增加，大便日解 3 次。原方葛根加至 9g，白芍加至 15g，再服 3 剂。药后至 10 月 13 日，大便正常，日解 1 次，精神食欲均好，体温逐渐下降。自 10 月 19 日以后，体温恢复正常。10 月 21 日查血：白细胞 $6.8\times10^9/L$，中性白细胞 66%，淋巴细胞 34%。10 月 25 日内诊检查，子宫萎缩靠后，无触痛，未触及包块，前后穹隆均软，无触痛。经观察一般情况恢复，伤口愈合良好。10 月 30 日出院。

【按语】 患者为剖腹检查术后继发感染、合并细菌性痢疾，持续高热达 3 周余。证属湿热内蕴，肠胃不和，气血壅滞。本例由于寒、热、虚、实交错，病程较长，在辨证施治过程中，虽然掌握其病理变化，但也走了一些弯路，应当引以为戒。因为虽有正虚但也有邪实，应“急则治其标”而不应过早地温补扶正。10 月 7 日方药加桂枝、党参意欲补虚，然有湿热蕴内，非但无益反助邪为患，体温骤然升高，实为深刻教训。在治标的过程中，因为内有胃肠湿热外有表邪，故宜表里双解内外兼治。教训之一为首次方中用芩、连而未用柴、葛偏于清里，故胃肠湿热症减，但表邪未解；教训之二为后单用柴、葛而未用芩、连偏于达表，故表邪有减但里热未退。教训之三是误用温燥之品意欲补虚反而助热为害。本案最后柴、葛、芩、连并用，表里双解方后奏效。本案诚有三次失误，刘先生将之合盘托出，意欲启迪后人。其医术及思想境界，堪称师表。

二、妇瘤化疗胃肠反应

沈某，女，26 岁，外院会诊病历。住院号：165270。会诊日期：1976 年 3 月 6 日。患者因葡萄胎于 1975 年 7 月住院先后刮宫 3 次，1975 年 12 月随诊，查尿妊娠试验 1∶2000（阳性），于 12 月 5 日第 2 次住院，确诊为恶性葡萄胎。于 12 月 17 日开始使用 5-氟尿嘧啶治疗。当进行到第 3 个疗程的最后阶段，反应较重，口腔黏膜充血潮红并发溃疡，恶心，呕吐，腹痛较重，大便稀，日解 2～3 次。3 月 2 日大便日解 10 多次，水样便，发热（体温持续在 38.5℃～39.4℃之间），曾使用庆大霉素、新霉素、红霉素、链霉素、甲氧氯普胺。3 月 3 日，又配合服用中医（方中有白术、茯苓、白扁豆、炒苡米仁、滑石、黄芩、马尾连、白芍、甘草、车前子、金银花、连翘、败酱草、蒲公英）3 剂，症状仍未改善，因反应较重已停止化疗。3 月 6 日（停化疗的第 7 天）当时见症：发热 7 天（体温高达 40.2℃），恶心，腹泻、满腹胀痛，胸中烦热，口渴，两颧红赤，喜冷饮，大便日解 10 多次，水样便，小便量少黄赤。血查白细胞 $14.6\times10^9/L$。舌质红，苔薄黄，脉弦滑数大。辨为胃肠滞热，湿阻中焦。治以清热和胃，佐以消导。方药：黄芩 12g，黄连 3g，瓜蒌 18g，石斛 12g，竹茹 12g，枇杷叶 12g，白芍 9g，炒枳壳 6g，鸡内金 9g，大黄 2.1g，天花粉 9g。

治疗过程：3 月 7 日服上方 1 剂后，体温下降至 38.8℃，大便次数减少至 3～4 次/日，腹痛减轻，恶心、呕吐也减轻。继服前方剂。3 月 8 日，体温下降至正常，仍有腹痛、恶心，大便次数 7～8 次/日，口渴喜冷饮，尿少，舌质红，脉滑数。方药：黄芩 12g，黄连 3g，生杭芍 15g，甘草 3g，车前子 9g，木香 3g，陈皮 6g，竹茹 9g，滑石粉 15g。3 月 9 日，体温正常，口腔溃疡已愈合，精神好转，腹泻已止，大便日解一次，复查白细胞 6.1×10^9/L，继服前方。3 月 11 日，体温一直正常，腹痛已止，精神好，仅食纳稍差，苔薄白，脉弦滑。按前方加减以巩固疗效。

【按语】 本例胃肠道反应较重，且以发热、恶心、腹泻、腹满痛为主症。虽有稍稀样大便日解 10 多次，但是两颧红赤，口渴喜冷饮，小便黄少，舌质红，苔薄黄，脉滑大弦数。开始考虑为脾虚，曾使用白术、茯苓、白扁豆、炒苡米仁等健脾之剂，症状非但不减，反而体温上升至 40.2℃。而后详细审证，认识到虽有正虚，但是以胃肠滞热，湿阻中焦为主，湿与热邪互结，壅滞中焦。脾胃升降失司，胃气不降，则呕逆频作。腑气不行则腹满痛，湿浊下迫则泻痢不止。清浊不分则小便短少而大便水泻，湿热相搏胃津不布则口渴喜冷饮，口舌生疮。以湿热中阻为主，兼见胃津被劫，若用白术等温燥健脾之剂反而助热，而是应当使用清热导下的法则。本例大便水泻 10 余次，又与阳明实热里结不同，对于阳明腑实证邪热在里，劫灼津液，下之宜猛，而本例为湿热内搏下之宜轻，所以仅用大承气汤中大黄、枳壳（未用枳实），用量也轻（大黄仅用 2.1g），配合黄芩、黄连苦寒清热燥湿；竹茹、枇杷叶清热和胃；瓜蒌、石斛、天花粉清热利气，养阴生津；生白芍和肝缓急偏于凉血；鸡内金消食导滞。寒热辨清，虚实分明，药后体温逐渐下降，滞热已通，但大便次数仍多，说明湿热未尽，此时仍不能补，而使用芩连芍药甘草汤，佐以车前子、滑石分利清浊；木香、陈皮、竹茹行气和胃，疏调气机，最后痊愈。

本例为刘先生遵照中医基本理论对化疗后胃肠道反应进行辨证施治，以期尽快消除副作用而进行的大胆探索和尝试。

三、外伤后阴道出血

王某，女，44 岁，门诊病历。初诊日期：1975 年 7 月 8 日。患者于当年 1 月份，因腹部外伤后阴道大出血，经急救止血后，出血量减少，时行时止，持续两个多月，经常使用止血剂。6 月份以后月经淋漓不断已 40 余天，前后共持续 4 个月之久，再度使用止血剂无效，曾服中药归脾汤之类仍未效。现症：阴道仍有出血，黯褐色，量少，有黑色小血块，小腹隐痛，痛有定处，有时腹痛与情绪有关。饮食、二便正常，睡眠不实，多梦，时有惊悸，心慌气短，善太息，舌质黯红，舌尖有红点及瘀斑，少苔，脉沉细涩。西医诊断：外伤后阴道出血，原因待查。中医辨证：瘀血阻络，血不归经。治法：活血化瘀，引血归经。方药：当归 9g，川芎 3g，红花 3g，益母草 3g，石泽兰 3g，桃仁 1.5g，炙甘草 1.5g。治疗经过：上方服 3 剂后，阴道出血已止，继服 3 剂以巩固疗效，余症皆除。1976 年 1 月 5 日随访，未再复发，月经正常。

【按语】 本例系因外伤，瘀血阻于胞宫而阴道出血不止，为期已久。虽与孕产无关，但均由瘀血而致，所以也可使用产后生化汤加减治疗，足见产后生化汤应用范围之广，贵在灵活运用。本例在于活血化瘀而后达到止血之目的。

四、席汉综合征

苏某，女，29岁，已婚，门诊病例。初诊日期：1974年10月28日。主诉：产后闭经1年半。患者于1972年5月26日妊娠足月分娩。产前10多天发生子痫、抽搐2次，产时神志不清，产后因大出血（休克）而致贫血，产后10天仍无乳汁、无法哺乳，以后逐渐出现头发、腋毛、阴毛脱落，倦怠无力，气短，腰酸，纳差，性欲减退，阴道分泌物减少，全身畏寒，下肢不温，记忆力减退，血压也偏低（100/60mmHg）。妇科检查：外阴经产型，阴道前壁膨出，阴道皱襞小而光，穹隆空，宫颈小、圆，子宫前倾、萎缩约玉米粒大小、质硬、活动、无压痛，附件（一）。舌质淡，脉沉细无力。西医诊断：席汉综合征。中医辨证：产后气血两虚，肾气亏损。治法：益气养血，滋补肾气。方药：党参9g，当归9g，川芎4.5g，熟地9g，炒白芍9g，菟丝子9g，覆盆子9g，枸杞子9g，五味子9g，车前子9g，仙茅9g，仙灵脾15g，怀牛膝9g。

治疗经过：1974年11月4日，服药8剂后自觉食纳、气短、乏力好转，上方加巴戟天15g、肉苁蓉15g、黄芪15g。11月16日，继服上方10剂后，自觉体力增强，食纳增加，有时小腹隐痛，并自觉小腹发凉，舌质偏淡，脉沉细，上方再加肉桂3g。11月27日，上方服18剂后诸症均好转，但仍有小腹隐痛，四肢不温，舌质微淡，脉沉细。方药：党参9g，黄芪15g，当归9g，川芎6g，菟丝子15g，五味子9g，车前子9g，仙灵脾15g，巴戟天9g，怀牛膝15g，熟附片9g，制香附9g。2月25日，前方共服34剂，自觉症状基本消失，于1974年12月15日月经来潮，量中等色稍黯红，行经6天，无其他不适。毛发未再脱落，阴道分泌物增加，性欲增强，食欲尚好，睡眠尚好，二便自调，仍觉下腹发凉，舌质偏淡红，左脉缓，右脉弦略滑，上方去熟附片，再服5剂。1975年1月29日复诊时称，于今年1月11日在原医院检查：宫颈光，正常大小，子宫明显变小。阴毛现已稀疏长出，阴道黏膜润滑。1975年1月25日来月经、量中等，行经4天。方药如下，另用5剂研末炼蜜为丸，每丸重9g，以巩固疗效。方药：党参9g，黄芪15g，当归9g，白芍9g，川芎6g，熟地9g，菟丝子9g，覆盆子9g，五味子9g，枸杞子12g，车前子9g，仙茅9g，仙灵脾15g，巴戟天15g，肉苁蓉15g。

【按语】 本例开始用425合剂，加党参以补气，牛膝补肝肾而通经。服药20余剂后，自觉症状均好转，因其有小腹隐痛发凉等阳虚之证，故加肉桂取其温肾守而不走的特性，以加强温暖下元的作用。1个月后诸症均见轻，但仍有四肢不温，故加熟附片以壮阳温肾。由于阴血已足，再加上助阳通经之后，从中可以看出温阳药必须是在阴血渐复的基础上逐步增加的。故月经得以复潮，子宫也较前增大。最后以丸药缓缓收功，巩固疗效。

席汉综合征是因产后大出血，休克而引起的垂体缺血、坏死，以致卵巢功能减退、子宫萎缩，继发闭经，伴有毛发脱落、性欲降低、全身乏力等一系列极度衰弱的综合症状。刘先生在临床实践中认为席汉综合征中医辨证为气血虚极，肾气亏耗，探索出使用425合剂的新经验，为疑难重症的治疗提供了新思路、新方法。

五、无排卵性月经

陈某，女，27岁，病历号228652。初诊日期：1962年3月20日。主诉：闭经5个月。现病史：患者19岁月经初潮，2～6个月行经一次，每次行经3～4天，血量中等，色红无块，伴有痛经。1960年曾因闭经1年余，于1961年住院治疗，做人工周期3～4

个月，治疗期间月经来潮，停药后又闭经。曾检查基础体温3个月，均为单相型，取子宫内膜检查为增殖期变化，激素水平低。子宫发育不良，继续治疗半年，疗效不巩固而来本院。现症：有时头晕头痛，烦躁多梦，睡眠不实，倦怠健忘，平素白带量多，尿频，夜尿多，食纳尚可，大便正常。妇科检查：外阴正常，阴道通畅，宫颈轻度糜烂，宫口小，宫体前位，较正常为小，活动好，两侧附件（一）。阴道细胞涂片：激素水平较低。宫颈黏液无羊齿结晶。舌尖红，有瘀斑，舌苔薄白，脉象弦滑，两尺无力。西医诊断：无排卵性月经，继发性闭经。中医辨证：脾胃不足，血虚肝旺，气滞血瘀。治法：理气活血，平肝清热，补肾调经。方药：桃仁6g，红花6g，泽兰9g，益母草12g，丹参12g，郁金9g，川牛膝9g，石决明30g，滁菊花12g，台乌药6g，紫河车3g（冲）。

治疗经过：以上方为主，曾加减使用过白芍、丹皮、栀子、黄芩等药，并且配合得生丹、逍遥丸、五子衍宗丸等，治疗约1个月，月经于5月1日来潮，行经4天，色量正常，经行腹痛，继以调经为法，前法加减。月经于6月7日、7月9日、8月10日、9月份规律来潮。在治疗期间，作内分泌功能检查，基础体温测定约4个月，均为单相型；宫颈黏液检查为不典型之羊齿结晶；阴道分泌物检查：清洁度Ⅲ度；阴道细胞涂片激素水平持续偏低，共作16次，约3个半周期，均无周期性变化。

经治疗后月经来潮约5次，但检查系无排卵性月经，患者既往有月经不调史，平素白带多，腹痛隐隐，辨为下焦虚寒，10月份在月经周期的第10天开始使用补肾暖宫，理气活血调经之丸药。方药：橘核24g，荔枝核45g，川楝子15g，香附15g，桃仁9g，小茴香24g，胡芦巴30g，巴戟天30g，淫羊藿12g。上药共为细末，炼蜜为丸，每丸重9g，日服2丸，配合隔日针灸1次。穴位选用：气海、关元、中极、三阴交。末次月经为11月30日，于停经45天做尿妊娠试验阳性。妊娠期间，情况良好，于1963年9月6日足月顺产1男孩，母子健康。

【按语】 无排卵性月经是因为卵巢功能不良，卵巢每月也有滤泡生成，卵子发育成熟，但成熟的卵子不能排出，在卵巢内自行消亡，因此，只有雌激素而没有黄体形成，子宫内膜只有增殖期变化，没有分泌期的变化。子宫内膜也脱落形成月经，但是，由于卵子的成熟和消亡时间没有规律，所以月经周期不是提前便是后错，甚或闭经。由于成熟的卵不能从卵巢排出，故不能受孕。

无排卵性月经是一般以月经后错、闭经、不孕为主要临床特点。刘先生在诊疗该病时，特别注意参考西医学的检查，作为诊治的指标，例如：对于基础体温的测定、子宫内膜的检查等。按中医基本理论辨证施治，妇人以血为本，天癸至，任脉通，太冲脉盛，月事以时下，故能有子。冲为血海，冲脉盛，能够荣养胞宫，则经血自调。所以月经错后、闭经，实为血虚之证。肾虚胞宫寒冷，不能系胎故无子。刘先生认为无排卵性月经其病理实质为血虚肾寒，治疗上以养血温肾为主。补血是补充物质基础，温肾是促进卵巢的排卵功能，在补血的方药中除四物汤外，刘老先生还擅用紫河车，因其为血肉有情之品，旨在温养胞宫。

（丛春雨）

第十四节 哈荔田

生平简介 哈荔田（1912—1989），男，回族，河北省保定市人。幼承庭训，家学渊源，1935 年毕业于北平华北国医学院，以成绩优异，深得施今墨、周介人、范更生等京城诸家名医的赏识。20 世纪 30～40 年代曾创办北平国医专科学校，并曾任教于天津市国医训练班；于 1955 年始担任天津市卫生局副局长、天津中医学院院长、天津市中医研究所所长，此后相继兼任中华全国中医学会副会长，天津市中医学会会长，全国中医妇科委员会主任委员，卫生部医学科学委员会委员，天津市医学学术鉴定委员会副主任，天津市第二届人大代表，天津市政协常委，天津市第四届政协副主席，全国第六、七届政协委员等职。担任卫生行政领导职务后，他积极贯彻执行党的中医政策，提倡走“西为中用，以中为主，中西医结合”的道路。先后举办了第 1～6 期西医离职学习中医班，大力培养中医技术人才，并主张采用两条腿走路的方针，即一是兴办中医院校，二是老中医临床带徒，先后领导筹建了天津中医学校、天津中医学院，开办中医带徒班，为发展中医事业不遗余力。在学术上他穷究医经，颇有心得，崇尚易水学派。临床重视胃气，长于内科，尤精于妇科。著有《妇科医案医话选编》、《哈荔田医案与医话选》、《扶正固本与临床》等书；还组织编审全国高等院校《中医妇科学》教材；撰写主要论文有“更年期综合征的临床研究进展与评价”、“谈孕痢疗法”、“功能性子宫出血（崩漏）论治”、“谈中医临床用药”、“藁本、荜茇在中医妇科临床的应用”、“漫谈热入血室”、“漫谈中医的整体观念对妇科临床的指导意义”、“漫谈子痫及其治疗”等 30 多篇，发表在全国多种医学期刊中。

学术思想特点

一、强调肝、脾、肾三脏在妇女生理、病理上的重要意义

哈先生认为，妇女以血为本，以气为用。然气血之化生、运行、敷布、施泄等，无不与脏腑之功能活动有关，其中尤以肝、脾、肾三脏在妇女生理、病理中占有重要的地位。在调治妇科疾病中，特别要重视肝、脾、肾三脏的作用，并且需要注意三者之间的相互影响、互为因果的关系，切不可顾此失彼。

（一）调肝

古人有“万病不离乎郁，诸郁皆属肝”之说。哈老治肝病原则，本《素问·脏气法时论》中“肝欲散，急食辛以散之，用辛补之，酸泻之”，“肝苦急，急食甘以缓之”之旨指出治肝郁宜芳香辛散，肝燥宜甘润柔缓。临床上凡月经不调、痛经、闭经、不孕、产后腹痛等症，见有精神抑郁、胸胁满闷、乳房胀痛等症者，哈老每以小柴胡舒肝散解郁为基本方，兼寒者则加台乌药、盐小茴香、吴茱萸、橘核等以暖肝散寒；肝热者则去川芎之升动，加丹皮、生地、黄芩、白薇等以凉肝清热。同时他认为肝为刚脏，体阴用阳，故舒肝解郁不可一味仗持辛燥劫阴之品，否则容易造成肝郁化燥，气逆化火的病理变化，因此，在应用香燥辛散药物时，应适当佐以肝经血分之药，如归、芍、桃仁等，以缓肝急。另外，肝血不足或肝肾阴虚之月经涩少、经闭、痛经、不孕等病证，由于肝木失养，难遂条达之性，也每见有少腹作胀、胸胁隐痛等肝郁症状，哈老则仿魏玉璜“一贯煎”之义，于大队养血柔肝、益肾填精药中，佐以香附、川楝子、柴胡等舒肝之品，以助其升发之机。

（二）健脾胃

哈先生认为，脾胃功能正常与否，也是妇女生理病理特点的主要反映之一。但脾与胃

的生理特点又有所不同，而用药则宜顺应其性。如脾司中气，其性主升，又为阴土，易损阳气，故治脾应针对其特点，用药多以温阳、益气、升清、化湿、避秽等法为主。温阳药如炮姜、艾叶等；益气药如党参、黄芪、白术、扁豆等；升清如柴胡、葛根、升麻等；化湿悦脾药如苍术、厚朴、半夏、陈皮、苡米、藿香、佩兰等；常用方剂如补中益气汤、参苓白术散、升阳益胃汤等。而胃主受纳，其性主降，又为阳土，其性主燥，最易受热邪影响而耗伤胃津，故治胃之法多应和胃降逆，清热养阴为主，前者如清半夏、竹茹、枳壳、佛手、苏梗等，后者如沙参、麦门冬、石斛、知母、黄连等，常用方剂如温胆汤、麦门冬汤、沙参麦门冬汤、左金丸等。

脾与肝的关系甚为密切，脾主运化可以散精于肝，肝主疏泄可助脾胃之升降，在病理上肝病可以传脾，脾病亦能及肝，故治脾又宜兼以疏肝，以期土木相安，和平与共。

白带多因脾虚气郁，湿热下注所致，哈先生治之常用理气化湿之法，调肝以治脾。如以白术、茯苓、车前子、清半夏、陈皮等燥湿健脾，加当归、柴胡、香附、木香等舒肝解郁，每每收到较好的疗效。

脾与肾之间在生理病理上的关系也十分密切。如脾胃的升降纳运必得肾阳、命火的温煦作用，才能得以不断进行，倘肾阳不足，火不生土，则可导致脾胃升降失司；反之脾阳久虚也必影响及肾阳不足，故治脾尚需予温肾。哈先生认为子宫脱垂多因脾虚下陷、清阳不升所致，临床治疗以补中益气汤加巴戟天、杜仲、续断等益气补肾之药，每获良效。又如治疗脾不统血之崩漏症，他以举元煎加减治疗，药如参、芪、术等补气培元固冲；阿胶、熟地、枸杞子、女贞子等养血止血；并以杜仲、川断、菟丝子等大队益肾之品，从肾治脾，以期脾肾相生，效果甚好。

（三）补肾

肾主藏精而寓元阳，为水火之脏，主生殖而系胞脉，与妇女之月经、胎孕关系至为密切。哈先生指出补肾应包括滋补肾阴（精）、温补肾阳（气）两个方面。

滋补肾阴常宜兼为益肝、涩精。《张氏医通》说："气不耗，归精于肾而为精；精不泄，归精于肝而化精血。"说明精血之间具有相互资生、相互转化的关系。故有精血合一、肝肾同源之说。又肝为肾之子，肾精既损，肝血自然不充，所谓"母虚及子"，故滋补肾阴每需兼以益肝。哈先生以二至丸为滋补肾阴基础方，加杜仲、枸杞子、首乌、当归等，使能化精，子令母实。又因肾主封藏，肾阴亏损封藏失职，则精易走泄，故又常加五味子、菟丝子、桑寄生、山萸肉之类补肾涩精，以固封藏。临床上凡由肝肾阴虚所致之经闭、不孕、崩漏、带下、滑胎等病证，哈先生每以上述方药为主，视具体病情加减，疗效颇佳。若肾阴虚损，阳失制约，相火失潜而致月经先期、量多、崩漏等病证，伴见颧红盗汗、五心烦热、午后潮热等证者，即宗王太仆"壮水之主，以制阳光"之旨，常用二至丸加生地、丹皮、玄参、麦冬、白芍、地骨皮等滋阴凉营，并加入鳖甲、龟甲、牡蛎等介类潜降之品，而不主张用知、柏等苦寒损阴之药。

对于肾阳虚者，他据"精能化气"之旨，宜温补肾阳兼用温润填精之品，后者如鹿角胶、紫河车、巴戟天、金毛狗脊、菟丝子、川续断等。若兼见四末不温、小腹冷痛等虚寒之证，则加仙茅、淫羊藿、补骨脂、艾叶、吴茱萸等温阳散寒之品，而对辛热劫津之干姜、附子、肉桂等，一般较少应用，即使确有下元虚冷，寒湿不化，见有面白肢厥、重衣不暖、肢面浮肿、脉象沉迟等证，而必须应用时，亦不可重用久用。又如肾阳虚，火不生土，也每使脾阳不振，脾运失健，脾不能助肺益气，故肾阳虚者又常兼见脾肺气虚之证，如气短乏力、自汗、便溏等，故在温阳填精的同时，尚须辅以参、术、芪益气健脾之药，以从气中补阳。

二、强调“扶正固本”的重要法则，指导临床防病治病

哈先生在长期医疗实践中特别重视“扶正固本”，尤以强调“肾脾为先后天之本”的重要学术思想，为探讨中医药学养生防老和抗衰老的理论研究与临床运用做出了宝贵的贡献。

他认为，扶正固本的作用在于预防疾病，治疗虚证，挽救危急，调摄康复。

他还认为，扶正固本的治疗原理，在于补益人体脏腑气血阴阳之不足，调动自身作用，调整阴阳，纠正偏盛偏衰，使之归于平衡。

他特别指出，应用扶正固本法应注意以下事项：①辨别虚实真伪：《治病法轨》曾告诫后人“至虚有盛候，反泻含冤，大实若羸状，误补益疾”，就是说，对“大实若羸状”的假虚证候，如果误用补益，则必致助邪伤正；若“至虚有盛候”的假实证候，当补反攻，则造成虚者更虚，甚至死亡立至。以上两种情况在临床用药时，务必辨清。②切记保护胃气：脾胃为后天之本，机体营养之源，药物也要经过脾胃的运化才能输布全身以发挥治疗作用，因此补虚时一定要照顾到脾胃的功能，益气应忌壅滞，养血需防滋腻，滋阴尚忌苦寒，助阳更防泄气等。③准确掌握剂量：扶正固本药有轻重缓急之不同，具体运用当以正虚程度区分峻补与平补。气血大伤，正气欲脱者峻补，用药精，剂量大，才能力专效宏。慢性病，或急性病的缓解阶段应用平补，其药力不宜过猛，缓图调治，积至一定时日则见功效，不可急于求成。④兼固气血阴阳：血虚当补血，同时辅以补气之品，以助生化，也可防止补血药的凝滞；气虚当补气，同时辅以补血之品，使气有所附，并可防止气独旺而生热化火之虞，以便气血调和；阳虚宜补阳，同时辅以补阳之品，使阴有所化，并可借阳药的温运以制阴药的凝滞，达到滋而不腻的目的。⑤掌握治疗时机：扶正固本法多用于慢性病或某些急性病的缓解阶段，因此临床应根据病情发作的特点，确定相应的治疗时机。例如慢性气管炎、肺气肿、肺心病多在秋冬发作加重，春夏缓解，根据“冬病夏治”的预防医疗特点，着重在缓解期扶正固本治疗，以防止复发。⑥正确煎服药物：一般补益药宜久煎，饭前服用，每剂药煎两次，早晚分服。⑦注意饮食起居：俗话说“三分药七分养”、“药补不如食补”、“食补不如锻炼”，所以病人在服药的同时，他还提醒其注意饮食起居等方面的积极配合。⑧防止滥用补药，补益方药乃为治病而设，绝非一般食饵，有其一定的效能、适应范围、副作用和禁忌证，用之得当，疗效卓著，用之不当，适得其反，可导致阴阳失调，干扰正常脏腑功能活动，甚或发生疾病。此外，在外邪未尽的情况下，他亦不主张骤补，以免留邪为患。

上述这些基本观点是哈先生几十年临床经验的结晶，是留给后人们的一份宝贵遗产。

三、倡导“勤于读书，博采众长”之学风

哈先生指出，虽然每个人的天分确有差别，但“生而知之”的人则古今未有之，一切知识才干无不源于后天的学习与实践，而学习成绩之优劣，则与付出劳动量之大小成正比。哈先生还特别告诫后人，学习固须勤奋，但要注意讲求方法。即以背书而言，哈老初学医时先背药性赋、汤头歌、脉学等，作为启蒙读物，继又背《内经》、《难经》、《本草》、《伤寒论》、《金匮要略》等经典著作，背书时不用默诵法，而是在僻静之处高声朗朗诵读，

俾声出之于口，闻之于耳，会之于心。之后则在喧闹的环境中默忆背过的内容，所谓“闹中取静”。如此，则不但能记，且能会意。背书颇苦，往往唇舌干焦，但年轻时背书如石上镌字，记忆牢固，对将来大有好处。古人有“书读百遍，其义可见”之说，只有熟读才能使人联想丰富，触类旁通，有利于加深理解，锻炼记忆力。他不无感慨地说过，我已年过古稀，但青年时期背过的东西，有些现在仍能朗朗上口。哈先生背诵经典著作时先选白本，熟读后方看注本。看注本时不要拘于一家之论，如《内经》选择《太素》及王冰、吴崑、马莳、张隐庵、张景岳等注本，彼此互勘，择善而从，并在领悟各篇全貌后，仿杨上善、张景岳诸家的治学方法，将各篇有关的内容分类辑录，每一大类再分细目，此法对于掌握《内经》的全部内容，进行整理研究，都有莫大益处。他还认为《内经》为中医理论之渊薮，为医不读《内经》，则学无根本，基础不固。后世医家虽然在理论上多有创见，各成一家之说，但就其学术思想的继承性而言，无不发轫于《内经》。故读《内经》、《难经》、《本草》，目的在于掌握中医基础理论之根本。而仲景之《伤寒》、《金匮》为临床医学之圭臬、辨证论治之大法，不读仲景之书则临床治无法度，依无准绳，故读仲景书要掌握治疗之常变。仲景之书注家甚多，哈先生初学时受先父之命读尤在泾《伤寒贯珠集》、《金匮心典》，认为尤氏之注对辨证立法阐发精当，剀切说明，不浮不隘，诚如徐灵胎所说:“条理通达，指归明显，辞不必烦而意已尽，语不必深而旨已传”，对于“文深奥义，有通之而无可通者”，宁“阙之”而不随文敷衍，强作解人，故对初学者理解仲景之旨，诚多帮助。哈先生在学习经典著作之后，方开始涉读诸家之书及医案，这样不但能开阔知识领域，而且有了权衡各家学说之基础。在参究各家学说之后，再读诸家医案，方能领会其中意趣，而有较大的收获。医案乃临床诊病疗疾之纪实，好的医案足以启迪学者之思路，而为临床之借镜，故古人有读书不如读案之说。读古人与今人医案，要参玩其辨证立法及用药旨趣，若以摭拾词句，抄袭方药为务，则舍本逐末矣。他借用华岫云在《临床指南医案·凡例》中曾谈及读案方法为例指出“我初读医案时，每将案中辨证立法及方药部分掩住，单就其所述脉证进行分析、辨证、立法、处方，然后再与原案对照，用以考察自己与彼之辨证用药有何异同，得失原因安在。此种方法对阅历未深，学验欠丰者，较为适宜。”他还深深地体会到，作学问主观勤奋、刻苦固然重要，而良师益友的指导、帮助也不可缺少。然此种指导和帮助必须自己多方争取，不耻于直接请教，或敏而好学间接观摩。如能集众美于一身，则术之精良必成矣。

临床经验特色

一、提出补脾益肾是治疗崩漏的关键

崩漏一病其因多端，病机复杂，每每气血同病，累及多脏。哈先生认为先天藏精与后天生化之源脾胃是病机关键之所在。正如清叶天士所说:“夫奇经，肝肾主司为多，而冲任隶属阳明，阳明久虚，脉不固摄，有开无阖矣。”因此，他提出治疗崩漏一病应首先调理冲任二脉，而调固冲任奇经又必须先从治疗脾胃入手。尽管病机变化多端，但万变不离其宗，补脾胃、益肾气为其基本宗旨。

哈先生认为崩漏的诊断辨证，除注意月经的血量、色、质及其他兼证外，尤其重视舌与脉的变化，每将舌象、脉象作为辨证用药的重要依据。崩漏而舌色鲜红，乃病程未久，

热迫血行，治宜凉血止血；若舌色淡红胖嫩，舌尖见有红刺或瘀点，则为久崩久漏，气血两虚，血瘀脉络，治以益气养荣，化瘀止血；若舌见淡白无华，胖嫩而润，亦属崩漏日久，命门火衰，冲任不固，治宜温阳益气止血；若见舌色淡青，则多是久漏血瘀，即须行血止血。

哈老在临床实践中还体会出，崩漏病证多以虚证为主，故脉象以虚多见，即使实证脉象中也多为虚中夹实，他总结临床上崩漏常见的脉象，有沉细、沉缓、尺脉尤弱等。气血大伤时则见芤脉，而阴虚内热时则脉见细数。瘀血内停，阻塞经脉时则多见滞涩，可弦细而滞。血热肝郁则多见弦数有力之脉。因本病多为本标实，虚中夹实，故纯实之证弦数之脉象并不多见。

二、崩漏的诊治经验

哈先生还特别指出，崩漏患者的腰骶部多有压痛感觉，压痛点在督脉腰俞与腰阳关穴之间 1/3 处。崩漏血多时此穴压痛明显，淋漓不断时呈酸痛感。血止后无压痛者，预后多佳；反之血止后仍有压痛者，则预后多不佳，病情容易反复。此时应嘱患者作进一步妇科检查。痛经患者此穴也有明显压痛，结合西医检查，凡此穴有压痛者，多有子宫倾斜。这证明此穴在妇科触诊中有重要的诊断价值。这敏感的压痛点暂定为关俞穴，哈先生认为尚须有待进一步研究。

哈先生指出穴位皮温的变化对崩漏的诊断辨证治疗及预后都有一定的参考价值。测定穴位皮温，主要选取肝、脾、肾三经穴位。患者在出血期测定太冲、公孙、太溪穴温度，如太冲穴温度偏低时，即可诊断为肝郁化火证；如公孙、太溪穴温度偏低时，即可诊为脾肾亏虚证。在血止后，如穴位温度升高，则预示病情好转；如血止后穴位温度不升高，甚至降低，则显示出病情如故，甚或加重。说明血止后穴温变化对其判断崩漏预后转归有一定的诊断意义。

他认为，崩漏的止血，古有塞流、澄源、复旧三法，临床应遵循整体观念和辨证施治的基本原则，灵活地加以运用。塞流是急则治其标的措施，但止血绝非一味固涩，而是要根据证情的寒热虚实，分别采用清、补、温、泻之法以止之。必须权衡常变，辨证施治。因崩漏多属虚火，实火少见，故清法宜用清滋之品，如丹皮、生地、白薇、炒黄芩、白茅根之类，苦寒泻降伤阴之品慎用；温而止血之法多用于虚寒证，但不宜用辛燥之品，如温阳不宜用桂、附，养血不赖归、芎，临床多选用巴戟天、狗脊、菟丝子及参、芪温阳益气之品，水中补火为当。补而止血之法多用于肝肾脾胃虚弱，冲任亏损之证，滋补肝肾以二至、续断、桑寄生、山茱萸肉、黄精、地黄、首乌、杜仲等药为主，潜纳之品如龙骨、牡蛎、赤石脂、五味子等亦可酌用；泻而止之法多用于气滞血瘀者，治宜活血化瘀，如刘寄奴、赤芍、泽兰、三棱、没药、元胡、茜草、凌霄花等。塞流宜用陈皮水炒墓头回、棕榈炭、炒地榆、山茱萸肉、五倍子等，山茱萸肉可重用至 15～30g，常可收到令人满意的治疗效果。炭类药虽有止血之功，但不宜堆砌使用。止血药中佐以化瘀生新之品，如刘寄奴、茜草等，能防止留瘀之弊。

妇女以血为本，但血与气又相互资生，息息相关，二者之中，又以气居主导地位，气为血之帅，气行则血行，气滞则血瘀。故月经失常虽表现为血病，实则与气机紊乱有着密切关系。治疗崩漏的各个类型和各个阶段都应适当配合气分药。因为气血之运行与肝之疏泄功能有关，调气即为调肝。而肝气郁滞又会影响脾胃生化之源。所以哈先生指出在治疗崩漏一病中加入气分药后，一则可以起推动作用，气帅血行，俾血无瘀滞；另则可以醒脾悦胃，生化之源充盈则病体易康复。临床上根据病情可选用不同药物，属于轻症者，气血稍阻，可以选用醒动脾胃之品，如佩兰、菖蒲、砂仁等；若肝气郁结较重，并伴有胸胁及乳房胀痛者，可选用舒肝理气解郁之品，如香附、元胡、乌药等；若气滞血瘀之重症，则可选用活血化瘀之三棱、莪术、刘寄奴、蒲黄、郁金等。治疗虚证在用补益药的同时也可加入一些醒脾理气灵动之品，如沉香曲、砂仁、佩兰等，以使其补而不滞。

三、妙用活血化瘀法治疗子痫独有心得

哈先生积几十年的临床经验，在治疗威胁女性四大疾病之一——子痫时，妙用活血化瘀之法，取得了显著疗效，是近代中医妇产科学宝库中不可多得的珍贵遗产。

子痫一病多属于肝风内动之候。治疗大法首先应着重养血熄风、滋阴潜阳。临床多采用《妇人大全良方》钩藤汤为其基础方，同时依据其兼夹因素之不同，分别参以清热解痉、豁痰开窍、辛散风邪、渗湿利尿等不同治法。并宜酌加活血化瘀通络之品，以调解血行，舒缓筋脉。

关于运用活血化瘀法治疗子痫一病，中医典籍中似尚乏记载。哈先生曾指出，《医林改错》有"抽风不是风"，乃属气虚血瘀之说，并举"足卫和荣汤"治"痘后抽风两眼上吊，项背反张，口噤不开，口流涎沫，昏沉不省人事"等症，药用党参、黄芪益气，桃仁、红花等活血化瘀，其意可资借鉴。按痘后微风多由神亏血少，均与子痫相类似。哈先生认为，子痫发病机制为阴血不足，肝阳上亢，化火生风。《素问·生气通天论》说："阳气者，精则养神，柔则养筋。"今肝阳化风奔逆于上，则阳气不能柔养筋脉而致脉拘挛拙急，气血运行也必因而涩滞不畅；又因阴血既亏，则血液运行无力，也会导致血脉滞涩，络中血瘀。故在子痫发病过程中，瘀血的因素是客观存在的。同时由于肝风上旋，气血上奔于头，以致气血逆乱，冲任失调，胞宫供血不足，胎儿将得不到充分滋养。此时，若单纯熄风潜阳，而不予疏利血脉、导血下流，则逆上之气不能速返。《内经》说："气反则生，不反则死。"故哈先生对于子痫的治疗，在辨证施治的基础上，针对病情，选用适当的活血化瘀药物，有利于舒缓筋脉，调畅血运，导血下流，滋养冲任，不惟能达到"治风先治血，血行风自灭"，从而缓解症状之目的，且能佐助镇肝熄风之品，而又有补阴益血、滋养胎儿之功。故《内经》有云："有故无殒，亦无殒也"。

哈先生认为，子痫病人应用活血化瘀药物，目的只在于通经活络、畅通血行，不可峻利攻破以损胎元。在辨证施治时需有以下指征方可用此法进行施治：患者素性多郁，继往月经不畅，经期腹痛，下血夹块等，发病后出现唇青舌紫，舌有瘀斑瘀点，浮肿位见赤缕红丝，以及腹痛、肢体疼痛、心悸烦热、口渴不欲饮、产后恶露不下或不畅等。常用药物有丹参、琥珀、赤芍、刘寄奴、乳香、没药、赤木、茜草等，一般多选其中一二味配伍应用（产后亦可酌加牛膝、蒲黄、五灵脂之类），并配以麻仁、郁李仁、黑芝麻、桑椹等滋阴润便类药物，则效果尤佳。如上述瘀血指征不明显，则可酌用当归、泽兰之类养血和血，一般不会出现不良反应。

四、治疗习惯性流产，主张未孕期调实肝肾，妊娠期补肾健脾，固气养血

哈先生认为，冲为血海，任主胞胎，冲任脉盛，则胎元稳固。若肾气不足，或孕后不节房事，或堕胎小产数伤肾气，以致肾虚冲任不固，胎失所孕，因而导致流产，甚至屡孕

屡堕。若脾肾虚弱，气血化源不足，气不摄血，胎失所养，亦可导致流产。正如《医宗金鉴》所说："气血充足胎自安，冲任虚弱损胎元。"《女科经纶》又说："女子肾脏系于胎，是母之真气，子所赖也。"哈先生治疗流产，在补肾安胎药中多选用菟丝子、炒杜仲、川续断、桑寄生等，于阴中求阳，水中补火，守而能走，效果满意。在补气健脾药中多选用党参、黄芪、山药、茯苓、白术之类，其温而不燥，补而不滞。在养血安胎药中，多选用山萸肉、枸杞子、熟地、阿胶之类，以滋肝补血，益肾填精，也常与阿胶、鹿角胶同用，而达到"阳生阴长"、安胎固胎之功。他还着重指出，如曾有滑胎病史者，在孕后每3～5天可服泰山磐石散1剂，直服至超过上次滑胎日期1～2周。

典型医案选

一、席汉综合征

王某，女，32岁，已婚，1973年9月13日初诊。据诉去年因产后大出血而休克，经抢救脱险。此后乳汁不下，倦怠乏力，气短自汗，继而毛发渐脱，乳房缩瘪，性欲减退，腰酸膝软，畏寒肢厥，白带清稀，淋漓而下，至今年余月事未潮。妇检：外阴经产型，阴毛脱稀，宫体缩小，阴道黏膜轻度萎缩，伴有炎症，化验尿中17羟、17酮水平低于正常值，激素水平轻度低落，诊为席汉综合征。阅其舌淡苔薄，按脉沉细无力。证属精血亏损，命火虚衰，冲任不盛之候。治以温肾填精，培补气血，而调冲任。处方：淫羊藿、菟丝子、楮实子、女贞子、甘枸杞各12g，石楠叶、山萸肉、炒白术各9g，怀山药15g，云茯苓12g，吴茱萸、制附子各4.5g。8剂，水煎服。二诊（10月11日）：上方自服24剂，体力有加，食欲好转，带下减少，腰酸亦轻，惟觉腹胀，下肢酸痛。前方加广木香3g，络石藤9g，嫩桂枝6g，再予7剂。三诊（10月18日）：腰酸力乏续有轻减，惟仍无性欲，小腹冷痛，时觉口干。此乃肾阳不复，气不化津，寒热兼夹，最费筹指。拟温补肾阳，佐以生津。处方：楮实子、仙灵脾、女贞子、山萸肉各12g，桑寄生、鹿角霜各15g，胡芦巴、阳起石、小茴香各6g，上肉桂4.5g，北细辛3g，天门冬、干石斛各12g。6剂，水煎服。四诊（11月25日）：上方连服20剂月事来潮，量少，色淡红，行经3天，毛发未再脱落，性欲偶或萌动，带下已止，食眠均可，四末欠温，面目虚浮，腰酸溲频，舌淡红，苔薄白，脉沉细较前有力。治疗已获效机，再步前法。处方：鹿角霜、仙灵脾、楮实子、女贞子、川续断各12g，阳起石9g，胡芦巴6g，上肉桂4.5g，淡吴萸3g，云苓皮、野党参各15g，北细辛3g。6剂，水煎服。五诊（12月6日）：精神体力渐趋恢复，四末转温，面肿已消，大便得实，小便如常，性欲增加，舌红苔薄，脉沉细。病情虽入坦途，久损难其速复，拟予丸剂缓调，以资巩固。处方：全鹿丸、六味地黄丸、七宝美髯丹各1剂，每日早、中、晚依次分服。12月15日，月经再潮，量中色可，经4天而净。于1974年2月18日经妇科检查：子宫略有后倾，宫体大小正常，阴道黏膜滑润，有少量分泌物。嘱仍服丸剂如前，连服20天。

【按语】 本例西医诊为席汉综合征，因以闭经为其主证，类属中医血枯经闭范畴。因其产后去血过多，精血亏损，以致冲任虚衰，无血以下，经闭不行，又因精不化气，命火不足，下元虚冷，髓海不充，故见性欲衰退、子宫萎缩、带下稀清、四肢厥冷、腰酸神疲、倦软乏力等症。发为血余，其根在肾；卫源水谷，而出下焦。今肾气不足，化源匮乏，以致发失所养而脱落，卫失固护而自汗。总之本病症结所在，为肾阳虚衰，精血亏损，故治疗恪守温肾填精，调补冲任之法，始终不移。如初诊以淫羊藿、菟丝子、附子等补肾阳，助命火；楮实子、女贞子、枸杞子、山萸肉、石楠叶等滋肾阴，养肝血；又以白术、山药、茯苓等补脾胃，滋化源，以充养后天，并少佐吴茱萸温通经脉。全方虽曰温肾阳，而实为复阴血，俟阴血渐复，始未重温阳。故三诊以阳起石、仙灵脾、胡芦巴、鹿角霜、上肉桂、野党参等大队温阳益气之品，以助生化之机，并加细辛入肾散寒，小茴香、吴茱萸暖肝通经，遂使月经得以复潮，性感得以增加。继以丸剂缓调善后，而竞收全功。方中楮实甘寒补肾，功能起阳痿，助腰酸，益气力，退水肿，与山药、白术、云苓等相伍，用于脾胃阳虚见有水肿、带下、阳痿或性欲减退等病证，常能提高疗效，且楮实子与上述诸药配伍用，还有防止滑肠之副作用。石楠叶辛苦气平，入肝肾两经，且有强筋骨、助腰膝、兴阳的功效，前人尚有“久服令妇人思男”之说，《本草纲目》谓其“能令肾强”，本品尚能散风湿，对于肾虚腿软膝胫酸痛之证，哈先生每喜用之。

二、闭经

张某，女，25 岁，未婚，1975 年 1 月 16 日初诊。据述 17 岁月经初潮，兹后或 10 月一行，或逾年始转，末次月经 1974 年 9 月 19 日。望其面色皖白，形瘦不充，皮肤干枯，询问素日腰背酸楚，烦热口干，白带量多，质稠气秽，大便数日不行，或有头晕耳鸣，或发口舌糜烂，舌质黯红，苔薄腻，脉象沉细而弦。此因禀赋不充，肝肾虚损，血海不足，冲任不能通盛，相火失于潜藏。治以补益肝肾兼予化湿之法。处方：秦当归 15g，杭白药、山萸肉、女贞子、墨旱莲各 12g，粉丹皮 9g，紫丹参、刘寄奴各 15g，车前子 10g（布包）、苡米仁 15g，蜀葵花 6g，麦冬、细生地各 9g。5 剂，水煎服。外用蛇床子 9g，吴茱萸 3g，黄柏 6g，桑螵蛸 9g，布包，泡水，坐浴熏洗。二诊（1 月 23 日）：腰酸同前，白带已少，食欲略增，口干欲饮，经仍未行，舌红苔薄白。湿热得化，阴损未复。拟益肝肾，养阴液，兼予通经。处方：秦当归、杭白芍、川续断、广寄生各 12g，女贞子、三棱、莪术各 9g，紫丹参 15g，怀牛膝、车前子（布包）各 10g，生山楂 15g，全瓜蒌 20g，川石斛、润玄参各 15g。5 剂，水煎服。外用药同前。三诊（1 月 30 日）：服上方 5 剂后，月经来潮，量多，色殷红，带经 6 天而止，舌苔薄白，脉沉细。嘱日服加味逍遥丸、六味地黄丸各 10 剂，上下午分服，白水送下。下次经前仍服二诊方 5 剂。治疗 3 个月，经事复常。

【按语】 冲任二脉隶属肝肾，肝藏血为女子之先天，肾藏精为气血化生之源，肝肾充盛，则能“任脉通，太冲脉盛，月事以时下”。本案因肝肾不足，精亏血少，冲任不盛，血海无余，故月经稀发，闭而不行。初诊哈先生予归、芍、萸肉、女贞子等补肝肾，以充经血之源；生地、丹皮、麦冬等凉营滋阴以清虚浮之热；并以苡米、蜀葵、车前子渗利湿热而止带下，刘寄奴、丹参活血化瘀以通经脉。二诊湿热已清，故用归、芍、续断、寄生等滋养肝肾；瓜蒌、石斛、玄参沃枯救燥；丹参、三棱、莪术活血化瘀；牛膝、车前子引血下行，以为正本清源之治法，全部治疗过程以填充为主，并稍佐宣通，倘若一味攻破，则不免竭泽而渔，难以速效。

三、崩漏

贾某，女，未婚，月事先期，行经时间延长，迄今年余。妇科检查（肛查）：外阴发育正常，宫体较小，水平位，附件阴性；查血红蛋白 80g/L，诊断为功能性子宫出血、贫血。曾用激素并服中药，治疗 3 个月无显效，末次月经在 2 月 18 日，行经约 40 天始止。刻诊又值经期，已二月，量多如涌，色红有块，少腹微痛，腰背酸楚，倦软无力，头目眩晕，入暮烦热，口干少饮，纳差便干，脉细数，苔薄黄。证属阴虚血热，兼夹瘀血。治拟育阴清热、凉血化瘀之法。处方：女贞子 9g、墨旱莲 9g、当归身 12g、川续断 9g、桑寄生 9g、东白薇 12g，炒丹皮、炒黄芩各 9g、炒地榆 15g、川茜草、赤芍药各 9g、刘寄奴 15g、香附米 9g、凌霄花 4.5g。3 剂，水煎服。二诊（4 月 21 日）：药后经量显减，尚滴沥未净，暮热已平，口亦生津，腰背酸楚视前轻减，惟仍疲倦无力，时感头晕，脉细软，苔薄白。虚热得戢，气液未复，拟仍前法佐益气之品。处方：川续断、炒杜仲、桑寄生各 9g，秦当归 12g，山萸肉 18g，五味子 6g，太子参 15g，黄芩炭 6g，川茜草 9g，炒地榆 15g，棕榈炭、海螵蛸各 9g，刘寄奴 12g。6 剂，水煎服。三诊（4 月 27 日）：服上方 3 剂血已止，共经 8 天，患者喜谓：此种情况为前所未有过。眩晕未作，食纳有加，二便如常，潮热亦无复发，惟稍劳仍有腰酸神疲，舌脉如前。再议补气血，开胃气，滋化源，以复其血。处方：生黄芪、太子参各 15g，净萸肉、川续断、桑寄生、炒杜仲、金狗脊各 9g，广陈皮 6g，炒神曲 12g，炒黄芩 4.5g，生侧柏、川茜草各 9g。5 剂，水煎服。药后诸恙悉平，嘱每日上午服归脾丸 1 剂，下午服六味地黄丸 1 剂，半个月，并加强营养，调摄精神，勿过于劳。此后，又 3 次经潮，周期色量均已复常，查血红蛋白恢复正常。

【按语】 崩漏，二者虽病势缓急、血量多少有所不同外，其病理机制基本相同，而且在发病过程亦可相互转化，久崩不止，气血耗竭，可转化为漏；久漏不止，病势日进，亦可转化成崩。崩漏为病，虽有虚、实、寒、热之不同证候，究以热证为之多见，其中又以肝肾阴虚、相火妄动之虚热证为最多。虚热崩漏或见于青春少女，以肾精未充，积热在心，耗血伤阴，相火不潜者；或见于少艾之妇，行经犯房，纵欲伤精，不能镇守相火者；或见于更年期妇女，以肝肾阴衰，天癸渐绝，阴气自半，郁怒伤肝，五志火动，血热而沸腾者。崩漏治法，哈先生认为总以止血为急务，其属于虚热者，则当以清滋止血为主，药如丹皮、生地、地榆、侧柏叶、墨旱莲等，并酌加炭类药。如《证治准绳》所云："凡治崩中，多用烧灰黑药。黑色如通于肾，血见黑者即止者，由肾水制心火故也。"血止之后，即予滋肝肾，清虚热，少佐通络活血之味，如茜草、五灵脂之类，其目的在于不无留瘀之弊。俟虚热得清，阴血得滋，再予归脾之类补益心脾，滋其化源。此乃哈先生宗万氏《妇人秘科》之"止血，清热，补虚"三法，补充和完善了中医治崩漏"塞流，澄源，复旧"之三大法门。运用其治疗虚热证型之崩漏，更切合临床实际。

四、肠覃

许某，女，23 岁，已婚，1977 年 6 月 2 日初诊。半年来少腹胀痛，触有硬块，两乳作胀，腰骶酸楚，经期超前，色紫有块。月经前后，带下量多，绵绵不已，色如茶汁，气味腥秽，伴见头晕目眩，口苦咽干，小溲赤热，偶有阴痒。婚后四载，嗣续维艰。妇科检查：子宫后倾，大小正常，左右两侧各有 5cm×4cm×6cm 及 4cm×3cm×3cm 之肿块，活动受限。诊为左侧卵巢囊肿，右侧输卵管积水，因拒绝手术，遂就诊于中医。苔色略黄，厚腻少津，舌质黯紫，脉沉弦略数。证系肝经湿热下注，痰瘀阻滞胞脉。治拟先泻厥阴湿热，兼以燥湿化痰。处方：胆草泻肝片、二陈丸各 1 副，上下午分服，连服 7 天。另用蛇床子 12g，石榴皮、桑螵蛸各 9g，黄柏 6g，吴茱萸、枯矾各 3g。布包泡水坐浴熏洗，

1日2次，7剂。二诊（6月10日）：带下略减，色转淡黄，头晕、目眩、口苦均较前为轻，惟小腹胀痛，坚块仍在。再拟软坚散结，清利湿热，破瘀通经。处方：山慈菇9g，昆布、海藻、冬葵子、车前子各12g（布包），夏枯草15g，牡蛎粉24g（布包），王不留行9g，炒青皮、醋柴胡、穿山甲、粉丹皮各4.5g，蒲公英12g，瞿麦、天仙藤各15g，6剂，水煎服。另用蛇床子12g，石榴皮、黄柏、桑螵蛸各9g，吴茱萸3g，布包，泡水，坐浴熏洗，日3次，6剂。四诊（6月20日）：带下已止，头晕泛恶已除，惟仍少腹胀痛，坚块不移，腰背酸楚。再拟理气活血，化瘀软坚之剂。处方：醋柴胡6g，炒青皮4.5g，香附米、赤芍药、当归尾、桃仁泥各9g，海藻、昆布各9g，山慈菇2g，牡蛎粉（布包）21g，广寄生9g。7剂，水煎服。嘱药后每日上午服化坚丸1副，下午服消核丸1副，均白水送下，连服10天。治疗间月，诸症悉平，月事如常，惟经期小腹尚感胀痛。妇科检查：左侧卵巢囊肿已缩小，右侧输卵管呈索状增粗。1977年12月6日妇科复查：子宫略有后倾，两侧附件（一），小腹偶有微痛，余无不适。

【按语】 本案为少腹胀痛，触之有块不移，带下量多、色黄、气秽，西医诊断为卵巢囊肿、输卵管积水，其病理变化与《灵枢·水胀》所述肠覃的形成极为类似。由于寒湿客于肠处，积久化热，湿热下注而成带，郁滞脉络，气血受阻，则痰湿瘀血（所谓“恶气”）搏结成块。初诊以胆草泻肝片、二陈丸清热燥湿，俾肝气条达，气机通利，则湿热无所依存。再诊以海藻、昆布、夏枯草、牡蛎等软坚散结，辅以山甲、王不留行破瘀通结，山慈菇、蒲公英、丹皮等清热凉血解毒，柴胡、香附、青皮等疏肝理气行血，黄芩、黄柏苦寒清热燥湿，再加车前子、冬葵子、瞿麦、天仙藤等清热利水，引邪下行，诸药针对其病机共奏清热利湿、疏肝理气、溃坚破积之功。四诊带下已止，湿热已清，而仍少腹胀痛不移，乃病在血分，瘀积未化，故投以破瘀散结，理气行滞之剂，汤丸互进，缓缓图治，终获痊愈。

（丛春雨　哈孝廉　哈孝贤）

第十五节　沈　仲　理

生平简介　沈仲理（1912—2008），男，汉族，浙江省慈溪县人，岳阳医院教授，主任医师。1931年毕业于上海中医专门学校。历任上海中医药大学各家学说教研组、医史教研组副主任、妇科教研组主任、岳阳医院妇科主任、上海中医药大学专家委员会、学术委员会委员等职。擅治子宫肌瘤及其他妇科疑难杂症，对用中医药治疗心脏疾病亦有一定的研究。主编《妇产科学》、《中医妇科临床手册》，协编《中医妇科学》、《中医医学百科全书·中医妇科》等10余部著作及20余篇学术论文。所著“中医中药治疗子宫肌瘤223例临床分析”一文收载于1987年首届中医药国际学术会议论文集中。

学术思想特点

专论妇科痛证的理论和实践

沈仲理先生认为妇科痛证，是指妇科经、带、胎、产中的各种疼痛症状而言。妇科病症的诊断，主要是分辨病因、部位和性质，还要分析患者平素的饮食、起居、体型之肥瘦，体质之强弱，发病的季节和疼痛的时间等。即在运用中医学四诊八纲、经络辨证、气血辨证的基础上，配合妇科及实验室等检查，认真地、全面地探索痛证的主要病因和病变所在。

根据痛证可分为冷痛、灼热痛、隐痛、胀痛、刺痛、阵痛、抽痛（掣痛）、坠痛、吊痛（牵引痛）、剧痛（绞痛）、疠痛（绵绵作痛）等，根据部位有小腹痛、少腹痛等，或时痛时止等轻重缓急不同性质的疼痛。结合疼痛性质可辨寒热虚实。如冷痛即为寒痛，多属于寒，也有阳虚冷痛；灼热痛多属于实热或湿热，也有因伤阴血燥的虚热痛；隐痛和绵绵作痛多属于虚寒；胀痛、阵痛多属气滞积聚；刺痛、吊痛和时痛时止多属血虚气郁；抽搐、剧痛多属血瘀气滞；坠痛多属气虚；小腹痛多属子宫部位病，少腹痛多属子宫、附件及盆腔部位病。临床上也有二三种的痛证同时出现者。

妇女痛证的发病机制，与各科的痛证大致相同。所不同者，“妇人以血为主”、“以肝为先天”。肝藏血，喜条达，主疏泄气机。肝气郁结易滞，不通则痛；或因血瘀阻络，瘀阻胞宫、胞脉而作痛。痛证的病因，一般分寒热两大类。寒则收引拘急，热则红肿壅滞，都可引起疼痛和胀痛，但以寒痛比较多见。而寒痛中的寒凝气滞或气滞血瘀为多见。

妇科痛证的治疗，在妇科以血为主和以肝为先天的理论指导下，重在以养血柔肝、疏泄肝气、通利血脉的法则为主。

现将沈先生对妇科经、带、胎、产、杂病中痛证的辨证施治特点分述如下。

（一）月经病的痛证

1. 经行腹痛　月经病的痛证，以经行腹痛最为常见，月经期和行经前后出现下腹疼痛为其主证，严重者可见腹部剧痛而致昏厥等症。沈先生在长期临床实践中观察到，本病以虚中夹实最为多见，如寒湿搏于冲任而作痛，或血虚气滞化热而作痛。沈先生认为寒因痛证的特征是小腹冷痛，或两侧少腹抽痛，以及少腹坠痛、酸痛、绞痛，舌质淡，脉迟缓，或弦细。热因痛证的特征是小腹胀痛，腹内觉热，舌质红，脉弦或弦数。

治疗方法：如因感受寒湿者，治以温经散寒法，采用温经散寒汤，药用当归、川芎、赤芍、白术、紫石英、胡芦巴、五灵脂、金铃子、延胡索、制香附、小茴香、艾叶等12味。紫石英性味甘温，入心肝经以温暖子宫，《神农本草经》言其“治女子风寒在子宫”，《本草纲目》说其“主治肝血不足，及女子血海虚寒不孕者”。胡芦巴性味苦大温，入肾补命门之火，有温肾阳、逐寒湿的功能，故与紫石英同用则直达子宫，而起到散寒镇痛的作用。并可根据其受寒的轻重，疼痛的缓急，兼症的主次加减等应用。如受寒重者，加吴茱萸、桂枝之类；血瘀重者，加桃仁、红花之类。

若属热因痛经，多因肝郁气滞，郁而化火化热，以致火郁血热，阻于冲任二脉而作痛。实证者，多见经前或经期少腹胀痛，伴有乳房胀痛，或乳头痛，苔薄，脉沉弦。治以和血疏肝，理气止痛法，采用逍遥散合金铃子散加败酱草。虚证者，多见经行腹痛绵绵，或经后腹痛不止，舌质黯红，脉弦细带数。治以养血疏肝，清热止痛法，采用红酱金铃四物汤，药用四物汤，加红藤、败酱草、金铃子、五灵脂、乳香、没药等11味。上述两方之止痛特点在于败酱草。李时珍曾说：“败酱草治血气心腹痛……古方妇人科皆用之，乃易得之物，而后人不知用，盖未遇识者耳。”再配以红藤之清热清肿，五灵脂之散瘀止痛，用于治疗热因痛经有其明显的疗效。

2. 经行头痛（又称经临头痛）　有经前经后头痛之别。其痛在头额或两太阳处，轻微的胀痛，或头顶痛，甚则头额角剧烈疼痛连及脑后。本病实证多属肝阳偏亢，化风上扰巅顶所致。虚证多属阴阳两虚，水不涵木所致，其痛在脑后，脑后为督脉所过，证属肝肾两亏。经行头痛，以经前头痛者，多属肝经风阳上亢；经后痛者，多属肝肾虚损，水不涵木。治疗方法：经行头痛属肝阳上亢，伴血压偏高者，舌质红，苔薄黄，脉弦紧，应治以平肝潜阳，或清泻肝火法，采用天麻钩藤饮，药用天麻、钩藤、石决明、牛膝、桑寄生、杜仲、山栀、黄芩、益母草、茯神、夜交藤。肝火偏亢者，采用龙胆泻肝汤加苦丁茶，甚则加羚羊角粉，或重用水牛角、山羊角亦佳。如属肝肾两亏，头痛连及脑后者，治以滋肾柔肝，熄风止痛法，方用杞菊地黄丸（改用汤剂）合石楠、白芷、苦丁茶汤，药用生熟地、山萸肉、山药、丹皮、泽泻、茯苓、石楠叶、白芷、苦丁茶。此乃沈先生临床经验方，用石楠叶之苦辛入肝肾二经，有祛风止痛之功，专治头风头痛，配以苦丁茶甘苦性凉，有散风热、清头目的作用，两药合用，从而起到调理阴阳，平肝止痛之效。有于经前或经末时头痛者，病因为瘀血内阻，引起冲任二脉失调，血流不畅，经络壅滞，上至清窍不清，多见偏头痛，痛如锥刺，经畅行则头痛减轻以致消失，舌边瘀斑，脉弦紧，治以活血化瘀，疏肝止痛法，方用桃红四物汤加生白芷、蔓荆子。

3. 经期乳房胀痛，乳头痛　一般在经前或经期两侧乳房胀痛，甚则结块。兼有乳头痛，或乳头作痒，经后消失，周而复始。从经络循行方面分析，乳房属胃，乳头属肝。如因血脉不和，或肝血不足，则肝气不得疏滞而下达冲任，而反上逆，故于经期前乳房胀痛或乳头痛。治以和胃通络，疏肝理气，则其痛自除，可用逍遥散为主加减。如见乳房肿痛甚者，加全瓜蒌、蒲公英、薜荔果、路路通之品；乳头痛，或刺痛不能近衣者，加丹皮、王不留行、地龙；乳头作痒者，加服龙胆泻肝丸有效。其中薜荔果即木馒头，性味酸平，有温阳补精、活血消肿和通乳的作用，故有直通乳房消散胀痛的特效。

4. 经行腰痛　症见经临环腰痛，经后消失，也有经停后带多，而继见腰痛。病因为肝肾不足。腰为肾之府，肝气不得下达，带脉拘急，带脉系于腰脐之间，环腰一周，宜弛缓不宜拘急，急则引起腰痛，俯仰不便。治以补肾和肝，缓带脉之急。方用傅氏宽带汤，药用白术、巴戟天、补骨脂、人参、麦冬、生地、杜仲、熟地、肉苁蓉、白芍、当归、五味子、石莲子等。利腰脐之间气，重在补益肾阴肾阳，健脾缓肝，则带脉通利而腰痛亦平，为本方用药之特点。

其他如经行身痛，治以养血活血，散寒通络法。补之以景岳舒筋汤，疏之以蠲痹汤。经行口舌碎痛，名曰经行口疳，有属心火、胃火之不同。心火旺者，治以养阴清心法，方用清心莲子饮加马勃；胃火炽者，治以滋阴清胃，方用玉女煎加大青叶。均可外用野蔷薇花、野菊花适量泡汤漱口，外抹锡类散或珠黄散。经行足跟痛者，多因肾亏骨弱，方用景岳大补元煎为主方。如属肾阴亏者，加龟甲、牛膝。肾阳亏者，加金狗脊、鹿角霜。经行肛门坠痛者，为肠中热结肿胀，方用东垣润肠汤加红藤、七叶一枝花，以解肠中热结。经行吊阴痛者，以经产妇和更年期的妇女为多见，为冲任之脉衰，肝脉络阴器，肝血不足，气失疏泄所致，方用金铃子散加鸡血藤、制首乌、小茴香、蛇床子，以养肝血，疏肝气，络脉濡润，其痛自止。若为输卵管结扎后所引起的，自觉阴内吊感者，重在温养肾精，方用河间地黄饮子加鹿角霜（胶）、紫石英、菟丝子、韭菜子、川椒之品，或加用淡菜、海参、鲍鱼等血肉有情之品，以滋肾补精，通补奇经，故《温病条辨》保胎论中有通补奇经丸一方甚佳。

（二）带下病的痛证

沈先生认为病见带下增多，带色黄白相杂，或赤白带，或脓样带。伴有小腹隐痛或坠痛，腰骶酸痛，即今称之为急、慢性子宫颈炎。经妇科检查确诊后，进行中药治疗。对慢性子宫颈炎，治以清热化湿，凉血止带法。采用完带汤加马鞭草、土茯苓、白芷炭。常配用马鞭草以其活血化瘀，利湿止带，必要时配合外用药，以加快治愈。急性子宫颈炎，在临床上比较少见，大都于产后或子宫颈损伤后感染所致。沈先生认为本病系湿热或湿火蕴聚，损伤带脉、任脉。急性发作时，治以清热解毒，化湿止带。采用马鞭蒲丁汤，药用马鞭草、蒲公英、紫花地丁、大青叶、黄柏、知母、白薇、乌贼骨。

急慢性盆腔炎，多见白带增多，下腹部疼痛，或剧痛拒按，以及月经失调。急性发作者，症见发热为主，带下色黄，或有臭味，或呈脓带。治以清热解毒，化瘀止痛。方用银翘红藤解毒汤。药用：金银花、连翘、山栀以清热解毒；红藤、丹皮、赤芍、桃仁、苡仁以清营化瘀；败酱草、延胡索、金铃子以止痛。慢性盆腔炎多由急性者迁延而成，本病常在经期前后，症见少腹一侧或两侧隐痛或胀痛，白带增多，兼有结为癥瘕之疾。治以活血化瘀，理气止痛，瘀化则带止。方用王清任少腹逐瘀汤或膈下逐瘀汤。伴有癥瘕者，方用《金匮》桂枝茯苓丸，以上均为沈先生临床常用而有效之方剂。

（三）妊娠的痛证

妊娠痛证主要指妊娠腹痛。由于肾气不足，脾虚气滞。所谓腹乃脾之分野，脾肾阳虚，或温运失常，以致虚气内阻，胎气不安，故见妊娠腹痛。轻者一阵隐痛，重者腹中疞痛。舌质淡白，脉沉细或细弦。治以补脾安胎，顺气止痛法。方用《金匮》当归芍药散，沈先生常用东垣乌药汤。药用当归、甘草、乌药、木香、香附，加生白术、桑寄生。本方用乌药为君，入脾肾以顺气止痛，再加白术、桑寄生以安胎元。妊娠腹痛，如因内热而引起者，采用景岳泰山磐石散；因气郁者，加青皮以疏肝气。以上均为治疗妊娠腹痛之良方。

（四）产后病的痛证

产后痛证又称“儿枕痛”。分娩后，由于子宫收缩而引起下腹疼痛；或产时失血较多，胞宫失养所致。症见腹痛隐隐，其痛喜按，按之痛缓。治以养血止痛法，方用《千金》内补当归建中汤以温阳润燥。若见瘀血者，加失笑散。或因恶露不下，少腹疼痛拒按者，用生化汤祛瘀止痛。产后身痛，是指产后气血不足，或因感受风寒引起，症见周身肢节疼痛，屈伸不利，手足发冷，苔薄，脉濡细。治以益气养血，舒筋通络法。方用《良方》趁痛散加鸡血藤、秦艽发濡润筋脉之气。

此外，如妇科手术后胀气而腹部胀满，可用扶正理气汤，药用党参、白术、云苓、炙甘草、枳壳、青木香、厚朴、大黄以养正祛邪。肠梗阻或严重肠胀气者，方用粘连松解汤，药用大黄、枳壳、厚朴、芒硝、桃仁、莱菔子（炒）、木香、赤芍。以上二方服后，均有缓解疼痛之疗效。

临床经验特色

一、治疗崩漏证治五法

沈先生认为崩漏的主症是阴道出血，辨证自应根据出血的量、色、质的变化，辨其虚实寒热。从临床证候来说，崩漏以虚证为多，实证为少，虚实并见者有之，又以因热者多，因寒者少。若根据患者不同年龄阶段来分析，如青春期患者多属先天肾亏，治宜滋肾清热，补益冲任；育龄期患者多见肝郁血热，治宜养肝疏肝，清热固冲；更年期患者多属脾虚气弱，兼因肝肾亏损，治宜益气健脾，升清固涩。由于崩漏发病缓急不同，出血新久各异，因此崩漏论治，应本着“急则治其标，缓则治其本”的原则。同时掌握塞流、澄源、复旧三法，随证运用。

（一）血热证

沈先生认为血热证之崩漏，有虚热、实热之分。虚热：经血非时忽然而下，量多崩中，继而量少淋漓，血色鲜红而质稠，心烦易怒，时有轻度潮热，溲黄便结，舌质红绛或光红，脉弦细或细数。治宜养阴止血，清热固摄，方选自拟经验方养阴止血汤。方药：生地、白芍、黄芩、玄参、石斛、地骨皮、煅牡蛎、花蕊石、侧柏叶、棕榈炭、藕节炭，加参三七粉。实热：阴道突然大量下血，或淋漓日久不净，色鲜红，口渴烦热，或有发热，小便黄赤，大便干结，舌质紫红，苔薄或黄腻，脉弦数。治宜清热固经，凉血止血。方选自拟经验方清热止血汤。方药：鲜生地、当归炭、白芍、丹皮、槐花、墨旱莲、仙鹤草、炒蒲黄、熟军炭、水牛角。

（二）血瘀证

证见阴道出血淋漓不断，或突然出血量多，夹有血块，小腹胀痛，或见疼痛拒按，瘀块排出则疼痛减轻，或伴有癥瘕，或闭经数月突转而大出血，血色紫黑有块，舌质紫，苔薄白，脉细涩。宜化瘀止血，理气止痛。血瘀气滞者方用四物汤合失笑散：当归、生地、川芎、赤芍、炒蒲黄、五灵脂。血瘀血热者方用逐瘀止血汤（《傅青主女科》）：当归、生地、赤芍、丹皮、桃仁、龟甲、枳壳、大黄，加服参三七粉。

（三）肝郁证

证见阴道出血量多，血色鲜红或黯红，乳房胀或痛，少腹胀痛，或面浮色晦，苔薄腻，脉弦紧。治宜疏肝理气，凉血止血，方选平肝开郁止血汤（《傅青主女科》）：当归、生地、丹皮、柴胡、白芍、白术、荆芥炭、甘草、参三七，加贯众炭。

（四）脾虚证

证见暴崩下血，或淋漓不净，血色淡而质薄，面色㿠白，或面浮足肿，四肢不温，气短神疲，纳食不香，大便溏薄，苔薄白或腻，舌质胖或有齿印，脉细弱无力。治宜益气健脾，养血止血，方选固本止崩汤（《傅青主女科》）：党参、黄芪、白术、熟地、当归炭、黑姜，加升麻、怀山药。暴崩者急以补气回阳为主，方用独参汤（人参、朝鲜参、红参或吉林参皆可），或用参附汤加龙骨、牡蛎。

（五）肾虚证

沈先生认为肾虚证的崩漏又分肾阴虚、肾阳虚、肾阴阳俱虚之证。肾阴虚：阴道出血量少，或淋漓不断，或血量多，血色鲜红，质黏稠，头晕耳鸣，手足心烦热，失眠盗汗，腰酸膝软，舌质红，脉细数无力。治宜滋肾和肝，固摄冲任，方选左归丸合二至丸：熟地、山药、枸杞子、山萸肉、菟丝子、鹿角胶、龟甲胶、牛膝、女贞子、墨旱莲。肾阳虚：经来延期，出血量少或多，或漏下不止，血色红，精神委靡不振，头晕目眩，畏寒肢冷，腰膝酸软，面色晦黯，尿频而清长，大便溏薄，舌质淡，苔薄白，脉沉细或细弱，尺脉尤甚。治宜温阳补肾，固摄止血。方选右归丸（《景岳全书》）合赤石脂禹余粮汤：熟地炭、当归炭、山药、山茱萸、枸杞子、杜仲、菟丝子、鹿角胶、附子、肉桂、赤石脂、禹余粮。出血量多，经血黯红，夹有血块而腹痛者，加震灵丹化服。肾阴肾阳两虚证：沈先生指出该证经血量多如注，或时多时少，漏下不止，形寒潮热，伴有自汗盗汗，心烦不安，精神疲乏，头晕耳鸣，腰痛如折，足跟痛，带下清冷，大便不实，小溲频数，苔薄舌淡白，脉细弦或沉细。治宜调补肾阴肾阳，固摄冲任，兼理肝脾，方选胶艾四物汤加味：当归、熟地、白芍、川芎、炙甘草、炒艾叶，加炙龟甲、炙鳖甲、煅牡蛎、煅龙骨、川断、鹿茸、鹿衔草、牛角腮。

二、采用活血化瘀，清热软坚法治疗子宫肌瘤

子宫肌瘤属于中医“癥瘕”范畴，在症状上又与“崩漏”相似，其病因多与瘀血内停有关，治疗多以活血化瘀为主。沈先生总结 50 余年临床经验，探求其机制，认为“女子属阴，以血为本，若阴血劫夺，每致变证，瘀血内结，久必化热，消灼真阴”。因此，在活血化瘀的基础上，配合清热软坚治疗此病，疗效颇佳。

（一）病因病机

沈先生曾对子宫肌瘤患者作过一些病因调查，据 120 人次初步随机抽样，发现有 70 人在肌瘤发生前 2～5 年内有流产史，32 人有盆腔手术后继发月经过多史，而未婚病人均有冲任失调而致月经过多，常用止血剂治疗史。病人常因半年后恶露留滞，手术后积血或排经不畅等因素，致使衃血依附宫内外，日久凝结成积血、瘀血、蓄血。由于瘀血内存，外感六淫之邪及七情内伤等诱因，引起脏腑功能失调，气血不和，以致气滞血瘀，新血与旧血凝结成块，结于胞宫，日益长大而成子宫肌瘤。可见瘀血内停是子宫肌瘤形成的主要原因之一。沈先生根据本病的症状表现，认为该病的形成少则数月，多至经年，瘀血内结，久必化热化火，冲任受灼，迫血妄行，年复一年，每致肝脾统藏失职，阴血亏耗，或肝肾封藏不固，相火偏亢，故常显示“阴常不足，阳常有余”之象。因此，气滞血瘀、阴虚内热则是本病基本病机。

（二）临床表现

子宫肌瘤的主要临床表现为小腹肿块，崩漏，腹痛，带下。此外，尚伴有口干舌燥，大便秘结，经前口唇溃疡，烦躁不安，舌黯红边有瘀点，脉细涩等症。

（三）治疗大法

子宫肌瘤在症状上与崩漏相似，但治疗上沈先生不拘“塞流、澄源、复旧”三法，而主张活血化瘀与清热软坚配合使用，以化瘀不动血，止血不留瘀为其原则，根据瘀血的轻重程度进行治疗。

1. 适应证　活血化瘀、清热软坚法适用于子宫增大至孕 6～8 周大小，伴有月经过多尚无手术指征的患者，或子宫肌瘤较大伴月经过多，继发贫血而患者又值更年期，不愿手术及患者有多种慢性病不能施行手术者，或已经手术剔除，肌瘤又复发者。

2. 功效　经临床观察，此治疗方法，不仅能减少出血量，并能调整周期，改善体质。特别是更年期患者，常兼冲任失调，月经超前者居多，甚则一月两行，而导致继发性贫血者，经调治后，周期明显延迟，经量减少，经期缩短，全身症状减轻。并对小型子宫肌瘤有消散作用。

3. 具体用药　沈先生采用活血化瘀，清热软坚法，常用石见穿、三棱、水红花子、蛇毒、半枝莲、海藻、生贯众、夏枯草、鬼箭羽、天葵子，使血无积瘀之虞。对血崩甚而腹痛者，他不用三棱、莪术、石见穿等动血之品，而以活血化瘀、清热止血法，常用鹿衔

草、五灵脂、花蕊石、炒蒲黄等；对月经崩冲者，常用活血化瘀、凉血止血法，选用生地、水牛角、赤芍、丹皮、紫草之属；对经漏不止或带下色黄，绵绵不断者，以活血化瘀、清热固涩法，常用马鞭、马齿苋、炒槐花、景天三七、羊蹄根、玉米须、白薇、赤石脂等。由于癥瘕的存在，造成脏腑、气血的失调，冲任两亏，沈先生认为这是瘀血日久，阻碍"生机"而致虚弱，治疗要正本清源，在活血化瘀的基础上，配合健脾补中、滋养肝肾，药选党参、白术、山药、茯苓、鸡内金、制黄精、白芍、桑寄生、生山楂、狗脊等助扶正祛邪。

三、擅用消瘀软坚、清热化瘀法治疗卵巢囊肿

沈先生近年来致力于妇科囊肿的研究，擅用消瘀软坚、清热化痰法治疗卵巢囊肿，取得了满意的疗效。

（一）主方

沈先生认为本病的成因，多系妇女经期或产后忽视调摄，六淫之邪内侵，或因七情所伤，脏腑功能失调，致使湿浊、痰饮、瘀血阻滞胞脉，蓄之既久，则搏结成块，形如鸡卵。正如巢氏《诸病源候论·八瘕候》所说："若经血未尽而合阴阳，即令妇人血脉挛急，小腹重急支满……结牢恶血不除，月水不对，或月前月后，或生积聚，如怀胎状。"基于以上认识，沈先生临床应用消痰软坚、清热化瘀之品组成消散囊肿的方剂。其基本方：大生地15g，赤白芍各6g，刘寄奴10g，半枝莲20g，红藤20g，败酱草20g，鸡内金9g，全当归10g，黄药子10g，泽漆12g，夏枯草15g，海藻20g，生甘草6g。加减法：气虚者加黄芪、党参、太子参、白术；阴虚内热者加南北沙参、龟甲、制黄精、麦冬、白薇、玉竹、穞豆衣、女贞子、墨旱莲；肝火偏亢者加黄芩、川楝子、丹皮；腹胀便溏者加煨木香、怀山药、秦皮；伴有牙龈出血者加山茶花、侧柏根；夜寐不安者加柏子仁、茶树根；腰膂酸楚者加功劳叶、金狗脊；经量偏多者加花蕊石、鹿茸草、禹余粮、炒槐花；瘀块多者加血竭；经量少，伴有两侧少腹剧痛者加三棱、莪术、马鞭草；合并子宫肌瘤者加生贯众、水红花子、马齿苋、鬼箭羽、生蒲黄，并同时服用沈先生自拟"消瘤片"；伴有输卵管积水者加炒黑丑、半边莲、乌蔹莓；有肝病史者去黄药子。

（二）分期

卵巢囊肿的临床表现多见少腹胀痛，触之有块，带下增多，色黄气秽，经量多或量少等，部分囊肿可以引起蒂扭转或恶变。沈先生积数十年妇科临床经验，认为一旦确诊本病，应及时治疗，分为非经期和经期两个阶段。非经期治疗，以大剂量消痰软坚、清热化瘀之品攻伐瘀滞癥积，即所谓"坚者削之"之意。方用黄药子、刘寄奴、红藤、赤芍、半枝莲、夏枯草、海藻、泽漆、鸡内金等。其中黄药子、刘寄奴几乎每方必用。沈先生认为黄药子化痰散结，消肿解毒，为治瘿瘤、瘰疬、癌肿之要药，实为卵巢囊肿必用之佳品；刘寄奴一药，《大明本草》记载："通妇人经脉、癥结"，善于破血消散。更助以红藤清热解毒散结，泽漆化痰攻破，夏枯草、鸡内金有软坚之力，赤芍祛瘀活血，半枝莲善抗癌肿，海藻软坚消痰，全方配伍具有控制卵巢囊肿发展，进而消散囊肿之功效。同时，针对患者伴有兼证随时处理，以改善患者的体质，调整阴阳气血平衡，为进一步消散囊肿创造有利条件。经期治疗，沈先生根据患者体质之强弱，经量之多少，是否兼有合并症，经期以调理冲任为主。体质弱者，扶正固本，经量多者益气固摄或清热固经，量少者补气养血，合并子宫肌瘤、子宫增大者，佐以消瘤缩宫之剂，在调理冲任的同时，不忘消散化癥，标本

兼治。随证加入刘寄奴、半枝莲、黄药子、花蕊石等品软坚化瘀，逐步达到治疗目的。

（三）丸方

沈先生经过多年对卵巢囊肿的探索和研究，摸索出本病的一些规律。认识到卵巢囊肿如仅使用汤剂攻伐，一时难以奏效，且长期服用汤剂亦很难为患者所接受。故仿仲景鳖甲煎丸、抵当丸、大黄䗪虫丸和吴瑭回生丹之意，自制“卵巢囊肿丸”配合汤剂使用，临床证明对消散卵巢囊肿有良好的疗效。卵巢囊肿方由下列药物组成：西党参 45g，全当归 45g，川芎 30g，桃仁 45g，石见穿 150g，刘寄奴 150g，黄药子 75g，荆三棱 75g，炒黑豆 45g，海藻 100g，蛇床子 30g，粉丹皮 30g，半枝莲 100g，天葵子 75g，败酱草 75g。上药共研细末，水泛为丸，绿豆大小，每次服 6g，日服 2 次，1 个月为一疗程。患者一般服 1 料或 2 料，即可见到明显疗效，甚至收到完全消散的效果。

沈先生临床用药特色有以下 3 点：①不用虫类药物。因本病与“痰瘀互结”有关，故勿须再佐入虫类药物破瘀，以免引起经量过多，攻邪过度而伤正。诚如武之望《济阴纲目》云:“盖痞气之中未尝无饮，而血症、食症之内未尝无痰。则痰、食、血又未有不先因气病而后形病也。故消积之中，尝兼行气、消痰之药为是”。他根据“痰瘀同病”理论，在基本方中，着重应用黄药子、泽漆、夏枯草、海藻等化痰散结之品和活血化瘀之刘寄奴、赤药、红藤、半枝莲、败酱草相互配伍，疗效颇为满意。他尤为钦服张景岳:“壮盛之人无积，虚人则有积”一语。因此，常在消痰软坚化瘀之剂中随症加入黄芪、党参、太子参、南北沙参、熟地、炙龟甲等品，乃“养正而积自除”之意也。②相反药物的配伍。他除在子宫肌瘤患者的治疗中普遍应用海藻、甘草配伍，以增强消散肌瘤之力外。在卵巢囊肿的治疗中也经常藻、草并用，正如《得配本草》所说:“反者并用，其功益烈”。这种利用相反药物配伍的方法，是仲景甘遂半夏汤（甘遂、半夏同用）、赤丸（乌头、半夏同用）利用两者相反之性以增强药效之滥觞。近年大量医学文献证明，海藻、甘草同用对一些病理性肿块，确能增强其消散软坚作用，其机制值得今后进一步研究。③抗肿瘤药物的应用。根据历代本草文献和现代中药证明研究成果，选用抗肿瘤药物作为治疗卵巢囊肿的主药，是沈先生临床应用的又一特点。如黄药子，《本草纲目》记载其“消瘿解毒”，现代用于甲状腺腺瘤、消化系统肿瘤和乳腺瘤的治疗；泽漆据《大明本草》记载能“消痰退热”，现代用于瘰疬结核、淋巴肉瘤的治疗。海藻据《本经》记载“主瘿瘤结气”、“癥瘕坚气”，具有良好的消炎软坚之功效，为治疗瘿瘤之要药，现代药理又证实能使卵巢增厚之包膜软解，有促使病态组织崩溃和溶解的作用。其他，如半枝莲功能清热解毒，夏枯草清肝散结，近年广泛应用于各种癌肿的治疗。这些药物相互配伍，大大增强了软坚散结之功效。

典型医案选

一、功能性子宫出血

陈某，43 岁，已婚。初诊（1976 年 12 月 14 日）：月经过多，来则如崩，已 10 余年，血色鲜红，夹有大血块，无腹痛，经前头面烘热，此次经期将临，舌胖，苔薄白，脉沉细。病久气血两亏，气虚血脱，冲任不固。治宜益气摄血，补肾平肝。方药：党参 12g，黄芪 12g，生白术 9g，生贯众 30g，花蕊石 30g，益母草 9g，升麻 6g，槐花 12g，生炙甘草各 4.5g，侧柏叶 30g，山药 15g，川断 12g，钩藤 12g（后下），7 剂。另：震灵丹 18g，每日9g（分两次吞服），连服2天；雉子筵浸膏2瓶，每日2次，每次3片。二诊（12月21日）：月经15日来潮。经量较前为少，淋漓未净，头晕腰酸，周身烘热，夜寐不安，苔薄白，舌胖，脉细弦。气血两亏，冲任不固，阴虚则生内热，肝、脾、肾三经同病。再拟益气摄血，健脾柔肝。方药：党参12g，黄芪12g，生白术9g，白芍12g，炙甘草4.5g，贯众炭12g，升麻6g，侧柏叶30g，功劳叶12g，槐花12g，山药15g，川断12g，白蒺藜12g。7剂。三诊（1977年1月11日）：月经将近来潮，腹部气坠，心烦不安，四肢酸软，苔薄，脉弦细。肝脾不足，冲任失调。治宜益气养血，健脾柔肝，固摄冲任，以防冲血之患。方药：党参15g，黄芪12g，升麻6g，白术、白芍各9g，生、炙甘草各4.5g，花蕊石60g，贯众30g，苎麻根30g，侧柏叶30g，菟丝子9g，橘叶、核各9g，震灵丹12g（分两次吞服）。7剂。四诊（1月18日）：月经14日来潮，血崩之象较前好转，血块亦少，头胀不适，两腿皮肤灼热，心烦失眠，苔薄，脉沉细，弦象已平。气血两亏，气虚不能摄血，阴虚则生内热。再拟益气固摄，养血平肝。方药：党参15g，黄芪12g，升麻4.5g，山药15g，白术、白芍各9g，生、炙甘草各4.5g，贯众炭15g，墨旱莲30g，侧柏叶30g，槐花12g，地骨皮9g，功劳叶12g，钩藤12g（后下）。7剂。五诊（1月25日）：月经21日净，血崩之象已明显减轻，面目虚浮，下肢皮肤灼热未退。气虚脾病则面浮，血虚肝亢则肤热。苔薄，脉沉细。再拟益气养血，健脾柔肝，以治其本。方药：党参12g，黄芪9g，白术、白芍各9g，升麻4.5g，炙甘草4.5g，陈皮3g，墨旱莲15g，功劳叶12g，地骨皮9g，炙龟甲12g，怀牛膝12g，生麦芽12g。7剂。

【按语】 本案为功能性子宫出血，属中医妇科“血崩”范围。因经久崩漏冲任损伤，不能固摄经血所致。证候分析系为肝、脾、肾三经同病，患者病久气血两亏，当以脾土为本，故沈先生治疗重在益气健脾，以固其本，而在行经之时则以益气摄血，化瘀止血，加重生贯众、花蕊石、震灵丹等药，以治其标。经10多诊次，经量如崩之象得以控制，其病逐渐获愈。

二、卵巢囊肿

倪某，女，36岁，1985年3月2日来诊。患者婚后6年未孕，发现腹部肿块1周来我院就诊。初潮18岁，经行超前，量多，每次行经5～7天净，经期略感腰酸乏力，大便溏薄，左侧少腹酸胀，近日妇检发现左腹肿块，经某医院B超，于子宫左侧可见一5cm×4cm×4cm液性暗区，提示：左侧卵巢囊肿。苔薄，脉细弦。证属肝脾同病，气滞血瘀胞脉。治以养血调经，消散肿块，药用：全当归10g，赤白芍各9g，川芎6g，生地12g，制香附9g，煨木香6g，泽漆9g，刘寄奴12g，黄药子10g，龟甲（炙）12g，夏枯草12g，鸡内金9g，土牛膝12g，茶树根15g，嘱服14剂。另：卵巢囊肿丸1料。3月23日复诊：月经于3月14日来潮，经量甚多，尚未净止，少腹左侧酸胀，牵及腰部左侧酸软，心悸不安，夜寐梦扰，精神疲乏，牙龈浮肿。药用：太子参15g，南北沙参各9g，天麦冬各6g，杭白芍12g，生炙甘草各5g，花蕊石30g，茶树根12g，川石斛12g，淮小麦15g，黄芩6g，炒槐花15g。嘱服7剂。经净以后，仍以3月2日方加减出入，至5月23日B超复查：子宫中位，3.2cm×4.1cm×3.7cm，宫膜线清晰，于子宫左侧可见一3.2cm×3.2cm×2cm液性暗区，提示：子宫偏小，左侧卵巢囊肿。5月28日再诊：经期已至，经量有减，左侧卵巢囊肿已见缩小，口舌干燥，苔薄，脉细小。

再拟补益气阴，消散肿块。药用：太子参 12g，麦冬 12g，五味子 9g，刘寄奴 12g，泽漆 10g，夏枯草 12g，海藻 20g，墨旱莲 15g，黄精 15g，柏子仁 9g，石菖蒲 9g，炙甘草 9g。嘱服 14 剂，另服卵巢囊肿丸 2 料后，于同年 8 月赴原医院 B 超复查，子宫左侧未见明显液性暗区，提示该患者已临床治愈。

【按语】 卵巢囊肿，为妇科常见疾病，也是难治疾病之一，沈先生遥承武之望《济阴纲目》:“血症，食症之因未尝无痰”的学术思想，根据“痰瘀同病”的理论，创立了消痰软坚，清热化瘀的治法，为治疗卵巢囊肿开一法门。细观沈先生遣方用药特色有三：一是以基本方贯彻治疗之始终；二是把中医内科治疗瘰疬瘤学说与西医学抗癌研究成果融为一炉，运用于中医妇科实践；三为尊崇仲景制方特点，敢于将海藻、甘草等相反药物用于一方之中，以收“反者并用，其功益烈”之效，向历史上的陈规和传统疗法挑战，这种科学探索求新的精神值得学习。

三、子宫肌瘤

施某，27 岁，已婚。初诊（1975 年 3 月 21 日）：1974 年妇科普查，发现子宫颈上唇肌瘤。月经周期落后，约下旬来潮，经量不多，每次经前腹痛，经行后一天腹痛即止，头晕腰酸，苔薄腻，脉弦细。此系气滞血瘀，冲任不利。治宜养血活血，理气消瘀法。方药：泽兰叶 12g，川芎 9g，赤白芍各 9g，大生地 12g，制香附 9g，路路通 9g，小茴香 6g，石打穿 15g，半枝莲 30g，茺蔚子 9g，橘叶核各 9g。7 剂。二诊（4 月 8 日）：据述生育过 1 胎已 3 岁，其后发现子宫颈上唇肌瘤，开始约 1.2cm 大小，近经妇检已发展为 2cm。经前一周即腹痛，于 3 月 30 日来潮，腹部剧痛，经量不多，苔黄腻中剥，脉弦细带数。冲任不利，气滞血阻，结为癥块。治宜养血活血，软坚消瘤法。方药：生地 12g，赤白芍各 9g，丹皮 9g，炙鳖甲 12g，三棱 12g，海藻 9g，石打穿 15g，半枝莲 30g，制香附 9g，茺蔚子 9g，生山楂各 9g。10 剂。三诊（5 月 6 日）：本次月经 4 月 30 日来潮，第一天腹痛甚剧，血块落下，而腹痛即止，经来 6 天干净，舌质淡红，脉弦细。素体阴虚肝旺之质，由于经量之多，可用攻补兼施法，再拟养血活血，理气消瘤法。方药：大生地 15g，赤白芍各 9g，川芎 6g，石打穿 30g，半枝莲 30g，炙鳖甲 12g，天花粉 12g，生山楂肉 21g，川断 9g，狗脊 12g。10 剂。五诊（7 月 15 日）：月经推迟至本月 5 日来潮，经量尚正常，舌淡白，脉沉小。12 日妇科检查子宫颈上唇肌瘤已消除。防其瘀阻化而未尽，续进养血调经，温宫化瘀，以免后患。方药：大生地 15g，赤白芍各 9g，生白术 6g，紫石英 30g，半枝莲 30g，石打穿 15g，三棱 9g，路路通 9g，炙鳖甲 12g，生楂肉 12g，橘叶 9g。7 剂。

【按语】 本案为子宫颈上唇肌瘤发现较早，肌瘤约 2cm 大小，发展也缓慢，故经量尚未见增多的现象。凡遇子宫肌瘤症，沈先生常用半枝莲、石打穿（或用石见穿亦可）二味以化瘀消瘤，并配合四物汤或逍遥散，辅以软坚之品，如海藻、三棱、炙鳖甲等药，在临床应用中有一定的效果。用上述药后，肌瘤得以缩小至消散。本案例经过五诊治疗后，子宫颈上唇肌瘤得以消除，恢复健康。

四、阴痒

许某，43 岁，已婚。初诊（1973 年 11 月 12 日）：外阴瘙痒症 11 年，外阴黏膜粗糙，延及阴道作痒。阴虚肝旺，肝脉络阴器，肝风化火化燥，皮肤失于滋养。治宜养血凉血，清肝止痒。方药：大生地30g，粉丹皮9g，马鞭草30g，地肤子12g，黄柏9g，玄参12g，龙胆草9g，川楝子9g，鹿衔草30g，炙鳖甲15g，苏木9g，石韦12g。7剂。外用药：密陀僧6g，龙骨4.5g，煅石膏4.5g，炮山甲3g，飞滑石7.5g，制南星4.5g，皂荚4.5g（去子筋），共研细末，凡士林调匀，搽于外阴痒处。二诊（12月9日）：服药后外阴瘙痒较前减轻，脉沉小。阴虚肝旺，湿火下注。再投以养血清肝，化湿止痒。方药：大生地30g，粉丹皮9g，马鞭草30g，地肤子12g，蛇床子9g，黄柏9g，龙胆草9g，玄参12g，鹿衔草30g，知母9g，苏木9g，石韦12g，炙鳖甲15g。7剂。

【按语】 本案为严重外阴瘙痒症，曾疑为外阴白斑，经由妇科详细检查，确诊为外阴瘙痒症。虽见外阴皮肤粗糙和黏膜灰白色的印象，但非白斑症。经内服、外治兼顾，特别是外治方的辅助治疗，使外阴瘙痒和皮肤灰白色迅速改善，并通过治后随访，外阴瘙痒基本消除，十多年的顽疾已获痊愈。

（丛春雨）

第十六节 庞 泮 池

生平简介 庞泮池（1912—1999），女，汉族，上海市人，上海中医药大学附属曙光医院妇科主任医师。1941年毕业于上海中国医学院，秉承父传，从事临床工作50多年。历任上海市卫生局中医门诊部内科中医师、曙光医院妇科副主任，上海中医药大学妇科教研室主任、教授，专家委员会委员，中医学会理事等职务。庞泮池老中医对妇科常见病、多发病，如恶性肿瘤、妇科急腹症（宫外孕、急性盆腔炎）、不孕症、月经病等，积累了丰富的临床经验。并结合现代有关知识，开展临床科学研究工作，摸索并总结出一套新的治疗规律。曾撰写“中医治疗60例子宫癌的研究”、“88例肝癌的辨证论治”、“中医药治疗宫颈癌”等20余篇论文发表。

学术思想特点

一、提出按月经的周期节律治疗妇科疾病的新思路

月经周期是女性生殖系统生理过程的阴阳消长、气血变化、新陈代谢等节律变化的表现。一个周期可分为行经期、经后期、经间期、经前期4个阶段。各阶段中内生殖系统的变化，尤其是子宫的变化有所不同。理解和掌握其变化，有助于对月经病的恰当治疗和调摄。庞泮池先生在几十年的中医妇科临床工作中总结出按月经周期治疗崩漏，按月经周期分段治疗子宫肌瘤的新思路，更切合女性生理病理特点。

庞先生认为月经周期中的行经期时，胞脉充盛由满而溢，乃将蓄积已无用的废物排出，肾气、天癸、冲脉、任脉因此而暂时减弱，此时机体防御能力相对降低，情绪可有波动，容易诱发一些疾病。她治疗青春期功血，认为当属肾精不足，封藏失职，冲任不固而成，临床治疗重在少阴，调补肾元。但临床上常见经行之际，有血热之象，亦有气火偏盛者，常选用荆芩四物汤治疗；对其阴虚内热，经血妄行者，她主张二地汤为主加减，以养

阴清热、凉血止血。而对于更年期功血，在经行量多如注时，采取固本止崩之法，常以附子理中汤加温肾固涩汤以止崩，尤其是脉见沉细，舌苔淡白，阳虚者，用之有显著疗效。庞老对子宫肌瘤的治疗独具特色，将其分成3个阶段，即经前治疗、经期治疗、经净治疗。在经期治疗中提出了1～2天时证属瘀血初下，气血亦受损，此时需扶正气，但宿瘀未除，不可骤用止涩之品，当防留瘀之弊，而采取生化之法；而经行3～4天时证属气血两虚，血不归经，冲任不固，此时当以补益气血，摄血固经之法。

月经周期中有经后期，即经净之后，血海空虚。但去旧则生新，剥极则复。肾气、天癸、冲任又渐次滋长，胞脉也逐渐修复，宫内气血及组织物不断增长，准备着下一次的营运。正是从这一生理变化出发，庞先生在治疗青春期功血时，主张经净之后大补肝肾，充实奇经，则冲任自调，自拟经验方养血止崩煎治之，疗效突出。而对更年期功血，在经净之后，主张补益心脾，益以培肾，并加鼓舞胃气之品，从而使患者食旺眠安，脾气旺盛，生化有源，从而减缓肾气之衰退，以达到固本止崩之疗效。她对子宫肌瘤的治疗，在经净后至下次月经来潮之前，主张治以化瘀消癥软坚，针对子宫肌瘤而治其本，其经验方9味药中攻补兼施，以攻为主，方简意深。

经前期在细组乐育期之后，在阴盛阳生的基础上，阴阳二气不断滋长，胞脉充盛。庞先生针对子宫肌瘤在经前期表现为少腹乳房胀痛、心情抑郁、易于烦躁失眠、脉弦细、苔薄白或质红等，认为证系属肝郁气滞，郁火上扰而成，临床多选逍遥丸疏肝理气以治之。

二、在中医妇科临床实践中突出肝、脾、肾的重要地位和作用

庞先生在几十年中医妇科临床中突出肝、脾、肾，从而抓住了疾病的主要矛盾，抓住了治疗的关键环节。知其要点，一言而尽，不知其要点，乃流散无穷。她认为青春期崩漏系属于少女正值生长发育时期，虽已月事来潮，但因先天肾气未充，冲任脉虚，常常引起出血与闭经交替出现的症局，当属肾精不足，封藏失职，冲任不固，临床治疗重在少阴，调补肾元。而在经净后，按其月经周期疗法进行治疗，缘因该病病本为肾虚，因其乙癸同源，故经净后大补肝肾，充实奇经，则冲任自调，而自创经验方养血止崩煎即突出肝、脾、肾三脏的治疗。庞先生对更年期崩漏的认识，缘因肾气渐衰，封藏失守，冲任不固而引起。她还指出脾为后天之本，若脾气旺盛，生化有源，可减缓肾气的衰退，从这一机制出发，常选用附子理中汤加温肾固涩药治之，等经净之后，又当补益心脾，益以补肾，并加鼓舞胃气之品，从而延缓了肾气的衰退。突出了脾肾，抓住了关键，使难治之症获得良好的疗效。

庞先生治疗更年期综合征更有特色。认为该病病根在肾，重点在肾阴肾阳失调，脏腑之间不能平衡。主张治疗首当调理阴阳，平衡脏腑。对其肾阴不足，当滋养肾阴；对其水不涵木者，当清热平肝；对其肾阳不足，当温补肾阳，引火归原；对其肝气偏急者，当以甘以缓肝之法；对阴阳俱虚，采用阴阳双补之法。

庞先生采用调肝补肾治疗不孕症，疗效卓著，独有特色。认为肾对女子天癸的成熟和冲任二脉的通盛起着至关重要的作用，所以治疗不孕症，肾是关键。同时，因妇女以血为本，故在治疗时，庞先生很注重肝肾对女子的重要作用，并由此确立了疏肝理气、调补肝肾为治疗不孕症之大法。

三、运用中医药理论辨证施治妇科肿瘤放化疗后各种反应

庞先生认为放化疗法对于抑制或杀灭癌细胞，提高妇科肿瘤的疗效，增加晚期肿瘤治愈机会，是当前一种重要的治疗手段。但放化疗也给病人造成了严重的毒副作用，耗伤人体正气，加之肿瘤自身的发展，渐至虚证，常常先成气虚之证，继之阳虚，阳虚日久，必累及于阴，终成阴阳两虚之证。她运用中医药基本理论，辨证施治，不但减轻了放化疗的毒副作用，而且提高了机体的抵抗能力和免疫能力，增强正气，抵御外邪，从而提高了患者的生存质量，增强了病人战胜肿瘤的信心，延长了生存期。

临床经验特色

一、自创月经周期疗法治疗崩漏

庞泮池先生认为崩漏在临床上以青春期和更年期尤为多见。根据中医妇科传统治疗经验，青春期崩漏，当属肾精不足，封藏失职，冲任不固。临床治疗应重在少阴，调补肾元。但室女崩漏，临床常见脉象细数，舌质红舌苔薄黄，治疗方选荆芩四物汤加减。方中黄芩清气火，荆芥祛风止血。也有阴虚内热，热迫冲任，经血妄行者，临床治疗方选二地汤为主加减，以生地、麦冬、白芍、地骨皮养阴清热，凉血止血，等经净之后，庞先生主张按月经周期疗法进行治疗。缘因该病本为肾虚，又乙癸同源，故应大补肝肾，充实奇经，则冲任自调。她积几十年临床经验，自拟经验方养血止崩煎治之。方中参、芪、归、地养血；川断、菟丝子、女贞子、墨旱莲、紫石英、肉苁蓉补肝肾。若见偏肾阴虚者，加龟甲、生地；若见偏肾阳虚者，加补骨脂、仙灵脾。还特别指出月经周期疗法符合妇女的生理规律和特点，故较一般性的辨证用药疗效显著。这与传统的治疗崩漏使用塞流、澄源、复旧三大法则并不矛盾，而是辨证论治的发展。

庞先生认为更年期崩漏，乃因肾气渐衰，封藏失守，冲任不固而引起。妇女至更年期肾气渐衰，本系正常的生理现象。脾为后天之本，若脾气旺盛，生化有源，可以减缓肾气的衰退。正是从这一认识出发，故对更年期崩漏，在其经行量多如注时，治以固本止崩，常以附子理中汤加温肾固涩之药以止崩。附、姜为温热之品，附子可助党参回阳益气，炮姜又能温中健脾止血，气复阳回，崩冲自摄。临床若见脉沉细、舌苔淡白之阳虚者用之有显效。经净之后，主张当补益心脾，益以培肾，并加鼓舞胃气之品，如半夏、陈皮，使其食旺眠安，从而延缓肾气之衰退。

二、自创月经周期分段疗法治疗子宫肌瘤

庞先生集多年临床经验，认为子宫肌瘤的病机为血瘀滞痰阻成癥，故临床治疗当以通导、消癥、理气、化痰等为治疗法则，但由于子宫肌瘤的患者多数有月经过多，甚则崩冲，血去气弱，体质虚衰，正气不足之标证，若一味攻伐，易犯虚实之戒，同时患者在经行以前也常有肝郁气滞或肝郁化火等症，特别是绝经期妇女兼症繁多，故她对子宫肌瘤的治疗按着月经周期中出现的不同证候分阶段进行辨证论治。

（一）经前治疗

月经前期，患者常有少腹、乳房胀痛，心情抑郁，易于烦躁失眠，脉见弦细，苔薄白

或质红，证属肝气郁结，或郁火上扰，可用逍遥散疏肝理气。如口渴咽干有郁火者，加丹皮、山栀、黄芩清肝之品；下腹胀痛者，可加川楝子、延胡索理气疏肝；有的患者经前头晕，或血压偏高，属肝阳偏亢者，可加白蒺藜、珍珠母、钩藤、女贞子等平肝潜阳之品。

（二）经期治疗

如经行第1～2天，经量逐渐增多，有血块，小腹胀痛，块下痛缓，脉象由弦转细，苔厚而有瘀斑，证属瘀血初下，气血亦受损。此时需扶正气，但宿瘀未除，不可骤用止涩之品，当以生化之法，常用党参、黄芪、当归、川芎、白术、白芍、制香附、紫石英、失笑散等；如有热象者，可加生地、丹皮、黄芩等。如第3～4天，腹痛已除，块下亦少，但经量增多，有的甚至崩冲，头晕腰酸，气短乏力，脉细小或细数，舌质淡。证属气血两虚，血不归经，冲任失固。应治以补益气血，摄血固经，用党参、黄芪、白术、白芍、炮姜、阿胶、艾炭、当归、熟地、紫石英、花蕊石、牛角腮等。如肝肾阴虚，舌红有热象者，去炮姜加生地、侧柏叶、麦冬、墨旱莲等凉血止血。

（三）经净期治疗

所谓经净期是指经净以后至下次经前期之前这段时间。此期治疗应以化瘀消癥软坚之法，针对子宫肌瘤治其本。庞先生的经验方为：白花蛇舌草30g，石见穿18g，铁刺参18g，夏枯草15g，生牡蛎15g，莪术9g，木馒头30g，党参9g，白术9g。若体质虚弱去莪术，加失笑散10g；肝肾阴亏的加枸杞子、菟丝子、女贞子、生熟地等。上方也可制成片剂或丸剂，以便服用。庞先生指出由于子宫肌瘤生长部位不同，症状各异，同时亦易于与子宫肌腺瘤、卵巢肿块相混淆，因此治疗前必须通过各种检查，如妇科、B超、腹腔镜等明确诊断。并在治疗过程中严密观察随访，如治疗3～6个月，肌瘤反而增大，或出血有增无减，则还以手术治疗为宜，以免恶化或贻误病情。

三、治疗妇科肿瘤化疗副反应之经验

随着现代医学的发展，多数妇科肿瘤可以进行手术及放化疗治疗。而化疗耗伤人体正气，加之肿瘤日久，亦致虚证，故在治疗期间患者可出现气虚之证。气虚日久，阳亦渐衰；阳损日久，累及于阴，终致阴阳两虚，若能广泛正确地用中医药治疗，可提高患者生存质量，从而延长生存期。

气虚者临证多见白细胞下降，面色苍白，气促心慌，懒于行动，恶心呕吐，纳谷不香，胸闷，口渴不欲饮，大便溏薄，有时面浮肢肿，自汗，脉细小，苔薄或白腻，舌胖或有锯齿。庞先生主张治疗以益气和胃，补益脾肾之法，其经验方为：党参9g，黄芪12g，白术9g，白芍9g，茯苓9g，当归9g，生熟地各9g，补骨脂9g，木香9g，枸杞子9g，鹿角霜9g，龙眼肉9g，陈皮9g。胃纳差者可加半夏、陈皮，煎水冲上药。其中党参、黄芪、白术、白芍、茯苓补中益气，健运脾胃；脾为后天之本，肾为先天之本，二者生理上相互资助，相互促进，病理又相互影响，互为因果，故用熟地、补骨脂、枸杞子、鹿角霜补益肾精；当归、龙眼肉补血益气；陈皮、木香理气醒脾。诸药相配，共奏健脾益肾，补气和血之功。

阴虚者临证多见白细胞下降，头晕失眠、心烦口渴，渴欲冷饮，有时牙宣、鼻衄、小便色赤，大便不调，烘热盗汗，纳少，精神倦怠，脉细小数，苔薄或剥，舌质红或绛。庞先生主张治疗以养阴生津，清热安神之法，其经验方为：生地9g，天麦冬各9g，天花粉15g，玄参9g，五味子5g，当归9g，白芍9g，枸杞子9g，墨旱莲15g，丹皮9g，阿胶

9g，沙参9g，党参9g，地骨皮9g。其中天花粉、麦冬、玄参、五味子、枸杞功能滋养阴液，生津润燥，清心安神，阴虚者血亦不足，故用当归、白芍、阿胶补血养血，墨旱莲、丹皮清热凉血止血，地骨皮凉血退蒸；气血同源，阴阳互根，故加党参以补中益气，生津养血。诸药相配以收滋阴养血、生津润燥、清心除烦之功。

气阴两虚者，临证可见气虚、阴虚之候夹杂而现。庞先生主张治以气阴双补之法，其经验方为：党参9g，黄芪9g，白术9g，白芍9g，天麦冬各9g，天花粉15g，五味子5g，枸杞子9g，丹皮9g，生地9g，鹿角霜9g，木香6g，佛手片6g。

庞先生指出在化疗间歇期或停用化疗后，为防止肿瘤复发或转移，在扶正药物中还可加入清热解毒，软坚消瘤之品，常选用：铁树叶30g，八月札30g，白花蛇舌草30g，夏枯草15g，蜂房9g，半枝莲30g，白术9g，陈皮6g。

四、治疗妇科肿瘤放疗后副反应之经验

庞先生对宫颈癌放射疗法而引起的各种反应，如直肠反应、膀胱反应等，通过运用中医药治疗，效果非常满意。

（一）直肠反应的治疗

上镭后引起早期直肠反应，通常在治疗期间出现大便频繁，甚至一日三四十次，里急后重，便下黏冻，或夹鲜血，有时如稀水，舌苔黄腻或白腻，舌常有红刺，脉细数。庞先生运用中医基本理论辨证属热毒太盛，累及中焦，湿热阻滞，治以清热解毒，健脾化湿。其经验方为：白头翁、秦皮、川柏、川连、赤白芍、炒白术、茯苓、当归、白花蛇舌草、半枝莲、车前子。放射治疗后半年至一年以上，出现大便下血，色鲜红，有时夹黏冻，往往便意频繁，便下不爽，口渴，舌苔中剥质红，脉细数，有热象者，庞先生认为证属肠燥，系为阴血不足，湿热互阻，治以养血和营，清化湿热。其经验方为：白头翁、秦皮、川连、川柏、白芍、当归、炙甘草、阿胶。如果体力虚弱，大便不实，脉细，苔薄白者，认为属脾虚湿热阻滞，治以健脾养血，清化湿热。其经验方为：党参、白茯苓、炙甘草、木香、陈皮、黄连、黄芩、白芍、当归、生黄芪、升麻。如果因后期反应属脾虚者易产生直肠溃疡，甚则成瘘管，可加重生黄芪、升麻之量，以托毒解毒，益气升提。若气阴两伤者可用黄土汤加减。她特别指出运用中医理论辨证论治直肠反应，往往收到便血减少或停止的目的，可以直接避免直肠溃疡或瘘管的产生或发展。

对于放射性直肠炎的治疗，庞氏指出除益气养阴扶正外，还需根据患者体质随证加减：便血多者加槐角、侧柏叶、阿胶等止血之品；便溏阳虚者加炮姜、补骨脂、怀山药等以温中止泻，溲赤者加碧玉散、赤苓、猪苓以清热利湿；苔黄，大便有黏冻者加黄芩、苡米仁、白头翁、脏连丸等；纳差者加谷麦芽、砂仁以消食化滞；带下黄臭、大便臭移者加土茯苓、蜀羊泉、白花蛇舌草等以清热解毒利湿。

（二）膀胱反应的治疗

放射治疗后膀胱反应较为多见，往往表现为小便频繁，尿急尿痛，小腹作胀，时有血尿，脉细数，舌苔黄质红。庞先生认为放疗后热毒灼伤，湿热乘注下焦，治宜滋阴清热解毒，经验方为：知母、川柏、生地、丹皮、土茯苓、泽泻、金银花、鹿衔草、淡竹叶、碧玉散。若小便不畅者，可以清利湿热，加萹蓄草、木通、萆薢、猪苓、瞿麦等。

（三）白细胞降低的治疗

放疗后白细胞下降，有的患者甚至因此无法完成疗程，抵抗力减弱，易于感染，表现

为头晕眼花，四肢无力，精神疲倦，纳食不香，口渴咽干。但因体质不同，有的表现为阴虚，有的表现为阳虚，而临床上以阴虚者最为多见。此外，还有烦躁失眠，大便干燥，小溲黄赤，脉细数，苔中剥，舌质红，苔腻但质干而糙。庞先生指出按医理应使用滋阴生津之药，但若用阴药，反而白细胞不易上升。古云："阳生则阴长"，所以在补阴的同时，需加温补肝肾的药物，缘由乙癸同源，肝藏血、肾主精之故。庞先生养阴补血之经验方为：生熟地、党参、黄芪、炙甘草、天麦冬、石斛、玄参、枸杞子、山药、山萸肉、何首乌、当归。庞先生温补肝肾之经验方为：紫河车、牛膝、肉苁蓉、鹿角胶、补骨脂、龙眼肉、肉桂、仙灵脾。若纳食不香者，可加白术、木香、茯苓、砂仁；若失眠不寐者，可加炒枣仁、远志、柏子仁、磁石；若心烦溲红者，可加黄柏、益元散。通过临床实践，她总结出枸杞子、桂圆、黄芪、仙灵脾、鹿角霜、紫河车等数味对升高白细胞效果较好。缘于补肾添精药寓有助肾"主骨"、"生髓"，且有促进造血功能之作用，自然符合"阳生阴长"之理。

五、治疗更年期综合征重在调理阴阳

庞先生认为妇女更年期综合征病根在肾，重点为肾阴肾阳失调，脏腑之间失去平衡。故同治疗以调理阴阳，平衡脏腑。其治疗经验为：

1. 肾阴不足　治疗当以滋养肾阴，清热平肝，常用知柏地黄汤加入平肝清心药，如白蒺藜、珍珠母、白芍、莲子心等；如肝火太旺，头痛眼痛，脉弦数者，可加龙胆草、炒山栀、生地等。等病情稳定后，用其自制经验方蒺藜钩藤汤治疗，其药物组成为：白蒺藜、珍珠母、生熟地、山萸肉、首乌、菟丝子、女贞子、墨旱莲、丹皮、茯苓、钩藤等，以平肝补肾，以善其后。

2. 肾阳不足　命门之火不能守持丹田，以致虚阳上越，而出现上盛下虚，脾肾两亏，阴阳失调之象。患者月经数月一行或提前，量多如注，平时腰酸带下，小便频数，下肢不温，面部烘热，心神不安，面浮肢肿，血压不稳定，脉细小，舌质胖，或有齿痕。对此庞先生常用二仙汤加益智仁、怀山药、紫石英、菟丝子、补骨脂等治疗。若脉沉细，阳虚甚者，加附块、肉桂温补肾阳，引火归原；若月经量多时，肉桂可改为炮姜、牛角以固经。

3. 心脾两虚　常无故悲伤哭泣，或多疑善感，主要因阴阳失调后，引起脏腑之间不平衡，肝气偏急。可用《金匮》甘麦大枣汤以养心气、缓肝气。如另有肾阴虚或肾阳虚者，可将此方加入上述二类型的方药中，效果颇佳。若咽中有痰阻，属吐之不出、咽之不下的梅核气，苔白腻者，可加《金匮》半夏厚朴汤；若苔薄者，可加绿萼梅、郁金、陈皮等理气化痰药。

4. 肾阴肾阳俱不足　如见患者烘热肢冷，面红如醉，口渴肤热，头晕头痛，面部虚浮，脉细，舌苔薄白质红胖，庞先生治以仙灵脾、肉苁蓉、锁阳、菟丝子温肾阳，当归、生熟地养肾阴，知母、黄柏清相火，茯苓、泽泻利水，白蒺藜、珍珠母平肝，香附理肝气。

5. 肝脾不和　庞先生指出，也有一些更年期患者，常颜面及四肢肿胀，按之无凹陷，自觉肌肤不舒，但月经一过，即浮肿减退而舒畅。庞先生认为这主要是由于肝脾不和，气滞湿亦滞而造成的，治疗重点应疏肝理气，常选用逍遥丸治之。

对于更年期综合征患者，庞先生主张必须仔细进行有关检查，排除其他病变，以明确诊断，以免贻误病情。更年期综合征的患者，常因不了解病情，认为身患重症，恐惧忧虑不已。因此有明确诊断后，还应对病人多加劝慰和耐心解释，以减除患者的思想顾虑，以收到事半功倍之效果，庞先生这种重视心理治疗的做法，理当效法。

典型医案选

一、输卵管积水

谭某，女，初诊：1972年因左侧输卵管囊肿至妇产科医院手术切除，据称系炎性肿块，此次（1974年1月26日）妇科检查发现右侧又出现囊肿约6cm大小。目前，右下腹胀痛，右腰酸楚俯弯不利，脉弦细，苔薄质红，平时带下甚多而粘。湿热瘀血，结聚下焦。予以清热利湿，理气化瘀。处方：柴胡4.5g，当归丸20粒（分吞），延胡索15g，丹皮9g，炒山栀9g，红藤30g，败酱草15g，小茴香6g，桑寄生9g，赤白芍各9g，桃仁9g，青陈皮各4.5g。5剂。二诊：药后腹痛好转，妇产科医院复查右侧输卵管积水3cm大小，脉弦细数，苔薄质红。仍宗原意，原方加苡米仁12g、震灵丹9g（分吞），败酱草改为30g。7剂。三诊：诸症续减，惟过劳后腰骶部牵引作痛，少腹隐痛。仍宗理气活血，化瘀益肾。处方：柴胡4.5g，赤白芍各9g，丹皮9g，炒山栀9g，当归丸20粒（吞服）、红藤30g，败酱草30g，川续断12g，桑寄生12g，震灵丹9g（吞）。7剂。四诊：继续服药，诸症改善。10月份妇科医院复查，输卵管积水已消除，经期尚准，经行腹痛亦减，牵吊亦除，惟常常口干，临经乳房胀痛，脉细数，苔薄白质红。再拟肝郁气滞论治，予以理气解郁，养血调理收功。处方：柴胡4.5g，当归9g，白芍9g，郁金9g，川楝子9g，红藤30g，苡米仁12g，桃仁12g，小茴香9g，黄芩9g，枸杞子9g，制香附9g。

【按语】 输卵管积水一症，临床颇为多见。庞先生认为该病系属湿热瘀血结聚下焦，治宜清热利湿，活血化瘀之法。以丹栀逍遥散加红藤、败酱草、苡米仁以清热利湿散结；加延胡索、青皮、莪术、小茴香以理气破结止痛。随证出入变化，连续服药，竟使积水全消，症状缓解。

二、子宫内膜炎

乌某，女，36岁，初诊（1977年7月12日）：剖宫产后38天，腹痛腹胀，恶露甚少，黄白带下黏稠而腥，经外院诊断为子宫内膜炎，曾服用四环素、红霉素，并注射麦角及催产素等治疗，疗效不显，脉细数，苔薄白腻，舌边尖红。产后气血两亏，邪气湿毒乘虚而入，阻滞下焦，气机失畅。治宜益气养血，以固其本，清热解毒，以祛其邪，化瘀生新，复其胞宫。处方：党参9g，当归9g，川芎9g，甘草3g，白术9g，金银花9g，红藤15g，败酱草15g，苡米仁9g，桃仁9g，赤白芍各9g，生地12g，益母草30g。5剂。二诊（1977年7月18日）：带下减少，腹痛亦瘥，腰酸，脉左细数，右弦滑，苔薄腻。湿毒瘀热未清，流注带脉，仍以清解湿毒，化瘀生新。处方：金银花90g，连翘15g，红藤30g，败酱草30g，苡米仁9g，桃仁9g，党参9g，赤芍9g，丹皮9g，川芎9g，炮姜3g，益母草15g。5剂。三诊（1977年7月25日）：服药10剂，黄白黏物大减，腹痛显缓，腰仍酸，脉小滑带数，苔薄腻。湿毒瘀露，减而未净。仍宗前法，又因病久肾气受损，增以益肾。处方：党参9g，当归9g，白术9g，白芍9g，陈皮6g，川芎9g，炮姜9g，黄芩9g，败酱草30g，苡米仁9g，桃仁9g，丹皮9g，川续断9g，桑寄生9g。7剂。四诊

(1977年8月2日)：恶露已净，少腹亦舒，但大便溏薄，日行三次，脉细，苔薄腻。治宗前法，以善其后。原方加怀山药9g，10剂。

【按语】 患者产后逾月，湿毒内阻，瘀露未清，屡用抗生素等效果不显。庞先生认为乃属产后气血不足，胞宫收缩乏力，湿毒缠绵不去所致，故仿傅青主加参生化汤合银翘红酱汤，攻补兼施而获显效。

三、卵巢囊肿

华某，女，24岁，初诊(1977年7月12日)：1975年9月左侧卵巢黄体囊肿手术切除，今年春节因右下腹疼，在院外检查为右侧卵巢囊肿，并经超声波检查为4cm×8cm大小，实质性。目前经期不准，右下腹时痛，临经尤甚，低热尿频，脉细弦带数，苔薄质红。湿热瘀阻下焦之证。治以活血化瘀，清热化湿之法。处方：生地12g，丹皮9g，黄柏9g，延胡索15g，土茯苓30g，白花蛇舌草30g，铁刺苓30g，石打穿30g，失笑散9g(包)，苡米仁9g，桃仁9g，夏枯草15g，鹿衔草30g，生牡蛎30g(先煎)，地骨皮12g。7剂。二诊(1977年7月21日)：右下腹疼痛已减，面色萎黄，周身乏力，头痛目眩，脉细，苔薄黄，质红。气血不足，瘀结下焦。治宜益气养血，化瘀消癥之法。处方：党参9g，当归9g，白术9g，白芍9g，枸杞子9g，夏枯草15g，生牡蛎30g(先煎)，失笑散9g(包)，石打穿30g，川芎9g，陈皮4.5g，蔓荆子9g。7剂。四诊(1977年8月4日)：下腹部疼痛轻微，外院妇科复查肿块消失，脉细小，苔薄。继以养血化瘀和营之法以善其后。处方：党参9g，当归9g，白术9g，白芍9g，枸杞子9g，夏枯草15g，生牡蛎30g(先煎)，失笑散12g(包)，墨旱莲15g，石打穿12g，川芎9g，生地12g，女贞子9g。

【按语】 卵巢囊肿属于癥瘕范畴，其体积较大者，一般均以手术切除为多。但中医学的活血化瘀，软坚消癥，如夏枯草、牡蛎、石打穿、失笑散、桃仁、川芎等对消除癥瘕确有一定的治疗效果，临床治疗当顾及正气之盛衰。本案例患者体力衰弱，气阴不足，故庞先生治以益气养血，扶正之法，使其正气不受损伤，而癥瘕得以消失。

四、不孕症

诸某，女，28岁，初诊：结婚2年未生育，左少腹疼痛，经行时加剧，经汛时或延迟，经前两乳作胀，脉弦细，苔薄尖红。肝气不舒，气血瘀滞，予以调经和营。处方：柴胡4.5g，当归9g，赤芍9g，制香附9g，郁金9g，丹皮9g，红藤30g，败酱草30g，延胡索15g，菟丝子9g。5剂。二诊：服药两剂后，左下腹胀痛益甚，腰酸坠滞，阴道即有少量出血，脉弦细，苔薄尖红。气血有行动之机，毋见血止血，再予化瘀，益以调补冲任。处方：柴胡4.5g，当归9g，赤芍9g，制香附9g，丹皮9g，苡米仁12g，红藤30g，败酱草30g，小茴香9g，延胡索15g，菟丝子9g，肉苁蓉9g。7剂。三诊：左下腹痛减，腰酸坠滞亦然，尿意仍频，上月经讯1月9日开始行，苔脉已复，方守原意。处方：柴胡4.5g，郁金9g，川楝子9g，当归9g，赤白芍各9g，生熟地各9g，艾叶9g，红藤30g，败酱草30g，苡米仁9g，桃仁9g，黄柏9g。7剂。四诊：经讯按时而至，左少腹疼痛显减，5天即净，量中等。药即见效，方守原意观察。处方：柴胡4.5g，当归9g，赤白芍各9g，郁金9g，川楝子9g，制香附12g，生熟地各9g，丹皮9g，小茴香9g，苡米仁12g，桃仁12g，红藤30g，败酱草15g。7剂。五诊：经净后约10天，又感少腹酸胀，流红少许，现已干净，反觉精神稍振，形体反静。瘀血有化尽之势，气血有和畅之机，仍以疏肝理气、养血活血之法。处方：柴胡 4.5g，当归 9g，白芍 9g，郁金 9g，川楝子 9g，苡米仁 12g，桃仁 12g，丹皮 9g，小茴香 6g，红藤 30g，败酱草 30g。7 剂。六诊：3 月 9 日经行后，迄今（4 月 24 日）未行，左小腹稍有隐痛，而呕吐清水，厌闻油味，头时晕眩，脉见小滑。似系早孕，当养血和胃益肾之法观察。处方：黄芩 9g，白术 9g，白芍 9g，党参 9g，川断 9g，菟丝子 9g，桑寄生 9g，狗脊 9g，侧柏叶 9g，仙鹤草 15g，苎麻根 15g。5 剂。

【按语】 患者素有盆腔炎史，结婚两年未孕，因经前乳胀，经汛时或延期，又少腹固定作痛，经行增剧，经后痛缓。庞先生认为系属肝郁血滞之证，拟理气解郁、活血化瘀之法治之，见血不止血，守方不易治疗两个月，患者诸恙转轻，且已怀孕。此验案告诫后人，只要辨证细微，用药恰当，盆腔炎症是可以治愈的，同样可收到病除孕育之良好效果。

（丛春雨　史　伟）

第十七节　罗　元　恺

<u>**生平简介**</u>　罗元恺（1914—1995），男，汉族，广东省南海县人，广州中医药大学教授，妇科博士研究生导师，广东省名老中医。1935 年毕业于广东省中医药专科学校，毕业后留该校附属医院任医生，1938 年随医校赴香港任教及开业，至 1941 年赴韶关市、连县等地开业，1945 年返广州开业，1947 年任母校教师，1949 年任广东中医院院长，1950 年任母校校长，1953 年任广东省中医进修学校副校长并主持教学工作。1956 年筹办广州中医学院时，被省政府任命为筹备委员。1963 年当选广东省第三届人民代表，1977 年评为教授，被国务院聘为学部委员会第一届医学科学评议组成员。1979 年任广州中医学院副院长，从 1978 年到 1987 年当选为第五、六、七届全国人大代表。1982 年任广州中医学院顾问，兼任中华全国妇科委员会副主任委员。医学上长于妇科，编著《罗元恺医著选》、《点注妇人规》等 6 部著作约 100 万字。研制滋肾育胎丸获卫生部乙等奖，指导研究生撰有"月经周期的调节及其月相关系学的研讨"一文，获卫生部二等奖。学术思想上着重脾肾的调摄。曾多次赴美国、马来西亚、新加坡等地讲学及学术交流，在国内外享有盛誉。

学术思想特点

一、指出妇产科两大致病因素即感染邪气和生活所伤

妇产科致病的因素，结合其发病的部位和机制，主要影响妇女的生殖系统。因此罗元恺教授把它归纳为感染邪气和生活所伤两大类。其中感染邪气主要为寒、热、湿 3 种；生活所伤主要为精神因素、饮食不节、劳逸失常、多产房劳、跌仆创伤等 5 项。

（一）感染邪气

1. 寒　寒本为六气之一，人体感染寒邪，有两种情况：一是外寒；二是内寒。一般来说，寒邪从皮肤肌表入侵者是外寒，如气候骤冷，或冒雨涉水，此时若妇女适值经期、产褥期，一方面肌表寒冷，另一方面寒邪则由阴部上行感染而客于胞中，影响冲任。寒为

阴邪，性主收引、凝聚，因而可导致月经不调、痛经、闭经、带下清稀、孕后流产等病症。另外还有些妇女体质本属阳虚，倘过食寒凉生冷，则经络、气血、脏腑均被凝滞，寒从内生，其必然影响女性生殖系统的功能，同样也可以发生属于寒证性质的妇产科疾病，这类证候则属内寒，内寒往往与体虚（阳虚）有关，故常又称之为虚寒，其一般临床表现为形寒肢冷，面色苍白，小腹冷痛，腰膝酸冷，四肢不温，舌淡苔白，脉象沉迟等。

2. 热　热邪即六淫中的火。热邪为害，可耗气伤神，或损伤血络，迫血妄行。热邪亦可分为外热和内热两大类。如感染火热之邪而出现高热的妇产科疾病多为外热，例如“热入血室”、产褥感染和其他急性妇产科炎症等均属之。但有些妇女是阳盛体质，加上过食温补辛热之品，以致内热炽盛，血分有热，可出现血热的证候，如月经过多、经行吐衄、胎漏、恶露不绝等。此外，热邪还有实热、虚热、热毒之分。实热，主要是热邪炽盛，对身体起强烈的刺激作用，机体也呈激烈反应，如急性盆腔炎的高热、下腹痛剧、带下增多、舌红脉数等均是。虚热则身体内虽有热邪，但不炽盛，主要是患者身体比较虚弱，反应力差，临床表现可见低热，月经淋漓不断，经色鲜红，烦躁不寐，舌质偏红而少苔，脉细数无力等。热毒，如严重的产褥感染，可出现高热昏迷，全身发疹，恶露臭秽，腹痛膨胀，舌质红绛，舌苔黄厚或无苔，脉洪数等。又如某些妇科癌症，在某一阶段出现腹痛、出血量多、带下臭秽等，原因相当复杂，但热毒是其中主要因素之一。

3. 湿　湿是水液在体内积聚过多，未能正常及时排泄出去，或组织分泌物过度增多，或排出一种不正常的液体，从而影响生理功能，这都是“湿”的范畴。湿是有形之邪，质阴，其性重浊濡滞，困阻气机。湿与寒并，则为寒湿；湿郁日久，或转化为热，则酿成湿热；“聚液成痰”，便为痰湿；湿热蕴郁日久，浸淫组织致成溃腐脓血，则为湿毒。湿邪可分为外湿和内湿。如生活在空气湿度较大的地区或久卧湿地，以致影响身体气机的运化，因而发生肢体疲乏伴疼痛，头重纳呆或发热缠绵不退，舌苔白腻、脉浮濡缓等，这是外湿。如果由于脾土虚弱，运化失职，水湿之邪停注中、下二焦和冲、任、带脉，这是内湿，临床上见有白带增多，或经前泄泻，经前后浮肿，孕妇则可见下肢浮肿、胎水肿满（羊水过多）等；或肥胖的妇女，脾弱气虚，脂肪壅积，聚液成痰，往往成为痰湿不孕；或湿毒之邪下注，浸淫冲任，以致妇女生殖器官岩肿溃腐，排出臭秽脓液。湿邪为病，总以内因为主，外因只是引发疾病的一种条件，因为脾主运化精微和水湿，故曰“脾主湿”。

（二）生活所伤

妇产科疾病除了感染邪气以外，主要由于生活上不知慎戒，影响精神、脏腑、血气的失常，因而导致冲任损伤。可归纳为以下几种：

1. 精神因素　七情之中，以忧、怒、悲、恐影响较著。忧思可以伤脾，郁可以伤肝，悲哀可以伤肺，恐惧可以伤肾。凡剧烈的、长期的刺激，都会引起机体的阴阳失调，血气不和，脏腑功能失常而发生妇产科疾病。如郁怒伤肝，肝气失于条达。或肝气上逆，可致月经失调、痛经、月经过多、经行吐衄等。忧思过甚，可致饮食少思、失眠少寐。脾为气血生化之源，又为统血之脏，故忧思伤脾，可致月经不调、闭经、崩漏等。悲伤太甚则伤肺，肺主一身之气，气道不宣，血亦随之而不调畅，往往招致月经不调等病。恐惧过度则伤肾，恐则气下，致肾失闭藏，冲任之本在肾，肾气受伤，而经、带、胎、产诸病，均可发生，尤以崩漏、闭经、流产等症为多见。

2. 饮食不节　凡偏食嗜食，暴饮暴食，过食辛温炙煿，生冷寒凉，或饥饱失常，均可引起疾病。《内经》谓：“饮食自倍，肠胃乃伤”，膏粱厚味，足生疾病。如过食辛热助阳之品，可使冲任蕴热，迫血妄行，因而出现月经先期、量多，行经吐衄、胎漏等；过食生冷寒凉，脾阳受损，寒凝血脉，影响冲任，可出现痛经、闭经、带下等病。

3. 劳逸失常　妇女在月经、妊娠、产育等期间，由于生理的关系，特别要注意劳逸结合，一方面避免过重的或不适当的体力劳动，以免影响经、孕、产、乳；但亦不宜过于安逸，以免气血运行不畅，反易发生疾病。即使在妊娠期间，一般亦要适当地活动。如果月经期间，从事过重的体力劳动，可致月经过多；妊娠期过度劳累，可引起胎漏或流产。产后过早劳动，可致子宫脱垂。总之，要根据妇女生理各期特点，实行适当劳动，劳逸结合，保证妇女身体健康。

4. 多产房劳　妇女孕产过频、过多，易耗伤气血，致冲任亏损，往往是造成月经病、带下病、妊娠病原因之一。房劳过度，以致肾气亏损，身体虚衰，经、带、胎、孕诸疾，也易引发。古人提倡"节欲以防病"是有其重要哲理的，男女皆然。

5. 跌仆损伤　妇女在月经期和妊娠期，若不慎跌仆闪挫或撞伤腰腹部或头部，以致直接影响冲、任、督、带，伤及气血，往往可造成月经异常、闭经、流产等病的发生和发展。

罗元恺教授指出，上述各种致病因素，足以构成致病条件之一，但不是决定疾病的根据。"邪之所凑，其气必虚"，在同样的生活环境中，有些人疾病丛生，有些人却健康无恙，这就在于身体的强弱。受到病因刺激后，会不会出现病理变化，主要在于机体的抗御功能。总的来说，上述各种原因，主要属于"外因"，而脏腑功能的失常、血气的失调、冲任二脉的损伤等病理变化则属于"内因"，内因决定着身体的强弱，故加强锻炼，增强体质健康，同时避免不必要的耗损，才是防治疾病的重要方法。

二、从肾论治一法在中医妇科学中的地位和作用

罗元恺教授认为中医学所论肾的功能，除与膀胱相为表里而主水以外，更重要的是主藏精系胞。妇女的生理特点主要是月经与妊娠，而月经与妊娠的主要脏器是女子胞，胞脉系于肾，故肾与妇女生理关系至关重要。妇科病主要是生殖系统的病变，故与肾气的盛衰有着密切的关系。肾气，包括肾阴和肾阳，根据中医学阴阳学说的基本观念，阴阳二气必须对立统一，相对平衡以维持正常的生理活动，若有偏盛偏虚，使会发生疾病，妇科也是如此。肾气、天癸、冲脉、任脉，要有规律地促进其产生和活动，并要互相协调，经、孕才能正常。西医学认为人体功能的内分泌调节，不是由单一的激素来完成的，而是激素间相互作用与平衡来调节的。例如垂体与卵巢必须处于相对平衡状态才有正常的周期。内分泌之间不仅相互作用，而且激素之间必须浓度比例适宜、出现时间和次序适宜，才能发挥最大的效应。如卵泡刺激素和黄体生成素，必须在上述条件下，才能引起周期排卵和正常月经。中医学对这些现象，主要用肾阴肾阳的充盈与相对和平衡协调，并由此而导致天癸至、冲任通盛等一系列理论来加以阐述。正是由于肾与妇产科的生理特点关系密切，而肾阴肾阳的不协调常为妇产科疾病的重要机制，所以，不少常见病或比较严重的病常常采用或兼用调补肾阴肾阳之法，方可取得满意的效果，这是中医学中"异病同治"的体验。现分述罗教授补肾诸法如下：

1. 月经不调　月经过多，往往由于肾气虚失于闭藏而冲任不固所致，治宜固涩肾气而安冲任。《医学衷中参西录》主张用安冲汤（黄芪、白术、续断、海螵蛸、茜草根、龙骨、牡蛎、白芍）加减，在说明中特别指出"海螵蛸能补益肾经而助其闭藏之用"，并谓

可将它煨黄为末，用鹿角胶化水送服，疗效亦显。罗先生临床常采用滋肾固气涩血之法，以二稔汤（岗稔根30～60g，地稔根30g，续断15g，制首乌30g，熟地24g，阿胶12g，桑寄生15g，党参24g，土炒白术15g，赤石脂20g，炙甘草9g）加减运用，往往取得满意的疗效。

经量过少，多因肾阴不足，冲任不盛，血海不充所致，可用左归饮合四物汤加减化裁。若加入黄精、牛膝、丹参等，效果尤好。

2. 闭经　闭经一证，有虚有实。虚证之中，多由于肾阴不足，来源衰竭所致。闭经的原因很多，西医学认为多由于卵巢功能不足所致。中医在临床治疗上往往需要先滋肾养血，到一定时期适当佐以活血行气通经，先补后攻，因势利导，才能收效。一般可选用集灵膏（生地、熟地、枸杞子、川牛膝、淫羊藿、党参、麦冬、天冬）合四物汤加减运用。至有月经周期征兆（如小腹胀、乳房胀、阴道分泌物增加等）或上方服20余剂后，则适当加入行气活血通经之药如刘寄奴、凌霄花、丹参、红花、桃仁、山楂肉、香附等，连服几剂，予以利导，往往获得疗效。这种先补后攻之法一次不效，可反复运用三四次。

3. 更年期综合征　临床上以真阴亏损较多，但亦有由于肾阳不足者。治法上肾阴虚者可用六味地黄丸为主方加减运用，肾阴亏损累及心阴亦虚者，可用天王补心丹加减化裁；肾阳不足者右归丸加减论治。

4. 肾虚带下　带下病一般以湿为主，或因湿热、湿毒，或因寒湿。如果带下清稀似水、量多，日久不愈，并有腰酸、下腹冷坠等症者，多属肾阳虚衰，不能固摄所致。带下病不能单纯以脾湿论治。肾虚带下，应以温固脾肾为主，可选用茯苓菟丝丸（茯苓、白术、菟丝子、五味子、杜仲、怀山药、莲子、炙甘草）加入海螵蛸、鹿角霜等。

5. 不孕症　造成不孕症的原因很多，如排除器质性病变和男方因素外，多以肾虚为其主要原因。治疗原则应补肾气以调冲任。临床上多选用毓麟珠（即八珍汤加菟丝子、杜仲、鹿角霜、川椒）加减，如真阳不足的，可加入巴戟天、淫羊藿、破故纸之类也。

滋肾补肾是罗先生对妇产科疾病的常用治疗方法之一。脾、肾为先后天之本，对于人体的健康关系极为密切，而肾与妇女月经、妊娠的生理更有着直接的关系。罗元恺教授认为补肾药有调节肾上腺皮质功能，调整能量代谢，使糖代谢合成加强，滋养强壮，促进性腺功能，促进生长发育，增强机体抵抗能力等项作用。此外，临床上还特别重视肝郁不舒，认为这是妇科病的主要致病因素。

临床经验特色

一、活血化瘀法在妇科临床中的应用

罗教授指出，在妇女的机体中，血占有重要的位置。因为妇女的经、孕、产、乳等生理特点，无不与血的盛衰畅滞有着密切的关系。瘀血内留，则痛经、闭经、崩漏、月经不调，癥瘕包块等病均可发生；孕产期内有瘀阻，则可致胎漏，或产时大量出血，或产后腹痛、恶露不绝等；哺乳期血气壅阻，可成乳痈等。罗先生善用活血化瘀法治疗以下妇科疾病。

1. 痛经　引起痛经的主要原因，多为寒凝或瘀阻。如痛经反复发作，日久不愈，且疼痛剧烈拒按，或按之有包块，且血块较多，血块排出后则疼痛较为缓减者，多由瘀滞所

致。从西医学观点来看，这种痛经不少属于子宫内膜异位症，治则必须以化瘀止痛为主，并结合寒热辨证治疗。可用失笑散为主方，或选用桃红四物汤、《金匮》温经汤，少腹逐瘀汤、膈下逐瘀汤等，随证加减。

2. 闭经　闭经可分为虚证和实证两大类。虚证之闭经多因血虚或肾虚；实证之闭经不外痰湿或血瘀。一般来说，久闭多虚，暴闭多瘀（注意应与早孕相鉴别），虚证宜以补为通，或先补后攻，因势利导；实者可攻或兼温化。去瘀通经的方药，常用的如桃红四物汤、下瘀血汤、《局方》温经汤（当归、川芎、赤芍、桂枝、莪术、丹皮、牛膝、人参、甘草）等。

3. 崩漏　崩漏的原因，以肝肾阴虚或脾肾阳虚为主，但亦往往兼有血瘀者。特别是久漏不止的病人，多属于瘀滞所致，惟必须以中医的辨证原则为依据。如漏下日久，经色紫黑，兼有下腹胀痛，唇舌有瘀斑者，每属瘀血为患。罗先生对功能性子宫出血采取活血化瘀法治疗，可取得中药刮宫止血的效果，常用方药可用失笑散加重益母草。

4. 月经不调　月经先后无定期、量多少不定，或行而不畅呈淋漓状兼有下腹胀痛的月经失调，往往与气滞血瘀有关。常用方药可选用丹栀逍遥散加丹参、香附、凌霄花、益母草、郁金等，以行气解郁、活血化瘀，多能取效。

5. 经行吐衄　本症往往由于冲脉瘀滞不通，月经不调畅，因而夹同肝气上逆而吐血衄血。治则应凉血降逆、理气通经为主。方药可用丹栀逍遥散（栀子用黑子）加丹参、牛膝、白茅根、郁金之类，以凉血化瘀降逆。

6. 经前紧张症　有些妇女每次月经前烦躁不安、头痛失眠、易怒喜哭、乳房胀痛、月经不畅等，此症多属气血郁滞于里所致。治宜舒肝解郁，行气活血，可用丹栀逍遥散加丹参、桃仁、栀子、香附、青皮之类，使月经调畅，则诸症可除。

7. 盆腔炎　本症主要由于瘀热壅滞小腹，气机受阻，因而引起炎症所致。证候以下腹疼痛，或形成癥瘕包块，带下增多，有不同程度的发热等，治宜清热化瘀、行气止痛，可用解毒活血汤合金铃子散加减，或用活血化瘀汤（北京首都医院方：生地、赤芍、桃仁、红花、生牡蛎、生鳖甲、昆布、海藻、夏枯草、桑寄生、川断），或急盆清解汤（广州中医药大学附属医院方：金银花、连翘、败酱草、丹皮、栀子、赤芍、桃仁、蒲公英、没药、乳香、甘草），慢盆消解散（广州中医药大学附属医院方：丹参、三棱、莪术、生苡仁、苍术、云苓、柴胡、青皮）以活血化瘀散结。

8. 胎衣不下　本症往往是造成产后大出血的危险证候。接生时除用手术处理外，中医学过去曾有采用活血逐瘀法以助其排出，气虚者则于活血逐瘀方中重用黄芪等益气之品，加强子宫的收缩功能，将胎盘排出。

9. 产后恶露不绝　本症有虚实之别。虚证多由于气虚不摄；实证则多因瘀血未净（往往是胎盘残留），以致新血难安，因而淋漓不止。血色多紫黑而夹有小血块，且有腹痛。治宜活血化瘀，方用生化汤加益母草，以助瘀血排除。

10. 产后腹痛　本症也有虚实之分。虚证由于血虚或兼内寒；实证由于瘀血内留，俗称儿枕痛。痛有定处和呈刺痛状，恶露不多而色黯黑。治宜活血止痛，可用生化汤合失笑散加广木香、台乌药之类。

11. 产褥感染　为产后瘀血内留兼感热毒邪气所致，故突发高热，腹部胀痛，恶露臭秽，甚或全身发斑，神志昏迷等。治宜清热解毒兼活血化瘀，方用犀角清络饮（《通俗伤寒论》方：犀角（水牛角代）生地、丹皮、赤芍、连翘、白茅根、竹沥、灯心草、菖蒲）

加减。高热昏迷者，兼服紫雪丹（《太平惠民和剂局方》成药）。

12. 癥瘕肿块　妇科病的癥瘕肿块，范围较广，有属于炎症者，有属于实质性组织增殖者，不论属于哪种类型，总由于血瘀结聚。治则应于散结化瘀法中结合辨证论治，一般可选用桂枝茯苓丸、大黄䗪虫丸（《金匮要略》方：大黄、䗪虫、桃仁、虻虫、水蛭、蛴螬、干地黄、干漆、芍药、杏仁、黄芩、甘草）、化癥回生丹（《温病条辨》方：人参、玉桂、两头尖、麝香、姜黄、丁香、川椒炭、虻虫、三棱、蒲黄炭、红花、苏桃仁、苏子霜、五灵脂、降香、干漆、归尾、没药、白芍、杏仁、香附、吴茱萸、延胡索、水蛭、阿魏、小茴香炭、川芎、乳香、高良姜、艾炭、益母膏、地黄、鳖甲胶、大黄）、香棱丸等内服。外用双柏散（广州中医药大学方：大黄、黄柏、侧柏、泽兰）调成膏状局部外敷。

13. 子宫外孕　宫外孕不论在输卵管破裂或破裂期出血或后遗包块，均属于气滞血瘀或小腹蓄瘀，治宜活血化瘀，消炎散结（休克型除外）。小腹蓄瘀者可用宫外孕一方（山西医学院方：赤芍、丹皮、桃仁）以促进腹腔内离经之血的吸收；盆腔包块形成者，可用宫外孕二方（上方加三棱、莪术），以化瘀消癥。

二、治疗功能失调性子宫出血的关键在于补益肾虚

功能性子宫出血属于中医学崩漏的范畴，是妇产科常见病之一。罗元恺教授认为肾虚是致病之本。若肾阴不足，则水不济水，心火亢盛以致血热妄行。在肾阴不足而波及肝、心两经的类型中，都可使冲任不固而致肾阳虚。肾火不足则不能温煦脾阳，致使脾虚不能统血而成崩漏。

罗先生临床体会到功能失调性子宫出血主要为肾虚，其中以肾阴不足为多见。本病临床上虽会出现某些热象，但往往只是一种虚热。功能失调性子宫出血由于肾、肝、脾不足，从而导致冲任亏损的病变，这与一般由生殖器炎症或子宫肌瘤等造成的月经过多，发病机制有所不同。

罗先生认为，功能失调性子宫出血往往是一种反复发作的慢性病，在发病过程中，崩与漏往往互相转化，其机制是相同的。由于出血迁延日久，周期往往陷入紊乱，加以反复交替发作，必然耗损气血，故从辨证上来说，“虚”是病变的本质，“热”或“瘀”仅是病变过程中的一种兼见现象，故治法上应以补虚为主。对兼见的现象也不能忽略，当其大出血时，则应以止血为急务。古人提出的“塞流，澄源，复旧”分阶段的几种治法，是符合本病治疗规律的。但在临床运用上，几种方法又往往互相联系，如塞流和澄源相结合，这样才能收到更好的效果。

罗元恺教授常用的3个处方：

1. 二稔汤　本方有补气摄血的作用，适用于出血较多时期。方药：岗稔（桃金娘科桃金娘属植物桃金娘的果或根）30～50g，地稔根（野牡丹科野牡丹属植物的根）30g，续断15g，制首乌30g，党参20～30g，白术15～20g，熟地15～20g，棕榈炭10～15g，炙甘草9～15g，桑寄生15～30g，赤石脂20g。

加减法：血块多者加益母草15～30g，血色鲜红者加墨旱莲20～25g、紫珠草30g，血色淡红者加艾叶15g，或以姜炭易棕榈炭。血量特多者加五倍子10g、阿胶12g，并给高丽参咬嚼吞服或炖服。除服药外，同时艾灸（悬灸15～20分钟或直接灸7～11壮）隐白或大敦（均双穴，可交替使用）和三阴交，以收止血之效。

按上方有补气摄血和补血止血之功。岗稔、地稔均为华南地区常用的草药，性味均属

甘、涩、平，具有补血摄血的作用。首乌养肝肾而益精血，药性温敛，滋而不腻，补而不燥，是治疗妇科出血补血的理想药物。桑寄生补肝肾而益血，续断补肝肾而止崩，兼有壮筋骨的功效，故能兼治腰膝酸痛。熟地补血滋肾，党参、白术、炙甘草均能补气健脾，取其补气以摄血，甘草含甘草次酸，具有肾上腺皮质激素样作用，对月经病、艾迪生病、尿崩症等均有疗效，惟用量要稍重，但大量、长期服用，可引起血钠潴留、血钾降低，以致下肢浮肿、血压升高等副作用，与应用去氢皮质酮相似。棕榈炭、赤石脂均能敛涩止血，以收塞流之效。

2. 滋阴固气汤　适用于阴道出血已减缓，仍有漏下现象者。方药：熟地黄 20g，续断 15g，菟丝子 20g，制首乌 30g，党参 20g，黄芪 20g，白术 15g，岗稔子 30g，阿胶 12g，牡蛎 30g，山萸肉 15g，炙甘草 10g。加减法：出血仍稍多者，可适当加入炭类药以涩血，或其他固摄之品如海螵蛸、鹿角霜、赤石脂之类。有虚热证候者，去黄芪加女贞子。出血缓减后，应着重对因治疗，即所谓“澄源”，根据本病发病的主要原因为肝肾阴虚、脾肾不固的机制，应以滋养肝肾为主，兼以固气益血。本方用熟地、续断、菟丝子、山萸肉以滋养肝肾，党参、黄芪、白术、炙甘草以补气健脾，首乌、岗稔子、阿胶以养血涩血，牡蛎以镇摄收敛。全方兼顾肾肝脾和气血，从而恢复整体之功能以巩固疗效。

3. 补肾调经汤　适用于出血已止，身体未复，需要建立月经周期，以防反复发作。方药：熟地黄 25g，菟丝子 25g，续断 15g，党参 20～25g，炙甘草 10g，白术 15g，制首乌 30g，枸杞子 15g，金樱子 20g，桑寄生 25g，黄精 25g，鹿角霜 15g。加减法：预计排卵期间，可加入温补肾阳之品如淫羊藿、破故纸、仙茅、巴戟天之类以促其排卵；腰酸痛明显者，可加入金毛狗脊、杜仲、台乌药之类；月经逾期 1 周以上不潮者，可加入牛膝、当归之类，以助其及早来潮。出血停止后，应协助机体恢复生理功能以建立月经周期，促使按期排卵，治疗原则以补肾为主，兼理气血。本方以熟地、菟丝子、金樱子、续断、鹿角霜滋肾补肾，枸杞子、黄精、首乌、桑寄生养血；党参、白术补气健脾。使肾气充盛，血气和调，冲任得固。经过两个周期的调理，身体逐渐强健，正常周期可冀恢复。

罗先生深有体会地指出：①崩漏的治法，自金元以来，医者着重“脾统血”的机制，多采取补脾摄血之法治疗。此法在出血期间，虽可取效于一时，但往往不能促其排卵而恢复正常月经周期，因而容易反复发作不能根治，这是未从肾为冲任之本这一机制来辨证。肾主先天，五脏之阴气，靠肾阴来滋养；五脏之阳气，赖肾阳来生发；月经的正常出现与停止，更取决于肾气的盛衰。罗先生从几十年临床经验中悟出，对本病的治法，补脾必先补肾。在出血期间，可先以补气健脾为主，而收固气摄血之效；出血止后，则应着重补肾，兼理肝脾气血，以巩固疗效而调整周期，这才是固本之治。②去瘀止血法，对于有瘀阻以致“瘀结占据血室，而致血不归经”（见《千金要方》）的崩漏患者，在一定阶段虽可适当采用，但不是本病的根本治法，更不能长期采用。本病在辨证上虽或有瘀，往往是虚中有实，瘀去以后，亦须补虚，或者寓攻（去瘀）于补，以求虚实兼顾。因此，去瘀可止血，只属于塞流或澄源的范畴，决非复旧固本的原则。③清热止血多适用于炎症的月经过多。功能失调性子宫出血虽或有热，往往属于虚热——阴虚生内热，因此，对本病不宜使用凉血清热，而以寓清热于养阴中较为稳妥，因大量出血的病人，往往热随血泄，使用凉血清热之剂，便成无的之矢，且犯“虚虚”之禁也。④出血期间，一般都不宜用当归、川芎。当归虽说是妇科调经补血之“圣药”，但实践上却不能用于功能失调性子宫出血的流血期间，否则反而增加出血。张山雷在《沈氏女科辑要笺正》中指出：“当归一药，富有脂液，气味俱厚，向来视为补血要剂，固亦未可厚非，在阳气不足之体，血行不及，得此温和流动之品，助其遄行，未尝非活血益血之良药。惟其气最雄，走而不守，苟其阴不涵阳而为失血，则辛温助阳，实为大禁。”《景岳全书》说，当归“气辛而动，故欲其静者当避之”。这些都是临床经验之谈。川芎亦是性味辛温，活血行气之药，《景岳全书》说：“芎、归俱属血药，芎之散动，尤甚于归。”故在功能失调性子宫出血流血期间，用之往往增加出血，故亦属忌用之药。不能以为四物汤是补血剂，胶艾汤是止血剂而随便应用于功能失调性子宫出血之出血期，这些方剂中虽有地黄、白芍、胶、艾叶、炙甘草等滋阴或止血药，但因有川芎、当归之行血活血，用之却会得不偿失的。

三、先兆流产和习惯性流产以肾气亏损为其主要病因

罗先生认为肾气的盛衰，不仅关系到能否受孕，而且始终影响到整个妊娠期。近代中医学家张锡纯在《医学衷中参西录》说：“男女生育，皆赖肾气作强，肾旺自能荫胎也”。《女科经纶》引《女科集略》又说：“女子肾脉系于胎，是母之真气，子之所赖也，若肾气亏损，便不能固摄胎元。”这是古人提出的“肾以载胎”之说的根据。胎元能否巩固，既然在乎父母阴精是否强健，同时亦关系到是否有人为的耗损，故纵欲伤肾，列为导致流产的重要原因。叶天士《女科证治》提出“保胎以绝欲为第一要策，若不知慎戒，而触犯房事，三月以前，多犯暗产，三月以后，常致胎动小产。”至于习惯性流产，更与肾气不固有关，肾失闭藏，以致屡孕屡堕。这是罗先生在长期临床实践中而总结出来的第一点临床体会。气血损伤，不能滋养胎元，以致胚胎不能正常的发育，往往也是导致流产的原因之一。气血赖脾胃以生化和运行，若脾气虚弱，或肝气上逆而犯胃，以致呕恶不食，水谷之精微不足，母体虚衰，亦可间接影响胎孕之长养。故脾虚可致气血不足，气虚不能巩固胎元，血虚失于营养胎儿，往往可以导致流产。这是罗元恺教授的第二点临床体会。此外，亦可由于母体素虚，妊娠以后，劳力过度，或跌仆闪挫，损伤冲任，以致冲任二脉不能维系胎元，因而造成胎漏或小产。总之，导致先兆流产与习惯性流产的病机，关键在于肾脾、气血、冲任二脉之耗损，其中以肾气亏损为主要原因。但是，人体是一个整体，彼此之间是互相联系又互相影响的，因此，既要抓住主要病因，同时又要照顾整个机体。

对流产的防治，罗先生提出应以辨病和辨证相结合，如母体因其他疾病有引起流产之可能者，则应治母体疾病，病愈则胎可安之；如果只是因为胎气不固，使母体受到影响者，则应着重安胎，胎安则母病亦愈。对于先兆流产的治疗还必须辅以健脾而调理气血，使肾与脾、先天与后天相互支持，相互促进，以巩固胎元。并适当辨别孕妇身体之寒热虚实，参照用药，效果才能显著。罗元恺教授积几十年中医妇产科临床经验，治疗先兆流产，立法以补肾健脾固气为主，其基本方为寿胎丸合四君子汤加减：菟丝子 25～30g，川续断 15g，桑寄生 15g，阿胶 12g，党参 25～30g，白术 15～25g，荆芥炭6～12g，首乌30g。加减法：气虚甚者加黄芪 15～25g，体寒者加陈艾叶 10～15g，血虚者加熟地 20～25g，气滞有恶心呕吐者加春砂仁 3～4.5g（后下），或陈皮 5g，有热者加黄芩 6～9g，或女贞子 15g、墨旱莲 15g，腰痛甚者加金毛狗脊 15～25g、川杜仲 15g，腹痛明显者加杭白芍 15g、甘草 6g。至于习惯性流产，因连续自然流产 3 次以上，身体必然受到耗损而虚弱，肾、脾、气、血均受到影响，要认真调补，即在下次受孕之前，便要调理，在调理期间，必须避孕。治疗原则亦应补肾、健脾、补气、养血为主，基本处方为补肾固冲丸（自

拟经验方)：菟丝子 240g，川续断 120g，阿胶 120g，熟地 180g，鹿角胶 90g，白术 120g，当归头 90g，砂仁 70g，大枣肉 50g，吉林红参 30g。研细末，炼蜜为丸，每丸 6g，每次 1 丸，每日 2 次，连服 3 个月为一疗程，月经期停服。如属不可避免流产，应及早设法帮助排出，方药可用四物汤加味。方药：当归 15g，川芎 9g，赤芍 12g，生地 25g，牛膝 20g，益母草 30g，枳壳 12g。如属死胎，可用脱花煎加芒硝以助其速下。方药：当归 25g，肉桂 3g，川芎 9g，川牛膝 18g，芒硝 15g（后下），车前子 9g，红花 3g。加减法：气者加黄芪 25～30g，阴虚者加熟地 15～20g。

罗先生特别指出，补肾安胎的药物以菟丝子为首选，故应用为主药而加以重用。《本草正义》说："菟丝子多脂微辛，阴中有阳，守而能走，与其他滋阴诸药之偏于腻者绝异。"而在补气健脾药中，党参是首选之品。《本草正义》又说："党参健脾而不燥，养血而不滋腻，能鼓舞清阳，振动中气而无刚燥之弊。"故菟丝子、党参二味应列为首选药物加以重用，必要时可适当加用吉林红参。在补血药物中以熟地、阿胶、首乌、桑寄生、枸杞子为佳，且有滋肾安胎之效。而不宜用当归、川芎等辛温"走而不守"之品，特别是在有阴道流血期间，更应禁用，用之往往增加出血量，在止血药中以荆芥炭或棕榈炭为好。

罗元恺老中医还着重指出，习惯性流产的治疗在于未孕之前的治疗和调理，二次受孕之间距必须在 1 年以上为好。为了避免引起先兆流产与流产，孕后必须避免房事，"节欲以防病"尤为重要。

典型医案选

一、痛经（子宫内膜异位症）

谭某，女，28 岁，已婚，于 1975 年 6 月 25 日初诊。

患者婚前无痛经史，从 1973 年婚后不久呈渐进性痛经。疼痛时间以经前至经行中期为甚，腰腹及肛门坠痛难忍，剧痛时呕吐，出冷汗，不能坚持上班，月经周期基本正常。从 1975 年 2 月开始，经量增多，经期延长达 10 多天，血块多，块出痛减。大便溏，有时每日大便 3 次，婚后两年同居未孕。曾在某几家医院检查，均诊为"子宫内膜异位症"，治疗未效，末次月经 6 月 10～24 日。

检查：外阴阴道正常，宫颈有纳氏囊肿，白带较多，子宫体后倾、活动受限、较正常略大，宫后壁表面可触及几粒花生米或黄豆大的硬实结节，触痛明显。左侧附件增厚，有压痛，右侧附件可触及索状物，压痛。舌象：舌淡黯，边有小瘀点，苔薄白。脉象：弦细数。西医诊断：子宫内膜异位症。中医辨证：血瘀、气滞之痛经。治则：活血化瘀，行气止痛。处方：失笑散加味。方药：五灵脂 10g，蒲黄 6g，大蓟 15g，茜根 10g，九香虫 10g，台乌药 12g，广木香 6g（后下），益母草 25g，岗稔根 30g。3 剂，每日 1 剂。9 月 13 日二诊：近 2 个月前服上方数剂，痛经稍减，末次月经 8 月 30 日～9 月 9 日，经后仍有血性分泌物，纳差，治疗依前法加强活血化瘀之力。处方：田七末 3g（冲服），五灵脂 10g，蒲黄 6g，九香虫 10g，橘核 15g，干地黄 25g，白芍 20g，甘草 9g。每日 1 剂。9 月 24 日三诊：服上药 10 余剂后，痛经明显减轻，舌淡略黯，脉弦细。照上方去干地黄、木香，加台乌药 12g、川续断 15g、首乌 25g、党参 15g，调理气血。10 月 28 日四诊：末次月经 10 月 24 日，现经行第 5 天，腹痛腰酸大减，经量亦减，无甚血块，舌淡黯少苔，脉弦细略数，拟二方予服。方一：仍以前法，田七末 3g（分 2 次冲服），五灵脂 10g，蒲黄 6g，益母草 30g，九香虫 10g，鸡血藤 25g，山楂子 20g，川断 15g，桑寄生 25g，白芍 15g，甘草 9g，嘱在经前 2～3 天和经期服，每天 1 剂。方二：大金不换（草药）20g，九香虫 10g，当归 12g，白芍 15g，甘草 9g，乌药 12g，橘核 15g，广木香 6g（后下），嘱在平时服，此方以调理气血为主，佐以缓急止痛，使气血畅行不致瘀阻积痛。1976 年 8 月 7 日五诊：患者回当地依上方按月调治，诸症减轻，末次月经 7 月 30 日来潮，5 天即净，经期无腹痛腰坠，经量中等，仅觉口干苦，睡眠欠佳，多梦，舌稍淡黯，少苔，脉弦细数。仍拟二方。方一：五灵脂 10g，蒲黄 6g，九香虫 12g，香附 12g，丹参 15g，赤芍 12g，怀牛膝 15g。拟订上方，目的是除去积瘀，以巩固疗效。方二：女贞子 20g，墨旱莲 15g，丹参 15g，干地黄 25g，夜交藤 30g，白芍 15g，九香虫 6g，香附 9g。此方平时服，因久用活血化瘀行气辛燥之品，必伤阴血，致口干苦，失眠多梦。故邪去八九分后，用二至丸加味以滋养肝肾，补益阴血。12 月 8 日六诊，前症悉除，5 个月来无痛经，月经期准，量中等，5 天净，末次月经 11 月 16 日。现仅觉痰略多，色白清稀，舌淡稍黯，脉弦细略滑。检查：子宫后倾，正常大小，宫后壁未触及明显结节，无触痛，双侧附件略增粗，无压痛。因患者体态肥胖，痰湿稍重，拟芍药甘草汤合二陈汤加味以调理。方药：白芍 20g，甘草 6g，当归 12g，九香虫 10g，香附 12g，陈皮 6g，法半夏 12g，丹参 15g，云苓 25g。3 剂，追踪至今两年，疗效巩固，无复发。

【按语】 子宫内膜异位症是妇科常见病之一，除渐进性剧痛外，常合并月经过多、不孕症等，在中医妇产科多属痛经、月经过多及癥瘕范畴之中。其发病机制多认为气滞血瘀、阻滞胞中、恶血久积、冲任失调而为病。方中以失笑散、田七、益母草等活血化瘀止痛为其主药，瘀既得化，通则不痛；佐以九香虫、台乌药、广木香行气止痛，“气为血之帅”、“气行则血行”，故活血药常与行气药并用，又因血具有“寒则涩而不留，温则消而去之”之机制，上述行气药兼有温肾通达之功用，有利于子宫直肠陷窝处结节的吸收。同时还配用张仲景芍药甘草汤以缓急止痛，待瘀消痛止后，以扶脾养血而善其后，使气调血旺而无留瘀之弊。

二、经行吐衄

蔡某，女，25 岁，未婚，工人，1975 年 12 月 17 日初诊。患者 13 岁月经初潮后，周期基本正常，但有痛经史。自 23～24 岁，偶有几次经前鼻衄，几滴而止，诊为“倒经”，经服中药而愈。1975 年 9 月 25 日（经前）下夜班午睡后，突然大量鼻衄，从口鼻中涌出，色鲜红夹有血块，即到广州某医院急诊。一昼夜中注射药物和填塞鼻腔处理未能止血，收该院五官科住院。检查所见“鼻中膈右侧前上方有糜烂面，有多量血液流出”。内科会诊认为鼻出血与内科关系不大，入院后 6 天，共鼻衄约 2000ml，输血 600ml。住院 18 天鼻衄暂止而出院，出院诊断为“倒经”，出院后不久来我院妇科门诊治疗。自诉从 9 月大量鼻衄后至今未愈，月经周期不定，经量减少，经色深红，痛经，昨天（12 月 16 日）下午鼻衄少量，月经现未净，量不多。睡眠欠佳，纳差，疲倦，面色晦黄，唇黯，边有瘀斑，苔白微黄厚腻，脉弦滑。此为“经行吐衄”，属肝郁化火，火气上逆，兼有脾虚湿郁所致。治宜引血下行为主，佐以健脾化湿。处方：丹参 12g，怀牛膝 15g，丹皮 9g，赤芍 9g，生地 15g，佛手 21g，山楂肉 15g，黑栀子 9g，藿香 6g，绵茵陈 15g。3 剂，每天 1 剂。12 月 27 日二诊：服药后胃纳转佳，睡眠好。月经 12 月 25 日来潮，暗红色，量与前次差不多。自觉头晕，舌黯红稍淡，苔薄白、唇黯，脉滑略弦。服上方脾湿稍化，除继续引血下行外，并兼养血和肝。处方：丹参12g，怀牛膝15g，黑栀子12g，干地黄25g，白芍15g，山楂子15g，赤芍9g，云苓20g，桑寄生20g，香附9g。4剂。1976年1月14日三诊：月经9日来潮，现未净，12日衄血20ml左右，面色仍稍晦黄，唇黯红，舌有瘀斑，苔白微黄腻，脉弦滑。仍守前法，并加强舒肝之品。处方：柴胡6g，白芍12g，云苓25g，白术12g，黑栀子9g，丹皮9g，丹参12g，怀牛膝12g，桑寄生15g。3剂。2月11日四诊：末次月经2月6～10日，量较前几次稍多，色黯红，有血块，经期中仅有少许血丝从鼻孔流出，心烦不安，胃纳欠佳，舌尖红，边有瘀点，苔白略厚，脉弦滑。治则如前。处方：怀牛膝15g，丹参15g，云苓20g，怀山药20g，白术12g，黑栀子9g，白芍12g，佛手12g，桑寄生15g，干地黄20g。4剂。3月15日五诊：月经将潮，近日来自觉喉中有血腥味，但未见鼻衄，自觉胸膺和小腹胀痛，夜寐不宁，小便短赤，舌淡黯，边有瘀点，苔白略腻，脉弦滑。肝气尚郁，兼有瘀滞。治法除继续引血下行外，加强解郁行气化瘀之品，以巩固疗效。处方：丹参12g，川牛膝15g，黑栀子12g，郁金12g，白芍15g，云苓20g，山楂肉15g，桃仁12g，丹皮12g，青皮9g。4剂。6月12日六诊：末次月经5月25日，五天不净，量中等，色鲜红，痛经减轻，无鼻衄，仅于经后自觉喉中有血腥味。舌尖红，质淡黯，苔白，脉细弦略滑数。守前方为治。处方：丹参12g，怀牛膝15g，黑栀子9g，云苓25g，白芍20g，怀山药15g，车前子5g，生地20g，香附9g。4剂。9月22日七诊：近几个月来已无鼻衄，亦无自觉喉中血腥味，痛经减，已无腰痛，精神好，胃纳可，月经正常，末次月经9月16日，量中等，面色已较红润，舌质淡黯稍红，苔白略腻，脉弦滑。处方：丹参15g，怀牛膝15g，黑栀子9g，云苓25g，怀山药15g，甘草3g，北沙参15g，女贞子15g，墨旱莲15g。4剂。

【按语】 本例经行吐衄，鼻衄量曾达2000ml，持续6天，住院输血600ml，出血量之多，持续时间之长，是较为罕见的。经行吐衄一症，中医妇产科认为多属肝郁化热，气逆上冲，不能下注冲任所致。本例衄血多而经量少，舌黯尖红，烦躁不安，脉弦滑。此乃气郁化热之证，临床治疗以养阴清热，引血下行为主，故处方始终以丹参、牛膝、黑栀子、干地黄、丹皮等药为主药，佐以舒肝行气解郁，适当选用柴胡、郁金、青皮、佛手、白芍等品。同时患者面色晦黄、倦怠、苔厚腻，故佐以茯苓、怀山药、茵陈、藿香等健脾化湿之品，使脾胃调顺，月经通畅，而逆经之患可除。

三、无排卵型功能性子宫出血

沈某，女，34岁，已婚，四川人，于1975年1月31日初诊。患者从14岁月经初潮后，周期大致正常，近3年来月经周期紊乱，阴道流血延续不断，结婚2年多同居未孕。来诊时自诉月经干净7天后，复见阴道流血2周未止，血量较多，色初黯红，后鲜红，无血块，伴心悸、腰痛、下腹坠痛，睡眠饮食均差，屡医未效。经诊刮病检为“子宫内膜增殖”，属无排卵型功血，面色晦黄，舌淡红，苔白微黄，脉细略滑数。辨证：崩漏。因脾胃不固，冲任受损所致。治宜补肾健脾为主，佐以止血，以达塞流之效。处方选二稔汤（罗元恺教授经验方）加减：岗稔根30g，地稔根30g，制首乌30g，川断15g，白术15g，炙甘草5g，荆芥炭9g，仙鹤草20g，艾叶12g。4剂。3月21日二诊：阴道流血近2个月未止，量时多时少，反复发热在38℃左右，二月初进某医院住院治疗。2月7日行宫内膜诊刮术，病理报告为：“子宫内膜增殖症”。临床上还发现双侧附件炎，经治疗后于3月8

日出院。现阴道流血暂止，但感头晕，腰腿发软，小腹胀痛，口淡纳差，舌淡红略黯胖，脉沉细。流血既止，须以补肾为主，兼理气血，俾能调理月经周期，恢复排卵，以收固本之效。处方（罗元恺教授经验方）加减：桑寄生15g，川续断15g，益智仁10g，菟丝子15g，炙甘草6g，制首乌15g，党参12g，金樱子15g。4剂，每天1剂。3月28日三诊：末次月经3月20日，现未净，量较多，伴头晕头痛，腰酸软，下肢酸麻乏力，口淡，纳一般，舌淡胖，边有齿印，苔薄白，脉弦细略数。经行已第5天，量仍多，必须塞流，以防崩漏不止。处方仍拟二稔汤加减：岗稔根30g，地稔根30g，制首乌25g，菟丝子15g，熟地20g，金樱子30g，续断15g，炙甘草6g，党参12g。4剂，每天1剂。5月12日四诊：前症好转，但本次月经6天后又见阴道流血几天，服药后方止，头晕腰痛，睡眠欠佳，梦多纳呆，带下清稀，舌淡红边有齿印，苔薄白，脉细弦弱。仍以补肾健脾为主。处方：菟丝子15g，续断15g，制首乌15g，桑椹子12g，干地黄20g，白芍12g，女贞子15g，墨旱莲15g，党参15g，炙甘草9g。3剂，每天1剂。7月5日五诊：从3～5月曾结合用人工周期疗法，但经量仍多，停药后仍紊乱如前，经后血性分泌物淋漓不断，现已1周多未净，伴头晕、腰酸、疲乏、纳呆、舌黯红、苔微黄、脉沉细弦。处方（罗元恺教授经验方）：滋肾固气汤加减：熟地25g，续断15g，菟丝子15g，制首乌20g，党参15g，茯苓20g，白术15g，炙甘草9g，桑寄生20g。3剂，每天1剂。9月13日六诊：本次月经于8月26日来潮，较大量出血6天后，仍点滴漏下达10余天。头晕腰痛，肢软乏力，纳差，舌黯红，脉细弱略弦，仍守前法。处方：菟丝子20g，覆盆子15g，续断15g，桑寄生20g，党参15g，熟地25g，橘红5g，茯苓20g。4剂，每天1剂。10月4日七诊：末次月经9月26日，量中等，6天干净，无漏下，但仍见头晕腰痛，睡眠饮食均差，夜尿多，舌淡黯，苔薄白，脉细弱。守前法以巩固疗效。处方：菟丝子15g，覆盆子15g，续断15g，桑寄生20g，金狗脊15g，党参15g，炙甘草6g，佛手12g。3剂，按上方加减，每周期2～3剂，持续两个多月，12月27日八诊：服药后精神好转，无头晕，月经从9月～12月已正常来潮，量中等，末次月经12月14日，现觉腰痛，纳差，胃脘隐隐不舒，舌淡红略黯，脉细弱略弦。患者经常服药将近1年，崩漏已愈，经调为“种子”做好了准备。此时估计应是排卵期。按补肾健脾的原则，重用菟丝子、熟地，加入淫羊藿温补肾阳，兴奋性功能以促排卵。处方：菟丝子25g，熟地20g，淫羊藿10g，桑寄生20g，党参15g，炙甘草6g，海螵蛸12g，春砂仁5g（后下）。4剂，每天1剂。1976年2月7日九诊：月经正常，末次月经1月19日，间有心悸、腰痛、睡眠饮食欠佳。舌淡红苔少，脉弦细稍数，预计排卵期已过。继续滋肾补肾，佐以安神镇摄。处方：菟丝子25g，熟地20g，生龙骨20g，桑寄生25g，夜交藤30g，金樱子25g，女贞子15g，炙甘草9g，金狗脊15g，桑椹子15g。4剂，每天1剂。3月20日十诊：停经两个多月，纳呆，恶心，乳房胀痛，心悸，腰痛，眠差，多梦，尿妊娠试验阳性；舌黯红少苔，脉细数滑。妇科检查；子宫颈光滑，着色，软；子宫体前倾，软，增大如两个月妊娠，附件未见异常。此为早孕反应，兼见腹痛、小腹坠痛等症。治宜固肾安胎为主，以防胎漏。处方用寿胎丸加减：菟丝子25g，桑寄生15g，熟地25g，党参15g，枸杞子15g，金樱子20g，陈皮5g。4剂，每天1剂。5月5日十一诊：妊娠3个月，头晕腰痛，小腹坠痛，夜尿多，怕冷，胃纳较前增进，舌淡红，苔白略干，脉细滑。处方续用寿胎丸加减；菟丝子25g，桑寄生15g，续断15g，党参15g，覆盆子9g，甘草6g，白术12g，制首乌25g。4剂，每天1剂。以后，依上方加减，间歇服药，在妊娠4个多月时曾反复阴道流血多次，仍能继续妊娠。

于1976年10月顺产一男婴，体重3kg，母婴健康。

【按语】 该病案资料翔实，先后十一诊，充分反映了罗先生临床辨证的思维方法，治疗无排卵型子宫出血，始终抓住补肾这个关键环节，先后运用了自拟经验方二稔汤、补肾调经汤、滋阴固气汤等方，既可调整月经周期，恢复排卵，又可为种子安胎做好充分准备，收到了双重治疗效果，实属大医典范之作。

四、产后不寐

肖某，女，29岁，已婚，于1976年9月11日初诊。自诉从第2胎顺产后第1天开始至今2月余，彻夜不寐，或经几夜失眠后稍能入睡，但寐而易醒，醒后又不能再入睡。伴头晕、腰痛，极度疲倦，纳呆，脱发，治疗无效。因缺乳，婴孩已自然断乳后由家人行人工喂养。患者面色青黄无华，舌淡黯，尖边有小瘀点，苔黄腻，脉沉细弱。辨证：此属产后失血，伤及心脾，阴血内耗，神不守舍所致之“产后不寐”证。治宜补益心脾，养血安神。处方：柏子仁12g，夜香牛15g（草药，属菊科斑鸠菊类，有镇静作用），磁石30g，北沙参15g，夜交藤30g，茯苓25g，干地黄25g，乌豆衣15g，桑寄生30g。4剂，每天1剂。9月25日二诊：服药后夜间稍能入睡，仍觉头晕、腰痛、疲倦，月经9月22日复潮，量较多，现将净，舌淡黯胖，苔微黄腻，脉弦细缓。守前法，加入制首乌、丹参以加强养血宁神之效。处方：柏子仁9g，夜香牛15g，夜交藤30g，制首乌25g，磁石30g，钩藤15g，茯苓20g，丹参20g，桑寄生15g。4剂，每天1剂。10月9日三诊：产后3月余，服药期间睡眠好转，但停药后仍失眠，脱发严重，头晕腰痛，舌尖红，质黯红，边有小瘀点，苔白，脉弦细缓。“发乃血之余”，脱发严重乃血虚之证。在前法基础上重用首乌、熟地以补血。处方：柏子仁9g，夜香牛15g，夜交藤30g，磁石30g，桑寄生25g，丹参15g，茯苓15g，制首乌30g，熟地20g，鳖甲30g。4剂，每天1剂，10月16日四诊：睡眠好转，头晕疲倦稍减，仍脱发，头顶至枕部有麻木感，纳欠佳，舌黯红胖，苔白，脉弦细缓，已能入睡。病有转机，仍守前法。处方：丹参15g，党参15g，桑寄生30g，鸡血藤30g，夜香牛20g，制首乌30g，乌豆衣15g，炙甘草6g，白术12g。4剂，每天1剂。10月30日五诊：睡眠逐渐好转，但纳差、口淡、腰痛，舌黯红胖，苔薄微黄，脉右弦细左沉细弱。按纳差口淡舌胖为脾虚之象应在养血安神之中，佐以健脾开胃之法，俾气血生化之源健旺，则诸疾可除。处方：丹参15g，制首乌30g，谷芽30g，夜交藤30g，苏叶9g，桑寄生30g，夜香牛18g，云苓18g，怀山药18g。4剂，每天1剂。11月30日六诊：半月来失眠已除，每夜可熟睡6个多小时，精神爽，胃纳进，但觉腰酸痛，矢气频，舌尖稍黯红，苔白，脉沉细弱。心脾功能亦渐恢复。腰为肾之外府，腰酸痛，脉沉细为肾虚之象。拟补肾养血为主，佐以行气止痛。处方：夜香牛20g，柏子仁9g，夜交藤30g，桑寄生30g，续断15g，乌药12g，金狗脊15g，茯苓20g，佛手12g。4剂，每天1剂，追踪半年，疗效巩固。

【按语】 “不寐”即所谓“失眠”，原因颇为复杂，证有虚有实。张景岳指出：“寐本乎阴，神其主也，神安则寐，神不安则不寐；其所以不安者，一由邪气之扰，一由营血不足耳。有邪者多实，无邪者皆虚”。本例为产后阴血骤虚，不能上荣于心而成“营气不足”之不寐，故治宜养血为主，而患者胃纳差，养血则不宜滋腻碍脾，用制首乌、桑寄生、乌豆衣以养血，取其养血而不腻；茯苓、怀山药、谷芽健脾开胃。再用柏子仁、夜交藤、磁石、丹参养心除烦，镇静宁神，标本兼固，使阴血充足，心脾畅健，神志安宁，“不寐”

之证因而得愈。

（丛春雨　罗颂平）

第十八节　祝　谌　予

生平简介　祝谌予（1914—1999），字慎宇，北京市人。我国十大名老中医之一，著名中西医结合专家。1933年投师于北京四大名医之一施今墨门下，成为施氏的高徒。业成后，于1939年东渡日本，入金泽医科大学医学专门部系统学习西医知识，1943年毕业回国。曾多次出国讲学与考察。历任北京中医学院第一届教务长，北京协和医院中医科主任、教授，中国中西医结合研究会副理事长、顾问，中西医结合杂志编委，全国政协委员，北京市政协副主席，农工民主党北京市委员会副主任委员、主任委员等职。著有《施今墨临床经验集》、《祝选施今墨医案》，在国内外医学杂志发表论文50余篇。

学术思想特点

一、力倡中西医结合，主张辨证与辨病相结合，扬长抑短，敢于创新

祝谌予先生指出《内经》、《难经》是中医理论之渊源，不可不读，但其多侧重于理论阐发，而备方药甚少（如《内经》仅备13方，后世又不常用。《难经》则一方未备），且篇幅错见杂书，文字晦滞难明，注家各执己见。祝老认为学习应仅取其重点，提纲挈领，作为奠定中医基础之用。他最为推崇的是后汉张仲景所著《伤寒论》与《金匮要略》二书。认为其书理法方药完备，临床价值甚高。其方若用之得当，往往覆杯而愈。至于他书，作为一般泛览，则宜各取所长，择善从之。如《千金》、《外台》集验方宏富，足补仲景方之不逮；赵献可命门说议论精辟，独具一格；王清任辨气血及所制血瘀诸方，发前人之未发；唐宗海论脏腑，张锡纯论气陷等，均能启迪后学。祝老还特别指出每读书勿求于多而求于精，也就是有目的地学习，尤其不明之处要勤问善思。祝老回忆他随师侍诊之暇，自备一本“零金碎玉”手册，凡看到施先生治病时，自己不理解之处，如为何辨为某证，为何使用某方某药，辄问于师，并将老师言传口授录之于册，日久天长，凤毛麟角，积少成多，不但保存了老师宝贵的临床经验，而且对自己增长阅历，体会老师的学术思想，裨益极大。

祝先生从自身的成长史和数十年临床经验中深刻地体会到，采用中西医理互相佐证，认识和治疗疾病，可使眼界扩大，思路展开，只有中西医结合，方能创造出新的医学理论体系。他告诫后学，实践是检验真理的唯一标准，中医理论是建立在朴素的唯物论与自发的辩证法基础之上的，中医药经历了数千年临床实践的考验，发展至今而不为时代所淘汰，正是说明其包含着丰富的科学内容。中医对某些西医目前尚无特效疗法的疾病，其疗效是有口皆碑、有目共睹的。但是由于过去几百年来闭关锁国，未能及时用现代科学知识予以阐明，而存在着知其然而不知其所以然的不足，其理论较为抽象，往往使人难以理解和确信。西医理论是建立在实验室基础之上的，虽然对人体的组织结构、生理病理认识比较清楚，甚至对某些细胞的生理病理变化都研究得相当透彻，诊断方法也是现代化的。但

是，由于有时忽视人体的整体作用，只注重了疾病的病因和局部的作用，单纯追求特效药，存在部分形而上学的观点，所以治疗方法也有不足的方面。中西医各有所长，各有所短，虽然他们理论体系不同，但都是科学的，研究的对象都是人，目的都是治愈疾病。祝先生满怀信心地认为中西医结合实现中医现代化是必然的。当然，这需要一段长期的互相争鸣和互相渗透的过程。

祝先生还指出对中医遗产，要有分析、有批判地接受，既不能过于迷信古人，也不要轻易否定古人。他在讲授《金匮要略》时，强调要本着古为今用的原则，从临床实践的角度进行教学。要看到该书历经年移代革，兵燹战乱，辗转传抄，以致错简脱文太多，有的条文有证无方，有的条文有方无证，有的条文不知所云，有的条文又过于简炼，造成学习上的困难。对于这些既不可看作是句句金石，字字珠玑，又不可一字都不能移，一字都不能改。如若脱离实践，穿凿附会，随文敷衍地“以经解经”，则很难以理服人。所以他主张学习《金匮》必须从临床出发，或以证测方，或以方测证，或根据其所述主证研究组方，分析用药，方能体会仲景认证之准，组方之严，选药之精，然后再结合现代临床所见，扩大诸方的使用范围。例如，祝老在临床上常用黄芪建中汤治疗虚寒性溃疡病、体虚外感、下肢溃疡、淋巴结核未溃破或已成瘘管者；用小柴胡汤治疗肝炎、胃炎、胸膜炎、急性胸膜炎、高血压病等病。

祝先生特别指出对待中医古籍，要有发隐就明，敢于创新的精神，不要只会循规蹈矩，不敢越雷池一步，似乎古人怎么说我们就怎么用，古人没有怎么说我们就不敢怎么用。有这样思想就会被束缚在本本之中，事物也就不会发展和前进了。譬如现代肿瘤的发病率很高，不少肿瘤患者早期被发现后，西医往往采用放疗或化疗，因而产生副作用。放疗后多见咽干口燥、烦热失眠、舌红脉数等阴虚见证，有时也可以见到气阴两虚者。对这样的病如何认识?《伤寒》、《金匮》等中医古籍并没有也不可能记载有放疗或化疗等词句。祝先生运用仲景理论，引申其意，把这些看作是“火邪伤阴”或误治而形成的“坏证”，治疗以滋阴为主，或补气为主，或是二者兼施，以扶正固本，从而减轻其副作用。这亦属其辨证与辨病相结合的例证。祝先生认为辨证施治和辨病施治都是中医学的重要治疗原则，倘若脱离这个原则，单纯去追求“特效方”、“特效药”，就会很容易钻进形而上学的死胡同。祝老从 1976 年就从事临床科研工作，主要开展中医药治疗糖尿病和妇科病的专题研究。他认为糖尿病属于中医消渴病范畴，从历代中医文献看，多认为本病的基本病理为阴虚燥热，以上、中、下三消分治。祝先生在临床上观察到多数糖尿病患者都不同程度的具有乏力、神疲、气短、舌淡胖或淡黯等气虚表现，且三消症状往往同时存在，仅侧重有所不同，因此，他认为气阴两伤、脾肾虚损是糖尿病的基本病理。在治疗上祝老选用增液汤合生脉散为主，再加苍术配玄参降血糖，黄芪配山药降尿糖（系施今墨先生的经验）为基本方。从肺、脾、肾三脏入手，尤以脾肾为重点，着重先后天两方面滋养培本论治，屡获显效。西医学对糖尿病的研究，侧重于微血管病变及并发症的防治研究，他在临床上发现许多糖尿病人合并有血管病变者（如冠心病、脉管炎、脑血管意外后遗症）多具有刺痛、窜痛、舌质黯或有瘀点、瘀斑、舌下静脉青紫怒张等血瘀征象，部分患者经用活血化瘀为主治疗后，取得了一定的疗效。另外，有些长期使用胰岛素治疗的糖尿病人，多数也可以出现上述血瘀征象，他同样采用活血化瘀法治疗。实践证明，活血化瘀法可以使患者的胰岛素的用量逐渐减少乃至停用。因此，他指出活血化瘀法应作为治疗糖尿病的一条途径来进一步探讨研究，为中医治疗糖尿病提供了良好思路。

二、指出女科经、带、胎、产诸病，实则即子宫病与月经病两大类

祝先生认为妇科病是指妇女特有的疾病，其主要者如月经不调、崩漏及带下，及胎前产后诸病，即所谓经、带、胎、产病也。实则即子宫病与月经病两大类。有器质性病变与非器质性病变之别，其中以器质性病变治之较难。祝老指出对妇女影响较大的经脉即为奇经八脉，其中尤以冲、任、督、带更为重要。冲为血海，任主胞胎，二脉流通，经血渐盈，应时而下。而任督二脉，一在体前，一在体后，上下周循关系至切，带脉者，环腰一周与诸经脉均有联系，各经之伤皆能影响带脉。故古人曰：带分五色，五脏皆令人有带下。

祝先生指出妇女月经以时下为其常，若不及期而至或过期而至，均非正常。若未属更年期而月经闭止，除怀孕之外，谓之经闭，此即“无水不能行船”之意，不可用攻破峻剂，而宜大量养血培补本元药物，如鹿胎膏、紫河车及诸胶之属，血盈则经自至。但确有血瘀经闭者，其脉沉涩，可用延胡索、丹皮、茺蔚子、泽兰叶，效甚显著；或用桃仁、山甲、鳖甲、五灵脂、丹参、生蒲黄、刘寄奴、红花、益母草、苏木、牛膝及芎归之类；其甚者可用抵当汤、大黄䗪虫丸，然必须详审脉证，方免失治。攻破峻剂，尤当谨慎使用也。病虽是血证，然不能单纯治血，气为血帅，血随气行，气血相关密切。经来腹痛，多为不通之象，以胶艾四物汤加延胡索治之最为有效。小茴香、橘核、苏梗、肉桂、五灵脂、香附、川楝子亦所常用。

祝先生指出若经水过多，或崩或漏，必须详辨气血、寒热、虚实。崩漏之病，虽是血证，亦必须治气；虽多属虚证，亦不宜补之太过；虽多为热证，亦不可用药过寒。故气血、寒热、虚实，辨证不可拘于一偏，用药尤须有技巧。他治疗子宫出血习用四君、六君、八珍、十全，或用归脾、归芪建中、补气益气之类。此外，尚可加用赤鸡冠花、生熟地、杜仲、续断、贯众、棕榈、侧柏、莲房、禹余粮、血余炭等；更常用炭类药，若出血不止，则用伏龙肝煎汤代水煮药，或以米醋合水煎汤，其效颇显。子宫出血疾病，若为血小板减少，血凝能力降低所致，则用阿胶、鹿角胶、龟甲胶、老紫草、鸡血藤、石榴皮炭等治之，临床效果甚佳。治疗妇女每届经期即患偏头痛者，曾用石楠叶、川芎、白芷、天麻、吴茱萸、当归、山栀、女贞子等药，疗效良好。他说，若于经期即见腿脚酸软肿者，地黄饮子治之最宜。阴跻为病，阳缓而阴急；阳跻为病，阴缓而阳急。地黄饮子阴阳均补，缓急协调，故有其效也。

他指出癔症者，即所谓脏躁者，然妇女患此病者，有其特殊病理。妇女患本病与脑及子宫关系密切。故治癔症，一面治脑，一面治子宫，并需以藁本、川芎、白芷、丁香诸药沟通之。甘麦大枣汤为治此病之主方，然尚须合以百合知母地黄汤、黄连阿胶鸡子黄汤，或柴胡加龙骨牡蛎汤等，疗效始显。

妇女妊娠后，最易产生呕吐，即谓之恶阻。祝老喜重用白扁豆，再加刀豆子、砂仁壳、豆蔻壳、黄连、橘皮、竹茹、黄芩、白术等药。他认为前世医家用白术汤、竹茹汤、半夏茯苓汤，均甚安妥，但要避免香燥下气之类。若孕期已久仍然呕吐者，前方重加熟地（有热者用生地），伴以少许苏叶，其效颇佳。还指出妊娠期间最好少服药物，注意饮食调理，适当活动，对于母子均有利。用药切忌大热、破血动胎及收缩子宫之药，古人早有禁忌之说。但平时用药常易于忽视者，如白蒺藜有破恶血、去癥积、通经作用；血竭可逐瘀破积；麦芽、远志有收缩子宫之力；冬葵子、沙苑子可催生下胞衣。尤其对于有习惯性流

产者，用药更要慎重，如误用上列药物，胎虽下而医生尚不知其故，特此提出以引起注意。

祝先生论述产褥期时介绍施今墨先生用炒芥穗为其主药者，以其既入血分，又可引邪外出，而不致表散太过，引起汗出亡阳。产后血分本虚，外邪极易入血，若按习用解表办法，是必表益虚，津益伤。而热仍不退。但如只治其里，或因产后之虚而补之，势必邪出无路。而妙用炒黑芥穗，即在于引邪由里外出，表里均无伤也。《素问·六元正纪大论》曰："有故无殒，亦无殒也"。此语应深思之。

三、强调辨证论治，重视脾肾固本，妇科诸疾以调气血为要

祝先生在几十年的临床生涯中，一贯强调辨证论治。例如：对于血证，在辨证论治的指导下，每宗施今墨先生"血从上出，宜降血；血从下出，宜升血；血从下部、上部齐出，则治其中"的治法，再加上寒热辨证，治疗各种出血。并提出"有滞可化瘀，有瘀不宜补，治血兼顾气，用药不纯寒"的用药宜忌，尤其告诫"不应见血即止血"。

继承施今墨先生治疗妇科经验的基础上，他通过多年的临床积累，总结出各种妇科常见病证的辨证论治证型和方药，对临床有较大的指导意义。例如对崩漏或功能性子宫出血，分以下 5 个证型来论治：①血热型：以清营调血汤（生地、白芍、生蒲黄、茜草、槐花、小蓟、女贞子、墨旱莲）为主方。②气虚型：以补中益气汤加理血药（生熟地、阿胶、女贞子、何首乌）为主方。③血瘀型：以少腹逐瘀汤加减为主方。④脾肾两亏型：以经验方（党参、黄芪、柴胡、黑升麻、黑芥穗、生地、艾叶、阿胶、川断、桑寄生、菟丝子、补骨脂）加减。⑤肝肾两亏型：以五子衍宗丸加味为主方。对于痛经，则根据经前、经间痛和经后痛两种不同情况，分实证与虚证来进行辨证论治。实证分为四型：①气滞型：以柴胡疏肝散合金铃子散为主方。②血瘀型：以血府逐瘀汤加味为主方。③寒湿凝滞型：以少腹逐瘀汤加味为主方。④瘀热型：以桃红四物汤加味为主方。对更年期综合征，则根据 3 类不同的主证进行辨证论治：①肝肾两亏型以烘热汗出等为主证者，用芩连四物汤加女贞子、墨旱莲、桑叶、菊花为主方。②阴阳失调以怕冷易热为主证者，以二仙汤（仙茅、仙灵脾、巴戟天、当归、知母、黄柏）加白芍、木瓜为其主方。③痰热扰心表现为情志波动，多愁善感等为主症，用十味温胆汤（温胆汤加菖蒲、远志、枣仁、五味子）为其主方。在应用以上各型的主方时，祝谌予先生特别强调仍需根据不同的癥瘕进行加减。

祝先生治疗妇女更年期崩症，本着"急则治其标，缓则治其本"的治则，常用补中升清摄血法以止血，血止后用养血补气法；有子宫肌瘤者则用软坚消瘀法以治其本，用丸药 20 天，另 10 天服补中升清的汤剂，以控制经血过多。对于更年期漏证，则分肾虚证、郁怒伤肝证、阴阳失调证 3 个证型来辨证，分别用《金匮》温经汤、丹栀逍遥散、芩连四物汤加味来治疗。

祝先生常说，临床要取得较好的疗效，一是要辨证准确，二是要善于运用治法，做到法与证合，三是要精于用药，三者缺一不可，而要做到这些，一定要有扎实的中医理论基础。在用药方面，施今墨先生精于用药，曾说："临证如临阵，用药如用兵"。祝先生深得其传，选方用药既严谨，又灵活。对《伤寒论》、《金匮》等古方加减运用，遵经不泥古，师古不泥古，既守古人法度，又有独创精神，常在加减化裁中使药尽其妙，并且讲究配伍及剂量，尤其是在应用"施氏对药"及小方、验方方面，更有独到之处。例如：用黄芩配

白术以安胎，配半夏以制胃酸，配黄连治妇女更年期烘热，配钩藤、菊花、牛膝以降血压等；青黛配木瓜治肺热咳嗽；钩藤配薄荷治外感咳嗽等等，在辨证论治原则指导下，每奏良效。

祝先生重视脾肾固本，缘脾为后天气血生化之源，肾为先天元气之本，是人体健康赖以维持的关键。因而临床从补脾肾着手治疗各种慢性病，往往收到较好的疗效。他秉承其师施今墨先生的学术思想，重视脾肾以治本。在多年的临床实践中，从脾肾入手治疗各种慢性病或某些疑难重症，积累了丰富的经验。如治一例皮肌炎的妇女妊娠4个月并发严重肾病患者，在证情复杂，西医认为必须终止妊娠才能挽救母亲，而患者又坚持要孩子的情况下，他从辨证论治的角度，紧紧抓住脾肾亏损的病机，随病加减用药，终于取得良好的疗效。

关于补肾：他对气阴两虚型、阴虚火旺型、阴阳两虚型等糖尿病，常重用生地、熟地、玄参以滋肾阴，并根据辨证配伍其他药物。认为月经不调及妇女不孕诸症，虽与肝、脾、肾三脏密切相关，但往往有所偏重。虚由脾肾，实多责肝，其本在肾，若肾气不足，肾精亏损，则冲任失养，血海空虚，无血可行，以致月经量少、后错或闭经，故治疗以补肾为主，配合疏肝、养血或活血。受孕的关键是肾气的旺盛，精血的充沛，两精相搏，合而成形，阴阳调合，方能受孕，故常以五子衍宗丸加生熟地、鹿角霜、沙苑子、仙灵脾、胎盘粉等药配成丸药，治疗妇女不孕症。对慢性肾炎、肾病综合征等辨证为脾肾亏虚的水肿，常用防己黄芪汤加补肾药（女贞子、墨旱莲）来治疗。

关于补脾：他擅用四君子汤、香砂六君子汤、黄芪建中汤、参苓白术散加减治疗如慢性胃炎、溃疡病等。对产后自汗、身痛患者，常用黄芪建中汤加味来治疗。对不耐小劳、纳差属气虚血瘀的胸痹，以及脾虚湿阻、胃失和降的尿毒症，都常根据辨证采用健脾益气的方药加味来治疗。

祝先生十分重视气血系统，认为中医妇科以调气血为要。盖女子属阴，而血属于阴，故女子以血为本。其生理特点以月经为重点。月经的正常与否，可以反映妇女身体健康状况和气血的盛衰，因此，妇科疾病应着重调经。月经的主要成分是血，“气为血帅，血为气母”，气血互根互存，关系密切。气血与脏腑有关，有肝藏血、脾统血、肾藏精、精化血的生理特点。因此，祝氏提出论治妇科疾病，着重调经，调经着重气血，兼顾脏腑的学术思想。调气血，需重视气血不可分割的特点，养血必须益气，只有气血协调，才能五脏安和，经脉通畅，有利于疾病的恢复。调气血又要有主次之分，病在气分以治气为主，兼以理血；病在血分，则以治血为主，兼以理气。调和脾胃，滋养血源，重视后天之本；调理肝肾，安抚血室，补益先天之精，这是祝先生治疗妇科疾病的主要法则之一。

临床经验特色

一、治疗妇科病经验集锦

祝先生治疗月经先期血热证，多以丹栀逍遥散为主方，合以临证加减，效果很好。此方由丹栀逍遥散去栀子加黄芩演变而来，是祝氏临床经验方之一。栀子、黄芩同有清热之功，黄芩除烦清热药力适中，效好价廉，而且药源充足，便于广泛应用。兼见实热证候者，重用白芍，加黄连、槐花、大蓟、小蓟、生蒲黄等清热凉血，滋阴除燥的药物。祝氏指出大黄、栀子、胆草等苦寒清热之品，不宜重用久用，以免寒凝血室，加重经血失调。兼见热证者，加白茅根、白薇、生地等养阴清虚热的药物。兼见肝郁证候者，加香附、川楝子、乌药等理气解郁的药物。

祝先生治疗经血失调之血寒证，常用艾附四物汤为主方，合以临证加味的治法，偏于实寒证者，加小茴香、乌药、桂枝、元胡等药物，重在温经散寒调经；偏于虚寒证者，加肉桂、吴茱萸、仙灵脾、枸杞子等药物，重在补虚温阳调经。

祝先生在妇科临床实践中，强调临证详审病因，辨证择方，是提高疗效的要诀之一。如因肝郁脾虚气滞所致的月经失调，宜用柴胡疏肝散为主方；若因肝郁脾虚而致的经血失调，则用逍遥散治之；因气血不调兼有虚热者，以用丹栀逍遥散为主方较好。祝先生临床辨证准确，选方得当，再合以选药精细，不但实践了如何应用中医辨证论治理论解决复杂病证的治疗问题，而且提高了临床疗效。

他指出寒湿凝滞型闭经，治宜温经散寒，调经养血，方选金匮温经汤（吴茱萸、当归、白芍、川芎、党参、桂枝、阿胶、丹参、半夏、甘草、生姜）或少腹逐瘀汤为主方加减。祝老还加用鸡血藤、苏木、刘寄奴、茜根草、牛膝、莪术等通经活血药物。因子宫发育不良或不排卵而合并闭经者，改用通经丸（仙茅、仙灵脾、紫石英、紫河车、当归、川芎、熟地、赤芍、茺蔚子、艾叶、香附、红花、党参、桂枝、刘寄奴、苏木、丹参、山楂各30g，共研细末，加益母草500g，配成蜜丸，每丸重10g，早晚各服1丸）为主方治疗，养血散寒，补肾调经，温经通络。

祝先生特别指出闭经时间较长者，本虚标实，病情较为复杂，需要一段时间调理治疗才能有效。他在临证详细审证求因，辨证论治，针对主要病机制定治则，设立主方，再合以随证加减的方法而获效。有的病例在诊治的过程中，病情演变，治则治法也随之变化，须随证变通。他擅用调经，重视以气血脏腑安和的思想为指导，贯穿于诊治之始终。

治疗痛经，祝先生常用月经期间服汤药调经止痛，月经期后服丸药调经补虚的方法，即每次月经干净之后开始服20天丸药，随后改服8天汤剂。他根据患者痛经特点，分虚实寒热，气血辨证论治。凡证属气滞实证者，在月经期后选用舒肝止痛丸、妇女痛经丸、茴香橘核丸或七制香附丸等中成药，嘱服20天。随后改服柴胡疏肝散或艾附四物汤加金铃子散为主方加减的汤剂，服用8天。凡证属血瘀者，中成药选用舒肝止痛丸、妇女痛经丸、八珍益母丸或以血府逐瘀汤为主方配制的丸药，服用20天；经期间服用的汤剂，以血府逐瘀汤为主方，加活血理气止痛的药物组成。凡证属寒湿凝滞者，中成药可选用艾附暖宫丸、茴香橘核丸、乌鸡白凤丸、八宝坤顺丸等；经期间服用的汤剂以少腹逐瘀汤为主方加温散止痛药物组成。凡证属瘀热痛经者，中成药选用知柏地黄丸、加味逍遥丸，经前服用的汤药以清热利湿凉血的药物组成。凡证属肝肾两亏者，中成药选用六味地黄丸、杞菊地黄丸、安坤赞育丸，经前服用的汤剂为一贯煎或调肝汤，或杞菊地黄汤为主方加补肾养血止痛药物组成。凡证属气血两虚者，经后服用的中成药，常选用女金丹、八宝坤顺丸、妇女得生丹、宁坤养血丸，汤剂则以大补丸为主方加养血调气止痛药物组成。一般运用上述方法调治2～3个月后，经血顺和，痛经减轻。

妊娠恶阻，凡属胎气冲逆之证，祝先生用安胎和胃法治之，方药选用温胆汤或“祝氏保胎八味”（黄芩、白术、白扁豆、川续断、桑寄生、菟丝子各10g，苏叶、砂仁各3g）为主方加味。保胎八味方是祝先生专为治疗妊娠恶阻、胎气不安之证所设的经验方。此方集清热、和胃、补肾、安胎作用的药物为一体，选药精细，寒热兼顾，可以作为治疗各类胎动不安的基本方。伴有阴道少量出血者，加阿胶、鹿角胶、生黄芪；恶心重者，加陈皮、竹茹；伴腰酸痛者加枸杞子、狗脊等；严重呕吐，水米难进，影响保胎者，则宜改用镇逆止呕法，用旋覆代赭石汤为主方，生姜可改用鲜姜汁数滴，止呕作用更好。

凡因气血虚所致的胎动不安、先兆流产者，祝先生治用调气养血安胎法，选用八珍汤（去川芎，当归用量亦少）为主方治疗。因血热迫血妄行致使阴道流血、先兆流产者，采用清热养血安胎法，方用八珍法去川芎，少量用当归，加黄芩、黄柏等清热药物，但用量不宜过大，因过用寒凉不利安胎。因外伤造成的先兆流产，选用固肾保胎法，以补肾八子汤为主方治之。祝氏保胎八味方也常作为治疗诸种先兆流产的基本方。有气血不足者，加党参、生黄芪；有肾气不足、腰痛无力者，加山药、枸杞子；有出血者，加生地、阿胶；有血热者，加黄柏、栀子；伴恶心、纳差者，加陈皮、姜汁。具有方简、药精、效好之特点。

祝先生认为在孕期运用活血化瘀药物对安胎不利，应禁忌使用。如根据病情需选用八珍汤时，常去川芎、当归减量，以避免辛温动血，不利安胎。古人有孕期禁忌半夏、附子之说，因其具有毒性影响安胎。他认为现在临床应用的制附片、姜半夏，均经过炮制，减轻了毒性，但在应用时仍以慎用为妥，用量不宜过大，以免造成流产。

祝先生认为对习惯性流产，应从非妊娠期即开始调治，为防止再次妊娠时流产做准备。常采用益气健脾，补肾养血法进行治疗，选用补肾八子汤加调气养血药，如木香、益母草、川芎、生黄芪、当归、赤白芍、茯苓等为主方，再合以随证加减，配制成丸药，嘱患者长期服用，作为孕期准备。妊娠后即改用补益气血，固肾安胎法，合以随证加减的方法组方论治。如用保胎八味方，酌情选加党参、生黄芪、陈皮、半夏、枸杞子等药物。或用补肾养血，益气安胎的药物，配制成丸药长期服用。他配制的安胎膏，选用党参、白术、茯苓、陈皮、菟丝子、女贞子、覆盆子、沙苑子、五味子、川断、杜仲、生熟地、白芍、补骨脂、益智仁、芡实米、炙甘草各 30g，肉苁蓉、生黄芪各 60g，仙鹤草 90g，大枣 500g，诸药共入锅内，煮极透烂，去渣取汁，溶化阿胶、鹿角胶、龟甲胶、鳖甲胶各 30g，再加蜂蜜，收为膏备用，每早晚各服 1 匙，温开水冲服。为避免再次流产，祝先生指出在受孕开始即嘱患者服用，直到超过习惯性流产的月份停服。另告之孕后 3 个月内禁房事等不利安胎因素，在治疗中也必须引起高度重视。

治疗妇女不孕症，祝先生注意调经血，补肝肾，养气血，并以此作为治疗原则，配制成种子金丹（木香、赤白芍、羌活、五味子、车前子、女贞子、楮实子、枸杞子、韭菜子、菟丝子各 30g，紫河车、制首乌、生熟地、肉苁蓉各 60g，川续断 50g，蛇床子 20g，益母草 90g，共研细末，炼蜜为丸，每丸重 10g，早晚各服 1 丸。月经期停服）为其基本方，再合以随证加减组方。凡气血两虚不孕者，宜在上方加入党参、白术、茯苓各 30g，阿胶 60g，生黄芪 90g 等补益气血的药物。若胞寒不孕者，宜在上方加入小茴香、干姜、香附各 30g，元胡、生蒲黄各 15g 及肉桂 10g 等温经散寒、有利暖宫安胎的药物。因输卵管不畅通而致不孕者，则在上方加生黄芪 90g，党参、艾叶、小茴香、穿山甲、王不留行、茯苓各 30g 等暖宫化瘀、益气通利的药物。因子宫发育不良或无排卵型不孕者，则在上方加生黄芪、丹参各 90g，茯苓、白术、小茴香、仙茅、仙灵脾各 30g，紫石英 60g 及益母草膏 500g 等补肾壮阳、益气养血通络的药物。因盆腔炎、附件炎，表现带下量多、月经不调而不孕者，采用先治带下，再治不孕的治疗原则。炎症治愈，经带调顺后，再用上述方法从补气血，养肝肾方面调治不孕症。

二、治疗更年期崩漏证治两法

祝先生师从施今墨先生，而施师素以妇科见长，在继承施师经验的基础上，又结合自己几十年之临床经验，总结出治疗更年期崩漏证治两法，现分述如下。

（一）崩宜补中升清摄血，参用化瘀

祝先生认为本着“急则治其标，缓则治其本”的治疗原则，对崩证常用补中升清摄血法。方药：党参、生黄芪、升麻炭、血余炭、乌贼骨、柴胡、茜根草、棕榈炭等药。如血不止可加三七粉或黄鱼鳔，其中黄鱼鳔富含胶质，能加强止血之功。为避免涩后留瘀，血止后应改用养血补气之法调养。方药：党参、生黄芪、艾叶、阿胶、熟地、白芍、全当归、黑香附。若血崩不止，阴气暴脱，可用独参汤，浓煎频服。建国前，天津一女子因子宫肌瘤破裂，突然下血如注，倒悬、塞堵诸法皆不可止。施今墨先生诊其双脉微细似无，面色苍白，奄奄一息，神志昏迷。急令购野山参一支（约重 30g）煎汤频服，一昼夜，竟然血止神清，之后用益气养血之品调养善后。在治疗子宫肌瘤引起的崩漏血止后，即用软坚消瘀治其本病，因为子宫肌瘤在中医诊为癥瘕，为瘀血致病，于每月月经净后，用软坚活瘀消瘤药丸，嘱患者服 20 天，再令其服 10 剂补中升清的汤药，以控制月经量。软坚活瘀消瘤药丸：桂枝 30g，茯苓 60g，丹皮 30g，桃仁 30g，夏枯草 60g，山慈菇 30g，海藻 60g，鳖甲 60g，三棱 30g，莪术 30g，丹参 30g，血余炭 50g，赤白芍各 30g，生蒲黄炭 30g，当归 30g，五灵脂 30g，共研细末，兑入云南白药 20g，再加炼蜜合丸，丸重 10g，早晚各服 1 丸。补中升清汤方：生黄芪 30g，党参 10g，柴胡 10g，黑升麻 10g，黑芥穗 10g，白术 10g，当归 6g，艾叶 10g，生熟地各 15g，阿胶 10g（溶兑），甘草 6g。

（二）漏须温肾舒肝，燮理阴阳

祝先生认为妇女更年期漏下，临床多阴阳失调等证。①肾经虚寒：证见下血淋漓不尽，色黯褐有小血块，小腹冷痛，腰酸如折。临证常用《金匮》温经汤（吴茱萸、当归、川芎、人参、桂枝、阿胶、牡丹皮、生姜、甘草、半夏、麦门冬）治疗。《金匮要略方论》载：“妇人年五十所，病下利数十日不止，暮即发热，少腹里急，腹满，手掌烦热，唇口干燥……此病属带下……当以温经汤主之”。对其中“下利”，祝先生在临床上体会为“下血”。②郁怒伤肝：证见经期郁怒遂血不止，少腹时痛，脉大而软。常选用丹栀逍遥散加味（丹皮、黄芩、柴胡、白芍、白术、阿胶珠、艾叶、薄荷、茯苓、炙甘草、茜草、乌贼骨）。方中黄芩对治疗子宫出血，有极好的止血作用，茜草与乌贼骨为《内经》中治疗妇女病之“四乌鲗骨一藘茹丸”，历时近 2000 年，疗效仍著。③阴阳失调，肾虚肝旺：证见未寒先觉热，未热先觉热，时感轰热，面赤，汗出，心烦易怒，月经量少但淋漓不净，失眠或乱梦，口苦咽干，舌红黯，脉弦细。治用芩连四物汤加味（女贞子、墨旱莲、黄连、黄芩、生熟地、当归、川芎、白芍、桑叶、菊花），此为妇女更年期治疗中的常用方。黄芩配黄连调治轰热面赤确有良效。临床用此方时，宫冷加干姜炭，经量多有热加地榆、侧柏叶，腰痛加川断、杜仲。祝老指出，治疗崩漏总以调理气血为先。盖血为气母，气为血帅，血随气升，血脱气必脱。故治疗血病，必不能离开治气。施今墨先生曾讲：八纲辨证，应是表、里、虚、实、寒、热、气、血，而阴阳是总纲。实为至理名言。在治疗老年妇女崩漏时，常常以肝肾来定位，气与血的虚、瘀（郁）来辨证分析，也是从肝、肾、气、血等方面入手调治。在治疗老年妇女更年期崩漏时，应重视西医的检查和诊断，当西医诊断是子宫肌瘤而导致大出血时，应根据患者的具体情况权衡服药与手术的利弊，并不

是一味地坚持服中医进行保守治疗，在血止后，由于有西医关于子宫肌瘤的明确诊断，就可以在辨证的基础上，使用软坚化瘀消瘤丸药，做到有的放矢。由于重视西医的妇科检查，辨病与辨证相结合，所以分型较准，易于提高疗效。在提高疗效的同时，也有助于逐步探索筛选一部分高疗效的药物。西医的病理表明，子宫肌瘤和子宫内膜增生，都与分泌过多的雌激素的刺激有关。功能失调性子宫出血，更与性腺内分泌有直接关系，性腺又受下丘脑—垂体的支配，并相互制约，它们功能失调，又影响性腺内分泌的靶细胞—子宫内膜，而导致异常出血。内分泌紊乱—雌激素水平过高—出血，而中医调理用理气血以止血，是否能起到调整内分泌，从而使雌激素水平趋于正常，有待于今后开展中医的科研加以证实。

三、治疗产后身痛三法

祝先生认为产后身痛是妇科常见病证，其疼痛可累及全身多个关节，常在经期或疲劳之后加重，多难以奏效。他指出产后身痛多为肝肾亏损，气血两虚，营卫失调所造成，为病之本，而风邪外侵则为病为标。临床分为3个证型，治疗当以补为主，随证施治。

1. 气血两虚，风寒入络证　此型临床较为多见，症见全身多个关节疼痛，遇风寒加重，乏力，自汗，时头晕，大便干，眠差，舌质淡，脉沉细等，治以补气血、健脾胃、和营卫及散风活络为法，药选归芪建中汤合四藤一仙汤（钩藤、海风藤、络石藤、鸡血藤、威灵仙）加减治疗。

2. 肝肾亏损，气血两虚证　症见腰酸及四肢关节疼痛，腰脊乏力，足跟疼，头目昏花，面色苍白，舌质淡，脉弱等。治以益肝肾、补气血、祛风湿、除痹痛为法，用独活寄生汤加减治疗。

3. 肾虚证　此证多病程缠绵，以腰痛、乏力为主，兼见怕冷，眠差，记忆力减退，四肢关节疼痛。治以滋补肾阴为法，用六味地黄丸（或金匮肾气丸），配合祛风湿药加减治疗。

此外，他还强调，在用药调治的同时，还必须注意自身保养。如产后避免过早过重劳动，以免劳伤筋骨；产后切忌过早同房，以免重伤肾气；产后要注意避孕，以免身痛未愈再做人流，加重病情等。

典型医案选

一、老妇崩漏

王某，女，71岁，1985年1月28日初诊：患者绝经17年，间断阴道出血4年。自1981年起，无明显诱因出现阴道流血，1个月可发生4～6次。1984年10月起，出血量增多，每月必有4天多如月经，曾经服用健脾补肾之药不效。诊断性刮宫病理诊断为“凝血炎性渗出物及少许破碎的增殖期宫内膜，间断中有淋巴细胞浸润”。辨证：阴虚内热，迫血妄行。处方：生地10g，白芍30g，茜根草10g，槐花10g，大小蓟各10g，女贞子10g，墨旱莲10g，生蒲黄10g，艾叶炭10g，血余炭10g，乌贼骨10g，煅龙牡各30g。7～14剂，水煎服。2月15日二诊：服上方4剂后，阴道流血止，坚持服药14剂，因手指有麻木感，上方加葛根15g，15剂，隔日1剂。1985年11月追访，药服完，至今未再出现阴道出血。

【按语】 绝经后子宫出血，属中医崩漏范畴，预后大多欠佳，中医治疗本病多从脾虚肾亏入手，健脾补肾，但效果平平。祝先生在临床中发现有部分患者经妇科及病理检查均未发现恶性病变者，可放心处方用药，并细究病情，认为此类患者年事已高，且出血日久，必伤肝肾之阴，阴液既伤，相火必妄，热扰血室则下血难愈。故应辨为阴虚血热，迫血妄行。而治疗当以滋阴清热，收敛止血。本案绝经 17 年后，又间断阴道流血 4 年，而每月又必有 4 天量多如经血来潮，经祝先生细微辨证，灵活处方，先后两诊，服用近 30 余剂中药而使血病获愈，实属不易。

二、月经周期失调

王某，女，30 岁，已婚未孕，干部。1988 年 10 月开始在祝氏门诊就诊，自诉月经周期不规律 6～7/15～60 天，量中，排卵期有少量出血，经常腹痛，测基础体温单相，颜面色素斑，怕冷恶寒，腰酸腿软，白带多，B 超提示多囊卵。曾查输卵管通液正常，爱人查精液正常范围。祝先生对本例的辨证论治大致分为两个阶段：第一阶段治法以补气血、养肝肾为主，重在调理月经（1988 年 10 月～1991 年 12 月）。此间患者月经失调，周期无规律，排卵期出血，怕冷畏寒，腰酸软乏力，舌黯红，脉沉细弦。辨证为气血失调，肝肾不足。除先后采用艾附四物、调血八味汤（女贞子、墨旱莲、大小蓟、茜根草、生蒲黄、槐花、生地、白芍）等方为主方加减治疗外，并选用女金丹、乌鸡白凤丸、茴香橘核丸、安坤赞育丹、五子衍宗丸等中成药综合调理，重在理气血，补肝肾，收到较好的效果。至 1991 年 12 月，患者月经周期正常，血量适中，6～7 天干净，排卵期已无出血。第二阶段治法以调气补肾，重在促孕保胎为主（1992 年 1 月～7 月）。在此间患者虽然月经正常，但妊 1 产 0，自 1989 年 9 月孕 40 天自然流产后未孕。舌黯红，脉细滑。辨证为肝肾不足，气血失调，以经验方调气养血汤（木香、当归、川芎、益母草、赤芍）为主方，加补肾八子汤（女贞子、菟丝子、枸杞子、车前子、蛇床子、韭菜子、五味子、覆盆子）补肾促孕，再加紫河车、肉苁蓉、川断补肾养血。全方配制成丸药，每丸 10g，每日 3 次，每次 1 丸。月经期停服。经用此方调理治疗半年之久，1992 年 7 月 28 日来诊，已怀孕 2 月左右，晨起有早孕反应，恶心未吐，腰酸，小便黄，舌黯淡，脉细滑。辨证为胎气不安。治以安胎和胃，以保胎八味为主方。拟方如下：黄芩 10g，白术 10g，砂仁 3g，苏叶 3g，扁豆 15g，川断 10g，桑寄生 10g，菟丝子 10g，竹茹 10g，陈皮 10g。7～14 剂，并嘱患者注意孕期休息，避免劳累等事项。

【按语】 本例患者在祝先生处门诊治疗 4 年之久，经过调经补肾、保孕安胎等方法的精心治疗，终于收到经调、受孕、胎安的良好效果。从本例的诊断治疗全过程中不难看出祝先生在妇产科方面底蕴之雄厚与思路之敏捷。

三、狐惑病（白塞病）

周某，女，32 岁，已婚，职员。1986 年 7 月 25 日初诊。现病史：6 年前不明原因出现口腔溃疡，尿道口灼痛，自谓“上火”，服用消炎西药及泻火中成药无效。继之外阴开始肿痛，且见溃疡。北京两家医院的诊断为：白塞综合征。经用抗生素、维生素（B_6、E）、泼尼松（剂量不详）及龙胆泻肝汤 30 余剂，病情未见控制。近 1 年来两眼经常红肿，羞明涩痛。初诊时，经常低热，头重倦怠，精神委靡，失眠多梦，胸脘痞满，食欲不振。自诉外阴溃疡，时发剧痛难忍，大便干或先干后软不爽，小便黄。舌尖红，苔薄黄腻，脉弦滑。辨证：脾胃不和，湿热毒盛。治则：调和脾胃，清热除湿解毒。方药：半夏10g，黄连10g，黄芩10g，干姜10g，党参10g，甘草10g，柴胡10g，白蒺藜10g，菊花10g，青葙子10g，丹皮10g，紫草16g，川芎10g，首乌10g，女贞子15g。水煎服。二诊（1986年9月15日）：服药50剂，精神、食欲大有好转，胸脘痞闷已去，口腔剩一处溃疡少有白苔附着，外阴溃疡仍痛但能忍，舌苔少而黄，脉症同前。治疗以前方减黄连至3g，取3剂，共研细末炼蜜为丸（每服10g，1日3次，以缓图之）。三诊（1987年3月28日）：服后精神、食欲恢复正常，偶尔失眠多梦，自觉身热，口、眼、外阴三联体征全消，复因春节外感，又于舌根部生一小溃疡。小便热痛，身热，口干夜间为重，饮食又减，但精神尚可，舌红少苔，脉弦细数。辨证：湿热毒邪复燃，气阴两伤。方药：生黄芪30g，柴胡10g，桔梗10g，升麻10g，知母10g，连翘10g，生地10g，白术10g，黄芩10g，半夏10g，陈皮10g，生甘草10g，夏枯草15g，龙胆草10g，水煎服。四诊（1987年5月18日）：又服上方50余剂，诸恙悉去，嘱其谨防感冒，禁食辛辣，免受潮湿。

【按语】 祝先生认为：脾胃不和，湿毒侵袭之说较为切中狐惑病机。脾胃不和之人，复受外界湿毒邪气，致使脾运失健，升降失常，外湿内湿日久化热，而湿热毒邪酿于中焦，随气机留行，内而脏腑，外至筋骨皮肉，无不可蚀。蚀于脾窍而口腔溃烂。脾土邪盛，反侮肝木，湿热毒循肝经上蚀肝窍、下蚀阴器，是谓狐惑。甘草泻心汤为治疗脾虚痞结之证，调整升降，燥湿和胃，不乏治本之意。本例初诊除口、眼、外阴三联征外，复见身热、便干、溲赤、溃疡剧痛及热扰心神之失眠多梦，说明毒火之甚。祝先生于甘草泻心汤中加蒺藜、菊花、青葙子、丹皮、紫草、柴胡益增清热解毒之力，复顾湿热伤阴，再加首乌、女贞、川芎护养肝脏阴血，可谓面面俱到，不能不效。三诊虽然湿热毒邪有复燃之虞，但是身热、口干夜间为重，舌红少苔，说明气阴损伤，所以祝氏转而益气养阴之中清热解毒，用黄芪、甘草、生地、知母益气养阴，半夏、白术、陈皮仍为和中，桔梗、升麻调理气机，柴胡、黄芩、夏枯草、连翘清热燥湿解毒。祛邪扶正并举，狐惑终瘥。

四、脾肾虚损（重症肌无力）

贾某，女，12岁，学生，病历号：C111355。现病史：患者于1969年6月因右眼突然无故难以睁开，经某医院确诊为“重症肌无力”（眼型），用新斯的明治愈，1975年4月不慎外感，两眼睑先后发皱，下垂，以午后为重，并伴有复视。同年6月中旬又再度受风，发生眼球活动受限，咀嚼无力，吞咽困难，甚或饮水发噎等症。自罹病以来，虽一直服用新斯的明等西药治疗，但效果不著，诸症渐次加重。1975年7月22日因发热伴呼吸困难，被我院神经内科诊为“重症肌无力”（全身型）并发肌无力危象及肺部感染收住病房，经吸痰给氧等积极抢救，肌无力危象及肺部感染得以控制后，邀请中医会诊。主症：精神委靡，面容憔悴，两眼睑下垂，眼隙如缝，复视，气短憋气，语声低微，咀嚼无力，颈项酸软，全身近似软瘫，不能下地行走，两手小鱼际轻度萎缩，舌淡，脉沉细。辨证：脾肾虚损，气血双亏，复因风邪诱发，而致痿弱。治法：补脾肾、益气血培其本，疏风活络顾其标。方药以补中益气汤加味：生黄芪30g，台党参9g，全当归9g，升麻6g，白术9g，陈皮9g，清半夏9g，云茯苓12g，炙甘草3g，桑寄生15g，川续断9g。每日1剂，水煎服。同时嘱患者每日用黄芪煎汤冲洗眼胞。

服药1个月后再诊，患者仍感无力，多汗，四肢远端厥冷，舌淡，苔白腻，脉濡软。

此乃表阳不固，营卫失调。暂拟温脾肾，固表阳，和营卫法治之。处方：川桂枝 12g，杭白芍 12g，炙甘草 9g，制附片 6g，淡干姜 4.5g，台党参 15g，云茯苓 12g，生白术 9g，甘杞子 9g。每日 1 剂，洗药同前。上方为主加减治疗 1 个月，汗出逐渐减少，手足厥转温，诸症同前。仍守增培脾肾原意。处方：生黄芪 15g，如党参 15g，生白术 12g，茯苓 15g，当归 9g，杭白芍 15g，川芎 9g，大熟地 12g，制附片 9g，川桂枝 9g，巴载天 9g，仙灵脾 9g，节菖蒲 9g，炒远志 9g，鸡血藤 30g。每日 1 剂。住院期间患者病情稳定，日趋好转，手足冷感消失，身渐有力，可下地随意活动，饮食正常，生活亦能自理，惟眼睑下垂，复视改善不显，遂于 1975 年 12 月出院，此后到中医科随诊治疗。处方：生黄芪 30g，川桂枝 9g，赤白芍各 15g，制附片 6g，淡干姜 6g，仙灵脾 15g，巴戟天 15g，全当归 9g，大熟地 15g，甘杞子 12g，黄精 15g，千年健 15g，功劳叶 15g。每日 1 剂，水煎服。上药为基础加减治疗 3 个月后，眼睑下垂及复视均明显改善，自己能上百货大楼等处玩耍。原方加服疏风定痛丸，早晚各 1 丸，散风通络，攻补兼施。1976 年 7 月，复视消失，眼睑上抬有力，基本恢复正常。西药新斯的明由出院时每日 12 片减至 6 片，遂停服疏风定痛丸，原汤药改为丸药巩固。处方：生黄芪 90g，云茯苓 60g，白术 30g，升麻 15g，建神曲 60g，生山楂 90g，千年健 60g，金狗脊 60g，功劳叶 60g，川续断 30g，菟丝子 30g，女贞子 30g，甘杞子 60g，巴戟天 30g，制蜜为丸，每丸重 9g，早晚各服 1 丸。1978 年 3 月随诊，患者症情平稳，仅略感面肌发紧，笑不自然。原方加地龙、乌蛇、钩藤、白蒺藜等祛风通络之品，制成丸药继服，西药新斯的明减为每日 3 片。1978 年 12 月，西药全部停用，诸症皆瘥，患者体壮身健，肌肤丰满，复学后功课优秀，体力活动一如常人，迄今未发。

【按语】 中医学中无重症肌无力之病名，从其临床证候特点来看，颇似痿证或瘫痪范畴，然并非真正的痿证或瘫痪。而祝老认为：重症肌无力病机多属脾肾亏损，气血不足。重症肌无力患者病在肌肉，症在无力，盖脾胃为后天之本，气血生化之源，五脏六腑之精气皆赖以供养，四肢肌肉无均为其主持；肾为先天之本，作强之官，藏精主骨，若脾肾不足，先后天俱虚，精气无以育养肌肉筋骨，则四肢痿软似瘫，不能上注瞳神则复视。故主以补脾肾，益气养血，强化筋骨，实为治本之法。

治病须分标本缓急，正气为本，邪气为标。本案例病本脾肾亏损，病因风邪诱发，病情危重，症状复杂，病情绵长，若胸无主次，乱药杂投，实难取效。因此祝先生根据本案虚实夹杂病情，治疗亦大体分 3 个步骤，初期温补脾肾，益气养血，扶正固本，恢复体力，重治在脾；中期加服疏风定痛丸疏风通络，攻补兼施；后期仍以培补脾肾，强壮筋骨，重治在肾。但改为丸药，意在缓图，巩固疗效。选方用药精当，治疗过程中正邪兼顾，层次分明，故收到了较好的疗效。

《丹溪心法》云："痿证断不可作风治，而用风药"。本案例中期曾用疏风定痛丸，后期方中亦有地龙、乌蛇、钩藤、白蒺藜诸药，作何解释？盖病因两次感受风邪诱发，而面肌紧张、笑不自然均系风象，有是证用是药，不可拘泥一说。又祝先生认为：黄芪补气升阳为治本病之要药。《本草备要》记载："黄芪温分肉，实腠理"。《本草正义》亦云"黄芪春令升发之性，可直达人之肌表肌肉"。现代药理研究证实，黄芪有强壮身体，加强全身肌张力的功能。本案还外用黄芪煎汤冲洗眼睑，直达病所，内服黄芪补气升阳，其效更是相得益彰。

（丛春雨）

第十九节 黄 绳 武

生平简介 黄绳武（1915—1989），男，教授，是我国著名的中医妇科专家之一。他系湖北省黄陵县人，出生于世代业医门第。耳濡目染，影响所及，幼龄即读医学，爱好文学。1935 年毕业于湖北国医专科学校，毕业后留校任教，并担任国医医药校刊编辑。抗战后返乡悬壶，屡起沉疴，于是医名远播，来诊者踵趾相接。

建国后，他先后任教于湖北中医进修学校、湖北中医学院及附属医院，深得著名老中医张梦侬的青睐。曾任湖北中医学院诊断教研组组长、湖北中医学院附属医院内科病房总负责医生、妇科主任、副院长等职务。先后讲授中医诊断、中药学、中医内科学、《内经》、医古文、中医妇科学等课程。1979 年晋升为中医教授职称，曾当选为湖北省五届人大代表，省政协委员、中华全国中医学会湖北省分会副理事长及中医妇科学会主任委员等职务。

黄先生学识渊博，精于《素问》，旁及金、元、明、清诸家文学，熟读历代医籍，既善读书，又重临床，勇于创新，自成一家之言。临证中辨证精当、处方灵活、独具风格。擅长于内、外、妇、儿、皮肤诸科。特别对妇儿科造诣尤深，在妇科方面尤有独到之处。

他推崇《景岳全书·妇人规》、《傅青主女科》的学术思想，高度评价《傅青主女科》一书。认为该书所创制的方剂，颇能结合临床实际，且较其他妇科专著更具独特风格，立方选药，平允而无偏颇，可称是妇科医籍中一部较好的专书。他深研景岳、傅青主专著，且得其真诠，兼取历代医家之长，并融会家传经验及个人临床实践所得，遂成一代名医——中医的妇科专家。

他主编了《中医妇科学》（全国高等院校教材）、《中国医学百科全书·中医妇科》、《傅青主女科评注》。

临床经验特色

黄先生在长期的临床实践中形成自己独特的辨证风格和用药特点，辨证治病，强调正气的作用。根据“不治已病治未病”、“精神内守，病安从来”的理论，认为正气不能内守不仅是疾病产生的根本原因，疾病的发展变化也多取决于正气的盛衰。主张“无病善防，提高体质，有病驱邪，慎勿伤正”，因此强调扶正培本，以期正复而邪自除，邪祛而不伤正之目的。对老年妇女尤其如此。

治病重视组方，重点在配伍法度及选药。他组方重法而不泥于方，强调读古方、名方要深刻了解其配伍法度与技巧，才能加减变化运用自如。例如治疗身瘦不孕的养精种玉汤，是由四物汤去川芎易山萸肉组成。黄老分析说“此方妙在去川芎之辛耗精。而易山萸肉滋养肝肾以添精血。”一味药的变化，整个方义就变了，重在养血保精。由于此方偏温，黄先生虑其瘦人多火，指出若加枸杞、龟甲、丹皮等味则滋水制火之力更强，受孕之机尤易。处方用药强调量体裁衣，既有尺寸，又有方圆。一是用药精当，最忌头绪杂乱，处方精要则药力专一；二是对每一味药物的性味了如指掌，对同类药物的微妙差异多有自己的临床体会。他常说用药如用兵，主攻方向明确而用药不当亦不能取胜。必须知能善任，才能药到病除，亦无副作用。在选药时总是深思熟虑，择善而从，从不轻易加减一味药，注重药物配伍，以发挥其用而制其弊，要求安全周到。

在妇科病的辨证方面，认为妇科病的产生主要在气在血、属肝、属肾、属脾等脏腑功能失调所致，但必须导致了冲任损伤才会产生妇科疾病。对妇科病的辨证以脏腑气血并结合冲任为中心，突出肝、脾、肾，尤其是肾。认为肾是五脏中唯一主生殖的脏器，肾的强弱盛衰与妇科有着密切的关系，肾阳不足不能温煦脾阳，肾水不足不能滋养肺阴。故在治肝治脾时，常需调补肾阴肾阳，或兼顾到肾，或从肾论治。治疗妇科病的组方用药也多从这三脏着手。虽立论肝、脾、肾，但又根据月经病、妊娠病、带下病的不同，治疗各有侧重。治妊娠病多从脾肾着手，调经种子则重肝肾，而带下病又多从肝脾着手。

在妇科的选方用药上，黄先生认为妇女以血为用，经、孕、产、乳耗血伤血，因而处处照顾精血为其思想核心。他常说：如果说对于温病是存得一份阴液就有一份生机，那么对于妇科病可以说顾护了精血，就是顾护了正气。明确提出对大辛大热、大苦大寒药物慎用的观点。认为辛热之药伤阴耗液损血，苦寒之味损伤阳气，亦能化燥伤阴，主张清热不宜过于苦寒，祛寒不宜过于辛热。

黄先生对于妇科病的这些辨证思想和用药法则，处处体现在其临床辨证处方用药上。例如对于痛经的辨证和治疗，一般认为“不通则痛”，但他认为痛经伴随着月经周期性出现，除了用不通则痛的机制解释外，还应该考虑与精血有着明显的关系。因为经血外流是一个耗血伤血的过程，因此治疗上既要顺应生理之自然，注重调经，又要注意滋补耗损之不足，补养精血，因而采用四物汤加减。用药上选用具有温养流动之机的当归、川芎为主药，而去壅滞滋腻之熟地，配白芍、甘草缓急止痛。因痛经乃气血为病，四物汤治血有余，治气不足。又酌加香附、川楝、艾叶、乌药、元胡等行气止痛以补其不足，使气行则血行而痛止。少女痛经，临床多见，痛时常伴恶心呕吐、大便溏泄、出冷汗、四肢厥冷甚至昏厥，此类患者多面色不华，形体消瘦，多由肾气未充所致。黄先生根据经期耗血伤精的特点，对少女痛经多从肾论治或兼顾到肾，特别注重补养肾精，每在治痛经方药的基础上加枸杞子、山萸肉、艾叶、巴戟天等；确属肾精亏损者用熟地、阿胶大补精血；兼虚者则用枸杞子，既补肝肾精血，又不似熟地、阿胶之类；温肾阳常用巴戟天，温能益精，不似肉桂之温热、附子之燥烈；经期便溏者加炒白术、党参、茯苓；伴呕吐兼热者用竹茹；兼寒者用吴萸；兼瘀者加泽兰、炒蒲黄等。黄先生曾治一患者陈某，20 岁，未婚，每经行第 3 天腹痛甚，恶心呕吐，全身冷汗，甚则昏厥，伴经期延后，月经量多，经色淡红，形体消瘦，面色㿠白，予胶艾四物汤原方加山萸肉、巴戟天、吴茱萸等，药后病愈。

黄先生治疗不孕症，病机上重点在肾，旁及肝脾，认为肾是五脏中唯一主生殖的脏器，因而在治疗时，有肾虚的证候必须从肾论治，既便没有肾虚的症状，亦应兼顾到肾。制方用药上既重视保护精血，又处处顾护阳气（即氤氲之气）。认为只有精血充足才能摄精成孕，只有氤氲之气才有生身之机。常言“寒水之地不生草木，重阴之渊不长鱼龙”。因而注重肾之阳气（即生发之气）是治疗不孕症的关键。他创导的“温润添精”法正是这种思想的具体体现。对于“子宫发育不良不孕”，认为是先天发育欠佳，肾气不足所致。妇女所重在血，血能构精受胎成孕，欲治其病，惟于阴分调之。但水为造化之源，火为万物之先，阴为发育之着，欲意生发，非少火生气不足为动。经曰“形不足者，温之以气”，黄先生拟“温润添精”之法，即八珍汤加枸杞子、菟丝子、川椒、香附、鹿角霜、仙灵脾、紫河车等。功能养精血、温阳气，肝、脾、肾三脏同治。如性欲减退认为是生理功能低下，加仙茅补命而暖精，如大便干者则用肉苁蓉温阳通便。其温肾阳之巴戟天、仙灵脾、肉苁蓉、鹿角霜、艾叶等温不燥血、温而能润之药每酌情选用。他曾治一患者，栾某，女，26岁，结婚3年未孕，月经常推后10余天，伴月经量少，查子宫核桃大小。拟：熟地20g，枸杞子15g，菟丝子15g，鹿角霜15g，仙灵脾10g，龟甲20g，川椒45g，党参15g，白术12g，白芍12g，香附10g，紫河车30g。连服20余剂而受孕。对于身瘦不孕，用养精神玉汤加减，选用此方亦是从肾、精血、阳气几个方面考虑。养精神玉汤由四物汤去川芎加山萸肉组成。一味药的变化，整个方义就改变了。四物汤为养血主方，去辛温香窜之川芎，加山萸肉温养精血，成为纯养精血、肝肾同治之方。一般认为瘦人多火，而养精神玉汤偏温，这正是考虑到对不孕症患者注重生发之阳气。如确实阴虚火旺者，宜酌加枸杞子、龟甲、丹皮等味。

对于各种附件炎症引起的不孕症，除了照顾肾、精血、阳气以外，又应着重治肝、治气、治血为主。肝经循行两少腹到输卵管部位有经脉所过，所以从肝论治、调理气血是治疗本病的根本。一般认为炎证多是气滞血瘀，热毒瘀结。黄先生认为妇科病的慢性炎症多伴有结缔组织增生，用药不要过于寒凉，而应用一些具有温养流动之性当归、川芎、鸡血草、鹿角霜等且配以活血通络之品以利于输卵管的通畅。他曾治一患者曾某，女，27岁，结婚4年不孕，婚前曾孕50天作人流术，后经常两小腹痛，经期尤甚，伴经前期乳房胀痛，白带多，作子宫输卵管碘油造影，提示“右侧输卵管不通，左侧轻度积水”。拟方：柴胡6g，当归10g，川芎10g，浙贝母15g，穿山甲10g，路路通10g，茯苓15g，桂枝6g，鹿角霜15g，川楝10g，元胡10g，生苡仁15g。服上药30剂，两小腹痛消失，第二年足月顺产一男婴。

黄老不仅中医知识渊博，且重古而不泥古，在辨证用药时，在不违背中医理论的基础上把辨证与辨病结合起来。例如对“多囊卵巢综合征”的治疗，除辨证用药外，针对卵巢包膜增厚，卵子排出不畅的病理，选用软坚散结、活血化瘀类药，从而取得满意的疗效。又如治“妊娠水肿”，黄老参考西医学“先兆子痫”的病理，针对《傅青主女科》中用加减补中益气汤治疗“妊娠水肿”，提出辨证与辨病相结合。因“妊娠水肿”多伴高血压，提醒后学者，不可一见水肿就投此方，人参、黄芪益气升阳，柴胡、升麻助长相火，免误伤人也。

黄老平时治学严谨，孜孜不倦，数十年如一日，讲究实事求是，晚年虽年逾古稀，鬓发如霜，却不知疲倦，热心树人，认真传授，对学生训勉备至。临诊时每每详细分析，使学者受益匪浅，深得学生敬爱，实为后学者之楷模。

（丛春雨　梅乾茵）

第二十节　赵　松　泉

生平简介　赵松泉（1915—　　），男，汉族，北京市人，北京妇产医院中医科主任医师。1935年毕业于北平华北国医学院，从师施今墨先生，曾筹建张垣中国医院，解放前挂牌行医。1956年入北京中医医院工作，兼任北京市中医研究所研究员。1961年调到北京妇产医院工作，历任中华全国中医学会第一、二届理事，中华全国中医学会妇科委员会常务委员，北京中医学会妇科委员会主任委员等职，一生致力于中医妇科病的研究。临床擅治月经病而致的不孕症。所研制出的“排卵汤”治疗妇女不孕症，获北京市科技成果奖。相关论文收入《北京市老中医经验选编》一书中。其经验被日本《日本产妇东京会志》及《妇人生活不孕症》所介绍。撰写有“子宫肌瘤辨证论治”等论文30余篇。

学术思想特点

一、突出以肾为本，治疗功血主张“调其阴阳，以平为期”

赵先生在几十年中医妇科临床实践中认识到，女子生理上最大的特点之一是月经的来潮。月经失调是病理总称，包括月经周期不准，及经量、经色、经质等发生异常现象。而功血症属于功能性疾病，也属于月经失调的范畴。

赵先生指出夫经者经常也。妇女经血每三旬一见，如月盈则亏，全赖乎冲任与肾气承上启下，温煦濡养。天癸是促进月经的动力，而维持月经周期周而复始地循环调节的，主要有两种因素。①冲任二脉的调节。冲任督三脉同起而异行，任摄诸阴，督禀诸阳，经行身背者为督脉，行身前者为任脉，从中起者为冲脉，带脉横围于腰间。“冲为血海，任主胞胎，二脉相资故能有子”，又“月经之本重在冲脉”，冲任之气血下注于胞中与肾水相应而为天癸（天癸者，颇与西医学之内分泌功能相似）。所以，肾气旺盛，冲任通畅，则月经规律正常；冲任失和，则月经失调。冲任二脉，按其经络循行，直接与人体生殖腺内分泌系统有关。②肝脾肾脏腑功能的支持。肾主藏精，主骨生髓，亦主胞络，所藏之精即为生长发育生殖和内分泌的物质基础。肾气主温煦生化，为供输各个脏腑功能动力的源泉。若肾气不充，则生殖腺功能减退，性腺及第二性征萎缩或衰退。张景岳在《景岳全书·真阴》中说：“命门之火，谓之元气，命门之水，谓之元精……此命门之水火即十二经之化源。”肾为元气之根，主生殖；若肾气不足，则上不能温脾胃，下不能暖胞宫，固摄失司；况奇经八脉隶属于肝肾，若肝肾亏损，则直接导致冲任功能失调。至于脾统血，主运化，为后天之本，对于血的运行有着调节和控制能力。若脾阳虚则不能统血，而脾阴虚则不能滋生血脉，说明气血充足就能发挥统血、摄血的作用，就不至于发生崩漏或月经不调疾患。肝藏血，主疏泄，又主血海，有贮藏血液、调节血量以及精神活动、物质代谢等方面的作用。若血虚则肝失所养，阳无所附，气机不畅，升降失序，从而引起气血失调。赵先生高度重视肝脾肾三脏在妇女生理病理中的重要作用，在妇科经、带、胎、杂病的辨证施治中突出以肾为本。

赵先生认为功能失调性子宫出血症为妇科常见的慢性疾病，青中年及更年期妇女多患之，而以中年妇女占其大多数。由于月经一月数行或淋漓不止，由崩转漏或由漏转崩，或经行先后无定期，反复出血，有的患者经年累月长期出血不止，或暴下如注，涌出大量血块，势必继发贫血，也常有其并发症。本病对于妇女的健康影响很大。

功血症可分为无排卵性子宫出血及有排卵性子宫出血。无排卵性子宫出血，是雌激素持续刺激子宫内膜而使其过度增殖致使子宫内膜不规则剥落；或月经周期延长也可出现子宫出血量或多或少的崩漏。子宫内膜过度增殖，在不排卵的情况下，当然亦无黄体形成，临证常有短期的停经史，继之即有大量的阴道出血，中医称之为月经错后与血崩交替发作，即如张景岳所说：“若隔之浅者，其崩尚轻，隔之久者，其崩必甚。”有排卵性的功能性子宫出血，常无子宫内膜增生，但黄体功能不足，或过早萎缩，子宫内膜不能很好地剥落而引起子宫出血。在临床上或见到经前、经间、经后的出血，中医称为由崩转漏，或由漏转崩，是一种淋漓不止的出血。赵先生认为由于肝气郁结及精神等因素造成气滞血瘀，瘀血阻滞经脉，以致血不循经而外溢，即为瘀血在内的内膜脱落不全之崩漏，也有因肝郁化火，热盛迫血妄行之出血，或热邪伤阴而动血，阴虚阳亢，皆属于阴阳平衡失调，内分泌功能紊乱而造成的功血症。赵老在辨证施治中共分5个证型，即脾肾阳虚证、阴虚血亏证、肝肾阴虚证、肝郁血热证、心脾两虚证。

赵松泉老中医深有体会地指出以妇女内分泌功能失调所致月经不调之功血症，在辨证论治5种证候中皆以肾为本。冲任功能正常的发挥，又必须依靠肾经和肾气的充实旺盛。而脏腑气血功能的失调，在以“阴阳互根”互济为用的前提下，治疗上本着“调其阴阳，以平为期”的原则，从而使其自稳调节机能稳定。张景岳在《景岳全书·传中录》中说：“善补阳者，必于阴中求阳，则阳得阴助而生化无穷；善补阴者，必于阳中求阴，则阴得阳升而泉源不竭。”可以解释阴阳相济之妙用。张景岳又说：“善补精者，能使精中生气；善治气者，能使气中生精”。对补气补精的运用，阐明了精气相互间的转化，着重以调整阴阳失衡，使肾阴充盛，肾阳才能振奋。在补肾阴时，应注意到肾之阴阳相互为济的内在联系，同时兼顾肾阳，令二者相互协调，肾阴才能得以恢复。临证研究肾精与肾气的关系，务使其阴阳功能保持平衡，从而达到神经体液、内分泌代谢调节和机能的恢复。赵老在妇科临证所治愈的功血病例中，较多的是无排卵性功血症，经治疗建立正常的月经周期，多无崩漏之患，同时又起到温煦生化排卵的作用。

二、认为妇人病变多集中在肝、脾、肾三脏，其中以肝为重点

赵先生从这一理论出发，别有新意地创制了排卵汤治疗不孕症。

他认为肾主藏精，亦主胞宫，所藏之精，即生长发育、生殖与内分泌及人体所有的精气。肾为孕育之根，肝肾亏损直接导致冲任功能失调，且中年妇女常因七情影响奇经；奇经八脉隶属于肝肾，产育屡伤于血，又导致气不能帅血以畅行；血瘀阻气则气血功能失调。因此，中年妇女应养肝滋肾，调理冲任。更年期又重在脾，脾为后天之本，具有生化统帅气血之权，脾健则冲任通盛而无病。月经失调先期量多与月经周期紊乱皆属于崩漏范畴，主要与肝、脾、肾三脏功能失调有关。或受精神刺激，肝郁气滞，郁久化热，则错后闭经或血不归经而妄行；或脾虚不能统血，及肾气不足，冲任失调则闭经或崩漏。在妇科临床实践中，赵先生把不孕症分为6个证型：①肝肾阴虚型：最为多见，治以滋补肝肾，养阴清热为主。②肝郁气滞型：也较多见，治宜疏肝解郁，凉血固经之法。如气滞血瘀，气行受阻，血必不能畅行，子宫内膜不规则脱落，则以舒肝理气、活血化瘀、疏通经脉为主。③肝郁脾湿型：也多见，治宜平肝清热，健脾利湿为主。④脾不统血或心脾两虚型：若崩漏、量多，脾不统血，治以益气升提，健脾安冲。心脾两虚，闭经量少，则以养血健脾补而调之。⑤脾肾两虚型：以健脾补肾益督为主。⑥寒湿凝滞型：以温经散寒为主。赵先生在临床上除按上述6型进行辨证论治外，对其中由于气滞血瘀及经络，导致冲任功能失调，发为月经后错、量少或闭经，病理或化验证实为不排卵或卵巢功能不良者，都采用自拟排卵汤，通过舒肝理脾、疏通经脉以建立规则的月经周期，同时补肾益精，使肾的精气充盛，温煦生化卵细胞。从该方用药分析，所用的活血化瘀药物有赤芍、泽兰、益母草、苏木、刘寄奴等。关键在于调整肾之阴阳平衡的原则上，以女贞子、覆盆子、枸杞子、菟丝子等药协调阴

阳。服药后，月经周期正常，基础体温出现双相，故将此方命名为排卵汤。方药：柴胡6g，白芍10g，赤芍10g，泽兰10g，益母草10g，鸡血藤10g，怀牛膝10g，刘寄奴10g，苏木10g，生蒲黄10g，女贞子10g，覆盆子10g，菟丝子10g，枸杞子10g。方解：柴胡疏肝解郁，白芍敛阴柔肝，二药有推陈致新而又有调经之作用；赤芍通经行血，配生蒲黄行瘀化滞，有增强子宫收缩作用；鸡血藤活血补血，疏通经络以治血枯经闭，与益母草相伍调经，即化瘀又生新；用苏木祛瘀理气以破血，合刘寄奴更增祛瘀通络之效，佐泽兰入厥阴肝经血分，舒肝气以和营血；用牛膝宣导下行为主，使气血得以畅行。以上诸药意在舒肝肾之郁，补肝肾之精，使气舒精足血畅，其实质为肝脾肾三脏共治，则月经自调，孕育乃成。女子胞和五脏均与冲任二脉密切相关。冲任正常又取决于肾精和肾气的充实旺盛与否，故用女贞子、覆盆子、枸杞子、菟丝子以滋肾补肾，从而达到神经、体液和内分泌代谢调节机能的恢复。对于无排卵性闭经，通过治疗，既建立了月经周期，又起到了温煦生化排卵功能的作用。赵先生在长期临床实践中还总结出该方加减变化规律。若阴虚有热者，加青蒿10g、地骨皮10g、生地12g、玄参10g；若心烦气急，乳胀胸闷者加青皮10g、橘叶6g、王不留行子10g、香附10g、木香10g；若闭经日久者加当归10g、桃仁6g、红花10g、茜草10g、三棱10g、莪术10g；若性欲减退加仙茅10g、仙灵脾10g、肉苁蓉10g、山萸肉10g、菟丝子10g、鹿角霜10g；若痛经腹胀者加川楝子6g、元胡6g、香附10g、广木香6g；若纳差浮肿者加山药15g、茯苓12g、焦三仙各10g、草豆蔻6g、白术6g；若肥胖者加茯苓12g、半夏10g、陈皮10g；若眠差者加制首乌12g、炒枣仁10g、远志10g、茯苓12g；若腹痛肢冷者加桂枝10g（或肉桂3g）、橘核10g、荔枝核10g、吴茱萸6g；若湿热下注者加炒知母6g、黄柏6g、败酱草12g、草河车10g、鸡冠花10g、椿根皮10g。

服药方法：采取周期服药法，以建立正常的月经周期或不干扰正常的月经周期。每月6～9剂药，分两次服完。①月经期服药，从月经第1天开始连服3～4剂。②中期服药，从月经第13天开始连服3～4剂。如果患者月经后错、稀发或闭经，则采用服药3剂，停药7天，再服3剂，以后停药7天再服。同时配合测基础体温，如果基础体温超过36.6℃，连续3天停药。等月经来潮后，再按第一种方法服药；如果不来月经，仍按基础体温的测定序贯服药。如果基础体温连续上升15～30天，有可能是怀孕，即来门诊化验，如为妊娠则服保胎药，以预防流产。

赵先生指出诊治包括不孕症在内的经、带、胎、产、杂妇科诸疾，强调必须辨证正确，治病必求于本。用药处方要标本兼顾，既要解决现存症，又要考虑原发病。赵老提倡既注意临床辨证，又要注意个别病人的病理特点，正确处理好共性与个性之间的关系，才能进一步提高临床疗效。

他指出包括不孕症在内的妇科诸疾病大都集中在肝、脾、肾三脏。其中又以肝脏最为突出，符合所谓女子以肝为先天之说的理论。中年时期在于肝，气机失常则人病。因此治疗中要着重疏肝调气，临床常用柴胡、白芍以敛阴柔肝、调经。脾不健运多表现为脾虚、脾湿，因此治疗时注意益气、健脾。对于肾阴虚或肾阳虚损又当分另补肾益督法，当以仙茅、仙灵脾、鹿角霜、肉苁蓉、巴戟天之属温补肾阳，填精益髓，峻培本源，以补雌激素之不足。

赵先生指出不孕症中肝肾阴虚最为多见。根据徐灵胎："治妇人病必先明冲任二脉"的原则，在治疗上注意补肝肾，实际上就是调冲任，因为冲任与肾之关系最为密切，肝肾亏损则冲任失调，故重在养肝益肾，补先天之真阴，益后天之化源，达到肝肾安和，冲任通盛调和，则月经自然以时下的目的。

临床经验特色

一、治疗痛经证治五法

赵先生指出导致痛经的原因比较复杂，应根据痛经临床表现分析，在审证求因、辨证论治中，从整体观念出发，溯本穷源，运用脏腑证候分治，以脏腑生理功能和病理反应及临床之寒热虚实之不同，进行分析归纳，研究治疗法则。现将他临证 5 种证治简述如下。

1. 肝郁气滞证　经前 2～3 天胸胁作痛，小腹坠胀，嗳气太息，经期腹中拘挛疼痛，小腹较甚，并伴有恶心、冷汗，经血色紫黯，有血块，血流不畅，血块排出后腹痛稍减，而月经中期常有乳胀，烦躁易怒，舌质紫黯，苔白，脉象弦滑。临床上此证多包括子宫内膜异位症，可合并原发性不孕症。辨证为肝郁气滞，气血瘀阻。治疗当以疏肝理气，活血化瘀之法。方药：柴胡 6g，白芍 10g，赤芍 10g，泽兰 10g，益母草 10g，延胡索 6g，香附 10g，木香 6g，乌药 6g，白芥子 5g，怀牛膝 9g，生蒲黄 10g，五灵脂 10g，刘寄奴 10g，苏木 10g，当归尾 10g，王不留行 10g。每月 6～9 剂，另加七味香附丸 2 袋，痛经丸 2 袋，益母草膏 2 瓶，经期加丸药及益母草膏。每次一茶匙，日服 2 次。赵先生特别介绍了上述汤药的服用方法：测基础体温，36.5℃以下时服药 3 日，停 4、5 日；如基础体温维持 36.5℃以上，说明药量已够，暂停汤药。如未怀孕，基础体温下降至 36.5℃以下，在经期服药 3 天。若稀发闭经，中期基础体温不上升则多服 3 剂，直至基础体温上升 3 天则暂停药（以下各证均如此服药，即序贯服药）。

方中用柴胡、香附疏肝理气，开郁散结，且香附为血中气药，能行气，有解六郁之功；白芍养阴柔肝，三药合用，使肝木条达，斡旋大气，寓血病而能调气；用赤芍入厥阴肝经分泻肝火，合归尾、泽兰、元胡、益母草、蒲黄、五灵脂、刘寄奴、苏木、王不留行等行血中瘀滞，以治血气闭塞之肿痛，通利不通；治血必先理气，故用木香行三焦，理气宽中；乌药行气消肿；白芥子辛温香窜，以调气温中，通络消肿；怀牛膝宣导下行，走而能补，既能补肝肾又能强筋骨。

2. 肝脾湿热，气滞血瘀证　经来腹痛甚剧，色紫黑，质黏稠，有血块，腹痛拘急下重，纳少恶心，面色青黄，舌苔根黄腻，舌体发胀，脉弦滑。此证多包括子宫内膜异位症、附件炎等。此系肝郁化火，血为热灼，木郁乘土，脾湿不运，湿阻中焦，肝脾湿热，气滞血瘀而成。治疗当以舒肝理气，活血化瘀，清热利湿之法。方药：柴胡 6g，白芍 10g，茯苓 12g，瞿麦 10g，萹蓄 10g，萆薢 10g，白通草 3g，川楝子 6g，败酱草 10g，草河车 19g，橘叶 10g，佛手 10g，路路通 10g，生蒲黄 10g，五灵脂 10g，延胡索 6g（冲服），车前子 9g（布包）。

方中以柴胡、川楝子、橘叶舒肝理气散结；白芍以防湿热伤阴，又能缓急安脾；瞿麦、萹蓄、萆薢、通草、车前子清热利湿；败酱草、草河车清热解毒，消肿止痛，延胡索入厥阴气分，行血中气滞；蒲黄、五灵脂、路路通行气活血散瘀，止血气之痛；佛手理气和中，开胃化湿，使机体功能恢复而又有促进孕育之功。

3. 寒湿凝滞证　行经两侧腹痛发凉，喜热、喜按。经前有淋漓出血 6～7 天，腹胀腰痛，身倦肢冷，痛经逐年加重。不思饮食，舌苔白，根厚，脉沉弦。此证多为子宫内膜异位症合并盆腔炎，或原发性不孕症。辨证：此乃寒湿凝滞，气不宣通，形成瘀血。由于血为寒凝，寒湿伤及下焦，客于胞宫，则经行腰胀而痛。治疗拟温散寒湿，理气活血之法。方药：橘核 10g，荔枝核 10g，延胡索 6g，川楝子 6g，乌药 8g，吴茱萸 9g，小茴香 10g，椿根皮 10g，鸡冠花 10g，茯苓 12g，苡米仁 12g，黑荆芥 6g，乳香 2g，没药 2g，全瓜蒌 12g，炒枳壳 6g。服上方药每月 6～9 剂。另外用香附、小茴香各 60g，食盐 1kg，经期热罨包敷腹部。

方中用橘核、荔枝核辛温入肝经血分，行血中寒气；川楝子、乌药散下焦冷气；配合吴茱萸、小茴香辛温药以温中散寒，行气燥湿，治寒邪伤里之腹痛；湿重者用椿皮、鸡冠花、茯苓、苡米仁祛湿止带；延胡索辛温行气活血；因有经前或中期出血，故用黑荆芥散瘀祛风理血，炒炭则又有祛湿止血之功；瓜蒌、枳壳理气散结消胀；乳香、没药散结气，通滞血，消肿定痛。综合全方达到湿祛寒除，气血流通，病去而愈之目的。

4. 脾肾两虚证　多伴有原发性不孕症，形寒肢冷，少腹寒凉，经来腹痛绵绵，喜暖按之得舒，溺清，便溏，月经不调，量少色黑褐不红，白带清稀，或失眠多梦，腰酸，身倦乏力，面色萎黄，微有浮肿，舌苔薄，质略淡，脉象沉细弱（基础体温单相）。辨证：缘因脾肾阳虚，胞脉失于温养而致痛经发生。治疗当以健脾温肾，补气养血之法。方药：太子参 10g，白术 6g，茯苓 12g，当归 10g，熟地 10g，台乌药 9g，小茴香 10g，山药 15g，石莲肉 10g，香附 10g，木香 6g，鸡血藤 10g，益母草 10g，生鹿角 10g，肉苁蓉 10g，菟丝子 10g，枸杞子 10g，车前子 9g（布包）。每月 6～9 剂，序贯服药。

方用太子参、白术、茯苓、山药、石莲子益气健脾；鹿角、肉苁蓉、菟丝子、枸杞子滋肾填精，温煦肾阳；用乌药、小茴香、香附、木香温通利气；当归辛温补血和血；熟地补血益精；鸡血藤、益母草、车前子理血而通利血脉，为刚柔相济，相得益彰，以促气血速生。

5. 肝肾阴虚证　痛经甚剧，腹胀下坠难忍，月经量多，血色紫暗，每当下行血块，腹痛甚剧，白带显多，腰痛身倦，五心烦热，便秘，尿短而黄，面色不华，颧红，舌苔中剥，质紫绛，脉象弦滑。此证常伴见子宫肌瘤或原发性不孕症。辨证：多系素体肝肾阴虚，虚火灼伤阴液，阴耗血滞，蓄血成为癥瘕，因而痛经甚剧，腹坠胀难忍。阴虚内热，热与血搏，血不归经，则见上述诸症。治疗当以养阴滋肾，凉血化瘀以调经之法。方药：生龙骨 25g，生牡蛎 25g，乌贼骨 15g（前 3 味药先煎），覆盆子 10g，生鳖甲 12g，川续断 10g，茜草 6g，蒲黄 6g，延胡索 7g，川楝子 6g，柴胡 6g，白芍 10g，青蒿 10g，地骨皮 10g，全瓜蒌 12g，炒枳壳 6g，香附 10g，女贞子 10g，琥珀粉 3g（吞服），车前子 9g（布包）。每月服 6～9 剂，序贯服药。

方用龙骨、牡蛎、鳖甲滋阴潜阳，活血软坚、散结；地骨皮、青蒿、瓜蒌、女贞子养阴清热；茜草、蒲黄、车前子、琥珀凉血通瘀，消肿块，散积聚；延胡索、川楝、香附、枳壳、柴胡可使木郁达之，积者散之，以行气消胀，气通则痛止；续断、覆盆子补肝肾之虚。全方标本兼顾，化瘀而不伤正，补虚而不留瘀。

赵先生深刻地体会到，绝大多数年轻妇女的痛经是由情志因素引起的，多为气滞血瘀，又有湿热郁结和寒湿凝滞等证，属于实证。其证候特点是经来腹痛而胀，面青或白，肢冷汗出，经量偏多，夹有血块，块出痛剧，痛剧则出现恶心呕吐，甚则翻滚昏厥，即因气滞血凝引起瘀血作痛。所以治疗时除嘱患者经前、经期情绪保持舒畅，忌食生冷食物，避免受寒凉外，应采用理气活血，温通化瘀的方法，经过治疗后，使疼痛时间缩短，疼痛减轻，经来血块逐渐减少，直到痛经消失。对属于脏腑虚损，气虚血亏，血海失去濡养之痛经，如脾肾阳虚、肝肾阴虚等证的治疗，又当权衡辨别以补益之。

二、治疗恶阻证治三法

赵先生认为妊娠恶阻的病理有 3 条：①因脾胃虚弱，冲脉之气上逆，胃气不降所致；②因肝气郁结，失于疏泄，横逆犯胃所致；③因脾失运化，津聚成痰，痰浊上逆所致。临证中他将本病分为脾胃虚弱、肝郁气逆、痰湿壅遏 3 证，分为 3 法、3 方主治之。

1. 脾胃虚弱证　平素多胃气较弱，多于妊娠两三月后出现呕哕厌食，或食入即吐，神疲嗜睡，四肢倦怠，多出现脱水，舌淡苔薄，脉滑无力，脾阳虚则有肢冷便溏，苔白脉沉，尿酮体阳性（＋～＋＋）。赵老治疗拟健脾养胃，和中止呕之法。常用顺肝益气汤加减（傅青主方）：党参 10g，炒白术 6g，茯苓 12g，熟地 10g，白芍 10g，麦冬 10g，佛手 10g，砂仁 4g，藿苏梗各 6g，石莲肉 10g，山药 15g，苏子 6g（或姜半夏 9g），枇杷叶 10g。若兼寒者加生姜汁兑入汤药，或先服数滴以温中止呕；若夹食者加神曲以消食化滞；若夹热者加竹茹、黄芩以清热安胎；若伤阴口渴思饮者加石斛以生津止渴；若气虚甚者党参易人参 10g，以增强益气之功。

2. 肝郁气滞证　多见精神郁闷，呕吐酸水或苦水，食入即吐，烦躁噫气，胸胁胀闷，头昏而胀，泛热口苦，尿黄量少，大便燥结，舌红苔黄，脉弦数或滑数。赵老拟清热调肝，降逆和胃之法。常用温胆汤加减。方药：枇杷叶 10g，竹茹 10g，代代花 6g，玫瑰花 4g，佛手 10g，法半夏 9g，黄连 6g，黄芩 10g，茯苓 12g，秫米 10g，芦根 15g，藿苏梗各 6g。其中代代花、玫瑰花二药相配用治疗气滞胁胀之孕吐具有芳香化浊、舒肝理气、开胃醒脾之功。若兼有口渴便秘，可加石斛、全瓜蒌以生津开胸，润燥通便。

3. 痰湿壅遏证　临床多见呕吐痰涎，脘闷不思食，口淡不欲饮，四肢疲倦无力，舌胖苔白或白腻，脉滑。赵老拟化痰降逆，健脾除湿法，常用小半夏加茯苓汤化裁。

三、自拟经验方培育汤治疗流产

赵先生认为先兆流产、习惯性流产属中医堕胎、小产、滑胎之列。其病理主要为肾虚受胎不实，冲任不固；或气血亏损，源流匮乏所致。赵老临床上常以补肾益气、固冲安胎之培育汤加减治疗本病，收到令人满意的疗效。培育汤基本方药为：桑寄生 12g，菟丝子 12g，川断 10g，炒杜仲 10g，太子参 10g，山药 15g，山萸肉 10g，石莲肉 10g，芡实 12g，升麻 6g，大熟地 10g，苎麻根 10g，椿根皮 10g。临证加减：若肾阳虚者加补骨脂、鹿角胶；若肾阴虚者加女贞子、墨旱莲、枸杞子、桑椹、生地；若血虚者加当归、首乌、阿胶；若阴虚血热者减熟地，加地骨皮、黄芩、生地；若气虚者加黄芪、党参、白术、炙甘草。

典型医案选

一、脾肾阳虚证

王某，37 岁，病例号：功血症 28 号。主诉：患者月经期先后不准，量多已 10 余年，原发不孕症 3 年。现病史：初潮 14 岁$\frac{7 \sim 10}{20 \sim 25}$天，量多，曾因出血量多，合并失血性贫血，血红蛋白 30g/L，住外院及我院 4 次，输血 2 次。此次出血淋漓不止已月余，转本组治疗。主证：崩漏持续 40 天，自觉头晕，身倦心慌，气短，腰酸肢肿，腹冷便溏，小便清长，面色萎黄，唇围有短须，舌质淡有齿痕，苔少，脉沉细无力。辨证：脾肾阳虚，封藏失固。治法：健脾补肾，固摄冲任。方药：煅龙骨 25g，煅牡蛎 25g，赤石脂 25g（前 3 味先煎），乌贼骨 15g，川续断 10g，仙鹤草 10g，墨旱莲 10g，地榆炭 15g，侧柏炭 15g，贯众炭 15g，棕榈炭 15g，黄芪 10g，党参 10g，炒白术 6g，山药 15g，仙茅 10g，仙灵脾 10g，茯苓 12g，首乌 12g，茜草炭 3g，鹿角胶 10g，补骨脂 10g，胡芦巴 10g，菟丝子 10g，枸杞子 10g。经服上方药 3 剂后，出血止，便溏已除，月经周期准。仅经期及中期各服 3 剂。在治疗 3 个月中只有 1 次极少量中期出血，且基础体温可见有排卵征象。血红蛋白上升至 97g/L，随后停经并怀孕。

【按语】 此证为脾肾阳虚，因腰为肾之府，肾气不足，故常有腰痛，倦怠头晕。肾阳虚，不能温养脾阳，脾肾阳虚，中土及命门之火衰弱，则腹冷、便溏、浮肿。下元虚惫，冲任不固，故血崩量多，已月余未止，继续贫血。血崩日久不止，呈血脱气陷之象，则脉见沉细无力。当知气以血为基，血以气为统，固摄其血者，为元气也，阳气虚损，非益火不能固也，故用参、芪、术、苓益气健脾以生血。人身阳气之本在于肾，故用二仙、鹿角、补骨脂、胡芦巴温肾助阳，即“益火之源，以消阴翳”之意，药理上有补充雌激素及治疗肾虚性功能减退的作用。佐以固摄冲任之药，配合菟丝子、枸杞子、山药补肾填精，以补任脉之虚。药后肾阳振奋，脾土健运，阳生则阴长，精血充足，阳化气，阴成形，冲任脉盛，从而温煦胞宫，使月经恢复正常。

二、阴虚血亏证

陈某，31 岁，病历号：功血症 210 号。主诉：患者月经频至，一月 2～3 次，血崩量多，病已 3 年。病史：从 1963 年起，每经劳累生气即出血量多，有血块。此次因出血 20 天不止，在外院作诊断性刮宫，病理检查为子宫内膜增殖型，初潮 12 岁$\frac{7 \sim 10}{20}$天，合并原发不孕症 3 年。主证：面色苍白，头晕耳鸣，失眠多梦，腰酸身倦，血崩量多，白带亦多，血红蛋白 60g/L，舌质淡，苔白，脉象沉弦细。妇科检查：宫颈重度糜烂，子宫体前位稍小。辨证：阴虚血亏，冲任虚损引起崩中漏下。治法：育阴养血，固摄冲任。方药：煅龙骨 25g，煅牡蛎 25g，煅石脂 25g（前 3 味药先煎），川续断 10g，仙鹤草 10g，墨旱莲 10g，覆盆子 10g，枸杞子 10g，仙灵脾 10g，怀山药 12g，茯苓 12g，首乌 12g，升麻炭 6g，荆芥炭 6g，地榆炭 15g，侧柏炭 15g，棕榈炭 15g，阿胶块 12g（烊化）。服上方药每月 6 剂（经期、中期各服 3 剂）；在经期另服荷叶丸，每次 2 丸，日服 2 次，服 5 天。复诊：服上方药后诸症皆减轻，月经周期已准。1 月 30 日、2 月 29 日、3 月 28 日各行经一次，已正常 3 个月，且无量多不止。曾续服前方药去地榆炭等炭类药，减去荷叶丸，经行周期准，已无不规则崩漏之患，末次月经 10 月 27 日，基础体温上升 25 天未降，妊娠试验阳性。

【按语】 此病为肝肾阴虚，偏于血虚，冲任虚损之血崩症。因阴虚肾精亏损，肝失所养，血虚不能滋养脏腑，则头晕耳鸣，失眠多梦，身倦腰酸，脉弦细；崩漏日久则面色苍白，呈血亏之貌，故用熟地、阿胶、首乌、白芍以补益肝肾之阴，既养血又能止血。用枸杞子、覆盆子、仙灵脾摄纳肾气，佐以升麻升举脾胃之清气，加山药益肾强阴，健脾补带脉之虚而维系冲任，肝肾之虚庶可恢复，其自稳功能得以调节，使之“阴平阳秘”，达到月经按月来潮，崩漏止，痊愈而获怀孕之目的。

三、肝肾阴虚证

王某，31 岁，病历号：功血症 145 号。主诉：患者自婚后月经提前，半月至二十天一次，量多，色淡红，合并原发不孕 6 年，主证：痛经，头晕，腰膝酸软，五心灼热，失眠多梦，纳少，面色萎黄不泽，消瘦，四肢多毛，舌红，少苔，脉象弦细。初潮 $14\frac{4\sim5}{15\sim20}$天。妇科检查：子宫发育不良，取内膜病理检查为腺体分泌不足。辨证：肝肾阴虚，冲任不摄。治法：滋水涵木，固摄冲任。方药：生龙骨 25g，生牡蛎 25g，赤石脂 15g（前 3 味药先煎），乌贼骨 15g，生地 10g，熟地 10g，白芍药 10g，川续断 10g，青蒿 10g，地骨皮 10g，远志 10g，石莲子 10g，女贞子 10g，覆盆子 10g，枸杞子 10g，山药 15g，首乌 15g，茜草炭 6g，蒲黄炭 6g。每月 6 剂（经期、中期各服 3 剂）。平时服胎盘片，每次 5 片，日 3 次。复诊：服上方药半年，月经 26～28 天一次，月经量中等，血色由淡转红，停经 45 天，妊娠试验阳性。

【按语】 功血症合并原发性不孕 6 年，其病机为肝阴不足，肾精亏损，阴虚则生内热，故五心灼热，肾虚则腰膝酸软，缘由阴营亏损，水涸而阳气浮越；虚火上扰，血为之不宁，发为“阴虚阳搏”崩漏之意。在治疗上需壮水以制火，滋肾以充其先天之本，故龙骨、牡蛎改为生用以滋阴潜阳，用生地之甘寒凉血，配合茜草炭、蒲黄炭凉血止血而不留瘀；以地、芍敛阴，柔肝养血；以地骨皮、青蒿养阴清热，泻血分之伏火；远志交通心肾；枸杞子、覆盆子、女贞子、首乌滋补肝肾；山药、石莲子固精气，益肾健脾。宗全方标本兼顾，而获显效。赵老指出功血症属于此证者可占半数以上，尤以育龄期妇女患者“阴虚阳搏”而引起的崩漏为数较多，采用此方调节肾的阴阳平衡，从而达到自稳功能的调节，以冀神经体液及内分泌代谢功能的恢复。

四、肝郁血热证

满某，34 岁，病例号：功血症 13 号。主诉：病人患功血 5 年，月经过频，经行7～9 天，血停 3～5 天，又见量多，由崩转漏，经常出血 1～3 个月不止，久治未愈。合并不孕症 7 年，本院刮宫检查：内膜增殖期部分呈息肉状。妇科检查：宫颈轻度糜烂，子宫后位。主证：心烦急躁，生气或劳累后即有不规则出血，由漏转量多，此次已 19 天未止，兼见身倦多梦，时有腹胀痛，口渴不欲饮，乳房胀，有泌乳，脱发，白带多，尿频色黄。面色晦黯，舌苔黄、尖有瘀斑，脉象弦滑。辨证：肝郁血热，血不循经。治法：舒肝清热，凉血化瘀。方药：生龙骨 25g，生牡蛎 25g，茯苓 12g，乌贼骨 15g，柴胡 6g，白芍药 10g，赤芍药 10g，牡丹皮 10g，黄芩 10g，佛手 10g，广郁金 10g，椿根皮 10g，炒知母 6g，炒黄柏 6g，茜草 6g，车前子 10g（布包）。（方首二味药先煎。）出血多时加荷叶丸 1～2 丸。复诊：服上方药后诸症好转，2 剂出血即止，腹痛已除。2 个月之中按时每月服药 6 剂（经期、中期各服 3 剂），药后月经周期准，已无崩漏之患。次月停经 43 天，妊娠试验阳性。

【按语】 肝主疏泄，寓有气血运行、物质代谢、精神活动之职。肝经与胞宫及冲任有内在的联系。该患者肝经疏泄失调，症见烦躁、嗳气、乳胀、腹痛。因肝郁气滞，郁久化火，热盛则迫血妄行，血海蓄溢失常，经血不时而至，崩漏淋漓不止。肝郁血热，病久入络，瘀血停留，阻碍血行，血不循经而引起崩漏下血，即属瘀血不去，新血难安，则出现腹痛，有瘀血块及舌有瘀斑之象。此瘀血为当下之血，务必尽化其滞，配以赤芍入肝经，活血通络，泻肝经之血热；丹皮入心经，合郁金泻血分之伏热；蒲黄、茜草活血化瘀，使其瘀化，血循归经，可促使增殖的内膜顺利剥脱，达到祛瘀生新、调节功能为下个周期创造条件和兴奋子宫的作用，并增强子宫的收缩力，使瘀行而血止；用柴胡、白芍、佛手疏肝理气，气机得以疏畅，经络气血安和；用乌贼骨味咸走血，能使离经之血尽化其滞，未离经之血得以安宁；用龙骨、牡蛎软坚利湿以行瘀，善能固摄潜阳，女贞子滋肾阴而清虚火。概全方既能疏肝木之郁，又能凉血化瘀，敛阴潜阳，推陈致新，调节神经体液代谢功能及调整冲任功能而获效。

五、心脾两虚证

姚某，36岁，病历号：功血症108号。主诉：患者自结婚后即患功血症，已4年。外院妇科检查为无排卵性功血症，合并多囊卵巢及原发性不孕症，月经初潮18岁$\frac{7\sim11}{15\sim90}$天，血量多，色淡红。主证：身倦神疲，面色萎黄，心慌气短，腰酸，肢冷，浮肿，带下，便溏，此前曾连续出血3月余。此次血崩量多，已10天未减，又两目眶青，毛发重，乳晕有色，舌边齿痕，苔白，脉沉细而缓。辨证：心脾两虚，血失统摄。治法：健脾益气，固摄冲任。方药：煅龙骨25g，煅牡蛎25g，煅石脂25g（前3味先煎），乌贼骨15g，黄芪10g，党参10g，仙灵脾10g，川续断10g，补骨脂10g，枸杞子10g，覆盆子10g，白术10g，山药10g，白蔻仁6g，五味子6g，五倍子6g，升麻炭6g。赵老指出若出血多时加侧柏炭、贯众炭、棕榈炭、地榆炭。停汤药时服四神丸或人参归脾丸，每日2丸。复诊：患者每月在行经初期、中期各服汤药3剂，共用药5个月，周期已准，血崩已止，诸症皆除而痊愈。停经80天，妊娠试验阳性；足月分娩，母女健康。

【按语】 心主血脉，脾生血，脾健运则血有生化之源而心血充盈；若脾气虚，运化失职，气血生化之源不足，进而使心血虚，以致心脾两虚。脾虚则出现肢冷、便溏、浮肿；脾不统血，则血崩量多而色淡；心血不足则心慌、气短。对失血过多，即血脱者须先益气，遵其“有形之血不能速生，无形之气急当固之”，治用归脾丸合四神丸，佐五倍子、五味子以滋肾生脉，能敛耗散之气，又纳肾中耗散之元阳；其肢冷、气短欲脱为中气不足，清阳不升，用升麻炭升提举陷，引血归经，并配合补骨脂、仙灵脾、枸杞子温补肾阳，则阳气复而阴寒消，即为“益火之源，以消阴翳”之意。全方以固摄封藏之本，峻培本源，始获捷效。

六、不孕证

沈某，29岁，初诊日期：1972年9月30日，病历号：247。主诉：原发不孕年余，月经一直错后，2～3月一次，偶而6个月一次，1970年以前用人工周期才来月经，停药后又闭经。转中医门诊时已闭经4年，基础体温单相。宫颈黏液结晶不典型，由西医门诊转来治疗。妇科检查：除宫颈略小外未见异常。诊断：原发不孕，月经稀发。主症：闭经发胖，头晕心烦，胸闷嗳气，乳房胀痛，身倦腰酸，下肢无力，腹部胀满，大便秘结。患者面色黄，唇周青有短髭，舌苔白，舌质紫黯，脉象沉弦。辨证：肝郁气滞，闭经不孕。治法：舒肝理气，活血化瘀佐以益肾。方药排卵汤加桃仁 6g，红花 10g，归尾 15g，茜草 10g，青皮 10g，五子衍宗丸 10 丸，每月 6～9 剂，连服半年。治疗经过：1972 年 9 月 30 日诊后，次日起连服中药 3 天，每日 1 剂。以后隔 7 日再服 3 剂，于 11 月 1 日月经来潮，行经 7 天，血量少不畅，血色紫黑。经期又服 3 剂并加益母膏一茶匙，每日两次。以后仍隔 7 天服中药 3 剂接服五子衍宗丸 2 丸。12 月 8 日自然行经，周期 37 天。在周期建立两个月之后，基础体温由单相逐渐阶梯上升，5 天后达 37℃左右，连续 10 天，在基础体温下降时即来月经，且症状皆逐渐减轻。末次月经 1973 年 7 月 5 日基础体温双相平稳未降，9 月 26 日妇科检查：宫颈光滑，宫体前位增大，7 周左右妊娠大小，软饱满，妊娠试验阳性，治愈后怀孕。1974 年 4 月分娩 1 男孩，母子皆健。

【按语】 本案例除用排卵汤外，茜草、桃仁、红花可除新旧之瘀血而通经导滞。青皮理气开郁，气行则瘀结解，增强舒肝导滞之功，有化瘀散结之力。佐以五子衍宗丸，用以补肾填精，温肾益督，使其阳生阴长，温煦生化。即在肾阴充足肾阳振奋之际，方能使该患者中期体温上升，而有排卵之变化。

（丛春雨）

第二十一节 曾 敬 光

生平简介 曾敬光（1918—2010），女，成都中医药大学教授，汉族，四川省双流县人。1939 年冬毕业于四川国医学院本科。毕业后即以医为业。曾任“中华民国”中央振济委员会中医救济医院、成都新中医疗养院医师。1941 年以后在中兴镇（现双流华阳）开业行医。同时拜本乡名老中医李虞封为师，继续学习。惜从师二年而先生病逝，虽未尽得其传，但因有理论基础，又勤于钻研，故治病应手取效。1947 年应同学邀请至成都，任成都市中医诊疗所医师，1949 年秋兼任四川国医学院教师，讲授中药课。后在本市布后街新巷子开业行医。1951 年 5 月任成都市卫生工作者协会秘书。1953 年入重庆市中医进修学校学习。1954 年任成都市第二公费医疗门诊部中医师。1956 年调成都市第一人民医院任中医师。1957 年调成都中医学院（即现成都中医药大学）妇科教研组任教，1986 年退休（未离职），继续指导研究生。在职期间 1978 年被评为学院及附属医院先进工作者，1987 年晋升为教授。曾担任卫生部高等医药院校中医专业教材编审委员会委员，四川省高等学校教授、副教授职称评审委员会中医中药评审组成员，四川省中医学会理事及该会妇科委员会主任委员。擅长妇、儿科。

在中医妇科学的教材建设方面，任主编的中医学院试用教材有：《中医妇科学讲义》；中医学院试用教材《中医妇科学讲义》重订本；中医学校试用教材《中医妇科学讲义》，此教材曾被翻译在日本发行。任副主编的中医高等院校教材有：《中医妇科学》（5 版），高等中医院校教学参考丛书《中医妇科学》。并主编中医参考丛书《中医妇科学》。

学术思想特点

一、奠定建国后《中医妇科学》教材基本框架

1959 年，曾先生作为主编，组织编写了全国中医学院第一部统编教材《中医妇科学讲义》。从汗牛充栋的中医古籍中精挑细选出妇科学的精华，分门别类编以成书。讲义的总论篇阐述了妇女的生理、病理特点，妇科的辨证、治疗基本规律，妇科疾病的预防、卫生知识。各论篇分述了妇科五大病类：月经病、带下病、妊娠病、产后病、杂病，常见疾病的病因、病机、辨证、治法。教材不仅采撷各家之精华，使之系统化、条理化，而且结合实际写进了前人尚未完善的内容。如在该讲义的总论篇，就强调了冲任二脉与妇科的特殊关系。“冲、任的盛衰与妇女的经带胎产有直接的联系”，“冲、任充盛，则体健经调，胎产正常；冲、任受损，就可以引起妇科的各种疾病”。进而提出“妇女的生理特点和病理变化表现在经、带、胎、产等方面，而冲、任二脉主持着这些作用；因此，所有的妇科的疾病都必须影响冲、任二脉的机能才能发生”。这些真知灼见，启发了广大学者和医者的思路，在中医妇科领域中引出了从“研究冲任”来“研究女性生殖系统”的学术探索新路，为中西医结合治疗妇科病提供了辨症、论治及预后判断的一个捷径。这些学术见解，实为后来形成“冲任是妇科疾病的最后环节与病位”的学术思想，奠定了基础。

1964 年，曾先生再次主编《中医妇科学讲义》（二版）。二版教材的学术体系渐臻完善。总论部分除系统论述了妇女的月经、孕、产等生理特点和妇科病的病因病机外，新充实了诊断概要，即加强了临床基本技能的训练。各论部分的病种已由一版时的 34 病，增加至 44 病。每病分列概论、病因病机、辨证施治。在辨证施治部分除分析证候、提出治疗原则之外，紧接着列述了方药和方解。这种编写方法，使该书各病在理、法、方、药一线贯通上得到了强化，一直为此后的各版教材所沿用。

二版教材不仅内容更为充实，而且在中医妇科学的发展史上，第一次编撰了“经断前后诸证”，并较为系统而详尽地分析了病因病机与辨证施治，形成了规范的新病种。讲义中指出“肾气衰弱、冲任虚损”是该病发生的主要原因，“补肾气、调冲任”是该病的主要治法。并结合临床写入用药“不宜用辛燥之品耗伤气血”，及“调情志、节嗜欲、适劳逸、慎起居”等摄身之要。“经断前后诸证”的提出，引起了广大医务工作者对该综合征的兴趣。用“补肾气、调冲任”的方法治疗经断前之月经紊乱（更年期功血），用滋肾或温肾治疗经断前后出现的全身症状，包括一些情志方面的失常表现，使中医妇科在临床论治更年期综合征方面，获得越来越大的优势。这种从“肾虚”论“经断前后诸证”的观点，至今仍为研究更年期疾病、老年妇科病证，乃至老年疾病的主导思想。

1986 年，此时年近 70 岁、身体欠佳的曾先生受卫生部和出版社的重托，再度出山，担任全国高等医药院校统编教材（第五版）《中医妇科学》的副主编工作，并亲笔撰写各论篇最先编排的，也是临床最为常见的月经先期、月经后期、月经先后无定期、月经过多、月经过少、经期延长等六节疾病。同时承担与该版教材配套的教学参考书《中医妇科学》副主编。

五版教材中，曾老撰写的月经病前 6 节，作为全书样章以为效法。在疾病的“概论”部分，追根溯源补入了各病发展的历史源流；在“病因病机”部分，首先概括出该病发生

的主要机制，再条分缕析具体病因病机；在“辨证论治”部分，突出各病证的辨证要点与治疗原则，指出病情转归，并补充不同证型的临床加减用药。教材正文之后，列有相应“文献摘要”供学者参考。她第一次将中医妇科临床认病辨病、预测疾病转归的科学思维方法，纳入了中医妇科学的教科书编写。本版教材“诊断要点”的补入，极大强化了中医妇科的三基知识，不仅使每个病更加系统完整，也使整本教材内容更加贴近医疗实践。如“月经先期”中，“本病的临床特征以周期提前7天以上，并非偶然一次者作为诊断依据”；“应注意与经间期出血鉴别”，“月经先期”若伴经量过多，可发展为崩漏”，“临证时应重视经量的变化”。“月经后期”以“周期延后超过7天，并连续出现两个月经周期以上作为诊断依据”；“育龄期妇女周期延后，应注意是否妊娠”；“若以往周期正常，月经延后半月以上而有阴道出血，或伴小腹疼痛者，应注意排除妊娠出血病症”；“月经后期如伴经量过少，无论虚实，常可发展成为闭经”。“月经先后不定期”，“如出现经量过多，或经期延长者，常发展成为崩漏，应予重视”。“月经过多”以“经量明显增多，在一定时间内能自然停止，是本病的诊断要点”；“如经量特多，暴下如注，或下血日久不止，或伴有周期紊乱，则已发展为‘崩中’之证”。“月经过少”以“月经周期基本正常，经量很少，甚至点滴即净，为本病的诊断特点”；“已婚育龄妇女应注意因服避孕药而致的月经过少”，“早孕而有激经者，常易与月经量少混淆而被忽视，当注意鉴别”。“经期延长”系“月经周期基本正常，以行经期超过7天以上或淋漓半月始净为诊断依据”；如“经水延期难尽，应与漏下和赤带鉴别”……。至于曾先生深刻领悟前贤经验，结合自身临证所得而归纳出的各病的治疗原则，亦是该版教材的价值体现。如月经先期应按疾病的属性，或补或泻，或养或清。虚而夹火重在补虚，当以养营安血为主；脉证无火应视病位所在，勿妄用寒凉。月经后期治在温经养血，活血行滞。月经先后无定期贵在疏肝补肾，调理气血、冲任。肝气郁滞的宜疏肝理气，肾气亏损的宜补肾调经。月经过多治疗大法，经期以摄血止血为主，目的在于减少血量，防止失血伤阴；平时宜安冲固冲以治本，血瘀者重在化瘀以止血，总宜慎用温燥走而不守之品，以免动血耗血。月经过少因虚多实少，故治法重在濡养精血，即使是瘀滞亦多属气血有伤，慎不可恣投攻破，以免重伤气血。经期延长重在缩短经期，故以止血为要。其中瘀血阻滞者以通为止，阴虚血热者养阴清热、安冲宁血，不宜概用固涩药。

该版教材对中医妇科学理论体系的不断深化与完善，贯穿了曾先生的许多宝贵学术思想和临床经验结晶。

二、提出虚实为纲、肝脾肾为目，阐述月经失调病理

曾先生认为，月经失调是妇科疾病的重要组成部分，其期、量、色、质的异常往往与脏腑、气血之虚、实、寒、热交错出现。如先期者多热，亦可因气虚；后期者多寒，亦可有血瘀。经量之多可由水火俱盛，亦可气虚失摄；经量少可因水亏，亦可血滞不行。又如经色之深浅明黯，经质之稀稠黏薄，均与脏腑虚实寒热相关。而脏腑之实热、实寒属“实”，脏腑之虚热、虚寒属“虚”。故从脏腑论治月经失调，提出了“虚实为纲”。

以虚实为月经失调分类：月经失调的实证尽管由于病邪的性质及病位不同，表现不一，但一般具有胀、痛、拒按、脉实有力等特点，其胀、其痛多在经前或经行之初，经色多深，经质多稠，或有血块，或见秽臭，全身证候亦多实证。月经失调的虚证则一般以经血之黯淡，经质之稀薄无块，无胀，无痛（或隐痛喜揉喜按，痛在经行之后或经尽之后），

脉虚无力为特点。全身证候亦多虚象。

以虚实分析月经失调与肝脾肾的关系：肝为刚脏，体阴而用阳。肝之虚证多见肝血、肝阴之不足，肝之实证则多由气火有余疏泄太过致肝血不藏；或由情志抑郁及寒邪客忤而疏泄不及，气滞血瘀。由于肝血虚、肝阴虚的形成根源，从根本上讲在于经血的生化之源脾肾两脏，故肝对月经失调的影响，主要是肝之疏泄太过或不及，血海藏泄失度，气血运行贮藏调节失常而形成的实证。脾为后天之本，气血生化之源，脾病虽多而以虚证常见，脾虚气血生化不足，血海无蓄，经源无继；气虚裹护无力，经血失于统摄，血溢脉外而血失。故脾对月经失调的影响，主要是脾之化源不足或摄纳无权而形成的虚证。肾为先天之本，阴阳水火之宅，又为藏精之所。元阴以滋五脏之阴气，元阳以煦五脏之阳气，肾精化生元阴元阳及天癸。肾气盛，天癸至，任脉通，太冲脉盛，月事以时下；肾气虚，天癸竭，任脉虚，太冲脉衰少，地道不通。故肾对月经失调的影响，主要是肾之精、气、阴、阳之虚，以虚实认识月经失调的脏腑论治，曾先生简明归纳为“实重治肝，虚补脾肾”。因为肝之疏泄失常，疏泄不及则气滞血瘀；疏泄太过则气火有余，肝血不藏。二者皆影响气血运行发生月经失调的各种实证。故恢复肝之疏泄功能，太过者则折之，不及者则疏通之，本质上统属“泻实”之治。而脾、肾机能之失调，则主要是先、后天化源不足，经血之物质基础气、血、精、液之亏虚，而发生月经失调的多种虚证。恢复脾肾之正常功能，不足者补益之，虚弱者强壮之，又属“补虚”之范畴。

曾先生这些精辟的见解，将临床见证多端的月经失调病证首分虚实，再由虚实联系脏腑，最后落实到以脏腑虚实调经治本，实为月经失调辨证论治的一大纲要。这种月经失调“实多责肝，虚由脾肾”，及月经失调“实重治肝，虚补脾肾”的观点，推而广之，用于调治月经疾病，无论是妇科医师，或是其他科中医师治疗妇女月经疾病，均易于接受，便于运用，且收效于临床。

三、提出冲任损伤是妇科病的主要病位

曾先生作为建国后中医妇科学科的创建者之一，其对女性生理、病理、解剖等基础妇（产）科学的理论、观点、学说，对妇科月经疾病、妊娠疾病、产后疾病、妇科杂症与带下病的临床论治具有重大指导意义，尤其是她潜心钻研而形成的“冲任学说”，至为宝贵。她在中医妇科学的发展史上，第一个明确提出“冲任损伤是妇科病的主要病位”，“致病因素只有在直接（不当的手术、暴力外伤、异物等损伤胞宫）、或间接（肾肝脾病变的影响）损伤冲任二脉的情况下，才有可能发生经、带、胎、产等妇女特有的疾病”，进而指出“妇女病，位在冲任二脉，源于肾肝脾三脏”，其治宜补肾，调肝，健脾和胃，调理冲任。四法之中又以补肾调冲任为主。以此指导临床，她善用归肾丸、左归丸、右归丸、一贯煎、四物汤、逍遥散、龙胆泻肝汤、四君子汤、归脾汤、举元煎等名方古方。并随症配以调冲任之品。如她临床常用：温补冲任药物有巴戟天、菟丝子、仙茅、仙灵脾、覆盆子、肉苁蓉、鹿角胶、紫河车等；滋补冲任药物有枸杞子、山茱萸、制首乌、熟地黄、阿胶、龟甲胶、鳖甲、女贞子、桑椹等；理冲任行滞气药物有香附、乌药、木香、橘核、荔枝核、王不留行、槟榔、枳壳、三棱、莪术等；通冲任逐瘀血药物有红花、桃仁、丹参、川芎、红泽兰、凌霄花、五灵脂、水蛭、虻虫、土鳖等；温冲任散凝寒药物有吴茱萸、桂枝、艾叶、小茴香等；凉冲任清血热的丹皮、地骨皮、生地、赤芍、黄柏、知母、芦荟等。

冲任与女性月经、胎孕的关系，虽历代皆有载之，而入奇经八脉之药亦有文字可查，但深化、丰富“冲任”内涵，则推曾先生。她的冲任学说，让后学者明白了冲任实指与女性生殖生理有关的组织、器官，冲任损伤实指女性生殖生理功能的失常。调理冲任恢复正常的生殖生理活动，应根据虚、实、寒、热选用或温补冲任，或滋补冲任，或调理冲任行滞气，或通冲任逐瘀血，或温冲任散凝寒，或凉冲任清血热。即：提“冲任”则有所指，调“冲任”则有其药。由此亦将妇科不同于其他各科之处，充分表述出来。

临床经验特色

一、以冲任不固、不盛、失调、阻滞四证统率月经不调诸症

对月经不调的类证，曾先生以病位为主综合病因病理及临床特征，分为冲任不固、冲任不盛、冲任失调、冲任阻滞 4 证，以之统率月经不调诸症，从而使临床见证繁多的月经不调得以归类。对教材上月经不调 6 个疾病的 19 个分型论治起到了执简驭繁的作用。

（一）“冲任不固”证

每以月经提前、经量过多为主症。

如肾阴不足，虚热内生而冲任不固者：主以杞菊地黄丸（熟地、山药、山茱萸、茯苓、泽泻、丹皮、枸杞子、菊花）去茯苓、泽泻，加女贞子、墨旱莲，以“滋肾固冲”。经量过多或经期延长者，加大蓟、小蓟、生地炭、贯众、阿胶等清热止血；口渴心烦加沙参、麦冬、五味子养阴生津；腰骶酸痛，足跟热痛加续断、桑寄生、地骨皮养肝肾、清虚热；失血过多，气短怔忡加太子参、黄芪、生牡蛎等益气摄血固冲。

如系脾气虚弱，统摄无权而冲任不固者，主以举元煎（人参、黄芪、升麻、白术、甘草）加味，以“补脾举阳，摄血固冲”。经量过多者重用参、芪，酌加阿胶、龙骨、牡蛎、乌贼骨、山茱萸固涩止血；经期延长，淋漓难尽加当归、熟地、茜根炭、乌贼骨养血止血；经血黯红，质稀薄，或如烟尘水，腹冷喜暖，加焦艾叶、炮姜温经止血。

如因郁怒伤肝，疏泄过度而冲任不固者，主以清肝达郁汤（焦山栀、生白芍、归须、柴胡、丹皮、炙甘草、橘白、薄荷、菊花、生橘叶），以“清肝解郁，凉血固冲”。经量多者去归须，加黑荆芥、炒地榆、贯众清热止血；经期延长，量少淋漓加茜根炭、炒蒲黄活血止血。

如因血热妄行，冲任不固者，主以知柏四物汤（当归、川芎、地黄、芍药、知母、黄柏），以“清热凉血固冲”。月经提前者去川芎、当归，加丹皮、地骨皮、续断，熟地改为生地；经量过多或经期延长者，重用生地，加大小蓟、槐花、地榆、贯众、荠菜凉血止血；经色紫黑，质稠黏有秽臭，小腹胀痛，去知母，重用生地，加黄连、黄芩、金银花、红藤、蒲公英、蕺菜、桃仁、红花、益母草清热解毒活血止血。

（二）“冲任失调”证

以月经周期先后无定为主症。

如因肾气不足，藏泄失司者，主以右归丸（熟地、山药、山茱萸、枸杞子、杜仲、菟丝子、肉桂、附子、当归、鹿角胶）去桂、附，加巴戟天、淫羊藿，以“补肾气，调冲任”。

如因郁怒伤肝，疏泄失调者，主以逍遥散（柴胡、当归、白芍、白术、茯苓、甘草、

煨姜、薄荷）去煨姜、薄荷、甘草，加青皮、郁金、香附，以“疏肝解郁，调理冲任”。经来夹有血块，小腹痛甚者，加延胡索、生山楂活血化瘀止痛。

如脾气虚弱，生化不足，统摄失职者，主以四君子汤（人参、白术、茯苓、甘草）加味，以“益气健脾，调理冲任”。经量过多，经期提前为主，小腹空坠加升麻、黄芪、乌贼骨升阳益气，摄血固冲。经量过少，经期延后为主，加砂仁、木香、陈皮、当归、白芍、生姜、大枣健运脾气以生化气血。

（三）“冲任不盛”证

常以月经后期，月经量少为主症。

如肾阳不足，肾气不充者，主以加减苁蓉菟丝子丸（肉苁蓉、菟丝子、覆盆子、淫羊藿、桑寄生、河车粉、枸杞子、当归、熟地、艾叶），以“补肾气、益冲任”。经色黯淡、质清、小腹不温，加巴戟天、仙茅、鹿角胶温肾阳、补冲任。

如肾阴不足，水亏血少者，主以六味地黄丸（熟地、山药、山茱萸、茯苓、丹皮、泽泻）去茯苓、泽泻，加枸杞子、女贞子、墨旱莲、龟甲胶、制首乌以“滋肾阴，益冲任”。

脾失健运，化源匮乏者，主以香砂六君子汤（人参、白术、茯苓、甘草、木香、砂仁、陈皮、半夏、生姜、大枣）加怀山药、扁豆，以“补脾胃，养冲任”。

如营血亏虚，血海不盈者，主以小营煎（当归、芍药、熟地、枸杞子、山药、炙甘草），以“益营血，填冲任”。

（四）“冲任阻滞”证

仍以月经后期，月经量少为主症，但伴随症状常为实证。

如因肝气郁滞、疏泄不及而冲任阻滞者，主以乌药汤（乌药、香附、当归、木香、甘草）加青皮、郁金，以“疏肝理气，调理冲任”。经血夹块加川芎、丹参理冲活血；经色黯红、小腹冷痛加吴茱萸、艾叶温冲止痛；经色深红，加丹皮、山栀清肝泻热。

因寒凝血瘀、冲任阻滞者，主以桃红四物汤（当归、地黄、芍药、川芎、桃仁、红花）去地黄，加姜黄、莪术、肉桂、艾叶，以“温经活血，调理冲任”。小腹痛甚加元胡、灵脂、蒲黄活血化瘀，调冲止痛。

由上可见，曾老对月经不调诸症的治疗，先确立属冲任不固，或不盛，或失调，或阻滞后，后纳入脏腑辨证、气血辨证，究其肝脾肾之虚实或血气之寒、热、虚、实（瘀）论治，再依据月经期、量、色、质的变化，遣药化裁，使月经不调之传统分型论治，上升到突出病位的类证论治，实为月经疾病研究之中不可多得的宝贵经验。而这种从泛泛之中揭出纲要的研究方法，亦不失为后学者治学之一要领。

二、主张“既要治病，又要安胎”的原则论治妊娠病

妊娠疾病的发病机理，主要亦就源于母体之血虚气盛特点。而胎儿生长发育，新陈代谢排出的废浊物，又可能影响气机的升降，导致气逆、气滞、聚湿、停痰而引发疾病。故而妊娠病的治疗，不可一味补母体之虚，或一气攻邪气之余。妊娠病的治疗原则，曾先生力主既要治病，又要安胎。治病当分寒热虚实，病去则胎自安；安胎当主以补肾培脾，补肾是固胎之本，而培脾是益血之源。本固血足，则胎易安。并明确指出，“胎前宜凉”的安胎原则，用于气盛有热者相宜，对于气虚偏寒者则不当。故不可固执“清其热则血不致妄行而能养胎”，盲目推崇黄芩、白术为安胎圣药。

在妊娠用药方面，曾先生主张凡属峻下之品（如巴豆、芫花、甘遂、大戟、大黄、芒

硝、赤芍等），滑利之品（如葵子、滑石、车前子等），行血之品（如川芎、赤芍、归尾等），破气之品（如桃仁、红花、苏木、水蛭、虻虫等），耗气之品（如麝香、沉香等），破血之品（如枳实、三棱、莪术等），以及大辛大热（如附片、肉桂、丁香）及有毒之品（砒石、水银、轻粉、铅粉等），都要慎重使用或禁止使用。特别是一些常用药物，如当归、川芎、滑石、车前子、通草之类，在某些病情下当选用，但药物又有碍胎儿，容易引起流产或早产，则更需注意。如病情必须使用，胎尚无动殒之象，则在用药时严格掌握剂量，务当中病即止，以免过而伤胎。

（一）提出恶阻转归三期

在妊娠疾患的研究中，曾先生首重恶阻一病。恶阻虽与孕期机体状态有关，以妊娠特殊生理状态为发病的内因。但这种由生理而引发的病理，可因人因治而预后不良，严重影响孕妇健康，甚或变生他病，危及孕妇的生命。因此，她提出，必须对恶阻的发展过程及其转归从3个方面加以认识：

1. 积极早期治疗　此时恶阻病情较轻。“胃虚”者可用六君子汤加生姜、藿香、旋覆花；虚寒者可用理中汤加桂心、丁香；虚热者可用增液汤加竹茹、乌梅；“肝热”者可用温胆汤合苏连汤。

2. 精心中期抢救　若未经治疗或治疗不当，则恶阻病情由轻转重，由此病转生他病。此时救治恶阻，原则有二：其一是救急。恶阻患者因频频呕恶，药食难进，已有亡阴亡阳之危。虽有独参、参地、生脉之剂，若呕不能进，则需立即静脉给药补液，亦可配合灸涌泉、足三里、内关、三阴交等穴位。其二是滋肾柔肝，益气健脾。当危象被纠，或未至发生危象之时，可不失时机地遣用五阴煎（熟地、白芍、五味、党参、白术、茯苓、甘草、怀山药、扁豆）。以方中熟地滋水益阴，白芍、五味柔肝化阴，四君补气健脾，怀山药与扁豆实脾阴。用于恶阻之重症，再加生姜降逆止呕。除对恶阻重症加以救治之外，应注意疾病间的病机转化。如胃虚恶阻因呕恶重创脾气，可导致脾虚水湿泛溢，出现“子肿”。肝热恶阻因阴伤阳亢，肝阳内动可导致“子痫”。而胃液肝阴的耗损之极，伤竭肾阴，又可导致“堕胎小产”，从而使恶阻之病情更为繁杂，转为晚期。

3. 如治不得法或延误治疗，虽呕吐之证，亦可导致阴阳双亡而死亡。

（二）强调从肾气、冲任、气血治疗胎漏、胎动不安

对于妇（产）科临床常见的胎漏、胎动不安之证（即“先兆流产”），曾先生强调肾气、冲任、气血。因胎在母腹，赖母体之气血滋养。气血通过冲任方能达到胞中。胞系于肾，冲任亦系于肾。故胎儿在母体中生长发育之机理，概言之：气以载之，血以养之，肾以煦濡之，冲任以固之。如气血不足，冲任不固，不能载胎、养胎、系胎、固胎，则可见孕后漏血淋漓，胎动不安。因此，保胎安胎不宜套用徐之才“逐月养胎”之法。因徐氏倡导之妊娠，“一月用乌雌鸡汤、补胎汤；二月用艾叶汤、黄连汤；三月用雄鸡汤、茯神汤；……”过于笼统。胎之所以不安，病因不同，病机亦异，不辨寒热，不审虚实，恐安之不安，反至胎堕。保胎需依据病情，采用调气、养血、补肾、固冲任，用药当慎用活血、行血、辛燥动血之品，未见下血者不宜用理血药，如当归、川芎、赤芍、丹皮等；如流血较多，小腹胀痛及下坠加重，或胎儿已死腹中者，又当促其流产。

（三）从脾虚肝郁论治妊娠肿胀

妊娠肿胀一病，表现为孕妇肢体面目浮肿或肿胀不适。曾先生归其病机为脾气偏虚，或肝气郁滞。孕妇脾气素虚，或生冷损伤脾阳，输化无权，水津不行，停于肌腠而为水肿。若脾虚不能制水，影响肾阳敷布，水气不化，又可加重其肿。肝气郁滞，气机不畅，滞甚则作胀。脾虚者治在健脾行水，用白术散（白术、茯苓、大腹皮、生姜皮、陈皮），肿甚者加桂枝。肝郁气滞，气机不畅作胀者，用天仙藤散（天仙藤、香附子、陈皮、甘草、乌药、生姜、木瓜、紫苏叶）。妊娠心烦的发病机理，重在火热乘心，神明不宁。因孕后血聚养胎，阴虚不能上乘于阳，致阳升火逆上乘于心；或亢阳夹肝气上升，或夹痰气上逆，以致心神不安，烦躁不已，因此其治当以养阴清热、安神除烦，用人参麦冬散（人参、麦冬、茯苓、黄芩、知母、生地、炙甘草、竹茹）。妊娠痫证的发病机理系肝风内动。因孕后血以养胎，若孕妇素有阴虚，则此时肝肾之阴更虚，筋脉失养，肝阳偏亢，风阳内动而病作。其治宜养血柔肝、潜阳镇逆，佐以豁痰宣络，用羚角钩藤汤（羚羊角、钩藤、桑叶、菊花、贝母、鲜竹茹、生地、白芍、茯神）。以上妊娠肿胀、妊娠心烦、妊娠痫证三病，虽表现各异，或以肢体胀满，或以心神不安，或有神迷抽搐，但都有孕后阴血养胎，而肝失血养，肝阳偏亢之虞。故三病之治均不可再耗其阴血。同时，由于肝阳偏亢克侮脾土，肝阳偏亢上助心火，肝阳偏亢内动肝风，故三病之间常可相互波及。如肿胀不适者，既见心烦，又见眩晕；或抽搐之前常见心神不安……。临证务须全面搜集病史及症状、体征，并要主动预见疾病转归，勿使肝阳之亢导致危险之证。

（四）从气血论治难产

对于分娩过程中由于产力异常导致的难产（包括胎死不下、胎衣不下），曾先生主张从气血论治。因为胎之能够自然娩出，胎衣能够完整排出，全赖母体气血之畅旺、推动。若气血虚弱失于推动，或气血瘀滞碍于推动，则难产作矣。其治虚则补而调畅气血，可用蔡松汀难产方（黄芪、当归、茯神、党参、白术、枸杞子、川芎、龟甲），胎衣不下宜选加人参生化汤，同时选用中极穴先针后灸；若系胎死腹中而无力以运，可用疗儿散（人参、当归、川芎、牛膝、乳香、鬼臼）补气益血下胎。实则调而畅其气血，可用脱花煎（当归、川芎、桂枝、牛膝、车前子、红花）；胎衣不下可用黑神散加牛膝，温经散寒，活血化瘀（熟地、当归、芍药、蒲黄、肉桂、炮姜、炙甘草、炒黑豆），并用艾叶炒热熨小腹。曾先生尤其强调，难产之催生不宜猛药下胎，以免伤损产妇气血。如若胎衣不下，因胎儿娩出已大伤产妇之气血，机体疲乏已极，而产后之出血又易停瘀，故又当照顾多虚多瘀之特点，于补气益血方中佐以行瘀，如生化汤之用桃仁、川芎。或于活血祛瘀方中佐以益血，如黑神散之用当归、地黄。至于胎死腹中，日久不下变生他疾，或大量出血，均可危害孕妇，则当及早促其排出，可佐以下胎之品，如鬼臼、车前子、芒硝，三者在用药上虽有轻重之别，但都不属峻厉攻伐。但如临产之后久产不下，或产后胞衣久停不下，流血过多有欲脱之势，除急予大剂独参汤固脱，当同时施以产科处理。

三、提出五证为纲论治不孕症

曾先生强调不孕之论治，首当辨属男女何方有病，不能病在丈夫，误责其妻，治之女方，其结果徒耗药材，延误丈夫治病时机，又因治不对路反增其妻之他病。其次，若系女方问题导致不孕，又当辨其系先天性缺陷或后天性损伤导致的器质性不孕，或是他病所致的功能性不孕。若属药物治疗难于奏效的器质性病变所致的不孕，则不能夸大药物作用，耽误病员手术治疗的契机。若系他病所致的不孕，则应认真辨其虚实寒热，积极施治。

根据多年临床实践，结合不孕患者的月经情况、全身状况包括形体精神状况等，曾先生提出不孕的常见类型有血虚、血热、肾虚、寒湿、肝郁等5证：①血虚不孕的临床特点是面色萎黄，精神较差，形体较弱，时有头晕目眩，月经量少而淡，且有时推后而至，舌淡苔薄，脉虚细或沉细。②血热不孕的临床特点是面赤唇红，形体不衰，饮食二便正常，经前自觉头晕喉干、口苦，舌质常或微红，脉数。③肾虚不孕的临床特点是形体正常，精神较差，性情沉静，平时腰部酸胀，小便多，月经量少，性欲减退，舌质淡，苔正常，脉沉迟或涩。④寒湿不孕的临床特点是面色黄滞，自觉下腹部不暖，引及腰部作冷，四肢倦怠，懒于动作，有时足肿，口淡无味，喜食辛辣，月经略有退后，色淡，有白带。舌质淡，苔白厚而润，脉沉迟。⑤肝郁不孕的临床特点有平素精神郁闷，不喜言笑，胸胁不舒，肠鸣腹胀，睡眠多梦，月经偶有愆期，舌质淡红，苔白黄微腻，脉弦数。

曾先生治疗不孕症的经验是：①血虚不孕者宜补血，用养血资生汤（秦当归、熟地黄、丹参、香附、桑寄生、续断、阿胶珠）或叶天士坤厚资生丸（熟地、当归、白芍、川芎、丹参、茺蔚子、香附、白术）。②血热不孕者宜清热养阴，用清热养阴汤（生地、丹皮、杭芍、黄柏、玄参、女贞子、墨旱莲）。③肾虚不孕者宜温肾养血，用加减苁蓉菟丝子丸（淡苁蓉、覆盆子、菟丝子、淫羊藿、枸杞子、蕲艾、桑寄生、秦归、熟地）。④寒湿不孕者宜温寒燥湿，用温寒暖宫汤（厚附片、明沙参、白术、苍术、砂仁、云茯苓、香附、蕲艾、秦归、川芎）。⑤肝郁不孕者治宜疏肝解郁，用疏肝化育汤（秦归、酒芍、茯苓、白术、软柴胡、香附、丹皮、红泽兰、蕲艾）。

典型医案选

一、月经先期

李某，女，24岁，已婚。1962年10月2日初诊。

14岁月经初潮，过去周期正常，经量较多，色、质正常，每次5～6天即尽。两月前（8月15日）返乡省亲。因途中太热，月经超前8天来潮（8月19日），色深红，量更多，第一二天时经血沿腿下流，出血8天始净，并伴口苦心烦。9月10日月经又来，经量仍多，小腹微胀，偶见小血块，月经9天干净，仍有头晕口苦。昨日（10月1日）晚上月经又潮，色红不深，经质较清，自觉头晕、口苦，心悸怔忡，精神疲倦，气短懒言，舌质微红，苔薄微黄而干，脉浮数无力。

处以河间生地黄散加味：生地、熟地、白芍、泡参、黄芪、天冬、枸杞子、升麻、地骨皮、阿胶、乌贼骨。

2剂后，出血大减，精神好转，口微苦，头仍晕。原方去地骨皮，加怀山药、山萸肉。续服2剂而血止，口不苦，头微晕，原方去升麻、地骨皮，加女贞子、墨旱莲，续服4剂后停药。次月月经恢复正常。

【按语】 此例患者，曾先生辨属血热，其热邪之源，在于外感夏暑之火热之邪。火当折之，热当清之。为何不直以泻以清热之剂，反以凉血滋阴之中加入补气之法？曾先生谓，此例虽火邪为患，但两次月经失血已多，热随血去，血随经耗，阴随血伤，气随血泄。故就诊之时已为血虚气弱，伏热未除。故经来色红而不深，质清，心惊怔忡，气短懒言，头晕口苦，舌质微红，苔微黄而干，为伏热上扰、伏热伤津。脉浮无力是气虚之候。故用河间生地黄散加味，有生地、熟地、白芍、天冬、枸杞子、阿胶、地骨皮等大队凉血滋阴养血之品，以培补其损；用泡参、黄芪、升麻助其气；佐以乌贼骨涩其血。使血生阴复，伏热得遏，气固血止，其病得除。再稍事加减，而收全功。

二、月经后期

李某，女，16岁，学生，1973年3月14日初诊。

月经推后，量少，白带增多3月余。

病员去年9月份因功课较忙，放学回家常吃冷饭冷菜。至8月时，出现胃痛、呕吐、不思食。服用西药治疗，胃痛与呕吐已消失，但仍不思食，且饭后时有恶心。自觉精神疲倦、思睡，大便时溏。继服维生素 B_1、维生素C等药，食欲未见好转（每餐不到100g）。仍感疲乏。月经40天始来，色乌红，量少而清，用纸半包，小腹隐痛喜按。经净后白带增多，色白如米汤样。连续3月如此，精神食饮仍差，故来诊治。诊其面略显苍白，精神尚可，舌质淡，苔白滑，脉缓无力。

13岁月经初潮，开始周期不定，量较多。约8～9个月后即正常（4～5/28～30天），量中等（用纸1包多），色黯红，不清不稠，无血块。以往白带极少、无臭气。最近3次月经分别于11月24日、1月3日、2月14日来潮。

治法：温中散寒，和胃降逆。

方药：用理中汤加味。潞党参15g，干姜9g，白术9g，法半夏9g，陈皮9g，炙甘草6g。6剂。

复诊：3月10日。上方服2剂后，恶心止，食欲好转。再服4剂后食欲正常，便溏已愈。舌质仍淡，苔薄白，脉仍无力。换用参苓白术散加味。潞党参15g，黄芪24g，白术9g，茯苓12g，扁豆12g，怀山药12g，当归6g，苡仁15g，莲米9g，砂仁5g（研末冲服），炒陈皮9g，炙甘草3g。8剂。

三诊：3月22日。上方连服8剂，昨日月经来潮，颜色正常，量仍少。形、气、色、脉正常。嘱其注意饮食、生活，不再服药，后即痊愈。

【按语】 本例患者系功课繁重，思虑伤脾，过食冷餐，寒凉伤中，中阳不振，纳化失常。脾虚气血生化不足，故血海至时不得满溢，月经推后，经量减少；脾虚水谷之精微不能上输以化营血，反而下注聚为湿浊，损伤任带，故尔白带绵绵不绝。故初诊之时，曾先生先予温中补虚，扶其阳土壮其生机；复诊时中阳已复，主以健脾养血止带。三诊时病已应药，形、气、色、脉正常，故以饮食调理善后。

三、崩漏

晋某，女，46岁，教师，入院日期1976年10月25日。

主诉：阴道大出血3天。

现病史：月经量多，周期不准5年。1972年曾住院输血。去年10月至今年2月在我院住院。住院期间曾用中药、西药、刮宫等方法止血无效。后改用避孕药1号而血止。出院后继续用避孕药1号，效不如前，改服中药。10月1日起，阴道开始点滴出血，至22日，出血增加，势不可止。当夜出现呕吐大汗，在县医院输右旋糖酐两瓶，注射维生素K、益母草针剂、丙酸睾丸酮若干。血减后县医院送至我院治疗。

病员自觉心累心跳，胃纳差，语音低微，面色㿠白。阴道仍有出血，色黯红，偶夹块。舌质淡，苔薄白，脉沉弱。妇科检查：外阴有血迹，阴道有血液数毫升。宫颈光滑，有血自颈口流出。（未取宫内膜，未作内诊）。

病员曾诊断为更年期功血继发贫血。此次就诊系中医所谓气虚不摄、冲任不固之崩漏。即予补气摄血、调固冲任，用举元煎、二至丸合方加味：党参 24g，黄芪 15g，白术 9g，女贞子 12g，墨旱莲 24g，菟丝子 12g，黑姜灰 9g，龙骨 30g，血余炭 12g，熟地 12g，焦艾叶 9g，阿胶 6g（烊化），炒五味子 9g。每日 1 剂。

上方服至 11 月 2 日，阴道出血仅见点滴。因小腹隐痛，舌淡无苔，脉沉缓，故上方稍事加减，仍以益气扶脾，固冲止血。（原方去菟丝子、黑姜、熟地、血余炭、五味子，加生谷芽、黑荆芥、炒蒲黄、贯众炭、丹皮）。

又服 4 剂，11 月 5 日出血停止，共流血 35 天（入院后出血 11 天）。血止后，去除止血之品，加麦冬 12g、怀山药 15g，养心益脾。

至 12 月 29 日，阴道再次出血，改用入院时处方。出血第 3 天（12 月 31 日）经量大增，24 小时失血约 500ml（用纸 25 张，床上血块 160ml 左右，痰盂中血块约 200ml）。服用中药，并补充糖水 1000ml，维生素 C 500mg，输血 300ml，右旋糖酐 500ml。对症用麦角、阿度那两天（1977 年 1 月 1、2 日）。

1 月 3 日，出血减少，停用一切西药。仍服中药原方，至 1 月 6 日出血停止。共出血 9 天。继续守方守法，服至 1 月 25 日。

1 月 25 日，月经来潮，量稍多，有血块。益气补肾，固冲止血：党参 24g，鸡血藤 15g，黄芪 24g，桑寄生 15g，菟丝子 15g，鹿角片 24g，益母草 24g，茜草根 8g，炒北五味子 12g，藿香 6g，仙鹤草 20g，夏枯草 20g，蒲黄炭 9g。

1 月 28 日，服药 3 剂后，出血增多，有块，自汗多，时觉心里难受，改用生脉散两救气阴，加以固冲止血：沙参 20g，党参 10g，麦冬 12g，生地 15g，炒北五味 9g，地榆 12g，茜根炭 12g，仙鹤草 20g，夏枯草 10g，牡蛎 30g，夜交藤 10g，大枣 6 枚。

1 月 31 日，又服 3 剂，出血减少，头昏，汗出，小腹略胀，胃纳可，脉沉缓，苔薄色淡黄。前方去仙鹤草、大枣、牡蛎、夏枯草，加龙骨 30g、墨旱莲 24g、贯众炭 9g。

2 月 5 日，出血已止。此次出血时间 11 天，出血量不及前次二分之一。效不更法，守方继续治疗。并每日加用甲地孕酮 4mg，连服 22 天停药。

3 月 1 日，入院后第 3 次行经，量不多。仅用原中药，3 月 4 日血止。以后继续中药、甲地孕酮治疗，出院。

【按语】 本例患者，肾气渐衰，冲任亏虚。月经严重紊乱长达 5 年，反复住院，经用中药、西药、激素周期、支持疗法、手术刮宫等，均难控制。行经则血涌如崩，久久难尽。此次入院出血已达 25 天。曾先生按崩漏治疗原则，突出标本缓急之治和经绝前后治重脾肾。故本例 3 次出血，3 个周期，均守补脾固肾，摄血固冲。如用参、芪补脾益气，用菟丝子、熟地或鹿角片补肾固冲，对症加用止血之品，使出血时间缩短，血量减少。如入院后第一、二次出血，从入院的 35 天减至 10 天左右，第二次出血减少一半以上。崩漏毕竟是妇科临床的急证、重证、难证，绝经前后由于“肾—冲任”生殖功能的自然衰减，“肾—脾”先后天功能的逐渐减弱，故治疗更为棘手。鉴于此期妇女崩漏治疗的目的，在于缩短经期，减少出血。故在第三周期的治疗中，曾先生加用激素，中西药合用。终使出血少至 4 天。

四、闭经

沈某，女，成人。因闭经 10 月而于 1988 年 9 月书信求治，舌脉兼症皆不详。唯信中告知偶有发作的支气管哮喘，于经停之后发作频繁。已用“补肾防喘片”、“克喘素”治疗。曾先生分析该例，上有喘促，下不行经。虽表现互不相干，但肾虚则是病根。肾不纳气，肺气上逆则喘促频作；肾失充养，冲任亏虚故月事停闭。但因喘证为甚，遂先投补肾平喘之剂。病员得方服用两剂时，疗效之显著，完全停用了其他药物。续服两剂，自觉效不如前，便停药。于10月10日复信索方。曾先生仔细分析疗效，谓肾虚之病，多系久病，非朝夕能痊，此其常也。然本例此次发病，系经闭先发而喘促后作，似有下不通而上外越之象，诸药平喘疗效不稳，乃先经病而后他病，当经病他病同治。于是在原方基础上加入补肾益冲之品，处方为：熟地黄12g，怀山药18g，山茱萸10g，补骨脂12g，淫羊藿12g，紫石英15g，胡桃肉15g，沉香6g。每周4～6剂。

病员于11月开始服药，1周后月经来潮，唯经期仅两天，经量偏少。之后继续服用4剂。待11月20日写信之时，告之近20日喘累已无，气候变化亦未发喘促。曾先生嘱其守方服用。书信随访，喘不再发，月经逐月复常。

【按语】 本例闭经近1年。闭经后旧病复发，喘促频繁。按喘证急则先治喘而疗效不稳，改用经病喘证同治，则获效。经通而喘平，耐人寻味。闭经治疗原则之一为：因经闭而致他病者，当或先治经闭，或经闭他病同治。

五、不孕

李某，女，25岁，已婚。初诊日期1984年4月25日。

经行腹痛7年，婚后2年未孕。

患者月经16岁初潮，两年后出现痛经，经量多，色紫黯夹块。疼痛时需用止痛药缓解。22岁结婚，未避孕。婚后痛经加剧，痛时呕吐痰涎，甚至晕厥。经量增多，腹痛拒按，出血多时反觉痛减。曾服用活血化瘀止痛之品。

形体偏胖，平素痰多，性情抑郁。带下量多色白。妇科检查无异常发现。就诊时为经行第一天，量尚不多。苔白微腻，舌边有紫点，脉滑。

本例痛经合并不孕，证属气滞血瘀，痰湿郁阻。经期当理血止痛为先，经后则宽中健脾豁痰舒肝解郁。

处方一：四物汤合金铃子散加味：当归10g，生地10g，白芍12g，川芎6g，香附10g，青皮6g，元胡6g，炒川楝子6g，甘草6g。3剂，经期服用。

处方二：归芎温胆汤加味：当归10g，川芎10g，枳壳10g，竹茹10g，法半夏10g，陈皮10g，车前子10g，云茯苓12g，葛根15g，菟丝子20g，香附6g，甘草6g。1日1剂，服至下次经行。经行再改用处方一，3剂。

以上处方连用3个周期。

二诊：1984年10月5日。患者自诉依上法服药3个月后，疼痛明显减轻，月经出血减少。于是继续服药，此后痰少，白带正常。本次因过期10余天尚未经潮，倦怠乏力，恶心欲呕而来就诊。脉滑，苔薄白，舌边仍有瘀点。暂未予药，嘱其次日留晨尿送检。尿检妊娠试验阳性，遂不再服药。

【按语】 本例不孕继发于痛经。而痛经属原发性。由于疼痛随月经反复发作，迁延不愈，患者精神紧张，情绪抑郁，以致肝失条达，气机郁结，故而血瘀加重，疼痛加剧。肝郁克伐脾土，脾失健运内生痰湿，久则痰湿与瘀滞搏结，扰于冲、任、带脉。故月经量多、腹痛、白带多、难于受孕。曾先生曰：痰、瘀皆有形之邪气，二者互结为病，随月经周期又有主次之分。经行乃泄血之余，实为逐瘀之良机。故主以四物金铃以活血行瘀，理气舒肝；经后痰湿为甚，故用温胆配归芎除痰化湿、利胆通络。如此兼顾，瘀消痰去，冲任气血条达，肝脾痰湿蠲除，故能痛消而有子。

（谭万信　张庆文　李　政）

第二十二节　班　秀　文

生平简介　班秀文（1920—2009），男，壮族，广西平果县人。广西中医学院壮医研究室主任、教授。1940于广西省立南宁医药研究所本科毕业，先后担任广西壮族自治区政协委员、南宁市城北区人民代表、南宁市中医学会理事长、广西医药卫生委员会委员、广西科学技术协会常务委员、六届全国人民代表，现任中华全国中医学会理事、妇科委员会委员、中华医史学会理事、广西中医学会理事、妇科委员会主任委员、广西少数民族医药协会副会长及医史分会主任委员、广西科协学术工作委员会委员、广西高校学会理事、广西高校职称评委会副主任及学衔委员会副主任、张仲景国医大学名誉教授、广西民族医药研究所顾问。班先生在治疗妇科疾病的用药上，主张以甘平冲和为佳，即使证属偏热或偏寒，非用苦寒或辛燥之品不可时，也宜暂用或少用，中病即止，万不可久用。而对崩漏疗效的巩固，主张脾肾并重，以肾为主。编著有《班秀文妇科医论医案选》、《中医基本理论》等4种著作，约50万字，撰有“调补肝肾在妇科病临床的应用”、“更年期综合征证治”等60多篇论文，约18万字。

临床经验特色

一、治疗崩漏注重年龄之差异，临床用药讲究以冲和为贵

班秀文先生认为子宫出血的致病因素有血热、气虚、血瘀、肝郁化火、脾肾两虚、肝肾亏损、冲任不足等方面，但总不外乎肾失封藏，冲任二脉不固。关于崩漏的治疗，前人有“塞流、澄源、复旧”的初、中、末治崩三法，是珍贵的经验。但是必须明确三法之中是有机地相互联系的，在塞流之中有澄源，澄源是为了更好地塞流；复旧离不开澄源，澄源也正是为了复旧。简而言之，澄源即是审证求因，离开了审证求因，不论塞流或复旧，效果都不会大。他还特别指出治疗崩漏，特别要注意年龄之差异，从而决定治疗之重点，这正是中医学“因人而异”的特点在妇科学中的具体应用。他认为在青少年时期，肾气初盛，发育未全，其出血的病变，多与肾的封藏不固有关，治疗的侧重点应以肾为主。但情窦初开，肝气易动，宜兼以柔养肝气之法。中壮年时期，因工作学习，婚配生育，最易耗血伤阴，阴亏则阳易亢，从而导致肝气疏泄太过，治疗侧重点应以肝为重点，以柔养血海而滋和肝气。但肝肾同源，房事孕产又与肾直接相关，故在治肝之中，仍然要兼以治肾。七七之年，肾气衰退，精血日亏，此时老妇出血之变，多系脾的功能失常，阴阳不和，治之当本“贵在补脾胃以资血之室”，此时治疗侧重点应以脾为主，兼以调养肾气。

班先生还指出临床用药以冲和为贵，慎用刚燥之品。盖妇女以血为本，由于月经、妊娠、分娩、哺乳等生理过程，常处于“有余之气，不足之血”的状态，“气有余便是火”，故治疗之中当以平和调养之剂为佳。凡属血热引起崩漏者，出血量多而色红，常用芩连四

物汤去辛窜动火之当归、川芎，加入黄柏、女贞子、墨旱莲以清下焦伏火而滋阴止血；而气滞化热致崩漏者，既用丹栀逍遥散以疏肝清热，又加入谷精米（谷精草之果实）、藕节、生首乌、玄参之类，增强滋阴止血之功；阳虚崩漏者，则用右归丸（汤）加桑螵蛸以温肾固涩；而阴虚崩漏者，则使用两地汤或左归丸（汤）以滋阴清热，补肾止血。如果因瘀而导致崩者，本着“通因通用”之旨，既用化瘀止血之桃红四物汤，又加入破故纸、川杜仲、川续断、骨碎补之类以补肾活络。若因脾虚不能统血而致崩漏者，既用归脾汤补心健脾以摄血，又加菟丝子、覆盆子、桑螵蛸之类以温肾固涩。临证体会治标或治本，或先本后标，或先标后本，或标本同治，均应适当加入补肾之品，则其疗效会更加突出。

班先生从几十年临床经验出发，指出炭类药（包括一切收敛药）的应用，也应慎之又慎，最好不用或少用。因为炭药收敛，用之不当，则有遗瘀为患；病情非用不可时，也应根据病情的寒热虚实，使用不同性质的炭药，如血热崩漏，应用凉血之炭药，如栀子炭、黄芩炭、槐花炭；血寒崩漏，宜用温涩之炭药，如附子炭、金樱子炭；血虚崩漏，当用补血之炭药，如血余炭、当归炭；血瘀崩漏，宜用化瘀之炭药，如红花炭、蒲黄炭、赤芍炭等。如果不辨别病情的寒热虚实，妄用或用其他收敛药，不仅疗效不高，而且后患无穷。千万不要相信“黑药通肾，血见黑即止”之说。此实属经验之谈。

班先生还指出对于崩漏疗效的巩固问题，历来有主脾主肾之分。脾主运化而统血，为气血生化之源泉，肾藏精主蛰为封藏之本。治脾与治肾，都有理论之依据，在临床上，亦确有疗效。但二者比较，则常偏重于治肾，喜用五子衍宗丸。临证体验对室女崩漏，本方更有特殊的功效。方中菟丝子性味甘辛平，温而不燥。有补肾生精，养肝明目之功；枸杞子性味甘平，柔而不腻，能养阴益精，补血明目；覆盆子甘酸而微温，能补能敛，有补肾固精，明目缩尿之功；五味子酸而甘温，补肾养心，收敛固涩；车前子甘而微寒，能利水通淋，清热明目，有反佐之功。全方补中有利，柔中有刚，以补为主，是阴阳并补平稳之方。若气虚则加北芪、人参、蛤蚧；若血瘀则加鸡血藤、泽兰、苏木之类；若阴虚则加女贞子、墨旱莲、北沙参、首乌之类；若脾虚则加山药、白术、桂圆肉之类。灵活加减，其效显著。

二、治疗更年期综合征注重调气血，洽阴阳为主

班秀文老中医认为中医学中无更年期综合征的病名，由于临床所见多发生于妇女经断前后，故中医妇科学常以经断前后诸症而命名之。对于本病的治疗，班老着眼于调气血、阴阳为主，治之不离于肾。首先应分辨清楚是肾阴虚或是肾阳虚。如果属肾阴虚的病变，药以甘润壮水为主，常用八仙长寿丸、杞菊地黄丸之类；而对肾阳虚的病变，则以甘温益气为法，常用肾气丸或济生肾气丸之类。此类温养或滋养的方剂，补中有泻，补而不滞，诚是调补之良剂。景岳的右归、左归，虽然有补阳配阴、补阴配阳之作用，但是纯补之剂，容易滞腻而阻遏气机的条达，有时反而贻误病机。肾为气血之始，藏真阴而寓元阳，不论是肾阴虚或肾阳虚，都会影响到各个脏腑，治疗时要辨明其相兼的病变。如肺与肾有母子的关系，若疲惫乏力、易汗出等，常加党参、太子参、百合之类；心肾有水火互济的关系，且胞脉属心而络于胞中，胞宫属于下焦而系于肾，若头晕目眩、心悸耳鸣、脉数舌红等，常加夜交藤、柏子仁、酸枣仁等，甚或投以天王补心丹；肾与肝有精血同源的关系，若心烦易怒、头晕耳鸣、口干目涩、脉弦有力等，此属阴虚阳亢之变，常加石决明、珍珠母、龟甲、牛膝之类以滋阴潜阳；脾与肾有先天与后天之关系，若症见经行量多，色

淡质稀，畏寒肢冷，腹满时减，脉沉迟等，此为脾肾虚衰，阳虚中寒之变，常用附子理中汤治之，以达到温肾健脾的目的。同时，妇女以血为本，常常处于“有余于气，不足于血”的状态，不论是肾阴虚或肾阳虚，都必须照顾到血液的恢复，所以养血活血之当归，和阴敛阴之白芍，均为常用之品。

三、提出急性盆腔炎按湿热带下论治，慢性盆腔炎属本虚标实之治

班先生认为急性盆腔炎临床证见高热恶寒，带下量多，色白黄而质稠秽，小腹硬痛，按之痛剧，口苦咽干，小便短黄，舌苔黄腻，舌质红，脉象弦数等。这是由于湿热之邪，乘虚侵入下焦，内蕴胞宫，损伤冲任二脉，以致胞脉不利，湿热与血凝结于下焦而发生的病变，当按湿热带下论治。他的经验使用四妙散配金铃子散加龙胆草、山栀子、马鞭草、忍冬藤、车前草、土茯苓、凌霄花治之。本方以四妙散加龙胆草、山栀子、马鞭草、土茯苓、车前草清热利湿，疏散邪毒；加忍冬藤、凌霄花解毒通脉，凉血化瘀；金铃子散止痛。全方有清热利湿，解毒通络，化瘀止痛之功。班老指出，凡证实属热，湿热与血瘀结者，用之甚宜。

班先生还指出慢性盆腔炎，多是由于急性盆腔炎治疗不当或治疗不及时，或迁延转化而来的，由于病久正虚，抵抗渐弱，邪毒与血凝块结成块，水湿不化，故带下量多，小腹绵绵而痛，或胀坠而痛，按之不减，月经将要来潮时，则疼痛加剧，伴有腰酸腿软，全身乏力等。他认为于此本虚标实之证，治疗既要扶助正气，又要活血化瘀，常喜用《金匮要略》当归芍药散加北黄芪、土茯苓、鸡血藤、泽兰、莪术、香附治之。盖当归芍药散有调和肝脾，养血健运的作用，加用鸡血藤、泽兰、莪术，以增加补血活血，行滞化瘀之力，用土茯苓配合泽泻，则不仅能利湿，而且可解毒。北芪甘温，能扶助正气而抗邪毒，气行则血行，故加香附以行气止痛。标本兼治，每每收功。

四、提出治疗滑胎应未孕先治，固肾为本；既孕之后，须先后天并治之说

习惯性流产的病因，班先生认为虽有脾肾气虚、血热动火、跌仆伤损等不同，但临床上总以脾肾气虚者最为多见。

对于习惯性流产的防治，他指出除辨证论治以外，还需分两个步骤进行：一则未孕先治，固肾为本；二则既孕防病，已病早治。

他指出在未受孕之前，重视肾气的调养，即所谓未孕先治，固肾为本。滑胎发生的机理，不外乎冲任不固，肾失封藏，故在未孕之前，即应注意调理气血，温养冲任，以肾为本，固其根蒂。班老习惯用人参养荣汤加菟丝子、鹿角霜、覆盆子和五子衍宗丸去车前子，加川断续、杜仲、桑寄生之类，轮流使用，调养半年至一年，然后再摄精受孕，则效果较佳。

既孕之后，应根据孕妇体质之强弱和禀赋之厚薄，配合适当的药物治疗，做到未病先防。他习惯上使用调肝汤加菟丝子、覆盆子、桑寄生、桂仲、川续断之类以补肾养肝；泰山磐石散加减以调理气血。如此先后天并治，则气血调和，胎元得养。若患者已出现胎动不安、胎漏之征，则应及时采取标本并治之法，做到既顺气安胎，又补肾止血，他习用两地汤滋阴清热以治其本，又加用荷叶蒂、苎麻根、墨旱莲之类以治其标，则阴足热退，胎元得安。对负重跌仆损伤所致的胎动不安，因其既有胞脉的损伤，又有瘀血的为患，故在选方用药时，既应注意补养气血，又要化瘀而不伤胎，他常以当归补血汤加味治之，奏补

气生血、行气活血之功，再加桑寄生、菟丝子、川续断、杜仲、骨碎补舒筋壮腰补肾之品，则瘀去而胎固。

班先生还特别指出本病患者除用药治疗以外，还应注意劳逸结合，精神舒畅；节制或禁止房事，防止冲任受损，动火犯胎；调摄饮食，既要清淡富于营养，又要防止肥厚滋腻，尤其是偏燥偏温之体，更应特别注意饮食的调摄。

五、治疗产后病主张柔养与熄风并用

如朱丹溪说："产后无不虚，当大补气血为先，虽有他证，但末治之。"而张子和则认为："产后慎不可作诸虚不足治。"班先生认为朱张两家的提法，各有道理，但都不够全面。因为产后气血两虚，当以补虚为主，而产后多瘀血，阻滞胞脉，又宜活血通络以化瘀，两者不可偏废。如《医宗金鉴》所说："古云胎前无不足，产后无有余，此其常也。然胎前虽有多余之证，亦当详察其亦有不足之时；产后虽多不足之病，亦当详察其每夹有余之证也。"例如产后腹痛之证，虽有血虚与血瘀之分，但两者之治既要养血扶正，又要活血祛瘀，使瘀去而正安，故生化汤为常用之方。该方既能生血，又能祛瘀，如属血虚腹痛，可酌加参、芪、香附、小茴香之类，亦即是根据血虚与血瘀之不同，在治疗上便有补中有化，化中有补之分。

班老还指出产后阴血骤虚，阳气浮散，故其病变既有亡血伤津，又有瘀血内阻，多是虚实夹杂并见。《金匮要略》把"痉"、"郁冒"、"大便难"等列为新产后三病，后人将其概括为神病、筋病、液病，其实就是亡血伤津，筋脉失养，虚风内动之变。所以，治疗产后疾病，柔养与熄风之品所在常用。但柔养之品多遏阳滞瘀，熄风之药易化燥伤阴，应用时必须注意养血不碍瘀，熄风不过燥。

班先生还认为产后的病变，由于虚实夹杂，常常漏脱与闭塞并见。例如产后肾阳不足，可引起小便不通或小便频数或失禁，治之可用肾气丸温肾扶阳，但前者为阳虚不化水，水气不运所致，故除温肾阳之外，宜佐以通利之品，如猪苓、通草之类；后者为阳虚不固、闭藏无能所致，宜加桑螵蛸、覆盆子、破故纸之类以补命门之火，加强温肾固摄之功。又如瘀血或引起恶露不下或恶露，治之当用活血祛瘀之法，但前者宜利中有涩（化中有止），防其偏激，使瘀去而正不伤；后者则宜涩中有利（止中有化），防其敛塞过用，保证血止而不留瘀。

班先生还指出产后的疾病，本有虚实之分和寒热之别，但由于受到"胎前宜凉，产后宜温"的影响，一般方书对于产后疾病的治疗，往往用药多偏于温燥，如仅仅从产后气血耗伤说，这是无可非议的。然证既有虚实寒热之不同，用药当有补、泻、温、清之别，所以对产后疾病用药的寒、凉、温、热，仍宜以疾病的具体情况而定，一般而言，寒证不过温，以甘温为宜；热证不过寒，以甘凉为主。盖甘能养营生血，有利于气血的再生。

（丛春雨）

第二十三节　宋　光　济

生平简介　宋光济（1920—1997），男，汉族，浙江省宁波市人，浙江中医学院教授，主任医师。师承其叔宋溪云先生，20岁行医，1956年先后两次结业于浙江中医进修学校师资班。历任全国中医学会妇科委员会委员、中华全国中医学会浙江省分

会常务理事、理事、省妇科学会主任，浙江省计划生育委员会委员，浙江中医学院学位评审委员会委员、教研室主任、学报编委等职。1983年被评为浙江省名老中医。创制的“妇宝冲剂”曾获浙江省金鹰奖与科技进步奖。撰有《宋光济妇科经验集》及论文30余篇。

临床经验特色

一、治疗崩漏证四法

宋光济老中医在长期中医妇科临床实践中总结出崩漏的4个证型，即血热妄行、气虚不摄、气血瘀阻和冲任虚寒，并分别自拟4首经验方，收到较好疗效，现分述如下。

1. 热扰冲任，迫血妄行证　多见阴虚出血，量多，或淋漓不尽，色鲜红或紫红，质稠，有臭秽，面色潮红，五心烦热，口苦咽干，便秘溲赤，脉滑数或细数，舌红苔薄黄。治宜清热止血，方用凉血固经汤。方药：细生地、麦冬、炙龟甲、炒条芩、炒川柏、莲房炭、炒丹皮、侧柏炭、焦白芍、生甘草。方中细生地、炒丹皮功能清热凉血，养阴生津；炒条芩、炒川柏可清热泻火，并具收敛之功；麦冬、炙龟甲生津滋液，焦白芍养阴敛血调经；侧柏炭、莲房炭既能凉血，又可收敛止血。诸药相伍以收清热凉血，止血养阴之功。临证加减：虚热者去芩、柏，加墨旱莲、熟女贞以滋阴清热；血量多者加槐米炭、十灰丸以凉血止血；便秘者加熟地炭、玄明粉以泻火通便；口干者加川石斛、天花粉以生津止渴。

2. 脾虚气弱，统摄失司证　证见崩中漏下，色淡质稀，疲倦乏力，头晕目眩，纳呆便溏，脉虚细，舌质淡胖或边有齿痕。治宜益气健脾固经，方选益气止崩汤。方药：西党参、炒白术、炙黄芪、炒山药、赤石脂、陈棕炭、侧柏炭、熟军炭、炙甘草。西党参、炒白术、炙黄芪、炒山药能补中益气，健运脾胃，气充脾健，则血有所摄，冲任得固；赤石脂、陈棕炭、侧柏炭收敛止血，熟军炭化瘀止血，以使血止而不留瘀。临证加减：出血量多者加升麻炭、十灰丸以益气升提摄血；纳呆者加焦谷牙、炒陈皮以醒脾化滞；便溏者加炒扁豆、煨肉果以健脾止泻；腰肢酸楚者加炒川断、杜仲炭以补肾强腰。

3. 气血瘀阻，血不归经证　该证特点为血不归经，经行不爽，或量多如崩，夹有血块，小腹疼痛拒按，或胸胁胀痛，脉弦涩，舌紫黯或有瘀点。治宜逐瘀止血，方选化瘀止崩汤。方药：炒当归、焦白芍、炒阿胶、生熟五灵脂、丹参炭、茜根炭、参三七、香附炭。方中当归甘补辛散，苦泄温通，行于血分，既可活血，又能补血，且兼调经行气止痛之效；配焦白芍养血调经，炒阿胶补血止血；五灵脂性苦甘温，入肝经血分，生熟并用则活血散瘀止痛；丹参通行血脉，功擅活血化瘀，并调妇女经脉不匀，配以茜根炭、参三七加强活血化瘀止血之功；香附炭可疏肝解郁，理气调经。诸药相配，俾瘀去血安，崩漏可止。临证加减：出血量多者加震灵丸以止血；腹胀者加枳壳炭、青皮炭以行气除胀；腹痛因寒者加艾叶炭、姜炭以温中散寒；腹痛因热者可加川楝子炭、丹皮炭以疏肝泄热，凉血止痛。

4. 肾气虚衰，冲任不固证　临床多见经行量多，或淋漓不净，色黯淡或如咖啡色，腰酸腿软，面色灰黯，头晕耳鸣，畏寒肢冷，大便溏薄，小便清和，脉见沉细而弱，苔薄白而舌色淡红。治拟调养冲任，温肾固经之法。方选自拟经验方调冲固经汤，其方药为：

熟地、陈萸肉、炒山药、鹿角胶、菟丝子、覆盆子、枸杞子、五味子、赤石脂、炒阿胶、艾叶炭。其中熟地入肝肾二经，养血滋阴，补精益髓。陈萸肉酸温敛涩，养肝滋肾而涩精；炒山药可健脾补肾益气，鹿角胶性温，功能补肝肾，益精血，并有很好的止血作用。赤石脂可收敛止血；菟丝子甘平，既补肾阳，又与覆盆子、枸杞子、五味子相配可补肾而促排卵；炒阿胶可补血止血；艾叶炭能温经止血。诸药同用，以使肾气旺、天癸充，冲任功能正常则经期按时，而崩漏自愈。临证加减：若血量多可加陈棕炭、血余炭、煅龙骨、煅牡蛎以收敛止血；若便泻者可加煨肉果、煨诃子以收敛止泻；若四肢厥逆者加党参、制附子以补气生火；若腰酸者加狗脊炭、炒杜仲、川续断以补肾强腰。

二、治疗痛经证治四法

宋先生认为，治疗痛经应首先抓住腹痛这一重要特征，根据疼痛的性质、程度、时间、部位，参照患者的经量、经色、经质以及全身脉症进行辨证施治。由此，他将痛经分为寒凝血瘀、肝郁气滞、脾弱血虚、肝肾亏损4个证型进行辨证施治。

1. 寒凝血瘀证　本证疼痛特点为经前一二天或经行时小腹冷痛，痛势较剧，得热则减，经色黯红有块或如黑豆汁样，量少或行而不畅，伴肢冷，脉见沉弦或迟，舌苔白。西医学的膜样痛经、子宫内膜异位症多属此种证型。治宜温经散寒化瘀，方选自拟经验方川乌温经汤。方药：制川乌、炒当归、焦白芍、川芎、肉桂、吴茱萸、姜半夏、炒党参、独活、威灵仙。临证加减：血块多者加炙没药、丹参、泽兰、益母草、失笑散等；腹胀痛者可加制香附、小茴香、艾叶；夹湿者加苍术、茯苓；肾阳虚或妇科检查为子宫发育不良者，加鹿角片、紫石英、仙灵脾、巴戟肉等。

2. 肝郁气滞证　本证特点为经前或经期小腹、胸胁、乳房胀痛，胀甚于痛，时剧时瘥，经行愆期等。西医学中盆腔炎、子宫内膜炎引起的痛经多属于此类证型。由于肝热夹湿，湿热壅阻胞络而致。治宜疏肝理气，方选自拟经验方清经导滞汤。方药：炒当归、焦白芍、柴胡、广郁金、鸡苏散、八月札、川楝子、延胡索、红藤。若合并为子宫肌瘤者，可加土贝母、生牡蛎、玄参、海藻、昆布、小金丹等软坚散结的药物。

3. 脾弱血虚证　痛势绵绵，空痛喜按，经行色淡质稀，痛在经期或经后为本证的特点。欲行之，必先充之，治以八珍益母丸加减。若心脾两虚者则用归脾汤出入；若气血虚寒者加肉桂、吴茱萸、干姜、附片、艾叶等。

4. 肝肾亏损证　本证多见经后小腹隐隐作痛，量少色淡，腰膝酸软，头晕耳鸣等。治宜滋补肝肾。方选傅氏调肝汤加减。若偏于虚寒者可用景岳右归丸加减；若偏于阴虚者可用一贯煎或二至丸、山药、山萸肉、白芍等出入。若为子宫内膜结核者，可加黄柏、夏枯草、鱼腥草、黄连、百部、羊乳等抗痨之品。宋老还特别指出用药时间，一般在经前3天左右始，连用2～3个月经周期，可望获效。

三、治疗闭经证治五法

宋老先生认为闭经有血膈、血枯之分，并常用通补之法为主治疗之，临床上取得了较好的治疗效果。

1. 气滞血瘀证　以月经后期渐至不行，胸胁、少腹胀痛拒按，舌有瘀点为其主症。治宜疏肝理气，活血通经，方选调气通经汤。方药：制香附、台乌药、枳实、当归、川芎、泽兰、茺蔚子、鸡血藤、南山楂。若乳房胀痛有块者加小青皮、橘核、穿山甲、小金片；若肝郁化热者加丹皮、山栀。

2. 气血不足证　以月经量少渐至闭经，面色不华，腹无胀痛，头晕乏力为其主症。治宜益气扶脾，养血调经，方选加减归脾汤。方药：西党参、炒冬术、茯神、黄芪、当归、炙甘草、夜交藤、炒枣仁、焦白芍、炒陈皮、龙眼肉。若纳呆者加焦谷芽；便溏者加煨木香、煨肉果；若带多者加海螵蛸、炒山药、炒芡实；若血虚甚者加鸡血藤、阿胶。

3. 脾虚痰盛证　以体胖、痰多、经闭、苔白腻为其主症。治宜健脾化痰，行气活血，方用导痰通经汤。方药：制香附、南山楂、枳壳、姜半夏、茯苓、苍白术、陈皮、制南星、当归、川芎、丹参、仙灵脾；若气虚者加党参、黄芪；浮肿者加茯苓皮、姜皮；纳呆者加焦谷芽、鸡内金；带多者加怀山药、芡实、白莲须。

4. 胃火烁血证　以经闭、口渴欲饮、心烦、舌红为其主症。治宜养阴清胃，活血通经，方选加味泽兰汤。方药：泽兰叶、小川连、川石斛、小生地、赤芍、当归、卷柏叶、丹参、益母草、川芎、红花。口干甚者加麦冬、生甘草；若便秘者加瓜蒌仁、熟军；腰酸者加桑寄生、川断；兼肾虚者加肉苁蓉、仙灵脾、五子补肾丸。

5. 肝肾亏虚证　以经期推后，量少色黯淡，渐至闭经，头晕，腰酸，舌质淡胖为其主症。治宜调冲补肾，方用右归合五子衍宗汤加减。方药：熟地、巴戟肉、鹿角胶、肉苁蓉、仙灵脾、菟丝子、枸杞子、覆盆子、当归、川芎。脾虚泄泻者去肉苁蓉，加党参、炒白术；腰酸者加川断、杜仲、狗脊；畏寒阳虚者加附子、肉桂；若性欲减退者加锁阳、海马、阳起石等。

四、自创生麦安胎饮治疗胎漏

胎漏，胎动不安一般分为气虚、血热、肾虚3种证型论治，但因妊娠血聚养胎，阴血不足，故阳常偏盛而致热扰胎元，冲任不固，从而引发胎漏或胎动不安一证，因此，宋先生认为本病临床以阴虚血热尤为多见，据此自创生麦安胎饮治疗，疗效颇著。

生麦安胎饮由生地12g、麦冬6g、甘草3g、续断9g、桑寄生9g、黄芩6g、苎麻根12g组成。方中生地、麦冬、甘草、养阴清热以治本；黄芩、苎麻根清热凉血，安胎止漏；续断、桑寄生滋肾安胎而性平不热。诸药合用共收清热滋肾，止血安胎之效。宋先生认为该方是一首安胎止血，预防流产的良方，屡经临床验证，均获满意疗效。随证加减：纳差呕恶者加白术9g、姜半夏6g、苏梗6g、陈皮7g、姜竹茹9g；便秘者加瓜蒌仁12g；屡孕屡堕者加菟丝子9g、黄芪12g、糯米15g以益气固胎。

宋氏生麦安胎饮养阴清热固本，止血安胎治标，标本兼顾，临床多于阴虚内热，冲任不固之胎漏、胎动不安等病。

典型医案选

一、带下、经闭

吴某，18岁。初诊（1978年11月2日）：室女月经不调，量少，渐至3月未转。近来头昏纳少，精神疲倦，白带多而稀，脉细，苔薄白。治拟先调脾胃，化湿止带。处方：米炒党参、焦冬术、焦谷芽、茯神、炒当归、焦白芍各9g，炒怀山药、鸡冠花、芡实、煅海螵蛸各12g，夜交藤15g，川芎、柴胡各3g。5剂。二诊（11月9日）：带下减，腰酸头晕，脉细苔薄。拟健脾滋肾，养血调经。处方：西党参、炒冬术、焦谷芽、当归、泽兰、丹参、仙灵脾各9g，鸡血藤12g，桃仁6g，陈皮3g。5剂。三诊（11月27日）：前方服后带下已瘥，胃纳亦开，经水仍未转，脉细带弦，舌有红点，苔薄。治拟调气养血，佐以通经。处方：炒当归、赤芍、川楝子、桃仁、鸡血藤、泽兰、制香附、仙灵脾、肉苁蓉各9g，丹参12g，苏术、丹皮各6g。5剂。药后经水即转，后因他疾来诊，询知月事一直正常。

【按语】 思虑劳倦伤脾，女子则不月。宋先生十分重视脾在闭经病中的作用。如脾虚带脉失约而见带下，则“治经先治带”，先予化湿止带，俟带止后，再予调经。本例曾用过活血调经之方，无效。此拟以调脾胃，从化湿止带着手，用参、术、苓、山药、谷芽益气健脾；鸡冠花、海螵蛸、芡实、柴胡、白芍化湿清肝止带；归、芍养血调经。二、三诊，带止纳振，气血渐充时，再以鸡血藤、当归、赤芍、香附、川楝子等活血调经，则经自通。这一分步治疗和用药方法，是宋老治疗闭经的经验之一。

二、胃热经闭

姚某，女，29岁，工人。初诊（1979年9月27日）：室女闭经4个月，大便干结，口渴欲饮，面色不华，心烦腰酸，脉弦细数，舌红绛少苔。治拟清胃养血调经。处方：益母草、川石斛、瓜蒌、泽兰、当归、赤芍、生卷柏各9g，小生地、鸡血藤、丹参各12g，红枣7枚。7剂。二诊（10月11日）：服药后，带下稍有夹红，大便仍干，脉舌如前。前方去红枣、瓜蒌，加制军6g，肉苁蓉、仙灵脾各9g。7剂。三诊（11月1日）：前方又自服7剂，舌红已退，口渴便秘均瘥，脉细苔薄。胃火已清，阴血未复，再拟养血滋肾。处方：小生地、怀山药各12g，当归、焦白芍、枸杞子、菟丝子、覆盆子、车前子、桑寄生、炒川断各9g，炒丹皮6g，川芎3g。7剂。至11月4日经转，量偏少，翌日起即转正常，观察数月，疗效巩固。

【按语】 胃火烁血一证，诸家论述较少。宋先生认为胃火炽，一则可能消烁津血，二则也可导致热灼血结，治疗上在清胃养阴的基础上，再结合活血调经。本案初以川连苦寒清胃，熟军、瓜蒌以泄热通腑，石斛、生地以滋阴救津，并以四物养血，合丹参、益母草、红花、卷柏、泽兰活血通经。复诊时，胃火已清，故去川连、熟军等，加入肉苁蓉、仙灵脾、五子补肾丸，以养血滋肾调补冲任而善后，在其育阴养血中稍佐温药，有阴中求阳之意，见效更著。宋老曾说：“此证之初，非苦寒不足以清热，非甘寒不足以救阴，非活血不足以通经闭，方书多言温通，而此方可谓凉通矣。”此乃临床经验菁华之集成。

三、崩漏

陈某，女，48岁，教师。初诊（1988年9月12日）：自述平素月经提前量多淋漓，近几个月来月经较乱，先后无定，末次月经8月20日，淋漓10日净后，昨日因家务劳累，阴道又出血量多色淡红，并伴有头晕，腰酸神疲乏力，纳呆寐劣，时有肛门坠感，口干，脉细缓，苔薄边缺。治拟益气健脾固摄，方用自拟经验方益气止崩汤加减。处方：炙黄芪、炒赤石脂、小生地炭、杜仲炭、十灰丸、川断炭、陈棕炭各12g，炒党参、炒白术、朱茯神、侧柏炭各9g，升麻炭、炙甘草各3g。5剂。二诊（9月17日）：上药服后，出血明显减少，惟胃纳欠佳。原方去炭药加焦谷芽9g，炒陈皮、焦六曲各6g。继服5剂。三诊（9月22日）：服3剂药血即止，5剂后纳振，诸症瘥。经后在原方基础上进行调治，而经准崩愈，未再复发。

【按语】 张景岳云："崩漏不止，经乱之甚也。"刘河间又有"天癸既绝，皆属太阴经"之说。该患者时值更年期，月经紊乱，劳则脾伤气弱，统摄无权，冲任不固而致崩漏。本案宋先生重用党参、黄芪、白术、升麻炭乃益气升提而摄血也，用生地炭、侧柏炭、陈棕炭等敛阴止血，待血止又用补脾肾、调冲任之法。全案塞流、澄源并举，俾本固血充，经调而崩自愈。

四、崩漏

郑某，女，18岁，学生。1983年6月11日初诊：患者初潮17岁，月经不规则，潮期无度，经期延长，量多淋漓，平素带多色白，末次月经6月2日，量多淋漓至今未净。曾经某医院检查而诊断为无排卵型功血。神疲乏力，舌淡苔薄。证属肾气虚衰，冲任不固。治拟温肾调冲，益气摄血。处方：熟地炭、炒怀山药、杜仲炭、煅龙骨、煅牡蛎、炒赤石脂、炙黄芪各12g，狗脊炭、川断炭、菟丝子、覆盆子、枸杞子、炒阿胶各9g，陈萸肉6g，艾叶炭3g。5剂。6月18日其母代其复诊：谓药后出血已止，精神亦振。惟胃纳欠佳，便溏，时感畏寒。治拟原方去龙、牡和炭药，加焦谷芽、补骨脂、肉豆蔻、鹿角胶。继服5剂。以后按原方调服数月，经期建立，崩漏未复。

【按语】 本案初潮较迟，肾气不实，天癸不充，冲任不固，故月经紊乱，崩漏不止。《河间六书》云："妇人童幼天癸未行之间，皆属少阴……"，故用熟地、山药、陈萸肉、杜仲、狗脊等温肾调冲，龙、牡、赤石脂、炙黄芪益气摄血，五子衍宗丸补肾而促排卵，肾气旺盛，天癸充，冲任功能正常则经期按时，而崩漏自愈。

（丛春雨）

第二十四节　颜　德　馨

生平简介 颜德馨（1920—　　），男，出生于江苏省丹阳市的中医世家，幼承家学，尊翁为名中医颜亦鲁。1939年夏毕业于上海中国医学院。悬壶后屡起深疴，不坠家声。1949年后调入铁路中心医院主持中医业务。1992年创建上海铁路中医技术中心，为推动全国中医药工作起到了促进作用。历任中国中医药学会理事、国家中医药管理局科技进步奖评审委员会委员，上海师范大学、长春中医学院、成都中医药大学、上海中医药大学特聘教授，博士生导师，及上海市中医药工作咨询委员会顾问、上海市医学领先专业专家委员会委员、国家自然科学基金评委等职，专职于上海同济大学医学院中医研究室主任。

颜先生倡导"久病必有瘀"、"怪病必有瘀"，开辟治疗新途径，提出"衡法"新治则，受到中医界普遍重视。多年来从事生命科学研究，主持"瘀血与衰老"科研项目，提出瘀血实邪乃人体衰老之主要因素的新观点，这一成果经市级和部级的鉴定，荣获国家中医药管理局科技进步二等奖，由上海科教电影制片厂根据颜氏学说，拍摄的《抗衰老》科教片，参加国际生命科学电影展览获奖。颜先生善于总结经验，勤于创作，已出版《餐芝轩医集》、《活血化瘀疗法临床实践》、《医方囊秘》、《气血与长寿》、《中国中医抗衰老秘诀》、《颜德馨医艺荟萃》、《颜德馨诊治疑难病秘笈》、《中医外治法》、《颜德馨临床经验集》等著作，并著有《衰老和瘀血》一书英文版在全世界发行，在延缓衰老的领域中，独树一帜，多次去美国、法国、加拿大、泰国、印尼及港、台等地讲学，并受聘为学术顾问达10余处。历年来发表论文200余篇，曾获各级科技进步奖多项与第六届国际针灸东方会议、第一届世界传统医学优秀论文研讨会的金奖。1994年获英国剑桥大学世界名人成就贡献奖及美国名人传记学会20世纪成就奖。

颜先生的医德医风，所至有声，上海市卫生局特为之拍摄《岐黄一杰——颜德馨传记》电视片，记录他一生为中医事业探索的经历。他还享有“上海市名中医”、“全国名老中医”、“铁路科技先进个人”及“第三届上海市医学荣誉奖”等称号。1999年个人捐资设立“颜德馨人才奖励基金”，为培植中医中药接班人作出了卓越的贡献。

学术思想特点

一、提出妇科病气为百病之长，血为百病之胎

（一）气血病变是妇科临床辨证的基础

气血是维持人体正常生命活动的主要物质，借以分析和归纳人体种种生理现象。同时，气血也是各种疾病的病理基础，脏腑经络的病理变化无不影响气血，妇科的各种病证无不涉及气血。因此，颜先生认为气血病理变化在八纲、卫气营血、脏腑等辨证方法中，占首要地位。

“辨证”是中医临床的关键，也是治疗与用药的纲领。中医辨证核心是“八纲辨证”，八纲之中，虽无气血两字，但气血内容确尽贯于八纲之中。八纲辨证的总纲是阴阳，人体在正常生理状态中，阴阳双方保持相对平衡，如出现一方偏衰，或一方偏亢，就会出现病理状态。而气血是人体阴阳的主要物质基础，气血正平，则阴阳平衡，疾患消除。表里辨证与气血关系也极为密切，表证辨证多宗“卫气营血辨证”，而卫属气，营属血；里证不外乎脏腑病变，而脏腑病多与气血相关。虚实辨证更不能舍气血而言虚实，不论何种虚证，多兼有气虚或血虚，不论什么实证，皆与气血瘀滞有关。寒热辨证是两种绝对相反性质的病变，但寒热病变均直接影响气血的正常生化功能，如热则煎熬气血，寒则凝涩气血，而气血的寒热病变又直接反映到体征或症状的寒证与热证。故颜先生提出气血病变是临床辨证的基础，也是妇科疑难病证的辨证基础。

（二）气血不和，百病乃变化而生

疾病不论来自何方，首先均干扰气血的正常功能，而使之紊乱，以致阴阳失去平衡协调，经脉瘀阻不通，气血循环失常，这既是常见病的发病过程，也是疑难病证的发病规律。疑难病证虽然表现奇异少见，致病因素错综复杂，但在复杂的病变中大多要涉及气血，再而造成脏腑组织功能紊乱，不论是器质性疾病，还是功能性疾病，均是以气血为枢纽。气血通畅不仅反映机体的精、气、血、津液的充盈健旺，也表明脏腑组织生理功能的正常，气血冲和，百病不生，若一旦气滞血凝，脏腑经脉失其所养，功能失常，疾病即随之而起。因此，在诊治疑难病证时，必须重视气血流畅这个重要环节。

颜先生根据《素问·举痛论》“百病生于气”的理论，提出“气为百病之长”之说。气为一身之主，升降出入，周流全身，以温煦内外，使脏腑经络、四肢百骸得以正常活动，若劳倦过度，或情态失调，或六淫外袭，或饮食失节，均可使气机失常，而出现气

滞、气逆、气陷等病理状态。气机升降失常也是导致痰饮、瘀血等病理产物内生的根本原因。血液的流行有赖于气的推动，即所谓“气为血帅”；津液的输布和排泄，有赖于气的升降出入运动，则所谓“气能生津”。气机一旦失常，即可产生瘀血、痰饮等病变。气血是疾病发展的两个分期。邪之伤人，始而伤气，继而伤血，或因邪盛，或因正虚，或因失治、误治，邪气久恋不去，必然伏于血分。故颜先生主张对痼疾、顽症、劳伤沉疴、累年积月之内伤杂病、疑难重症等慢性病皆应从气血论治。

总之，妇科各种疾病的发病情况和病理变化虽然不一，但其病变大多要涉及气血，由于气血失和可产生多种病变，因此可以说气血失和是机体病变和脏腑功能失调的集中病理反应，它与任何一脏一腑的病理变化都可发生联系，气血失和，循行受阻则会导致脏腑功能紊乱，进而出现功能低下和病理障碍，所以从气血角度辨证，可以把握疾病在机体中的整体病机，通过疏通调和气血就可调整脏腑功能活动，使其从病理状态转至正常生理状态，从而达到治愈妇科疾病目的。

二、提出妇科疑难病“久病必有瘀，怪病必有瘀”

（一）疑难病证从瘀论治

妇科疑难病证大多表现为寒热错杂，虚实并见，邪正混乱，而其病机则均涉及气血。颜先生根据疑难病病程缠绵，病因复杂，症状怪异多变的特点，曾提出“久病必有瘀，怪病必有瘀”之论点，其认为疑难病证中，瘀血为病尤为多见，无论外感六淫之邪，内伤七情之气，初病气结在经，久病血伤入络，导致气滞血瘀，故瘀血一证，久病多于新病，疑难病多于常见病。

1. 久发、频发之病从瘀　病时轻时重，时发时止，年久不愈的沉疴、顽症、痼疾等疑难病当从瘀论治。初病在气，久病入络是病变发展的规律，疑难病缠延不去，反复发作，导致体内气血流行受阻，脉络中必有瘀凝。清代医家傅山指出：“久病不用活血化瘀，何除年深坚固之沉疾，破日久闭结之瘀滞?”信然!

2. 奇症怪病从瘀　奇症怪病之证无定候，无病位，忽痛忽痒，时上时下，幻听幻视，或有不可名状之苦，其因不可究，既无色诊可查，又无脉证可辨，皆应从瘀论治。多因六淫七情，引起气机逆乱，气血乖违；或因失治、误治、病久影响生化之源而致血瘀；或因胎孕产后、外伤等原因所致瘀血停滞，气机失宣，郁滞脉络，着而不去，最终形成难治之证。

3. 久虚羸瘦从瘀　五劳七伤，消耗气血引起极度消瘦虚弱的慢性病谓之久虚羸瘦，表现为肌肉消瘦，饮食减少，面色黄白，心悸神疲，四肢乏力，或寒或热，或肌肤甲错，面色黧黑，久虚羸瘦，正气不足，推动无力，体内必有瘀血内潜，可从瘀论治。

4. 久积从瘀　癥积久而不去，多由瘀血内结所致。不论寒积、水积、气积、痰积、湿积，积久则碍气阻血，气血不行，瘀从中生，久积为瘀，久瘀必结，久而为肿为瘤，故久积不愈当从瘀论治。

5. 常法论治不效者从瘀　一些慢性病，或反复发作的疑难病如心脑血管病、慢性肝炎、慢性肾炎、脉管炎、硬皮病及增生性疾病等，视虚补之，视热寒之，视寒热之，或攻补兼施，或寒热并用，常法论治，百药不效者，当从瘀论治。这类病证多由气血乖违，机体功能紊乱，以致寒热夹杂，虚实互见，故而攻之无效，补之无益，唯有疏其血气，令气血条达，方能奏效。

（二）疑难病证的瘀血表现

疑难病证范围广泛，症状怪异多变，而在这些怪异多变的症状中，很多是瘀血证的表现。颜先生在长期诊治疑难病证的实践中，对其瘀血表现进行了归纳。

1. 症状

（1）一般症状

发热：瘀血证的发热，可有全身发热和局部发热两类。全身发热表现为持续高热不退，或高热伴出血、狂躁，或高热伴局部疼痛，或低热绵绵，或往来寒热，或午后潮热，或周期性发热。局部发热表现为局部红肿疼痛，局部肌肤灼热，或自觉心胸、脘胁、少腹、阴器、咽喉部位发热，但全身又无发热症状。

疼痛：疼痛部位固定不移，痛有定处，拒按，按之痛甚，其痛如绞，或似针刺，痛难立消，缠绵迁延。

出血：崩漏、吐血、咯血、尿血、便血、鼻衄、齿衄、肌衄等，或外伤跌仆致局部出血。其出血特点是量多，出血难止；或反复间断不已，血色黯红；或鲜红，多夹血块；或出血时伴发热、疼痛；或烦躁，或口渴不欲饮等。

胀满：头目、胸胁、脘腹、腰背以及肢体局部胀满，其特点是胀满持久不减，且日益加重。

瘙痒：肌肤瘙痒，或皮里内外如虫蚁爬行，抓之不及，阵阵而作。

麻木：肢体麻木不仁，或麻如触电，甚则失于感觉，不知寒温。

板滞：肢体牵掣板滞，活动不利，或关节不得屈伸，或颈项不耐转侧，或俯仰不便，或举握受限。

口干：口干而漱水不欲饮。

多梦：少寐多梦，其梦多惊恐险恶，或梦从高处坠落，或梦窒息欲死，或梦腾云飘逸，或为恶梦惊醒。

健忘：心烦失寐，怔忡健忘，或焦虑不安，思绪紊乱，甚则妄言、妄听、妄见。

（2）各系统症状

心系：心悸怔忡，心痛，神志错乱，癫狂。

肝胆系：寡欢抑郁，多疑多虑，易烦易躁，黄疸日久不退，易怒易暴，喜怒无常。

脾胃系：脘腹疼痛、胀满、灼热、干呕频频，噎膈反胃，不得食，便秘与泄泻交替而作。

肺系：久咳、久喘、久哮、咽燥，梅核气日久不解，咳痰粉红，甚则咳血、咯血。

肾系：少腹胀满拘急，肢体浮肿不退，尿浊、尿血、尿时涩痛、尿时中断、少尿。

2. 体征

毛发：毛发枯萎，干燥，或色泛黄，易折断，易脱发，或毛发中空，或发梢开叉。

面部：颜面部色黑或黯，印堂黧黑，或面部可见黯红色或褐色斑块，或紫色小痣，或面色青紫、黯红。眼圈色黯或黑，黯而少泽，颧部潮红或黯红，可见红丝赤缕，鼻红起疱，如酒糟鼻，唇色青紫或黯红，颏下色黯。

眼：巩膜瘀浊，或见瘀丝、瘀点、瘀斑，或黄染。

舌：舌质紫黯、黯红，或舌有瘀点、瘀斑、血瘤，舌体强直，舌边有紫黯色齿痕，舌下筋脉紫黯，曲张充盈。

颈部：颈部青筋怒张、充盈，瘿瘤肿块，痰核瘰疬，红丝赤缕，蟹爪血丝。

胸部：皮色黯红，或见红丝，胸部膨满。

腹部：腹大如鼓，脐眼突出，青筋暴露，可扪及癥积、痞块，按之疼痛，少腹压之疼痛拘急，或按之板硬。

腰背部：脊柱椎骨肥大、外突，压之疼痛。

四肢：指趾末端杵状增大，爪甲青紫，下肢浮肿，或局部指趾苍白，按之冰凉，或局部指趾端色黑剧痛。

皮肤：皮肤板滞而硬，触之无弹性，或肌肤甲错、干燥、瘙痒，或皮下瘀斑、瘀点，或皮下青紫怒暴，或见肿块、痰核，或见黑痣、紫斑。

3. 病史

久病史：久治不愈的慢性病或顽固疾病，多有瘀血。

手术史：术后血离经脉，久而成瘀，如肠粘连、瘢痕疙瘩等。

月经史：痛经，闭经，月经衍期，经行量少，经色黯而有块。

生育史：男子不育，女子不孕，产后恶露不净、崩漏、毛发脱落，月经早绝。

生活史：素嗜酒烟，或恣食甘肥，或善感易怒，或受惊吓，或接触疫水、戾气。

外伤史：外伤后多有瘀血作祟。

其他：有癫痫病、精神病、更年期综合征等病史者均有瘀血。

4. 实验室检查

血液流变学检查：全血粘度、血浆粘度增高，红细胞电泳时间延长，血沉方程 K 值增大，红细胞比容增高，纤维蛋白原含量增加，均提示瘀血证。

甲皱微循环检查：异形管攀增加，攀顶瘀血，流速减量，游态异常及微血管周围渗出、出血。

心血管功能与血流动力学检查：血流量降低，心前区高频阻抗有 PEP 延长，LVE 缩短。

心电图及心动超声检查：心肌缺血劳损，心室肥厚，心脏增大，瓣膜病变。

超声波、同位素脏器扫描：肝脾肿大，肾盂积水，腔内肿块。

放射线检查：肺部炎症、肿块，内脏肿块、溃疡、息肉、憩室。

脑血流图、脑电图检查：脑动脉硬化、癫痫等。

CT 及血管造影：颅内、脏器等有栓塞、血肿、肿块。

血液生化检查：高脂血、乳糜血清、高胆红素等。

血常规检查：红细胞、白细胞、血小板增多。

其他：血液中找到狼疮细胞，类风湿因子阳性，血沉增快，抗“O”、黏蛋白增高。

以上从症状、体征、病史、实验室检查 4 个方面归纳疑难病证的瘀血表现，临床凡具有两方面 4 项依据以上者，即可诊断为瘀血证。

三、提出以调气活血为主的“衡法”治则

（一）衡法治疗疑难病证有效

“衡法”是通过治气疗血来疏通脏腑血气，使血液畅通，气机升降有度，从而祛除各种致病因子。因此对疑难病证的治疗有着积极意义。王清任谓：“周身之气通而不滞，血活而不瘀，气通血活，何患不除。”颜先生通过自己多年临床实践证明，衡法对多种疑难疾病有较为满意的疗效，如慢性肝炎、慢性胃炎、血小板减少性紫癜、血栓性脉管炎、慢

性肾炎、尿毒症、红斑性狼疮、偏头痛、肿瘤、新生儿硬肿症及妇科、五官、皮肤等科的疑难病证，且在实验中也取得了客观指标的支持。颜先生曾对其中565例疑难病证患者作了血液流变学测定，发现均有血瘀阳性指征，经治疗好转后，实验室指标也相应好转。颜先生进一步分析“衡法”：清代程国彭《医学心悟》曾提出汗、吐、下、和、温、清、消、补8种治疗法则，在当时，对继承总结中医治则起了推动作用，但沿习迄今，中医的治疗学已大有进展，“八法”已不能包括中医所有的治法。血液循经而行，环流不息，濡养全身，若因各种原因而出现血行不畅，或血液瘀滞，或血不循经而外溢，均可形成血瘀。瘀阻脉道内外，既影响血液正常流行，又干扰气机升降出入，以致机体阴阳气血失衡，疾病丛生。衡法调整阴阳，平衡气血，改善内环境，扶正祛邪，不是“消法”，也不是“攻法”，又有异于“补法”，所以称其为“衡法”。所谓“衡”者，《礼记·曲礼下》谓：“大夫衡视。”犹言平。《荀子·礼论》所谓“衡诚悬矣”，系指秤杆。可见衡有平衡和权衡之义，能较全面反映其疏通气血，平衡阴阳的作用。衡法的组成，以活血化瘀、行气益气等药味为主，畅利气机，净化血液，具扶正祛邪，固本清源的作用，适合于阴、阳、表、里、虚、实、寒、热等各种疾病，临床观察有较大的潜力与广泛运用的前景。鉴于疑难病证涉及面广，病机复杂，应用单向调节治疗往往顾此失彼，疗效不佳，而“衡法”所具备多方面的双向调节功能，正是其攻克疑难病证的原因所在。

（二）衡法治则的临床实践

衡法以“气为百病之长，血为百病之胎”为纲，辨治各种病证，或从气治，或从血治，或气血双治，处方用药多从“通”字着眼，以调畅气血而安脏腑为治疗原则。若病邪阻遏气血属实证者，则用疏通法；若因脏腑虚弱致使气血不通者，则用通补法。通过调畅气血，以达到“疏其血气，令其条达而致和平”的治疗目的。

1. 从气论治　颜先生将从气论治分为疏畅气机法、升降气机法、降气平逆法、补气升阳法、通阳补气法5法。

2. 从血论治　有清热活血法、活血止血法、活血通络法、活血祛痰法。

3. 气血双治　有理气活血法、益气活血法。

四、对脾统四脏之实践运用

清·沈金鳌创“脾统四脏”学说，对临床有一定指导意义。颜先生通过临床实践，有自己独到的体会。

（一）脾统四脏，以滋化源

脾胃为水谷之海，气血生化之源，人体脏腑组织功能活动皆依赖脾胃。《灵枢·五味》云：“胃者，五脏六腑之海，水谷皆入于胃，五脏六腑皆禀气于胃。”沈金鳌关于“脾统四脏，脾有病，必波及之，四脏有病，亦必有待养脾，故脾气充，四脏皆赖煦育，脾气绝，四脏安能不病……凡治四脏者，安可不养脾哉”的论述，总结了脾与其他脏腑之间的密切关系，突出了调治脾胃的重要意义。脾胃是机体的枢纽，脾健则四脏皆健，脾衰则四脏亦衰。因此，他脏病变，可从脾论治，寓有治本之义。又因“脾为生痰之源”，故通过调运脾胃，祛除痰饮水湿，也可达到治疗他脏疾病的目的，此是“脾统四脏”理论在临床应用上的一个重要方面。

（二）从脾论治，灵活化裁

脾统四脏，说明了脏腑之间密切关系。脾病波及四脏，四脏有病，亦波及脾，故临床有心脾、肺脾、肝脾、脾肾同病等病证。从脾论治，灵活化裁，确具有疗效。

健脾益气：适用于脾虚气弱所致病症，如胃肠功能减退、消化不良及各种慢性消耗性疾病，宜用香砂六君汤、四君子汤。

升提中气：适用于脾虚气陷所致病症，如内脏下垂、子宫脱垂、脱肛、重症肌无力等，宜用补中益气汤。

温中健脾：适用于阳气虚损，脾失健运所致病症，如慢性肾炎、小儿单纯性泄泻、疳积等，宜用实脾饮、附子理中汤。

补益心脾：适用于心脾两虚，气血不足所致病症，如神经衰弱、贫血、月经过多、便血及血小板减少性紫癜等，宜用归脾汤。

温补脾肾：适用于脾肾两虚所致病症，如五更泄、慢性肠炎、肠结核等，宜用右归丸、四神丸。

燥湿健脾：适用于脾虚湿阻所致病症，如慢性胃炎、妇人带下及慢性湿疹等，宜用平胃散加味。

健脾化痰：适用于脾虚有痰所致病症，如慢性支气管炎、迁延性肝炎、小儿癫痫等，宜用二陈合四君子汤。

清热和胃：适用于肝郁化火所致病症，如胃炎、肝炎、牙痛、糖尿病、小儿暑热证等，宜用左金丸、竹叶石膏汤。

消食导滞：适用于食积内停所致病症，如慢性胃炎、消化不良、泄泻等，宜用保和丸。

（三）苍白二术，调治脾胃

颜先生治脾胃病常用苍术、白术燥湿健脾，湿去脾自健，脾健湿自化，作用广而用法多。如湿热并重，伤及胃阴者，可与石斛、麦冬、玄参同用。目糊便燥者，可与黑芝麻同用。气虚夹湿者，可与黄芪同用。白术配茯苓治耳源性眩晕。苍术治耳疾、夜盲症多效，去垢腻苔尤佳，湿温口甜用苍术煎汤代茶饮之。单味白术煎汤治咯血肺痈、小儿疳积、久痢均验。据冬病夏治之义，还以苍、白术或苓桂术甘汤防治哮喘。临床上治疗再生障碍性贫血，在双补气血之红参、紫河车、龟鹿二仙胶等方中加入苍白二术，利于药物吸收，促进生化之源，有利病情缓解。故应用苍白二术调治脾胃，不但能治疗本脏的病变，还能治疗他脏病变。

临床经验特色

一、痛经不孕取乎解郁与暖宫

颜先生认为，女子以血为本，血液枯耗，固能导致冲脉失盈，任脉失养，影响摄精受孕。而血行瘀滞，尤能滞涩气机，阻塞胞脉，致使难以受精成胎。故凡治不孕，必先调经，而不孕兼有经前腹痛者，则首当辨治痛经。

痛经病因多异，一般而言，刺痛为瘀，绞痛为寒，疼痛绵绵属虚，腹痛灼灼属热，痛而兼坠为气虚，时痛时止为气滞。颜先生认为痛经以血为病，主张“血病以行气为先”，“血病以热药为佐”。他执简驭繁，将痛经不孕分为气滞血瘀、寒浊凝滞二型辨治，收效显著。

（一）气滞血瘀，治宜解郁化瘀

女子以肝为先天，易于怫郁，郁则气滞，血亦凝涩，继而波及五脏六腑之气血，形成寒热虚实的不同病理。经行腹痛虽表现不一，但其大旨总不出乎肝郁气滞，甚则气滞而血瘀，其表现多见经前或经期小腹坠胀作痛拒按，经量少而不畅，色紫夹有血块，血块排出后痛势顿减，或有胸胁胀痛，舌质紫黯，或有瘀点，脉沉弦或沉涩。治此宜用解郁化瘀法，临证习用血府逐瘀汤出入，以理气解郁，活血止痛；若肝郁甚者，每配合以逍遥丸；血瘀明显者，则加泽兰、益母草之属，常可获得肝疏心恬，自然欢合之效。

（二）寒浊凝滞，主以温暖胞宫

女子临经之际涉雨受凉，或贪饮凉物，最易导致寒浊着入胞宫，经水之道随之闭塞不通，证见经前或经行时小腹拧痛抽痛，喜暖恶凉，按之痛甚，经量少，色黯红或紫，有块，四肢不温，胁肋掣痛，舌质紫，苔白润或腻，脉沉紧。治此须用辛温之品，以祛寒化浊，温暖胞宫，俾胞宫寒浊得以温化，经水得以通畅。临床常用少腹逐瘀汤、化瘀赞育汤（血府逐瘀汤加紫石英、蛇床子等）化裁，祛寒暖宫，促其受孕。

刘某，女，30岁，患者早婚，婚后即患痛经，周期紊乱，经来色紫，有血块，婚后5年未育。经检查男女双方均无器质病变。患者脸色苍黑有瘀斑，性情乖戾，手心灼热，胸胁刺痛，口渴失眠，舌紫苔薄，脉沉弦。证属肝郁血瘀，寒凝胞宫。治以日服一剂血府逐瘀汤，月经来前连服5剂少腹逐瘀汤。治疗3个月后，月经周期正常，腹痛消失。遂停服血府逐瘀汤，改为每月经前服少腹逐瘀汤5剂。半年后即孕，顺产一男婴。

二、用创胚散抗早妊

颜先生创制的“创胚散”与前列腺素联合使用于早妊流产，经产科临床观察20例，成功率达80%，一般于12小时内发生流产。对照组单用前列腺素薄膜及针剂者12例，成功率仅20%，显见“创胚散”能提高早妊人流率。

谭某，女，30岁，停经68天，检查尿妊娠试验阳性，子宫增大符合停经月份。给予“创胚散”4帖。服药期间肠蠕动活跃，小腹有坠胀感，服完中药后加用前列腺素阴道塞片及肌注。8小时后流产，胚胎完整。

创胚散由紫草、黄药子、桃仁、川芎、莪术、生山楂等组成。

每于诊断早妊后给病人先服“创胚散”，每日1剂，连服4天，隔一天后给阴道填塞前列腺素薄膜2mg，每2.5小时一张，共用4张，随薄膜使用之后再肌注前列腺素2mg。通常在使用前列腺素薄膜第2张时开始有出血现象，4天后流产。

抗早妊是目前计划生育工作中的一个重要方面，有一些方法还不很满意，主要表现为阴道出血时间长，胎盘不下，钳制比例高。因为有些药物只破坏绒毛，杀死胚胎，对促进宫缩，促使孕卵排出的作用不够，而创胚散则这些作用都具备。

创胚散主药为紫草，《中药大辞典》记载其药理：“动物试验表明，以30%的紫草根粉末喂饲动物可抑制大鼠动情期，口服我国东北紫草可降低白鼠的生育率，并有明显的抗垂体促性腺激素及抗绒毛膜性腺激素的作用”。配以黄药子破血去积，川芎、桃仁、莪术行血化瘀，生山楂破积利气畅中，减轻胃的反应。临床取得一定疗效后，又作进一步提高，即连服“创胚散”4帖后，加服桃核承气汤1帖，不加用前列腺素，其有效率相仿。过去游医妄投青娘虫、红娘虫或外贴麝香膏药，或从阴道塞药，偶有中者，因毒物作用每有生命危险，而本方药用之较安全，无明显副作用。

三、脏躁辨治当分虚实

“脏躁”属情志之病，多见于女性。历代医者皆从养心安神、健脾益气入手，不可不谓有失偏颇。临证所见，脏躁一证，大多病程日久，缠绵难愈，脏阴不足，干燥躁动，必致肝郁气滞，心火偏亢，气滞则血瘀，火盛则灼津，病情复杂，变化多端，故谓脏躁辨治，当分虚实。大凡情绪不宁，胸胁胀痛，烦闷急躁，易怒善哭，失眠多梦，脉实形盛者，此乃实证，缘于情志不舒，肝郁气滞所致，治当以疏肝理气，活血化瘀，所谓“木郁者达之”，投血府逐瘀汤多能奏效。若见面部色素沉着，肌肤甲错，形体消瘦，或经行腹痛，月经血块，舌质紫黯，脉细涩者，加用水蛭粉 1.5g，或入益母草、泽兰叶各 9g；若郁郁寡欢，佐菖蒲、郁金之属；若烦躁不安，气郁化火者，佐山栀、丹皮，或入黄芩、龙胆草之泄肝泻火，也可用龙牡镇潜。如颜先生治杨某，每次行经前即有精神忧郁，神志烦乱，哭笑无常，少寐多梦，手心烦热，眶周发黑，巩膜瘀丝累累，舌红苔薄，脉细弦。该患者肝郁气滞，郁火上扰，瘀血内停，脏阴不足之象已谛。故治拟疏肝逐瘀之法，稍佐养阴之品，用血府逐瘀汤加淮小麦、甘草。按法调治，诸症顿失，翌年因投考大学，思虑繁重，旧疾又作，复予前法，效如桴鼓。至于虚证，多因病久精血暗耗，心失所养，心神不宁所致。当以养心宁神，前贤多有阐述，甘麦大枣汤、百合地黄汤及归脾汤，皆有效验，可随证施用。

四、干燥综合征论治

患者谢某，女，42 岁，全身关节疼痛已 14 年，10 年前人工流产后出现月经周期不准，量少，继而闭经。6 年前开始口干、唾液少，症状逐渐加重，进食不饮水则难以入咽，大便干燥，数日一行，小便赤涩。颜面、口唇紫黑，舌红绛而紫，脉弦数。曾在河北医学院附院检查：血沉 60mm/h，抗核抗体（＋），AFP（－），同位素检查，注射示踪剂 5 分钟，于前后左右侧照相，腮腺、颌下腺及舌下腺均无放射性浓集。超声检查：肝脾肿大。诊断为干燥综合征。北京医学院附属口腔医院检查：IgG23.2mg/ml，IgA3.25mg/ml，IgM1.72mg/ml，蛋白电泳 γ 26.7％，β 9.2％，α 1.7％，白蛋白 5.68％，抗核抗体（＋），病理报告支持干燥综合征。先后曾用增加抗体免疫药物及其他药物对症治疗，效果不显，转颜先生处治疗。认为证属肾精不足，瘀热化火，伤阴劫津，亟当育阴化瘀，泄热生津，通络润燥。取陈士铎“宁火汤”加丹参、虎杖、麦冬、乌梅、文蛤、天花粉、石斛、升麻、当归、赤芍、桃仁。服药 30 帖，如甘霖沛降，大便润畅，经期准潮。冰冻三尺，非一日之寒，原法再进 30 帖，复查各项指标已达正常。

颜先生精辟分析说：中医病因辨证，燥盛煎炼真阴，脏腑枯涸，经脉失养，水亏火旺乃其本，血瘀夹毒乃其标，互为因果。清得一分火，即保得一分阴，消得血中毒，便能化瘀生新，故治法多标本兼顾。“宁火汤”渊出《辨证录》，由玄参、青蒿、生地、甘草 4 味组成，热淫当清，四药皆有清热作用，风燥当润，四药又兼滋润之功。又四药各展其长，玄参善于养阴润燥，青蒿长于清热泄邪，生地益肾滋液，甘草泻火解毒，分则效力减弱，合则效力倍增。口渴与元气不升有关，养阴队伍中加入升麻，可使阳升阴降，自有云行雨施之妙；李时珍称文蛤能生津液，止消渴；加虎杖疗骨节酸痛；其中丹参、赤芍、桃仁引药入血，乃疗难治病“不二法门”。

五、狐惑病辨治心法

颜先生认为，狐惑病初起多由感受热毒邪气，或湿邪内侵，郁久化火，日久不解而兼夹血瘀；中晚期又因汗、吐、下太过或苦寒过剂，以致亡津伤阴，阴虚火炎，或中阳受损，脾虚聚湿。湿、热、火、毒、瘀诸邪上攻口眼，下注二阴，外犯肌肤，内侵脏腑，伤及肝、脾、肾诸脏。早期一般多为实证，中晚期则为本虚标实，正虚邪恋。根据其病程和病机可分为 3 型论治。

1. 热炽致毒，法当清热解毒　狐惑病多因热毒为患，热邪弥漫，郁久成毒，热毒熏蒸，伤及诸脏，内扰心神。证见发热绵绵，默默欲眠，卧起不安，甚则神情恍惚；壅于脾胃则厌食恶心，漾漾欲呕；毒火循经，上攻肺系，下注外阴而发为口腔、咽喉、外阴溃疡等。此证属热毒之邪由表入里，由气入血，气血两燔，亟当泻火解毒。颜先生临证习用新加黄芩黄连汤。处方：黄芩 9g，黄连 3g，生石膏 30g，知母 9g，赤芍 9g，金银花 18g，鲜生地 30g，苦参 9g，升麻 6g，甘草 4.5g，赤小豆 15g，木通 4.5g，金雀根 30g，徐长卿 30g。新加黄芩黄连汤以芩、连、金银花、升麻、甘草清热解毒为君；臣以生地、赤芍、木通以清心凉血；石膏、知母以清泄肺热；苦参、赤小豆清泄脾湿；佐使以治狐惑病的特效药金雀根、徐长卿。诸药合用，共奏清热解毒，凉血渗湿之功。

2. 瘀热互结，治宜清热化瘀　热邪犯体，煎熬血液，或热迫血动，而溢出脉外，均可致瘀。狐惑病患者若见巩膜瘀丝，肢体肿胀疼痛，肌肤甲错和色素沉着，局部溃烂脓肿等瘀血征象，检测血液流变学和甲皱微循环亦见异常者，则当从气血失衡，血瘀内阻立法，治此每投以清热活血法，调其血气，令其条达，而致和平，方用红紫解毒汤。水红花子 30g，紫草 9g，丹皮 9g，赤芍 9g，生鳖甲 15g（先煎），丹参 15g，黄柏 9g，生槐米 9g，生苡仁 30g，水蛭粉 1.5g（吞），制军 9g，水牛角 30g（先煎），川牛膝 9g。红紫解毒汤以水红花子活血祛瘀，紫草凉血解毒为君，以奏活血解毒之效；辅以水牛角、赤芍、丹皮，乃取犀角地黄汤之意，以增解毒之功；配以水蛭、鳖甲、丹参、制军、生槐米，以助活血之力；佐使黄柏、苡仁、牛膝兼祛湿热之毒。全方融活血、解毒、清热、祛湿于一炉，用于狐惑病湿、热、瘀、毒互结不化者，最为合拍。

3. 湿淫火炽，治以清热祛湿　狐惑病因湿热内蕴，不能宣泄，上攻于目，则目赤如鸠眼，下注二阴，则溃烂肿痛，内淫肌肤，则斑疹迭发。湿被热蒸，热为湿遏，既不能辛温以助热，又不可苦寒以助湿，唯有辛开苦降法以治之。辛开以祛湿，苦降以泄热。其临床习用甘草泻心汤加减合以赤小豆当归散，淡渗通阳以利小便。若目赤肿痛剧烈者，加羚羊角、石燕。石燕性凉，能除湿热，利小便，退目翳，用于狐惑病目赤者多有效。处方：生甘草 30g，法半夏 9g，黄芩 9g，干姜 5g，党参 9g，黄连 3g，当归 9g，赤小豆 30g，赤芍 9g，丹皮 9g，蚤休 30g。加减甘草泻心汤取大剂量甘草泻火解毒为君；配以半夏、干姜之辛开，黄连、黄芩之苦降，以泄热化湿为臣；佐使当归、赤小豆以活血利湿，蚤休、赤芍、丹皮以解毒凉血。诸药相配共奏清热利湿、凉血解毒之功。

4. 内外同修，重在活血解毒　治狐惑病，在辨证论治基础上，每配合以外治法。外治之方，多以活血解毒为原则，与内服药同用，以求相得益彰之效。①口腔溃疡：野蔷薇根 30g，煎水漱口，配以珠黄散、西瓜霜外搽。②前阴溃疡：苦参 30g，蛇床子 15g，煎水熏洗。③后阴溃疡：取雄黄、艾叶适量，点燃后烟熏局部。

六、善用活血化瘀论治妇科杂症

（一）妇女面色黧黑从瘀论治

面色黧黑见于黄褐斑、艾迪生病、皮肤黑变病等疾病，以颜面部或周身皮肤出现黄褐、青紫，甚则灰黑色为主要表现。黑色从肾，大凡医家对面色黧黑者多从肾论治，而颜先生认为面色黧黑与血瘀相关，治疗每从气血论治而获良效。

颜先生认为，人生之贵莫过于气血，气血充盈，畅流上潮，则面色红润有神；气血虚馁，无余上承，则面色萎黄少润；瘀血为污秽之血，其色紫黑，若蓄于颜面，则面色黧黑不泽，《灵枢·经脉》谓，“血不流则髦色不泽，故其面黑如漆柴者”，《难经·二十四难》谓，“脉不通则血不流，血不流则色泽去，故面黑如黧，此血先死”，《诸病源候论》亦谓：“五脏六腑十二经血，皆上于面，夫血之行俱荣表里，人或痰饮渍脏，或腠理受风，致气血不和，或涩或浊，不能荣于皮肤，故发黑皯”，均明确指出瘀血是形成面色黧黑的主要病因，所以说面色黧黑一证，病位不在肾，而在心、肝二经。心主血脉，其华在面，肝藏血，主疏泄，心肝功能协调得宜，气机升降有序，血脉条畅，气血上荣于头，则面润色红，若反复感邪，或情志违和，或体弱正虚，气机疏泄失常，血脉流畅失和，气滞血瘀，映于面部，则面黑如尘。临床所见，面色黧黑的患者多伴有巩膜瘀斑、舌紫、脉涩或弦等瘀血体征。

颜先生治面色黧黑证，主张以疏肝气、通心脉为治疗大法，习用血府逐瘀汤化裁投之，取四逆散疏肝理气以通气滞，桃红四物汤通心脉以化血瘀。头为诸阳之会，唯风可到，故每于方中加桑叶、桑皮轻清上浮，引药上行，以获事半功倍之效。

徐某，女，32岁。面色出现黧黑十余载，并逐渐加重，始见于面颊，继之巩膜、眼睑、齿龈、口唇、手指皮肤均呈紫黑，经检查确诊为瑞尔黑变病，屡治无效。患者面色如墨，心烦易怒，经来血块累累，舌边紫斑，苔薄黄，脉弦。瘀血潜滞肌肤，亟当理气活血。处方：柴胡6g，枳壳4.5g，桔梗4.5g，川芎9g，赤芍9g，牛膝9g，红花9g，桃仁9g，生地12g，当归9g，泽兰9g，生甘草3g。服药半月，上肢皮肤色素沉着见减，但面黑如故。原方桔梗加至9g，再加桑叶皮各9g，连续服药1个月，脸部黧黑日趋退减，唇齿色素亦退，仅舌边尚有紫斑，停药随访半年，疗效巩固。

（二）化瘀通窍治呃逆

呃逆一症，一般认为乃气机上逆所致，历代医家或从脏治，或从腑治，或以寒热虚实论治。

颜先生治呃逆则从气血上逆立法，推崇王清任所谓“呃逆是血府有瘀，一见呃逆，无论轻重，即予化瘀”之说，认为呃逆虽有寒热虚实之辨，但其病机均为气逆于上，而气为血之帅，气逆则血必逆，血逆于上，蓄滞其间，则呃逆难平，故对呃逆初起，兼见胸胁胀满作痛者，即取血府逐瘀汤加降香，理气活血，降逆止呃；若呃逆不止，病久入络者，则投以活血化瘀、开窍降呃之通窍活血汤，方中麝香最善通窍化瘀止呃，凡呃逆轻证，取单味麝香0.03g，吞之，亦有疗效，而配以桃、红、芎、芍活血祛瘀，佐以老葱、鲜姜、黄酒辛散升腾，载诸药上达病灶，则效果更佳。若湿浊弥漫者，则加辟秽之玉枢丹，每次0.6g，1日2～3次；而中阳不振，寒湿遏阻者，必佐以理中丁香柿蒂汤，以扶正达邪。

陈某，女，34岁。患者夙有痛经，因产后受凉，且遭受精神刺激，遂发呃逆。每晨起床后即作，持续数小时不止，入睡即停，啖寒受气后更甚。初用针灸虽能小止，不久即失效，迭经中西药医治未效。舌边色紫，苔薄白，脉沉迟。证属肝郁气逆，寒凝血瘀，方用通窍活血汤主之。处方：赤芍 9g，桃仁 9g，老葱 3 支，红枣 7 枚，川芎 5g，红花 9g，生姜 2 片，麝香 0.15g（吞）。上方服 7 剂，呃逆即止，后以少腹逐瘀汤善后，经来紫块磊磊，痛经亦失。

（三）血府逐瘀汤新识

《内经》曰："气血不和，百病乃变化而生。"王清任亦谓"治病之要诀，在明白气血。"颜先生认为六淫七情致病，所伤者无非气血，初病在经主气，久病入络主血，故凡久病不愈的疑难杂证，总宜以"疏其血气，令其条达，而致和平"为治疗大法。血府逐瘀汤既能活血，又可理气，用治多种疑难病证，随证加减，每获良效。如阳虚而瘀者，加党参、黄芪，甚则加肉桂、附子；阴虚而瘀者重用生地，加龟甲、麦冬；寒凝血瘀者去生地，加桂枝、附子；热熬成瘀者去川芎，加黄连、丹皮；兼有痰浊者加半夏、陈皮；湿阻者去生地，加苍白术、厚朴；气滞甚者加檀香或降香；出血者加生蒲黄、参三七；腹泻者去生地、桃仁，加木香、焦楂曲等。

1. 顽固性头痛　王某，女，38 岁，头痛时发时止年余，发则头痛如裂，兼有胸闷易怒，失眠多梦，经潮时症状加剧，伴少腹胀痛，有血块，患者颜面晦滞，舌紫，脉细弦。瘀血搏结脑络，清阳难以上升，用血府逐瘀汤加全蝎粉 1g 吞服。3 剂后头痛明显减轻，再服 6 剂即愈。

2. 情志病　颜老强调情志病初起在经主气，久病入络主血，凡以疏肝法治之不效者，当从血分求之，对神经衰弱、癔症、神经性低热、老年抑郁症等难治病，习用血府逐瘀汤化裁治之，收效多捷。周某，女，36 岁，低热延绵数年，经多方检查，已排除肺结核、风湿、尿路感染及肝脏疾病，多法治疗，俱不见功。患者神委乏力，口干不欲饮，腹满唇黯，舌青苔净，脉弦紧。瘀滞腠理，气血乖违，营卫失和，方用血府逐瘀汤加马鞭草 30g。服至 30 剂后，热退，腹满亦平，他证悉除，随访正常。

（四）少腹逐瘀汤今用

少腹逐瘀汤为清代名医王清任所创制，取温经汤合失笑散化裁而成。主治瘀血积于少腹的妇科病证，为散寒活血的代表方，功擅活血祛瘀，散寒止痛。颜先生将之用于诸多疑难病证，每能获效。

1. 顽固性少腹痛　少腹为厥阴之界，厥阴为寒热之脏，故少腹痛病因以寒阻血滞不行，或热灼生郁不散为多见。寒能凝血，热能熬血，最终均可导致血脉凝涩，血瘀气滞，不通则痛。为此，通之一法，不能忽视。

吴某，女，54 岁，因阑尾炎手术后出现少腹部反复剧痛 1 年。痛剧时拒按，痛有定性，伴有呕恶，不能进食，多次作胃肠钡餐及胆囊造影检查均阴性，舌淡紫苔薄白，脉弦紧。术后有瘀，瘀阻气滞，不通则痛，方用少腹逐瘀汤加柴胡 9g、姜半夏 9g 等。4 剂后，腹痛豁然而愈，随访数年，从未复发。

2. 不孕　不孕症每伴月经不调，治疗之首当调经。不孕病因中尤以胞宫虚寒夹瘀者最为多见，故常以少腹逐瘀汤祛寒化瘀，调和冲任，习加紫石英以增温经暖宫之力，投之多验。于月经来潮前服 5～7 剂，连服 3 个月，则麟征可期。

刘某，女，36 岁，夙有痛经，月经周期紊乱，经来色紫，有血块，婚后 8 年未孕。患者脸色苍黑，性情乖违，舌紫苔薄，脉沉弦。气瘀搏结，冲任无权。药用少腹逐瘀汤，月经来潮前连服 5 剂，平日则服血府逐瘀汤，1 日 1 剂。3 个月后月经周期正常，痛经消失，半年后怀孕，生育一子。

（五）巧用通窍活血汤今识

通窍活血汤出自《医林改错》一书，由桃红四物汤去生地、当归，加麝香、老葱、生姜、大枣、黄酒而成。王清任创此方多用于头发脱落、眼疼白珠红、糟鼻子、白癜风、耳聋年久、妇女干血劳、男子劳病等瘀血之证。颜先生根据本方配有通阳开窍之麝香、葱白等品，善行头面之特点，用于治疗瘀阻头面，久治不愈或原因不明之呃逆、耳聋、昏晕、头痛、脱发、痱子诸症，每多应手而效。

典型医案选

一、功能性子宫出血

仲某，女，42岁。

病史：月经过多，来潮时伴有心烦失眠，经来色紫，久治无效，中药曾服归脾汤、逍遥散、甘麦大枣汤，皆不为功，妇科拟诊为功能失调性子宫出血。

初诊：经来淋漓10多天方净，已3年。经潮前伴有全身不适，乳房发胀，腹痛，经来有块，色不鲜，平素潮热，烦躁，脉紧而弦，舌红紫，苔薄。血海本有蓄热，服“归脾”太早，瘀热滞而不化，营卫乖违，亟为之疏泄。方药：生地24g，柴胡6g，枳壳4.5g，桔梗4.5g，生甘草3g，川芎2.4g，当归6g，赤芍6g，红花9g，桃仁9g，牛膝4.5g。

二诊：服方2周，此次经行较畅，7天净，兼症均有减轻，脉仍紧，舌红紫未退。血海之瘀热依然未净，原当疏理。方药：同上方继续服用。患者持续服用上方至60剂，观察月经两次来潮情况，所患顿失，以后月事即行正常。

【按语】 治疗功能失调性子宫出血投补为多，以活血化瘀之法则治愈者尚不多见。本例患者平时潮热，烦躁，乳房发胀，为肝郁气滞，久而化热之象。经来不鲜，血块，腹痛，淋漓，皆瘀宿血海所致，服归脾汤等实其所实，瘀热一日不化，则血海一日不宁，故病延三年。血府逐瘀汤解气分之郁，行血分之瘀，倍用生地者，着重一个“热”字，贯彻疏肝、清热、化瘀三大法则，两个月即愈此顽症。

二、子宫肌瘤

例1：张某，女，32岁。

病史：患者已婚，近年来月经来潮量多如涌，腹痛，有血块，妇科内诊子宫隆突约7周大小，双侧附件阴性。初步诊断：子宫肌瘤。因对手术有顾虑，而来中医科会诊。

初诊：气瘀搏结，冲任损伤，经来腹痛，胸痞腰酸，脉细弦，舌苔薄。病属癥瘕。体质尚壮，疏肝利气、活血化瘀为先。

方药：柴胡6g，没药6g，鳖甲12g，生牡蛎20g，香附9g，淡昆布9g，川芎6g，赤芍9g，当归9g，泽兰9g，牛膝6g。每日1帖。

针灸：关元、归来、中极。每隔日选针2穴。

前方不变，经两个半月治疗，复查肌瘤已明显缩小。

【按语】 妇科包块，皆属中医“癥瘕”范畴。子宫肌瘤的病因乃属气郁血凝，留而成结。多用利气活血软坚散结之剂，但往往促使经来如涌，故颜先生治此，尝以养正除积之法，即平时服“攻”剂（如本例处方），经来前则加参、芪、术、草扶正祛邪，凡7剂，可以补不足。针灸在这方面有较好的推动气化作用，具有一定辅助治疗作用。加用黄药子与鳖甲煎丸，增软坚之力。

例2：王某，女，50岁。

病史：前阴流血性分泌物，淋漓不断，其气腥臭，约2年之久，屡治无效。经妇科及B超检查提示为：“子宫肌瘤”，嘱其手术治疗，因惧怕开刀而求治于中医。

初诊：下腹胀满而下坠，腰酸，脉细涩，按其小腹，有块状物。缘由生育过多，下元奇脉空虚，气血流行失畅，日积月累，瘕块乃生。仿叶天士温奇消癥之法。方药：小茴香6g，鹿角胶10g（烊化），当归9g，菟丝子9g，川桂枝6g，香附6g，莪术9g，炒元胡9g，川芎9g，大黄䗪虫丸（吞）9g。7帖。

二诊：服前药后觉小腹略有疼痛，腹部肿块有所缩小，前阴流血已止，舌红苔薄，脉细。此气血渐和之佳象。方药：续用原方加茯苓9g、地鳖虫9g。

共服3月，其苦已失，以前方制丸常服调理。

【按语】 子宫肌瘤为妇科常见病，由于其病位在胞宫，故常从奇经八脉论治。观先贤叶天士治疗杂症，不论男女，大畅治奇之说。盖八脉虽多数隶于肝肾，但治肝肾之药，并非尽达奇经，故选用直达奇经之药，是有的放矢之举也。临床凡产后或小产，以及崩带日久，俱系奇经八脉损伤，虚而不复，是以崩漏、淋带、癥瘕、疝痛，无非冲、任、督、带、阴阳维跷失其维护所致，叶氏有温奇消癥之法，药用温奇与活血化瘀共伍，实乃活血化瘀之灵活运用。本例方用小茴香入下焦温行滞气，炒当归温和血海，桂枝、香附、元胡、莪术、川芎行气活血，鹿角入督理阳，菟丝子走任行阴。盖督统诸阳脉，任统诸阴脉，阴阳调和，气血通达，则八脉得以复职。惟有形之块，非单纯汤药可以速去，送服大黄䗪虫丸，以虫蚁搜剔攻有形，冀其块之速消。

三、卵巢囊肿

例1：朱某，女，45岁。

病史：右乳腺癌术后，两月中经来4次，B超发现“卵巢囊约4.1cm×4.1cm”。因不愿手术治疗，而来门诊。

初诊：足厥阴经抵少腹、环阴器。术后瘀热夹痰浊循经下注，结聚于少腹。苔薄腻舌紫，脉弦滑。法当化瘀祛浊，软坚散结，扶正祛邪。

方药：当归9g，赤芍9g，生蒲黄9g（包），黄药子15g，莪术9g，威灵仙9g，路路通9g，黄芪15g，生牡蛎30g（先煎），生香附9g，川牛膝9g，海藻9g，昆布9g，王不留行9g，制南星9g。34帖。

二诊：药后经医院检查，原有囊肿已消失，因存疑虑，复去长海医院检查证实囊肿确已消失，遂以桃红四物汤善后。

【按语】 该患者因月经异常而检出。活血化瘀、软坚散结乃正治之法。其中黄药子一味，取其入足厥阴领诸药而散血、解毒、消瘕。而黄芪、生香附二味相伍，有相辅相成之妙。盖生香附乃足厥阴肝、手少阳三焦之气分主药，香窜能兼通十二经气分，与莪术、威灵仙相合则气行血亦行，湿化痰不聚；黄芪益气扶正，气旺能行血，气旺亦能化湿行痰，故其效甚捷。凡治瘕积，当补益攻伐相间并进，方为正治。

例 2：王某，女，40 岁。

病史：患者右下腹隐痛已年余，近来隐痛部位有块隆起，扪之如鹅蛋大小，推之可移，经 B 超检查提示为“右侧卵巢囊肿”，因惧怕手术而来就诊。

初诊：面色萎黄，胸闷脘痞，少腹胀痛，经期其苦更甚，经量少有紫块，舌淡边有瘀点，脉弦滑。肝郁气滞，血凝成瘀，气瘀搏结，发为癥瘕。治当理气活血，化瘀软坚。

方药：红花 9g，桃仁 9g，三棱 9g，莪术 9g，香附 9g，元胡 9g，青皮 9g，川芎 15g，乳香 9g，当归 12g，赤白芍各 9g，黄芪 15g，白术 9g，丹参 15g。5 帖。

二诊：药后腹痛胸闷渐减，月汛时已无乳胀胁痛之苦，经量增，紫块无。前方略作出入，3 月后复查 B 超，肿块已消。

【按语】 卵巢囊肿属中医“癥瘕”范畴。颜老临床常用活血化瘀之法以治各类癥块，如妇科常见之子宫肌瘤、卵巢囊肿等，唯配伍有所不同。若寒凝血瘀用少腹逐瘀汤、桂枝茯苓丸，痰瘀交阻则用启宫丸，也多有验。本例患者胸脘痞满，嗳气太息，经来乳胀，经色紫黯，气滞血瘀证谛，故投桃红四物汤去生地防滞血碍胃，加香附、元胡、青皮以理气化瘀，加入三棱、莪术以增强磨坚破积之力，更遵《沈氏尊生书》“故为治积聚者计，惟有补益攻伐相间并进，方为正治”之说，佐入黄芪、白术、白芍、丹参以补气养血，如此则邪正兼顾矣。

四、产后热入血室

邵某，女，28 岁。

病史：时值秋冷，气候不常，产前感受温热之邪，低热绵绵，产后 3 日，热势更甚，出现精神恍惚，急请诊治。

初诊：秋温两候，壮热汗出不退，神志恍惚，时有呓语，大便 5 日不行，产后恶露甚少，小腹胀痛拒按，脉象弦数，舌苔灰黄，舌质红，尖绛边紫。恶血留滞胞宫，燥屎内蕴肠腑，邪热有入侵营血之势，虚中夹实。治拟清营凉血，化瘀导滞。方药：生地 30g（生姜 9g 打汁同拌），焦山楂 12g（风化硝 6g 拌），生熟大黄各 6g，桃仁泥 9g，丹皮 9g，白薇 9g，当归 9g，甘草 4.5g，鲜藕 60g。1 帖。

二诊：药后恶露畅行，大便畅通，壮热随减，呓语亦除，脉细小数，舌苔灰黄，舌尖红。有形之瘀热初化，无形之气阴未复，转取养血凉血。方药：当归 9g，白芍 9g，白薇 9g，炒荆芥 2.4g，丹皮 4.5g，丹参 9g，陈皮 3g，云苓 9g，炙草 3g，生姜 2 片，红枣 3 枚。药后诸症悉退，继以调理脾胃而愈。

【按语】 叶天士谓：“产后最多空窦，邪热必乘虚内陷，虚处受邪，为难治也。”叶氏又云：“至于产后之法，按方书谓慎用苦寒，恐伤其已亡之阴也。”故产后用药以慎攻为事，又戒苦寒。本案独作此议，知犯何逆，随证治之。取桃核承气汤下其瘀热，斩关夺将，直捣病巢；意犹未尽，又加风化硝拌山楂，荡涤瘀浊；佐以姜汁拌生地与鲜藕破产后血闷，防其热入血室，直犯心包；取鲜藕养阴保津，清热散血，攻瘀而不伤正，育阴而不碍邪，一药而证势大定，洵非倖致。妇科大师傅山防产后病喜用生化汤，本案用药皆仿先哲手笔，随手拈来，竟成妙谛，令人深切体会到继承工作之必要性与重要性。

五、人工流产后恶露不净

张某，女，34 岁。

初诊：人工流产后 40 余天，恶露未净，迭经补益，以致生化受滞。两下肢酸楚，头手发麻，多汗，脉细涩，舌紫苔薄腻。产后百脉空虚，湿瘀胶结为患，当取生化汤加味。方药：当归 9g，炮姜 3g，红花 9g，桃仁 9g，赤芍 9g，苍术 9g，白术 9g，茯苓 9g，桂枝 4.5g，甘草 2.4g，川芎 4.5g。5 帖。

二诊：恶露减少，下肢酸楚，口苦口甜，胸宇痞闷，大便三四天一行，脉濡涩，舌紫苔腻。产后湿热交阻，运化失常，湿浊不循常规而溢于体外乃外汗，亦非止涩之治。仍拟前法参五苓散化瘀利浊。方药：桃仁 12g，红花 9g，炮姜 3g，赤芍 9g，甘草 2.4g，白术 9g，桂枝 3g，川朴 4.5g，泽泻 9g，茯苓 9g，猪苓 9g。5 帖。

服后血止汗敛，舌紫亦淡，他症均折。

【按语】 本例症状以恶露不净与多汗为主，妄投补益，已犯实实之戒，脉细神委，每易误作虚象，实质是瘀湿交困，应予宣化。临床每见舌腻而多汗者，投五苓散导其水源，不止汗而汗自止。傅山治产后诸症皆以生化汤化瘀生新为主，本例具有瘀血的许多指征：①人流后必有瘀，加之产后百脉空虚，脉虚则气虚，帅血无力更使瘀阻；②40 天恶露不净，瘀血不去，新血不生；③脉细涩、舌紫均为血瘀之象。抓住辨证要点，是取得正确治疗的先决条件。

六、更年期综合征

陆某，女，61 岁。

初诊：患者两三年来，每感心中烦闷，汗出，多语，面赤汗濡，夜间阵热，汗出如蒸，遍治无效。艰于入寐，胸胁隐痛，厌与人交往，头痛悸惕，舌紫苔腻，脉小数。心肝二经瘀热交搏，营卫乖违。法当疏肝清心，化瘀泄热。方药：柴胡 9g，山栀 9g，川连 2.4g，生地 12g，当归 9g，桃仁 9g，红花 9g，赤芍 9g，枳壳 6g，桔梗 6g，牛膝 6g，川芎 9g，青皮 6g，莪术 9g，海藻 9g。

二诊：服药 14 帖，热潓汗蒸悉除，再以原方续服。

服药 14 帖后，自感身轻体捷，缠绵 3 年之苦恼即告痊愈。

【按语】 汗者，以天地之雨而名之，医者多以清法、补法、摄纳法、固密法治，难以取效者多在辨证不清。妇女绝经前后之更年期综合征，汗出冤苦烦潓，其与心绪密切相关。守气血调畅之旨，治以疏肝化瘀，宣导郁结。海藻咸能软坚，引火归宅，与川连相佐，有泻南补北之效；山栀、青皮、莪术擅发木郁，且苦能泄实。服药 28 剂，宿痰得解，贵在药与证合，以中医辨证为准绳。

（刘敏如　史　伟）

第二十五节　姚　寓　晨

生平简介　姚寓晨（1920—　　），男，汉族，江苏省南通市人，南通市中医院主任中医师，曾任南通市中医院妇科副主任，现任南通市政协委员，市中医学会常务理事兼秘书长。1942 年毕业于上海中国医学院，后又从师方公溥。在诊疗上，识病

着重经带色质，辨病细察痰结瘀阻，疗病突出论治心肺，防病强调怡情悦性。用药上，擅取花类药的轻疏升达、动物药的血肉有情、重镇药的摄敛温中、外治药的重纳熨敷。姚先生在中医妇科理论与临床上都有新的创新。发表有“吞咽后阵发性心动过速治验”、“建中化浊法治疗病态窦房结综合征”、“中医药治疗闭经泌乳综合征”等论文，《姚寓晨女科经验选辑》已出版。

学术思想特点

一、提出妇科疾病从肺论治观点

姚寓晨先生积数十年妇科临床经验，在先贤论述的基础上提出论治妇科疾病的独特学术观点，兹分述如下。

（一）经期无定，泻肺调益冲任

姚先生根据《金匮要略》“妇人之病，因虚、积冷、结气，为诸经水断绝，至有历年……”及尤在泾“此言妇人之病，其因约有三端……而其变症，则有在上、在中、在下之异，在上者肺胃受之”之论，提出肺阴不足，虚火灼肺，在上可致咳嗽、倒经，在下可出现崩血、漏下；而肺气郁滞，在上可以见到痞胀、痰喘，在下会出现经闭、滞产。他喜用北沙参、麦冬、生地炭、桑白皮、炒黄芩、炒蒌皮、葎草、杏仁、生大黄、炙枇杷叶、菟丝子治疗。其中沙参、麦冬滋养肺阴，炒蒌皮、枇杷叶调气止嗽，生地炭、炒黄芩清热凉血止衄，桑白皮、杏仁宣泄肺气，葎草清泄虚热，大黄泻热通下，菟丝子养益奇经。

（二）血枯经闭，保肺金水相生

《景岳全书·妇人规》云：“枯之为义，无血而然，故或以羸弱，或以困倦，或以衣热……而经有久不至者，即无非血枯经闭之候”。据此，姚先生认为，肺虚劳怯而使经水枯闭者，应掌握“上损”这一病理特点，按“调经莫先于去病”的宗旨，以“金水相生”为治则，采取甘温保肺或甘凉清金之法。如此保肺以达益肾之目的，从而使得经水畅通。所选药物：南北沙参、天麦冬、北五味、冬虫夏草、磁石、炒蒌皮、真阿胶、功劳叶、地骨皮、川百合、制黄精。其中南北沙参润肺生津，清金化痰。

（三）妊娠子淋，清肺下病上取

姚先生认为，妊娠子淋可由肺阴不足或肺气壅滞而导致。肺失宣通，肃降不利，或肺热灼伤阴津均可使水道失司而见小便淋漓。在治疗时，姚老主张属肺阴虚者润燥生津，滋其化源；属肺气壅滞者清肃肺金，顺理气机。所选药物：桑白皮、炒黄芩、焦山栀、麦冬、茯苓、苎麻根、车前子、苏梗、功劳叶、碧玉散。其中黄芩、山栀清金泄热，麦冬、茯苓润肺利水，苏梗、苎麻根理气止血安胎，桑白皮、车前子宣上通下，诸药合用共奏清肺通淋安胎之功。

（四）产后蓐劳，补肺兼消瘀滞

产妇气血亏虚，若起居不慎，或风邪外侵，或七情忧思，常诱发蓐劳，姚先生治以扶正补虚治疗大法。外感风邪者，益气固表，调和营卫；七情忧思者，养血和肝，调气清肺。同时，嘱咐患者慎起居，节饮食，调养有序，劳作适时。产后妇人多虚多瘀，他在治疗时，“不拘于产后，亦勿忘于产后”，用养益或养益兼予化瘀之法，虚实同治，标本兼顾。所选药物：生黄芪、防风、焦白术、党参、熟地、桑白皮、炙紫菀、钟乳石、白石英、全当归、桃仁泥。其中黄芪、防风、焦白术配伍党参、熟地、桑白皮、炙紫菀补肺气和营卫；钟乳石、白石英温润化痰；全当归、桃仁泥祛瘀生新，扶正固本。

二、治疗节育术后诸症主张以通为贵

节育术后诸症，主要指节育术后出现的副反应和并发症。临床常见的有放环后月经失调、腹痛，人流术后继发盆腔感染，术后发热及术后神经官能症等。

姚先生认为节育术后诸症皆与脉络瘀阻，气血运行不畅有关，故治疗应以通为贵。对放环后月经失调及人流术后出血，临床根据病人体质之差异，出血的色、质、量及少腹疼痛的性质可分为寒瘀和瘀热两型。寒瘀者治以温通之法，常选艾叶、香附以温经通络。而瘀热者治以清通为法，常选丹皮、赤芍以凉血活血；瘀热甚者，加川军炭以活血清热；瘀热交结日久，灼伤营阴者，应先以大剂化瘀清营，通因通用，继以酸甘柔养，佐以清泄宁络之品。止血散瘀常选用煅花蕊石与琥珀相配，清营宁络常选炒黄芩与贯众炭相伍。人流术后出血过多，气随血散，阴随血耗，可致气阴两虚，伤及冲任，血运不畅之虚实夹杂证，治宜攻补兼施，以益气清营化瘀为法，常选太子参以益气养阴，黄芩炭以清营固冲，生山楂以活血化瘀。对于上环后月经不规则出血，宜慎用枳壳、蒲黄，以免此类药物过度缩宫后增加环对子宫内膜的刺激。人流后闭经一般多为虚实夹杂证，治宜攻补兼施，温而通之，常选紫丹参、紫石英、紫参暖宫温肾，化瘀通经；炙黄芪配鹿角片益气温阳，补中寓通，或加用昆布、海藻软坚散结，促进瘀行，不可一味攻伐，以防精气被耗，亦不可单纯填补，以防瘀血难去，新血不生。姚先生自拟之双花汤（金银花、鸡冠花、全当归、泽兰）对预防人流术后感染出血有一定的效果，并对月经周期的恢复亦有较好的作用。人流、引产后腹痛多因气血失和，脉络被阻，不通则痛所致，可选用当归芍药散加生山楂以活血化瘀止血，下坠较甚者加炙升麻、柴胡以升举阳气。人流术后发热属瘀热者，初期多因外邪乘虚侵入人体所致，治宜祛邪散瘀；中后期多为阴虚，虚火内生所致，治宜扶正活血凉血，忌过分滋腻，以防营卫被遏，用药常选沙参配泽兰、生地配地骨皮。人流产术后盆腔感染之病理以瘀血为关键，姚先生疗此常重用失笑散以化瘀行气，对瘀血较甚者，可用地鳖虫活血破瘀；偏寒者，加用阳和汤伍以软坚散结之品，偏热者加用白头翁配蜀羊泉或红藤与败酱草以清泄湿热。

胞络上属于心，下系于肾，心肾相交，水火既济，升降相宜，月事如常。故姚先生治疗节育术后诸症如月经失调、神经官能症等，常以调节心肾阴阳升降为法。多选用人中白配生地黄以升补肾阴，咸降心火；北五味配牛膝甘温益气，交通心肾；紫石英配合欢皮，一重一轻，功能暖宫益肾，宁心安神；灵磁石配肉苁蓉，一刚一柔，功能降火定志，补肾益精。人流术后逆经者多伴心烦、少寐、腰酸等症，乃因心肾升降失调所致，治宜清降心火，滋阴填精，引火归原，常选黄连、肉桂、阿胶、代赭石、淡竹叶、生地、玄参等。结扎术后宜先以酸甘之品调心肾，继以轻通之剂和血脉，同时配合心理疏导，多能应效。对绝育术后极少数的癔症发作者，治疗常选莲子心配大生地、北五味配巴戟肉、炙远志配紫石英、细辛配川桂枝等调节心肾之品，并重视心理疏导。对人流术后低热属气阴两亏、心肾失济者，常用自拟之交通煎（柏子仁、青蒿、玄参、紫丹参、太子参、老紫草）疗之，以奏益气养阴，交济心肾之功。

另外，姚先生临床常结合辨证选用中成药治疗节育术后诸症，取得较好疗效。如对于因湿热蕴阻所致之上环后阴道出血和人流术后出血淋漓不净者，可选用甘露消毒丹以化湿清热。其应用指征是：苔黄腻，舌黯红，脉濡数；出血质稠量少淋漓难净；平素可有口粘腻，带黄白相兼，质稠腥味。若出血较多者，可配合云南白药同时服用。对于因阳气虚弱，脉络失荣所致之人流后阴道内冷痛，腹痛隐隐，遇温则舒，神疲腰酸，苔薄，舌淡，脉细者，可选用四神丸以温肾散寒。对于因瘀血热毒内蕴所致之人流术后盆腔急性感染或发热者，可选用当归龙荟丸以燥湿泻火，清热解毒。其应用指标是：术后腹部持续性胀痛，下血紫黑瘀块，带下秽浊不清，大便干结，苔黄腻，舌红脉数。如属阴虚、脾弱之发热腹痛，又当禁忌。

姚先生运用中医药基础理论论述了节育术后诸症的病因、病机，提出了辨证施治的要点和治疗方药，发展和丰富了中医妇科学的理论与实践，使传统的中医妇科学充满了时代的活力。

三、治疗老年妇女疾病证治三法

姚先生在长期的临床实践中总结出治疗老年妇女疾病的证治三法。

（一）固气清营法治疗老年妇女经水复行

对于老妇天癸已竭，经反再行之病，他认为或因恶性疾病引起，此当尽早手术；或因年老肾之精气渐衰，加之长年积累劳动心神致气虚营热所致，临床可见出血深红、心烦神疲等症，治疗多先以固气清营立法，复以滋肾养肝之品收功。常选黄芪、黄精、黄芩为固气清营之主药，并酌配焦白术、贯众炭、山药等品。其中黄芪、黄精可补中气，益肾精，安五脏；黄芩可清血分之热；焦白术配贯众炭，可利腰脐间血，清胞中之热；山药健脾益肾。诸药相配，补而不燥，滋而不腻，可奏固本澄源之功。

（二）壮督固摄法治疗老年妇女遗溺

老年妇女，因肾气渐亏，气化不利，开阖失司，致水失约束而常见小便频频之症。若日久下焦伤竭，督脉不固则可致小便失禁。姚先生指出此症之治，不可一见频急即行分利，一见遗溺即用固涩，而应当宗叶天士温润开阳之法以壮肾益肾，重镇固摄，选方用药应循叶氏所论："五脏精气交亏，一味收涩虽非所宜，若与柔剂相配，刚柔相济，能相得益彰"。常选用鹿角片、潼蒺藜、炙黄芪、山萸肉、芡实、煅龙骨、煅牡蛎等。其中炙黄芪补益精气；鹿角片、潼蒺藜温润开阳，壮督缩尿；山萸肉、芡实填精补肾，固摄气化；煅龙骨、煅牡蛎相伍以重镇固摄。另可配用艾灸以强体抗衰，祛病延年。

（三）填精渗湿法治疗老年妇女阴痒

阴痒一症，有湿浊郁火和精枯血燥之别。青壮年患者以前者为主，老年妇女以后者居多。下焦乃肝肾所司，妇人年老体衰，肝肾精血亏损，血虚生风化燥，阴部肌肤失养，则发为阴痒。若因肝经血少，津液枯竭，气不荣运，壅郁生湿又可致虚实夹杂之证。在辨证中需明察带下量之多寡与色之异常，细审局部有无灼热之感，并参合理化检查而立论，治疗重在填补阴精，参以燥湿止痒，用药当选山萸肉、何首乌、炙龟甲、紫草、生熟苡仁等品。其中山萸肉配何首乌以补益精血；炙龟甲滋阴填精，与甘寒之紫草相配，又可清润下焦；生熟苡仁同用，功能健脾渗湿。诸药相配，"柔"无碍脾之虞，"燥"而无沉降之弊。另可配合外治药，以润肤止痒，使邪毒径去。

临床经验特色

一、自创益气清营固冲汤治疗妇科血证

姚先生在数十年的临床实践中，摸索创制出益气清营固冲汤治疗妇科血证，每获良效。他指出凡月经过多、经间期出血、崩漏、胎漏及人流或产后恶露不绝等，属气阴两虚、营热扰冲者，均可使用该方。若夹瘀血、湿热者，亦可加减应用该方。其药物组成：炙黄芪、太子参、生地、黄芩、贯众炭、乌贼骨、重楼。方中以炙黄芪、太子参益气摄血，生地、黄芩滋阴清热凉血，贯众炭、乌贼骨、重楼解毒清热止血。七药合用，共奏益气清营，固冲止血之效。

1. 月经过多　对妇人经水过多，姚先生综诸家之说，结合临床经验，指出纯虚或纯热者少，虚热兼夹者多，在治法上宜益气不忘清营，若兼瘀浊，则当降浊行瘀。

2. 崩漏　对妇人崩漏，姚先生指出其成因不外乎虚、热、瘀，治宜虚者补之、瘀者消之、热者清之，澄源塞流而复旧。

3. 胎漏　姚氏治疗胎漏，主张健脾益肾，补益气血，佐入清热养血安胎元，常选益气清营固冲汤合寿胎丸加减，使脾肾强健，气血充足，热清胎安。

4. 产后恶露不绝　对产后恶露不绝，姚先生责之虚、瘀两个方面，强调临证细心体察，针对病情，“不拘于产后，亦勿忘于产后”，辨证拟通补兼施，不犯“虚虚实实”之戒。

姚先生所创益气清营固冲汤之所以能一方医四疾，关键在于月经过多、崩漏、胎漏、产后恶露不绝之病机颇具共同之外，即多属“虚、热、瘀”为患，虚者气阴亏虚，热者营血有热，瘀者瘀血阻滞。治宜虚者补之，瘀者消之，热者清之。异病而同治，正体现中医药学辨证施治的原则性与灵活性的有机结合。

二、治疗妊娠恶阻用药心得

姚先生认为妊娠恶阻其病机有四：孕后经血不泻，冲脉之气较盛，脾胃不耐冲气，升降失司；肝失条达，气机郁结，久而化火，横逆犯胃，胃失和降；脾胃素虚，运化失健，聚湿成痰，湿痰上逆，中州受扰；久吐不止，阴液亏耗，精气耗散，胃络损伤。其病位主要在胃，亦涉及到肝脾及冲任两脉。临床上肝胃不和或夹痰上逆者多出现于初期或中期，气阴俱虚者多出现于后期。

姚先生治疗妊娠恶阻以和胃降逆，顺气安胎为其总则，并指出：①治疗用药时要注意掌握痰与热和痰与虚的关系。治疗痰选用天浆壳、法半夏、广陈皮以化痰止呕；治热选用左金丸、炒黄芩、炒竹茹以清热安胎；治郁选用陈佛手、旋覆花、老苏梗以理气和胃；治阴亏选北沙参、乌梅肉、川石斛以滋阴生津；治气弱者选潞党参、焦白术、制黄精以补中益气；寒甚者选淡干姜、荜茇、灶心土（45g 包煎）以温中散寒；热盛脉实者选川黄连（4～6g），并可用熟军 3g 以导热下行。服药应以浓煎少量，多次分服为宜，若恶阻甚者，亦可先针刺中脘、足三里（双），15 分钟以后再服中药。②还应注意掌握证候属性，根据辨证施治原则分别投以酸甘敛阴或甘温健脾的方药，苔腻脉滑者，甘温与敛阴均不适用。③在治疗过程中如见“痰气阻塞中脘，阴阳怫郁”者，治宜降逆化痰，以顺阴阳，可选旋

覆代赭石汤合橘皮竹茹汤加减。代赭石可用至30～45g，以收平降逆气之功。④或呕吐日久，伤及气阴，尿酮体阳性者，除平时选用西洋参浓煎分服外，宜中西医结合治疗。

三、自创益肾化斑汤治疗妇女黄褐斑

黄褐斑一证，临床多见，究其成因，姚老认为乃肾虚络瘀所致。肾虚则邪易入，邪入则络易瘀，虚瘀相搏，发而为斑。姚老临证诊治黄褐斑，主张首分患者体质之阴阳，即所谓“二分”，偏于阴虚体质者多见形体较瘦，性格外向，畏热喜寒，舌质偏红，脉象浮数；而偏于阳虚体质者多见形体较胖，性格内向，畏寒喜热，舌质偏淡，脉象沉迟。然后再辨年龄、辨经产、辨病程、辨兼证、辨部位，即所谓“五辨”。①辨年龄：若患者为青春期妇女，因其肾气初盛，天癸始至，常易夹风、夹痰、夹寒。若患者为生育期妇女，因其调理不当，七情过度，常集虚、瘀、郁为一体。若患者为更年期妇女，因其肾气渐衰，阴阳失调，常致相火，虚寒合而为病。姚老注意女性发病年龄之不同，分别责之肝、脾、肾三脏，从而给予不同的治疗，充分体现中医学整体观念中“因人制宜”的辨证精神。②辨经产：经产为妇女之生理特点，临床所见患者除面呈褐斑外，常可伴见月经不调、痛经、闭经、不孕等症，因此需细究经产，灵活辨证施治。对于青春期、更年期患者，若无明显月经异常，则责之于肾虚。③辨病程：病程短者，以瘀为主，瘀化则斑易消；病程长者，以虚为主，施补而病乃愈。④辨兼证：即患者之兼见证候，以明所现之黄褐斑与兼见证之先后标本。⑤辨部位：根据《素问·刺热》之论根据面部黄褐斑所现之部位作出五脏定位：左颊—肝，右颊—肺，额—心，颏—肾，鼻—脾，并认为黄褐斑若见于眼眶周围亦应属肾虚，若出现于上唇则属瘀阻胞宫。

另外，姚先生还将本病分为单纯性和合并性二类。单纯性黄褐斑是指患者除患黄褐斑外，另无他病。合并性黄褐斑是指患者除黄褐斑外，还合并有明显的经带胎产病证。

对于黄褐斑的治疗，姚先生多用自创益气化斑汤一方。其基础方：仙灵脾15g，菟丝子20g，地黄（血热用生地，虚寒用熟地）15g，当归12g，川芎12g，芍药（养血用白芍，化瘀用赤芍）12g，桃仁12g，红花12g，僵蚕10g，水煎服。方中君药仙灵脾温而不燥，功善补肾壮阳，菟丝子性平，既补肾阳又补肾阴且补而不腻；当归、地黄、川芎、芍药俱为臣药，功能补营血调冲任；佐以桃仁、红花入血分而通瘀行血；使药僵蚕祛风搜络。诸药相配，共奏补肾祛瘀之功。

对于单纯性黄褐斑，姚先生惯用益肾化斑汤加味治疗，临证常需结合患者体质、部位全面分析。①若患者为阴虚体质，可酌选二至丸、知母、黄柏等；若患者为阳虚体质，可酌选肉桂、附片、巴戟天、肉苁蓉、鹿角霜等。②若黄褐斑仅现额部，可酌加丹参、肉桂、川连；若黄褐斑仅见于左颊，可酌加桑白皮、杏仁；若黄褐斑仅见于鼻部，可酌加苍白术、枳壳；若黄褐斑仅见于下颏部，可酌加补骨脂、炮山甲；若黄褐斑仅见于上唇，可酌加紫石英、地鳖虫。③更年期妇女肾气渐衰，脾胃虚弱，易致阴阳失调，治疗上常阴阳并调，可酌加知母、黄柏、附片、肉桂、二至丸、肉苁蓉、巴戟天，并佐以紫河车、龟甲胶等血肉有情之品。④若夹风而黄褐斑时隐时现，皮肤瘙痒者，可酌加防风、白鲜皮；若夹火而黄褐斑色深老，可酌加生石膏、地骨皮；若夹寒而黄褐斑色淡者，可酌加肉桂、吴茱萸；若夹痰而黄褐斑、疙瘩叠见者，可酌加白芥子、白附子；若夹湿热而黄褐斑垢腻者，可酌加苍术、黄柏、生苡仁。

对于合并性黄褐斑，姚先生采用辨证施治中结合益肾化斑之法治疗，以收治病消斑之

效。①对患黄褐斑而又见月经病者，他认为治疗应循经后益肾补虚、经间调燮阴阳、经前养血调经、经期因势用方之法，在所有调经方中加用益肾化斑汤之主药，对月经量多、月经先期、崩漏等证在经前、经期慎用桃仁、红花等活血祛瘀药，但在经后、经间可酌情选加之。②对患黄褐斑而又见子宫肌瘤、卵巢囊肿者，按经后充养任督、经间化瘀软坚、经前养血摄血、经间消补兼施之法治疗。③对患黄褐斑而又见不孕者，若经不调则调经，络不通则通络，等经调而络通后再进益肾化斑汤，并可酌加参、芪、紫河车等。④对患黄褐斑而又见带下病患者，他指出不应拘于湿热，应随证灵活施治。⑤对胎前黄褐斑患者，姚老惯用扁鹊三豆饮加减（绿豆、赤小豆、黑穞豆、金银花、生甘草、陈皮、砂仁、桑寄生、炒黄芩）以安胎消斑，禁用桃仁、红花等祛瘀破滞动胎之品。⑥对产后黄褐斑患者，他用大补气血中佐以化瘀消斑之法。⑦对黄褐斑由长期服用避孕药所致者，当于益肾化斑汤中酌加鹿角霜、炙鳖甲、炮山甲、龟甲、蛇床子、马鞭草等通补搜逐之品。

四、治疗更年期综合征突出调养冲任为本

姚先生认为更年期综合征的治疗，总以调养冲任为主，因冲任虚衰可以导致肾经虚亏（包括阴虚、阳虚、阴阳两虚），并可波及他脏，时见肝肾不足、脾肾匮乏等证型。针对这些病情，自拟益肾菟地汤：菟丝子12g，生熟地各12g，仙灵脾12g，炒白芍12g，炒知柏各12g，巴戟天12g，紫丹参12g。方中菟丝子、仙灵脾、巴戟天温补肾阳，生熟地、肥知母、川黄柏滋肾益阴；白芍敛肝和营，紫丹参活血养心。共奏阴阳双补，和营养心之功。若肝肾虚偏于肝阳亢者，去仙灵脾、巴戟天，加女贞子12g、墨旱莲15g、生牡蛎30g、甘杞菊各12g、嫩钩藤15g（后下）、紫草30g，能滋阴潜阳，镇肝熄风。如脾肾阳虚偏于气不行水者，去知母、黄柏，加黄芪20g、党参15g、白术12g、茯苓12g、肉桂6g、泽泻12g，能益气运脾，温阳行水。如心阳偏盛，心阴日耗，心肾失于交泰，出现精神失常，悲伤欲哭不能自主者，去仙灵脾、巴戟天，加炙甘草10g、淮小麦30g、大枣10g、熟枣仁12g、麦冬12g、龙齿15g、菖蒲6g、紫草30g，能养心滋肾，镇惊润脏。总之，本方系培益肾气、燮理阴阳的方剂，临床上可灵活掌握，加减应用。至于虚实夹杂的病例，多因肾气虚亏，痰瘀互结所引起的。每见烘热自汗、头痛目眩、心悸失眠、胸闷肢麻、情绪不安等症状。其治法，当以化痰瘀、行气血为主，其中以疏通气血尤为重要，选方用药必须注意痰瘀同治，兼调气血，姚老自拟痰瘀雪消饮，其方药：生黄芪、莪术、川芎、炮山甲、全瓜蒌、海藻、生山楂、云茯苓、泽泻等共9味。治疗多例，均获良效。临床应用时，在该方的基础上可酌予加减，苔黄腻而舌质紫时加姜半夏、竹茹、赤芍、丹皮；苔白腻而舌质紫时，加川朴、半夏、陈皮、丹参。姚老曾治疗一例顽固性失眠，头痛，甚至出现阵发性啼哭为主症的更年期综合征，察其苔脉尚属正常，先投益肾菟地汤加减，效不显，后按痰瘀互结论治，即在益肾菟地汤的原方中加用莪术、菖蒲、海藻、山楂等味，竟收奇效。

姚先生指出临床治疗本病，既要看到疾病中机体肾虚之“常”，又要看到痰瘀继发疾病之“变”，抓住主要矛盾，大多可迎刃而解。为了巩固疗效，还需注意扶正，双补脾胃，以善其后。这对其病愈不再复发，实为不可缺少的重要环节。

五、治疗慢性盆腔炎主张应分清寒热两纲，抓住脾肾两脏

姚先生在临床上观察到，慢性盆腔炎患者除见“不通则痛”外，还常夹有“不荣则

痛”的病理过程。一部分病人出现遇劳则发，面色晦黯，畏寒怯冷，腹痛喜按，白带清稀，月经稀发，量少色黯，舌淡苔薄，脉沉细。妇检：附件可触及条索状物，局部压痛不明显，偶可伴有轻度低热。证属阳虚寒凝，治用温阳散结法，药用：鹿角片10g，大熟地30g，白芥子6g，川桂枝10g，炮姜10g，生黄芪30g，麻黄5g，昆布、海藻各15g，皂角刺6g，水煎服。为提高疗效，常配外敷药：透骨草100g，京三棱12g，白芷10g，花椒10g，路路通15g。研成粗末，装入布袋中，水浸后隔水蒸30分钟，敷于下腹两侧。每次敷20分钟，15天为一疗程，可连用3个疗程。经期及皮肤过敏者勿用。对于临症见有烘热时作，口干腰酸，腹痛阵阵，带下黄赤，月经提前，经色红而有小块，舌质黯红，脉弦数。妇检时发现盆腔充血明显，盆腔内一侧或两侧可摸到囊性肿块，子宫多粘连固定。证属湿热瘀阻，治用活血行水法，药用：益母草30g，凌霄花10g，石见穿20g，紫丹参15g，琥珀末3g（吞），生苡仁45～60g，茯苓12g，车前子12g（包）。

姚先生指出慢性盆腔炎在发病学上热毒湿邪虽为主要原因，但气滞血瘀、虚实夹杂亦系其基本病理过程。在辨证上，应分清寒热两纲，抓住脾肾两脏。偏寒者立温阳消结法参以益肾，益肾多选鹿角、巴戟天，重用大熟地；若偏热者应活血行水法参以健脾，健脾多选芡实、茯苓，重用苡仁。在预防上，既要注意已病，又要注意未病，恒慎饮食，节房事。于人流术后及引产后，应服用他自拟之双花汤（鸡冠花15g，金银花15g，当归15g，泽泻10g），对预防盆腔炎有积极作用。

典型医案选

一、闭经溢乳综合征

王某，女，36岁，患者于一年半前进行人流手术后一直闭经，并伴有持续性乳汁分泌。平时情志抑郁，时而急躁易怒，头晕心烦，视物模糊如在雾中，胃脘嘈杂，腹部疼痛，自觉“胎动”，曾服杞菊地黄丸、逍遥丸及西药，疗效欠佳。经妇科检查化验、X线检查及各种辅助检查，诊为闭经溢乳综合征。舌黯红，苔黄腻，脉细弦。此为肝火内炽，心肾不济，真阴虚亏，胞脉失养。治疗时以泻心火、通心气治其标，滋肾水、益阴血治其本。处方：左金丸9g（包煎），大生地15g，细木通5g，竹叶心6g，紫丹参9g，琥珀末3g（研吞），柏子仁9g，淡秋石9g，焦山栀9g。5剂，水煎服，每日1剂。二诊：诸症减轻，仍经闭溢乳。重在滋养肾水以泻心火。处方：炙龟甲（先煎）30g，生熟地各15g，山萸肉10g，陈阿胶12g（烊化），怀牛膝20g，柏子仁10g（包煎），卷柏叶10g，泽兰叶10g，交泰丸10g（包煎）。每周5剂，连服1个月。三诊：溢乳已停，月经未行。应滋阴养血，交通心肾。处方：原方8倍量，并加猪脊髓150g，和蜜为丸，每日2次，每次10g。四诊：丸方服用2个月后，月经来潮，但量少，色紫红有块，腰酸腹痛。此为肾虚气滞而致，以补肾理气调冲任为法。处方：炙龟甲30g（先煎），山萸肉12g，菟丝子12g，生熟地各12g，全当归10g，赤白芍各10g，大川芎10g，紫丹参12g，制香附10g，桑寄生12g。7剂。五诊：经闭溢乳均愈，惟有时腰酸口干。嘱服六味地黄丸缓调，巩固疗效。妇科及各种化验、检查均正常。1年后随访，月经正常，溢乳未再复发。

【按语】 闭经溢乳综合征为西医学病名，临床特征除闭经外，还有不随意的持续性乳汁分泌及内生殖器萎缩。本病常发于妇女断奶后，或由于服用某些药物所引起，属于中医

“闭经”、“乳汁自出”的范围。姚先生在辨证的基础上，紧紧抓住肾虚这一关键环节，同时又兼顾他脏，在剂型和用药上，主张先用汤剂开道，再用丸药缓调。选用的药物多为鹿角、胎盘、龟甲、阿胶、猪脊髓等血肉有情之品补肾养血，达到充盈胞脉、调理冲任之目的。

二、放环后月经过多

高某，女，47岁，1986年1月5日初诊。平时月经周期、经期均正常，1984年6月顺产一男婴。因1982年患过肝炎，故未用口服避孕药片。于1985年8月放置宫内不锈钢单环，尔后月经量增多，伴见血块，色鲜红，同时出现腰酸口干，心烦胁痛，曾给予安络血等，出血量虽略少，但停用后出血量又复增多，经多方检查，认为出血量增多系放环所致，乃来我院治疗。症如上述，察其舌质红，脉细弦。责之血热夹瘀，凝滞胞宫。拟予清宫凉血，化瘀和营。处方：炒黄芩20g，琥珀3g（分冲），煅花蕊石25g（先煎），血竭2g，桑寄生20g，生地15g，全当归12g，参三七粉3g（分冲）。上方连服4剂，出血即止，心烦腰酸等症亦减，惟仍口干，胁痛阵作。再予育阴填精，参以凉血养营之法。处方：北沙参15g，麦冬12g，枸杞子10g，炒黄芩10g，乌梅肉10g，玉竹10g，天花粉12g，丹皮10g，川芎6g，熟地12g，甘草6g。每周服3剂。连服3个月，经量正常，现仍采用宫内节育器避孕，无任何不适。

【按语】 姚先生在临证中抓住月经量过多系放环所致，舌脉相参，系属血热夹瘀，凝滞胞宫，冲任失摄而成，治拟清宫凉血，化瘀和营，调固冲任之法。药少方意深，连服4剂而血止，后用育阴填精之法而善其后，充分反映了他治疗节育术后诸症辨证细微，用药精当，治病求本的学术思想和临床水平。

三、月经过多

汪某，38岁，1989年1月10日初诊。主诉：月经量多5月，每潮色红夹块，量多如冲，历时10余日方净，周期尚正常。妇科检查：子宫体正常大。诊刮后病理报告：子宫内膜剥脱不全。时经将临，头昏腰楚，胸闷乳胀，小腹隐痛，倦怠乏力，口干舌红，苔薄白，脉细弦。责之气虚营热，肝郁夹瘀。拟予益气清营，舒肝化瘀。方药：炙黄芪30g，太子参15g，大生地15g，炒黄芩10g，贯众炭15g，乌贼骨15g，柴胡10g，炒白芍12g，炒当归10g，制香附12g，煅花蕊石12g。药进5剂，经量聚减，块下亦少，经水7天净，宗法调治2个月，经行转常。

四、崩漏

王某，38岁，1989年5月初诊。主诉：经事或多或少，迄今20余日未净，色红质稠气秽。面色少华，头昏乏力，胸闷气短，腰脊酸软，心烦口干，小便黄少，舌偏红，苔薄中剥，脉细数。证属气虚营热，肝肾亏损之候。拟予益气清营，滋养肝肾之法。处方：炙黄芪30g，太子参25g，大生地15g，炒黄芩12g，贯众炭15g，乌贼骨15g，重楼30g，熟女贞12g，墨旱莲30g，炒川断12g，煅牡蛎30g（先煎）。服药5剂，血止收功。随访3个月，月经期量均正常。

五、胎漏

王某，28岁，1989年5月9日初诊。患者妊娠3月余，阴道出血10天，色红量少无块，头昏乏力，胸闷气短，腰脊酸楚，小腹坠痛隐隐，心烦口干，舌红苔薄，脉细滑数。责之脾肾虚亏，气阴不足，血热伤胎之证。拟予益气清营，滋肾安胎。处方：炙黄芪30g，太子参24g，生熟地各12g，炒黄芩12g，贯众炭15g，乌贼骨15g，苎麻根30g，熟女贞12g，墨旱莲30g，陈阿胶12g（烊冲），菟丝子15g，杜仲15g，桑寄生15g。药进5剂，漏红即止，腰楚腹痛亦缓。继投5剂，奏得全功。

六、产后恶露不绝

周某，24岁，1989年6月10日初诊。患者产后40天恶露淋漓不断，西医拟诊：子宫复旧不全，投宫缩剂及抗炎止血药不瘥。阴道下血色紫红夹小块，量不多，小腹隐痛，精神委顿，头昏腰楚，舌质紫，苔薄白，脉见细涩。此乃气血两亏，瘀热阻胞，拟予益气清营，化瘀止血。处方：炙黄芪30g，潞党参15g，焦白术12g，炒黄芩10g，生熟地各12g，重楼30g，煅花蕊石12g，三七末5g（另包分吞），炒川断12g。服药6剂，恶露得净。转拟健脾益肾，调补奇经。

【按语】 姚先生认为月经过多、崩漏、胎漏、产后恶露不绝4个病证的病机颇具共同之处，即系属“热、瘀、热”为患。虚者多为气阴亏虚，热者多为营血有热，瘀者瘀血阻滞，故治宜分别采取虚者补之、瘀者消之、热者清之，选用自拟益气清营固冲汤而分别加减治之。例三尚兼肝郁夹瘀，则选加柴胡、白芍、当归、香附、花蕊石舒肝行瘀；例四兼肝肾亏损，则选加女贞子、墨旱莲、续断、牡蛎以滋养肝肾；例五兼肾阴亏虚，故选加苎麻根、女贞子、墨旱莲、阿胶、菟丝子、杜仲、桑寄生以滋肾安胎；例六兼夹瘀热阻胞，故选加白术、当归、花蕊石、三七末、续断化瘀止血。此乃知常达变，以常应变，从变知常。

（丛春雨　姚石安）

第二十六节　何　子　淮

<u>*生平简介*</u>　何子淮（1920—1997），男，汉族，浙江省杭州市人，杭州市中医院主任医师。何氏家学有素，其先祖何九香先生师从于山阴钱氏女科，悬壶杭城，誉满钱塘。其父何稚香先生继承衣钵，而载誉沪杭。何先生幼承家训，尽得真传，1934年考入浙江中医专科学校，1937年转入上海新中国医学院。1955年参加广兴中医院。曾任杭州市政协委员，中华全国中医学会妇科分会常委，1983年被评为浙江省名老中医。何老数十年勤学不倦、博采多闻，不因循守旧，勇于创新，逐渐形成独具风格的何氏女科。何先生在学术上素宗张仲景辨证论治体系，治女科更得力于陈良甫、张景岳、傅青主诸学说，重视整体观念，突出脏腑经络辨证，并以调理奇经作为治疗妇科病的重要手段，在理论上强调妇人以血为本，以肝为先天，治血病注重调气机，治杂病重视肝、脾、肾。用药多灵活变化，师古法而不泥古方。撰有《何子淮女科经验集》、《名家女科述评》及20多篇论文。

学术思想特点

一、强调肝在女性生理病理中的重要地位和作用

何子淮先生认为妇女以血为本，以肝为先天和足厥阴之脉入毛际络阴器的生理特点，肝的病理变化对妇科疾病的影响也就更为突出。

何先生指出调肝之法在妇科临床上有着极为特殊的地位和意义。他认为肝体阴而用阳，肝病的特点主要反映在肝体不足和肝用失司两个方面。肝体不足可导致肝阳亢奋和肝风内动；肝气不用，影响到其他脏腑经络正常功能的发挥；内在不调又导致外邪入袭而出现多种病理反应，常见的有肝失疏泄的肝郁气滞，兼湿留的气滞夹湿，兼食积的气郁食滞，兼寒袭的寒凝肝经，兼火毒的肝经湿热。由于肝之阴阳失调，又可致气血逆乱之肝厥证等。以上这些病证均与肝的病理有着密切的联系，而且在妇科临床上涉及经、带、胎、产、杂各种疾病，成为妇科疾病的重要病理病机之一。

1. 肝气郁结　这是肝用失职最为常见的病证，也是引起其他各项兼证的基本因素。女性患者多郁善感，故而肝气郁结引起的病证更为多见，如月经不调、经前乳胀、乳房结块、不孕、产后乳汁不下以及脏躁等。何先生主张在药物治疗的同时应首先劝诱开导进行心理疗法，另外采用芳香浓郁之品，以疏肝理气解郁，可收到良好的治疗效果。基本方药：八月札、乌拉草、香附、郁金、合欢皮、橘叶、乌药、路路通、川芎、柴胡、玫瑰花、绿梅花。何先生还指出对于本症的治疗，特别需要注意的是对素体虚弱患者的处理，不能一如常法。因芳香浓郁之品多辛散香燥，既伤阴血又散元气，素来形体亏虚之人（如气阴不足、元气先虚者；或阴血暗耗、精亏之体者）均应慎用。他在临床上特别注意扶正解郁的应用，例如对素体阴虚而兼肝郁患者，采用养阴解郁法；而对气阴不足之肝郁者，施用益气健脾解郁剂治之；对肾气不足之肝郁者，又拟用益肾解郁之方，从而避免了理气解郁之品另具辛香升散之流弊，故在临床上提高了疗效。

2. 肝郁夹湿　肝气郁结，疏泄功能障碍，首当其冲受其影响的是脾胃之气不运，脾受克乘，中州失运，除营养物质的吸收发生异常外，水液代谢也失其常态。由于湿浊中阻或痰脂下注，表现在妇科病中，常见带下绵绵、经来量少、经闭、不孕、子肿、子满等。何先生主张治宜宣郁行滞、健脾化湿为主。基本方药：香附、大腹皮、枳壳、砂仁、苍白术、生山楂、赤小豆、茯苓皮、生姜皮、姜半夏、扁豆花、泽泻、石菖蒲、郁金。他还指出此等病证，所见之症状多以湿滞痰阻为主，不仅以健脾化湿为治，还应加入二三味理气行滞之品，其疗效更为显著。

3. 气郁食滞　上证多为肝郁乘脾，水湿难运，而此证则多为肝木犯胃，食积不化，多数见于体质虚弱之人，如产后、情怀不遂，或饮食不慎而致脘腹痞满胀闷、嗳腐吞酸、纳少泛恶等。如妇人流产后肝胃不和之食少腹胀可作此证论治。何先生主张治宜开郁和胃，佐以消食。基本方药：半夏、北秫米、橘皮、橘络、郁金、绿梅花、玫瑰花、茯苓、鸡内金、平地木、太子参、石斛、山楂炭、石菖蒲。

4. 肝经湿火　何先生认为七情过激，肝气怫逆，木郁热炽，五志化火，特别是性情多郁，急躁易怒者，更易导致肝火上炎。肝经火炎，血逆气乱，妇人则多有经行早期、量多、色紫，或经行吐衄，并伴有头晕头痛、目赤耳鸣、烦躁不寐等。若郁火内结，兼有湿

毒外袭，内火外毒相搏，流注下焦，妇人则多有月经不调、带下赤黄、少腹灼痛等诸如慢性盆腔炎症等病变。何先生主张治宜逆平之，热者清之。其基本方为龙胆泻肝汤，另如黄柏、黄连、制大黄、赤芍、败酱草、乌药、制没药等也可随证加入。

5. 寒凝肝经　何先生认为肝病多热证，但若肝气不足，肝用失司，寒湿之邪也可凝滞肝经，如男子寒疝腹痛，女子寒凝痛经、少腹气冲如有条索膨起。妇人不孕也常因下焦肝肾寒湿留滞为患。引起该证的原因往往是由于劳倦乏力，形气不足，或经行、产育不慎，风寒从下而入，窜凝厥阴少腹。主张治宜暖肝温经散寒之法。基本方药：小茴香、淡吴萸、肉桂、艾叶、荔枝核、橘核、乌药等。他告诫后人此证以温散为原则，处方用药力避阴寒滋腻之品，而且在症状缓解后也只宜养血温通，佐以活络为治。

6. 阴虚肝旺　何先生认为本证是肝体不足的临床表现。妇人有素体肝肾亏虚者，或经行、孕期营血下脱或下注胞宫，聚养胎元，或更年水乏血枯，水不涵木，致肝体失养、肝阳亢奋，而见头昏目眩、心悸怔忡、失眠烦躁等症，或见经前头痛、脏躁、子烦及更年期综合征等。主张治宜养阴潜阳，育阴与清肝并进。宗《内经》"肝苦急，急食甘以缓之"之意。基本方药：枸杞子、炙甘草、生白芍、酸枣仁、生地、首乌、百合、麦冬、当归、白蒺藜、淮小麦、红枣。

7. 血虚风动　何先生认为本证也由肝体不足所致。肝藏血而主筋，阴血暴竭，肝失所养，筋少血濡而不用，常见项强齘齿、四肢抽搐，瘈疭等。妇人产后失血过多，或产后风袭则易成此证，此仲景所谓"新产血虚，汗出喜中风，故令病痉"是也。治疗宗"风淫于内，治以甘寒，佐以咸寒"和《临证指南医案》"缓肝之急以熄风，滋肾之液以驱热"之法，宜滋阴养血，柔肝熄风。基本方药：生地、熟地、白芍、山萸肉、枸杞子、白蒺藜、丹皮、阿胶、钩藤、甘菊花、生牡蛎、龟甲、鳖甲。

8. 肝厥　肝之阴阳失调，气血逆乱，临床可见有肝厥之证。肝厥，亦称气厥。盖肺司呼吸，主一身之外气；肝主疏泄，司一身之内气。肝厥者多由于情志怫逆，怒则气上，使气血并走于上，阻塞清窍而致昏厥跌仆。《内经》有"薄厥"、"阳厥"的论述，与肝厥所属一候。如《素问·生气通天论》说："阳气者，大怒则形气绝，而血菀于上，使人薄厥"。《素问·病能》也说："阳气者，因暴折而难决，故善怒也，病名阳厥"。临床常见患该症之人（妇人为多），往往性情多疑善虑，情绪烦躁不安，一遇忿怒、暴郁，则阴阳气乱，突发眩晕，跌仆倒地，不省人事，可伴有四肢抽搐，似痫非痫之状，过后或也有能自行恢复神志者。《内经》对这类病人的治疗，"使之服生铁落为饮"，取"生铁落下气疾（下气开结）"的作用，使气血下行，循行原位则已。治疗宗《内经》之法，主以镇肝清舒，豁痰开窍之法。基本方药：珍珠粉（或珍珠母代）、灵磁石、郁金、石菖蒲、合欢皮、生白芍、女贞子、天竺黄、淡竹沥、朱灯心。

二、扶正解郁法在妇科临床中的应用

何先生认为肝郁，是妇科疾病中常常出现的一种病理现象，特别是以素体虚弱、阴血不足、精神不振更为多见。尽管这些人并无明显的七情内伤，但治疗时若能注意疏畅气机，扶助正气，解决因郁致虚、因虚增郁的矛盾，就能收到较好的疗效。何氏妇科家传扶正解郁法又具体分为育阴解郁、扶脾解郁、益肾解郁3种，现分述如下：

（一）育阴解郁

肝脏体阴而用阳，肝郁已久，疏之不愈，或反更甚，肝体失去濡润柔和之性，而且体阴的亏损，一方面促进了肝郁的形成和发展，另外一方面又造成了郁而化火伤阴的病理循环，以芳香辛燥之疏肝解郁剂，只会是火上浇油，使病情加重。临床常见经行早期、量多、经前乳胀、胸宇烦闷，或五心烦热、夜寐少安，或大便干结，舌尖红，脉象弦细，或带数象等，诸如经前期紧张征、更年期综合征等。何先生主张治宜养肝阴之体，疏其肝木之用。基本方药：生地、枸杞子、生白芍、地骨皮、朱麦冬、合欢皮、北沙参、玉竹、八月札、川楝子、绿梅花、淮小麦。

（二）扶脾解郁

何先生认为郁证之始，起自肝经，久郁之变，不伤营阴，即犯脾土，《金匮要略》早有“见肝之病，知肝传脾，当先实脾”之训。肝病及脾或乘胃，在内科病证十分多见。《局方》逍遥丸即是培土疏木的典型代表方剂。妇科肝脾同病之证，《傅青主女科》也颇为重视，该书中对于该证作过明确的论治。又有脾胃薄虚之人，略有七情不遂，或机体稍有刺激，中土即倍见损伤。如产后、流产后机体虚弱，偶有精神不快，或受惊遇恐，即见胃肠功能紊乱；或经前期紧张症（如经行大便泄泻）、妇女肠胃神经官能症、皆以脾虚肝郁为多见。何先生主张治宜益气扶脾、理气解郁之法。基本方药：太子参、焦白术、朱麦冬、朱茯苓、八月札、平地木、扁豆花、荜澄茄、半夏、玫瑰花、橘皮、橘络。

（三）益肾解郁

何先生认为肝木肾水，母子相生，乙癸同源，肝的疏泄条达和调节血液功能须依赖肾水的滋养，肾受五脏六腑之精（包括肝胆之精血）而藏之，则肾精充足。肝郁之证，久致肝阴亏损，穷则势必及肾，而肝肾不足，水不涵木，肝的正常功能无以得到发挥，往往成为肝郁形成和发展的重要条件和因素。妇女肝肾为冲任之本，肝肾之病变又对冲任影响最为密切，故肾虚肝气不调之证，每多见于经闭、不孕及月经前后诸症。他主张治以益肾解郁之法，益肾主要以填补肾精，滋养肝肾为主。基本方药：熟地、石楠叶、仙灵脾、菟丝子、鹿角片、当归、白芍、路路通、小青皮、八月札、生麦芽。

三、在妇科临床中擅用芳香疏肝理气药

肝气郁结，是妇科疾病中的主要发病因素之一。何先生按照《内经》“木郁达之”的原则，治疗多采用疏滞气郁、调理气机的药物方剂以遂其曲直之性，使其肝木得以条达，气机得以和畅，则诸症自可消除。

何先生临床善用芳香理气之品，对气滞者宜先行气，香附、郁金、合欢皮、青皮、八月札、佛手、降香等是他在妇科中最为常用的药物。其中尤推香附辛香浓郁，独以解郁行气见长。他说朱丹溪有越鞠丸引为主药，李时珍称其能“利三焦、解六郁”，对经带胎产百病之气郁均有良效，故又称“气病之总司，女科之主帅”。气郁则血滞，郁金行气解郁兼有活血止痛之功。傅青主说，宣郁通经汤郁金治疗经前腹痛，亦可用于肝胃气痛等证。合欢皮擅长解郁宁神，服之神志安宁，心悦愉快。气行则血行，青皮理气散结，疏肝消食化滞，有导行之功。八月札疏肝理气定痛，其性平和，入肝胃两经，调和气机有独特之功。枳壳味辛而平，李东垣、李时珍均认为“气下则痰喘止，气止则痞胀消，气通则痛刺止，气利则后重除”。入脾胃两经，对肝克脾土及脾湿痰滞有殊功。降香辛香流窜力强，并引气下降，其行气又健脾胃。另外绿梅花、香橼皮、川朴花、玫瑰花、砂仁行气兼消胀止痛，乌药、川楝子、豆蔻疏通肝经郁滞。解除乳房结块胀痛的有橘叶、橘核、娑婆子、路路通；兼能通经的有代代花、月季花等；荜茇、茴香、广木香、荔枝核、枸橘等虽为行

气、理气、散气药物，但也各有专长。

何先生从家传经验出发，告诫后人用行气药物需要注意几个方面：①芳香药物多香燥易于伤阴，如遇肝体虚弱者宜酌加一二味柔润之品，如白芍、当归，且须适可而止，不应长期服用。②肝郁易于化热，如舌苔黄腻，脉弦数，郁未解而内热盛，宜解郁行气清肝泄热之品同用，如越鞠丸中香附与栀子并用。③郁证舌质红而少苔，阴分已伤，宜先用滋阴养血药；如郁未解，可加少量行气药，如治郁热血枯经闭的一贯煎用其一味川楝子。④芳香行气药多属轻清之剂，剂量不可过重，如绿梅花、香橼皮、佛手、川朴花、砂仁、乌药各3～6g，代代花、荜茇、甘松各1.5～3g。⑤对孕妇，尤其是早孕或有流产病史者，芳香理气药如香附等宜避用或慎用，辛香走窜之行气药要注意选用精当。⑥芳香药中如玫瑰花、月季花均可用于解郁，但其作用迥异。玫瑰花适用于月经过多或泄泻者，有止涩作用；月季花适用于闭经及大便燥结，多用可促使排泄，而孕妇胸脘部烦郁则可用少量配用月季花。⑦煎熬汤药，如玫瑰花、代代花、砂仁之类最宜后下，其他亦不宜久煎。行气解郁芳香走窜的药物都偏于轻飘，煎久则气味皆散失而乏效。

四、调补奇经法在妇科临床中的应用

何先生认为女子在解剖上有胞宫，生理上有经、带、胎、产之别。脏腑气血病变累及奇经，则产生妇科诸疾。只有冲任之气流畅，精血充盈，八脉调和，方得经调体健，嗣育有机，故对妇科疾患的辨证用药上当究奇经。其中主要有冲任督带四脉，而冲任尤为重要。他在数十年临床实践中总结出调治奇经八脉以广治妇科疾病的宝贵经验。认为导致奇经病变有两个方面的原因：其一是脏腑失调，气血紊乱，津液代谢失常，延及奇经。其二是各种致病因素直接损伤奇经，如多次堕胎及产多乳众，损伤奇经。经期产后，调摄失宜，血室所开之时，最易为外邪所侵。个别素体虚羸或有其他妇科杂病之人，倘若人工流产胞络受损，则冲任督脉受其影响。总之，何先生将奇经病变分虚实两端。虚者，脉络失养，治当补养；实者，脉络不通，治宜宣通。而要通则必须具备两个条件：①以盛为其基础，欲以通之，必先充之，亏则无以流通。②以其经脉通畅为前提，譬犹水涸无以成流，则渠塞亦难以畅通。因此治疗以通补为总则，八脉之中，通补结合，以补为本，以通为用。具体方法如下。

（一）健脾养血，调补奇经

何先生认为此法多用于气血不足，奇经失养之证。常见于妇科表现为：月经后期，闭经，痛经，不孕，乳汁稀少；伴见头晕眼花，面色苍白或萎黄，心悸少寐，神疲气短。此乃化源不足，或大病久病、产后失血、伤津、久患虫疾等所致。主方归脾汤、四物汤出入，健脾益气，养血滋源，归于血海，充养奇经，上为乳汁，下为月水。在运用时若痛经者加艾叶、吴萸、延胡索，不孕者加紫石英、蛇床子、仙茅。

（二）益精填液，填补奇经

此法用于精亏血少，奇经匮乏之证。常见妇科表现为：初潮偏迟，月经稀少，闭经，痛经，不孕，胎漏，或经行早期、量少、色红、崩漏；伴有形体消瘦，面色憔悴，头晕耳鸣，腰酸腿软，足跟痛，或咽干便燥，五心烦热；舌红少苔，脉沉细或细数。多因先天肾气不足，下元亏损，或多产房劳，伤及肝肾，或久病及肾，以致精亏血少所致。方以归芍地黄丸、左归饮出入。并遵“善补阴者，必于阳中求阴，阴得阳助而生化无穷”，在大剂补阴之中加入几味助阳药，如仙灵脾、石楠叶、菟丝子等。若病变日久，八脉俱损者加紫河车、鹿角胶、龟甲、乌贼骨等血肉之品。月经稀少，闭经者加养血活血之品，如鸡血藤、丹参之类。

（三）益气升提，固摄奇经

此法用于带脉失约，冲任不固之证。常见妇科表现为：阴挺，崩漏，胎漏，胎动不安，带下，伴见神疲乏力，面色欠华，头晕眼花，腰肩酸楚，尿频清长；舌淡苔薄，脉细弱。多由于先天肾气不足，或多产房劳，或大病久病，或饮食劳倦所伤，或内伤七情所致。方以补中益气汤、举元煎、右归饮出入。随证加减：若久崩淋漓不止者，加赤石脂、禹余粮、乌贼骨以固守奇经；胎漏者加阿胶、苎麻根、杜仲、桑寄生等固奇经安胎元。带下日久者加莲须、芡实、龙骨等束带固任。在此基础上，加入奇经之药，如金樱子、狗脊、阿胶、乌贼骨等，其作用比单纯调治脏腑有效。

（四）温肾壮督，补养奇经

此法多用于奇经虚寒，下元虚弱之证。常见妇科表现为：不孕，痛经，月经不调，崩漏；伴见面色晦黯，畏寒肢冷，背脊常有冷感，腰酸肢软，失眠，健忘，精神不振，小便清长；舌淡，脉沉细。由于先天不足，或大病久病，或流产、人流、产育过多所致。方用何氏女科祖传经验方振元饮、暖宫丸加减。常选用鹿角片、龟甲、巴戟天、肉苁蓉、熟地、紫石英、巨胜子、当归、石楠叶、天冬、泽兰。若腰骶酸疼者加千年健、钻地风。

（五）理气活血，通达奇经

此法用于气滞血瘀，奇经不畅之证。常见妇科表现为：痛经，月经后期，量少，崩漏，恶露不绝，闭经，癥瘕等证之偏实者；伴见精神抑郁，烦躁易怒，胸胁胀痛，舌质紫黯，脉沉涩或沉弦。多由于情志抑郁，或经期、产后外感寒邪、内伤生冷所致。叶天士云：“奇经之结实者，古人用苦辛和芳香以通脉络。其虚者，必辛甘温补，佐以流行脉络，务在气血调和，病必痊愈”。气滞者以青囊丸、血瘀者以血竭化瘀汤加减，并配合随证施药。

（六）暖宫散寒，温通奇经

此法用于寒湿搏于奇经，郁滞少腹之证。常见妇科表现为：月经后期、量少，痛经，不孕；伴见形寒畏冷，恶心呕吐，大便溏烂，或少腹吊痛。由寒湿客于胞络冲任所致。寒湿之邪搏于冲任，血海为之凝滞，此非辛散不能宣通胞络之瘀阻，非温不解寒凝。故用辛温芳香之品以散寒温经暖宫，方用温经汤加减。

（七）化湿导滞，疏畅奇经

何先生认为此证用于津液输布失常，累及奇经。常见妇科表现为：月经稀少，闭经，不孕，带下；伴见形体肥胖，胸胁满闷，呕恶痰多，神疲倦懒；便溏，苔腻脉滑。多由于过食肥甘，脾运失常或脾阳不振，运化无力，精不化血，变生痰浊，流注奇经，留于任脉，阻隔胞宫则为不孕，壅于任脉则带下绵绵。此乃本虚标实，故治疗以化痰利湿行气，畅行奇经，并间以健运脾胃，杜绝痰湿之流。方宜五皮饮、二陈汤以加减化痰浊，利水湿，通胞络。在经将行之际加温煦胞宫之艾叶、石楠叶、紫石英、狗脊；带下者加椿白皮、扁豆花、鸡冠花等。

（八）养血清肝，平降奇经

此法用于冲任之气逆乱之证。常见妇科表现为：经行吐衄及头痛，恶阻；伴见心烦易怒，夜寐少宁，胸满胁痛，嗳气叹息，口苦咽干，头胀而晕，尿黄便结；舌红苔黄，脉弦数。常由于暴怒伤肝或肝郁化火，或血不养肝，肝气上逆所致。恶阻者以何氏祖传定呕饮加减，常选用煅石决明、桑叶、炒白芍、焦白术、子芩、绿梅花、砂仁、苏梗、归身，腰酸者加杜仲、桑寄生。经行吐衄者以傅青主清海丸加减，常选用桑叶、玄参炭、麦冬、生白芍、墨旱莲、竹茹、地骨皮、子芩炭、炙白薇、知母、玉竹、牛膝，头痛者加藁本、密蒙花、谷精草。

临床经验特色

一、治疗月经病之调冲十法

何先生认为大凡女子月经之病无不与脏腑经络，特别是奇经冲任密切相关，故谓冲脉为月经之本也。何氏女科将月经病证概括为10种类型，分立10种治法，故曰“调冲十法”。

（一）疏理调冲法

适应证：经行尚正常，经前5～7天（严重者10～15天）胸胁间胀满、乳胀作痛、乳头痒痛或乳中结块，经后缓解（亦有经后硬块仍不消散者）。本证多见于西医学的经前期紧张症、乳房小叶增生，个别患者属服避孕药产生的不适应反应等。经验方：八月札、乌拉草、川芎、生麦芽、娑罗子、合欢皮、郁金、路路通、香附、当归。何先生着意指出该方加减用药经验：经前乳胀时间长加羊乳、老鹳草；口干，胸闷，酌加蒲公英、忍冬藤；乳胀块硬不消，可选用昆布、海藻、浙贝母、皂角刺、夏枯草、王不留行、炙山甲；乳头作痛明显，酌加橘叶、佛手片等。

（二）理气调冲法

适应证：经前下腹胀痛，胀甚于痛，经来不畅。经验方：香附、台乌药、广木香、枳壳、川芎、大腹皮、白蔻花、虎杖、鸡血藤、丹参、川楝子、月季花、代代花、陈香橼。加减：下腹胀，经来量多者，去川芎、虎杖，加藕节炭、益母炭。

（三）平肝调冲法

适应证：经前头痛，夜寐不安，口干，烦躁易怒，月经时少，经期超前，舌红，脉弦。多见于更年期综合征。经验方：生白芍、枸杞子、炒玉竹、决明子、白蒺藜、生地、首乌、桑叶、藁本。加减：木郁火炽，血热气逆，损伤阳络，引起倒经，治宜平肝降火，引血下行，去藁本、白蒺藜，酌加牛膝、丹皮、白茅根、夏枯草、槐米。

（四）凉血调冲法

适应证：月经超前，量多色鲜，质稠夹块，伴头昏口干，烦闷易怒，大便干结，质红，苔微黄腻燥，脉弦数或洪。多见于初潮期或多产后失调而致的月经过多或月经先期。经验方：桑叶、地骨皮、丹皮、生荷叶、槐米、玄参、生地、紫草根、生白芍、墨旱莲、竹茹、炒玉竹。

（五）温理调冲法

适应证：经前小腹骤痛，经行量少难下、色如黑豆汁，手足不温，痛剧冷汗自流，或泛呕便泄，面色皖白，唇青紫，苔薄白，脉沉紧。本证多见于经期受寒，淋雨涉水而致的痛经。经验方：附子、肉桂、干姜、艾叶、淡吴萸、延胡索、香附、广木香、炒当归、炒川芎。加减：形体壮实，疼痛剧烈者，加用制川乌、制草乌，广木香改用红木香；个别患者经行量多、色褐黑，艾叶改用艾叶炭，干姜改炮姜。为防止服药呕吐，可先在口内外滴数点生酱油然后服药。

（六）化湿调冲法

适应证：月经愆期，量少色不鲜，形体肥胖，胸闷肢倦懒言，晨起有痰，带多色黄，舌苔薄腻，脉象弦滑。本证多见于内分泌失调所致的月经稀少、闭经及无排卵型月经，患者多肥胖不孕。其经验方为：生山楂、苡米仁、姜半夏、茯苓、陈皮、平地木、泽泻、泽兰、苍术、大腹皮、生姜皮。加减：痰稠咯不畅，加用海浮石、天竺黄：带多酌加扁豆花、白槿皮、川萆薢、鸡冠花；水走皮间，肢体浮肿者，加椒目、官桂。

（七）益气调冲法

适应证：经行先后不定，经量或多或少、色淡，淋漓拖日难净，甚至断后3～5天复见少许，或量多如崩，面色不华，气短自汗，下腹作坠，胃纳不振，舌淡，脉细软。经验方：炒党参、炙黄芪、升麻炭、焦冬术、炒白芍、远志炭、松花炭、肉果炭、赤石脂、补骨脂。加减：量多如崩，可加用独参汤益气摄血。

（八）补养调冲法

适应证：禀赋不足，气血亏损，形体瘦弱，面色少华，少气懒言，头昏腰酸，倦怠无力，月经稀少，腹无胀痛，舌胖大，脉虚细，重按无力。多见于西医学卵巢功能不足或暴崩，多产、产后出血过多引起的贫血，脑垂体后叶功能减退症。经验方：巴戟天、甜苁蓉、仙灵脾、菟丝子、紫河车、石楠叶、熟地、补骨脂、枸杞子、当归、白芍、黄精、炙甘草。

（九）化瘀调冲法

适应证：经来腹痛，量时少时多，淋漓不断，色紫黯夹块，块下痛缓，舌边紫黯，脉沉弦或弦涩。多见于崩漏、痛经之有瘀阻者，如膜样月经、子宫内膜异位症、功血等。经验方：血竭化癥汤加减。以痛经为主，用失笑散、制没药、当归、川芎、广木香、制香附、赤白芍、血竭、五灵脂、艾叶。以崩漏为主，用血竭、制大黄、大小蓟、血余炭、马齿苋、藕节炭。

（十）清邪调冲法

适应证：经期感染，或畏寒身热，或心泛呕吐、腹泻，或腰酸腹胀、尿频急刺痛，月经或少或多。其经验为根据临床证情，选用清邪方药。如感冒风寒，月经量少，宜温散疏解调冲，方为：桂枝、荆芥、羌活、川朴、川芎、苏叶、生姜、通草。感寒偏热者，月经量多，宜清热解毒调冲，多用：银花炭、桑叶、甘菊炭、淡芩炭、丹皮、连翘、竹茹、荷叶炭。伴有胃肠炎而吐泻者，宜和胃化滞调冲，方用：藿香、佩兰、保和丸、广木香、白芍、蔻仁、川朴、甘草。伴有尿路感染者，又宜清利调冲，方用：蒲公英、车前草、川柏、瞿麦、泽泻、泽兰、凤尾草、通天草、淡竹叶、白通草、甘草。

以上10种辨证分型，是何先生治疗月经病的基本方法和经验用药，是通过世代相传长期临床实践总结出来规律和特点。应用本法，关键在于辨证明确，透过各种不同的月经病证之现象，抓住疾病的本质，适当选方用药，方能收到良好的治疗效果。

二、治疗崩漏采用九步法分证论治

何先生认为临证所见，崩中漏下可为同一病的不同阶段，病情或急或缓，临床表现或崩或漏，两者常互相转化，且又可互为因果，甚至造成病理上恶性循环。本病的发生，是由冲任损伤，不能固摄所致。他在长期临床实践中，不断认识，不断深化，总结出血热、气虚、血瘀三者是崩漏的最基本的发病机理，分为血热沸腾、中虚气陷、胞络瘀滞 3 个证型，而且根据经期、经后及平时又分为 3 个阶段分别用药。这种治疗是根据女性生理特点而进行的“因时制宜”，故称“何氏女科九步法”治疗崩漏。充分显示出何氏女科的临床特色。

何先生根据临床观察其大凡规律：一般青春期崩漏，多属于虚证（中虚气陷或肾气不充），壮年体实妇女的崩漏以瘀证、热证居多，更年期妇女的崩漏又以虚证、热证居多。

病分三型的论治大法是清、补、攻。具体治法，可归纳为遏流、塞流和畅流。血热堤决，救治之法，只能是“热者清之”，抑其沸腾之势，方能遏止外溢之流；中虚气陷，气不摄血，血不循经，采用“虚者补之”之法；胞络瘀阻，取其“通因通用”之法，方为治本之术，绝不能因淋漓不止，而畏惧攻逐，延贻病机。遏流、塞流、畅流各因其用，不可混为一谈。何先生指出依法选方遣药是中医临床辨证施治的基本原则之一。对崩漏下血者，欲速止血是医患的共同意愿，但须注意，切勿盲目乱用止血药。血热堤决，治宜凉血止血法，抑沸遏流是其根本，而止血药是起辅助作用的。中虚气陷，益气塞流是其关键，在升阳益气的基础上，而重用止血药是其主要手段。而胞络瘀阻，则应以祛瘀畅流为其急务，虽攻逐之后，血下一时更多、更急，但瘀祛才能清净，从而新血得守。临床体验，治血不可专用止血，专事固涩，尤其是炭类药物的应用不可过早，以免离经之血不能畅下，瘀滞之血不能尽去，反生弊端，因此仅对中虚气陷之崩漏，在摄血塞流方剂之中，多用重用炭类止血药，以使漏下之血速止。上述论断不愧为何先生的真知灼见，具有极其重要的指导意义。

1. 血热堤决　主症：月经先期量多，或大下如注，色鲜质稠，兼有烦躁易怒，或面红、便结，舌红，苔薄微黄，脉来弦数而大。何先生认为多由肝气不畅，气郁血结，郁久化火生热，或素体阳盛，喜食辛辣，性情急躁，冲动肝阳，或肾水失藏，阴亏火炎，激动血络，均致冲任伤损，血热妄行。主张平时治宜凉血清肝，养阴抑沸，其经验方：生地、生白芍、槐米、地骨皮、丹皮、川连、黄芩。若经来崩下宜宁静血海，清流遏流，经验方：桑叶、炒白芍、荷叶、紫草根、墨旱莲、生地炭、玄参炭、仙鹤草。若经量减或净后还需养阴敛肝，固守堤防，经验方：生地、生白芍、玉竹、枸杞子、阿胶、合欢皮、麦门冬、炙甘草。

2. 中虚气陷　主症：外形憔悴，面色不华，食少便溏，或见浮肿，头眩目花，倦怠乏力，二阴重坠，经行量多，色淡，淋漓难尽。多因素体虚弱，或劳思伤脾，致中气虚衰，气陷血溢；另有禀赋不足，肾气不充之人，尤当注意佐顾。临床治疗宜平素多服健脾柔肝之剂，使机体统藏有职，经验方：党参、白术、茯苓、炙甘草、炒白芍、肉豆蔻炭、石莲肉、诃子炭。若经漏不止宜益气举陷，摄血塞流，临证每重用白术、白芍，并加黄芪、升麻炭、松花炭、禹余粮等。若下血量少可扶持中阳，引血归经，方选补中益气之属加远志。对禀赋虚弱，肾气不足者，则加用熟地、菟丝子、淫羊藿、覆盆子、补骨脂等益肾补气。

3. 胞络瘀滞　主症：下血时多时少，色紫夹块，块下痛缓，常有低热，舌边瘀紫，脉象弦涩或弦数。多属体虚受邪，寒郁热瘀，或流产（人流）后败瘀未净，或产后、经期行房，胞络冲任受损。月经时多时少，淋漓不尽者，治宜活血化瘀，疏通气血，其经验方为：当归、赤白芍、大蓟、小蓟、艾炭、元胡、丹参、川芎。若下血甚多，夹块腹痛者，宜荡涤胞宫，散瘀畅流，经验方：血竭、制大黄、马齿苋、血余炭、楤木花、川芎。若经净后又当正本清源，养血调经，经验方：当归、炒白芍、艾炭、藕节、仙鹤草、制大黄。对子宫内膜异位症引起的崩漏，按癥瘕论治，在多年临床实践中，取得较为满意的疗效，拟方名“内异崩漏解郁生新方”，以冀清泄腑热，荡涤实邪，使胞宫平复，血流正常。其方为：生黄芪 20g，制川军 10g，龙胆草 9g，丹皮 15g，半枝莲 10g，川连炭 5g，川柏炭 5g，荠菜花 12g，马齿苋 12g，蒲公英 15g，鱼腥草 20g，生甘草 6g，瓜蒌仁 2g，血见愁 15g，莲房炭 10g。有块加血余炭 10g，痛加红藤 20g。本方适用于子宫内膜异位症的出血阶段，使郁热得散，胞宫清净，内外通达，无瘀可积，血自归经。何先生曾将该方用于治疗重型子宫内膜异位症血崩 20 余例，均使患者免于手术之苦，疗效满意。

何先生还对崩漏后常见诸症的治疗有其独特的见解。对于心悸，认为系由失血过多，耗伤阴血，血不养心，以致心悸、怔忡、惊怯、恍惚、失眠梦扰等，另有面色不华、指甲苍白、肢倦无力、舌质淡白、脉细等，也是心血不足之状，治宜补养气血，宁心安神。而对腰酸浮肿，认为崩漏后之腰酸痛、头面浮肿，皆因出血过多，肾阴肾阳俱虚，而偏于肾阴虚者为多，治宜滋补肾阴为主，酌加补肾阳之品，使肾之阴阳保持相对平衡。对于眩晕，认为崩漏后，耗伤气血，气虚清阳不展，血虚脑失所养，故有头晕目眩等症，治宜补养生化。对阴中痛，认为崩漏后，阴中痛为胞络受损，治宜温煦胞宫。《竹林寺女科》所载“经来吊阴痛不可忍，经来时有筋二条，从阴中吊至乳上，痛不可忍，身发热，宜川楝汤”，实为肝郁气滞之证，与崩漏后之阴中痛有原则区别。对于自汗，认为久崩久漏后，心阳虚不能卫外而自汗，肾阴虚不能内营则盗汗。尤其暴崩下血后，血从下脱，阴不敛阳，阳气外越，则大汗淋漓，动或饮膳之时汗自下，治宜补气固表，益气养心。从以上常见诸证治则来看，血脱者益气是治疗原则。有形者为血，无形者为气，无形之气能摄有形之血。故气能统血，有形之血，不能自生，生于无形之气。所以救血脱而致诸症者，乃宜先益气，无形之气增长，始能统摄有形之血，气血和平，诸症臻康。

三、论治带下四法

何先生把带下病分为脾虚湿滞、肾气虚弱、湿热下迫和湿毒内炽等几种类型，大凡治疗可分别为鼓脾、固肾、清渗、荡涤四法，现分述如下。

（一）鼓脾摄带

适应证：面色萎黄，纳谷不香，大便溏烂，带下色黄黏稠，舌淡质胖，苔薄腻，脉沉滑。经验方：苍白术、鸡内金、炒扁豆花、苡米仁、茯苓、芡实、莲须、缩砂仁、太子参、车前子、甘草。

（二）固肾束带

适应证：素体羸弱，面晄不华，腰酸如折，带下量多、清稀如水，小便清长，夜尿频数，舌淡苔薄，脉沉迟无力。经验方：鹿角片、紫河车、熟地、黄芪、菟丝子、金樱子、覆盆子、杜仲、川断、山萸肉、海螵蛸。

（三）清渗止带

适应证：热病愈后，带下质稠如淋膏，或有泡沫状，腥臭量少，或有涩痛，下阴潮湿有瘙痒，舌边尖红，苔黄腻而燥，脉来弦滑而数。经验方：土茯苓、川黄柏、忍冬藤、白槿花、鸡冠花、臭椿皮、苡米仁、车前子、黑山栀、石斛、芦根、六一散。

（四）荡涤祛带

适应证：带浊浓稠，灼热臭秽为甚，下腹胀痛，时有带中夹红或为咖啡色，有时出现低热，口苦咽干，舌红苔黄，脉数。经验方：制川军、川黄连、川黄柏、龙胆草、臭椿皮、丹皮、墓头回、白槿花、七叶一枝花、红藤、紫花地丁、黄花地丁、黄芩、白英、甘草。何先生还指出第三、四两型皆属湿热为害，惟轻重有别。平时酒腻辣味皆应禁忌。若有阴部瘙痒，外用高锰酸钾溶液冲洗，或用洗方（蛇床子、地肤子、鹤虱、苦参、苦楝根皮、明矾）煎汤外洗或坐浴，以助汤药之效。他还告诫医人，治带之剂，除固肾法外，其余诸法用药切忌过早采用固涩，以免闭门留寇，火上添油，必待水源清、秽浊净后方可酌情使用，否则遗留后患。

四、三步疗法治疗寒湿凝滞型痛经

何先生根据自己多年的临床经验，认为痛经在临床上最多见到寒湿凝滞型。此类患者大多症势急重，月经愆期，经行量少，经色呈豆沙褐黯伴有小血块，经前或经行时小腹剧痛，严重时出现大汗淋漓，四肢厥冷，小腹发冷，呕吐频繁，大便稀溏，便意增加，舌苔白腻，脉弦细。其病因病机为寒湿伤及下焦，客于胞宫。因此，何先生认为此型痛经辨证要点是“寒”、“痛”二字，治疗应选用温热之品，使得气血温和，血行通畅，达到当月痛止、下月期准、症状消失之目的。

具体治疗上，他采用的是“三步疗法”，即经前防、经期治、经后固。第一步为经前防，即以上月行经为标准，提前1周开始服用温理气血，鼓舞畅行的药物，此为第一方，药用炒当归、炒白芍、炒川芎、桂枝、香附、台乌药、炒小茴、艾叶、胡芦巴、仙灵脾、生甘草。第二步为经期治，即患者在行经期间临床症状表现较重较急，而寒象明显，因此采用大辛大热、回阳救逆的药物使阳气四布，阴霾自散，血海得温，经水畅行，此为第二方，药用附子、干姜、淡吴萸、艾叶、肉桂、炒小茴、元胡、广木香、炒当归、川芎、制香附、细辛、生甘草。若形体壮实、疼痛剧烈者可加制川乌、制草乌，广木香改为红木香；个别患者经量多、色褐黑，艾叶可改用艾炭，姜改用炮姜。即便是在酷暑炎热之际，只要辨证准确，上述药物尽可使用，且疗效极佳。第三步为经后固，即在月经干净后，腹痛虽已消失，但小腹部仍有空虚感，常常伴有神疲、乏力、腰酸等症，此时选用养血温胞、调和营卫的药物使得胞络充养，气血调达，此为第三方，药用炒当归、炒白芍、炒川芎、狗脊、川断、艾叶、熟地炭、陈皮、透骨草、炙甘草。

通过上述“三步疗法”，何先生治疗的寒湿凝滞型痛经患者均已取得了满意的疗效。

典型医案选

一、崩漏

姚某，女，37岁，1974年8月25日初诊。生育第二胎，又行人工流产术2次（末次于1972年12月），以后渐见经来量多、夹块，作痛。曾用中西药治疗，可取一时效果，停药后仍复原样，行经拖延10余日以上，有时净后带来夹红。再经妇科检查，诊断为子宫内膜增生症（不规则成熟）。本次经行第2天，量多，小腹按之痛，血块大，色紫黯，舌边紫黯，脉来弦涩。此属瘀热蕴滞下元。治宜活血化瘀，荡涤胞络。方用自拟血竭祛瘀生新汤。处方：血竭 4.5g，大黄炭 9g，元胡 9g，血余炭 9g，赤白芍各 9g，失笑散 9g，丹参 15g，当归炭 24g，藕节 30g。8 月 27 日复诊：药后块下更多，腹痛时或减缓，仍以祛瘀生新渐进。处方：血竭 9g，大黄炭 9g，小蓟 9g，地榆 9g，当归炭 15g，炒白芍 15g，仙鹤草 30g，藕节 30g，炙甘草 6g。8 月 31 日三诊：服药块下仍多，血量减少似有净状，按之腹不痛，精神也转佳。块下痛除，瘀阻已去，继以养血调冲。处方：炒当归 15g，焦白术 15g，补骨脂 15g，炒白芍 12g，狗脊 12g，党参 12g，炙黄芪 9g，怀山药 24g，川续断 24g，炙甘草 6g。9 月 19 日四诊：月经已有来潮之感，慎防量多崩下，再以养血调冲观察。上方去党参、黄芪、白术、山药、补骨脂，加丹参 15g、仙鹤草 15g、艾炭 2.4g。9 月 22 日五诊：服药 2 天，经来量不甚多，未见块下，色鲜红，无腹痛。仍以益气养血调经巩固。处方：党参 15g，炙黄芪 15g，焦白术 15g，墨旱莲 15g，炒白芍 24g，侧柏叶 24g，炒丹皮 9g，炙甘草 6g。

【按语】 本案例据经来量多夹块、少腹作痛、舌紫脉弦等，何先生辨证为瘀热下滞，胞络瘀阻型崩漏，采用荡涤胞络之剂，着意攻瘀通络，俾宫净道平，流畅新生。针对瘀滞，临证多用血竭、制大黄、丹参、赤芍、檵木花、失笑散等功专力猛之品。以血竭伍大黄，一攻一下，直捣病所，为众药之主帅。大黄取炭，又取其逐瘀下血，而攻中有守，不致一泻千里，不堪收拾。何先生胆识过人，来源于丰富的临床经验和精细的辨证施治。初诊后块下痛未止，则示瘀行尚未尽，复诊依法继进，待瘀去痛除。三诊转为养血调冲，及时扶正。四诊、五诊均作巩固性治疗，为谋求长远疗效而已。

二、经闭

金某，女，21 岁，工人。初诊：患者先天不足，发育迟缓。17 岁月经初潮，且每届愆期，甚至数月一行，量少色淡。经妇科检查，子宫幼小，女性第二性征发育欠佳。曾用西药作人工周期治疗数次，停药即闭，未能奏效。近 4 个月来月经未潮，形体消瘦，腰酸带多，纳食不香，脉来细软无力。此乃禀赋弱于先，将摄失于后，肾气不充，精血内匮，天癸难至。治宜补肾填精。处方：熟地炭、石楠叶、狗脊、白芍各 12g，仙灵脾、菟丝子、丹参各 15g，覆盆子、当归各 9g，陈皮、炙甘草各 5g。复诊：上方服半月，精神稍振，腰酸减轻，胃纳转增。经水虽未来潮，但小腹时有胀感，此属意中佳兆。前方参理气活血之品，以敦促经下：熟地炭、仙灵脾、石楠叶、炒川断各 12g，菟丝子 30g，枸杞子、当归、丹参各 12g，川芎、月季花、香附各 9g，炙甘草 6g。三诊：屡进补肾调冲及活血行气之剂，经水来潮，色紫，量一般，仍伴腹胀腰酸乏力。此乃下焦虚寒之象，再拟温肾调理：紫石英、熟地炭、石楠叶、仙灵脾、菟丝子、覆盆子各 15g，狗脊、韭菜子、枸杞子各 12g，麦冬 9g，炙甘草 6g。经调理 2 月余，经水准时而下，色量均可，精神振作。妇科复查，子宫亦趋正常大小，阴毛增多，乳房渐见发育，形体也见转丰。嘱其经前期间服药，可望巩固疗效。

【按语】《景岳全书》谓："命门为精血之海"。《内经》说："女子二七天癸至，任脉通，太冲脉盛，月事以时下"。该病案系属肾气不足，天癸难至，故地道也难通调。历来补肾益精最常用左归、右归之类，何先生却使用仙灵脾、仙茅、菟丝子之属。盖先天禀赋不足，肾气虚弱，与西医学所谓的肾上腺皮质发育不良或功能不足有密切关系。而上述药物均有促进肾上腺皮质功能的作用。另如紫河车、巴戟肉、巨胜子等强壮命门，祛下焦寒滞，俾使肾气得充，命门火旺，精满血胜而月事以时下。但在月事欲下未下之际，辅以理气活血之品，则能行气帅血，促使经血顺利而下。

三、癥瘕

王某，女，41岁，工人。久患慢性盆腔炎，月经先期，经来量多，夹块腹痛，遇劳后即大出血不止。婚后不孕，未曾生育。曾因盆腔炎急性发作，腹痛昏厥。妇科检查附件炎性包块而住入某医院，经用庆大霉素和中药抗菌消炎及调经治疗，腹痛缓解，但于子宫后穹隆部触及鸭蛋大小囊性肿块，质地中等，有压痛，出院后继续在门诊用中西药治疗。来本院门诊时，阴道指诊发现附件炎性包块仍如鸭蛋大小，有触痛，下腹疼痛明显，小便灼热感，大便不畅，肛门下坠，脉弦，苔薄黄腻。证属湿热蕴滞胞络，日久瘀血凝聚，积而成块。治宜清热软坚化积之法。处方：自拟血竭化癥汤合桂枝茯苓丸加减。血竭、桂枝各5g，制大黄6g，川芎、六一散各9g，茯苓皮、败酱草、生山楂各15g，椒目3g。二诊：上方连服14剂，腹痛缓解，下身胀坠，疲劳尤感不适。血竭、生甘草各5g，茯苓皮12g，三棱、莪术、鸡内金、海浮石、浙贝母、川芎、大腹皮各9g，草蔻仁6g。三诊：上方又服14剂，适值经转，下血量多，伴有血块，腹痛未现。再经化瘀生新，引血归经。制军炭、炙甘草各6g，炒白芍、川断、小蓟炭、焦白术各9g，炒党参、狗脊各12g，藕节30g。5剂。四诊：经化瘀生新，经色、经量较为正常，仍感头晕乏力。再拟攻补兼施。炒党参、焦白术、川断、狗脊、穿山甲各12g，制川军、炙鸡内金、赤白芍、槟榔各9g，炙甘草5g。五诊：先后经化瘀攻积、扶正软坚等治疗，腹痛消失，精神好转，附件包块缩小至卵巢大小。方药中肯，原意追击。炒党参12g，制军、赤白芍、炙山甲、槟榔各9g，血竭3g，焦白术、广木香、桃仁、炙甘草各6g。经持续服药3月余，妇科复查知子宫大小正常，宫体后倾，无触痛，双侧附件未触及肿块，无压痛。症状体征均已消失，病告痊愈。

【按语】 本案例为婚后10年不孕，病由郁热久滞，气血不畅，胞络瘀结而致。气滞血瘀，癥瘕由是。方拟仲景桂枝茯苓丸合何氏女科祖传血竭化癥汤加减，逐瘀攻积，间或随证加入扶正生新之品，以防长期攻逐而伤正。采取攻补兼施，寓消于补之治，使大结大聚渐消缓去，而人体本元不伤，此乃癥瘕积聚证治中最为常用的基本方法。

四、妊娠恶阻

周某，女，27岁，已婚。婚后1年，月经正常，本月过期10天，尿妊娠试验阳性，择食厌食，呕恶纳呆，胸脘胀满，肋间隐痛，苔微黄，脉弦滑。证属肝胆失司，木火内扰，血不养肝，肝阳亢盛，横逆犯胃。治宜养血清肝。处方：当归9g，炒白芍、桑叶各12g，焦白术、子芩、桑寄生各9g，苏梗6g，绿梅花5g，玫瑰花、砂仁各3g。3剂。复诊：服药后呕恶转剧，食即吐，伴有苦水，大便五六天未解，昨起腹痛腰酸，有先兆流产之势。前方略嫌香燥，致气阴更耗，肝火横逆，腑气不下，呕恶转剧，且见精神不支、嗜睡，脉滑无力。急宜降逆清肝和胃，佐以润腑。处方：煅石决明24g，桑叶15g，炒白芍、归身、瓜蒌仁、枇杷叶各12g，姜竹茹、茯苓、子芩各9g，陈皮5g，砂仁2g。3剂。嘱服药前先蘸酱油数滴于舌上，再服药不使呕吐。三诊：胃气和降则顺，纳馨便下，呕恶随平。小腹仍痛，防先兆流产，拟方养血清肝再进。当归身、桑寄生、苎麻根、炒白芍、桑叶各12g，竹茹9g，陈皮5g，苏梗、绿梅花各6g。5剂。四诊：呕恶已除，胃纳转香，精神亦振，小腹痛有腰酸坠感，脉弦滑。治宜养血益气安胎，调理善后。处方：归身、苎麻根、川断、炒白芍、狗脊、桑寄生各12g，子芩、焦白术各9g，绿梅花6g，陈皮5g。

【按语】 定呕饮系何氏女科先祖传下来的经验方。方中以清降之煅石决明为主药，清肝潜阳，降逆重镇而不损下元；砂仁带壳和气、降逆、安胃兼顾；桑叶清养头目而凉肝；归身、白芍养阴血，滋肝体。孕妇冲任之血养胎，储血日减，阴不足阳越亢而横逆犯胃，以致呕吐心泛。《临证指南医案》有："脾宜升则健，胃宜降则和"。法以降逆平肝，和胃止呕，待吐定胃纳转香，即宜清补以养胎元。该案例首诊辨证无大错而用药失其准绳，以致劳而无功。二诊急易辕辙，依法用药，以挽难堪，症情定后，回首顾及本元，一方养血清肝，谨防流产，一方益气安胎，以固胎元。

（丛春雨　何嘉琳）

第二十七节　王　子　瑜

生平简介　王子瑜（1921—　　），男，汉族，江苏省滨海县人，北京中医药大学东直门医院教授、主任医师。曾先后从师于江苏省滨海县徐子磐、苏州王慎轩等名老中医。青年时代在家乡行医，建国初期曾任江苏滨海樊集联合诊所主任。1957年于南京中医学院师资班毕业后到北京中医学院东直门医院从事妇科医、教、研工作，历任妇科主任、教研室主任。获北京市1986年卫生先进工作者，连续2年获得卫生部荣誉证书。擅长治疗妇女痛经病（子宫内膜异位症）、更年期综合征、盆腔炎、不孕症等。编著《中医妇科学》、《全国名医妇科验方集锦》等2种著作，约12万字；撰有"经期头痛验案三则"、"更年期综合征"等17篇论文约10余万字。

临床经验特色

一、治疗崩漏证治五法

王子瑜先生认为崩漏属妇科疑难病证，亦是急重病证。在治疗上，止血较易，而调整周期则较难。崩漏之证，临床上以虚、热、瘀证较为多见，故临床出血时，治疗常用以下治法。

1. 气虚证　王先生主张治宜补气摄血，佐以固涩止血，用益气固冲汤加减。方药：人参粉10g（吞，或用党参50g代之），炙黄芪30g，白术15g，炙甘草6g，鹿角胶10g，山萸肉10g，炙升麻6g，鹿衔草15g，陈棕炭15g。王先生指出方中人参、黄芪、白术、炙甘草补中益气，升麻升提举陷，以助益气摄血；鹿角胶、山萸肉补肾益精固冲；鹿衔草、陈棕炭止血固涩。共奏补气益肾，固冲止血之功。若兼见肢冷浮肿、大便溏泄等脾肾阳虚证者，前方去鹿角胶，加补骨脂、赤石脂以温补脾肾。此外，临床上经常见到崩漏属气虚证，出血见有瘀块，但无腹痛者，此非瘀血证，亦不属虚中夹实证，而是因为气虚不能行血，血滞胞宫所致。可在补气的基础上，加益母草以助血行。

2. 血热证　治宜清热凉血止血，常用自拟清热固冲汤加减。方药：炒黄柏10g，生地榆15g，生地20g，白芍15g，水牛角片15g，丹皮10g，茜草炭12g，炒槐花15g，侧柏叶10g，山萸肉10g，小蓟12g。他指出方中黄芪、地榆、生地、丹皮、水牛角清热凉血，白芍养阴，茜草炭、侧柏叶、小蓟、炒槐花止血，山萸肉补肾固冲，全方功能清热凉血。

3. 阴虚血热证　治宜滋阴清热，凉血止血。方用两地汤合二至丸加减。方药：生地20g，玄参15g，麦冬10g，阿胶（烊化）10g，白芍15g，墨旱莲20g，女贞子10g，龟甲胶10g，炒槐花15g，山萸肉10g，地骨皮10g。他指出方中生地、玄参、麦冬、白芍、阿胶滋阴养血，壮水制火；地骨皮清虚热；阿胶养血止血；墨旱莲、女贞子为二至丸，用以补肾滋阴，墨旱莲可凉血止血；龟甲胶用以养血止血；炒槐花以凉血止血；山萸肉补肝肾，调冲任，酸以收敛固冲。

4. 肝经郁热证　治宜疏肝清热，凉血止血，方用加味逍遥散加减。方药：柴胡10g，白芍15g，茯苓15g，白术12g，丹皮10g，栀子10g，丹参15g，槐花15g，侧柏叶10g，小蓟12g，茜草炭15g。指出方中柴胡疏肝解郁，白芍养血柔肝，茯苓、小蓟凉血止血，茜草炭凉血祛瘀止血，对于肝经瘀热兼有瘀滞者，本方用之颇宜。逍遥散原主方中有当归，因其辛、甘、温，有活血作用，故去之。对于当归，前人认为崩漏不宜用之，王先生认为对于心脾两虚、气血不足者还是可以用的；但若脾虚兼见便溏者，则应选用土炒当归，以除润肠通便之弊；有瘀血者，可用酒炒当归，以增加活血化瘀作用。

5. 血瘀证　治宜行瘀止血。常用自拟经验方化瘀止崩漏加减。方药：炒当归10g，川芎10g，生炒蒲黄各10g，五灵脂10g，炒丹参15g，乌贼骨15g，花蕊石15g，制军炭10g，益母草15g，三七粉1.5g（吞）。方中佛手散（当归、川芎）合失笑散加丹参活血祛瘀；乌贼骨、花蕊石、三七粉化瘀止血；制军炭有凉血祛瘀止血之功；益母草祛瘀生新，并有收缩子宫止血之效。若偏热者加茜草炭、藕节炭；偏寒者加炮姜炭、艾叶炭。

王先生在数十年临床实践中还总结出以下调理月经周期方法：

（1）崩漏血止之后，以中药调固法治疗，滋补肾阴（经净后以滋肾为主，少佐温阳之品）。方药：生熟地各15g，山萸肉10g，枸杞子15g，制首乌20g，紫河车10g，白芍15g，茺蔚子15g，墨旱莲20g，女贞子10g，麦冬10g，龟甲胶15g，肉苁蓉15g。10剂。中成药：河车大造丸、六味地黄丸。

（2）补肾活血调冲（经间期在补肾基础上，加活血调冲之品，以促使排卵）。方药：熟地15g，山萸肉10g，枸杞子15g，制首乌20g，紫河车10g，白芍15g，茺蔚子15g，当归10g，丹参15g，川芎10g，菟丝子15g。5剂。中成药：八宝坤顺丸。

（3）温补肾阳（经前期以温肾为主，少佐养阴之品）。方药：仙茅10g，仙灵脾15g，肉苁蓉15g，菟丝子15g，当归10g，鹿角胶10g，熟地15g，川断10g，巴戟天10g，女贞子12g。10剂。中成药：乌鸡白凤丸、安坤赞育丸。

（4）活血调经（用于经期出血时）。方药：当归10g，川芎6g，赤芍10g，生熟地各15g，制香附10g，益母草15g。3剂。中成药：得生丹、七制香附丸。王先生还特别告诫后人，以上为调整月经周期的基本方法及所选方药，临床上还需"谨守病机"，随证加减变通。

二、治疗痛经证治四法

王先生认为痛经是妇科常见病，多发生青少年女性。对于痛经的治疗，其临床上分为气滞血瘀、寒湿凝滞、湿热蕴结、气血虚弱4个证型，并习用相应4首方剂，疗效斐然。

1. 气滞血瘀证　其临床表现为经前或经期时少腹胀痛，并且胀甚于痛，精神郁闷，经期紊乱，先后不定，经行量少不畅，色紫黯，伴有血块，血块排出后腹痛减轻，胸胁乳房血瘀。治宜：理气活血，逐瘀止痛，方用膈下逐瘀汤加橘叶核，并用他自制经验方香桂琥珀散（沉香、肉桂、元胡、琥珀，等分共研细末）。

2. 寒湿凝滞证　其临床表现为经行少腹冷痛剧烈、拒按，经期错后，经行不爽，经色黯夹有瘀块，可伴有脘腹胀痛，甚至四肢清冷、呕吐、出冷汗，舌苔白腻，脉沉迟。治法宜温经散寒止痛，方用少腹逐瘀汤加吴茱萸配合自制经验方姜桂乌珀散（干姜、肉桂、制川乌、琥珀，等分共研细末）。若见月经错后，经行量多色淡，少腹痛喜温喜按，形寒肢冷，其痛多在经后，可在经行将尽之时，舌淡。苔薄白，脉沉迟无力。对冲任虚寒，瘀阻胞宫之痛经则疗效良好。

3. 湿热蕴结证　其临床表现多为经前小腹胀痛拒按。或伴腰骶部胀痛，或有小腹灼热感，时有低热起伏，平时带多，色黄气秽。月经先期，色深红，质稠有块，小便短黄。舌质红，苔黄腻，脉弦数。治宜清热除湿，方用四逆散合金铃子散加味。

4. 气血虚弱证　其临床表现为每遇月经将净之时或经净以后腹痛发作，绵绵不休，痛时喜按，经色淡红，量少质稀如水，面色苍白，精神倦怠，心悸气短，舌质淡，苔薄，脉细弱。治宜气血双补，方用参芪四物汤加炙甘草、饴糖。

三、治疗经期头痛证治三法

王先生认为经期头痛的发生与月经关系极为密切，疼痛发作的时间或在经前，或在经后。他从长期临床实践中归纳总结为瘀血阻络、肾亏肝旺、阴血亏虚3种证型，由此而确立了不同的治则和相应的方药。

1. 血瘀阻络证　疼痛发作于经前，经行不爽则头痛加剧，经行畅通则头痛减轻。治疗重在祛瘀通络，选用桃仁、红花、赤芍、川芎、丹参等活血祛瘀之品。

2. 肾亏肝旺证　疼痛发作于经前，但喜欢用头巾紧束额部方觉舒适，同时伴有腰骶酸痛、心情烦躁、两胁胀痛等症。治疗重在滋肾平肝潜阳，选用生地、枸杞子滋肾，地龙凉血通络，白芍、菊花、钩藤、珍珠母、羚羊角粉平肝潜阳。

3. 阴血亏虚证　疼痛发作在经后，为空痛，经行量多，经后疼痛加剧。治疗重在养血滋阴柔肝，选用当归、枸杞子、桑椹子、生地等药物。

四、治疗急慢性盆腔炎经验

对急性盆腔炎，王先生治以清热解毒为主，活血化瘀为辅，常用金银花、连翘、红藤、丹皮、柴胡、枳实、赤芍、红药子、生甘草、川军、桃仁、败酱草。腹胀者加川楝子、木香，痛甚加乳香、没药。对慢性盆腔炎，王老治以活血化瘀为主，辅以清热解毒之品，用当归、乌药、荔枝核、木香、柴胡、枳实、赤芍、桃仁、生蒲黄、没药、土茯苓、生苡仁。对于寒湿阻滞，血瘀凝结者，多数兼有包块形成，治宜温经散寒，燥湿化瘀消癥，促使包块软化，常用桂枝、制川乌、胡芦巴、鹿角霜、苍术、茯苓、乌药、木香、当归、桃仁。若腹冷痛甚者，方中桂枝易肉桂，胀甚者加荔枝核，而腹部有包块者加三棱、莪术。他还特别指出在本病治疗中，常配合理气药同时使用，如木香配合清热解毒药同用，能防止苦寒伤胃；如若配合活血化瘀药同时使用，能起到行气活血止痛之作用。慢性盆腔炎若兼有气虚者，常配合黄芪益气补虚。总之，临证时必须遵循辨证施治的原则。

典型医案选

一、经后腹痛

李某，女，36岁，已婚。病历号42381。1961年7月初诊。患者自述1年前患“十二指肠球部溃疡”出血，经治疗好转，但每次经后少腹疼痛。7月3日行经，腹痛发作，绵绵不休，喜揉喜按，经量少，色淡质稀如水，面色苍白，头晕气短，心悸倦怠，舌质淡，脉虚细弱。证属气血虚弱，胞脉失养，经后作痛。治以补气养血，调经止痛，方选参芪四物汤加炙甘草、饴糖。处方：潞党参15g，炙黄芪15g，当归身10g，炒白芍15g，熟地15g（砂仁3g拌），川芎3g，炙甘草10g，饴糖30g（冲）。6剂，水煎服。二诊（7月15日）：服上方3剂后，腹痛轻微，头晕、气短亦见好转。汤剂改为丸剂，用八珍益母丸调补气血，并嘱患者在下次月经来潮时再服6剂。8月5日第二次来月经时，腹已不痛，头晕气短亦瘥，惟月经量仍少，色淡，此为气血尚未完全恢复，为了巩固疗效，再拟八珍益母丸、人参养荣丸连治3个月，月经量增多，痛经已愈。

【按语】 大凡痛经以实者为多，不通则痛，而本案则虚性痛经，其特点为经后作痛。王先生根据患者发病于十二指肠球部溃疡出血之后，气血本亏，再来月经，使血海空虚，胞脉失养，则经行腹痛，经后为著。气血虚弱则见头晕气短、心悸倦怠；月经量少色淡、脉见虚细均为气血虚损之象。故选用参芪补气，四物养血，饴糖甘温补脾，重用白芍配炙甘草酸甘化阴，缓急止痛。全方本着虚则补之的原则，气血双补，胞脉得养，则虚证痛经自愈。

二、经前头痛

张某，女，29岁，已婚，工人。1981年3月18日初诊。患者每值经前2～3天头痛如裂，历时1年余，屡经治疗无效。此次来诊，适值经期即临，头痛异常，痛时喜用头巾紧束额部。测血压158/105mmHg。两胁胀痛，心烦躁急，恶心欲吐，口苦咽干，便干溲黄，腰骶酸痛。月经一贯超前5～7天，色红量多，质稠夹有小血块，7天始净。舌质黯，苔薄，脉弦滑。此为肾亏肝旺，经前头痛。治拟滋肾平肝潜阳。处方：生地30g，枸杞子15g，白芍12g，菊花10g，钩藤10g，干地龙12g，珍珠母30g（先煎），羚羊角粉3g（冲）。6剂。水煎，经前服。药后经前头痛明显减轻，诸症亦均有改善，血压降至129/84mmHg。再宗前方加减，药用：枸杞子15g，生熟地各15g，丹参12g，茺蔚子15g，甘菊花10g，白芍12g，功劳叶10g，沙苑子12g，紫贝齿20g（先下），夜交藤15g。6剂，水煎服。药后来诊，谓经期将临，头痛未作。嘱患者用杞菊地黄丸和芎菊上清丸调理巩固，随访半年未作。

【按语】 此乃为经前头痛，肾虚肝旺而造成，其特点为患者喜用头巾紧束头部，痛剧异常，并伴有两胁胀痛，心烦急躁，恶心呕吐、口苦咽干，血压升高，系属肝郁气滞，郁久化热。然腰骶酸痛，腰为肾之外府，此系属肾水不足，水不涵木，其病理实质必致肝阳上亢，经前头痛。王先生治以滋肾水，平肝阳之法，使用生地为君，率杞、芍清头明目治其上，菊、钩养肝肾之阴，用石决明、干地龙、羚羊角潜镇肝阳而止头痛。6剂后其症大为减轻。二诊因舌质黯，辨证为气郁必致血瘀，脉络不畅，故在原方基础上加入丹参、茺蔚子活血化瘀。然方中又去钩藤、地龙、珍珠母、羚羊角粉之品，改用功劳叶、沙苑子、熟地、夜交藤，在于补肾益精，重用紫贝齿补肾潜阳，后用杞菊地黄丸和芎菊上清丸善后缓图，半年后随访月经正常，头痛乃愈。

（丛春雨）

第二十八节　朱　南　孙

生平简介　朱南孙（1921—　　），女，汉族，江苏省南通人，上海中医药大学教授，主任医师，系上海“朱氏妇科”第3代传人。其祖父朱南山、父亲朱小南先生是我国著名中医妇科专家，曾斥资创办上海新中国医学院，10年教育，桃李满园，其中有当代名医王玉润、钱伯文、何任、何子淮等。朱南孙是朱小南的长女，幼小天资聪颖，性格坚毅，深受南山先生钟爱，取其名“南孙”，意在企盼她日后不让须眉，继承和弘扬祖业。在朱氏两代名医的熏陶下和教诲下，朱南孙以其睿智好学、锲而不舍的精神，奋发努力，终成一代妇科大家。历任上海中医学院妇科教研组副主任、岳阳医院妇科副主任、岳阳医院妇科研究室主任、中华全国中医学会理事、全国中医妇科委员会委员、上海中医学会副理事长兼妇科学会主任委员、上海计划生育研究会理事、岳阳医院妇科顾问等职。现任上海中医药大学专家委员会委员、上海中医文献馆馆员。曾获得1983年全国“三八”红旗手及全国卫生先进工作者称号，是上海市第八届人民代表。1991年定为全国首批名老中医。

朱南孙先生学有渊源，临诊圆机活法在握，辨证施治进退有序，至晚年医术更为精湛。南孙先生诊务倥偬之际潜心于历代经典，兼收并蓄，结合自己的临床经验，总结和发表了不少具有真知灼识的见解，如“妇科临床诊治心得”、“痛经笔谈”、“溢乳闭经诊治心得”、“不孕症辨证论治”、“化膜汤治疗30例膜性痛经的效应及其机理的研究”等主要代表作，还担任《妇科手册》（星火计划丛书）、《中医妇科临床手册》的主编和副主编。尤其是经她珍藏而幸免于“文革”之难的朱氏妇科精萃《朱小南妇科经验选》得以付梓，使肇始于南山公、奠基于小南先生的朱氏妇科最终经朱南孙汇集发展，在医林中独树一帜，朱南孙亦因此而享有“三代一传人”之美称。

学术思想特点

一、妇科中突出乙癸同源，肝肾为纲

清代叶天士提出“女子以肝为先天”之说，诸医尊之，如清·费伯雄曰：“男以肾为先天，女以肝为先天”，朱小南先生就有“肝气不舒则百病丛生，尤于妇女为甚”之见解。近代也有学者认为肾主先天，无男女之别。朱南孙先生从肝肾同源及冲任隶属于肝肾这一生理特征出发，认为肾为脏腑之本、十二经之根、藏精之胞胎，而肝藏血主疏泄，肝肾同居下焦，相火寄于肝肾，前人谓“肝肾乃冲任之本”。女子解剖上有胞宫和乳房，经孕产乳皆受肝肾所统，肝肾协调，则经候如期，胎孕乃成，泌乳正常，故提出“治肝必及肾，益肾须疏肝”，肝肾为纲，肝肾同治的观点。综观朱南孙先生辨证用药多体现这一特点，如在用柴胡、淡黄芩、广郁金、青蒿、夏枯草等疏肝、清肝方药中，常配以女贞子、桑椹

子、枸杞子、川断、桑寄生等益肾之品；在滋补肝肾方中则佐青皮、川楝子等疏达肝气之药。并且强调肝肾在月经周期中的作用，经前肝气偏旺则偏重于疏理肝气之药，而经后肾气耗损则着重补源以善其本。为此朱南孙先生常嘱后学："此类药物貌似平常，权衡却在因人因时之宜。"朱小南先生变通应用于妇科肝旺肾亏的"扁鹊三豆饮"，经朱南孙先生补充地黄、钩藤等滋肾清肝之品后，扩大施用于胎前产后诸症，以及妇人面部黄褐斑。此外，朱南孙先生撷取了补益肝肾之菟丝子、金樱子、五味子、石龙芮等数味经验之品，创制了"健壮补力膏"，广泛应用于崩漏、闭经、月经失调、胎漏、不孕症、带下等疑难杂症，收到良好的疗效。

二、注重冲任贵在"通盛"，强调冲任与脏腑相关

冲为血海，任主胞胎，冲任二脉缘起于胞中，隶属肝肾而司女性生殖生理。宋·陈自明谓："妇人病三十六种，皆由冲任劳损所致"。因此，调理冲任为历代医家所重视。朱小南先生较为系统地论述了冲任，他不仅将冲任与脏腑、气血、经络的生理、病理关系结合起来，而且详细总结了冲任二脉的常用药物。朱南孙深得其旨，在继承先父学术经验的基础上对冲任虚损的病因病机，选方用药更趋全面，如久婚未孕，胞脉阻滞，勿忘气虚鼓动无力之因，治以补气通络；房事不慎，热瘀交阻，冲任阻塞，又宜清热化瘀，疏理冲任。审因论治，每每奏效。朱南孙先生针对随着妇女月经周期的变化冲任气血盛衰也会出现生理性变化的特点，将补充冲任和疏理冲任药分类组合，分别施用于月经周期的各个阶段，如不孕症，氤氲期以巴戟天、肉苁蓉、仙灵脾、枸杞子、菟丝子等温养冲任，经前期以柴胡、香附、路络通、苏罗子等疏理冲任。朱南孙先生强调冲任以通盛为贵，任通冲盛，毓麟有望。

此外，朱先生认为冲任与脏腑密切相关，尤与肝、肾、脾胃关系最为密切，临床施治，当为详辨。兹撮要述之于下。

（一）冲任和脾胃

冲为血海，任主胞胎，两者相辅相成，息息相关。冲主经水，经水来源于血，且为脾胃所生化，故古人认为冲脉是阳明所隶。叶天士在《临证指南医案》中说："冲脉隶于阳明"、"凡经水之至，必由冲脉而始下，此脉胃经所管"。阳明胃和太阴脾相表里，相互为用，都与血的生化有关。任主胞胎，胞胎的供养也必然依靠脾胃。在经络方面，冲任和足阳明胃"合于宗筋，会于气街"，它同胃经络脉在腹部并行同上。任脉和脾经的会穴有中极、关元、下脘、膻中，任脉和胃经的会穴有中脘、上脘、承浆，胃经和任脉的会穴有承泣。由此可见，脾胃和冲任的关系甚为密切。脾虚胃弱，纳食不佳，运化受阻，则渐致冲任血虚，上见乳汁缺乏，下见月经闭止。

（二）冲任和肝

肝藏血，冲脉又为血海，所以肝脏的机能旺衰也能影响血海的盈亏。肝喜条达，易于怫郁，肝郁则气滞血瘀，能影响冲任，导致胞宫的癥瘕。正如《难经·二十九难》曰"任之为病，其内苦结，男子为七疝，女子为瘕瘕"。以经络而言，冲任起于胞中，而玉户亦是足厥阴肝经所环络之处，而任脉有些腧穴是和肝经相会的，如曲骨、中极、关元等，所以说冲任和肝的关系密切。

（三）冲任和肾

冲脉是"注足少阴肾经的大络"，在腹部又与胃经相并，夹脐旁而上，而且冲脉自己

没有腧穴，大部分的腧穴是依附于肾经的。任脉主胞胎，肾又系胞，并且任脉也有些腧穴与肾经相交会。如冲脉依附肾经的腧穴有横骨、大赫、气穴、四满、中注、商曲、肓俞、石关、阴都、通谷、幽门。任脉与肾经的会穴有中极、关元、阴交、膻中。朱氏妇科认为肾系胞，肾气虚弱往往影响冲任，引起漏胞、小产等胎前病。肾气盛，然后冲任通盛，方能月经以时下；如果肾气亏损，先天不足，冲任二脉也受其影响，发生室女到应有月经的年龄而经水不来和发育不足的疾病。

（四）冲任的病机

朱氏妇科认为妇科疾病的发生，与冲任功能的失调有密切的关系：①凡是由于脏腑等病变影响冲任的，可以依照它所生的症状进行诊断。例如漏胞一症，在它的前趋期有腰酸、胎动不安等征象时，属于肾虚的类型；如果后来漏红现象显著时，则属于冲任固摄无权。②凡是由于三因直接影响冲任的，例如经期内行房引起的崩漏，刮宫后所引起的小腹痛和经水淋漓等，都属于冲任损伤或虚弱的类型。

（五）药物归经

朱氏妇科认为冲任的药物有以下诸味。①入冲脉药：补冲脉之气的有吴茱萸、巴戟天、枸杞子、甘草、鹿衔草、鹿茸、紫河车、肉苁蓉、紫石英、杜仲；补冲脉之血的有当归、鳖甲、丹参、川芎；降冲脉之逆的有木香、槟榔；固冲脉的有山药、莲子。②入任脉药：补任脉之气的有鹿茸、覆盆子、紫河车；补任脉之血的有龟甲、丹参；固任脉的有白果。

（六）补冲任药与激素的关系

冲任起于胞中，对女子胞的功能具有重要的作用，补冲任的药物具有调节月经、助长胞宫发育以及恢复正常性生活的功效，其所以有这种作用，据现代医学研究，一部分可能是与它含有激素样作用有关。朱南孙先生在治疗经闭的过程中，发现有一部分肾亏、冲任虚损的病人，在未服药前宫颈黏液涂片检查求偶素和黄体酮的水平，涂片中除少数上皮细胞外未见有羊齿状结晶；服用补冲任的鹿角霜、紫河车、巴戟天、当归等药后，涂片渐渐出现羊齿状结晶，这证明冲任药物有恢复或增加性激素的作用。

三、在妇科中突出带脉理论与实践的探讨

朱南孙先生认为，在十二经脉中，带脉与肝胆的关系很密切，因为带脉的穴位中，章门穴是属于肝经的，而带脉穴又隶属胆经，所以情绪抑郁，肝胆不舒，积久化热，湿热乃滞留于带脉，便能引起带下等疾患。此外，带脉络腰而过，腰部是足少阴肾经所属，腰为肾之府，带脉又与肾相关连，倘若带下日久，滑泄无度，终则延及肾脏，这也证明两者之间的联系。带脉是总束腰以下的诸脉，下焦是奇经汇集的所在，任督是发源于小腹部，冲任督三脉同起而异行，一源而三歧，皆络带脉。她认为带脉的病理机制，主要是由于带脉的弛缓，产生各种下陷的证状，一类是带脉虚弱，提系乏力。例如带脉虚惫后，任脉亦受其影响，小腹内的部分脏器也因而下陷，如肠下垂成为癞疝，胞宫下垂成为子宫脱垂等。此外，如带脉失去约束阳明经络的能力，宗筋弛纵，会形成足部痿弱不用的病状。而另一类是痰、湿、寒、热等各种致病因素影响带脉，以至于它的约束能力减退，导致带下的疾患，所以带下病虽有颜色、气味、清浊来辨证定名，但都属于带脉的病变。

（一）带脉在临床上的具体应用

1. 漏胞　带脉主腰以下的病患，约束督、任、冲诸脉，和生育关系密切。若带脉有

病，不仅难于生育，即或受孕，胞胎亦不牢靠，每致漏胞、早产。至于损伤带脉的原因，有因跌仆闪挫，有因纵欲，也有因先天不足，肾气虚弱，带脉失调。治疗应以固带脉、补肾气为主。

2. 肾著和足痿　肾著症属带脉病，带脉气分不足，弛缓下垂，肾经也受影响，于是产生肾著现象。朱先生指出这种病主要是由于中气不运，带脉弛缓。所以腰部有“如带五千钱”那样重垂的感觉，此外，患者腰部常有酸楚不适的现象，躺着较好，站立劳动时，酸重并作，或有疼痛感。甘姜苓术汤又名肾著汤，以温中气、固带脉为主，中气足则带脉固，肾脏不至下垂，所以它是属于治疗带脉的。足痿首见于《素问・痿论》由于带脉不固，不能约束阳明经脉，于是宗筋弛纵所致，也用甘姜苓术汤治疗，达到固带脉、温脾胃之作用。

3. 㿗疝　㿗是下坠的意思，疝是阴肿的解释。㿗疝一般是指肠子下坠而形成阴囊肿大。该症属带脉病，又与足厥阴肝经有关，因章门穴是两经的交会穴。带脉约束下焦的经络，中气虚弱，带脉松弛，在男子一部分肠下陷而至阴囊中，成为㿗疝。补中益气汤专治气陷之疝气，朱氏妇科在此方基础上加荔枝核、茴香、枳壳、木香，服数剂后每能应手，即升提与温补并行。《素问・脉解》：“厥阴所谓㿗疝，妇人少腹肿者”，与近世子宫下垂相似，又名阴㿗、阴茄、茄子疾等，都以形似而定名，其机理多为带脉不固，中气虚弱所致。

4. 带下　带下属带脉为病。朱氏妇科认为治疗带下病不论病之新久或带下颜色质味的不同，都宜截止而不宜任其下注，所以使用椿根皮、白槿花、鸡冠花、乌贼骨等治带的常用药，固带脉，止下陷。初起属湿热者则配以苍术、苡仁、黄芩、黄柏；秽臭者配以土茯苓、墓头回；久带寒湿者配艾炭、茴香；阳虚者配以鹿角霜、白蔹；精枯者配以阿胶、鲍鱼汁。

（二）带脉药考

朱先生归纳先贤的经验，补充一己之得将带脉药分类如下：①升提带脉：多选升麻、五味子。②固托带脉：多选龙骨、牡蛎、乌贼骨、椿根皮。③止带脉之疼痛，多选白芍、甘草。④温带脉之寒：多选艾叶、干姜。⑤清带脉之湿热：多选黄芩、黄柏、白芷炭、车前子。⑥补带脉之阴：多选当归、熟地。

四、在妇科中突出阳维阴维、阳跷阴跷的理论与实践的探讨

阳维阴维是奇经八脉里的两脉，“维”，含有纲维的意义。阳维维于阳，阴维维于阴，分别连系着阴阳两组经脉而相互维络，以维持着机体的平衡和协调。阳维是与手足三阳经相连系而会合于督脉，阴维是与手足三阴经相联系而会合于任脉，阴阳相维，能维持人体健康。

（一）阳维在临床上的具体应用

《难经・第二十九难》说：“阳维为病苦寒热”，所以寒热的病候是阳维脉病变的主症。阳维苦寒热的病变分类：第一类是外感，第二类是内伤。朱先生认为，阳维气弱，虚损不足而兼有寒热的，治疗从阳着手，扶阳建中而补虚损。阳维起于下焦，属奇经，会合于督脉，妇科病多属于小腹部分，经带胎产又多与奇经有关，如虚损日久出现寒热者，大多与阳维有关，治疗必须兼顾阳维。临床常见有：①经闭兼有寒热。②蓐劳兼有寒热。③产后腰膂刺痛血淋兼有寒热。朱先生归纳古来医家之见解，根据自己临床所得，对阳维病阳虚

气弱，虚损而有寒热或自汗者，效法黄芪建中汤意，以黄芪、桂枝、白芍、炙甘草、大枣、饴糖为要药治之；兼有血虚者，可选用当归补血汤；兼督脉虚损可配鹿茸、鹿角霜；精枯血枯者配以阿胶、鲍鱼汁，临床效果颇佳。

（二）阴维在临床上的具体应用

《难经·第二十九难》说："阴维为病苦心痛"，这是因为阴维维于阴而上行于营分，营又属血，心主血，所以阴维病变出现苦心痛的症候。阴维在手足三阴脉中，与足太阴脾经、足少阴肾经、足厥阴肝经的联系较密切，这 3 条经络是循环于胸脘胁腹之间的，和阴维能够相互影响。阴维病变，就出现心胸胁腹之间的一切疼痛征象。治疗阴维病真心痛，张洁古以三阴温里药治之（兼太阴证理中汤，兼少阴证四逆汤，兼厥阴证当归汤）。朱先生认为，阴维病的范围重点应注意在阴维络于阴，而上行于营的前提下，再参照两维失调的症状，凡属阴虚血亏而兼有疼痛有症状，均属阴维的病候。

（三）维脉药考

朱氏妇科指出，《得配本草》附录《奇经药考》中认为阳维主药有三：一曰黄芪，"主阳维为病苦寒热"；二曰白芍，"主阳维寒热"；三曰桂枝"走阳维"。黄芪助阳补气，并能固表治卫虚自汗，所以是阳维病的要药。白芍也能止汗，并有解除潮热恶寒的功效。桂枝性辛甘而温，能通阳化气治卫虚自汗有寒热的。朱小南先生常常桂枝芍药同用，治产后气血虚弱而兼自汗、盗汗，效如桴应。上列三药，都是黄芪建中汤的主药，所以黄芪建中汤又是治疗阳维病虚而有寒热之主方。

阴维主药，选以当归、川芎。当归养阴活血，能入阴维，兼有止痛功效。《金匮要略》当归生姜羊肉汤方，就用以治血虚腹痛，近代普遍用于治月经痛。川芎活血入阴维，兼有显著的止痛效验。朱氏妇科认为阴维血亏而疼痛，应以四物汤为主，除养血外兼有止心腹痛的功效。

（四）跻脉在临床上有具体应用

1. 目疾　阳跻和阴跻从内外足部上行而会于目眦，所以有些目内眦的疾患与跻脉的病变有关。

2. 癫痫　其病因很多，但由于发作的时间如昼作者为阳跻，夜作者为阴跻。阳跻：跌仆倒地，身软作声而痫，或筋缓而伸为疭，治宜十补汤加益智仁。阴跷：语言颠倒，举止错误，筋急而缩为瘈，治疗宜六味丸加鹿角霜或紫河车、当归、人参。

3. 失眠和多梦　临床上，有昼夜不能入睡和失眠症，亦有精神疲乏，时时入睡的多寐症，这与跻脉的病变有密切的关系。治疗阳盛阴虚的失眠症，主要是兼有痰饮引起的"胃不和则卧不安"多选半夏秫米汤治之。另有阴虚阳亢的失眠症，宜壮水为主，以制阳光。至于阳气虚弱而形成的多寐症，患者多头眩心荡，精神疲乏，终止欲睡，小溲清长，甚至不禁，经水多愆期，舌苔薄白，脉虚弱，朱先生常以黄芪人参汤（李东垣方：黄芪、升麻、党参、陈皮、麦冬、苍术、黄柏、神曲、当归、炙甘草、五味子）治之。

4. 足外翻和足内翻　跻脉起于足部，同时又主持两足的运动。由于步行过劳或外伤等因素，影响了跻脉，足部可发生病变。阳跻脉受损，则经脉拘急，而阴跻脉则纵缓，于是形成走路时足背向外侧的外翻足（钩足）。如果阴跻脉损失，足掌的外缘偏向内方，会形成内翻足（马蹄足）。

（五）跻脉药考

朱氏妇科认为，在《得配本草》附录的《奇经药考》中仅提出 4 味跻脉药，一是防己

"入阳跻"，一是肉桂"通阴跻"，另外是穿山甲、虎骨入阴阳两跻。防己性味辛苦寒，能祛风止痛，清热渗湿，凡是湿热蕴留阳跻，以致下肢酸痛浮肿，行动不便，本品为要药。肉桂性味甘辛大热，凡是阴盛阳虚的病如目生青翳等，用它入阴跻以"益火之源"。穿山甲通经活络，虎骨（现已禁用，可用豹骨代）强筋益络，凡是跻脉虚弱，两足痿软，用这两味药可引药入经治疗。此外，秫米入跻脉，《灵枢》半夏秫米汤中用它，就是因其性味甘寒，能泻阳补阴，调和跻脉的失常。朱先生认为五味子、酸枣仁也是入跻脉的。缘五味子治阳虚的多寐有特殊的功能，同时还可以治跻脉病变的癫痫而带抑郁性的，如喃喃自语，终止忧虑，甚至时常昏厥的。酸枣仁治阴虚的失眠，在临睡前服用，如鼓应桴。

临床经验特色

一、独具"衷中参西，力求实效，处方精专，善于通变"之特色

朱南孙先生的祖父朱南山先生治术宗张子和学派，并推崇张景岳，"无虚者急在邪气，去之不速留则生变"之旨，善用汗下祛邪。晚年求治者以妇人为多，遂以擅长妇科著称，对妇科的论治注重调气血、疏肝气、健脾气、益胃气。凡妇科兼见病情复杂者，每多详审因由，力求诊断准确，认为妇人多怕羞，非详询问不能悉其隐微。于是仿张景岳十问之意订出妇科十问口诀教诲后辈，奠定了朱氏妇科基石。《朱氏妇科十问要诀》："一问年龄二问经，及笄详察婚与亲，三问寒热汗与便；四探胸腹要分明；头痛腰酸多带下，味嗅辨色要须清；五重孕育胎产门，崩漏注意肿瘤症；六淫七情括三因；八纲九候祖先问；本病杂症弄清楚，十分诊治方得准。"

朱南孙的父亲朱小南先生（1901—1974），中年后尤擅妇科，善治崩漏、痛经、不孕、带下病、产后病等，在南山先生学术特点基础上，朱南孙先生潜心钻研，大胆发挥，理论上尤重奇经学说，认为妇科疑难之病，非究奇经难以收效。将藏象、经络、气血学说有机结合，对奇经八脉与妇科的关系具有独特的见解，指出脏腑、气血、其他经络有病变影响冲任，造成经、带、胎、产诸疾，而冲任失调又可影响脏腑、气血、其他经络产生疾病。奇经之症又分虚实，实证为体虚病实，多指久病或癥瘕或产后体虚，治以祛邪通络，然后补虚或攻补兼施；虚证多系先天不足肝肾亏损，崩漏失血伤阴耗气，见于天癸匮乏之经水迟至或久婚不孕，治以血肉有情之品峻补。她为奇经虚实之复杂病证，制定了具体治则和方药。如用辛苦芳香法温通瘕聚；用食血的虫类药治脉气滞瘀结；以腥臭脂膏之润治秽带精枯；以奇经膏冬季进补治崩漏连绵奇经虚惫等症。她还集前贤之述，撷临床之验，总结出奇经药的归类，如吴茱萸、巴戟天、枸杞子、甘草、鹿衔草、紫河车、肉苁蓉、紫石英、杜仲补冲脉之气；当归、鳖甲、丹参、川芎补冲脉之血；木香、槟榔降冲脉之逆；山药、莲子固冲脉；鹿茸、覆盆子、紫河车补任脉之气；龟甲、丹参补任脉之血；白果固任脉；白芍、甘草止带脉之痛；艾叶、干姜温带脉之寒；黄芩、黄芪、白芍、桂枝乃阳维之主药；当归、川芎乃阴维之主药；防己入阳跻，肉桂入阴跻，穿山甲等入阴阳两跻。朱先生尤重切脉触诊，诊乳以审肝气之舒郁，按腹以辨胎孕癥瘕，颇具特色。

朱先生独步杏林50载，虚心勤勉，博采众长，在前辈的学术中，又汇入进李东垣的脾胃学，朱丹溪的滋阴降火说，张景岳的温阳益肾论及唐容川、王清任的活血化瘀法，并揉合进陈自明、傅青主等临床大师的精髓，融为一炉。她破除门户，扬长抑短，衷中参

西，追求创新，大大地丰富和发展了朱氏妇科。她根据《内经》“所胜平之，虚者补之，实者泻之，不虚不实，以经取之”及“谨察阴阳所在而调之，以平为期”的理论，提出审动静之偏向而使之复于平衡是临床之原则，临床施治总结概括为“从、合、守、变”富有哲理的4种方法。

朱先生虽承家学，但从不囿于门户，曾先后求教于徐小圃、丁仲英、唐吉父等名医。20世纪50年代倡言中西医结合时，十分尊重向她学习中医的西医同道，在临诊中时时注意与他们切磋诊治疾病的心得，她认为医学在发展，中医学应吸取现代科学技术的诊断手段，借以提高临床疗效，并由此探讨中医中药的奥秘，这一思想贯穿了整个医疗实践。她运用现代科学方法系统地研究了验方加味没竭散（即化膜汤）治疗痛经的机理，取得了可喜的成果。对输卵管阻塞性不孕，主张整体调节（中西药）和局部治疗（输卵管通液）相结合，疗效明显提高。对已用西医调节月经周期、控制出血的子宫肌瘤、子宫内膜异位症的患者，中药则重在化瘀散结，若是功血病人，则以固本复旧法。她引用基础体温、B超的结果作为临床辨证施治的参考，如高温双相多为阴虚内热；低温双相多为肝肾不足、气血两虚。再如子宫肌瘤和外在性子宫内膜异位症都是内异位，前者活血化瘀，消癥散结，后者则加疏肝理气药。参考西医学的诊断结果，从而调整中医辨证用药，已是朱先生临证一大特点。

朱先生妇科临诊，胸有定见，素以师古而不泥古著称。其制方多在10味左右，不超过12味，组方严谨，味味有据，尤善用药对，自成特色。女子以血为本，血证中尤以血崩最为凶险，医家每每遇之棘手。其先祖南山公早年创制出著名的治疗严重身崩证验方——将军斩关汤，父小南公沿用并推广之，认为有“补气血而驱余邪，祛瘀而不伤正”之功。后经南孙先生“治血证以通涩并用为宜”的经验特色加以演变，以失笑散为君，选择将军斩关汤中数味主药，更新为一首具有祛瘀生新止血之效，治疗重症崩漏的验方。同样以失笑散为君，配古方通幽煎、血竭散中诸药化裁成一首治血瘀型重症痛经的验方——加味没竭散（即化膜汤），以其独特的疗效被纳入国家级科研项目，并顺利完成通过科研成果鉴定。南孙先生处方讲究配伍，或相须相使，或相反相逆，药味不多，主次分明，取方或用原方，或用其意，药量适中，依病情而定。如病体极虚，过补壅中，药量宜轻，常用6～9g，缓缓进取，渐收功效。她主张择药应注意不用或尽量少用气味难闻、难以入口之品，并告诫后人要全面掌握药性，如苎麻根有养阴清热止血安胎之效，又有润肠通便之力，尤宜于阴虚血热胎漏伴便结不畅之先兆流产者，脾虚胎漏用之无益。再如莪术，有开胃之效，癥瘕痞纳呆者多用。

二、突出纠正动静失衡之大法——“从、合、守、变”四字诀

朱先生在长期妇科临床实践体会到女子疾患多隐微深奥，变化难测。从运动学纵观妇女一生是一个动与静相对平稳的矛盾运动的过程，如经水盈亏满溢，周而复期；十月怀胎，一朝分娩；产褥哺乳，经水暂闭，动静平衡体现在妇女每个生理阶段和每月、每日的生理变化之中。阴阳乃变化之根本，属抽象概念，而动静则是具体表现，动静平衡协调则健康，动静失衡则必致疾病。治病原则须为《内经》所谓“所胜平之，虚者补之，实者泻之，不虚不实，以经取之”及“谨察阴阳所在而调之，以平为期”。此曰“平”、曰“调”，即审其动静之偏向而使之恢复平衡之常态。纠正动静失衡之大法为“动之疾制之以静药，静之疾通之以动药，动静不匀者，通涩并用而调之，更有动之疾复用动药，静之疾复用静

药以疗之者”，临床运用上从“从、合、守、变”4个方面掌握。

（一）从

“从”者，反治也，寒因寒用、热因热用、通因通用、塞因塞用等则属于此。如经少、经愆、乳少、经闭。貌似经闭，理应以动药通之，然审证系精血不足，元气衰惫者，当充养精血，以静待动，“血枯则润以养之”，亦即以静法治静证；又如崩漏、带下，症如洞泄，似应以静药止之、涩之，然究其因，确属瘀阻、湿蕴，症结使然，当化瘀、利湿、消癥，且祛邪务尽，所谓“澄其源，则流自清”，此即以动法治动证也。

（二）合

“合”者，病有夹杂、动静失匀，虚实寒热兼见，制其动则益凝，补其虚则实更壅。清·石蒂通《医原》谓：“病纯者药纯，病杂者药杂。有病虽杂而出于一源，则主方要有专主；有病虽纯而夹以它病，则主方要有变通。”故临证需要寒热均调，七补三消，通涩并举，药应兼用。朱先生喜用药对组方，如仙鹤草配益母草，通涩并用，调治月经周期不准；熟军炭配炮姜炭，寒热并调，一走一守，治崩漏经久不止；莪术合白术，消补相伍，治脾虚痰凝经闭积聚；血竭协三七，化瘀止痛止血，疗癥瘕结聚之疼痛、出血。用之得当，得心应手。

（三）守

“守”者，意在辨证既确，用药须坚定果断，此乃针对病程较长，症情复杂之慢性病而论。喻昌《医门法律》谓：“新病可急治，久病宜缓调。”如血海枯竭之虚证闭经，宜以静治静，证不变，守法守方，待静血充盈，经遂自通。

（四）变

“变”者，即治法视证情转变，用药须根据疾病的不同阶段灵活应用。宋·史堪《史载之方》谓：“喜为医者，临事制宜，随机应变，审当轻重”。如不孕症，证情多复杂，年轻者常伴盆腔炎、输卵管受损，缠绵不愈，临证先治病为主，然后调经，经调后助孕。调经之法又分经前、经间、经期、经后之别，分期调治，以收事半功倍之效。又如治实证痰湿阻络型闭经，首当化瘀疏络，以动解凝，待湿化痰除，地道得通，而经转量每涩少，盖邪既已去，正必受损，气血虚亏，当即转为调补气血，而济其源，则经自调。

三、提出妇科止血四法“通、涩、清、养”

血乃身之本，循行脉中，周流不息，调和五脏，洒陈六腑，滋养神气，濡润筋骨。女子经孕产乳皆以血为用，虽有经期、产后之出血（经血、恶露），但有正常的期、量，反之为病态。出血乃妇科一大症，如崩漏、月经过多、经行吐衄，经间出血、胎漏以及恶露不绝等，其中以崩漏最为常见。《医部全录》谓：“妇人崩漏，最为大病。”朱先生秉承家学，精于辨证，用药简捷，止血颇具章法，突出“通、涩、清、养”四法。

（一）通——祛瘀止血，引血归经

通者，通因通用也。因瘀血阻络，血不循经而致崩漏乃临床所常见。其因不一，或肝气郁结，气滞血瘀；或郁久化热，血热煎熬成瘀；或经期感寒饮冷，寒凝血滞；或产后残瘀未尽，新生不得归经；或气虚运血无力，留滞成瘀；也有因血室未闭，误犯房事，热瘀交结，由瘀致崩漏者。必先祛瘀，瘀散脉通，出血自止。朱先生常用活血止血药有蒲黄炭、熟军炭、山楂炭、花蕊石、牛角腮、茜草、三七末，以及仙鹤草合益母草。常用中成药震灵丹。朱氏妇科认为血瘀有气滞、气虚、阳虚血寒、外伤脉络以及与寒、热、湿、痰等夹杂之别，故运用祛瘀止血药需酌情与理气、温经散寒、益气养血、滋补肝肾、清热等法相结合。妊娠胎漏下血，前人忌用活血化瘀之品，朱先生认为血贵濡润宣通，安胎之方佐以活血化瘀之品可以促进血供，达到养血活血安胎之效，孕前有内异症、盆腔炎经常酸痛者尤宜。有些久漏的病人常伴全身乏力，少气懒言，腰膝酸楚，乍见一派虚象，万不可见虚误补，细审常发现属虚中夹瘀之证，所谓“久漏必有瘀”，往往瘀血排出，流血即止，所伴症状也会随之减轻。

（二）涩——止血塞流，勿忘澄源

涩者，收敛固涩，止血塞流，前人止崩有“塞流、澄源、复旧”三步法，朱先生主张三法需要密切配合。出血是一种症状表现，其因有寒热虚实之别，故止涩塞流应与澄源并举。若不审病源，盲目止涩，往往塞而不止，即使暂时止住，也易复发。临床多选择具有双相调节或双重作用的止血药组方：活血止血药见于上述；凉血止血药有生地炭、地榆炭、侧柏叶、椿根皮、槐花、贯众炭；养阴止血药有生地炭、墨旱莲、鹿衔草、藕节；益气止血药有焦潞党、焦白术、炒淮山、芡莲须；补血止血药有地黄炭、蒲黄炒阿胶；固肾止血药有炒杜仲、炒川断、桑螵蛸、墨旱莲、苎麻根、覆盆子、山萸肉、五倍子；温经止血药有炮姜、艾叶、赤石脂等。

（三）清——清热凉血，血静则宁

妇科“崩症热多寒少”，热有实热、虚热之分。其因有过食辛辣，有风热外袭，热入血室；有郁怒伤肝，肝火内炽，热迫血行；有非时行房，热瘀交阻；也有时届更年，阴血虚损，肝旺肾虚。血“静则归经，热则妄行”，欲使血止，务使热清，热清血自宁。血热出血，势急色红，烦热口渴不欲饮，舌深红，苔薄少津，脉弦数；而阴虚出血，多见舌黯红，脉细弦数。对实热出血，朱先生常用生地、大蓟、小蓟、地榆、侧柏叶、椿根皮、炒丹皮、白头翁、玉米须、贯众炭等。若经行吐衄，多选白茅根、藕节、炒栀子；盆腔炎之瘀热交结经淋腹痛者，需加清热解毒、活血化瘀药，如蒲公英、地丁草、败酱、红藤、延胡索、川楝子、熟军炭之类；阴虚出血，常用二至丸、苎麻根、桑螵蛸、龟甲胶、鹿衔草、生地炭等。注重在补阴之中行止崩之法，桑椹子、山萸肉、枸杞子、麦冬均可选用，俾肝肾阴血充足，血无热迫，则宁静入常。

（四）养——扶正固本，复旧善后

养者，一为扶正补虚而止血，一为复旧善后防复发。缘五脏之中，脾健则统血，肝平则纳血，肾足则固血。冲为血海，任主胞胎，若冲任受损，则经血失约。肝肾乃冲任之本，肝主疏泄而司血海，肾主胞宫而藏精气，精血同源，肝肾一体，故前人有“补肝肾即补冲任”之说。脏腑经脉虚损多由禀赋不充，后天失养，劳伤过度，将息失宜，或由郁怒惊恐，损及脏腑，而致冲任不固，治以温肾固冲。肾阴不足，肝火偏亢，治宜滋肾平肝，固摄冲任。心主血，“心和则血生”，崩漏出血病人情绪极度紧张，心神不安，血海难宁。《医部全录》曰：“崩漏治当大补气血之药，奉养脾胃，微加镇坠心火之药，治其心，补阴泻阳，经自止。”朱先生遇此多选远志、朱茯苓、酸枣仁、淮小麦、合欢皮、首乌藤之类养心疏肝安神，疗效颇著。

崩漏日久，气血耗伤，脏腑虚损，故须复旧善后，既恢复脏腑气血功能，又防止复发。朱先生提出复旧善后应注意以下几点：①纯虚无邪则补益兼以固涩之品，治从脾肾，可用八珍、归脾、左归、右归等方；②本虚兼有宿疾，如子宫内膜异位症、子宫肌瘤，治宜补虚兼以祛瘀、清热、软坚消瘤；③青春期、生育期妇女崩漏之复旧，要促排卵、调周期，而更年期妇女则需促其绝经；④慎房事、勿劳作、怡情志。

（五）四法兼备，知常达变

通、涩、清、养是朱氏妇科常用的止血四法，由于崩漏出血病人病情复杂，临证实践中四法多兼而用之。①通涩兼施（祛瘀止血法）：单通恐经行量多或伤及肾气，单涩当惧留瘀之弊，宜寓通于涩。朱先生常取药对如仙鹤草配益母草、熟军炭合炮姜炭、川牛膝伍川续断，以及具有通涩双相作用的药物如山楂炭、茜草、花蕊石、海螵蛸、三七末等组方。通涩比例视病情而定，或以通为主，辅以止涩；或以涩为主，佐以活血。②清通兼顾（清热化瘀法）：宜用于热瘀交结之经淋崩中伴腹痛，常见于经期或产后误犯房帏、人流或放环后感染、子宫内膜异位症、子宫肌瘤、盆腔炎等症。朱先生多用蒲公英、地丁草、败酱草、红藤、蒲黄、赤芍、延胡索、川楝子、茜草、山楂炭、刘寄奴等药。③清养并举（清肝益肾法）：宜用于素体阴虚内热或出血日久，阴血耗伤，虚热内生，迫血妄行者，用滋水涵木，相辅相成。她常用生地、白芍、淡黄芩或青蒿、地榆、侧柏叶、椿根皮、女贞子、桑椹子、枸杞子、墨旱莲、白花蛇舌草、夏枯草、生牡蛎等。④涩养并重（益气止血、益肾固冲法）：宜用于瘀血已净，脾肾气虚，冲任固摄乏力者，取补养和固涩止血药同用，也可选用涩养兼备之药，朱先生善用芡莲须、桑螵蛸、海螵蛸、仙鹤草、仙桃草、山萸肉、覆盆子、五倍子、金樱子、焦潞党、焦白术。⑤通涩清养四法并举（清热养阴、化瘀摄冲法）：宜用于阴虚内热兼有瘀滞之崩漏出血，如更年期伴子宫肌瘤之出血、子宫内膜异位症或盆腔炎病久阴血已耗，经行腹痛量多夹瘀之症。朱先生还提倡辨证与辨病相结合，如遇经漏、胎漏，用药止血不止，需注意有无宫颈息肉；对经淋不止，尤其是更年期、老年期经断复来者，尤须排除子宫内膜癌。

四、治疗闭经证治六法

朱先生认为中医对闭经的治疗是从整体观念入手，审证求因，循“虚则补之，实则泻之”的规律，临证须辨证与辨病相结合，中西药并进，可奏捷效。总其临床诸证，有肝肾不足、气血两虚、肝郁气滞（或气滞瘀阻）、痰湿阻络、寒凝血滞、热结血滞等型，但不外乎虚实两端。

1. 肝肾不足证　患者多先天禀赋不足，经水初潮迟至或过早即至，已婚者房劳纵欲，精血耗损。症见面色晦黯，眼眶发黑，双目无神，头晕耳鸣，口燥便坚，阴液分泌甚少，脉细，舌黯，苔薄欠润。病程日久，阴损及阳，性感淡漠，渐致不孕。治法：滋养肝肾，填补精血。方药：当归、赤芍、熟地、怀山药、山萸肉、巴戟、鹿角片、川续断、川牛膝。其中，归、地等养血之品合鹿角等血肉有情之物，以资其肝血肾精。亦可参景岳的归肾丸、傅山的调肝汤化裁。待证情好转，精血充盈时，酌加泽兰、红花、益母草等活血催经。

2. 气血两虚证　如因出血过多，久患慢性疾病，或纳少便溏经久不愈而致的闭经，必损脾肾。脾肾两亏，则气血化源不足，遂致血海空虚而经闭。症见神疲、眩晕、纳少、便溏或结，肢软畏寒，脉细软，舌淡，边有齿痕，苔薄。治法：健脾益肾，调补气血。方药：党参、茯苓、白术、当归、熟地、川芎、鸡血藤、制附块、桂枝、干姜、炙甘草。此法考虑到先后天的生理病理的相互关系，通过健脾益气养血以资肾经，并以附、桂之温肾助阳化气而加强脾运，达到脾气旺盛，肾精充沛，癸水自行的目的。此乃“寓通于补”、“补而通之”之意。

3. 肝郁气滞证　肝喜条达，易于怫逆，肝郁能使气滞瘀阻而致经闭。患者多郁郁寡欢，时感胸胁胀满，纳少神疲，心烦抑郁，脉弦细，舌黯，苔薄。治法：疏肝解郁，理气调经。方药：柴胡、当归、赤芍、生地、川芎、香附、青皮、元胡、桃仁、红花，方取疏肝解郁的逍遥散合养血活血的四物汤化裁。如气滞腹胀者甚者加三棱、莪术等行气破滞之峻品。同时，尚须开导患者怡情悦性，以解除其肝郁之精神因素，服药才能奏效。

4. 痰浊阻络证　痰浊闭经以身体肥胖为主要症状，可见经水渐少而致经闭，平素神疲嗜睡，纳呆多痰，白带较多，或四肢麻木，脘腹胀满，大便骛溏，脉濡，舌淡，苔薄。当责之脾虚运化之职，而致湿聚痰凝，胞脉受阻，营卫不得宣通，血海空虚而致经闭。治法：健脾疏化，理气调经。方药：苍术、白术、茯苓、姜半夏、南星、菖蒲、枳壳、香附、马鞭草、鬼箭羽、陈皮。轻则选用二陈汤、越鞠丸合启宫丸加减，重者宜苍附导痰或涤痰汤化裁。如肝热体壮，情志不悦，心气郁结，脾土受侮而痰火胶结，阴津被劫而致闭经，症见头痛面红、心烦便坚、脉弦、舌红少津者，则宜疏肝气、泻心火，择凉膈散合丹栀逍遥散加减。

5. 寒凝血滞证　此证多发于青春期肾气不足的羸弱女子。由于恣饮生冷，或感受寒邪，或久服凉药而致寒凝血阻之经闭。症见形寒肢冷，面色少华，食少懒言，少腹冷痛，大便溏薄，脉沉细，舌黯或淡。治法：温养冲任。方药：当归、赤芍、熟地、川芎、陈皮、香附、三棱、莪术、山楂肉、青皮。寒凝较重者可酌加紫石英、鹿茸片、巴戟天、紫河车温养之品。同时，选右归丸 10g，1 天分吞，共 20 天，继用乌鸡白凤丸，每日 1 丸，温开水化服，共 7 天。如经水仍未转再服以上煎剂 7～10 剂。如经水已行，日后宜常服右归丸、乌鸡白凤丸、十全大补丸等成药，以善其后。

6. 热结血滞证　此证多发于已婚经产妇女，由于胞宫胞脉受损，或热邪侵袭冲任等，使冲任之阴血受灼而与瘀热交结。症见发热，口干咽痛，便坚腹痛，溺赤，脉弦细带数，舌红，苔少或剥而少津。治法：清热凉血通瘀。方药：丹参、当归、生地、赤芍、沙参、麦冬、枸杞子、川楝子、红藤、败酱草。此法以祛邪清热为先。如瘀热甚者，可选三黄四物汤合银、翘、红藤、败酱等，待邪去热消，然后加三棱、莪术重在行滞通瘀。但多次刮宫，内膜损伤过度，或阴虚火旺、潮热闭经者，宜一贯煎或百合固金汤加减，如有结核菌侵入胞宫，在活动期，须与抗痨疗法并进。

附一：溢乳闭经证治三法

闭经伴有溢乳，称溢乳闭经，多发生在产后或因服某种药物引起，月经往往由稀发而到闭止，诊治时必须排除肿瘤。本病症情较为复杂和顽固，迁延日久，能使生殖系统萎缩，治疗亦颇为棘手。经云："冲脉为病，逆气而里急"。朱先生认为溢乳是气逆，里急则闭经。凡情志抑郁，肝气郁结，或过食辛辣，胃热壅滞，皆可使冲脉气机失于调畅而造成里急，里急则冲气无由下达，血已无下达之路，于是，不化经而上逆为乳，溢乳闭经遂成。其次，劳倦过度，损及气血，房室不节，伤及肝肾，气血统摄失司，不能与心相交，心阳之气不得下降，阴血不能按时下注胞宫而为月汛，则反顺为逆，血不归经而上溢为乳汁。

1. 肝肾亏损，肝气上逆证　多见月经由错后量少而致闭止，乳汁自溢、质稀，腰痛神疲，头晕，便坚，面色晦黯，乳胀，情志抑郁，脉弦细，舌黯，苔薄。治宜疏肝养血顺经，方以四物汤合逍遥散加减。处方：当归 9g，生地、丹参、赤芍各 12g，川芎 4.5g，柴胡 6g，郁金、制香附各 9g，蒲公英、全瓜蒌各 12g，枳壳 6g，川牛膝 9g，王不留行12g。

2. 脾肾不足，气血两虚证　多见经闭不行，乳汁溢，质精稀，面色㿠白，头晕腰痛，纳呆便溏，畏寒，脉细缓，舌淡边有齿痕，苔薄。治宜健脾益肾，调补气血，方用圣愈汤合右归丸加减。处方：党参、黄芪、赤白芍、枸杞子、巴戟天、鹿角片各9g，当归、熟地、怀山药、鸡血藤各12g，川芎4.5g，肉桂3g。

3. 肾虚血枯，心肝火旺证　多见经闭不行，乳汁自溢，质稠色黄，乳头痒，头痛，寐不安，心烦易怒，咽喉干痛，便坚溲赤，脉细数，舌红，苔薄。治宜清热养阴，疏肝理气调经，方以四物、增液合逍遥散加减。处方：当归、生地、赤芍、钩藤、肉苁蓉各12g，玄参、柏子仁、泽兰、川牛膝、逍遥散（包煎）各9g，川芎4.5g，麦冬、淡子芩各6g。

朱先生指出：本病为闭经之重症，妇科检查有子宫萎缩者，符合前人“血枯经闭”之论述，所以病程较长的患者应耐心治疗，且首先要排除肿瘤。本病患者多伴精神抑郁症状，可见与肝郁有密切关系，但视其体质之强弱，病程之长短，或因肝郁，或因体虚，从而辨证论治。本病每因月经稀发而渐至闭经，所以贵在早期治疗，且于愈后亦每因内外因素的干扰而复发，因此要重视调补善后和精神调摄。本病病程较长而病情复杂者，单服西药，反应剧烈，只用中药，效果缓慢，实践证明，以中西药并治，可尽快改善症状，提高疗效。

附二：肥胖型闭经证治二法

朱先生认为肥胖型闭经一般以中青年患者多见，先是月经错后量少，渐至闭经，体重随之增加，并有症状出现，推其病因，多由心意不遂，情志抑郁。当责之脾虚运化失职，湿聚脂凝，脉络受阻，营卫不得宣通，血海空虚，体胖经闭遂成。

1. 脾肾阳虚，痰湿阻络证　本证在临床较为多见，其病机突出为后天脾运不健，湿聚脂凝，胞脉闭塞。症见体胖经闭，头晕神疲嗜睡，纳呆便溏，胸闷痰多，面色㿠白，腰酸肢楚，尿少，周身肌肉发胀，脉濡，舌淡，苔白腻。治以化湿导痰，温脾通络，以涤痰汤加减。药用：陈皮、姜半夏、茯苓、山楂肉、建曲、莪白术、制香附、石菖蒲、桂枝、鸡血藤。待胃纳佳，精力渐充，乃进健脾补肾、益气养血调经之剂，方取八珍汤加川断、桂枝、鸡血藤等。如经水已行，则以附桂八味丸或右归丸充养冲任。

2. 肝郁气滞，痰湿阻络证　本证患者一般脾胃素盛，体质尚实，由于情志不畅，心气郁结，肝失条达，脾土受侮，痰火胶结，阴精受劫，脉络空虚。症见体胖经闭，面部升火，头痛，心烦易怒，口干便结，纳旺，胸闷气促，尿少，肢体肿胀，脉沉细弦，舌红，苔薄。治疗先泻心火、疏肝气，予凉膈散、丹栀逍遥散加减。药用：丹皮、赤芍、生地、大黄、柴胡、广郁金、川续断、牛膝、泽兰叶、卷柏叶。待便通尿利，胃气下泄，肝得条达，再养血调经，用泽兰汤合柏子仁丸加减。药用：当归、丹参、赤芍、生地、川断、牛膝、泽兰叶、益母草、柏子仁、卷柏叶、鬼箭羽、马鞭草。待经行后以归肾丸（当归、熟地、枸杞子、山药、山萸肉、茯苓、杜仲、菟丝子）调益肝肾，充养血海。

五、治疗不孕症分虚实两大证型

朱先生在临床上将本症分为虚实两大证类，也有虚实并见者。治疗按审因论治、治病求本的原则，实则攻之，虚则补之。如有经带癥瘕，则当先治病调经，再论种子。

1. 虚证

（1）脾肾阳虚证：经期不准，量少色淡，或闭经，神疲纳呆，畏寒，腰部疼楚有寒冷感，性感淡漠，大便溏薄，脉沉细迟，尺脉沉细软，舌淡苔薄有齿印。基础体温单相型或呈爬行上升，输卵管造影显示畅通，治法分三个阶段进行：

第一阶段：健脾和胃，养血调经。方药：党参12g，白术9g，茯苓9g，炙甘草4.5g，陈皮6g，姜半夏6g，广木香4.5g，砂仁3g（后下），当归9g，赤白芍各9g。成药：十全大补丸、人参养荣丸、附子理中丸等酌情选用。待脾胃调和，气血充足，月经通调，然后转入第二阶段疗法。

第二阶段：温养冲任，益髓调精（适用于排卵不理想者）。方药：党参9g，黄芪9g，当归12g，白芍9g，川芎4.5g，熟地12g，菟丝子12g，覆盆子12g，紫河车9g，鹿角片9g，巴戟天9g，甜苁蓉12g。上药于经净后起连服7～14剂，以冀基础体温出现典型双相曲线。

第三阶段：温肾助孕。方药：党参12g，黄芪12g，当归12g，熟地12g，鹿角片9g，仙灵脾12g，仙茅12g，巴戟天9g，石楠叶9g，蛇床子9g，四制香附丸12g（包煎）。上药于周期的第11天起服连用5～7剂。

（2）肝肾阴虚证：月经失调，色紫或闭经，头晕失眠，心悸，咽喉干痛，口苦口糜，便坚，面色萎黄或有色素沉着，腰痛肢软，脉弦细，尺弱，舌红或黯红，少苔或剥。基础体温双相或高温双相，输卵管造影通畅，治疗分两个阶段进行。

第一阶段：滋补肝肾，养血调经。方药：制黄精12g，生熟地各9g，赤白芍各9g，紫丹参12g，沙参6g，麦冬6g，脐带1条，巴戟天9g，甜苁蓉12g，山萸肉9g。上药服后使冲任得润，胞宫充盛，基础体温转为典型双相，然后进入第二阶段以补肾助孕为法。

第二阶段：滋肾助孕。方药：熟地12g，枸杞子9g，菟丝子12g，覆盆子12g，山萸肉9g，石楠叶9g，巴戟天9g，仙灵脾12g，紫石英12g，制黄精12g。上药于周期的第11天起连服5～7剂。

2. 实证

（1）邪伤冲任，湿热内蕴证：小腹一侧或双侧刺痛，经临更甚，经前乳房作胀，腹胀，月经失调，量或多或少，色紫质黏，经后有秽带，脉弦数，舌红苔腻。基础体温多双相，盆腔检查有炎性病变，输卵管造影通畅或欠畅。治法：清热利湿，疏肝调经。方药：生地12g，丹皮9g，赤芍9g，蒲公英12g，红藤12g，柴胡6g，元胡6g，广郁金9g，知母、黄柏各9g，川楝子9g。新邪为病时，以清热利湿为主，疏肝调经为辅。旧邪肝郁时，以疏肝调经为主，上药于经前有乳胀预兆时即服，方中加路路通12g、苏罗子12g、广地龙12g。

（2）冲任阻滞，胞脉闭塞证：婚久不孕，乳胀腰胀，经事后期量少或闭经，体肥神疲，腰酸，性感淡漠，脉弦细或濡细，舌黯，苔腻。盆腔检查阴性，基础体温单相或双相，输卵管造影多阻塞。治法：理气通滞。方药：制香附9g，枳壳6g，王不留行12g，苏罗子12g，路路通12g，菖蒲9g，沉香粉1.5g（吞），小茴香3g，月季花6g。上药于经间期及经期前服用，同时配合通液治疗，每次月经净后3天始，排卵期止，隔日通液1次。

（3）瘀阻癥瘕证：经水不调，量或多或少，腹痛由轻渐剧，拒按，腰骶酸楚，肛门有坠胀感，脉弦细，舌紫有瘀点。盆腔检查子宫后穹隆可摸到结节或附件肿块。输卵管造影通畅或欠畅，基础体温双相或单相。治法：化瘀破结，调理冲任。方药：蒲黄 12g（包），五灵脂 12g（包），三棱 2g，莪术 12g，青陈皮各 6g，柴胡 6g，元胡 6g，刘寄奴 12g，石打穿 18g，血竭粉 3g（吞服）。上药于经间期至经行停服，如肝肾不足者，等经净后调补。

朱先生强调指出：不孕症患者有病当先治病，病除经调则气血充沛，阴阳平衡，平时宜节欲贮精，精血充足，交之以时，胎孕乃成。治疗宜辨证求因，审因论治，专方不能解决各种不同类型之不孕症。且用药须分阶段，如此用药力专，可取捷效。不孕症患者如输卵管造影诊断为阻塞，而有附件炎者，系湿蕴冲任，络道受阻，治当清热利湿，治病为主；如病久热轻湿重者，用辛温香开之品，除湿通络，乃能受孕。若因输卵管结核，为钙化瘢痕阻塞，则非药物所能奏效。用中药促排卵必须要辨证，非以温肾壮阳所概括，如阴虚火旺更用阳药，则必使胞宫受热灼伤而精血枯竭导致闭经。

典型医案选

一、月经期精神症

例 1：王某，21 岁，初诊：1968 年 7 月 11 日。14 岁初潮，经期尚准，1971 年因精神刺激遂致闭经。嗣后月经不调，又闭经 3 个月，精神抑郁，头痛口干，脉细，舌质光红起刺，苔根白腻。辨证为心肝火旺，冲任失调。治以清心养血，柔肝调冲。处方：川连 1.2g，莲子心 4.5g，钩藤 12g，生地 12g，赤芍 9g，白芍 9g，柏子仁 9g，黄芩 6g，菊花 6g，枸杞子 6g，玫瑰花 2.5g，龙胆泻肝丸 9g（吞）。3 剂。3 剂药后，经水即行，精神症状亦减。

例 2：董某，女，29 岁，初诊：1975 年 8 月 13 日。月经 17 岁初潮，临经受惊，以后每次行经神志不清，胡言乱语，狂笑喊叫，饮食起居不能自理，四肢厥冷，时吐涎沫，约发作 1 周，经期过后自行恢复正常。脉弦数，舌红，辨证为营阴不足，火燔作狂，拟养心清镇。处方：鲜生地 30g，生牡蛎 30g（打、先煎），鲜沙参 9g，磁石 9g（先煎），生龙骨 18g（打、先煎），钩藤 12g（后下）。4 剂。服药 4 帖，神志清明，次月行经，未见神志症状。

【按语】 朱先生指出："妇女行经之际，与产后一般，将理失宜，为病不浅，若被惊则血气错乱"，故妇女经期诸症，当以调气血、理冲任为主，药宜理气养血调经之品。但"妇人有先病而致经不调者，有因经不调而后生诸病者，如先因病而后经不调，当先治病，病去则经自调；若因经不调而后生病，当先调经，经调病自除"（《女科经纶·月经门》）。例 1 先有精神刺激，心肝火旺，而致冲任闭滞，月经不行，治以清火泻肝为主，佐以活血调经之剂而取效。例 2 先有经水，血室空虚，后受惊悸，神明扰乱，治以养血为主，血室充实则神明得安。

二、经前乳胀

例 1：贾某，女，30 岁。门诊号：561550。婚后生一女，迄今已 12 年未孕。曾有子宫炎，业已治愈。现经期尚准，唯经前有乳部胀痛，胸闷纳呆常有饥嘈，经事时亦有乳部胀痛，脉象细弦，舌苔薄黄。中医诊断为肝郁脾虚乳胀不孕。西医诊断为输卵管阻塞。经前乳胀时服用处方：香附、郁金、当归、白术、枳壳、苏罗子、路路通、橘核、台乌药、青橘叶、陈皮。至经来腹痛时，用原方去苏罗子、路路通、橘叶核，加白芍、元胡、净乳没、木香。经治疗 9 次，约 6 个月怀孕。

例 2：程某，30 岁，门诊号：518320。婚后 5 年未孕，经来先后不一，经前一周乳房胀痛，经行时小腹胀痛，平时多秽带，小腹两侧时有隐痛，行经时更有吊痛感，口干内热，胸闷腰酸，脉象细数，舌苔薄黄。诊断为肝郁火旺型乳胀不孕。经前乳胀时服用处方：香附、郁金、当归、苏罗子、路路通、橘叶核、白术、红藤、枳壳、柴胡、陈皮。平时小腹两侧隐痛，有腥臭黄带时处方：白术、茯苓、陈皮、樗根皮、白槿花、川黄柏、红藤、白头翁、山药、山萸肉、白果。经连续治疗 9 次，于一年半后怀孕，足月分娩。

例 3：马某，35 岁，门诊号：3220。婚后 8 年未孕，月经偏后，经前预感乳房胀痛，经来时小腹冷痛，平时性欲淡漠，带下连绵。腰酸神疲，脉象细迟，舌苔薄白。诊断为肝郁冲任虚寒型乳胀不孕。经前乳胀时服用处方：香附、郁金、橘叶核、白术、陈皮、合欢皮、枳壳、乌药、鹿角茸、陈艾。经净后 10～20 天处方：鹿角霜、肉桂、巴戟天、仙灵脾、当归、川芎、白芍、杜仲、川断、阿胶。经治疗 17 次后怀孕。

【按语】 经前乳胀，发生在月经前，一般都在临经前 3～7 天，亦有甚至在经后半月左右发生乳胀，于下次月经前重复发作，颇有规律性和周期性。乳胀之程度，有乳房作胀、乳头疼痛、乳胀兼有结块及乳胀结块兼有灼热感等。朱先生在临床上细心观察本病时指出，凡遇经前乳胀者，多数兼有不孕症，患者专来医治经前乳胀者较少，多半是因为不孕就诊而询问症状时才发现本症。推敲经前乳胀的病机，主要为肝郁。盖肝为将军之官，性喜条达，如受情志刺激，气郁滞留，难于疏泄，横逆犯胃，于是肝郁胃阻，两经经络相应受到影响。乳头属肝，乳房属胃，故症见乳头疼痛，乳房作胀。治疗以疏肝理气为主，三案处方均以香附为主，并配郁金、合欢皮，三药相伍，理气解郁，活血消胀，相得益彰。再加白术、枳壳健脾和胃，增进食欲。苏罗子、路路通疏通经络，二药相用，用后上易嗳气，下则矢气，因而乳胀、腹胀俱减，效颇显著，再加台乌药香窜消胀止痛，有促进全方之功效。朱先生还指出，乳胀甚者加青橘叶、橘核。乳胀痛者加川楝子、蒲公英；乳胀有块者加王不留行、炮山甲；乳胀有块兼有灼热感者加海藻、昆布；兼有肾虚者加杜仲、续断；兼有血虚者加当归、熟地；兼有冲任虚寒者加鹿角霜、肉桂；兼有火旺者加黄柏、青蒿；小腹两侧掣痛者加红藤、白头翁。

三、吊阴痛

某妇，52 岁。1970 年 8 月就诊。正产 5 胎，人流 1 次，绝经 3 年，阴内吊痛感已有 3 年。1 周前突然吊痛颇剧，持续至今未缓解。两腿不能步履，起卧也受牵制，精神委顿，心胸烦闷，咳嗽多痰，苔薄黄，脉弦细。此乃足厥阴痛。治宗《竹林女科》17 症中之川楝子散加减，疏肝理气，温中止痛。处方：川楝子 9g，小茴香 3g，桂枝 6g，川芎 4.5g，当归 9g，细辛 2.5g，乌药 9g，枳壳 3g，煨木香 4.5g，吴萸 2.4g，陈皮 9g。复诊：服上药 3 帖即见起色，疼痛消失，步履轻松，精神见振。宗原法以巩固前效。处方：川楝子 9g，小茴香 3g，吴萸 2.4g，煨木香 3g，旋覆梗 3g，全瓜蒌 12g，郁金 9g，枳壳 3g，细辛 1.8g，桂枝 3g，青陈皮（各）4.5g，甘松 4.5g。

【按语】 吊阴痛即足厥阴痛，临床多见于绝经后妇女。本案妇科检查无器质性病变，概系冲任渐衰，血涸气滞而成。其中肝郁气滞是其重要原因。朱先生妙用古方川楝汤加味，一方面以小茴香、木香、乌药温通血脉，再佐以细辛止痛，另一方面以当归、川芎养血活血，桂枝、吴萸温经散寒。抓住了气为血帅，血随气行，气血循环，养血扶正，理气止痛，致使痛势立减，病家转忧为喜。

四、血崩

姜某，女，42岁，生8胎，末次用人工流产术后，月经初尚正常，4个月后忽然行经过多，形成崩漏，持续五六个月，淋漓不断，形瘦心跳，腰酸失眠，心中懊侬，复刮宫2次，崩量更多。西医认为必须切除子宫方能止血，患者不愿，转请中医治疗，服补气益血止涩药多剂，未见功效，乃来朱先生处求治。所述症状，如头晕眼花、腰酸肢软、精神疲倦，多属虚象，惟按其小腹隐隐作痛，切其脉则虚细而涩。先生认为久病且流血过多，固属虚亏，但其中尚有残余瘀滞未化，因此新血不能归经，所以前服补养固涩剂未能见效，关键即在虚中有实。遂处将军斩关汤，甫服一剂，崩即停止，再经调理，恢复健康。

将军斩关汤：熟军炭3g，巴戟天9g，仙鹤草18g，茯神9g，蒲黄炒阿胶9g，黄芪4.5g，炒当归9g，白术4.5g，生熟地各9g，焦谷芽9g，另用藏红花0.9g，三七末0.9g，红茶汁送服。

【按语】 朱先生指出，该方专门治疗虚中夹实的崩漏症。方中以熟军炭为君，熟军炭的性能不同于生大黄，用至3g，不仅无泻下作用，反而能厚肠胃，振食欲，并有清热祛瘀之功。崩漏症初起，每因有瘀热而致，熟军炭是最为适应的药品；即使久病，如倘有残余瘀滞，徒用补养固涩诸药无效，若加此一味，一二剂后，崩停漏止，盖遵《内经》通因通用的治则，不要误认为熟军炭为峻剂而有所顾虑。方中还佐以红花、三七末化瘀结而止血，用生熟地、当归补血，黄芪益气增强摄血之能力，巴戟天补肾气益任脉，仙鹤草、蒲黄炒阿胶强壮止血，茯神、白术、焦谷芽健脾化湿，故本方补气血而驱余邪，祛瘀而不伤正，正是朱氏妇科精华之所在。

（丛春雨）

第二十九节　孙　宁　铨

生平简介 孙宁铨（1923—1991），男，江苏苏州人，曾任江苏省中医研究所研究员，江苏省中西医结合妇产科学术委员会委员，江苏省中医妇科学术委员会主任等职。他对不孕症治疗心得颇深，有独特的经验。现将其经验整理如下，从中可见其独到的学术思想。

临床经验特色

一、治疗原则

1. 调整月经周期是治疗不孕症的基本原则　中医学历代文献中均认为“调经”是“种子”的主要手段，所谓调经就是把月经的期、量、色、质调整到生理状态，从而为“种子”创造条件。因此，对凡是由于各种内、外因素而引起的月经失调（主要由卵巢功能失调及内生殖器炎症所致）按辨证施治的方法予以治疗，这是治疗不孕症的主要手段。

2. 辨证与辨病相结合　中西医结合治疗是治疗不孕症的主要辅助治则。采取中西医各自之长，运用于疾病治疗过程中，达到加快取效的目的。

二、治疗措施

调整月经周期。

中医学对月经生理变化的认识早在《内经》中就有记述。“女子七岁肾气盛，齿更发长，二七天癸至，任脉通，太冲脉盛，月事以时下”。这句话表明了月经的产生与闭绝与肾气的盛衰和冲任二脉的通盛与否直接有关，又与天癸的“至”与“竭”密切相关。“盛”而月事以时下，故有子“竭”而“地道不通，故形坏而无子也”，因此其中“肾”是推动这一系列生理活动的根本。在肾气盛的基础上才能促先天即天癸进一步成熟、完善而发挥其特定的生理作用，同时也促进任冲二脉的通畅与完盛，在整个生殖生理活动过程中起到调节与藏的协同作用。其中还需有后天之本脾胃不断提供精血，致使肾气有条件持续发挥作用，此即是月经与受孕的基本理论。

月经周期中“经期的转化”是肾阴、肾阳转化的结果。月经各期为月经期、经后期（增殖期）、真机期（排卵期）、经前期（分泌期），各期相互联系、促进、转化，不可分割地演化着，为月经正常来潮及受孕创造条件，演化的核心在于肾气（先天）以及脾胃（后天）的相互支持，因此“肾气的盛衰，脾胃的充盛”，决定着“肾气阴阳转化”，正由于有肾气阴阳转化才能发生月经四期的变化。

调整月经周期的基本法则如下。

1. 经后期　以“温阳调气”为主要法则。子宫在此期应行“藏”的作用，“藏精气而不泻”，目的是补肝肾之阴转，调脾胃之气血，进一步支持肾的功能发挥。

2. 真机期（排卵期）　以“温阳通络，行气活血”为主要法则，此期为“肾中阴阳转化期”，也可理解为天癸至的时期；卵子顺利排出，以利受孕。

3. 经前期（分泌期）　以“阴阳平补，气血双调”为主要法则，此期为“由阴转阳”的阶段，转化过程中要消耗一定的阴精，又赖气血的推动，目的是使肾的阴阳在基本平衡的基础上，又得气血调和的支持发挥作用。

4. 行经期　以“行气活血”为主要法则，此期为“在阳气的推动下促月经排泄”时期，即是“血海满盈而泄”。经期以经血排泄通畅为正常。血随气泄而致胞宫空虚，胞宫此期的功能体现为：腑表现为“泻而不藏”，这是一月一度去旧生新的基本规律，标志着下一个新的周期的开始，周而复始，形成女子特有的生殖生理规律，如怀孕后则“聚血以养胎”而月经闭止。

如兼有痛经者，于行经期在“行气活血”的基础上加强“温经通络，解痉止痛，化瘀”。

如兼有经行乳房胀痛者，于经前期施以“疏肝解郁，行气理血”的治法，该法运用于轻度乳胀者；用“养阴清肝、疏调气血”的治则，用于重度乳胀且痛、乳头硬痛且痒者。

5. 中西医结合治疗　应用于输卵管阻塞之气滞血瘀证，采用行气活血，化瘀通络之治法，可在无急性、亚急性炎症的情况下，月经干净 3 天后每隔 2～3 日作一次宫腔、输卵管三联通液术，中西二法结合治疗，各取所长，可加速输卵管通畅及生理功能的恢复，以利受孕。

三、基本用药

养阴药：生地、玄参、女贞子、墨旱莲、枸杞子、桑椹子等。

温阳药：肉桂、仙茅、仙灵脾、紫河车、补骨脂、吴茱萸、肉苁蓉、巴戟天等。

活血药：丹参、红花、葛根、赤芍、当归、三棱、鸡血藤、桃仁、桂枝等。

理气药：制香附、延胡索、乌药、木香、佛手片、香橼皮、枳壳、川楝子、陈皮、橘皮、荔枝核等。

疏肝药：白芍、乌梅、玫瑰花、绿萼梅、醋香附、柴胡、郁金、丹皮等。

健脾益气药：黄芪、党参、白术、山药、建曲等。

化瘀药：山楂、五灵脂等。

典型医案选

一、不孕

高某某，女，32岁，教师。

婚后4年未孕，月经周期尚准，每值经期即感双乳作胀疼痛较剧，经量中等，夹块色紫。测BBT高相偏低，平素性情郁结，面色少华，苔舌黯，脉细弦。辨证属肝郁不孕。治拟舒肝开郁，调经种子，经后期即开始服用至月经来潮。处方：当归、熟地、山萸肉、菟丝子、续断、柴胡、香附、白芍、元胡、陈皮、路路通、橘核叶。连用3个月，经期诸症消失而受孕。

二、不孕

李某某，女，28岁，营业员。

继发性不孕3年。患者婚后受孕作人流术后月经失调，经行腰痛，不孕。子宫输卵管碘造影示双侧输卵管不通。平时腰痛，带下量多，舌黯红，脉弦。辨证为冲任瘀滞，以中西医结合治疗，中药化瘀通络调经。中药处方：桃仁、红花、当归、川芎、延胡索、丹参、没药、桂枝、皂角刺。连用5个月经周期而受孕。

（史　伟　冯家阳）

第三十节　蔡　小　荪

生平简介　蔡小荪（1923—　　），男，汉族，上海市人，上海市第一人民医院中医妇科主任医师，为上海蔡氏妇科7世传人，从父蔡香孙（1887—1943）及从师吴克潜、吴善庆学医。第13届中国医学院毕业。历任全国中医学会妇科委员会副主任，上海中医药杂志编委，上海中医学院暨上海中医药研究院专家委员会名誉委员，上海二医大附属瑞金、仁济医院中医妇科顾问，中国福利会国际和平妇幼保健院顾问等职务。曾编写《经病手册》、《名医特色经验精华》、《中国食疗学》等约8万余字；发表论文“中医治疗（愈）170例不孕症的方法经验探讨”、“痛经辨证论治述异”、“活血化瘀在崩漏的临床应用”约10万余字。

学术思想特点

一、强调妇科治病必求于本

蔡小荪先生认为，本，就是疾病的本质。辨证求本，研究病因是主要内容之一。病因为本，症状为标，必伏其所主，而先其所因。如对于崩漏的诊治，他首先提出要区分阴阳，视月经的期量色质，从而辨别阴阳的偏盛或偏衰，强调“求因为主，止血为辅”。所谓求因，就是要抓住疾病的本质，抓住主要矛盾，就是要从整体观念出发去分析疾病，认识疾病，综合分析，去粗取精，去伪存真，由表及里，由此及彼，治病求本。又如，他对于痛经的治疗，不尚单纯止痛，而是同样强调“求因为主，止痛为辅”，谆谆告诫后人，一般痛经药后瘀下痛减，惟有子宫内膜异位症常有经血过多如注，常表现血流愈多其疼痛愈甚。究其所因，宿瘀内结，随化随下，经血虽多，瘀仍未清，故腹痛不减，治以化瘀为主，绝不可单纯止痛，否则，弃本扬末，更不可因下血过多而妄加固涩，倘用之必下血更多，腹痛更剧。他在治疗女性不孕症时着重指出，月经失调有先期、后期、先后不定期，有经量过多、过少，有崩漏、经闭、痛经等，可根据各种疾病的原因给予分别治疗，从而为孕育创造条件。有些病例，经事调转，随即受孕。如子宫内膜异位症，采用化瘀调经法，待症状好转后即可受孕。他还指出育阴为治疗不孕症之大法。但由于各种原因所造成的不孕，应当根据主症分型论治，如肝郁气滞型，应用疏肝理气之法，以逍遥丸为主；痰湿阻滞型，应导痰化湿疏滞为主，以苍附导痰丸为主；宫寒不孕型，当以温宫散寒为主，以艾附暖宫丸为主。而输卵管阻塞型，当以化瘀通络为主。总之，辨证施治，治病求本，是蔡先生认识疾病和治疗疾病的基本原则，也是其重要的学术思想之一。

二、强调肾在妇产科疾病发病中的重要作用

蔡先生认为，肾精是生命之本，故妇产科病理上常有肾气不足、肾精亏损、肾阴虚、肾阳虚、肾阴阳俱虚等多种证候表现。月经是天癸、脏腑、气血、经络作用于胞宫的生理现象。天癸是促进人体生长发育和生殖繁衍的物质，其来源于肾气。因此肾气的盛衰又是影响月经和孕育的主要原因之一。他临证治疗闭经时，认为原发性闭经肾气稚虚，血亏气虚而致，治疗当以育肾养血为主，参以血肉有情之品，从而使肾气旺盛，冲任充盈，月经得以时下。他对继发性闭经认为多由肾虚不足、冲任失充而造成，基础体温多呈单相，以育肾为主，兼以通络，按周期反复服药，待基础体温呈双相后，再用四物汤加理气活血药催经，月事可下。蔡老对不孕症的调治，除调经外，主要以育肾为大法。蔡老自制孕1、孕2方，以育肾为主，并随证加减，治愈不孕症百余例，获得良好的治疗效果。

三、强调肝在妇产科疾病中的重要作用

肝为藏血之脏，肝血注入冲脉，为产生月经的来源之一。另一方面肝喜条达疏泄，肝气畅达，血脉流通，则月经按期来潮。反之，肝气郁结，气血失和则可导致月经紊乱。人的精神情志变化可影响脏腑、气血的功能活动。由于精神情绪的刺激，影响冲任功能，可致月经不调、闭经、痛经、经前乳胀、经行吐衄、更年期综合征等，所谓“因郁而致病”。蔡先生指出因环境改变或抑郁不快而致闭经者，多用四物汤加柴胡等疏肝理气药，均可获得满意效果。此外某些妇科慢性病，如崩漏、痛经、带下、癥瘕、不孕症、更年期综合征等，久治不愈，又可影响情绪的变化，而出现精神抑郁或情绪易于激动等“因病而郁”的现象。蔡先生认为妇人经断前后，可出现更年期综合征，临床上以精神症状和月经变化较为多见，此类患者治疗首先应注意精神治疗，如处理得当，可勿药而效。心理疗法还能提高处方用药的疗效。对精神症状明显的患者，方选甘麦大枣汤合逍遥散加减，以安心宁神，疏肝解郁。

临床经验特色

一、治疗崩漏主张首别阴阳，求因为主

蔡小荪先生认为妇女崩漏，常相互转化，久漏致崩，或久崩成漏。他对崩漏的诊治，首先区分阴阳，即阳崩和阴崩，先别阴阳就能执简驭繁，对症用药。通过察月经的期量色质，辨明阴阳的偏盛偏衰，同时须详察有瘀无瘀。在具体用药方面，强调“求因为主，止血为辅”。治疗崩漏虽古有首当“塞流”之说，但蔡先生认为塞流并非不辨证求因，单纯一味止血，否则愈塞流而崩愈甚，妄自固涩，绝非良策。对崩漏的诊治，特别对于血瘀崩漏，理当活血化瘀，否则瘀血不去，新血不生，血不归经，反致出血不止。对此类崩漏，如不辨明证因，一味单纯固涩，往往达不到预期效果，甚至崩甚，漏愈久，缠绵不愈。同时对一些虽非血瘀崩漏，在处方用药时，也可参用少量活血化瘀之剂，以防止使用止血法后，崩漏虽然暂止，而残瘀滞留，造成反复出血，当归、丹参等为其常用之品。古有说当归、川芎在出血期间不宜用，否则反使出血更多，如张山雷在《沈氏女科辑要笺正》中云：“当归一药，富有脂液，气味俱厚，……其气最雄，走而不守，苟其阴不涵阳而为失血，则辛温助阳，实为大禁。”蔡先生在临证中却于养血止血及凉血止血方中常加用炒当归，他谓因其养血温通，借以避免瘀滞，并可制约寒凉药性。对川芎，他也认为当避用，因川芎辛温上达巅顶，下通血海，走而不守，不若丹参能祛瘀生新。

（一）阳崩宜养阴凉血

蔡先生指出血得热则行，得寒即止，故崩漏功血，以血热所致者较为多见，大多出血量多，色鲜红或紫，经来先期，质较浓或稠，属阳崩范畴。治法以清热凉血为主。基本方为：炒当归 9g，丹皮灰 9g，侧柏叶 9g，白芍 12g，炒地榆 12g，墨旱莲 15g，生地炭 30g。热甚常出现阴虚现象，或加龟甲 9g 或固经丸 12g，吞服，则效果明显；出现阴虚肝旺，有乳胀易怒等症状者，可加柴胡 4.5g、黑芥穗 9g；崩漏日久，导致气阴两虚者，可加太子参或党参 12g、煅牡蛎 30g、阿胶 9g，疗效更佳。但阿胶运用时，应注意出血的色质，其中以血色鲜红或稍淡，质较稀薄而无瘀块者，为宜，说明并非瘀热实证，若血色紫黑，质稠厚成块又有秽气的则不宜服用。一般阴虚的崩漏用龟甲胶尤佳，如无龟甲胶，可以龟甲与阿胶同用，具有相同的治疗效果。

（二）阴崩宜温阳止血

所谓阴崩是指久崩久漏，血色较淡而质稀薄。缘因失血过多而亡血伤阴，阴血大亏，气亦随耗，崩久不止，以致造成阳虚。此类崩漏，大多绵延日久，一般止血剂效果不显。治疗基本方为：党参 12g，生黄芪 20g，炒当归 9g，焦白术 9g，牛角腮 9g，陈艾炭 3g，仙鹤草 30g，熟附片 9g，炮姜 3g，阿胶 9g。对久治不愈的阴崩，若辨证准确，均可获显著的治疗效果。若患者舌苔淡薄而舌质偏红的，上方可加生地炭、煅牡蛎各 30g、以制约温阳药物的偏性，同时又可增加止血的作用，或用龟鹿二仙胶更佳，也可以龟甲 9g、鹿角霜 9g、阿胶 9g 同用。一般血止以后，即去姜、附，因其二药温燥，崩中漏下失血过多者，多用此二味恐非所宜，故只需益气养血，自然阳生阴长，康复可期。若纯属气虚下陷，固摄无权的崩漏，可宗补中益气法重用黄芪 30g，生地炭可增至 30g，炮姜 3g，姜地同用，可互制偏性，相互补充，阴阳兼固，止血效果更加突出。

（三）血瘀宜化瘀止血

蔡先生认为对血瘀引起的崩漏，用活血化瘀法治疗，可收到止血之效果。其病因有气滞血瘀、寒凝血瘀及气虚不足，无力推动血行而造成血瘀，以致崩漏。一般血瘀崩漏，常伴有腹痛，血色紫黑有块，舌现瘀斑，面色紫黯或黯黄，脉涩，渴不欲饮等症状，特别是子宫内膜异位症尤为突出。蔡先生所用基本方为：炒当归 9g，丹参 6g，赤白芍各 9g，生蒲黄 30g，血竭 3g，花蕊石 30g，熟军 9g，益母草 9g，仙鹤草 20g，震灵丹 12g（包）。崩甚，加三七末 2g 吞服；气滞者，加醋香附 9g；腹痛者，加醋炒延胡索 12g；寒凝者，加艾叶 2.5g；气虚者，加党参 12g、生黄芪 12g。蔡先生从几十年临床经验出发，还特别指出炭剂是治疗崩漏的常用药物，在炮制方面，必须存性，若成焦炭，难免损耗药效。而在处方时配用几味即可，以助固摄之力，如全部或大部分用炭，则其药力未必有原药显著。他在临床上对某些崩漏并不用炭类药止血，特别是瘀血导致的崩漏，已不适用炭类药物，相反用化瘀调摄之剂，则可取得非常显著的疗效。

二、治疗不孕症首当调经育肾为其大法

蔡先生认为古有“调经种子”之说，治疗不孕，调经是一个先决条件。正如《女科要旨》所说：“妇人无子，皆由经水不调，经水所以不调者，皆由内有七情之伤，外有六淫之感，或气血偏盛，阴阳相乖所致。种子之法，即在调经之中。”但必须肾气旺盛，任脉通，冲脉充盈，月事才能如期来潮，从而具备孕育的功能。不孕一症，临床多见月经失调，有先期、后期、先后不定期、过多、过少、崩漏、经闭、痛经等，可根据各种致病的原因，分别治疗，为孕育创造条件。有些病例，经事调准，随即受孕。如子宫内膜异位症，部分患者常经来过多如注，或腹部剧痛，使用化瘀调经法，症状好转后旋即受孕。蔡先生指出不孕症的调治，除调经外，主要以育肾为其大法。据此他自制孕 1、孕 2 方，以育孕为主，并随证加减，治疗不孕百余例，均获得令人满意的治疗效果。孕 1 方组成：云茯苓 12g，生熟地各 9g，怀牛膝 9g，路路通 9g，炙甲片 9g，公丁香 2.5g，仙灵脾 12g，石楠叶 9g，桂枝 2.5g，制黄精 12g。本方阴阳并调，并具通络作用。孕 2 方组成：云茯苓 12g，生熟地各 9g，石楠叶 9g，紫石英 12g，熟女贞 9g，狗脊 12g，仙灵脾 12g，仙茅 9g，胡芦巴 9g，鹿角霜 9g，肉苁蓉 9g。本方具有育肾温煦，暖宫摄精之功，以利胞宫受胎。

蔡先生还结合西医学对育肾之法加以阐释，他说：“陈士铎曾说‘胞胎之脉，所以受物者，暖者生物，而冷者杀物矣’，诚为确论。基础体温的测量，可证明这一点。黄体功能不全者，基础体温双相曲线都不典型，月经后期，每呈阶梯形上升，升亦不稳。因黄体产生之黄体酮，乃是一种致热源，可使体温升高，排卵后期基础体温上升，即有赖于此。黄体功能不全则黄体酮分泌不足，以致基础体温后期低于正常水平，而影响受孕。即或受孕亦有堕胎之虑，甚至屡孕屡堕，形成滑胎。故中、西医学说，虽所论若异，然其机理亦有相通之处。”蔡先生所拟两方，体现了育肾通络法与育肾温煦法，通过临床实践，证明已分别起到了促排卵、健黄体之作用。用之临床，颇具效验。他还指出虽然育肾为治疗不孕症之大法，但由于各种原因导致的不孕，应当根据主证分型论治。如肝郁滞者，治以逍遥散为主；痰湿阻滞者，治以苍附导痰汤为主；宫寒者当以艾附暖宫丸为主；而输卵管阻塞者则以化瘀通络为主。往往主证消除，继则受孕。他还告诫后人，有些闭经患者，基础体温常不典型或呈单相，用孕 1、孕 2 方，可使基础体温改善，或出现双相，从而有助于

孕育。

“阴阳交媾，胎孕乃凝，所藏之处，名曰子宫，一系在下，上有两歧，一达于左，一达于右”。这是朱丹溪对子宫的描述，似相当于输卵管，即胞脉。经云：“胞脉者，属心而络于胞，月事不来者，胞脉闭也”。胞脉不通，可导致经闭。相应来说，输卵管阻塞，也可引起不孕。蔡先生认为，能阻塞两歧者，多为瘀血、湿热、痰浊之类，临床上通常用理气活血、清利湿热、化除痰浊等法以通利络脉，可改善输卵管阻塞，对受孕很有帮助。

蔡先生强调，对不孕症在进行药物治疗的同时，还应注意情志的调节，保持舒畅；交媾合时，有所节制。又要注意鉴别：自称不孕，实则并非；明系女性不孕，实为男子不育之故。凡此种种，尤当察明，对治疗不孕尤为重要。

三、治疗痛经主张求因为主，止痛为辅

蔡先生对于痛经的治疗，不尚单纯止痛，处方用药强调“求因为主，止痛为辅”。痛经多数是经血排除困难，瘀滞而痛，故治法以通为主。常用基本方为：当归 9g，川芎 4.5g，牛膝 9g，香附 9g，元胡 9g，丹参 9g，红花 4.5g，白芍 9g。若膜样月经，腹痛较剧，上方用川牛膝或土牛膝，加花蕊石 15g、没药 6g、失笑散 15g、桂心 2.5g、桃仁 9g，使其所下整块内膜分碎，并有一定止痛效果。子宫内膜异位症腹部呈进行性剧痛，甚至难以忍受者，在膜样痛经方中去花蕊石，加血竭 3g、苏木 9g，以化瘀止痛，一般痛经药后瘀下痛减。惟子宫内膜异位症部分病例经血过多如注，常愈多愈痛。该症宿瘀内结，随化随下，经血虽多，瘀乃未清，故腹痛不减。治以化瘀为主，不能因下血过多而妄自固涩，否则下血更多，腹痛更剧，可宗基本方去川芎、红花，加血竭 3g、花蕊石 15g、生蒲黄 30g、震灵丹 12g，以缓崩止痛，必要时可吞服三七粉 2g。因气滞血瘀痛经，胀痛较甚，原方可加乳香 4.5g、乌药 9g、苏木 9g、金铃子 9g；寒凝瘀滞者，往往形寒畏冷，小腹冷痛，或伴便溏，甚则泛恶，原方去香附，加木香 3g、小茴香 3g、淡茱萸 2.5g、肉桂 3g、煨姜 2 片，也可用炮姜 3g，效果较显。另如炎症引起腹痛，用当归 9g、川芎 4.5g、赤芍 9g、桂枝 2.5g、丹皮 9g、败酱草 30g、柴胡梢 4.5g、元胡 9g、制香附 9g、红藤 30g、生甘草 3g，以行血清热止痛。至于禀赋不足，气虚无力推动血行而经痛者，当以八珍汤为主，加香附 9g 补气养血。香附有理气调经止痛作用，配八珍汤疗效更显。亦可用乌鸡白凤丸。蔡先生还特别指出服药时间，应在行经前三天即开始服用，特别是膜样痛经及内膜异位症等，否则效果不明显。而虚性痛经平时可服八珍丸或乌鸡白凤丸，经行时再改用汤剂。因虚不足，临时服药，不可能立即奏功，故须经常调养，方可见效。

四、闭经证治三型皆注重肝肾二经

蔡先生临证治疗闭经时，常将其划分为原发性闭经、继发性闭经及情志性闭经 3 个证型，并根据不同的基础体温选用相应的方药进行对症治疗。

1. 原发性闭经　治疗以育肾养血为主，参血肉有情之品，使得肾气旺盛，冲任充盈，月事得以时下。基本方：炒当归 9g，生熟地各 9g，川芎 9g，熟女贞 9g，仙灵脾 12g，肉苁蓉 9g，山萸肉 9g，制黄精 12g，河车大造丸 9g（吞）。大便不实者，去生地、肉苁蓉，加炒怀山药 9g、菟丝子 9g。每处方 10 剂，1 个月为一疗程。通常观察 3 个月。本类型闭经，多属基础体温呈单相，经过治疗基础体温呈双相，预示病情好转，可改用调经方。基本方为：炒当归 9g，大熟地 9g，川芎 4.5g，白芍 9g，怀牛膝 9g，丹参 9g，制香附 9g，

桂枝 3g，红花 4.5g，泽兰叶 9g。经水通行后，仍需继续治疗，直到停药 3 个月，经水仍能按时来潮，方为痊愈。

2. 继发性闭经　多由于肾虚不足，冲任失充而致，基础体温多呈单相。蔡老以育肾为主，兼以通络。基本方：云茯苓 12g，生熟地各 9g，仙灵脾 12g，怀牛膝 9g，制黄精 12g，公丁香 2.5g，路路通 9g，桂枝 2.5g，细辛 1g，麦冬 9g，乌鸡白凤丸（吞）1 粒，7 剂。继用云茯苓 12g，大熟地 9g，鹿角霜 9g，熟女贞 9g，肉苁蓉 9g，河车大造丸（吞）10g，8 剂。大便不实者，去肉苁蓉，改用菟丝子 9g；腰冷者加熟附片 9g、艾叶 2.5g。按周期反复服用后，基础体温呈双相者，为好转之征，再用四物汤加理气活血剂催经，月事可下。

3. 情志性闭经　多因环境改变，不能适应，可抑郁不快，影响情绪而导致闭经。对此蔡先生从肝论治，用四物汤加柴胡等疏肝理气之品，取得较好疗效。基本方：炒当归 9g，大生地 9g，川芎 4.5g，白芍 9g，柴胡 4.5g，制香附 9g，乌药 9g，丹参 9g，广郁金 9g，怀牛膝 9g，红花 4.5g。若烦躁不安，紧张易怒者，加淮小麦 30g、生甘草 3g。这类患者比较容易治愈，如能恢复原有的生活习惯，效果非常明显，有个别患者甚至不药而自愈。

五、盆腔炎分虚实两大类论治

蔡先生认为，盆腔炎系妇女盆腔器官的炎症病变，往往由于流产或分娩感染，宫腔损伤或经期房事感染病邪，影响冲任所致，不外虚实两大类。急性多实证，慢性多虚证。慢性炎症多由急性炎症发展而成，但慢性炎症也可能出现急性发作，也即虚中夹实，虚实互相转化。

急性盆腔炎下腹剧痛拒按，发热恶寒，甚至满腹压痛，或反跳痛，带下色黄或呈脓性，便或溏，时伴尿急、尿频，舌质红，苔黄腻，脉弦或滑数。蔡先生治疗之法取清热泻火，化湿祛瘀。基本方：败酱草 30g，红藤 30g，鸭跖草 20g，赤芍 12g，丹皮 12g，金铃子 9g，延胡索 12g，柴胡梢 6g，生苡仁 30g，制乳没各 6g，连翘 9g，黑山栀 9g。大便秘结者，可加生军 4.5～6g、元明粉 4.5g；尿急者，加泽泻 9g、淡竹叶 9g；带黄如脓者，加川柏 9g、椿根皮 12g、木槿花 12g；便溏热臭者，加川连 3g、条芩 9g；腹胀气滞者，加制香附 9g、乌药 9g；瘀滞者，加丹参 12g、川牛膝 9g。热退痛止后，还须清热化瘀，适当调适，以防转为慢性炎症。

慢性盆腔炎少腹两侧隐痛，坠胀，喜暖喜按，经来前后较甚，有时低热，腰骶酸楚，带变色黄，月经失调，痛经或不孕。治当理气化瘀。基本方：茯苓 12g，桂枝 2.5g，赤芍 9g，丹皮 9g，桃仁 9g，败酱草 20g，红藤 20g，金铃子 9g，延胡索 9g，制香附 9g，紫草根 20g，宜平时服用。如黄带多者，可加椿根皮 12g、鸡冠花 12g；腰酸者，加川断 9g、狗脊 9g；气虚，加党参 9～12g、白术 9g、茯苓 12g、生甘草 3g；血虚者，加当归 9g、生地 9g、川芎 4.5g、白芍 9g；便秘者，加生军 2.5g、全瓜蒌 12g。慢性者大都体质较差，治则多考虑扶正。如腹痛较甚，汤药少效者，可同时作保留灌肠。其基本方为：败酱草 30g，红藤 30g，白花蛇舌草 20g，制没药 6g，延胡索 15g，蒲公英 30g，川柏 9g，丹皮 12g。1 周为一疗程。如伴痛经者，可用四物汤白芍改赤芍，加制香附 9g、丹参 9g、败酱草 20g、制乳没各 6g、延胡索 12g、桂枝 2.5g、怀牛膝 9g，经来时服用。结核性盆腔炎，常伴有颧红咽燥，手足心热，午后潮热，夜寐盗汗，月经失调，量少色红，甚至闭阻，舌质红，脉细而数。以养阴和营为主，基本方：当归 9g，鳖甲 9g，丹参 9g，百部 12g，怀牛膝 9g，功劳叶 20g，生地 9g，熟女贞 9g，山海螺 15g，鱼腥草 9g，平时常服，1 个月为一疗程。若潮热较甚者，可加银柴胡 4.5g、地骨皮 9g；内热便秘者，加知母 9g、火麻仁 9g；多盗汗者，加柏子仁丸 12g（吞服）。本症疗程较长，获效不易。蔡先生主张定期观察治疗，经来期间，可用四物汤为主，养血调经，扶正补虚，随证加味。

六、自拟系列方药治疗子宫内膜异位症

蔡先生集多年临床经验以化瘀散结之法自拟专方治疗子宫内膜异位症，疗效显著。他将此症分为 5 个类型即痛经、崩漏、发热、不孕、癥瘕而分别治之。

（一）本症痛经，化瘀止痛

蔡先生认为子宫内膜异位症的痛经和其他瘀血性痛经不同。瘀血性痛经多咎于各种原因引起经血排出困难，但当瘀血畅行或块膜排出，腹痛即见减轻或消失。本症之痛经则因有功能性的子宫内膜异位于宫腔以外所致，即中医所谓“离经之血”，因而造成新血无以归经而瘀血又不得排出之势。故本症痛经的特点是：经下愈多愈痛。治疗当守“通则不痛”之原则，法拟化瘀治本为主，选方用药不能专事祛瘀通下，应采取促使其瘀血溶化内消之法，这是蔡先生独特的体会即“消瘀”之法。自拟：内异 1 方，药用：当归 9g，丹参 9g，牛膝 12g，赤芍 12g，香附 9g，川芎 6g，桂枝 4.5g，没药 6g，失笑散 12g，血竭 3g。其旨在理气活血诸药中，配散寒破血见长之没药、血竭、失笑散，破散癥积宿血，兼具定痛理血之功。服药当于经前或痛前 3～7 天之内服，过晚则瘀血形成，日渐增加，难收预期功效。

（二）本症血崩，以通求固

临床治崩，多遵循明·方约之提出的塞流、澄源、复旧三大方法，暴崩之际，宜急取治标止血法则。而蔡先生独认为本症之崩漏，乃因瘀血停滞，阻于经脉，新血不得循经所致，故治疗当谨守病机，信“通因通用”之法，以化瘀澄清之法为主，选方用药不能纯用炭剂止血。蔡先生用自拟内异 2 号方，药用：当归 9g，牛膝 12g，赤芍 12g，香附 9g，熟军炭 12g，生蒲黄 9～60g，丹参 12g，花蕊石 15g，血竭 3g，震灵丹（包）15g。于经前 3～5 天开始服。其中蒲黄一味，常需据崩漏证情，超量用之，多则可达 30～60g。蔡老认为蒲黄专入血分，以清香之气，兼行气血，故能导瘀结而专治气血凝滞之痛，且善化瘀止血，对本症经量多而兼痛经者尤为适宜。方中还常佐山羊血、三七、茜草等，以加强化瘀止血之功。经净之后，遂取复旧之法，重在用益气生血之品调理，以固其本。

（三）本症发热，祛瘀为要

蔡老在临床实践中观察到本症患者中经前发热占有相当比例。本症发热和经期发热有别。经期发热是由外感或内伤而引起气血营卫失调所致，而本症发热则系瘀血留滞胞中，积瘀化热之故。治法理当活血化瘀，主用“内异”3 号方，药用：云茯苓 12g，桂枝 4.5g，桃仁 10g，赤芍 10g，丹皮 10g，皂角刺 20g，鬼箭羽 20g，石见穿 15g。往往在服药 1～2 周内发热即见消失。

（四）本症不孕，育肾通络

对此类患者，治疗分为 3 期：月经净后至排卵期为第 1 期，治以育肾通络法，拟用孕 1 方合内异 2、3 号方。排卵后至经前 3～7 天为第 2 期，治以育肾温煦法，拟孕 2 号方合内异 3 号方。经前数天至经净或痛止为第 3 期，治以化瘀调经止痛法，拟用内异 1 号或内

异2号方。对基础体温转为典型双相，并示相对高温者，则化瘀之品须在经来后使用，慎防堕胎。

（五）本症癥瘕，消癥治本

癥瘕是本病患者共有的症状，兼存于各种类型之中，此为疾病根本。蔡先生遵“血实宜决之”法则，于经净后以内异3号方消癥散结。疗程一般较长，往往在3个月以上方能见其病灶有缩小现象，故须坚持长期服药。

典型医案选

一、崩漏

黄某，女，31岁，未婚。初诊（1977年2月25日）：月经每先期1周而兹行过多如注，屡治未愈，迄逾二旬，色淡质稀，眩晕腰酸，神疲畏寒，面色萎黄，有肾病史，妇科肛诊无异常，脉细，苔薄质淡红。系属气血两亏，阴损及阳。拟益气养血，助阳调固之法。处方：党参15g，炙黄芪9g，当归9g，白芍9g，生地炭30g，炮姜炭4.5g，陈棕炭9g，阿胶珠9g。3剂。

经崩二旬余，血红蛋白5g/dl，面黄似蜡，神疲畏寒，气血大亏显见一斑。经色淡而质稀，且绵延日久，中气更趋衰陷，阳虚自当难免。若再贻误，虚脱堪虞。鉴于当时症势，有形之血不能速生，无形之气须当急固，因用参、芪佐姜、附以益气助阳为主，辅四物去川芎，增阿胶、蒲黄、陈棕、仙鹤草以养血固冲任。一诊即应手取效，复诊从原法去姜、附及蒲黄、陈棕炭，增二至丸并和中理气以巩固之。三诊血常规亦趋好转。此后届期经转，色量正常。

【按语】 一般崩漏，血热较多，虚寒较少。本病例初起冲任失调，以致气血大亏，损及阳气，而成虚寒之象。若单纯益气止血，而忽视助阳，则疗效不彰。因崩漏后失血，多用温燥之品，恐非所宜，故待血止后去姜、附，只须益气养血，自然阳生阴长，康复可期。

二、崩漏

周某，女，52岁，初诊（1976年7月19日）：曾育5胎，1958年结扎输卵管。去秋10月起经行过多，绵延至春节后住院治疗始净，越3月今夏6月1日又行经过多如注，目前已甫48天，腰酸似折，右少腹胀痛迄将5月，脉细弦略涩，苔薄紫黯。冲任失固，瘀滞未清，法当调固冲任，参祛瘀生新。处方：炒当归9g，丹参9g，生地炭30g，炮姜炭2.4g，焦白芍9g，炒蒲黄9g，川断肉12g，狗脊12g，香附炭9g，熟军炭9g，仙鹤草30g，参三七末1.5g（吞）。二诊（7月22日）：据云药后经量见减1/3，腰酸亦瘥，脉细，苔薄，舌略紫黯。再予原法出入。处方：炒当归9g，生地炭30g，炮姜炭2.4g，焦白芍9g，炒蒲黄9g，焦丹参9g，怀牛膝9g，仙鹤草30g，柴胡炭4.5g，川断肉12g，丹皮炭9g，黑芥穗9g，参三七末1.5g（吞）。3剂。三诊（7月26日）：证势续减，经量又减大半，脉微弦，苔薄白舌微青。再拟前方加减。处方：炒当归9g，生地炭30g，炮姜炭2.4g，焦白芍9g，蒲黄炭9g，香附炭9g，丹皮炭9g，仙鹤草30g，怀牛膝炭9g，震灵丹9g（包），参三七末1.5g（吞）。3剂。四诊（7月29日）：症已十去八九，血色鲜，脉细微弦，苔薄稍黯，中略腻。仍宗前法增易，以冀全效。处方：炒党参 9g，炒白术 9g，炒当归 9g，焦白芍 9g，蒲黄炭 9g，香附炭 9g，丹皮炭 9g，怀牛膝炭 9g，仙鹤草 15g，震灵丹 9g（包），参三七末 1.5g（吞）。3 剂。五诊（8 月 7 日）：淋漓已止，头晕乏力，主症虽除，体虚难免，脉细微弦，苔薄边有齿印。拟予和养调理，慎防反复。处方：炒党参 9g，炒白术 9g，炒当归 9g，白芍 9g，熟女贞 9g，墨旱莲 9g，枸杞子 12g，大生地 9g，茯苓 12g，陈皮 4.5g。4 剂。二至丸 45g，五日分服。

【按语】 年逾五旬，曾因多产，冲任受损，际此期届绝经，月事本易紊乱，1975 年 10 月起经行过多，缠绵达 4 月之久，住院治疗后虽止，冲任仍然欠固，且兼宿瘀未清，因之舌现瘀斑。越 3 月又崩血达 48 天，妇科检查为子宫内膜增长过长，因治疗未效，拟摘除子宫，患者不愿手术，乃延请中医治疗。本症盖恶血不去，新血不生，血不归经，故予调固冲任，参祛瘀生新。当归、丹参养血活血，三七、熟军炭、炮姜炭相辅，温凉并蓄，止血固崩，白芍、仙鹤草养血止血，香附炭理气止血，一诊而症减1/3，再诊又减去大半，三诊病去十之八九，四诊崩漏全止。痛延日久，气血亏耗，给二至丸以缓图之，20 天后经转，量不多，6 天即净，第 2 次经转，周期 28 天，量较多，8 天净，舌部瘀斑消失。

三、月经不调（虫积）

徐某，女，15 岁，初诊（1976 年 8 月 19 日）：去春癸水初潮，先后不定，上月曾狂行，兹又逾期半月未至，面黄少华，色素沉着，目有虫斑，纳食差减，情绪沉闷，脉略迟少力，苔薄白中微腻边有齿印。脾虚不足，胃亦违和，生化之源既乖，营卫有以亏虚，冲任失调，虫积堪虞。姑先和养调经再予健脾驱虫。处方：炒当归 9g，炒白术 9g，川芎 4.5g，白芍 9g，丹参 9g，广郁金 9g，制香附 9g，合欢皮 9g，怀牛膝 9g，玫瑰花 0.9g。4 剂，二诊（8 月 15 日）：症如前述，虫积经闭堪虞，脉细，苔薄中略腻，边有齿印。拟健脾杀虫。处方：炒当归 9g，炒白术 9g，茯苓 12g，花槟榔 9g，炒枳实 4.5g，使君肉 9g，雷丸 4.5g，贯众 9g，胡黄连 4.5g，木香 4.5g，乌梅 3g。3 剂。三诊（9 月 1 日）：药后下虫约百条，长 7cm 许，细似线状，经水已通，脉细，苔白，边有齿印。效虽事半功倍，犹恐余虫未尽，再拟健脾调理，以杜反复。处方：炒当归 9g，炒白术 9g，茯苓 12g，炒怀山药 9g，槟榔 9g，使君肉 9g，贯众 9g，胡黄连 4.5g，木香 3g，乌梅 3g。2 剂。四诊（9 月 3 日）：经犹未净，纳呆，乏力，脉细，苔白，边有齿印。气血不足，脾虚失统，再拟健脾和胃。处方：炒党参 9g，炒白术 9g，炒当归 9g，姜半夏 4.5g，茯苓 12g，川芎 4.5g，香谷芽 15g，大枣 15g。5 剂。五诊（9 月 11 日）：经行 10 天，药后始净，纳呆乏力，大便间日，气营亏虚，脾胃不和，脉细，苔淡白边有齿印。再拟和养调中。处方：炒党参 9g，炙黄芪 9g，炒白术 9g，炒当归 9g，茯苓 12g，玫瑰花 0.8g，陈皮 4.5g，香谷芽 15g，大枣 15g。5 剂。

【按语】 患者正当发育之期，形体瘦小，面黄少华，色素沉着，目有虫斑，纳食差减，情绪沉闷，生化之源匮乏，加以虫迹显然，益见消蚀，兼之前月经不潮狂行，气血更见亏耗，灌溉无权，脏腑失养，脾虚不司运化，冲任尤难充盈，是以经水又逾期不至，若不及时调治，入损堪虞。初诊见体质羸瘦，不宜擅用攻伐，故先和养调经，略事补充而适应药性。复诊因虫积之象较显，虫积不去，对病躯不利，故又拟健脾杀虫，期虫去则经水自调，一时尚难恢复，且经上述周折，脾虚失统，冲任不固，因之经来绵延 10 天方净，虫患已除，当可议补，脾胃得健，生化有源，还须继续调治，慎防复病成痨。

四、更年期综合征

虞某，女，49岁，初诊（1977年11月7日）：曾育一胎，经行过多如注，每周许净，迄将5年，妇产科检查无异常（最近期10月23日），平素头部时胀痛，夜寐不安，纳呆心悸，烦躁欲哭，胸宇郁闷，乏力，大便较薄，日1次，约有6载，屡治未效。脉虚，苔薄。心脾失洽，肝肾不足，冲任乃致失固，姑先健脾宁心，疏肝缓急。处方：炒党参9g，炒白术9g，茯苓12g，朱远志4.5g，夜交藤15g，柴胡4.5g，白芍9g，白蒺藜9g，淮小麦30g，炙甘草3g，大枣15g。4剂。二诊（11月12日）诸症均见瘥减，胸宇亦舒，惟大便不实，脉细略弦数，苔薄质红。方既应手，原法进退。处方：炒党参12g，炒白术9g，茯苓12g，朱远志4.5g，磁石30g，柴胡4.5g，白芍9g，白蒺藜9g，石决明30g（先煎），淮小麦30g，炙甘草3g，大枣15g。5剂。三诊（11月16日）：药后均见好转，纳食较馨，经期将届，狂行堪虞。脉细，苔薄舌红，拟养血育阴，兼益肝肾，防患未然。处方：炒当归9g，生地9g，白芍9g，熟女贞9g，墨旱莲15g，炙龟甲9g，远志4.5g，淮小麦30g，白蒺藜9g，黑荆芥9g，陈皮4.5g。4剂。四诊（11月22日）：原经来如崩，有块且大，目前准期而至，色鲜不多，块极少，头晕乏力，脉细，苔薄质红。证势虽减，从原方增损。处方：炒当归9g，大生地9g，白芍9g，熟女贞9g，墨旱莲15g，炙龟甲9g，制黄精9g，朱远志4.5g，夜交藤12g，白蒺藜9g，固经丸9g（吞）。3剂。

【按语】 更年期综合征部分症状与脏躁有相似之处，如烦躁欲哭、失眠心悸等。盖心主喜笑，肺主悲哭，心营不足，阴虚火旺，上烁肺金，致哭笑无常，无故自悲伤；肝阴亦因不足，阳亢而头部时胀痛，急躁易郁易怒。患者所现诸症，与脏躁基本相符。惟大便素来不实，延今6年，纳呆乏力，脾虚失健。故拟四君法益气健脾；甘麦大枣方甘以缓急，佐远志、夜交藤宁心安神，柴胡、白芍、白蒺藜疏肝解郁。一诊而诸恙俱减，惟大便依然不实，复诊从原法略增党参剂量，加磁石以镇心神，石决明平肝潜阳。药后诸症均见减轻，纳谷较馨。由于月经每月过多如崩，迄将5年，近又值经期，恐蹈覆辙，予为养血育阴，兼理肝肾，方宗四物去川芎，以养血调经，佐二至丸兼益肝肾，寓防崩止血，加龟板以滋肾阴，黑荆芥入肝止血，余药平肝宁心，缓急和中。投剂后经量不多，功血显著好转，多年夙疾，一举奏功，前人立方配伍，药虽平淡，收效也宏，非临床实践焉能悉其妙用乎。

（丛春雨　史　伟）

第三十一节　何　少　山

<u>**生平简介**</u>　何少山（1923—　　），男，汉族，浙江省杭州市人，杭州市中医院主任中医师。1943年大同大学因病肄业，随其父何稚香临诊学习。1948年悬壶设诊，研习经典医籍，深得精粹，后以女科载誉钱塘。1955年由江南名医叶熙春荐举，出任华东首家中医院杭州广兴中医院院长。曾任浙江省六届政协文教卫体委员副主任，杭州市政协副秘书长，农工民主党浙江省委员会常委及杭州市委会副主委。何老先生对不孕、崩漏、盆腔炎的治疗有独到之处；对流产引起的继发不孕，强调运用温、通、疏、补四法治疗。著有“温阳止崩”、“妇科常见急症论治举要”等论文10余篇。

学术思想特点

一、强调阴阳协调，善补阳者，必阴中求阳

何少山先生在长期临床实践中体会到，崩漏之作，系阳气衰微，冲任失摄而成。他指出青春期少女，若天癸不充，肾气不足，冲经不固，经泛无常，或逢考试，曲运神机，劳脑萦心，耗伤心阳，或劳倦伤脾，脾阳不振，心肾阳虚，冲任失摄，胞中之血遂走为崩；育龄期妇女有素体阳虚者，或因房劳过伤，产育不节，损伤肾气，加之人事环境，操劳谋虑，肝气虚馁，冲任虚寒，封藏失司，失血内崩；而更年期老妇机体衰退，喜怒哀乐之七情内伤，天癸将绝，肾气亦虚，命门火衰，脾阳失煦，冲任虚寒，固摄无权，故易暴崩失血。对于平素月经泛多，或崩与漏交替更作，日久不愈，精气难复者，因血去阴伤，气阴两亏，又虚能生寒，戕残肾阳，冲任失煦，则摄纳无权，更易造成崩证；还有些患者在阴道出血期间，贪食冰水冷饮，冰伏阳气或过服寒药，损伤脾阳，致使阳气虚弱，冲经虚寒，不能制约经血而致血崩。何先生还指出虚寒血崩仅仅是崩中一种类型，其他如阴虚阳搏、肝阳亢扰、冲任气虚、瘀血阻经等类型的崩证，一旦发生了大出血，其病理机制不同程度地转归为阳虚型或阴阳两虚型。正如《女科经纶》引李东垣“血崩日久化寒主升举论”中说：“前虽属热，下焦久脱，已化为寒，久沉久降，寒湿大胜，当急救之”，就明确地提示了这种必然的转归。因为暴崩失血后，阴血聚虚，气随血耗，热跟血去，阳气阴血均现不足，而呈现一派虚寒征象。即使有热象，极多是真寒假，乃是浮越之虚阳。临床治疗终当甘温培本，引火归原。由于血为气之母，血亏阳失所附，气血相离，不守本位，阳不统阴，更使血崩不止。何先生还指出更有甚者，崩中之血，阳气暴脱，卒仆厥逆，生机垂危，张景岳称此为血厥，急当回阳救逆，命就可保；若要“用寒凉以止血者，必致败必绝阳气，适足以速其死耳。”（《景岳全书》）

何先生根据阴阳互根之理，按张景岳提出的“善补阳者，必于阴中求阳，则阳得阴助而生化无穷；善补阴者，必于阳中求阴，则阴得阳升而泉源不竭”的原则，对于大出血后，阴损及阳，一派虚寒之象者治以温阳止崩之法，主要是通过温肾壮阳，散寒祛瘀，增强天癸、肾气、冲任、胞宫的调节功能，使阳回气固，阴血不致奔脱，起到塞流止血作用。他总结出温煦冲阳、固摄任阴之五法：即温中益气摄血、温经祛瘀止血、甘温救阴摄血、温阳补火摄血、温敛固涩摄血。另附经验方药，为我们治疗崩漏之证拓宽了思路。他特别推崇清·傅山所创立的固本止崩汤，谓其堪称阴中求阳止崩之典范。方中人参、黄芪、白术甘温益气，振奋脾阳，生血摄血；以味苦辛热的黑姜补火生阳，阳回则气固，以甘微涩的熟地纯静救阴，以甘温之当归行血补血，因为单补气则血不易生，单补血而不补火，则血又必凝滞，而不能随气速生。故药虽六味，却融益气、补火、救阴、化瘀于一方，共奏甘温助阳、固本止崩之功。由于症药贴切，历经不衰，故流传至今，广为应用。

二、论述流产对女性生殖功能的影响

何先生在长时期的临床实践中观察到，妇女流产后常常出现恶露不断、腰腹疼痛、盆腔炎、附件炎等症，统称之为流产后诸症，无不与胞宫和其所络所属的经络脏腑有着密切的关系，其中以冲、任、督、带、肝、脾、肾的关系更为密切。

1. 胞宫瘀滞　流产后胞宫受损，是指流产后的清宫或人流所采用的刮宫术，虽然比较安全可靠，但手术损伤经络，或妊娠物的滞留，生殖道的感染、炎症，粗糙的创面发生轻重不一的粘连等，皆可导致瘀血留聚。此外，血室正开，寒邪可乘虚而入，与血搏结成病。更多的是因七情内伤，肝郁气滞，致使气血运行失度，恶血留恋胞中。不通则痛，症见腰腹疼痛，痛有定处；瘀血不去，新血不得归经，恶露持续难净等。正是由于胞脉胞络瘀浊内阻，从而使冲任气血运行不畅，影响胞宫的修复，也必然会阻碍精卵在生殖道的运行和摄纳，这也是流产后造成继发性不孕的一个重要原因。

2. 肾督失荣　腰为肾之外府，盆骶为督脉循行之处，胞络者系于肾。流产后胞宫冲任受损，必致肾虚，肾亏则督脉不振，瘀浊留滞经络，故痛有定处，尤以腰骶疼痛为主。

3. 影响胃经　冲脉隶于阳明，而经络之间又可互相影响，临床上屡见胞病累及阳明之证。胃主受纳，腐熟水谷，轻则仅见纳食呆滞；若素有肝胃气滞者，则见胃痛，胸闷嗳气，形瘦神疲，影响心脾，可见胸脘胀痛、心悸怔忡、不眠等症。

4. 肝郁气滞　足厥阴肝经环阴器，会太阴，抵少腹，交会于任脉，妇人以血为本，血随气行，气滞血瘀。流产后因胞宫瘀滞，护理不慎感染，以及精神因素、心理因素等影响，往往表现出悲观、忧郁、烦躁的复杂情绪，累及厥阴而出现肝郁气滞不舒之情怀不畅等症，更加重了胞宫瘀滞和冲任虚损的程度。

5. 冲任失调　流产后胞络受损，冲任失于制约，血海横溢，经水来潮，轻者量多，甚则如涌如崩；或因胞络本已受损，肝热迫血妄行，血行失度，致月经过多，延日难净；如因胞络损伤而闭塞，心气不得下通，血海不得按时充盈，则见月事稀少或经闭。月经失调也是流产后造成继发性不孕的重要原因，故治不孕调经必为先。

临床经验特色

一、擅治妇科血证，主张温阳止崩

血崩以火热论治者居多，而以温阳论治者少见。何先生根据其父何稚香老先生60余载妇科临证之经验，擅治妇科血证，临床主张动态辨证，认为血崩不但有虚寒型，而且在大出血后，阴损及阳，呈现一派虚寒征象者更为普遍。因此，治疗宗“寒淫于内，治以甘热”，予以温经壮阳、固摄冲任之法，灵活加减，收效明显。

阳虚型崩漏者表现为出血量多，动则大下，卧则势减，色淡质清稀，或如黑豆汁，或夹瘀血片，面色晄白，面目虚浮，脐腹冷痛，喜暖喜按，形寒肢冷，腰腿酸软，纳呆便溏，昏愦时作，舌淡胖边有齿痕，苔薄白，脉沉细且迟。治当温经壮阳，固摄冲任。何先生指出不同年龄阶段是辨证的重要依据，青春期患者重在温振心脾，固肾止血；育龄期患者重在温养肝肾，固冲止崩。同时，对崩漏日久，气血两亏者，宜阴阳两补，气血双疗。过服寒凉者宜温中祛寒，健脾养胃。风冷客乘胞中者，宜祛风散寒，温胞摄血。

（一）温中益气摄血

何先生认为血脱益气，乃为古人之法。《景岳全书》说：“血脱等证，必先用甘药先补脾胃，以益生发之气，盖甘能生血，甘能养营，使脾胃气强，则阳升阴长，而血归经矣。”中医学认为气有余便是火，气不足便是寒，补气能助阳，气足则阳旺。他常喜用高丽参、红参、黄芪、白术、茯苓、怀山药、甘草、升麻、饴糖等，温中益气，补气摄血，振奋脾阳，生血补血。

（二）温阳补火摄血

何先生认为对于崩证阳气大虚，命门火衰者，当求其脏而培之固之。因此，对阳气欲脱者，当以回阳救逆，引火归原。他常用熟附片、炮姜炭、肉桂、吴茱萸、高良姜、鹿角胶、淫羊藿、巴戟天、补骨脂、菟丝子、甜苁蓉等壮阳固气，摄纳阴血。

（三）温经祛瘀止血

何先生认为崩中下血，必然“经脉中已动之血有不能复还故道者”，而瘀滞冲任。“凡有所瘀，莫不壅塞气道，阻滞气机”。且“旧血不走，则新血断然不生。新血日生，瘀血无处可留。”（《血证论》）总之，离经之血，必有瘀滞。血者喜温而恶寒，寒则涩而不畅，温则瘀血消而去之，治疗时选择温性之活血化瘀止血药物是恰当的。常用的有炒当归、泽兰、失笑散、血竭、焦山楂、莲房、参三七、云南白药、熟军炭等。

（四）甘温救阴摄血

何先生认为崩中失血既多，阴血无有不虚者。阴者阳之守，阴亏则阳无所附，阴精衰竭，阳随而亡。特别是对于阴阳两虚者，更应温煦冲阳，静摄任阴，滋阴不离益阳，从而使固摄有权，血不外溢。他常用大熟地、制首乌、山萸肉、枸杞子、龙眼肉、大枣、鹿角胶、阿胶、龟甲胶等，甘温添精，又不滞气。

（五）温敛固涩止血

何先生认为久崩滑脱之证，应佐以温敛之品，固涩血海。常用的药物有赤石脂、余禹粮、龙骨、牡蛎、海螵蛸、牛角腮、五味子、松花炭、肉果仁炭、石榴皮等，固摄血海，增强摄血之功。

何先生还指出在组合方剂时，应以温中益气和补火壮阳为主。因为失血伤心，阳气虚衰，更使冲经大开，摄纳无权，血崩不止，形成恶性循环。有形之血不能速生，无形之气所当急固。温阳化气则是截断这一恶性循环之关键，同时又针对症情，筛选温通祛瘀、甘温救阴及温敛固涩之品，参合运用，融诸法于一方，才能摄取力强，止崩效果显著。

他着重指出对于温热药物的选择、配伍、剂量都应恰到好处。十分注意血家忌刚燥，当以柔药和之。故临床上多选用性温柔润之品以填精养阳，在使用附子、肉桂、炮姜等辛热燥剂之药时，恐其伤阴，须佐以人参、熟地、甘草、山萸肉、鹿角胶、菟丝子、甜苁蓉、枸杞子、怀山药等，补益血气，救阴兴阳，可用右归饮为例。对于崩后出现潮热见症者，忌用寒凉止血。薛立斋认为“若潮热、咳嗽、脉数，乃元气虚弱，假热之脉，尤当用人参温补。此等症候，无不由脾胃先损，故脉洪大，察其有胃气能受，补则可救。苟用寒凉止血之药，复伤脾胃，反不能摄血归元，是速其危也”。（《济阴纲目》）对于阴寒过盛或寒热夹杂之证，也可选择味甘平或性凉的药物，如熟军炭、藕节、侧柏炭、陈棕炭、血余炭、仙鹤草、墨旱莲等，温凉并用，或作为引阳入阴的引经报使之药。他指药物炒炭后可助温阳止崩，如干姜、艾叶、荆芥炒炭后，可制约其辛散之弊；侧柏叶、生地、丹皮、贯众等炒炭后，可消除其寒凉之性；大黄炒炭又可缓解其泄热峻下之猛力。然而对于敛涩炭剂当慎用或少用，因其炭类药物涩血凝血，不利于消除瘀滞。还指出当经过温阳塞流，阳返气复，崩势减杀，出血停缓后，则应当谨守病机，辨证论治，以澄其源复其旧，万不可一温到底。

二、治疗女子不孕症五大法则

（一）温肾填精法

何先生认为肾为先天之本，藏精系胞，乃人体生长发育，繁衍后代之根本所在。元阳不足，命火衰微，上不能蒸腾脾阳，资气血生化之源；下不能温煦胞脉，行孕育新幼生命之职。真阴亏损，精血枯竭，血海空虚，胞脉失养，则无以摄受精气。有的发育不良之少女，婚后不孕，形衰色悴，性欲淡漠，月经应行不行，量少色淡，腰酸肢楚，下部冷感，眩晕耳鸣，虚烦潮热，舌脉俱形，阴阳两亏，多有卵巢功能失调、子宫发育不全等病。此乃先天禀赋不足，肾气实未真盛，天癸实未全充。治疗当以双理阴阳，知其阴阳亏损之所在而补之。予以温肾纳阳，益火之源；滋阴填精，壮水之主。使阳得阴助而生化无穷，阴得阳升而泉源不竭，补天癸，益冲任，发育胞宫，促其受孕。如金匮肾气丸、景岳毓麟珠、沈氏归肾丸、济阴苁蓉菟丝丸等均可化裁运用。如用鹿茸、紫河车、阿胶、龟甲等血肉有情之品填补之；或用肉桂、巴戟天、淫羊藿、菟丝子、人参、杜仲、锁阳等鼓舞之；或用地黄、首乌、山萸肉、枸杞子、当归、白芍、山药等充养之，其中温肾药多有肾督同补之功，具有促其生殖作用。

（二）补肾调肝法

何先生认为肝藏血，主疏泄，厥阴通过任脉与胞宫相连，且司血海，调胞脉。肝肾精血相生，乙癸同源，为冲任之本。若水不涵木，肝失柔养，则肝郁气滞。《医学正传》云："女属阴，得气多郁"。肝气横逆，血气乖戾，胞宫不宁，无法受孕。不孕症中此类证型较为多见。治疗应用滋水荣木，养血疏肝之法。

（三）荡涤胞脉法

何先生认为人贵气血流通。沈封尧曰："……陈良甫谓三十年全不产孕者，胞中必有积血。主以荡胞汤。"荡胞汤在《千金要方》，为妇人求子第一方，何先生临证验用，恰到好处，竟能祛寒湿、起沉疴，出奇制胜。

（四）养正除积法

何先生认为凡气弱血运无力，气滞血瘀，或病邪留滞，癥瘕积聚，留阻胞门者，必难受孕。常见女子经来腹痛，腹坠拒按，经色黯黑，月经延后，面色晦黯，肌肤甲错，声怯语微，行徐动蹇，形体虚羸，舌紫夹瘀，脉细，婚久不孕，宿有癥瘕，如子宫肌瘤等病。邪气久客，其气更虚，邪实正虚，故治宜调补气血，以衰病势，养正除积，缓消癥瘕。通利导滞疏畅闭塞，清理胞宫以摄精气。常予疏肝理气，养血活血，药用：当归、白芍、生地、茯苓、香附、荔枝核、小茴香、月季花、绿萼梅、艾叶、吴茱萸、鸡血藤等，待其气血渐旺，仿《金匮》大黄䗪虫丸之意，投黄芪建中汤合血竭化瘀汤。后者药用血竭、水蛭、生军、制乳没、当归、莪术、小茴香、荔枝核、山茶花、红藤、越鞠丸等。一旦气血流畅，坚软癥缩，则生育有望。此时进服补肾强精，促胞受孕之剂，尚可奏效。

（五）祛痰开郁法

何先生认为肥人多气虚，正如朱丹溪曰："肥盛妇人不能成胎者，此躯脂满溢，闭塞子宫，不能受精而施化也。"而不孕之妇多气郁，肝郁脾衰，气机升降不得顺，精微化生失其正，津液败而湿聚痰生，怫郁多而气滞血瘀，痰瘀互结，遏伤阳气，阻塞胞脉，易致不孕。往往其形态丰盛可观，但经汛逐月后期，甚或闭经，带下绵绵，量多黏稠，面色㿠白，胸腹胀满，纳呆泛恶，舌淡红，苔白腻，脉细滑。江南农村妇女久居湿地者患此较为多见。治疗应以醒脾升阳、祛痰启宫、疏肝行气、逐瘀通胞之法，拟苍附导痰汤（《叶天士女科》）加味，理气开郁加郁金、砂仁、石菖蒲；活血化瘀加当归、川芎、丹参、红花、泽兰；温肾壮阳加鹿角霜、官桂、巴戟天、淫羊藿、仙茅等。用药时应注意养血宜取流畅，行瘀宜取和化，顺气宜取疏达，法贵精专，以期确效。

三、治疗流产继发不孕症分四证论治

何先生认为妇女曾有妊娠，经流产后又有两年未能受孕者，称之为流产继发不孕症。目前，人工流产数日增多，而并发后遗症更是有所上升，屡见不鲜。其中流产继发不孕症在临床上更为多见。在其临证中，通过以温通疏补为主，修复和重振胞宫的生理功能，促其摄精成孕，其临床疗效较为满意。

由于本病患者禀赋素质不一，病程各异，流产后的瘀滞、虚损的程度轻重不等，临床表现可能不同，如月经失调（包括不排卵或不正常排卵）、闭经、痛经（包括子宫内膜异位症和膜样痛经）、输卵管不畅或梗阻、宫腔粘连、生殖道炎症及其他全身性疾病。这些病证与继发性不孕的关系是基本固定的。病因及病理虽杂，但根据证候的特点，则可归纳寒、瘀、郁、虚。临床当明确诊断，抓住本病这一矛盾的特殊性，分清主次，审证求因，举要治繁，分投温通疏补之法，或兼而施之，去其有余以通滞，补其不足以扶弱，力求肾精充盛，胞脉通畅，胞宫温厚，为排卵、受精、着床各环节清除障碍。

（一）瘀阻胞宫继发性不孕证治

何先生认为本类型好发于不全流产，或过期流产，或多次人工流产后。常有恶露不绝，并发盆腔感染，或输卵管不畅，或宫腔粘连，或子宫内膜异位等症。就诊时多主诉经行小腹痛甚，经血不畅，平时带下腥秽，时久不能复孕。他根据“宿血积于胞中，新血不能成孕”的理论，以活血化瘀，温经通络，以荡涤胞宫，祛瘀生新，促其摄精成孕。常以经验方血竭化癥汤为主化裁加减。其药物组成为：血竭、乳香、没药、五灵脂、桃仁、制大黄、皂角刺、炮山甲、水蛭、地鳖虫、鹿角片等。具体运用时，还应留意患者体质之壮实羸弱，病邪之新起久暂，证候之虚实主次，以增损治之。务必做到祛邪不伤正，对于标实本虚者，应当扶正以祛邪。

（二）肾督虚损继发不孕证治

何先生认为本类型多见于自然流产，或素体肾虚，原本难于生育，复经人工流产损伤肾督者，常查有子宫发育不良、卵巢功能低下等。就诊时虽呈现一派肾虚督亏，或肾阴阳不足的征象，其中以形寒畏冷、腰骶酸痛、月经不调为突出。本病虚实互见，法当寓通于补。在温振肾督，修复胞宫同时，佐以化瘀生新之品，畅盛冲任气血，两者相得益彰，疗效更著，常以龟鹿二仙汤（经验方）为主化裁，使用药物有鹿角片、炙龟甲、仙茅、仙灵脾、巴戟天、续断、紫石英、熟地、紫河车、当归、香附等。酌情增加活血化瘀之品，或加理气通络之品，或加温经散寒之品，振奋衰落之生殖功能，促其养精成孕。

（三）肝郁气滞继发不孕证治

何先生认为本类型患者多在流产后情绪低落，郁郁寡欢，发现再度怀孕遇到困难时，又焦急不堪，扰乱内分泌和消化功能，加重流产本身所形成的瘀滞与虚损程度而艰于生育。临床突出症状有月经不调、经前乳胀、小腹胀痛、纳食不振等。此由于先因病而致郁，复因郁而致病，所以心理加药物相结合的治疗，才能改善其症状，增强其再孕的信心。治以疏肝开郁，理气化瘀。同时要考虑到“情志致虚”，酌情佐以养血，健脾、益肾以扶助正气。方用养血疏肝汤（经验方）为主化裁，常用药物有：柴胡、郁金、香附、青皮、绿萼梅、小茴香、荔枝核、吴茱萸、当归、赤白芍、小胡麻等。经过疏通调和，使气机升降有度，冲任气血畅流，胞宫再度恢复生机。

（四）痰湿互结继发不孕证治

何先生认为本类型患者可因流产后营养过度，闲逸少动，形体肥胖，合并有内分泌紊乱，性腺功能低下，而未能再次怀孕。临床表现多为月经量少或闭经，腹壁增厚，性欲淡漠，腰酸畏冷等。由于流产损伤胞宫，肝脾肾三经受累，脾肾阳虚，气郁不畅，升清降浊不得顺，使痰湿聚生，与留瘀互结，流阻胞脉至月事不通，抑制了生机。治疗当温经化痰燥湿，佐以理气和血化瘀之法。方用温经导痰汤（经验方）为主化裁。常用药物有：肉桂、鹿角片、仙灵脾、姜半夏、苍术、香附、胆南星、花椒、泽兰、山楂、泽泻、鸡内金、保和丸等。温经导痰的目的在于鼓舞脾肾阳气，祛脂减肥，调经种子。但应避免过用刚燥，以顾护阴津液。

四、治疗流产后诸症以五证为纲辨治

何先生以经络脏腑学说理论为指导，运用辨证施治法则，治疗流产后诸症，疗效显著。

1. 胞宫瘀滞　症见恶露持续旬余或月余不断，量时多时少，色黯黑或呈咖啡样，伴小腹疼痛，腰痛乏力，面颊部蝶形色素增浓，舌黯红或边有紫痕，苔黄，脉细涩或弦小。治当活血化瘀，温经止痛。方用生化汤加味：当归、川芎、桃仁、炮姜、炙甘草。恶露不断者，酌加花蕊石、丹皮、莲房；腹痛者加制大黄、血竭、益母草、云南白药；腰痛者加鸡血藤、怀牛膝、参三七；夹热者加红藤、蒲公英、丹皮，去炮姜；夹寒者加肉桂。

2. 肾督失荣　表现为流产后常见腰或腰骶部、尾骶部疼痛，俯挽困难，甚则稍运即痛势加剧，面色不华，舌质黯红，或有瘀斑，脉细涩或沉微。治当活血化瘀，补肾振督。方用归芪建中汤合龟鹿二仙汤。药用：炙黄芪、川桂枝、鹿角片、龟板、当归、川芎、熟地黄、甜苁蓉、巴戟天。尾骶骨疼痛加钻地风、千年健。血滞加鸡血藤、桃仁、参三七、川芎、泽兰，郁热加七叶一枝花、地骨皮、丹皮。

3. 胃经受累　表现为流产后纳谷不香，食入脘腹胀痛，心悸怔忡，便干或溏，精神委顿，舌苔薄白而腻，脉多细小。治当养血和胃，疏肝理气。药用：当归、茯苓、橘核、焦谷芽各9g，酒白芍、郁金、绿梅花各6g，陈皮4.5g，砂仁3g（冲）。脘痛者加煅瓦楞子、沉香曲、娑罗子或樟梨子；腹痛者加川连、制狗脊、枸杞子。

4. 肝郁气滞　症见经来前后少腹一侧或双侧及正中作痛，有时拘急吊痛，经行则痛加剧，经汛超前居多，并见月经延日不净，平素带下色黄夹赤，则可伴发热，与附件炎、盆腔炎症状相符，舌质黯红，苔薄黄，脉弦或弦细而涩。治当凉血清热，理气祛瘀。药用：败酱草、红藤、当归、炒赤芍、炒白芍、七叶一枝花、炒川楝子、制大黄、丹皮、蒲公英、炒橘核。肝肾阴亏而见腰酸痛伴潮热头昏者，酌加枸杞子、地骨皮、细生地、炙鳖甲、丹皮；脾肾阳虚并见浮肿、纳减、腹胀、便溏、畏寒者，去凉血清热药，加防己、黄芪、补骨脂、巴戟肉、车前子；若带下色赤者，加贯众炭、炒蒲黄、丹皮、茜草根炭；带下色白者，加白毛藤、白槿花、臭椿皮；腰痛者，加鸡血藤、怀牛膝、参三七；腹痛者，加血竭、乳香、没药。

5. 冲任失调　何先生认为若月经过多，经汛超前居多，来则如崩，色紫或鲜，并夹血块，动则血下，阴坠腰酸，兼见胃纳减退，头晕乏力，足膝酸软，治当补中益气，固涩止血。经净后续补肝肾。药用：党参、黄芪、升麻炭、补骨脂、乌梅炭、丹皮、赤石脂、槐米炭、生地炭、龙骨、牡蛎。纳差者，加茯苓、陈皮、焦谷麦芽；腰酸者，加川断、制狗脊。他认为若热郁瘀积，则临床上表现为经量多，色紫结块，腹痛，痛则血下，下之舒适，伴咽干、口苦，胸胁小腹胀满，舌红或边有芒刺，脉弦或数。治当凉血清肝，化瘀止血。药用：煅花蕊石、红藤、参三七、七叶一枝花、丹皮、茜根炭、失笑散、血余炭、莲房、藕节、炒槐米。他还认为若闭经，多先有经量稀少，继则经闭，有的形体渐肥，或伴有眠纳欠安等症，治当先予补益心脾，使生化有源，血有所主，而后补肾填精，胞脉得固，精血充盈，月事应时下。形体肥胖者，多见痰湿型，当以燥湿化痰，消导为主。

典型医案选

一、阳崩

陈某，女，40岁，1982年3月15日初诊。患者大产1胎，人流2次，平素行经量多。2月30日经水来潮，淋漓不净，迄今旬余，血量反增，昨始出血如注，卧不能动，动辄大下，色质清稀，厂医予以凉血止血药并加止血针未效，今晨由家属搀扶来院，诊查所见，按脉沉微小，舌淡苔白，面色无华，面浮睑肿，心悸气短，腰酸倦怠，纳呆便溏，证系崩漏，“人年四十，阴气自半”。失血妄行，经久不愈，真阴日亏，阳气不化，复用寒凉，重伤脾阳。脉证合参，属脾肾阳虚，冲任不摄，拟投温补之品急塞其流。处方：红参10g，熟附炭6g，炮姜炭5g，甘草5g，清芪炭20g，炒白术10g，鹿角胶12g，炒补骨脂10g，炒赤石脂10g，肉果仁炭6g，血余炭10g。1剂。次诊由家属续方，诉药后崩势已减，精神稍振，亦能进食，原方不变，复进2剂而安。

【按语】 何先生所用温阳止崩之法，仅适宜于血崩之属寒证或日久不愈者，即阳虚型崩漏患者，然而对于血崩之热证者则不宜选用。

二、难免流产继发不孕

曹某，女，34岁，1985年5月18日初诊。患者1977年结婚，次年足月分娩一婴，12天后死亡，1980年又孕，2个月后难免流产，嗣后5年未孕。经行先后无定期，末次月经1月26日，闭经4个月。小腹时有隐痛，形体丰满，腹壁肥厚，脘闷叹息，右侧乳房有血性分泌物。妇检：宫颈轻度糜烂，子宫内膜炎。基础体温呈不规则双相。证属痰瘀阻络，肝脾失调。先拟和中畅胃，活血调冲之法。处方：姜半夏、保和丸（包）、怀山药、瓜蒌皮、大腹皮、泽兰、小胡麻各10g，炙鸡内金、月季花各9g，川厚朴、炒枳壳各5g，砂仁3g。7剂，水煎服。药后月经来潮，下血量少，乳房胀痛，前方酌加当归、芍药等养血之品。经净后肠鸣、便溏、纳呆，又予调理脾胃，加藿香梗、炒扁豆花、佩兰、石菖蒲。经水将至时加沙参、香附、益母草、泽兰等活血调冲之品。诸症消退后，又着重温肾振督，加用鹿角片、巴戟天、仙灵脾等。如是调治两月而孕，次年足月产一女婴。

【按语】 本案为痰瘀互结而致继发性不孕。形体丰满，腹壁肥厚，难免流产，损伤胞宫，痰湿瘀结，经行无定，拟化湿涤痰，疏肝和胃，健脾化瘀，理气调冲之方药，在诸症治愈后，又使用温肾振督，暖宫摄精之品，调治二月而孕。辨证准确，施治有据，方药贴切，疗效显著。

三、不孕症

王某，女，35岁，婚后5年未孕，在某医院用乙蔗酚配合中药治疗2年，又改用克罗米酚促排卵均效果不明显，在沪作气腹造影为卵巢多囊性病变，诊断为子宫内膜增生过长。患者自诉，自青春期即月经不调，经量渐减，经前乳胀，经间期淋红不断，漏下色如咖啡，平素情绪不畅，烦躁易怒，腰骶酸痛，纳呆少寐。余观其郁郁寡言，面黄且黯，颧部色素沉着呈蝴蝶斑，形瘦枯槁，手心灼热，舌质黯红，脉沉细弦。断其肾元疲惫，精血不足，肝失涵养，加之不孕历久，曲隐难诉，肝郁气滞，血瘀蕴热，炽烁营血，使冲任不能相资而未能种子。首投养血清肝固冲汤，疏补兼施。处方：当归、炒白芍、川断、菟丝子、生地炭各12g，丹皮、绿萼梅、炒扁豆花各6g，煅石决明、牡蛎各18g，炙甘草6g，鸡血藤18g。药后漏下遂止，继而在经汛期用活血调冲方。药用：当归、赤芍、香附、茯苓、小胡麻各9g，桃仁、红花、桂枝、陈皮、炙甘草各6g，鸡血藤18g。经两个月调治，肝郁疏解，瘀热得清，血海已宁，胞宫清净，疏畅新生，诸症减半。因其便溏纳差，气血怯弱，给以培土固本。药用：党参、当归、白芍、菟丝子、补骨脂、益智仁、香附、降香、炙艾叶、煅紫石英、松花炭之类，益气生血，温督暖宫。前后服药3个月而后怀孕。

【按语】　本案例为肾元虚惫，精血亏损，肝木失荣，肝郁气滞，胞宫不宁，无力受孕。何先生治疗首拟滋水荣木，养血疏肝之法，方投养血清肝固冲汤，疏补兼施，疗效颇佳。继在经汛期服用活血调冲汤，木郁得舒，瘀热得清，血海已宁，胞宫得清，但脾土虚弱，三拟培土固本，增其后天水谷生化之源，以益气生血，温督暖宫，自摄精成孕。

四、胎盘残留感染

陆某，女42岁，人工流产后2月内，阴道出血，量多如崩4次。在第4次大出血时行刮宫术，出血才得以控制，诊断为：胎盘残留感染引起盆腔炎。2年来曾经多处治疗。就诊时诉，经前后腹正中痛，两侧腰骶痛，动则痛甚；带下赤白，绵绵不断；月经超前，一月二行，且延日不净（8～10天）；面部色素沉着，全身浮肿，午后潮热，纳差，神疲，卧床不起；舌质黯红紫痕，苔白，脉弦细数。证系胞络损伤，肝郁化火，冲任失守。治拟凉血清肝，活血祛瘀。处方：七叶一枝花、蒲公英、细生地、豨莶草各12g，当归、赤芍、土茯苓、地骨皮、丹皮各9g，鸡血藤15g，参三七2.1g，红藤30g。服10余剂后，诸症明显减轻，经过两个月余治疗，经汛渐趋正常，量亦渐少，肿退，热除，体力恢复。以后仍服原方，1年后随访，经汛恢复正常。

【按语】　本案例系为肝气郁结，久郁化热，即气滞瘀热型病证较为错综复杂。久病伤阴，肝肾阴亏，低热不退，阴损及阳，症见纳差、神疲、周身浮肿，故何先生使用三七、赤芍、鸡血藤以消胞络之瘀滞，七叶一枝花、豨莶草、红藤、土茯苓以清理下焦湿热，当归、生地、白芍、地骨皮以滋阴养血。经两个月治疗诸症悉平，渐趋正常，1年后随访，经汛正常。

（丛春雨　何嘉琅）

第三十二节　郑　惠　芳

生平简介　郑惠芳（1926—　　），女，原籍河北，祖居济南，出身于中医世家。受家庭环境影响，早年随父学习中医，深得其传，后承父以医为业。1950年进修西医，学习并掌握现代医学知识。1952年在工作中又承蒙山东名医王玉符先生3年教诲，深得其益。曾任山东省人民医院中医科医师兼妇产科会诊医师，后以妇科为主攻方向。1963年调山东中医学院附院妇科工作，历任主治医师、讲师、副主任医师、主任医师。她在40余年的医疗、教学和科研活动中，融古通今，中西并举，逐步形成自己的学术思想和医疗方法，积累了丰富的临床经验，在中医妇科方面有很深的造诣。

她以擅治妇科各种疑难病证著称，医术精湛，医德高尚，在省内外享有很高的声誉。曾有多篇论文发表于省及全国性杂志，如“中医中药治疗功能性出血305例疗效总结”、“桂枝茯苓丸在妇科的临床应用”、“止血方治疗崩漏的疗效观察”、“中医中药安生胎下死胎的体会”、“参芪龙牡汤治疗子宫肌瘤58例疗效总结”等。于1991年被卫生部国家中医管理局授名为全国名老中医之一，并为其配备学术继承人2名，传授临床医疗经验。现享受国家政府津贴待遇。

学术思想特点

一、扶正固本为主，尤善补脾益肾

郑先生在运用健脾胃滋化源时注意以下两个方面。一是未病先防，谨慎护养：对需要扶正补益者，常在大队的滋腻药中佐木香、陈皮、砂仁之类，以防脾胃之气壅滞而影响运化。需要攻逐邪气之时，也尽可能不用或少用攻伐胃气之药，中病即止。二是既病治疗，补脾为要。她推崇东垣“土为万物之母，善治病者，惟在调和脾胃，滋其化源”的观点，认为脾胃与机体功能恢复之关系至关重要。只有促进脾之运化方能使药物发挥治疗效能。因此，对月经量少、后期、闭经等属脾虚化源不足者，均采用健脾法，用圣愈汤、八珍汤加减治疗。关于闭经论治，她强调辨证求因，反对一见闭经，不问虚实，概投活血通经之品，而采用分期逐步调治的方法，补通兼施，先用八珍汤培补化源，益气养血，以期气血充足，血海充盈之后，再予以活血温通之品，如鸡血藤、桂心、牛膝等，引经下行，收到显著疗效。如治一少女，12岁月经初潮，正常行经4年，后因节食减肥，导致月经闭止3年，曾在省某医院诊为垂体性闭经，多方治疗无效。郑先生诊后认为属气血亏虚，血海不足所致，拟健脾和胃法，处以香砂六君子汤治之，另嘱病人增加饮食营养，待气血渐复之后，又配以补养肝肾之品，使月经复潮，并建立起了正常月经周期。郑先生对脾胃虚弱，中气不足之胎漏、胎动不安、胎萎不长，亦均采用滋补化源之法，常用胎元饮、泰山磐石散、圣愈汤、香砂六君子合八珍汤等方剂加减。她认为胎元之生长依赖气血的资助，只有母体脾胃强壮，化源充足，才能保证胎儿正常发育。如滥用药物，损伤脾胃，则易造成胎元不固或胎萎不长。因此，治疗妊娠病，总以健脾和胃为主。

她亦将健脾法用于治疗乳汁自出、产后自汗等产后病。如：一妇来诊，自述产后乳汁分泌过多，乳儿仅用一小部分，乳母身体疲倦面色萎黄，因无法正常休息而痛苦不堪，要求回乳。郑先生认为此病人属气血两虚，可服中药减少乳量，不必回乳，给以八珍汤气血双补。患者复诊时乳汁分泌已明显减少，且身体感觉有力，面色见好，收到满意的效果。人皆以为气血亏虚致缺乳，不想气血亏亦能造成乳汁分泌过多和自溢。郑先生临证经验之丰富，用药之特点由此可见矣。

郑先生多以补气摄血、升阳举陷之法治疗崩漏。认为，老年妇女崩漏，应以补脾益气摄血为主。因老年妇女肾气已衰，这是生长壮老已发展的必然趋势，不是人力与药力所能为，但可通过调补脾胃，赖后天之本以为维护。故先用补气摄血、升阳举陷之法，以举元煎加味治疗，取得满意效果。若气虚甚者，以人参 9g 急煎服，增强其益气固摄之力。对于月经先期和月经量多属于心脾两虚者，她多以归脾汤加龙骨、牡蛎、五味子等治疗。量多如注者，黄芪用量重，一般用 30～90g，取其既可益气固摄，又可益气生血之意。她说，月经量多，虽以阴虚者多，但流血日久，气随血泄，结果可致气血俱不足，故治疗不可忽视补气，临床多用白术，以“白术为健脾益气第一要药”。至于妊娠中、后期需保胎治疗时，郑先生主张健脾益气、升提以固涩，常用补中益气汤治疗宫颈松弛的患者，并以升麻为首选药物，用量较大。对胎盘低置者，认为属脾肾双虚，采用补气益肾升提法，临床治疗多例，效果甚好。

调和脾胃亦是郑先生常用治法之一。如治疗痛经，她认为，若经期腹痛伴恶心呕吐者，多是患者脾胃素虚，故先以经前经期治疗痛经，后调和脾胃为主，常用香砂六君丸和人参健脾丸治疗。妊娠恶阻一证，她认为亦属脾胃素虚，脾虚不运致痰湿内停，阻滞中脘，胃气不畅，夹冲气而上逆产生恶阻之证。若胃气较盛，虽有呕吐，一般不重；胃气较虚者，呕吐往往较重。治疗以降为补，寓补于降之中，用香砂六君子汤加竹茹、苏梗等；若呕吐剧烈者，则以降为主，于上方中加代赭石、旋覆花、炙枇杷叶等疏通气机，降逆止呕，每可取效。曾治一患者，因孕后呕吐剧烈，尿酮体在某省级医院输液对症治疗 20 天无效。郑先生以香砂六君加竹茹、苏梗、黄连、旋覆花、代赭石、炙枇杷叶等，1 剂呕吐止，3 剂饮食复常。若患者脉虚细，又有堕胎史者，则主张不能用石类沉降之药，如代赭石，恐其沉降太过，损伤胎气，可用竹茹、陈皮清降胃气。

郑先生认为，恢复脾胃正常功能，是治疗妇科疾病的重要环节。郑老曾治一患者，妊娠 6 个月，腹部胀大较快，伴头晕心慌，下肢浮肿，心电图示频发性心动过速，西医诊为妊娠水肿，羊水过多，郑老给以白术散加减治疗后，足月顺产一婴，羊水不多，告愈。另治一妊娠 4 个月长期腹泻病人，用异功散 9 剂获效。她擅用经方，也常与时方化裁应用。经行泄泻，经行水肿，她善用健固汤加白扁豆及少量肉桂健脾除湿，温肾扶阳，治疗脾虚带下则推崇傅氏完带汤加芡实、莲子、龙骨等健脾固涩之品。

她非常重脾与肾的关系，如崩漏一证，最后穷必及肾，治疗在益肾基础上亦不忘健脾。尝说若单用益肾药如熟地之类，使肾水泛滥，反侮脾土，易致水肿。若崩漏兼有水肿者，更应注意健脾，可在益肾药中配以茯苓、白术等健脾利湿之品。对属肾虚型胎漏、胎动不安者，在寿胎丸基础上加入健脾益气之品，如白术、党参、山药、茯苓等，取其补后天以养先天之意。

脾与心的关系亦非常密切，常互为影响。如思虑过度，不仅暗耗心血，且可影响脾的运化功能，若脾气虚弱，运化失职，则气血生化无源致血虚而心失所养，脾不统血，血液妄行，也会造成心血不足。在临证中对此类病人，郑老多采用健脾益气、养心生血之法治之。

总之，郑老在长期临床实践中，总结出了健脾法在妇科的广泛应用，形成了自己独特的见解，如她认为参、术、苓、草虽为平和之品，但对于许多慢性疾病，加减用之，坚持久服，多能见效，这些认识对于我们研究补益脾胃在妇科领域内防病治病的作用，有着重要意义。

二、重视阴阳互根之理，补益肾气调经助孕

在女性不孕患者中，有相当一部分人表现为月经后期、稀发、闭经，经西医检查多呈卵巢功能低下的无排卵月经、黄体不足或子宫发育不良，这些在中医辨证多属肾虚型。肾为先天之本，元气之根，主藏精，主生殖。先天禀赋不足，肾气未充，后天诸虚劳损，杀伐肾气，均可导致肾中精气亏虚，冲任不足，不能摄精成孕。郑先生主张，治疗时应以补肾调经为主。辨证时又要分清属阴属阳，有所侧重。如临床表现为月经后期，逐渐稀少，乃至闭经者，伴腰膝酸软，性欲淡漠，小腹冷痛，多属肾阳不足，治以温肾助阳，调经种孕，用大营煎加减治疗。她认为：此方组方严谨合理，使用恰当则疗效可靠。方中当归、熟地、杜仲、牛膝补肝肾，强腰膝，通经活血；肉桂大热，振奋命门之阳，于阴中求阳。她对肉桂的用法颇有见地，认为对于月经后期、闭经用肉桂应从小剂量开始，根据病人具体情况酌情加量，如患者月经 37 天左右一行者，肉桂用量 1.5g 即可；月经在 40 多天一行者，可用至 4.5g，月经 60 天左右一行者，可加量至 9g。若个别病人服用肉桂后出现皮肤瘙痒、头晕、恶心等反应，可将肉桂减去，换成少量桂心以温通经脉，促使月经来潮。若肾虚偏阴不足，阴血亏虚者，她则多用大营煎合四物汤加生枣仁、柏子仁、红花、淫羊藿、首乌、鹿角胶等温补奇经、养血调经。认为：生枣仁、柏子仁养心生血，能兴奋子宫，促使血量增加，用小剂量红花养血，并能促使性腺发育。证属气血虚弱者，可用八珍益母丸加益肾药治疗。闭经伴子宫发育小，证属脾肾双虚者，郑老多采用补肾健脾调经之法。

典型医案选

一、月经不调

侯某，女，32 岁。患者结婚 6 年，夫妇同居，一直未孕。平素月经 40～50 天一行，血量较少。婚后月经 2～4 个月一行。查子宫为正常人的 2/3 大小，就诊时已 3 个多月未行经，少腹冷痛，腰膝酸软，白带很少，舌淡，苔薄白，脉沉细无力。证属肾虚血亏，拟温经补肾，养血调经。投大营煎合四物汤化裁：熟地 12g，枸杞子 12g，杜仲 12g，牛膝 12g，肉桂 4.5g，生枣仁 12g，党参 15g，红花 9g，川芎 6g，当归 4g，卷柏 12g，菟丝子 15g，甘草 6g。5 剂。

二诊：药后经至，量不多，2 天干净，轻微腰酸，上方加紫石英 30g，淫羊藿 12g。服药 3 个月后，月经 40～50 天一行，血量较以前明显增多，4 天干净。半年后妊娠。

【按语】 婚前月经后期、量少之子宫发育不良者，婚后有两种可能：①婚后月经正常：这是通过性刺激，使卵巢功能趋于完善，子宫逐渐发育正常；②继续月经后期，甚至闭经：这是因为肾气过于虚弱，交合后更加损伤肾气，阴液耗竭所致。上述病例即后一种情况。

二、不孕

孟某，女，36岁。产后8年，未避孕一直未孕。月经周期37～40天，经期7～8天，量不多，色黯红，夹有血块，经期少腹胀痛，经前乳房胀痛。曾在本市某医院两次子宫输卵管造影，均报告为双侧输卵管不通，伞端积水。平时白带较多，色白质稀。就诊时头晕胸闷，少腹胀痛，舌质黯红，苔白，脉沉弦细。诊断：继发不孕，月经后期，双侧输卵管不通。证属肝郁气滞，气血凝瘀，治以疏肝理气，活血调经。药用：柴胡9g，当归12g，白芍12g，桂枝6g，赤芍12g，茯苓12g，苡米24g，车前子9g，苍术9g。

以此方加减，共服30剂。于3个月后停经，查尿妊娠试验（+），于次年6月足月顺产一男孩。

【按语】 月经后期伴输卵管炎症，积水导致输卵管不通者，多表现为乳房胀痛、少腹胀痛等。郑先生认为：少腹属于肝，输卵管位居少腹，故少腹病以肝论治。胀痛属于气滞，不通从瘀辨治。故以疏肝解郁，理气化瘀为主。方用逍遥散合桂枝茯苓丸加王不留行、丝瓜络等活血通经之品；若盆腔炎症明显者，可加金银花、连翘；少腹疼痛明显者，加丹参、五灵脂、香附、元胡。

三、原发性不孕

高某，女，26岁。结婚2年余未孕，闭经3个多月。初潮18岁，周期基本正常，量少，近2年多月经时有停闭不行，开始注射黄体酮后月经可来潮，以后亦不显效。曾在某医院行诊刮术，病理报告：子宫内膜呈增殖期图像。测基础体温呈单相。B超检查：子宫偏小，5.4cm×4.6cm×3.3cm，右侧附件囊性包块。就诊时面色少华，头昏乏力，少腹微胀，白带很少。舌紫黯苔白，脉滑略数。诊断：原发性不孕，继发性闭经，附件囊性包块（右）。证属肾虚血瘀。拟补肾活血，理气调经，投左归饮化裁：熟地18g，当归12g，川芎9g，白芍9g，桃仁9g，红花12g，莪术9g，川牛膝15g，淫羊藿18g，茯苓15g，香附12g，桂心6g，甘草6g，木香9g，泽兰15g。

五诊：服上方30剂，基础体温呈双相；现已近经期，乳房微胀，白带较少，苔薄腻，脉滑缓。处方：菟丝子18g，杜仲12g，生枣仁18g，红花9g，当归12g，桂心9g，川芎6g，熟地18g，淫羊藿18g，茯苓15g，泽兰15g，川牛膝15g，莪术9g，香附12g，陈皮12g，桃仁9g。

六诊：服上方6剂，月经来潮，量较多，3天干净。继用上方加减治疗7个月，于1990年8月复查B超，子宫7.0cm×5.0cm×4.5cm，双侧附件未见异常。转用温养冲任，调经助孕之剂。处方：杜仲12g，枸杞子15g，当归12g，甘草6g，熟地18g，肉桂6g，生枣仁18g，红花6g，淫羊藿18g，紫石英30g，菟丝子15g，肉苁蓉9g，党参12g。连服18剂。服药第2个月停经。基础体温高温相持续28天未降。查尿妊娠试验（+）。于1991年5月足月顺产一男婴。

【按语】 月经后期、稀发、闭经伴有卵巢囊肿者，郑先生认为多属阳虚湿聚血瘀。脾主运化，脾阳虚弱，则无力运化，水湿停聚为肿，反而进一步阻滞经络，气血运行受阻，瘀滞不通，与湿互结为囊肿。因此，治疗应以温阳化瘀，健脾除湿为主。方用左归饮合当归芍药散加减。

（丛春雨　叶　青）

第三十三节　夏　桂　成

生平简介　夏桂成（1931—　　），男，汉族，江苏省江阴县人，南京中医药大学教授，附院主任医师。早年从江阴名医夏奕钧先生修学内科，1957 年于江苏省中医进修学校结业，翌年拜黄鹤秋老中医为师，得其心传。夏先生自知中医宝库博大精深，非勤读巧思，用心临床不可，遂不敢懈怠，精研古籍，尤重《傅青主女科》，广览现代各家之临床实践，开拓思维，有所收获，对月经病调周法、不孕症、更年期疾患、经间疾患等，颇多心得，求治者接踵而至，终日忙于诊务。曾任妇科教研室主任、全国中医妇科学会委员。主编《中医妇科学》、《中医临床妇科学》《实用妇科方剂学》、《不孕不育与月经周期调理》。曾参与“天牙片引产研究”获卫生部科研成果奖。

夏先生在数十年妇科临床实践中，重视调理肾、肝、脾、胃、心，尤以肾为中心，并提出了肾—心—子宫生理轴，阴阳消长转化的月节律及其所引起的一系列病理变化的理论新观点。还主张中医妇科必须汲取西医妇产科学之诊断、主要的治法及重要的生理病理知识，西为中用，使中医辨证论治更加深化，而在临床治病时仍须运用中医基本理论和其思维方法，仍须根据中医阴阳八纲及脏腑虚实的辨证结果遣方用药，不可本末倒置，废医而存药。夏先生面对时代的变化，在《中医临床妇科学》一书中，大胆地对妇科病种作出了较大的增补，以切合当今妇科临床实际，增添了月经病错杂证治、经间期诸病、溢乳性闭经、经前期漏红、更年期干燥综合征、性病、计划生育并发症等。他还提出妇科疾患，注重治养调相结合，综合运用中西医两法及食养、心理调摄等方法，进而提高妇科疾病的疗效。

学术思想特点

一、提出月经周期生理演变与阴阳消长转化的四期活动变化之说

生育年龄的妇女，除妊娠期和哺乳期外，卵巢一般每月发生一次周期性变化，并排出卵细胞。夏先生认为：月经周期可分为阴长阳消期、重阴转阳期、阳长阴消期、重阳转阴期等 4 个时期。

（一）阴长阳消期

相当于经后卵泡发育期。每次月经后，卵巢内有许多始基卵泡同时发育，但发育成熟而能排卵的只有一个，很少有一次排两个卵细胞的。其余的卵泡，在不同的发育阶段中逐渐退化成闭锁卵泡。卵泡的发育与阴精的滋长有关，阴长由低水平→中水平→高水平，大约经历 5～13 天，阴长可至重而达重阴（高水平），卵子发育成熟进入经间排卵期。为了保持阴的持续滋长，阳相对地消，阴长至重，阳消就将更多。这是阴阳互根的必然关系。一般可以观察到白带由少逐渐增多，由质稀转质稠。如进行阴道涂片检验雌激素水平可看到角化细胞数值发生轻度影响→中度影响→高度影响的变化。

（二）重阴转阳期

相当于经间排卵期，大约在月经周期的第 14～16 天。排卵期是重阴转化为阳的转化

时间，因此有两个显著的特点：第一，重阴，即高水平阴，白带分泌不仅量增多，且质地稀薄而透明，呈蛋清状，或称拉丝状带下，古人称之谓锦丝带；第二，由于重阴转阳的，体内出现絪缊状，即显著的气血活动现象，有的妇女可以见到少腹胀痛、烦躁、乳房胀痛、性欲增强等反应。虽然真正的排卵期仅为1天，但排卵现象可持续3～5天，甚则7天。掌握这一时期，顺而施之，则成胎孕。

（三）阳长阴消期

相当于经前黄体期。排卵后黄体形成，分泌黄体激素，基础体温上升呈高温相，此期阳开始长，阳长至重一般需要7～8天，高温持续不少于12天，阳长则阴消，物质转化为能量。阳气渐长，温煦子宫，有助于孕胎生长。在阳长至重时，容易引起心肝气炎上升，少量气火升浮，可以产生烦躁、乳胀、寐差等反应，此不属于病变。

（四）重阳转阴期

相当于行经期，同样具有二个特点：其一重阳转阴，黄体退化，子宫内膜脱落，卵巢中又有一些新的卵泡开始发育；其二是气血活动，排出经血。本次月经结束之时，已渐渐开始阴长。

总之，阴阳的消长转化，一方面固然受阴阳气血之间的互相消长的影响，保持一个月总体上的阴阳平衡性，但在具体的一个阶段内，其消长对抗的不平衡性很明显，推动月经周期正常演变。内外各种因素，容易干扰这种动态的平衡。幸赖人体心肾交合，任督贯通，阴阳维、阴阳跷的维系沟通，子宫冲任等反馈作用，及肝、心、脾、胃的协调气血的活动，使得女子自备一系列调节功能，从而保持月经周期的正常演变。

二、提出研究子宫病变，乃是分析妇女疾病的基点之说

夏先生认为，子宫是女性内生殖器的主要器官，因此，研究子宫病变，乃是分析妇女疾病的基点。对子宫的病理需从子宫的形态、位置与功能失调等方面分析。

（一）子宫的形态、位置失常

夏先生指出子宫的形态及位置失常，虽然属子宫本身病变，但与心、肾、肝、脾（胃）及冲任等奇经密切相关。如子宫偏小，属子宫发育不良，除了肾气、天癸等先天发育因素缺乏外，子宫及冲任的功能也很弱。如子宫位置偏低，乃脾气下陷，肾虚失固，带脉失约所致，不仅月经过多，亦常易堕胎、小产、滑胎。若子宫后倾后屈，经矫正后仍然后位者，多为肾虚所致，乃因胞脉系于肾，肾虚不能系胞，故子宫后倾。临床表现尚有少数子宫后位者与湿热、瘀血有关。若子宫前倾前屈，大多与气血失调有关。子宫左右歪斜，大部分由肾虚与瘀血所致。还有经刮宫等手术后，子宫内膜损伤，以致子宫内膜增长不利，虽然外表形态、位置无异常，但宫腔内的损伤，仍属子宫损伤。应从子宫本体的阴阳气血论治，使之逐步恢复，否则将继发子宫性闭经，并且极难恢复。

（二）子宫藏泻失职

夏先生指出，子宫藏泻功能失常，与子宫的虚实寒热病变有关。子宫虚变，偏阳虚、气虚，则泻多藏少，阳不固，气不摄，临床上可见月经量多、先期而至、经期延长、崩漏、带下增多、不孕、流产等病证。阳失煦，寒内生，可见月经后期、痛经、不孕等病证。子宫实变，偏阴虚，血少，物质亏少，则藏多泻少，可见月经量少、闭经、月经后期等病证。阴阳两虚，甚或衰竭者，子宫形体萎缩，无物可藏，亦无物可泻，故月经闭止。子宫实变，藏而不泻，在排除先天性畸形及肿瘤等因素外，一般缘于瘀血、痰浊（脂膜）、

湿热等。瘀血停聚，较为多见，可见月经量少、闭经、不孕等病证。如瘀血损络，络损血溢，或恶血内阻，好血不得归经，可致出血性疾病。湿热占据胞宫，湿重于热者，湿性粘滞，阻遏气机，藏多泻少，可见月经量少、闭经等病证。热重于湿，热迫血行，泻多藏少，则见月经先期、月经量多、经期延长、带下黄或赤等病证。痰热内蕴，子宫过热，泻多藏少，甚则泻而不藏，可见月经量多、月经先期、崩漏、赤带、胎漏、恶露不绝等病证。胞宫寒凝，即子宫寒冷，胞脉收引、气血凝泣，藏多泻少，甚则有藏无泻，可见月经量少、月期后期、闭经、不孕等病症。

夏先生还指出冲任等奇经病变。冲为血海，任主胞胎。阴血亏虚，血海失盈，冲脉不盛，则月经量少，后期而行，甚则闭经。冲脉之气失于和降，气机上逆，夹肝犯胃，常见妊娠恶阻、经行呕吐等。任脉失于疏通，经行不畅，可致月经后期、经期淋漓、癥瘕等疾。督失煦化，胞不温暖，常致痛经、不孕。带脉不约，诸脉失束，常见子宫脱垂、滑胎、堕胎、小产，也可因水湿失调，湿热下注，带下量多。此外，任、督、阴维、阳维、阴跻、阳跻诸脉为病，机体阴阳失调，可引起月经周期中阴阳演变失常。

三、在妇科临床实践中坚持辨证与辨病相结合的基本原则

夏先生认为临床上收集大量资料后，必须进行辨证分析。通过逻辑推理，按照病与证的特点，综合归纳，分清主次，从面得出正确的辨证结论。

（一）证病结合，辨析互参

夏先生指出，中医所说的辨证，是在综合分析了病因、病机、病势、病位、性质、体质等诸多因素后得出证候诊断，具有整体观念。辨病是西医的特长，是对局部病变的认识，非常细致。辨证与辨病相结合，能大大提高诊断的精确性和疗效的稳定性，且对专科的发展有着重要意义。如对血瘀性月经过多，中医辨证后，采取化瘀为主结合止血的方法，效果尚不满意，必须结合辨病，如属于脱膜性的血瘀，又称膜性血瘀证，选用温阳化瘀的治法，疗效就有所提高。又如宫颈炎外治，从单纯的消炎入手，疗效并不满意，他曾经采用治疗慢性咽喉炎疗效颇佳的养阴生肌散治疗之，效果不佳，转用北京王氏子宫丸，疗效显著转好，但还不满意。后来结合辨证，根据子宫颈炎的局部变化用药：宫颈光红，阴虚火旺，养阴生肌散治之；局部腐肉多，必须去腐生新；局部呈石榴状的，采用消散血瘀的治法；局部肥大淡红，在消炎中参入补气养气的方法。另外，通过对基础体温的图像分析，亦有助于辨证。如高温相偏低（温差＜0.3℃）、偏短（高温相不能维持到12天），高温相欠稳定，上升缓慢，均属于阳虚或偏阳虚；高温相偏高（即高温相超越37℃以上），或高温相过长，经行时仍下降不明显者，属于阳旺或阴虚火旺；高温相或低温相起伏不定有如犬齿状者，一般与心肝郁火，脾胃失和有关，这样，在辨证中结合辨病，在辨病中结合辨证，疗效自然会提高。

（二）无证从病，无病从证

1. 无证从病　无证是指望、闻、问、切四诊未能得到或作为辨证的依据，或自觉症状很多，难以辨证，以致无症可辨，而病却较为明显，这时就必须从病论治。例如盆腔肿瘤较小时，并无症状，往往在妇科检查时偶然发现，按照无证从病的原则，发现后可按血瘀性癥瘕论治。又如不孕症有相当一部分病人“无证可辨”，但通过测量基础体温及妇科检查等，可以作出西医病名诊断并从病论治。如在不孕症病人的基础体温曲线中发现高相偏低、偏短，血液检查黄体素含量低下，夏先生即视为黄体功能不足，治疗时加重补肾之

品，如肉苁蓉、鹿角片等，效果较好。又如盆腔炎治疗后症状消失，无证可辨，但仍需从炎症治疗，以巩固疗效，防止复发。

2. 无病从证　无病是指对疾病一时不能确诊，如一些不明原因的带下量多，经多方检查未发现异常，此时可以从中医脾虚、肾虚论治。又如一些不明原因的浮肿，各种检查都未见异常，只能定为浮肿待查，按中医辨证论治，对脾虚、肾虚、血虚等证分别治之，往往可收到较好的疗效。如对老年复经，出血颇多，出血前曾多方检查未发现异常者，从老年性阴道炎治疗亦乏效，经夏先生辨证为阴虚证兼脾弱，并按此治疗，很快就控制了出血。

（三）辨病求本，深层辨证

辨病有助于掌握疾病的特异性的变化规律，有助于对疾病本质的了解，从而能使中医辨证更为细腻，达到深层次辨证的要求。对于妇科来说辨证尤为重要。例如：对一般性辨证为血瘀证型者，结合妇科检查，如 BBT 测定、B 超探查、子宫内膜病检以及宫腔镜、腹腔镜的检查等，可使医生进而分析出血瘀证的病位、性质、程度、范围等。如对子宫肌瘤血瘀证，谓之子宫癥瘕性血瘀证；对盆腔感染的血瘀证；谓之湿热性血瘀证；对膜样性血瘀证还可根据情况再细分之，如崩漏病证中常见的子宫内膜增生过长性血瘀血证，内膜呈干酪状增生性血瘀证，类似《金匮》描述的干性瘀血，简称“干血”，还有内膜是腺囊型增生性血瘀证，类似于痰湿性血瘀证，月经过多中大片子宫内膜脱落，谓之脱膜性血瘀证。总之，凭借西医各种检查得来的资料，可以在辨证的前提下使辨证深化，使治疗更有针对性。

（四）析证求因，多层辨证

有些病证，常常反复发作，病程长，病情复杂，现象与本质不一致，虚实寒热和阴阳表里错杂重叠辨证时，既要抓住妇科特异性症状深入辨析，反映辨证的深度，又要结合病史、月经史、婚产史、带下史及有关检查进行全面分析，多层次的辨证，反映辨证的广度。多层次辨证，首先确定的是主证型，其次是次要证型，再次是兼病、兼证等，层层进行分析。如对妇科出血病证，出血期分析之，量多，色紫，有大血块，阵发性出血，小腹胀痛，显然血瘀是主证型；又见气短神疲，懒于行动，则气虚是次证型；同时兼见头昏目花、心慌心悸（有心悸病史），可见心悸、贫血是兼病兼证。分清了主次轻重，在治疗上就可有的放矢，获取最佳疗效。

四、提出时间医学治疗法新思路

时间医学治疗法，属于时间医学的内容之一，在治疗时强调利用和顺应人体的生物节律。月经周期节律诱导法即是基于时间医学中的生物节律而研究出来的。它紧紧抓住月经周期中两个显著变化的节律时间，运用药物、心理等多方面的治疗方法，促进女子恢复固有的条件反射性节律活动，重新建立正常的月经周期。凡属功能性闭经、崩漏、不孕症患者，均可应用本法治疗。

月经周期节律诱导法的机理和施行方法：经间排卵期，是月经周期中的第 1 次转化。前次月经以后，卵细胞逐渐发育，阴长阳消，重阴必转阳，转化的结果是排卵，月月如此。在以往的月经周期的演变中，女子已形成了这一条件反射的体内的节律性活动。经间排卵期一般处于前次月经来潮后半月左右时期，亦可通过检查阴道细胞雌激素水平及观察白带的量和质而确定。此期在治疗上，一面令患者服用补肾调气血类的保排卵药物，一面嘱其具备兴奋排卵意识，并有意识地按摩乳头，在性生理上引起活动，以唤起原有的节律活动，从而促发排卵。但需要根据患者原有的经期天数反复地诱导多次。如患者月经期3～5天，则诱导法就施行3天或5天，对7天者施行7天。行经期是月经周期是第2次转化。排卵后，女子体内阳长阴消，重阳必转阴，转化的结果是排泄月经。对如无月经来潮者可按以往行经期而确定。此期在治疗上，一面调气血以理经，一面嘱患者具有排经意识，并有意识的按摩小腹深部，达到月经来潮。施行这种月经周期节律诱导法，必须耐心地反复地进行多次，一般需要3～6个周期的诱导，才能获得较好的效果。

补肾调周的方药，是基于月经周期阴阳消长转化的规律而拟定的，自然要借助自然界阴阳消长转化的关键时期，以发挥药物的最大效应。一般补阴药应在每天下午及傍晚服药，或者秋冬季为宜，乃以阴引阴之故。补阳药应选择在每天上午、中午，或者春夏季节为宜，乃以阳引阳之理。通过长期临床实践，夏先生还发现补阴要以阳为基，补阳也要以阴为基，如月经第3、5、7天的奇数是经期，经后期有所要掌握有时间，月经第2、6、8天的偶数日是经前期补阳所要掌握的时间。注意阴阳时数服数，可提高补阴或补阳的效能。

临床经验特色

一、提出掌握月经周期节律应用分期分时调周法

夏先生提出的掌握月经周期中阴阳消长转化4个时期的节律，注意年、月、日、时相阴阳对此的影响，顺应女性生理特点而制定的分期分时调周法，是继中医人工周期发展起来的较系统的治法。对崩漏及所有的功能性月经病，包括不孕症以及某些器质性疾病，有着重要的临床意义。本治法颇重时间概念，企图寻找最佳的治疗时间。

（一）月经周期中阴阳转化的调治

月经周期中有两个转化期。行经期，重阳转阴，是本次月经的结束，新周期的开始；经间排卵期，重阴转阳，是月经周期中第一次至关重要的转化，是周期演变的转折点。两个转化期共同特点是：时间短暂，气血活动显著。夏先生指出尽管这两个转化期为时较短，但仍可细分为初、中、末3期。

1. 行经期调治　行经期表面看来是排泄经血，实际上是阳气下泄，让位于阴，一般有3～5～7天时间，这是人们所能观察到的。行经初期一般1天，偶或2天，中期一般2天，甚至3天，也有1天的，末期较长，一般2～4天，也有1天的。治疗应分期进行。初期：治应理气调血，偏于理气，以四制或七制香附丸加减。药用：制香附9g，青陈皮、乌药、片姜黄各6g，川续断、当归、赤芍、泽兰叶各10g。中期：治应活血调经，以五味调经散加减。药用：当归、赤芍、丹参、山楂、艾叶各10g，益母草15g。末期：治应滋阴和瘀，以归芍地黄汤加减。药用：当归、赤白芍、怀山药、干地黄、山楂、丹皮、茯苓、泽泻各10g，益母草15g。如转化不利，经血排泄甚少，则有心肝气郁与瘀血凝结两方面原因。心肝气郁者，从泄降气机论治，方取越鞠丸或柏子仁丸，药用：柏子仁10g，制苍术10g，川牛膝10g，泽兰叶10g，钩藤、茺蔚子各15g，制香附、炒枳壳各9g，青陈皮、川朴各6g；血瘀不转者，从化瘀通络论治，血府通瘀汤加虫类药，药用：红花9g，桃仁、当归、赤芍、干地黄、川牛膝、泽兰叶、五灵脂各10g，川芎、地鳖虫各6g。如转

化过快，经血排泄甚多者，阳气化火，可按血热型论治，以固经丸治之。

2. 经间排卵期调治　经间排卵期，只有1天，从临床观察来看，排卵的前后期也有数天，合起来可达3～5天，亦有7天的，可以通过基础体温（BBT）、宫颈黏液涂片及尿LH检查、B超追踪等证实之。因此，排卵期亦存初、中、末3期，但排卵的中期仅1天，与行经期不同。初期：治以滋阴为主，佐以助阳，兼调血，用补肾促排卵汤（自拟方），药用：当归、赤白芍、怀山药、干地黄、丹皮、茯苓、川续断、菟丝子各10g，红花6g。中期：治应调血通络为主，佐以补肾，用排卵汤，药用：当归、赤白芍、丹参、泽兰叶、川续断各10g，红花6g，茺蔚子15g。末期：治应阴阳并补，偏于补阳，用促黄汤（自拟方）加减，药用：炙鳖甲15g，丹参、枸杞子、女贞子、怀山药、川续断、菟丝子、肉苁蓉、仙灵脾各10g。夏先生指出，如转化不利，或迟迟难以转化者，有两种情况，阴精较虚，接近重阴，当以大补阴精，可按经后中后期法论治，但要加强补阳药。阴精达重而不转化者，首先在于加强活血通络，促动冲任血气呈显著活动的絪缊状，如少腹逐瘀汤，或加入地鳖虫6g、虻虫5g；或者温阳通络，桂枝茯苓丸加制附片6g，或者燥湿化痰通络，用苍附导痰汤加红花5g、五灵脂10g、川桂枝3g等。

（二）月经周期中阴阳长消的调治

月经干净后为阴长期，又称为经后期。排卵后BBT上升为高温相对，称阳长期。阴长阳得消，阳长阴亦耗，阴长或阳长，都必须达重或接近重，由低水平到中度再至高水平，时间较转化期为长，因此亦存在初（低）、中、（末）高3期。调治上应顺期特点而施治。当然各病证的具体治法有所不同，有的重于中期调治，有的重于末期或初期调治。

1. 经后阴长期调治　经后期阴长阳消，奠定周期演变的物质基础非常重要。经后期一般7～12天，或达13、14天，从低水平到高水平，其中初、中期较长，末期较短。调治当以滋阴为主，但因阴阳互根，故不能忘记补阳。初期：治应滋阴养血，归芍地黄汤加味，药用当归、白芍、怀山药、干地黄、丹皮、茯苓、泽泻、焦山楂、怀牛膝、墨旱莲各10g，女贞子15g。中期：治应滋阴养血，佐以补阳，一般于上方加川续断10g，菟丝子10g、巴戟天6g。末期：治应滋阴补阳，阴阳两补，二至地黄汤合五子补肾丸加减，药用女贞子15g，墨旱莲、怀山药、干地黄、川续断、菟丝子、覆盆子、韭菜子各10g。如果阴精上升过快，湿浊与心肝气火明显，反而影响消长转化者，亦当进行调整。湿浊蕴阻明显者，当健脾疏肝，利湿化浊，越鞠丸加减，药用制苍术、炒丹皮、山楂、茯苓各10g，青陈皮、川厚朴各6g，制香附9g，苡仁15g，必要时加仙灵脾、仙茅各9g。肝火湿热明显者，当清肝利湿，丹栀逍遥散合四妙丸加减，药用黑山栀、炒丹皮、炒当归、白芍、制苍术、茯苓、川牛膝、苡仁各10g，炒柴胡5g，炒黄柏6g。如阴不长，阳不消，阴阳处于低水平平衡时，周期停留在经后初期水平上，临床上无症状可辨，这在青年女子的月经后期量少以及闭经、崩漏等病中为常见。治疗当在补阴5～7天后，运用温阳活血，促动阴阳消长，自拟温阳活血汤，药如当归、赤白芍、怀山药、肉苁蓉、仙灵脾各10g，川芎、红花各6g，桂枝5g。

2. 经前阳长期调治　经前期阳长阴消，一般经历12～14天，其阳长至重，经过初（低）、中、末（高）3个阶段，初、中期较短，末期偏长。从临床角度而言，阳长不及较多，故治法常以补阳为主，以顺应生理变化，促周期正常演变。初期：治应养血补阳，毓麟珠加减，药用当归、白芍、怀山药、丹皮、茯苓、川续断、肉苁蓉、菟丝子各10g。中期：治应补阳疏肝，上方合逍遥散进退，上方加巴戟天9g、炒柴胡5g、荆芥6g、紫河车

10g。末期：治应补阳疏肝，理气调经，毓麟珠合七制香附丸加减，即上方加入巴戟天、制香附各9g，广郁金、青陈皮各6g，紫河车、丹参各10g。心肝火旺者加入钩藤20g、炒山栀9g、白蒺藜10g。如因阳气偏旺，心肝火甚者，当清心肝、畅二便，以导赤散或当归龙荟丸加减，生地、丹皮、碧玉散（包）、白芍、全瓜蒌各10g，竹叶、木通各6g，炒枳壳9g。如因阳气偏旺，心肝之火上炎，经血到期不行或行而不畅，BBT下降不明显者，当清心肝、调经血，以钩藤汤合柏子仁丸加减，药用柏子仁、白蒺藜、川牛膝、川续断、丹皮、当归、赤芍各10g，钩藤、茺蔚子、泽兰叶各15g、大黄6g。

二、论更年期干燥综合征证治三法

夏桂成先生指出更年期妇女出现阴道干燥、带下亏少、口干无津、涕泪甚少、皮肤干燥等症状者，谓之“更年期干燥综合征”。大多与更年期综合征同时出现，是临床上较为常见的病证之一。更年期干燥综合征，与肾气衰、天癸竭有着重要的关系，属内燥病的范畴。通过辨证论治与辨病论治，能够取得一定的疗效。但由于本病亦属衰退过程中的一种疾患，因此疗程偏长，患者需要耐心服药，同时注意食养疗法，获取较好效果。

1. 阴虚证　主证为月经后期量少，甚或闭经，阴道干燥，带下全无，或有少量黄水黏液，伴有口干咽燥，夜间尤甚，唇干燥裂，目涩视昏，涕泪甚少，肌肤干燥，形瘦色苍，头晕耳鸣，腰膝酸软，倦怠乏力，五心烦热，齿牙松，纳少便结，舌苔少质光红，脉细数。治法：滋阴养津，宁心养神。方选二甲地黄汤加减。方药：龟甲（先煎）、鳖甲、怀山药、干地黄、丹皮、茯苓、泽泻各10g，玄参、炙知母、山萸肉各6g。水煎分服，每日1剂。加减法：火旺灼热者，可加黄连3g、黄柏9g；低热缠绵，骨蒸潮热者，加地骨皮10g，白薇、银柴胡各6g；口干咽痛燥裂痛者，加入柿霜6g，芦根、石斛各10g；皮肤瘙痒明显者，加入沙参、枸杞子各10g，甘菊、桑叶各6g，白蒺藜、白芍各10g；若兼脾虚湿阻者，上方去地黄、知母、玄参，加苡仁15g，碧玉散10g（包煎），焦山楂、白术各10g、泽泻9g。

2. 阳虚证　主证为月经稀少，或者闭经，伴有气短心烦，倦怠无力，小腹作胀，小便不畅，或溺后余沥不净，肢端欠温，甚至畏寒身冷，脉细，苔薄白，舌质淡胖，边有齿痕。治法：补阳益气，化湿蒸液。方选二仙汤合圣愈汤。方药：红参6g，黄芪、白术、仙灵脾各10g，仙茅、炙甘草各6g，红枣5枚，荷叶1张，白芍10g，怀山药15g。水煎分服，每日1剂。加减法：虚寒甚者，加制附片6～10g，肉桂3～5g，胡芦巴、补骨脂各10g；关节冷痛者，加桑寄生、杜仲、骨碎补各9g，川桂枝5g，功劳叶10g等；大便溏泄明显者，加炮姜5g、补骨脂10g、芡实10g、煨肉果6g等；浮肿明显者，加防己10g，泽泻、车前子各9g。

3. 瘀滞证　主证为月经后期，色紫黑有血块，小腹痛。妇科检查常发现子宫肌瘤、质地较硬，阴道干燥，口干舌燥，唾液甚少，涕泪缺乏，舌质紫黯有瘀点，苔甚少或无苔，脉细涩。治法：滋阴化瘀，舒气增液。方选大黄䗪虫丸加减。方药：归尾、桃仁、鳖甲各15g，熟军6g，赤白芍各10g，地鳖虫9g，熟地、牡蛎、丹皮、山药各10g，水蛭6g。服法：水煎分服，或以上方增加10倍量研细末蜜丸，每次6g，日服2～3次。加减法：夹痰浊者，加玄参10g，山慈菇、风化硝各9g，贝母、炒枳壳、竹沥半夏各6g等；兼气虚阳衰的，加入黄芪、党参各10g，仙灵脾9g，肉桂3g；夹有湿热者，加泽泻10g，炒黄柏9g，茯苓、苡仁各15g。

夏先生指出本病虽有阴虚、阳虚、瘀滞之分，但以阴虚为主，好发于中老年，尤以更年期为多见，病程长，病情错杂，兼夹因素较多。如阴虚日久，必及其阳，阳虚影响脾运，火不暖土，脾弱则湿浊内阻，气不生津，干燥更甚，形成阴阳虚实寒热燥湿并存的局面，治疗颇为棘手。滋阴润燥，对脾虚湿浊不利，健脾利湿，有损阴津，于阴虚不利。因此，治疗需从两方面入手。其一，新病宿恙，先治新病。如阴虚津耗者属宿恙，但脾虚湿浊者后继也，可算新病，先调脾胃，脾胃复再予滋阴润燥；其二，分清主次缓急进行论治，阴虚为主病情尤急者，先从阴虚论治，兼顾脾胃，选张景岳的补阴益气煎、五福饮、七福饮等应用之，如脾阳之气虚为主为急，先从脾胃论治兼顾阴虚，选参苓白术散加入白芍、炙乌梅、山萸肉等；如湿热偏甚，病情偏急者，先从清利论治，兼顾阴虚，选甘露消毒丹，验方养阴利湿汤，方药中可用怀山药、干地黄、山萸肉，合丹皮、茯苓、泽泻、碧玉散、山楂、六曲等品即可，夹有瘀滞者可加五灵脂、赤芍、炙鳖甲、桃仁等品为合。同时配合心理疏导，稳定情绪，注意食养，缓缓图治，以获良效。

三、论人流术后并发症证治四法

夏先生指出，人工流产术是避孕失败后的补救措施，不能作为主要的避孕手段，也不宜多做，以免引起各种并发症，给身体健康、工作、学习带来不良影响。在正常情况下，早期妊娠人工流产术后，阴道出血一般7～10天干净，短的3～5天即净，一般不致引发并发症。但由于种种原因，有时难免会出现一些并发症。如出血量多如月经样，可淋沥较长时间不净，即所谓“人流后子宫出血”，或腹痛漏红不止；或血崩量多，为“瘀阻子宫”，常是绒毛、蜕膜残留所致；或发热腹痛，漏红与带下并见，为“术后盆腔感染”。夏先生对此症的辨证论治四法如下。

1. 气血两虚证　主症为出血量时多时少，或淋沥不净，色淡红或稍黯，小腹胀坠，或伴腰痛，神疲乏力，纳食欠佳，头昏心慌，汗出较多，夜寐欠佳，脉细无力，舌质淡红，边有齿痕。妇科检查：子宫偏大、质软，宫颈口关闭。治疗宜益气养血，固冲止血之法，方选加减归脾汤。方药：党参、黄芪、白术各15g，归身、白芍各10g，艾叶炭6g，阿胶（炖烊冲）、桑寄生各10g，炙远志、炒枣仁各9g，陈皮9g，炙升麻5g。服法：水煎分服，每日1剂。血止后续服1周。加减法：食欲甚差者，加谷麦芽各15g，山楂炭10g，六曲9g。出血多者，加炙乌贼骨15g，煅龙骨、煅牡蛎各20g（先煎），血余炭10g。

2. 瘀阻子宫证　主症为出血量时多时少，或淋沥不净，色紫，有血块，腰腹阵发性疼痛，腰骶酸胀，头昏乏力，恶心泛吐，纳食欠佳，口渴不欲饮，大便秘结，舌质紫黯，脉细涩。妇科检查：子宫略大，或有轻度压痛，宫口松，或有胎膜组织堵于宫口。治宜逐瘀固冲，固气养血之法，方选加味生化汤。方药：当归15～30g，赤芍15g，川芎9g，桃仁、山楂各10g，黄芪、党参各12g，益母草15～30g，川续断15g，炮姜6g。水煎分服，每日2剂，4小时服一次，血止后停服。加减法：兼湿热者，原方去炮姜、川芎，加败酱草、苡仁各15g，马鞭草15g；兼有火旺者，去川芎、炮姜、党参，加钩藤、丹皮各10g，炙鳖甲15g（先煎）。

3. 湿热壅滞证　主症为出血量时多时少，色黯红，质黏腻，有臭气，小腹作痛，发热头昏，腰酸下坠，纳欠口腻，小便黄少，舌苔黄腻，舌质红或有紫点，脉细数无力。妇科检查：子宫正常或略大，有明显压痛，活动差，附件增大，有压痛。治宜清热解毒，益气化瘀之法，方选自制经验方清宫汤。方药：银花、蒲公英、马鞭草、败酱草各15g，炒当归、赤芍各10g，蒲黄6g（包煎），车前草、益母草各15g，焦山楂10g，五灵脂10g。水煎分服，每日2剂，4小时服一次。加减法：小腹胀痛者，加广木香6g、制香附9g、延胡10g；热重者，加大青叶、红藤各12g；出血多者加大小蓟各15g、侧柏炭10g、大黄炭6g；腰酸痛者加续断、桑寄生各10g；食欲不振者，加谷麦芽、六曲各10g；盆腔有炎性包块者，加三棱、莪术各10g，地鳖虫6g。

4. 瘀浊交阻证　主症为周期性腹痛剧烈，难于忍受，经量甚少或闭经，舌质黯紫，脉象细涩。可借助于宫腔镜检查之，多为宫腔宫颈粘连。治法宜活血化瘀，利湿导浊，方选血府逐瘀汤加味。方药：当归、桃仁、三棱、莪术、元胡各10g，川芎6g，川桂枝5g，炙乳没各4g，制香附9g，苡仁30g，冬瓜仁10g。水煎分服，每日1剂，经前1周开始服，服至经净即停。经期每日2剂，4小时服一次。加减法，经净后，上方去桃仁、三棱、莪术、炙乳没，加赤白芍、炙鳖甲、山楂、怀山药、丹参、川续断、桑寄生等补肾养阴之品，可以继服。夏先生指出人工流产后，主要有出血、胎盘组织残留、宫内或盆腔内感染三大病证。在辨证上，既要参考月经失调、痛经、生殖器炎症，不孕不育等相关内容，亦要注意到本手术所致的一些特点：①子宫冲任损伤：手术伤子宫冲任是本病证不同于其他病证的特点之一。子宫冲任隶属于肾，又隶属于阳明脾胃，若子宫冲任损伤不复，必然累及先天肾与后天脾胃。故调复肾与脾胃，才能恢复子宫冲任。②女子以血为主，子宫冲任以血为用：人流术后，余瘀未净，血流不畅，极易致瘀，由于瘀之成分、性质、程度、范围不同，可以诱发各种不同病证，也可以长期潜伏，流注各处，产生各种怪症。因此，在处理本证时，既要考虑到“多瘀”的特点，亦要考虑到稽留多变的特点，延长化瘀和络方法的运用也是必要的。③心理影响，不可忽视：人流术后，均有不同程度的心理影响。古人有“小产之伤，十倍于大产”之说，其中亦包含有心理影响，常致气血失和，心神不宁，故药物治疗的同时，必合心理疏导，同时要做好避孕绝育工作，尽可能避免本手术。

四、论宫内放置节育器并发症证治三法

宫内放置节育器，普遍认为是一种比较安全、有效和容易推行的节育方法，对年轻有心脏病的患者尤为适宜。但夏先生认为使用宫内节育器仍存在一些至今未能完全消除的并发症，常见的有月经过多、经漏以及痉挛性腰腹疼痛等，必须给予调治，以保证宫内节育器的继续应用。

1. 月经过多，经漏　主症为术后漏红2周以上，经量多色红，或淋漓色紫红，或月经量多，达平时经量的2倍以上，或经期延长，淋漓不已，腰酸小腹隐痛，头昏心悸，脉象细弦，舌质偏红。治宜补肾化瘀，固经止血之法，方选固经丸合加味失笑散。方药：炙龟甲20g（先煎），炒黄柏9g，椿根白皮、制香附、炒川续断各10g，大小蓟各15g，五灵脂10g，炒蒲黄6g（包煎）。水煎分服，每日1剂，出血多时每日服2剂。加减法；兼有脾胃气虚者，加党参15g、白术10g；兼有心肝郁火者，加黑山栀9g、钩藤15g、炒柴胡5g。

2. 经行腰腹酸痛　主症为放环后小腹痉挛性疼痛，下腹或腰骶部酸甚，行经期加剧，神疲乏力，脉象细弦，舌质偏红。治宜滋肾调肝、利湿和络之法，方选滋肾生肝饮合独活寄生汤。方药：当归、赤白芍、怀山药、川续断、桑寄生、山楂、元胡、熟地、茯苓各10g，炒柴胡5g，川独活、陈皮各6g、鸡血藤15g。水煎分服，每日1剂。加减法：心烦

失眠者，加丹参、合欢皮各10g，钩藤15g，炒枣仁6g；腹胀矢气、大便偏溏者，上方去熟地，加煨木香6g、炒白术、六曲各10g。

3. 胃肠道反应　主症为术后恶心泛吐，纳呆腹胀，矢气频作，神疲乏力，身困嗜睡，头昏心悸，舌质淡红，苔黄白腻，脉象细弦。治宜养血和胃，健脾益气之法，方选归芍六君汤加减。方药：丹参、赤白芍、炒白术、太子参各15g，煨木香5g，茯苓、焦山楂、炒谷芽、合欢皮各10g，广陈皮、制半夏各6g，荆芥5g。水煎分服，每日1剂。加减法：烦躁失眠者，加炙远志6g、炒枣仁9g、夜交藤15g；腰酸尿频者，加川续断、桑寄生、狗脊各10g；少腹时或刺痛者，加鸡血藤12g、益母草15g、五灵脂10g。

夏先生指出宫内放置节育器的并发症，最为常见的是月经过多、经漏，其次是腰腹作痛，再次是胃肠道反应。月经量多的原因与放置节育器有直接关系。因此，中医治疗时虽分血热、气虚、血瘀三者论治，但因病情错杂，常须三组方药配合作用，并重视异物性血瘀问题，通涩奇经子宫，泻中有藏，藏中有泻，复方施治。药用黄芪、党参、炙龟甲、炒黄柏、五灵脂、蒲黄炭、炙乌贼骨、茜草、阿胶珠、煅牡蛎、血余炭等。偏于热的加清热药，偏于脾虚的加重益气健脾药，偏于血瘀的加重化瘀药，以较好地控制出血。腰腹痉挛性疼痛，可能由于子宫欲意排除异物而引起的肌肉收缩痛，在治疗上，除滋肾调肝的方药外，尚须加入化瘀和络的药物，如鸡血藤、炒当归、炒白芍、干地龙等。胃肠道反应的出现，多因患者对节育器存在顾虑，术前未做好思想工作，思想负担重，引起神经系统兴奋过程失调，自主神经功能紊乱，所以在调理脾胃的同时，务必加入疏调心肝之品，同时结合心理疏导，才能稳定疗效。

五、论肥胖病证治三法

形体肥胖，或突然肥胖，体重超过标准体重15%者，称之为“肥胖病”。夏先生认为妇女的肥胖病在临床上较为多见的与月经失调或营养过度有关。

1. 脾肾亏虚证　主症为肥胖少尿，头眩耳鸣，神疲嗜睡，纳欠，大便易溏，胸闷口腻痰多，腰酸形寒，月经后期量少，舌苔白腻，脉濡滑。治宜脾肾双补，燥湿化痰之法，方选防己黄芪汤合健固汤。方药：防己、炒苍白术、党参各15g，仙灵脾、仙茅、巴戟天各9g，丹参、泽兰叶、生山楂各10g，茯苓、苡仁米各12g，广陈皮6g。水煎分服，每日1剂。加减法：腰痛明显者，加川断、杜仲各10g；口泛黏痰者，加制半夏6g、白芥子9g、石菖蒲5g；面浮足肿者，加车前子10g（包煎）、炙桂枝5g、生姜皮3g。

2. 肝郁化热证　主症为形体肥胖，口干烦热，面部发热，头痛眩晕，胸闷急躁，大便干结，心嘈善饥，尿少色黄，肢体沉重，月经失调，经量偏少，偶或量多，色紫红有小血块，舌红苔黄，脉沉弦数。治宜清肝解热，除湿化痰之法，方选丹栀逍遥散加味。方药：山栀子、广郁金、白芍、山楂、制苍术、茯苓、草决明各10g，炒柴胡6g，全瓜蒌、泽泻、制南星各9g，炒枳壳12g。水煎分服，每日1剂。加减法：肝火甚者，可加夏枯草15g、苦丁茶10g；心火亦旺者，加黛灯心1米、莲子心5g；肾虚较著者，加入生何首乌15g、怀山药15g、川断10g、肉苁蓉9g。

3. 瘀滞证　主症为形体肥胖，胸闷气窒，腹胀肢沉，服一般利尿药乏效，月经失调，量少色黑，通过有关检查，发现脑垂体或卵巢有肿瘤病变，舌苔薄黄边紫，脉细弦。治宜化瘀消癥，健脾益肾之法。方选香棱丸加味。方药：三棱、莪术、广郁金、制香附各10g，广木香5g，丹参、山楂各15g，青陈皮各6g，黄芪、白术、党参、川断、仙灵脾各

9g。水煎分服，每日 1 剂。加减法：胸闷烦躁明显者，加炒柴胡 6g、丹皮 10g、钩藤 15g；纳欠便溏者，加炒谷麦芽、六曲各 10g，砂仁 3g（后下）。

夏先生指出肥胖病的发病率有逐年增加趋势，特别是一些青年女子，视肥胖为危途，用控制饮食的方法，甚至不食的饥饿疗法减肥，这是一种很不适当的方法，有的并不因控制饮食而有所作用，相反仍然是趋于发展方向。

根据调查分析，肥胖病，除内分泌性、神经性之外，大部分均为营养过度和家庭因素的影响。妇女妊娠期、产后期所出现的肥胖病确与营养过度、活动量减少有关，与前人所谓“膏粱厚味”、“肥甘饮食”、“大抵素禀之盛，从无所苦”相一致。近年来国外提出肥胖的“中枢调定点学说”，认为肥胖是中枢调节定点障碍所致，脂肪代谢的中枢调节需通过中枢的靶器官（如肝脏）来实现。因此夏先生认为运用中医药治疗肥胖的作用原理，可能是直接的降脂减肥作用外，还通过改善脂肪代谢的中枢调节和肝脏脂肪代谢障碍而起作用。

夏先生认为燥湿化痰、攻消分利的降脂减肥的方药如苍附导痰丸、芎归平胃丸、启宫丸、防风通圣丸、木香槟榔丸等均体现了化痰降脂减肥的直接治法，对营养过度等外源性、体质比较壮实者适宜。但对内源性肥胖，必须从肾、肝、脾胃论治。痰湿夹寒者，从脾胃阳虚论治，方选防己黄芪汤、二仙汤、真武汤、健固汤等。痰湿夹热者，从心肝郁热论治，方选丹栀逍遥散、越鞠丸、朱丹溪六味化痰饮，甚则龙胆泻肝汤等。肾上腺皮质过度增生，体质异常之神经性肥胖，常出现心肝郁热证型，非用清泄之方剂不可，须加入养阴降脂之品，如苍术、龙胆草、夏枯草、白芍、女贞子、生何首乌、山楂、茺蔚子、泽泻、车前子等。血瘀结成癥瘕所致的肥胖病证，一般应以手术治疗为佳。此外，在药物治疗的同时，养成良好的生活习惯，安排合理的饮食，少食或忌食肥甘之品，坚持适当的体育活动，饭后可饮茶，这样持之以恒，也有重要意义。

典型医案选

一、膜样痛经

宋某，女，30 岁，医师。患者 10 年前有月经过多史，历 2 年，未经治疗而愈。近 3 年痛经发作，疼痛剧烈，待经行第二、三天后，掉下烂肉样血块，疼痛始止。随痛经而伴血压偏高，所在医院诊刮病理检验报告“膜样痛经”。住院 2 天，均予激素、子宫收缩剂、抗生素，甚至刮宫等法治疗，效果不显。妇科检查，未见异常。刻下诊得脉象弦细，舌质偏红，经水将来潮，头晕，腰酸，胸闷，烦躁，乳房胀痛，小腹胀满，或有凉感，证属上热下寒，肾虚肝郁化火，夹有瘀浊，当从急治标，逐瘀脱膜，稍佐清上温下之法调治，予以脱膜散、血府逐瘀汤加减。方药：当归 10g，赤芍 12g，熟地 10g，桃仁 10g，红花 5g，桔梗 5g，柴胡 5g，枳壳 6g，木香 5g，元胡、钩藤各 10g。另服脱膜散，每次服 3g，每日 2 次，经行时改为 3 次，烂肉样血块掉下后停服。经上治疗后，经行第 2 日掉下烂肉样血块 2 枚，疼痛好转。第 3 日法随证变，改法易张，因出血量多，停脱膜散，改投化瘀止血方。处方：龟甲 30g（炙）、当归 10g，赤芍 10g，炒柴胡 3g，炙升麻 3g，蒲黄炭 10g（包），五灵脂 10g，炒枳壳，震灵丹 10g（分吞），益母草 12g。7 日经净，继养血调气以善其后。如此调治 2 月，腹痛显著减轻。

【按语】 膜样痛经，伴有头晕目眩，胸闷烦躁，乳房胀痛，腰俞酸楚，小腹冷痛，脉象细弦，舌质红，苔白腻，此乃上热下寒，阳虚瘀浊之证。本案例即为此证，治当温通其下，稍佐清降，宜用脱膜散与血府逐瘀汤加减。夏先生临证数十年，深刻地体会到本病治疗与一般痛经不同，不仅要逐瘀脱膜，控制疼痛，而且要掌握治疗的关键时刻，要补肾调肝，宁心安神，标本同治，虚实兼用，急则治标，缓则治本，方能收到满意的疗效。

脱膜散由肉桂 1 份，五灵脂、三棱、莪术各 3 份组成，以散剂为宜，也可作汤剂。本方源于《医宗金鉴·妇科心法要诀》琥珀散。原方药物较杂，本方专一，意在脱膜，如需增强脱膜作用者，还应加入枳壳、制大黄。

二、膜样痛经

张某，女，25 岁，未婚，工人。患者 18 岁初潮后即有痛经史，始则经行量少，第 3 日量多，下烂肉样血块后腹痛缓解，淋漓 10 日方净，服益母膏后，淋漓好转，痛经亦轻。3 年后，因经期涉水过河，感受寒凉，痛经又作，其痛日剧，又至昏厥，曾用阿托品、安痛定无济于事，转用黄体酮，伍以止痛止血之品连治 3 个月，未见寸功。素体瘦弱，有胃下垂史（下垂 14cm）。妇科肛诊："子宫略小"。测量基础体温高相上升缓慢。病检烂肉血块为"子宫内膜"。月经超前，经量始少后多，色略红，质地较稀，但有烂肉样血块，伴有头晕目眩，胸闷心烦，夜寐欠佳，乳胀胁痛，腰疼怕冷，小便频数，纳欠神疲，舌质淡红，苔薄稍黄，脉细弦。证属脾肾不足，气虚血瘀之膜样痛经。治当益气补肾，逐瘀脱膜。方用脱膜散加味。药选：当归、赤芍、制香附、元胡、丹皮、三棱、莪术各 10g，艾叶 5g，续断 15g，党参 15g，合欢皮 10g，益母草 25g。另用琥珀粉 3g、肉桂粉 3g、五灵脂粉 10g 配方冲服，每次 3g，每日 2 次。经后调理脾肾，药用：当归、白芍、生地、熟地、黄芪、党参、炒白术、菟丝子、仙灵脾各 10g，陈皮、炙甘草各 5g。经上述处理后，腹痛有所减轻，但基础体温上升不满意或推迟不升。转予温肾助阳为主，着重经后期、经间期调治。经前、经期仍以脱膜散为主，同时配合针刺，连治 3 个月，证情显著好转，排除的烂肉样血块仅呈绿豆样大小。

【按语】 该案例为脾肾不足，气虚血瘀之膜样痛经，症伴形体骨瘦，胃脘痞闷，纳谷少，舌淡红，脉细弱，治当益气补肾，逐瘀脱膜之法。方选脱膜散合补中益气汤加味，汤散并进，经后注重调补脾肾而收功。夏先生因其基础体温上升较迟，故重在经后、经间期拟温肾助阳之法，连治 3 个月而收显效。

三、膜样痛经

徐某，女，36 岁，干部。患者自 28 岁结婚后即患痛经，伴月经超前量多、经前胸闷烦躁、乳房胀痛等症。平时黄白带多，4 年前经某医院妇科检查，曾行输卵管造影术，诊断为"慢性附件炎、宫颈炎"、"左侧输卵管不通"，每经行第 2～3 天疼痛加剧，排除烂肉样血块，块下痛减，出血亦少，舌质红，苔薄黄，脉细弦。阴血不足，肝郁气滞，血瘀与湿热交阻为患。现值经前，从清肝解郁，逐瘀脱膜论治，方取丹栀逍遥散，脱膜散加减。药用：当归、赤芍、五灵脂、丹皮各 10g，三棱、莪术、红花、柴胡各 5g，桃仁、香附、刘寄奴、川楝子各 10g，琥珀粉 10g（分吞）。经上治疗后，经期烂肉样血块减少，疼痛减轻，经行 4 天即净，之后服鸡血藤膏、逍遥丸，证情稳定，平时疼痛好转。后转从经间期、经前期论治，首重补肾助阳，清肝通络。药用：当归、赤芍、白芍、川楝子、炒山药、鹿角片、巴戟天、五灵脂各10g，天仙藤15g，菟丝子2g，小茴香3g。药服2个月，症状消失，隔月受孕，转服补肾安胎方。

【按语】 本案例为肝经湿热，肾虚瘀浊之膜样痛经。症伴腰酸痛，小腹胀痛，胸闷烦躁，带下量多，色黄或白，质稠黏腻，脉弦细，舌苔白腻。治当清利湿热，补肾祛瘀之法。方用脱膜散合金铃子散加减。后转从经前期、经间期补肾助阳，清肝通络论治，药服2个月，症状消失，隔月受孕，疗效卓著。

（丛春雨　冯家阳）

附：参考书目

1. 周凤梧，张奇文，丛林．名老中医之路（第一、二、三辑）．济南：山东科学技术出版社，1985.
2. 史广宇．中国中医人名辞典．北京：中医古籍出版社，1991.
3. 高辉元，等整理．中医研究院．蒲辅周医案．北京：人民卫生出版社，1972.
4. 中医研究院．蒲辅周医疗经验．北京：人民卫生出版社，1972.
5. 李兴培．蒲辅周研究．乌鲁木齐：新疆人民出版社，1990.
6. 成都中医学院妇科教研室．中医妇科学．北京：人民卫生出版社，1986.
7. 程爵堂．中国当代中医专家临床经验荟萃．北京：学苑出版社，1997.
8. 《北京市老中医经验选编》编委会．北京市老中医经验选编（第一、二集）．北京：北京出版社，1986.
9. 上海市卫生局．上海老中医经验选编．上海：上海科学技术出版社，1980.
10. 黄文东．著名中医学家的学术经验．长沙：湖南科学技术出版社，1984.
11. 罗元恺．高等中医学院教材·中医妇科学．上海：上海科学技术出版社，1986.
12. 罗元恺．高等中医学院教学参考丛书·中医妇科学．北京：人民卫生出版社，1988.
13. 丛春雨．高等中医药院校试用教材·中医妇科学．北京：中医古籍出版社，1989.
14. 马宝璋．高等医药院校教材（专科）·中医妇科学．北京：中国中医药出版社，1995.
15. 罗元恺．实用中医妇科学．上海：上海科学技术出版社，1994.
16. 吴大真，乔模．现代名中医妇科绝技．北京：科学技术文献出版社，1993.
17. 陈泽霖，宋祖憼．名医特色经验精华．上海：上海中医学院出版社，1987.
18. 刘云鹏．妇科治验．武汉：湖北人民出版社，1982.
19. 卓雨农．中医妇科治疗学．成都：四川科学技术出版社，1980.
20. 裘笑梅．裘笑梅妇科临床经验选．杭州：浙江科学技术出版社，1962.
21. 上海中医学院．近代中医流派经验选集．上海：上海科学技术出版社，1981.
22. 朱南孙，朱荣达整理．朱小南妇科经验选．北京：人民卫生出版社，1981.
23. 朱南孙．朱南孙妇科临床秘验．北京：中国医药科技出版社，1994.
24. 戴德英，乐秀珍．中医妇科临床手册．上海：上海科学技术出版社，1990.
25. 北京中医医院，北京市中医学校．刘奉五妇科经验．北京：人民卫生出版社，1977.
26. 哈荔田，李少川．扶正固本与临床．天津：天津科学技术出版社，1984.
27. 哈孝贤．内经妇科辑文集义．北京：中国医药科技出版社，1992.
28. 张熠，张仁，邓嘉成，等．难病辨治．上海：上海科学技术文献出版社，1987.
29. 刘强，王维澎．名老中医医话．重庆：科学技术文献出版社重庆分社，1985.
30. 祝谌予，等整理．施今墨临床经验集．北京：人民卫生出版社，1982.
31. 钱自强，张育轩，郭赛珊．祝谌予临床经验集．北京：北京医科大学、中国协和医科大学联合出版社，1993.
32. 史广宇，王耀廷．当代名医临证精华．崩漏专辑．北京：中医古籍出版社，1988.

33. 陈少喜，吕直，整理．何子淮妇科经验集．杭州：浙江科学技术出版社，1982.
34. 金明渊，张骏生．上海地区名老中医临床特色经验集．上海：上海科技教育出版社，1990.
35. 中医研究院西苑医院．钱伯煊妇科医案．北京：人民卫生出版社，1980.
36. 钱伯煊．女科证治．北京：人民卫生出版社，1979.
37. 丛春雨．中医妇科临床经验选．北京：中国中医药出版社，1994.
38. 王渭川．王渭川临床经验选．西安：陕西人民出版社，1979.
39. 广州中医学院妇产科教研室．罗元恺医著选．广州：广东科学技术出版社，1980.
40. 马爱华，何嘉琅，贾晓航．全国名医妇科验方集绵（内部资料）．1987.
41. 夏桂成．中医临床妇科学．北京：人民卫生出版社，1994.
42. 董建华．中国现代名中医医案精华（一、二、三册）．北京：北京出版社，1990.
43. 龙致贤．北京中医药大学中医学家专集．北京：人民卫生出版社，1996.
44. 郭志强，王阿丽，魏爱平．中医妇科临床手册．北京：人民卫生出版社，1996.
45. 乐秀珍．妇科名医证治精华．上海：上海中医药大学出版社，1995.
46. 哈荔田．哈荔田妇科医案医话选．天津：天津科学技术出版社，1982.
47. 韩百灵．百灵妇科．哈尔滨：黑龙江人民出版社，1980.
48. 丛春雨．妇科证治歌括．北京：中医古籍出版社，1991.

（李政校勘）

第四篇　现代妇产科基本知识与技术借鉴录

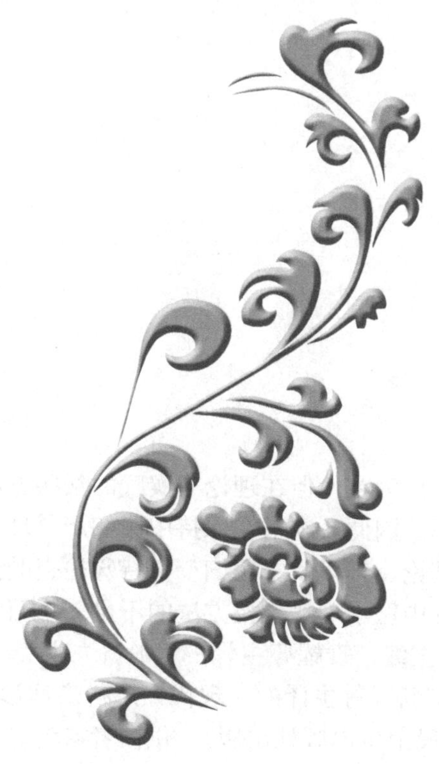

本书虽以中医理论为主，但在理论与实践的某些方面有必要借鉴现代科技知识，特别是相邻的西医学知识。因此，本书在保持中医妇产科理论体系特色的前提下，补充了一些必要的西医学基础理论、知识及常用妇产科特殊检查的内容。目的是希望以西医学有关先进理论与技术，弥补中医学现代科技方法的不足。本篇所借鉴的内容主要摘编自 Hernandez Atkinson（美）主编、袁耀萼主译的《临床妇科病理学》；Alan H DeCherney、Martinl Pernoll 主编、刘新民等主译的《现代妇产科疾病诊断与治疗》；曹泽毅主编的《中华妇产科学》（均由人民卫生出版社出版），供读者参考。

在此，除对这些书的主编、主译者表示感谢外，本篇摘编的内容若运用有不当或错漏之处，文责当由本编者自负。

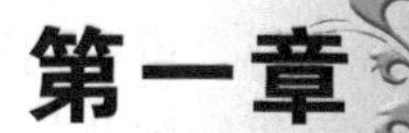

第一章 女性生殖系统解剖学基础

第一节　骨　　盆

女性的骨盆具有保护内脏、承受并传导重力、容纳生殖器官等功能，并构成骨产道，其大小、形状对分娩有直接影响。

一、骨盆的组成

1. 骨盆的骨骼　由骶骨、尾骨及左右两块髋骨构成。骶骨由 5 块骶椎融合而成，略向前弯曲，上缘向前方突出称为骶骨岬，并与第 5 腰椎构成腰骶关节。尾骨由 4～5 块尾椎构成。每块髋骨均由髂骨、坐骨和耻骨于髋臼处融合而成（在成年人三者无明显界限）。髂骨最高处称为髂嵴，髂嵴最前方的凸出部分称为髂前上棘，二者均为骨盆入口外测量标志之一。两侧髂骨与骶骨两侧相接。坐骨最下方的圆形凸起称坐骨结节，为骨盆出口外测量的标志；坐骨后缘有一棘状突起称坐骨棘，在产科及妇科均有重要意义。

2. 骨盆的关节　有耻骨联合、骶髂关节和骶尾关节。两耻骨之间有纤维软骨，形成耻骨联合，位于骨盆前方，其上、下均有耻骨韧带附着。骶髂关节位于骶骨与髂骨之间，在骨盆的后方，其前方有宽厚的骶髂韧带。骶尾关节为骶骨与尾骨的联合处，各骨之间形成的关节，由韧带或软骨相连。

3. 骨盆的韧带　骨盆各部之间的韧带，以骶结节韧带（骶骨、尾骨与坐骨结节之间）和骶棘韧带（骶骨、尾骨和坐骨棘之间）较为重要。其他尚有骶髂韧带（骶骨结节前面）和耻骨韧带（在耻骨联合上下）。妊娠期间因为激素的影响，韧带较为松弛，各关节的活动度亦稍有增加，以利于分娩。

二、骨盆的分界

骨盆分为假骨盆（大骨盆）和真骨盆（小骨盆）。两者以耻骨联合上缘、髂耻缘及骶骨岬上缘的连线为界。界线以上为假骨盆，是腹腔的一部分，与产道无直接关系。界线以下为真骨盆，有上、下两口，即骨盆入口与骨盆出口，其间是骨盆腔。前壁为耻骨联合、耻骨、坐骨上支与闭孔，后壁为骶骨及尾骨，两侧壁为坐骨、坐骨棘、坐骨切迹、骶骨韧带及骶结节韧带。耻骨联合全长约 4.2cm，骶骨长（指沿其弯曲长度）约 11.8cm，骶骨高（指其两端节骶岬至骶尖的直线距离）约 9.8cm。因此，骨盆壁呈前浅后深弯的圆筒形。真骨盆是胎儿的娩出通道，故又称骨产道或硬产道，在产科上有重要意义。坐骨棘位于真骨盆底部，可经阴道触诊或肛诊触及。临床上常以坐骨棘的连线水平，作为判定子宫位置有无下垂和胎儿先露下降程度的标志，也是会阴部小手术局麻时阻断阴部神经注入药液部位的指标点。第一骶椎向前凸出形成的骶岬，为骨盆内测量的重要依据点。耻骨两降支构成耻骨弓。正常妇女耻骨弓角约成 80°～100°（男性较窄约 70°～75°）。通常女性骨盆较男性骨盆宽而浅，有利于胎儿娩出。

三、骨盆的平面

为便于理解分娩时胎儿通过骨盆腔（骨产道）的过程，一般将骨盆腔分为 4 个平面。

1. 入口平面　即真、假骨盆的分界面，呈横椭圆形。其前方以耻骨联合、两侧以髂耻线、后方以骶岬为界。

2. 骨盆最大平面　即骨盆中上段平面，近似圆形。前为耻骨联合后面中点，两侧相当于髋臼中心，后为第二、三骶椎之间，此平面为骨盆最宽大的部分。

3. 骨盆最小平面　即中骨盆平面，最狭窄，呈椭圆形。前为耻骨联合下缘，两侧为坐骨棘，后为骶骨下端。

4. 出口平面　即骨盆腔的下口，由两个不同平面的三角形所组成。前三角的顶端是耻骨联合下缘，两侧是耻骨降支；后三角的尖端是骶尾关节，两侧为骶结节韧带。

限于中医妇产科范围，对骨盆各平面的径线、骨盆倾斜度以及骨盆测量等内容不在本章内叙述。

四、骨盆底

由封闭骨盆出口的浅、中、深层各肌肉及其筋膜所构成，其中也包括自阴道至肛门之间的会阴体。它的作用是承载和支持骨盆内的脏器，并为尿道、阴道及直肠所贯穿。

骨盆底的前面为耻骨联合，后面为尾骨尖及骶结节韧带，两侧为耻骨降支、坐骨降支及坐骨结节。并有 3 个孔道穿过，前面为尿道，中间为阴道，后面为直肠。

骨盆底从外向内分为三层组织：外层（浅层筋膜与肌肉）；中层（尿生殖隔）；内层（盆隔），为骨盆底最里面最坚韧的一层，由肛提肌及其筋膜组成，其间有尿道、阴道及直肠所贯穿。覆盖在肛提肌内、外面的两层筋膜分别为盆筋膜和肛筋膜。这些组织覆盖骨盆底及骨盆壁，其中某些部分结缔组织较肥厚，上与盆腔脏器的肌纤维汇合，分别形成相应的韧带，对盆腔脏器有很强的支持作用。其中重要的有子宫主韧带、子宫骶韧带及耻骨膀胱宫颈韧带，有加强骨盆底肌肉及对阴道前壁和膀胱的支持作用。

在盆筋膜上面为盆腔腹膜，两者之间有一层疏松组织称盆腔结缔组织或称腹膜外结缔组织，如盆腔脏器周围的软垫，盆腔血管、神经、淋巴管及输尿管等都位于这层组织中受到保护。盆腔结缔组织中最重要的部分在阔韧带之间，通常称为子宫旁结缔组织。子宫和附件的感染以及晚期癌变常会累及该部。

熟悉骨盆底的结构和功能，对于了解盆腔脏器的局部位置，分析一些疾病，诸如肿瘤转移，阴道、子宫及直肠的脱垂，坐骨直肠窝或直肠周围脓肿，尿瘘、肛瘘以及代谢障碍而致骨盆变形等，均具有重要意义。

五、会阴

是指肛门与阴道之间的软组织，包括皮肤、肌肉及筋膜，也是骨盆底的一部分。

会阴体深约 3～4cm，由外向内逐渐变窄，呈楔形。会阴表层为皮肤和皮下脂肪，内层为中心腱。它联合上方一对肛提肌和筋膜，此外，会阴浅横肌、球海绵体肌和肛门外括约肌也与此腱联合。

会阴伸展性很大，妊娠后组织变松软，分娩时，由于局部承受压力大，如不注意保护，容易引起不同程度的裂伤，常常是盆底松弛的原因。

【重点提示】 真骨盆有重要产科意义，其底部的坐骨棘，可经阴道诊或肛诊触及，作为判定子宫位置有无下垂和胎儿先露下降程度的标志。

骨盆底由浅层筋膜与肌肉、尿生殖隔和盆隔三层组织构成。覆盖盆隔和骨盆壁的筋膜与盆腔脏器的肌纤维汇合形成韧带，对盆腔脏器有重要支持作用。在盆筋膜与盆腔腹膜之间有一层疏松组织，保护盆腔脏器周围的软垫，盆腔血管、神经、淋巴管及输尿管等，其中最重要的部分是子宫旁结缔组织，子宫和附件的感染以及晚期癌变常会累及该部。

熟悉骨盆底结构和功能，对分析盆腔各器官位置和相互关系以及相关疾病有重要意义。

（游向前）

参考文献

1. 罗元恺．中医妇科学．北京：人民卫生出版社，1986.
2. 王淑贞．实用妇产科学．北京：人民卫生出版社，1987.

第二节　外生殖器

外生殖器包括大阴唇、小阴唇、阴阜、阴蒂、尿道口、处女膜、阴道口、前庭、前庭大腺、尿道旁腺和阴道前庭球。

外阴

外阴上皮主要来源于外胚层。在外生殖器发育中，胚胎第 3～6 周属未分化期。之后，位于泌尿生殖窦前面的生殖结节（或隆起）开始发育。这种结节在女胎将演变成阴蒂。泌尿生殖皱襞将分别发育成未来的小阴唇和大阴唇。故胚胎生存 6 周之前，外生殖器属无性别阶段。在第 6 周泄殖腔膜分化成前面的泌尿生殖膜和后面的肛肠膜。尿道前庭（或阴道入口）及其黏液分泌腺的来源是内胚层（泌尿生殖窦）。外阴结构的发育在胚胎生存第 7～8周初步完成。进一步的分化涉及这些结构的生长。在胚胎第 10 周末，若发育成男性型结构的外生殖器可以被认出。

1. 阴阜与大小阴唇　泌尿生殖皱襞前结合点演变成包皮和相邻的阴阜。阴阜由皮肤及其附属物覆盖的脂肪垫组成。一直到青春发育期之前，阴唇的皱襞（大阴唇）还未完全发育。这些纵向脂肪皱襞被具有程度不同的表面成熟和角化的复层鳞状上皮层以及下面的类似男性阴囊内膜的结缔组织所覆盖。故大阴唇在儿童实际是不存在的。大阴唇发育主要是脂肪沉积。随着青春发育期的来临，大阴唇显著部位的皮肤出现色素沉着，并含有丰富的毛囊和皮脂腺以及分泌汗的腺体；后者是只在特异部位（腋下、外阴和肛周）发现的唯一顶泌腺。这些腺体有脱落分泌的特性，指细胞外层的脱落是分泌过程的一部分。因为这种分泌开始于青春期，随着卵巢功能而有周期性活动的特性，所以这些顶泌腺被列为附属的性腺。理解这种周期性活动，对于某些外阴病（如大汗腺管囊肿病）的诊断和治疗是有帮助的。

在大多数妇女中，小阴唇的后部是不连在一起的。成人的外阴阴唇系带代表泌尿生殖皱襞后接合部。小阴唇主要含有血管性结缔组织，其表面复层上皮相对缺乏表面角蛋白，但其下面的颗粒层以及皮下组织内的毛囊，却存在许多皮脂腺，在缺乏毛囊时，可以直接分泌其内容物至皮肤上面。在这个区域顶泌腺是少见的。

2. 阴蒂　阴蒂如同男性的阴茎是由血管勃起组织组成的，但缺乏尿道海绵体。阴蒂有丰富的神经感受器，对刺激敏感。两个前庭球系位于阴唇前部分下面的静脉聚合，是海绵体的一部分。

女性尿道大部分是由移行上皮所围绕，但有复层鳞状上皮存在于尿道口附近。值得注意的是，午非（wolffian）（中肾）管的中胚层组成三角区和相邻的尿道，这些部位的上皮对甾体类激素的刺激可发生反应。因此，绝经后病人如有尿频、尿急的泌尿道刺激症状，可应用雌激素缓解症状。

3. 尿道口与尿道旁腺　尿道口两侧缘是尿道旁腺管的开口，它是细小、弯曲的通道，其走向正好在尿道下面约 1.5cm。这些管道由鳞状上皮所围绕，是容易感染的部位，局部应用抗生素治疗是无效的。其远端尿道几乎完全被小的尿道旁腺迷路所环绕。一个或多个这类腺体堵塞可形成囊肿，由此引发的感染可导致尿道下脓肿，偶尔导致尿潴留。因此，在反复泌尿道感染时，应怀疑尿道旁腺管道是否为感染灶，特别在没有发现其他病理变化时更是如此。发生在性交后的泌尿道感染与尿道旁腺感染关系密切。尿道憩室可以是这些感染的部位。

4. 处女膜　处女膜包括两片复层鳞状上皮，其间含有一层发育完好、致密而血管丰富的结缔组织，部分地盖在阴道口。经产妇的处女膜残片（处女膜痕）常见于阴道入口处。"处女膜息肉"极为罕见，曾有报道见于年轻姑娘的病例，但必须与葡萄状肉瘤加以鉴别。无孔的处女膜在月经初潮前不出现问题，当月经来潮后，病人发生周期性下腹部疼痛和阴道积血，并可发展成宫内积血、输卵管积血和盆腔积血，经十字形切开处女膜即可治愈。

5. 前庭大腺　前庭含有前庭大腺（外阴阴道腺），位于两侧外阴的会阴深部 Colle 筋膜下，从组织胚胎学看，前庭大腺相当于男性膜尿道部的 Cowper 腺。腺的开口偶尔在阴道入口处见到，大约在尿道和阴唇系带的中点，尾部连结处女膜。当管道口周围出现十分明显的充血的红晕时，称之为 Sanger 淋病斑。然而，非淋球菌的其他细菌感染，有时亦可能有这样的发现。

前庭大腺是葡萄状的，当进行外科切除时，其分叶是很显著的。应小心把整个腺体取出。所幸的是，目前已很少需要这种手术，因为将扩张的管道切开和袋形缝合术，通常可导致充分的引流，且可避免广泛的切开。切开引流应位于阴道入口处的正常腺口区域，而不是通过小阴唇的皮肤。只有当深部感染复发或可能存在新生物时，才需要摘除腺体。前庭大腺口的复层上皮，在主导管处变成移行上皮。当导管出现分支时，上皮细胞变少，层次变少，而上皮层细胞仍保持柱状或立方状，腺泡被分泌上皮所围绕，其核仁位于邻近基底膜。

值得注意的是，正如在男性中那样，具有小包皮腺（Littre）亦有大前庭腺。阴道入口排列着较小的腺体，是前庭大腺的变异者。这些浅表腺紧邻于处女膜环外侧，可成为慢性或复发性感染灶，引起阴道外口刺激感，导致性交疼痛。

6. 外阴的血液供应 外阴的部分血液供应来自髂内（下腹）动脉分支的内阴动脉。静脉伴随同样的途径，但也与膀胱阴道静脉丛和痔下静脉相交通。阴蒂的背静脉走向耻骨联合下面而汇入盆腔静脉。外侧结构的淋巴引流入同侧腹股沟淋巴结。但是，有报道在2.5%的患者有单侧外阴鳞状细胞癌，没有同侧转移而发生对侧淋巴结转移。外阴部有丰富的淋巴联系，所以，该区域的癌可转移到任何一侧的腹股沟，而阴蒂癌直接转移至淋巴结却罕见。

7. 外阴的神经分布 外阴的神经分布有多种来源。来自第2～4骶神经的阴部神经分出会阴神经，阴唇神经由此而出并分布于外阴的大部分。另外神经分布来自股表面神经的会阴支和髂腹股沟神经的阴唇分支。

【重点提示】 女性尿道的上皮对甾体类激素的刺激敏感，绝经后病人的泌尿道刺激症状，可用雌激素缓解。尿道旁腺管道细小弯曲，容易堵塞形成囊肿或脓肿。如病人反复出现泌尿道感染症状，应怀疑有尿道旁腺管道感染灶。阴道入口排列着较小的前庭大腺变异腺体，可成为慢性感染灶，引起阴道口刺激感和性交疼痛。如前庭大腺感染，可切开扩张的管道作充分的引流，避免广泛的切开。只有当其深部反复感染或可能存在新生物，才是摘除该腺体的适应证。

（刘敏如 游向前）

参考文献

1. Hernandez Atkinson. 临床妇科病理学. 袁耀萼，译. 北京：人民卫生出版社，1998.

第三节 内生殖器

一、阴道

阴道是管状结构，成年妇女阴道的前壁约长7～9cm，后壁约长10～12cm。平时阴道前后壁互相贴近，为潜在的圆筒状，下界是处女膜，上端盲闭形成穹隆与子宫相连，前面是膀胱和尿道，后面是直肠。

阴道黏膜是由复层鳞状上皮构成。在雌激素刺激下，浅表层的阴道黏膜含有小而浓缩深色核和丰富胞质的多形细胞。在巴氏涂片上见到的这些浅表细胞的胞质呈粉红色或浅蓝色。中间层顶部的细胞，同浅表细胞在大小和外形上是一样的，但核稍大和具有分散的染色质，而不是像浅表细胞所具有的特征浓缩核。中间层较深的细胞是圆形和较小的，像鳞状化生细胞那样大小。基底层为小而圆的细胞，其核与胞质比约为1∶1。浅表细胞的长轴排列与表面平行，而基底层细胞的排列与直接位于基底细胞层下面的基底膜呈垂直。阴道上皮对激素出现应答，雌激素水平升高可引起细胞层数目增加并向浅表细胞成熟，即胞质与胞质内的角质蛋白量和类型增加。阴道黏膜是非角化的，甚至在浅表层内仍有核保存。然而，细胞可含有胞质内角质蛋白，在巴氏涂片上呈粉红色、橘黄或浅蓝色。

阴道黏膜下层位于基底膜之下，含有带弹力纤维的结缔组织和许多淋巴静脉丛，被含有环形肌层外面覆盖纵形肌层的阴道肌层所环绕，肌层还覆盖着一层疏松的结缔组织。

阴道的主要动脉血液供应来自下腹动脉的分支动脉。子宫动脉、痔中动脉和阴部内动脉亦给阴道供应血液。阴道的静脉引流主要通过一组与子宫旁静脉吻合的静脉丛，包括直肠的、膀胱的、阴道的以及前庭球的静脉丛，并引流入髂内（腹下）静脉。阴道的淋巴引流是通过流经阴道黏膜下的淋巴丛，阴道上 2/3 淋巴管连结宫颈、膀胱和直肠的淋巴管，并流向髂内（腹下）和闭孔的淋巴结；阴道下 1/3 淋巴管引流入腹股沟淋巴结。阴道副交感神经分布来自 L_1、L_2 和 L_3，交感神经分布来自上腹下（骶骨前）神经丛。阴道内没有明确的腺体，性交时出现的润滑液是来自前庭大腺分泌的黏液和阴道壁血管漏出液。局部分泌免疫球蛋白 A 和免疫球蛋白 E（IgA 和 IgE），其产生机制尚不清楚。

临床用巴氏涂片检查阴道上皮细胞成熟指数评估病人的激素状态，应从阴道侧壁上中段轻刮取材，以避免来自子宫颈移行区鳞状化生细胞的干扰。由于近年直接测定血清雌激素水平变得比较方便，细胞成熟指数已不常采用。巴氏涂片的正确解读，需要有不同激素环境下所见细胞类型变化原理的知识。做一次细胞成熟指数分析，需要检查和分类至少 200 个细胞，并根据 100 个细胞列出三类细胞的比率，即基底层细胞数：中间层细胞数：浅表细胞数之比。在没有炎症或溃疡时，在一个涂片上不会有 3 种类型细胞同时存在，亦不会有基底层细胞和浅表细胞混在一起。成熟指数 100：0：0 表示只有基底层细胞存在，这种类型见于儿童期和绝经后的萎缩。如有孕酮存在，涂片显示中层细胞。因此，在围绝经期妇女中，其成熟指数可为 50：50：0。在正常月经期妇女，没有基底层细胞。除了刚好在排卵前所有细胞都是一种浅表细胞（0：0：100），在月经周期的多数期间，涂片会呈现中间层和浅表层细胞的混合。接受孕酮治疗的妇女，会呈现突出中层细胞的类型，正如妊娠时糖原中间型细胞相当地突出；如果浅表细胞群突出，是外源性或内源性雌激素作用的迹象。因为其他激素只会引起中间层细胞的突出。有些药物如洋地黄和他莫昔芬在绝经后妇女中可引起不正常的激素样作用。

阴道的生态学特征：如上所述，阴道上皮的成熟度取决于雌激素和孕酮的刺激。孕酮刺激可导致细胞质内储存糖原，此种糖原为阴道内寄居微生物的能量来源。乳酸杆菌是阴道内的主要菌群，其增生和代谢在月经周期的后半期最为突出，所产生的乳酸可使阴道内 pH 下降到 4.0 左右。这是其他微生物存在的临界点。正常妇女的阴道内寄居着大量可能致病的微生物，这些微生物的生长约 90%都需要厌氧环境，优势的厌氧菌种是胨球菌和胨链球菌。然而，类杆菌属也可在部分正常厌氧菌族中发现。阴道内其他共生菌种有：B 族链球菌，可在 10%～40%正常妇女中发现；大肠埃希杆菌，在 25%～40%正常妇女中存在；肠道杆菌属的其他菌株则较少（1%～5%）。此外，高达 25%正常妇女阴道有寄生念珠菌属而没有临床感染的迹象。阴道内菌群之间所占的百分比通常是随着月经周期不同阶段而变化的，尽管这点还没有完全明确。

二、子宫

育龄妇女子宫呈扁的梨形，分为宫颈和宫体，正常情况下是盆腔器官，位于膀胱背部。它的后面是衬有腹膜的直肠子宫凹陷，即 Douglas 窝。保持子宫在正常解剖部位的主要支持结构是主韧带即 Mackenrodt 韧带。它在子宫的下段，侧面与盆腔壁相连，而下面与盆腔横隔相连，内有子宫血管和输尿管。其他支持结构包括连接宫颈后部与骶骨的子宫骶骨韧带；连接宫体与盆腔壁的骨盆漏斗韧带（大多是神经血管束）。与宫体角部相连的圆韧带是肌肉结构，在输卵管之前经过腹股沟管而终止于大阴唇。它在男性的相应部分是睾丸韧带。

正常子宫为淡红色，浆膜面有光泽。肌层厚1.5～2cm，切面肌肉束呈纵横交错。内膜粉红色呈奶油质地。内膜腔呈三角形，在生育年龄妇女其容积约6～10ml。正常子宫的大小随年龄、激素情况及妊娠史而不同。未孕的子宫较小，而生育过的则略大。在生育年龄，宫体长度是宫颈的两倍。未经生育过的子宫，自宫颈至宫底的长度约7.5cm左右，两侧宫角之间的宽度约5.0cm，厚度约3.0cm，重46～71g。经产妇子宫的大小和重量皆有所增加。

月经初潮前和绝经后妇女的子宫较生育年龄者小。绝经2～3年后，随着年龄的增加，子宫还会逐渐更趋缩小。

子宫内膜的厚度随月经周期不同阶段，在0.5～4mm变化，临近行经时可达10mm。

子宫的血供来自下腹动脉前支的子宫动脉，在两侧近子宫时分成升支和降支，分别与卵巢动脉和阴道动脉相连。在骨盆漏斗韧带及主韧带处，动脉相互吻合，有规则地间隔送出分支呈直角进入肌层，分支供应肌层并进入内膜，再分为平行支和垂直支，分别供应基底层内膜和浅表内膜功能层。垂直支血管到黄体期变成螺旋小血管，其弯曲度受卵巢激素与前列腺素的影响。静脉及淋巴管伴随动脉分布而逆向回流。子宫颈淋巴引流至盆腔，而子宫体淋巴主要经阔韧带入主动脉旁腰淋巴结，小部分沿圆韧带至同侧腹股沟浅淋巴结。

胚胎学特征：人类子宫发源于中胚层，是苗勒管（即副中肾管）的一部分。苗勒管发生于壁腹膜背部的凹陷，在同时发生的生殖嵴的侧面。苗勒管、生殖嵴与中肾（午非体）结构紧密相关，均源自中胚层及其附近的原始间胚叶组织。后肾结构亦随之迅速发生。生殖嵴、苗勒管、午非管及壁腹膜都有一个相同的胚胎来源，因此可以解释它们都具有分化成苗勒“上皮”细胞的潜能。苗勒上皮及苗勒间胚叶都来自体腔，是典型的腺状细胞，可表现为内膜样、纤毛、黏液或透亮细胞，也可化生成鳞状细胞。这就容易理解蜕膜化、子宫内膜异位症等变化，并有助于说明这些疾病及肿瘤常混有内膜间质及平滑肌组织的现象。

苗勒管的下段约在胚胎10周时融合而形成子宫及阴道上部。最初内膜为单层柱状上皮，被致密的纤维母细胞间质所支持，妊娠20周后部分表面上皮凹陷入其下的纤维母细胞间质形成腺状结构。内膜间质及肌层也从原始纤维间质组织中发育而来。

新生女婴子宫长约4cm，约80%是宫颈。内膜可能有些增生活力，这是继发于宫内时受母体雌激素的影响所致。出生后，母体激素不再存在，可以发生少量的撤退性出血，内膜也很快退化成不活跃状态。没有增生及分泌活力是新生儿到发育前子宫内膜的特征。

组织学特征：子宫的浆膜面是一单层扁平的间皮细胞，含有核及少量胞质。肌层由相互交错的平滑肌束在纤维血管的间质中形成。平滑肌细胞呈纺锤状，边缘不清，胞质伊红染色成红色及细颗粒状，核也为纺锤状，有细颗粒及均匀的染色质，可见小核仁。

子宫内膜含有腺体及间质。内膜有两个功能分层，深部的基底层及浅表的功能层。基底层对激素反应小，而功能层对雌、孕激素都有反应，是月经期脱落的一层内膜。在基底层内膜的腺体是单纯管状，腺细胞有嗜碱性胞质、卵圆核及分散的染色质。基底层的增生期内膜间质特征是细胞呈单一、均匀及较小的形态，胞质难辨，有分叉的小血管。在基底层，间质更为致密，细胞有浓厚的嗜碱性胞质及卵圆核，染色质亦深染。

功能层的组织学特征随激素环境而改变。正常月经周期排卵前为增生期或雌激素期，长短不很固定，只有雌激素影响内膜生长；排卵后为分泌期或黄体期，如果不怀孕，时间是相对恒定为 14 天。分泌期受雌、孕激素的共同影响，内膜组织学的分泌变化主要受孕激素影响。典型的整个周期内膜变化，腺体大小增加 144%，包括腺腔扩大和上皮厚度增加。

增生期内膜：雌激素影响下的内膜生长。初时腺体与间质之比是间质偏多。腺体直，呈管状，上皮假复层，纤毛可有可无，腺体和间质中都有分裂象。随着雌激素增加，腺体逐渐伸长而弯曲，间质在中期有轻度水肿。15%～20%的正常内膜中有淋巴细胞样聚集体，有时很大，像正常淋巴滤泡，甚至可有生发中心。它们含 T 细胞及巨噬细胞，正常时无浆细胞。

分泌期内膜：开始于排卵，即典型 28 天周期的第 14 天，内膜组织学开始反映出经雌激素影响后的内膜，在孕酮作用下每天都发生分泌化的组织学改变，以适应种植和营养胚胎的要求。雌激素刺激分裂活动，而孕酮使分裂抑制。当黄体期开始，腺体内衬假复层柱状上皮的腺体与间质之比，由原来的间质占优势转向于腺体占优势。腺上皮内出现内含糖原的空泡，活跃的分泌物进入腺腔而腺体变成分泌衰竭。孕酮刺激间质变成假蜕膜变。Hertig 及 Rock 将这些组织学变化按日叙述。这些变化能将内膜活检分日，变化需与下次行经时间联系起来。病理学家们认为 50%的分日是相符合的，如果相差在两天以内则有 80%是一致的。为了使分泌期内膜的分日正确，活检标本必须含有表层内膜，因基底层反应不明显。

如果将分泌期或孕激素期的内膜变化分成 3 阶段，就可以正确了解排卵后的变化。

如果排卵发生在典型 28 天周期的第 14 天，分泌期第一阶段在第 16～20 天（排卵后第 2～6 天），特点是内膜腺体的变化。排卵前无孕酮，排卵后血中孕酮开始逐渐增多直至黄体期后期。所导致的组织学变化最早发生于第 16 天（排卵后 2 天），大部分腺体出现核下空泡；第 17 天（排卵后 3 天），所有腺体中都有核下泡，空泡内含有糖原，腺体和间质已少见分裂象（受雌激素影响的特征）；第 18 天（排卵后 4 天）分裂象全部消失，空泡变大处于核下和核上，腺腔内出现气泡样分泌物；第 20 天（排卵后 6 天）腺体分泌衰竭，分泌物全在腺腔内，腺体继续变长弯曲，腺体与间质之比变大。

分泌期第二阶段在第 21～23 天（排卵后 7～9 天），其特点是内膜间质的变化。如果怀孕成功，胚母细胞种植就在此期，组织学变化由此出现于内膜间质，而以后的正确分日主要焦点也在于间质的变化。第 21 天（排卵后 7 天）突然出现间质水肿，于第 22 天（排卵后 8 天）达到高峰。间质细胞裸核是这天的特征，间质细胞的胞质变得不清楚。到第 23 天（排卵后 9 天）间质细胞的核分裂活力增加。前蜕膜变即所谓的血管旁套开始围绕于螺旋小血管。前蜕膜细胞是真蜕膜细胞的前身，后者发生于妊娠期，含有糖原。

分泌期的第三阶段在第 24～28 天（排卵后 10～14 天）有两个显著的组织学变化。第一是前蜕膜细胞的增加：在第 24 天（排卵后 10 天），在表面内膜之下出现前蜕膜变，即所谓包膜下蜕膜化，以后“逐渐”发展，直到第 28 天（排卵后 14 天）出现于整个功能层。第二是出现炎症细胞：在第 25 天（排卵后 11 天），炎症渗出液开始存在于内膜间质，以后逐日明显，到第 28 天整个功能层都被蜕膜化并弥散着粒细胞炎症渗出物。腺体变化无特殊，呈锯齿状，腺体内的分泌变得浓厚。在周期末内膜的腺体与间质之比，腺体转为优势。从形态计量学上讲，内膜腺细胞的核面积在黄体期末有所增加，这可能是以后内膜再生的需要。

曾有人提出过黄体期内膜间质细胞分化沿两条途径：第一条是变为前蜕膜细胞，第二条是变为间质颗粒细胞。月经前内膜间质炎症渗出物可能大部分直接来自内膜间质细胞。当临近月经时，内膜开始崩溃，此时多核白细胞得以渗出至内膜间质中。

上述周期性组织学变化发生于子宫体部。在子宫峡部或下段，内膜薄，腺体常含纤毛细胞，并逐渐移行至颈管腺体，内膜间质变得更为纤维化，腺体及间质在此区域对激素的反应微弱。因此，当需要用组织学来说明排卵后内膜的天数时，下段子宫内膜是不足为凭的。

在典型周期的 28 天时，月经开始来潮，除非妇女怀孕。月经期内膜的组织学特征是在腺体周围的间质塌陷，内膜腺体破碎，内膜间质中有纤维血栓。这是内膜出血的标志。腺体分泌衰竭，由于间质及腺体的塌陷，看上去似乎腺体的比例增多，而且破碎的腺体可呈乳头状。因此，月经期内膜常与增生过长甚至癌变相混淆。月经期内膜中没有分裂活力和缺乏不典型细胞，可帮助得出正确诊断。标本组织的机械损伤和处理质量或制片质量不好，均可以使正常周期内膜的辨认复杂化。内膜表面上皮的缺如，则不可能作组织学分日。

妊娠期内膜变化：当妊娠发生后，内膜变化与激素的水平增高相一致，激素为雌激素、孕激素及人绒毛膜促性腺激素（HCG）。这期间内膜的特别变化是蜕膜化与高度分泌相混合。蜕膜化还可以发生在子宫外的其他部位。蜕膜化细胞的特征是核卵圆形，有颗粒状染色质，胞质丰富，伊红染色，胞质富于糖原；片状蜕膜细胞由于边缘间的紧密排列呈砖砌状现象。蜕膜化的内膜腺上皮看上去萎缩。腺体像狭窄的裂隙在片状的蜕膜样间质中。腺体内衬柱状、立方形或扁平上皮，分泌活力消失。蜕膜变可普及整个内膜但也可呈灶性分布。另一个变化是高度分泌：腺体较正常内膜拥挤，但未达到背靠背现象，间质存在于所有腺体之间。腺体分泌衰竭，并且有一个特征性表现就是细胞含有球状核，突向腺腔，这一现象称为 Arias-stella 反应。这种细胞很像透亮细胞癌中的鞋钉细胞，但不具有癌细胞的不典型性及分裂活力。

在不正常妊娠，如宫外孕或宫内死胎，内膜组织学可各有不同。在病人中见到的蜕膜化及慢性炎症表现如浆细胞的出现，也可以在正常增生、分泌或月经期的内膜发生。仅有尿妊娠试验阳性，未能判断是宫内还是宫外的妊娠，内膜中见到胚胎组织可确认宫内妊娠；如果仅见蜕膜及高度分泌内膜，而未见绒毛或胚胎组织蜕膜，必须考虑宫外孕的可能。

青春期前子宫内膜：在妊娠晚期，母体中高浓度的雌、孕激素可影响胎儿的内膜。新生儿内膜在组织学仍是活跃的，反映了母体的激素水平。分娩后，新生儿的雌、孕激素水平很快降低至消失，有时会出现少量的撤退性子宫出血。在没有激素的刺激下，内膜很快退化为只有不活跃的腺体及间质。直至青春期，在卵巢激素的影响下周期性的内膜增生才会出现。

绝经后子宫内膜：绝经后妇女的子宫内膜在组织学方面消失了，由于雌激素影响引致的周期性变化。腺体为单管状，内衬立方形或低柱状上皮、间质纤维化。分裂象在腺体及间质中均不存在。腺体与间质之比，间质占优势。有时个别腺体或一群腺体可出现囊性扩大，上皮为扁平或低立方形，这是囊性萎缩。囊性萎缩有别于单纯的增生过长，因为增生过长的腺体及间质是活跃增生的，分裂象并不很多，但却存在。

口服避孕激素引起的内膜变化：口服避孕药引起的内膜组织学变化，取决于避孕药中的雌、孕激素剂量，标本采集于月经周期第几天，服药时的间歇时间，开始服药前的内膜组织学情况等。20 世纪 70 年代中期以前常用的序贯口服避孕药丸，是单独用 20 天雌激素后再用 5 天的雌激素和弱孕酮。这种用法在有些年轻妇女中引发内膜增生过长及肿瘤。

目前典型的口服避孕药制剂是雌、孕激素“混合”药丸，每粒剂量较以往小，雌激素是炔雌醇。而过去有些制药中是乙炔雄二醇三甲醚，在肝脏转化为炔雌醇。现在用的孕激素是炔诺酮、18-甲基炔诺酮、左炔诺孕酮以及近年才用的诺孕酯和去氧孕烯。妇女连续在 1 个月中用雌、孕激素 21 天。有 3 种剂量用法是合理的。最简单的是同剂量的雌、孕激素服 21 天，最后 7 天用安慰剂或铁剂。其他的混合有二相及三相剂量程序，孕酮剂量有分两步或三步的变动。有些三相性口服避孕药中，雌激素剂量也随孕激素的变动而变动。

由于第一粒混合避孕药中已有孕激素，引起不成熟内膜腺细胞的分泌作用出现在服药后 48 小时，当周期进行时，内膜出现衰退抑制，只有小管状腺体，螺旋小动脉不发育。间质蜕膜样变与剂量相关。腺体与间质之比，在后期间质占很大优势。小静脉在浅表内膜中扩张也与孕酮有关。雌激素诱导小静脉血栓形成，使局部组织梗死，可能是发生突破性出血的原因。9～12 天内膜一般有明显的核下及核上空泡，像正常周期的 16～18 天内膜。周期末的内膜活检显示分泌反应退化。第 20 天，腺上皮变成衰竭及不活跃。至 3 周末，内膜组织学显示为不活跃及抑制。蜕膜样间质反应可早在第 17 天出现，与孕激素的品种、剂量及生物活力有关，当孕激素为 10mg，可发生间质蜕膜化，但有个体差异；5mg 时，蜕膜样间质反应弱而不常见；2.5mg 或更少时，腺体上皮无分裂和分泌的活力。疏松网状间质有很多细胞裸核，螺旋动脉不发育，表面小静脉不扩张。如此低剂量孕激素时罕见蜕膜样反应。

子宫内膜异位症的治疗有时用连续口服避孕药，孕激素量高达每日 40mg。对这样一个高剂量，内膜可出现一个弥漫的强烈的蜕膜反应，像妊娠期的真蜕膜一样。蜕膜细胞呈砌砖状排列，腺体腔为裂隙状，易被误认为是小血管。同样变化可发生于肌内注射醋酸甲孕酮。2 次或 3 次后内膜变薄而萎缩，小的高度萎缩的腺体在致密的间质中，血管不发育。

皮下种植 6 粒左炔孕酮胶囊，每粒为 6mg，是一个受欢迎的可逆性避孕法。左炔诺孕酮的释放在头 9 个月约每日 85μg，到第 3 年降至每日 35μg。其副作用是突破性出血，有些人闭经。虽然其内膜组织变化报告较少，但外源性孕激素引起的变化应是存在的。

除了内膜组织学变化，口服避孕药可以并发血栓性疾病。栓塞及血管壁病损在用这类药的妇女中是常见的。轻至中度内皮细胞增生发生于 82%用外源性激素类避孕药的健康妇女中，其严重程度与用药时间有关，停药后即减轻，这可从外科标本中证实。镜下见血管内膜的增生像是内皮细胞的增生，它有致密的核。在有些血管，细胞间质很明显，呈梳状、胶质或黏液样，直至致密及纤维化。这种增生可以部分或全部阻塞血管。

雌激素补充治疗引起的内膜变化：绝经后的妇女可受益于雌激素补充治疗。益处包括短期及长期的作用。短期的作用包括减轻血管舒缩症状，改善由于阴道黏膜萎缩而引起的阴道干燥、性交困难及减轻其他生殖泌尿道症状如尿失禁等。其他症状，如失眠、抑郁、性欲等，在有些妇女中也有改善。长期作用是延缓或防止骨质疏松及减少冠心病。但是，近年有研究表明绝经后长期使用雌激素替代疗法，未必能减少心血管疾病发病率，而且有增加中风死亡率的风险。因此，预防心血管病，还是应该以传统的有效方法为主，不再提倡长期使用雌激素。为避免漏诊潜在病灶，有些医生在采用雌激素补充疗法前，常规作子宫内膜活检以除外肿瘤，但阳性发现者不多。无症状绝经后妇女内膜活检发现隐匿性子宫内膜癌率少于7/1000。但是，接受外源性无拮抗雌激素的妇女，患内膜癌及癌前病变的危险性增加，需要作内膜活检。任何有不正常阴道流血的妇女在应用激素补充疗法前，都必须有组织病理学诊断。

20世纪70年代，有人提出绝经后妇女长期应用雌激素与发生内膜癌危险性增加的关系，出现了两类流行病学研究报告：内膜癌的总发生率可能增加；雌激素的应用与内膜癌可能有关。在对有价值的文献进行研究后得出以下结论：内膜癌的年发生率为0.06%～0.08%，长期应用雌激素可升高到0.3%，增高与雌激素治疗关系为0.23%。引起的肿瘤大部分是局部的，5年生存率超过90%。在4347例应用雌激素补充治疗的妇女中死亡仅1例。

近年来，有周期性和连续性两种不同方式作雌激素补充治疗。第一种是每月补充雌激素25～30天，孕激素10～14天为一周期。撤退性出血发生在孕激素停用后。有关年轻妇女采用序贯口服避孕药的资料，也同样适用于绝经后妇女采用雌激素补充疗法。序贯口服避孕药的雌激素为乙炔雄二醇，由于在肝内代谢缓慢，可加重肝脏负担，故有学者提出不宜用作绝经后治疗。但其雌激素活性很强，小剂量也能缓解因雌激素缺乏所出现的症状，故仍可小剂量短期应用。为阻止骨质疏松症，用0.625mg结合马雌激素（商品名Premarin，倍美力）或相似药物，剂量少于序贯口服避孕药。孕激素应用时间比剂量更重要，以甲羟孕酮5～10mg/d，每月服14天，可防止子宫内膜增生过长而消除内膜癌发生的危险性。

雌、孕激素的剂量、用药时间的长短、活检的日期以及原来子宫内膜的组织学状态，都可以影响子宫内膜标本的镜下表现。周期疗法的目的，是要减少雌激素对子宫内膜刺激的同时增加孕激素对子宫内膜的保护作用。雌激素引起内膜某种程度的增生，镜下观察这些改变与正常增生期内膜相同。加用孕激素后，组织学上显示分泌期改变，甚至蜕膜样变，则有赖于用孕激素的时间和剂量。单用雌激素补充疗法引致的子宫内膜组织病理变化，包括内膜息肉、单纯增生过长以及少见的不典型增生过长和更为少见的内膜癌。

每天摄入雌、孕激素的混合疗法日趋常用。雌激素一般为0.625～1.25mg结合马雌激素或相似物，孕激素为2.5～10mg醋酸甲孕酮。最常见是每天0.625mg结合马雌激素和2.5mg醋酸甲孕酮，造成一个低孕激素环境。此方法具有雌激素补充疗法的优点而没有孕激素引起的撤药性流血。服药早期可有点滴出血，以后即发生闭经。12%～14%的妇女，因在用药头6个月出现突破性出血而中断治疗。如果闭经后又有出血，需作进一步的观察。

关于混合疗法对子宫内膜组织学的影响，尚缺少有价值的研究报道。在一组研究用此法的41例妇女中，6人在达到闭经后又有突破性出血，2人内膜活检可见内膜息肉、内膜腺癌及萎缩内膜。肿瘤诊断是在分别采用混合治疗2年和4年多后才作出的。有一妇女发生内膜癌，系以前曾长期应用无拮抗雌激素，而在早期曾被诊断为复杂型不典型增生过长。

另一项研究仅36例妇女，接受联合应用0.625mg结合马雌激素及2.5mg或5mg醋酸甲孕酮，对照组单纯应用雌激素。3个月后内膜活检，联合治疗组中内膜均不活跃或萎缩。对照组中，内膜呈萎缩9例，混合型分泌期有腺瘤型改变和复杂型增生过长各有

1例。

每日合用结合马雌激素 0.625～1.25mg 和炔诺酮 0.35～2.1mg，发生闭经者为 65%。56%妇女在混合治疗后 6 个月作子宫内膜活检显示内膜萎缩，而不论雌激素为何种剂量。

一项关于周期激素补充治疗与连续雌激素治疗加用 10mg 醋酸甲孕酮的比较性研究显示，混合治疗组妇女有不活跃子宫内膜，而周期治疗组中，1 人有复杂型增生过长，数人为增生期内膜。最近采用的另一个治疗方案是从周一至周五每天用结合马雌激素 0.625mg 加 2.5mg 醋酸甲孕酮，周末无治疗。子宫内膜组织学在 6 个月后显示为轻度生长的内膜腺体及间质。孕酮活力几乎看不到。活检标本的内膜没有萎缩，但也非增生期子宫内膜、增生过长或癌。

从以上为数不多的雌、孕激素混合应用对子宫内膜影响的研究来看，此法无大害。

用促性腺激素释放激素（GnRH）激动剂后的子宫内膜变化：GnRH 治疗子宫内膜异位症是有效的，可作为子宫内膜切除和宫腔镜等手术前准备用药。注射 GnRH 后，子宫内膜肉眼看上去光滑、灰白、扁平及少血供。光镜下，内膜薄而不活跃，水肿少或没有。腺体与间质比，间质占优势。内膜小腺体存在但减少。血管的大小及数目也减少。内膜间质细胞数目减少，间质致密。这种子宫内膜变化是可逆性的。终止治疗后即恢复周期性月经。

放置宫内节育器后的子宫内膜变化：有两种宫内节育器（IUD）近年来在美国应用，一种含铜，另一种含 38mg 孕酮。在欧洲有些宫内节育器含左炔诺孕酮。宫内节育器可直接压迫内膜，使局部内膜的腺体和间质拥挤，产生急性或慢性的炎症反应，引起月经过多或经间期出血、下腹痛及阴道排液等症状。去除节育器后，炎症及症状均会消失。当宫内节育器放置超过 3 年，40%病人有浆细胞浸润的慢性炎症，内膜也可发生鳞状化生，甚至能见到巨细胞。

含铜宫内节育器可引起内膜炎症反应，常见现象是腺腔内有中性白细胞，表面有一薄层渗出物，但间质中无白细胞浸润。炎症的轻重程度和节育器放入内膜时间长短有关。

释放左炔诺孕酮的宫内节育器可使内膜腺体萎缩和局部间质蜕膜化，也可发生局部炎症反应及坏死。蜕膜化的明显程度与放置节育器时间长短成反比。间质内有白细胞浸润，有时含浆细胞。连续应用 3 年后可出现局部钙化。少数病例可见内膜息肉样厚壁纤维化血管。

放置宫内节育器可引起腺细胞脱落，在巴氏涂片中见到。有时这些细胞很不典型而导致怀疑可能是腺癌的过度诊断。节育器在宫腔内的刺激，使脱落的子宫内膜细胞呈乳头状群集，有退化及炎症，看上去像内膜癌。同样，带尾丝的 IUD 可刺激颈管并发炎症，使脱落的颈管内膜细胞不典型。应该让读片的细胞病理学家知道患者有宫内节育环，以便对这些细胞有正确认识判断。如果有怀疑，则需将环取出一段时间后再作诊断性刮宫。

激素的相互作用：子宫内膜对性激素的反应是早为人知的。内膜的形态学变化是下丘脑-垂体-卵巢轴功能的反映。促性腺激素释放激素为下丘脑分泌的肽类激素，释放入垂体血循环中，刺激垂体分泌促卵泡激素（FSH）和黄体生成激素（LH）。促卵泡激素刺激发育卵泡的卵泡膜细胞分泌芳香化的男性激素前身，经颗粒细胞芳香化酶的作用而转化成为有活力的雌二醇。这个步骤需要发育卵泡的相应细胞中存在的促卵泡激素受体和黄体生成激素受体。排卵后，黄体的黄素化细胞产生孕酮。雌激素和孕激素都能对下丘脑和脑垂体产生正或负的反馈作用。雌激素使子宫内膜出现增生期变化，孕激素则使增生期内膜转化为分泌期内膜。这个复杂的周期性子宫内膜变化，使受精卵能种植到子宫内并获得营养。

雌激素及孕激素受体：雌激素受体（ER）和孕激素受体（PR）是特殊的蛋白质，聚集在子宫内膜上皮细胞及间质细胞的核内，对性激素控制子宫内膜发育有很重要的作用。血液循环中的性激素能经过简单的弥散作用很快地通过细胞膜进入胞质，诱导受体从核中释出，在胞质与这些性激素相结合。免疫细胞化学研究指出，与雌激素受体起作用的抗体只在子宫内膜的核内。雌激素受体及孕激素受体与雌二醇及孕酮有高度的特异性亲和力。化学结构相似的激素，不管是内源性的还是外源性的，都可在相同的结合点参加竞争受体；这包括甾体类及非甾体类雌激素，己烯雌酚就是非甾体类雌激素的一个例子。雌激素对子宫内膜的主要作用是使细胞增生和增加雌、孕激素受体的浓度。雌激素受体的增加使内膜对雌激素的反应增加。孕酮对内膜的主要作用是分泌化。孕激素受体复合体可能会影响胞质雌激素受体的补充。孕酮的摄入会降低雌激素受体在子宫内的含量，可能是干扰了雌激素受体的重复合成或循环，从而降低了子宫组织对雌激素的反应。因此，雌二醇可促进雌、孕激素受体的合成，而孕酮会抑制雌激素受体的合成。

雌激素及孕激素受体的定量测定，可从它与氚标记雌二醇的结合容量和人工合成孕酮中反映出来。其表达单位是飞微克分子量（fmol/mg 胞质蛋白）。雌、孕激素受体在正常月经周期中有较大变化，最高值在增生期，雌、孕激素受体均可达 400fmol/mg 组织。

不孕病人的子宫内膜活检：约有 14%盼望怀孕的妇女不能怀孕。不孕的定义是一对夫妻未经避孕 2 年后而不能怀孕。检测是否排卵对不孕者至关重要。在腹腔镜或超声监测下直接观察排卵才是直接可靠的，其他方法则只是推测性或间接的。间接的方法包括基础体温测量、血孕酮水平检测以及子宫内膜活检。分泌期内膜的存在说明这周期有排卵。对子宫内膜组织学的分日描述，标明相当于周期的天数，是研究不育症的重要部分。比较描述的组织日期与下次月经开始日期是否符合是决定黄体期是否有功能不全的重要手段。

如前所述，内膜的组织学分日是较好的估计方法。内膜活检如为同步的，下次月经应发生在原来估计的 48 小时内，这可用于增生期长短不定而分泌期为 14 天者。如果月经推迟超过 48 小时，则活检为内膜不同步，提示有黄体功能不全。例如，月经周期估计为第 23 天行经，实际来潮在 2 天后，提示月经是来自第 25 天的子宫内膜，从临床上讲，可能是这个周期的孕酮水平有降低。血清孕酮测定与内膜活检同时进行更有助于诊断。黄体功能不全在不育病人中占 3%。要诊断内膜不同步至少要作两次连续周期的内膜活检。这种现象有时在正常周期的妇女中也有发生。黄体功能不全的发生机制尚不清楚，有些临床医生不同意此疾病的存在。29%的内膜活检与周期是不同步的，但仅有 10.9%同时发生在两个周期中。另外不育妇女的内膜组织病理表现有慢性子宫内膜炎（2.1%）、增生过长（1.1%）及内膜息肉（0.2%）。

近年来，有 3 种方法可治疗黄体功能不全。如果是卵泡成熟不好而引起的黄体期功能不全可用氯米芬在周期的第 3 天及第 5 天连续用至周期的第 7 天或第 9 天。这使 FSH 升高并刺激卵泡。它引起的组织学变化与正常周期的内膜变化相差极小。腺体较正常更直、狭窄及少弯曲，腺体与间质比，间质占优势。整个分泌期的分泌不很丰富，腺腔内的分泌物浓缩得较早，虽然有前蜕膜化，但细胞也较小，这种现象提示为低雌激素作用。第二个方法是在周期的中期用 HCG，它与黄素化激素相同，刺激孕酮产生，而使增生期内膜转化成正常分泌期。它一般不单独应用，而是附属于氯米芬的治疗。第三个方法是阴道用孕酮栓药或用微粒化的口服孕酮。用药应于周期中期体温上升后，如果妊娠发生，继续应用孕酮直至胎盘自身分泌孕酮。治疗黄体不全的目的是为了能妊娠。在治疗过程中，内膜活检的组织变化必须是与周期同步的，而且是正常的。

约有1.5%不育患者的内膜活检是在妊娠早期做的。胚胎大部分种植在子宫底或后壁上。为了避免损伤种植部位，有人提出内膜活检应在子宫前壁内膜上做。内膜活检后发生自然流产者为22.2%，这与一般人的自然流产率无明显差别。取材正好在种植处是少见的。种植部位在病理切片中见到的仅占不育症内膜活检的0.6%。有的内膜活检后还可以继续妊娠直至分娩出正常婴儿。对妊娠不能继续者，该处的取材很可能表现出是种植部位的活检。

子宫内膜的免疫细胞化学：免疫细胞化学是病理学的一部分，它的染色能识别正常或不正常组织的特殊蛋白质。在正常内膜中，新鲜及石蜡包埋组织中能显示的蛋白质每日都有增加。经免疫细胞染色的雌激素受体局限于上皮及间质细胞的核内，在整个月经周期中均存在，分泌期比增生期的染色稍弱。在正常或不正常内膜中的鳞状细胞均不染色。

三、输卵管

解剖学：输卵管从子宫角部（即输卵管与子宫体的交界处）起至输卵管伞部，平均长度为8～12cm。输卵管被阔韧带覆盖，阔韧带披盖在圆韧带和输卵管上，后面下垂至子宫的侧部并向下至子宫骶骨韧带水平，在此处向侧方伸展达盆腔侧壁。输卵管通常分为四段。第一段是间质部，即在子宫角肌层内的部分，伸展到子宫内膜的交界处；第二段是峡部，从子宫输卵管交界处伸展至壶腹部；第三段是壶腹部；第四段是漏斗部。漏斗部由输卵管到腹腔的外口以及从伞部伸出的指样突起两者组成。

过去，由于怀疑输卵管间质部是否有括约肌或瓣膜的存在，而较早对其进行研究。虽然Rocker注意到输卵管就在其进入子宫腔入口前，很急地转变角度，但未发现解剖学的瓣膜。输卵管间质部的长度1～3.5cm不等，它曾被描述为采取几种走向中的一种经过子宫肌层。Sweeney研究了100条输卵管间质部的走向，8条沿弧形路线，23条较直的路线，而67条沿着2～3.5cm的弯曲途径经过子宫肌层。

从输卵管间质部横切面检查，证实在明确的纵行肌层内有四个原发性皱褶，其开口处管腔径不超过1mm，峡部长3～6cm，有三种不同的肌层，是输卵管中肌层最多的一段。峡部的管径约2mm，也是输卵管腔的狭窄段。在壶腹部—峡部交界处，由于管壁肌层结构的变化使触摸时质感有所不同。壶腹部长5～8cm，管径约6～8mm，在横切面上，其纵向皱褶较峡部所见者复杂得多。输卵管峡部的纵行肌在壶腹部缺失，壶腹部的肌层结构主要是环形肌与纵行肌纤维相交错。漏斗部又称伞部，长1～2cm，管腔的直径较壶腹部稍有减少，其肌壁的组成与输卵管壶腹部相似。

输卵管的血供来源于子宫和卵巢动脉。Borell与Fernstrom用动脉造影术证实子宫动脉通常供应输卵管的峡部和壶腹部近端，而卵巢动脉供应漏斗部和壶腹部远端。不过，他们也注意到分布是不一致的；有的情况是卵巢动脉供应整个输卵管，也有子宫动脉供应整个输卵管的。供应输卵管的动脉来源于输卵管系膜中弓形血管的丰富吻合支，弓形血管与直线形走行的动脉管道相连，沿输卵管系膜游离缘走行。静脉和动脉供应的途径相同。输卵管的淋巴回流首先被Pauerstein证实。由三组不同的淋巴网分别引流黏膜、肌层及浆膜。Pauerstein也注意到在生育期年龄淋巴引流结构的变化。所有三组淋巴网联合进入输卵管系膜内，并在此沿阔韧带淋巴管，最后进入主动脉旁淋巴结。

胚胎学：早在胚胎发生过程，肾系统从中胚层形成。中肾小管膨大，在体腔内形成一个腹面的膨出。此过程在受精后30日完成。嵴纵向分为外侧中肾嵴和内侧生殖嵴，它们共同形成泌尿生殖嵴，含中肾管（午非管）、未分化的生殖腺及发育中的肾上腺。所有的胚胎约在受精后第4～5周，在中肾嵴的外侧显现出一个沟，并闭合形成一个管，与午非管平行且位于其内侧，其头端部分仍开放。此管内衬腔上皮，组成副中肾管（苗勒管）。当苗勒管向尾端伸展时，两根管在中线融合，形成生殖索。由于缺乏睾丸决定因子而无睾丸和睾酮，苗勒管遂发育成女性内生殖器，而午非管则变成遗迹。苗勒管的上段分别形成左右输卵管，融合部分构成子宫。苗勒管的头端保持开放，形成输卵管的伞部。午非管遗迹的残余物在输卵管系膜内，且合并入子宫侧壁的浅表肌层。腔隐窝形成后，输卵管发育很迅速，并伴有早期盘绕，腔隐窝后来变成腔皱褶，这些皱褶扩展为输卵管的长度。接近孕4个月时纤毛细胞出现。接近出生时，纤毛细胞及分泌细胞均发育很好，像皱襞一样。

输卵管最常见的异常，是由于苗勒管一侧或双侧发育失败所致。苗勒管发育完全失败往往伴有泌尿生殖嵴的发育异常，导致单侧肾融合不全。大多数异常均伴有苗勒管发育不全或其尾部的融合失败。融合失败导致女性内生殖器从阴道到子宫各种类型的畸形。除了在输卵管进入宫角的宫底部入口角度外，输卵管极少受融合异常的影响。罕见的输卵管发育不良病例亦曾报道过。

输卵管异常可分3组：①缺如，可能为完全性、部分性或节段性；②重复，可能为完全性、部分性或副输卵管；③多个管腔及副伞。最常见是异常副伞。这种异常系苗勒管的头部不完全折叠，或细胞局部分化形成有蒂的病灶伴有伞端所致。文献报道在输卵管的壶腹部和漏斗，副伞的发生率为2%～6%。Beyth等认为这种副伞可能是造成不育的一个因素，也可伴发异位妊娠和子宫内膜异位症者。另有报道在对选择性绝育病例的研究中副伞的发生率是3%；在异位妊娠的病例中，副伞的发生率也是3%。

输卵管最罕见的异常之一是重复一侧或双侧输卵管其他多样的异常。根据胚胎学的观点，这种异常可被解释为中肾嵴上两个或更多沟的发育。少数病例输卵管多个异常发生在一侧，每一个都终止于子宫体部。有报道440例选择性腹腔镜绝育中，曾看到1例单侧输卵管外1/3部分重复。

组织学：输卵管外层浆膜面是阔韧带的延伸。阔韧带衬以一层间皮细胞，其下为结缔组织及一层薄的环形和纵行平滑肌细胞，这些肌细胞集中于输卵管系膜的对面（游离缘）部分。

除间质部外，内黏膜层被输卵管的肌层围绕，伴有少量结缔组织内含血管和少数间质细胞。从输卵管的间质部开始，黏膜形成4～6个皱褶或皱襞，延伸进入峡部。在壶腹部，这些皱褶有广泛的分支，变得更复杂。黏膜的上皮细胞层由3种细胞组成：分泌细胞、纤毛细胞和插入细胞（或钉细胞）。纤毛细胞的分布与比例，随患者年龄、输卵管内位置以及激素的环境而异。在输卵管壶腹部，纤毛细胞较多并倾向于皱襞的顶端部分。纤毛细胞是一种腺型柱状上皮。透射电镜显示，典型的纤毛超微结构有基体和小根。虽然曾观察到无功能的纤毛细胞患者仍有生育能力（Kartagener综合征），但纤毛细胞仍被认为对精子输送是必需的。分泌细胞呈柱状，与纤毛细胞大小相同，具有卵圆形或长形的核，其染色质较纤毛细胞更致密。纤毛细胞和分泌细胞均有小而明显的核仁。插入的柱状细胞（钉细胞）具有一个稀薄深染的核，这种细胞被认为是分泌细胞的形态变异。除这3种柱状细胞类型外，尚可见一种较小而明晰的细胞，具有圆形深染的核。因为它位于上皮的基底部，原来被认为是输卵管黏膜的储备细胞。不过电镜研究已显示这些细胞是来源于淋巴细胞。

围绕输卵管的多数区域间质稀少，但在壶腹部和漏斗部较显著。此区域是疏松结构的结缔组织，含有细的网状组织和胶原纤维，并可见成纤维细胞和肥大细胞。成纤维细胞增生可合并感染、老化或血管病。这些变化导致皱襞的纤维化。

输卵管系膜被阔韧带的前、后叶覆盖，内含动脉、静脉和淋巴管。在输卵管系膜中靠近输卵管尚有中肾管（午非管）残留。这些残留由小而圆的腔组成，有些小腔被两层平滑肌围绕。内层为纵行层上皮，由立方状或低柱状无纤毛细胞组成。在卵巢系膜中可见到另一些更纤细的小管，只有一层低柱状上皮，可能是复层并含纤毛细胞，其肌层消失，更接近于卵巢门所见的残留。在该区域，偶尔可见肾上腺残留。

小的囊肿结构，如泡状附件（hydatids of Morgagni），常见于附着在输卵管壶腹部和漏斗部。Morgagni 先描述这种结构并指出其临床意义。这种组织的来源是副中肾管（苗勒管），偶含皱襞，衬以纤毛细胞和无纤毛细胞，壁有平滑肌。罕见泡状附件可引起像阑尾一样的临床症状。曾有作者提出泡状附件是源于中肾管（午非管），而不是源于副中肾管。不过，Genadry 等（1977）研究未发现它是来源于中肾管。

四、卵巢

卵巢是一对位于盆腔腹膜内的器官。正常情况下在子宫后靠近盆腔侧壁，连接在阔韧带后叶。联系卵巢与阔韧带的两层腹膜称为卵巢系膜。卵巢系膜附着于卵巢的前面，但并不包围它。卵巢系膜到达位于卵巢前上方的输卵管时，变成输卵管系膜。卵巢的外侧由骨盆漏斗韧带或悬韧带与骨盆壁相连。这不是真的韧带，而是在其中包含了结缔组织基质及神经血管束。卵巢内侧端与子宫卵巢韧带相连，通过此韧带连于子宫输卵管连接处下面。

成熟的卵巢为卵圆形，长约 3cm，平均重 6.5g。在正常月经周期，有 1 个优势卵泡直径达 2～2.5cm，引起卵巢直径可达 5cm 左右。在早期生育年龄时，卵巢表面光滑，呈灰白色。有时在其表面可见到半透明的卵泡囊肿或橘黄色的黄体，在卵巢的切面可隐约区分为 3 层：皮质、髓质及卵巢门。随着年龄增长，卵巢表面发生不规则的瘢痕，呈回旋状。绝经后卵巢逐渐减小到约 1～2cm 大小。

卵巢的血供是通过来自腹主动脉的卵巢动脉，在骨盆漏斗韧带内，到达卵巢系膜时与子宫动脉的卵巢分支相连接。这些血管的分支通过卵巢门进入卵巢，并穿过髓质到达髓质与皮质交界处。很多直的小动脉从此处放射状向外供应卵巢的表面。卵巢静脉在卵巢系膜内形成蔓状静脉丛经过骨盆漏斗韧带，在右侧进入下腔静脉，在左侧进入肾静脉。卵巢的淋巴引流到第二腰椎水平的主动脉旁淋巴结。淋巴管也沿着卵巢韧带及圆韧带引流到腹股沟淋巴结。卵巢的神经主要是来自主动脉丛，包括交感神经与副交感神经。交感神经纤维控制血管动力。对卵泡成熟和卵巢激素的产生也有一定的作用。副交感神经的作用不明。

组织学特征：卵巢表面的上皮由单层立方到扁平细胞组成，有一层基底膜将它们与下面的间质分隔开。上皮细胞伴随着卵巢的外形，深入到卵巢凹形成的裂缝之内。假若上皮在这些部位中的一个与表面失去联系，结果形成了上皮包涵囊肿。若用细胞角蛋白抗体、vimentin、雌激素、孕激素及 CA_{125} 检测，表面上皮细胞可见阳性免疫反应。卵巢间质由致密并挤在一起的间质细胞所构成。这些细胞呈梭形，具有极少的胞质，在一浓密的网硬蛋白质结构中排列成细胞螺纹。在间质细胞之间存在着胶原，在表面的皮质中特别明显。

间质细胞用 vimentin、肌纤蛋白（actin）、韧带素（desmin）、雌激素和孕激素测定免疫反应显示阳性。随年龄老化，间质细胞的数量减少，胶原量增加。间质细胞也含有脂质，在绝经后的卵巢中较明显，呈黄色。卵巢其他类型的细胞也是变化多端的，所有的细胞均被认为是来自间质细胞。其他最显著的细胞类型是黄体化的间质细胞。这些细胞通常分散在髓质内，可能是单个或数个小团，细胞呈多面体状，有圆形细胞核，核仁显著，胞质透亮或为嗜伊红，其中含有脂质，对睾酮的免疫反应阳性。黄体化的间质细胞是受促性腺激素的影响，所以在妊娠期及绝经后数量增加。偶尔过多的间质黄体化可伴有多毛症。间质细胞也可分化成睾丸间质细胞（Leydig cells）、脂肪细胞、平滑肌细胞、子宫内膜间质细胞或蜕膜化细胞。最后一种细胞在妊娠时常可找到。间质细胞也可出现神经内分泌分化，较罕见。

生育年龄妇女的卵巢中，原始卵泡呈带状群组分散在表面皮层中。出生时每个卵巢中约有 40 万原始卵泡，到生育年龄逐渐减少，绝经后接近消失。在原始卵泡的中央有一个初级卵细胞，是一球形细胞，直径约 20μm。卵细胞的细胞核最后呈散开状的染色质及一个线型核仁。卵细胞的细胞质中含有半月型嗜伊红性结构，称为卵黄核（Balbiani's vet-elline bodies，巴比阿尼体）。在卵细胞外，围绕着一层不活跃的扁形颗粒细胞。开始于 5～6个月胎儿一直到绝经。围绕着初级卵细胞的扁平颗粒细胞会变成立方形，同时卵细胞增大，形成一个初级卵泡。颗粒细胞分泌氨基葡聚糖，形成一透明晕轮包围在卵细胞外面，称为透明带。在妇女生育年龄，卵泡呈不同的发育期。窦前卵泡（或次级卵泡）中围绕增大的卵细胞有数层颗粒细胞，在颗粒细胞中可见核有丝分裂的活性。窦前卵泡直径 40～50μm。窦状（三级）卵泡含有一个不在中央的卵细胞，卵细胞周围有一大空腔，称为窦，其中充满富有氨基葡聚糖的液体。在此时期，卵巢间质细胞分化为内卵泡膜细胞与外卵泡膜细胞。在成熟的窦形卵泡内，颗粒细胞围绕着卵细胞增殖（即囊状卵泡 Graafian 卵泡），形成卵丘。在每一个月经周期，通常有一个成熟卵泡变成排卵前（优势）卵泡。排卵前卵泡的直径平均为 20mm。此时卵细胞及卵丘与颗粒细胞分离开，自由地在卵泡液中游动。排卵前卵泡达到表面皮层在卵巢表面凸出，使局部组织坏死，卵泡破裂并释放卵细胞-卵丘复合体进入腹腔。卵巢表面的破裂点愈合，最后被瘢痕组织所覆盖。

颗粒细胞为 5～6μm 直径大小，呈多角形，边界不甚清楚。细胞质灰色，圆形或卵圆形细胞核有一个空泡染色质形态。它们很少含有细胞质脂质。当窦状卵泡直径达到 200～400μm 时，在颗粒细胞之间出现明显的腔隙。这些腔隙是圆形，含有嗜伊红色［PAS（periodicacid-Schiff，过碘酸雪夫）阳性］的物质，有基底板与颗粒细胞相隔。这些结构称为CaII-Exner 小体。卵泡膜细胞来自卵巢间质细胞，围绕着生长卵泡。内卵泡膜细胞很清楚，由 3～4 层细胞组成，有一清楚基底膜细胞与颗粒细胞隔开。内卵泡膜细胞是多边形，具有丰富的嗜伊红胞质，位于中央的核，呈圆形，内有空泡状染色质和清晰的核仁。它们具有不同含量的胞质内脂质。每一细胞周围有致密的网状结构包围着。外卵泡膜不甚清楚，其细胞的形态是介于内卵泡膜细胞与未专一分化的卵巢间质细胞之间。

排卵后，若卵子未受精，破裂的卵泡变成黄体，呈橘黄色、卷曲成皱襞，约为 2cm 直径大小，中央有出血。卵泡破裂后在月经周期的分泌期，黄体发生一系列变化。颗粒细胞黄体化，即颗粒细胞变大，含有增多的胞质内脂质。内卵泡膜的颗粒渐变得比颗粒细胞小，但含有较多的脂质。在颗粒细胞与卵泡膜细胞中，有散在的星状细胞，其胞质染呈伊红色，胞核呈固缩状。这些细胞可能是退化的颗粒细胞或卵泡膜细胞，或者是巨噬细胞。

当黄体成熟时，毛细血管和成纤维细胞从内卵泡膜细胞延伸到出血腔形成一纤维层。然后转为退化性变化，表现为颗粒细胞皱缩及致密黄体化。最后，这些细胞被吞噬，中央腔纤维化增加，历经数月成为白体。成熟的白体是一个浓密的胶原组织，有清楚卷曲的边缘。黄体老化的过程曾被 Corner 详细地描述过。由于黄体各期在不同时间的组织学表现有很大的变异性，组织学的表现不能用以说明排卵的日期。

绝经若干年后的卵巢小而皱缩，质硬，切面白色，间质皱缩，间质细胞减少而细胞间胶质增加，无原始卵泡，有很多分散的白体。此外，髓部血管变得显著，具有厚壁及弯曲度增加，酷似血管瘤。其他的卵泡老化过程，还包括卵巢表面毛细血管增殖，间质细胞退化及致密纤维化。

【重点提示】 阴道上皮的成熟度与雌激素和孕酮环境有关。用巴氏涂片检查该成熟度，应从阴道侧壁上中段刮取，并需要有不同激素环境下所见细胞类型变化的知识作正确解读。阴道上皮浅表细胞群突出，是外源性或内源性雌激素作用的迹象。其他激素只会引起中间层细胞群的突出。有些药物如洋地黄和他莫昔芬在绝经后妇女中可引起不正常的激素样作用。

阴道内寄居大量可致病的微生物，90%为厌氧菌，菌群比例随月经周期不同阶段而变化。乳酸杆菌是主要菌群，在月经后半期产生乳酸最多，可使阴道内 pH 降到 4.0 左右，为其他微生物存在的临界点。25%正常妇女阴道有寄生念珠菌属而没有临床感染迹象。

子宫发源于中胚层，是苗勒管的一部分。生殖嵴、午非管、壁腹膜与苗勒管的胚胎来源相同，都具有分化成苗勒“上皮”细胞的潜能，可表现为内膜样、纤毛、黏液或透亮细胞，也可化生成鳞状细胞，因此可解释蜕膜化、子宫内膜异位症等变化，以及相关疾病和肿瘤常混有内膜间质及平滑肌组织。

子宫内膜在排卵前为增生期，只受雌激素影响，时间长短不固定。排卵后为分泌期，受雌、孕激素的共同影响，每天都发生分泌化的组织学改变，以适应种植和营养胚胎的要求，如果不怀孕，时间相对恒定为 14 天。取子宫体部表层内膜作活检分日描述，可说明排卵后内膜的天数，与下次行经时间联系起来，如果相差在两天以内则有 80%是一致的。内膜活检分日，是研究不育症，检查黄体功能不全的重要手段。如同时测定血清孕酮更有帮助。治疗黄体功能不全，可在月经周期的初期或中期分别应用氯米芬、HCG 和孕酮等。

口服避孕药可引起子宫内膜增生过长及肿瘤，也可并发血栓性疾病，其严重程度与用药的时间及剂量有关。雌激素补充治疗，短期使用可使绝经后妇女减轻潮热、阴道干燥和性交困难以及尿频尿急等生殖泌尿道症状；长期使用未必能减少心血管疾病的发生，反而有增加中风死亡的风险。因此，预防心血管疾病，还是应该以传统的有效方法为主，不再提倡长期使用雌激素。单用雌激素的妇女，患内膜癌及癌前病变的危险性增加，需要作内膜活检。阻止骨质疏松症，用低剂量雌激素已足够，加用孕酮可降低子宫内膜癌发生风险。用促性腺激素释放激素（GnRH）激动剂可有效治疗子宫内膜异位症，终止治疗后可恢复周期性月经。

放置宫内节育器对内膜直接压迫，可产生急性或慢性的炎症反应，引起月经过多、经间期出血、下腹痛及阴道排液等症状，放入时间越长，程度越重。去除节育器后，炎症及症状均会消失。宫内节育器可引起内膜腺细胞脱落，在巴氏涂片中看上去像内膜癌。应该让读片的病理医生知道患者有宫内节育环；如有怀疑，可将环取出一段时间后再作诊断性刮宫。

雌激素和孕激素的受体聚集在子宫内膜上皮细胞和间质细胞的核内，分别与雌二醇和孕酮有高度的特异性亲和力，对控制内膜发育有很重要作用。化学结构相似的激素，不管是内源性的还是外源性的，都可在相同的结合点参加竞争受体；雌二醇可促进雌、孕激素受体的合成，而孕酮会抑制雌激素受体的合成。雌、孕激素受体在正常月经周期中有较大变化。

（刘敏如　游向前）

参考文献

1. Hernandez Atkinson. 临床妇科病理学．袁耀萼，译．北京：人民卫生出版社，1998.

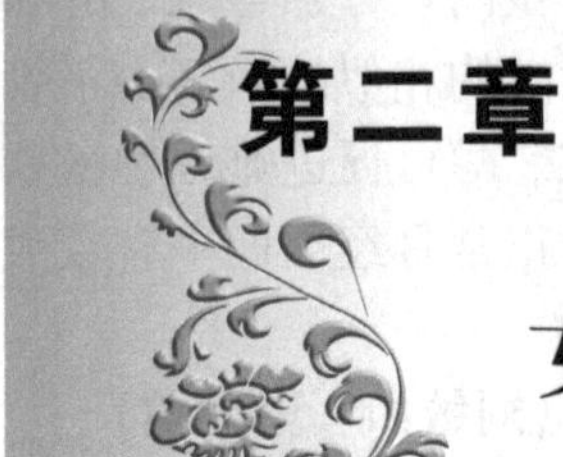

第二章 女性生殖生理学基础

女性生殖系统是女性机体的一个重要组成部分，它在女性一生中不同年龄阶段具有不同的生理特征，它既有本身的独特功能，又与机体其他系统的功能息息相关和相互影响。

第一节　女性不同时期的生殖生理特点

女性一生，从胎儿形成直到老年期，是一个渐进渐退的生理过程。根据此过程中不同时期表现出的生理现象，可将女性一生分为 7 个阶段。但各阶段之间并无截然的年龄界限，可因环境、营养、遗传、社会等因素的影响而存在个体差异。

一、胎儿、新生儿及儿童期

（一）胎儿期（fetal period）

受精卵是由父系和母系来源的各 23 条（共 46 条）染色体组成的新个体，其中 1 对染色体在性发育中起决定性作用，称性染色体。性染色体 X 与 Y 决定着胎儿的性别，即 XX 合子发育为女性，XY 合子发育为男性。胚胎 6 周后原始性腺开始分化。若胚胎细胞不含 Y 染色体即无 H-Y 抗原时，性腺分化缓慢，至胚胎 8～10 周性腺组织才出现卵巢的结构。原始生殖细胞分化为初级卵母细胞，性索皮质的扁平细胞围绕卵母细胞构成原始卵泡。卵巢形成后，因无雄激素，无副中肾管抑制因子，所以中肾管退化，两条副中肾管发育成为女性生殖道。

（二）新生儿期（neonatal period）

出生后 4 周内称为新生儿期。女婴可因胎儿期在母体内受到胎盘及母体卵巢所产生的雌激素影响，出生时外阴较丰满，乳房略隆起，甚至有少量乳汁分泌。出生后脱离母体环境，其体内雌激素水平骤然下降，可出现少量阴道流血。这些生理变化短期内均能自然消退。

（三）儿童期（childhood）

从出生 4 周至 12 岁左右称儿童期。其中 10 岁以前，主要是身体持续发育，性腺与生殖器官处于幼稚状态，即阴道狭长，上皮薄、无皱襞，细胞内缺乏糖原，容易发生炎症；子宫小，宫体与宫颈之比约为 1∶2，肌层薄；输卵管弯曲，很细；卵巢长而窄，卵泡虽能大量生长，但低度发育即萎缩退化。子宫、输卵管、卵巢均位于腹腔，接近骨盆入口。

约在 10 岁，丘脑下部和垂体的激素分泌量逐渐增多，卵巢中开始有少量卵泡发育并分泌少量雌激素，但仍不成熟。卵巢逐渐变为扁椭圆形；皮下脂肪开始在胸、髋、肩部及耻骨前积蓄；子宫、输卵管及卵巢逐渐降至盆腔；乳房开始发育。

二、青春期

出生以后，性腺是静止的，直到垂体分泌促性腺激素激活性腺导致生殖系统的最终成熟。这一最后成熟的阶段称为青年期（adolescence），通常称为青春期（puberty）。严格地说，青春期是指当内分泌和性腺的配子生成功能第一次发育到可能生育的水平的时期。在女性，首先发生的是乳房初长，即乳房的发育；接着是性征毛发初长，即腋毛和阴毛发育；然后是月经初潮，即第一次月经来潮。初期阶段往往不排卵，1 年以后才开始出现有规律地排卵。与成人期不同，从出生后到青春期的过程中切除性腺不增加或很少增加促性腺激素的分泌，所以促性腺激素的分泌不会被性腺激素所抑制。7～10 岁的儿童雌、雄激素的分泌缓慢上升，而到了十几岁初潮则急剧上升。

青春期开始的年龄各不相同：欧洲和美国在 175 年多的时间里，每 10 年提前 1～3 个月。最后几年在美国，女孩通常在 8～13 岁，男孩在 9～14 岁就开始了青春期。

人类在青春期发生的另一变化是肾上腺雄激素分泌增加。这个变化的开始称为肾上腺功能初现，发生在 8～10 岁。皮质醇和 ACTH 的分泌没有变化。肾上腺功能初现可能归因于肾上腺酶系统的改变，从而使更多的孕烯醇酮转化为雄激素，但有一些至今尚未分离出来的肾上腺雄激素刺激激素（AASH）。

肾上腺雄激素主要引起腋毛和阴毛的生长。乳房发育受卵巢分泌的雌二醇及孕酮的影响，雌二醇主要引起腺管的生长而孕酮主要影响小叶和腺泡的生长。

青春期开始的控制：在儿童，性腺可以受促性腺激素刺激。垂体有促性腺激素而下丘脑有促性腺激素释放激素（GnRH）。但是促性腺激素并不分泌。另外，儿童并不出现由雌激素的正反馈作用引起的黄体生成素（LH）的峰值，而在青春期开始后则相反。成年人 GnRH 是以脉冲的方式分泌的。但从出生到青春期，一种神经机制阻止正常的 GnRH 的脉冲释放而阻止 GnRH 脉冲释放的机制尚不清楚。

性早熟：女性接触雌激素会引起无配子生成的第二性征过早发育。这个综合征应称作早熟的假性青春期，以区别于真性早熟青春期，这是由垂体促性腺激素早期正常的青春期型分泌引起的。

下丘脑腹侧接近漏斗处的损伤可以导致青春期早熟。可能是由于抑制 GnRH 脉冲发生的中枢旁路中断，或者是由于在损伤周围形成的刺激性病灶产生的 GnRH 分泌的长期刺激。有时松果体肿瘤也与早熟青春期有关，在没有促性腺激素青春期型分泌的情况下，也能发生过早的配子生成和激素产生（促性腺激素非依赖性早熟）。

青春期延迟或缺如：发生青春期变化的年龄的正常变异相当大，以至于直到 17 岁还未有月经初潮时才认为是病理性青春期延迟。全垂体功能衰竭造成的成熟不能与侏儒症和其他内分泌疾病的表现有关。在某些病人中，即使是有性腺存在，而且其他内分泌功能正常，仍然会有青春期延迟，并且没有月经初潮（原发性闭经）。

三、成年期（性成熟后的生育功能）

月经周期：女性与男性生殖系统不同的是，女性生殖系统呈现出规律的周期性变化，可以认为这是在为受精和妊娠做周期性准备。其最明显的特征是周期性阴道流血，是由于子宫黏膜脱落造成的（月经）。周期的长短存在显著变异，平均为28天，是从1个月经周期的开始到下一次周期开始前的时间。通常在应用时，从月经的第1天开始将周期的每天用数字表示。

卵巢周期：从出生开始，卵巢被膜下就存在许多原始卵泡。每一个卵泡含有一个未成熟的卵子。每个周期开始时，其中几个卵泡开始增大，在卵子周围形成一个腔隙（窦形成）。该腔隙充满了卵泡液。女性大约在月经周期第6天，其中一个卵巢中有一个卵泡迅速生长，成为优势卵泡。其他卵泡退化，成为闭锁卵泡。还不知道在月经周期的卵泡期中一个卵泡怎样能单独发育，可能与该卵泡能向自身卵泡液中分泌雌激素有关，而这是卵泡最终成熟所需要的。但是，当给女性注射高纯度人类垂体促性腺激素制剂时，许多卵泡可以同时发育。

成熟卵泡（窦状卵泡）的内泡膜细胞是循环雌激素最初的来源。但是，卵泡液中所含高浓度雌激素，大部分来自颗粒细胞。大约在周期第14天，膨胀的卵泡破裂，卵子排到腹腔中。这个过程称为排卵。输卵管伞端拾取卵子，并由输卵管输送到子宫。除非发生了受精，否则卵子将退化或通过子宫排出体外。

排卵时，破裂的卵泡立刻充满血液，形成所谓的血体。卵泡少量流血到腹腔可以引起腹膜刺激，造成短暂的下腹疼痛（经间痛）。卵泡壁上的颗粒细胞和泡膜细胞马上开始增殖，凝血块很快被黄色的富含脂质的黄体细胞取代，形成黄体。这是月经周期的黄体期，这期间黄体细胞分泌雌激素和孕酮。如果发生妊娠，黄体将持续存在到孕3个月以后，通常直到分娩不会再有月经。如果没有妊娠，黄体在下次月经前4天（周期第24天）开始退化，最终被纤维组织取代，形成白体。

在人类，出生后就不再产生新的卵子。在胎儿发育期间，卵巢含有7百万个生殖细胞，但其中许多在出生前就退化，其他一些在出生后丢失。出生时，大约有2百万个含卵子的原始卵泡，但其中大约50%会闭锁。此时，正常进行第一次减数分裂的一百万个左右的卵子停留在前期。但在发育过程中，继续发生闭锁。至青春期时，两个卵巢所含有的卵子数少于30万。正常情况下，每个周期只有一个卵子（或在整个生育期大约500个卵子）受到刺激并成熟；其余的退化。就在排卵前完成第一次减数分裂。子细胞之一的次级卵母细胞获得大部分细胞质，而另一个子细胞第一极体破碎并消失。次级卵母细胞立即开始第二次减数分裂，但这一次分裂停留在间期，只有当一个精子进入细胞时才会完成。此时，排出第二极体，受精卵继续发育形成一个新的个体。在间期的停留归因于，或至少在某些方面归因于卵子中蛋白PP 39mos的形成，后者由c-mos原癌基因编码。一旦发生了受精，PP 39mos在30分钟内被钙离子依赖性半胱氨酸蛋白酶calpain破坏。

子宫周期和月经：月经周期中子宫内膜的变化终止于月经来潮。到每次月经期的末尾，除深层之外的全部子宫内膜脱落。在发育卵泡分泌的雌激素的影响下，子宫内膜在深层的基础上开始再生。月经周期第5～16天，内膜厚度迅速增加。随着厚度的增加，子宫腺体延长，但不弯曲，也无分泌。这些子宫内膜的变化称为增生，这一段月经周期称增生期，也称为排卵前期或卵泡期。排卵后，在黄体分泌的雌、孕激素的影响下，子宫内膜高度血管化并轻度水肿，腺体变得弯曲盘旋，并开始分泌透明的液体。因此，这一阶段称为分泌期或黄体期。

子宫内膜由两类动脉供血。子宫内膜的上2/3在月经期脱落，称功能层，由长且弯曲的螺旋动脉供应，而深层即基底层在月经时不脱落，由短而直的基底动脉供应。

黄体退化时，对子宫内膜的激素支持大减，子宫内膜变薄，螺旋动脉的弯曲度增加，内膜出现坏死灶并融合。另外，螺旋动脉壁上出现坏死，导致点状出血，然后融合，引起月经来潮。

血管坏死的原因尚未明确，但它与血管壁的痉挛有关。这可能是由局部释放的前列腺素造成的。在分泌期内膜和月经血中有大量前列腺素，$PGF_{2\alpha}$的浸入可导致内膜坏死和流血。一种关于月经产生的理论认为在坏死的内膜细胞中，溶酶体膜破裂，释放出酶，促使细胞磷脂转变为前列腺素，而前列腺素使血管痉挛、坏死和月经来潮。月经过后，新的内膜由存留的基底细胞再生而来。

从子宫内膜功能的角度讲，月经周期的增生期代表上次月经后上皮的修复，分泌期代表子宫为接受受精卵着床所作的准备。分泌期的时限固定，大约为 14 天。月经周期长度的变异大部分归因于增生期时限的变异。若无孕卵着床，分泌期子宫内膜最终脱落，开始了一个新的周期。

正常月经：月经血主要是动脉血，只有 25％来自静脉。它含有组织碎片、前列腺素和较多来自内膜组织的纤维蛋白溶酶。纤溶酶能分解血块，所以除非月经量很多，月经血通常没有血块。

月经期一般为 3～5 天，但在正常妇女，月经期也可以短至 1 天或长至 8 天。血量丢失平均为 30ml，但正常范围可以从点滴流血至 80ml，丢失血量超过 80ml 是不正常的。显然，月经血量受许多因素影响，包括子宫内膜的厚度和影响血凝机制的药物及疾病。

不排卵周期：在某些情况下，月经周期不发生排卵。这种不排卵周期正常见于初潮后和绝经前 17～18 个月。当不发生排卵时，没有黄体形成，子宫内膜就没有受孕酮的影响。雌激素持续刺激，可使内膜继续增生或增生过长，增殖期内膜变得足够厚时，崩溃并脱落。发生流血的时间有变异，但通常从上次月经开始不到 28 天。流血量也有变异，从少量到较大量不等。

宫颈的周期变化：宫颈黏膜没有周期性脱落，但有周期性变化。雌激素使黏液变稀，碱性增强，以适应精子的存活和穿透。孕酮使黏液变得黏稠，细胞增多。排卵黏液最稀薄，而且它的弹性或称拉丝度增长，在月经周期中期，一滴黏液能被拉长成一条长而细的线，长度大约为 8～12cm 或更长。另外，在玻片上涂一薄层黏液干燥后会见到分支状的蕨类植物叶样结晶。排卵后或妊娠期间，黏液变稠，不会形成蕨状结晶。

阴道周期：在雌激素作用下，阴道上皮角质化，做阴道涂片时可发现角质细胞。在孕激素影响下，会分泌黏稠的黏液，上皮增生，白细胞浸润。成熟妇女在卵泡期时做的阴道涂片检查与青春期前女孩的阴道涂片相比，其角质化上皮细胞的增加非常明显。

乳房的周期性变化：虽然正常情况下在妊娠末期才会泌乳，但在月经周期中乳房也有周期性改变。雌激素引起乳房的腺管增生，而孕酮使小叶和腺泡生长。许多妇女在月经前 10 天开始感觉到乳房肿胀、触痛和疼痛，可能是由于乳房的腺管扩张及间质充血和水肿造成的。所有这些改变和症状在月经时消退。

其他躯体功能的周期性改变：除乳房的周期性肿胀和触痛外，通常在月经周期的黄体期基础体温会轻度上升。这种体温的变化可能是孕酮的致热效应产生的。

性交时的改变：在性兴奋时，黏膜渗出液体，阴道壁变得潮湿。前庭大腺分泌一种润滑液。阴道的上半部分对牵拉敏感，同时小阴唇和阴蒂的触觉刺激增加了性兴奋。触摸乳房可以加强性刺激，最终可以达到性高潮。在性高潮时，阴道壁会产生自发的有节律的收缩。冲动也可以通过阴部神经传导。引起球海绵体肌和坐骨海绵体肌节律性收缩。阴道收缩有助于输送精子，但不是必需的，因为卵子的受精不依赖性高潮。

排卵的标志：在临床实践中，有些时候知道是否已经排卵和在周期中何时排卵是非常重要的。而预测排卵将在何时发生同样重要。子宫内膜活检时发现分泌期内膜提示存在有功能的黄体。在月经规律，没有感染或出血的妇女，提示有功能黄体的指标是发现黏稠、充满细胞的宫颈黏液，而无羊齿植物叶状结晶，但其可靠性稍差。预示排卵的一种方便且更可靠的指标是基础体温的上升，用普通测体温的温度计可以测得准确的体温，在早晨起床之前测量口腔温度。排卵后体温变化的原因尚不知道，但可能与孕酮分泌增加有关，因为孕酮有致热作用。血循环 LH 升高可使尿 LH 升高，能引起排卵，而且这种上升可以测量，是排卵的另一标志。用试纸或简单的颜色测试试剂盒可供家庭使用测定尿 LH。尽管它们较昂贵，但妇女正在开始用它们代替基础体温来确定受孕期。

卵子从卵泡中排出后能存活 72 小时左右，但只有在 24 小时内能受精。精子在女性生殖道内能存活 48 小时以上。因此，在 28 天的周期中，“受孕期”不超过 120 小时，而且可能还短得多。遗憾的是，对那些采用“安全期避孕措施”的人来说，同一个妇女一个周期中的排卵时间与另一周期可能不同。第 9 天以前和 20 天以后，怀孕的机会很少。但也有报道表明在周期中的任一天，仅有的一次性交也有可能获得妊娠，故安全期避孕实际上是不保险的。

四、围绝经期

按 1994 年 WHO 的建议，围绝经期的概念包括绝经过渡期和绝经后 1 年的时段。而绝经过渡期从开始出现卵巢功能衰退的征兆，即从临床或检测血内性激素水平最早出现有绝经的趋势开始到最后一次月经的一段岁月。随着年龄的增大，卵巢逐渐对促性腺激素不起反应，卵巢功能下降，导致性周期和月经周期消失（绝经）。这种反应性与原始卵泡数目减少有关。卵巢不再分泌足量的孕酮和 17β-雌二醇，雌激素由雄烯二酮芳香化而来，但其数量通常很少。子宫和阴道逐渐萎缩。因为雌、孕激素的负反馈效应降低，FSH 和 LH 的分泌增加，血浆 FSH 和 LH 水平升高。老的雌性小鼠和大鼠动情期很长，促性腺激素分泌的水平也升高，没有发现明确分界的“绝经”。

围绝经期妇女的月经通常变得不规律，而且在 45～55 岁之间停经。发生绝经的平均年龄 20 世纪以来有所上升，20 世纪 80 年代我国的统计平均为 49.5 岁。

阵发性热感从胸部迅速传到面部（“潮热”）和各种精神症状在卵巢功能衰减后很常见。服用雌激素可以防止潮热。它们不是绝经所特有的，也可发生于绝经前妇女和性腺手术切除或被疾病损伤的男性，其原因不明。但是已证明它们与 LH 分泌的峰值一致。每隔 30～60 分钟或更长时间 LH 阵发性分泌一次，而且在无性腺激素的情况下，这些分泌峰很高。每一次潮热与 LH 的一次阵发性分泌一起开始。可能下丘脑的某些变化是引起 LH 释放和发生潮热的原因。

五、绝经后期

绝经后期（postmenopausal period）　指绝经后的生命时期。在早期阶段，虽然卵巢停止分泌雌激素，但卵巢间质仍能分泌少量雄激素，后者在外周转化为雌酮，是循环中的主要雌激素。一般 60 岁以后妇女机体逐渐老化进入老年期。此期卵巢功能已完全衰竭，雌激素水平低落，不足以维持女性第二性征，生殖器官进一步萎缩老化；骨代谢失常引起骨质疏松，易发生骨折。

（刘敏如 吴克明）

参考文献

1. Hernandez Atkinson. 临床妇科病理学. 袁耀萼，译. 北京：北京人民卫生出版社，1998.
2. Alan H. Decherney，Martin L. Pernoll. 现代妇产科疾病诊断与治疗. 第 8 版. 刘新民，万小平，宋玉琴，译. 北京：人民卫生出版社，1998.
3. 曹泽毅. 中华妇产科学. 北京：人民卫生出版社，1999.

第二节 生殖内分泌的作用与生殖生理的调节

一、生殖内分泌作用

（一）雌激素

天然雌激素有 17β-雌二醇、雌酮和雌三醇。它们是 C_{18} 甾体激素，由卵泡的内泡膜细胞和颗粒细胞、黄体及胎盘分泌。生物合成途径是由雄激素转化。它们也可在循环中由雄烯二酮芳香化而来。芳香化酶是 Δ4-雄烯二酮向雌激素转化的催化酶。它同样催化睾酮向雌二醇的转化。

内泡膜细胞有许多 LH 受体，而且 LH 通过 cAMP（环磷酸腺苷）作用于这些细胞，增加胆固醇向雄烯二酮的转化。有一部分雄烯二酮转化为雌二醇进入循环。内泡膜细胞也向颗粒细胞提供雄烯二酮。颗粒细胞只在有雄激素时才产生雌二醇，而且它们将产生的雌二醇分泌到卵泡液中。它们有许多 FSH 受体，FSH 通过 cAMP 增加这些细胞中芳香化酶的活性而增加雌二醇的分泌。成熟的颗粒细胞也有 LH 受体，LH 也能刺激雌激素分泌。

卵巢基质组织也能产生雌、雄激素。但仅在正常的绝经前有大量激素产生，分泌的主要雌激素是 17β-雌二醇，在循环中与雌酮平衡。雌酮可能主要在肝脏进一步代谢成雌三醇。在三者中，雌二醇活性最强，而雌三醇最弱，且雌二醇与雌酮间存在可相互转化的关系。

循环中的雌二醇有 2%是游离的。其余的与蛋白结合：60%结合于白蛋白，38%结合于与睾酮同样的性激素结合球蛋白（GBG）。

在肝脏，雌激素氧化或转化为葡萄糖苷酸和硫酸结合物。相当一部分分泌入胆汁并重吸收入血流（肝内循环）。在人类尿液中至少有 10 种不同的雌二醇代谢产物。

雌激素的分泌及对女性生殖器的作用：雌激素促使卵泡生长，并增加输卵管的蠕动。它们在子宫内膜、宫颈和阴道的周期性变化中的作用如前所述。它们能增加子宫血流，对子宫的平滑肌有重要作用。未成熟和卵巢切除的女性子宫很小，而子宫肌层萎缩，无活性。雌激素能增加子宫肌肉纤维数和所含收缩蛋白的量。在雌激素作用下，子宫肌层变得更活跃兴奋，而且单个肌纤维的运动能力也增加。“雌激素优势化”的子宫对催产素也更敏感。

长期用雌激素治疗能引起子宫肥大和宫内膜增殖。停药时，会有内膜脱落，发生撤退性出血。在长期用雌激素治疗过程中，还会发生“突破性”出血。

1. 雌激素对内分泌器官的作用　雌激素能减少 FSH 分泌。在一些情况下，雌激素抑制 LH 分泌（负反馈），而有时则增加 LH 分泌（正反馈）。雌激素还能使垂体增大。有时在受孕期给妇女大剂量雌激素 4～6 天可以防止受孕（事后或“隔日”避孕）。这种情况下，避孕的机理可能是干扰了受精卵着床，而不是改变了促性腺激素的分泌。

雌激素能增加血管紧张原和甲状腺素结合球蛋白的分泌。雌激素能发挥合成代谢作用，并引起骨骺愈合。

2. 雌激素对乳房的作用　雌激素能引起乳房腺管生长，而且是引起青春期女孩乳房增大的主要原因。当局部应用含雌激素的皮肤乳霜时乳房会增大，这主要是由于全身对雌激素的吸收引起的，也有轻微的局部作用。雌激素能引起乳晕色素沉着，早孕时色素沉着比青春期时更重。

3. 雌激素对女性第二性征的影响　女孩青春期时发生的身体变化——除了乳房、子宫和阴道、外阴的发育外，这种“女性化激素”令女孩发展为肩窄、髋部宽、下肢向中线集中而上肢分开（臂外偏角较宽）、脂肪分布于胸部和臀部所呈现的女性型体态曲线。女性的喉保持青春期前的状态，声调较高。体毛较少而头发较多，阴毛通常呈特征性平顶分布（女性盾式分布）。女性阴毛和腋毛的生长最初是由于雄激素而不是雌激素的作用，而雌激素治疗可以引起毛发的一些生长。雄激素由肾上腺皮质产生，卵巢产生的雄激素较少。

4. 雌激素对行为的影响　在动物中，雌激素与动情期行为有关，而在人类会增加性欲。它们是通过直接作用于下丘脑的该类神经元而发挥作用的。

雌激素的其他作用：雌激素可使皮脂腺分泌更多的液体，从而对抗睾酮的作用，并抑制粉刺（黑头）和痤疮的形成。肝掌、蜘蛛痣和轻度乳房增大可见于循环中雌激素升高引起的肝脏疾病。这种雌激素的上升是由于肝脏代谢 rostenedione 降低，使更多的这种雄激素转化为雌激素。

雌激素可显著降低血浆中的胆固醇，抑制动脉硬化形成。在绝经前妇女可降低心肌梗死发生率和其他动脉粥样硬化疾病的并发症。但是，口服大剂量活性雌激素可以增加血栓形成，因为它们以高浓度到达肝脏，存于肝脏血液中，促进肝脏产生凝血因子。

雌激素的作用机制：雌激素对靶细胞的大部分作用与其他甾体激素类似，包括类固醇进入细胞；与受体结合，对雌激素来说，其受体在细胞核内；受体变构，暴露出 DNA 结合区域；激素-受体复合物与 DNA 中的增强子样结构结合。于是，增加了特定基因的翻译，产生 mRNAs。编码蛋白质的 mRNAs 引起细胞功能的改变。几乎所有的雌激素效应都是由这种方式产生的，但在一些情况下，还存在知之甚少的对细胞膜的快速作用。

合成的雌激素：雌二醇的乙炔衍生物是一种强效雌激素。与天然雌激素不同，当口服给药时效果较强，因为在第 17 位上有乙炔基团，使之可以抵抗肝脏的代谢。天然雌激素在口服时活性很低，因为从肠道吸收进入肝门静脉将它们带到肝脏，在进入全身循环之前大部分失活。一些非甾体物质和少数几种在植物中发现的化合物具有雌激素活性。植物雌激素很少能影响人类，一系列类似炔雌醇的相关化合物是强效雌激素，可能是它们在体内能转化为甾体样环状结构的缘故。

（二）孕激素

黄体酮是一种 C_{21} 类固醇激素，由黄体和胎盘大量产生。它是各种甾体激素生物合成的重要中间产物。17α-羟孕酮与雌激素一起由卵泡分泌，而且它的分泌与 17β-雌二醇平行。黄体产生孕酮的 20α-和 20β-羟基化衍生物。循环中有 2%的孕酮是游离的，80%结合于白蛋白，18%结合于皮质激素结合球蛋白。孕酮的半衰期短，在肝脏转化成孕烷二醇，后者与葡萄糖醛酸结合后由尿液排出。

孕酮的分泌：女性血浆孕酮水平在月经周期的卵泡期大约为 0.9ng/ml（3nmol/L），而在男性则大约为 0.3ng/ml（1nmol/L）。这种差别归因于卵泡细胞可以分泌少量孕酮。在黄体期，黄体产生大量孕酮使卵巢的分泌增加大约 20 倍。结果使血浆孕酮升高达到峰值，大约为 18ng/ml（60nmol/L）。

LH 刺激黄体分泌孕酮的作用归因于腺嘌呤核苷酰环化酶的活性，随后依赖于蛋白质合成。

孕酮的作用：孕酮的主要靶器官是子宫、乳房和大脑。孕酮能引起子宫内膜的分泌期变化和如上所述的宫颈和阴道的周期性变化。对子宫肌细胞具有抗雌激素作用，可以降低它们的兴奋性及对催产素的敏感性和自发的电活动，同时升高它们的膜电位。它可以降低子宫内膜雌激素受体的数目，增加 17β-雌二醇向活性较低的雌激素的转化。

孕酮可以刺激乳房小叶和腺泡的发育，它可以引起雌激素作用的腺管组织的分化，并在哺乳期维持乳房的分泌功能。

孕酮的反馈作用是复杂的，作用于下丘脑和垂体水平。大剂量孕酮抑制 LH 分泌，并增强雌激素的抑制作用，从而可抑制排卵。

孕酮具有致热作用，可引起排卵时基础体温升高。孕酮刺激呼吸，在月经周期的黄体期，女性肺泡的 PCO_2 比男性低就是孕酮的作用。妊娠时，肺泡 PCO_2 随着孕酮分泌增加而降低。

大剂量孕酮可产生尿钠排泄作用，可能是由于阻断了醛固酮对肾脏的作用。该激素没有明显的合成代谢作用。孕酮的作用类似于其他激素，通过作用于 DNA 激发新的 mRNA 合成。在没有孕酮存在时，孕酮受体是与热休克蛋白结合的，而与孕酮结合后则释放出热休克蛋白，暴露出受体的 DNA 结合区。人工合成的抗孕激素——米非司酮（RU486）与受体结合，但不释放热休克蛋白，并且阻断其与孕酮结合。因为早期妊娠的维持依赖于孕酮对子宫内膜生长的刺激作用和对子宫收缩的抑制作用，所以米非司酮可以引起流产。现在许多国家都采用米非司酮配伍前列腺素作为选择性流产的一种较好的药物性流产方法。

模仿孕酮作用的物质有时称为孕激素制剂、促孕素或孕激素，它们与合成雌激素一起用作口服避孕药。

一些妇女在月经周期的最后 7～10 天会发生一系列症状，如易怒、肿胀、水肿、情绪不稳定、注意力下降、抑郁、头痛和便秘。这些经前期综合征（PMS）的症状是由水钠潴留引起的。但是，在晚黄体期似乎没有这种反应，因为如果黄体期过早终止和应用米非司酮使月经来潮，这些症状的持续时间和严重程度并没有改变。因此，经前期综合征的确切原因尚不确定。

（三）松弛素

松弛素是一种多肽激素，在妇女是由黄体分泌的，妊娠期间，它可以使耻骨联合及其他的盆腔关节松弛，软化和扩张宫颈，因此有助于分娩。它也可以抑制子宫收缩，并在乳腺发育中可能起一定作用。在未孕妇女的黄体和分泌期子宫内膜中可以发现松弛素，但在增生期内膜则没有。它对未孕妇女的作用尚不清楚。

人类9号染色体上有2个基因，编码2种不同结构的多肽，都具有松弛素活性。但是在卵巢和前列腺只有由这两种组织产生的该多肽结构中的一个有活性。

（四）抑制素和激活素

抑制素和激活素：称为抑制素的多肽抑制FSH分泌。最初是从睾丸中分离出来的，但很快发现它们也可由卵巢产生。有两种抑制素，由三种多肽亚单位组成：一种带糖基的α亚单位，分子量18 000。两种不含糖基的β亚单位——β_A和β_B，分子量均为14 000。这些亚单位由前体蛋白质组成。α和β_A亚单位组成异二聚体，与β_B亚单位组成另一种异二聚体，亚单位之间由二硫键连接。$\alpha\beta_A$（抑制素A）和$\alpha\beta_B$（抑制素B）都可以通过直接作用于垂体抑制FSH分泌。抑制素由卵巢的颗粒细胞产生。

异二聚体$\beta_A\beta_B$和$\beta_A\beta_A$、$\beta_B\beta_B$不仅不抑制，而且刺激FSH分泌，称为激活素。抑制素和激活素都是二聚体生长因子TGFβ超家族的成员，该家族还包括苗勒管抑制物质(MIS)，对性腺的胚胎期发育非常重要。两种激活素受体已被克隆出来，均为丝氨酸激酶。抑制素和激活素不仅见于性腺，也可见于大脑和许多其他组织。在骨髓，激活素在白细胞的发育中起一定作用。α抑制素基因是一种肿瘤抑制基因。

在血浆中，α_2巨球蛋白与激活素和抑制素结合；组织中，激活素结合于4糖蛋白家族，称为follistatins。激活素结合后就失去生物活性。

（五）垂体激素

垂体的分泌依赖于垂体前叶腺体分泌的激素作用。已知垂体前叶腺体分泌6种激素：促肾上腺皮质激素（ACTH）、生长激素（GH）、促甲状腺激素（TSH）、卵泡刺激素(FSH)、黄体生成素（LH）和催乳素（PRL）。现又有认为它还分泌另一种激素称为β亲脂激素。

（六）促性腺激素

促性腺激素：促性腺激素FSH和LH的作用是调节卵巢激素的周期性分泌。它们是由α和β亚单位组成的糖蛋白。该α亚单位与糖蛋白TSH和HCG中的α亚单位具有相同的氨基酸组成；这些4糖蛋白激素的特异性是由它们的β亚单位来决定的。在促性腺激素分子中的糖类能够通过显著降低激素的代谢来增强其效能。人类FSH的半衰期大约为170分钟，LH的半衰期大约为60分钟。

FSH和LH受体是一种蜿蜒的（serpentine）受体通过Gs与腺苷酰环化酶结合的产物。

垂体前叶激素的分泌受下丘脑分泌的促垂体激素的调节。这些物质由神经元产生，进入垂体门脉系统，这是一组特殊的血管，直接从下丘脑向垂体前叶运输物质。下丘脑分泌的6种已知的调控垂体促激素的物质中有3种垂体促激素释放激素的结构已清楚；另3种的结构尚未确定而暂称为释放因子。没有分离和鉴别出一种单独的催乳素释放激素。但是，在下丘脑中发现的几种多肽能够增加催乳素的分泌，而且其中一种或几种能在生理状态下刺激催乳素分泌。

垂体后叶与前叶不同，它分泌的激素为催产素和精氨酸加压素，由神经元产生后直接进入体循环。

（七）催乳素

催乳素（PRL）是垂体前叶分泌的一种激素，在生殖和妊娠中有重要作用。在人类很难区分催乳素和生长激素，因为生长激素含有催乳素活性，而且除了在妊娠和哺乳期间，人类垂体中催乳素含量很少。催乳素的分子含 199 个氨基酸残基和 3 个二硫键，同人类生长激素和人类绒毛膜催乳素（HCS）的结构非常相似。催乳素的半衰期同生长激素一样，大约为 20 分钟。与垂体和胎盘分泌的催乳素结构相似。

人类催乳素受体与生长激素受体类似，是受体超家族中的一个，该家族还包括生长激素受体和许多细胞因子及红细胞生长因子的受体。当被激活时，它的胞浆区域就具有了酪氨酸激酶活性，但是信号传导的确切机制尚不知道。

在已有雌、孕激素作用时，催乳素能引起乳腺分泌乳汁。它对乳腺的作用包括增强对 mRNA 的作用，增加酪蛋白和乳白蛋白的生成。但是该激素并不作用于细胞核，并可被微管抑制剂阻断。催乳素还可以抑制促性腺激素的效应，可能是在卵巢水平发挥作用。

催乳素分泌的调节：催乳素的分泌明显不依赖于生长激素的分泌。正常血浆催乳素浓度在女性大约为 8ng/ml，催乳素的分泌受下丘脑的持续抑制，垂体柄切断可以导致循环血中催乳素升高。因此，下丘脑的催乳素抑制因子（PIF）的作用通常比催乳素释放激素（PRH）的作用强。像上面提到的那样，PIF 这种多巴胺是由下丘脑漏斗结节的多巴胺神经元分泌的，并释放入垂体门脉系统。有几种下丘脑源性多肽有 PRH 活性，包括促甲状腺素释放素（TRH），作用于血管的肠多肽（VIP）和催产素。在人类，体力活动、手术、精神压力及对乳头的刺激可以增加催乳素分泌。睡眠时血浆催乳素升高，而且这种上升开始于睡眠后，并持续整个睡眠过程。在妊娠时分泌也增加，在分娩时达到高峰。分娩后 8 天，血浆浓度降至未孕时水平。吸吮可以使分泌暂时增加，但在 3 个月后上升的幅度逐渐下降。长期哺乳时，正常范围的催乳素水平即可引起乳汁分泌。

左旋多巴通过增加多巴胺的形成降低催乳素的分泌。药物如脱水吗啡和溴隐亭可以刺激多巴胺受体，从而抑制催乳素分泌。溴隐亭还可以抑制垂体催乳激素细胞分泌 PRL 并抑制生长激素的释放。氯丙嗪及相关药物阻断多巴胺受体，增加催乳素分泌。雌激素可引起催乳素分泌缓慢上升。

现已明确，催乳素促使正中隆起分泌多巴胺。因此，催乳素以负反馈方式作用于下丘脑，抑制其自身分泌。

70%的患有垂体前叶嫌色细胞腺瘤的病人血浆催乳素水平升高。在某些情况下，可能归因于垂体柄的损伤，但在大多数病例中，该肿瘤细胞即分泌催乳素。高催乳素血症可导致溢乳，但在许多个体没有明确的异常。实际上，大多数溢乳的妇女催乳素水平正常；这种情况下只有少于 1/3 的病人会发现确有升高。

15%～20%有继发性闭经的妇女催乳素水平升高。而且当催乳素分泌减少时，会恢复正常的月经和生育能力。催乳素似乎是通过旁分泌调节抑制了促性腺激素的分泌导致卵巢合成性激素减少而引起闭经的，但这个理论的确切证据还需进一步研究。

二、生殖生理的内分泌调节

对女性生殖功能的调节起主要作用的是下丘脑-垂体-卵巢轴。女性与男性生殖的最大差别在于女性有明显的周期性。这种周期性的产生主要是由神经内分泌的反馈机制调控的。

（一）下丘脑

下丘脑是一个重要的神经内分泌器官。它既属于中枢神经系统，又具有参与调节垂体和外围内分泌腺的功能。

下丘脑的某些神经元具有两重性：一方面是神经细胞，产生神经递质，传导动作电位，引起神经冲动：另一方面又具分泌功能，分泌多肽激素，并释放入血在其靶器官发挥生理效应。这种细胞可分为两大类：①大型神经分泌细胞，位于视上核及室旁核，分泌加压素和催产素；②小型神经分泌细胞，散在分布，分泌多种释放激素和抑制激素，调节垂体与生殖生理关系密切的是促性腺激素释放激素（GnRH）。

GnRH 的分泌是脉冲式的，经下丘脑-垂体之间的门脉循环，到达垂体前叶，控制垂体促性腺激素（FSH、LH）的分泌和释放。通常认为 GnRH 的控制中枢有位于下丘脑后方弓状核和腹内侧核区的持续中枢，负责维持整个周期中的基础水平。还有位于下丘脑前方的视前区和视交叉上区的周期性中枢，负责周期中期的分泌高峰，因而对 LH 的影响更为明显。

GnRH 的分泌受到垂体、性腺激素的反馈性调节，同时也受大脑皮层的神经调节和神经递质的调节。

（二）垂体

脑垂体位于蝶鞍的垂体凹，与丘脑下部相连接。按组织结构可分为腺垂体和神经垂体。腺垂体分泌多种激素，其中促性腺激素有两种，即卵泡刺激素（FSH）和黄体生成素（LH）。

FSH 和 LH 均为糖蛋白激素。FSH 能促使卵泡的生长、发育和颗粒细胞的增生，使颗粒细胞内芳香化酶活化，在 LH 的协同作用下，使卵泡分泌雌激素。排卵主要依赖 LH 的作用。在卵巢周期中期的 LH 峰能促使已成熟的卵泡排卵，并使排卵后的卵泡变成黄体。在排卵后低水平的 LH 和 FSH 协同作用下，黄体分泌雌激素和孕激素。

另一种与生殖生理有关的垂体激素是催乳素（PRL）。它是一种多肽激素，由 198 个氨基酸组成。主要生理作用是刺激乳腺腺泡发育；增加乳糖蛋白的合成并刺激乳腺排乳。PRL 具有抗促性腺激素的作用，抑制 FSH 的分泌，抑制排卵。

FSH、LH 的分泌受下丘脑 GnRH 的调节、神经递质的调节和性腺激素的反馈作用。PRL 的分泌受到下丘脑的催乳激素抑制因子（PIF）以及多巴胺（DA）和 5-羟色胺等神经介质的调节。

（三）卵巢

卵巢是产生卵子并产生女性激素的内分泌器官。自出生至 10 岁左右，生长缓慢，10 岁以后逐渐发育，至青春期（约 13～16 岁）则迅速发育成熟，开始产生卵巢激素和排卵。

女性的生殖功能在胎儿期已奠定基础。卵泡最早形成在胚胎时期，每个卵母细胞周期包绕着一层卵泡细胞（颗粒细胞），二者之外还围有一层基膜，形成始基卵泡。在女性约 35 年的生育期内，只有不到 500 个卵泡发育成熟，其余的则衰萎闭锁。

青春期后，在 FSH 的作用下，每个月经周期中卵巢皮质内有一批卵泡生长发育，但一般只有一个优势卵泡能发育达到成熟。成熟卵泡的直径一般为 20mm 或更大，卵细胞周围是颗粒细胞，颗粒细胞层间有空腔，内含卵泡液。卵泡在发育成熟过程中分泌雌激素，在排卵前形成高峰。在卵巢周期中期，垂体 LH 峰的出现促使已经成熟的卵泡排卵。排卵后的卵泡逐渐形成黄体，颗粒细胞变成颗粒黄体细胞。排卵后 7～8 天黄体发育成熟，黄体分泌雌激素和孕激素。如未孕黄体逐渐萎缩，最后退化成白体。

卵巢功能的控制：垂体分泌的 FSH 对卵泡的早期成熟起作用。当卵泡在成熟过程中产生的雌激素达到高峰时，正反馈激起丘脑分泌大量的 GnRH 令垂体出现 LH 和 FSH 的分泌高峰，二者联合对卵泡的最终成熟和排卵起作用。LH 并促使排卵后的卵泡形成黄体，同时刺激黄体分泌雌激素和孕激素。

1. 下丘脑的作用　下丘脑在控制促性腺激素分泌中起关键性作用。下丘脑通过向垂体门脉系统分泌 GnRH；GnRH 刺激 FSH 和 LH 分泌。

GnRH 通常是脉冲式分泌的。这种脉冲式即间歇而规律的分泌对于垂体促性腺激素的正常分泌是必要的，而后者也呈脉冲式的分泌。如果以恒量摄入 GnRH，则垂体前叶的 GnRH 受体数目会下降（降调节），LH 分泌降至低水平。但是，如果以每小时 1 次的频率间断给予 GnRH，就会刺激 LH 分泌。即使是在下丘脑腹侧受损引起内源性 GnRH 分泌中止时也会出现这种情况。

现在已经清楚，不仅 GnRH 的脉冲式分泌是一种普遍现象，而且 GnRH 值波动的频率和振幅对与月经周期有关的其他激素也很重要。雌激素可以加快其频率，而孕激素和睾酮则可降低其频率。在月经周期的晚卵泡期频率增加，引发 LH 峰。在分泌期，由于孕酮的作用频率下降，但在周期末雌、孕激素分泌减少时，频率再次上升。

在月经中期 LH 峰出现时，促性腺激素对 GnRH 的敏感性增强，是由于此时 GnRH 脉冲的频率造成的。这种 GnRH 的自我引发效应对于产生 LH 的最大反应是非常重要的。

下丘脑 GnRH 脉冲发生器的性质和确切位置尚不清楚。但是通常认为下丘脑内的去甲肾上腺素，或许是肾上腺素能增加 GnRH 脉冲频率。相反，鸦片肽类，如脑啡肽或 β 内啡肽能降低 GnRH 分泌的脉冲频率。

因为持续高水平的 GnRH 可对垂体受体发生降调节并随之降低 LH 分泌，所以可应用长效 GnRH 类似物抑制 LH 分泌，治疗青春期早熟和前列腺癌。

2. 反馈效应　月经周期中血内 LH、FSH、性甾体激素和抑制素的变化，存在着反馈关系。在卵泡期的早期阶段，抑制素较低，FSH 轻微上升，促使卵泡生长。上升的血雌激素水平的负反馈作用使 LH 分泌受到抑制。排卵前 36～48 小时，雌激素的反馈作用变为正反馈，引发了 LH 分泌的爆发（LH 峰），导致排卵。排卵在 LH 峰后 9 小时发生。FSH 分泌也出现峰值，抑制素的分泌也有轻微上升，可能是由于 GnRH 强烈刺激促性腺激素的缘故。在黄体期，LH 和 FSH 分泌较低，是由于雌、孕激素和抑制素水平上升的缘故。

必须强调的是，低而持久的循环雌激素水平对 LH 分泌起负反馈作用，而增高的雌激素起正反馈作用，刺激 LH 分泌。已经证明在猴子也有一段较短时间内的雌激素上升，产生正反馈。如循环雌激素上升了大约 300%，并持续了 24 小时，只会产生正反馈，但当上升 300%达 36 小时或更长时间，在一个较短暂的下降之后为 LH 分泌的暴发，与月经中期的 LH 峰相符合。当循环血中孕酮水平高时，会抑制雌激素的正反馈效应。有证据表明在灵长类动物，雌激素的正、负反馈均作用于下丘脑的基底中部，但负反馈如何变为正反馈，然后在黄体期又回到负反馈还不清楚。

3. 月经周期的控制　黄体的退化（黄体溶解）是月经周期的关键。有证据表明前列腺素可能在这一过程中起一定作用，可能是由于抑制了 LH 对 cAMP 的作用。在某些家畜中，黄体分泌的催产素表现有局部的溶黄体作用，可能就是通过释放前列腺素。一旦黄体开始溶解，雌、孕激素水平下降，FSH 和 LH 分泌增加。在 FSH 和 LH 的作用下，一簇新卵泡发育，然后单独一个优势卵泡成熟。近月经中期时，卵泡分泌雌激素增加，增强了垂体对 GnRH 的反应性，并激发了 LH 分泌的高峰，导致排卵，随后形成黄体。排卵时或稍后的短暂时间内雌激素有所下降，但随后雌、孕激素水平一起上升。升高的雌、孕激素一度抑制 FSH、LH 分泌，导致黄体溶解再次发生，一个新的周期又开始了。

4. 反射性的排卵　雌性的猫、兔子、水貂和类似的其他动物的动情期，或称性欲发动期很长，在此期间只有在交媾后才会排卵。这种反射性排卵是由于生殖器、眼、耳、鼻传入的冲动会聚于下丘脑腹侧，引起垂体释放触发排卵的 LH。在有些物种，如鼠、猴和人类，排卵是一种自发的周期性现象，但传入冲动聚于下丘脑也能产生影响。在预期卵泡破裂的前 12 小时给予戊巴比妥或其他神经兴奋药物，大鼠的排卵能被延迟达 24 小时。妇女的月经周期能受到情感刺激的明显影响。

5. 避孕　在人类，异物不能改变月经周期，但它们可以作为有效的避孕工具。子宫内放置金属或塑料的宫内节育器（IUD）被用于控制人口增长。尽管它们的作用机制尚未完全确定，但有证据说明 IUD 的避孕效果部分是由于杀精子的作用。

长期应用较大剂量雌激素治疗的妇女不排卵，可能因为她们的 FSH 分泌被抑制，而且有不规律的多次 LH 分泌高峰而不是仅一次月经中期峰值。用同样剂量的雌激素与孕激素制剂合用的妇女也不排卵，因为两种促性腺激素均被抑制。另外，黄体酮使宫颈黏液变黏稠，不利于精子的泳入。口服的活性雌激素如炔雌醇通常与合成的孕激素如炔诺酮合用作为避孕措施。共服药 21 天，停药 1～2 天出现月经样撤药性出血。出血第 5 天起再重新开始下一周期的服药。与乙炔雌二醇类似，炔诺酮为 19-去甲基睾酮衍生物，在甾体核的 17 碳原子位上含有一个乙炔基团，使首过作用减弱，药效增强，从而可以通过口服发挥效应。除了作为一种孕激素应用外，还有抗雌激素活性的作用。现已清楚，小剂量雌激素同大剂量同样有效；使用小剂量可以降低血栓形成或发生其他并发症的危险。单独应用孕激素也可以避孕，但与雌激素合用时更有效。

基本上由合成孕激素如左旋 18-甲基炔诺酮、3-酮-地索高诺酮、Nestorane 等制成的埋植剂在世界上的一些地方正越来越广泛地受到关注和使用。根据所用药物的不同和埋植剂被置于皮下的剂量，能避孕 2～5 年。

（四）子宫

子宫内膜在卵巢周期中随着雌、孕激素的水平变化而出现周期性变化。

卵泡期的雌激素使内膜呈增殖期变化。内膜逐渐变厚，腺体增多、弯曲，腺上皮细胞呈高柱状，间质内小动脉增粗延长，呈螺旋状。黄体期，在孕激素的作用下，内膜从增殖期变为分泌期，此期内膜继续增厚，腺体增大弯曲，腺上皮基底部出现含糖原的空泡，呈高度分泌状态，腺腔内大量黏性分泌物，间质水肿，螺旋小动脉生长迅速而盘曲，管壁增厚。在分泌晚期，内膜厚达 5～6mm，为孕卵着床准备好条件。

如未孕，黄体萎缩，雌、孕激素水平下降，子宫内膜失去支持致出现坏死、出血、剥脱而形成月经。

（五）下丘脑-垂体-卵巢轴的反馈调节

下丘脑激素对垂体及性腺的激素分泌进行调节控制。反之，性腺对下丘脑、垂体的分泌也有调节作用，这种作用称为“反馈调节”。促进分泌的为正反馈作用，抑制分泌的为负反馈作用。

1. 长反馈作用　低水平的雌激素对下丘脑 GnRH 的释放和垂体促性腺激素的释放呈负反馈作用；高水平的雌激素则对下丘脑和垂体起正反馈作用。

下丘脑分泌 GnRH 的细胞和垂体前叶分泌促性腺激素的细胞都含有雌激素受体，雌激素还能使垂体细胞的 GnRH 受体增加。

孕激素和雄激素对垂体促性腺激素的释放皆起负反馈作用。

2. 短反馈作用　垂体促性腺激素对下丘脑 GnRH 的分泌起负反馈作用。

3. 超短反馈作用　下丘脑 GnRH 对其本身的释放起负反馈作用，即自行调节的作用。

三、生殖生理的神经调节

随着神经内分泌学的发展，已证实了中枢神经、神经递质、神经肽、松果体等因素均可通过下丘脑释放激素的调节而影响下丘脑-垂体-性腺轴，这就是生殖生理的神经调节。

（一）中枢神经调节

下丘脑属于中枢神经系统的一部分。其功能包括调节体温、体液平衡、摄食与体重、睡眠与觉醒、生殖与性行为，以及神经内分泌调节、情绪、行为和对躯体反应的调节等。下丘脑既是自主性神经、躯体活动和内分泌的综合中枢，又是内分泌系统与内外环境之间的联系中枢。

下丘脑与中枢神经系统其他各个部分之间存在广泛的联系。从大部分的脑区，特别是皮层、边缘系统和间脑，都有神经纤维到达下丘脑，形成触突联系。下丘脑的神经分泌受到大脑皮层高级协调中枢的控制。内外环境的变化可引起神经冲动而影响下丘脑神经激素的释放，从而影响生殖功能。

1. 感觉刺激　寒冷可引起促甲状腺激素释放激素（TRH）的分泌。持续的严寒和光照缺乏可能导致闭经。吸吮乳头可引起 PRL 的分泌。按摩乳房可引起子宫收缩。

一些动物实验也证实了视、触、嗅、听等感觉可影响其动情周期。

2. 精神刺激　情绪激动时释放肾上腺素能和胆碱能物质，影响下丘脑、垂体的分泌。如恐惧、精神创伤可导致月经紊乱，发生异常阴道出血或闭经。

3. 化学刺激　经常接触有刺激性气味、有毒的化学品等，可导致月经不调、流产等妇产科疾病。

（二）神经递质的调节

神经递质是指由神经末梢释放，并在触突内起作用的物质。神经递质既不同于由内分泌腺释放后通过血流对远距离的靶组织起作用的激素；又不同于神经递质与触突膜受体结合后，在出现效应之前产生的中间物质，即神经介质，如环磷酸腺苷（cAMP）之类。

中枢神经递质主要有两类。

1. 乙酰胆碱（ACh）　由中枢胆碱能神经释放。在边缘系统和下丘脑有广泛的胆碱能神经支配，在调节情绪方面有重要性。ACh 抑制 PRL 的分泌。

2. 单胺类递质　由中枢单胺能神经释放。单胺系统可再分为去甲肾上腺素（NE）能神经、多巴胺（DA）能神经和 5-羟色胺（5-HT）能神经。

NE 能控制和调节 GnRH 分泌的时相，使临界期 LH 的分泌达峰值，从而引起排卵。

DA 能抑制 GnRH 的释放。但 DA 可代谢为 NE，因而可表现为特殊的调节作用。DA 能抑制垂体分泌 PRL，有人认为 DA 本身就是下丘脑催乳素抑制激素（PIH），但尚有争议。

5-HT 抑制 GnRH 的释放，但能刺激 PRL 的分泌。

（三）神经肽激素的调节

有些多肽激素不仅存在于中枢神经系统，也存在于胃肠道，故称之为“脑肠肽激素”，如脑啡肽、内啡肽、胃泌素、加压素等。

脑啡肽、内啡肽能抑制促性腺激素的分泌。

（四）松果体的调节作用

松果体形状如松子，位于丘脑上部，与第三脑室的后顶相连。目前认为哺乳类松果体是一个神经内分泌换能器，接受颅外上神经节发出的交感神经支配，分泌松果体激素，调节生理活动。

松果体主要分泌退黑素（melatonin），其分泌具有明显的昼夜节律，自然环境的光暗变化通过视觉冲动传达到松果体，引起其激素合成和释放的节律变化。白昼抑制其活动，黑夜则增加其分泌。具有“生物钟”的作用。

松果体退黑素具有“抗性腺”作用，抑制促性腺激素的释放。在卵巢周期中，退黑素含量表现明显的周期性变化，在月经前和经期明显升高，月经中期即排卵的 LH 高峰期，则含量下降。松果体实质细胞瘤患者可表现为性功能减退或性发育迟缓；而间质细胞瘤则表现为性早熟。

退黑素可促进 5-HT 的合成，有镇静和镇痛作用。对其他内分泌腺也表现为抑制作用。

四、其他内分泌腺及前列腺素对女性生殖功能的影响

（一）甲状腺

甲状腺分泌甲状腺素（T4）及三碘甲状腺原氨酸（T3）两种激素。前者有增进生长发育和促进物质代谢的功能。如甲状腺功能减退发生在青春期前，可表现为性器官和卵泡发育停滞、月经初潮延迟；如发生在青春期后，则表现为月经过少、稀发、甚至闭经或不孕。当甲状腺功能亢进时，轻则引起月经过多、频发、甚至功能性子宫出血；重则引起月经过少、稀发、甚至闭经或不孕。

（二）肾上腺

肾上腺是除卵巢外合成与分泌甾体激素最主要的器官。肾上腺皮质可分泌多种激素，主要有盐皮质激素（如醛固酮类）、糖皮质激素（如皮质醇）和性激素。性激素包括少量雄激素和极微量的雌、孕激素，女性体内的雄激素主要来源于此。某些合成醛固酮及皮质醇的酶缺乏，如 11β-羟化酶、21-羟化酶、3β-醇甾-脱氢酶的缺乏，使中间产物趋向合成雄激素。体内雄激素水平过高，可对抗雌激素，抑制下丘脑分泌 GnRH，使卵巢功能受到抑制而出现闭经，甚至多毛、肥胖、痤疮等男性化表现。临床上常见的多囊卵巢综合征的病因之一即肾上腺来源的雄激素过多；而先天性肾上腺皮质增生的患者由于促肾上腺皮质激素（ACTH）代偿性增高，使肾上腺皮质网状带分泌雄激素过多，可引起女性假两性畸形或女性男性化表现。

（三）胰腺

胰岛素依赖型糖尿病患者常伴有卵巢功能低下。多囊卵巢综合征患者常存在胰岛素抵抗和高胰岛素血症，过多胰岛素促使卵巢产生过多雄激素而出现高雄激素血症，从而导致

月经失调，甚至闭经。

（四）前列腺素

前列腺素（prostaglandin，PG）是一组具有相似化学结构、不同生理活性的不饱和羟基脂肪酸衍生物，广泛存在于体内各主要组织和体液之中，在卵巢、子宫内膜、输卵管黏膜中均有分布，含量极微，但效应极强。其对女性生殖系统的作用表现在：

1. 生殖轴　PG 作用于下丘脑或更高级中枢，具有诱导释放 GnRH 和 LH 的功能。

2. 卵巢　在 LH 高峰时，局部产生的较高浓度的 $PGF_{2\alpha}$促使卵巢间质内平滑肌纤维收缩，导致卵泡破裂而排卵。在成熟卵泡内注射 PG 拮抗物如消炎痛（indomethacin）则可抑制排卵。

3. 子宫肌　PGE 使非妊娠子宫肌松弛，妊娠子宫肌收缩；PGF 则使非妊娠、已妊娠的子宫肌均收缩。分泌期子宫内膜可产生较多的 $PGF_{2\alpha}$而引起子宫肌收缩，有利于子宫内膜脱落的加速。

4. 月经　子宫内膜能合成 PG，$PGF_{2\alpha}$在分泌期子宫内膜中较增生期为多，月经血中的含量又较分泌期内膜中多。$PGF_{2\alpha}$能促使子宫内膜螺旋小动脉收缩，加速内膜的缺血、坏死及血管断裂，导致月经来潮。原发性痛经患者月经血中的 $PGF_{2\alpha}$含量异常增多，可能是引起痛经的原因之一。

（刘敏如　罗颂平　吴克明）

参考文献

1. Alan H. DeCherney，Martin L. Pernoll. 现代妇产科疾病诊断与治疗．第 8 版．刘新民，万小平，宁玉琴，译．北京：人民卫生出版社，1998.
2. 朱宪彝．临床内分泌学．天津：天津科学技术出版社，1993.
3. Besedovsky HO. Network of immune—neuroendocrine interactions. Clin Exp Immunol，1977，27：1.
4. 俞霭峰．妇产科内分泌学（上册）．上海：上海科学技术出版社，1983.
5. 周金黄．免疫药理学进展基础与临床．北京：中国科学技术出版社，1993.
6. 吴敏毓．医学免疫学．第 2 版．合肥：中国科学技术大学出版社，1995.

第三节　生殖生理的免疫知识

生殖免疫学是研究免疫与生殖系统相互关系的科学，是免疫学与生殖生理学的一门边缘学科。对生殖免疫的研究源于移植免疫。在器官移植的研究中，一个主要的难题就是移植物与受体之间的组织不相容性造成受体对移植物的排斥现象，并由此引起对免疫耐受性的研究。学者们发现，在人类和其他哺乳类动物的妊娠过程中，胎儿是半异体移植物，却能在母体共存一段时间而不产生排斥反应，其中包含着复杂的免疫调节机制。对母-胎免疫的研究促进了移植免疫学的进步，也使得生殖免疫学在最近 20 多年里得到迅速的发展。近年来，在妊娠免疫调节、免疫性不孕与流产、免疫避孕等研究领域均有不少进展。

近 20 年来，随着免疫学的发展及其与内分泌学的渗透，形成了“神经内分泌免疫调节网络学说”。神经系统通过神经递质对免疫系统进行调节，也可通过内分泌系统的激素间接地进行调节，同时，免疫系统的一些免疫应答也可影响神经递质或神经激素的释放，从而对神经-内分泌系统进行调节。

生殖免疫学的内容涉及面广，具体内容仅作简要介绍，以供中西医认识联系研究时参考。

一、神经内分泌系统对免疫系统的调节

这一调节通路称为下行通路。其调节方式又分为两种。

1. 神经通路　外来刺激（包括精神因素）作用于大脑皮质后，经神经纤维传递对免疫系统的信息，调节免疫应答。

2. 体液通路　通过激素、神经递质等体液因子作用于免疫活性细胞，调节免疫功能。

二、免疫系统对神经-内分泌系统的调节

这一调节通路称为上行通路。

某些外源性刺激可影响神经递质的释放。如采用绵羊红细胞（SRBC）免疫大鼠，可致下丘脑 NE、5-HT 下降，并使脾脏 NE 下降。

体外抗原刺激的淋巴细胞能分泌一些神经激素，如内啡肽。某些免疫因子具有神经递质的作用，如 C_3 能模拟 DA 的作用。

神经-内分泌-免疫系统之间有一个完整的调节环路，其整合中枢在下丘脑，通过相互调节以维持一种动态的平衡。

三、自身免疫

当自身组织发生改变而引起免疫应答，或免疫活性细胞异常而对自身正常组织产生免疫应答时，可导致自身免疫反应，如造成组织损伤或引起病变，称为自身免疫性疾病。

与生殖功能有关的免疫性疾患有自身免疫性卵巢炎、卵巢早衰、免疫性不育症等。卵细胞透明带可成为自身抗原，引起免疫应答，产生抗透明带抗体，影响受孕，甚至导致卵巢早衰。精子可成为自身或同种抗原，部分不孕妇女及其配偶的血清或生殖器局部可找到抗精子抗体，阻碍精子的运动，干扰精卵结合。

四、免疫遗传

免疫遗传学研究免疫现象中的遗传学问题。免疫遗传受控于主要组织相容性系统（major histocompatibility system，MHS），编码的 MHS 基因群称为主要组织相容性复合体（MH-oomplex，MHC）。人类的 MHC 为与其他组织细胞所共有的抗原，也是最强的同种抗原，即人类白细胞抗原（Human leucocyte antigen，HLA）。HLA 复合体位于第 6 对常染色体短臂上，Ⅰ类基因区有经典的 A、B、C 抗原和非经典的 E、F、G、H 和 J 等；Ⅱ类基因区有 DR、DP、DQ 3 个亚区；Ⅲ类基因区有至少 36 个基因。

HLA 与免疫应答、移植、疾病易感性等有关。

五、妊娠免疫调节

从免疫学的角度来看，胎儿有一半基因来自父体，一半基因来自母体，胎儿作为半同种异体移植物，应受到母体的免疫排斥。而事实上胎儿并不被母体排斥，且受到保护直至足月分娩。可见，生殖细胞在受精、着床和胚胎发育过程中，有一系列的免疫隔绝与免疫

逃逸机制。妊娠免疫调节与滋养层、蜕膜细胞、封闭性抗体、激素和妊娠相关蛋白等因素有关。

（一）滋养层的免疫调节作用

滋养层来自子体，在胚泡植入阶段已形成。滋养层分为细胞滋养层（旧称郎罕细胞）和合体滋养层。滋养层在母胎之间形成界面，起到屏障的作用。

近年的研究表明，在绒毛外细胞滋养层细胞表面，只表达 HLA-G，不表达其他的 HLA-Ⅰ类或Ⅱ类基因。HLA-G 属于非经典的 HLA-Ⅰ类基因，它参与母胎之间免疫耐受的调节，一方面可能是 NK 细胞受体的公用配体，保护胎儿滋养层不被 NK 杀伤；另一方面可能作为抑制性 T 细胞的识别和激活因子，抑制细胞免疫反应。

Faull 等学者的研究认为，在滋养层细胞表面有滋养层-淋巴细胞交叉反应抗原（trophoblast-lymphocyte cross-reaction antigen，TLX）表达，TLX 为同种异型抗原，夫妇间可存在个体差异。妊娠后，母体针对 TLX 抗原产生细胞毒抗体 Ab1，并刺激免疫细胞产生抗独特型抗体 Ab2。Ab2 与 T 细胞表面受体结合，抑制细胞免疫反应；并与 Ab1 形成复合物，使之不能发挥细胞毒作用。建立 TLX-Ab1-Ab2 免疫网络有助于维护正常妊娠。

（二）蜕膜细胞的免疫调节作用

孕卵着床后，子宫内膜发生蜕膜化，形成蜕膜细胞。

蜕膜细胞和迁入的巨噬细胞能分泌 PGE_2，抑制 IL-2 的产生并影响淋巴细胞表面的 IL-2 受体，因而具有免疫抑制作用。此外，蜕膜中的滋养层依赖性的颗粒小淋巴细胞（granulated small lymphocyte）和孕激素依赖性的大抑制细胞（large sized suppressor cell）还分泌可溶性抑制因子，能抑制细胞毒性 T 细胞（CTL）的趋化作用。

（三）封闭性抗体的保护作用

母体针对胎儿和胎盘上来自父体的抗原决定簇产生封闭性抗体（blocking antibody），并发生细胞介导的免疫应答。由于母胎界面有高浓度的孕激素、绒毛膜促性腺激素和妊娠相关蛋白聚集，抑制和降低了免疫应答的强度，有助于封闭性抗体和抑制性 T 细胞产生。封闭性抗体与胎儿和胎盘上的抗原结合，使之与淋巴细胞隔绝，或形成抗原抗体复合物，以免刺激致敏淋巴细胞产生，起到保护胎儿、维持妊娠的作用。

（四）激素和妊娠相关蛋白的免疫抑制作用

妊娠与器官移植的重要区别之一，是妊娠期母体的激素环境发生变化，从而影响了免疫反应。

1. 孕激素　在妊娠早期，黄体酮产生于卵巢黄体。妊娠 3 个月后，则由胎盘合成，主要由合体滋养细胞产生。在整个妊娠期间，胎盘表面存在高浓度的黄体酮，明显高于母体血液中的浓度。黄体酮能抑制淋巴细胞转化，抑制 MLC，调节蜕膜中前列腺素的分泌。在动物实验中，能延长移植物的存活时间。

2. 雌激素　在妊娠 6 周前，雌激素由卵巢分泌。其后，则主要来源于胎盘的合体细胞。至足月时，雌激素水平达高峰，且胎盘局部的浓度显著高于母血中的浓度。高浓度的雌激素有抑制细胞免疫的作用。

3. 绒毛膜促性腺激素（HCG）　HCG 是滋养细胞分泌的糖蛋白激素。有促进着床，维持妊娠黄体和妊娠的作用。其分泌是在妊娠 8～10 周达高峰。HCG 分子带负电荷，它在滋养层表面浓度很高，形成免疫屏障，阻止了外环境对滋养层的免疫攻击。在体外实验中，HCG 也能延长移植皮片的存活时间，证实 HCG 有免疫抑制作用。

4. 早孕因子（EPF） 从受精后直至妊娠中期，母血中均可检出一种妊娠特异性蛋白质，称为早孕因子（early pregnancy factor，EPF）。在人类受精后 48 小时即可测出。EPF 对维持正常妊娠十分重要。自然流产患者在流产前 EPF 可迅速转为阴性。在体外实验中，EPF 具有抑制 MLC 和淋巴细胞转化，诱导抑制性 T 细胞（Ts）形成的作用。其作用是剂量依赖性的，故认为它是通过母胎界面的局部高浓度聚集发挥免疫抑制作用，并可能与 HCG 有协同作用。

六、妊娠病与免疫

（一）自然流产

自然流产多发生在妊娠早期，并有反复发生的倾向。据统计，约 15%～40%的妊娠发生自然流产，其中约 60%发生在 12 周内。反复自然流产（RSA）分原发性和继发性。每次妊娠均未超过 20 周者，为原发性；曾有过 20 周以上的妊娠者（包括早产或足月产），为继发性。自然流产的原因较复杂，涉及遗传、内分泌、子宫因素及免疫因素。

自然流产的免疫性因素主要有两类：一类是免疫应答低下，封闭性抗体缺乏，多导致早期流产；另一类是免疫反应过强，产生自身免疫性抗体，常引起晚期流产。

1. 免疫应答低下型流产 胎儿是一个半异体移植物，母体的免疫系统应对来自父体的抗原进行免疫识别和免疫应答。20 世纪 80 年代初，欧美的一些学者对 RSA 夫妇的组织相容性抗原（HLA）进行分析，提出夫妇间的 HLA 抗原相容性增加，可能导致免疫识别与免疫应答低下。近年来，对滋养层抗原的研究有一些新的进展，发现滋养层不表达经典的 LHA-Ⅰ类和-Ⅱ类基因，从而趋向于认为 RSA 与组织相容性增加无直接关系。转而认为可能与 TLX 抗原的高相容性有关。TLX 抗原不能刺激母体产生正常的免疫应答，封闭性抗体缺乏或不足，使妊娠难以维持，因而有自然流产的倾向。

目前主要通过检测母体血中抗夫白细胞抗体（APLA）或 MLC，以助诊断。正常妊娠妇女和经产妇血中应产生 APLA，细胞毒试验阳性提示存在细胞毒抗体，采用单克隆抗体标记的流式细胞仪测定还可检出抗独特型抗体。对单向 MLC 应有显著的封闭效应，而 RSA 妇女 APLA 常为阴性，MLC 封闭效应低下。国内外的研究表明，采用配偶或供者白细胞对 RSA 患者作免疫治疗，刺激母体的免疫应答，可使封闭抗体升高。APLA 转为阳性，再次妊娠成功率提高。如治疗后封闭抗体回落，仍可能再次流产。近年的研究发现，采用健脾补肾的中药复方治疗，亦能提高 MLC 封闭效应，有效防治流产。

2. 自身免疫性流产 有些 RSA 妇女存在自身免疫性疾患，如系统性红斑狼疮、磷脂抗体综合征等，体内可产生高滴度的自身抗体，如抗核抗体（ANA）、抗生素 dsSNAA 或（和）ssDNA 抗体、抗心磷脂抗体等。妊娠后，某些自身抗体可在胎盘血管内皮聚集，形成抗原抗体复合物，使血栓素（TXA_2）与前列环素（PGI_2）比例失调，甚则导致血栓性血管炎、胎盘梗塞，可引起晚期流产、死胎。也可能并发高血压、胎盘早剥。这些患者多为继发性 RSA。

对自身免疫性流产的防治重在原发病的早期诊断和治疗，应待病情得到控制，自身抗体滴度下降或转阴后，才考虑生育。如孕后才发现自身抗体和相关症状，应请内科会诊，了解是否适宜继续妊娠。若全身情况较好，能继续妊娠者，应定期检测自身抗体和胎盘功能。妊娠期间，许多免疫抑制剂不宜使用，可根据病情选用一些抗凝剂，如阿司匹林。活血化瘀的中药复方也有助消除自身抗体，维持血管的通畅，防止流产。

除自身免疫因素外，血型不合（包括ABO、Rh系统）引起的同种免疫抗体也可对胎儿造成不良影响，导致晚期流产、胎儿或新生儿免疫性溶血症。在孕期作血型抗体的定期检查，使用活血、清热、利湿的中药，能降低抗体滴度，避免流产或胎儿、新生儿溶血症。

（二）妊娠高血压疾病

本病曾被称为妊娠高血压综合征，其病因尚未完全明确。目前认为主要是子宫-胎盘缺血所致。与免疫因素也有一定关系。对患者的胎盘进行病理检查，发现在绒毛血管壁有IgG、IgM、IgE、C_3等免疫复合物沉积，绒毛血管基底膜增厚，螺旋小动脉呈急性粥样硬化。在肾小球入球小动脉壁也有免疫复合物沉淀。患者的细胞免疫功能异常，T细胞亚群的Ts下降，T_H/T_S比率上升。由于免疫反应过强而引起子宫血管的免疫性损害。这种免疫平衡失调，类似于移植免疫中的排斥反应。

七、不孕症与免疫

不孕症的原因很多，部分是由于免疫因素所致。精子和卵子均具抗原性，但在正常情况下，体内的免疫耐受和局部免疫抑制可避免精子抗原或卵子抗原引起的自身免疫或同种免疫反应。若生殖道损伤、感染，免疫识别和调节失常，则可产生抗精子抗体（ASAb），有些不孕症妇女还产生抗透明带抗体、抗子宫内膜抗体等。10%～20%的不孕症有免疫因素参与。

抗精子抗体是免疫性不孕的最常见原因。在不孕症的夫妇中，15%～20%的妇女可在血清或宫颈黏液中检出抗精子同种抗体；而只有6%～13%的不育男子在血清或精浆中存在抗精子自身抗体。人精浆中含有多种免疫抑制物质，对细胞免疫和体液免疫反应有抑制作用，使女性生殖道局部的免疫活性细胞对精子抗原不产生免疫应答，保护精子不被排斥，也使得女性不对精子过敏。如男性精浆中的免疫抑制物出现异常，使女性对精子抗原产生免疫反应；或女性在经期、生殖道炎症或损伤时性交，增加了精子抗原进入血液并与免疫活性细胞接触的机会，则女性可产生抗精子同种抗体。在男性方面，精子抗原是一种隔离抗原。正常情况下，血睾屏障使精子不接触自身的免疫系统。如生殖道损伤、炎症或阻塞，破坏了血睾屏障，则可发生自身免疫，产生抗精子自身抗体。精子抗体可使精子凝集，限制精子的运动，阻碍精子穿透宫颈黏液，并可能影响精子与卵子的相互结合。抗精子抗体的检测方法较多，包括酶联免疫法（ELISA）、混合微球试验（MAR）及免疫珠结合法等。

抗透明带抗体是女性免疫不孕的因素之一。卵子的透明带抗原在每次排卵后被局部吸收，使机体产生免疫耐受。如某些因素使透明带变性，或免疫识别功能障碍，则可能导致透明带自身抗体的产生，影响受精或干扰着床。甚至还可能引起自身免疫性卵巢早衰。抗透明带抗体的检测以ELISA法较敏感，但目前尚未能广泛应用于临床。

抗子宫内膜抗体主要存在于子宫内膜异位症或子宫内膜炎患者的体内。可能干扰受精卵的着床而影响生育。其检测主要采用ELISA法。

对免疫性不孕症的治疗主要在于抑制抗体的产生和消除已有的抗体。根据中医药理研究，活血化瘀、清热解毒和滋肾养阴的中药有助于消除异常的抗体，经临床应用，抗精子抗体转阴可达90%，妊娠率30%左右。此外，女性抗精子抗体阳性可使用避孕套，以减少精子与免疫活性细胞的接触。男性自身抗体阳性，可用皮质激素治疗，或精子洗涤后人工授精。有生殖道炎症、损伤或阻塞者，亦应予治疗。抗透明带抗体可用中药或激素治疗。抗子宫内膜抗体可用中药治疗，但需积极治疗子宫内膜异位症或炎症。

八、免疫避孕

人类的生殖过程包括生殖细胞的发育和释放、精子和卵子在女性生殖道运行与受精、受精卵的运行及着床、以及胚胎的发育和胎儿的分娩。干扰生殖过程中的某一环节，以达到控制生育的目的，是计划生育研究的重要内容之一。

免疫避孕是利用生殖细胞和生殖系统某些激素、蛋白质的特异性抗原，研究制备疫苗，通过免疫的方法，干扰受精或着床过程，达到避孕的效果。

（一）抗精子免疫

精子抗原相当复杂。目前研究得较深入的特异性抗原是精子的乳酸脱氢酶-C_4（LDH-C_4）。这种酶为精子特有，有Y染色体编码，定位于精子中段的胞浆内。其组成为4个蛋白亚单位，可人工合成。由于具有细胞特异性，而无种族专一性，作为避孕疫苗，在动物实验中免疫雌兔、雌狒狒均可导致生育力下降。其机制可能是通过抑制精子LDH的活性，影响精子活动，或在补体参与下产生细胞毒效应。精子疫苗的研制主要利用单克隆抗体和基因技术，目前仍在实验阶段。

（二）抗卵子免疫

卵子的透明带、卵泡膜均有抗原性。透明带（ZP）是包裹卵细胞的一层糖蛋白，具有较强的抗原性。在受精过程中，精子抗原与透明带上的精子受体接触，发生免疫识别，在精子顶体酶的作用下，穿透卵透明带才能与卵子结合。近年的研究发现，ZP具有较强的组织特异性，与其他组织无明显的交叉反应。因而可用于制备疫苗。由于人类ZP难以大量收集，国内外学者均开展了对猪卵ZP和鱼卵ZP的研究，发现提纯的猪卵ZP与人卵ZP具有共同抗原，用猪卵ZP免疫母猴能使之产生抗ZP抗体，并有避孕作用。在体外实验，ZP抗体能阻止精子与卵子的结合。但动物实验提示ZP抗体对卵巢功能有抑制作用，可导致卵巢损伤。ZP疫苗的研制尚处于临床前阶段。

（三）抗激素免疫

HCG是合体滋养层细胞分泌的妊娠特有激素，属糖蛋白类激素，有支持黄体，刺激产生黄体酮，为着床准备条件和维持妊娠的作用。HCG有α和β两个亚单位，α链与LH、TSH的α亚单位非常相似，故属非特异性的抗原，而β链则是其特有的。利用β-HCG制备疫苗可特异性地中和HCG活性，并避免与其他结构相似的激素起反应。近年来，将β-HCG片段与某些类毒素连接已制备了几种疫苗并开展了临床研究。目前较成熟的是β-HCG-CTP-DT（白喉类毒素载体），Ⅰ期临床试验提示所有受试者均产生具有避孕水平的抗HCG抗体，疫苗使用6个月未见副作用。但抗生育的维持时间较短，还需深入研究。

免疫避孕的关键问题是抗原的特异性。一种理想的抗生育抗原应有特异性高、无组织交叉反应的特点，其避孕作用的持续时间较长，并具有可逆性，无明显副作用。利用单克隆抗体和基因技术，将有可能研制出安全、有效的避孕疫苗并得到广泛应用。

（罗颂平）

参考文献

1. 吴敏毓，刘恭植．医学免疫学．第 2 版．合肥：中国科技大学出版社，1995.
2. 王梦玖，滕春英．生殖免疫学．北京：中国展望出版社，1986.
3. 潘家骧．临床理论与实践·妇产科分册．上海：上海科学普及出版社，1994.
4. 周金黄．免疫药理学进展基础与临床．北京：中国科学技术出版社，1993.
5. 罗颂平，梁国珍．生殖免疫与内分泌学．北京：人民军医出版社，2004.

第三章 妊娠及产褥生理基础知识

第一节 受精及受精卵

一、卵细胞的成熟及运输

（一）卵细胞的成熟

当胚胎 21 天时，卵黄囊近尿囊处的上皮中出现原始生殖细胞，在细胞溶酶体的配合下，原始生殖细胞通过变形运动及生殖嵴（原始体腔上皮形成）的吸引，于受精后 5～6 周移至生殖嵴（以后形成卵巢），约 1000～2000 个原始生殖细胞移去，约在胎儿 3 个月时，原始生殖细胞开始分裂，并形成卵原细胞，积聚于卵巢皮质内。胎儿 4 个月时，卵原细胞开始成熟分裂，至胎儿 7 个月时，大部分卵原细胞已发育到初级卵母细胞的分裂前期。因受到体内各种抑制因子的作用，分裂停止，保持静止约 10 余年。女婴出生时，卵子有 100 万个初级卵母细胞，至青春期前，初级卵母细胞，由其分泌的黏蛋白形成的透明带与周围的卵细胞分开，构成始基卵泡。始基卵泡外为原始卵泡细胞（颗粒细胞）基膜、透明带，内为初级卵母细胞。这一过程用示意图可概括如下：

胚胎 21 天		受精后 5～6 周		胎儿 3 个月		胎儿 4 个月		胎儿 7 个月		
原始生殖细胞	→	原始生殖细胞	→	卵原细胞	→	开始成熟分裂	→	初级卵母细胞	→	静止
（向生殖嵴转移）		（位于生殖嵴）		（开始分裂形成原始生殖细胞）				（成熟分裂前期）		（10^+ 年）

青春期时，由于 β-内啡肽（β-EP）对下丘脑、垂体的抑制减弱，导致下丘脑促性腺激素释放激素（GnRH）的释放幅度及频率增加，使促性腺激素（GnH）的分泌出现昼夜波动。在 GnH 的作用下，以及垂体前叶分泌的生长激素（GH）协同下，卵巢内的始基卵泡开始生长发育。

近年来研究发现颗粒细胞分泌的血清抑制素（serum immnoactive inhibition，简称抑制素）特异地作用于垂体前叶细胞上的受体，从而抑制 FSH 分泌，起到控制垂体激素分泌的作用，直接或间接地调节卵泡的发育，因此，一般只有 1 个卵泡中卵细胞发育成熟，并由卵泡排出。当卵泡发育时，初级卵母细胞亦增大，并需经过两次成熟分裂。人体的细胞在分裂过程中，细胞核内的染色质形成两组同样的染色体（其中一对与性别有关的染色体可以不成对），即遗传学所称的二倍体（2n），人的二倍体染色体是 22 对常染色体，1

对性染色体，而性染色体女性为 XX，男性为 XY，即女性的细胞核内的染色体为 44+XX，男性为 44+XY。初级卵母细胞发育至排卵前（排卵前 36～48 小时）出现第一次成熟分裂（减数分裂）。近有研究发现激活素 A 能潜在诱导卵母细胞减数分裂，促进成熟[卵巢分泌的激活素（activin，ACT）为大分子糖蛋白，在 FSH 的介导下，刺激颗粒细胞内芳香化酶活性，E_2 产生增加，颗粒细胞表面的 FSH 受体增加而促进卵泡发育，防止颗粒细胞过早黄素化]，形成一大一小的两个细胞，其中各含有 22 个常染色体及 1 个 X 性染色体，大的 1 个保留了大部分胞浆成为次级卵母细胞，小的一个仅含极少许胞浆称第一极体被排斥于次级卵母细胞与透明带之间，排卵时，次级卵母细胞的核又开始第二次成熟分裂（等数分裂），但停留于分裂中期，从卵巢排出的卵子即次级卵母细胞，其直径约 200μm，被许多颗粒细胞包围，排列成放射状称放射冠。放射冠细胞有许多纤细突起与透明带相连，为颗粒细胞与卵细胞物质交换的渠道。

（二）卵细胞的运输

卵细胞无主动活动能力，其运输主要靠输卵管的活动。输卵管壁肌肉有蠕动能力，此肌肉收缩时，可使卵巢与输卵管接近，卵巢冠中的一层肌纤维能将卵巢提高，使之接近输卵管，排卵前在雌激素的作用下变成弓形，卵巢固有韧带的收缩，使伞端在卵巢表面前后移动，伞端纤毛上皮细胞约占 50%，纤毛的活动和输卵管液体的活动，卵子及其周围的颗粒细胞（放射冠及卵丘），被吸入输卵管，称输卵管的捡拾作用。在输卵管上皮细胞的纤毛运动（摆动）与管壁肌肉蠕动的协调作用下，约 8～10 分钟后，卵子被送到壶腹-峡部连接处。卵子在排出 24 小时后开始变性，失去受精能力。壶腹-峡部连接点处环形肌纤维较厚，且富有肾上腺素能 α、β 受体。α 受体兴奋使输卵管收缩，β 受体兴奋使输卵管松弛，排卵时雌激素量增多，α 受体活动增强，使此处肌收缩，管腔变狭窄似括约肌作用。故卵子可在腹壶部停留时间较长（约 1～2 天）以等待受精。

二、精子的生成和获能

男性生殖器官产生的精子，是一种高度分化的细胞，可将父系的遗传信息传递给卵子，又能决定新生后代的性别。

（一）精子的发生

胚胎第 6 周出现原始性腺，早期胎儿性腺相同，即外为皮质内为髓质，在胚胎第 7 周时由于 Y 染色体的存在，生殖嵴皮质退化，髓质发育成睾丸。睾丸的曲细精管基底膜上的精原细胞处于静止状态。青春期后由于垂体促性腺激素及睾丸酮的作用，精原细胞开始发育到成熟的精细胞，此过程称为精子的发生。在性成熟期间精原细胞不断分裂成更多的精原细胞，同时也产生一批初级精母细胞，一个初级精母细胞亦需经过两次成熟分裂。第一次成熟分裂为减数分裂，分裂成两个等大的次级精母细胞，染色体由 44+XY 变为一个是 22+X，一个是 22+Y 的次级精母细胞。次级精母细胞再经过第二次成熟分裂（等数分裂）形成两个精细胞。亦即每一个初级精母细胞，经过两次成熟分裂后，形成 4 个同等大小的，与一般细胞相似的精细胞，其中两个的染色体为 22+X，两个为 22+Y。

精细胞进一步分化成为具有特殊形态的成熟精子，此过程称精子的形成，无细胞分裂，主要是细胞的分化变形，首先是精细胞的核移向细胞的一端，高尔基小体集中于细胞核的上方，逐渐变成顶体；中心粒移向另一端变成底盘，线粒体集中在中部而形成精子的中段，最后尾丝形成，把多余的胞浆排出细胞外，此时精子已移向曲细精管的管腔，并与周围的足细胞分离进入管腔。从精原细胞发育成分化好的精子约需 53～64 天。

成熟精子为一高度分化的具有特异形态及功能的单细胞，形似蝌蚪，长约 60μm，分头部、中部及尾部。头部是最大的部分，呈卵圆形，前端稍尖略扁。头部主要由细胞核组成，染色质致密而均匀，核内有空泡。顶体：精子头部前 2/3 被一双层膜组成的帽样组织所覆盖，此帽样组织称顶体。电镜观察此两层膜位于细胞膜下面，两层膜之间为密度较低的水解酶（放射冠分散酶、透明质酸酶、顶体分解酶）使精子能穿过放射冠透明带而进入卵细胞。中段：在头部与细长的尾部间的一段，较头部细，中央有一束与尾部相连的轴丝，在轴丝周围有一圈线粒体（供应精子能源），中段外层细胞膜与头部和尾部的膜相连。中段与头之间有一个底盘，是精细胞中心粒所在处。尾部：细而长，主要由轴丝（蛋白质纤维）构成，外有一层纤维鞘，最外层为细胞膜。尾部的摆动系由蛋白质纤维收缩所致。含 Y 染色体的精子体积小，但活动快，寿命短，不耐酸，精子数量少时，含 Y 染色体的精子亦少。

（二）精子的运行

进入曲细精管腔的精子无活动能力，而由曲细精管黏膜的分泌液冲入副睾，到副睾后开始有环行动作，到输精管内，由管壁肌的收缩及上皮细胞纤毛运动，推动精子运行，并继续成熟，才具有长时间的向一方向运动的能力。

成熟精子从男性生殖器排出的过程称射精。一次射精时的精液量约有 2～6ml，每毫升含 6000 万～12 000 万个精子，80％有活动能力，异常及不成熟精子小于 10％～15％。精液呈碱性，pH7.2～7.8，60％的精液来自精囊，20％来源于前列腺，副睾、输精管也分泌少量液体。精液内含较多果糖，120～450mg/100ml，为精子活动提供所需的能量。精液射入阴道后穹隆后，很快（约 1 分钟）即变为胶冻状不易流出，暂时保护精子，避免酸性阴道液破坏，约 10 分钟后液化。精子在适宜的情况，靠尾部的摆动，每分钟向前行 2～3mm，但性交后 30 分钟，在输卵管中能找到精子，说明运行速度不完全靠本身的运动，精子需经过子宫颈、子宫、输卵管三个部分才能到达其受精部位，此三个部分对精子运行均起到一定作用。

1. 宫颈的作用　在雌激素的作用下，宫颈具备许多有利于精子通过的条件，如宫颈黏液 pH 偏高，黏液变稀薄，弹性大，便于精子通过，黏液中大量碳水化合物、黏蛋白、精子顶体中的蛋白分解酶，将其中轴溶解，纤维呈纵行，精子运行间由尾部摆动向单一方向前行。排卵后，孕激素使黏液中黏蛋白分子卷曲，分子间水分减少，宫颈黏液量少而稠，精子难于通过。

2. 宫腔作用　精液中有大量前列腺素，由前列腺所分泌，约 13 种，可引起较强的宫缩，其中 $PGF_{2\alpha}$，使子宫收缩，宫颈松弛，在增生晚期分泌早期的子宫对前列腺素敏感达高峰，在较强的宫缩后子宫松弛，产生液压把精子吸入宫腔，从宫腔到输卵管仅需数分钟，最长 1～1.5 小时。

3. 输卵管的作用　输卵管运动的方向及速度取决于两种因素，如输卵管肌的蠕动和反蠕动，输卵管的分泌液，输卵管系膜的活动及上皮的纤毛运动等也起到一定作用。输卵管的运动受卵巢激素的支配，雌激素量多时，峡部的分泌物多，输卵管的蠕动方向由内到外，分段地推动精子，管腔分泌物由子宫角向卵巢方向移动，黄体期，孕激素抑制输卵管蠕动，神经系统，尤以肾上腺素能 α、β 受体的功能状态对输卵管的活动亦有影响。

一次射精排出数亿精子，大部分在阴道内死亡。精子在阴道内存活动时间一般不超过

6 小时，经过宫颈时又滤掉一部分，到达宫腔者仅约 1%～5%，到宫腔后一部分储存在子宫腺体周围，一部分被白细胞吞噬，输卵管峡部亦可能有限制精子进入壶腹部的作用，最后能到达受精部位者仅有 15～50 个精子，时间约在性交后 30～90 分钟。精液中有大量糖和分解糖的酶，精子进入子宫内即离开了精液，寿命大为缩短，精子受精能力比其运动能力先消失，一般认为精子在女性生殖器内的受精能力，大约维持 48 小时左右。

（三）精子的获能与去能

精子经过雌性生殖道孵育一定时间才能有授精能力，此过程称获能。人的精子获能位置在子宫、输卵管（实验证明人的离体精子加卵泡液或血清后 7 小时可获能）。

已获能的精子如遇精浆（精液的液体部分）便失去使卵受精的能力称“去能”，附睾及精浆中存在一种去能因子——含唾液酸的糖蛋白，其与精子的顶体酶结合，而不能发生顶体反应。当精子离开精液进入宫腔时，与子宫内膜接触后，子宫内的白细胞产生水解酶，使去能因子从精子的顶体上解除，此种水解酶是由 α 与 β 淀粉酶组成。顶体的酶从结合的状态中解脱后，精子就具有了授精能力，此现象称精子获能（capacitation）主要场地是子宫，其次是输卵管。

三、受精的生理

当一个获能的精子进入一个次级卵母细胞的透明带时，标志着受精的开始，卵原核与精原核的染色体融合在一起时，是受精过程的完成，利用显微电影摄影技术，对受精过程已基本了解，便有了 20 世纪 70 年代体外受精和“试管婴儿”。

（一）受精的时间和部位

人卵排出后的寿命，一般认为是（24±6）小时，每月排卵一次，故受精时间应在下次行经前 14 天左右，排卵后 24 小时之内。卵子排出后大约经 8～10 分钟，即进入输卵管壶腹-峡部接触处，在此生理性狭窄环处停留，如遇精子即在此处受精。两侧输卵管在子宫直肠陷凹处接近，排出的卵子亦可进入对侧输卵管。

（二）精子的顶体反应

获能的精子在卵细胞附近发生顶体反应，首先是顶体的外膜与精子头部的细胞膜融合，继之破裂，形成很多破裂孔，释放出一系列的顶体酶，以溶解卵子外围的卵丘放射冠及透明带，这一过程称顶体反应，可能系卵细胞或放射冠的颗粒细胞释放的某种物质所引起。

1. 放射冠分散酶　使放射冠颗粒细胞松解与卵细胞分离脱落。

2. 透明质酸酶　颗粒细胞脱落后，在透明带周围仍有一圈树枝状放射冠基质，是连接颗粒细胞与透明带的。精子释放的透明质酸酶有分解此基质的作用，暴露出透明带（黏蛋白）。

3. 顶体分解酶　系一种类似胰蛋白酶的物质，能使精子穿过透明带，此过程约 10 分钟左右。

（三）受精的 4 个步骤

1. 精卵质膜融合　卵子质膜上的小绒毛将精子抱合，精子头部定向地躺在卵子质膜的表面，然后卵膜将精子头部部分包围，顶体后部先开始与卵膜融合，继而两者质膜渐全部融合，精子头部进入卵黄中，圆形的卵子出现一明显的突起称受精椎，透明带的精子受体被破坏，透明带硬化，其他精子不能进入称皮质反应，以保证一个精子进入卵细胞。

2. 第二次成熟分裂　精子进入卵细胞后刺激原来停留第二次成熟分裂中期的次级卵母细胞，很快地发生分裂（等数分裂），完成其分裂后期及末期，分裂出第二极体，第一极体同时也进行分裂，分裂出两个第二极体，排出到卵周间隙，最后因极体的胞浆少而自然消失。次级卵母细胞分裂出的主细胞即成熟的卵细胞。此时卵细胞的两次成熟分裂即已完成，成熟卵细胞含有22＋X的染色体。

3. 两性原核形成　精子进入卵细胞后，尾部即脱落，头部的核膜消失，仅留一含有半数染色体（22＋X或22＋Y）的裸核，经过其内的脱氧核糖核酸的合成及浓缩，形成新的染色体，又出现核仁和核膜而形成精原核，成熟卵细胞核即卵原核，两性原核大小相等，均含有核仁，此两个原核形成约需12小时。

4. 雌雄性原核相融合　两个原核逐渐移至卵细胞的中央，核膜消失，核仁亦消失，两个性原核的染色体混合在一起形成含有46个染色体的细胞，即受精卵或孕卵，遗传学称合子（zygote）。此受精卵不但恢复了染色体的数目，也是父母双亲遗传的基础，是一个新生命的开始。由此可知，孕卵的性别决定于精子所带的性染色体，如精子所含的性染色体为Y型，则受精卵的性染色体为XY，将发育成男胎，如精子所含性染色体为X型，则受精卵的性染色体为XX，发育成女胎。

近有研究发现血小板激活因子（platelet-activating factor，PAF）广泛存在于人体各种组织，并在多种生理和病理过程中起重要作用。在妊娠期，与妊娠有关的组织如子宫内膜、羊膜、胎儿等均可合成血小板激活因子并通过组织细胞膜上的特异性受体发挥其生物学效应，参与妊娠的各种生理过程。血小板激活因子是由磷脂酶 A_2 和乙酰基转移酶共同作用于细胞膜甘油磷酸胆碱而生成的一种生物活性磷脂，其化学结构为1-0-烷基-2-乙酰基-SN-甘油-3磷酸胆碱（1983年发现），1992年RyanJp等报道PAF在卵泡发育及排卵过程中起重要作用。PAF可引起卵泡周围的血管内皮细胞收缩，使细胞间隙加大，从而增加血管通透性，有利于卵泡液的聚集。同时PAF激活血小板使之释放多种活性物质，包括舒血管多肽、ADP、血小板因子、β血栓球蛋白和血小板生长因子，这些物质均参与排卵过程。

PAF可使人精子的运动速度明显提高，外源性PAF使鼠卵受精率提高2～3倍。PAF具有促使人精子体外获能的作用，并显著提高人精子的顶体反应率及穿透卵细胞透明带的能力。

（四）受精的意义

①受精使卵子代谢旺盛，从而启动受精卵细胞不断分裂，即发动卵裂；②精卵结合，恢复了两倍体，维持物种的稳定；③胎儿的性别取决于精子带X还是带Y染色体；④使遗传物质重新组合，使新个体具有与亲体不完全相同的性状，保证种属的进步。

四、受精卵的发育及运输

（一）受精卵的运输

受精卵在输卵管壶腹部停留1天，次日进入峡部，在峡部约经2天后进入宫腔，在输卵管内即开始分裂（有丝分裂）称卵裂。与普通细胞分裂不同，细胞增多而孕卵的总体积未变，亦即细胞越分越小，约24小时左右一次，8个细胞时称胚球（bastomere），大约在第3天时为16个细胞左右，成为一实体细胞团形如桑椹，故称桑椹胚（morula），因总体积未变，故能于受精后第4天顺利地通过输卵管进入宫腔。受精卵及桑椹胚均无活动能力，其运输是受到输卵管上皮细胞的纤毛和管壁肌肉控制，输卵管的活动又受神经体液的调节，壶腹-峡部连接点上有一特殊的节律点，由此点发出蠕动波及反蠕动波。雌激素水平高时，反蠕动占优势，促使精子从近端（峡部）向壶腹部运行。雌激素水平下降时，蠕动波变活跃，如孕激素再升高时蠕动波更活跃，使桑椹胚通过峡部而入宫腔，此时约为月经周期的第 18 天左右。

（二）受精卵的发育

受精卵的发育，在受精后 24 小时即开始，是一个连续不断的过程，为便于叙述，将其分为以下 4 期。

1. 桑椹期　卵在受精后 24 小时，从输卵管液吸取部分营养及氧以及卵细胞质供给的能量，开始一系列的细胞分裂，即卵裂，由一个受精卵分裂成两个，这两个细胞如果分散，即有每一个细胞变成一个完整胚胎的潜力，约 30%的单卵双胎都是由受精卵在两个细胞阶段分裂开来而形成的。受精后 24～36 小时为双细胞阶段，以后平均 12～24 小时分裂一次，72 小时后发展成 12～16 个细胞的实心桑椹胚，仍在透明带内，此期为受精后的 3～4 天。近有研究血小板激活因子 PAF 可促进胚胎的代谢、生长和存活率。PAF 可增加 8～16 个细胞的鼠胚胎的有丝分裂率，从而增加胚囊的细胞数。

2. 囊胚期　孕卵进入宫腔后，桑椹胚在具有 56 个细胞时，透明带消失，体积增大，中间出现囊腔，内积少量细胞液（分泌液）成为囊胚体，腔称囊胚腔（blastocoele）或胚外体腔，此时的受精卵称早期囊胚（early blastocyst），亦称胚泡。在受精后的第 5 天已有约 108 个细胞，分化成两部分，其中 100 个细胞发育为胚泡周围的一层扁平囊壁细胞，称滋养层，细胞称滋养细胞（trophocyte），是孕卵接触母体的部分，以后发育成绒毛膜及胎盘等胚外结构。当第 7～8 天时，胚泡约 150 个细胞，合体细胞自滋养层细胞分化出来。在滋养层内面的 8 个细胞，位于胚泡的一端（称胚极端），细胞较大，分裂较慢，称内细胞团（inner cell mass），是日后发育成胚胎的始基。

3. 植入期（孕卵着床）　植入又称着床，早期囊胚在宫腔发育成晚期囊胚（late blastocyst），其侵入到母体子宫内膜的过程，称为孕卵的植入或着床。着床是胎生动物生殖生理的一个重要环节，桑椹胚进入子宫后，继续发育成胚泡（如前述）保持游离状态约 3～4 天，所需营养来自卵细胞质、输卵管及子宫内膜腺体的分泌物，但远不能满足胚胎日益发育的要求，孕卵必须及时着床，否则很快就会死亡。

着床后，孕卵可从母体血中获得大量的、多样的发育生长必须的物质，并通过胎盘将胎儿代谢的废物，经母血排出体外。着床开始于受精后 5～7 天或 6～8 天至 11～12 天完成。

（1）着床部位：人类着床部位是接近子宫中线宫腔上部前、后壁，以后壁为多，如在子宫下段着床，则可能形成前置胎盘，着床均以胚泡的胚极端与子宫内膜接近，着床多数在几个内膜体开口之间的宫腔上皮上，与内膜间质和螺旋动脉小分支末端。

（2）着床过程：着床分两个步骤：黏着（附着）与侵入（植入）。

1）黏着（附着）：子宫内膜上皮细胞及极滋养上皮细胞之间的糖蛋白由于葡基转移酶的作用，使细胞表面的糖分子相结合。细胞间的连接结构有 3 种形式：①相邻细胞表面接近（顶端）；②桥粒，见于细胞侧面；③连接复合体。

2）侵入（植入）：大约在受精后的 7～8 天，滋养层开始分化。内面靠近胚囊的细胞，具有细胞膜，呈立方形，细胞较大而染色淡，称细胞滋养层细胞（郎罕细胞），此层称细胞滋养层；外面的一层滋养层细胞，为多核的具有染色深的胞质，无胞膜，称合体细胞，此层称合体滋养层。合体滋养层细胞分泌一种能溶解子宫内膜的蛋白酶，侵触子宫内膜、胚泡即进入子宫内膜致密层中，内膜间质中有充裕的能源及氧，使滋养层很快地发育。合体细胞层与内膜接触面处出现一些腔隙，由于活体细胞的破坏，内膜血管断端与腔隙相通，母血流入腔隙，可将合体细胞分泌的绒毛膜促性腺激素（HCG）吸收到母血中去，使卵巢黄体发育成妊娠黄体。随着滋养层的增殖、分支，形成更多的腔隙即绒毛间隙，使母胎间的物质交换面积大大增加。约在受精后第 12 天，子宫内膜表面由孕卵着床造成的创口，已被四周的宫膜上皮完全覆盖而修复，孕卵埋于已肥厚的蜕膜层内受到保护。此时，肉眼即可见到内膜上有一小丘样突起。

（3）着床机制：着床过程中有相当复杂的生理、生物化学及形态学变化，近年来的研究有很大进展。

1）激素的控制：这在不同种类的动物各异。人的胚胎可在仅有孕酮的条件下着床，目前研究发现单核巨噬细胞分泌的细胞因子如 IL-1（白细胞介素 1）和 TNF（肿瘤坏死因子）能刺激滋养细胞合成和分泌孕酮，对维持妊娠是十分必要的。

2）胚泡激素：着床时胚泡滋养层细胞，分泌绒毛膜促性腺激素，使排卵后的滤泡变为妊娠黄体，颗粒细胞转化为黄体细胞，并促使其分泌孕酮。HCG 可降低母体淋巴细胞的功能，使胚胎免遭母体排斥。

3）胚胎合成和分泌细胞因子：着床前的胚胎已能合成和分泌 IL-1，其合成能力与胚胎种植成功与否呈正相关，着床前胚胎产生的胚胎血小板激活因子（embryo-derived PAF，EDPAF）可能介导母体妊娠识别。

4）子宫内膜的接受性：着床时胚胎和子宫内膜的同步发育与相互配合是很重要的，内膜能接受胚泡的时间极短，过此时即拒受胚泡，能接受胚泡的子宫内膜称致敏的内膜，此时期为子宫的敏感期或接受期，孕激素对子宫内膜的致敏是肯定的，小量雌激素使内膜上皮能接受和传递胚泡给予内膜的信息，子宫内膜产生的血小板激活因子（PAF）一方面直接作用于子宫内膜使血管通透性增加并使间质细胞产生剂量依赖性的蜕膜反应；另一方面可促使子宫内膜的腺体增加对前列腺素 E_2（PGE_2）的释放，因此 PAF 与 PGE_2 共同完成胚胎植入前必要的子宫同步准备，有利于胚泡对子宫内膜的黏附着床。

5）整合素：近年来整合素在胚胎着床中的作用日益受到重视。整合素在胚胎着床及发育等许多生理病理过程中起着重要作用。研究表明，胚胎滋养细胞可通过增、减各种整合素的亚基的合成，或将散在的受体聚集到细胞顶端来调整整合素在细胞表面的表达与分布。因而，在侵入过程中，滋养层细胞能够根据不断改变的细胞外基质成分，调节整合素的表达及亲和力，使其黏附和迁移能力增强，以保证着床的顺利进行。

着床前内膜受卵巢激素作用，在排卵前，雌激素使内膜上皮增殖，黄体期，孕激素与小量雌激素能引起腺上皮的分泌和间质细胞的增殖并蜕膜样变，胚泡在很早期即有分泌功能，约在着床开始即能从孕妇血中测出 HCG。HCG 使卵巢黄体发育成妊娠黄体，妊娠黄体分泌的激素协同内膜产生的 PAF 使内膜发生蜕膜改变，大量血管形成，为孕卵着床和着床后准备条件。有认为子宫分泌某种糖类有活化胚泡的作用。

被活化的胚泡，是对子宫内膜发生着床反应的刺激物，胚泡发育过程中，排出的代谢产物和合成的激素，量虽少，但对内膜的作用却非常突出。如胚泡排出的 CO_2 转移到内膜进入子宫的微血管，在胚泡附近形成一个 CO_2 梯度场，改变了细胞内环境的酸碱度，也能使内膜间质发生蜕膜反应。CO_2 还能使滋养层细胞的子宫内膜上皮细胞表面的黏蛋白的黏性增加，有利于胚泡的黏着。

五、蜕膜的形成

孕卵着床的刺激，使分泌期子宫内膜迅速变性为蜕膜（致密层蜕膜样细胞继续增长，变成蜕膜细胞），其与孕卵的部位关系可分为三部分。

（一）底蜕膜

与极滋养层接触的蜕膜，位于囊胚与子宫的肌层之间，将来发育成胎盘的母体部分。

（二）包蜕膜

覆盖在胚泡上面的蜕膜，随着胚泡的发育扩展逐渐突向宫膜，由于其高度伸展又缺乏营养来源，而逐渐退化，约在妊娠 12 周时，由于羊膜腔的扩大，两蜕膜（包、壁）相贴，逐渐融合（分娩时此两层已无法分开），宫腔即消失。

（三）壁蜕膜（真蜕膜）

除底蜕膜、包蜕膜外，其他覆盖于子宫腔的蜕膜，统称为壁蜕膜。

（四）胚层期

1. 两胚层期　受精后 9～10 天，埋在子宫内膜的囊胚迅速发展，出现重要变化，内细胞团很快地增殖及分化，形成较厚的原始外胚层，为一层较大的柱状细胞组成。其下出现一层扁平细胞称原始内胚层，两层间隔一明显基膜，形如椭圆形盘状，故称胚盘（embryonic disc）。胚盘是人体的始基，由此分化成胎儿身体的各部。两胚层细胞很快地分裂，形成两个腔，外胚层形成的腔称羊膜腔位于极滋养层与原始的胚层之间，胚盘的外胚层即羊膜腔的底，羊膜细胞由胚胎的外胚层细胞增殖延伸而成，也有认为系极滋层细胞分裂增殖，分化成一层扁平细胞形成羊膜腔的顶。原始内胚层下面的腔较大称卵黄囊，由单层扁平细胞构成，胚盘内胚层即卵黄囊的顶，此处原来的扁平细胞发育成立方细胞。受精后 6～8 天滋养胚层也已分化为两层细胞，内层为细胞滋养层，由细胞滋养细胞（郎罕细胞）构成，外层为合体滋养层，为合体滋养细胞（合体细胞）构成，并向外形成小突起称原始绒毛。不久由细胞滋养细胞分化形成一层胚外中胚层细胞，位于细胞滋养层内面，并包围着羊膜囊及卵黄囊。

2. 三胚层期　受精后第 3 周，在胚盘的内外胚层之间，由外胚层分化出胚内中胚层，此时的胚盘已具有三个胚层，故称三胚层期。由此三个胚层发育成胎儿身体的各器官，由于胚盘的发育前后端不匀，前端发育快、大而形成头部，后端狭窄较小形成尾部。

由于外胚层发育较快而向腹侧卷曲，将胚盘卷成圆筒状，尾部也向腹侧卷曲，因此羊膜腔即迅速扩大，其顶部逐渐与滋养层分离，仅留尾部一部分胚内中胚层细胞与极滋养层内的胚外中胚层相连接而形成体蒂，体蒂是连接胎体与绒毛膜的唯一系带，是以后胎儿血管与绒毛血管相连系的唯一通道，是脐带形成的始基，卵黄囊退缩形成一管状物并入体蒂中，同时又从卵黄囊后部分出一细长的管状组织伸入体蒂称尿囊，卵黄囊与尿囊周围由胚外中胚层形成血管，同时原始绒毛中由胚外中胚层形成血管与上述尿囊周围的血管相连，形成原始胎盘脐血管。随着羊膜腔的继续增大，且接近绒毛膜的内面，胚胎即悬挂在羊膜腔中，由脐带与绒毛膜相连，脐带外面也由羊膜所包围。

三胚层的分化：三胚层形成后，首先分化具有一定形态特点和排列方式的两种胎儿组织，即上皮与间质，以后进一步分化发育形成胎体的各器官。

外胚层，主要分化成整个神经系统（中枢和周围神经系统），脑垂体，肾上腺髓质，表皮、毛发、指甲、皮脂腺、汗腺等的上皮，口鼻，外耳道内耳膜迷路，眼结合膜、角膜等的上皮。

中胚层，主要分化成真皮，结缔组织、肌肉、骨骼、血液循环系统、泌尿生殖系统的大部分及肾上腺皮质。

内胚层，主要分化成消化系统、呼吸系统、女性的尿道、男性尿道末段及膀胱上皮、生殖系统、男性的前列腺、女性的前庭大腺、阴道下段及前庭、肝、胰、胆囊、甲状腺、扁桃体、甲状旁腺、胸腺等。

同一胚层的细胞，如在不同部位，由于来源相同，在生理、病理情况下，可能出现相互转化。

（唐永淑　文　怡）

第二节　胎儿的发育及胎盘、胎膜、脐带和羊水的形成与功能

一、胎儿的发育

妊娠期为胎儿在母体内发育生长的时期，从末次月经的第1天算起，约40周，280天左右，从母体子宫排出即分娩。

胎儿的生长一般以4周为一孕龄单位，妊娠开始的8周是胎体的主要器官发育形成的时期，称为胚胎。孕8周以后称胎儿，各器官进一步成长成熟。孕28周以前，胎儿娩出者称流产（体重<1000g）。满28周至未满37周（196～258天）前娩出者称早产。满37周至未满42周（259～293天）前娩出者称足月产。满42周（294天）以上娩出者称过期产。

二、胎盘

是胎儿与母体间物质交流的重要器官，是胚胎与母体的结合体。妊娠足月时，胎盘为一圆形或椭圆形的盘状器官，质柔软，一般附着于子宫体底部的后壁或前壁上，重约430～650g，约18%为血液（如为500g重的胎盘，其中母血约50～100g，胎儿血250～270g），直径约16～20cm，厚1～4cm，中央厚，至边缘逐渐变薄，分为母面及子面。子面被羊膜覆盖呈灰白色或亮蓝色，表面光滑，半透明，脐带大多附着于胎盘的中央或稍偏侧方。脐动、静脉从附着点分支向四周呈放射状分散直达胎盘边缘（脐动脉在近胎盘处可有吻合支，称赫脱吻合支）并分支穿过绒毛膜板进入绒毛干及其分支中。母面是胎盘与母体子宫壁紧密接触的一面，被滋养层附着的底蜕膜部分，称蜕膜板或底板。胎盘的母体面呈黯红色，由蜕膜隔（或称胎盘隔，为胎盘厚度的2/3高），分成18～20个小叶，称胎盘的母体叶，形如菜花状。胎盘由羊膜、叶状绒毛膜（绒毛膜板、绒毛干及其分支组成）及底蜕膜构成，前两者来自胚胎，后者来自母体。

（一）胎盘的形成

1. 羊膜　覆盖于绒毛膜板之表面，为光滑无血管、无神经、无淋巴的双层半透明薄膜。厚约0.02～0.5mm。电镜观察羊膜包含5层组织。

(1) 上皮细胞层：由单层无纤毛的立方（或柱状）上皮细胞组成，细胞表面有微绒

毛，随妊娠增加而增多。细胞间为微管道系统，许多管道分支，有的呈复杂的网状结构，有的区域扩大成小泡状，细胞表面的微绒毛则伸入其中，随孕期进展而更明显，羊膜上皮细胞微绒毛的出现及增多，可增强细胞的活动能力，细胞间管道开口于羊膜腔，与液体及物质的运转有关，细胞基底部的细纤维和半桥粒与其下面的基底膜紧密粘连，在细胞基底部的部分组织，细胞卷曲，形成很多胞饮小泡。

（2）基底膜：上皮细胞下的一层网状组织，由粗纤维和粗胶原纤维组成。

（3）致密层：基底膜以下的一层相当致密的结构，无细胞存在。

（4）成纤维细胞层：最复杂的一层包含有成纤维细胞及霍夫包细胞，各区的厚薄不同。

（5）海绵层：由胚外体腔的网状组织构成，使羊膜与绒毛之间有相对的活动性，在子宫下段形成时，不致破裂。

2. 叶状绒毛膜（丛密绒毛膜）　是构成胎盘的主要部分，胚泡植入时细胞滋养细胞即迅速分裂增殖，形成过度细胞，较分裂前更成熟。过度细胞互相融合失去细胞膜，胞质合成一片染色较深、内含许多大而圆的细胞核称合体滋养细胞，是执行功能的细胞，位于细胞滋养层之外，称合体滋养层，直接与母体组织接触，子宫内膜被其侵蚀穿破毛细血管及小静脉，血液流出，形成空隙，即绒毛间隙的前身。内层细胞即细胞滋养细胞，为立方形，边界清楚，排列整齐，胞质染色浅核较小，细胞质分化不良，细胞器少，说明细胞功能低下，但可见有丝分裂，故细胞滋养细胞是分裂生长细胞。滋养层的结构随妊娠的发育而发生很大变化，其功能为营养胎儿，分泌激素以维持妊娠。

在内细胞团形成羊膜腔、卵黄囊后不久，滋养层内面由细胞滋养细胞分裂形成一层胚外、中胚层细胞与滋养层共同组成绒毛膜。受精后的第 12 天，滋养层的表面即可见到绒毛。绒毛的发育分 3 个阶段：①胚泡外围的滋养层的合体滋养细胞聚成小突起，其中有一个实体的细胞滋养细胞核心，称一级绒毛，又称原始绒毛或初级绒毛。②受精后的 2 周，当胚外中胚层长入初级绒毛中时，间质中心索由黏液性幼稚结缔组织，散在的星形细胞及霍夫包细胞（组织细胞）组成，称二级绒毛。③此后绒毛呈树枝状反复分支，同时在绒毛中的胚外中胚层的中心长出血管，称三级绒毛。约在受精后的第 3 周绒毛中的血管与体蒂中胚胎的血管相通连，建立起胎儿-胎盘循环，可将胎儿血液输送到绒毛血管内。在绒毛复杂的分支之间形成腔隙，由母血充满，称绒毛间隙。

早期孕的胚泡壁表面满布着很细的绒毛，从周围的蜕膜中吸取营养，随着胚泡的生长，与底蜕膜接触的绒毛（极滋养层）由于血液供应丰富，高度发展，分支茂盛，称叶状绒毛膜或丛密绒毛，这一部分的胚外中胚层亦发育增厚似膜状板，称绒毛膜板，日后形成胎盘的子体部分。胚泡表面其余部分的绒毛，因缺乏血液供应，逐渐萎缩变平，变为光滑的几乎无血管的平滑绒毛膜，或称滑泽绒毛膜，成为胎膜的一部分。

当滋养层细胞侵入蜕膜后，仅有少量半岛状蜕膜残余在绒毛之间，即蜕膜隔，对绒毛起支持作用。叶状绒毛膜由绒毛膜板伸出的绒毛主干及其树枝状分支构成，少数绒毛像树根样扎入蜕膜中与之融合，起着固定作用，称固定绒毛（植入绒毛），大部分绒毛末端是游离的，浮悬于充满母血的绒毛间隙中，称游离绒毛（吸收绒毛）。每个绒毛主干，垂直于底板，再分出Ⅱ级（次级）绒毛干，与底板平行，由次级绒毛干分出Ⅲ级绒毛干，垂直于底板，向下附着底板后，再向上入绒毛间隙，再分支形成终末绒毛网。每个绒毛主干及其分支形成一个绒毛小叶，或称胎儿叶、胎儿单位。整个胎盘约有 60～80 个胎儿小叶。

一个次级绒毛干及其分支组成一个胎儿小叶，或称胎儿亚单位，整个胎盘约有 200 个胎儿小叶。构成胎儿小叶的三级绒毛干向下经绒毛间隙至底板时，似围绕在一个假想的圆柱周围，呈环形排列，其中央部分相对较空虚，没有绒毛。一个胎儿叶包含数个胎儿小叶，中央部分包含 5 个胎儿小叶，边缘者仅 1～2 个胎儿小叶，由蜕膜板长出的胎盘隔，将若干胎儿叶不完全的分隔成母体叶（如前述）每个母体叶包含几个胎儿叶，每个母体叶有独自的螺旋动脉供给血液。每个绒毛最表面的合体细胞，直接与母血接触，细胞膜上有许多微小突起称微绒毛，呈刷状，微绒毛的合体细胞质不停地流动，以吞噬母血中的微滴物质。

绒毛的组织结构：在绒毛的形成过程中，胚外中胚层长入绒毛内形成绒毛的中轴，由此发育产生了绒毛的动脉、静脉、毛细血管网及绒毛间质。绒毛间质由疏松的网状结缔组织组成，内有梭形结缔组织细胞、大量的胎儿毛细血管、少量巨噬细胞。在Ⅰ、Ⅱ级绒毛干内，有沿绒毛长轴走行的平滑肌纤维，收缩时可促进绒毛血液的回流，并能促进绒毛间隙的血液流动。随着妊娠的发展，自 4 个月起细胞滋养细胞部分消失（其细胞器简单，提示细胞的活性低），在足月胎盘中有细胞滋养细胞（扁平的）的绒毛约 20%～40%，因此细胞滋养层的连续中断，绒毛上皮仅有一层合体滋养细胞。合体滋养细胞中含有各种细胞器，说明合体滋养细胞是成熟型细胞，能合成及分泌多种激素。合体细胞明显地分为两个亚类：一个是比较薄的区域，为无核部分，胞质变薄，覆盖于窦样扩张的胎儿毛细血管表面，称血管合体膜，呈半球状向绒毛间隙突出，绒毛表面无微绒毛，使母儿间血液特别接近，为气体与物质交换的部位。正常足月胎盘的绒毛中约有 5%～20%的血管合体膜。另一个是较厚的区域，合体滋养细胞核聚集成簇状，突向绒毛间腔称合体结节，其细胞内含有大量的内质网，是胎盘合成功能的主要部位，足月胎盘中有合体结节的绒毛约占 11%～30%。

随着妊娠的发展，胎盘的胎儿部分即叶状绒毛膜发生明显变化，绒毛的数量越来越多，每个绒毛的体积越来越小，绒毛直径由早孕时的 0.3mm 至足月时小到 0.05mm，从而母儿间接触的面积越来越大，有利于母儿间的物质交换。接近足月分娩时，绒毛的总面积可达 10～14m^2，约为成人身体皮肤面积的 10 倍，等于成人肠道的总面积，绒毛的长度总和约为 50km。除绒毛外形的改变外，绒毛内胎儿血管与绒毛间隙的组织也变薄（结缔组织减少），从早孕时的 0.25mm 到足月时的 0.003～0.006mm。同时绒毛血管腔逐渐扩大并接近绒毛表面，有利于母儿间的物质交换。

正常近足月的胎盘可出现以下变化：①胎盘绒毛血管的内皮细胞及绒毛基底膜可增厚（正常平均 300μm），但应小于 3%，因可影响胎儿与母体间的物质交换。②合体细胞可进入底蜕膜的螺旋动脉，将其堵塞而影响胎盘功能。③绒毛纤维蛋白样坏死，出现于滋养层底膜与合体滋养细胞间，为均质的嗜酸性小滴，PAS 染色呈强阳性，扩大融合可占据整个绒毛。最先发生于细胞滋养细胞的胞质内，可能系其内的一种免疫反应，正常足月胎盘完全性纤维蛋白样坏死的绒毛，应小于 3%。④绒毛间质纤维化，可能系经绒毛的胎儿血流减少所致，伴胎儿血管形成不足，在胎儿干动脉闭锁远端的无血管绒毛中，间质纤维化明显，如胎儿死亡，则绒毛纤维化加剧，正常足月胎盘中，间质纤维组织明显增生的绒毛不超过 3%。⑤胎儿干血管闭塞性内膜炎，胎儿干动脉内膜细胞肿胀、增生并伴有内皮下底膜增厚，个别内皮细胞增生使血管腔完全闭锁，导致绒毛的胎儿血循环量不足。约 10%的正常足月胎盘有轻度胎儿干动脉闭塞性内膜炎。这些变化均象征着胎盘的老化。绒毛细胞质中微粒体的凝血活酶具有高度活性，故可在绒毛表面见到局部凝血，当胎盘早剥或胎死宫内时，绒毛受损或变性坏死，可释放出凝血活酶，进入母血循环，引起弥漫性血管内凝血。

3. 底蜕膜 是胎盘组成的母体部分。孕卵植入后，由于合体滋养细胞的侵蚀溶解，在蜕膜间质内形成许多腔隙，内膜小血管被侵蚀后，血液流入腔隙中，在受精3周时，血流自螺旋小动脉间隙性喷出，进入上述腔隙中，而形成胎盘的绒毛间隙，绒毛间隙的顶部为绒毛膜板，此时即建立起了子宫胎盘循环体系中的母体循环通路，绒毛间隙的底部为胎盘的基底板，此板即为蜕膜表面覆盖的一层自固定绒毛的细胞滋养细胞与底蜕膜共同构成的。自胎盘基底板向绒毛膜方向伸出一些蜕膜隔，高度达整个绒毛间隙的2/3，将胎盘分成肉眼可见的18～20个胎盘小叶，又称母体叶。每个胎盘包含若干绒毛小叶（胎儿叶），胎儿叶又包含若干胎儿小叶。

（二）胎盘血液循环

包括胎儿与母体完全分开的两套循环通路，在绒毛间隙（间腔）间进行物质交换。

1. 母血循环 动脉来自子宫蜕膜的螺旋小动脉，穿过蜕膜板，进入每个母体叶的绒毛间腔内。游离绒毛及固定绒毛似杯子样盖在每根螺旋动脉上。足月孕时约有100支螺旋动脉。以60～70mmHg压力喷入绒毛间隙，喷入后呈漏斗形向这一绒毛间腔各部扩散，进入绒毛间隙后压力渐减小，并受绒毛挡板样作用进一步减弱，压力降至9～20mmHg时，血液回流到底蜕膜板上开口的小静脉网，进入母体循环，完成了子宫胎盘体系中母体血循环。胎盘血循环的生理基础是一系列的压差。螺旋动脉压为60～70mmHg＞绒毛间腔压10～50mmHg＞子宫肌舒张时底蜕膜处母体静脉压8mmHg，绒毛间隙（腔）的容积约为145ml，母血在绒毛间隙中的血流量每分钟约为500～600ml。胎盘血流量受子宫肌肉收缩而变更，有节律的生理性收缩有利于绒毛间隙中动静脉血的交换。但过强的子宫收缩，可阻止动脉血流入间隙，静脉回流也同样减少；母体血压下降时，可导致绒毛间隙的血流量下降，血管病变如螺旋动脉狭窄（妊高征等）亦能引起绒毛间隙血流障碍。

2. 胎血循环 脐带中的脐动脉（胎儿静脉血）进入胎盘后广泛分布，在羊膜与绒毛膜板间，向胎盘周围行走，通过绒毛膜板分支到绒毛膜干，继续分支变细进入胎儿小叶，以毛细血管网的形式进入绒毛末端，主要位于胎儿小叶的外周面，且多数朝向底板，隔着毛细血管壁（内皮细胞及基底膜）绒毛间质、绒毛基底膜及绒毛细胞，与绒毛间隙中的母血进行物质交换，再经绒毛中的小静脉，将带有氧及营养物质的血液经脐静脉进入胎血循环。绒毛血管的血容量约为125ml，胎体血容量约为370ml，而每分钟循环于绒毛中的血容量为350～500ml。其推动力主要靠胎儿心脏，周围绒毛的搏动，绒毛板、绒毛干及许多终末绒毛内平滑肌的节律性收缩，亦有助于使静脉血回流至胎儿体内。

（三）胎盘的生理功能

在人类胎盘中，母儿血液基本上是由血管合体膜（VSM，从外到内为合体细胞、合体细胞基底膜、绒毛间质、毛细血管基底膜及毛细血管内皮细胞组成）形成的半通透性膜隔开。有些物质可以自由来往通过此膜，有些则必须经过改变结构才能通过。胎盘对某些物质的通透性可随着妊娠期的进展而改变。如早期妊娠时每克胎盘每小时仅能运输1mg的钠，在孕38周时能超过6mg，母体抗体通过胎盘的能力也随孕期增加。

实验证明，胎盘并不是单纯的过滤器作用，而是主动和选择地转运及合成胎儿发育所必须的物质，同时它还能处理胎儿体内所有的代谢物质，胎盘与胎儿在子宫内的各个发育阶段相配合，广泛地行使消化、肺、肾、肝和内分泌功能，此外，还能合成一系列激素以调节母体的许多功能，随着孕龄的增长，三级绒毛日益增多，胎盘的物质交换面积也不断扩大，正常足月绒毛总面积为孕5个月时的12倍（10～14m^2），足见其在胎儿的发育上有十分重要的意义。

1. 胎盘的物质交换和运转

（1）单纯扩散（弥散）：物质从高浓度区域通过质膜扩散到低浓度区域称单纯扩散，又称被动扩散。这种运转方式不需要消耗细胞的能量，是胎盘物质交换中最简单也是最重要的一种方式，物质从血管合体膜（VSM）的高浓度一侧经过VSM向低浓度一侧扩散，其速度根据Fisks定律中有关因素决定。

（2）易化扩散：与单纯扩散相类似，但不同的是速度远较单纯扩散为快。很多学者认为在细胞质膜上嵌有许多专一性载体（绝大多数为蛋白质），通过它可快速地转运某些物质，例如葡萄糖是依靠膜上的四聚体蛋白质作为能源进行转运的，其他如氨基酸等，转运速度亦快。

（3）主动运输：又称代谢性运输。当分子逆着浓度梯度即从低浓度一侧通过质膜进入高浓度一侧称主动运输，需细胞代谢中产生的能量（ATP）作为动力，也是通过细胞质膜的特殊载体。胎儿体内多种物质的浓度高于母体，如氨基酸、水溶性维生素（维生素B_1、维生素B_2、维生素B_{12}、维生素C及叶酸）、磷酸盐以及矿物质如Fe、Ca、I等。

（4）内吞作用：细胞膜内陷以吞食细胞外物质，继而融合，形成小泡，向细胞内移动的过程称内吞作用，是细胞的运动，少数大分子物质如大的蛋白分子、免疫球蛋白以及某些药物速度很慢。

（5）大容积流动：由于膜两侧静水压或渗透压梯度而产生大量水分子的流动称大容积流动，母儿间水分子的转换十分迅速，用放射同位素测定，每小时通过3000ml以上，主要是通过胎盘部位的血管合体膜（VSM），母儿间静水压或渗透压梯度变化虽小，但仍是水分子大量转换的原因。

（6）穿过VSM的裂隙：某些较大的物体，可通过裂隙进入对方体内，临床上也见到母儿细胞进入彼此循环，若Rh阳性胎儿的细胞经裂隙进入Rh阴性母体，可使母体致敏，产生抗体（Rh阳性抗体），再通过裂隙进入胎血循环，可导致胎儿溶血。这在临床有重要意义。

VSM对各种物质的运转机制目前未完全明了，已知一种物质不只以一种方式进行运转，如水除单纯扩散、易化扩散外，也可由膜蛋白构成的水泵主动运输，或以大容积流动方式转运。

2. 胎盘的功能

（1）代谢功能

1）气体交换：是维持胎儿生命最重要的功能。O_2及CO_2是通过单纯扩散作用进行交换的，其交换速度取决于胎儿血及绒毛间隙内母体血中O_2及CO_2分压的差。母体动脉血O_2分压（PO_2）为95～100mmHg（12.7kPa），绒毛间隙中PO_2为40～50mmHg，而胎儿脐静脉血的PO_2为20～30mmHg，O_2由绒毛间隙向绒毛内胎儿脐静脉扩散而入胎体。足月妊娠时脐动脉内CO_2分压（PCO_2）平均为48mmHg（6.4kPa），较绒毛间隙PCO_2高6～10mmHg，CO_2易于通过绒毛壁进入绒毛间隙母血中，较O_2快20倍。故胎盘可代替胎儿呼吸系统的功能，如果一半或一半以上的胎盘血管发生闭塞，则胎儿可因缺氧而死亡。

2）营养物质的转运：①水及大部分电解质：钾、钠、氯、镁等主要通过简单（单纯）扩散转运，足月妊娠时水净增 4000ml（羊水 500～1000ml，胎儿胎盘 3000～3500ml，交换量大。②碳水化合物：葡萄糖是胎儿代谢的主要能源，主要通过易化扩散及主动运输方式供给胎儿足月胎盘转运量约为 5.9mg/（min·kg）。③氨基酸多肽和蛋白质：胎盘中氨基酸高于母血浆，通过主动运输的方式，胎儿自母血中获得各种氨基酸，以合成自身需要的绝大多数蛋白质，免疫球蛋白 IgG 的结晶片段可被降解后较快（特殊受体）通过胎盘。④某些电解质：胎盘中某些电解质高于母体，如铁、钙、磷、镁、碘及水溶性维生素（维生素 B_1、维生素 B_2、维生素 B_{12}、维生素 C、叶酸）等，通过主动运输快速进入胎体。维生素 A、维生素 D、维生素 K 等脂溶性维生素与母血中相等或略低，亦能快速通过胎盘，胡萝卜素能通过胎盘，经胎盘转变为维生素 A 储存于肝内。⑤脂类：脂肪酸可经单纯扩散通过胎盘，大部分脂肪是胎儿自身由碳水化合物及乙酸合成。胎体内约有 10%～20% 胆固醇来自母体，速度慢，磷脂先水解后进入胎盘，在胎盘内重新合成。

胎盘内含有多种酶，如氧化酶、还原酶、水解酶等，可将复杂的化合物分解为简单物质而通过胎盘。如脂肪被分解为脂肪酸，蛋白质被分解为氨基酸，糖原被糖酵解酶分解为葡萄糖；胎盘还能将简单物质合成复杂化合物供给胎儿，如将葡萄糖合成糖原（胎盘中有大量），氨基酸合成蛋白质，脂肪酸合成脂肪以代替胎儿消化系统的功能。

（2）胎盘的排泄功能：通过胎盘排除胎儿体内的代谢产物，如尿素、尿酸、肌酐等进入母血循环，经母体排泄器官排出。

（3）胎盘的防御功能：胎盘的屏障作用是极有限的，母体感染常累及胎儿，各种病毒比较容易通过胎盘，可致胎儿畸形。妊娠 4～12 周为胎儿各器官发生的高峰时期，感染某些病毒，可致胎儿畸形，如孕妇患风疹病毒可致 15%～50%胎儿出现畸形；天花、水痘、巨细胞病毒均能通过胎盘进入胎体，而致流产、死胎、白内障、先天性心脏病、黄疸、肝脾大、视网膜炎、小脑畸形、精神呆滞、脑积水、脑周围钙化等。1984 年 Brown 及 Knott 首次报道宫内感染 $HPVB_{19}$（human paravirus B_{19}，人细小病毒 B_{19}）致胎儿水肿、脑积水、心肌炎、充血性心衰死亡，母体感染可致 33%胎儿受影响，死亡率为 9%。孕妇患弓形体病，本人可无症状，寄生虫可经胎盘进入，造成严重病变，包括畸形，如脉络膜-视网膜炎、脑积水、大脑钙化、黄疸、肝脾大或流产。细菌虽不能通过绒毛进入胎体、但某些病原体或细菌，如梅毒螺旋体、结核杆菌及疟原虫等，可先在胎盘内引起病变，破坏绒毛结构，进入胎血感染胎体。母儿血型不合可致新生儿溶血或死胎，胎儿从父方遗传下来的显性抗原为母亲所缺少者，通过绒毛渗漏作用（绒毛上较大的微孔）进入母体刺激母亲产生免疫抗体，当此抗体又通过胎盘绒毛进入胎儿血循环时，可使胎儿红细胞凝集破坏，引起胎儿或新生儿的免疫性溶血症，胎儿可因严重贫血，心力衰竭而死亡，也可因大量胆红素渗入脑细胞而引起核黄疸。核黄疸病死率高，即使幸存，也会影响病儿的神经细胞发育，影响智力及运动功能。血型不合，主要有 ABO 型及 Rh 型两大类，以前者多见，病情轻，危害性小，Rh 型我国少见，但病情重。有报道我国 ABO 不合占 85.3%，Rh 不合占 14.0%。有自身免疫病的孕妇，有时抗体通过绒毛进入胎体，如血小板抗体、红斑狼疮因素及抗甲状腺抗体，可使胎儿出现相关损害，但这些抗体也可很快被胎儿清除。

（4）胎盘对药物的作用：国外统计有 20%新生儿的各种生理缺陷与孕期滥用药物有关。药物通过胎盘的方式与其他物质一样，其运输速度和数量取决于药物的理化性质，分子量小、脂溶性高、荷电量小者容易通过单纯扩散方式进入胎体，如安他唑啉、硫喷妥钠可迅速地通过，对难溶于脂肪的、荷电量大的药物如琥珀酰胆碱、箭毒碱、缓血酸铵（THAM）等能阻碍其通过。孕后期大部分药物可通过胎盘，有些能迅速进入胎体，如巴比妥盐类数分钟内母儿血内水平即相等。早期妊娠阶段胎儿肝脏对药物解毒功能不足，易蓄积体内，浓度可超过母体数倍，抗生素亦然，运输方式是绒毛合体细胞的胞饮作用。有些药物通过胎盘时，受胎盘的作用而灭活，如肾上腺素或甲基肾上腺素受胎盘较高浓度的单胺氧化酶作用，使儿茶酚胺类药物去胺氧化而灭活，但母体侧血管仍可受肾上腺素作用而收缩，引起胎儿继发性缺氧、心率加快。

致畸药物如沙利度胺、丙米嗪、己烯雌酚、黄体酮、雄激素、氨甲蝶呤、硫嘌呤、白消安，环磷酰胺、乙酰水杨酸、氯氮草、地西泮、巴比妥、苯妥英钠、氟哌啶醇、四环素类、氯霉素、链霉素、奎宁、乙胺嘧啶、华法林、双香豆素、甲苯磺丁脲、氯磺丙脲、糖皮质激素，均有致畸报道，乙醇、苯丙胺、碳酸锂、氯丙嗪、苯海拉明等用于孕妇，亦有致畸的可能。

孕妇应用乙醇，吸入麻醉药、局部麻醉药（分娩时用大剂量）或使用雌激素类、碘化物、甲萘醌、有机汞剂、酚噻嗪类（大剂量）、黄体激素类、奎宁、水杨酸盐类、链霉素、四环素类及维生素 A、维生素 D、维生素 C（大量）等，尚可使胎儿产生其他不良后果。

（5）胎盘的免疫功能：孕卵是精子与卵子结合的产物，从遗传学观点来看胚泡对母体是一个半异体，其他同种异体移植物都受到宿主的排斥，而胚泡却可以在母体内继续存活并发育，这方面的研究已不少，但尚未完全了解，现将有关知识概括如下：

1）滋养层细胞周围有一层黏多糖（唾液黏蛋白）。这层唾液黏蛋白形成一层非细胞性物理屏障，遮盖了滋养细胞表面的组织相容性抗原，使之不能与母体免疫系统相接触，另一方面由于此黏多糖层和母体免疫活性的淋巴细胞（记忆细胞）均带负电荷，使二者不能接触。如将滋养细胞表面的唾液黏蛋白除去，细胞表面可显示出组织相容性抗原的存在。

2）胚胎是不成熟组织，抗原性弱，不足以引起免疫排斥而产生免疫容忍。

3）母体在妊娠期免疫力低下，形成免疫容忍，胎盘产生的蛋白类激素 HCG、孕激素及甲胎蛋白（AFP）等与免疫抑制作用有关。

4）妊娠期经常有小量滋养细胞落进母血中（绒毛间隙）或可产生低度的体液抗体，造成一种免疫惰性现象，而免去排斥反应。也有认为此种小量抗原与体液中的抗体结合，把抗原保护起来，不受致敏淋巴细胞所引起的免疫应答而被破坏，尚待进一步证实。

5）蜕膜组织的免疫抑制作用，着床时滋养层细胞与蜕膜细胞界限消失，形成大的核细胞，因细胞融合，使母体胚胎抗原相混，母方对滋养层的免疫识别能力消失，即蜕膜起到一个缓冲带作用，也待进一步证实。此外，透明带可能有保护着床前的受精卵免受母体免疫排斥作用。

（6）胎盘的合成功能：胎盘具有活跃的合成物质的功能，为胎盘滋养叶细胞的突出特点，能合成大量物质，主要为各种激素及酶。胎盘的蛋白类激素，如绒毛膜促性腺激素（HCG）、胎盘生乳激素（HPL）和绒毛膜促甲状腺激素（HCT）为胎盘独特的激素。胎盘的甾体激素的性能与母体合成者相同，胎盘的酶系统种类繁多，与胎儿的酶系统配合可以合成大部分甾体激素，甾体激素在母儿间自由来往，蛋白类激素因滋养层的基底膜或胎儿血管的内皮细胞对大分子蛋白起到屏障作用，故胎儿血中仅为母血中的1%。绒毛膜促性腺激素及胎盘生乳激素是胎盘独有的也是胎盘合成的主要激素，其他绒毛膜促肾上腺皮质激素（corticotropin，CCT）、绒毛膜促甲状腺激素（HCT）、黑色素细胞刺激激素释放激素（M-RH），以及黄体生成激素释放激素（LH-RH）等均能由胎盘产生，但其生理功能未能被完全了解，LH-RH 可能调节 HCG，HCT 可能参与胎儿垂体-甲状腺轴的调节。

1）人绒毛膜促性腺激素（Human chorionic gonadotropin，HCG）：由合体滋养细胞合成，相对分子量为 36 700 的糖蛋白激素，由 α、β 两个不同亚基形成，β 亚基具有特异性。HCG 在受精后第 7 天，可以从孕妇血清和尿液中检测出，随妊娠周数增加而增加，于妊娠 8～10 周血清 HCG 浓度达高峰，约为 50～104kU/L，持续 10 天后迅速下降，妊娠中、晚期时血浓度仅为高峰时的 10%，持续至分娩，一般在产后 1～2 周消失。临床常用 HCG-β 亚基的特异性做特异抗体用于妊娠诊断。HCG 的功能：①使月经黄体转变为妊娠黄体，增加甾体类激素的分泌以维持妊娠；②促进雄激素芳香化转化为雌激素；③抑制淋巴细胞免疫功能，避免胚胎滋养层被母体淋巴细胞攻击；④刺激胎儿睾丸分泌睾酮，促进男性性分化；⑤能与母体甲状腺细胞 TSH 受体结合，刺激甲状腺活性。

2）胎盘生（催）乳激素（Human placental lactogen，HPL）：又称人绒毛膜促生长催乳激素（Human chorionic somatomammotropin，HCS），它在免疫方面与人生长激素（Human growth hormone）很相似，1936 年 Ehrhadf 首先注意到胎盘内有泌乳素类蛋白，1961 年由 IFO 及 Higashi 提纯得到。

HPL 的生物功能是：促黄体作用：HPL 在维持妊娠黄体中与 HCG 有协同作用；泌乳作用：不如垂体泌乳素，与肾上腺皮质激素及胰岛素协同，促进乳腺腺泡的发育，乳腺细胞增大，重量增加，刺激乳腺上皮细胞合成酪蛋白、乳白蛋白及乳球蛋白，为产后泌乳作用作好准备；促生长作用：HPL 与 HCG 一样具有增加蛋白合成的作用，早孕时作用较明显，造成正氮平衡。HPL 有脂解作用，直接刺激腺苷酸环化酶，环磷酸腺苷使脂肪酶活化，释放出游离脂肪酸及甘油，血中游离脂肪酸较葡萄糖占优势时，肌肉组织主要摄取游离脂肪为能源。HPL 抑制对葡萄糖的摄取，故有一时性糖尿现象，过剩的葡萄糖运输给胎儿成为胎儿的主要能源。因此保证了葡萄糖、游离脂肪酸、氨基酸源源不断地输送给胎儿，于是胎儿在 HPL、人生长激素（HGH）和胰岛素的协同作用下长大。故说 HPL 是通过母体促进胎儿发育的重要“代谢调节因子”，胎盘功能不足时，其浓度下降，故可作为胎盘功能的测定指标。

3）绒毛膜促甲状腺激素（Human chorionic thyrotropin，HCT）：是一种糖蛋白，分子量 28 000，其生化性质及激素活性与垂体的促甲状腺激素相似，刺激动物分泌甲状腺素，使体内无机磷酸盐转化为磷酸化合物，在孕期的生理作用尚不明确。

4）妊娠特异性 β_1 糖蛋白（pregnancy specific β_1-glycoprotein，PS β_1 G）：1971 年 Bohn 首次报道，由合体滋养细胞分泌，分子体积为 90 000Da，含有 29.3%糖分子，半衰期为 30 小时。卵植入后，PS β_1G 就进入母血循环，孕 8～9 周时母血浆浓度为 2.75mg/ml，20 周时为 530μg/ml，30 周时为 140μg/ml，40 周时为 210μg/ml，在羊水及脐血中的浓度仅为母血的 1/100 及 7/1000，其确切生理功能尚不清楚，可用以观察先兆子痫、宫内胎儿生长迟缓者的胎儿预后，如 PSβ_1G 的值明显低于正常，提示胎儿情况不佳。

5）雌激素：对甾体激素而言，胎盘是一个不完全的分泌器官，因其缺乏 17-羟化酶及 17，20-碳链裂解酶，不能将孕酮转化为雄烯二酮（雌酮及雌二醇的前身物质），也不能将孕烯醇酮转变为脱氢表雄酮（雌三醇的前身），必须通过母体及胎儿肾上腺、肝脏与胎盘共同完成。雌激素在妊娠 17 周后，孕妇血、尿中的含量逐渐增加，产后急剧下降，孕妇尿中有多种雌激素，但以雌三醇（E_3）为主，孕末期尿中的雌二醇与雌酮为非孕时黄体期的100倍，而雌三醇为1000倍，孕妇尿中E_3占90%，在孕早、中期缓慢上升，孕36周后快速上升，足月孕时每日排出量约10～50mg，因此测定尿中E_3可了解胎儿胎盘单位的功能。

雌激素的生理功能：妊娠期母体各系统的变化及妊娠本身均与雌激素有关，且影响巨大。雌激素是一种有广泛生物活性的甾体化合物，不但有促进和维持女性生殖系统各器官及副性征的生理功能，且对机体的代谢、内分泌、单核-吞噬细胞系统、心血管系统、骨骼的生长成熟、皮肤等均有明显影响。雌激素可促使子宫组织内葡萄糖的代谢和磷脂的合成，使RNA聚合酶Ⅰ的活性增强，子宫蛋白质的合成也明显增加。孕期雌激素还参与控制子宫收缩的作用，这时它的作用与非孕期一样。孕期雌、孕激素的作用既相互协同又相互拮抗，对女性生殖及有关器官只有在雌激素已发生作用的基础上，孕激素才能进一步起作用，如雌激素使子宫生长发育，乳腺导管腺泡也生长发育，并使这些结构对孕激素更敏感。

6）孕激素：随着妊娠的进展，母血孕酮水平逐渐上升，至孕末期约为60～200ng/ml，代谢产物孕二醇自尿排出量约为35～45mg/24h。

孕激素的生理功能：妊娠期孕激素在雌激素的协同作用下，参与妊娠期母体各系统的变化，对子宫内膜、子宫肌层、乳腺的变化起重要作用。孕激素使子宫内膜转化为分泌期，内膜细胞表面有大量微绒毛，使胚囊和内膜表面接触机会增加，内膜中碱性磷酸酶也增加，均有利于孕卵的着床。孕激素促进子宫肌层的蛋白合成，同时对子宫肌层有镇静作用。随着妊娠物不断增大，子宫肌层的应激性亦越来越高，但子宫肌层内高浓度孕激素水平对使子宫肌层处于弛缓状态起了重要作用。孕激素还能促进乳腺腺泡的生长。

7）催产素酶（oxytocinase）：为分子量300 000的糖蛋白，由合体滋养细胞产生，因其能使催产素在胱氨酸分子上发生裂解，故又称15-胱氨酸胺肽酶，能使催产素灭活。在妊娠8周开始上升，孕末期达高值。催产素酶的增加对控制垂体后叶分泌催产素及维持妊娠有一定作用。中期妊娠时，催产素与催产素酶保持平衡，临产时催产素上升处于优势，有利于分娩的开始。妊娠期此酶逐步上升，提示预后良好，1966年Babuna发现如果该酶持续处于低水平或明显下降，提示胎盘功能不良，急剧下降表示胎盘功能有急性障碍。

8）二胺氧化酶与耐热碱性磷酸酶：均由合体细胞合成，其生理功能尚未明确，后者经65小时30分钟热处理后，活性不受影响，在孕16～20周时从血清中即可测出。

9）胎盘异铁蛋白（placental isoferritin，PLF）：PLF由胎盘产生，系43kD蛋白质和铁蛋白轻链组成，可用单克隆抗体（MOAb）CM-H-9测得。免疫调节因子PLF血浆浓度，早孕期即开始逐渐升高，至足月时开始下降，为预测早产的一个相当敏感的指标。妊高征及早产者，胎盘血流减少而致胎盘功能不全，此值低下。已发现晚期妊娠妊高征者PLF降低，故可作为整个妊娠期监测胎盘功能的生化指标。

三、胎膜

由绒毛膜及羊膜组成，与胎盘相连，形如囊状，其中充满液体（羊水），胎儿悬于此囊内。

绒毛膜为胎膜之外层，与包蜕膜相接触，不透明，较羊膜稍厚，在发育过程中，因不是极滋养层，未直接与子宫内膜相接触，故缺乏营养供应而逐渐萎缩，肉眼见不到绒毛，形成平滑绒毛膜。大约自孕第3个月开始，最突出的包蜕膜中央部开始退化，绒毛随之退化，3个半月时大部分包蜕膜已完全萎缩，4个半月时除胎盘边缘部分的包蜕膜外，余均完全消失（无细胞）。当羊膜囊扩大时，大面积的平滑绒毛膜与真蜕膜相互粘合，使大部分宫腔封闭。平滑绒毛膜则为仅有少量细胞滋养层细胞的一层膜。真蜕膜的上皮细胞亦很快消失，其间质直接与平滑绒毛膜的细胞滋养层相融合。于孕14周末，由于衬于羊膜囊卵黄囊及绒毛膜的胚外中胚层相互连接融合，故大部分胚外体腔封闭，使羊膜与绒毛膜相紧贴，形成一个绒毛膜-羊膜型的胎膜。

羊膜为胎膜的内层，为一层半透明薄膜，与覆盖胎盘、脐带的羊膜相连。孕14周末，随着羊膜腔的扩大，羊膜与绒毛膜的胚外中胚层相连接而封闭了胚外体腔，羊膜即紧贴于平滑绒毛膜内侧，羊膜腔亦占据了整个宫腔，随妊娠进展而增大，子宫相应亦增大。胎膜中含有较多的酶，参与甾体激素的代谢。还富含花生四烯酸，是合成前列腺素的前身物质，与分娩的发动有关。

近有报道蜕膜中含有大量的淋巴细胞、巨噬细胞等免疫细胞，并分泌多种细胞因子如前列腺、TGF（转化生长因子）、GM-CSF（粒细胞-巨噬细胞集落刺激因子）、IL（白介素），参与孕卵着床、胚胎生长、胎盘发育和分娩。

四、脐带

脐带是胚胎时期的体蒂发育而成的一带状物，它的一端与胎儿腹壁的脐轮相连，另一端附着于胎盘子面的中央或略偏向一侧，保持着胎儿与胎盘的联系，胎儿通过脐带悬于羊水中，以保证胎儿在子宫内有一定的活动度。

足月胎儿的脐带平均长约50～61cm（30～80cm），至少长于32cm，文献报道最短为0.5cm，最长300cm。过长、过短均易发生并发症。过长可绕颈、绕身、打结和脱垂，脐血管受压，导致胎儿宫内死亡；过短可影响分娩期胎先露下降或胎盘早剥，且常与胎儿腹部畸形并存。脐带的直径为1～2.5cm，表面被羊膜覆盖，呈灰白色，光滑湿润，横切面中央有一管腔较大，管壁较薄的脐静脉，两边各有一条管腔较小，管壁较厚的脐动脉，血管周围有半透明的基质，称华尔通胶，由于血管常比脐带本身长，在基质中弯曲、迂回，常使局部的脐带隆起成结节状，称为假结。

（一）脐血管

1. 脐动脉　动脉壁含弹力及胶原纤维均甚少，几乎全部由平滑肌组成，根据其排列方向分为四组。

（1）内环层平滑肌：不同浓度的氧、正肾上腺素、肾上腺素、组胺可引起其不同的收缩反应，而调节脐带的血流量。

（2）内纵层平滑肌：对肾上腺素、正肾上腺素、乙酰胆碱等物质的反应不敏感，但对暂时牵引和延伸，可发生明显的收缩反应，甚至使脐动脉完全关闭。

（3）大盘旋平滑肌：它纵行盘旋于内纵肌之外，平滑肌束排列的倾角大，可使脐带发生盘绕。

（4）内纵肌的强烈收缩可使脐动脉管径明显缩小，加上其他平滑肌的作用，可使脐动脉完全处于关闭状态。

2. 脐静脉　脐静脉内环层平滑肌较内纵层平滑肌丰富。

（二）华尔通胶

有保护血管的作用。

（三）脐带

为一实质的条状或呈管状物，上覆盖扁平或移形上皮，卵黄囊残余物常贴近脐带的表面，呈管状，上覆立方或柱状上皮，有时含少量黏液。

（四）脐带的生理功能

主要为输送血液通过脐血管及胎盘与母体进行营养和代谢物质的交换。在近足月时，从脐带通过的血流量大约为125ml/(kg·min)，脐动脉的收缩压为60nmHg，舒张压为30mmHg，血液通过胎盘毛细血管床时压力降低，当回流至脐静脉时为20mmHg，且不伴搏动性。

五、羊水

充满于羊膜腔内的液体称羊水，是一种与周围组织保持着动力平衡活动的液体。随着妊娠时期的不同，其来源、容量、组成亦有变化。

（一）羊水的形成与交换

羊水的形成比较复杂。有些问题尚待进一步研究。

羊膜上皮细胞膜属于液态镶嵌型结构，又是多孔组织层，还有细胞间的微管道系统，可容许水及一些小分子物质通过，早期妊娠时羊水成分与母体血清的透析液十分相近。

脐带血管周围含有大量透明质酸酶的疏松结缔组织，有利于水分的吸收转换，但这种转换也只能当化学物质的浓度梯度存在时，方能进行，由于脐血管的表面面积很小，水分转换量很少，低渗的羊水回吸收入胎儿血浆的水分也很少。

胎儿皮下毛细血管床是水分和溶质的交换场所。羊水中比较容易扩散的溶质如Na^+、Cl^-及尿素等，其浓度与胎儿血清中相似，认为羊水是胎儿细胞外液的外延。妊娠24～26周后，胎儿皮肤表层角化形成，水和一般溶质均不能通过，但小分子量高脂溶性的化合物如O_2、CO_2，还可以通过皮肤。所以，至妊娠晚期，羊水的O_2及CO_2和胎儿血中O_2及CO_2水平相近似。

胎儿呼吸道参与羊水的生成，在妊娠24～26周以后，胎儿肺泡Ⅱ型上皮细胞能合成表面活性物质，同时羊水中也能测到这些物质。因此证实胎儿肺确实参与羊水的生成，但胎肺液体外流量是很小的，对羊水的容积无明显影响。

用示踪放射性同位素注入羊膜腔，证明胎肺能吸收羊水。由于胎儿的主动呼吸动作，每天有600～800ml羊水潮流量通过胎肺，因此大量低渗羊水进入肺泡，经过肺泡的毛细血管床，每天可以回收相当量的水分。

很多实验和临床资料均证实胎儿能吞咽羊水。如在胎粪中可以找到胎儿的毳毛、角化细胞及脂肪等成分，又如将造影剂或示踪剂注入羊水，很快就可出现在胎儿胃肠道中。胎儿先天性食管闭锁或十二指肠闭锁都常并发羊水过多症，胎儿吞咽的羊水，胃肠道再加以吸收、转运，是羊水调节的一个重要方式，并已推算出胎儿每24小时吞咽羊水约500ml。

妊娠11～14周时胎儿肾脏即有排泄功能，妊娠14周时胎儿膀胱内有尿液存在。胎尿是低渗溶液，渗透压为80～140mOsm/L，远较羊水为低。至妊娠晚期，由B超测定胎儿膀胱容积，估计每日尿量为600～800ml，故妊娠晚期羊水的渗透压，因大量低渗胎儿尿加入而降低，但尿素、尿酸、肌酐则相应增高。临床上发现胎儿肾缺如或肾发育不全常合并羊水过少，甚至无羊水，证实了胎儿肾参与了羊水形成。

胎盘的胎儿面也是胎儿与羊水间进行水及溶质转换的部位，水、Na^+、Cl^-及尿素和肌酐都容易通过其表面。

综上述，在不同的妊娠期羊水的来源不同。早期妊娠时羊水主要是母血清通过胎膜的透析液，胎儿血循环形成后，水分及小分子物质可通过未角化的胎儿皮肤进入羊水，也是羊水的一个来源。中期妊娠后，胎儿尿液进入羊膜腔，使羊水的渗透压逐渐降低，尿素、尿酸、肌酐逐渐升高。另一方面胎儿通过吞咽羊水来取得量的平衡，此时胎儿皮肤角化，不再是羊水的来源。晚期妊娠时，羊水的运转除胎尿的排出和羊水的吞咽外，胎肺吸收羊水也是一个转运途径。胎盘胎儿面的羊膜是水及小分子溶质的交换场所，但量较小，脐带及羊膜面不是羊水的主要来源。在正常情况下，羊水的量和成分是水和小分子物质在母体、羊水和胎儿三者之间进行双向性交换取得动态平衡的结果，交换的速度随妊娠的进展而不断加快。特别是晚期妊娠时，母体和羊水间的转换主要是经过胎儿间接进行的，通过胎膜交换的较少，母儿间的液体交换每小时约3000～3600ml，母体与羊水的交换，每小时约为400ml，羊水与胎儿间的交换较低，主要通过呼吸道、消化道、角化前皮肤。

（二）羊水的容量、性状及成分

1. 羊水量及性状随着妊娠的时间而不同。早期妊娠时羊水为无色澄清的液体；妊娠8周时约为5～10ml，10周时约为30ml，20周时约为350ml，34～38周时最多约为1000ml，以后随着妊娠的进展稍有减少，约为800ml。过期妊娠时羊水量迅速减少至小于500ml，而且羊水量的个体差异较大。妊娠早、中期为澄清的液体，足月妊娠时羊水略显混浊，不透明，弱碱性，pH为7.2，可见小片状物悬于其中（脂肪、胎儿皮肤上皮细胞、毳毛、毛发等有形物质），比重1.008，水分占98%以上，有少量无机盐及有机物质。

2. 成分　妊娠16周前与母血浆相似，16周后由于胎儿吞咽、排尿等功能的建立，使羊水成分发生很大变化。

(1) 电解质：含量同细胞外液，主要是钠、氯、碳酸氢根及少量钾、镁、钙。妊娠后半期，胎儿尿大量进入羊水，故渗透压降低，妊娠32～36周后钠显著降低。

(2) 蛋白质：妊娠22周时羊水中蛋白质约10g/L，足月时下降为2.5～5.0g/L，以白蛋白为主，占70%。其他有运输铁蛋白、免疫球蛋白（IgG、IgA），尚有AFP为胎儿肝脏合成，是一种胎儿的特异球蛋白，分子量约为64 000～70 000，妊娠6周时开始增加，妊娠14周左右达高峰，妊娠晚期逐渐下降，峰值为8～26ng/ml，妊娠38～40周时最低。胎儿如有开放性神经管畸形、脐膨出、先天性上消化道闭锁等，甲胎蛋白可升高，因此AFP对诊断某些先天畸形有重要意义。

(3) 碳水化合物：羊水中葡萄糖浓度为36.4～49.8mg%，较母血清低，妊娠37周后尚有轻度下降，果糖则以脂肪酸的形式存在，另外尚有大量乳酸，平均值为35～75mg%。

(4) 脂质：羊水中总脂质量为490～590mg/L，其中50%为脂肪酸，磷脂为30～45mg/L，胆固醇含量为20～90mg/L，甘油三酯足月时为6mg/L。磷脂的含量在临床上有较大意义。胎儿肺泡上皮的Ⅱ型细胞产生一种表面物质，为一种多种磷脂类的混合物，称表面活性物质，主要成分为磷脂酰胆碱（卵磷脂），表面活性物质可以减低肺泡的表面张力，有助于新生儿呼吸的正常建立，防止新生儿呼吸窘迫综合征发生，妊娠30周后，羊水内的磷脂酰胆碱迅速上升，妊娠35周后，羊水内磷脂酰胆碱/鞘磷脂(L/s)＞2，＜2

提示胎儿肺尚不成熟。

(5) 胆红质(素):羊水中含有胆红素类物质即胆红素、胆绿素、氧合血红蛋白、正铁血红蛋白、正铁血红素、尿胆原等。妊娠12周时羊水内即可测得胆红素,用分光比色法测定,羊水光密度在450μm处显示特异性的吸收峰,故以ΔOD_{450}表示。用ΔOD_{450}测定,妊娠20～24周时胆红素达峰值,随着妊娠的进展,胎儿肝脏酶系统逐渐完善,胆红素的廓清较好,也可能因胆红素与蛋白的结合率降低,于妊娠26周后胆红素渐下降,妊娠36周后消失,因此可以ΔOD_{450}测定了解胎儿肝是否成熟或有无其他异常。

(6) 胎儿代谢产物:妊娠后半期,胎儿尿为羊水的主要成分,故羊水中尿素、尿酸、肌酐含量上升,足月时尿素和肌酐的浓度各为32mg%和2mg%,以肌酐的浓度较为恒定,故可作为胎儿肾脏成熟的指标。

(7) 脱落细胞:羊水中有两种细胞,一种来自胎儿皮肤的细胞,其核固缩,核与胞质之比为1∶8,并有相当高比例的无核细胞;另一种为羊膜的上皮细胞,细胞小,胞质较致密,核较清楚,与胞质之比为1∶3。妊娠12周前,羊水中细胞极少,至32周后来自羊膜的细胞已减少,至近足月时来自胎儿皮肤的多形无核细胞明显增加,以0.19%硫酸尼罗兰染色,细胞表面的脂类物质可染成橘黄色。妊娠晚期此橘黄色细胞随妊娠期而增多,故亦可用以判断胎儿的成熟度。

(8) 激素:羊水中含有多种激素。

1) 雌激素:羊水中的雌激素主要为雌三醇,妊娠晚期平均游离雌三醇为194nmol/L左右,结合雌三醇在3225nmol/L左右。羊水中雌激素主要来自胎尿,反映了胎儿体内雌三醇的水平,也间接反映了胎儿胎盘单位的功能。在过期妊娠、重度妊高征等情况下,羊水雌三醇降低,如结合雌三醇<100mg/ml,则胎儿处于窘迫状态。血型不合时,羊水中雌三醇几乎测不出,因溶血症时胎儿肝功能不良,不能将游离雌三醇结合成醛糖酸雌三醇,而不易从胎儿尿中排出。

2) 孕激素:羊水中有少量的孕激素,可能是自胎儿循环经胎儿皮肤或脐带的华尔通胶而进入羊水的,妊娠14周时为172nmol/L,足月妊娠时为81nmol/L。

3) 雄激素:男女胎儿羊水中的雄激素浓度显著不同,1979年Wu报告男性胎儿羊水中雄烯二酮及睾酮平均浓度各为658pg/ml及277pg/ml,女性胎儿为360pg/ml及41pg/ml,可用以预测胎儿性别,可于妊娠12～25周测定。

4) 皮质醇:于妊娠10～15周时为0.5μg%,35～37周时为1μg%,分娩期突然上升到2～3μg%。17-羟的浓度为200～250mg/L均来源于胎尿,羊水中17-酮及孕二醇的异常增高,可用以诊断先天性肾上腺皮质增生,而无脑儿则因肾上腺发育不良,羊水中17-酮与17-羟值均下降。

5) 绒毛膜促性腺激素:早、中期妊娠时羊水中HCG值为1250～2500U/L(羊红细胞凝集抑制法),晚期妊娠时羊水中未能测出。

6) 胎盘催乳素:羊水中胎盘催乳素浓度仅为母血清的1/10～1/5,妊娠34～36周时最高,为0.85μg/ml左右,过期妊娠时羊水中浓度与血清中浓度一样有所下降。

7) 前列腺素:羊膜绒毛中有大量的花生四烯酸,在妊娠近足月或足月时磷酸酯酶的活性增强,释放出游离的花生四烯酸进入蜕膜,在前列腺素合成酶的作用下转变成前列腺素及前列腺素样物质。此两种物质可扩散入子宫肌层促进子宫收缩及分娩。也可扩散入羊水,分娩时4种前列腺素PGE_1、PGE_2、$PGF_{1\alpha}$及$PGF_{2\alpha}$均能在羊水中找到。自然流产时

羊水中有大量 PGE_2 及 $PGE_{2\alpha}$，当胎膜受损时能过早发动分娩。

8）酶：羊水中存在着大量的酶，查明的已有 25 种以上，如淀粉酶、磷酸己糖异构酶、乳酸脱氢酶、胎盘碱性磷酸酶、溶菌酶等。虽然羊水中蛋白质含量约为母血清蛋白量的 1/20～1/10，但羊水中酶的含量仅略低或略高于母血清含量。各种不同的酶，若以酶的活性每毫克蛋白的方式比较，则羊水中的含量较母血清高 3～1000 倍。羊水中有些酶的活性高峰与妊娠时期有一定关系。如淀粉酶，分子量为 45 000，主要来源于胎尿及胎儿唾液，亦有认为来自胎儿胰腺，其活性随孕龄而增加，妊娠 34 周后急剧增多，为妊娠 10～16 周的 4～6 倍，可用以估计胎龄，但有一定误差。另外可用分析羊水细胞的某些酶的活性缺乏及羊水中代谢产物变化以诊断先天性代谢缺陷病。

（三）羊水的功能

1. 保护胎儿

（1）羊水能防止羊膜与胎儿体表粘连，防止胎体粘连。

（2）缓冲外界压力，有防震作用，免受外力伤害，还可避免子宫壁和胎儿直接压迫脐带致胎儿缺氧。

（3）羊水使胎儿周围保持恒温恒压，使胎体内的代谢活动在正常稳定情况下进行。

（4）一定量的羊水为胎儿提供较大的活动范围，使胎儿可在宫腔内作适当的呼吸运动和肢体的活动，有利于胎儿的发育，防止关节固定、胎体畸形，曾有报道因胎膜破裂过久导致羊水过少，因宫腔直接压迫而发生胎儿肺发育不良，并发肢体及面部畸形。

（5）利于胎儿体液平衡：胎儿可以依靠羊水保持其液体的平衡，胎儿体内水分过多时可以胎尿方式排入羊水中，脱水时除节制排水外，还可吞咽羊水加以补偿。

（6）临时的作用：临产后尤以临产早期，子宫收缩，宫内压增高，羊水使压力均匀分布而保护胎儿，避免局部受压。

2. 保护母体

（1）羊水可减轻母体因胎动所致的不适感。

（2）羊水可避免胎体直接压迫母体组织过久，而引起宫颈、阴道、膀胱损伤。

（3）临产时，羊水可传导子宫收缩时的压力于宫颈部，在胎头前形成羊水囊，扩张宫颈内、外口及阴道。

（4）破膜时，羊水可冲洗阴道，减少感染。

3. 羊水检查　通过穿刺，采取羊水标本，进行各种检查，以了解胎儿性别及胎儿成熟度，判断有无胎儿畸形及遗传性疾病，成为产前了解胎儿情况的重要方法。

（唐永淑　文　怡）

第三节　母体对胎儿的免疫反应及其调节

一、母体对胎儿的免疫反应

（一）抗体反应

妇女在妊娠期间可对胎儿（父系）HLA 和胎盘抗原产生抗体反应，但不产生任何损害性。

1. 针对胎儿（父系）HLA 的抗体反应　目前研究发现有两种：①细胞毒抗原同种抗

体：这些抗体的特异性可以是抗 HLA-A、HLA-B 或 HLA-C 和 HLA-DR。抗 HLA-DR 阳性的血可伴有抗 HLA-A、HLA-B 和 HLA-C 的阳性，也可单独发生，并可在孕期和产后血中测到；②非细胞毒的同种抗体：特异性大，作用机制尚不清，可在孕妇血清中测出，随孕期增长而下降，可封闭 B 细胞的 Fe 受体，这些抗体是针对未被确认的 HLA 决定簇（非 A、B 或 C），这些抗体在免疫调节中起作用。

2. 针对胎盘特异性抗原产生的同种抗体，免疫组化表明，胎盘上脱落下来的免疫球蛋白含有 4 种 IgG 亚单位，其中以 IgG_1 和 IgG_3 为主。IgM 仅少量存在于绒毛间质，IgA 抗体未见存在。

母体抗胎盘滋养叶 IgG 抗体（少量 IgM 抗体）在孕妇血清中可测到，早孕期达高峰，以后随孕周而逐渐减少，因胎儿和胎盘增大，更多滋养叶抗原进入血循环并与循环中抗体结合，以致免疫复合物增多，而使血中抗体下降。

（二）母体细胞中介免疫

细胞中介免疫在组织移植排斥反应和控制肿瘤生长中起重要作用，包括：自然免疫通过自然杀伤细胞（NK 细胞）；特异免疫通过细胞毒 T 淋巴细胞（CTL 细胞）。

1. 自然免疫　NK 细胞可以不通过致敏阶段而将一些肿瘤细胞溶解，它与 CTL 细胞不一样，不具有免疫记忆，且能溶解一系列靶细胞。NK 细胞是一种大的颗粒淋巴细胞（large granular lymphocyte，LGL），颗粒位于细胞质。NK 细胞在外周血淋巴细胞中占 2%～5%，在围排卵期，NK 细胞活力明显下降，与促性腺激素有关。LH 和 HCG 抑制 NK 细胞活力，而甾体激素雌二醇、孕酮和睾酮对其无影响，从妊娠 16 周至足月。早期妊娠蜕膜中含有大量 LGL 细胞，含有 NK 细胞。由于 NK 细胞能够破坏肿瘤细胞，因而也可破坏滋养叶细胞，因为滋养叶细胞具有肿瘤细胞特征，且与肿瘤细胞共享一些表面抗原，所以孕期 NK 细胞活力下降可能对胎盘的存活具有重大意义。NK 细胞受抑制与蜕膜分泌前列腺素有关。目前采用免疫组化及流式细胞仪研究发现，孕期子宫蜕膜细胞反应受抑制，发现大量 LGL 细胞形态似 NK 细胞，但其细胞膜表型与 NK 细胞不一，呈 CD_{16}、CD_{56}，此细胞表面不表达 IL-2 的 α 受体和 β 受体，无杀伤作用，所以推测在局部免疫抑制反应，保护胎儿受排斥中起重要作用。

2. 对胎儿（父系）HLA 的特异免疫　特异的细胞毒 T 淋巴细胞，可以通过融解作用杀伤异体细胞。可分为两个阶段，即增殖阶段和细胞毒阶段。两个相关的体外试验为单相混合淋巴细胞反应（mixed lymphocyte reaction，MLR）测验增殖期，细胞中介淋巴细胞融解（CML）试验，测试细胞毒素。

（1）单向 MLR 试验：采用孕妇淋巴细胞为反应细胞，丈夫淋巴细胞为刺激细胞，如胎儿抗原未曾引起孕妇致敏，则 MLR 呈原发性反应，即单向细胞混合反应细胞增殖高峰时间在细胞培养第 6 天。如孕妇已被胎儿致敏，则高峰时间提前（在细胞培养第 3 天出现），称继发性 MLR 反应。孕妇多呈原发性 MLR 反应。

（2）CML 试验：母体淋巴细胞与同位素铬 Cr 标志的供者，淋巴细胞共同培养 5 小时，根据淋巴细胞被杀伤融解后释放的同位素铬 Cr 来测定。结果未能证实孕妇淋巴细胞对胎儿或父亲淋巴细胞有细胞毒作用，仅少数报道有微弱的细胞毒作用。说明正常产妇没有对胎儿（父亲）的抗原过敏。

（3）对滋养叶抗原的特殊免疫：母体淋巴细胞可以经自身胎盘短期培养后测出一些淋巴因子，但尚不清楚哪种胎盘成分是刺激抗原，所以必须分离滋养叶细胞。从自身胎盘制出的合体滋养细胞膜小泡虽可引出巨噬细胞游走抑制因子（MIF），但不能刺激母体或无关供者淋巴初级增殖反应。由于用人的合体滋养细胞膜制剂适当免疫小鼠，可使鼠体内产生细胞毒细胞，故合体滋养细胞膜制剂确实携带有可引起免疫反应的抗原。然而体外试验却无法刺激鼠淋巴细胞，但加入 IL-2 后则可出现。

总之，母体对胎儿（父亲）HLA 或滋养叶特殊抗原的致敏，在正常妊娠中是偶然见到的。

二、母胎免疫反应的调节

虽然母体接触许多胎儿和胎盘抗原，但是孕妇并未对这些抗原产生致敏，即使偶尔发生效应反应也不伤害胎盘。

孕期免疫反应可在 3 个阶段被阻断：①传入相（识别相）；②中枢相（发生免疫相）；③传出相（效应期）。

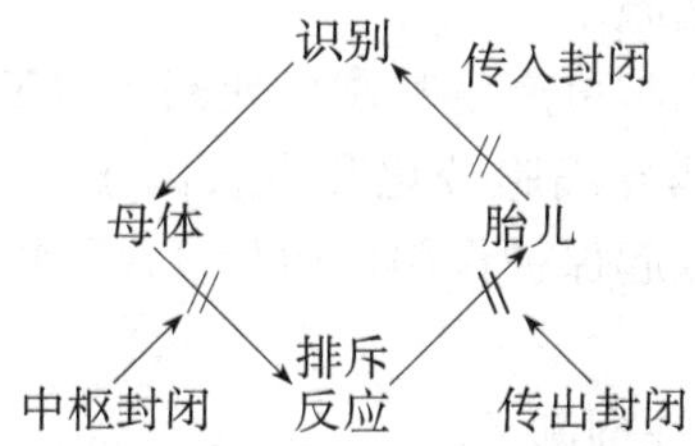

母胎免疫反应的调节示意图

（一）传入相免疫反应的阻断

母体无法识别胎盘移植抗原，可能有两种原因：①胎盘所表达的抗原不能引起免疫反应；②母体的免疫反应受到非特异性抑制作用。

1. 胎盘的免疫屏障　胎盘由于合体滋养叶细胞缺乏传统的人白细胞抗原（MHC）抗原和非绒毛滋养细胞不表达 MHC-Ⅱ类抗原，所以构成对母体免疫识别的主要屏障。同时 MHC-Ⅱ类抗原还表明非绒毛滋养叶细胞膜上存在有抗原 HLA-G，这种抗原多态性很有限，只起传递信息作用，不引起免疫识别，同时尚有直接或间接抑制自然杀伤细胞的功能，从而对母体免疫反应起降调节作用，进一步充实了胎盘免疫屏障的作用。

2. 非特异性抑制

（1）胎盘抑制因子：胎盘本身可以释放因子，抑制淋巴细胞活化。合体滋养叶细胞微绒毛制剂和胎盘培养的上清液，可非特异性抑制分裂原反应和 MLR 反应中各种抗原刺激淋巴细胞的反应。这种抑制活力可在妊娠早期出现，有报道在受精后 24 小时内人的胚胎即可产生抑制因子。

（2）血清抑制因子：胎盘的免疫抑制因子可以进入血循环，所以许多孕妇血清具有非特异性抑制淋巴细胞反应的活力。这种活力于孕 10～15 周出现，孕 20～30 周达到高峰，以后逐渐下降，产后迅速消失。孕妇血清有抑制免疫活力，可能与胎盘激素有关。

HCG 在生理水平时可以抑制分裂原所致的淋巴细胞增殖，可能与 HCG 结合至副细胞（accesory cell），进而释放出前列腺素（PG）有关。

孕酮也有抑制免疫反应的作用，与 PG 相关，孕酮处理的淋巴细胞可释放出一种可溶性因子，抑制 $PGF_{2\alpha}$的产生，从而有利于前列腺素合成，它可抑制 NK 细胞活力，并通过阻断 IL-2 合成而使孕妇 T 细胞反应受抑制。

外周血标本不是都有抑制活性，但胎盘血血清中此种活性始终存在，说明此活性来自胎盘或蜕膜。

非特异性抑制因子有两种：其一分子量为 2 000 000，另一为 150 000。

（3）蜕膜抑制因子：目前，较重视蜕膜细胞群，在小鼠围胚胎种植期，可见到两期免疫抑制反应，第一期在正常妊娠或假妊娠蜕膜中可见到，在子宫内膜上皮积累了非特异性的抑制细胞，这类细胞被认为是被激素激活的，妊娠和假妊娠蜕膜短期培养其上清液均有抑制作用。第二期在蜕膜胚胎种植部位可见的颗粒样淋巴细胞，缺乏 T 细胞标志，但有 Fc 受体。这种细胞被认为是由于滋养叶细胞所激活，释放出一种可溶性免疫抑制因子（分子量为 80 000～100 000），此因子可阻止对 IL-2 的反应，但不能阻止其产生。在早期妊娠时，蜕膜中也可见到类似细胞中介免疫抑制现象。在月经黄体期可见到大的淋巴细胞，被认为是激素依赖型；而在早孕期可见到小的淋巴细胞，被认为是滋养叶依赖型。反复性流产病人则缺乏此类细胞。

已知蜕膜细胞中巨噬细胞可产生肿瘤坏死因子（TNF），在适量情况下可促进分解代谢以满足胎儿需要，并能诱导细胞分化和生长因子产生，尤其是 IL-1、干扰素-β 和集落刺激因子等，对胎儿、胎盘起保护作用，但如 TNF 水平异常增高，可使胎儿受损导致病理妊娠。

（二）免疫反应的中枢性抑制

不管传入免疫抑制的机制如何，携带 MHC 抗原的胎儿细胞有可能在孕期偶尔进入孕妇血循环使孕妇致敏。必须有一种抑制机制存在，方可阻止这种致敏而导致产生效应细胞，这称为免疫反应的中枢抑制。这种中枢抑制可能系通过抑制 T 细胞或封闭抗体而起作用。

1. 抑制 T 细胞　T 淋巴细胞被激活不仅包括激活 T 辅助细胞、T 杀伤细胞，也包括可降调致敏抗原反应的 T 抑制细胞。在经产妇可见到夫妻间混合淋巴细胞反应受抑制现象，有的报道认为在少数经产妇是由于丈夫特殊的 T 细胞所致，有的认为是由丈夫 T 抑制细胞所致。

2. 封闭抗体　封闭抗体可通过与母体反应的淋巴细胞结合或通过刺激抗原结合，达到阻断细胞中介免疫反应的目的。这种抗体产生将取决于抗原的识别。

妊娠血清中存在的封闭抗体有以下几种：

（1）非特异性反应的封闭抗体：即以完全非特异性方式抑制细胞中介反应。

（2）特异性的细胞毒抗体：特异性地抑制母-父间和母-胎间混合淋巴细胞反应。此种抗体是一种经典的、妊娠引起的抗 B 细胞的细胞毒抗体（抗 HLA-DR），通过结合到刺激细胞而起封闭作用。然而此种抗体仅在 50%经产妇血清中可以测到。

（3）特异性的非细胞毒抗体：这种抗体对父系 B 细胞呈特异性。据国内报道，在早孕中 16 例初孕妇有 11 例存在这种抗体，在经产妇中，11 例中全部都测到。而在反复流产病人中，10 例中有 9 例不存在这种抗体，虽然这些封闭抗体结合的抗原是与 HLA 相连的，但其既不是 HLA-A、HLA-B、HLA-C 或 DR，也不是 TLXC 滋养叶淋巴细胞交叉反应抗原，它存在于滋养叶细胞膜上，可直接或间接调节母体淋巴细胞功能。这种抗体尚未特征化，也不知是否对 MLR 有抑制作用。

(4) 抗独特型抗体：此类抗体与母体 T 淋巴细胞上的胎儿父系 HLA 受体结合。在经产妇血清中可以测出，可以调节母体对滋养叶的免疫反应。此种抗体在输血后病人血清中也可测到。

上述封闭抗体均不针对滋养叶，所以不大可能参与调节母体免疫反应。目前认为封闭抗体是由妊娠引起的。

（三）传出免疫反应的封闭

在某些妊娠，母体对胎儿父系 HLA 细胞的中介致敏确实存在，但妊娠还是成功的。这可能是胎盘在母胎间起着抗原性屏障作用。细胞毒 T 细胞不可能融解缺乏 HLA-A 或 HLA-B 抗原的滋养叶细胞。

1. 胎盘因素　胎盘因子也起很大作用。如妊娠激素、小鼠滋养叶细胞可溶性提取物和培养物上清液以及人合体滋养叶微绒毛制剂，都有抑制细胞毒 T 细胞和 NK 细胞针对滋养叶的细胞毒作用，和有抑制 NK 细胞对其 K_{560} 靶细胞的溶细胞活力。这可能是通过合体滋养叶衍生的转铁因子中介的。它封闭了细胞毒淋巴细胞及其靶细胞上的转铁受体，从而阻止了细胞间的膜相互作用，或是掩盖了靶细胞的结构。

2. 母体因素　母体抗体可以结合胎盘抗原，或抗独特性抗体可直接结合到细胞毒细胞表面的受体，从而阻止它破坏靶细胞。

母体针对胎儿抗原的细胞毒抗体如果穿过胎盘进入胎儿血循环，可能对胎儿产生严重伤害。但绒毛组织含有许多胎儿抗原和 Fc 受体阳性细胞（胎盘干绒毛血管内皮和间质巨噬细胞），能结合聚集抗原复合的 IgG。这种母体抗体与胎儿抗原的结合在胎盘原位形成免疫复合物，起到保护胎儿免受损伤的作用。

3. 胎儿因素　同种反应细胞如果穿过胎盘屏障进入胎儿血循环也可产生一系列问题。但是母体细胞能否进入胎儿存在争议。但脐血含有一种 IgG 抗体（胎儿源性）是针对母体同种反应 T 细胞的，说明胎儿免疫系统必定接触到了这种抗原。这些抗体对母体 MLR 反应和抗胎儿细胞和淋巴毒细胞均有特异性抑制作用。脐血淋巴细胞可以通过释放可溶性因子以非特异性方式抑制成人淋巴细胞的增殖。这种反应被视为是必要的防护性机制的一部分。因为胎儿免疫系统尚未充分发育，当和母体淋巴细胞混合培养时仅出现增殖反应，而不会发生溶淋巴细胞现象。所以在正常妊娠时，一方面胎儿在不断生长，另一方面母体系列不同的免疫机制也在发展。当这些免疫机制失败时就可导致病理妊娠，如流产、胎儿宫内发育迟缓、妊娠高血压综合征等。

综上所述，将孕期母体对胎儿的免疫反应及调节总结如下：①在妊娠时，母体通过直接与胎盘接触，和胎儿细胞进入母体血循环方式，接触到胎儿 MHC 和其他抗原。②孕妇可以对胎儿抗原产生体液性和细胞中介免疫反应，但在正常妊娠时，不是规律性现象。③妊娠免疫调节是复杂的和多环节的。可以通过来自胎盘和蜕膜非特异性抑制因子或特异性的封闭因子抗体或抑制细胞来实现。倘若上述任一免疫调节环节出现紊乱，都可能导致病理妊娠。

（唐永淑）

参考文献

1. 郑怀美. 现代妇产科学. 3 版. 上海：上海医科大学出版社，1998.

2. 乐杰. 妇产科学. 4版. 北京：人民卫生出版社，1998.
3. 曹泽毅. 中华妇产科学（上册）. 北京：人民卫生出版社，1999.
4. 刘义，罗丽兰. 细胞因子与生殖. 国外医学. 妇产科分册，1996，(5):234.
5. 王凤华，司远征. 血小板激活因子在妊娠生理方面的研究进展. 国外医学. 妇产科分册，1979，(1):2.
6. 田仲萍，阎燕华. 细胞因子对妊娠的调节作用. 国外医学. 妇产科分册，1999，26：18.

第四节　产褥生理知识

一、产褥期生理变化

（一）生殖系统的变化

子宫：胎盘娩出后6～8周后，子宫逐渐恢复至未孕状态，此过程称子宫复旧，包括子宫体肌纤维的恢复、子宫颈的复原、子宫内膜再生和血管的变化。

在子宫复旧的过程中，于妊娠期子宫潴留的大部分水分和电解质也随之消失。产后当时子宫约900～1000g，17cm×12cm×8cm大小，至产后1周减至500g，产后2周为300g左右，产后6～8周子宫恢复至未孕时大小，约50g。子宫复旧的机制还不十分清楚，胎盘娩出后，体内的雌、孕激素急剧减少可能是主要原因。

产后1周子宫内口关闭，宫颈管形成。至产后4周宫颈形态恢复正常。初产后宫颈两侧不可避免地有轻度裂伤，故子宫颈外口呈横裂状。

子宫内膜在产后6～8周可完全修复。

产后因子宫复旧，子宫血液供应相应减少，肌层螺旋状走行的血管闭塞，使胎盘附着部得以有效地止血，并在正常凝血机制下形成血栓；纤维母细胞浸入，最后机化。大的血管内膜层有结缔组织长入，最后完全阻塞并有玻璃样变，周围长出新的小血管。玻璃样物质逐渐被吸收，这一过程相当缓慢，可能需持续数年。

阴道与外阴：在产褥期阴道壁张力逐渐恢复，产后3周阴道皱褶重新出现，阴道逐渐缩小，但不能恢复到原有的程度。

外阴轻度水肿于产后2～3日逐渐消退。处女膜因分娩而成为残缺不全的痕迹，称处女膜痕，是经产妇的重要标志。会阴部的裂伤或切开伤口由于血液循环丰富，愈合较快，一般于3～5天可以拆线。

盆底：产后1周内，水肿和淤血迅速消失，组织的张力逐渐恢复。如盆底肌肉和筋膜发生严重的损伤、撕裂，而又未能及时而准确地修补，可造成盆底松弛，它是造成阴道膨出和子宫脱垂的基本原因。因此，在接生时正确地保护会阴，产后对裂伤及时而正确的修补至关重要。

（二）循环系统的变化

产褥早期（产后72小时内）血容量增加15%～25%，血液进一步稀释，利尿作用增强，此期间心脏的负担加重，心排出量可增加35%，正常产妇可以耐受，但对有心脏病患者容易发生心力衰竭。循环血量在产后2～6周才逐渐恢复正常。

（三）血液系统的变化

产褥早期仍处于高凝状态，对子宫创面的恢复、预防产后出血有利。纤维蛋白原、凝血酶、凝血酶原于产后2～4周内降至正常。红细胞计数及血红蛋白逐渐增多。白细胞计数于产褥早期仍较高，可达（15～30）$\times 10^9$/L，中性粒细胞增多，淋巴细胞稍减少。血小板计数增多。红细胞沉降率于产后3～4周降至正常。

（四）消化系统的变化

产后胃肠道肌张力和蠕动力以及胃酸分泌约需1～2周方能恢复正常。因此，产后数日内产妇仍然食欲欠佳，喜进酸食。此外，由于产后腹壁及盆底肌肉松弛，活动少，故容易发生便秘。

（五）泌尿系统的变化

产后第1周，一般为多尿期，因为孕妇在孕期潴留在体内的大量液体再次通过肾脏排出。子宫复旧的代谢产物经尿排出，故此期尿中氨基酸、肌酐、肌酸增加，产后一周恢复正常。妊娠期发生的肾盂及输尿管扩张，需2～8周恢复正常。由于分娩过程中膀胱受压，黏膜充血和水肿，对尿液的刺激敏感性下降以及外阴疼痛，使产妇不愿用力排尿，可以出现一过性的尿潴留，尤其是在产后最初12小时。

（六）内分泌系统的变化

胎儿及其附属物娩出后，产妇的内分泌系统由维持妊娠，转入维持对胎儿的哺乳，其主要的变化包括胎儿、胎盘产生的激素急剧消退，与维持妊娠有关的各种激素减少，与维持泌乳和排乳有关的几种激素急剧增加，产后的内分泌系统的变化和月经的复潮与产妇是否哺乳有密切的关系。

垂体-卵巢轴与月经复潮：产后卵巢功能的恢复与产妇是否哺乳和PRL的分泌有重要关系。

产后哺乳者，产后4周内卵巢的感受性低下，产后5周开始恢复，至产后2～3个月后，因哺乳引起的PRL反应下降。下丘脑-垂体-卵巢轴的功能也随之逐渐恢复。

产后不哺乳者，血中PRL下降很快，卵巢甾体激素的分泌也可较快的恢复。

产后不哺乳者，4周内很少排卵。产后第一次排卵周期的BBT常表现为高温相较短，血中雌二醇和孕酮的水平较低，以及子宫内膜腺体和间质变化的失调，在产褥期第一次排卵时，多呈黄体功能不全的现象。

产后哺乳者，排卵恢复较晚，但也有在产后6周发生排卵者。

排卵的恢复与产妇是否哺乳和哺乳时间的长短有关，此外产妇的年龄、肥胖可能也有一定的影响。

产后不哺乳者，一般于产后6～8周月经可以恢复，第1～2次多为无排卵性月经，3个月后可恢复为排卵性月经。在月经已复潮者中，未授乳者平均为80天，授乳6个月以上者平均为8个月。

（七）免疫系统的变化

分娩的结束，产妇由维持妊娠的免疫状态，转为增强机体的抵抗力，和通过哺乳将免疫因子传给新生儿以增加其抵抗力。产褥期仍是机体防御系统较为脆弱的时期。正常孕期NK细胞减少，在产后迅速增加，有利于防止产褥感染。但对患者有自身免疫疾病的产妇也可能因此在产后发生病情的恶化。

（八）产褥期的心理变化

产褥期的心理变化在我国研究较少。产妇在产褥期的心理状态对产褥期的恢复和哺乳都有重要影响。产褥期产妇的心理处于脆弱和不稳定的状态。产妇在产褥期的心理变化，与其在妊娠期的心理状态、对分娩经过的承受能力、环境以及社会因素有关。产妇的性格倾向、生活经历、夫妻间以及和家庭成员间的关系，对产妇的心理也有重要影响。因此，产妇在产褥期的心理变化，不单是产妇个人的问题，而是以家庭为单位的整体问题。临产后以及在分娩过程中，由于产痛等的刺激，可再度出现强烈的依赖性，即所谓的暂时性心理退化现象。内向型性格、保守和固执的产妇，其依赖性、被动性、忧郁和缺乏信心较为明显。其中部分产妇在产后可进一步发展成为产后郁闷、焦虑等，即所谓的产后忧郁综合征。产后忧郁综合征主要表现为以哭泣、忧郁、烦闷等为主症的情绪障碍。

产褥期产妇因分娩造成的疲劳，哺乳和过多的照顾婴儿，生活方式发生变化，以及产妇对性生活的态度、与丈夫的关系等，都对分娩后的性生活产生影响。大多数产妇在产后3个月开始有性生活，但次数明显减少，产后8个月有半数可恢复正常。有相当一部分妇女产后性交频率下降，性快感降低，约半数在产后6～11周恢复性生活，产后恢复较晚者多与哺乳和计划生育有关。

（九）乳房变化和泌乳

乳房变化：产褥期乳房变化是妊娠期变化的继续，有的可形成硬结并感到疼痛，或有副乳腺肿胀疼痛，由于乳房充血影响血液和淋巴回流，可导致淋巴结肿大，严重者腺管阻塞，乳汁不能排出，乳头水肿，同时可有不超过38℃的低热，称之为泌乳热。不哺乳者，上述乳房变化可在1周左右恢复正常。

泌乳：产褥哺乳的完成依赖于乳汁的分泌和排出，它受十分复杂的神经内分泌的调节。

分娩结束后，胎盘源的甾体激素和HPL迅速下降，对乳腺泌乳细胞的抑制解除，乳汁开始分泌。

产褥期的泌乳量与PRL的基础值无关而与授乳后PRL上升的程度有关。

产后1周至产后2个月内，泌乳是依靠婴儿吸吮刺激，使垂体泌乳素抑制因子（PIF）分泌减少，导致PRL的反应性增加维持，至产后3个月，吸吮刺激的反应也逐渐减弱以至消失，此时泌乳则是依靠婴儿规律的吸吮与乳房的排空，以及母体充足睡眠、足够的营养和水分来维持。乳汁分泌与产妇的心理状态也有关系。产妇情绪的变化可直接影响PRL的分泌，产妇在产后抑郁、焦虑可造成乳汁分泌减少，而婴儿的啼哭可使母亲PRL的分泌增加，乳汁的分泌量随婴儿的需要逐渐增加，最高可达每天1000～3000ml，至产后6个月逐渐下降。

乳汁的排出不是因哺乳时乳腺腔的负压引起的，哺乳时，婴儿的吸吮动作刺激乳头和乳晕的感觉神经，触发垂体后叶分泌催产素，催产素使腺泡周围的肌上皮收缩，将腺腔内的乳汁经乳腺小管向乳房外射出。这一神经反射受视觉、听觉和精神心理状态的影响。母亲对婴儿的抚爱可以刺激催产素的分泌，促使乳汁顺利排出。

哺乳过程是维持乳汁分泌和排出的最重要的条件。

乳汁成分和乳腺泌乳细胞分泌乳汁的能力，主要受 PRL 的调节，而对乳汁成分的调节则更为复杂。产妇的营养和液体的入量对此也有很大的影响，而二十二碳六烯酸（docosahexaenoic acid，DHA）对婴儿中枢神经系统的发育有重要作用，故乳母在哺乳期适当地进食高 DHA 的食品最为必要。

母乳中含有多种免疫物质，对提高新生儿和婴儿的免疫能力十分重要。

妊娠晚期即可分泌少量的“初乳”，产后 1～2 天增多。初乳中含有丰富的蛋白和脂肪，而糖较少，重要的是初乳中含有丰富的抗体和初乳小体即吞噬细胞，这些物质的存在对增强新生儿的抵抗力十分重要。产后 3～4 天为移行乳，4 天以后即为成熟乳。成熟乳中固体成分约占 13%，其中含有乳糖，蛋白质，脂肪，铁、钙等无机盐，多种维生素和抗体。因此，母乳是婴儿的最佳食品。

（十）腹膜和腹壁的变化

腹膜，于产后 6～8 周时才逐渐恢复。

腹壁：妊娠期腹壁中线和外阴部的色素沉着，在产后逐渐消退。腹部的妊娠纹逐渐机化形成永久性的瘢痕。腹壁张力的恢复约需 6～8 周才能完成，其恢复与产妇在产后的营养、运动和适当的锻炼有关，产后过早的体力劳动、营养不良、生育过多过密等，都不利于腹壁张力的恢复，并可使腹直肌分离更为严重，甚至形成腹壁疝。

二、产褥期的临床表现

恶露：产后在子宫复旧过程中，坏死的蜕膜、血液和宫腔渗出物等经阴道排出称为恶露。产后头 3 天，恶露中含血液较多，色鲜红，有时有小血块，并含有少量的胎膜、脂肪和坏死的蜕膜组织等。血性恶露约持续 3～4 天逐渐转为浆性恶露。血性恶露的时间过长，表示子宫复旧不良。

正常恶露开始时带有血腥味，但无恶臭，持续 4～6 周，总量约为 500g，其中约3/4在产后第 1 周内排出，但个体差异很大。产后应用子宫收缩剂或者哺乳并不能减少恶露的量。一般来说日间恶露量较多夜间较少，如果子宫复旧不良或子宫内有胎盘或胎膜残留时，出血多而且持续时间长，如合并感染，还可能成脓性并有腐臭味。

体重：产后 2～3 日内体重下降约 2～3kg，产妇于产后第 4 日开始，体重不再下降，由于运动、食欲的改善、进食增加而略有增加。

三、产褥期有关情况的观察

产褥期由于体温、脉搏、呼吸、血压要在一段时间里才能恢复到妊娠前，故在产乳期，要注意体温、脉搏、呼吸的变化。在产后 24 小时内有不超过 38℃的体温，应属正常。3～4 日可因乳房血管和淋巴极度充盈，有 38℃以内的低热，称“泌乳热”，于 24 小时内降至正常。如体温持续升高，并伴有乳房表面红肿、触痛则为乳腺感染的表现。产后 10 日内，有连续两次以上超过 38℃的体温，称产褥病率，应查明原因并注意产褥感染的可能与部位。产后当时，由于副交感神经兴奋，脉搏慢，约 50～60 次/分，于产后 1 周内可恢复正常。产后脉搏加快时应注意体温、出血和心脏的情况。产后体温不高而脉搏加快，常是产后出血的重要早期表现；产后腹压降低，膈肌下降，由孕期的胸式呼吸变为胸腹式呼吸，因此呼吸深而慢，每分钟 14～16 次为正常现象；正常分娩无产后出血者，血压应平衡。产后血压下降的最常见的原因是产后大出血，严重者可发生休克。对有合并症的妊娠，应注意血压的变化。妊高征病人，产后血压不稳定，有可能发生产后子痫，或由于血压大幅度下降而致休克。妊娠合并心脏病者也可因产后心力衰竭造成血压下降。对失血休克的产妇，除积极抢救外，因有发生垂体前叶功能减退症的可能，还应作垂体功能的追踪观察。

同时还需观察子宫复旧的情况。产后第 1 天因盆底肌肉张力的恢复，将子宫托上，故子宫底位置较产后当时高，可达脐平。以后每日以 1～2cm 速度下降，至产后 7～10 天降至骨盆腔内，耻骨联合上已不能触及。产后哺乳者子宫底下降较不哺乳者快。

（刘敏如　谢克蓉　文　怡）

参考文献

1. 王淑贞. 实用妇产科学. 北京：人民卫生出版社，1987.
2. 曹泽毅. 中华妇产科学（上册）. 北京：人民卫生出版社，1999.

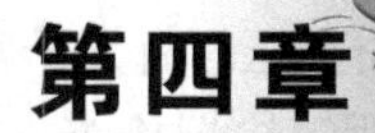

第四章 妇产科检查与辅助检查

第一节　妇科检查

一、一般检查

包括体温、脉搏、呼吸、血压、体重、神志、精神状况、体态（需注意肥胖、消瘦、有无恶液质、毛发分布以及第二性征发育情况等）、皮肤、淋巴结、甲状腺、心、肺、肝、脾、脊柱及四肢等。

二、腹部检查

生殖器官的生理病理变化常表现在腹部，故必须系统地进行视诊、触诊、叩诊、听诊。注意腹部形状是否对称，有无隆起。触诊腹壁柔软或紧张，有无压痛、反跳痛，有无肿块。如有压痛或反跳痛，要注意压痛部位及其严重程度；如有肿块，应查清部位、大小、形状、软硬度、活动度及有无压痛，表面是否光滑，是否伴有腹水。如为妊娠应检查宫底高度、胎位、胎心音、胎动等。

三、盆腔检查

（一）注意事项

1. 进行检查时，应认真仔细，态度严肃，关心体贴病人，动作要轻柔。男医生检查病人时，应有其他医务人员在场。

2. 检查前嘱病人排空小便。

3. 病人在检查床上取膀胱截石位，如无检查床，可采用同样体位在床边进行检查。

4. 有阴道出血，或正值月经期，一般暂不行阴道检查，以防感染。如病情需要进行妇科检查时，应严格消毒外阴，使用无菌手套及器械。

5. 无性生活妇女一般只行肛腹诊，必要时需经本人或家属同意，用一指进入阴道检查，或用处女窥阴器窥视。

6. 检查时须防止交叉感染，注意用具消毒及台垫清洁。

（二）检查法

1. 外阴部检查　观察外阴的发育，阴毛的分布和多少，有无畸形，阴道口处女膜状态，外阴有无炎症、溃疡、损伤、肿瘤、色素异常及分泌物性状等，阴道前后壁有无膨出，增加腹压时有无子宫脱垂、尿失禁等。

2. 阴道窥器检查　使用阴道窥器对阴道和宫颈进行观察。

放置方法：先将窥器两叶合拢，在其前端表面涂滑润剂（肥皂水或油类），若取阴道分泌物作细胞涂片检查时，则不宜用滑润剂，以免影响涂片效果（必要时用生理盐水湿润），然后，检查者用左手分开小阴唇，暴露阴道口，右手持窥器倾斜沿阴道后壁插入阴道，旋转成正位，在直视下张开两叶，暴露宫颈及阴道壁。

阴道视诊：检查时注意旋转窥器，观察阴道黏膜有无充血、出血、溃疡、新生物等，分泌物多少、性质、颜色、有无臭气。阴道穹隆有无裂伤、瘢痕、膨隆或肿块。

宫颈视诊：观察子宫颈大小、颜色、外口形状，有无糜烂、撕裂、外翻、息肉或肿物。

此外，结合病史及年龄进行防癌、滴虫、真菌、阴道清洁度、内分泌等涂片检查。

3. 双合诊　经阴道手指触诊的同时用手在腹部配合检查称为双合诊。目的在于检查阴道、宫颈、子宫、输卵管、卵巢及宫旁结缔组织和韧带，以及盆腔内壁情况。检查者用戴消毒手套一手的拇指及示指（蘸滑润剂）了解外阴皮肤弹性，有无硬结、触痛及前庭大腺是否肿大。将示、中两指伸入阴道，检查阴道的松紧度、长度及有无瘢痕、硬结、畸形。了解宫颈、穹隆部的情况。然后将两手指放在宫颈下，另一手按压下腹部，直至内、外两手同时触及子宫为止，通过两手配合触摸子宫的位置、大小、形状、硬度、活动度及有无压痛等。摸清子宫后，将两手移向子宫一侧，在一侧穹隆处互相对合，触摸附件有无增厚、肿块或压痛，继而再查对侧。正常情况下，输卵管不能触及，而卵巢偶可触到。

4. 三合诊　经直肠、阴道、腹部联合检查称三合诊。检查者用一手的示指置入阴道，中指置入直肠，另一手置于下腹部进行检查，方法与双合诊同。能更清楚地了解极度后位的子宫、子宫后壁、阴道直肠隔、骶骨韧带、主韧带、骨盆侧壁等的情况。

5. 肛腹诊　经直肠与腹壁联合检查称肛腹诊。用一手的示指伸入直肠，另一手在腹壁协同检查，一般用于无性生活妇女、阴道闭锁或阴道出血者。

（刘宇权）

第二节　妇产科特殊检查原理及临床意义

一、基础体温测试

基础体温（basal body temperature，BBT）是机体处于静息状态下的体温。卵巢功能正常的生育年龄妇女基础体温呈周期性波动，于月经周期的前半期稍低，在36.4～36.5℃之间，排卵期最低，排卵后因黄体形成，产生孕激素而刺激丘脑下部体温调节中枢，而使体温较前上升0.3～0.5℃，在月经前1～2天随孕激素下降而降低。将月经周期每日测量的基础体温记录在基础体温单上，连线呈双相曲线。若无排卵，则基础体温无上升变化而呈单相曲线。

【方法】 于每日清晨睡醒后，尚未起床从事任何活动之前，用体温计测口腔温度5分钟，并记录在基础体温单上，最后连续画成曲线。每日测量时间力争固定，夜班工作者应在睡眠6～8 小时后，按上法测量，并应将生活上有关情况如性生活、月经期、失眠、感冒发热、药物使用等情况在记录单上注明，以便诊疗中参考。

【临床应用】

1. 掌握排卵期，指导避孕　正常月经周期生育年龄的妇女，每月只排卵一次，排卵期约在月经周期的中期。一般认为排卵可能发生于基础体温升高前的 2～3 天内。基础体温上升 4 日，可以肯定已排卵，从此时到月经来潮前约 10 天中，进行性生活一般不会受孕，称安全期。在月经净后至基础体温上升前 3 天为相对安全期。因基础体温受干扰因素较多，若仅以此法作避孕指导，尚需多测量数个月经周期，掌握基础体温的规律，再作安排方为妥善。

2. 对不孕妇女，常规基础体温测定可了解其卵巢功能，有否排卵，以及黄体功能，再结合其他辅助诊断，以便作出正确诊治方案。若基础体温上升达 18 天，有 80%可能受孕，若持续 20 天以上，则提示 90%以上的可能为已妊娠。

3. 了解黄体功能健全与否　可从黄体期的长短、体温上升的幅度及下降的时间来推测。黄体期的长短，一般从排卵期体温下降 1 天再上升开始算起，至下次月经来潮时为止。一般黄体期的天数为 12～16 天，如不足 12 天，多为黄体过早萎缩。黄体期体温上升幅度不足 0.4℃但持续时间正常，多为黄体发育不全。

4. 协助诊断月经不调　基础体温可反映卵巢功能，了解排卵情况。无排卵型功能失调性子宫出血患者，基础体温呈单相型。

二、女性生殖道细胞学检查

女性生殖道细胞主要来自阴道上段及宫颈阴道部的上皮，也可以来源于其他内生殖器及腹腔。女性生殖道细胞因受卵巢激素的影响而有周期性变化，因此可反映体内性激素水平，定期连续观察则可正确掌握内分泌的动态变化，是常用辅助诊断的手段。此外通过检查取自不同部位脱落细胞，可以协助发现异常细胞形态，对妇女生殖道肿瘤的防癌普查，为初步筛查并对某些可疑肿瘤患者作进一步病理组织学检查提供依据。

（一）阴道细胞涂片检查

阴道及宫颈阴道部由鳞状上皮覆盖，在卵巢雌激素的影响下有周期性的增生、分化、脱落的变化，生育年龄妇女阴道上细胞分表层、中层、底层，细胞由底层向表层逐渐成熟。鳞状细胞成熟过程的特点是：细胞由小逐渐变大；细胞由圆形变为舟形至多边形的大细胞；细胞核由大变小，核疏松均匀而变为萎缩致密；核染色由淡变深，细胞质由厚变薄，染色由蓝染变为红色。

【方法】　一般从阴道侧壁中 1/3 段蘸取分泌物及细胞少许，薄而均匀地涂于脱脂玻片上，立即置入 95%乙醇、乙醚各半液内固定 15 分钟。一般每周查 2～3 次，需连续一或数个月经周期。涂片常用巴氏染色法、绍氏染色法，可用于检查激素水平。若为查找癌细胞，则应刮取宫颈口一周涂片并同时蘸取后穹隆白带另涂一张，如前分别置入不同的两瓶固定液中，并注明取材部位。

【临床应用】　阴道细胞涂片结果受卵巢激素的影响而产生周期性的改变，系列阴道脱落细胞检查可间接了解卵巢功能，有助于诊断与疗效观察。功能性子宫出血、月经异常、闭经、不孕症等病人的卵巢功能及其变化。

阴道鳞状上皮细胞的成熟程度与体内雌激素水平成正比。雌激素水平越高，阴道细胞越成熟，因此，利用观察阴道细胞鳞状上皮各层细胞镜下的比例，可反映体内雌激素水平。阴道脱落细胞学内分泌检查的常用指标如下：

1. 成熟指数（maturation index，MI）　以三层细胞在涂片中所占的百分率表示，例如底层细胞5%，中层细胞80%，表层细胞15%，则以5/80/15表示。若雌激素水平增高，表层细胞增多，则右侧数增大，称为“右移”，若雌激素水平低落，底层细胞增多，则左侧数增大，称为“左移”；当中间数值增大，称“后中”，表示阴道细胞成熟不全；若各层细胞值相似，称“展开”，提示超量雄激素影响。

2. 成熟值（maturation value，MV）　按上述方法计数涂片中各层上皮细胞，并按下列公式计算出数值。

MV＝底层细胞×0＋中层细胞×0.5＋表层细胞×1

MV＜50，表示雌激素水平低落。

雌激素轻度影响：表层细胞占20%以下。在行经后期或排卵前期的初期，或接受小量雌激素治疗时可见。

雌激素中度影响：表层细胞占20%～60%。在卵泡迅速发育近成熟时，或在排卵前及病人接受中等量雌激素治疗时可见。

雌激素高度影响：表层细胞占60%～90%。在正常排卵期或病人接受大量雌激素治疗时可见。

雌激素过高影响：表层细胞占90%以上。常于因体内雌激素过高或患有卵巢颗粒细胞瘤、卵泡膜细胞瘤等病人的涂片中可见。

雌激素轻度低落：底层细胞占20%以下。表示雌激素水平仅能维持阴道上皮的正常厚度。

雌激素中度低落：底层细胞占20%～40%。在绝经症状轻的病人，年龄较大而无绝经症状者或有排卵功能障碍者可见。

雌激素高度低落：底层细胞占40%以上。在绝经症状严重病人及绝经期后妇女，卵巢功能长期缺损者可见。

雌激素极底低落：脱落细胞均来自基底层。在卵巢切除后或绝经期可见。

（二）宫颈刮片检查

宫颈刮片检查是早期发现宫颈癌的重要方法。诊断癌细胞的主要依据是细胞核形态和结构的异常，胞质的改变。鳞状上皮癌细胞多表现为核增大，大小不均，核浆比例失常，核形态异常，呈不规则形态，多核细胞，核内染色质增多，颗粒变粗，深染或染色深浅不均，核膜增厚及不规则，核染色质分布不均。

腺癌细胞较少见，除具有一般癌细胞的特征外，多成堆出现。已分化癌细胞胞质内常有囊状空泡，将核推向边缘。未分化癌细胞常密集成群，相互重叠成团，细胞边界不清。

【方法】　用窥阴器充分暴露子宫颈或阴道病变部位。若白带过多，先用无菌干棉球轻轻拭去。在宫颈外口鳞柱上皮交界处，以宫颈外口为圆心，用木质刮板轻轻刮取一周或在可疑部位表面轻刮一次，将刮取物薄而均匀地涂片，置入95%乙醇内固定，15分钟取出晾干，待染色后镜检。若同时蘸取阴道后穹隆白带则应另制一张涂片，可提高检出阳性率。

近年将“细胞刷”置于颈管内及宫颈外口刷取细胞，将刷取的细胞洗脱于保存液中，用薄层液基细胞学制片法制成涂片，提高了检查的敏感度，逐渐代替了巴氏分类法。

（三）临床意义

主要用于宫颈癌的诊断。

巴氏分类法：

Ⅰ级：正常，为正常的阴道细胞涂片。

Ⅱ级：炎症，细胞核普遍增大，淡染或有双核。有时染色质稍多。胞质可有变形，有时可见核周晕及浆内空泡。

Ⅲ级：可疑癌，胞质改变少，主要改变在胞核。核增大，核形可以不规则或有双核，染色加深，此种改变称为“核异质”，或称“间变细胞”，核与胞质比例改变不大。

Ⅳ级：高度可疑癌，细胞具有恶性改变，核大、深染，核形不规则，核染色质颗粒粗、分布不匀，胞质少。但在涂片中癌细胞量较少。

Ⅴ级：癌症，具有典型的多量癌细胞。

TBS分类法：1988年美国国立癌症研究所（NCI）提出了TBS（the Bethesda system）诊断系统，国际癌症协会1991年对宫颈/阴道细胞学的诊断报告正式采用TBS分类法，从细胞学角度将鳞状上皮细胞异常分为3类。

不典型鳞状上皮细胞（atypical squamous cell of undernined significance，ASCUS）

轻度鳞状上皮内病变（low-grade squamous intraepihelial lesion，LSIL）

重度鳞状上皮内病变（high-grade squamous intraepihelial lesion，HSIL）

该分类法改良了三个方面，一是将涂片制作质量作为细胞学检查结果报告的一部分；二是对病变的必要描述；三是给予细胞病理学诊断并提出治疗建议。主要内容如下：

1. 良性细胞学改变　包括感染，如原虫、细菌、真菌、病毒（如HPV、疱疹病毒等）；反应性细胞学改变。

2. 鳞状上皮细胞异常　①不明确诊断意义的不典型鳞状上皮细胞（ASCUS）；②鳞状上皮细胞轻度不典型增生（LSIL），宫颈上皮内瘤变（CIN）Ⅰ级；③鳞状上皮细胞中度不典型增生（CINⅡ）；④鳞状上皮细胞重度不典型增生（HSIL，CIN Ⅲ）；⑤可疑鳞癌细胞；⑥肯定癌细胞，包括角化型鳞癌、非角化型鳞癌、小细胞型鳞癌。

3. 腺上皮细胞异常　①子宫内膜细胞团-基质球；②子宫内膜基质细胞；③未明确诊断意义的不典型宫颈管柱状上皮细胞；④宫颈管柱状上皮细胞轻度不典型增生；⑤宫颈管柱状上皮细胞重度不典型增生；⑥可疑腺癌细胞；⑦腺癌细胞（高分化腺癌或低分化腺癌）。

4. 不能分类的癌细胞

5. 其他恶性肿瘤

三、宫颈黏液检查

宫颈黏液是宫颈腺体的分泌物。在卵巢性激素的作用下，宫颈黏液的物理、化学性状有着周期性的变化。随着雌、孕激素的分泌变化，宫颈黏液的质与量都发生相应的变化。排卵期在体内高水平雌激素的影响下，宫颈黏液的分泌量增多，含水量增加，宫颈黏液清稀透亮如蛋清样，黏液拉丝可长达 10cm 以上，涂片镜检可见典型羊齿植物状结晶。排卵后在孕激素影响下，宫颈黏液分泌量减少，变为混浊、黏稠，黏液拉丝拉力降低到 1～2cm，羊齿状结晶形成受抑制。临床上借助宫颈黏液周期性检查可以了解卵巢功能的情况。

【方法】 暴露宫颈管，拭净宫颈口黏液，用一干燥的长弯钳伸入宫颈管内 1cm 左右，钳取宫颈管内黏液，置于玻片上。并将黏液均匀涂在玻片上，待干燥后在低倍显微镜下观察。同时也将宫颈黏液置于另一玻片上，用针头将黏液垂直上挑，拉成丝状，观察其最大长度与性状。

【临床应用】 宫颈黏液一般应在月经周期前第 8～10 天开始出现结晶，排卵期体内雌激素水平达高峰，涂片可出现典型的羊齿植物状结晶，排卵后结晶逐渐减少，一般在月经周期第 22 天结晶消失。孕激素可抑制结晶形成，出现排列成行的椭圆体。

宫颈黏液结晶分类：

Ⅰ型：典型羊齿植物状结晶。涂片满布直而细长，分枝密而粗的羊齿植物状结晶，多在排卵期出现。

Ⅱ型：较典型羊齿植物状结晶。羊齿植物状结晶弯曲，分枝少而短，如金鱼草样。多在月经周期第 10 天左右、排卵前出现。

Ⅲ型：不典型羊齿植物状结晶。羊齿植物状结晶离解，主枝断而不全，分枝短而稀疏。在排卵后期出现。

Ⅳ型：椭圆体。见于月经周期第 22 天。

闭经病者如持续出现典型羊齿植物状结晶，表示雌激素水平过高；如无结晶形成或仅有不典型结晶，多示雌激素过低。出现宫颈黏液正常周期性变化，提示卵巢功能良好，闭经原因可能在子宫。若宫颈黏液无周期性变化，则闭经原因在性腺以上部位。

功能失调性子宫出血病者，在无流血时定期检查宫颈黏液，若流血前或流血当日见到有羊齿植物状结晶提示无排卵。

妊娠者，月经过期来潮宫颈黏液仅见椭圆体，持续 2 周以上，若妊娠期宫颈黏液中见不典型结晶，提示孕激素不足，有先兆流产的可能。如有习惯性流产史者，此次妊娠后，宫颈黏液持续未见羊齿植物状结晶，则表示此次妊娠预后较好。

四、常用激素测定

妇产科学常用内分泌测定有雌激素、孕激素、雄激素、促卵泡激素、黄体生成素、催乳素、胎盘生乳素等。因激素体内含量极低，目前测量方法虽有多种如生物学、生物化学等，而应用最多、准确性最好者还是使用放射性免疫法。

（一）雌激素测定

雌激素的测定主要反映内源性激素水平，用于检查卵巢及胎盘功能。雌激素主要由卵巢、胎盘产生，肾上腺皮质也可以产生少量雌激素。雌激素分泌后被吸收进入血循环，在肝脏失活和代谢，经肾脏由尿液排出。雌激素在体内可分为雌酮、雌二醇、雌三醇等，各种激素均可以从血、尿及羊水中检出。雌二醇由卵泡内膜细胞、黄体内膜细胞分泌，其反映卵巢功能，雌二醇随着卵巢内分泌周期性变化而有一定规律的波动。雌二醇降低多因卵巢功能降低，可见于闭经、月经过少、不孕症、更年期综合征、原发性卵巢缺陷。雌二醇增高多因无排卵性功能失调性子宫出血、卵巢肿瘤。雌三醇是雌酮和雌二醇的代谢产物，妊娠期间，胎盘也可以产生大量雌三醇。在妊娠晚期，雌三醇的测定，可反映胎盘功能状态。

女性在幼儿期雌激素水平随着年龄增长而增长。进入青春期与性成熟期后，在正常月经周期中，经后期雌激素水平最低，随着卵泡发育而逐渐增加，至排卵前达高峰，然后逐渐下降，排卵后 4 天达低点，由于随着黄体发育，雌激素又开始上升，排卵后 8 天出现第 2 个高峰，其常稍低于第一个峰值。以后又渐降至最低水平。绝经期雌激素主要由肾上腺皮质产生。

（二）孕激素测定

孕激素主要在卵巢黄体产生，也可在胎盘、肾上腺及男性睾丸内合成，吸收进入血循环，通过肝脏代谢，形成孕二醇、孕三醇由肾排出。临床上可以从血、尿中检测孕激素水平，借以判断卵巢功能与胎盘功能。

正常月经周期中，卵泡期孕酮在血液中含量很低，排卵后随黄体发育成熟孕酮相应升高，经前因黄体萎缩而下降。闭经、无排卵性功能失调性子宫出血、多囊卵巢综合征和使用口服避孕药物治疗期，血中孕酮均较低。妊娠期胎盘功能减退时，血中孕酮亦可降低。肾上腺皮质功能亢进、库欣病、肾上腺皮质肿瘤等可致血中孕酮增加。

（三）雄激素测定

女性雄激素来自卵巢与肾上腺皮质。卵巢在合成雌激素过程中的中间产物有睾酮、雄烯二酮。血中睾酮水平升高见于卵巢间质细胞肿瘤、多囊卵巢综合征、女性多毛症、部分子宫内膜腺瘤，或使用雄激素治疗患者。

（四）垂体促性腺激素测定

在下丘脑促性腺素释放激素（GnRH）的作用下，脑垂体前叶分泌卵泡刺激素（FSH）和黄体生成素（LH）。

在卵泡刺激素（FSH）的作用下，刺激了卵巢中的卵泡生长、成熟，也促进了雌激素的分泌，使女性进入青春期，并产生规则的性周期变化。在性成熟期随月经周期的变化，这些激素也出现周期性变化。在卵泡早期卵泡刺激素（FSH）维持较低水平，随着卵泡发育，雌激素分泌量增加，卵泡刺激素分泌受抑制，在排卵前 24 小时出现低值，随后迅速上升，24 小时后又降，至黄体期维持于低水平。绝经期妇女、性腺发育不全、中枢神经性及垂体性性早熟等患者卵泡刺激素增高。垂体前叶功能减退症、闭经溢乳综合征、库欣病、肢端肥大症、垂体性侏儒、垂体性黏液水肿、肥胖生殖无能综合征等卵泡刺激素下降。

黄体生成素（LH）在卵泡早期高于低水平，以后逐渐上升，在排卵前 24 小时与卵泡刺激素一齐出现高峰，24 小时后骤降，黄体期逐渐下降。

黄体生成素可协同卵泡刺激素促使卵泡发育与排卵，绝经期或更年期 FSH、LH 均显著增高。卵巢发育不良，卵巢早衰，双侧卵巢切除术后垂体促性腺激素水平均升高。多囊卵巢综合征患者，垂体促性腺激素一般高于低水平，LH 偏高，LH/FSH 比值大于 3 倍。闭经患者中若属垂体性闭经，则垂体促性腺激素水平低；若属卵巢性闭经，则垂体促性腺激素水平偏高。

（五）催乳素测定

催乳素（PRL）亦为脑垂体前叶所分泌，催乳素亦受下丘脑催乳素释放抑制激素（PIH）调节。雌、孕激素可以抑制 PRL 的分泌。雌、孕激素迅速下降，对 PRL 的抑制被解除，PRL 分泌增高，促进乳汁分泌。在月经周期中，PRL 水平一般无明显波动，在睡眠时稍增高，觉醒时稍低。

催乳素增高多见于脑垂体肿瘤、下丘脑疾病、颅咽管瘤、原发性甲状腺功能低下、闭经-溢乳综合征、多囊卵巢综合征、卵巢早衰、黄体功能欠佳；药物长期使用如避孕药、雌激素、利血平、氯丙嗪等；精神或神经刺激；长期哺乳等。

五、超声检查

超声检查是利用向人体内部发射超声波，并接受其回声信号，即所显示的波型、图像及信号等对疾病进行诊断的检查方法。其操作简便，诊断迅速，对病人无损害与痛苦，而日益受到临床上的广泛应用。

目前妇产科应用的检查方法和仪器类型主要有 3 种。

1. A 型示波法　使用 A 型脉冲超声诊断仪，根据示波回声进行诊断。A 超在诊断葡萄胎时仍有一定的特异性价值，但自 B 超问世后已趋淘汰。

2. B 型显像法（超声断层显像法）　使用 B 型超声诊断仪，在显像屏上对各种实质性的脏器与组织，产生强弱不同的光点、光团、光带或光环，显示标头所在的部位与病灶的不同横断切面形态显像，根据声像图进行诊断，也能观察脏器动态形态，也可摄片以获得较完整清楚的图像。

3. 多普勒诊断法　根据多普勒信号，探查胎心、胎动、胎盘与脐带的超声回声，转换成电信号，经低频放大后作监听用，也可以通过示波器供波型观察与摄像。

【方法】 超声波检查可分经腹壁扫描法和腔内扫描法两种，经腹壁扫描法较简易常用。前者是将探头直接与下腹耻骨联合上区紧密接触进行检查，病者应取平卧位，膀胱需充盈；探查前应作妇科检查及腹部检查，对病灶有一定了解，以便协助诊断；探查部位涂耦合剂，探头直接置于下腹部及耻骨联合上作垂直或水平探查，并按需要相应移动探头。

腔内扫描适用于检查盆腔内的小病灶，并需具备专用探头，常用专用探头有辐射式与线阵式两种。使用时因需进入腔内，腔内扫描探头必须消毒，检查室也要按无菌要求布置。腔内扫描有经阴道扫描、宫腔内扫描、经直肠扫描 3 种。腔内扫描前一般先经腹壁扫描，对病灶较深疑累及子宫、直肠、盆壁，或原发病灶在子宫腔或直肠者，选用经宫腔内、经直肠扫描，诊断更为准确。

【临床应用】

1. 鉴别子宫大小与妊娠　正常子宫平均纵径、横径、厚径之和在 15cm 左右，宫体内有边缘明显的实性暗区显示肌瘤征象。在子宫前后壁光带之间出现散在大小不等呈飞雪状弥漫小点，显示葡萄胎征象。若为妊娠子宫，妊娠5周，宫腔内可见明亮光环，并可按妊娠光环大小推算妊娠周数。妊娠8周可见胎心反射，妊娠12周可探及胎动及胎心搏动，并依据妊娠光环的大小、形态及胎动、胎心搏动的情况等，判断胎儿存亡。若在子宫外有液性或实质性、混合性肿块，轮廓不清，或于宫外见妊娠光环或见胎心搏动，可提示异位妊娠。此外，还可用于检测子宫内膜的厚度，给临床处理提供依据。

2. 判断胎儿成熟度　超声波探测胎头轮廓如类圆形的光环，测量垂直于光环中线的最大距离即为双顶径。胎头双顶径的大小与妊娠周数及胎儿体重有密切关系。双顶径≥8.5cm，提示胎儿成熟。

3. 判断胎儿状况　对多胎妊娠、胎儿畸形、胎盘定位、羊水量、胎儿性别等，超声波均有辅助诊断意义。

4. 盆腔腹腔肿块　对盆、腹腔内囊性或实质性肿物有较良好的分辨力，对肿块的定位与定性均有一定辅助诊断意义，可用于对卵巢肿瘤、非肿瘤性的肿块与炎症性肿块、子宫体癌、子宫肌瘤、子宫畸形等的辅助诊断。

5. 监测排卵　通过超声波系统的观察，多于月经周期10～11天起进行，可以了解卵巢内卵泡的发育、成熟与排卵的经过，对指导不孕患者，掌握最佳受孕时机，以及对人工受孕与体外受精、试管婴儿等操作均有指导意义。

6. 计划生育中的辅助作用　可用于对宫内或迷失节育器的定位和对宫腔损伤的检查。还可在超声波监护下施行刮宫术、羊膜腔穿刺、卵泡穿刺术、卵泡囊肿穿刺术。

六、宫颈活组织检查

子宫颈病变疑有宫颈癌、溃疡、结核、宫颈赘生物，宫颈接触性出血或宫颈刮片诊断巴氏Ⅳ级以上者，钳取或切除局部可疑病灶作病理学检查，可以进一步明确诊断。

【方法】 患者取膀胱截石位，外阴阴道清洁消毒后，暴露宫颈，拭净局部分泌物，用活检钳在宫颈鳞、柱状上皮交界处或正常与异常组织交界处，钳取宫颈3点、6点、9点、12点处作四点活检。钳取组织放入盛有10%甲醛溶液的小瓶内固定，作好标记，送病理检查。宫颈局部伤口以棉球压迫止血。

凡怀疑宫颈管内有癌变者或宫颈活检为原位癌，为确定手术范围者均可施行宫颈锥形切除活组织检查。术前需作麻醉。暴露宫颈并消毒后，以宫颈钳夹持宫颈组织并向外牵引，按病灶情况设计切除范围，用尖刀刺入绕宫颈口外周作45°圆锥形切口，深入宫颈管1～2cm，切下宫颈组织置入10%甲醛溶液固定，作好标记送病理检查。创面可压迫止血，必要时行缝合止血。若不需切除子宫者可行宫颈成形术。

【临床应用】 宫颈疑有病变、宫颈刮片又未能明确诊断或疑为癌变者，均应作宫颈活检明确诊断。

七、诊断性刮宫

诊断性刮宫又称诊刮，是诊断宫腔疾病的重要操作之一。因不同的要求，诊断性刮宫有一般性刮宫术与分段刮宫术两种。

【方法】 一般不需用麻醉，除非未婚妇女，对敏感者或宫颈内口较紧者，可酌用镇痛药或局麻浸润麻醉。术前按妇科阴式手术常规要求，令患者排尿后取膀胱截石位，双合诊确定子宫大小与其位置及盆腔情况，外阴常规消毒、铺巾，阴道内消毒液抹洗。用单齿钳钳住宫颈上唇、颈管内消毒液涂抹。检测宫腔方向、深度。若宫颈内口较紧刮匙不易进入时，可用宫颈扩张器稍扩大至能进入小刮匙即可。一般性刮宫术时，先用纱布垫于阴道后穹隆处，用小号刮匙进入宫腔顺或逆时针向，由内向外沿宫腔四壁、宫底及两侧宫角，最后宫颈管搔刮1～2周，术时注意宫腔感觉。刮出组织固定于10%甲醛液，标记注明，送病理检查，并作好详细记录。分段刮宫术除按上述方法操作外，刮宫顺序是先宫颈管，后宫腔前、后及两侧壁，各组织区别分开送检，以区别病变部位。

【临床应用】

1. 一般性刮宫，是取子宫内膜进行病理检查，对异常阴道出血者，如子宫内膜息肉、内膜增生过长、异位妊娠、不全流产、子宫肌瘤等肿瘤疾病，既可以作组织学诊断，又可以借助子宫内膜人为剥脱，有利于减少出血。此外，对闭经、不孕症、卵巢功能失常、宫内膜结核等疾病，均有利于诊断。对需了解卵巢功能者，应在月经来潮前1～2天，若经期紊乱者也可在来潮6～12小时内取内膜。疑黄体萎缩不全者可在周期第5天取内膜。

2. 分段刮宫术，主要适用于年龄较大或绝经后阴道流血，疑子宫内膜癌或子宫颈管癌病者。这对病区及累及范围的了解、治疗方法的选择及预后估计等颇有价值。

3. 对凡有外阴、阴道或盆腔急性或非急性炎症者，不宜施行手术。

八、输卵管通液术

输卵管通液术是测定输卵管通畅情况的一种方法，而且可以借以检查输卵管某些手术后效果，并具有一定治疗作用。

【方法】 输卵管通液术应按无菌操作要求施行，术前操作与诊刮术基本相同。暴露子宫颈，钳夹宫颈上唇，颈管碘伏、乙醇涂抹。宫颈管内置入橡胶单囊双腔管，并在气囊内注入生理盐水20ml，向外牵引双腔管，使水囊紧贴子宫内口，或使用橡胶锥形通液头，插入宫颈管往内紧压使宫颈外口与通液锥头紧密相连。尾部接注射器，内装2%普鲁卡因液2ml、庆大霉素8万单位、透明质酸酶1500U、生理盐水20～30ml，将上述液体缓慢注入宫腔，注射时注意其阻力、病者术时感觉及有无回流，为了减少因输卵管痉挛而影响输卵管通液的准确，可术前半小时，皮下注射硫酸阿托品0.5mg或盐酸山莨菪碱2mg。

【临床应用】

1. 输卵管通液术是对疑有输卵管阻塞、输卵管复通、造口、粘连等术后的治疗与检验的评价手段。对轻度输卵管粘连，输卵管通液术也有助于输卵管恢复通畅。

2. 凡注入药液，通畅无阻力，病者又无特殊不适，术后无回流者，说明输卵管通畅；若注入时感阻力大而病者感下腹坠胀不适，停止注入而药液又回流者，说明输卵管不通畅，若注入时虽有阻力，病者感一侧或双侧下腹轻度胀痛，药液仍能缓慢注入或注完后尚有回流者，说明输卵管一侧通畅或通而不畅。注药时遇有阻力时不得强力注射，防止输卵管破裂。

3. 为便于判别盆腔内各侧输卵管通畅情况，可借助宫腔镜用输卵管导管插入输卵管间质连接部注液通水检查。更简便有效而安全的方法是在腹部B超监视下，经气囊式双腔尿管注入双氧水，便可清楚看见氧气分别进入左右输卵管的动态声像图。

4. 输卵管通液术宜在月经净后3～7天为宜。内外生殖器急性或亚急性炎症、子宫出血或全身严重疾病时均视为禁忌。

九、子宫输卵管造影术

用造影剂注入宫腔及输卵管使其显影，以诊断子宫、输卵管内腔的解剖及病理情况。对子宫先天性畸形、慢性炎症、子宫肿瘤、输卵管是否通畅、有否畸形与粘连等诊断有较大的帮助。

【方法】

1. 造影一般在月经净后3～7天为宜，过早因子宫内膜创面未修复容易使造影剂进入血管；过晚，子宫内膜过厚造影剂不易进入输卵管，且易引起内膜创伤脱落与出血。造影前禁性交与盆浴，应常规作外阴和阴道冲洗、碘过敏试验。造影前半小时注射阿托品0.5mg。

2. 取膀胱截石位，外阴、阴道消毒、铺巾。用阴道窥器暴露阴道、子宫颈口，1%新洁尔灭消毒后，使用子宫颈钳固定宫颈前唇，先将碘油充盈子宫单囊双腔导管，排出管内空气，然后将导管沿子宫颈方向插入宫颈管内约3cm，在导管气囊内注入气体2～3ml，使膨胀气囊能堵塞在子宫内口水平，防止碘油注射时外溢。如使用橡胶锥型通液塞造影，则左手拉紧子宫颈固定钳，右手将造影塞紧贴宫颈管，使注射碘油时碘油不能外溢为度。

3. 造影前宜首先观察盆腔内有否异常阴影。然后透视下缓慢注射造影剂，注射中避免压力过大，防止因刺激子宫收缩而影响造影判断。造影中视情况而拍摄照片。当宫腔与输卵管显影后，常可停止注入造影剂。24小时后再摄盆腔平片，以观察造影剂是否进入盆腔和其在盆腔内弥散分布情况。若宫腔造影过程发现造影剂进入宫旁血管与淋巴管，或患者发生阵发性咳嗽，应立即停止注射并取出造影导管或锥型通液塞，并使患者置于头低足高位，严密观察。

4. 造影检查后1～2天，阴道有少量血性分泌物排出，两周内禁性交与盆浴，必要时给予抗生素预防感染。

【临床应用】

1. 不孕症　一般均应先作通水术证实输卵管不通，再行造影，以确定阻塞的部位，为进一步诊治提供依据。

2. 内生殖器结核　对子宫内膜结核病变，宫腔造影术可协助诊断，但结核活动期内不宜进行造影。

3. 原因不明的习惯性流产　造影术可了解子宫颈内口是否松弛，宫腔是否畸形、粘连等。

4. 其他　了解阴道闭锁的情况，或子宫发育异常或疑有子宫黏膜下肌瘤等。

【禁忌证】

1. 生殖器官患有急性或亚急性炎症者。

2. 正常分娩、流产或刮宫术6周之内者。

3. 碘过敏者。

十、腹腔穿刺检查

女性生殖器官位于下腹部与盆腔，由于其解剖的特点，对不明原因而致腹腔积液、积血的患者，作腹腔穿刺术，取其内容物作肉眼观察、化验或病理学检查，可以协助诊断。腹腔穿刺有经腹壁与经阴道后穹隆穿刺两种途径。

(一) 腹部穿刺

【方法】 术前排空小便。一般采取半卧位或侧斜卧位。穿刺点一般选左下腹部，脐与左髂前上棘连线中外1/3交界处。下腹部常规消毒、铺巾。按无菌原则进行操作。腹部穿刺一般不需麻醉。如需持续引流或减压者，则应用腹腔穿刺器，在局麻下施行操作。腹部穿刺可用腰椎穿刺针，或9号长针头连接注射器，从穿刺点垂直刺入，通过腹壁时有落空感，用注射器回抽，可抽出腹腔液。对腹腔穿刺液应常规化验检查。包括比重、总细胞数、红细胞和白细胞数、蛋白定量、利凡诺试验、有无癌细胞。穿刺取液后，拔出穿刺针，局部再次消毒，并盖上灭菌纱块，胶布固定。

【临床应用】 腹部穿刺较为简便，对病情危重、疑腹腔积液量较多、移动性浊音明显者或需行腹腔抽液者，可选用此术。抽出腹腔液应注意观察其颜色、混浊度与黏稠度，常规送化学与生化检查，还可作脱落细胞检查有无癌细胞。脓性腹腔液应送细菌培养及药敏试验。积液量多时，在放液过程中应控制好放液速度与放液量，并密切观察术中病人血压、脉搏、呼吸、心率及感觉。

(二) 阴道后穹隆穿刺

女性阴道后穹隆与盆腔子宫直肠陷凹相邻，进行阴道及后穹隆穿刺，易于将积聚在子宫直肠陷凹的积液，抽出送检。借以查明病因协助诊断。如异位妊娠、卵泡破裂、黄体破裂等引起腹腔内出血，盆腔炎性积液或积脓可用此法采取标本作细胞学与组织学检查。

【方法】 排尿后，取截石位，一般不需麻醉，双合诊了解盆腔及子宫体位置情况。外阴、阴道常规消毒、铺巾、暴露宫颈，用碘酊、乙醇消毒宫颈与穹隆部，用宫颈钳钳夹宫颈下唇向外上牵引，充分暴露后穹隆。穿刺点应选择后穹隆中央部，即宫颈下唇与阴道后壁之间。穿刺方向应与宫颈平行，稍偏向后方。用12号腰椎穿刺针头或9号针头，连接5～10ml注射器，穿刺深度以进入后穹隆2～3cm为度，不宜过深。然后回抽，一般腹腔积液容易抽出。抽吸完毕拔针，局部用无菌纱布压迫止血，止血后取出纱块与窥器。

【临床应用】 女性子宫直肠陷凹是腹腔直立时位置最低的陷凹，少量腹腔积液，积血均易于在该位置中抽取。故凡已婚或有性生活史疑有盆腔积液者，首先应选择阴道后穹隆穿刺。腹腔内有不凝血液，即提示腹腔内出血，需结合病史、体征去考虑。若抽出血液，经放置6分钟后仍未凝固，在妇科多为异位妊娠、卵泡破裂等疾病，若抽出血液，迅速凝固，提示穿刺标本系误入血管所致，必要时可再做一次。若抽出淡黄色或淡红色、稀薄、微浊的液体，多为炎症渗出液，若为脓性则为盆腔急性或亚急性炎症。凡抽出液按需要可送化验或生化测定，或作细菌培养、药敏试验，也可作细胞学与病理学检查。

十一、阴道镜检查

阴道镜检查是利用阴道放大镜把视野下组织放大10～40倍，借以观察肉眼看不满意的宫颈表面层较微小的病变，可以更为准确地选择可疑部位作活组织检查，对子宫颈癌前病变的早期诊断，有一定实用意义。

【方法】 检查前24小时内应禁性交，检查与冲洗上药。操作时用窥器暴露子宫颈，为避免影响观察，不得使用润滑剂。用生理盐水棉球轻轻抹去宫颈分泌物，避免损伤与出血。阴道放大镜物镜对准检查视区，接通电源、调整焦距，一般物镜距宫颈组织约10～20cm，先用低倍镜观察，对可疑部位再转换高倍观察，在观察中应循一定规律，避免观察遗漏。为了更准确观察病变范围，可用复方碘液进行染色，检查中对可疑部位，应钳取活组织送病理检查。

【阴道镜像】 阴道放大镜仅能视察表面组织，经局部放大后与肉眼观察时不尽相同，观察时应注意其轮廓、颜色、形态、血管形状、毛细血管间距离、病灶范围等。

1. 正常宫颈上皮 宫颈为鳞状上皮，呈淡红色、光滑、闪光、无特殊结构。绝经期妇女因血管扩张，可见到血管小分支。经产妇或宫颈撕裂者，在子宫外口可见鳞状上皮与柱状上皮有明显的分界线。子宫颈管黏膜色稍黯红，有腺管开口，表面呈乳突状。若涂抹复方碘液，鳞状上皮呈深褐色而柱状上皮着色淡。

2. 真糜烂 因鳞状上皮脱落缺损而呈橙黄色，对光反射弱，表面尚平滑，涂复方碘液不着色，表面血管丰富，可见细树枝状或网状血管分布。

3. 假糜烂或异位 宫颈外口出现柱状上皮，色较淡红，有对光反射，可见树枝状毛细血管分支，损伤时易出血。其实际上是柱状上皮异位增生，又称假糜烂。若涂抹3%醋酸，柱状上皮明显肿胀呈大小不等葡萄状。宫颈裂伤使子颈黏膜外翻，所见基本与假糜烂相同，但其兼有棕榈状皱襞。

4. 移行区或转化区 即鳞状上皮与柱状上皮交错的区域，新生鳞状上皮厚度不等，表面呈淡红色或红色，有散在宫颈腺开口，呈环形嵴状增厚，涂3%醋酸则更明显，涂复方碘液腺开口处不着色，新生鳞状上皮着色较淡且不均匀。鳞状上皮将柱状上皮上腺开口封闭后，可致黏液滞留，因其大小不同呈圆形状灰白色斑。表面常见正常血管分支。移行区还可见到未被鳞状上皮所替代的柱状上皮异位岛存在。变换区血管常呈树枝状分支，相互吻合，合并炎症时血管网更增多、增粗。

5. 异型上皮 宫颈白斑，由于异型上皮不透明，在阴道镜下呈白色，称为白斑。白斑在分类上可分为单纯性白斑、白斑基底与白斑镶嵌。三者用复方碘液涂抹均不被染色。若以3%醋酸涂抹后边界甚为清楚。尤其后者，异形上皮呈片块状增生，每个稍隆起的白色或黄色区域，四周围绕着方形或多角形红色网状血管，如红色细线镶嵌的花纹，其大小与形态基本相似，似鱼鳞成蜂窝状。一般表面较为平坦。若呈不规则突出，将血管推向四周，表示异型上皮增生过度，应注意癌变。

乳头状基底：因异型上皮迅速增生，表面不平，粗糙，突起，界线清楚，色黄呈玻璃状。乳头表面可见极为明显毛细血管环。乳头基底尚与白斑镶嵌，溃疡与癌肿同时存在，其癌变可能性大。

猪油状突起：表面隆起，凹凸不平，色略黄白或灰白如猪油样发亮，光镜下，表面结构不清。其高度可疑为早期癌变征象。

奇异血管：宫颈表面可见各类奇异血管，如螺旋状、逗点状、树叶状、线球状及杨梅状，走向紊乱、增粗、弯曲。

6. 子宫颈癌　癌变初期局限于基底层，如未穿透到表层阴道镜图像不典型。但因局部细胞生长迅速，毛细血管网明显密度变大。因癌内血管增生与细胞增生速度不相应，相对的缺血使组织轻度水肿而呈橘黄色。晚期癌肿血管分布更差，水肿与局部组织坏死，色泽更为黄色、淡红色，表面不透明，有玻璃样或猪油样光泽。癌肿组织可向外发育，癌组织表面可稍高于正常面；亦可以向内发育，癌组织表面可稍凹于健康组织，因肿瘤组织增生而使上皮呈玻璃样水肿突出，后因肿瘤组织坏死脱落而形成溃疡，呈不规则草莓或乳头状。因癌组织生长迅速，相应血管亦迅速增生，出现紊乱奇异形态，如螺旋形、发夹形、蝌蚪形、线球形、棍棒形等，血管质脆，容易接触后出血。

【临床应用】　阴道镜检查，对早期诊断宫颈癌有较显著临床价值。且简易、方便，可反复观察，病人无痛苦。当前阴道镜检查、宫颈刮片细胞学检查及活组织病理检查，为早期诊查宫颈癌的步骤。

十二、宫腔镜检查

随着纤维光学、膨宫装置、微型器械的发展，宫腔镜的临床诊断与治疗价值被重视。我国于 1976 年正式应用宫腔镜于临床。

宫腔镜检查必须具备三方面的配置条件：精制的光学仪器系统、理想冷光源、安全有效的膨宫方法。目前国内外宫腔镜基本可分成硬管型与软管型两大类，前者又可分成直管型与弯管型，直管型中又有斜视式、前视式两种。在宫腔镜上可插入微型器械，可在宫腔镜直视下进行活检、电凝、切割、剪除等操作。宫腔镜的光源是采用冷光源，通过纤维光束，可提供良好的照明。适当的子宫膨胀是宫腔镜检查成功的重要因素，目前常用膨宫的介质是气体膨宫与液体膨宫两种。前者主要使用 CO_2、N_2O（笑气）等气体通过膨宫装置灌注使子宫腔膨胀。后者则多使用中分子右旋糖酐、5%GS、0.9%NS 等液体通过宫腔镜进水，直接灌注使子宫膨胀。

【方法】

1. 详细询问病史，并作全身体检包括妇科检查、阴道分泌物、宫颈刮片细胞学检查。检查时间一般在月经净后 5～10 天内为宜，因此时内膜较薄，不易出血，子宫紧张度小，易于膨宫，视野清晰。

2. 一般不必麻醉，必要时可使用小量镇静药物。若子宫颈口紧不易扩张者，可于宫颈旁注入 1%普鲁卡因、2%利多卡因。

3. 检查全过程按无菌操作要求进行。先排空膀胱，取膀胱截石位，复查盆腔情况，检查先了解宫腔走向与深度。并用扩宫器扩宫颈至 7～7.5mm。将宫腔镜沿宫腔方向插入宫腔，接光源并调节到适当亮度，并接上 CO_2 进行膨宫，待宫腔膨胀后即可进行检查。

4. 观察过程一般按顺序检视子宫底、前后、两侧壁，子宫双角与输卵管间质部开口各部分。应注意宫腔形态、内膜色泽、厚度、光滑度、血管分布的情况。然后缓慢退出镜体，并同时仔细观察子宫颈内口、宫颈管的情况以结束检查。若怀疑宫颈管有疾病，则应改变上述检查顺序，先检查宫颈，然后检查宫腔，防止反复进退镜体而破坏局部组织。

检查后，可根据需要在宫腔镜直视下作相应手术操作，如子宫内膜活体组织检查，输卵管插管注药，宫内粘连分离、瘤体切除或异物摘出等。检查术后观察 12 小时，休息3～7 天，一周后随访，术后禁房事及盆浴 2 周。

宫腔镜检查容易并发子宫损伤、出血、感染，若掌握好适应证，操作认真谨慎，细致轻柔，意外多可避免。

【临床应用】

1. 对不明原因异常子宫出血、原发或继发性不孕症、疑子宫畸形、宫腔粘连、节育器定位等疾病协助诊断。

2. 在宫腔镜直视下开展某些治疗操作。如较准确辨认宫腔内病灶范围可直视下行活检；宫内粘连分离；瘤体切除或宫腔内异物的寻找及取出，输卵管插管注药或药物绝育。

【禁忌证】

1. 活动性子宫出血（少量出血者例外）。

2. 急性或非急性生殖道炎症。

3. 近期有子宫穿孔或子宫手术史。

4. 欲继续子宫内妊娠者。

5. 疑宫颈恶性肿瘤。

6. 生殖系统结核，未经抗结核治疗者。

7. 宫腔过度狭小或颈管狭窄难以扩张者。

8. 严重心、肺、肝、肾等脏器疾病，难以适应宫腔内检查者。

9. 发热，体温超过 38℃者。

【并发症】

1. 损伤　多发生在扩张子宫颈管或检查操作中宫体穿孔等损伤，若掌握适应证，操作认真、细致、轻柔，创伤多可避免。扩张宫颈应稍大于宫腔镜鞘 0.5mm，如颈管较紧时不应强力扩张，可局部注射麻醉剂。当镜体进入宫腔内，应目不离镜；膨宫不满意或内镜被血污染，宫腔视野不清，易因镜体过于深入，导致子宫穿孔。在进行宫内手术操作如切除子宫纵隔、电凝绝育、摘取嵌顿节育器等时，易发生宫体损伤，操作时应十分慎重。

2. 出血　扩张子宫颈管与镜体在宫腔内观察过程，皆可因黏膜组织的摩擦而出现渗血，出血多时可因物镜污染而影响窥视。此时可于宫腔内注入肾上腺素 0.5mg 稀释成 5ml 溶液，稍待片刻，宫腔黏膜出血多可停止。

3. 感染　应严格掌握检查指征，排除禁忌证，操作时严格按无菌操作原则，术后酌情使用抗生素，感染多可以预防。

4. 其他　使用 CO_2 介质膨宫极为安全，但膨宫操作进行过快，操作时间过长，宫腔压力过大，可产生气栓。故宫腔内压应限于 150mmHg（20kPa），气体流量不超过 70ml/min。若受检者感气急、胸闷、呛咳等不适，则应立刻停止操作，排出气体，给予吸氧、静注地塞米松等对症处理。症状多可迅速缓解。CO_2 进入腹腔，可引起腹胀，刺激膈肌，也可感肩痛不适，多随气体被吸收而症状消失。因扩张宫颈管或膨胀宫腔而导致迷走神经兴奋，可出现心率减慢、血压下降等不适，可按心脑综合征有关处置原则进行处理。

十三、腹腔镜检查

腹腔镜检查是用内镜插入腹腔观察腹腔内脏器的病变。在妇科，主要用于检查盆腔内脏器的位置、大小、形态改变，有无赘生物及其他病变，借以明确诊断、进行活检或某些检查。

【腹腔镜检查的指征和禁忌证】

1. 指征

（1）疑有盆、腹腔肿物，三合诊检查不明确，腹腔镜检查可以了解有无肿物，如有肿物，可观察其形态、大小、来源，初步估计其性质，必要时可作活组织检查。

（2）盆腔内不明原因的疼痛，腹腔镜检查可了解疼痛的原因。

（3）疑有宫外孕而不能确诊时。

（4）对不孕症患者，可以了解输卵管是否通畅、周围有无粘连、阻塞部位，估计能否进行整形手术。

（5）对症状不典型的子宫内膜异位症患者，可通过腹腔镜检查明确诊断，并决定处理方案。对子宫内膜异位症囊肿，可通过腹腔镜抽吸囊液，使囊肿缩小。对散在的内膜异位病灶，可行电凝破坏之。

（6）内生殖器畸形与肿物鉴别有困难时，可通过腹腔镜检查鉴别，如为生殖道畸形，并可确定畸形的类型。

（7）闭经患者，可了解卵巢的形态、大小，如多囊卵巢综合征、原发性性腺发育不良、早期绝经、促性腺激素抵抗综合征等，可作卵巢活检明确诊断。

（8）疑有盆腔恶性肿瘤，可作活检明确诊断，并确定病变的范围、期别。手术后或化疗后的患者，可评估治疗的效果。

（9）疑有节育器移位腹腔，腹腔镜检查可明确部位，取出节育器。

（10）疑有子宫穿孔或其他损伤，可确定诊断、部位及大小等。

（11）除用作检查以外，腹腔镜也可以进行镜下的各种手术操作。

2. 禁忌证

（1）严重的心血管疾病，妇科腹腔镜检查时，患者需取垂头仰卧位，腹压增加，横膈固定，严重心血管患者不能耐受。

（2）弥漫性腹膜炎及严重的腹腔内出血，腹膜炎时肠曲粘连，有时与腹壁相粘，腹腔镜穿刺易损伤肠管，甚至穿入肠腔。严重内出血时腹腔镜也难以看到出血部位，应作剖腹探查。

（3）以前曾进行过多次腹部手术，腹腔内粘连严重者，易于刺伤肠管。

（4）腹部肿块过大超过脐水平时。

（5）过度肥胖，虽非绝对禁忌，但多数穿刺困难。

（6）晚期妊娠时，或有脐疝、膈疝者不能作腹腔镜检查。

【操作方法】

1. 术前准备同一般妇科腹部手术。术前腹部准备皮肤，尤其是彻底清洁脐孔。晚上用肥皂水灌肠一次，午夜起禁食直至手术结束。

2. 可选用局麻、静脉麻、腰麻、硬膜外阻滞或全麻，一般都用局部麻醉。如患者情绪紧张，可采用其他麻醉方法。

3. 患者先取膀胱截石位，安置子宫操纵器后，平卧作腹部充气穿刺，待穿刺针进入腹腔后，即改为垂头仰卧位。

4. 消毒范围包括全腹壁、外阴、阴道、宫颈，铺消毒巾。

5. 放置举宫器，用拉钩拉开阴道壁，暴露宫颈，以宫颈钳夹住宫颈前唇，将举宫器放入宫腔内，这样就可拨动子宫。

6. 患者平卧后，于脐皱褶下缘或脐下作一1～1.5cm的切口，直达筋膜层，一般采取脐皱褶下缘切口较好，因此处是腹壁最薄之处，易于穿刺，术后不留明显的瘢痕。

7. 制造气腹。自切口处以双套管穿刺针头部朝盆腔方向，针与腹壁呈60°角，将穿刺针一举迅速刺入，当针头感失去阻力时，针即进入腹腔。

8. 试验穿刺是否准确进入腹腔，用生理盐水或1%普鲁卡因数滴，滴于针尾入口处，由于横膈移动，使腹压先呈正压，接着呈负压，如穿刺已入腹腔，滴入的液体即被吸入；或用针筒抽数毫升生理盐水接上针尾，如穿刺已入腹腔，生理盐水即无阻力自然流入腹腔。

9. 确证穿刺进入腹腔后，开启已准备好的充气箱开关，通过管道接连于通气针尾部入口处，开始通气。此时可将患者体位改成垂头仰卧位，进入气体一般压力波动于10mmHg（1.3kPa）左右，如超过20mmHg（2.7kPa），则表示充气气流不畅，必须检查，有下列几种可能：即穿刺针未进入腹腔而在腹膜外疏松结缔组织内；或针头贴紧肠壁；或针头刺入时针孔内有组织陷入，致气流不畅，可变换针的方向，如仍不畅，可移去通气管，用针筒抽生理盐水5ml压力注入，试冲出针孔内组织；如仍不畅，则应拔出穿刺针重新穿刺。

10. 充入气体后患者感腹胀，腹部逐渐膨隆，叩诊呈鼓音，肝浊音消失，注入气体量根据患者腹壁松弛度而定，一般2～3L即可，个别情况可充气4～5L，注气完毕后即将穿刺针拔出。

11. 穿刺器装入套管，从腹壁切口处刺入，先在筋膜外潜行2cm左右，然后对准盆腔以60°～70°的角度刺入腹腔，经过筋膜时有较强的阻力，当进入腹腔即突感阻力消失，拔出穿刺器芯，有少量气体溢出，证明已进入腹腔。

12. 以内镜接上导光纤维，电脑摄像系统，开启光源开关，然后将腹腔镜插入套管进行腹腔内观察，另一手按子宫操纵器左右上下移动，即可见子宫及附件全貌。

13. 检查完毕后，拔出套管及内镜，腹壁创口以细丝线缝合1～2针，无菌纱布覆盖，5天拆线。

【并发症】

1. 充气入腹壁、腹膜外　充气穿刺针未刺入腹腔而在腹膜外间隙，患者诉下腹胀，腹部中央隆起，腹部叩诊鼓音不响亮，肝浊音界不消失，有时腹壁皮下气肿，扪之有捻发音。若充气针刺入太深，可进入腹腔后间隙，则充气阻力增高，患者感腹胀而腹部鼓音不响，肝浊音界不消失。故必须肯定穿刺针在腹腔内才进行充气，有可疑时宁可重新穿刺。

2. 刺伤肠管、血管　刺伤肠管或血管，后果严重，必须及时识别并立即剖腹处理，刺伤肠管多因肠管与腹膜粘连所致；刺伤血管多因充气不足穿刺器进入过深，或穿刺器方向不准确。

3. 活检处出血　腹腔镜活检时，一般与电凝同时进行，故活检创面极少出血，如有出血可再作局部电凝止血，如无效则须剖腹止血。

4. 烫伤肠曲　多发生于使用单极电凝时，电凝所产生的火花可灼伤肠曲。但多数系与肠曲直接接触所致。如有烫伤，轻者无症状，严重者当时无症状，但在术后3～7天出现肠瘘及弥漫性腹膜炎的症状，必须及时识别，并切除烫伤肠管。

5. 高碳酸血症　是由于气腹、过度垂头仰卧及麻醉辅助药等多种原因引起，使 CO_2 经腹膜吸收入血液，积聚过多引起，一般术后多能自行恢复。

6. 心律失常　多因术者动作过猛，子宫操纵器移动子宫位置过于迅速或粗暴，刺激迷走神经导致心率减慢，或高碳酸血症时儿茶酚胺释放过多使血管收缩、心肌缺氧所致。心律失常者除对症处理外，严重者应停止操作。

7. 气栓　充气过速，超过1L/min或气体充入组织内所致。如患者呼吸急促、呛咳，应立即停止手术，注射地塞米松，给予氧气吸入并使患者向左侧卧位，一般都能迅速缓解症状。

8. 切口感染　多因脐部清洁消毒不够或术者不注意无菌操作所致。

9. 子宫穿孔　多由操纵器置入太深、动作过猛或锁扣松脱所致，动作轻柔可避免。

十四、妊娠试验

受精卵在发育过程中，滋养叶细胞可合成分泌绒毛膜促性腺激素（HCG），在妊娠早期HCG能促使黄体产生孕激素，帮助孕卵生长发育。约在受精后10天左右采用敏感特异的检测方法可从血或尿中测得，随着胚胎的发育，HCG产生逐渐增多，妊娠60～90天达高峰，随后逐渐下降，至妊娠4个月以后维持在较低水平直到分娩，分娩后4天，如无胎盘残留，尿中HCG已转为阴性。人工流产后尿中HCG多数在2周后转为阴性。

妊娠试验是利用孕妇尿液及血清中含有绒毛膜促性腺激素的生物学与免疫学特点，去检测受检者体内有无HCG，可协助诊断早期妊娠。对滋养叶细胞疾病如葡萄胎、绒毛膜上皮癌等疾病的诊断、治疗、监护与随访，有着极其重要的临床价值。妊娠试验的方法很多，有生物学测定、免疫学测定及放射免疫法测定。

（一）免疫试验

【原理】 HCG是一种糖蛋白类激素，具有一定抗原性。根据免疫学原理，将HCG的抗原注入动物体内，可导致抗体产生相关的免疫反应而产生相应的抗体。将动物的血液抽出取其血清，即为抗血清，内含HCG特异抗体。若将待测尿液与此血清混合，如果待测尿液中的HCG含量高，即含有HCG抗原，则抗原和抗体就发生凝集反应；如待测标本中没有HCG，就不发生反应。因抗原抗体凝集反应难以为肉眼所观察，所以多加入某些物质作指示剂，常用的是羊红细胞或乳胶颗粒混悬液。首先使羊红细胞或乳胶颗粒表面吸附HCG，这就成为一种可见的抗原，与抗血清中的抗体相遇时，就能产生凝集反应。

如果先将欲测的尿液与抗血清作用，HCG 抗原与抗血清抗体产生凝集反应后，始加入吸附 HCG 的羊红细胞或乳胶颗粒，由于无多余的抗体，故不发生凝集现象，称为凝集抑制，表示被检测尿液含有 HCG，即妊娠实验阳性。

【方法】 目前临床上应用较普遍的是乳胶凝集抑制试验及羊红细胞凝集抑制试验。

1. 乳胶凝集抑制试验　在有孔塑料血凝板上，以滴管吸取待测尿液 1 滴于方格内，另一滴管吸取抗血清 1 滴加入，轻轻摇动使之充分混合，半分钟后，再加入 1 滴吸附有 HCG 的乳胶颗粒悬液，再轻摇动 2～3 分钟，如果出现凝集颗粒，则为妊娠试验阴性，如无上述凝集颗粒出现，仍保持乳胶悬液原状，则为妊娠试验阳性。

2. 羊红细胞凝集抑制稀释试验　在多孔血凝板上，自左而右每行自第 2 孔开始各加入 0.4ml 的 pH 6.4 磷酸缓冲液，内含 0.2%正常兔血清及 0.01%硫柳汞。在第 1 及第 2 孔内各加待测的晨尿 0.4ml，混匀后，吸取 0.4ml 加入第 3 孔，混匀后，吸取 0.4ml 加入第 4 孔，按此法向下类推，至最后一孔吸出 0.4ml 弃去，然后再自左而右在每孔内加入抗血清 1 滴和吸附有 HCG 的羊红细胞 1 滴，轻轻摇动血凝板使其均匀混合，静置 3 小时看结果。结果可以看到第 1 行第 1 孔凝集反应阴性，被测尿标本存有 HCG；余 4 孔凝集反应阳性，无 HCG，故为 312.5IU/L。而第 5 行则全部凝集被抑制，说明尿稀释 16 倍时 HCG 仍能被检出，故为 5000IU/L。

本试验敏感度约为 312IU/L，2～3 小时即可显示出结果，被广泛用于早孕、异位妊娠、葡萄胎及绒毛膜上皮癌的诊断或治疗后的随访监护。早孕 33 天时 HCG 在 625IU/L 左右，妊娠 40 天 HCG 在 5000IU/L 左右；60～90 天出现高峰，可达 8 万～32 万 IU/L；以后 HCG 逐渐下降。

（二）放射性免疫试验

使用放射免疫法测定 HCG 的方法，自 20 世纪 70 年代开始应用，利用放射性核素的特点与免疫学原理互相结合，故可测 HCG 的 β 亚基（β-HCG）而具有敏感性强、特异性高的特点。但因其操作复杂，并有放射性污染的危险，致广泛应用受到限制。

（三）酶免疫试验

利用酶促反应的放大作用，显示抗体抗原反应来测定 HCG 的超微量测定方法，在 20 世纪 80 年代开始应用，因酶的催化力强，比凝集反应更为准确与敏感，并且可检测 β-HCG，其敏感性与放射免疫测定法相似，因操作简便，现已广为使用。

【原理】 含有 HCG 的样本（晨尿或血清）与固定在聚苯乙烯试管上抗 HCG 单克隆抗体，以及酶标记的作用于同一 HCG 分子上不同抗原性部位的抗体进行温育，形成特异抗 HCG 抗体/HCG 抗原/酶标记抗 HCG 抗体的夹心三层结构。温育后，洗涤试管清除多余结合的酶标抗 HCG 抗体，再次温育，酶底物在酶的催化下出现蓝色。经过与阳性参照管比色，即可确定试验结果。

酶免疫测定特异性强，灵敏度高，应用广泛，试剂价廉，操作简便，无放射性污染，而广用于妊娠的早期辅助诊断。

（刘宇权）

第三节　妇产科特殊实验室检查正常参考值

一、内分泌功能测定

促卵泡激素（FSH）

　卵泡期　0.66～2.20g/L

　排卵期　1.38～3.80g/L

　黄体期　0.41～2.10g/L

　月经期　0.52～2.50g/L

　绝经后　＞40U/L

黄体生成素（HL）

　卵泡期　5～30U/L

　排卵期　75～150U/L

　黄体期　3～30U/L

　绝经期　30～130U/L

雌二醇（E_2）

　卵泡期　37～330pmol/L

　排卵期　367～1835pmol/L

　黄体期　184～881pmol/L

　绝经期　37～110pmol/L

孕酮（P）

　卵泡期　0.6～1.9nmol/L

　黄体期　20.7～102.4nmol/L

　绝经期　＜3.2nmol/L

睾酮（T）

　卵泡期　＜1.4nmol/L

　排卵期　＜2.1nmol/L

　黄体期　＜1.7nmol/L

　绝经期　＜1.2nmol/L

催乳素（PRL）（0.85±0.29）nmol/L

绒毛膜促性腺素（HCG）

　非孕时（尿）＜312U/L

　非孕时（血）＜3.1g/L

二、精液检查

量　一次排精量为2.5～5ml

色　灰白色或淡黄色

质　稠，离体半小时完全液化

pH　6.8～7.8

精子数　（60～100）$\times 10^6$/ml

成活率　>70%

正常精子形成　>60%

白细胞　<5 个/高倍视野

活动度　≥60%

Ⅰ级：有活动，但不前进。

Ⅱ级：前进缓慢，无规律。

Ⅲ级：中等速度，向前运动。

Ⅳ级：快速向前，直线运动（3.3mm/min）。

液化时间：5～25 分钟

（刘宇权）

第五篇　中医妇产科学古医籍参考文献

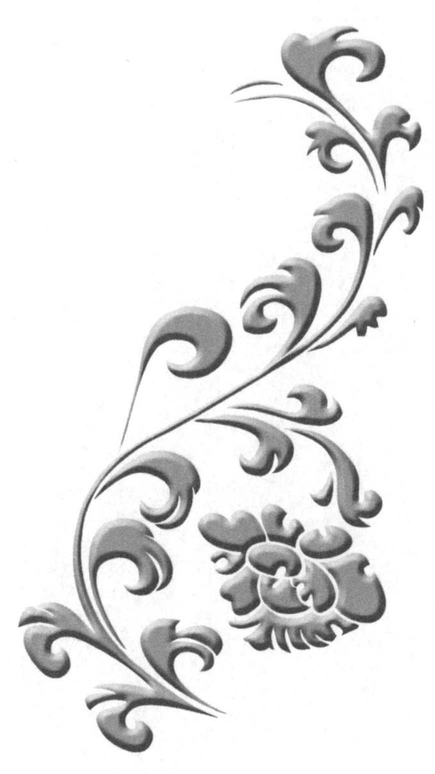

中医学是一门继承性很强的医学，长期以来，在继承的研究中很大程度着力于有关中医文献的整理与研究方面，不少中医学著作和教科书多以古医典文献为理论与实践的依据，但常因篇幅和体例所限，引用常难尽意。为了对中医妇产科教学、临床、科研工作者查找学习和引用文献提供方便，本书特系统筛选出有关中医妇产科古医籍文献尤其在治法与用药方面集中为一篇分类编次，以供读者参考。由于是系统选摘，可能与前面篇章所引用的部分古代文献重复，望读者见谅。

子　宫

《黄帝内经素问》

五脏别论：脑、髓、骨、脉、胆、女子胞，此六者，地气之所生也，皆藏于阴而象于地，故藏而不泻，名曰奇恒之府。（卷三）

评热病论：胞脉者属心而络于胞中。（卷九）

奇病论：胞络者系于肾。（卷十三）

《灵枢·水胀》：石瘕生于胞中，寒气客于子门，子门闭塞，气不得通，恶血当泻不泻，衃以留止，日以益大，状如怀子，月事不以时下，皆生于女子。（卷九）

《神农本草经》：女子风寒在子宫，绝孕十年无子。（卷一）

《类经》：女子之胞子宫是也，亦以出纳精气而成胎孕者为奇。（卷四）

《类经》：子门，即子宫之门也。（卷十六）

《类经图翼·附：类经附翼》：子户者，即子宫也……俗名子肠，居直肠之前，膀胱之后，当关元气海之间。（卷三）

月　经

《素问·上古天真论》：女子七岁，肾气盛，齿更发长。二七而天癸至，任脉通，太冲脉盛，月事以时下，故有子。三七肾气平均，故真牙生而长极。四七筋骨坚，发长极，身体盛壮。五七阳明脉衰，面始焦，发始堕。六七三阳脉衰于上，面皆焦，发始白。七七任脉虚，太冲脉衰少，天癸竭，地道不通，故形坏而无子也。（卷一）

《脉经》：此为居经，三月一来。（卷九）

《诸病源候论》：冲任之脉，为经脉之海……下为月水。（卷四十一）

《河间伤寒六书·宣明论》：以妇人月水，一月一来，如期谓之月信。（卷十一）

《女科撮要》：夫经水，阴血也，属冲任二脉，主上为乳汁，下为月水。（上卷）

《本草纲目》：有三月一行者，是谓居经，俗名按季。（卷五十二）

有一生不行而受胎者，是谓暗经。（卷五十二）

有受胎之后，月月行经而产子者，是谓盛胎，俗名垢胎。（卷五十二）

女子，阴类也，以血为主，其血上应太阴，下应海潮，月有盈亏，潮有朝夕，月事一月一行，与之相符，故谓之月水、月信、月经。（卷五十二）

《张马合注素问灵枢》：天癸者，阴精也。盖肾属水，癸亦属水，由先天之气蓄极而生，故谓阴精为天癸也。（卷一）

《景岳全书·阴阳》：元阴者，即无形之水，以长以立，天癸是也，强弱系之。（卷一）

《景岳全书·妇人规》：经血为水谷之精气，和调于五脏，洒陈于六腑，乃能入于脉也。凡其源源而来，生化于脾，总统于心，藏受于肝，宣布于肺，施泄于肾，以灌溉一身，在男子则化而为精，妇人则上为乳汁，下归血海而为经脉。（卷三十八）

经本阴血，何脏无之？惟脏腑之血，皆归冲脉，而冲为五脏六腑之血海，故经言太冲脉盛，则月事以时下，此可见冲脉为月经之本也。（卷三十八）

《类经附翼·求正录》：是命门总主乎两肾，而两肾皆属于命门。

《女科·产后编》：夫经水出诸肾。（上卷）

《医宗金鉴》：然亦有两月一行，谓之并月者。……一年一至为避年。（卷四十四）

《血证论》：故行经也，必天癸之水至于胞中，而后冲任之血应之，亦至胞中，于是月事乃下。（卷五）

生理带下

《沈氏女科辑要笺正》：王孟英按：带下女子生而即有，津津常润，本非病也。（卷上）

《景岳全书·妇人规》：盖白带出于胞宫，精之余也。（卷三十九）

妊　娠

《素问·阴阳别论》：阴搏阳别，谓之有子。（卷二）

《灵枢·决气》：两神相搏，合而成形，常先身生，是谓精。（卷六）

《灵枢·本神》：故生之来谓之精，两精相搏谓之神。（卷二）

《脉经》：妇人怀妊离经：其脉浮，设腹痛引腰脊，为今欲生也。（卷九）

《备急千金要方》：妊娠一月始胚，二月始膏，三月始胞，四月形体成，五月能动，六月筋骨立，七月毛发生，八月脏腑具，九月谷气入胃，十月诸神备，日满即产矣。（卷二）

《校注妇人良方》薛立斋：血者，水谷之精气也，和调五脏，洒陈六腑，在男子则化

为精，在妇人上为乳汁，下为血海。（卷一）

《医学入门》：气血充实，则可保十月分娩。……凡二十七日即成一月之数。（卷六）

《证治准绳·女科》引袁了凡：天地生物，必有絪蕴之时；万物化生，必有乐育之时……凡妇人一月经行一度，必有一日絪蕴之候，于一时辰间……此的候也。……顺而施之，则成胎矣。（卷四）

《达生篇》：睡、忍痛、慢临盆。（卷上）

《女科正宗·广嗣总论》：男精壮而女经调，有子之道也。

《胎产心法》：妇人怀子，喜食酸咸果实为何，盖阴阳交合，受胎于肾，生化于肝，二脏皆供给于胎，则肝肾不足，故喜食酸咸以自救也。（卷上，恶阻篇）

凡妇人怀孕，其血留气聚，胞宫内实，故尺脉必滑数。（卷上）

临产自有先兆，须知凡孕妇临产，或半月数日前，胎腹必下垂，小便多频数。（卷中）

产妇冲任血旺，脾胃气壮则乳足而浓。（卷下）

《医宗金鉴·妇科心法要诀》：妇人经水不至……五个月之后，以孕妇乳房辨之。若乳房升大有乳者是胎。（卷四十五）

妊娠八、九个月时，或腹中痛，痛定仍然如常者，此名试胎，……若月数已足，腹痛或作或止，腰不痛者，此名弄胎。（卷四十七）

产　　育

《金匮要略方论》：师曰：新产血虚……亡津液，胃燥，故大便难。（卷下）

《圣济总录》：大肠者，传导之官，变化出焉，产后精液减耗，胃中枯燥，润养不足，糟粕壅滞，故大便难或致不通，凡新产之人，喜病此者，由去血多，内亡津液故也。（卷一百六十五）

产后汗出不止者，亡血阴虚故也。盖荣弱卫强，阳加于阴，气散于表，故令多汗。（卷一百六十四）

《女科经纶》程若水说：胎既产，则胃中清纯津液之气，归于肺，朝于脉，流入乳房，变白为乳。（卷一）

《产孕集》：产后调摄，最宜详慎，盖产后气血虚少，络脉空乏，肢节懈怠，腠理开张，皮毛不实，营卫不固，血道易塞，气道易滞，故致疾之易，而去疾之难，莫甚于此。（卷下）

脏腑、气血、经络和女性生理的关系

《黄帝内经素问》王冰注：冲为血海，任主胞胎，二者相资，故能有子。（卷一）

《灵枢·营卫生会》：营卫者，精气也，血者，神气也，故血之与气，异名同类焉。（卷四）

《灵枢·海论》：冲脉者，为十二经之海。（卷六）

《灵枢·逆顺肥瘦》：夫冲脉者，五脏六腑之海也。（卷六）

《圣济总录》：血为荣，气为卫……内之五脏六腑，外之百骸九窍，莫不假此而致养，矧妇人纯阴，以血为本，以气为用，在上为乳饮，在下为月事，养之得道，则营卫流行而

不乖，调之失理，则气血愆期而不应。（卷一百五十一）

《儒门事亲》：冲任督三脉，同起而异行，一源而三歧，皆络带脉。（卷一）

《徐灵胎医书全集·医学源流论》：凡治妇人，必先明冲任之脉……此皆血之所从生，而胎之所由系，明于冲任之故则本源洞悉，而后其所生之病，千条万绪，以可知其所从起。

《景岳全书》：命门为精血之海，元气之根。五脏之阴气，非此不能滋，五脏之阳气，非此不能发。（卷三）

“经血为水谷之精气，和调于五脏，洒陈于六腑，乃能入于脉也，凡其源源而来，生化于脾，总统于心，藏受于肝，宣布于肺，施泄于肾……妇人则上为乳汁，下归血海而为经脉。”（卷三十八）

《女科经纶》程若水说：妇人经水与乳，俱由脾胃所生。（卷一）

妇科疾病的病因病机

《黄帝内经素问》

阴阳应象大论：怒伤肝，喜伤心，思伤脾，忧伤肺，恐伤肾。（卷二）

宣明五气论：久卧伤气，久坐伤肉。（卷七）

离合真邪论：夫邪之入于脉也，寒则血凝泣。（卷八）

评热病论：邪之所凑，其气必虚。（卷九）

举痛论：怒则气上，喜则气缓，悲则气消，恐则气下……惊则气乱，劳则气耗，思则气结。（卷十一）

风论：风者善行而数变，腠理开则洒然寒，闭则热而闷，其寒也则衰食饮，其热也则消肌肉。（卷十二）

五运行大论：其在天为热，在地为火……其性为暑。（卷十九）

六元正纪大论：凡此少阳司天之政……初之气，地气迁，风胜乃摇，寒乃去，候乃大温，草木早荣，寒来不杀，温病乃起，其病气怫于上，血溢目赤，咳逆头痛、血崩……。（卷二十一）

《黄帝内经素问遗篇·刺法论》：正气存内，邪不可干。

《金匮要略方论》：妇人中风，七八日续来寒热，发作有时，经水适断，此为热入血室。（卷下）

妇人伤寒发热，经水适来，昼日明了，暮则谵语，如见鬼状者，此为热入血室。（卷下）

妇人之病，因虚、积冷、结气，为诸经水断绝。（卷下）

《脉经》：未出门女有三病，何谓也？师曰：一病者，经水初下，阴中热，或有当风，或有扇者。二病者，或有以寒水洗之。三病者，或见丹下，惊怖得病，属带下。（卷九）

《诸病源候论》：夫人将摄顺理，则血气调和，风寒暑湿，不能为害。若劳伤血气，便致虚损，则风冷乘虚而干之，或客于经络，或入于腹内，其经络得风冷，则气血冷涩，不能自温于肌肤也。腹内得风冷，则脾胃弱，不能消饮食也，随其所伤，而变成病。若大肠虚者，则变不利；若风冷入于子脏，则令脏冷，致使无儿；若搏于血，则血涩壅，亦令经

水不利，断绝不通。（卷三十七）

月水是经络之余，若冷热调和，则冲脉任脉气盛，太阳少阴所主之血宣流，以时而下。若寒温乖适，经脉则虚，有风冷乘之，邪搏于血，或寒或温，寒则血结，温则血消，故月水乍多乍少为不调也。（卷三十七）

带下者，因劳伤过度，损动经血，致令体虚受风冷，风冷入于胞络，搏其血之所成也……冷则多白，热则多赤。（卷三十七）

疝瘕之病，由饮食不节，寒温不调，气血劳伤，脏腑虚弱，受于风冷，令人腹内与血气相结所生。疝者痛也，瘕者假也；其结聚浮假而痛，推移而动。妇人病之，有异于丈夫者，或因产后脏虚受寒，或因经水往来，取冷过度，非独关饮食失节，多夹有血气所成也。（卷三十八）

《校注妇人良方》：若遇经行，最宜谨慎，否则与产后症相类。若被惊怒劳役，则血气错乱，经脉不行，多致劳瘵等疾。若逆于头面肢体之间，则重痛不宁。若怒气伤肝，则头晕、胁痛、呕血、而瘰疬、痈疡。若经血内渗，则窍穴淋漓无已。（卷一）

《医学入门》：经行与产后一般，若其时余血一点未净，或外被风寒，及湿冷暑热邪气，或内伤生冷，七情郁结，为痰为瘀，凝积于中，曰血滞。或经止后，用力太过，入房太甚，及服食燥热，以致火动，邪气盛而津血衰，曰血枯。（卷六）

《景岳全书·妇人规》：盖其病之肇端，则或由思虑，或由郁怒，或以积劳，或以六淫饮食，多起于心肺肝脾四脏，及其甚也则四脏相移，必归脾肾。盖阳分日亏，则饮食日减，而脾气胃气竭矣。阴分日亏，则精血日涸，而冲任肾气竭矣。（卷三十八）

《沈氏女科辑要笺正》：妊妇卒不语，或口眼歪斜，或手足瘈疭……或腰背反张，时昏时醒，名为痉，又名子痫，古来皆作风治，不知卒倒不语，病名为厥，阴虚失纳，孤阳逆上之谓。口眼歪斜，手足瘈疭，或因痰滞经络，或因阴亏不吸，肝阳内风暴动。（卷上）

《叶氏女科证治》：此于未产之先，亦须常为运动，庶使气血流畅，胎易转动，则产亦易矣。（卷三）

《黄帝内经素问》

阴阳别论：二阳之病发心脾，有不得隐曲，女子不月；其传为风消，其传为息贲者，死不治。（卷二）

评热病论：今气上迫肺，心气不得下通，故月事不来也。（卷九）

标本病传论：阴阳逆从，标本之为道也。……知标本者，万举万当。（卷十八）

《灵枢·五音五味》：今妇人之生，有余于气，不足于血，以其数脱血也。（卷十）

《东垣六书·兰室秘藏》：或因劳心，心火上行，月事不来。（卷中）

《景岳全书·妇人规》：五脏之伤，穷必及肾。（卷三十八）

妇科疾病的诊法与辨证

《难经·十九难》：男脉在关上，女脉在关下。是以男子尺脉恒弱，女子尺脉恒盛，……男得女脉为不足……女得男脉为太过。（卷二）

《黄帝内经素问》

平人气象论：妇人手少阴脉动甚者，妊子也。（卷五）

腹中论篇：帝曰：何以知怀子之且生也？岐伯曰：身有病而无邪脉也。（卷十一）

《灵枢・邪气脏腑病形》：肾脉……微涩为不月。（卷一）

《金匮要略方论》：妇人得平脉，阴脉小弱，其人渴，不能食，无寒热，名妊娠。（卷下）

《脉经・平三关病候并治宜》：尺脉滑，血气实，妇人经脉不利……。（卷二）

《脉经》：脉平而虚者，乳子法也……诊其手少阴脉动甚者，妊子也，……尺中之脉按之不绝，法妊娠也。三部脉沉浮正等，按之无绝者，有娠也。（卷九）

《格致余论》：经水者，阴血也，阴必从阳，故其色红，禀火色也。血为气之配，气热则热，气寒则寒，气升则升，气降则降，气凝则凝，气滞则滞，气清则清，气浊则浊。往往见有成块者，气之凝也。时行而痛者，气之滞也。来后作痛者，气血俱虚也。色淡者，亦虚也。错经妄行者，气之乱也。紫者，气之热也。黑者，热之甚也。

《丹溪心法附余》广按：妇人经病有月候不调者，有月候不通者，然不调不通之中，有兼疼痛者，有兼发热者，此分而为四。然四者之中，若细推之，不调之中，有趱前者，有退后者，则趱前为热，退后为虚也。不通之中，有血滞者，有血枯者，则血滞者宜破，血枯者宜补也。疼痛之中，有常时作痛者，有经前经后作痛者，则常时与经前作痛为血积，经后为血虚也。发热之中，有常时发热者，有经行发热者，则常时为血虚有积，经行为血虚有热也。（卷二十）

《医学入门》：凡妇人脉比男子更濡弱者，常也。（卷一）

微弱为少气，主男子失精溺血，女子崩中漏下，致面色焦枯。（卷一）

先期三五日者为血热……来多或日多五六日以上者，内热血散也……。时行时止，淋漓不断，腹中作疼，乃寒热邪气，客于胞中，留滞血海作疼也。……色紫者风也，黑者热甚也。如烟尘水，如屋漏水，如豆汁，或带黄混浊模糊者，湿痰也。成块作片，色不变者气滞也，或风冷乘之也，色变紫黑者，血热也。（卷六）

经事欲行，脐腹绞痛者为血滞，……经水临行时痛者，为气滞……经水将来，阵痛阵止者，为血实……经水将行，被风冷相搏，绕脐疝痛者，乃寒气客于血室……。（卷六）

《景岳全书・妇人规》：经行腹痛，证有虚实，实者或因寒滞，或因血滞，或因气滞，或因热滞；虚者有因血虚，有因气虚。然实痛者多痛于未行之前，经通而痛自减。虚痛者，于既行之后，血去而痛未止，或血去而痛益甚。大都可按可揉者为虚，拒按拒揉者为实，有滞无滞，于此可察。但实中有虚，虚中亦有实，此当于形气禀质，兼而辨之，当以察意，言不能悉也。（卷三十八）

凡血色有辨，固可以察虚实，亦可以察寒热。若血浓而多者，血之盛也；色淡而少者，血之衰也，此因大概之易知者也。至于紫黑之辨，其证有如冰炭，而人多不解，误亦甚矣。盖紫与黑相近，令人但见紫色之血，不分虚实，便谓内热之甚，不知紫赤鲜红浓而成片成条者，是皆新血妄行，多由内热；紫而兼黑，或散或薄，沉黑色败者，多以真气内损，必属虚寒。由此而甚，则或如屋漏水，或如腐败之宿血，是皆紫黑之变象也。此肝脾大损，阳气大陷之证。（卷三十八）

试捏产母手中指本节跳动，即当产也。（卷三十九）

《医宗金鉴・妇科心法要诀》：血从阳化色正红，色变紫黑热之征，黄泔淡红湿虚化，更审瘀块黯与明。（卷四十四）

热化稠黏臭必秽，寒化清沏臭则腥，内溃五色有脏气，时下而多命必倾。（卷四十四）

经来前后为愆期，前热后滞有虚实，淡少为虚不胀痛，紫多胀痛属有余。（卷四十四）

腹痛经后气血弱，痛在经前气血凝，气滞腹胀血滞痛，更审虚实寒热情。（卷四十四）

多清浅淡虚不摄，稠黏深红热有余，兼带时下湿热秽，形清腥秽冷湿虚。（卷四十四）

妇产科治法

《临证指南医案》秦天一　气冲心痛呕涎，气坠，少腹为泻，经来后期，其色或淡或紫，病在冲脉，从厥阴阳明两治。（川连、小茴、川楝子、归尾、炒半夏、茯苓、桂枝、橘红）（卷九）

朱二六　经水一月两至，或几月不来，五年来并不孕育，下焦肢体常冷，是冲任脉损，无有贮蓄，暖益肾肝主之。（人参、河车胶、熟地、归身、白芍、川芎、香附、茯神、肉桂、艾炭、小茴、紫石英）（卷九）

王三一　居经三月，痞闷膨胀，无妊脉发现，询知劳碌致病，必属脾胃阳伤，中气愈馁，冲脉之血贮住，询有诸矣。（大腹皮绒、半夏曲、老苏梗、橘红、炒山楂、茺蔚子）（卷九）

徐评：妇人之疾，除经带之外，与男子同治，而经带之疾全属冲任，治冲任之法，全在养血，故古人立方无以血药为主者。（卷九）

成　冲任二脉损伤，经漏经年不痊，形瘦肤干畏冷，由阴气走乎阳位，益气以培生阳，温摄以固下真。（人参、鹿角霜、归身、蕲艾炭、茯神、炮姜、紫石英、桂心）（卷九）

张四三　经漏十二年，五液皆涸，冲任不用，冬令稍安，夏季病加，心摇动，腹冲热，腰膝跗骨皆热，此皆枯槁日著，方书谓暴崩宜温，久崩宜清，以血去阴耗耳。（人参、生地、阿胶、天冬、人乳粉、柏子仁、茯神、枣仁、白芍、知母、蜜丸）（卷九）

王二七　产后淋漓成带，入暮溺频不爽，惊恐神呆，骨骱尽痛，是肝肾内损，渐及奇经，不司束固，是产后虚在下，甘辛润补肝肾，不与燥药，以肾恶燥，肝忌刚也。（枸杞子炒黑、鹿角霜、归身、菟丝子炒香、生杜仲、沙苑子、茯苓、补骨脂盐水煎淡）（卷九）

《得配本草·附奇经药考》：

茴香　入奇经

秋葵子　入奇经

巴戟　入冲脉

马鞭草　入奇经

当归　主冲脉为病，逆气里急。带脉为病，腹满；腰溶溶如坐水中

黄柏　主冲脉逆气

白术　主冲脉为病，逆气里急，脐腹病

香附　入冲脉

川芎　行冲脉

黄芩　行冲脉

鳖甲　行冲脉

木香　主冲脉为病，逆气里急

鹿唧　补温冲督之精血

枸杞子　补冲督之精血

黄芪　主阳维为病苦寒热，督脉为病逆气里急

白芍　主阳维寒热，带脉腹痛

芦荟　主冲为病，逆气里急

槟榔　主冲脉逆气里急

苍术　（原书缺）

吴茱萸　主冲脉逆气里急

苍耳子　走督脉

细辛　主督脉为病，脊强而厥

附子　主督脉为病，脊强而厥

羊脊骨　通督脉

白果　通督脉

鹿角霜 通督脉之气舍
鹿茸 通督脉之精室
鹿角胶 温督脉之血
龟甲 通任脉
藁本 主督脉脊强而厥
桂枝 走阳维
防己 入阳跻
肉桂 通阳跻、督脉
穿山甲 入阴阳二跻
虎骨 入阴阳二跻
川续断 主带脉为病
艾 治带脉病，腹满，腰溶溶如坐水中
龙骨 治带脉为病
王不留行 通冲任二脉
泽兰 调病伤八脉
升麻 缓带脉之缩急
甘草 和冲脉之逆，缓带脉之急
丹参 益冲任

《医学衷中参西录》：理冲汤 治妇女经闭不行或产后恶露不尽，结为癥瘕，以致阴虚作热，阳虚作冷，食少劳嗽，虚证沓来。服此汤十余剂后，虚证自退，三十余剂后，瘀血可尽消。亦治室女月闭血枯。并治男子劳瘵，一切脏腑癥瘕、积聚、气郁、脾弱、满闷、痞胀、不能饮食。

生黄芪 党参 于术 生山药 天花粉 知母 三棱 莪术 生鸡内金

王某妻，来院求为治癥瘕。自言瘀积十九年矣，满腹皆系硬块。亦治以理冲汤，为其平素气虚，将方中参、芪加重，三棱、莪术减半。服数剂，饮食增加，将三棱、莪术渐增至原定分量。又服数剂，气力较壮，又加水蛭二钱，樗鸡（俗名红娘）十枚，又服二十余剂，届行经之期，随经下紫黑血块若干，病愈其半。又继服三十剂，届经期，瘀血遂大下，满腹积块皆消。又俾服生新化瘀之药，以善其后。

安冲汤 治妇女经水行时多而且久，过期不止或不时漏下。

白术 生黄芪 生龙骨 生牡蛎 大生地 生杭芍 海螵蛸 藁草 川续断

友人刘某其长子妇，经水行时，多而且久，淋漓八九日始断。数日又复如故。医治月余，初稍见轻，继又不愈。延余诊视，观所服方，即此安冲汤去茜草、螵蛸。遂仍将二药加入，一剂即愈，又服一剂，永不反复。刘某疑而问曰：茜草、螵蛸，治此证如此效验，前医何为去之？答曰：彼但知茜草、螵蛸能通经血，而未见《内经》用此二药雀卵为丸，鲍鱼汤送下，治伤肝之病，时时前后血也。故于经血多之证，即不敢用。不知二药大能固涩下焦，为治崩之主药也。

固冲汤 治妇女血崩。

白术 生黄芪 龙骨 牡蛎 萸肉 生杭芍 海螵蛸 茜草 棕边炭 五倍子

天津赵某妻，年四十余岁，行经过期不止，诸治不效，延弟诊视。见两部之脉皆微细无力，为开固冲汤原方予之，服数剂即全收功。因思如此年岁，血分又如此受伤，谅从此断生育矣。不意年余又产一子，安危无恙。盖因固冲汤止血兼有补血之功也。

温冲汤 治妇人血海虚寒不育。

生山药 当归身 乌附子 肉桂 补骨脂 小茴香 核桃仁 紫石英 真鹿角胶

一妇人自二十出嫁，至三十未育子女。其夫商治于愚，因细询其性质禀赋，言生平最畏寒凉，热时亦不敢食瓜果。至经脉则大至调和，偶或后期两三日。知其下焦虚寒，因思《神农本草经》谓紫石英“气味甘温，治女子风寒在子宫，绝孕十年无子。”遂为拟此汤，方中重用紫石英六钱，取其性温质重，能引诸药直达冲中，而温暖之。服药三十余剂，而畏凉之病除。后数月遂孕，连生子女。益信《神农本草经》所谓治十年无子者，诚不误也。

月经疾病

《诸病源候论》：妇人月水不调，由劳伤气血，致体虚受风冷，风冷之气客于胞内，伤冲脉任脉。损手太阳少阴之经也。（卷三十七）

养生方云：病忧恚泣哭，以令阴阳结气不和，故令月水时少时多，内热苦渴，色恶，体肌枯，身重。（卷三十七）

《校注妇人良方》：经者，常候也，谓候其一身之阴阳愆伏，知其安危，故每月一至，太过不及，皆为不调，阳太过则先期而至，阴不及则后时而来，其有乍多乍少，断绝不行，崩漏不止，皆由阴阳衰盛所致。（卷一）

《格致余论》：经水者，阴血也，阴必从阳故其色红，禀火色也。血为气之配……往往见有成块者，气之凝也……色淡者，亦虚也。错经妄行者，气之乱也。紫者，气之热也。黑者，热之甚也。

《丹溪心法》：经不调而血水淡血，宜补气血，参芪芎归香附白芍，腹痛加胶珠艾叶延胡索。（卷五）

肥胖饮食过度之人而经水不调者，乃是湿痰。

《证治要诀》：妇人每月经水应期而下，不使有余，犹太阴之缺也。其有或先或后，或少或多，或欲来先病，或遇来而继续，皆谓之不调。（卷十二）

《本草纲目》：女人之经，一月一行，其常也。或先或后，或通或塞，其病也。复有变常，而古人并未言及者，不可不知，有行期只吐血衄血或眼耳出血者，是谓逆行。有三月一行者，是谓居经，俗名按季。有一年一行，是谓避年。有一生不行而受胎者，是谓暗经。（卷五十二）

《证治准绳·女科》：若遇经行，最宜谨慎，否则与产后证相类。（卷一）

窃谓心脾平和，则经候如常，苟或七情内伤，六淫外侵，饮食失节，起居失宜，脾胃虚损，心火妄动则月经不调矣。有先期而至者，有后期而至者，其说详见后条，盖血生于脾土，故云脾统血，凡血病当用苦甘之剂以助阳气而生阴血也。（卷一）

经水者阴血也，阴必从阳，故其色红，禀火色也。血为气之配，气热则热，气寒则寒；气升则升，气降则降；气凝则凝，气滞则滞；气清则清，气浊则浊；往往见有成块者，气之凝也；将行而痛者，气之滞也；来后作痛者，气血俱虚也；色淡者，亦虚也，而有水混之也；错经妄行者，气之乱也；紫者，气之热也；黑者，热之甚也；今人但见其紫者黑者作痛成块者，率指为风冷而行温热之剂，则祸不旋踵矣。（卷一）

《景岳全书·妇人规》：经血为水谷之精气，和调于五脏，洒陈于六腑，乃能入于脉也。凡其源源而来，生化于脾，总统于心，藏受于肝，宣布于肺，施泄于肾，以灌溉一身。在男子则化而为精，妇人则上为乳汁，下归血海而为经脉。但使精气无损，情志调和，饮食得宜，则阳生阴长而百脉充实，又何不调之有？苟不知慎，则七情之伤为甚，而劳倦次之，又或为欲不谨，强弱相陵，以致冲任不守者，亦复不少。此外由外感内伤，或医药误谬，但伤营气，无不有以致之。凡人有衰弱多病，不耐寒暑，不胜劳役，虽先天禀弱者常有之。然有以气血方长而纵情亏损，或精血未满而早为斲丧，致伤生化之源，则终生受害，此未病之先所当深查而调之者也。若欲调其既病，则惟虚实阴阳四者为要。丹溪曰：先期而至者，血热也，后期而至者，血虚也。王子亨曰：阳太过则先期而至，阴不足则后时而来，其有乍多乍少，断绝不行，崩漏不止，皆由阴阳盛衰所致，是固不调之大略也。然先期而至，虽曰有火，若虚而夹火，则所重在虚，当以养营安血为主；矧亦有无火而先期者，则或补中气，或固命门，皆不宜过用寒凉也。后期而至者，本属血虚，然亦有血热而燥瘀者；不得不为清补，有血逆而留滞者，不得不为疏利。总之调经之法，但欲得其和平，在详察其脉证耳。若形气脉气俱有余，方可用清用利，然虚者极多，实者极少。故调经之要，贵在补脾胃以滋血之源，养肾气以安血之至。知期二者，则尽善矣。若营气本虚而不知培养，则未有不日枯而竭者，不可不察也。（卷三十八）

凡妇人血虚者，或迟或早，经多不调，此当察脏气，审阴阳，详查形证脉色，辨而治之，庶无误也。盖血虚之候，或色淡，或涩少，或过期不至，或行后反痛，痛则喜暖喜按，或经后则困惫难支，腰膝如折，或脉息则微弱弦涩，或饮食素少，或形色薄弱，凡经有不调，而值此不足之证，皆不可妄行克削及寒凉等剂，再伤脾肾，以伐生气，则惟有日甚矣。（卷三十八）

妇人因情欲房室以致经脉不调者，其病皆在肾经，此证最多，所当辨而治之。（卷三十八）

《女科经纶·经候不调有阴阳相胜论》：许叔微曰：妇人病，多是月经乍多乍少，或前或后，时发疼痛……盖阴气乘阳，则胞寒气冷，血不运行……故令乍少而在月后。若阳气乘阴，则血流散溢……故令乍多而在月前，当别其阴阳，调其血气，使不相乖，以平为期也。（卷一）

经不调属风冷乘虚客胞中论：陈良甫曰：妇人月水不调，由风冷乘虚客于胞中，伤冲任之脉……盖冲任之脉起于胞中，人将息顺理则血气调和，六淫不能为害。若劳伤血气，则风冷乘之，脾胃一伤，饮食渐少，荣卫日衰，肌肤黄瘦，皆由冲任劳损。故凡遇经行，最宜谨慎，否则与产后证相类。（卷一）

月经不调属忧思郁怒所致论：方约之曰：……忧思过度则气结，气结则血亦结。又云：气顺则血顺，气逆则血逆，忿怒过度则气逆，气逆则血亦逆，气血结逆于脏腑经络，而经于是乎不调也。（卷一）

《医部全录·妇科引〈医学纲目〉》：详夫不调之由，其或前或后，及行后作痛者，虚也。其少而淡者，血虚也；多者，气虚也；其将行作痛，及凝块不散者，滞也；紫黑色者，滞而夹热也。（卷三百八十一）

《医部全录·妇科引〈妇人秘科〉》：妇人经候不调有三：一曰脾虚，二曰冲任损伤，三曰脂痰凝塞。（卷三百八十二）

《医部全录·妇科引〈医方考〉》：妇人月事不调，以四物汤为主而变通之。

经曰：月事以时下，故能有子。是以月事不调者，宜以此方为主，随其寒热虚实而斟酌加减之……是方也，川芎当归芍药地黄，皆味厚之品也。味厚为阴中之阴，故能益血。析而论之，当归辛温能活血，芍药酸寒能敛血，熟地甘濡能补血。又曰：当归入心脾，芍药入肝，熟地入肾。若川芎者，彻上彻下而行血中气者也。此四物汤，所以为妇人之要药，而调月者，必以之为主也。脉数血色紫黑为内热，本方加黄芩黄连，脉迟血凝结者为寒，本方加官桂、附子。人肥有痰，加半夏、陈皮、南星。人瘦有火，加山栀、黄柏、知母。有抑郁者，加香附、苍术、砂仁、神曲。有留滞者，加桃仁、红花、延胡索、肉桂。先期者为热，后期者为寒、为郁、为气、为痰。气虚者加参、芪，气实者加枳、朴。或问四物亦有不宜者乎？余曰：有之。气息几微者不宜川芎，恐其辛香，益散真气也。大便溏泄，不宜当归，恐其濡滑，益增下注也。脉迟腹痛，不宜芍药，恐其酸寒，益增中冷也。胸膈痞塞，不宜地黄，恐其黏腻，益增泥滞也。明者解之，昧者误也。（卷三百八十二）

一、月经先期

《万氏女科》：瘦人经水来少者，责其血虚少也。（卷一）

《济阴纲目》：治经水先期而来，宜凉血固经。（卷一）

《景岳全书·妇人规》：若脉证无火而经早不及期者，乃心脾气虚不能固摄而然。

凡血热者多有先期而至，然必察其阴气之虚实，若形色多赤或紫而浓，或去多，其脉洪滑；其脏气饮食，喜冷畏热，皆火之类也……所谓经早者，当以每月大概论。所谓血热者，当以通身藏象论。勿以素多不调而偶见先期为早，勿以脉证无火而单以经早者为热……若一月二三至，或半月或旬日而至者，此气血败乱之证，当因其寒热而调治之，不得以经早者并论。

血热者，经期常早，此营血流利，及未甚亏者，多有之，其有阴火内灼，血本热而亦每过期者，此水亏血少，燥涩而然，治宜清火滋阴，以加味四物汤、加减一阴煎、滋阴八味丸之类主之。

若火之甚者，如抽薪饮之类亦可暂用，但不可以假火作真火，以虚火作实火也。（卷三十八）

肾为阴中之阴，肾主闭藏，肝为阴中之阳，肝主疏泄，二脏俱有相火，其系上属于心，故心火一动，则相火翕然从之，多致血不静而妄行，此固一说，然相火动而妄行者有之，由火之盛也。若中气脱陷及门户不固而妄行者，亦有之，此由脾肾之虚，不得尽言为火也。（卷三十八）

《女科经纶·月经门》赵养葵曰："经水如不及期而来者有火也。""如半月或十日而来，且绵延不止，此属气虚。""其间亦有不及期而无火者，有过期而有火者，多寡不同，不可拘于一定，当察脉之迟数，视禀之虚实强弱，但以滋水为主，随证加减。凡紫与黑色者，多属火旺之甚，亦有虚寒而紫黑者，不可不查脉审证，若淡白，则无火明矣。"（卷一）

慎斋按：序经水有先期过期之候，有属热属寒之分，有色黑色淡之辨，凡此皆经候不调之所属也。（卷一）

《医学心悟·妇人门》：方书以趱前为热，退后为寒，其理近似，然亦不可尽拘也。假如脏腑当空虚，经水淋漓不断，频频数见，岂可便断为热。又如内热血枯，经脉迟滞不来，岂可便断为寒，必须察其兼症，如果脉数内热，唇焦口燥，畏热喜冷，期为有热；如果脉迟腹冷，唇淡口和，喜热畏寒，斯为有寒，阳脏阴脏，于期而别。（卷五）

《医部全录·妇科引〈丹溪心法〉》：经水不及期而来者，血热也。

未及期先来，乃是气血俱热，宜凉气血。

肥人不及日数而多者，痰多血虚有热。

经不调而血色淡，宜补气血。（卷三百八十一）

《医部全录·妇科引〈医学纲目〉》：若阳气乘阴，则血流散溢，经所谓天暑地热，经

水沸溢，故令乍多而在月前。（卷三百八十一）

《医宗金鉴·妇科心法要诀》：先期实热物芩连，虚热地骨皮饮丹，血多胶艾热芩术，逐瘀桃红紫块粘，血少浅淡虚不摄，当归补血归芪先，虚甚参芪圣愈补，热带姜芩丹附延，逐瘀芎归佛手散，又名芎归效若仙。（卷四十四）

《金匮要略心典》尤在泾注释本条：妇人经脉流畅，应期而至，血满则下，血尽复生，如月盈则亏，月晦复出之。惟其不利则蓄泄失常，似通非通，欲止不止，经一月而再见矣，少腹满痛，不利之验也。

《叶天士女科》：（月经先期）若阳太过则月经趱前，一月忽早一月，则其形色多赤或紫而浓，其脏气饮食喜冷畏热，乃为血热。（卷一）

形瘦经少，此气血弱也，宜服加味四物汤。

形肥经少，此痰凝经隧也，宜服二陈汤合芎归汤。

《临证指南医案》：局方逍遥散，固女科圣药，大意重在肝脾二经。因郁致损，木土交伤，气血痹阻。和气血之中，佐柴胡微升，以引少阳生气，上中二焦之郁勃，可使条畅。（卷九）

《傅青主女科·产后编》：妇人有先期经来者，其经甚多，人以为血热之极也，谁知是肾中火太旺乎？夫火太旺则血热，水太旺则血多，此有余之病，非不足之症也……然而火不可任其有余，而水断不可使之不足。治之法但少清其热，不必泄其水也。

又有先期经来只一二点者，人以为血热之极也，谁知肾中火旺而阴水亏乎，夫同是先期之来，何以分虚实之异，盖妇人之经最难调，苟不分别细微，用药鲜克有效。先期者，火气之冲，多寡者，水气之验；故先期而来多者，火热而水有余也；先期而来少者，火热而水不足也。倘一见先期之来，俱以为有余之热，但泄火而不补水，或水火两泄之，有不更增其病者乎！治之法不泄火，只专补水，水既足而火自消矣，亦既济之道也，方用两地汤。（女科上卷）

《女科证治约旨》：经不调，如因后天脾胃之不旺，生化无权，冲任气衰，月事不匀。（卷二）

《沈氏女科辑要笺正》：先期有火，后期火衰，是故有之，然特其一端耳，如虚不能摄，则虽无火，亦必先期，或血液渐枯，则虽有火，亦必后期。（卷上）

二、月经后期

《校注妇人良方》：过期而至者，有因脾经血虚，有因肝经血少，有因气虚血弱，主治之法……脾经血虚者，人参养营汤；肝经血少者，六味地黄丸；气虚血弱者，八珍汤。（卷一）

《丹溪心法》：妇人经水过期，血少也，四物加参、术，带痰加南星、半夏、陈皮之类……过期紫黑有块，亦血热也，必作痛，四物加香附、黄连；过期淡色来者，痰多也，二陈加川芎、当归。过期而来，乃是血虚，宜补血，用四物加黄芪、陈皮、升麻。（卷五）

经候过而作痛者，乃虚中有热，所以作疼。

痰多占住血海地位，因而下多者，目必渐昏，肥人如此。（卷五）

《万氏女科》：痰涎壅滞，血海之满不流，故有过期而经始行，或数月而经一行。（卷一）

《古今医鉴》：方四物汤……临病加减用之。经水行后作疼，气血虚也，加四君子汤。

夹寒者加干姜。经水行过三五日，腹中绵绵走痛者，此血行而滞气未尽行也，加木香、槟榔。经水过多，别无余症，加黄芩、白术；若经血过多，得五心烦热，日晡潮热，加胡黄连；经水涩少，加葵花、红花；经水常不及期而行者，血热也，用生地黄，加黄连、黄芩、香附；经水常过期而来者，瘦人多应是血少，倍当归、熟地黄，加黄芪、甘草，少佐以桃红、红花，以为生血之引用也；肥人大概是气虚加痰，阻滞升降然也，去地黄，加参、芪、甘草、茯苓、半夏、陈皮、香附；经水常过期，而紫黑成块，血热也，多作腹痛，用生地，加香附、黄连、玄胡索、五灵脂、乳香、没药；经水常过期而血色淡者，痰多血少也，用生地黄，加二陈汤；经水如黑豆汁者，加黄连、黄芩；经水微少，渐渐不通，手足酸疼，肌肤潮热，脉微数，去地黄、川芎，加泽兰叶三倍、甘草半分；经水不通，阴虚血少，小便涩而身体痛，加白术、牛膝、牡丹皮、桃红、香附；经滞不通，加桃仁、红花；经水适来适断往来寒热如疟者，加小柴胡汤；血崩有热，加生地黄、蒲黄、黄芩；一方加阿胶、艾叶、黄芩；一方加荆芥穗，止血甚妙；崩中去血过多，血脏虚冷，加阿胶、艾叶；血崩淋漓不断，加炮附子、赤石脂；赤白带下加香附、官桂；一方加香附、白芷。胎动不安下血，加艾叶、炒阿胶、黄芩。妊娠心腹痛，加竹茹一块。胎死腹中，加官桂、白芷、麝香。产后腹胀，加枳壳、肉桂。产后恶露，腹痛不止，加桃仁、苏木、牛膝。产后虚惫，血热烦闷，加生地黄。产后寒热往来，加柴胡、麦门冬。产后闷乱，加茯苓、远志。产后伤风头痛，加石膏、甘草。产后血瘀腹痛，加槐子、黄连、粟壳。凡血气痛，五心热加乌药、官桂；冷气痛，四肢厥，加良姜、军姜、玄胡索。腹中气块，加木香，血积块痛加莪术、三棱、官桂、干漆砂。口干烦渴，加麦门冬、干葛、乌梅。小便闭涩，加泽泻、木通。大便闭，加桃仁、大黄。胁肋胀满，加枳实、半夏。大渴烦躁，加人参、知母、石膏。骨蒸劳热，加知母、地骨皮、柴胡、黄芩。虚烦不眠，加人参、竹叶、酸枣仁。心气不足，恍惚，加远志、酸枣仁、辰砂另研。咳嗽加桑白皮、麻黄。呕吐加白术、人参、藿香、干姜。虚寒滑泄，加官桂、附子炮。血痢加阿胶、黄连；一方加阿胶、艾叶、厚朴。筋骨肢节疼，及头痛憎寒，加羌活、防风、藁本、细辛。风寒眩晕，加秦艽、羌活。脐中虚冷，腰腹疼痛，加玄胡索、川楝子。目暴赤作翳痛，加防风、防己、羌活、龙胆草。腹痛加厚朴、枳实。虚汗加煅牡蛎、麻黄根。虚劳气弱、咳嗽喘满，加姜制厚朴、麸炒枳实。（卷十一）

《济阴纲目》：过期饮，治经水过期不行，乃血虚气滞之故，法当补血行气。（卷一）

滋血汤，治妇人心肺虚损，血脉虚弱，月水过期。（卷一）

《景岳全书·妇人规》：血热者，经期常早，此营血流利及未甚亏者，多有之，其有阴火内烁，血本热而亦每过期者，此水亏血少燥涩而然，治宜清火滋阴，以加味四物汤、加减一阴煎、滋阴八味丸之类主之。

凡血寒者，经必后期而至，然血何以寒？亦惟阳气不足，则寒从中生而生化失期，是即所谓寒也。至若阴寒由外而入，生冷由内而伤，或致血逆，或为疼痛。是又寒滞之证，非血寒经迟之谓也。当详辨之。

凡阳气不足，血寒经迟者，色多不鲜，或色见沉黑，或涩滞而少，其脉或微或细，或沉迟弦涩，其脏气形气必恶寒喜暖，凡此者皆无火之证，治宜温养血气，以大营煎理阴煎之类加减主之。

大约寒则多滞，宜加姜桂吴茱萸荜茇之类，甚者须加附子。（卷三十八）

《医部全录·妇科引〈妇人秘科〉》：如性急躁，多怒多妒者，责其气逆血少也，用四

物四君加青皮、童便、浸香附之类，兼常服苍莎丸以调之。（卷三百八十二）

如形瘦食少者，责其脾胃虚弱，气血衰少也，用异功散加当归川芎汤主之，兼服地黄丸。（卷三百八十二）

如肥人及饮食过多之人，责其湿痰壅滞，躯肢迫寒也，用六君子加归芎汤主之，兼服苍莎丸。（卷三百八十二）

如素多痰者，责其脾胃虚损，痰血失养也，用参术大补丸、地黄丸之类。（卷三百八十二）

《医宗金鉴·妇科心法要诀》：过期血滞物桃红，附莪桂草本香通，血虚期过无胀热，双和圣愈及养营。（卷四十四）

《叶天士女科》：月经后期……若阴不足而月经退后，一月忽迟一月，则其形色不鲜或涩滞而少，其脏气恶寒喜暖，宜服正经养血汤。（卷一）

妇人德性温和有痰而过期经行，此气血两虚也……如性燥多怒而过期经行，亦气血虚也。（卷一）

形瘦素无它症而过期经行者，此气血不足也，……如食少而脾胃虚弱过期经行者，此气衰血少也。

形肥饮食过多而过期经行者，此湿痰壅滞躯肢逼迫也。（卷一）

《妇科玉尺》：惟忧愁思虑，心气受伤，则脾气失养，郁结不通，腐化不行，饮食减少，斯有血枯血闭，及血少色淡，过期或数月一行也。（卷一）

《傅青主女科·产后编》：妇人有经水后期而来多者，人以为血虚之病也，谁知非血虚乎！……夫经本于肾，而其流五脏六腑之血皆归之，故经来而诸经之血尽来附益，以经水行而门启，不遑迅阖，诸经之血乘其隙而皆出也，但血即出矣，则成不足。

治法宜于补中温散之，不得曰后期者，俱不足也。方用温经摄血汤。（九蒸）大熟地一两，（酒洗）白芍一两，（酒炒）川芎五钱，（土炒）白术五钱，柴胡五分，五味子三分，（去粗、研）肉桂五分，续断一钱……此方大补肝肾脾之精与血，加肉桂以祛其寒，柴胡以解其郁，是补中有散，而散不耗气；补中有泄，而泄不损阴，所以补之有益，而温之收功，此调经之妙药也，而摄血之仙丹也。凡经来后期者，俱可用。倘元气不足，加人参一二钱亦可。（女科上卷）

三、月经先后无定期

《格致余论》：错经妄行者，气之乱也。

《景岳全书·妇人规》：凡欲念不遂，沉思积郁，心脾气结，致伤冲任之源，而肾气日消，轻则或早或迟，重则渐成枯闭。

凡女人血虚者，或迟或早，经多不调。（卷三十八）

《医部全录·妇科引〈妇人秘科〉》：月水或前或后，悉从虚治，加减八物汤主之，更宜常服乌鸡丸。（卷三百八十二）

《叶天士妇科》：（月经或前或后）脾土不胜，不思饮食，由此血衰，故月水往后或次月，饮食多进，月水又往前矣。（卷一）

（月经愆期）经来或前或后，名曰愆期。此由脾胃虚弱，冲任损伤，气血不足。（卷一）

《妇科玉尺》：妇人经不调者，或由诸般气滞也。（卷一）

《傅青主女科·产后编》：妇人有经来断续，或前或后无定期，人以为气之虚也，谁知是肝气之郁结乎！夫经水出诸肾，而肝为肾之子，肝郁则肾亦郁矣，肾郁而气必不宣，前后之或断或续，正肾之或通或闭耳……治法宜疏肝之郁，即开肾之郁也，肝肾之郁既开，而经水自有一定之期矣，方用定经汤。（女科上卷）

四、月经过多

《丹溪心法》：痰多占住血海地位，因而不多者，目必渐昏，肥人如此，用南星、苍术、川芎、香附作丸子服之。（卷五）

经水去多不能住者，以三补丸加莎根、龟板、金毛狗脊。（卷五）

经候过多，本方（四物汤）去熟地黄、加生地黄或加黄芩、白术。（卷五）

《证治准绳·女科》：经水过多，为虚热，为气虚不能摄血。（卷一）

《医部全录·妇科引〈妇人秘科〉》：经水来太多者，不问肥瘦皆属热也，四物加芩连汤主之，兼服三补丸。（卷三百八十二）

《叶天士女科》：经多不问形肥形瘦，皆属于热，宜服增味四物汤兼服三补丸。（卷一）

《妇科玉尺》：经来十数日不止者，血热也。

经水来而不止者，气虚不能摄血也。

经水过多不止，平日肥壮，不发热者，体虚寒也。

经水过多不止，平日瘦弱，常发热者，由火旺也。

妇人四十九岁，经当止，分每月却行过多，及五旬外，月事比少时更多者，血热或血不归经也。（卷一）

《傅青主女科·产后编》：妇人有经水过多，行后复行，面色萎黄，身体倦怠，而困乏愈甚者，人以为血热有余之故，谁知是血虚而不归经乎……血不归经，虽衰而经亦不少……惟经多是血之虚，故再行而不胜其困乏，血损精散，骨中髓空，所以不能色华于面也。治法宜大补血而引之归经。（女科上卷）

五、月经过少

《万氏女科》：瘦人经水来少者，责其血虚且少也……肥人经水来少者，责其痰凝经隧。（卷一）

《证治准绳·女科》：经来涩少，为虚为涩，虚则补之，涩者濡之。（卷一）

《女科证治约旨》：形瘦多火，消烁津液致成经水衰少之候。（卷二）

六、经期延长

《诸病源候论》：妇人月水不断者，由损伤经血，冲脉任脉虚损故也。……劳伤经脉，冲任之气虚损，故不能制其经血，故令月水不断也。（卷三十七）

《校注妇人良方》：妇人月水不断，淋漓腹痛，或因劳损气血而伤冲任。（卷一）

《普济方·妇人诸疾门》：若劳伤经脉，冲任之气虚损，故不能制经血，令月水不断也。（卷三百三十四）

《妇科玉尺》：经来十数日不止者，血热也。（卷一）

《女科证治约旨》：因气虚血热妄行不摄，致成经水不断之候。（卷二）

《沈氏女科辑要笺正》：经事延长，淋漓不断，下元无固摄之权，虚象显然……须知淋

漓之延久，即是崩陷之先机。（卷上）

七、崩漏

《黄帝内经素问·阴阳别论》：阴虚阳搏谓之崩。（卷二）

《金匮要略方论》：寸口脉弦而大，弦则为减，大则为芤，减则为寒，芤则为虚，寒虚相搏，此名曰革，妇人则半产漏下，旋覆花汤主之。（卷下）

《诸病源候论》：漏下之病，由劳伤血气……冲任之脉虚损，不能约制其经血，故血非时而下，淋漓成漏也。（卷三十八）

崩中者……脏腑俱伤，而冲任之气虚，不能约制其经血，故忽然暴下，谓之崩中。

崩而内有瘀血，故时崩时止，淋漓不断，曰崩中漏下。（卷三十八）

《圣济总录》论曰：漏下之病，经血淋漓不断是也，夫冲任之脉，所至有时，非时而下，犹器之津泄，故谓之漏下，盖由血虚气衰，不能约制，又有瘀血在内，因冷热不调，致使血败。（卷一百五十二）

治妇人血伤不止，腰足酸重，倦怠无力，心烦渴燥，面目虚浮，生干地黄散方。（卷一百五十二）

《校注妇人良方》：妇人冲任二脉，为经脉之海，外循经络，内荣脏腑，若阴阳和平，经下依时，若劳伤不能约制，则忽然暴下，甚则昏闷。（卷一）

妇人血崩而心痛甚，名曰杀血心痛，由心脾血虚也。（卷一）

《东垣十书·兰室秘藏》：心主血，血主脉，二者受邪，病皆在脉，脉者血之府也，脉者人之神也，心不主令，包络代之，故曰心之脉主属心系。心系者，包络命门之脉也，主月事。固脾胃虚而心包乘之，故漏下月事不调也。（卷中）

……脾胃有亏，下陷于肾，与相火相合，湿热下迫，经漏不止，其色紫黑……。

女子漏下恶血，月事不调，或暴崩不止，多下水浆之物，皆由饮食不节，或劳伤形体，或素有心气不足，固饮食劳倦，致令心火乘脾，其人必怠惰嗜卧，四肢不收，困倦乏力，无气以动，气短上气逆，急上冲，其脉缓而弦急，按之洪大，皆中之下得之，脾土受邪也。

妇人血崩是肾水阴虚，不能镇守胞络相火，故血走而崩也。（卷中）

《丹溪心法》：夫妇人崩中者，由脏腑伤损，冲任二脉血气俱虚故也……若劳动过极，脏腑俱伤，冲任之气虚，不能约制其经血，故忽然而下，谓之崩中暴下。（卷五）

《证治要诀》：崩有血热而成者，有气虚而成者，血大至曰崩中，或清或浊，或纯下瘀血或腐，势不可止，证非一状，所感亦异，甚则头目昏晕，四肢厥冷……血崩甚而腹痛，人多疑恶血未尽，又见血色瘀黑，愈信恶血之说，不敢止截，大凡血之为患，欲出未出之际……即成瘀色，难尽以瘀为恶，又焉知瘀之不为虚冷乎？……此腹痛更有说积而腹痛，血通而痛止，崩而腹痛，血住则痛止。（卷十二）

《薛己医案·女科撮要》：经漏不止，……其为患，或因脾胃虚损，不能摄血归源；或因肝经有火，血得热而下行；或因肝经有风，血得风而妄行；或因怒动肝火，血热而沸腾；或因脾经郁结，血伤而不归经；或因悲哀太过，胞络伤而下崩。（卷上）

《医学入门》：凡非时血行，淋漓不已，谓之漏下，忽然暴下，如山崩然，谓之崩中。（卷六）

……脾湿下流于肾，与相火合为湿热，迫经下漏，其色紫黑腐臭。

经曰：阴搏阳谓之崩，言属热者多也。

经行犯房，劳役过度，损伤冲任，气血俱虚，不能制约经血，忽然暴下，宜大补气血。

时行时止，淋漓不断，腹中作疼，乃寒热邪气客于胞中，留滞血海外疼也。

《古今医鉴》：证崩之为病，乃血大下，岂可为寒，但血去后，其人必虚，当大补气血为主。（卷十一）

脉洪数而疾……脉急疾者死，迟者生，紧大者死，虚小者生。

治崩漏初不问虚实，先用四物汤加荆芥穗（炒）、防风、升麻煎服，如不止，加蒲黄炒、白术、升麻并诸止血药止之。（卷十一）

《证治准绳·女科》：产宝分阴崩阳崩。受热而赤，谓之阳崩，受冷而白，谓之阴崩。（卷一）

崩中药，多是用止血药及补血药，惟此方治阳乘阴，所谓天暑地热经水沸溢者，黄芩不以多少。上为细末，每服一钱，霹雳酒调下。（卷一）

《景岳全书·妇人规》：若房室纵肆不慎者，必伤冲任之流，而肾气不守，治须扃固命门，宜固阴煎秘元煎之类主之。（卷三十八）

崩漏下止，经乱之甚者也。盖乱则或前或后，漏则不时妄行，由漏而淋，由淋而崩，总因血病，而但以其微甚耳。

故凡阳搏必属阴虚，络伤必致血溢。（卷三十八）

所以五脏皆有阴虚，五脏皆有阳搏，故病阴虚者，单以脏器受伤，血因之而失守也。病阳搏者，兼以火居阴分，血得热而妄行也。

崩淋之病，有暴崩者，有久崩者；暴崩者，其来骤，其治亦易。久崩者，其患深，其治亦难。且凡血因崩去，势必渐少，少而不止，病则为淋，此等证候，未有不由忧思郁怒，先损脾胃，次及冲任而然者，崩淋既久，真阴日亏，多致寒热咳嗽，脉见弦数或豁大等证，此乃元气亏损，阴虚假热之脉，尤当用参地归术甘温之属，以峻培本源，庶可望生。

《女科经纶》马玄台曰：经云阴虚阳搏谓之崩，盖尺脉既虚，虚则血已损，寸脉搏击，虚火愈炽，谓之曰崩，由火逼而妄行。妇人血崩，是从胞络宫来。……然胞络下系于肾，上通于心，故此证实关心肾二经。（卷七）

武叔卿曰：河间生地黄散，治经漏不止，脉虚洪，经水紫黑。（卷七）

武叔卿曰：凉血地黄汤，治妇人血崩不止，肾水阴虚，镇守胞络相火，血走而崩。

武叔卿曰：五灵脂散，治血崩不止，不拘多少。炒令烟尽，研末，加当归酒或童便调下三钱。（卷七）

《石室秘录》：今定一奇方，上下兼补，名上下相资汤。熟地一两，山茱萸五钱，葳甦五钱，人参三钱，元参三钱，沙参五钱，当归五钱，麦冬一两，北五味二钱，牛膝五钱，车前子一钱，水煎服。此方补肾为君，而佐以补肺之药，子母相资，上下兼润，精生而液亦生，血生而津亦生矣。（卷六）

《女科正宗》：夫血气之行，外行经络，内荣脏腑，故冲任二脉为经血之海，阴阳和平，则经以时下。若心火亢盛，肝肾之相火夹心火之势，亦从而相扇，以致肝实而不纳血，血脉泛溢，错经妄行。

总诀云：妇人何故有崩中，只为热伤任与冲，经为气虚无约制，故令暴下如山崩。

因劳伤冲任脉虚，血非时下，脐腹疼痛，崩中脉迟，伏龙肝散主之；先因劳碌，脾胃虚损，气短气逆，自汗身热，懒食，大便或泄或秘，体倦无力，崩中不止，当归芍药汤主之；劳损气血，人参黄芪合升提之药治之。

《医部全录·妇科引〈证治准绳〉》：凡治崩中，多用烧灰黑药。（卷三百九十五）

崩中药，多是用止血药及补血药。

引《古今医统》：血崩证有因虚，有因热，虚则下陷，热则流通，视其缓急，分标本而治之。

血脏虚冷，崩中下血……东垣谓崩带下久，有属于寒，不可一途而论。

引《妇人秘科》：妇人崩中之病，皆因中气虚不能收敛其血，加以积热在里，迫血妄行，故令经血暴下而成崩，崩久不止，遂成下漏。

《医宗金鉴》：淋漓不断名为漏，忽然大下谓之崩，紫黑块病多属热，日久行多损任冲。脾虚不摄中气陷，暴怒伤肝血妄行，临证审因须细辨，虚补瘀消热用清。（卷四十五）

妇人经行之后，淋漓不止，名曰经漏，经血突然大下不止，名为经崩。（卷四十五）

《临证指南医案》：暴崩暴漏宜温宜补，久漏久崩宜清宜通。（卷九）

《妇科玉尺》：崩漏究其源，则有六大端：一由火热，二由虚寒，三由劳伤，四由气陷，五由血瘀，六由虚弱。（卷五）

《傅青主女科·产后编》：妇人有一时血崩，两目黑暗，昏晕在地，不省人事者，人莫不谓火盛动血也。然此火非实火，乃虚火耳……是止崩之药，不可独用，必须于补阴之中，行止崩之法，方用固本止崩汤。（卷上）

妇人有怀抱甚郁，口干舌渴，呕吐吞酸，而血下崩者，人皆以火治之，时而效，时而不效，其故何也？是不识为肝气之郁结也……治法宜以开郁为主……方用平肝开郁止血汤。（女科卷上）

妇人有升高坠落，或闪挫受伤，以致恶血下流，有如血崩之状者。若以崩治，非徒无益，而又害之也。盖此症之状，必手按之而疼痛，久之则面色萎黄，形容枯槁，乃是瘀血作祟，……治法须行血以去瘀，活血以止疼，则血自止而愈矣，方用逐瘀止血汤。（女科卷上）

血海者，冲脉也。冲脉太寒而血即亏，冲脉太热而血即沸，血崩之为病，正冲脉之太热也。

《女科证治约旨》：妇人经行之后，淋漓不止，名曰漏下，经血忽然大下不止，名曰崩中。崩中者势急症危，漏下者势缓症重，其实皆属危重之候也。然有因崩而致漏者，有因漏而致崩者，崩而不漏者，间或有之，未有漏而不崩者也。盖血生于心，藏于肝，统于脾，流行升降，灌注八脉，如环无端，至经血崩漏，是肝不藏而脾不统，心肾俱伤，奇经不固，瘀热内炽，堤防不固，故或崩或漏，经血运行，失其常度。古贤治暴崩，重在心脾，温之补之，治久崩重在肝肾，清之通之。治屡崩屡愈者，必静摄任阴，温煦冲阳，治漏下以固摄为主，或疏肝阳，或补奇脉，大法可谓概括，然临证施治，总须详审其因而细辨之，自无错误之虞。

崩中，如因郁怒伤肝，木火横道，土无堤防之能，遂成暴注之候，宜八味逍遥散加香附青皮主之。

崩中，如因热伤阴络，脾失统制，经血妄行，遂成沛然之候，宜补中益气汤合十灰散主之。

崩中，如因气血劳伤，冲任脉虚，脐腹疼痛，遂成五色杂下之候，宜伏龙肝散主之。

崩中，如因冲任虚寒，脐腹冷痛，汗出如雨，经血色淡，而成不能固摄之候，宜鹿茸丸主之。

崩中，如因心脾血虚，心无所养，疼痛彻背，而成杀血心痛之候，宜十全大补汤去肉桂加丹皮主之。

崩中，如因气虚下陷，血随气注，经脉错乱，而成暴注下迫之候，宜补中养胃汤主之。

崩中，如因血热妄行，气不纳摄，猝然昏晕，肌冷肢厥，而成暴崩莫御之候，宜五灵脂散合童便主之。

崩中，如因瘀血积久，营卫失调，腹胁胀痛，而成忽然暴下之候，宜琥珀散主之。(卷二)

崩中，如因行动跌仆，震动血络，经脉不固，遂成暴崩若决之候，宜逐瘀止血汤主之。

漏下，如因崩中之后，八脉空虚，气陷不升，血不循经，而成漏下不止之候，宜固阴煎加当归、升麻炭主之。

漏下，如因冲任失职，脾土太虚，致成经来断续不止之候，宜固元煎主之。

漏下，如因瘀血郁积，腹胁疼痛，形成灰黑，而成来如漏卮之候，宜桃仁承气汤主之。

漏下，如因气衰血虚，四肢乏力，经色淡红，而成来则点滴之候，宜举元益血丹主之。

漏下，如因痰郁胸中，清气不升，经脉壅遏，致成漏下之候，宜加六神汤主之。

漏下，如因冷积胞中，经脉凝塞，碍于流通，而成腹痛经漏之候，宜红花散主之。(卷二)

清海丸：治血海太热血崩。

熟地　山药　萸肉　丹皮　五味子　麦冬　白术　白芍　龙骨　地骨皮　元参　沙参　石斛　干桑皮

凉血地黄汤，治血崩由肾水虚，不能镇守包络相火。

生地　归尾　黄连　黄柏　知母　藁本　川芎　升麻　防风　羌活　黄芩　细辛　荆芥　红花　炙草　蔓荆子(卷二)

八、闭经

《黄帝内经素问·阴阳别论》：二阳之病发心脾，有不得隐曲，女子不月。(卷二)

《素问·评热病论》：月事不来者，胞脉闭也。胞脉者属心而络于胞中，今气上迫肺，心气不得下通，故月事不来也。(卷九)

《灵枢·邪气脏腑病形》：肾脉……微涩为不月。(卷一)

《金匮要略方论》：妇人经水不利下，抵当汤主之。(卷一)

妇人经水闭，不利，脏坚癖不止，中有干血，下白物，矾石丸主之。(卷下)

妇人之病，因虚、积冷、结气，为诸经水断绝。(卷下)

《诸病源候论》：妇人月水不通者，由劳损血气，致令体虚受风冷，风冷邪气客于胞内，伤损冲任之脉，并手太阳少阴之经，改胞络内绝血气不通故也。(卷三十七)

《本草衍义》：忧愁思虑则伤心，心伤则血逆竭，血逆竭，故神色先散，而月水先闭也。火既受病，不能荣养其子，故不嗜食。脾既虚，则金气亏，故发嗽，嗽既作，水气绝，故四肢干。木气不充，故多怒。鬓发焦，筋痿，俟五脏传遍，故卒不能死，然终死矣……若或自能改易心志，用药扶接，如此则可得九死一生。（卷一）

《河间六书·宣明论》：年少醉入房室，气竭肝伤，故经衰少不来，肝伤则血涸，脾胃相传，大脱其血，目眩心烦，故月事不来也，乌鱼骨丸主之。（卷一）

《儒门事亲》：夫妇人月事沉滞，数月不行，肌肉渐减。内经曰：此名为瘕为沉也。沉者，月事沉滞不行也。（卷五）

《校注妇人良方》：妇人月水不通，或因醉饱入房，或因劳役过度，或因吐血失血，伤损肝脾，但滋其化源，其经自通。（卷一）

经水者，阴血也，属冲任二脉……其为患，有因脾虚而不能生血者，有因脾郁而血不行者，有因胃火而血消烁者，有因脾胃损而血少者，有因劳伤心而血少者，有因怒伤肝而血少者，有因肾水不能生肝而血少者，有因肺气虚不能行血者。治疗之法，若脾虚而不行者，调而补之；脾郁而不行者，解而补之；胃火而不行者，清而补之；脾胃损而不行者，温而补之；劳伤心血而不行者，逸而补之；怒伤肝而不行者，和而补之；肺气虚而不行者，补脾胃；肾虚而不行者，补脾肺。经云：损其肺者益其气，损其心者调其营卫，损其脾者调其饮食、适其寒暑，损其肝者缓其中，损其肾者益其精，皆当审而治。（卷一）

若营血亏损不能滋养百骸，则发落面黄，羸瘦燥热，燥气盛则金受邪，金受邪则为咳为嗽、为肺痈、为肺痿必矣。但助胃壮气，则营血生而经自行。须慎饮食、调七情、保神气，庶可得生，若暴怒气逆，经闭不行，当用行气破血之剂。（卷一）

《东垣十书·兰室秘藏》：妇人脾胃久虚，或形羸气血俱衰，而致经水断绝不行，或病中消，胃热善食渐瘦，津液不生。夫经者，血脉津液所化，津液既绝，为热所烁，肌肉消瘦，时见渴燥，血海枯竭，病名曰血枯。（卷中）

《丹溪心法》：血枯经闭者，四物加桃仁、红花。躯脂满经闭者，以导痰汤加黄连、川芎，不可服地黄，泥膈故也，如用，以姜汁炒。（卷五）

《万氏女科》：妇人女子经闭不行，其候有三：若脾胃伤损，饮食减少，气耗血枯，而不行者，法当补其脾胃，养其血气，以待气充血生，经自行矣，不可妄用通经之剂，使肺气益损，阴血益干，致成劳瘵之疾而不可救。所谓索千金于乞儿，垂楚日加，徒毙其生而已。一则忧愁思虑，恼怒怨恨，气郁血滞，而经不行，法当开郁气，行滞血，而经自行。苟用补剂，则气得补而益结，血益凝聚，致成癥瘕胀满之疾，所谓养虎自遗患也。一则躯肢迫塞，痰涎壅滞，而经不行，法当行气导痰，使经得行，斯谓良工矣。如因脾胃损伤，血枯不行者，用加减补中益气汤主之，更宜服参术大补丸、乌鸡丸，以经行为度，如因气郁血闭不行者，用开郁二陈汤主之，更宜服四制香附丸，以行经为度……如因痰者，用苍莎导痰丸主之，更服上开郁二陈汤，去莪术加枳壳一钱服之。（卷一）

《医学入门》：经行与产后一般，若其时余血一点未尽，或外被风寒及湿冷暑热邪气，或内伤生冷，七情郁结，为痰为瘀，凝积于中，曰血滞。或经止后，用力太过，入房太甚，及服食燥热，以致火动，邪气盛而津血衰，曰血枯。

但血滞亦有虚热，血枯亦有虚热，故重则经闭不通，以滞枯分言，轻则经水不调，止言虚与热而已。

血滞经闭宜破者，原因饮食热毒，或暴怒凝淤积痰，直须大黄、干漆之类，推陈致新，俾旧血消而新血生也……但不可纯服峻药以亏阴道，至于耗气益血之说，虽女科要法，但血为气配，气热则热，气寒则寒，气升则升，气降则降，气行则行，气滞则滞，如果郁火气盛于血者，方可单香附丸散、仰气散，当加木香、槟榔、枳壳以开郁行气。若气乱则调，气冷则温，气虚则补，男女一般。阳生则阴自长，气衰则血亦涸，岂可未耗其气耶。（卷六）

月水乃经络之余，冲任气和，则血依时而下，忧思耗伤心血，以致火炎，血不归肝而出纳之用已竭，母令子虚，脾亦不磨而食少，食少则肺金失养，水绝生化之源，而经闭不调……脾胃为血之气运，饮食劳倦，损其中气，以血少不行，或行之间断者，只宜平胃散、四君子之类，补养脾胃，而气血自生自运，乃标本兼治，治之良者也。（卷六）

《古今医鉴》：经闭……其为患，有因脾虚而不能生血者，有因脾郁而血耗损者，有因胃火而血消烁者，有因脾胃损而血少者，有因劳伤身而血少者，有因怒伤肝而血少者，有因肾水不能生肝而血少者，有因肺气虚，不能行血而闭者。治疗之法，若脾虚而不能行者，调而补之；脾郁而不行者，解而补之；胃火而不行者，清而补之；脾胃损而不行者，调而补之；劳伤心虚而不行者，静而补之；肺气虚而不行者，补脾胃；肾水虚而不行者，补肾肝。经云：损其肺者益其气，损其心者调其营卫，损其脾者调其饮食、适其寒温，损其肝者缓其中，损其肾者益其精。（卷十一）

《景岳全书》：凡妇女病损，至旬月半载之后，则未有不闭经者，正困阴竭，所以血枯，枯之为义，无血而然，故或以羸弱，或以困倦，或以咳嗽，或以夜热，或以食饮减少，或以亡血失血，及一切无胀无痛，无阻无隔，而经有久不至者，即无非血枯经闭之候。欲其不枯，无如养营，欲以通之，无如充之，但使雪消则春水自来，血盈则经脉自至，源泉混混，又孰有能阻之者。奈何今之为治者，不论有滞无滞，多兼开导之药，其有甚者，则专以桃仁红花之类，通利为事，岂知血滞者可通，血枯者不可通也。血既枯矣，而复通之，则枯者愈枯，其与榨干汁者何异？为不知枯字之义耳！为害不小，无或蹈此弊也。（卷三十八）

血枯之与血隔，本自不同。盖隔者，阻隔也；枯者，枯竭也；阻隔者，因邪气之隔滞，血有所逆也；枯竭者，因冲任之亏败，源断其流也。

《女科正宗》内经云：心主血、肝纳血、肺主气、肾纳气。盖妇人百病，皆由心生，心血亏耗，则血乏归肝，而出纳之用已竭。又云：母能令子虚，因脾气不运而食亦少，所谓二阳之病发心脾是也。故有因脾郁伤而血耗损者，有因胃火而血消烁者，有因劳思伤心而血少者，有因怒伤肝而血少者，有因肾水不生而血少者，有因脉气虚不能行血而闭者。治法宜生血补血，除热调胃为主。或七情伤心，心气郁结，则血闭不通，宜调心气，益心主血，则血行而经自行矣。

血枯经闭，指血少肠胃枯燥而言。必因大病后，或大脱血，或泻痢后，房劳过度，有伤肾气，又伤于肝，则水不能生本，血脏枯涸不荣……治法先以补血泻火为主，补血则以四物主之，泻火则分上、中、下三焦之火，如上焦得之劳心则用三合汤，中焦得之则消谷善饥，属胃燥宜调胃承气汤加减之，下焦得之则二便秘涩，宜玉烛散治之，后用五补丸、卫生汤，则阳旺而阴血自生也。

夫心主血，肝藏血，亦皆统摄于脾，补脾和胃则血自生矣。苟或七情内伤，六淫外侵，饮食失节，脾胃受亏则不能生血，心火妄动，月水不通矣。治宜补中益气，开胃进食为主；如脾经血燥者，异功逍遥散；脾经郁火者，归脾汤；脾经血虚者，人参养荣汤；劳役火动者，补中益气汤或摄荣汤、调经健脾汤，总要脾旺则能生血，而经自调矣。

肥人多湿多痰，阻其脉络，气血为之不利，因而月事愆期者，亦往往有之，大法以理湿化痰为主。若肥人痰阻经闭，用星芎丸、二陈汤或导痰汤加黄连、川芎，瘦人经闭是气滞，四物加木香、槟榔、枳实、香附、桃仁、红花。

《医部全录·妇科引〈明医杂著〉》：妇人女子经脉不行，有脾胃损伤而致者，不可便认作经闭血死，轻用通经破血之药，遇有此证，便须审其脾胃如何，若因饮食劳倦损伤脾胃，少食恶食，泄泻疼痛，或因误服汗下攻伐药，伤其中气，以致血少而不行者，只宜补养脾胃，用白术为君，茯苓、芍药为臣，佐以黄芪、甘草、陈皮、麦芽、川芎、当归、柴胡等药，脾旺则能生血而经自行矣。又有饮食积滞，致损脾胃者，亦宜消积补脾。若脾胃无病，果有血块凝结，方宜行血通经。（卷三百八十一）

引《妇人秘科》：脾胃损伤，血枯不行者，用加减补中益气汤主之，更宜服参术大补丸、乌鸡丸，以经行为度。（卷三百八十二）

气郁血闭不行者，用开郁二陈汤主之，更宜服四制香附丸，以经行为度。

因痰者，用苍莎导痰丸治之，更宜服开郁二陈汤去莪术加枳壳先服之。（卷三百八十二）

《医宗金鉴·妇科心法要诀》：二阳之病发心脾，不月有不得隐曲，血枯其传为风消，息贲者死不能医。（卷四十四）

脱血过淫产乳众，血枯渐少不行经，骨蒸面白两颧赤、懒食消瘦咳嗽频。（卷四十四）

九、痛经

《诸病源候论》：妇人月水来腹痛者，由劳伤血气，以致体虚，受风冷之气客于胞络，损冲任之脉。（卷三十七）

《校注妇人良方》：妇人经来腹痛，由风冷客于胞络、冲任……用温经汤。（卷一）

《格致余论》：将行而痛者，气之滞也；来后作痛者，气血俱虚也。

《丹溪心法》：经水将来作痛者，血实也，四物加桃仁、黄连、香附。临行时腰疼腹痛，乃是郁滞，有瘀血，宜四物加红花、桃仁、莪术、延胡索、香附、木香，发热加黄芩、柴胡。（卷五）

经后过而作痛，血气俱虚也，宜本方（四物汤）对四君子汤服之。（卷五）

《胎产证治》：经来先腰痛者，血滞而气不顺也；经止而复腹腰痛者，血海空虚气不收也。

《景岳全书》：经行腹痛证……，实痛者多痛于未行之前，经通而痛自减；虚痛者于既行之后，血去而痛未止，或血去而痛益甚，大都可揉可按为虚，拒按拒揉为实。

凡妇人经期有气逆作痛，全滞而不虚者，须顺其气，宜调经饮主之……。若血瘀不行，全滞无虚者，但破其血，宜通瘀煎主之。若气血俱滞者，宜失笑散主之。若寒滞于经，或因外寒所逆，或素日不慎寒凉，以致凝结不行，则留聚为痛而无虚者，须去其寒，宜调经饮加姜桂吴茱萸之类主之……若血热血燥，以致滞涩不行而作痛者，宜加味四物汤……以上五证，但察其有滞无虚，方是真实，若或兼虚，弗得经行克伐。

凡妇人经行作痛，夹虚者多，全实者少。即如以可按拒按及经前经后辨虚实，固其大法也。然有气血本虚，而血未得行者，亦每拒按，故于经前亦常有此证。此以气虚血滞，无力流通而然。但察其形证脉息，凡涉虚弱不足而经滞作痛者，惟用决津煎五物煎加减主之。

若痛在经后者，多由血虚，当用大小营煎，随宜加减治之，或四物八珍俱可。

凡妇人但遇经期则必作痛，或食则呕吐，肢体困难，或兼寒热者，是必素禀气血不足。（卷三十八）

凡人之气血犹源泉也，盛则流畅，少则壅滞，故气血不虚则不滞……倘于此证不知培气血而但知行滞通经，则愈行愈虚，鲜不殆矣。

《女科正宗》：妇人月水将来，而先腹腰痛者，乃血滞而气逆不通也，用四物汤加木香、枳壳、青皮、香附以行其气……；若经行过而腰腹痛者，乃血海空虚而有火以动之也，或余血未尽者，用地黄、当归补其血，佐以川芎、芍药、白术、人参、茯苓、香附、陈皮、甘草之类或凉血芎归汤。

《张氏医通》：经行之际……若郁怒则气逆，气逆则血滞于腰腿心腹背肋之间，遇经行时则痛而重。（卷十）

《医宗金鉴》：腹痛经后气血弱，痛在经前气血凝，气滞腹胀血滞痛，更审虚实寒热情。（卷四十四）

经后腹痛当归建，经前胀痛气为殃，加味乌药汤乌缩，延草木香香附榔。血凝碍气疼过胀，本事琥珀散最良，棱莪丹桂延乌药，寄奴当归芍地黄。（卷四十四）

《女科・产后编》：妇人有经前腹痛，数日而后经水行者，其经来多是紫黑块，人以为寒极而然也，谁知是热极而火不化乎。夫肝属木，其中有火，舒则通畅，郁则不扬，经欲行而肝不应，则抑拂其气而疼生……治法似宜大减肝中之火，然泄肝之火而不解肝之郁，则热之标可去，而热之本未除也，其何能益，方用宣郁通经汤。白芍、当归、丹皮、山栀子、白芥子、柴胡、香附、川郁金、黄芩、生甘草。（卷上）

妇人有少腹疼于行经之后者，人以为气血之虚也，谁知是肾气之涸乎！夫经水者，乃天一之真水也，满则溢而虚则闭，亦其常耳，何以虚能作疼哉，盖肾水一虚则水不能生木，而肝木必克脾土，水土相争，则气必逆，故尔作疼。治法必须以舒肝气为主，而益之以补肾之味，则水足而肝气益安，肝气安而逆气自顺，又何疼痛之有哉，方用调肝汤。（卷上）

妇人有经水将来三五日前而脐下作疼，状如刀刺者，或寒热交作，所下如黑豆汁。人莫不以为血热之极，谁知是下焦寒湿相争之故乎。夫寒湿乃邪气也，妇人有冲经之脉居于下焦……经水由二经而外出，而寒湿满二经而内乱，两相争而作疼痛……治法利其湿而温其寒，使冲任无邪气之乱，脐下自无疼痛之疚矣，方用温脐化湿汤。白术、白茯苓、山药、巴戟肉、扁豆、白果、建莲子。（卷上）

《沈氏女科辑要笺正》：痛在经前，诚是气滞，正惟气滞而血亦滞，故以香附、青皮与桃仁并用。然能行血中之滞，和肝木横则玄胡、金铃子尤为捷验。（卷上）

十、经行吐衄

《医宗金鉴》：逆行吐血错行崩，热伤阴阳络妄行，血多热去当用补，血少虽虚须主清。（卷四十四）

经前吐衄为热壅，三黄四物大芩连，经后吐衄仍有热，犀角地黄芍牡丹。（卷四十四）

《叶天士女科》：经不往下行而从口鼻中出，名曰逆经。此由过食椒姜辛热之物，热伤其血则血乱上行。（卷一）

《女科·产后编》：妇人有经未行之前一二日，忽然腹疼而吐血，人以为火热之极也，谁知是肝气之逆乎。夫肝之性最急，宜顺而不宜逆，顺则气安，逆则气动，血随气为行止，气安则血安，气动则血动，亦勿怪其然也；或谓经逆在肾不在肝，何以随血妄行，竟至从口上出也，是肝不藏血之故乎，抑肾不纳气而然乎？殊不知少阴之火，急如奔马，得肝火直冲而上，其势最捷，反经而为血……但此等吐血与各经之吐血有不同者，盖各经之吐血，由内伤而成，经逆而吐血，乃内溢而激之使然也……而其气逆则一也。（卷上）

《女科证治约旨》：经不调，如因血热伤络，乱其常度，逆行而吐，或鼻衄常出，致成倒经之候。（卷二）

《沈氏女科辑要笺正·月事异常》：倒经一证，亦曰逆经，乃有升无降，倒行逆施，多由阴虚于下，阳反上冲，非重剂抑降，无以复其下行为顺之常。甚者且须攻破，方能顺降。盖气火之上扬，为病最急。（卷上）

十一、月经前后的诸证

《证治准绳·女科》：引《产宝》云：经水者，行气血通阴阳，以荣于身者也……或外亏卫气之充养，内乏荣血灌溉，血气不足，经候欲行，身体先痛也。（卷一）

《医宗金鉴·妇科心法要诀》：经来泄泻，乃脾虚也……鸭溏清沏冷痛，乃虚寒也。（卷四十四）

《叶天士女科》：经来之时，五更泄泻……此乃肾虚。（卷一）

经来遍身浮肿，此乃脾土不能克化，水变为肿。（卷一）

经来大小便俱出，名曰差经，此因食热物过多，积火而成。（卷一）

《女科·产后编》：脾属湿土，脾虚则土不实，土不实而湿更甚。所以经水将动，而脾先不固。脾经所统之血，欲流注于血海，而湿气乘之，所以先泄水而后行经也。（卷一）

《女科经纶》引汪石山云：有妇人经行必先泻二三日然后经下，诊其脉皆濡弱，此脾虚也，脾主血属湿，经水将动，脾血先以流注血海，然后下流为经。脾血既亏，则虚而不能运行其湿。（卷一）

带　下　病

《黄帝内经素问》

玉机真脏论：少腹冤热而痛，出白。（卷六）

痿论：思想无穷，所愿不得，意淫于外，入房太甚，宗筋弛纵，发为筋痿，及为白淫。（卷十二）

骨空论：任脉为病，……女子带下瘕聚。（卷十六）

《金匮要略方论》：下白物。（卷下）

《脉经》：问曰：五崩何等类？师曰：白崩者形如涕，赤崩者形如绛津，黄崩者形如烂瓜，青崩者形如蓝色，黑崩者形如衄血也。（卷九）

《诸病源候论》：劳伤过度，损伤经血，致令体虚受风冷，风冷于胞络，搏其血之所成也。（卷三十七）

而五脏俱虚损者，故其色随秽液而下，为带五色俱下。（卷三十七）

阴阳过度则伤胞络，故风邪乘虚而入于胞，损冲任之经，……致令胞络之间秽液与血相兼连带而下，冷则多白，热则多赤，故名带下。

《备急千金要方》：漏下赤白青黄黑汁，大臭如胶污衣状，皆是内伤所致。（卷四）

《伤寒六书·宣明论》：下部任脉，湿甚热者，津液涌而溢，已为带下。（卷十一）

《儒门事亲》：治泻痢与治带下，皆不可骤用峻热之药，燥之则内水涸，内水涸则必至于烦渴，烦渴则小溲不利，小溲不利则足肿，面浮，渐至不治。（卷一）

《校注妇人良方》：人有带脉，横于腰间，如束带之状，病生于此，故名为带。（卷一）

《丹溪心法》：必须断厚味。（卷五）

胃中痰积流下渗透入膀胱。（卷五）

七情内伤或下元虚惫。（卷五）

《证治要诀》：有带疾愈后一二月或再发，半年一发，……此名漏带，最难治。（卷十二）

《女科撮要》：脾胃亏损，阳气下陷或湿痰下注，蕴积而成，故言带也。凡此皆当壮脾胃，升阳气为主，佐以各经见证之药。若属肝则青，小柴胡加山栀；或湿热壅滞，小便赤涩，龙胆泻肝汤。属心则赤，小柴胡加黄连、山栀、当归；属肺则白，补中益气加山栀；属脾则黄，六君子加山栀、柴胡，不应归脾汤；属肾则黑，六味地黄丸。（卷上）

《万氏女科》：妇人常有白浊、白淫、白带之疾，症虽不同，治亦有别。白带者，时常流出，清冷稠黏，此下元虚损症也。……白浊者，浊随小便而来，浑浊如泔，此胃中浊气渗透入膀胱也。……白淫者，常随小便之后而来，亦不多，此由精不摄，滑而自出，不须治而自愈。（卷一）

《邯郸遗稿》：妇人带下之疾，带者，奇经八脉之一也，腰脐间围身一周，如束带焉。八脉俱属肾经，……人身中之带脉，统摄一身无形之水，下焦肾气损虚，带脉漏下，……治法俱以补肾为主。

《景岳全书·妇人规》：药饵之功必不能与情窦争胜，此带浊之所以不易治也。白带，出于胞宫，精之余也。（卷三十九）

《女科正宗》：不宜专以温补燥热之剂反助邪火，阴血消灼，以致火升水降，上热下冷，凝结浊物，治法谬矣。

《医学心悟》：脾气壮旺则饮食之精华生气血而不生带，脾气虚弱则五味之实秀生带而不生气血。（卷五）

《金匮要略心典》：带下者，带脉以下，古人列经脉为病，凡三十六种，皆谓之带下病，非今人所谓之赤白带下也。（卷下）

《医宗金鉴》：若是内溃，则所下之物杂见五色，似乎脓血，若更有脏腐败气，且时下不止而多者是危证也，其命必倾矣。（卷四十四）

《妇科玉尺》：内火盛，阴虚烦热而赤白带下。（卷五）

又有日夜津流如清米泔如胶黏者胃之白崩。（卷五）

妇人多郁，郁久伤肝，肝伤则脾受克，湿土下陷，脾精不守，不能输为荣血而白物下流。（卷五）

《傅青主女科》：夫带下俱是湿证……，脾气之虚，肝气之郁，湿气之侵，热气之逼。安得不成带下之病哉。（上卷）

夫黄带乃经脉之湿热也，……今湿与热合，欲化红而不能，欲返黑而不得，煎熬成汁，因变为黄色矣。（上卷）

夫赤带亦湿病，湿是土之气，宜见黄白之色，今不见黄白而见赤者，火热故也。火色赤，故带下亦赤耳。（卷上）

妇人之忧思伤脾，又加郁怒伤肝，于是肝经之郁火内炽，……湿热之气蕴于带脉之间，而肝不藏血，亦渗于带脉之内，……湿热之气，随气下陷，同血俱下，所以似血非血之形象现于其色矣。（上卷）

赤带为病，火重而湿轻也。（上卷）

《血证论》：带脉受伤，脾不制水。（卷四）

带脉属于脾经。（卷四）

若脾土失其冲和，不能制水，带脉受伤，注于胞中，因发带证，……治宜和脾利水，治脾即是治带，治带即治水也，……而带脉自愈矣。（卷四）

《沈氏女科辑要笺正》：相火亢盛，疏泄太过而渗漏者，又有肝肾阴虚，不能固摄之证。

总不外湿火、相火、阴虚不守三途而已。

肾家阴虚，相火鼓动，而为遗浊崩带之病本是最多。

肾之阴，主藏精，肝为阳主疏泄，故肾之阴虚则精不藏，肝之阳强则气不固。

带下女子生而即有，津津常润，本非病也。

孟英为女子生而带下，不足为病，即其所谓津津常润者，本属无多，亦不秽恶，是以世俗有十女九带之谚，诚不必药，……如其太多，成五色稠杂及腥秽者，斯为病候。

《女科证治约旨》：阴中有物淋漓下降，绵绵不断，即所谓带下也。（卷二）

带下如因肾气不足，下元不固，关窍滑脱，逆致赤带绵绵。（卷二）

妊娠疾病

《景岳全书》王节斋曰：调理妊妇，在于清热养血，白术补脾为安胎君药，条实黄芩为安胎圣药，清热故也，暑月宜加用之。此一说者，虽若有理，而实有大病，不可不辨也。夫孕之胎气，必随母之脏气，大都阴虚者多热气，阳虚者多寒气；寒之则寒、热之则热者，是为平气。今以十人言之，则寒者居其三，热者居其三，平者居其四，此大较也。若谓受胎之后必增内热，自与常人不同，则何以治恶阻者，必用二陈、六君、生姜、半夏之属而后效，其果增热否乎？故治热宜黄芩，寒则不宜也；非惟寒者不宜，即平气者亦有宜。盖凡今之胎妇，气实者少，气虚者多，气虚则阳虚而再用黄芩，有即受其损而病者，有用时虽或未觉，而阴损胎元，暗残母气，对致产妇羸困，或儿多脾病者，多由乎此。奈今人不能察理，但以圣药二字，认为胎家必用之药，无论人之阴阳强弱，凡属安胎无不用之，其害盖不少矣。至若白术，虽善安胎，然或用不得善，则其性燥而气闭，故凡阴虚者，非可独用，气滞者亦当权宜。是以用药之难，当如盘珠，有不可胶柱而鼓瑟也。（卷三十八）

《医宗金鉴·妇科心法要诀》：妊娠胎前有恶阻、胞阻、子肿、子满、子烦、子悬、子痫、子嗽、转胞、子淋、激经、胎漏、胎动不安、小产坠胎、子死腹中、胎萎不长、子喑、脏躁、鬼胎等证。（卷四十六）

《临证指南医案》：今阅叶先生案，胎前大约以凉血顺气为主，而肝脾胃三经，尤为所重。因肝藏血，血以护胎，肝血失荣，胎无以荫矣，肝主升，肝气横逆，胎亦上冲矣。胎气系于脾，如寄生之托于苞桑，茑与女萝之施于松柏，脾气过虚，胎无所附，堕滑难免矣。至于胃为水谷之海，妊妇全赖水谷之精华，对养身护胎，故胃气为兵家之饷道，不容一刻稍缓也。其余有邪则去邪，有火则治火，阴虚则清滋，阳虚则温补，随机应变，无所执著。（卷九）

一、妊娠呕吐

《金匮要略方论》：妇人得平脉，阴脉小弱，其人渴，不能食，无寒热，名妊娠，桂枝汤主之。（卷下）

妊娠呕吐不止，干姜人参半夏丸主之。（卷下）

《诸病源候论》：恶阻病者，心中溃闷，头眩，四肢烦疼，懈惰不欲执作，恶闻食气，欲啖咸酸果实，多睡少起，世云恶食。……此由妇人元本虚羸，血气不足，肾气又弱，兼当风饮冷太过，心下有痰水夹之。而有娠也，经血既闭，水渍于脏，脏气不宣通，故心烦愦闷气逆而呕吐也。血脉不通，经络否涩，则四肢沉重，夹风则头目眩。（卷四十一）

《经效产宝》论曰：夫阻病之候，心中溃溃，头旋眼眩，四肢沉重懈怠，恶闻食气，好吃酸咸果实，多卧少起，三月四月多呕逆，肢节不得自举者，以此治之。人参八分，厚朴六分，炙茯苓十三分，葛根八分，白术十二分，橘皮六分，生姜十一分切。上水七升，煮二合，分温三服，忌桃、李、醋等物。（卷上）

《三因极一病证方论》：妇人中脘，宿有风冷痰饮，经脉不行，饮与痰搏，多善病阻。其状颜色如故，脉理顺时，不知病之所在，但觉四肢沉重，头目眩晕，恶闻食臭，喜啖咸酸，……此由经血既闭，水渍于脏，脏气不得宣通，目溃闷，经脉秘涩，使四肢沉重；夹风则头目眩晕；留饮则呕吐无时。（卷十七）

竹茹汤：治妊娠择食，呕吐、头疼、颠倒痰逆，四肢不和，烦闷。人参、橘皮、白术、麦门冬去心各一两，炙甘草一分，白茯苓、厚朴、姜制各半两。（卷十七）

《校注妇人良方》：妊娠恶阻病，产宝谓之子病，巢氏病源谓之恶阻。由胃气怯弱，中脘停痰，脉息和顺，但肢体沉重，头眩择食，惟嗜酸咸，甚者寒热呕吐，胞膈烦满，半夏茯苓丸主之。（卷十二）

《丹溪心法》：怀妊爱物，乃一脏之虚，假如肝脏之虚，肝气止能生胎，无余用也。又云：不能荣其肝，肝虚故爱酸物。

《证治要诀》：胎前恶阻，见食呕吐，喜啖酸物，多卧少起，俗谓之病鬼。盖其人宿有痰饮，血壅遏而不行，故饮随气上。（卷十二）

《医学入门》：（恶阻）由于子宫经络，络于胃口，故逢食气引动精气冲上，必食吐尽而后精气乃安。（卷六）

《景岳全书》：呕吐不止者，二陈汤加枳壳、砂仁主之，或用人参橘皮汤亦妙。（卷三十八）

《胎产心法》：恶阻者，谓有胎气，恶心阻其饮食也。妊娠禀受怯弱，中脘宿有痰饮，便有阻病。其证颜色如故，脉息平和，但觉多卧少起，肢体沉重，头目昏眩，恶闻食气，喜啖酸咸或嗜一物，或大吐，或时吐痰与清水，甚者或作寒热，心中愦闷，呕吐痰水，胞膈烦满，恍惚不能支持，此皆胃气弱而兼痰与气滞者也。亦有素体不虚，而一受胎孕，则冲任上壅，气不下行，故呕逆者。又有由经血既闭，亦渍于脏，脏气不宣通，故心烦愦闷，气逆而呕吐，及三月余而呕吐渐止。盖三月相火化胎之候，未能上食于母，血气未用，五味不化，中气壅实，其为郁滞痰火秽恶之气，尽冲于胃，所以有恶阻等证。及三月后，胎元渐大，则脏气仅供胎气，不有郁滞，自无暇上逆矣。亦有不拘强弱，间有不病者，何也？凡妇人无病，不分强弱，俱能受孕。怀子病月，不在形之强弱，在于脏腑虚实。如中宫气健，胃中宿无痰饮，清浊自能升降，不令秽气上壅，自无恶阻等证，即俗谓胎气好也。又妇人怀子喜食酸咸果实为何？盖阴阳重合受胎于肾，生化于肝，二脏皆供给于胎，则肝肾不足，故善食酸咸以自救也。以上诸证，轻者不须服药，乃常病也，重者须少药调之，宜用加味参橘饮。（卷上）

《医宗金鉴·妇科心法要诀》：〔注〕妇人受孕月余之后，时时呕吐者，名曰恶阻。若无他病择食者，须随其意而与之，轻者过期自然勿药而愈，重者须以药治之。当以胃弱为，更审其或因胎气阻逆，或痰饮阻逆，与夫兼热、兼寒，而分治之。（卷四十六）

［注］恶阻，有因胎气阻逆者，乃受胎后胞门闭塞，脏气内阻，夹胎气上逆于胃，故令恶心呕吐也。若平素胃虚所致，虽无痰饮，寒热相兼而亦有恶阻证者，宜用保生汤。即砂仁、白术、香附、乌药、陈皮、甘草也，引用生姜者，以止其呕也；若气弱者，量加人参，气实者，量加枳壳。（卷四十六）

［注］恶阻因于痰饮者，其吐必多痰水，且心烦头目眩晕，必其人平素胃虚，中停痰饮也。宜用加味六君汤，于六君汤内，加枇杷叶、藿香、旋覆花、缩砂、枳壳。若胃热便秘，加黄芩、大黄以利之；胃寒喜热，加肉桂、干姜以温之。（卷四十六）

［注］恶阻因于胃热者，必呕吐，心中热烦，愦闷喜饮凉浆也。宜用加味温胆汤。（同上）

《胎产新书·女科秘旨》：怀孕三月，恶心而阻隔饮食是也。亦有六七个月，尚病呕者治同。然肥人责之痰，瘦人责之火，俱宜二陈汤加白术、黄芩，或加香附、砂仁、姜汁、竹茹，与吐家同，如或因气者，脉心沉，治兼舒郁，加抚芎、香附，不可过用辛药。（秘旨卷二，清光绪丙戌春汉皋成媄堂重刻本）

《女科要旨》：妊娠二三月，心烦恶食呕吐等症医名恶阻。得胎后，腹常痛，医名胞阻。但恶阻症金匮无其名，而胞阻则有之；但阻者阻隔之义，隔者宜通，保胎岂得用通之法乎？不然何以谓之阻乎？曰：金匮虽无恶阻之名，而第一节云其人渴，不能食，无寒热，名妊娠，桂枝汤主之。一本渴字作呕字，注家谓为恶阻，产宝谓为子病是也。呕吐不止者，金匮用半夏人参丸，主胃有寒饮。若胃热上行而呕吐，千金于此方，以生姜易干姜，加茯苓、麦冬，重加鲜竹茹，作汤甚效。方中取半夏味辛降逆，辛则性烈，以直通其阻隔。娄全善、薛立斋，皆谓为治恶阻之良方。高鼓峰谓与参术同用，不独于胎无碍，而且大有健脾安胎之功。余每用六君子汤辄效。（卷二）

《女科·产后编》：妇人怀娠之后，恶心呕吐，思酸解渴，见食憎恶，困倦欲卧，人皆曰妊娠恶阻也。谁知肝血太燥乎！夫妇人受妊，本于肾气之旺也，肾旺是以摄精，然肾一受精而成娠，则肾水生胎，不暇化润于五脏，而肝为肾之子，日食母气以舒，一日无津液之养，则肝气迫索，而肾水不能应，则肝益急，肝急则火动而逆也，肝气既逆，是以呕吐恶心之症生焉。（卷下）

《女科证治约旨》：妊娠恶阻之候，如因肝不条达，侵犯胃土，夹火而恶心者，宜加味温胆汤主之。（卷三）

妊娠恶阻之候，如因痰饮内盛，胃阳被抑，致恶心不止者，宜半夏茯苓汤主之。（卷三）

《沈氏女科辑要笺正》尧封又曰：呕吐不外肝、胃两经病。人身脏腑，本是接壤，怀妊则腹中增了一物，脏腑机括，为之不灵，水谷之精微，不能上蒸为气血，凝聚而为痰饮，窒塞胃口，所以食入作呕，此是胃病。又妇人既娠，则精血养胎。无以摄纳肝阳，而肝阳易升，肝之经脉夹胃，肝阳过升，则饮食自不能下胃，此自肝病。（卷上）

二、流产

《金匮要略方论》：师曰：妇人有漏下者，有半产后因续下血都不绝者，有妊娠下血者，假令妊娠腹中痛，为胞阻，胶艾汤主之。（卷下）

妇人怀妊，腹中㽲痛，当归芍药散主之。（卷下）

《诸病源候论》：漏胞者，谓妊娠数月而经水时下，此由冲脉任脉虚，不能约制太阳、少阳之经血故也，……有妊之人，经水所以断者，壅之以养胎，而蓄之为乳汁，冲任气虚，则胞内泄漏，不能制其经血，故月水时下，亦名胞阻，漏血尽则人毙也。（卷四十一）

胎动不安者，多因劳役气力或触冒冷热，或饮食不适，或居处失宜，轻者止转动不安，重者便致伤坠。若其母有疾以动胎，治母则胎安；若其胎有不牢固，致动以病母者，治胎则母瘥；若伤动甚者，候其母面赤舌青者，儿死母活；母唇口青，口两连沫出者，母子俱死。（卷四十一）

妊娠卒下血候。此谓卒有损动，或冷热不调和，致伤于胎，故卒痛下血不止者，堕胎也。（卷四十一）

妊娠腰腹痛候。肾主腰脚，其经虚……故令腰腹相引而痛不止，多动胎；腰痛甚者，则胎堕也。（卷四十一）

妊娠数堕胎候。阳施阴化，故得有胎，荣卫和调，则经养周足，故胎得安，而能成长。若血气虚损者，子脏为风冷所居，则血气不足，故不能养胎，所以致胎数堕，候其妊娠，而恒腰痛者，喜堕胎也。（卷四十一）

妊娠堕胎后血出不止候。堕胎损经脉，损经脉，故血不止也，泻血多者，便致烦闷，乃至死也。（卷四十二）

妊娠欲去胎候。此谓妊娠之人羸瘦，或夹疾病，既不能养胎，兼害妊妇，故去之。（卷四十二）

《三因极一病证方论》：怀妊全假经血以养胎，忽因事惊奔，或从高坠下，顿仆失据，或冒涉风寒，触忤邪祟，致暴下血，胎干不动，上奔抢心，腹中急逼，或血逆口出，皆伤胎症也。

苎根汤：治胎无故下血，腹痛不可忍。（卷十七）

《校注妇人良方》：妊娠胎动，或饮食起居，或冲任风寒，或跌仆击触，或怒伤肝火，或脾气虚弱，当各推其因而治之。若因母病而胎动，但治其母，若因胎动而母病，唯当安其胎。（卷十二）

妊娠下血，因冷热不调，七情失宜，气血不和所致，若伤于胎，则痛而下血，甚则胎堕矣。（卷十二）

夫胎乃阳施阴化，荣卫调和，经养完全，十月而产，若血气虚损，不能养胎，所以数堕也。凡妊妇腰痛，多堕胎。（卷十三）

夫人以胃气壮实，冲任荣和，则胎得所，如鱼处渊，若气血虚弱，无以滋养，其胎终不能成也，宜下之，以免其祸。（卷十三）

论曰：四季之间，非其时而有其气，谓春寒夏冷，秋热冬暖之不正也，所感者，不拘长少，其症相类，故云时气，妊娠患之，重则多致伤胎。（卷十四）

《格致余论·胎自堕论》：阳施阴化，胎孕乃成，血气虚损，不足营养，其胎自堕。

或劳怒伤情，内火便动，亦能堕胎。

《薛己医案·女科撮要》：小产重于大产。盖大产如果熟自脱，小产如生采，破其皮壳，断自根蒂，岂不重于大产哉。（卷下）

《医学入门》：心腹痛而下血者为胎动，不痛者，为胎漏。（卷六）

《证治准绳·女科》：妊娠胎动不安者，由冲任经虚，受胎不实也，亦有饮酒，房室过度，损动不安者，有误击触而胎动者，有喜怒气郁不舒伤于心肝，触动血脉者，有信医宜服暖补反为药所害者，有因母病而胎动者。（卷四）

妊娠漏胎者，谓妊娠数月而经水时下也。此由冲任脉虚，不能约制手太阳、少阴之经血故也。冲任之脉为经络之海，起于胞内。手太阳小肠脉也，手少阴心脉也，是二经为表里，上为乳汁，下为月水。有娠之人，经水所以断者，壅之养胎，蓄之以为乳汁也。冲任气虚，则胞内泄不能制其经血。故月水时下，亦名胞漏。（卷四）

妊娠日月未足，胎气未全而产者，谓之半产，盖由妊妇冲任气虚不能滋养于胎，胎气不固或颠扑闪堕致气血损动，或因热病温疟之类，皆令半产。仲景谓：虚寒相搏，此名曰革，妇人则半产漏下是也。又云：半产俗呼小产，或三四月，或五六月皆为半产。（卷四）

下死胎法：寒者热以行之，热者凉以行之，燥者滑润之，危急者毒药下之。（卷四）

《景岳全书》：凡妊娠胎气不安者，证本非一，治亦不同，盖胎气不安，必有所固，或虚或实，或寒或热，皆能为胎气之病，去其所病，便是安胎之法。故安胎之方，不可执亦不可泥其月数，但当随证随经，因其病而药之，乃为至善。（卷三十八）

夫胎以阳生阴长，气行血随，营卫调和则及期而产。若或滋养之机少有间断，则源流不继，而胎不固矣……凡妊娠之数见堕胎者，必以气脉亏损而然。而亏损之由，有禀质之素弱者，有年力之衰残者，有忧怒劳苦而困其精力者，有色欲不慎而盗损其生气者，此外如跌仆饮食之类，皆能伤其气脉，气脉有伤而胎可无恙者，非先天之最完固者不能，而常人则未之有也。且怀胎十月，经养各有所主，所以屡见小产堕胎者，多在三个月至五月七月之间，而下次之堕必如期复然，正以先次伤此一经而再值此经，则遇阙不能过矣。况妇人肾以系胞，而腰为肾之府，故胎妊之妇，最虑腰痛，痛甚则堕，不可不防。故凡畏堕胎者，必当察此所伤之由而切为戒慎，凡治堕胎者，必当察此养胎之源，而预培其损，保胎之法，无出于此。

凡胎孕不固，无非气血损伤之病，盖气虚则提摄不固，血虚则灌溉不周，所以多致小产。（卷三十八）

小产之证，有轻重，有远近，有禀赋，有人事。由禀赋者，多以虚弱，由人事者，多以损伤。

凡正产者出于熟落之自然，小产者由于损折之勉强，此小产之所以不可忽也。（卷三十九）

《石室秘录》：女子怀胎，必气血足而后能养，倘气虚则阳衰，血虚则阴衰，气血双虚，则胞胎下堕而不能升举，小产之不能免也。（卷五）

漏胎乃气血不足之故，急宜以峻补之，则胎不漏，方用人参二钱，白术五钱，杜仲一钱，枸杞子一钱，山药二钱，当归身一钱，茯苓二钱，熟地五钱，麦冬二钱，北五味伍分，山茱萸二钱，甘草一钱。（卷四）

《胎产心法》：三四月前胎未成形，名曰堕胎，至五六月后，胎已成形，名曰半产，俗人均曰小产，总属妊妇气血虚弱，胎元不固，盖气虚则提摄不固，血弱则灌溉不同，多致小产。况妇人肾以系胞，而腰为肾之府，腰痛则坠，不可不防。（卷上）

子死腹中，急于胎之未下。盖胞衣未下，子与母气尚通呼吸，若子死腹中，则躯形已冷，胞脏气寒，胎血凝冱，气不升降。欲下死胎，以至寒之药下之，不惟无益，致损母命者多矣。所以古人有用附子汤，使胞脏温暖，凝血流动，以附子能破寒气堕胎也。又有因患伤寒热病温疟之类，胎受邪热，毒气内外交攻，因致胎死留于胞脏，古人深虑胎受毒气，必然胀大，故用朴硝、水银、硇砂之药，不惟使胎不胀，又能使胎形化烂，再副以行血顺气之药，死胎即下……。

然下胎最宜谨慎，必先验明产母，面赤舌青，腹中阴冷重坠，口秽气喘，方可用下。然而必先固妊妇本元，补气养血而后下之。予故重佛手散、香佳散、滑胎煎为下死胎之王道药也。孕妇遇有不安，医者未能审详，遂用峻厉攻伐，难免不测之祸，慎之慎之！（卷中）

《医宗金鉴·妇科心法要诀》：〔注〕孕妇腹痛，名为胞阻，须审其痛或上在心腹之间者，多属食滞作痛，或下在腰腹之间者，多属胎气不安作痛，若在少腹之间者，则必因胞血受寒，或停水尿难作痛也。（卷四十六）

［注］若腰腹作痛，胎动下血，则当用四物汤君以延胡，以定痛而保胎也。（卷四十六）

［注］凡腰腹痛者，须防胎堕，宜用胶艾四物汤，加杜仲、大豆淋酒、葱白以定痛而保胎。若因外感风寒之邪，则加羌活、独活以散之。若内热大小便闭者，则用蜂蜜、芒硝，煎汤以攻之。经曰：有故无殒是也。（卷四十六）

［注］少腹作痛者，乃胞中之血受寒也。宜加味芎归饮温之。其方即人参、吴茱萸、阿胶、蕲艾、炙甘草、当归、川芎也。若因尿涩而痛，则是膀胱水病热甚，则以导赤散清利之，若水盛阳虚不化，则以五苓散渗利之。（卷四十六）

妇人受孕之后，仍复行经者，名曰激经，为血有余。若孕妇无故下血，或下黄汁豆汁而腹不痛者，谓之胎漏。若其胎已伤而下血者，其腹必痛，孕妇又有尿血一证……盖尿血出于溺孔，漏血出自人门。（卷四十六）

若因跌仆筑磕伤胎欲堕者，宜芎䓖汤调益母丸服之，……若暴怒、房劳伤肝肾，以致胎动不安者，宜逍遥散、地黄汤治之。（卷四十六）

［注］激经无他证相兼者，不须用药，其胎壮子大能食其血，而经自停。若胎漏下血，多属血热，宜阿胶汤清之。其方即四物汤加阿胶、黑栀、侧柏叶、黄芩也。或漏下黄汁，或如豆汁甚多者，其胎干枯必倚而堕，宜用黄芪汤，即黄芪二两、糯米一合煎服。或银苎酒即苎麻根、纹银煎酒服。若尿血则是膀胱血热，宜四物汤加血余、白茅根以凉之。（卷四十六）

气血充实胎自安，冲任虚弱损胎原，暴怒房劳伤肝肾，疾病相干跌仆颠，五月成形名小产，未成形象堕胎言，无故至期数小产，须慎胎为欲火煎。（卷四十六，五十二页）

［注］妊娠胎堕后血暴下不止，面黄唇白者，名脱荣，宜用独参汤峻补其气，以生其

血，所谓无形能生有形也。若恶血瘀滞不行，腹胁胀痛者，宜于回生丹、益母丸，酌其虚实缓急相当而用之。（卷四十六）

凡一应伤胎子死腹中者，须当急下……然必验其舌青面赤，肚腹胀大，腹冷如冰，久之口中有秽气出者，方可议下。然犹必审其人之虚实寒热，或宜寒下、热下、峻下、缓下，随其宜而施之……缓下用佛手散，峻下用平胃散加芒硝。（卷四十六）

《叶天士女科》：（胎寒下安）胎寒之证，或吞酸吐酸，或呕恶胀满，或喜热畏凉，或下寒泄泻，或脉多沉细而有胎不安者，宜温胃饮、理阴煎加减主之。（卷二）

（胎热不安）胎热之证，必多烦热，或渴或燥，或上下不清，或漏血溺赤，或六脉滑数而胎有不安者，宜凉胎饮。（卷二）

（胎虚不安）胎气有虚而不安者，最费调停，要皆以胎元饮为主；若心脾气虚者，宜逍遥饮、归脾汤；若肝肾血虚者宜左归饮、固阴煎；若脾肾气虚而兼带浊者，宜秘元煎、菟丝煎；若气血俱虚者，宜八珍汤、十全大补汤。（卷二）

（胎漏）妊娠心腹痛而下血者为胎动，不痛而下血者为胎漏。（卷二）

（滑胎）妊娠有三四月而堕者，有六七月而堕者，有屡孕屡堕者。由于气血不充，名曰滑胎。宜固胎丸、益母丸。（卷二）

（半产）妊娠三月者为堕胎，五月而堕者为小产，七月而堕者为半产，此皆重于大产。但人视为轻忽而殒命者有之。（卷二）

（火热侵胎）妊娠病，热熏灼，其胎烦躁不安，宜十圣散；若发斑变黑小便如血，胎动不安，气急欲绝，宜青黛豆豉汤；若遇内外热侵胎，宜伏龙肝散护胎法。（卷二）

《女科·产后编》：妊娠小腹作疼，胎动不安，如有下堕之状，人只知带脉无力也，谁知是脾肾之亏乎！夫胞胎虽系于带脉，而带脉实关于脾肾。脾肾亏损，则带脉无力，胞胎即无以胜任矣……补先后二天之脾与肾，正所以固胞胎之气与血，脾肾可不均补乎！方用二奠二天汤。（卷下）

妇人有怀妊之后，未至成形，或已成形，其胎必堕，人皆曰气血衰微，不能固胎也，谁知是性急怒多，肝火大动而不静乎！夫肝本藏血。肝怒则不藏，不藏则血难固……大怒，则火益动矣，火动而不可止遏，则火势飞扬，不能生气化胎，而反食气伤精矣，精伤则胎无所养，势必不堕而不已……治法宜平其肝中之火……方用利气泄火汤。（卷下）

妊妇因行房颠狂，遂致小产血崩不止，人以为火动之极也，谁知是气脱之故乎……方用固气填精汤。（卷下）

妊妇有跌仆闪挫，遂致小产，血流紫块，昏晕欲绝者，人皆曰瘀血作祟也，谁知是血室损伤乎！夫血室与胞胎相连，如唇齿之相依，胞胎有伤，则血室亦损，唇亡齿寒，理有必然也。然胞胎伤损而流血者，其伤浅；血室伤损而流血者，其伤深。……治各不同，未小产而胎不安者，宜顾其胎，而不可轻去其血；已小产而血大崩，宜散其瘀，而不可重伤其气……故必补气以生血，新血生而瘀血自散矣，方用理气散瘀汤。（卷下）

死产者，子死腹中也，验母舌青黑，其胎已死。先用平胃散一服，酒水各一盅，煎八分，投朴硝煎服即下。（产后编卷上）

三、妊娠水肿

《黄帝内经素问》：脾主为胃行其津液者也。（卷十二）

肾者，胃之关也，关门不利，故聚水而从其类也。（卷十六）

《金匮要略方论》：妊娠有水气，身重，小便不利，洒淅恶寒，起即头眩，葵子茯苓散主之。（卷下）

《诸病源候论》：胎间水气，子满体肿者，此由脾胃虚弱，脏腑之间，有停水，而夹以妊娠故也。（卷四十一）

《经效产宝》：论曰：脏气本弱，因产重虚，土不克水，血散入四肢，遂致腹胀、手足面目皆浮肿，小便秘涩。（卷上）

《圣济总录》：论曰：脾合土，候肌肉，土气和平，则能制水，水自传化，无有停积。若妊娠脾胃气虚，经血壅闭，则水饮不化，湿气淫溢，外攻形体，内注胞胎，怀妊之始肿满者，必伤胎气，如胎月而足微肿者，利其小便，则病可愈。（卷一百五十七）

《三因极一病证方论》：凡妇人宿有风寒冷湿，妊娠喜脚肿，俗呼为皱足。亦有身肿满，心腹急胀，名曰胎水。（卷十七）

《校注妇人良方》：妊娠三月，足肿至腿出水，饮食不甘，似水肿，谓之子气。至分娩方消者，此脾胃气虚，或冲任经有血风……亦有脾虚，水气流溢，或因泻痢，脏腑虚寒，或因疟疾饮水，脾虚湿渍，或因水渍于胞，不能分利，皆致腿足肚腹肿症也。（卷十五）

《薛己医案·女科撮要》：若面目虚浮，肢体如水气，名子肿，用全生白术散。未应，用六君子汤……若胸满腹胀，小便不通，遍身浮肿，名胎水不利，用鲤鱼汤；脾胃虚，佐以四君子。（卷下）

《古今医鉴》：子气者，谓妊娠两足浮肿也，因脾衰不能制水，血化成水所致。（卷十二）

《证治准绳·女科》：……凡妊娠经血壅闭以养胎，若忽然虚肿，乃胎中夹水，水血相搏，脾胃恶湿，主身之肌肉，湿渍气弱则肌肉虚，水气流溢，故令身肿满也。（卷四）

《胎产证治》：子肿，湿也。湿则渗之，遍身浮肿，小便不利，腹大异常，高过心胸者，胎中蓄水所致，多五六个月有之，用鲤鱼汤代水煎。

《景岳全书》：凡水肿等证，乃脾肺肾三脏相干之病。盖水为至阴，故其本在肾；水化于气，故其标在肺；水惟畏土，故其制在脾。今肺虚则气不化精而化水，脾虚则土不制水而反克，肾虚则水无所主而妄行，水不归经则逆而上泛，故传入于脾而肌肉浮肿，似入于肺则气息喘急。虽分而言之而三脏各有所主，然合而言之则总由阴胜之害而病本皆归于肾。内经曰：肾为胃关，关门不利，故聚水而从其类也。然关门何以不利也。经曰：膀胱者，州都之宫，津液藏焉，气化则能出矣。夫所谓气化者，即肾中之气也，即阴中之火也，阴中无阳则气不能化，所以水道不通，溢而为肿。故凡治肿者，必先治水，治水者，必先治气，若气不能化，则水必不利。惟下焦之真气得行始能传化，惟下焦之真水得位始能分清。求古治法，惟薛立斋先生加减金匮肾气汤诚对证之方也。……（卷二十二）

《医门法律》：肾者，胃之关也，肾司开阖，肾气从阳则开……，肾气从阴则阖，阴太盛，则关门常阖，水道不通而为肿。（卷六）

《胎产心法》：所以子肿者，妊娠面目虚浮，多因脾胃气虚，或久泻所致，宜健脾利水，全生白术散主之，或用健脾利水汤……所谓子气者，妊娠自三月成胎之后，两足面渐肿至腿膝，或腰以下肿，行步艰难，以致喘闷不安，饮食不美，似水气状，甚至足趾间有黄水出者，盖脾主四肢，脾气虚弱，不能制水而发肿，肺金少母气滋养，而气促满闷，诸书名曰子气，即水气，俗名皱足。……所谓子满者，妊娠至五六个月，胸腹急胀，腹大异常，或遍身浮肿，胸胁不快，气逆不安，小便艰涩，名曰子满，又为胎水不利，若不早治，生子手足软短有疾，甚致胎死腹中。（卷上）

《医宗金鉴·妇科心法要诀》：头面四肢肿子肿，自膝至足子气名，肿胀喘满曰子满，但脚肿者脆皱称。（卷四十六）

［注］头面遍身浮肿，小水短少者，属水气为病，故名曰子肿。自膝至足肿，小水长者，属湿气为病，故名曰子气。遍身俱肿，腹胀而喘，在六七个月时者，名曰子满。但两脚肿而肤厚者，属湿，名曰皱脚。皮薄者，属水，名曰脆脚。大凡水之为病多喘促，气之为病多胀满。喘促属肺，胀满属脾也。以其人素有水气湿邪，故受孕有肿满之证。（卷四十六）

［注］妊娠水肿胀满、子气、皱足、脆足等证，皆由水气湿邪，伤于脾肺为病也。若水气盛而浸胎，则必喘而难卧，若湿气盛而伤胎，则胀满难堪。皆宜用茯苓导水汤治之。方用木香、木瓜、槟榔、大腹皮、白术、茯苓、猪苓、泽泻、桑皮、砂仁、苏叶、陈皮，以和脾胃而利水湿。胀甚者，加枳壳破结，腿足肿者，加防己以利下，湿喘者，加苦葶苈以泄上水也。（卷四十六）

《叶天士女科》：妊娠三月之后，两足浮肿，甚则自足面肿至腿膝，饮食不甘，小水流利者，属湿气为病，名曰子气。（卷二）

妊娠五六月旬，腹大异常，胸膈胀满，小水不通，遍身浮肿名曰子满，此胞中蓄水也。（卷二）

妊娠五六月，遍身浮肿，腹胀喘促，高过心胸，气逆不安，小便不利者，属水气为病，名曰子肿。（卷二）

《女科证治约旨》：妊娠浮肿之候，厥有数端，如头面遍身浮肿，小水短少者，属水气为病，因平时引饮过多，土不制水，名曰子肿，亦名胎水，宜茯苓导水汤主之。（卷三）

《沈氏女科辑要笺正》：妊妇腹过胀满，或一身及手足面目俱浮，病名为子满，或名子肿，或名子气，或名胎水，或名琉璃胎；但两足肿者，或名皱足，或名脆足，名色虽多，不外有形之水病，与无形之气病而已。

病在有形之水，其证必皮薄色白而亮；病在无形之气，其证必皮厚而色不变。

四、子烦

《经效产宝》：妊娠常苦烦闷，此是子烦。（卷上）

《校注妇人良方·妊娠子烦方论》：妊苦烦闷者……产宝云，是心肺虚热或痰积于胸，若三月而烦者，但热而已，若痰饮而烦者，吐涎恶食。大凡停痰积饮，寒热相搏，吐甚则胎动不安。（卷十三）

《济生方》：妊娠……四月受少阴君火气以养精，六月受少阳相火气以养气，又有不定拘此两月而苦烦闷者，由母将理失宜，七情伤感，心惊胆怯而然也。（卷七）

《沈氏女科辑要笺正》：子烦病因，曰痰、曰火、曰阴亏。

五、子痫

《黄帝内经素问》：诸风掉眩，皆属于肝。（卷二十二）

诸暴强直，皆属于风。（卷二十二）

《诸病源候论·妊娠痉候》：体虚受风，而伤太阳之经，停滞经络，后复遇寒湿相搏，发则口噤背强，名之为痉。妊娠而发者，闷冒不识人，须臾醒，醒复发。亦是风伤太阳之经作痉也。亦名子痫，亦名子冒也。（卷四十二）

《普济方》：葛根汤，一名汉防己汤。疗妊娠临月因发风痉，忽闷愦不识人，吐逆眩倒，小醒复发，名为子痫。葛根、贝母去心、粉丹皮去心、木防己、防风、当归、川芎、白茯苓、桂心去皮熬、泽泻、甘草各二两、独活、石膏碎、人参各三两。上细切，以水九升，煮取三升，分二服。（卷三百三十九）

羚羊角散出永类钤方。治妊娠中风，头项强直，筋脉挛急，言语謇涩，痰涎不消，或发搐不省人事，名曰子痫，亦宜服之。

羚羊角镑　川独活去芦　酸枣仁炒去壳　五加皮去木各半钱　薏苡仁炒　防风去叉　当归去芦酒浸　川芎　茯神去木　杏仁去皮尖各四分　木香不见火　甘草炙二分半

上㕮咀，每服四钱，水一盏，生姜五片，煎至七分去滓，温服，不计时候。（卷三百三十九）

《古今医鉴》：妊娠子痫，谓痰涎潮搐，目吊口噤也。羚羊角散，治妊娠中风，头项强直，经脉拘急，语言謇涩，痰涎不利，或时发搐，不省人事，名曰子痫风。当归、川芎、防风、独活、茯神、五加皮、杏仁、薏苡仁、酸枣仁剉、木香、羚羊角、甘草。上剉，生姜五片，水煎，不拘时服。（卷十二）

《胎产证治》：子痫……因受风寒，头项强直，筋脉挛急，语言謇涩，痰涎壅盛，昏晕不识人，时醒时作。

《济阴纲目》：瘛疭……瘛者，筋脉急而缩也；疭者，筋脉缓而伸也。一缩一伸，手足相引，搐搦不已……此症多属风，盖风主摇动也。（卷九）

《女科经纶》：引刘河间所谓："将息失宜，肾水衰而心火旺，肝无所养，是非外中风邪，急当滋其化源，泻南补北，壮水制火，则肝木自平，胎气可安，恐养血犹属第二义也。（卷四）

《医学心悟》妊娠中血虚受风，以致口噤，腰背反张，名曰子痫，其症最暴且急……若频发无休，非惟胎妊骤下，将见气血随胎涣散，母命亦难保全。大抵此症，胎气未动，以补气养血，定风为主，胎气既下，则以大补气血为主。（卷五）

《杏轩医案·续录》：……宅中一仆妇，重身九月，偶患头痛，医作外感治，其痛益甚，呕吐汗淋。至二鼓时，忽神迷肢掣，目吊口噤，乍作乍止……入视搐搦形状，诊脉虚弦劲急，谓曰此子痫证也。……其病初头痛者即内风欲动之征也，医家误作外风，浪投疏散，致变若此。

《医宗金鉴·妇科心法要诀》：暴仆抽搐不识人，须臾自醒子痫名，羚羊角散防独杏，五加枣草薏苡仁，茯苓木香羚羊角，抽搐钩藤汤寄生，人参茯神归桔梗，口喎肢废中风成。（卷四十六）

［注］孕妇突然颠仆，抽搐不省人事，须臾自醒，少倾复如好人，谓之子痫。乃肝、心二经风热所致，宜用羚羊角散。即防风、独活、杏仁、酸枣仁、五加皮、甘草、薏苡仁、茯苓、木香、羚羊角也。抽搐甚者用钩藤汤，乃钩藤、桑寄生、人参、茯神、当归、桔梗也。若口眼㖞斜，半身不遂，则已成中风废证，当参风门治之。（卷四十六）

《叶天士女科》：妊娠中风，颈项强直，筋脉挛急，口噤语涩，痰甚昏迷，颠痫发搐，不省人事，名曰子痫。（卷二）

《女科证治约旨》：妊娠眩晕之候，名曰子眩，如因肝火上升，内风扰动，致昏眩欲厥者，宜桑丹杞菊汤主之，桑叶、丹皮、滁菊花、炒杞子、煨天麻、焦山栀、生地、钩藤、橘红。如因痰涎上涌，致眩晕欲呕者，宜加味二陈汤主之，仙半夏、陈皮、茯苓、甘草、川贝、瓜蒌皮、淡竹沥、姜汁。

妊娠昏厥之候，名曰子痫。由于血虚受风，痰涎上潮，致卒倒无知，目吊口噤，角弓反张者，宜加味羚羊角散主之。（卷三）

《沈氏女科辑要笺正》沈尧封曰：妊妇病源有三大纲：一曰阴亏，人身精血有限，聚以养胎，阴分必亏；二曰气滞，腹中增一障碍，则升降之气必滞；三曰痰饮，人身脏腑接壤，腹中遽增一物，脏腑之机栝为之不灵，津液聚为痰饮。知此三者，庶不为邪说所惑。妊妇卒倒不语，或口眼歪斜，或手足瘈疭，皆名中风。或腰背反张，时昏时醒，名为痉，又名子痫。古来皆作风治。不知卒倒不语，病名为厥。阴虚失纳，孤阳逆上之谓。口眼歪斜，手足瘈疭，或因痰滞经络，或因阴亏不吸，肝阳内风暴动。至若腰背反张一正，临危必见戴眼，其故何欤？盖足太阳膀胱之经脉起于目内眥，上额交颠，循肩髆内，夹脊抵腰中。足太阳主津液，虚则经脉时缩，脉缩故腰背反张。经云：瞳子高者，太阳不足。谓太阳之津液不足也。脉缩急则瞳子高，甚则戴眼。治此当用地黄、麦冬等药滋养津液为主，胎前病，阳虚者绝少，慎勿用小续命汤。（卷上）

六、子悬

《医学入门》：胸膈胀满疼痛，谓之子悬。（卷六）

《医学心语》：子悬者，胎上逼也。胎气上逆，紧塞于胸次之间，名曰子悬。其症由于恚怒伤肝者居多，亦有不慎起居者，亦有脾气郁结者，宜用紫苏饮加减主之。更有气逆之甚，因而厥晕，名曰子眩，并用前药主之。然子眩有由脾虚夹痰者，宜用六君子汤；若顽痰闭塞，而脾气不虚者，二陈汤加竹沥、姜汁。虚实之间，所当深辨也。（卷五）

《女科证治约旨》：妊娠胀满之候，名曰子悬。如因胎气上逼，紧塞胸次，喘急而痛者，宜香苏饮主之，制香附、苏叶、陈皮、甘草。如因嗔怒动肝，或不慎起居，致胎气上逆者，宜香苏饮加前胡、条芩主之。如因脾气郁结致胎气不和者，宜香苏饮加丹参、茯神主之。如因忧思太过伤及心脾，致胎气不安者，宜香苏饮加炒白术、砂仁主之。（卷三）

七、子瘖

《素问·奇病论》：黄帝问曰：人有重身，九月而瘖，此为何也？岐伯对曰：胎之络脉绝也……胞脉者系于肾，少阴之脉贯肾系舌本，故不能言。帝曰：治之奈何？岐伯曰：无治也，当十月复。（卷十三）

《女科证治约旨》：妊娠音涩之候，名曰子瘖。由于少阴之脉，下养胎元，不能荣于舌，故声音不扬。待足月生产，自能复常，本非病也。即《内经》“妇人重身，九月而瘖”之谓，可不必治。如必欲治之，宜加味桔梗汤主之。桔梗、甘草、元参、麦冬、金石斛、细辛。（卷三）

八、子嗽

《校注妇人良方》：嗽久不愈者，多因脾土虚而不能生肺气，而腠理不密，以致外邪复感；或因肺气虚不能生水，以致阴火上炎所致。治法当壮土金，生肾水为善。（卷十三）

《女科经纶》：丹溪曰：胎前咳嗽，由津血聚养胎元，肺乏濡润，又兼郁火上炎所致，法当润肺为主。（卷四）

《医宗金鉴·妇科心法要诀》：妊娠咳嗽，谓之子嗽。嗽久每致伤胎。有阴虚火动痰饮上逆，有感冒风寒之不同。因痰饮者，用二陈汤加枳壳、桔梗治之；因感冒风寒者，用桔梗汤，即紫苏叶、桔梗、麻黄、桑白皮、杏仁、赤茯苓、天冬、百合、川贝母、前胡也。若久嗽，属阴虚，宜滋阴润肺以清润之，用麦味地黄汤治之。（卷四十六）

九、妊娠淋证（子淋）

《金匮要略方论》：妊娠小便难，饮食如故，当归贝母苦参丸主之。当归、贝母、苦参各四两。（卷下）

妊娠有水气，身重小便不利，洒淅恶寒，起即头眩，葵子茯苓散主之。葵子一斤，茯苓三两。

《备急千金要方》：治妊娠患子淋方。葵子一升，以水三升，煮取二升，分再服。（卷二）

《校注妇人良方》：妊娠小便淋者，乃肾与膀胱虚热，不得制水，然妊娠胞系于肾，肾间虚热而成斯证，甚者心烦闷乱，名曰子淋也。（卷十五）

《证治要诀》：然子淋与转胞相类。但小便频数，点滴而痛，为子淋；濒数出少而不痛为转胞，间有微痛，终是与淋不同，并宜生料五苓散加阿胶一钱。（卷十二）

《薛己医案·女科撮要》：若小便涩少，或成淋漓，名子淋，用安荣散不应，兼八珍汤。（卷下）

《万氏女科》：孕妇小便少又涩痛者，谓之子淋。加味火府汤主之。又治溺血。木通、生地、黄芩、甘草梢、麦冬、人参、赤芍各一钱，淡竹叶十五皮，灯心水煎，空心服。（卷二）

《胎产证治》：子淋，亦湿也，湿则渗之。因膀胱积热，以致淋漓作痛。麦冬、白苓、腹皮、木通、甘草、灯心、淡竹叶等份，姜一片。因房劳者，去腹皮加芎、归、人参。临月热甚，五淋散。

《医部全录引〈医学入门〉》：妊孕饮食，积热膀胱，以致小便闭涩，又谓之子满。宜古芎归汤，加木通、麦门冬、人参、甘草、灯心。临月，加滑石为君；热甚者，五苓散。原因房劳内伤胞门冲任，虚者，四物汤合六君子或肾气丸。（卷三百八十六）

《医宗金鉴·妇科心法要诀》：子淋频浊窘涩痛，五淋栀苓归芍芩，甘草再加生地泽，车前滑石木通寻。（卷四十六）

〔注〕：孕妇小便频数窘涩，点滴疼痛，名曰子淋。宜五苓散加生地、泽泻、车前子、滑石、木通，以清热而利水，则小便自通矣。（卷四十六）

《叶天士女科》：妊娠因酒色过度，内伤胞门，热结膀胱，小便淋涩，心烦闷乱，名曰子淋。（卷二）

若肝肾虚热成淋，宜知柏四物汤。

《产科心法》：肾开窍于二阴，与膀胱为表里，热则小便淋漓，甚者心烦闷乱，用子淋散主之。如肾虚热不能司化，用六味汤加车前子或加知柏治之。又安乐散、葵子汤皆可选用。

《胎产金针》：凡妊娠小便淋漓，此由调摄失宜，酒色过度，伤损营卫，致令子宫气虚而然。（卷一）

《沈氏女科辑要笺正》：小便频数，不爽且痛，乃谓之淋。妊妇得此，是阴虚热炽，津液耗伤者多，不比寻常淋痛，皆由膀胱湿热郁结也。故非一味苦寒胜湿，淡渗利水可治。

转胞亦是小溲频数，不能畅达，但不必热，不必痛，则胎长而压塞膀胱之旁，腑气不得自如，故宜归芎之升举。窃谓此证与子悬，正是两两对峙，彼为胎元之太升，此是胎元之太降。惟子淋与转胞，必不可竟认作是一病。（卷上）

十、妊娠小便不通

《金匮要略方论》：问曰：妇人病，饮食如故，烦热不得卧，而反倚息者，何也？师曰：此名转胞，不得溺也。以胞系了戾，故致此病。但利小便则愈，宜肾气丸主之。

《针灸甲乙经》：胞转不得溺，少腹满，关元主之。小便难，水胀满，出少，胞转不得溺，曲骨主之。（卷九）

《证治要诀》：转胞之说，诸论有之，以胎渐长，且近下逼近于胞，胞为所逼而侧，令人数泄，故名转胞。胞即膀胱也。然子淋与转胞相类，但小便频数，点滴而痛，为子淋；频数出少而不痛，为转胞，间有微痛，终是与淋不同。（卷十二）

《邯郸遗稿》：有妊娠转胞不得小便者，由中气怯弱，不能举胎，胎压其胞，胞系了戾，而小便不通。

《医学心悟》：丹溪用补中益气，随服而探吐之，往往有验。（卷五）

《医宗金鉴》：妊娠胎压，胞系了戾，不得小便，饮食如常，心烦不得卧者，名曰转胞；宜用丹溪举胎法，令稳婆香油涂手举胎起，则尿自出，以暂救其急。然后以四物汤加升麻、人参、白术、陈皮煎服，服后以指探吐，吐后再服再吐，如此三四次则胎举而小便利矣！如不应，则是有饮，用五苓散加阿胶以清利之。（卷四十六）

十一、难产

《卫生家宝产科备要》：治横生逆生，灸产妇右足小趾尖，头如麦大三壮，立产。（卷四）

《校注妇人良方》：妇人以血为主，惟气顺则血和，胎安则产顺。今富贵之家，过于安逸，以致气滞而胎不转动；或为交合，使精血聚于胞中，皆致产难。若腹或痛或止，名曰弄胎，稳婆不悟，入手试水，致胞破浆干，儿难转身，亦难生矣。凡产值候痛极，儿逼产门，方可坐草。时值盛暑，倘或血运血溢，当饮清水解之。冬末春初，产室用火和暖下部，衣服尤当温厚，方免胎寒血结。若临月洗头濯足，亦致产难。（卷十七）

《万氏女科》：难产，妇人之常。但难产非儿之横逆，实母之气衰以致儿身不能回转，于是手先出而足先堕矣。……急用人参、附子、归身、川芎、黄芪煎汤与之，儿身即顺，立刻产下。盖参芪补气，归芎补血，气血既足，儿易舒展，……倘不补气血，而用催生堕胎之药，必致转利转虚，不杀母必杀子矣。（卷三）

《胎产心法》：孕妇有素常虚弱，……用力太早，及儿欲出，母已无力，令儿停住，产户干涩，产亦艰难。（卷中）

千金不换方（一名保产无忧散）：当归、川芎、菟丝子各一钱五分，黄芪八分蜜炙，白芍一钱二分，冬季用一钱，川贝母一钱去心，枳壳六分炒，厚朴七分姜汁炒，蕲艾、羌活各五分，荆芥穗八分，生甘草五分……临产不拘时服。（卷中）

《医宗金鉴·妇科心法要诀》：妊娠难产之由，非只一端。或胎前喜安逸不耐劳碌，或过贪眠睡，皆令气滞难产；或临产惊恐气怯，……或胞伤血出，血壅产路。或胞浆破早，浆血干枯。（卷四十七）

产后疾病

《金匮要略方论·妇人产后病脉证治》：问曰：新产妇人有三病，一者病痉，二者病郁冒，三者大便难，何谓也？师曰：新产血虚，多汗出，喜中风，故令病痉；亡血复汗，寒多，故令郁冒；亡津液，胃燥，故大便难。（卷下）

《景岳全书·妇人规》：凡产后气血俱去，诚多虚证。然有虚者，有不虚者，有全实者。凡此三者，但当随证随人，辨其虚实，以常法治疗，不得执有诚心，概行大补，以致助邪。（卷三九）

《张氏医通》：败血上冲有三，或歌舞谈笑，或怒骂坐卧，甚者逾墙上屋口咬拳打，出腔野调，号佛名神，此败血冲心，多死。……若饱闷呕恶，腹满胀痛者，曰冲胃。……若面赤呕逆欲死，曰冲肺。……大抵冲心者，十难救一，冲胃者，五死五生，冲肺者，十全一二。（卷十一）

一、产后血崩

《诸病源候论》：运闷之状，心烦气欲绝是也。亦有去血过多，亦有下血极少，皆令运。若产去血过多，血虚气极，如此运闷者，但烦闷而已；若下血过少而气逆者，则血随气上掩于心，亦令运闷，则烦闷而心满急。二者为异。（卷四十三）

《景岳全书·妇人规》：产时胞胎既下，气血俱去，忽尔眼黑头眩，神昏口噤，昏不知人。古人多云，恶露乘虚上攻，故致血晕。不知此证有二：曰血晕，曰气脱也。若以气脱作血晕，而用辛香逐血化痰等剂，则立刻毙矣。不可不慎也。（卷三九）

气脱证，产时血既大行，则血去气亦去，多致昏晕不省。微虚者，少倾即甦；大虚者，脱竭即死。但察其面白眼闭，口开手冷，六脉微之甚，是即气脱证也。速用人参一二两，急煎浓汤，徐徐灌之，但得下咽，即可救活，若少迟延则无及矣。（卷三十九）

血晕之证，本由气虚，所以一时昏晕，然血壅痰盛者，亦或有之，如果形气脉气俱有余，胸腹胀痛上冲，此血逆证也，宜失笑散。若痰盛气粗，宜二陈汤。如无胀痛气粗之类，悉属气虚，宜大剂芎归汤八珍汤之类主之。（卷三十九）

猝时昏晕，药有未及，宜烧秤锤令赤，用器盛至床前，以醋沃之，或以醋涂口鼻……或以破旧漆器或用干漆烧烟熏之……但此法虽轻而暴晕者所宜。若气虚之甚而昏厥者，非用大补之剂，终无益也。（卷三十九）

《胎产指南》：产后血大来，须审血色之红紫，视形色之虚实。如血多色紫有块，乃当去之败血也，若止留反作痛，不可论崩。如鲜红之血大来，乃是惊伤心，不能主；怒伤肝，不能藏；劳伤脾，不能统血归经耳，当以崩论。先服生化汤几剂，则行中有补而血宁生旺矣。若崩形脱，若有汗，或气促，宜倍参生化汤以益气，斯阳生而阴血生旺矣。非棕灰之可止者。如产半月后崩，又宜升举大补汤治之。（卷七）

《女科经纶》：郭稽中曰：因产后所下过多，血气暴虚，未得平复，或因劳役，或因惊怒，致因暴崩，又有营卫素伤，气衰血弱，亦变崩中。若小腹满痛，此肝经已坏，为难治……。若小腹胀痛，此为内有瘀血，未可止之，必致淋漓。（卷六）

李东垣曰：妇人分娩，昏冒眩目，因阴血暴亡，心神无所养。（卷五）

陈良甫曰：产后血晕……如下血少而晕者，多恶露不下，上抢于心，心下满急，神昏

不省。（卷五）

《女科证治约旨》：产后血崩，如因新产气虚，血不循经，妄行而崩者，宜生化汤加黑芥穗、白芍、童便主之。（卷四）

《金匮要略今释》：丹波氏云……知产后血晕，自有两端，其去血过多而晕者，属气脱，其证眼闭口开，手撒手冷，六脉细微或浮是也；下血极少而晕者，属血逆。其证胸腹胀痛，气粗，两手握拳，牙关紧闭是也。（卷七）

二、产后痉证

《校注妇人良方》：产后口噤，由血气虚而风邪乘于手三阳经也。盖手三阳之筋，循结于颔，得风冷则筋急，故致口噤，腰背挛急，角弓反张者，是风邪入于诸阳之经也。（卷十九）

愈风散，治前症，用荆芥略焙为末，每服三钱，豆淋酒下，童便亦可……牙紧，灌口鼻。（卷十九）

《景岳全书·妇人规》：产后发痉，乃阴血大亏证也，其证则腰背反张，戴眼直视，或四肢强劲，身体抽搐……凡遇此证，速当察其阴阳，大补气血。用大补元煎或理阴煎或十全大补汤之类，庶保其生，若认为风痰而用发散消导等剂，则死无疑矣。（卷三十九）

三、产后腹痛

《景岳全书·妇人规》：凡新产之后，多有儿枕腹痛者，摸之亦有块，按之亦微拒手，故古方谓之儿枕。（卷三十九）

产后腹痛，最当辨察虚实。血有留瘀而痛者，实痛也；无血而痛者，虚痛也。大都痛而且胀，或上冲胸胁，或拒按而后不可近者，皆实痛也，宜行之散之；若无胀满或喜揉按或喜热熨，或得食缓者，皆属虚痛，不可妄用推逐等剂。（卷三十九）

《女科经纶》：大全曰：儿枕者由母胎中，宿有血块，因产时其血破败，与儿俱下则无患，若产妇脏腑风冷，使血凝滞在小腹，不能流通，令结聚疼痛，名曰儿枕痛。（卷五）

《医宗金鉴·妇科心法要诀》：产后腹痛，若因去血过多而痛者，为血虚痛；若因恶露去少及瘀血壅滞而痛者，为有余疼；若因伤食而痛者，必恶食胀闷；若因风寒乘虚入于胞中作痛者，必见冷痛形状。（卷四十七）

《女科·产后编》：产后虚中，感寒饮冷，其寒下攻小腹作痛。又有血块作痛者，又产后血虚脐下痛者，并治之以加减生化汤。（产后编下）

四、产后恶露不绝

《校注妇人良方》：产后恶露不绝，因伤经血或内有冷气而脏腑不调故也。（卷二十）

《景岳全书》：产后恶露不止，若因血热者宜保阴煎、清化饮。有伤冲任之络而不止者，宜固阴煎加减用之。若肝脾气虚不能收摄而血不止者，宜寿脾煎或补中益气汤。若气血俱虚而淡血津津不已者，宜大补元煎或十全大补汤。若怒火伤肝而血不藏者，宜加味四物汤。若风热在肝而血下泄者，宜一味防风散。（卷三十九）

《女科经纶》：慎斋按：妇人产下其血不止，大约一月为期，如不及一月而止者，气血虚也；如逾一月二月而淋漓不绝，非气虚不能摄血，即立斋所论肝脾二经有亏。大全云：经血虚损不足是矣。又主于脏腑夹宿冷所致，夫血得热则行，得冷则凝，岂恶露不绝，反为寒冷致病之理？立斋以为肝脾郁热怒火，以诚善悉病机者也。但产后血脱，当用益气升提之法，如千金方治恶露不绝经月半岁，用一味升麻酒煎服，正是此意。至下多亡阴，则有寒无热，姜、桂亦所宜用，临证审之。（卷五）

《医学心悟》：产后恶露不绝，大抵因产时劳伤经脉所致也。其证若肝气不和，不能藏血者，宜用逍遥散；若脾气虚弱不能统血者，宜用归脾汤；若气血两虚经络亏损者，宜用八珍汤；若瘀血停积，阻碍新血，不得归经者，其证腹痛拒按，宜用归芎汤，送下失笑丸，先去其瘀，而后补其新，则血归经矣。（卷五）

《医宗金鉴·妇科心法要诀》：产后恶露，乃裹儿污血，产时当随胎而下，若日久不断，时时淋漓者，或因冲任虚损，血不收摄；或因瘀血不尽，停留腹内，随化随行者，当审其血之色，或污浊不明，或浅淡不鲜，或臭或腥或秽，辨其为实为虚，而攻补之。虚宜十全大补汤加阿胶、续断以补而固之。瘀宜佛手散，以补而行之。（卷四十七）

《胎产心法》：产后恶露不止，……由于产时伤其经血，虚损不足，不能收摄，或恶血不尽，则好血难安，相并而下，日久不止。（卷下）

《叶天士女科》：产后恶露不止，小便急痛者，宜磨块四物汤或血下过多渐至瘦弱者宜八珍汤去甘草加厚朴、黄柏、阿胶、牡丹皮；或下如豆汁紫黑过多者，宜加味四物汤或至月余犹淋漓不止已，为陷下，宜增益四物汤；或下不止至于数月主半载之久者，宜千金方；或恶血不绝，崩血不可禁，腹中绞痛气急者，宜牛角腮丸；或恶露淋漓不断，心闷短气，四肢乏弱，头心昏重，五心烦热，面黄体瘦者，宜牡蛎散；若因血热者，宜清化饮；若伤冲任之络者，宜固阴煎加减用之；若肝脾气虚不能收摄者，宜补中益气汤；若气血俱虚而淡血流不已者，宜十全大补汤；若怒火伤肝而血不藏者宜加减四物汤；若风热在肝而血下泄者宜一味防风散服之神效。（卷三）

《沈氏女科辑要笺正》：张山雷谓：新产恶露过多而鲜红无瘀者，是肝之疏泄无度，肾之闭藏无权，冲任不能约束，关闸尽废，暴脱之变，大是可虞。（卷下）

五、产后大便难

《诸病源候论·妇人产后病诸候下》：肠胃本夹于热，因产又水血俱下，津液竭燥，肠胃否涩，热结肠胃，故大便不通也。（卷四十四）

《圣济总录》：大肠者，传导之官，变化出焉。产后津液减耗，胃中枯燥，润养不足，糟粕壅滞，故大便难而或致不通。凡新产之人喜病者，由去血多，内亡津液故也。（卷一六五）

《寿世保元·产后》：产后大便不通，因去血过多，大肠干涸，或血虚火燥干涸。可不计其日期，饮食数，多以药通润之。必待腹满觉胀，自欲去下不能者，乃结在直肠，宜用猪胆汁润之。若用苦寒药润通，反伤中焦元气，或愈加难通，或通而泻不能止，必成败证。若属血虚火燥，用加味逍遥散。气血俱虚八珍汤。慎不可用麻子、杏仁、枳壳之类。（卷七）

《医宗金鉴·妇科心法要诀》：产后去血过伤其津液，多致胃燥肠枯，故令大便秘结。若饮食如常，无胀满之苦者，不宜轻下，反伤元气；惟宜量其虚实，用消导法，待血旺津回，大便自然顺利也。（卷四十八）

六、产后发热

《金匮要略方论》：产后七八日，无太阳证，少腹坚痛，此恶露不尽，不大便，烦躁发热，切脉微实，再倍发热，日晡时烦躁者，不食，食则谵语，至夜即愈，宜大承气汤主之。热在里，结在膀胱也。（卷下）

产后风续之，数十日不解，头微痛，恶痛，时时有热，心不闷，干呕，汗出，虽久，阳旦证续在耳，可与阳旦汤。（卷下）

产后中风，发热，面正赤，喘而头痛，竹叶汤主之。（卷下）

《校注妇人良方》：人参汤，治产后诸虚不足，发热盗汗，内热晡热等症。人参、当归等分。（卷十九）

产后乍寒乍热，则血气虚损，阴阳不和，若阴胜则乍寒，阳胜则乍热，宜用增损四物汤。若因败血不散，腹内作痛，宜用夺命丹，后用增损四物汤，随病加减。无择云：败血流闭诸阴则寒，流闭诸阳则热，用大调经散，五积散。（卷二十一）

《丹溪心法附余》：广按：产后诸症其原有三：曰血虚火动，曰败血妄行，曰饮食过伤。（卷二十一）

《证治要诀》：产后诸病，有乍寒乍热，而亦有独热，然独热亦有三，恶血未下者，腹痛而发热，感外邪者，必有头痛，恶风而发热，惟血虚，即但发而无余证，名曰蓐劳，宜于前血虚证求药。（卷十二）

《医学入门》：产后血虚发热，气虚恶寒，气血俱虚，发热恶寒，切不可发表。（卷六）

产后百病，皆血虚火盛，瘀血妄行而已矣。间有内伤饮食，外感风寒，然亦必先逐瘀补虚为主。

《古今医鉴》：夫妇人产后发热，有去血过多者，有恶露不尽者，有伤饮食者，有恶风寒者，有感冒夹食兼气者，有三日蒸乳者，俱能发热憎寒，并身疼痛，不可相类而药也。（卷十二）

产后去血过多发热者，脉必虚大无力，内无痛者，此非有余之热也，乃阴虚不足生热，用四物汤去芍药，加参、术、茯苓，淡渗其热；若大热不退，加炒黑干姜神效，干姜辛热，能引血药入血分生新血，引气药入气分补气，或只用芎归调血饮尤炒。凡有伤力发热，早起劳动发热者，皆用此治法也。

产后恶露不尽，亦有发热恶寒，必胁肋胀满，连大小腹有块作痛。（卷十二）

产后营卫俱虚，腠理不密，若冒风发热者，其脉浮而散，或自汗，以芎芷香苏散加羌活、防风主之。

产后蒸乳发热、恶寒者，必乳间胀硬疼痛，令产母揉乳汁通，其热自除，不药而愈。

产后血虚发热，咳嗽吐痰，喘满心慌，口干，宜用茯苓补心汤加麦门冬，五味子煎服。（卷十二）

益母汤，治产后恶露不尽，攻冲心腹，或作眩晕，或寒热交攻。益母草剉一大剂，煎去渣，入黄酒、童便各一盏，凡产后即用此，加芎归各二钱，进二服。以免腹痛血晕之患，大有补益去旧生新。（卷十二）

《胎产证治》：产后大风，不可以常人风药例治。虽中腑，亦不宜汗，禁用麻黄；虽中脏，亦不宜下，禁用大黄。惟审其在表，则羌、防、荆、苏、甘草可用也；审其在里，则枳、朴、苓、陈、乌药、木通可用也。

《景岳全书》论诸热证治：凡热病之作，亦自有内外之辨，如感风寒而转化为热，或因时气而火盛为热，此皆外来之热，即伤寒、瘟疫、时毒、痎疟之属也。至若内生之热，则有因饮食而致者，有因劳倦而致者，有因酒色而致者，有因七情而致者，有因药饵而致者，有因过暖而致者，有因阴虚而致者，有偶感而至者，有积累而致者，虽其所因不同，同病候无过表里，故在外者但察经络之深浅，在内者但当察脏腑之阴阳。（卷十五）

产后发热，有风寒外感而热者，有邪火内盛而热者，有水亏，阴虚而热者，有因产劳倦虚烦而热者，有去血过多头晕闷乱烦热者，诸证不同，治当辨察。（卷三十九）

《女科经纶》慎斋按：……败血为病，乃生寒热，本于营卫不通，阴阳乖格之故。（卷六）

吴蒙斋曰：新产后伤寒，不可轻易发汗，产时有伤力发热，有去血过多发热，有恶露不去发热，有三日蒸乳发热，有早起劳动，饮食停滞发热，状类伤寒，要在仔细详辨，切不可便发汗。大抵产后大血空虚，汗之则变筋惕肉瞤，或郁冒昏迷，或搐搦，或便秘，其害非轻。（卷六）

《医宗金鉴·妇科心法要诀》：产后发热，多因阴血暴伤，阳无所附，大法宜四物汤加炮姜，从阴引阳为正治；若头痛恶寒而发热者，属外感……惟宜四物加柴胡、葱白服之；若呕吐胀闷，属伤食，若倦怠气乏者，属伤气，宜用异功散加山楂、神曲、厚朴、生姜治之。若因脾虚不能化食而停食发热者，宜六君子汤；若因瘀血发热者，必兼腹痛，宜用生化汤。（卷四十七）

产后发热，因产时用力劳乏者，宜十全大补汤；气血两虚者八珍汤；去血过多，血脱烦躁干渴，面赤而热者，宜当归补血汤；若阴血暴脱，孤阳无附而外越发热者，急进参附汤。（卷四十七）

产后血气虚损，阴阳不和，则寒热往来，阴阳相乘，营卫不调，则时寒时热，败血不散，饮食停滞，则寒热似疟，汗出遇风，则壮热憎寒。（卷四十七）

《叶天士女科》：产后有外感发热者，盖临盆之际，露体用力无暇他顾，此时或遇寒邪乘虚而入，感之最易，若见头痛身痛憎寒壮热或腰背拘急，脉见紧数，即外感证也。（卷三）

产后有火证发热者，但外感之热多在表，而火证之热多在里，此由调摄太过或时令热，甚或强饮酒，或误服参、术、姜、桂，或过用炭水或窗牖太密，人气太盛，或气体本实而过于动作。凡属太过皆能生火，火盛于内，多见潮热，内热烦渴喜冷或头痛，多汗，便实，尿赤及血热妄行。但无表证，脉见缓滑不紧而发热者，便是火证，宜清化饮、保阴煎。（卷三）

产后有阴虚发热者，必素禀脾肾不足，及产后气血俱虚，故多有之，其热则倏忽往来时作时止，或昼或夜进退无常，或精神困倦，怔忡恍惚，但察其外无表证，而脉见弦数或浮弦豁大，或微细无力，其来也渐，非若他证之暴至者，是即阴虚之候。治当专补真阴宜小营煎，若阴虚兼火而微热者，宜一阴煎，若阴虚火盛而大热者，宜加减一阴煎。（卷三）

大凡元气虚而发热者，此内真寒而外假热也，但用六君子汤或补中益气汤加炮姜温补脾气，诸证自退。（卷三）

产后乍寒乍热，总由气血虚损阴阳不和而然，若阳胜则乍热，阴盛则乍寒。（卷三）

《临证指南医案》徐评：近来诸医，误信产后属寒之说，凡产后无不用炮姜、熟地、肉桂、人参等药，不知产后血脱，孤阳独旺，虽石膏、竹茹仲景亦不禁用，而世之庸医反

以辛热之药，戕战其阴而益其火，无不立毙，我见甚多，案中绝无此弊。（卷九）

《女科要旨》：凡有发热……朱丹溪曰：产后发热，此热非有余之热，乃阴虚生内热耳，以补阴药大剂服之。……王节斋曰：妇人产后阴虚，阳无所依，浮散于外故热，以四物汤补血。……赵养葵曰：产后大失血，阴血暴亡，必大发热，名阴虚发热……。郭稽中曰：产后乍寒乍热者何？曰：阴阳不和，与败血不散，皆今乍寒乍热也，二者何以别之？曰：时有刺痛者，败血也，但寒热无他症者，阴阳不和也。（卷三）

《女科·产后编》：凡新产后，营卫俱虚，乃发寒热，身痛腹痛，决不可妄投发散之剂，当用生化汤为主，稍佐发散之药。产后脾虚，易于停食，以致身热，世人见有身热，便以为外感，居然发汗，速亡甚矣，当于生化汤中加扶脾消食之药。（产后编卷上）

产后寒热，口眼歪斜，此乃气血虚甚，以大补为主。（产后编卷上）

《沈氏女科辑要笺正》：新产发热，血虚而阴浮于外者居多，亦有头痛，此是虚阳升腾，不可误谓冒寒，妄投发散，以煽其焰，此惟潜阳摄纳，则气火平而热自已。如其瘀露未尽，稍参宣通，亦即泄降之意，必不可过于滋填，反增其壅。感冒者，必有表证可辨，然亦不当妄事疏散，诸亡血虚家不可发汗。先圣仪型，早以谆谆告诫。（卷下）

七、产后小便淋闭

《诸病源候论》：胞内宿有冷，因产气虚而冷发动，冷气入胞，虚弱不能制其小便，故令数。（卷四十四）

因产动气，气冲于胞，胞转屈辟，不得小便故也。亦有小肠本夹于热，因产水血俱下，津液竭燥，胞内热结，则小便不通也。然胞转则小腹胀满，气急绞痛，若虚热津液竭燥者，则不甚胀急，但不通，津液生，气和，则小便也。（卷四十四）

产则津液空竭，血气皆虚，有热客于胞者，热停积，故小便否涩，而难出。（卷四十四）

《三因极一病证方论》：石苇散，治热淋，多因肾气不足，膀胱有热，水道不通。淋漓不宣，出少起数，脐腹急痛，蓄作有时，劳倦即发，或尿如豆汁，或如砂石。（卷十二）

又妇人产褥，产理不顺，致伤膀胱，遗尿无时。（卷十二）

《校注妇人良方》：产后诸淋，因热客于脬，虚则频数，热则涩痛，气虚兼热，血入胞中，则血随小便出。（卷二十三）

产后小便数者，乃气虚不能制故也。（卷二十三）

产后小便出血者，因虚热血渗于脬也。（卷二十三）

《格致余论》：难产胞损淋漓论：常见尿胞，因收生者不谨，以致破损而得淋漓病，遂为废疾。一日有徐姓妇壮年得此，因思肌肉破伤，在外者可补完，胞虽在腹恐亦可治。遂诊其脉虚甚。曰：难产之由，多是气虚，难产之后血气尤虚，试与峻补，因以参术为君，芎归为臣，桃仁、陈皮、黄芪、茯苓为佐，而煎以猪羊胞中汤，极饥时饮之，但剂率用一两，至一月而安。盖是气血骤长，其胞自完，恐稍迟缓，亦难成功。

《证治准绳·女科》：妊娠小便不通，为小肠有热，传于胞而不通耳……陈无择云：妊娠胎满逼胞，多致小便不利……若胞系了戾，小便不通，名曰转胞。（卷四）

妊娠小便淋者，乃肾与膀胱虚热不能制水然，妊妇胞系于肾，肾间虚热，斯证甚者，心烦闷乱，名曰子淋也。（卷四）

常见收生者不谨，损破产妇尿脬，致痛淋漓，遂成废疾。（卷五）

大产后小便出血者，因血气虚而热乘之，血得热则流散渗透于胞内，故血随小便出。（卷五）

《医部全录·妇科引〈医学纲目〉》：妇人产后，尿不禁，面微浮，略发热于午后。此膀胱为坐婆所伤，宜用黄芪、当归、芍药各一钱半，白术一钱，人参、陈皮五分，甘草炙二分，煎熟饮之。

《医学心悟》：胞损……复有分娩之时，稳婆不谨，伤损尿胞，以致小便滴沥淋漓，不知约束，因思在外肌肉尚可补完，腹中之肉，独不可补乎。遂用大剂八珍汤加紫河车三钱，而以猪胞中汤，煎药饮之。如此数服即愈。但须早治，不可轻忽。（第五卷）

《医宗金鉴·妇科心法要诀》：［注］产后气虚下陷，多令小便频数而色白。肾虚不固，小便自遗。因产时稳婆不慎伤其胞脬，多致小便淋沥。气虚频数者，宜补中益气汤升举之。伤胞淋沥者，宜黄芪当归散补之，其方即黄芪、当归、人参、白术、白芍、甘草也，引用猪草胞同煮服。肾虚遗尿不禁者，宜六味地黄汤加肉桂、附子，名桂附地黄汤，更加益智仁、桑螵蛸、补骨脂治之。（卷四十八）

《女科·产后编》：产理不顺，稳婆不精，误破尿胞膀胱者，用参芪为君，归芎为臣，桃仁陈皮茯苓为佐，猪羊尿胞煎药，百服乃安。又方云：用生黄丝绢一尺，白牡丹皮根为末，白及末各二钱，水二碗，煮至绢料烂如饴，服之宜静卧，不可作声，名补脬饮，神效。（产后编下）

《沈氏女科辑要笺正》：张山雷谓：沈之所谓气虚不升，是中州清阳之气下陷，反致膀胱窒塞不通，即所谓州都之气化不行者。

八、产后自汗、盗汗

《诸病源候论·妇人产后病诸候》：夫汗由阴气虚，而阳气加之，里虚表实，阳气独发于外，故汗出也。血为阴，产则伤血，是为阴气虚也。气为阳，其气实者，阳加于阴，故令汗出。而阴气虚弱不复者，则汗出不止也。凡产后皆血虚故多汗，因之遇风则变为痉，纵不成痉，则虚乏短气，身体柴瘦，唇口干燥，久变经水断绝，津液竭故也。（卷四十三）

《校注妇人良方》：产后汗不止者，皆由阳气频虚，腠理不密，而津液妄泄也。（卷十九）

《女科经纶》：慎斋按：产后去血过多则阴不维阳，阴虚而阳无所时，周身汗出不止。（卷六）

《医宗金鉴·妇科心法要诀》：产后去血过多则阴虚，阴虚则阳盛。若微微自汗，是营卫调和，故虽汗无妨。若周身无汗，独头汗出者，乃阴虚阳气上越之象也。若头身俱大汗不止，则恐有亡阳之虑矣。（卷四十七）

《女科·产后编》：产后睡中汗出，醒来即止，犹盗瞰人睡，而谓之盗汗，非汗自至之比。杂症论云，自汗阳亏，盗汗阴虚，然当归六黄汤又非产后盗汗方也，惟兼气血而谓治之乃为得耳。（产后编上）

九、产后身痛

《产育宝庆集》：产后遍身疼痛者可？答曰：产后百节开张，血脉流走，遇气弱则经络分肉之间血多留滞，累日不散，则骨节不利，筋脉引急，故腰背不能转侧，手脚不能动摇，身热头痛也。若医以为伤寒治之，则汗出而筋脉动摇，手足厥冷，变出他病，但服趁

痛散以默除之。（卷上）

《校注妇人良方》：产后通身疼痛者，由气虚百节开张，血流骨节，以致肢体沉重不利，筋脉引急，发热头痛，宜用趁痛散治之。陈无择云，若兼感寒伤食，宜用五积散，若误作伤寒发汗，则筋脉抽搐，手足厥冷，则变为痉，当大补气血为主。（卷二十）

《医宗金鉴·妇科心法要诀》：产后遍身疼痛，……或因风寒外客，必有表证，二者俱宜用趁痛散，即当归、黄芪、白术、牛膝、甘草、独活、薤白、桂心也。若面唇紫色身胀痛者，必是停瘀所致，宜用四物汤，加秦艽、桃仁、没药、红花以行之。（卷四十七）

《叶天士女科》：产后遍身疼痛，因气血走动，开降失常，遂留滞于肢节间，筋脉引急，或手足拘挛不能屈伸，故遍身肢节走痛，宜趁痛散。若瘀血不尽，流于遍身，则肢节作痛，宜如神汤。

趁痛散：当归、白术、牛膝、黄芪、生姜、肉桂、薤白、独活、桑寄生。

如神汤：当归、延胡索、桂心。（卷三）

十、缺乳

《三因极一病证方论》：产妇有二种乳脉不行。有气血盛而壅闭不行者，有血虚气弱涩而不行者。虚当补之，盛当疏之。盛者，当用通草、漏芦、土瓜根辈；虚者，当用钟乳、猪蹄、鲫鱼之属，概可见矣。（卷十八）

《儒门事亲》：……或因啼哭悲怒郁结，气溢闭塞，以致乳脉不行。（卷五）

《校注妇人良方》：妇人乳汁乃气血所化，若元气虚弱，则乳汁短少。（卷二十三）

《格致余论》：乳子之母，不知调养，怒忿所逆，郁闷所遇，厚味所酿，以致厥阴之气不行，故窍不得通，而汁不得出。

《景岳全书》：妇人乳汁，乃冲任气血所化，故下则为经，上则为乳，若产后乳迟乳少者，由气血之不足，而犹或无乳者，其为冲任之虚弱无疑也。（卷三十九）

《古今医鉴》：妇人乳汁不通有两种。有血气壅盛，乳汁涩而不行者；有血气虚弱，乳脉绝少者。（卷十二）

通乳汤：治产后气血不足，经血衰弱，乳汁涩少。猪蹄、通草、川芎、穿山甲、甘草。

通草汤：治乳汁不通。通草、瞿麦、柴胡、天花粉、桔梗、木通、青皮、香白芷、赤芍、连翘、甘草。（同上）

《医宗金鉴·妇科心法要诀》：产后乳汁不行，因瘀血停留气脉壅滞者，其乳必胀痛。（卷四十九）

《叶天士女科》：……产后饮食最宜清淡，不可过咸，盖盐止血，少乳且发嗽。若气血虚而乳少者，或产时去血太多，或产前有病，以及贫苦之妇，仆婢下人产后失于调理，血脉枯槁，或年至四十气血渐衰，往往无乳，急服通脉汤，虚者补之也；若乳将至而未能通畅者宜涌泉散，滞者通之也；若肥胖妇人痰气壅滞下来者，宜漏芦汤，壅者行之也，或用赤小豆煮粥食之即通；若乳少无以乳儿，以致母子俱瘦，饮食减少，宜参术地黄汤。（卷三）

《女科·产后编》：妇人产后，绝无点滴之乳，人以为乳管之闭也，谁知是气与血两涸乎！夫乳乃气血之所化而成也，无血固不能生乳汁，无气亦不能生乳汁。然二者之中，血之化乳，又不若气之所化为尤速。新产之妇，血已大亏，血本自顾不暇，又何能以化乳？

乳全赖气之力，以行血而化之也。（卷下）

今产后数日，而乳不下点滴之汁，其血少气衰可知。气旺则乳汁旺，气衰则乳汁衰，气涸则乳汁亦涸，必然之势也。世人不知大补气血之妙，而一味通乳，岂知无气则乳无以化，无血则乳无以生，不几向饥人而乞食，贫人而索金乎！

治法宜补气以生血，而乳汁自下，不必利窍以通乳也，亦名通乳丹。

少壮之妇，于生产之后，或闻丈夫之嫌，或听翁姑之谇，遂致两乳胀满疼痛，乳汁不通，人以为阳明之火热也，谁知是肝气之郁结乎！……盖乳汁之化，全在气而不在血，今产后数日，宜其有乳，而两乳胀满作痛，是欲化乳而不可得，非气郁而何？明明是羞愤成郁，土木相结，又安能化乳而成汁也。治法宜大舒其肝木之气，而阳明之气血自通，而乳亦通也。不必专去通乳也。方名通肝生乳汤。（卷下）

《产孕集》：气滞血阻，脉络不通，乳道壅闭，亦无乳，宜猪蹄汤。猪蹄二枚，通草二两，以清酒三升，浸之，加水一升，煮一升，饮之。见千金方。（卷下）

《女科证治约旨》：产后乳汁不通，如因气血两虚无以化乳者，宜加味四物汤主之。当归、川芎、白芍、生地、木通、王不留行、天花粉、猪七星蹄。如因气血盛实，经络凝滞者，宜秘传涌泉散主之。王不留行、白丁香、漏芦、花粉，僵蚕、穿山甲。（卷四）

十一、乳汁自出

《校注妇人良方》产后乳汁自出，乃胃气虚，宜服补药止之。（卷二十三）

《景岳全书》：产后乳自出，乃阳明胃气之不固，当分有火无火而治之。无火而泄不止，由气虚也，宜八珍汤、十全大补汤；若阳明血热而溢者，宜保阴煎或四君子汤加栀子；若肝经怒火上冲，乳胀而溢者，宜加减一阴煎；若乳多胀痛而溢者，宜温帛熨而散之。（卷三十九）

《医宗金鉴：妇科心法要诀》：产后乳汁暴涌出，十全大补倍参芪；食少乳多欲回乳，免怀红花归芎膝；无儿食乳乳欲断，炒麦芽汤频服宜。

注：产后乳汁暴涌不止者，乃气血太虚，宜十全大补汤，倍用人参、黄芪。若食少乳多，欲回其乳者，宜免怀散，即红花、归尾、赤芍、牛膝也；若无儿食乳，欲断乳者，用麦芽炒熟，熬汤作茶饮之。（卷四十九）

《类证治裁》：产后乳自出，属胃气虚，宜固补（七福饮加黄芪、五味子）以摄之。（卷八）

妇 科 杂 病

一、癥瘕

《三因极一病证方论》：多因经脉失于将理，产蓐不善调护，内伤七情，外感六淫，阴阳劳逸，饮食生冷，遂至营卫不输，新陈干忤，随经败浊，淋露凝滞，为癥为瘕。（卷十八）

《医学入门》：癥者坚而不走，瘕者坚而能移……瘕化癥稍轻。其为病所以异于男子者，皆曰疾发及经水行时，或饮食生冷，以致脾虚，与脏气相结，或七情气郁生痰，皆必夹瘀血而后成形。要知癥瘕，痃瘕有古瘕、肠覃、食癥、血癥、血瘕，种种不一，尽皆痞

块之异名耳。（卷六）

《景岳全书·妇人规》：瘀血留滞作癥，惟妇人有之，其证则或由经期，或由产后，凡内伤生冷，或外受风寒，或恚怒伤肝，气逆而血留，或忧思伤脾，气虚而血滞，或积劳积弱，气弱而不行，总由血动之时，余血未净，而一有所逆，则留滞日积，而渐以成癥矣。（卷三十九）

《医宗金鉴》：凡治诸癥积，宜先审其身形之壮弱，病势之缓急而治之。如人虚，则气血衰弱，不任攻伐，病势虽盛，当先扶正气而后治其病；若形证俱实，宜先攻其病也。经云：大积大聚，衰其大而止，盖恐过于攻伐，伤其气血也。（卷四十五）

二、子宫脱垂

《诸病源候论》：阴挺出下脱候：胞络伤损，子脏虚冷，气下冲则令阴挺出，谓之下脱；亦有因产而用力偃气，而阴下脱者。诊其少阴脉浮动，浮则为虚，动则为悸，故脱也。（卷四十）

《三因极一病证方论》：妇人趣产，劳力努咽太过，致阴下脱，若脱肛状。及阴下挺出，逼迫肿痛。举重房劳，皆能发作，清水续续，小便淋露。

硫黄散：治产后遇劳阴脱。

硫黄、乌贼鱼骨各半两，五味子一分，上为末，掺患处。

熨法：

单炒蛇床子炒热布裹熨患处，亦治产后阴痛。（下卷十八）

《校注妇人良方》：产后阴脱，玉门不闭，因坐产努力，举动房劳所致。（卷二十三）

《女科撮要》：子宫不收者，补中益气加醋炒芍药、半夏，补而举之。（卷下）

《景岳全书》：妇人阴中突出如菌如芝，或挺出数寸谓之阴挺。此或因胞络伤损，或因分娩过劳，或因郁热下坠，或因气虚下脱，大都此证当以升补元气，固涩真阴为主。（卷三十九）

《医宗金鉴》：妇人阴挺，或因胞络伤损，或因分娩用力太过，或因气虚下陷，湿热下注，阴中突出一物如蛇，或如菌，如鸡冠者，即古之㿗疝类也。属热者，必肿痛，小便赤数，宜龙胆泻肝汤；属虚者，必重坠，小便清长，宜补中益气汤加青皮、栀子，外用蛇床子、乌梅，熬水熏洗之，更以猪油调藜芦末敷之，无不愈者。（卷四十九）

《叶天士女科》：子宫脱出，痛不可忍，名曰瘣疾。此由临盆太早，努力太过而然，宜用草麻子去壳十四粒研烂涂头顶心，入即洗去；或用蛇床子五两、乌梅十四个煎水日洗五六次，内服参姜汤：人参、白芍、怀山药、当归身、干姜、甘草。（卷三）

三、脏躁

《金匮要略心典》：血虚脏躁，则内火扰而神不宁，悲伤欲哭，有如神灵，而实为虚病。……小麦为肝之谷，而善养心气，甘草、大枣甘润生阴，所以滋脏气而止燥也。（卷下）

《医宗金鉴》：脏，心脏也。心静则神藏，若为七情所伤，则心不得静，而神躁扰不宁也。故喜悲伤欲哭，是神不能主情也，象如神灵所凭，是心不能神明也，即今之失志癫狂病也。（卷二十三）

四、不孕症

《黄帝内经素问》：骨空论：督脉者，起于少腹以下骨中央……此生病，从少腹上冲心而痛，不得前后为冲疝，其女子不孕。(卷十六)

《圣济总录》：妇人所以无子者，冲任不足，肾气虚寒也，内经谓女子二七天癸至，任脉通，太冲脉盛，阴阳和，故能有子。若冲任不足，肾气虚寒，不能系胞，故令无子。亦有本于夫病者，当原其所因而调之。(卷一五三)

《格致余论》：阳精之施也，阴血能摄之，精成其子，血成其胞，胎孕乃成。今妇人之无子者，率由血少不足以摄精也，血之少也，固非一端。然欲得子者，必须补其阴血，使无亏欠，乃可推其有余以成胎孕。

《丹溪心法》：若是肥盛妇人，禀受甚厚，恣于酒食之人，经水不调，不能成胎，谓之躯脂满溢，闭塞子宫，宜行湿燥痰。

若是怯瘦性急之人，经水不调，不能成胎，谓之子宫干涩无血，不能摄受精气，宜凉血降火。

《万氏女科》：如素有浊漏带下之人，经水不调，不能成胎，谓之下元虚惫，不能聚血受精，宜补虚涩脱，用前乌赋丸、补宫丸调之。(卷一)

《医部全录》：今妇人无子者，率由血少不足以摄精也。血之少也，固非一端，然欲得子者，必须补其精血，使无亏欠，乃可以成胎孕。窃谓妇人之不孕，亦有因六淫七情之邪，有伤冲任，或宿疾淹留，传遗脏腑，或子宫虚冷，或气旺血衰，或血中伏热，又有脾胃虚损，不能荣养冲任，审此更当察其男子之形气虚实何如，有肾虚精弱不能融育成胎者，有禀赋原弱气血虚损者，有嗜欲无度阴精衰惫者，各当求其原而治之。(卷三八四)

《医宗金鉴》：女子不孕之故，由伤其任冲也。经曰：女子二七而天癸至，任脉通，太冲脉盛，月事以时下，故能有子。若为三因之邪伤其冲任之脉，则有月经不调，赤白带下，经漏，崩漏等病生焉。或因宿血积于胞中，新血不能成孕；或因胞寒胞热，不能摄精成孕；或因体盛痰多，脂膜壅塞胞中而不孕，皆当细审其因，按证调治，自能有子也。(卷四十四)

《女科要旨》：妇人何以无子，曰：妇人无人，皆由经水不调……种子之法，即在于调经之中……若经水既调，身无他病，而亦不孕者，一则身体过于肥盛，脂满子宫而不纳精也……，一则身体过于羸瘦，子宫无血而精不聚也。(卷一)

《女科证治约旨》：如因血虚肝旺，相火不宁，欲心妄动，肾气不固，致成不能搏精受孕之候，宜知柏四物汤去川芎加丹皮主之。(卷三)

如因气血大虚，肝脾不和，腹胀经缩，血海干枯，致成不能摄精受孕之候，宜八珍汤加阿胶、龟胶、益智仁主之。

如因肝肾两亏，下元虚惫，不能聚血受精，致成滑脱之候，宜补宫丸主之。

如因身体肥盛，禀受独厚，痰脂充满，子宫阻塞，而成不能受精之候，宜苍莎导痰丸主之。

如因冲任虚弱，少腹如扇，子宫寒冷，致成不能生育之候，宜调经种玉汤……或艾附暖宫丸亦主之。

《沈氏女科辑要笺正》：求子全赖气血充足，虚衰即无子。……若本体不虚而不受胎者，必有他病。缪仲淳主风冷乘袭子宫，朱丹溪主冲任伏热，张子和主胞中实痰，丹溪于肥盛妇人，主脂膜塞胞，陈良甫谓二三十年全不产育者，胞中必有积血，主以荡胞汤。诸贤所论不同，要皆理之所有，宜察脉辨证施治。

五、阴痒

《金匮要略方论》：少阴脉滑而数者，阴中即生疮。阴中蚀疮烂者，狼牙汤洗之。（卷下）

《脉经》：少阴脉数则气淋，阴中生疮。（卷九）

《校注妇人良方》：妇人阴痒，……因脏虚而蚀阴中，微则为痒，甚则为痛也。愚按：前证属肝经所化，当用龙胆泻肝汤、逍遥散为主其内，外以桃仁研膏和雄黄末或鸡肝，纳阴中以制其虫。（卷八）

《女科撮要》：妇人阴疮，乃七情郁火，伤损肝脾，湿热下注。其外证……亦有生诸虫，亦有肿痛湿痒，溃烂出水，胀闷脱坠者。其内证：口干，内热，体倦，经候不调，饮食无味，哺发热，胸膈不利，胁肋不调，小腹痞胀，赤白带下，小水淋涩。其治法：肿痛者，宜四物汤加柴胡、山栀、丹皮、胆草。湿痒者，宜用归脾加山栀、丹皮、柴胡。淋涩者，宜用龙胆泻肝汤加白术、丹皮。溃腐者，宜用加味逍遥散。肿闷脱坠者，宜用补中益气加山栀、丹皮。佐以外治法。（上卷）

《校正医学入门》：阴中生虫䘌如小蛆者，乃湿热甚而心气又郁，气血凝滞而生，宜藿香养胃汤、补心汤、古硫鲤丸。外用生艾叶汁调雄黄末，烧烟熏之，更用雄黄蝉蜕散纳阴中。

阴中生细虫，痒不可忍……令人发寒热，与痨证相似。先以蛇床子煎汤，洗净拭干，生用梓树皮焙干为末，入枯矾四分之一，麝香少许，敷之立效。（卷六）

《证治准绳·女科》：凡妇人少阴脉数而滑者，阴中必生疮，名曰䘌疮，或痛或痒，如虫行状，淋露脓汁，阴蚀几尽者，此皆由心神烦郁，胃气虚弱，致气血留滞。故经云：诸痛痒疮，皆属于心。又云：阳明主肌肉，痛痒皆属于心，治之当补心养胃，外以熏洗坐导药治之乃可。（卷五）

《女科经纶》：足厥阴经，环阴器，妇人阴户，为肝经之分。是经血虚火燥，则为肿为痛，痛者火也，实则泻其子，龙胆泻肝汤、加味逍遥散。（卷八）

《医宗金鉴》：妇人阴痒，多因湿热生虫，甚则肢体倦怠，小便淋漓，宜服逍遥散、龙胆泻肝汤。（卷四十九）

《沈氏女科辑要笺正》：张山雷谓："阴蚀成疮，湿热生虫之最盛者，坐药亦是一法。然必须别以燥湿杀虫之药，煎汤熏洗之，而兼服导湿清热以利导之，庶几速效。

《类证治裁》：阴中痒，多由肝经湿热化生䘌虫，微则痒，甚则痛，或脓水淋漓，治宜清肝火，加味逍遥散、龙胆泻肝汤。如小腹胀痛，晡发寒热者，加味小柴胡汤。怒伤肝脾，胸闷阴痒者，加味归脾汤。瘦人阴虚燥痒者，六味丸三钱，合滋肾丸一钱，外用蛇床子、川椒煎汤熏洗，日三次。痒甚必有虫，以甘蔗渣烧灰，入冰片擦之。或以猪肝煮熟，纳阴中，引虫出。

六、阴疮

《金匮要略方论》：少阴脉滑而数者，阴中即生疮，阴中蚀疮烂者，狼牙汤洗之。（卷下）

狐惑之为病，状如伤寒，默默欲眠，目不得闭，卧起不安，蚀于喉为惑，蚀于阴为狐，不欲饮食，恶闻食臭，其面目乍赤，乍黑，乍白。蚀于上部则声喝，甘草泻心汤主之，……蚀于下部则咽干，苦参汤洗之。蚀于肛者，雄黄熏之。（卷上）

《肘后备急方》：阴疮有二种，一者作臼脓出曰阴蚀疮。二者但亦作疮，名为热疮。若是热，即取黄柏一两，黄芩一两，切，作汤洗之，仍取黄连黄柏作末傅之。（卷五）

《校注妇人良方》：妇人少阴脉滑而数者，阴中有疮，名曰䘌，或痛或痒，如虫行状，脓水淋漓，亦有阴蚀几尽者，皆由心神烦郁，脾胃虚弱，气血流滞耳，内当补心养胃，外以药敷洗乃可。（卷二十三）

《外科正宗》：阴中腐烂，攻刺疼痛，臭水淋漓，口干发热，形削不食，……非药能愈，终归于死。（卷四）

《医宗金鉴》：䘌蚀成疮脓水淋，时疼时痒若虫行，少腹胀闷溺赤涩，食少体倦晡热蒸，四物柴栀丹胆草，溃腐逍遥坠补中。（卷四十九）

妇人阴疮系总名，各有形症各属经……阴肿劳伤血分成，阴蚀胃虚积郁致。（卷六十九）

《广嗣五种备要》：产后狐惑症乃外感伤寒，邪传入里，寒变为热，里又不清，则湿热结为阴毒，流注大肠，清阳不升，浊阴不降，湿热久郁而生虫，渐蚀肛门，万难救一。盖产后气血两亏，又兼外感，所谓两感症也，忌用柴、栀、芩、连、知、柏、丹皮凉泄药物，遏郁寒邪，引贼入室。

七、阴吹

《金匮要略方论》：胃气下泄，阴吹而正喧，此谷气之实也，膏发煎导之。（卷下）

《金匮要略心典》：阴吹，阴中出声，如大便矢气之状，连续不绝，故曰正喧。谷气实者，大便结而不通，是以阳明下行之气不得从其故道，而乃别走旁窍也。猪膏发煎润导大便，便通气自归矣。（卷下）

（刘敏如　谭万信　李　政）

主要参考书目

黄帝内经素问　唐・王冰注　人民卫生出版社　1963年
灵枢经　商务印书馆　1955年校订重印本
神农本草经　魏・吴普等述　清・孙星衍、孙冯翼辑　商务印书馆　1955年7月重印（上海第一次印）
神农本草经　清・顾观光重辑　人民卫生出版社　1956年影印本
金匮要略方论　汉・张机著　人民卫生出版社影印　1956年版
脉经　晋・王叔和著　商务印书馆　1956年版
肘后备急方　晋・葛洪撰　人民卫生出版社　1956年影印版
针灸甲乙经　晋・皇甫谧等撰　宋・林亿等校　商务印书馆　1955年版
诸病源候论　隋・巢元方著　商务印书馆　1957年版
备急千金要方　唐・孙思邈著　人民卫生出版社影印　1955年版
经效产宝　唐・昝殷著　上海大东书局　1937年版
本草衍义　宋・寇宗奭著　商务印书馆　1957年版
圣济总录　宋・政府编辑　人民卫生出版社　1962年版
产育宝庆集　宋・李师圣　郭稽中合撰　清光绪四年秋曰槊堂刻本

三因极一病证方论　宋·陈言著　上海棋盘街文瑞楼印行
卫生家宝产科备要　宋·朱端章著　人民卫生出版社影印　1956 年版
伤寒六书　金·刘河间著　上海千顷堂书局
儒门事亲　金·张子和著　上海卫生出版社　1958 年版
校注妇人良方　宋·陈自明著　明·薛立斋校注　上海卫生出版社　1956 年版
济生方　宋·严用和撰　人民卫生出版社　1956 年影印本
东垣十书　金·李杲等撰　元·王宇泰订正　清·光绪戊申肇经堂校刻本
格致余论　元·朱震亨撰　人民卫生出版社影印　1956 年版
丹溪心法　元·朱震亨撰　上海科技出版社影印　1956 年版
普济方　明·朱棣等编　人民卫生出版社　1959 年版
证治要诀　明·戴元礼著　人民卫生出版社　1989 年版
女科撮要　明·薛立斋撰　上海大成书局印行
万氏女科　明·万密斋著　光绪己丑肇经堂刻印本
校正医学入门　明·李梴著　上海扫叶山房印行
邯郸遗稿　明·赵献可著　上海古籍书店复印本
本草纲目　明·李时珍撰　人民卫生出版社影印　1957 年版
黄帝内经素问合纂　张隐庵、马莳合纂　北京中西医研究总会藏版
古今医鉴　明·王肯堂订补　龚信纂辑　龚廷贤续编　商务印书馆　1958 年版
证治准绳　明·王肯堂辑　上海科技出版社　1959 年版
胎产证治　明·王肯堂著　上海中医书局　1934 年版
寿世保元　明·龚廷贤著　上海科技出版社　1959 年版
外科正宗　明·陈实功著　人民卫生出版社　1956 年影印本
济阴纲目　明·武之望辑　科技卫生出版社　1958 年版
景岳全书　明·张景岳著　上海科学技术出版社　1959 年新版
类经　明·张介宾著　人民卫生出版社　1965 年版
类经图翼（附：附翼）　明·张介宾著　人民卫生出版社　1965 年版
医门法律　清·喻嘉言著　上海卫生出版社　1957 年新版
女科经纶　清·肖赓六编著　上海卫生出版社　1957 年新版
石室秘录　清·陈士铎著　清·康熙丁卯正学斋刻本
张氏医通　清·张璐著　上海科学技术出版社　1963 年版
达生篇　清·亟斋居士著　清·光绪三年文乐斋木刻本
女科正宗　清·何松庵、蒲天球著　河北人民出版社　1960 年版
古今图书集成医部全录·妇科　清·陈梦雷等编　人民卫生出版社　1963 年版
医学心悟　清·程国彭著　人民卫生出版社影印　1955 年版
金匮要略心典　清·尤在泾集注　上海科学技术出版社　1958 年版
胎产心法　清·阎诚斋著　清·同治乙丑重镌敬敷堂藏版
医宗金鉴·女科心法要诀　清·吴谦等著　人民卫生出版社　1973 年版
叶天士女科　清·叶天士著　上海大文书局　1936 年影印版
临证指南医案　清·叶天士著　上海卫生出版社　1958 年版
胎产指南　清·单南山著　绍兴裘氏藏版　1919 年版
得配本草　清·严西亭、施澹宁、洪辑庵同纂　上海卫生出版社　1957 年版
徐灵胎医书全集　清·徐大椿撰　广益书局刊行
妇科玉尺　清·沈金鳌著　上海卫生出版社　1958 年版
产科心法　清·汪朴斋著　清·道光九年刻本

胎产金针　清・陈笏庵、何杏园撰　清・光绪二年上海刻本
女科要旨　清・陈修园撰　人民卫生出版社　1959 年版
广嗣五种备要　清・耘苗主人编辑　清・道光元年仲秋本
杏轩医案　清・程文囿著　安徽人民出版社　1959 年版
女科・产后编　清・傅山著　商务印书馆　1957 年版
产孕集　清・张仲远著　清・同治七年刊蕴璞斋藏版
类证治裁　清・林珮琴编著　上海科学技术出版社　1959 年版
血证论　清・唐容川著　上海人民出版社　1977 年新版
女科证治约旨　严鸿志辑著　上海千顷堂书局刻印本
沈氏女科辑要笺正　清・沈尧封著、张山雷笺正　上海科学技术出版社　1959 年版
金匮要略今释　陆渊雷著　人民卫生出版社　1955 年版
傅青主女科　清・傅山　上海人民出版社　1978 年版

（李政校勘）

附　篇

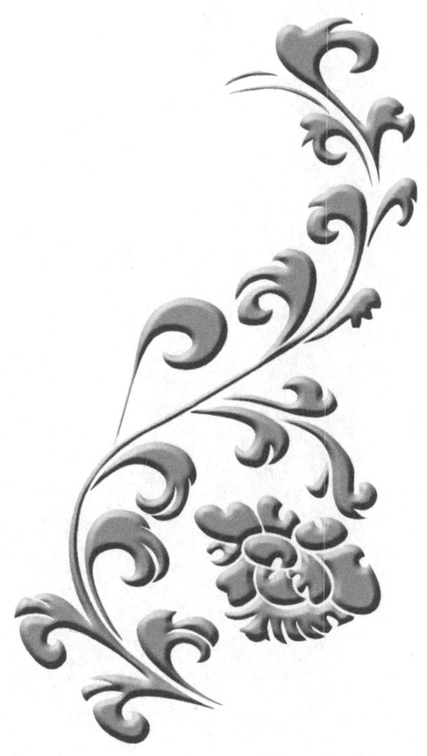

附一

女性特殊解剖、生理、检查及辅助检查图示

一、女性生殖器官解剖图示

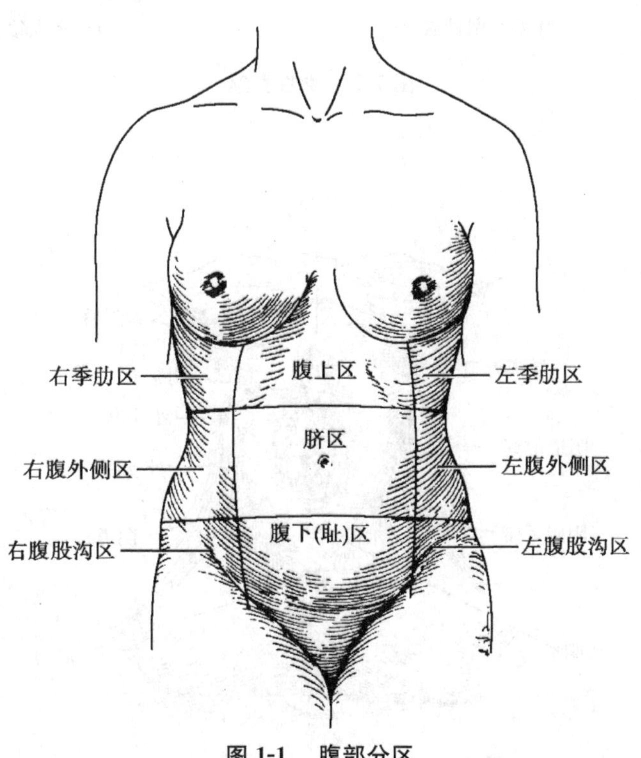

图 1-1 腹部分区

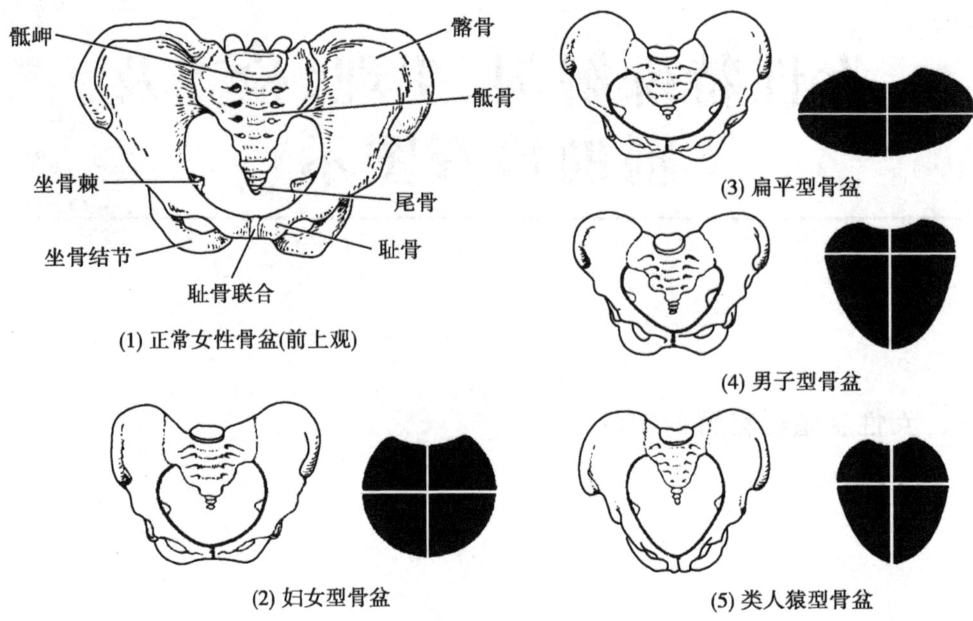

图 1-2 女性骨盆

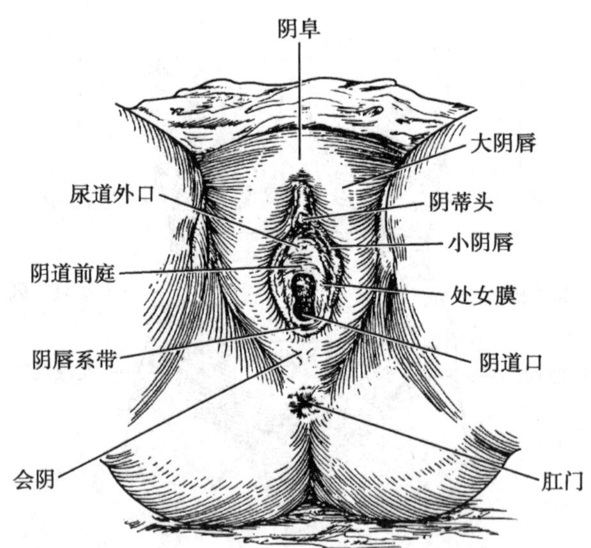

图 1-3 成年女性外生殖器（产妇）

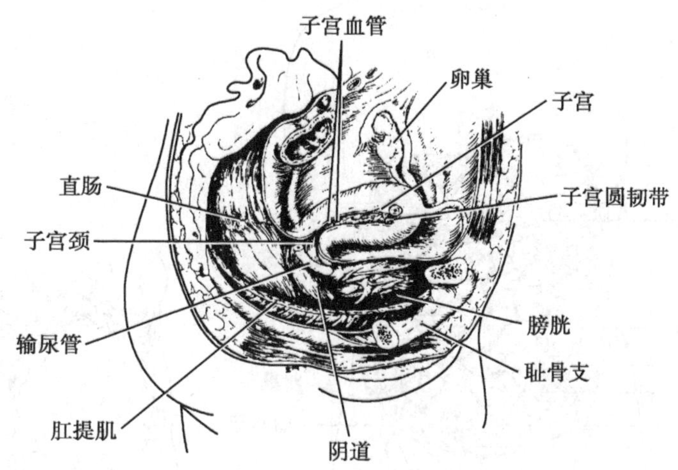

图 1-4　女性内生殖器（矢状面）

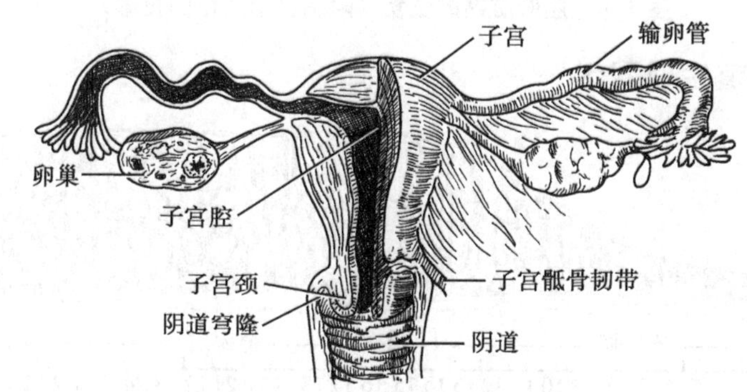

图 1-5　女性内生殖器（后面观）

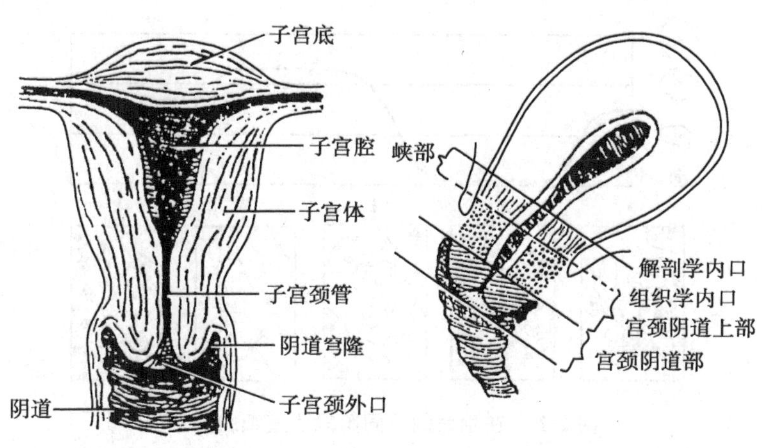

图 1-6　子宫各部

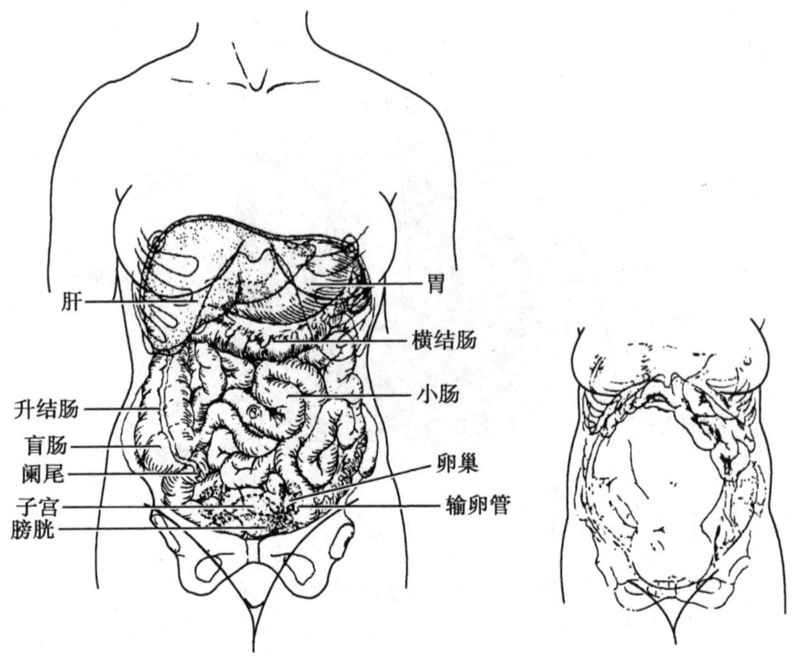

图 1-7　腹腔脏器的位置（附图显示胎位的投影）

二、女性生殖生理图示

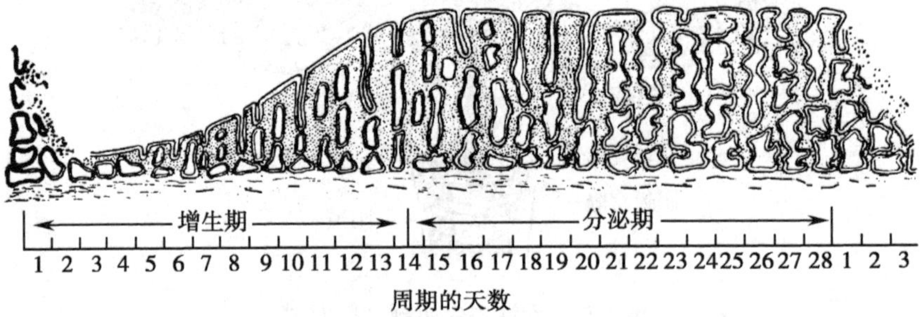

图 2-1　月经周期中子宫内膜的变化

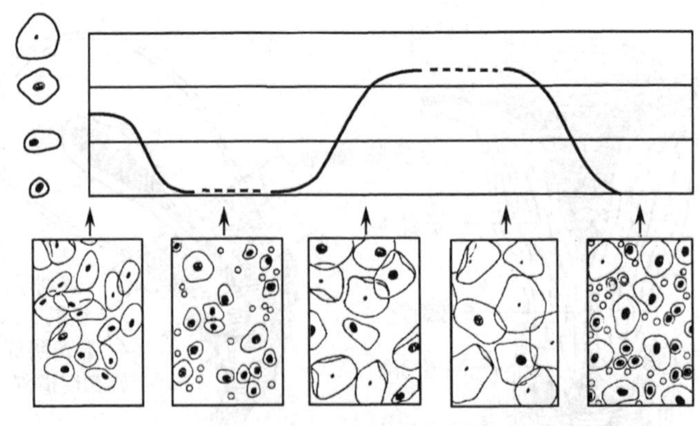

图 2-2　在生命的不同阶段阴道细胞涂片

上：阴道上皮成熟曲线；下：从左到右依次是：出生时上皮成熟；儿童时期萎缩细胞图像；青春期时开始有雌激素影响；生育期安全成熟；老年时退化

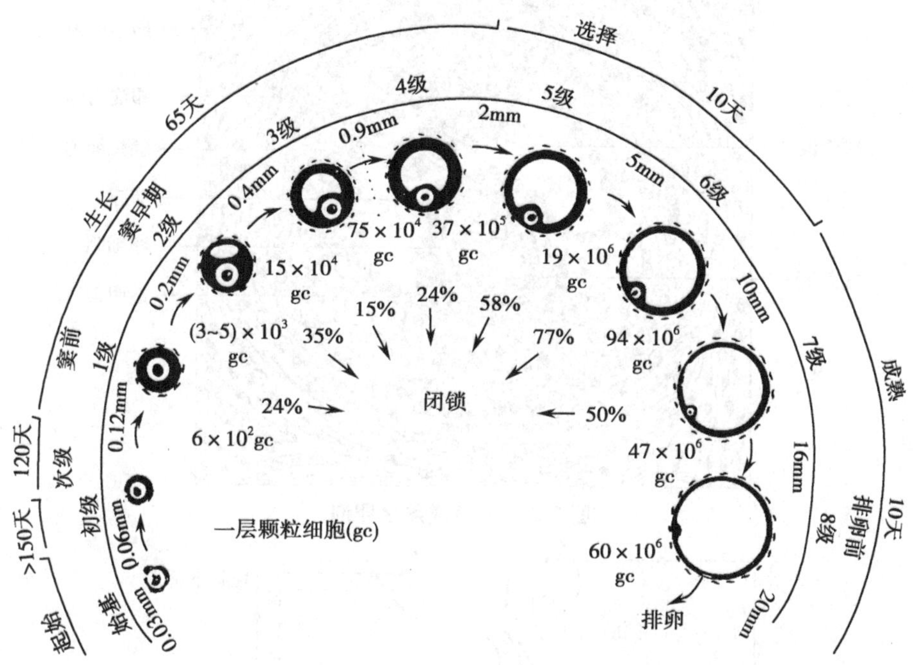

图 2-3　成人卵巢内卵泡生长发育的各阶段及各级生长卵泡出现闭锁的比例

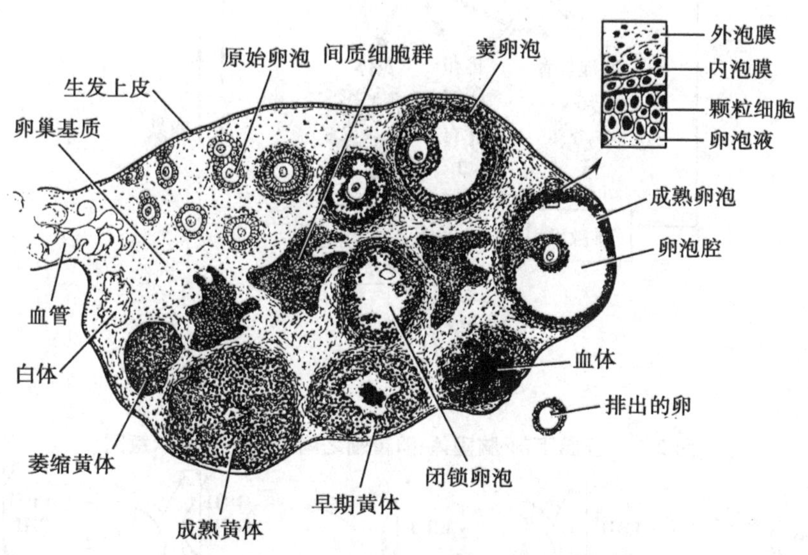

图 2-4　哺乳动物卵巢示意图

该图显示了卵泡发育的顺序，形成黄体。在中心处卵泡闭锁。右上方是一个成熟卵泡壁的横断面的放大图像。在灵长类间质细胞群并不明显

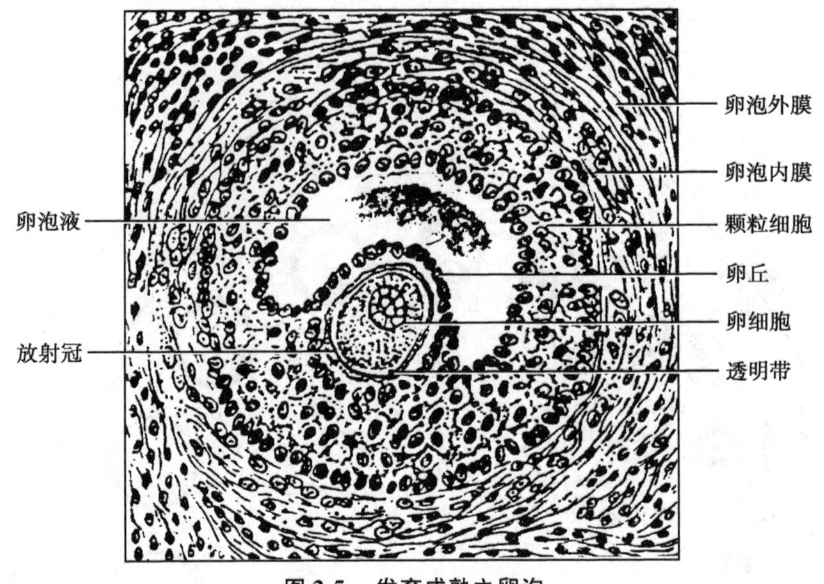

图 2-5　发育成熟之卵泡

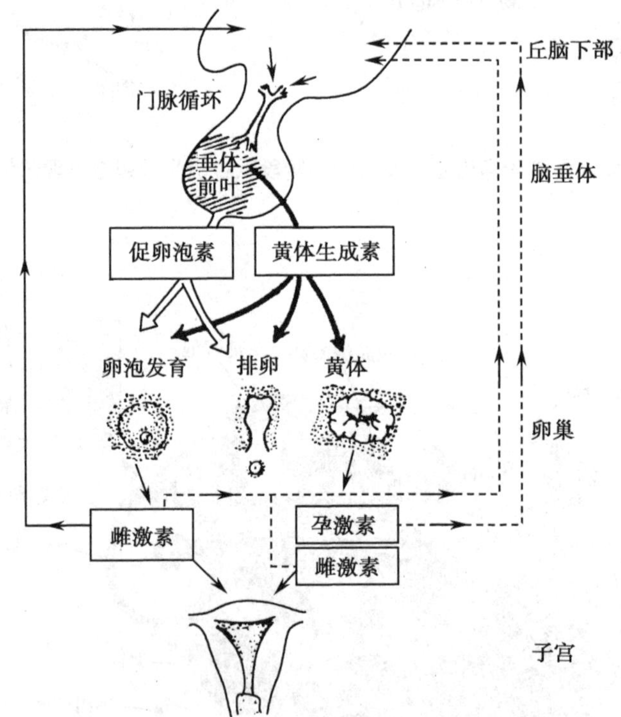

图 2-6　丘脑下部-脑垂体-卵巢轴之间的相互关系示意图

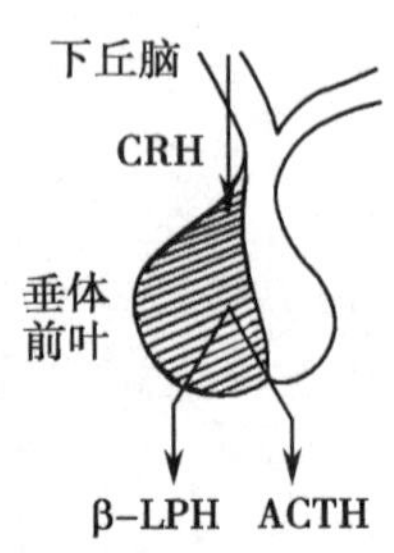

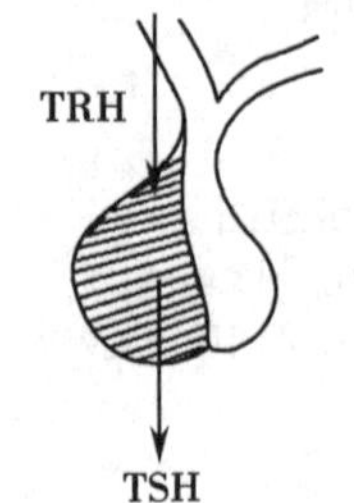

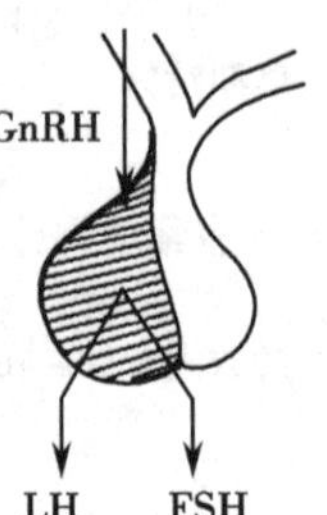

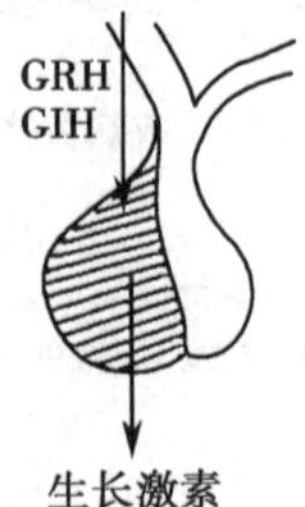

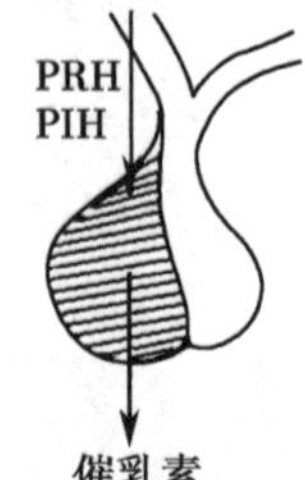

图 2-7　促垂体激素对垂体前叶激素分泌的作用

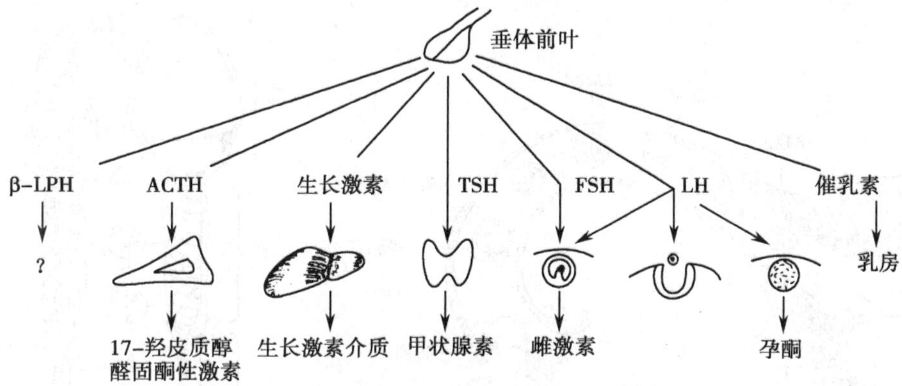

图 2-8　垂体前叶激素

β-LPH，β-亲脂激素；ACTH，促肾上腺皮质激素；TSH，促甲状腺激素；FSH，卵泡刺激素；LH，促黄体生成素，在女性，FSH 和 LH 顺序作用于卵巢，引起卵泡生长，分泌雌激素，排卵，形成和维持黄体；后者分泌雌、孕激素。在男性，FSH 和 LH 控制睾丸功能，泌乳素刺激泌乳

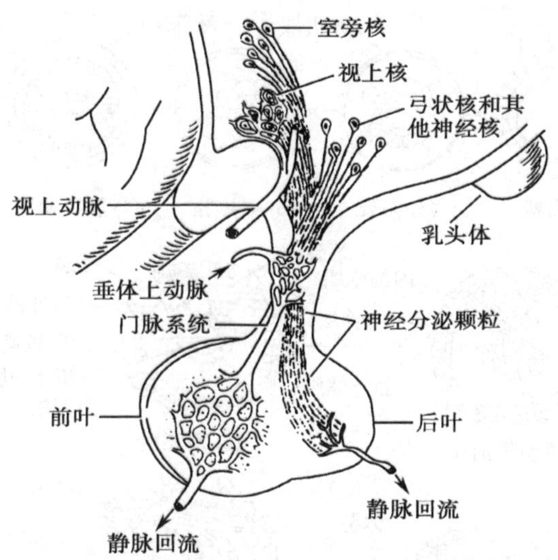

图 2-9　下丘脑和垂体联系的简要图解

三、妊娠生理图示

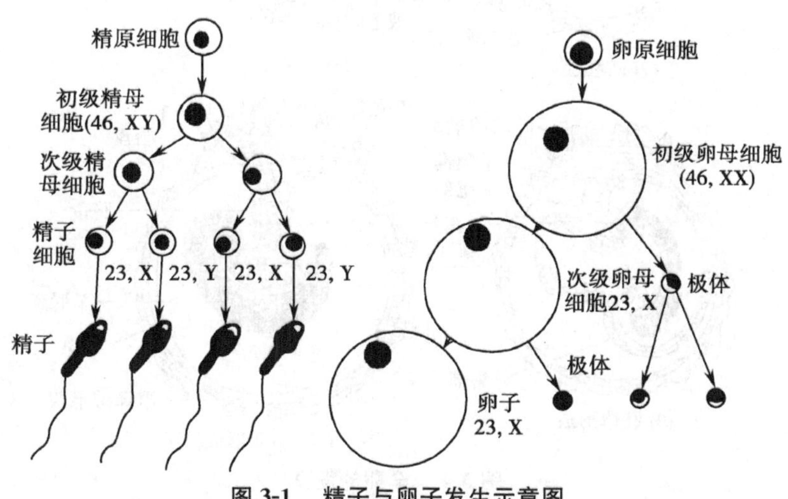

图 3-1　精子与卵子发生示意图

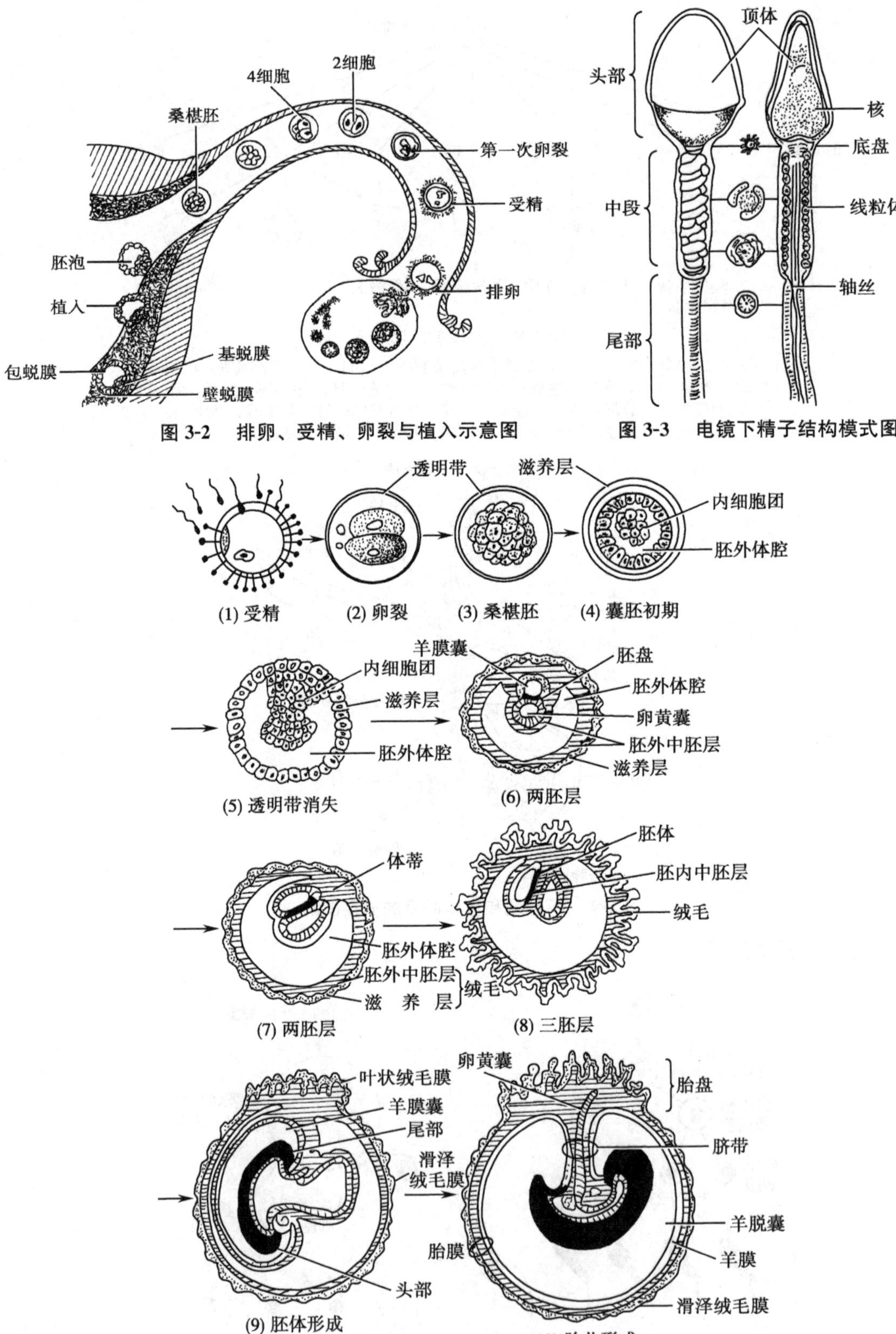

图 3-2　排卵、受精、卵裂与植入示意图

图 3-3　电镜下精子结构模式图

图 3-4　孕卵的发育

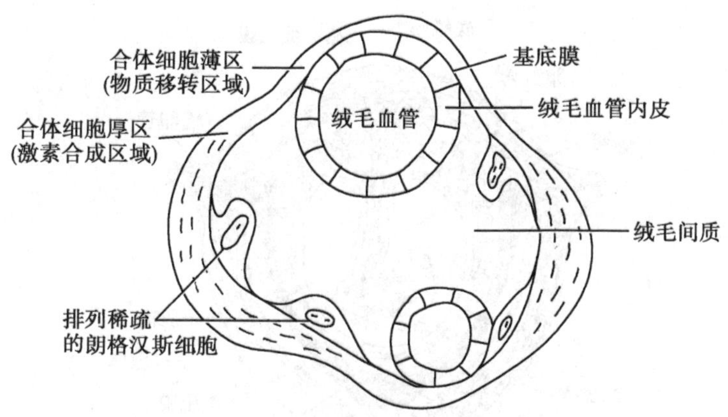

图 3-5　绒毛断面合体细胞模式图

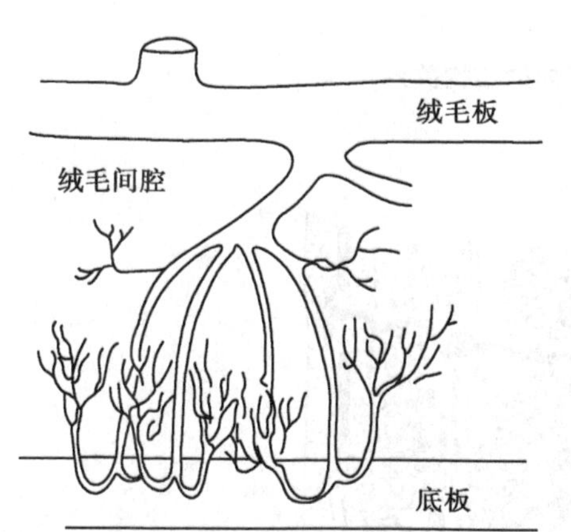

图 3-6　初级绒毛干及其分支与胎儿小叶简图

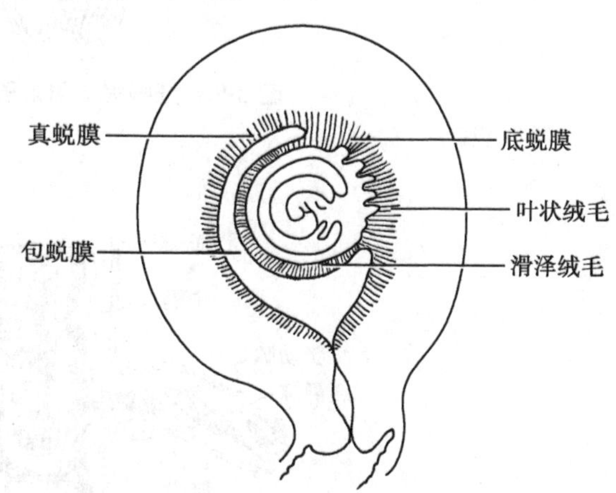

图 3-7　早期妊娠子宫蜕膜与绒毛膜的关系

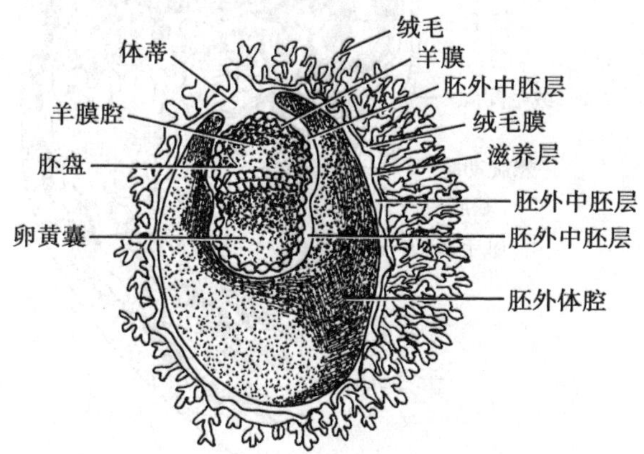

图 3-8　第 3 周初的胚剖面模式图

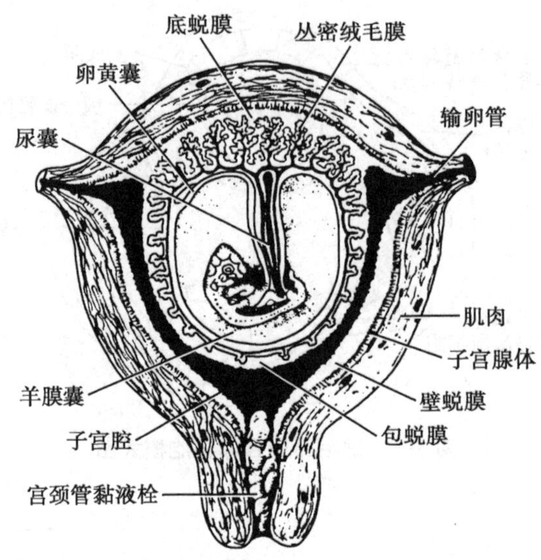

图 3-9　妊娠第 7 周末子宫内的结构关系

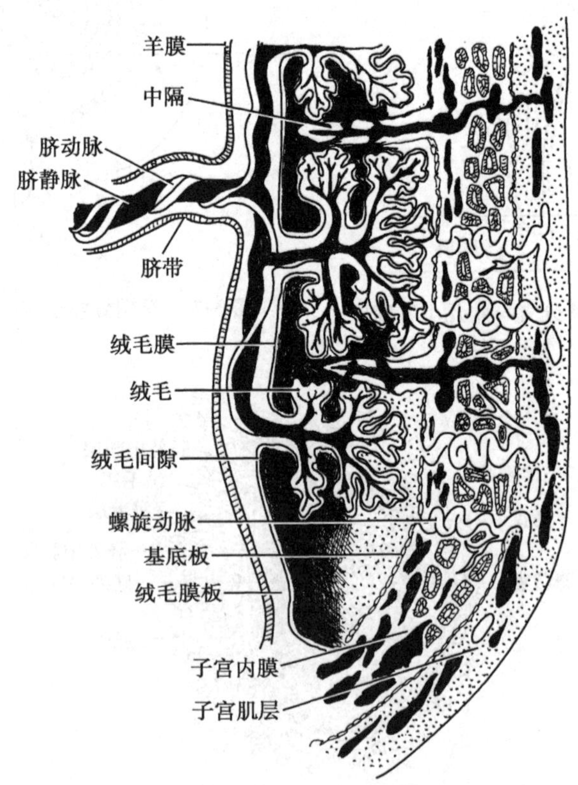

图 3-10　成熟胎盘循环的横断面图示

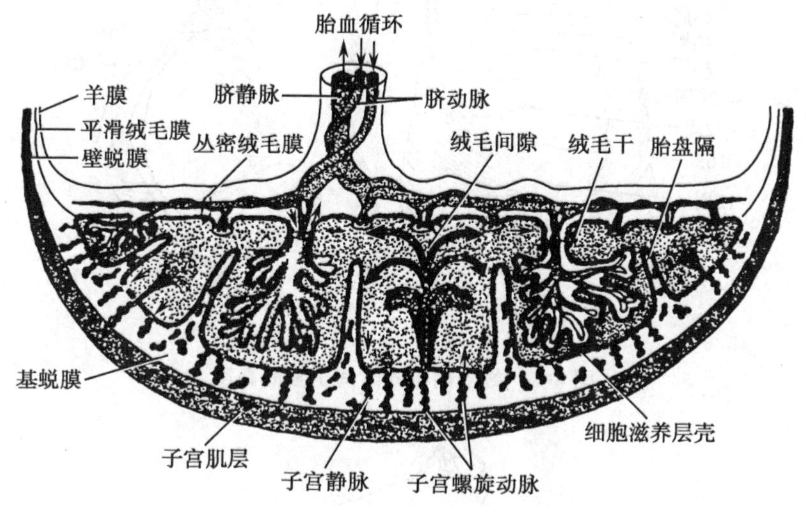

图 3-11　胎盘的结构与血循环模式图

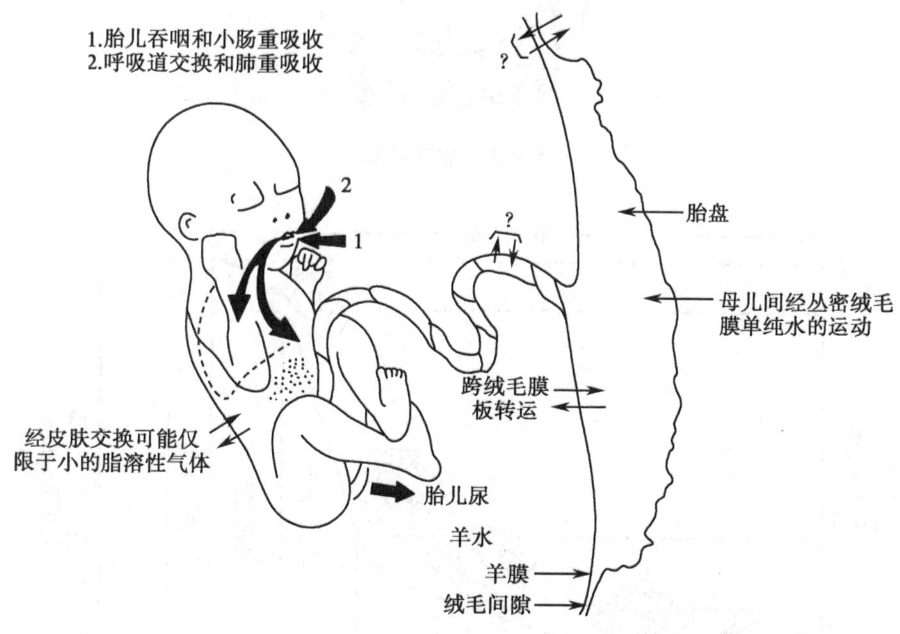

图 3-12　羊水溶质和水的交换

四、分娩与产褥图示

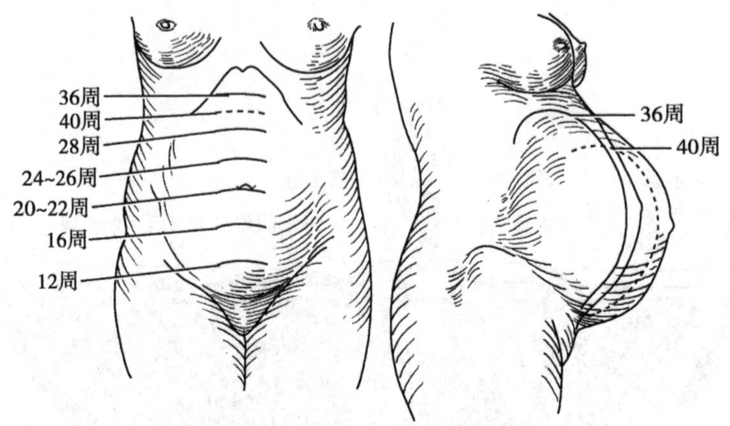

图 4-1　妊娠期不同时间子宫底高度

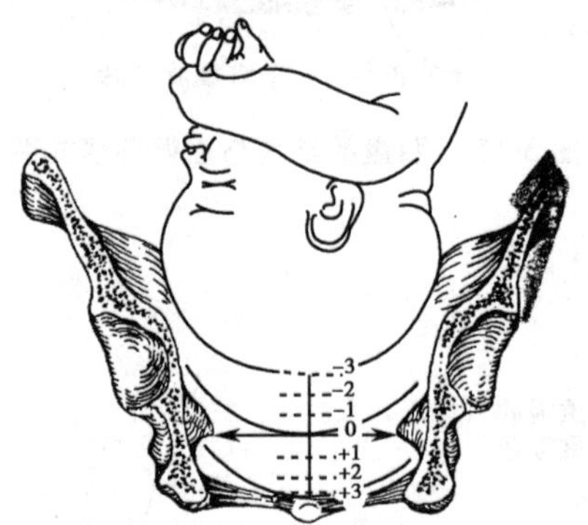

图 4-2　胎头位置

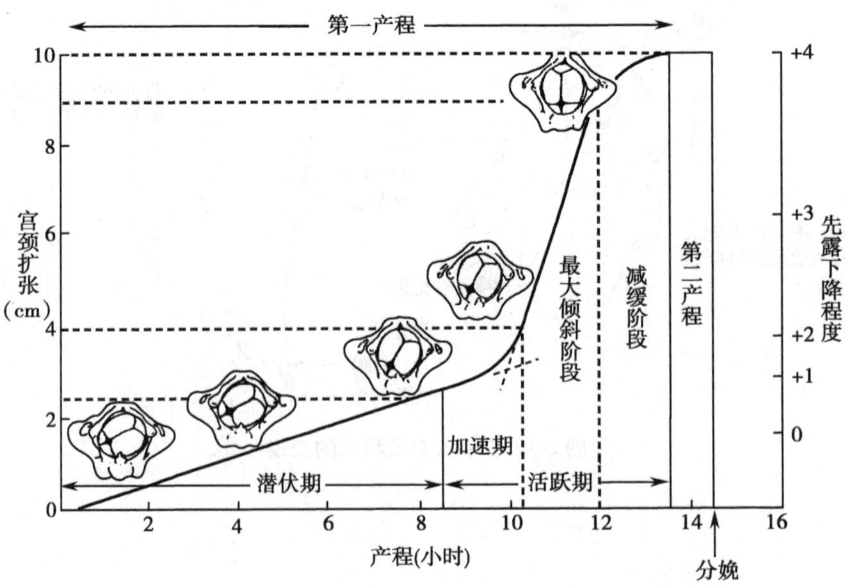

图 4-3　产程进展顺利的枕前位胎头内旋转图示

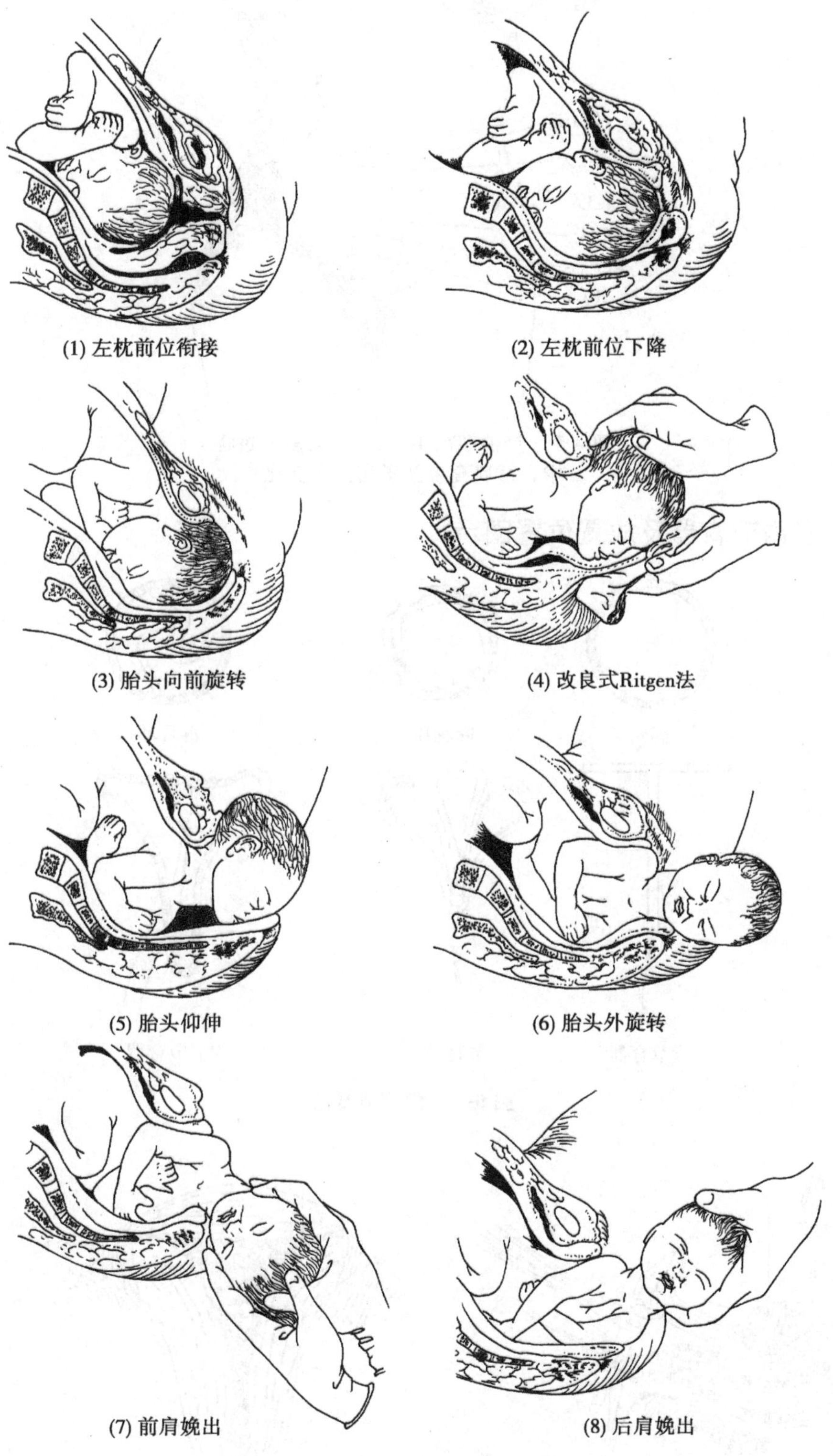

(1) 左枕前位衔接　(2) 左枕前位下降

(3) 胎头向前旋转　(4) 改良式Ritgen法

(5) 胎头仰伸　(6) 胎头外旋转

(7) 前肩娩出　(8) 后肩娩出

图 4-4　枕先露的分娩机制示意图

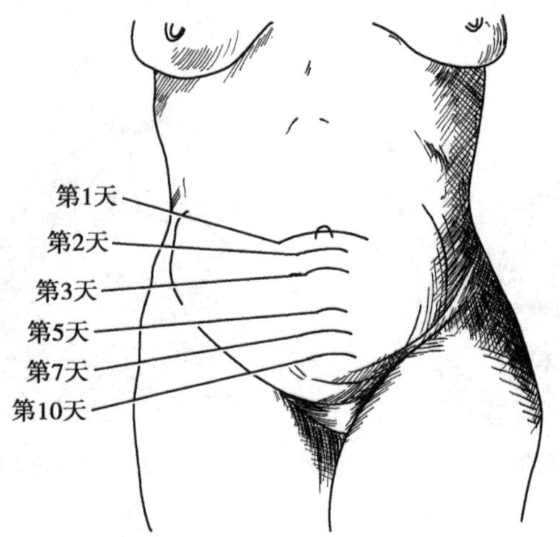

图 4-5　产褥期前 10 天，子宫复旧过程中，宫底高度及子宫大小变化

五、宫内节育器及放置位置图示

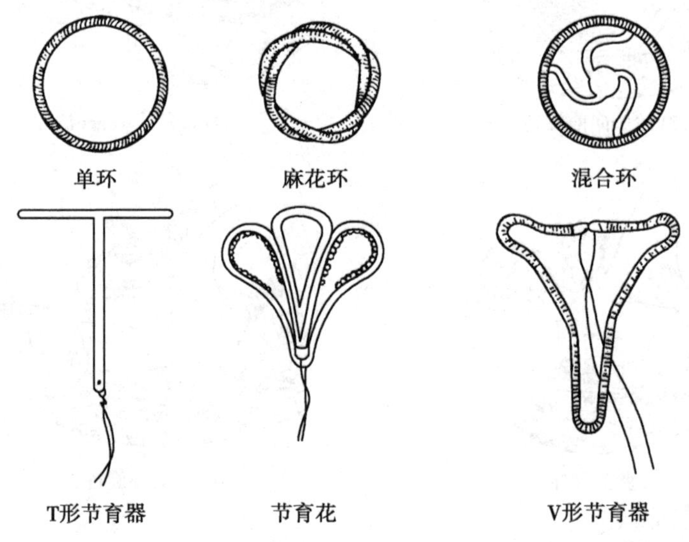

图 5-1　常用节育器

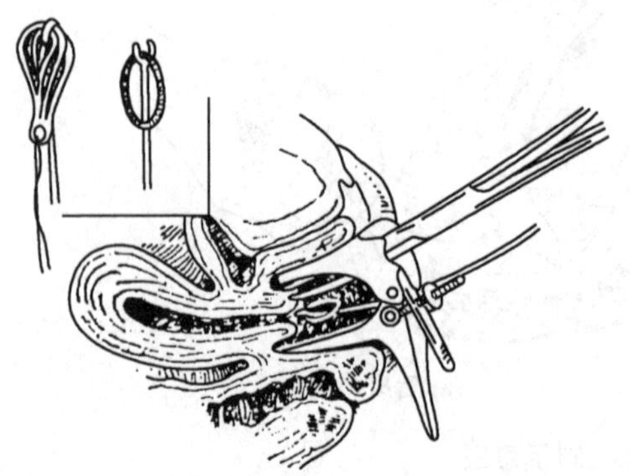

图 5-2　用放环叉放入节育器

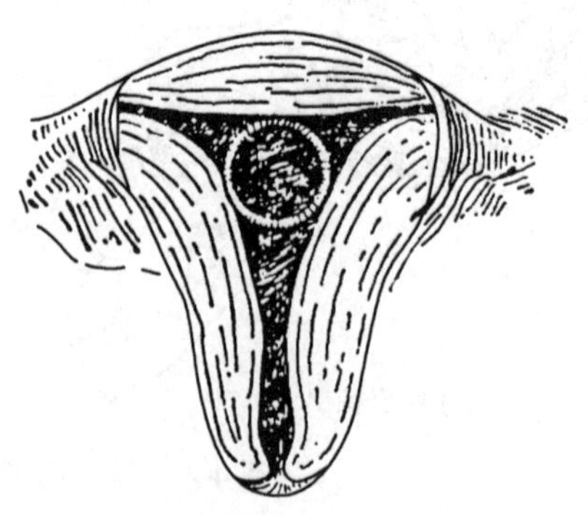

图 5-3　节育器在子宫内的正常位置

六、妇产科检查及辅助检查图示

（一）妇产科检查

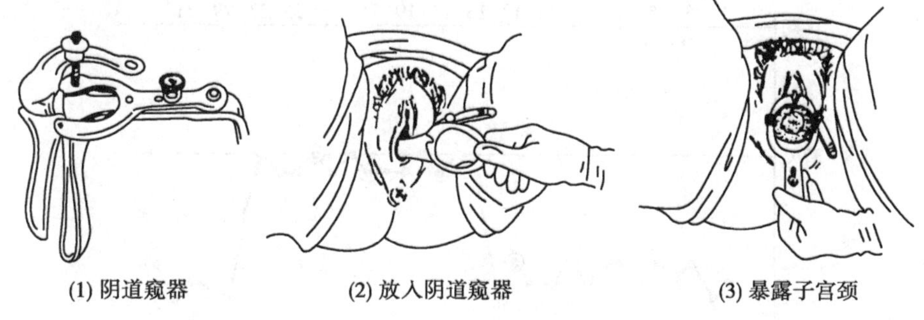

(1) 阴道窥器　　(2) 放入阴道窥器　　(3) 暴露子宫颈

图 6-1　阴道窥器检查

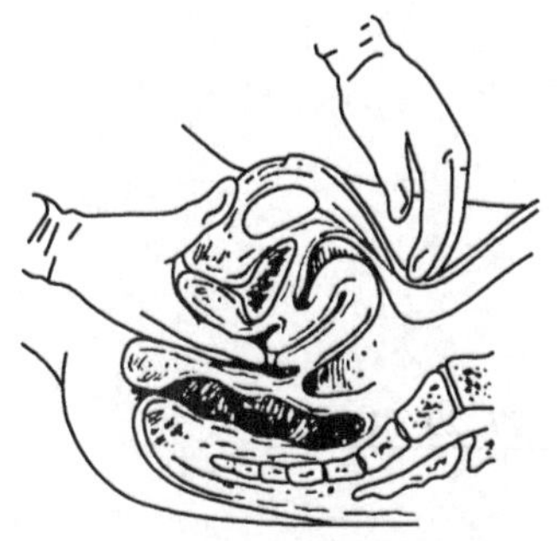

图 6-2　双合诊检查法

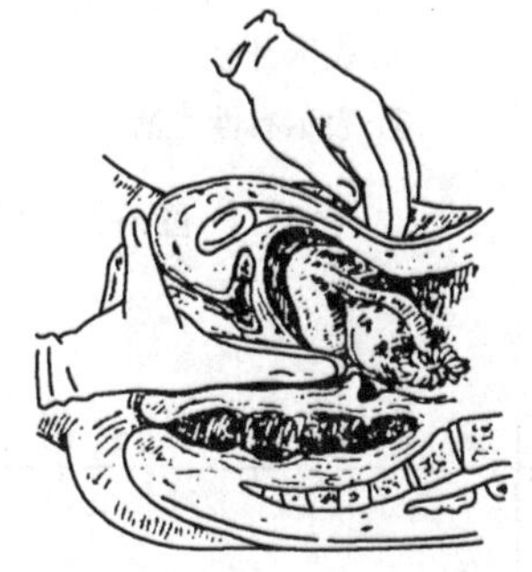

图 6-3　双合诊检查宫旁及子宫附件

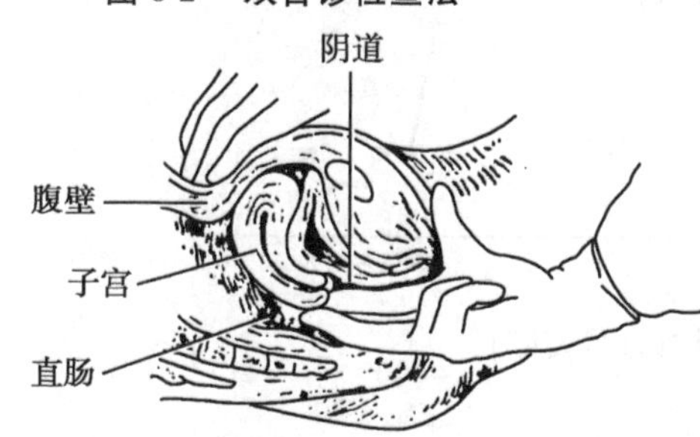

图 6-4　三合诊

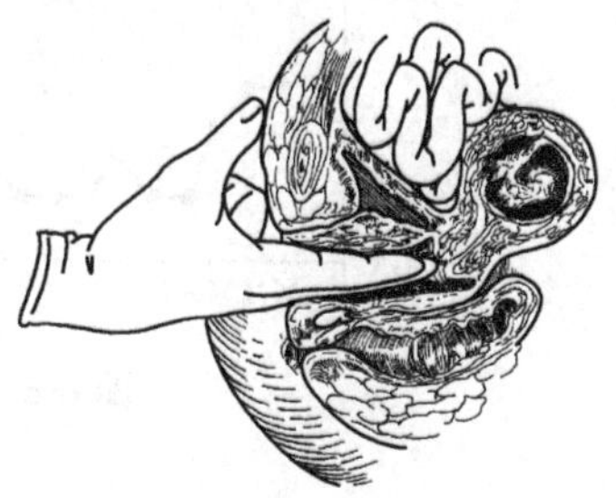

图 6-5　早孕子宫宫颈变软（Goodell 征）

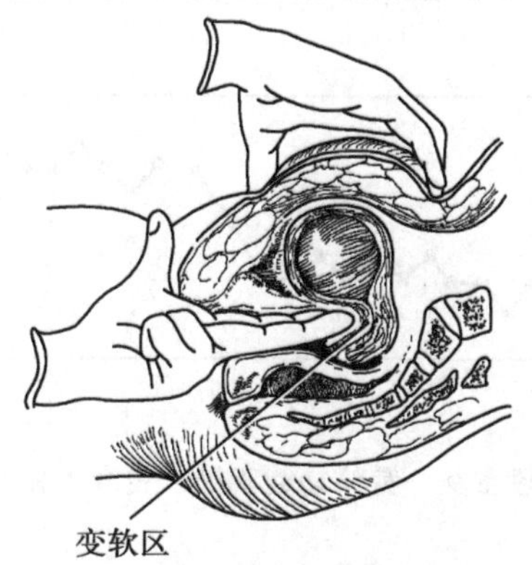

图 6-6　早孕子宫子宫颈峡部变软

（二）基础体温测量表

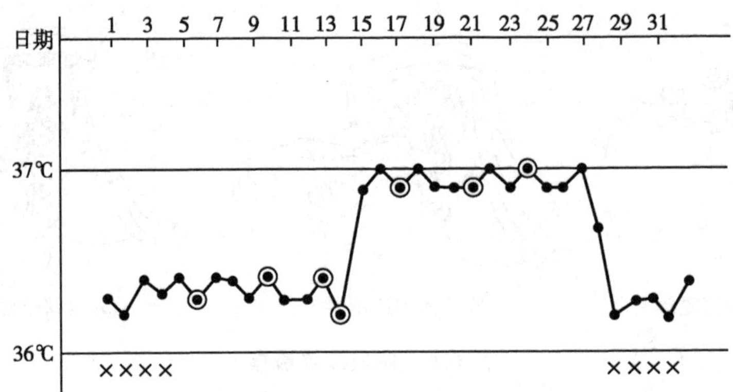

× 表示月经

◉ 表示有性生活

图 6-7　双相基础体温

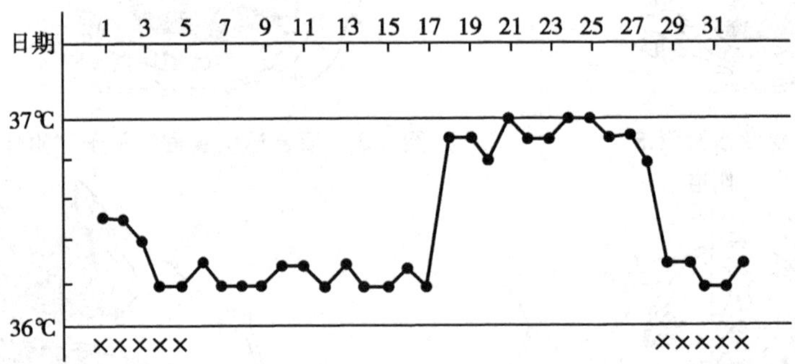

图 6-8　黄体功能不健（过早萎缩）

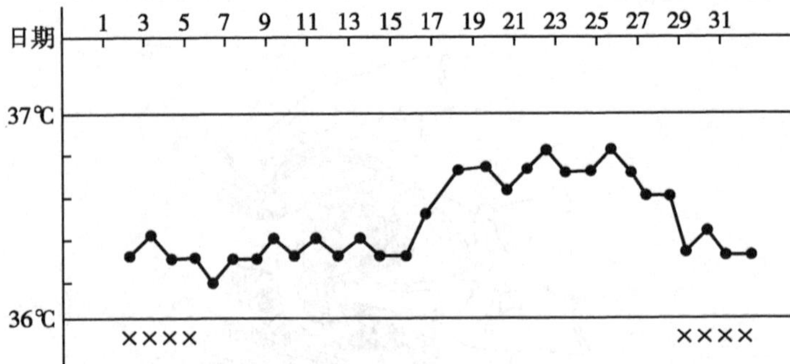

图 6-9　黄体功能不健（发育不良）

（三）女性生殖道细胞学检查图像

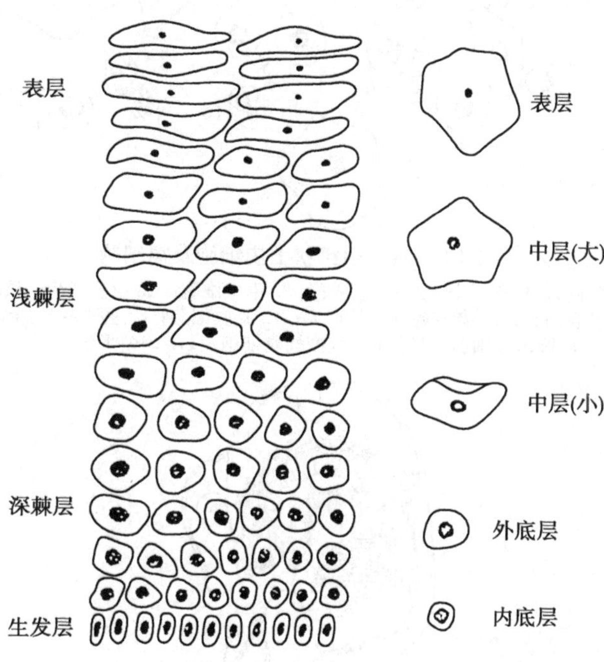

图 6-10　鳞状上皮组织学与细胞学对照模式图

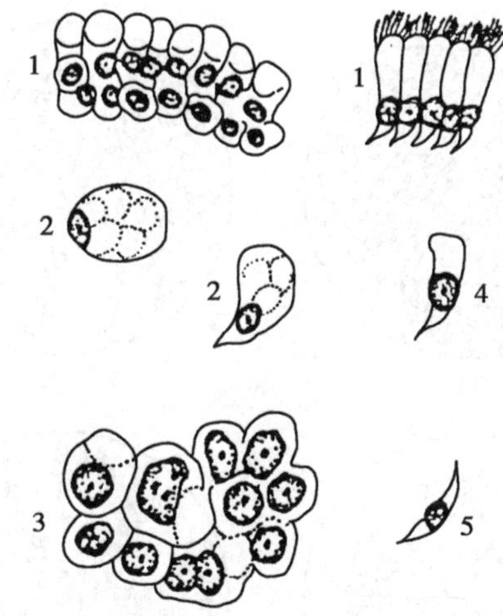

图 6-11　涂片中的正常腺细胞及腺癌细胞

1. 成片脱落的柱状上皮；2. 正常黏液腺上皮细胞；3. 黏液腺癌；
4. 纤毛上皮核肥大，纤毛脱落（炎性）；5. 核固缩细胞

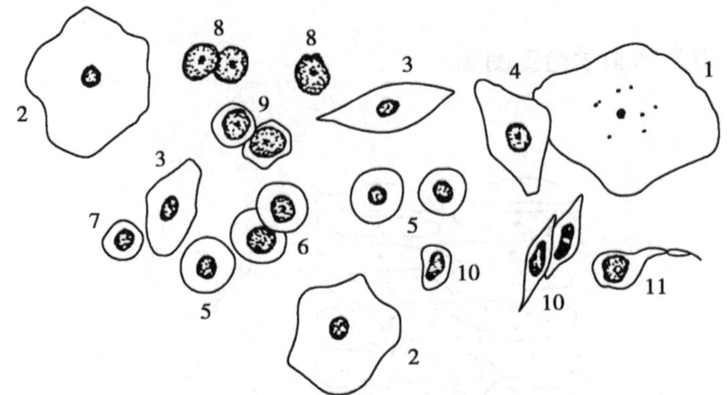

图 6-12　涂片中鳞状上皮细胞及癌细胞

1. 表层细胞，角化不全；2. 表层细胞；3. 中层细胞；4. 中层细胞，核增大；5. 旁基底细胞；6. 旁基底细胞核增大；7. 基底细胞；8. 圆形裸核癌细胞；9. 圆形癌细胞；10. 小细胞型鳞癌细胞；11. 蝌蚪形癌细胞

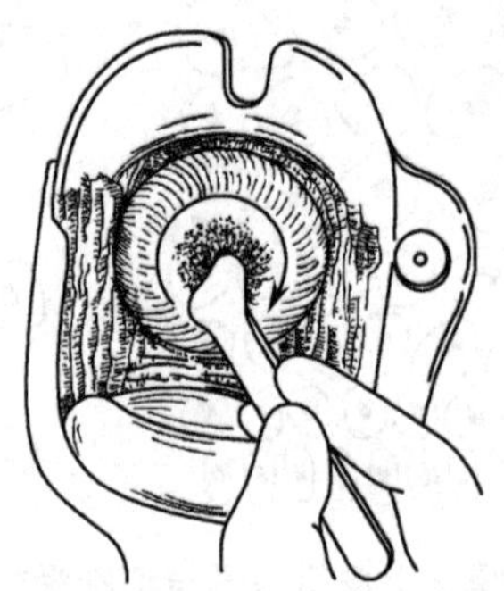

图 6-13　宫颈刮片取材方法

（四）宫颈黏液检查图示

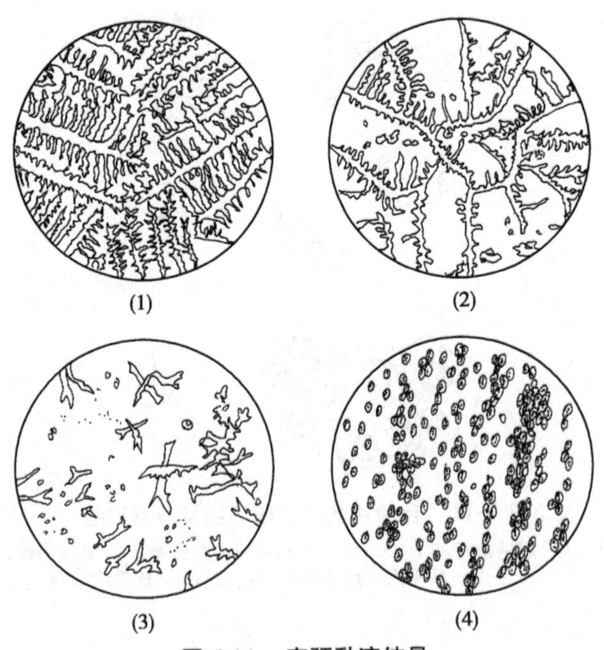

图 6-14　宫颈黏液结晶

(1) Ⅰ型（+++）：典型结晶　(2) Ⅱ型（++）：较典型结晶
(3) Ⅲ型（+）：不典型结晶　(4) Ⅳ型（—）：椭圆体

正常周期，第14天

正常周期的黄体中期

雌激素存在的无排卵周期

图 6-15　宫颈黏液涂片类型

（干燥后在显微镜下观察）

孕酮使黏液黏稠，细胞增多。来自一个无排卵患者的涂片（下）可以看到无孕酮抑制的雌激素所引起的羊齿状结晶

（五）阴道镜检查图示

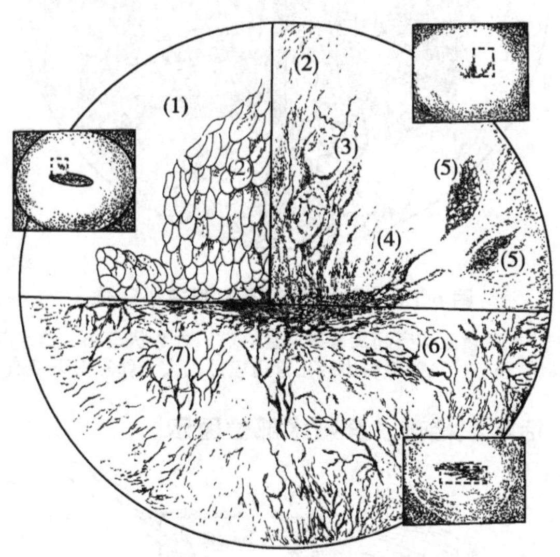

图 6-16　宫颈正常区及糜烂区的阴道镜图像

（1）正常宫颈鳞状上皮　（2）宫颈糜烂异位的柱状上皮（涂醋酸液后）
（3）宫颈腺管开口　（4）新生鳞状上皮　（5）柱状上皮异位岛
（6）宫颈腺囊肿　（7）变换区血管树枝状分支及适应性肥大

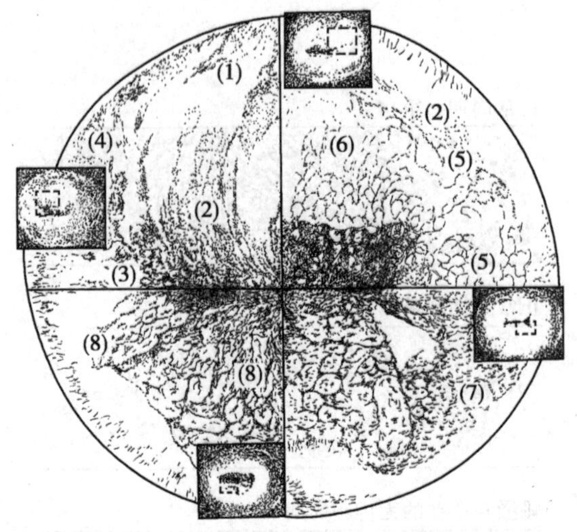

图 6-17　宫颈异型上皮阴道镜图像

（1）宫颈白斑　（2）白斑基底　（3）变换区（内有腺囊肿及腺开口）　（4）正常宫颈黏膜　（5）增厚而高低不平的宫颈白斑　（6）白斑镶嵌　（7）乳头状基底（8）猪油状突起及奇异血管

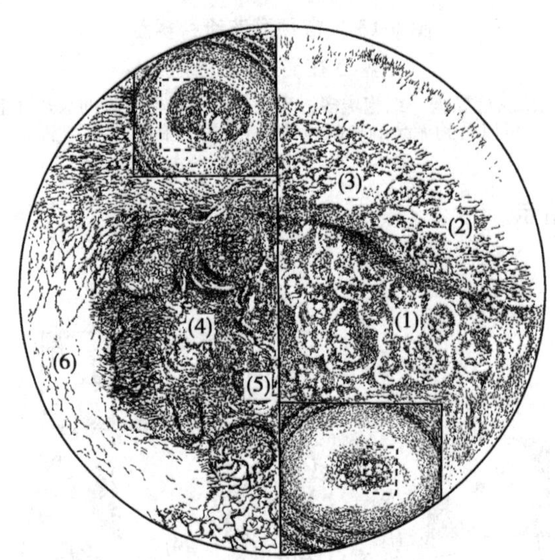

图 6-18　宫颈早期癌的阴道镜图像

（1）外生型猪油状突起及奇异血管　（2）乳头状基底　（3）白斑　（4）癌　（5）癌组织边缘血管适应性肥大　（6）白斑镶嵌

（六）诊断性刮宫、活组织检查、穿刺术部位图示

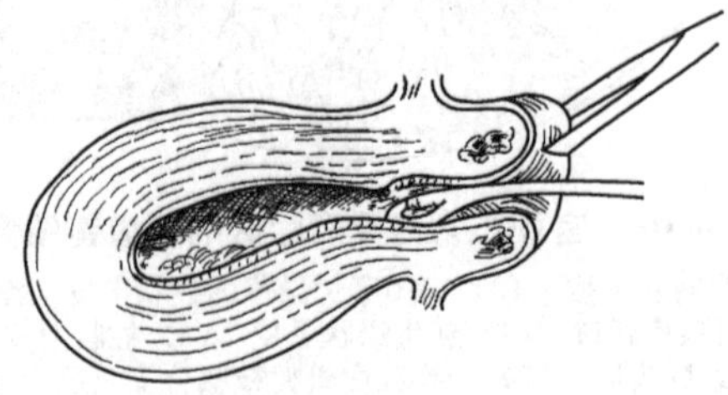

图 6-19　刮取子宫颈管组织

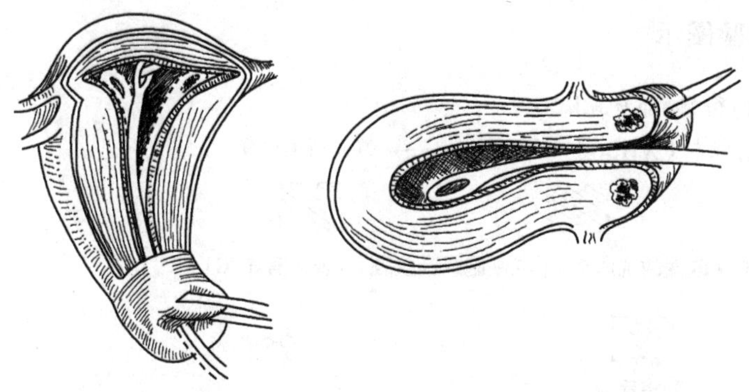

图 6-20 刮取子宫腔组织，注意宫底及两侧子宫角

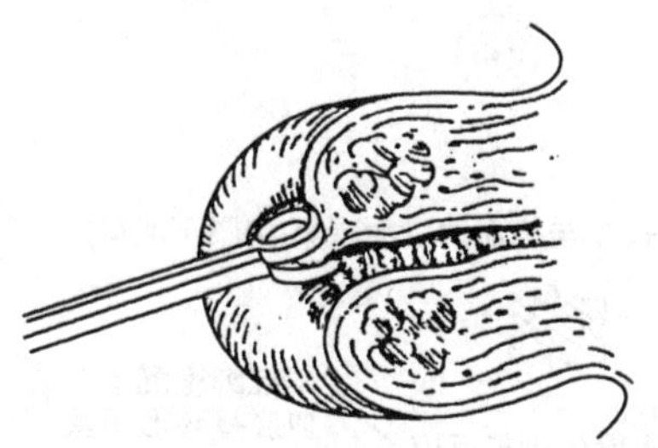

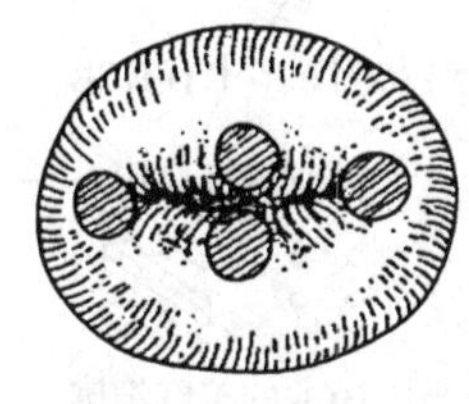

图 6-21 宫颈活组织检查

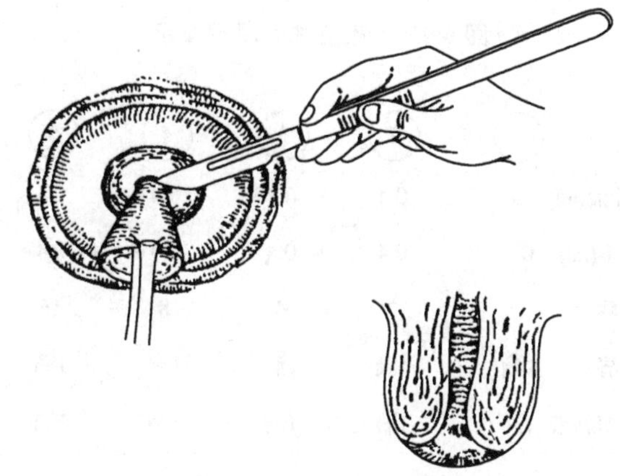

图 6-22 宫颈锥切示意图

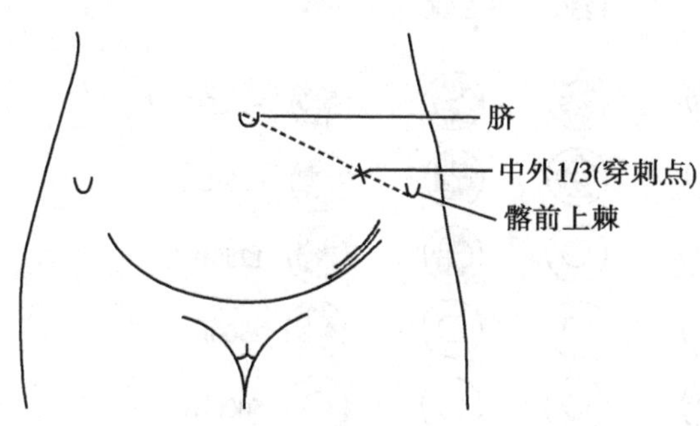

图 6-23 腹部穿刺点

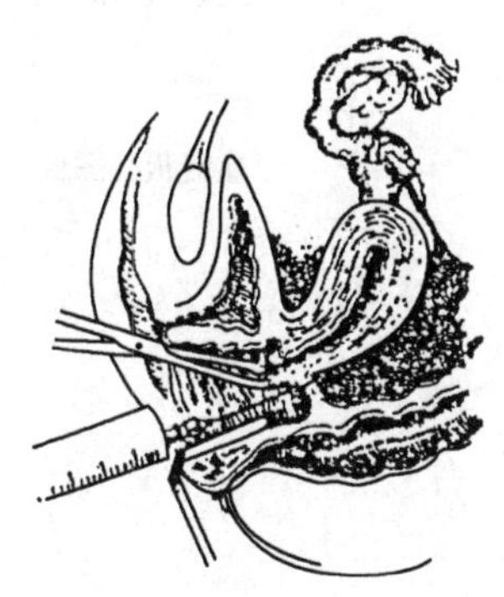

图 6-24 经阴道后穹隆穿刺

（七）妊娠试验图示

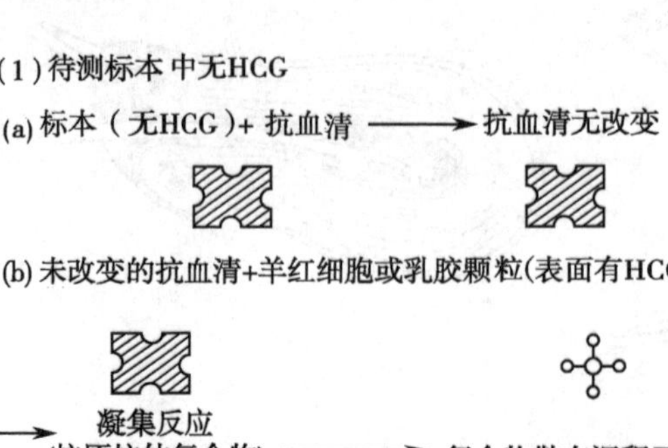

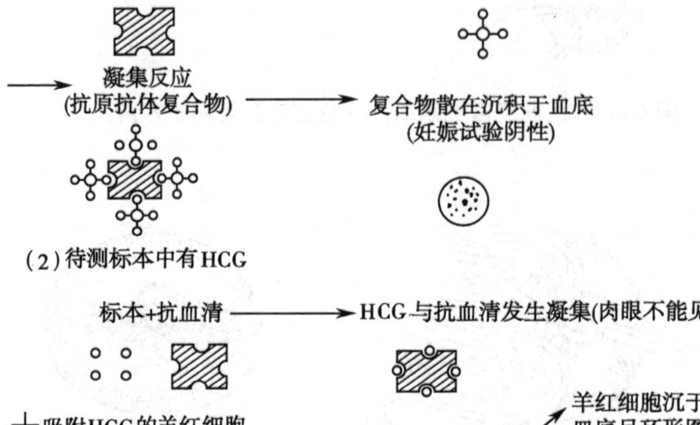

图 6-25 免疫试验原理图示

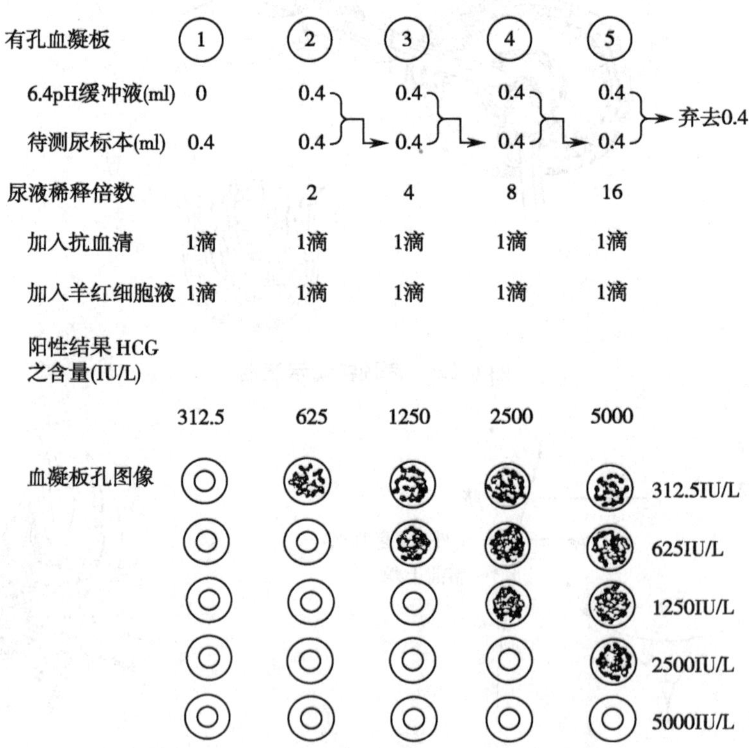

图 6-26 羊红细胞凝集抑制半定量操作步骤

（八）超声检查图示

<table>
<tr><th colspan="2">波型分类</th><th>波型说明</th><th>临床意义</th></tr>
<tr><td colspan="2">单房性</td><td rowspan="2">(1) 进出波清晰，其间为平段
(2) 提高灵敏度后，进出波饱和呈直角，其间仍有平段</td><td rowspan="2">多见于囊性病变，如单房性卵巢囊肿、血肿、包裹性积液</td></tr>
<tr><td>正常灵敏度</td><td>提高灵敏度</td></tr>
<tr><td colspan="2">多房性</td><td rowspan="2">(1) 进出波的表现同上
(2) 在液平内出现间隔高单波</td><td rowspan="2">见于有隔的囊性病变，如多房性卵巢囊肿</td></tr>
<tr><td>正常灵敏度</td><td>提高灵敏度</td></tr>
<tr><td colspan="2">均质性</td><td rowspan="2">(1) 进出波呈高波，其间为平段
(2) 提高灵敏度后，其间出现弥漫性中高波</td><td rowspan="2">见于质地均匀的实质性肿瘤，如肌瘤、肉瘤等</td></tr>
<tr><td>正常灵敏度</td><td>提高灵敏度</td></tr>
<tr><td colspan="2">非均质性</td><td rowspan="2">(1) 进出波呈高波，其间出现中、低高波
(2) 提高灵敏度后，波幅高低不平、较混乱，或有小液性平段</td><td rowspan="2">见于质地不均匀之实质肿瘤，如畸胎瘤、半实质卵巢恶性肿瘤、炎性包块</td></tr>
<tr><td>正常灵敏度</td><td>提高灵敏度</td></tr>
<tr><td colspan="2">衰减性</td><td rowspan="2">(1) 进出波清晰，出波低小，其间为平段或少许微波
(2) 提高灵敏度后，呈递次衰减波线</td><td rowspan="2">见于结缔组织较多的肿块，如肌瘤、卵巢纤维瘤、皮样囊肿等</td></tr>
<tr><td>正常灵敏度</td><td>提高灵敏度</td></tr>
</table>

图 6-27　A 型超声波波型

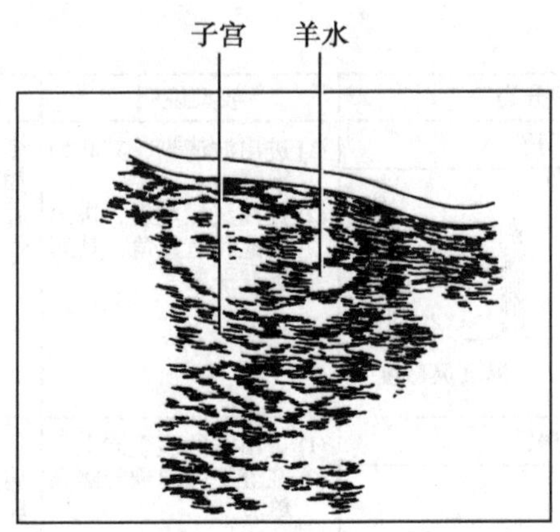

图 6-28 早期妊娠 B 超声像图

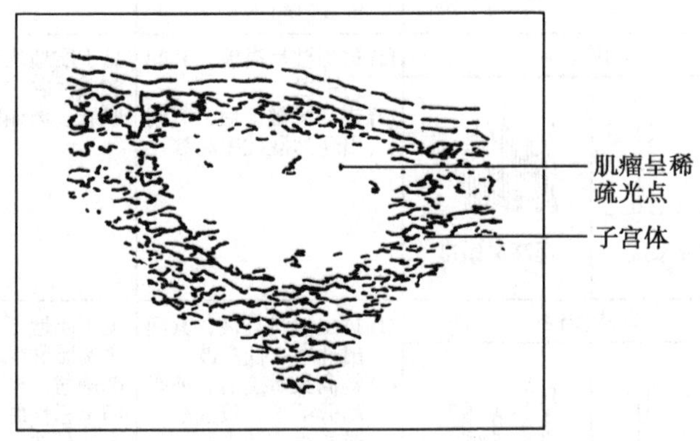

图 6-29 子宫肌瘤 B 超声像图

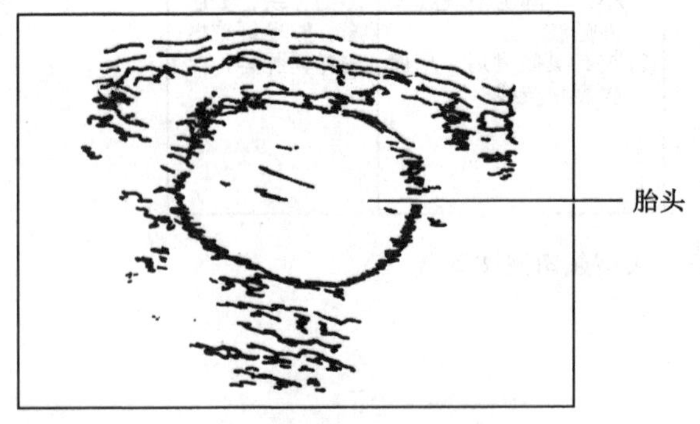

图 6-30 胎头 B 超声像图

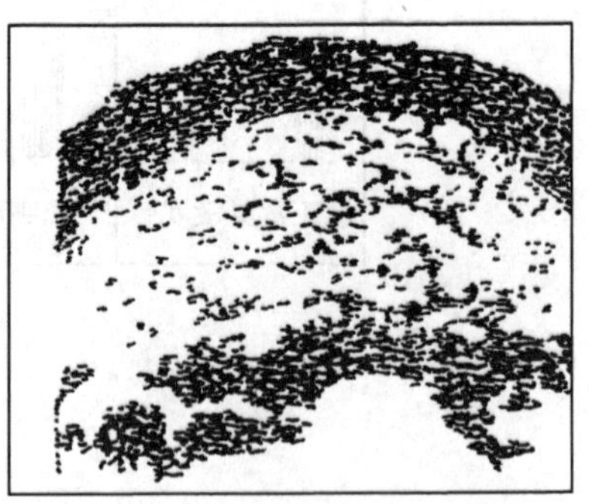

图 6-31 葡萄胎 B 超声像图

附二

妇产科常用中成药

一、调经药

1. 田七痛经胶囊

【主要成分】 三七、川芎、延胡索、木香、小茴香、冰片。

【功效与主治】 通调气血、止痛调经。主治经期腹痛及因寒所致的月经失调。

【用法与用量】 口服。经期或经期前5天每次3～5粒，每日3次；经期后可继续服用，每次3～5粒，每日2～3次，以巩固疗效。

2. 调经益母片

【主要成分】 益母草、丹参、冰糖。

【功效与主治】 调经活血，祛瘀生新。主治月经不调、经期腹痛、产后瘀血不清、子宫收缩不良等。

【用法与用量】 口服，每日2次，每次2～4片（在月经前5～7天服用效果更佳，或遵医嘱服用）。

3. 女金丹丸

【主要成分】 当归、川芎、党参、黄芪、阿胶、杜仲、续断、三七（熟）、益母草、延胡索、白芍、熟地黄、白术等。

【功效与主治】 补气养血，调经安胎。主治气血两亏，月经不调，腰腹疼痛，红崩白带，子宫寒冷。

【用法与用量】 口服，每次5g，每日2次，用温开水送服。

4. 乌鸡白凤丸

【主要成分】 乌鸡、人参、白芍、黄芪、熟地黄、天冬、鳖甲、山药、鹿角胶、香附、当归、丹参。

【功效与主治】 补气养血，调经止带。主治气血两虚之身体瘦弱、腰膝酸软、月经不调、崩漏、带下。

【用法与用量】 每服1丸，每日1～2次，温开水送服。

【禁忌】 戒食生冷，感冒发热时勿服。

5. 参茸白凤丸

【主要成分】 人参、鹿茸、党参、黄芪、白术、当归、白芍、川芎、熟地黄、续断、延胡索、香附。

【功效与主治】 益气补血，调经，安胎。主治气血不足之月经不调、经期腹痛、经漏、早产。

【用法与用量】 用温开水送服，或鸡汁炖服。每次1丸，每日1次。

【注意】感冒发热时忌服。孕妇遵医嘱服用。

6. 妇科养神丸

【主要成分】熟地黄、当归、木香、甘草、郁金、白芍、蔓荆子、香附、川芎、杜仲、砂仁。

【功效与主治】疏肝理气，养血活血。主治血虚肝郁而致月经不调、闭经、痛经、经行头痛。

【用法与用量】口服，每次 1 丸，每日 2 次。

7. 血宝

【主要成分】皂矾、黄芪、当归、白术等。

【功效与主治】补血益气，健脾和胃。主治脾虚气血不足所致的血虚证。对消化道出血、月经过多、痔疮出血、钩虫病、妊娠、偏食等所致缺铁性贫血尤其适用。

【用法与用量】口服，每次 2 粒，每日 3 次，10～20 天为 1 个疗程。

【注意】饭后服。忌茶、咖啡及其他富含鞣质的药物。

8. 紫地宁血散

【主要成分】大叶紫珠、地菍。

【功效与主治】清热凉血，收敛止血。主治胃及十二指肠溃疡或胃炎引起的吐血、便血属胃中积热证者。

【用法与用量】口服，每次 8g，每日 3～4 次，用凉或温开水调服。

9. 金佛止痛丸

【主要成分】郁金、佛手、白芍、延胡索、田七、甘草。

【功效与主治】行气止痛，疏肝和胃，祛瘀生新。主治胃脘气痛，月经痛，消化道溃疡和慢性胃炎引起的疼痛。

【用法与用量】痛时口服，每日 2～3 次，每次 1～2 瓶，温开水送服。

【注意】孕妇及月经过多者忌服。

10. 养血当归精

【主要成分】党参、当归、熟地黄、茯苓、白芍、川芎、黄芪、炙甘草等。

【功效与主治】补气血，调经。主治贫血虚弱，产后体虚，萎黄肌瘦，月经不调，行经腹痛，产后血虚。

【用法与用量】口服，每次 10ml，每日 3 次，用温开水冲服。

11. 宁坤丸

【主要成分】党参、熟地黄、生地黄、白茯苓、白芍药、益母草、牛膝、香附、橘红、当归、白术、川芎、台乌、紫苏、阿胶、砂仁、黄芩、琥珀、木香、沉香、甘草。

【功效与主治】补气养血，调经止痛。主治妇女血虚气滞，月经不调，经前经后腹痛腰痛。

【用法与用量】每服 1 丸，温开水送服。

【禁忌】感冒发热者及孕妇勿服（但可遵医嘱服用）。

12. 八珍丸

【主要成分】党参、白术、茯苓、甘草、当归、白芍、川芎、熟地黄。

【功效与主治】补气益血。主治气血两虚，面色萎黄，食欲不振，四肢乏力，月经过多。

【用法与用量】 口服，每次 6g（1 外盖装量），每日 2 次。

13. 佳蓉片（甲蓉片）

【主要成分】 倒卵叶五加、肉苁蓉、肉桂、熟地黄等。

【功效与主治】 补精益气，养血安神，温补肝肾，强体填精，改善神经一内分泌功能，增强机体免疫力及抗衰老。主治男、女更年期综合征及功能性不孕症，男、女性功能低下；男性阴茎不勃起或勃起不坚，不射精，遗精，精子不液化和精子活动率低下；女性各类型的月经失调，痛经，老年性阴道炎，外阴营养障碍性疾病。此外，对骨质疏松、面部黄褐斑、女性多毛症、青年痤疮、抑郁症等亦有明显疗效。

【用法与用量】 口服，每日 3 次，每次 4～5 片；2～3 周为 1 个疗程。

14. 金凤丸

【主要成分】 益母草、淫羊藿、阿胶、女贞子、鹿茸、仙茅、肉桂、人参。

【功效与主治】 益气固肾，温经补血，活血和血。主治带下过多，月经不调，行经腹痛，月经过多，腰酸肢麻，四肢乏力，食欲减少，特别是妇女更年期内分泌紊乱，经期不准，面色苍白，情绪波动，睡眠不宁。

【用法与用量】 口服，每次 10 粒，每日 2 次。

15. 复方益母草膏（口服液）

【主要成分】 益母草、当归、红花等。

【功效与主治】 活血调经、行气止痛。主治月经不调、痛经、经闭、产后恶露不尽、瘀血腹痛，并可助产后子宫修复等。

【用法与用量】 口服，每次 20ml，每日 2 次。治疗月经不调从行经前 2 天开始，连服 5～7 天。

16. 月月舒

【主要成分】 红花、肉桂、丹参、天花粉、三棱、莪术、当归、木香、五灵脂。

【功效与主治】 温经化瘀，理气止痛。主治痛经、月经不调。

【用法与用量】 每次 6g，每日 3 次，于月经来潮前连服 7 天为 1 个疗程。

17. 解郁安神冲剂

【主要成分】 柴胡、远志、石菖蒲、半夏、栀子、胆南星、酸枣仁、茯神。

【功效与主治】 疏肝解郁，安神定志。主治情志不舒、肝郁气滞等精神刺激所致的心烦、焦虑失眠、健忘和围绝经期综合征。

【用法与用量】 每次 6g，每日 3 次，于月经来潮前连服 7 天为 1 个疗程。

18. 更年灵

【主要成分】 淫羊藿浸膏、女贞子浸膏、谷维素、维生素 B_1、维生素 B_6。

【功效与主治】 益阴助阳，调整自主神经功能。主治围绝经期综合征及经前期紧张综合征。

【用法与用量】 每次 6g，每日 3 次，于月经来潮前连服 7 天为 1 个疗程。

19. 更年安

【主要成分】 熟地黄、何首乌、泽泻、茯苓、五味子、珍珠母、玄参、浮小麦等。

【功效与主治】 滋阴清热，除烦安神。主治围绝经期出现的潮热汗出、眩晕、耳鸣、失眠、烦躁不安、血压不稳等。

【用法与用量】 每次 6g，每日 3 次，于月经来潮前连服 7 天为 1 个疗程。

20. 加味逍遥丸

【主要成分】 柴胡、当归、牡丹皮、白术、茯苓、薄荷等。

【功效与主治】 疏肝清热，健脾养血。主治肝郁血虚，肝脾不利，两胁胀痛，头晕目眩，倦怠食少，月经不调，脐腹胀痛。

【用法与用量】 每次 6g，每日 3 次，于月经来潮前连服 7 天为 1 个疗程。

21. 安坤赞育丹

【主要成分】 香附、鹿茸、阿胶、紫河车、白芍、当归、牛膝、龙眼肉、鳖甲、乳香、没药、人参、血余炭、西红花、熟地黄、丹参等。

【功效与主治】 补气养血，调经止带。主治气血两亏，肝肾不足，形瘦虚羸，神倦体疲浮肿，心悸失眠，腰酸腿软，午后低热，骨蒸潮热，月经不调，崩漏带下，产后虚弱，瘀血腹痛，大便溏泄。

【用法与用量】 每次 6g，每日 3 次，连服 14 天为 1 个疗程。

22. 妇康宁片

【主要成分】 党参、当归、白芍、三七、益母草等。

【功效与主治】 调经养血，理气止痛。主治气血两亏，经期腹痛。

【用法与用量】 口服，每次 3 片，每日 2～3 次，或经前 4～5 天服用。

23. 红花牌血府逐瘀胶囊

【主要成分】 桃仁、红花、当归、川芎、赤芍、生地黄、牛膝、柴胡、枳壳、桔梗、甘草。

【功效与主治】 活血祛瘀，行气止痛。主治气滞血瘀所致痛经、闭经、崩漏、子宫肌瘤、恶露不下等。

【用法与用量】 每日 2 次，每次 6 粒。

24. 龙凤宝胶囊

【主要成分】 冉小峰秘方。

【功效与主治】 补肾，益气健脾，宁神益智。主治围绝经期综合征，症见潮热多汗，五心烦热，心悸失眠，眩晕耳鸣，记忆力减退，注意力不集中，工作能力下降，腰膝酸软，疲乏无力，食欲不振，情绪不稳，易激动，女性月经紊乱等。

【用法与用量】 口服，每日 3 次，每次 2 粒，或遵医嘱。

25. 宫血宁胶囊

【主要成分】 滇重楼等。

【功效与主治】 凉血、收涩、止血。主治功能性子宫出血，月经过多，大小产后宫缩不良，盆腔炎、子宫内膜炎及避孕措施所致出血。

【用法与用量】 宜于饭后服用，每次 1～2 粒，每日 3 次，3 天为 1 个疗程。

【注意】 胃肠道疾病患者慎用或减量服用，孕妇忌服。

26. 益宫止血口服液

【主要成分】 人参、麦冬、北五味子、制何首乌、补骨脂、赤石脂等。

【功效与主治】 益气养阴，补肾固本，调经止血。主治崩漏（含功能失调性子宫出血病）、月经过多、经期延长、经间期出血（排卵期出血）以及安环、产后的虚证出血。

【用法与用量】 口服，每次 10～20ml，每日 3 次。

二、带下病、阴痒药

1. 妇炎清液

【主要成分】 党参、白术、山药、苍术、荆芥、陈皮、白芍、柴胡、车前子、甘草等。

【功效与主治】 补中健脾，疏肝解郁，化湿止带。主治脾虚湿盛，肝郁气滞之带下及月经不调等症。

【用法与用量】 口服，每次 30ml，每日 3 次，温开水冲服。

2. 妇科千金片

【主要成分】 千斤拔、金樱根、当归、党参、穿心莲等。

【功效与主治】 清热解毒，强腰通络，补血益气。主治妇女急慢性盆腔炎、子宫内膜炎、宫颈炎、白带多等。

【用法与用量】 口服，每次 6 片，每日 3 次，温开水送服。

【注意】 忌辛辣油腻。

3. 宫颈炎栓

【主要成分】 合成鱼腥草素。

【功效与主治】 抗菌消炎。主治子宫颈糜烂、慢性宫颈炎所引起的白带异常等症。

【用法与用量】 阴道用药。患者睡前取平卧位，将本品除去塑料包膜放置阴道顶端，接触子宫颈部位。每晚 1 粒，7～15 日为 1 个疗程，或遵医嘱。

【注意】 ①治疗期间，禁止房事。②月经期停止用药。③本品受热易熔，夏季气温在 30℃以上时，栓剂将会变软熔化，已软化的栓剂，经冷却后又可形成固体，可继续使用，而不影响药物的疗效。

4. 盆炎清栓

【主要成分】 毛冬青、吲哚美辛。

【功效与主治】 清热消炎。主治盆腔炎、附件炎等症。

【用法与用量】 先将栓剂单个剪下，再从顶部沿缝线剪开，然后抓着剪口两边稍用力拉，即可取出药栓，或直接用手抓住顶部，沿缝线撕开。患者取侧卧位，将药栓塞入肛门约 2cm 深处。宜于睡前或大便后使用为佳。每次 1 粒，每日 1 次。根据炎症的轻重，盆腔炎每疗程用药 12～15 粒，附件炎每疗程用药 7～10 粒，或遵医嘱。

5. 金刚藤胶囊

【主要成分】 金刚藤提取物。

【功效与主治】 清热解毒、消肿散结。主治附件炎和附件炎性包块。

【用法与用量】 口服，每次 4 粒，每日 3 次，2 周为 1 个疗程，或遵医嘱。

6. 抗宫炎片

【主要成分】 广东紫珠、益母草、乌药等。

【功效与主治】 化瘀止血，消炎除带，清热解毒。主治慢性宫颈炎、宫颈糜烂出血、盆腔炎、阴道炎、带下量多等。

【用法与用量】 口服，每次 6 片，每日 3 次。

7. 乌蛇止痒丸

【主要成分】 乌梢蛇、蛇床子、合成牛黄、当归、牡丹皮、苦参、防风、苍术等。

【功效与主治】 养血祛风，化湿止痒。主治皮肤瘙痒症、荨麻疹、妇女阴痒等瘙痒性皮肤病。

【用法与用量】 口服，每次 2.5g（约 20 丸），每日 3 次。

8. 洁尔阴洗液

【主要成分】 蛇床子、艾叶、独活、石菖蒲、苍术等。

【功效与主治】 清热燥湿，杀虫止痒。主治妇女真菌性、滴虫性及非特异性阴道炎症及湿热带下，症见阴部瘙痒红肿，带下量多，色黄或如豆渣状，口苦口干，尿黄便结。

【用法与用量】 外阴、阴道炎：用 10%浓度洗液，擦洗外阴、阴道，然后用带线消毒棉球取 30%浓度洗液置于阴道穹隆处，每天 1 次，7 天为 1 个疗程。

9. 肤阴洁洗液

【主要成分】 大叶桉、蛇床子、满山香、千里光、黄柏等。

【功效与主治】 清热解毒，杀虫止痒，祛风燥湿，散瘀止痛。主治妇女真菌性阴道炎、滴虫性阴道炎、宫颈炎、外阴瘙痒、赤白带下、痛经、痔疮、湿疹、体股癣、痱子、香港脚及男女溃疡性、化脓性生殖器炎症、淋病、尖锐湿疣、软下疳等。产褥期、人工流产及妇科手术后使用，有止痛、防感染作用。

【用法与用量】 阴部疾患，用本品 15ml 加温开水 300ml 冲洗或坐浴，每天 1～2 次，1 周为 1 个疗程。其他痒病可坐浴，或用本品直接涂患处。

10. 宫颈康阴道栓

【主要成分】 杏仁、蜂蜜、基质等。

【功效与主治】 除湿解毒，杀虫止痒，收敛生肌，抗菌消炎。主治湿热带下、宫颈炎、宫颈糜烂和阴道炎等妇科疾病。

【用法与用量】 睡前，取本品 1 粒，用洗净后擦干的手指将药推入阴道深处（阴道口内一手指深），48 小时用药一次，每次 1 粒。阴道炎患者 6 天为 1 个疗程，宫颈炎、宫颈糜烂者 12 天为 1 个疗程，每月用药 1 个疗程。

11. 皮肤康洗液

【主要成分】 金银花、龙胆、蛇床子、土茯苓等。

【功效与主治】 清热解毒，凉血祛湿，杀虫止痒。主治急慢性皮肤湿疹、各类皮炎、头面痤疮、脓疱疹、体癣、手足癣、各类皮疣、婴幼儿痱疹、尿布疹、外阴湿疹、外阴瘙痒、细菌性阴道炎、真菌性阴道炎、滴虫性阴道炎、衣原体性阴道炎、宫颈炎、尖锐湿疣、肛周炎、肛瘘及外痔等。

【用法与用量】 ①急慢性湿疹：取适量药液直接抹于患处，或 1∶20 稀释后湿敷，涂抹药液 15 分钟后也可用清水洗净，每日 1～2 次。②妇科用药前：先用清水洗净局部，再用温开水将 1～5ml 药液稀释 20 倍，用带尾线的棉球或纱条浸泡药液，置入阴道内，每晚换药一次或阴道冲洗。③将药液按 1∶200 的比例稀释后洗浴患处或全身。在房事前后洗浴阴部，可预防皮肤病及各种病毒传播。

【注意】 本品是中草药制剂，长期使用无毒副作用。用药期间，皮肤病患者忌辛辣食品。酒精过敏者慎用。

12. 妇乐冲剂

【主要成分】 忍冬藤、大削蹄藤、大青叶、蒲公英等。

【功效与主治】 清热凉血，消肿止痛。主治盆腔炎（附件炎、子宫内膜炎）所致的带下、腹痛等。

【用法与用量】 温开水冲服，每次 10g，每日 3 次，2 周为 1 个疗程。

13. 妇炎康复片

【主要成分】 败酱草、薏苡仁、川楝子、柴胡、黄芩等。

【功效与主治】 清热利湿，化瘀止痛。主治湿热瘀阻所致妇女带下色黄、质黏稠，或如豆渣状，气臭，少腹、腰骶疼痛。

【用法与用量】 口服，每次 5 片，每日 3 次，2 周为 1 个疗程。

14. 清热喷雾剂

【主要成分】 蛇床子、黄柏、土茯苓、花椒等。

【功效与主治】 清热解毒，燥湿杀虫，止痒消肿。主治各种阴道炎、外阴炎、男女阴部湿疹及瘙痒性皮肤病等。

【用法与用量】 每次 3ml，每日早晚各 1 次，病变局部喷涂。

15. 月舒安天然药物洗液

【主要成分】 龙胆、百部、连翘、苦参、五倍子等。

【功效与主治】 清热解毒，活血化瘀，疏经通络，消肿止痛，利湿止痒。主治带下黄臭、阴囊湿疹、睾丸胀痛、肛裂痔痛等症。

【用法与用量】 每次 10ml，用温开水适量稀释后清洗阴部，每日早晚各 1 次，1 周为 1 个疗程。

16. 保妇康栓

【主要成分】 莪术油、冰片。

【功效与主治】 活血化瘀，清热止痛。主治赤白带下，用于真菌性阴道炎、宫颈糜烂、老年性阴道炎等妇科疾患。

【用法与用量】 睡前洗净外阴部，去掉铝铂及塑料外皮，取出药栓，塞入阴道深部 1～2粒，垫上卫生巾（纸），每日 1 次，7 天为 1 个疗程。

17. 般泰洗液

【主要成分】 薄荷、矾酸等。

【功效与主治】 消毒杀菌，柔润安抚，清洁舒适，消除异臭。主治各种阴道炎、外阴及皮肤湿疹、瘙痒、癣疾以及痔疮等。

【用法与用量】 对阴道及阴部疾患，用温水稀释成 1%～10%溶液作阴道冲洗或坐浴，每日 1～2 次；对皮肤疾患、疮、疹、癣疾，用原液直接涂布湿敷或冲洗患部，每日 2～4 次。

18. 妇炎栓

【主要成分】 苦参碱。

【功效与主治】 清热解毒，抗菌消炎，止痛止痒。主治各种致病菌及滴虫、阿米巴原虫、皮肤真菌感染所致各种阴道炎、慢性宫颈炎、附件炎、外阴瘙痒、外阴湿疹等症。

【用法与用量】 每次 1 粒，每日 1 次，两周为 1 个疗程。

19. 妇炎洁阴道泡腾片

【主要成分】 大黄、山豆根、白芷等。

【功效与主治】 清热解毒，除湿止带，杀虫止痒。主治各种阴道炎症（如真菌性、滴虫性、非特异性及老年性阴道炎），外阴及肛周瘙痒、红肿、灼痛等症。

【用法与用量】 阴道上药，亦可溶于水中坐浴。每次2粒，每日1次，7～10天为1个疗程。

三、安胎药

1. 滋肾育胎丸

【主要成分】 党参、续断、白术、巴戟天、何首乌、杜仲、枸杞子、菟丝子、熟地黄。

【功效与主治】 补肾健脾，益气培元，养血安胎，强壮身体。主治习惯性流产和先兆流产。

【用法与用量】 口服，每次5g（2/3瓶盖），每日3次，淡盐水或蜜糖水送服。如肝肾阴虚患者，服药后觉口干口苦者，改用蜜糖水送服。

【注意】 感冒发热勿服；孕妇禁房事。用药时忌食萝卜、薏米、绿豆芽。

2. 十二太保丸

【主要成分】 白芍、当归、贝母、荆芥、厚朴、羌活、菟丝子、黄芪、艾叶、枳壳、甘草、川芎。

【功效与主治】 理气开郁，养血安胎。主治孕妇气血不调，胎动不安，预防流产。

【用法与用量】 口服，每次1丸，每日1次。

3. 孕康口服液

【主要成分】 阿胶、黄芪、杜仲、党参、补骨脂、益智仁、苎麻根、乌梅、枸杞子、白术、生地黄、菟丝子、黄芩、砂仁、桑寄生等。

【功效与主治】 益气健脾，补肾益精，养血滋阴，和胃安胎。预防和治疗习惯性流产、先兆流产，消除早孕反应。

【用法与用量】 每次10ml，每日3次。

四、产后病药

1. 产泰膏

【主要成分】 川芎、何首乌、当归等。

【功效与主治】 补虚化瘀，益气润肠，实卫固表。主治分娩、人工流产、自然流产、剖宫产、药物流产、早产、引产后子宫复旧不良、体虚乏力、恶露量多、恶露不尽、褥汗过多、大便结燥及月经不调、痛经等症。

【用法与用量】 口服，每日3次，每次20ml，温开水送服。

2. 生化汤丸

【主要成分】 当归、川芎、桃仁、干姜（炮）、甘草（炙）。

【功效与主治】 养血祛瘀。主治产后受寒恶露不行或行而不畅，夹有血块，小腹冷痛。

【用法与用量】 口服，每次9g，每日3次。

3. 产宝口服液

【主要成分】 当归、黄芪、丹参等。

【功效与主治】 补血益气，活血化瘀，清热解毒，消炎止痛。用于促进女性生产、引产、流产后身体的康复及子宫的复旧，也适用于妇科各种附件炎、子宫内膜炎、上环后出血增多、痛经、炎症性不孕等症的治疗。

【用法与用量】 振摇后口服，每日 3 次，每次 20ml，2 周为 1 个疗程。

4. 益坤产复康片

【主要成分】 益母草、何首乌、当归、熟地黄、黄芪、香附等。

【功效与主治】 益气养血，活血化瘀，理气健脾，滋补肝肾。主治产后和人流后出血过多，气血亏损，腰腹酸痛，乳汁不足等症。

【用法与用量】 口服，每次 6 片，每日 3 次。

5. 保灵乳宝冲剂

【主要成分】 当归、熟地黄、川芎、白芍、天花粉、王不留行、木通等。

【功效与主治】 养血，通乳。主治产后血虚引起的缺乳、少乳。

【用法与用量】 口服，每次 10g，每日 3 次，2 周为 1 个疗程。

五、杂病药

1. 麒麟丸

【主要成分】 何首乌、淫羊藿、菟丝子、锁阳、党参等。

【功效与主治】 补肾填精，益气养血。主治肾虚精亏，血气不足，腰膝酸软，倦怠乏力，面色不华，男子精液清稀，阳痿早泄，女子月经不调。

【用法与用量】 口服，每次 6g，每日 2～3 次，或遵医嘱。

【注意】 ①感冒发热者勿服；②服药后如觉口干多梦，可用淡盐水或蜜糖水送服；③空腹服后如觉胃脘不适，可改为饭后服。

2. 乳核散结片

【主要成分】 淫羊藿、鹿角霜、黄芪、山慈菇、柴胡、当归。

【功效与主治】 疏肝解郁，软坚散结，理气活血。主治乳痛症、乳腺囊性增生、乳腺纤维腺瘤和男性乳房发育等。

【用法与用量】 口服，每次 4 片，每日 3 次，30～45 天为 1 个疗程。

3. 桂枝茯苓胶囊

【主要成分】 桂枝、茯苓、牡丹皮等。

【功效与主治】 活血化瘀，缓消癥块。主治妇女血瘀所致下腹宿有癥块，月经量多或漏下不止，血色紫黯，多血块，小腹隐痛或腹痛拒按，舌黯有瘀斑，脉涩或细。即西医学子宫肌瘤、慢性盆腔炎性包块、功能性子宫出血。

【用法与用量】 口服，每次 3 粒，每日 3 次，饭后服，经期停服。3 个月为 1 个疗程，或遵医嘱。

【不良反应】 偶见药后胃脘不适、隐痛，停药后可自行消失。

【注意】 妊娠者忌服，或遵医嘱。

4. 乳癖消片

【主要成分】 鹿角、蒲公英、昆布、鸡血藤、三七、海藻、玄参、红花等。

【功效与主治】 软坚散结，活血消痈，清热解毒。主治乳腺囊性增生病及乳腺炎前期。

【用法与用量】 口服，每次 5 片，每日 3 次，4 周为 1 个疗程。

5. 大黄䗪虫丸

【主要成分】 熟大黄、土鳖虫、水蛭、桃仁等。

【功效与主治】 活血破瘀，通经消癥。主治血瘀内停引起的腹痛肿大，肌肤甲错，目眶黯黑，潮热羸瘦，经闭不行。

【用法与用量】 口服，每次6g，每日3次，4周为1个疗程。

6. 宫瘤清胶囊

【主要成分】 熟大黄、土鳖虫、水蛭等。

【功效与主治】 活血逐瘀，消癥破积，养血清热。主治瘀血内停所致的下腹胀痛，经色紫黯有块，以及子宫壁间肌瘤及浆膜下肌瘤见上述症状者。

【用法与用量】 口服，每日3次，每次3粒，4周为1个疗程。

【规格】 每粒0.37g。

【禁忌证】 孕妇禁服。

【注意】 经期停服。

7. 三勒浆

【主要成分】 余甘子果、诃子等。

【功效与主治】 抗疲劳，滋养肝肾，扶正固本，调养脏腑，延缓衰老。主治肝肾阴虚引起的神疲乏力，形体虚弱，失眠多梦，咽干音嘶，胁肋胀痛等。

【用法与用量】 口服，每日1次，每次30ml。

8. 血竭胶囊

【主要成分】 龙血树树脂（植物防卫素、血竭皂苷）。

【功效与主治】 活血化瘀，收敛止血，消炎止痛，生肌敛疮，补血益气。主治各种内科血证、外科创伤、妇产科血证、痈疽溃疡、血痔肠风、胃肠炎症等。

【用法与用量】 口服，每次4粒，每日2次。

【注意】 孕妇忌服。用药期间忌食酸性食物。

9. 一康清淋冲剂

【主要成分】 车前子、瞿麦、栀子、大黄等。

【功效与主治】 清热泻火，利火通淋。主治膀胱湿热引起的尿频涩痛、淋漓不畅、癃闭不通、小腹胀满、口干咽燥等症。

【用法与用量】 开水冲服，每次10g，每日2次，小儿酌减。

10. 断血流片

【主要成分】 断血流皂苷。

【功效与主治】 凉血止血。主治功能失调性子宫出血、月经过多、产后出血、子宫肌瘤出血、尿血、便血、吐血、咯血、鼻衄、单纯性紫癜、原发性血小板减少性紫癜等。

【用法与用量】 口服，每次3～6片，每日3次。

附三

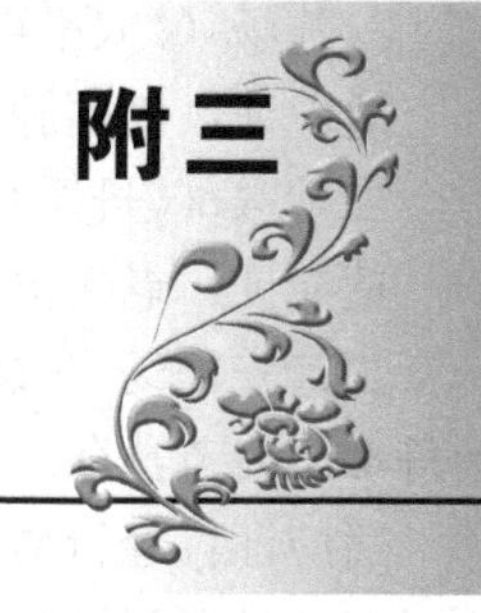

方剂汇编

1号宫糜粉（《现代中西医妇科学》） 蛇床子 枯矾 蛤粉 五倍子 冰片 樟丹 黄柏 儿茶

适应证：单纯性宫颈糜烂。

2号宫糜粉（《现代中西医妇科学》） 枯矾 蛤粉 樟丹 冰片 乳香 没药 硼砂 硇砂 白及

适应证：宫颈炎。

一 画

一贯煎（《柳州医话》） 北沙参 麦冬 地黄 当归 枸杞子 川楝子

适应证：月经先后无定期肝郁证、经行乳房胀痛肝肾阴虚证、经行眩晕阴虚阳亢证、子痫阴虚肝旺证、绝经前后诸症（更年期综合征） 肾气虚证、老年女阴干涩。

二 画

二丹茜草汤（湖北中医杂志，1985，(3)：19） 当归 丹皮 青皮 栀子 茜草 丹参 茵陈 益母草 蒲公英 生地黄 赤芍 红花

适应证：母儿血型不合、新生儿溶血病瘀热互结证。

二甲地黄汤（《中医临床妇科学》） 炙龟甲 炙鳖甲 干地黄 怀山药 山萸肉 炒丹皮 茯苓 天冬 麦冬 夜交藤 莲子心

适应证：老年女阴干涩，肝肾精血不足证。

二仙汤（《中医方剂临床手册》） 淫羊藿 仙茅 巴戟天 知母 黄柏 当归

适应证：乳癖冲任失调证。

二仙菟丝子丸（经验方） 仙茅 淫羊藿 菟丝子 鹿茸 续断 杜仲 桑寄生 人参 熟地黄

适应证：绝经前后诸症（更年期综合征） 肾阳虚证。

二仙路路通汤（《中国现代名中医医案精华·第1集》） 仙茅 淫羊藿 路路通 紫石英 甜苁蓉 巴戟肉 制香附 肉桂 枸杞子 菟丝子 荆芥穗 防风 越鞠丸

适应证：不孕症。

二至丸（《医方集解》） 女贞子 墨旱莲

适应证：外阴白色病变肝肾阴虚证、老年性阴道炎。

二陈汤（《太平惠民和剂局方》） 半夏　陈皮　茯苓　甘草

适应证：妊娠肿胀痰湿证、乳癖痰瘀凝结证。

二妙散（《丹溪心法》） 黄柏　苍术

适应证：老年皮肤瘙痒之湿热证。

二齿安神汤（《裘笑梅妇科临床经验》） 紫贝齿　青龙齿　灵磁石　辰砂　琥珀末　紫丹参　九节菖蒲　半夏

适应证：经行情志异常心肝火旺证。

二金排石汤（《中药方剂学》） 金钱草　鸡内金　瞿麦　车前子　滑石　甘草梢　琥珀粉　通草　当归　白芍　川续断

适应证：子淋尿石症。

二鲜饮（《医学衷中参西录》） 鲜藕节　鲜茅根

适应证：子淋。

十全大补汤（《太平惠民和剂局方》） 人参　白术　茯苓　炙甘草　当归　川芎　熟地黄　芍药　黄芪　肉桂

适应证：闭经气血虚弱证、艾滋病脾肾两亏证、乳泣气血两虚证、阴吹。

七宝美髯丹（《医方集解》） 何首乌　赤白芍　白茯苓　怀牛膝　当归　枸杞子　菟丝子　补骨脂

适应证：绝经前后诸症（更年期综合征）。

八二丹（《外伤科学》） 煅石膏　升丹

适应证：急性乳腺炎脓肿溃破期。

八正散（《太平惠民和剂局方》） 车前子　瞿麦　萹蓄　滑石　栀子　木通　炙甘草　大黄

适应证：妊娠肿胀痰湿证、产后排尿异常湿热蕴胞证。

八仙长寿丸（《医级·杂病类方·五字丸》） 麦冬　五味子　熟地黄　茯苓　丹皮　泽泻　山茱萸　山药

适应证：产后蓐劳肺肾阴虚证。

八物汤（《济阴纲目》） 当归　川芎　芍药　熟地黄　延胡索　川楝子　炒木香　槟榔

适应证：经行浮肿气滞血瘀证。

八珍汤（《正体类要》） 当归　川芎　白芍　熟地黄　人参　白术　茯苓　炙甘草

适应证：经行头痛，妊娠眩晕，卵巢囊肿，胞衣不下气血亏虚证，妊娠肿胀血虚证，胎萎不长气血虚弱证，老年女阴干涩脾肾精血不足证。

人参麦冬散（《妇人秘科》） 人参　麦冬　茯苓　黄芩　知母　生地黄　竹茹　炙甘草

适应证：妊娠心烦阴虚内热证。

人参养营汤（《太平惠民和剂局方》） 人参　黄芪　白术　熟地黄　当归　白芍　陈皮　五味子　桂心　茯苓　远志　甘草　生姜　大枣

适应证：妊娠合并贫血气血两虚证，急性乳腺炎正虚毒恋证，阴道腺病，硬化苔藓型外阴白色病变。

九一丹（《医宗金鉴·外科心法要诀》）　煅石膏　黄灵药

适应证：急性乳腺炎脓肿溃破期。

九种心痛丸（《金匮要略》）　炮附子　高丽参　干姜　吴茱萸　醋炒狼毒　巴豆霜

适应证：输卵管妊娠寒实腑证。

三　画

三才大补丸（《陈素庵妇科补解》）　补骨脂　杜仲　人参　黄芪　白术　山药　当归　川芎　熟地黄　白芍　阿胶　艾叶　香附　百合　蛤蚧

适应证：绝经前后诸症（更年期综合征）肾阴阳两虚证。

三才固本膏（《陈素庵妇科补解》）　天冬　麦冬　熟地黄　当归　白术　人参　黄芩　杜仲

适应证：胎萎不长。

三石母汤（《现代中医药应用与研究大系》）　当归　桃仁　红花　三七　党参　花蕊石　地黄　瓜蒌　大黄　丹皮　紫草　海浮石　薏苡仁　珍珠母　代赭石　土茯苓　半枝莲

适应证：绒毛膜癌。

三甲榆蜂汤（贾堃经验方）　生黄芪　党参　龟甲　鳖甲　牡蛎　蜂房　蛇蜕　全蝎　地榆　荷叶　仙鹤草　茜草

适应证：子宫肉瘤湿热瘀毒证。

三地汤（湖北中医杂志，1987，（5）：15）　生地榆　生地黄　地骨皮　白芍　黄柏　黄芩　炒栀子　黄芪　续断　杜仲

适应证：放环后阴道不规则出血。

三肾丸（《全国中成药处方集》）　鹿肾　驴肾　狗肾　生黄芪　人参　当归　熟地黄　龟甲　茯苓　枸杞子　白术　阿胶　山茱萸　制附子　淫羊藿　蒺藜

适应证：乳泣脾肾阳虚证。

三物茵陈汤（《证治准绳》）　茵陈　黄连　栀子

适应证：妊娠期肝内胆汁淤积症湿热内蕴证。

三参止呕饮（徐志华经验方）　党参　北沙参　玄参　麦冬　天花粉　芦根　生地黄　姜竹茹

适应证：妊娠呕吐气阴两虚证。

三品一条枪（《外科正宗》）　白砒　明矾　雄黄　乳香

适应证：子宫颈炎。

三黄四物汤（《医宗金鉴》）　当归　赤芍　生地黄　川芎　大黄　黄芩　黄连

适应证：经行吐衄之胃热炽盛证、白塞综合征。

土茯苓马齿苋合剂　马齿苋　土茯苓　金银花　蒲公英　生甘草

适应证：梅毒。

下乳涌泉散（《清太医院配方》）　当归　白芍　生地黄　川芎　柴胡　青皮　天花粉　漏芦　桔梗　木通　通草　白芷　穿山甲　王不留行　甘草

适应证：缺乳肝郁气滞证。

下瘀血汤（《金匮要略》）　大黄　桃仁　土鳖虫

适应证：葡萄胎痰瘀互结证。

大分清饮（《景岳全书》）　茯苓　泽泻　通草　猪苓　栀子　枳壳　车前子

适应证：幼女性外阴阴道炎。

大补阴丸（《丹溪心法》）　炒黄柏　肥知母　熟大黄　炙龟甲

适应证：乳腺癌。

大黄䗪虫丸（《金匮要略》）　大黄　黄芩　桃仁　杏仁　干地黄　芍药　甘草　干漆　虻虫　水蛭　蛴螬　土鳖虫

适应证：子宫肌瘤瘀血证、人流宫腔粘连肾虚瘀阻证。

大黄芒硝散（四川中医，1987，(5)：25）　生大黄　芒硝

适应证：急性乳腺炎炎症期。

大黄牡丹汤（《金匮要略》）　大黄　丹皮　桃仁　冬瓜子　芒硝

适应证：产褥感染瘀热互结证、子宫肉瘤湿热瘀毒证、孕痈气血瘀滞证、人流感染瘀热互结证、急性盆腔炎瘀毒阻滞证。

大黄牡丹汤合红藤煎（经验方）　红藤　紫花地丁　乳香　没药　连翘　大黄　延胡索　丹皮　金银花　败酱草　冬瓜子　桃仁　甘草

适应证：孕痈湿热内蕴证。

上下相资汤（《石室秘录》）　人参　麦冬　五味子　沙参　玉竹参　玄参　熟地黄　山茱萸　车前子　牛膝

适应证：崩漏肾阴虚证。

山西省中医研究所外洗方　马齿苋　艾叶　川椒　硼砂

适应证：外阴营养不良脾肾阳虚证。

山西省中医研究所经验方　丹参　当归　赤芍　紫苏　白芷　巴戟天　淫羊藿　鸡血藤　丹皮　桂枝

适应证：外阴营养不良脾肾阳虚证。

川军茵陈汤（《中国中医秘方大全》）　生川军　茵陈　败酱草　厚朴　枳壳　栀子　焦三仙　草豆蔻

适应证：妊娠合并病毒性肝炎湿热内蕴证热重于湿。

小半夏加茯苓汤（《金匮要略》）　半夏　生姜　茯苓

适应证：妊娠呕吐痰湿阻滞证。

小败毒膏（《中国中成药优选》）　金银花　蒲公英　木鳖子　天花粉　白芷　黄柏　当归　乳香　赤芍　大黄　陈皮　甘草

适应证：阴疮热毒壅盛证。

小金片（高等中医院教学参考丛书《中医外科学》）　白胶香　当归　地龙　马钱子　五灵脂　制乳香　制没药　草乌　香墨

适应证：乳衄。

小金丹（《外科证治全生集》）　白胶香　草乌　五灵脂　地龙　木鳖子　制乳香　制没药　当归　麝香　香墨炭

适应证：乳癖痰瘀凝结证、乳腺癌、阴疮寒凝痰瘀证。

小柴胡汤（《伤寒论》） 柴胡 黄芩 姜半夏 人参 炙甘草 生姜 大枣

适应证：子宫内膜异位症热郁血瘀证、经行发热、艾滋病脾胃虚弱证。

小营煎（《景岳全书》） 当归 熟地黄 白芍 山药 枸杞子 炙甘草

适应证：月经后期血虚证。

马宝璋经验方（《全国名医妇科验方集锦》） 大黄 芒硝 牡丹皮 丹参 冬瓜仁 枳壳 厚朴 金银花 连翘 黄柏 香附 莱菔子

适应证：产褥感染。

子淋汤（《沈氏女科辑要笺正》） 生地黄 阿胶 黄芩 山栀子 木通 甘草梢

适应证：子淋阴虚证。

四 画

王大增经验方（《全国名医妇科验方集锦》） 当归 黄芪 淫羊藿 菟丝子 生姜 大枣

适应证：月经后期。

王大增经验方（《全国名医妇科验方集锦》） 桂枝 黄芪 茯苓 丹皮 桃仁 赤芍 三棱 莪术

适应证：月经过多血瘀证。

王宝丽经验方 党参 白术 黄芪 炒当归 茯神 远志 升麻炭 炒枣仁 乌贼骨 煅龙骨 煅牡蛎 甘草

适应证：经间期出血脾虚证。

王勇经验方（《全国名医妇科验方集锦》） 人参 生黄芪 炙甘草 白术 陈皮 升麻 柴胡 通草 桂枝 桔梗

适应证：妊娠小便不通。

王艳芳外洗方 茵陈 蒲公英 紫花地丁 地肤子 何首乌 冰片

适应证：外阴营养不良肝郁气滞证。

王耀廷经验方（《中国当代中医名人》） 生黄芪 当归 海螵蛸 茜草 生地榆 山萸肉

适应证：月经过多气虚证。

王耀廷经验方（《全国名医妇科验方集锦》） 大青叶 海金沙 金盏草

适应证：子淋。

开郁二陈汤（《万氏女科》） 陈皮 白茯苓 香附 川芎 半夏 青皮 莪术 槟榔 甘草 木香 生姜 苍术

适应证：子宫肌瘤之痰瘀互结型。

开郁种玉汤（《傅青主女科》） 当归 白芍 白术 茯苓 天花粉 牡丹皮 香附

适应证：不孕症肝郁证。

天王补心丹（《世医得效方》） 人参 玄参 丹参 当归 天冬 麦冬 生地黄 茯苓 朱茯神 五味子 远志 桔梗 柏子仁 酸枣仁

适应证：经行失眠阴虚火旺证。

天仙藤散（《校注妇人良方》） 天仙藤 香附 陈皮 苏叶 乌药 木瓜 甘草 生姜

适应证：妊娠肿胀气滞证。

天麻钩藤饮（《杂病证治新义》） 天麻 钩藤 山栀 黄芩 杜仲 石决明 川牛膝 益母草 桑寄生 夜交藤 朱茯神

适应证：经行眩晕阴虚阳亢证、妊娠眩晕肝阳上亢证。

元胡散（《中国医学大成》） 当归 延胡索 赤芍 炒蒲黄 桂心 琥珀 红花

适应证：产后血晕。

木通散（《妇科玉尺》） 木通 滑石 冬葵子 槟榔 枳壳 甘草

适应证：产后排尿异常肝郁气滞证。

五子衍宗丸（《医学入门》） 覆盆子 菟丝子 枸杞子 五味子 车前子

适应证：闭经、不孕症肾气虚证、老年女阴干涩脾肾精血不足证。

五仁丸（《世医得效方》） 桃仁 杏仁 柏子仁 松子仁 郁李仁 陈皮

适应证：阴吹。

五皮饮（《华氏中藏经》） 生姜皮 桑白皮 陈皮 大腹皮 茯苓皮

适应证：妊娠合并肾炎水湿浸渍证。

五灵红花汤（《现代中医药应用与研究大系》） 五灵脂 红花 海螵蛸 蒲黄粉 茜草根 台乌药 射干 丹参 当归 山慈菇 炒阿胶 乳香 没药 甘草

适应证：绒毛膜癌。

五灵脂丸（《圣济总录》） 炒灵脂 乌头 芍药 海桐皮 生地黄 红花 牡丹皮 防风 川芎 当归 凌霄花

适应证：经行风疹块。

五苓散（《伤寒论》） 猪苓 泽泻 白术 茯苓 桂枝

适应证：妊娠合并肾炎水湿浸渍证。

五味消毒饮（《医宗金鉴外·外科心法要诀》） 金银花 野菊花 蒲公英 紫花地丁 紫背天葵子

适应证：妊娠合并肾炎湿毒壅盛证、产褥感染热在气分证、梅毒软下疳湿毒瘀结证、阴道腺病、阴疮热毒壅盛证。

五宝散 煅钟乳石 琥珀 朱砂 珍珠 冰片

适应证：梅毒。

车前八珍汤（《妇科秘方》） 白术 茯苓 甘草 当归 熟地黄 人参 川芎 白芍 车前子

适应证：妊娠小便不通气虚证。

止血安胎膏（天津中医学院二附院方） 桑寄生 当归 白芍 熟地黄 川芎 阿胶 艾叶炭 棕榈炭 白术 续断 苎麻根 黄芩 炙甘草

适应证：流产。

止汗散（《傅青主女科》） 人参 当归 熟地黄 麻黄根 黄连 浮小麦 大枣

适应证：产后汗出。

止带方（《世补斋不谢方》） 猪苓 茯苓 车前子 泽泻 茵陈 赤芍 丹皮 黄柏 栀子 牛膝

适应证：非特异性阴道炎。

止痛定坤汤（梁文珍经验方） 当归 赤白芍 川芎 桃仁 延胡索 制香附 炒白术 云茯苓 砂仁 广木香 条芩 炙甘草

适应证：妊娠腹痛。

少腹逐瘀汤（《医林改错》） 小茴香 干姜 延胡索 没药 当归 川芎 官桂 赤芍 蒲黄 五灵脂

适应证：痛经、子宫内膜异位症寒湿凝滞证、非炎性带下血瘀证、慢性盆腔炎寒湿凝滞证、盆腔淤血综合征血瘀夹寒证。

中药内异方（中国中西医结合杂志，1995，(1)） 生大黄 桃仁 桂枝 三棱 莪术 夏枯草 鳖甲

适应证：子宫内膜异位症、子宫腺肌病。

内补丸（《女科切要》） 鹿茸 菟丝子 潼蒺藜 黄芪 肉桂 桑螵蛸 肉苁蓉 制附子 白蒺藜 紫菀茸

适应证：非炎性带下肾阳虚证。

内补当归建中汤（《备急千金要方》） 当归 芍药 甘草 桂心 大枣

适应证：产后腹痛血虚证。

内补黄芪汤（《外科发挥》） 黄芪 麦冬 熟地黄 人参 茯苓 炙甘草 白芍 远志 川芎 官桂 当归

适应证：阴疮气血亏虚证、产后腹痛血虚证。

内消散（《外科正宗》） 金银花 知母 贝母 天花粉 半夏 白及 山甲 皂刺 乳香

适应证：急性乳腺炎热毒炽盛证。

牛黄清心丸（《痘疹世医心法》） 牛黄 朱砂 黄连 黄芩 栀子 郁金

适应证：子痫痰火上扰证。

牛膝散（《济阴纲目》） 牛膝 桂心 赤芍 桃仁 延胡索 当归 木香 丹皮

适应证：寒凝血瘀而便结之胞衣不下者。

长胎白术散（《叶氏女科证治》） 白术 茯苓 阿胶 干地黄 川芎 川椒 牡蛎

适应证：胎萎不长血寒证。

化阴煎（《景岳全书》） 生地黄 熟地黄 牛膝 猪苓 泽泻 黄柏 知母 绿豆 龙胆 车前子

适应证：产后排尿异常肾阴不足证。

化瘀止露饮（《中医妇科临床经验选》） 香附 当归 川芎 延胡索 益母草 丹参

适应证：产后恶露不下气滞血瘀证。

化瘀解毒汤（《新编妇科秘方大全》） 败酱草 三棱 莪术 赤芍 丹皮 红藤 木香 槟榔 昆布 大黄

适应证：慢性盆腔炎灌肠。

化膜汤（《首批国家级名老中医效验秘方精选·朱南孙经验方》） 血竭末 生蒲黄

五灵脂　生山楂　刘寄奴　青皮　赤芍　熟军炭　炮姜炭　参三七

适应证：痛经。

化癥回生片（《中华人民共和国药典》2010年版）　益母草　红花　花椒（炭）　烫水蛭　当归　苏木　醋三棱　两头尖　醋香附　川芎　降香　人参　高良姜　姜黄　醋没药　炒苦杏仁　大黄　人工麝香　盐小茴香　桃仁　五灵脂（醋炙）　虻虫　鳖甲胶　丁香　醋延胡索　白芍　炭蒲黄　乳香（醋炙）　干漆（煅）　制吴茱萸　阿魏　肉桂　醋艾炭　熟地黄　紫苏子

适应证：子宫肉瘤。

化癥膏（上海中医学院附属曙光医院方）　牡蛎　夏枯草　海藻　海带　露蜂房　天花粉　玄参　川贝　蜈蚣

适应证：卵巢癌及乳腺癌。

分清饮（《中医妇科治疗学》）　栀子　茵陈　猪苓　茯苓　泽泻　木通　枳壳

适应证：产后排尿异常湿热蕴脬证。

丹皮汤（《血证论》）　丹皮　瓜蒌　桃仁　朴硝　大黄

适应证：产褥感染。

丹栀逍遥散（《薛氏医案·内科摘要》）　丹皮　栀子　当归　白芍　柴胡　白术　茯苓　煨姜　薄荷　炙甘草

适应证：月经先期肝郁血热证、多囊卵巢综合征肝气郁结证、经间期出血、乳癖肝郁化火证、经行发热及产后恶露不绝肝郁化热证、妊娠心烦肝郁证、妊娠期肝内胆汁淤积症湿热内蕴证、母儿血型不和瘀热互结证、炎性带下湿热（毒）证、乳泣肝经郁热证、阴吹。

乌鸡补血汤（《中医妇科经验方选》）　乌鸡肉　当归　黄芪

适应证：月经过少血虚证。

乌珀散（《医级》）　乌鲤鱼　琥珀　砂仁

适应证：经行浮肿。

乌药汤（《兰室秘藏》）　乌药　香附　木香　当归　甘草

适应证：产后腹痛气滞证。

六君子汤（《永类钤方》）　人参　白术　陈皮　半夏　茯苓　甘草

适应证：产后蓐劳肺脾气虚证。

六君子汤（《医学正传》）　党参　白术　茯苓　陈皮　半夏　生姜　大枣　炙甘草

适应证：月经先后无定期、妊娠心烦脾虚证。

六味地黄丸（《小儿药证直诀》）　熟地黄　茯苓　山茱萸　泽泻　丹皮　山药

适应证：多囊卵巢综合征肾阴虚夹瘀证、经间期出血阴虚内热证、妊娠音哑肾阴虚证、绒毛膜癌。

六神散（《产乳备要》）　当归　熟地黄　川芎　地骨皮　黄芪　白芍

适应证：经行发热。

双甲二白汤　穿山甲　制鳖甲　夏枯草　海藻　望江南　野菊花　白花蛇舌草　白毛藤　紫丹参　全瓜蒌　牡蛎　昆布　怀山药　南沙参　王不留行　蜂房　桃仁

适应证：乳腺癌。

双花汤（《中医妇科经验方选》）　鸡冠花　金银花　全当归　泽兰

适应证：人流感染。

双补汤（经验方）　米炒党参　黄芪　白术　茯苓　怀山药　土炒当归　芍药　菟丝子　枸杞子　甘草　生姜　大枣

适应证：妊娠合并贫血气血两虚证。

双柏散（《中医妇科学》1986 年版）　侧柏叶　大黄　黄柏　薄荷　泽兰

适应证：急性乳腺炎炎症期。

双紫粉　紫草　紫花地丁　紫河车　黄柏　墨旱莲　冰片

适应证：宫颈癌。

五　画

玉女煎（《景岳全书》）　生石膏　熟地黄　麦冬　知母　牛膝

适应证：闭经阴虚血燥证、经行口糜阴虚火旺证。

玉屏风散（《世医得效方》）　黄芪　白术　防风

适应证：经行发热气虚证。

玉屏风散（《医方类聚》）加味　黄芪　白术　防风　当归　白芍　熟地黄　制首乌　山药　刺蒺藜　太子参　炙甘草

适应证：老年皮肤瘙痒。

去痒散（李治守经验方）　当归　黄精　地肤子　透骨草　苦参　薄荷　蛇床子　白鲜皮　花椒　冰片　达克宁粉

适应证：老年皮肤瘙痒外治。

甘麦大枣汤（《金匮要略》）　甘草　小麦　大枣

适应证：经行情志异常心脾两虚证、产后抑郁。

甘草泻心汤（《金匮要略》）　炙甘草　黄芩　人参　干姜　黄连　大枣　半夏

适应证：白塞综合征脾虚湿盛证。

古没竭散（《证治准绳》）　血竭　没药

适应证：血瘀之胞衣不下者。

术苓固脾饮（《辨证录》）　白术　茯苓　人参　山药　山萸肉　肉桂　肉豆蔻

适应证：经行泄泻。

左归丸（《景岳全书》）　熟地黄　山药　枸杞子　山茱萸　川牛膝　菟丝子　龟甲胶　鹿角胶

适应证：月经后期肾虚证、崩漏肾阴虚证、绝经前后诸症（更年期综合征）肾气虚证、绝经后骨质疏松症肾精气亏虚证、外阴白色病变肝肾阴虚证。

左归饮（《景岳全书》）　熟地黄　山药　山茱萸　枸杞子　茯苓　甘草

适应证：月经后期血寒虚证、月经先后无定期肾虚证。

左归饮加减（《现代中医药应用与研究大系》）　生地黄　熟地黄　山药　枸杞子　炙甘草　茯苓　山茱萸　猪苓　补骨脂　墨旱莲

适应证：绒毛膜癌。

左金丸（《丹溪心法》）　黄连　吴茱萸

适应证：妊娠呕吐肝胃不和证。

石英育麟汤（山东中医杂志，1987，(2)：29）　紫石英　川椒　川芎　川续断　川牛膝　淫羊藿　菟丝子　枸杞子　香附　当归　赤白芍　桂心　丹皮

适应证：不孕症。

右归丸（《景岳全书》）　制附子　肉桂　熟地黄　山药　山茱萸　枸杞子　菟丝子　鹿角胶　当归　杜仲

适应证：崩漏肾阳虚证、乳房发育不良肾气虚证。

右归饮（《景岳全书》）　熟地黄　山药　山茱萸　枸杞子　杜仲　肉桂　附片　甘草

适应证：月经先后无定期肾虚证、妊娠合并糖尿病阴阳两虚证、外阴白色病变脾肾阳虚证。

龙胆泻肝汤（《医宗金鉴》）　龙胆　柴胡　当归　车前子　焦山栀　泽泻　细木通　黄芩　生地黄　生甘草

适应证：经行情志异常亢奋证、非炎性带下肝火证、滴虫性阴道炎、尖锐湿疣、生殖器疱疹、阴疮湿热蕴结证、外阴白色病变湿热下注证、白塞综合征湿热蕴蒸证、人流感染湿热壅滞证。

平甲煎（党泽经验方）　龙胆　栀子　柴胡　黄芩　夏枯草　昆布　玄参　牡蛎　麦冬　酸枣仁　生地黄

适应证：妊娠合并甲状腺功能亢进肝气郁结、肝火亢盛证。

平消片（贾堃经验方）　枳壳　火硝　五灵脂　郁金　白矾　仙鹤草　干漆（炒）　制马钱子

适应证：子宫肉瘤湿热瘀毒证。

归地滋血汤（《中医妇科治疗学》）　当归　熟地黄　鹿角霜　党参　白术　桑寄生　枸杞子　山茱萸　香附

适应证：月经后期血虚证。

归芍老姜汤（《中医妇科经验方选》）　当归　生艾叶　煨老生姜　红糖　白芍

适应证：月经后期。

归芍杞菊地黄汤（杨家林自拟方）　当归　白芍　枸杞子　菊花　熟地黄　怀山药　山萸肉　丹皮　泽泻　茯苓

适应证：老年女阴干涩肝肾精血不足证。

归芩红花汤（《北京中医》）　当归　黄芩　白茅根　赤芍　香附　益母草　川牛膝　代赭石　珍珠母　玄参　生地黄

适应证：经行吐衄。

归肾丸（《景岳全书》）　熟地黄　山药　山茱萸　茯苓　当归　枸杞子　杜仲　菟丝子

适应证：月经先期肾气不固证、月经先后无定期及月经过少肾虚证、闭经阴虚血燥证、多囊卵巢综合征肾阳虚夹瘀证、硬化苔藓型外阴营养不良。

归脾汤（《济生方》）　人参　白术　黄芪　茯神　龙眼肉　当归　酸枣仁　远志　木香　炙甘草　生姜　大枣

适应证：月经先期脾气虚弱证、经行失眠或产后抑郁或外阴白色病变心脾两虚证、生

殖器疱疹。

归脾汤（《校注妇人良方》）　白术　茯神　黄芪　龙眼肉　酸枣仁　人参　甘草　当归　远志

适应证：经期延长气虚证、经间期出血、妊娠心烦脾虚证、经行眩晕血虚证、经行情志异常心脾两虚证、妊娠眩晕、妊娠合并贫血气血亏虚证、乳衄脾胃气虚证。

甲乙方之一（《中国中医秘方大全》）　茵陈　白茅根　岩柏　鸭跖草　半枝莲　黄芩　焦白术　桑寄生

适应证：妊娠合并病毒性肝炎湿热内蕴证湿重于热。

四君子汤（《太平惠民和剂局方》）　人参　白术　茯苓　甘草

适应证：艾滋病脾肾两亏证、乳泣脾肾阳虚证。

四君子汤加减（彭卫东经验方）　泡参　白术　茯苓　茜草　紫草　黄连　栀子　防风　滑石　地肤子　淡竹叶　甘草

适应证：老年皮肤瘙痒湿热证。

四妙汤（《外科精要》）　黄芪　金银花　当归　甘草

适应证：急性乳腺炎正虚邪恋证。

四妙散（《成方便读》）　苍术　黄柏　薏苡仁　牛膝

适应证：老年性阴道炎湿热为主、子宫肉瘤湿热瘀毒证、慢性盆腔炎湿热阻滞证。

四苓散（《丹溪心法》）　白术　猪苓　茯苓　泽泻

适应证：妊娠肿胀气滞证、痰湿证。

四物汤（《太平惠民和剂局方》）　当归　熟地黄　白芍　川芎

适应证：经行发热气虚证。

四物汤加味（《仙授理伤续断秘方》）　生地黄　当归　白芍　川芎　防风　连翘　白鲜皮　牛蒡子　紫草　麦冬　苦参

适应证：老年皮肤瘙痒血虚证。

四物补心汤（《中西合纂妇科大全》）　当归　川芎　白芍　生地黄　白术　半夏　桔梗　茯神　陈皮　甘草　炮姜

适应证：产后抑郁。

四草汤（《中医临床妇科学》）　鹿衔草　马鞭草　茜草　益母草

适应证：人流感染瘀热互结证。

四逆散（《伤寒论》）　柴胡　枳实　白芍　甘草

适应证：崩漏肝郁证、慢性盆腔炎湿热阻滞证。

四神丸（《校注妇人良方》）　补骨脂　胡桃肉　五味子　吴茱萸　肉豆蔻

适应证：经行泄泻、艾滋病脾肾两亏证。

生化汤（《傅青主女科》）　当归　川芎　桃仁　炮姜　炙甘草

适应证：难免流产和不全流产血瘀证、产后腹痛血瘀证、流产不全瘀阻子宫证。

生地白芍汤（福建省南平市妇幼保健所方）　生地黄　白芍

适应证：妊娠合并贫血。

生肌玉红膏（《外科正宗》）　白芷　甘草　当归　紫草　血竭　轻粉　白蜡　麻油

适应证：急性乳腺炎脓肿溃破期。

生肌散（《外科正宗》）　木香　槟榔　黄连

适应证：急性乳腺炎脓肿溃破期。

生脉二至止血汤（《中医妇科经验方集锦》）　人参　北沙参　麦冬　五味子　女贞子　墨旱莲　乌贼骨　茜草根　补骨脂　赤石脂　益母草　甘草

适应证：崩漏。

生脉饮（《内外伤辨惑论》）加味　人参　麦冬　五味子　沙参　白芍　枸杞子　生地黄　熟地黄　白术　茯苓　甘草　山萸肉

适应证：妊娠合并甲状腺功能亢进气阴两虚证。

生脉散（《内外伤辨惑论》）　人参　麦冬　五味子

适应证：妊娠呕吐、异位妊娠、葡萄胎、妊娠合并糖尿病、子宫肌瘤气阴两虚证。

生铁落饮（《医学心语》）　天冬　麦冬　贝母　胆南星　石菖蒲　橘红　远志　连翘　茯苓　玄参　钩藤　丹参　朱砂　生铁落

适应证：经行情志异常痰热上扰证。

失笑散（《太平惠民和剂局方》）　蒲黄　五灵脂

适应证：月经过多血瘀证、崩漏血瘀证。

仙方活命饮（《校注妇人良方》）　白芷　浙贝母　防风　赤芍　当归尾　甘草　皂角刺　穿山甲　天花粉　乳香　没药　金银花　陈皮

适应证：性病性淋巴肉芽肿湿毒郁结证、急性乳腺炎气滞热壅证、阴疮热毒壅盛证。

白术散（《全生指迷方》）　白术　茯苓皮　大腹皮　生姜皮　橘皮

适应证：妊娠肿胀脾虚证、妊娠眩晕肝阳上亢证及痰湿停聚证、子痫脾虚肝旺证、羊水过多脾虚湿聚证。

白虎加人参汤（《伤寒论》）　生石膏　知母　粳米　甘草　人参

适应证：妊娠合并甲状腺功能亢进阴虚胃热证，产褥感染热在气分证。

白虎汤（《伤寒论》）　生石膏　知母　粳米　甘草

适应证：妊娠合并糖尿病阴虚血热证。

外洗方Ⅱ　三棱　莪术　山慈菇　土茯苓　淫羊藿　川椒　蛇床子　苦参　野菊花　白芷

适应证：混合型外阴营养不良。

外治方（《中医妇科经验方选》）　苦参　黄柏　生甘草　贯众　土茯苓　防风　薄荷

适应证：阴疮。

外治方（《中医妇科经验方选》）　苦参　蛇床子　白鲜皮　黄柏　艾叶　白矾　芒硝

适应证：阴疮。

外治灌肠方（《临床妇科学》）　红藤　败酱草　蒲公英　鸭跖草　紫花地丁

适应证：输卵管绝育术后湿热瘀结证。

外科黄连膏（《全国中成药处方集》）　黄连　大黄　黄柏　黄芩　香油　黄蜡

适应证：阴疮。

外洗方Ⅰ　淫羊藿　蛇床子　苦参　野菊花　川椒　白芷　补骨脂

适应证：萎缩型外阴营养不良。

外洗方（经验方）　马齿苋　生蒲黄　当归　川椒　硼砂　白矾　蛇床子

适应证：外阴白色病变。

外涂油　黄芪　淫羊藿　何首乌　甘草

适应证：外阴白色病变肝肾阴虚证。

外感风寒发热经验方（《中医妇科治疗手册》）　当归　赤芍　苏叶　川芎　桂枝　白芷　生姜　大枣　葱白

适应证：经行发热。

外感风寒发热经验方（《中医妇科治疗手册》）　金银花　连翘　生地黄　白芍　当归　柴胡　生甘草

适应证：经行发热。

外熨消癥散（《新编妇科秘方大全》）　血竭　乳香　没药　白芥子　莱菔子　桃仁　红花　麻黄　小茴香　附子　吴茱萸　冰片

适应证：慢性盆腔炎。

半夏白术天麻汤（《医学心悟》）　半夏　白术　天麻　陈皮　茯苓　炙甘草　蔓荆子　生姜　大枣

适应证：经行头痛痰湿证、经行眩晕脾虚夹湿证、子痫痰火上扰证。

半夏厚朴汤（《金匮要略》）　半夏　厚朴　茯苓　紫苏　生姜　大枣

适应证：经行乳房胀痛肝郁脾虚证、妊娠呕吐肝胃不和证。

加味二陈汤（《丹溪心法》）　半夏　橘红　茯苓　炙甘草　生姜　乌梅　川芎　当归

适应证：月经后期痰湿阻滞证。

加味八珍汤（《万氏女科》）　人参　白术　茯苓　炙甘草　当归　川芎　白芍　熟地黄　延胡索　香附　生姜　大枣

适应证：产后恶露不下气血虚弱证。

加味三青饮（《裘笑梅妇科临床经验选》）　冬桑叶　青竹茹　丝瓜络炭　熟地黄　山药　杜仲　菟丝子　当归身　白芍

适应证：习惯性流产阴虚血热证。

加味五淋散（《医宗金鉴》）　黑栀子　赤茯苓　当归　白芍　黄芩　甘草梢　生地黄　泽泻　车前草　木通　滑石

适应证：子淋湿热下注证、尿石症。

加味乌药汤（《证治准绳》）　乌药　缩砂仁　香附　木香　延胡索　甘草

适应证：月经后期气滞证。

加味六君子汤（《万氏女科》）　人参　白术　茯苓　陈皮　法半夏　当归身　川芎　香附　生姜　炙甘草

适应证：月经后期痰湿阻滞证。

加味白术散（罗元恺经验方）　茯苓皮　白茯苓　白术　生牡蛎　大腹皮　泽泻　北杏仁　姜皮　苍术　陈皮

适应证：羊水过多。

加味圣愈汤（张吉金经验方）　党参　黄芪　当归　白芍　川芎　熟地黄　牛膝　益母草　丹参

适应证：产后恶露不下气血虚弱证。

加味地骨皮饮（《医宗金鉴》）　生地黄　当归　白芍　川芎　胡黄连　丹皮　地骨皮

适应证：经行发热阴虚证。

加味当归汤（上海中医药杂志，1988，(3)：5-7） 当归 白术 芍药 川芎 黄芩 丹参

适应证：胎萎不长血寒证。

加味血府逐瘀汤（《精神医学基础》） 当归 赤芍 黄芩 桃仁 红花 川芎 柴胡 生地黄 枳壳 木香 牛膝 桔梗 大黄 礞石

适应证：经行情志异常、抑郁症、经行发热血瘀证。

加味四神丸（《新编妇人大全良方》） 肉豆蔻 补骨脂 五味子 吴茱萸 肉桂 菟丝子 覆盆子 山药

适应证：经行浮肿肾虚证。

加味导痰汤（卓雨农自制方） 制半夏 茯苓 陈皮 甘草 枳实 川芎 生姜 青皮 鳖甲

适应证：子宫肌瘤痰瘀互结型。

加味消癥散（夏桂成经验方） 炒当归 赤白芍 石打穿 五灵脂 蒲黄 制香附 花蕊石 血竭末 琥珀末 黄芪 党参

适应证：子宫肌瘤瘀血证。

加味遗粮汤 当归 川芎 防风 薏苡仁 木瓜 金银花 木通 白鲜皮 苍术 威灵仙 生甘草 皂角子 土茯苓

适应证：梅毒。

加参生化汤（《傅青主女科》） 人参 川芎 当归 炙甘草 桃仁 炮姜 大枣

适应证：产后血晕、胞衣不下气虚血少兼瘀滞证。

加减一阴煎（《景岳全书》） 生地黄 芍药 麦冬 熟地黄 知母 地骨皮 炙甘草

适应证：月经后期肾虚证、闭经阴虚血燥证、习惯性流产阴虚血热证。

加减八珍汤（《中医妇科临床手册》） 党参 白术 茯苓 熟地黄 白芍 当归 黄芪 五味子 芡实 甘草

适应证：产后乳汁自出。

加减生化汤（《傅青主妇科》） 川芎 当归 黑姜 炙甘草 防风 吴茱萸 白豆蔻 桂枝

适应证：产后腹痛血寒证。

加减苁蓉菟丝子丸（《中医妇科治疗学》） 肉苁蓉 菟丝子 覆盆子 淫羊藿 桑寄生 枸杞子 当归 熟地黄 焦艾叶 紫河车

适应证：闭经肾气不足证、人流宫腔粘连肾虚瘀阻证。

加减补中益气汤（《中医妇科治疗学》） 人参 黄芪 白术 甘草 当归 益母草

适应证：胞衣不下气虚证。

加减桂枝茯苓汤（《新编妇科秘方大全》） 桂枝 茯苓 丹皮 桃仁 白及

适应证：盆腔淤血综合征。

加减柴苓汤（《中医治法与方剂》） 柴胡 黄芩 半夏 猪苓 茯苓 泽泻 滑石 甘草 银花藤 金钱草

适应证：产后排尿异常湿热蕴胞证。

加减逍遥散（《傅青主女科》） 柴胡 白芍 茯苓 茵陈 栀子 甘草 陈皮

适应证：细菌性阴道炎。

加减清肝引经汤（《经验方》） 生地黄 当归 丹皮 黄芩 白芍 川牛膝 鸡血藤 威灵仙 玄参 栀子 甘草

适应证：增生型营养不良。

加减温胆汤（梁文珍经验方） 条芩 半夏（山栀汁炒） 姜竹茹 带壳砂仁 陈皮 茯苓 乌梅肉 石斛 苏梗 黄连

适应证：妊娠呕吐肝胃不和证。

孕育丹糖浆（徐志华经验方） 关沙苑 覆盆子 枸杞子 菟丝子 淫羊藿 熟地黄 当归 狗脊 补骨脂 茺蔚子

适应证：不孕症。

圣愈汤（《兰室秘藏》） 人参 黄芪 熟地黄 当归 川芎 生地黄

适应证：痛经、盆腔淤血综合征气血虚弱证、先兆流产血瘀伤胎、妊娠合并贫血气虚证、乳房发育不良脾胃虚弱证。

圣愈汤（《兰室秘藏》） 加减 黄芪 人参 熟地黄 白芍 当归 阿胶 龟甲 茜草 侧柏炭

适应证：产后血晕。

六 画

巩堤丸（《景岳全书》） 熟地黄 菟丝子 白术 五味子 山药 益智仁 补骨脂 附子 茯苓 韭子

适应证：产后排尿异常肾阳不足证。

地黄二至汤（《男女科病千首妙方》） 生地黄 熟地黄 麦冬 女贞子 白芍 山萸肉 墨旱莲 莲子心 丹皮 玄参 通草

适应证：老年性阴道炎阴虚为主。

地黄饮（《医宗金鉴》）加味 生地黄 熟地黄 当归 玄参 白蒺藜 僵蚕 丹皮 红花 制首乌 黄芪 炙甘草

适应证：老年皮肤瘙痒血虚证。

地黄养血汤（《陈素庵妇科补解》） 熟地黄 远志 黄芪 当归身 茯苓 白芍 枣仁 丹皮 川芎 柴胡 蔓荆子 炙甘草 升麻

适应证：经行发热。

芍药汤（《素问病机气宜保命集》） 芍药 当归 大黄 黄芩 黄连 槟榔 肉桂 甘草 木香

适应证：妊娠腹痛湿热证。

芎归泻心汤（《普济方》） 当归梢 川芎 延胡索 蒲黄 牡丹皮 桂心 五灵脂

适应证：产后抑郁败血停积证。

百合固金汤（《医方集解》） 生地黄 熟地黄 麦冬 百合 玄参 桔梗 贝母 当归 白芍 甘草

适应证：产后蓐劳肺肾阴虚证、艾滋病肺胃阴虚证。

百灵调肝汤（《百灵妇科》） 当归 赤芍 牛膝 通草 川楝子 瓜蒌 皂角刺 枳实 青皮 甘草 王不留行

适应证：不孕症。

夺命丹（《妇人大全良方》） 没药 血竭末

适应证：产后血崩血瘀气闭。

托里消毒散（《外科正宗》） 人参 川芎 当归 白芍 白术 黄芪 甘草 茯苓 金银花 白芷 皂角刺 桔梗

适应证：阴疮气血亏虚证、软下疳。

托里散（《沈氏女科辑要》） 金银花 连翘 大黄 赤芍 当归 芒硝 牡蛎 皂角刺

适应证：急性乳腺炎热毒炽盛证。

当归贝母苦参汤加味（中西医结合杂志，1986，(3)：181） 当归 川贝母 苦参 生栀子 黄芩 黄柏 淡竹叶

适应证：子淋心火偏亢证。

当归六黄汤（《兰室秘藏》）加味 当归 生地黄 黄芩 黄柏 黄连 黄芪 茜草 荆芥 苦参 枸杞子 天花粉 淡竹叶 熟地黄

适应证：老年皮肤瘙痒血热证。

当归四逆汤（《伤寒论》） 当归 桂枝 芍药 细辛 甘草 通草 大枣

适应证：闭经。

当归生姜羊肉汤（《金匮要略》） 当归 生姜 羊肉

适应证：产后腹痛血虚证。

当归地黄饮（《景岳全书》） 当归 熟地黄 山茱萸 怀山药 杜仲 怀牛膝 炙甘草

适应证：月经后期肾虚证。

当归芍药散（《金匮要略》） 当归 白芍 川芎 茯苓 白术 泽泻

适应证：妊娠腹痛血虚证。

当归汤（《普济方》） 当归 人参 芍药 酸枣仁 黄芩 白鲜皮 甘草

适应证：产后抑郁血虚气弱证。

当归麦冬汤（《李聪甫医案》） 当归身 川芎 茯苓 肉苁蓉 火麻仁 桃仁 地骨皮 广陈皮 炙甘草 白蜜糖 麦冬 正力参 北五味子

适应证：产后大便难。

当归饮子（《证治准绳》） 当归 川芎 白芍 生地黄 防风 荆芥 黄芪 甘草 白蒺藜 何首乌

适应证：经行风疹块血虚证。

当归饮子（《重订严氏济生方》）加减 当归 白芍 黄芪 制首乌 刺蒺藜 胡麻仁 生地黄 川芎 夜交藤 防风 白鲜皮 枸杞子 荆芥

适应证：老年皮肤瘙痒。

当归补血汤（经验方） 黄芪 当归 川芎 白术 茯苓 芍药 甘草 生姜 大枣

适应证：妊娠合并贫血气虚证。

当归补血汤（《兰室秘藏》）　黄芪　当归

适应证：产后血晕。

当归承气汤（《素问病机气宜保命集》）　当归　生大黄　甘草　芒硝　生姜　大枣

适应证：产后大便难。

当归散（《金匮要略》）　当归　芍药　川芎　白术　黄芩

适应证：妊娠合并贫血、血虚证。

曲直汤（《中医妇科经验方选》）　山萸肉　知母　生地黄　乳香　没药　当归　丹参　黄芪

适应证：输卵管绝育术后。

回魂汤（陕西中医，1990，（4）：153）　人参　丹参　黄芪　煅龙骨　当归　川芎　荆芥炭

适应证：产后血晕。

回魂汤（谢文军经验方）　人参　丹参　黄芪　煅龙骨　煅牡蛎　当归　川芎　荆芥炭

适应证：产后血崩血虚气脱。

朱小南经验方　香附　合欢皮　苏鲁子　路路通　郁金　白术　乌药　陈皮　枳壳

适应证：经行乳房胀痛肝脾不调证。

朱氏经验方（中国中西医结合杂志，1993，（1））　丹参　丹皮　赤芍　蒲黄　五灵脂　延胡索　桃仁　水蛭　夏枯草　红藤

适应证：子宫内膜异位症热郁血瘀证。

朱南山经验方（《近代中医流派经验选集》）　绿豆　赤小豆　黑大豆　生甘草　金银花　钩藤

适应证：妊娠肿胀痰湿症。

朱南孙经验方（上海岳阳医院）　白术　怀山药　芡实　泽泻　猪苓　土茯苓　萆薢　川续断　桑寄生　菟丝子　五味子

适应证：妊娠肿胀肾虚证。

先期汤（《证治准绳》）　当归　白芍　黄柏　知母　黄芩　黄连　川芎　生地黄　阿胶　艾叶　香附　炙甘草

适应证：月经先期阳盛血热证。

竹沥汤（《备急千金要方》）　竹沥　麦冬　黄芩　防风　茯苓

适应证：妊娠心烦痰火证。

血府逐瘀汤（《医林改错》）　当归　生地黄　红花　桃仁　川牛膝　枳壳　赤芍　柴胡　甘草　桔梗　川芎

适应证：人流宫腔粘连瘀阻胞宫证、慢性盆腔炎气滞血瘀证。

血竭化癥汤（中国医药学报，1988，（1）：46）　血竭　乳香　没药　五灵脂　桃仁　制大黄　皂角刺　炮山甲　水蛭　土鳖虫　鹿角片

适应证：人流宫腔粘连瘀阻胞宫证。

血竭红花散（《中医妇科经验方选》）　血竭　红花　苏木　寒水石　甘草

适应证：月经先后无定期。

血竭散（浙江中医杂志，1989，(9)）　血竭粉　蒲黄　莪术　三棱　川楝子　青皮　柴胡　生山楂　延胡索

适应证：子宫内膜异位症、子宫腺肌病。

杀滴虫方（《上海中医妇科临床手册》）　苦参　百部　赤芍　鹤虱　薏苡仁　黄柏　土茯苓　蛇床子　萆薢　生甘草

适应证：滴虫性阴道炎。

杀霉菌方（经验方）　萆薢　薏苡仁　土茯苓　藿香　白矾　薄荷

适应证：真菌性阴道炎。

刘天冀经验方（四川中医，1995，(11)：38）　全瓜蒌　鹿角霜　丝瓜络　川芎　赤芍　柴胡　葛根　独活　羌活　路路通　木通　漏芦　茜草

适应证：急性乳腺炎气滞热壅证。

刘云鹏经验方（《全国名医妇科验方集锦》）　党参　白术　扁豆　山药　炙甘草　熟地黄　山茱萸　杜仲　枸杞子　续断　桑寄生　白芍

适应证：习惯性流产（滑胎）肾脾两虚证。

刘敏如经验方（《全国名医妇科验方集锦》）　佛手　陈皮　藿香　荜茇　生姜　黄芩　甘草

适应证：妊娠呕吐脾胃虚弱证。

刘敏如经验方（《全国名医妇科验方集锦》）　荆芥　蝉蜕　丹皮　栀子　黄芩　柴胡　白芍　白薇　金钱草　生地黄

适应证：妊娠期肝内胆汁淤积症。

刘敏如经验方（《全国名医妇科验方集锦》）　紫河车　鹿角霜　枸杞子　五味子　桑椹子　菟丝子　肉苁蓉　黄芪　当归　艾叶　茯苓　甘草

适应证：崩漏周期疗法。

产后血晕方（《钱伯煊妇科医案》）　当归　川芎　生龙齿　远志　橘皮　法半夏

适应证：产后血晕。

产后身痛汤（《中医妇科学经验方》）　当归　白芍　黄芪　独活　肉桂　薤白　炙甘草　牛膝

适应证：产后身痛。

产后便秘方（李有田经验方）　黄芪　当归　麦冬　生地黄　沙参　五味子　枸杞子　火麻仁　郁李仁　茯苓

适应证：产后大便难。

产后便秘汤（《中医妇科经验方选》）　前胡　决明子　当归　制桃仁　炙甘草

适应证：产后大便难。

冲任疏（二炮西安中医多学科研究所）　琥珀　乌药　丹参　赤芍　延胡索　乳香　没药等

适应证：盆腔淤血综合征、痛经寒湿凝滞证。

决明安神饮（《中华祖传秘方大全》）　石决明　草决明　远志　蝉蜕　生牡蛎　菊花　蒺藜　荷叶

适应证：经行失眠阴虚火旺证。

安老益肝汤 熟地黄 熟地炭 枸杞子 白芍 煅龙骨 炒枣仁 桑寄生 川黄连

适应证：绝经后功能性子宫出血。

安冲止血汤（广西中医药，1992，(6)：9） 益母草 大黄炭 蒲黄炭 香附 柴胡 蒲公英 败酱草

适应证：放环后阴道不规则出血。

安冲调经汤（《刘奉五妇科经验》） 山药 白术 炙甘草 石莲 川续断 熟地黄 椿根白皮 生牡蛎 乌贼骨

适应证：月经先期脾气虚弱证。

安环调经汤 生蒲黄 炒蒲黄 当归 柴胡 制香附 党参 黄芪 杭芍 丹皮 益母草 茜草炭 乌贼骨 败酱草 甘草

适应证：放环后阴道不规则出血。

安宫牛黄丸（《温病条辨》） 牛黄 郁金 黄连 朱砂 梅片 麝香 珍珠 山栀子 雄黄 黄芩 金箔衣等

适应证：艾滋病热盛痰蒙证、产褥感染热入心包证。

安露饮（《中医妇科治疗学》）加减 生地黄 丹参 益母草 乌贼骨 茜草根 墨旱莲 阿胶 黄芩

适应证：产后恶露不绝阴虚血热证。

许履和经验方（中医杂志，1985，(9)：4-8)） 蒲公英 全瓜蒌 连翘 当归 青皮 侧柏叶 川贝母 柴胡 甘草

适应证：急性乳腺炎热毒炽盛证。

异位祛瘀方（上海中医药杂志，1995，(2)） 三棱 莪术 穿山甲 水蛭 苏木 土鳖虫 路路通 夏枯草

适应证：子宫内膜异位症、子宫腺肌病。

导赤清心汤（《通俗伤寒论》） 鲜生地 辰茯神 细木通 麦冬 丹皮 淡竹叶 莲子心 灯心草 童便

适应证：子淋实热证。

导赤散（《小儿药证直诀》） 生地黄 甘草梢 木通 淡竹叶

适应证：经行口糜心火上炎证、子淋心火偏亢证、白塞综合征心肝火旺证。

导痰调气汤（《中医妇科治疗学》） 当归 丹参 橘红 石菖蒲 竹茹 红泽兰

适应证：月经后期痰湿阻滞证。

阳和汤（《外科证治全生集》） 熟地黄 白芥子 炮姜 麻黄 甘草 肉桂 鹿角胶

适应证：性病性淋巴肉芽肿、卵巢囊肿寒湿凝滞证、阴疮寒凝瘀滞证。

阴洗方（《中医妇科临床手册》） 蛇床子 地肤子 黄柏

适应证：非特异性阴道炎。

阴虚内热方（《男女科病千首妙方》） 白芍 生地黄 小蓟 墨旱莲 女贞子 茜草 槐花 生蒲黄 丹皮 丹参 生牡蛎

适应证：月经先期阴虚血热证。

防己黄芪汤（《金匮要略》） 防己 炒甘草 白术 黄芪 生姜 大枣

适应证：经行浮肿。

防风通圣散（《宣明论方》） 防风 川芎 当归 芍药 大黄 芒硝 连翘 薄荷 麻黄 石膏 桔梗 黄芩 白术 栀子 荆芥穗 滑石 甘草

适应证：急性乳腺炎。

防风散（《朱氏集经验方》） 防风 当归 赤芍 牛蒡子 荆芥穗 蝉蜕 生地黄 白芷 甘草 白附子 白僵蚕 何首乌 乌蛇肉 紫丹参

适应证：经行风疹块。

如意金黄散（《外科正宗》） 天花粉 黄柏 大黄 姜黄 白芷 厚朴 陈皮 甘草 苍术 天南星

适应证：急性乳腺炎炎症期、阴疮。

妇炎散（《中医临床诊治·妇科专病》） 大黄 姜黄 败酱草 丹参 赤芍 乳香 延胡索 羌活 独活 千年健 透骨草

适应证：慢性盆腔炎。

妇科Ⅱ号洗药（新疆中医院自制） 生艾叶 白芷 莲房 苦参 蛇床子 枳壳 黄柏

适应证：白塞综合征。

妇痛宁（天津中医，1995，(5)） 血竭 三棱 莪术 穿山甲 土鳖虫 皂角刺 海藻 昆布 薏苡仁 贝母

适应证：子宫内膜异位症痰湿血瘀证。

红花桃仁煎（《陈素庵妇科补解》） 桃仁 红花 当归 川芎 生地黄 芍药 丹参 香附 青皮 延胡索

适应证：崩漏血瘀证。

红花散（《素问病机气宜保命集》） 干荷叶 牡丹皮 当归 红花 蒲黄

适应证：产后血晕。

红酱饮（《裘笑梅妇科临床经验选》） 红藤 败酱草 白花蛇舌草 贯众 蒲黄炭 丹皮 栀子 金银花炭 谷芽

适应证：产后恶露不绝湿热蕴结证。

孙龄久经验方（《妊娠肿胀的中医治疗》） 白术 茯苓皮 生姜皮 陈皮 大腹皮 桂枝 淫羊藿 覆盆子 黑豆衣

适应证：妊娠肿胀肾虚证。

七　画

寿胎丸（《医学衷中参西录》） 菟丝子 续断 桑寄生 阿胶

适应证：月经先后无定期肾虚证、崩漏肾气虚证、先兆流产肾虚证、习惯性流产肾脾两虚证、母儿血型不和肾虚肝郁证。

苍附导痰丸（《叶天士女科诊治秘方》） 茯苓 法半夏 陈皮 甘草 苍术 香附 胆南星 枳壳 生姜 神曲

适应证：月经过少痰湿阻滞证、闭经痰湿阻滞证、多囊卵巢综合征气虚夹瘀证。

克咳方（《中医妇科经验方选》） 桑叶 杏仁 沙参 川贝粉 荷叶 焦栀子 矮茶风 甘草

适应证：妊娠咳嗽痰火犯肺证。

苏梗下气饮（《中医妇科临床经验选》） 苏梗 大腹皮 杭白芍 当归 川芎 黄芩 鸡内金 青皮 枳实 莱菔子

适应证：胎萎不长肝郁证。

杞菊地黄丸（《医级》） 熟地黄 山萸肉 山药 泽泻 丹皮 茯苓 枸杞子 菊花

适应证：经行头痛肝火证、妊娠眩晕肝肾不足证、子痫、妊娠合并肾炎阴虚肝旺证、外阴白色病变肝肾阴虚证。

束胎散（《丹溪心法》） 大腹皮 紫苏 党参 陈皮 当归 白术 白芍 枳壳 砂仁 甘草

适应证：妊娠肿胀气滞证。

两地汤（《傅青主女科》） 生地黄 地骨皮 玄参 麦冬 阿胶 白芍

适应证：月经先期及胎萎不长阴虚血热证、经期延长阴虚血热证、经间期出血阴虚内热证、经行发热阴虚证。

丽参鹿茸八珍丸（《广东实用中成药》） 高丽参 鹿茸 白术 茯苓 白芍 甘草 当归 川芎 山药 熟地黄 党参

适应证：乳房发育不良脾肾虚弱证。

扶阳救脱汤（《中医妇科治疗学》） 高丽参 熟附子 黄芪 浮小麦 乌贼骨

适应证：产后血晕。

抗粘连汤（中医、中西医结合妇产科情报，1990，（3）） 川厚朴 广木香 莱菔子 乌药 芒硝 桃仁 赤芍 番泻叶

适应证：输卵管绝育术后。

护骨合剂（重庆市中医院） 熟地黄 山茱萸 首乌 枸杞子 龟甲 杜仲 巴戟天 淫羊藿 覆盆子 紫河车 山药 茯苓

适应证：绝经后骨质疏松症。

助孕1号丸 菟丝子 女贞子 甘草 桃仁 当归

适应证：不孕症。

助孕2号丸 淫羊藿 丹参 党参 菟丝子 甘草

适应证：不孕症。

助阳抑抗汤（《中医临床妇科学》） 黄芪 鹿角片 丹参 赤芍 白芍 五灵脂 淫羊藿 怀山药 川续断

适应证：不孕症。

何子淮经验方（《全国名医妇科验方集锦》） 桑叶 生地黄 地骨皮 槐米 丹皮 玄参 生白芍 炒玉竹 紫草根

适应证：月经先期。

何少山经验方（《全国名医妇科验方集锦》） 熟军 丹皮 桃仁 冬瓜子 龙胆 延胡索 黄芩 炒赤芍 车前草 白毛藤 半枝莲 墓头回 生甘草

适应证：急性盆腔炎湿毒壅盛证。

何氏经验方（《何子淮妇科经验集》） 当归 川芎 益母草 延胡索 红花 桃仁 肉桂 炮姜 泽兰 炙甘草

适应证：产后恶露不下寒凝血瘀证。

身痛逐瘀汤（《医林改错》） 秦艽 川芎 桃仁 红花 甘草 羌活 没药 当归 五灵脂 香附 牛膝 地龙

适应证：产后身痛。

佛手散（《普济本事方》） 当归 川芎

适应证：外阴白色病变脾肾阳虚证。

肠宁汤（《傅青主女科》） 当归 熟地黄 阿胶 人参 山药 续断 麦冬 肉桂 甘草

适应证：产后腹痛血虚证。

龟鹿补冲汤（《中医妇科治疗学》） 党参 黄芪 鹿角胶 艾叶 龟甲 白芍 炮姜 乌贼骨 炙甘草

适应证：月经先期肾气不固证。

龟鹿补肾丸（《广东实用中成药》） 菟丝子 续断 鹿胶 狗脊 何首乌 龟胶 陈皮 熟地黄 黄芪 金樱子 山药 覆盆子 淫羊藿 锁阳 炙甘草 酸枣仁

适应证：乳房发育不良肾气虚证。

卵巢癌方（上海中医学院附属曙光医院肿瘤小组方） 炙穿山甲 鳖甲 白花蛇舌草 桃仁 薏苡仁 熟地黄 赤芍 铁树叶 水蛭 虻虫 丹参 三棱 莪术 枳壳 香附 黄芪 小茴香 七叶一枝花

适应证：卵巢癌术后阴道转移。

卵巢癌方（湖北中医学院附属医院方） 白花蛇舌草 半枝莲 橘核 昆布 桃仁 地龙 土鳖虫 川楝子 小茴香 莪术 党参 红花

适应证：卵巢癌。

卵巢囊肿丸（《现代名中医绝技》） 生地黄 赤芍 白芍 刘寄奴 半枝莲 败酱草 鸡内金 全当归 黄药子 泽漆 夏枯草 海藻 益母草

适应证：卵巢囊肿湿热邪毒证。

卵巢囊肿基本方（《现代名中医妇科绝技》） 大生地 赤白芍 刘寄奴 半枝莲 红藤 败酱草 鸡内金 当归 黄药子 泽漆 夏枯草 海藻 生甘草

适应证：卵巢囊肿。

疗儿散（《傅青主女科》） 人参 当归 川牛膝 鬼臼 乳香

适应证：过期流产气血虚弱证。

沉香散（《医宗必读》） 沉香 石韦 滑石 当归 王不留行 瞿麦 冬葵子 赤芍 白术 炙甘草

适应证：产后排尿异常肝郁气滞证。

沈仲理白斑外洗方 鹤虱 苦参 蛇床子 野菊花

适应证：外阴白色病变湿热下注证。

沈仲理白斑外敷方 炉甘石 密佗僧 飞滑石 煅龙骨 煅石膏 制南星 肥皂荚 枯矾 炮山甲

适应证：外阴白色病变湿热下注证。

沈仲理苏甲马鞭汤 苏木 炙鳖甲 马鞭草 生地黄 龙胆

适应证：外阴白色病变湿热下注证。

沈仲理卵巢囊肿丸（《现代名中医妇科绝技》） 西党参 全当归 川芎 黄药子 刘寄奴 荆三棱 炒黑丑 海藻 蛇床子 粉丹皮 半枝莲 天葵子 败酱草

适应证：卵巢囊肿。

完带汤（《傅青主女科》） 白术 山药 人参 白芍 车前子 苍术 甘草 陈皮 黑芥穗 柴胡

适应证：非炎性带下病脾虚证、炎性带下病脾虚蕴热证。

完胞饮（《傅青主女科》） 人参 白术 茯苓 生黄芪 当归 川芎 桃仁 红花 益母草 白及末 猪羊尿胞

适应证：产后排尿异常产伤膀胱证。

宋光济经验方（《全国名医妇科验方集锦》） 藿香梗 新会皮 姜半夏 炙甘草 炒条芩 炒川续断 桑寄生 姜竹茹

适应证：妊娠呕吐。

启宫丸（经验方） 法半夏 苍术 香附 茯苓 神曲 陈皮 川芎

适应证：不孕症痰湿阻滞证。

补天大造丸（《医学心悟》） 人参 黄芪 白术 当归 酸枣仁 远志 白芍 山药 茯苓 枸杞子 大熟地 河车 鹿角胶 龟甲

适应证：老年女阴干涩脾肾精血不足证。

补中利尿汤（《中医妇科手册》） 党参 黄芪 升麻 柴胡 木通 车前子 乌药 肉桂 葱白

适应证：产后排尿异常肺脾气虚证。

补中益气汤（《脾胃论》） 人参 黄芪 甘草 当归身 橘皮 升麻 柴胡 白术

适应证：月经先期、经行发热、妊娠小便不通气虚证，崩漏脾虚证，妊娠肿胀血虚证，艾滋病脾胃虚弱证，阴吹，产后恶露不绝脾虚气陷证，流产不全气血两虚证。

补气活血助元汤（《中西医治疗妇产科疾病》） 黄芪 党参 白术 茯苓 当归 丹参 川芎 泽兰 生地黄 麦冬 甘草

适应证：羊水过少脾肾不足证。

补气解晕汤（《傅青主女科》） 人参 黄芪 当归 荆芥穗 姜炭

适应证：产后血崩血虚气脱。

补血定疼汤（《万病回春》） 当归 川芎 熟地黄 白芍 延胡索 桃仁 红花 香附 青皮 泽兰 牡丹皮

适应证：产后腹痛血瘀证。

补冲丸（天津中医，1988，（3）：19） 紫河车 肉苁蓉 巴戟天 枸杞子 当归 丹参 川芎

适应证：绝经前后诸症（更年期综合征）肾阳虚证。

补阴益肾汤（《罗氏会约医镜》） 熟地黄 山药 菟丝子 山萸肉 五味子 杜仲 金樱子 续断 当归 枸杞子

适应证：闭经肝肾虚损证。

补肝汤（《医宗金鉴》） 当归　白芍　川芎　熟地黄　酸枣仁　木瓜　麦冬　甘草

适应证：产后蓐劳心肝血虚证。

补肾安胎饮（《中医妇科治疗学》） 菟丝子　补骨脂　狗脊　益智仁　续断　杜仲　人参　白术　阿胶　艾叶

适应证：先兆流产肾虚证。

补肾固冲丸（《中医学新编》） 人参　白术　大枣　砂仁　当归　熟地黄　枸杞子　阿胶　鹿角霜　杜仲　菟丝子　巴戟天　续断

适应证：习惯性流产肾脾两虚证、放环后阴道不规则出血脾肾不足证。

补肾定经汤（《中医妇科经验方选》） 菟丝子　杭白芍　熟地黄　当归　茯苓　山药　焦芥穗　柴胡

适应证：月经先后无定期。

补肾种子方（罗元恺经验方） 淫羊藿　菟丝子　首乌　熟地黄　枸杞子　桑寄生　金樱子　党参　砂仁

适应证：绝经前后诸症（更年期综合征）肾气虚证。

补肾活血胶囊（中医杂志，1990，(4)） 菟丝子　淫羊藿　覆盆子　当归　泽兰　陈皮　桃仁　红花　紫河车

适应证：不孕症。

补肾祛瘀方（上海中医药杂志，1991，(7)） 淫羊藿　仙茅　熟地黄　山药　香附　三棱　莪术　鸡血藤　丹参

适应证：子宫内膜异位症肾虚血瘀证。

补肾益气活血化瘀方（中西医结合杂志，1985，(1)） 巴戟天　淫羊藿　续断　菟丝子　党参　黄芪　丹皮　红花　生蒲黄　茜草　赤芍　香附　乳香　没药

适应证：子宫内膜异位症肾虚血瘀证。

补肺汤（《妇人良方校注补遗》） 人参　黄芪　桑白皮　紫菀　熟地黄　五味子

适应证：产后蓐劳肺脾气虚证。

补宫丸（《医钞类编》） 鹿角霜　茯苓　白术　白芍　白芷　牡蛎　怀山药　龙骨　赤石脂　干姜

适应证：非炎性带下肾阳虚证。

补益汤（天津中医学院第二附属医院） 太子参　黄芪　当归　杭芍　鹿角胶　首乌　黄精　白术　陈皮　甘草

适应证：葡萄胎、绒毛膜癌元气亏虚证。

补遗固脬饮（《女科证治准绳》） 生丝绢　白牡丹根皮末　白及

适应证：产后排尿异常产伤膀胱证。

补脾止泻汤（《新编妇人大全良方》） 人参　白术　云茯苓　附子　肉桂　吴茱萸　山茱萸　车前子　菟丝子

适应证：经行泄泻。

张氏经验方（河南南阳地区中医院） 金银花　败酱草　红藤　皂角刺　桃仁　大黄　丹皮　甘草

适应证：孕痈气血瘀滞证。

张氏经验方（南京中医药大学附院） 红藤 败酱草 地丁 连翘 蒲公英 杜仲 川续断 苎麻根

适应证：孕痈湿热内蕴证。

阿胶饮（《中医妇科经验方选》） 阿胶 熟地黄

适应证：子淋血尿。

阿胶养血汤（《中医妇科治疗学》） 阿胶 生地黄 沙参 麦冬 女贞子 墨旱莲 桑寄生

适应证：胎气上逆阴血亏虚证。

阿胶散（《陈素庵妇科补解》） 黑豆 甘草 扁豆 葛根 黄芪 白术 茯苓 木香 陈皮 当归 川芎 熟地黄 白芍 阿胶 黄芩 艾叶 牡蛎

适应证：先兆流产血瘀伤胎。

阿胶散（《济阴纲目》） 阿胶 黄芪 当归 川芎 熟地黄 芍药 艾叶 甘草

适应证：先兆流产血瘀伤胎。

八　画

青蒿鳖甲汤（《温病条辨》） 青蒿 知母 鳖甲 生地黄 丹皮

适应证：经行发热。

苦参汤（《金匮要略》） 苦参

适应证：白塞综合征。

苦参洗方 苦参 狼毒 黄柏 蛇床子 乌梅

适应证：滴虫性阴道炎。

苓桂术甘汤（《金匮要略》） 茯苓 桂枝 白术 炙甘草

适应证：妊娠肿胀脾虚证。

肾气丸（《金匮要略》） 干地黄 山药 山萸肉 泽泻 茯苓 肉桂 制附子 牡丹皮

适应证：妊娠小便不通肾虚证、艾滋病脾肾两亏证。

肾气汤（《金匮要略》） 附子 肉桂 熟地黄 山药 山萸肉 丹皮 茯苓 泽泻

适应证：卵巢囊肿肾虚水湿证。

易黄汤（《傅青主女科》） 山药 黄柏 车前子 芡实 白果

适应证：非炎性带下病脾虚湿热证。

固本止崩汤（《傅青主女科》） 人参 黄芪 白术 熟地黄 当归 黑姜

适应证：崩漏之肾气虚证和脾虚证。

固奶方（经验方） 黄芪 覆盆子 乌贼骨

适应证：产后乳汁自出。

固阴煎（《景岳全书》） 熟地黄 山药 山萸肉 菟丝子 人参 五味子 远志 炙甘草

适应证：不孕症。

固摄冲任方（《朱南孙妇科临床秘验》）　太子参　白术　白芍　煅牡蛎　生黄芪　女贞子　墨旱莲　苎麻根　杜仲　桑寄生　玉米须　桑螵蛸　海螵蛸

适应证：产后恶露不绝脾虚气陷证。

败酱饮（《圣济总录》)加味　败酱草　当归　芍药　川芎　竹茹　生地黄

适应证：产后恶露不绝湿热蕴结证。

制霉洗剂（《中医妇科学》）　苦参　蛇床子　寻骨风　土茯苓　黄柏　枯矾　雄黄

适应证：真菌性阴道炎。

知柏地黄汤（《症因脉治》）　知母　黄柏　熟地黄　山茱萸　山药　牡丹皮　泽泻　茯苓

适应证：经行口糜阴虚火旺证、炎性带下病肾虚湿热证、子淋阴虚证、淋病、梅毒、生殖器疱疹、老年性阴道炎、白塞综合征阴虚内热证。

知柏消瘤饮（经验方）　知母　黄柏　白花蛇舌草　半枝莲　玄参　夏枯草　海藻　牡蛎　三棱　莪术

适应证：子宫肌瘤、子宫体癌及各种性激素水平升高的疾病、阴道腺病。

和胃平肝丸（《中华人民共和国卫生部·药品标准·中药成药制剂·第六册》）　沉香　佛手　木香　檀香　砂仁　豆蔻　枳壳　厚朴　川楝子　延胡索　陈皮　姜黄　白芍　茯苓

适应证：妊娠呕吐肝胃不和证。

金黄散（贾堃经验方）　郁金　白矾　火硝　重楼　蟾酥　硇砂　鸡蛋壳　拌姜石　仙鹤草　天南星

适应证：子宫肉瘤湿热瘀毒证。

乳块消（新医药学杂志，1979，(4)：29）　丹参　橘核　王不留行　川楝子　土鳖虫　皂角刺

适应证：乳癖肝郁气滞证。

乳腺散结汤（《罗元恺女科述要》）　柴胡　青皮　郁金　白芍　橘核　桃仁　浙贝母　海藻　丹参　生牡蛎　麦芽　薏苡仁

适应证：乳腺增生病。

乳癖消（中医杂志，1992，(8)：22）　天冬　大贝母　生牡蛎　白芥子　白僵蚕　露蜂房　昆布　海藻　荔枝核　橘核　鹿角片　三棱　莪术　生麦芽

适应证：各证型的乳腺增生病。

周青梅外洗方（经验方）　地肤子　苦参　蛇床子　蒲公英　紫草　黄柏

适应证：外阴白色病变。

狐惑汤（《备急千金要方·狐惑证》）　黄连　熏草

适应证：白塞综合征湿热蕴蒸证。

育阴汤（《百灵妇科》）　熟地黄　山药　川续断　桑寄生　杜仲　菟丝子　龟甲　怀牛膝　山萸肉　海螵蛸　白芍　牡蛎

适应证：闭经、不孕症肝肾虚损证。

泽兰汤（《中医妇科经验方选》）　泽兰　红花　香附　当归　续断　柏子仁　赤芍药　牛膝　延胡索

适应证：输卵管绝育术后肝郁气滞证。

泽泻汤（《金匮要略》） 泽泻 白术

适应证：妊娠眩晕痰湿停聚证。

治白膏（山西省中医研究所） 血竭 生蒲黄 樟丹 蛤粉 白芷 铜绿

适应证：脾肾阳虚证。

治白膏Ⅰ号 血竭 马齿苋 生蒲黄 樟丹 延胡索 枯矾

适应证：外阴营养不良。

定经汤（《傅青主女科》） 菟丝子 白芍 当归 熟地黄 山药 白茯苓 荆芥穗 柴胡

适应证：月经先后无定期肝郁证。

实脾饮（《济生方》） 茯苓皮 土炒白术 炮附子 生姜皮 木瓜 苏梗 木香 大腹皮 草豆蔻 泽泻 猪苓 砂仁 炮干姜 川厚朴 大枣

适应证：羊水过多脾肾阳虚证。

实脾散（《重订严氏济生方》） 附子 干姜 甘草 厚朴 白术 木瓜 木香 草果仁 茯苓 大腹皮 生姜 大枣

适应证：妊娠合并肾炎脾肾阳虚证。

参麦颗粒（《中华人民共和国卫生部·药品标准·中药成药制剂·十三册》） 红参 南沙参 麦冬 黄精 山药 枸杞子

适应证：妊娠呕吐气阴两虚证。

参附汤（《校注妇人良方》） 人参 附子

适应证：输卵管妊娠休克严重虚脱、难免流产或不全流产脱证、产褥感染热入心包证、急性盆腔炎正虚邪陷证。

参苓白术散（《太平惠民和剂局方》） 人参 白术 茯苓 砂仁 薏苡仁 山药 莲子 扁豆 桔梗 炙甘草

适应证：月经先后无定期、经行浮肿脾虚证、妊娠眩晕气血亏虚证、艾滋病肺胃阴虚证、产后蓐劳肺脾气虚证。

经验方（《女科临证经验集要》） 龙齿 牡蛎 白芍 生地黄 当归 阿胶 菊花 天麻 党参 麦冬 五味子 炙甘草

适应证：产后汗证。

经验方（《中医妇科治疗手册》） 生地黄 熟地黄 川芎 白芍 紫草 白蒺藜 首乌 胡麻仁 鸡血藤 生甘草

适应证：经行风疹块血虚证。

经验方（《中医妇科治疗手册》） 茯苓皮 桂枝 白术 当归 川芎 泽兰 木瓜 木香

适应证：经行浮肿气滞证。

经验方（《中医妇科治疗手册》） 柴胡 青皮 香附 郁金 当归 百合 紫石英 磁石 炒枣仁 薄荷 生甘草

适应证：经行情志异常肝气郁结证。

经验方（《中医妇科治疗手册》） 清半夏 淡竹茹 天竺黄 郁金 生龙骨 黄连

麦冬 生大黄 橘红 生甘草

适应证：经行情志异常痰热上扰证。

经验方（《中医妇科临床手册》） 生地黄 麦冬 炙龟甲 炙鳖甲 生牡蛎 白蒺藜 生石决明 钩藤 白芍 山栀子

适应证：妊娠眩晕肝肾不足证。

经验方（《中医妇科临床手册》） 苍术 白术 木瓜 防己 冬葵子 扁豆 白蒺藜 钩藤 赤小豆 天仙藤 珍珠母

适应证：妊娠眩晕痰湿停聚证。

经验方（《中医妇科临床手册》） 羚羊角粉 生地黄 白芍 竹叶 黄连 生石决明 生龙齿 天麻 钩藤 僵蚕 川贝母

适应证：妊娠眩晕肝阳上亢证。

经验方（《全国名医妇科验方集锦》） 太子参 生地黄 熟地黄 北沙参 地骨皮 玄参 麦冬 丹皮 黄芩 黄柏 当归 炒荆芥 桔梗 泽兰 泽泻

适应证：经行发热阴虚证。

经验方（《全国名医妇科验方集锦》） 当归 火麻仁 郁李仁 肉苁蓉 蜂蜜

适应证：产后大便难。

经验方（《全国名医妇科验方集锦》） 沙参 川贝母 枸杞子 百合 炙枇杷叶 炙紫菀 苎麻根 生梨皮

适应证：妊娠咳嗽阴虚肺燥证。

经验方（《全国名医妇科验方集锦》） 炒荆芥 炒防风 光杏仁 炙紫菀 炙款冬花 桑白皮 玉桔梗 姜半夏 杜仲 川续断 桑寄生 罂粟壳 带壳胡桃（打碎） 生姜

适应证：妊娠咳嗽阴虚肺燥证。

经验方（《全国名医妇科验方集锦》） 桑寄生 炒川续断 生山药 党参 炒白术 阿胶（烊化） 白芍 炙甘草 黄芩 莲房炭

适应证：妊娠腹痛虚寒证。

经验方（《全国名医妇科验方集锦》） 菟丝子 党参 川续断 桑寄生 阿胶 白术 何首乌 鹿角霜 杜仲

适应证：胎漏脾肾两虚证。

经验方（《全国名医妇科验方集锦》） 熟地黄 杭芍 龟甲 黄柏 椿根皮 芡实 阿胶

适应证：经期延长气虚证。

经验方（《全国名医妇科验方集锦》） 熟地黄 枸杞子 山萸肉 鸡血藤 菟丝子 淫羊藿 当归 党参

适应证：月经过少肾虚证。

经验方（《何任医药》） 黄芩 白术 带皮苓 天仙藤 桑寄生 杜仲 冬瓜皮 陈蒲壳 乌药 宣木瓜 带皮生姜

适应证：妊娠肿胀气滞证。

经验方（《罗元恺女科述要》） 生地黄 枸杞子 女贞子 怀山药 珍珠母 山萸肉 淫羊藿 鸡血藤 何首乌

适应证：多囊卵巢综合征肾阴虚夹瘀证。

经验方（《福建中医药》） 黄柏 砂仁 茵陈 地榆 土茯苓 薏苡仁 生栀子 白茅根 侧柏叶

适应证：经间期出血湿热证。

经验方（上海医科大学妇产科医院） 熟地黄 山药 补骨脂 淫羊藿 黄精 桃仁 皂角刺 冰球子

适应证：多囊卵巢综合征。

经验方（甘肃省中医院） 白术 茯苓皮 大腹皮 桑白皮 陈皮 砂仁 苏叶 益母草 泽泻 生姜皮 猪苓

适应证：妊娠肿胀脾虚证。

经验方（四川中医，1993，(3)：23） 蒲公英 连须葱白 白酒

适应证：急性乳腺炎。

经验方（河南医科大学二附院） 菟丝子 覆盆子 淫羊藿 紫河车

适应证：多囊卵巢综合征。

经验方（湖南中医杂志，1990，(5)：17） 赤芍 甘草

适应证：急性乳腺炎气滞热壅证。

经验方（新中医，1985，(2)：14） 白芍 柴胡 山药 首乌 川芎 海螵蛸 白及 怀牛膝

适应证：乳衄。

九 画

春泽汤（《医宗金鉴·伤寒心法要诀》） 桂枝 白术 茯苓 猪苓 泽泻 人参

适应证：产后排尿异常肺脾气虚证。

荆防四物汤（《医宗金鉴》） 荆芥 防风 当归 芍药 熟地黄 川芎

适应证：经行风疹块血虚外感证。

茵陈二黄汤（中国中西医结合杂志，1993，(1)：13） 茵陈 黄芩 制大黄 山栀子 木香 白术 白芍 甘草

适应证：母儿血型不合热毒蕴结证。

茵陈大黄散（中医杂志，1982，(2)：37） 茵陈 制大黄 黄芩 甘草

适应证：母儿血型不合热毒内结证，新生儿溶血症或新生儿高胆红素血症。

茵陈五苓散（《证治准绳》） 茵陈 茯苓 白术 猪苓 泽泻 桂枝

适应证：妊娠合并病毒性肝炎湿热内蕴证湿重于热。

茵陈五苓散加味 茵陈 黄芩 云茯苓 白术 猪苓 桂枝 砂仁 白鲜皮 蝉蜕

适应证：妊娠期肝内胆汁淤积症湿热内蕴证、母儿血型不合寒湿内阻证。

茵陈理中汤（《张氏医通》） 茵陈 人参 白术 干姜 甘草

适应证：母儿血型不合寒湿内阻证。

茵陈蒿汤（《伤寒论》） 茵陈 栀子 大黄

适应证：母儿血型不合湿热内蕴证。

茵栀黄方（解放军301医院儿科） 黄连 黄柏 大黄 茵陈 栀子

适应证：母儿血型不合。

茯苓导水汤（《医宗金鉴》） 茯苓 猪苓 陈皮 泽泻 白术 砂仁 槟榔 木香 木瓜 大腹皮 桑白皮 苏叶

适应证：羊水过多脾虚湿聚证。

茯苓饮（《外台秘要》） 茯苓 人参 白术 枳实 橘皮 生姜

适应证：阴吹。

茯神散（《医宗金鉴》） 茯神 人参 黄芪 赤芍 牛膝 琥珀 龙齿 生地黄 桂心 当归

适应证：产后抑郁血虚气弱证。

枳实连槟丸（《医略六书》） 枳实 黄连 槟榔 黄芩 木香 黄柏 当归 阿胶

适应证：葡萄胎。

栀子清肝汤（《外科正宗》） 栀子 丹皮 柴胡 当归 白芍 川芎 牛蒡子 甘草 茯苓

适应证：妊娠合并甲状腺功能亢进肝气郁结，肝火亢盛证。

拯阳理劳汤（《医宗必读》） 黄芪 人参 肉桂 当归 白术 甘草 陈皮 北五味子

适应证：产后蓐劳脾肾阴虚证。

拯阴理劳汤（《医宗必读》） 人参 麦冬 五味子 当归 白芍 生地黄 丹皮 薏苡仁 莲子 橘红 炙甘草

适应证：产后蓐劳肺肾阴虚证。

胃苓汤（《中医方药学》） 川厚朴 陈皮 苍术 甘草 茯苓 泽泻 桂枝 白术

适应证：尖锐湿疣。

胃苓汤（《丹溪心法》） 猪苓 泽泻 白术 茯苓 桂枝 苍术 厚朴 陈皮 甘草

适应证：妊娠合并肾炎水湿浸渍证。

哈荔田经验方（《全国妇科经验方集锦》） 蒲公英 紫地丁 野菊花 生大黄

适应证：急性乳腺炎炎症期。

香艾芎归饮（《中医妇科治疗学》） 香附 焦艾叶 川芎 当归 延胡索

适应证：崩漏肝郁证。

香砂六君子汤（《古今名医方论》） 党参 白术 茯苓 甘草 半夏 陈皮 木香 砂仁 生姜 大枣

适应证：妊娠呕吐、艾滋病脾胃虚弱证、胎萎不长脾虚证、阴道腺病。

香砂胃苓丸（《中华人民共和国卫生部药品标准·中药成药制剂》） 木香 砂仁 苍术 白术 厚朴 陈皮 茯苓 猪苓 泽泻 肉桂 甘草

适应证：妊娠呕吐。

香砂理中丸（《中华人民共和国卫生部药品标准·中药成方制剂》） 木香 砂仁 党参 白术 甘草 干姜

适应证：妊娠呕吐痰湿阻滞证。

香桂丸（《济生方》） 木香 三棱 枳壳 莪术 青皮 川楝子 小茴香 桃仁 牡

丹皮　赤芍　桂枝　茯苓

适应证：阴道腺病。

香桂散（《证治准绳·女科》）　当归　川芎　桂心　童便

适应证：产后腹痛血寒证。

香棱丸（《济生方》）　木香　丁香　三棱　枳壳　莪术　青皮　川楝子　小茴香

适应证：子宫体癌。

复元通气汤（《医宗金鉴》）加减　青皮　陈皮　瓜蒌仁　连翘　金银花　蒲公英　紫花地丁　丹皮　赤芍

适应证：孕痈脓肿未成型。

复方归芍散（《全国名医妇科验方集锦》）　当归　白芍　川芎　云茯苓　白术　泽泻　黄芩

适应证：妊娠腹痛血虚证、胎萎不长气血虚弱证。

复方生化汤（《中医妇科经验方选》）　当归　炒川芎　熟大黄　桃仁　炮姜炭　益母草　丹皮　炙甘草　血竭　莲房

适应证：流产不全。

复方红藤汤（《新编妇科秘方大全》）　红藤　败酱草　蒲公英　丹参　金银花　连翘　鸭趾草　紫花地丁

适应证：急性盆腔炎灌肠。

顺经汤（《傅青主女科》）　熟地黄　沙参　白芍　茯苓　丹皮　黑荆芥

适应证：经行吐衄肺肾阴虚证。

保元汤（《博爱心鉴》）　黄芪　人参　甘草　肉桂　生姜

适应证：葡萄胎元气亏虚证。

保阴煎（《景岳全书》）　生地黄　熟地黄　黄芩　黄柏　白芍　山药　续断　甘草

适应证：月经过多、崩漏、先兆流产血热证，习惯性流产阴虚血热证。

保留灌肠灵　海藻　车前子　当归　云茯苓　泽泻　桂枝　路路通　滑石　鳖甲　生牡蛎　王不留行　荔枝核　官桂

适应证：卵巢肿瘤。

促卵泡汤（江西医学院）　熟地黄　当归　首乌　菟丝子　茺蔚子　肉苁蓉

适应证：崩漏周期疗法。

促卵泡汤（经验方）　女贞子　墨旱莲　丹参　怀山药　菟丝子　熟地黄　肉苁蓉　制首乌

适应证：多囊卵巢综合征肾阴不足，冲任郁热证。

促卵泡汤（经验方）　仙茅　淫羊藿　当归　怀山药　菟丝子　巴戟天　肉苁蓉　熟地黄

适应证：多囊卵巢综合征肾阳衰惫，冲任虚寒证。

促卵泡汤（经验方）　当归　丹参　茺蔚子　桃仁　红花　鸡血藤　续断　香附　桂枝

适应证：多囊卵巢综合征肾阳衰惫、冲任虚寒证。

促黄体汤（江西医学院）　熟地黄　龟甲　白术　川续断　肉苁蓉　炒槐花　当归

适应证：崩漏周期疗法。

促黄体汤（经验方）　丹参　龟甲　枸杞子　女贞子　墨旱莲　熟地黄　制首乌　肉苁蓉　菟丝子

适应证：多囊卵巢综合征肾阴不足，冲任郁热证。

促黄体汤（经验方）　阿胶　龟胶　当归　熟地黄　制首乌　菟丝子　续断　怀山药

适应证：多囊卵巢综合征肾阳衰惫、冲任虚寒证。

促排卵汤（江西医学院）　丹参　赤芍　紫河车　香附　当归　红花

适应证：崩漏周期疗法。

促排卵汤（经验方）　丹参　赤芍　泽兰　熟地黄　枸杞子　桃仁　红花　薏苡仁　香附

适应证：多囊卵巢综合征肾阴不足，冲任郁热证。

盆炎汤（《全国名医妇科验方集锦》）　生大黄　丹皮　桃仁　红花　冬瓜子　当归　川芎　炮姜　炒赤芍　益母草　红藤　甘草

适应证：人流感染瘀热互结证。

盆腔炎Ⅱ号方（《中医临床妇科学》）　丹参　白芍　赤芍　桃仁　败酱草　生薏苡仁　三棱　莪术　穿山甲　陈皮　山楂　延胡索　炒枳实　桔梗　皂角刺

适应证：急性盆腔炎瘀毒阻滞证。

盆腔炎合剂（《中医妇科经验方选》）　柴胡　枳实　赤芍　川楝子　延胡索　丹皮　白花蛇舌草　野菊花　红药子　生甘草　川大黄

适应证：人流感染。

盆腔炎清热汤（《现代名中医妇科绝技》）　金银花　绵茵陈　丹参　蒲公英　车前草　败酱草　丹皮　黄柏　山栀子　乌药　桃仁　延胡索

适应证：急性盆腔炎湿毒壅盛证。

盆腔炎膏（《中医临床诊治·妇科专病》）　当归　白芍　红花　生地黄　益母草　川芎　牛膝　牡丹皮　桂枝　黄柏　刘寄奴　蒲黄　桃仁　郁金　艾叶　乳香　没药　血竭　香油　广丹

适应证：慢性盆腔炎。

胆郁合剂（上海中医药杂志，1990，（7）：9）　当归　白芍　茯苓　泽泻　柴胡　黄芩　茵陈　栀子

适应证：妊娠期肝内胆汁淤积症。

胎元饮（《景岳全书》）　人参　当归　杜仲　白芍　熟地黄　白术　陈皮　炙甘草

适应证：先兆流产气血虚弱证。

独行散（《妇人大全良方》）　五灵脂

适应证：产后血崩。

独参汤（《十药神书》）　人参

适应证：异位妊娠休克型、难免流产、不全流产脱证、产后血崩血虚气脱证、产褥感染热入心包证。

独活寄生汤（《备急千金要方》）　独活　桑寄生　秦艽　防风　细辛　白芍　川芎　干地黄　杜仲　牛膝　茯苓　甘草　桂心　当归　人参

适应证：产后身痛。

养心汤（《证治准绳》） 人参 黄芪 当归 川芎 茯苓 远志 柏子仁 酸枣仁 五味子 肉桂 甘草 半夏曲

适应证：产后抑郁心脾两虚证。

养血和血汤（黄绳武经验方） 当归 白芍 枸杞子 川芎 香附 甘草

适应证：痛经气血虚弱证。

养血益元汤（蔡庄经验方） 党参 白芍 熟地黄 黄精 桑椹子 何首乌 制白术 怀山药 山萸肉

适应证：羊水过少气血虚弱证。

养血熄风方（上海市南市区妇幼保健院） 山羊角 钩藤 白僵蛹 地龙 当归 川芎 生地黄 白芍

适应证：子痫阴虚肝旺证。

养阴益气汤（《中医妇科治疗学》） 泡参 丹参 地骨皮 白芍 黄柏 麦冬 五味子

适应证：月经先期。

养阴清肺汤（《重楼玉钥》） 生地黄 玄参 麦冬 甘草 贝母 丹皮 薄荷 白芍

适应证：妊娠音哑阴虚肺燥证。

养金汤（《沈氏尊生书》） 生地黄 阿胶 杏仁 知母 沙参 麦冬 桑白皮 白蜜

适应证：妊娠音哑阴虚肺燥证。

养荣壮肾汤（《叶天士女科证治》） 当归 川芎 独活 肉桂 川续断 杜仲 桑寄生 防风 生姜

适应证：产后身痛。

养精方（成都中医药大学附属医院） 女贞子 菟丝子 枸杞子 制首乌 蜂皇浆冻干粉等

适应证：绝经前后诸症肾气虚证、盆腔淤血综合征肝肾虚损证。

养精种玉汤（《傅青主女科》） 熟地黄 山茱萸 当归 白芍

适应证：不孕症。

姜龙盛经验方（山东中医杂志，1994，(5)：205） 柴胡 白芍 枳壳 香附 青皮 丹皮 夏枯草 侧柏炭 藕节炭 生甘草

适应证：乳衄病。

姜黄散（《证治准绳》） 姜黄 白芍 延胡索 丹皮 当归 蓬莪术 红花 桂心 川芎

适应证：月经后期血寒实证。

送子丹（《傅青主女科》） 生黄芪 当归 麦冬 熟地黄 川芎

适应证：难产气血虚弱证。

举元煎（《景岳全书》） 人参 黄芪 升麻 白术 甘草

适应证：月经过多、妊娠合并贫血气虚证、先兆流产气血虚弱证。

活血止痒散（彭卫东自拟方） 桃仁 红花 当归 生地黄 川芎 赤芍 柴胡 丹皮 香附 紫草 枳壳

适应证：老年性皮肤瘙痒血瘀证。

活血化瘀温经止血方（《哈荔田妇科医案医话选》） 当归　川芎　益母草　桃仁　焦山楂　炮姜　生蒲黄　五灵脂　炒枳壳　刘寄奴　桑寄生　杜仲

适应证：产后恶露不绝血瘀证。

活血驱风汤（《朱仁康临床经验集》） 当归尾　赤芍　桃仁　红花　白蒺藜　荆芥　蝉蜕　防风　皂角刺　甘草

适应证：老年性皮肤瘙痒血瘀证。

活血调经汤（经验方） 丹参　赤芍　泽兰　茯苓　茺蔚子　当归　香附

适应证：多囊卵巢综合征肾阴不足、冲任郁热证。

活血调经汤（经验方） 当归　熟地黄　丹参　赤芍　泽兰　川芎　香附　茺蔚子

适应证：多囊卵巢综合征肾阳衰惫，冲任虚寒证。

活络效灵丹（《医学衷中参西录》） 丹参　赤芍　乳香　没药

适应证：乳癖痰瘀凝结证。

济生肾气丸（《济生方》） 炮附子　茯苓　泽泻　山茱萸　炒山药　车前子　牡丹皮　官桂　川牛膝　熟地黄

适应证：经行浮肿肾虚证、妊娠小便不通、产后排尿异常肾阳不足证。

宫氏经验方（武汉医学院二附院） 蒲公英　厚朴　大黄

适应证：孕痈毒热炽盛证。

宫外孕Ⅰ号方（《实用中西医结合妇产科学》） 丹参　赤芍　桃仁

适应证：宫外孕，输卵管妊娠休克型和早期不稳定型，或腹腔流动性血液未凝或血肿包块。

宫外孕Ⅱ号方（《实用中西医结合妇产科学》） 丹参　赤芍　桃仁　三棱　莪术

适应证：宫外孕输卵管妊娠破裂出血，腹腔内血液已凝成血肿包块者。

宫颈散（经验方） 蛇床子　乳香　没药　赤石脂　冰片　硼砂　雄黄　钟乳石　樟丹　儿茶　黄连　白矾子

适应证：宫颈炎。

穿山甲散（《古今医统》） 穿山甲　鳖甲（醋炙）　赤芍　大黄（炒）　干漆（炒）　桂心　川芎　芫花（醋炒）　当归　麝香

适应证：卵巢肿瘤。

神气解晕汤（《傅青主女科》） 人参　生黄芪　当归　黑芥穗　姜炭

适应证：产后血晕。

神威膏（山东中医学院学报，1995，（6）：386-387） 当归　川芎　丹参　红花　赤芍　桃仁　青州药耳　高温侧耳 831　王不留行　刘寄奴

适应证：乳癖。

祝谌予经验方（《当代名医证治汇萃》） 当归　生黄芪　生熟地黄　黄芩　黄连　黄柏

适应证：妊娠合并甲状腺功能亢进气阴两虚证。

姚石安经验方（《中医杂志》） 熟大黄　紫草　莪术　三七　琥珀　地骨皮

适应证：经间期出血血瘀证。

十　画

泰山磐石散（《景岳全书》）　人参　黄芪　当归　续断　黄芩　熟地黄　川芎　白芍　白术　炙甘草　砂仁　糯米

适应证：习惯性流产气血虚弱证。

起枕散（《济阴纲目》）　当归　赤芍　川芎　肉桂　延胡索　丹皮　蒲黄　五灵脂　没药　白芷

适应证：产后恶露不下寒凝血瘀证。

莪棱合剂（中医杂志，1995，（5）：296-297）　三棱　莪术　丹参　郁金　赤芍　鸡内金　浙贝母　当归　枳壳　鳖甲　水蛭

适应证：子宫腺肌病。

真武汤（《伤寒论》）　白术　附子　茯苓　白芍　生姜

适应证：经行浮肿、妊娠肿胀肾虚证、羊水过多、妊娠合并肾炎脾肾阳虚证。

桂枝加龙骨牡蛎汤（《金匮要略》）　桂枝　芍药　甘草　生姜　大枣　龙骨　牡蛎

适应证：产后汗证。

桂枝汤（《伤寒论》）　桂枝　白芍　甘草　生姜　大枣

适应证：经行感冒风寒证。

桂枝茯苓丸（《金匮要略》）　桂枝　茯苓　丹皮　桃仁　芍药

适应证：葡萄胎气滞血瘀证，先兆流产血瘀伤胎证，非炎性带下血瘀证，子宫肌瘤寒湿凝结证，卵巢囊肿气血虚弱证、痰湿凝滞证，输卵管绝育术后痰湿互瘀证，绒毛膜癌。

桃仁承气汤（《温病条辨》）　大黄　芒硝　桃仁　当归　芍药　丹皮

适应证：绒毛膜癌，葡萄胎湿热成毒证。

桃红四物汤（《医宗金鉴》）　当归　熟地黄　白芍　川芎　桃仁　红花

适应证：月经先期血瘀证，经期延长气滞血瘀证，月经过少、崩漏、经行发热血瘀证，尖锐湿疣。

桃红四物汤加味（新中医，1990，（5））　当归　赤芍　桃仁　生地黄　五灵脂　香附　乳香　没药　党参　黄芪　蒲黄　红花　川芎　苏木

适应证：胞衣不下气虚血瘀证。

桃红消瘀汤（《中医妇科治疗学》）　丹参　牛膝　当归尾　桃仁　红花　乳香　鱼腥草

适应证：产褥感染瘀热阻胞证。

桃核承气汤（《伤寒论》）　桃仁　大黄　桂枝　甘草　芒硝

适应证：子宫内膜异位症热郁血瘀证、非炎性带下血瘀证、阴吹。

速愈汤（经验方）　白芍　黄芪　熟地黄　白术　芡实　党参　延胡索　墨旱莲　乌贼骨

适应证：卵巢肿瘤。

逐瘀止血汤（《傅青主女科》）　大黄　生地　当归尾　赤芍　丹皮　枳壳　龟甲　桃仁

适应证：经间期出血血瘀证、放环后阴道不规则出血胞宫瘀血证。

逐瘀清宫汤（山西中医，1995，(1)：18）　益母草　马齿苋　生山楂　苏木　刘寄奴　生蒲黄　赤芍　桃仁　红花　川芎　当归

适应证：流产不全。

顾乃强经验方（《实用中医乳房病学》）　龙胆　炒山栀　黄芩　生地黄　丹皮　白花蛇舌草　生侧柏叶　半枝莲　连翘　山慈菇　蛇莓　蛇大谷

适应证：乳衄。

顾小痴经验方（《全国名医妇科验方集锦》）　当归　细生地　丹皮　地骨皮　白芍　川芎　炒蒲黄　太子参

适应证：经期延长阴虚内热证。

顾伯华经验方（上海中医药杂志，1992，(10)：28-30）　柴胡　苏梗　荆芥　防风　牛蒡子　全当归　炒赤芍　全瓜蒌　蒲公英　王不留行　鹿角霜　青陈皮　丝瓜络　路路通

适应证：急性乳腺炎气滞热壅证。

顾伯华经验方（中医杂志，1982，(1)：14-15）　柴胡　当归　白芍　焦白术　茯苓　丹皮　生山栀　墨旱莲

适应证：乳泣。

柴胡清肝汤（《医宗金鉴》）　柴胡　生地黄　当归　赤芍　川芎　连翘　牛蒡子　黄芩　栀子　天花粉　甘草　防风

适应证：乳衄肝经郁热证。

柴胡清肝散（《证治准绳》）　柴胡　黄芩　黄连　山栀子　当归　生地黄　牡丹皮　甘草

适应证：妊娠心烦肝郁证。

柴胡疏肝散（《景岳全书》）　柴胡　香附　枳壳　白芍　川芎　甘草　陈皮

适应证：月经后期气滞证、经行乳房胀痛、母儿血型不和肾虚肝郁证、阴吹。

柴胡解肌散（《陈素庵妇科补解》）　柴胡　黄芩　甘草　荆芥　丹皮　生地黄　玄参　桔梗　赤芍　苏叶　薄荷　前胡

适应证：经行感冒风热证。

逍遥散（《太平惠民和剂局方》）　柴胡　当归　白芍　白术　茯苓　甘草　煨姜　薄荷

适应证：月经先后无定期、崩漏肝郁证，经行乳房胀痛肝脾不调证，经行情志异常肝气郁结证，妊娠腹痛气郁证，乳癖、乳房发育不良、输卵管绝育术后肝郁气滞证。

逍遥散加味（《百灵妇科》）　当归　白芍　柴胡　茯苓　白术　甘草　薄荷　陈皮　枳壳　川楝子　青皮　苏梗

适应证：妊娠腹痛气郁证。

逍遥痛泻方（《新编妇人大全良方》）　白术　白芍　炒防风　陈皮　香附　茯苓　郁金　橘核　党参　山药　炒谷芽　炒山楂

适应证：经行泄泻。

钱伯煊经验方（《全国名医妇科验方集锦》）　党参　桑寄生　白术　菟丝子　狗脊

补骨脂 炮姜 炙甘草 木香 吴茱萸

适应证：经行浮肿脾虚证。

缺乳验方（湖南中医杂志，1994，(2)：26） 党参 白术 当归身 熟地黄 王不留行 穿山甲 桔梗 通草

适应证：缺乳。

健延龄胶囊（施今墨遗方） 熟地黄 何首乌 黄精 黄芪 西洋参 珍珠 琥珀

适应证：绝经前后诸症肾气虚证。

健固汤（《傅青主女科》） 党参 白术 茯苓 薏苡仁 巴戟天

适应证：经期延长脾肾阳虚证、经行浮肿肾虚证。

健脾除湿汤（刘奉五经验方） 桑寄生 山药 冬瓜皮 茯苓皮 莲肉 白术 远志 川续断 防风 羌活

适应证：羊水过多。

徐志华经验方（《全国名医妇科验方集锦》） 桃仁 红花 丹皮 丹参 当归 白芍 生地黄 益母草 炒蒲黄 白及 血余炭

适应证：经期延长气滞血瘀证。

胶艾汤（《金匮要略》） 当归 熟地黄 白芍 川芎 阿胶 艾叶 甘草

适应证：妊娠腹痛虚寒证。

高金亮经验方（《全国名医妇科验方集锦》） 北山楂 苍术 泽泻 枳壳 姜半夏

适应证：月经过少痰湿阻滞证。

益气导溺汤（《中医妇科治疗学》） 党参 白术 升麻 扁豆 茯苓 桔梗 桂枝 通草 乌药

适应证：妊娠小便不通气虚证。

益气和血汤（《中医妇科理论与临床》） 生黄芪 炒白术 菟丝子 炒山药 生地黄 杜仲炭 当归 茜草 鸡血藤 川芎 益母草 煅龙骨 煅牡蛎 地榆 丹皮 甘草

适应证：放环后阴道不规则出血。

益母活血化瘀方（北京市首都医院妇产科方） 益母草 当归 川芎 白芍 广木香

适应证：母儿血型不合。

益肾化瘀汤（吉林中医药，1995，(5)：24） 淫羊藿 杜仲 菟丝子 枸杞子 当归 牛膝 丹参 何首乌 桃仁 红花 酸枣仁 甘草

适应证：人流后宫腔粘连肾虚瘀阻证。

益肾调经汤（《中医妇科治疗学》） 巴戟天 熟地黄 续断 杜仲 当归 白芍 台乌药 焦艾 益母草

适应证：痛经肝肾虚损证。

益荣汤（《景岳全书》） 党参 白芍 酸枣仁 柏子仁 当归 黄芪 朱茯神 紫石英 远志 炙甘草 木香

适应证：经行失眠。

益宫饮（广西中医药，1992，(6)） 党参 女贞子 墨旱莲 茜草 益母草 白术 蒲黄炭 甘草

适应证：流产不全。

凉血止血汤（《刘奉五妇科经验》） 白茅根 藕节 生地黄 丹皮 龙胆 牛膝 黄芩 枳壳 麦冬 栀子

适应证：经行吐衄肝经郁火证。

凉血地黄汤（《血证论》） 生地黄 当归 甘草 黄连 炒栀子 玄参 黄芩

适应证：产褥感染。

凉膈散（《太平惠民和剂局方》） 川大黄 朴硝 甘草 山栀 薄荷叶 黄芩 连翘 竹叶

适应证：经行口糜胃热炽盛证。

消风散（《外科正宗》） 荆芥 防风 当归 生地黄 苦参 炒苍术 蝉蜕 木通 胡麻仁 生知母 石膏 生甘草 牛蒡子

适应证：经行风疹风热证、妊娠期肝内胆汁淤积症血虚内热证、老年皮肤瘙痒血热证。

消肿安胎方 木香 猪苓 泽泻 桑白皮 川芎 木瓜 槟榔 苏梗 陈皮 白术 大腹皮 茯苓 当归 砂仁

适应证：羊水过多。

消瘤丸（《国际中医药现代研究》） 熟地黄 党参 鹿角胶 肉桂 桃仁 海藻 莪术 败酱草 穿山甲

适应证：卵巢囊肿。

消瘰丸（《医学心悟》） 玄参 牡蛎 浙贝母

适应证：子宫肌瘤痰瘀互结证。

消癖汤（《妇科名医证治精华》） 柴胡 香附 八月札 当归 白芍 首乌 菟丝子 川楝子 柴胡 肉苁蓉 巴戟天 昆布 海藻 夏枯草 王不留行

适应证：乳癖冲任失调证。

消囊回春丹（渠敬文经验方） 炮山甲 生水蛭 三棱 莪术 白芥子 肉桂

适应证：卵巢囊肿。

海崇熙经验方 茵陈 大黄 栀子 厚朴 枳实 草豆蔻 败酱草 焦三仙

适应证：妊娠合并病毒性肝炎热毒壅盛证。

海藻玉壶汤（《外科正宗》） 海藻 贝母 陈皮 海带 青皮 川芎 当归 半夏 连翘 昆布 独活 甘草

适应证：乳癖痰瘀凝结证。

浮肿经验方（《中医妇科治疗手册》） 黄芪 肉桂 木通 益母草 冬瓜皮

适应证：经行浮肿肾虚证。

润肠丸（《沈氏尊生书》） 生地黄 当归 桃仁 火麻仁 枳壳

适应证：阴吹。

宽带汤（《傅青主女科》） 白术 巴戟肉 补骨脂 人参 麦冬 杜仲 熟地黄 肉苁蓉 白芍 当归 五味子 莲子

适应证：不孕症。

调肝汤（《傅青主女科》） 当归 白芍 山茱萸 巴戟天 阿胶 山药 甘草

适应证：痛经肝肾虚损证。

调经活血汤（江西医学院） 丹参 赤芍 茺蔚子 泽兰 桑寄生 香附 当归

适应证：崩漏周期疗法。

调经散（《太平惠民和剂局方》） 当归　肉桂　没药　琥珀　赤芍　白芍　细辛　麝香

适应证：产后抑郁败血停积证。

通仙五宝散　煅钟乳石　琥珀　朱砂　冰片

适应证：梅毒。

通任种子汤（《中医妇科经验方》） 丹参　当归　连翘　香附　薏苡仁　白芍　赤芍　红花　络石藤　川芎　小茴香　炙甘草

适应证：不孕症。

通关丸加味（浙江中医杂志，1985，(11)：494） 黄柏　知母　蒲公英　忍冬藤　白花蛇舌草　肉桂　竹叶

适应证：子淋湿热下注证。

通肝生乳汤（《傅青主女科》） 当归　白芍　白术　熟地黄　麦冬　柴胡　远志　通草　炙甘草

适应证：缺乳。

通乳丹（《傅青主女科》） 人参　生黄芪　当归　麦冬　木通　桔梗　猪蹄

适应证：缺乳。

通乳方（《临床辨病专方治疗丛书》） 葛根　穿山甲　王不留行　漏芦　路路通　川芎　黄芪　白术　当归　陈皮　甘草

适应证：缺乳。

通经活络汤（《中医妇科治疗学》） 瓜蒌　橘络　青皮　丝瓜络　生香附　通草　扁豆　当归身

适应证：缺乳。

通脉大生片（《中医妇科治疗学》） 杜仲　续断　菟丝子　桑寄生　艾叶　砂仁　茯苓　山药　鹿角霜　首乌　台乌　当归　肉苁蓉　车前子　枸杞子　紫河车　荔枝核

适应证：崩漏肾气虚证、闭经肾气不足证、绝经前后诸证肾阴阳两虚证。

通窍活血汤（《医林改错》） 赤芍　川芎　桃仁　红花　老葱　麝香　生姜　红枣

适应证：经行头痛气滞血瘀证。

通瘀煎（《景岳全书》） 当归尾　山楂　香附　红花　乌药　青皮　木香　泽泻

适应证：月经先期血瘀证、葡萄胎、产后恶露不下气滞血瘀证。

十　一　画

黄芪汤（《金匮翼》） 黄芪　陈皮　火麻仁　白蜜

适应证：产后便秘。

黄芪汤（《济阴纲目》） 黄芪　白术　防风　熟地黄　煅牡蛎　白茯苓　麦冬　甘草　大枣

适应证：产后汗证。

黄芪桂枝五物汤（《金匮要略》） 黄芪　桂枝　芍药　生姜　大枣

适应证：妊娠肿胀血虚证、产后身痛。

黄连阿胶汤（《伤寒论》） 黄连 阿胶 黄芩 芍药 鸡子黄

适应证：妊娠心烦阴虚内热证。

黄连解毒汤（《外台秘要》引崔氏方） 黄连 黄芩 黄柏 栀子

适应证：母儿血型不和热毒内结证、梅毒。

黄蜈散 黄柏 轻粉 蜈蚣 冰片 麝香 雄黄

适应证：子宫颈炎。

菖蒲安神汤（《中华祖传秘方大全》） 朱茯神 酸枣仁 远志 柏子仁 枳壳 当归 山药 石菖蒲 炙黄芪 益智仁 生龙骨 生牡蛎

适应证：经行失眠心脾两虚证。

萎缩型白斑膏 生马钱子 紫草 白芷 重楼 当归 蜈蚣 麻油 雄黄 麝香 生蒲黄 鹿衔草 淫羊藿 仙茅

适应证：萎缩型外阴营养不良。

萆薢渗湿汤（《疡科心得集》） 萆薢 薏苡仁 黄柏 赤茯苓 丹皮 泽泻 通草 滑石

适应证：非特异性阴道炎、炎性带下病脾虚蕴热证、阴疮湿热蕴结证。

排卵效灵汤（河南中医，1990，(4)：3） 当归 白芍 白术 茯苓 香附 川楝子 丹皮 山萸肉 熟地黄 菟丝子 杜仲 枸杞子 延胡索 全瓜蒌 川芎

适应证：不孕症。

排脓散（《外科正宗》）加减 黄芪 当归 金银花 白芷 防风 川续断 瓜蒌仁 薏苡仁 败酱草

适应证：孕痈脓肿已成型。

救母丹（《傅青主女科》） 人参 当归 川芎 益母草 赤石脂 荆芥穗（炒黑）

适应证：过期流产气血虚弱证。

蛇花汤（经验方） 蛇床子 花椒 黄柏 白矾

适应证：滴虫性阴道炎。

蛇床子散（《中医妇科学》） 蛇床子 花椒 明矾 百部 苦参

适应证：白塞综合征。

银甲丸（《中医妇科治疗学》） 金银花 连翘 蒲公英 紫花地丁 红藤 大青叶 升麻 茵陈 椿根皮 鳖甲 生蒲黄 琥珀 桔梗

适应证：痛经湿热瘀阻证、宫颈炎、子宫肉瘤湿热瘀毒证，阴疮湿热蕴结证，慢性盆腔炎湿瘀互结证。

银黄汤（浙江医科大学附属妇产科医院经验方） 金银花炭 益母草 炒黄芩 炒丹皮 炒蒲黄 茜草 焦山楂 党参 贯众炭 大黄炭

适应证：产后恶露不绝。

银翘红酱解毒汤（《妇产科学》） 金银花 连翘 红藤 败酱草 薏苡仁 丹皮 栀子 赤芍 桃仁 元胡 川楝子 乳香 没药

适应证：产后恶露不下瘀热证、淋病、尖锐湿疣、急性盆腔炎湿毒壅盛证。

脱花煎（《景岳全书》） 当归 肉桂 川芎 牛膝 车前子 红花

适应证：难免流产、过期流产血瘀证。

脱花煎加减（《中医妇科临床手册》）　当归　川芎　桃仁　红花　川牛膝　车前子　益母草　半枝莲　白花蛇舌草

适应证：葡萄胎湿热成毒证。

麻子仁丸（《经效产宝》）　麻仁　杏仁　大黄　枳壳

适应证：产后大便难。

麻黄汤（《傅青主女科》）　人参　当归　黄芪　白术　桂枝　甘草　麻黄根　牡蛎　浮小麦

适应证：产后汗证。

麻黄连翘赤小豆汤（《伤寒论》）　麻黄　连翘　赤小豆　生梓白皮　杏仁　炙甘草　大枣　生姜

适应证：妊娠合并病毒性肝炎湿热兼表证、妊娠合并肾炎湿毒壅盛证。

麻蒲散（南京中医学院学报，1988，(1)：23）　炙麻黄　生甘草　蒲公英　紫丹参　青皮　川芎

适应证：急性乳腺炎炎症期。

羚角钩藤汤（《通俗伤寒论》）　羚羊角片　钩藤　桑叶　杭菊　贝母　竹茹　生地黄　白芍　茯神　甘草

适应证：子痫肝风内动证、妊娠合并肾炎阴虚肝旺证。

清开灵口服液（《广东中成药》）　胆酸　水牛角　黄芩苷　珍珠层粉　栀子　板蓝根　金银花提取物等

适应证：急性乳腺炎炎症期。

清开灵注射液（《广东中成药》）　牛黄　水牛角　黄芩　金银花　栀子等

适应证：急性乳腺炎炎症期。

清化饮（《景岳全书》）　丹皮　茯苓　黄芩　生地黄　麦冬　芍药　石斛

适应证：月经先期阴虚内热证。

清肝止淋汤（《傅青主女科》）　白芍　生地黄　当归　阿胶　丹皮　黄柏　牛膝　香附　红枣　小黑豆

适应证：经间期出血湿热证。

清肝引经汤（《中医妇科学》4 版教材）　当归　白芍　生地黄　丹皮　栀子　黄芩　川楝子　茜草　牛膝　甘草　白茅根

适应证：经行吐衄肝经郁火证，非炎性带下肝火证，乳衄、外阴营养不良肝郁证。

清肝达郁汤（《重订通俗伤寒论》）　柴胡　菊花　栀子　丹皮　当归　白芍　橘叶　橘白　薄荷　炙甘草

适应证：月经先期肝郁血热证。

清肝解郁汤（《证治准绳》）　丹皮　炒栀子　当归　白芍　柴胡　白术　茯苓　甘草　川芎　陈皮　党参

适应证：乳癖肝郁化火证。

清尿饮（经验方）　生地黄　玄参　墨旱莲　白薇　藕节　芦根　甘草梢　苎麻根　小蓟　车前草

适应证：子淋血尿。

清金化痰汤（《医学统旨》）　黄芩　山栀　桔梗　麦冬　桑白皮　贝母　知母　瓜蒌

仁　橘红　茯苓　甘草

适应证：妊娠咳嗽痰火犯肺证。

清金除火汤（《古今医鉴》）　黄芩　杏仁　贝母　前胡　瓜蒌　炙甘草　陈皮　茯苓　法半夏　桔梗　生姜　桑叶　枇杷叶

适应证：妊娠咳嗽痰火犯肺证。

清肺解毒散结汤（《中医妇科临床手册》）　金银花　连翘　鱼腥草　薏苡仁　瓜蒌仁　川贝母　沙参　生地黄　麦冬　丹皮　桃仁　山慈菇　白茅根　生甘草

适应证：绒毛膜癌。

清经散（《傅青主女科》）　丹皮　地骨皮　白芍　熟地黄　青蒿　茯苓　黄柏

适应证：月经先期阳盛血热证。

清胃降逆汤（《中医妇科学》）　生赭石　金钗石斛　天冬　杭白芍　生地黄　粉丹皮　制香附　白茅根　怀牛膝

适应证：经行吐衄胃热炽盛证。

清胃养阴消瘿方（经验方）　知母　生地黄　玉竹　麦冬　生石膏　白芍　石斛　夏枯草　山慈菇　西洋参

适应证：妊娠合并甲状腺功能亢进阴虚胃热证。

清骨散（《证治准绳》）　银柴胡　胡黄连　秦艽　鳖甲（醋炙）　地骨皮　青蒿　知母　甘草

适应证：产后蓐劳肝肾阴虚证。

清蚀消毒饮（《实用中医妇科学》）　金银花　连翘　滑石　槐花　栀子　石韦　土茯苓　生薏苡仁　赤芍　琥珀末　陈皮　甘草　麦冬

适应证：淋病。

清宫止血饮（中国医药学报，1995，（6）：21）　益母草　生黄芪　生地榆　白花蛇舌草　三七　大黄炭　桃仁　红花　升麻炭　荆芥炭　当归　续断　山药　薏苡仁

适应证：流产不全。

清宫汤（《中医临床妇科学》）　蒲公英　金银花　马鞭草　败酱草　炒当归　赤芍　蒲黄　车前草　益母草　焦山楂　五灵脂

适应证：人流感染湿热壅滞证。

清宫灵煎剂（《中医妇科理论与临床》）　连翘壳　金银花　地丁草　鹿衔草　粉丹皮　茜草根　生蒲黄　血竭　生地黄　参三七片

适应证：放环后阴道不规则出血。

清络饮（《温病条辨》）　鲜荷叶边　鲜金银花　西瓜翠衣　丝瓜皮　鲜竹叶心　鲜扁豆衣

适应证：产褥感染。

清热止血汤（长春中医学院方）　炙龟甲　炒黄柏　炒白芍　炒香附　炒黄芩　炒椿皮　炒海螵蛸

适应证：月经过多血热证。

清热安荣汤（《罗氏会约医镜》）　生地黄　青蒿　丹皮　地骨皮　麦冬　赤芍　当归　川芎　甘草

适应证：月经先期阳盛血热证。

清热固经汤（《简明中医妇科学》） 生地黄 焦栀子 黄芩 地榆 地骨皮 炙龟甲 牡蛎 藕节 阿胶 甘草

适应证：崩漏血热证、放环后阴道不规则出血、胞宫血热证。

清热除烦汤（《百灵妇科》） 竹沥 竹茹 知母 黄芩 麦冬 菖蒲 茯苓 陈皮 枳壳

适应证：妊娠心烦痰火证。

清热调血汤（《古今医鉴》） 丹皮 黄连 生地黄 当归 白芍 川芎 红花 桃仁 延胡索 莪术 香附

适应证：痛经、盆腔淤血综合征湿热瘀阻证。

五味消毒饮（《医宗金鉴》） 金银花 野菊花 蒲公英 紫花地丁 紫背天葵

适应证：子宫体癌热毒证。

清热镇惊汤（《医宗金鉴》） 柴胡 薄荷 麦冬 栀子 黄连 龙胆 茯神 钩藤 木通 生甘草 灯心草 竹叶

适应证：经行情志异常心肝火旺证。

清海丸（《傅青主女科》） 熟地黄 白术 白芍 玄参 桑叶 山茱萸 炒山药 丹皮 地骨皮 沙参 石斛 麦冬 炒五味子 龙骨

适应证：先兆流产血热证。

清营汤（《温病条辨》） 玄参 生地黄 麦冬 金银花 连翘 竹叶 黄连 丹参等

适应证：产褥感染热入营血证。

清斑汤Ⅰ号方 何首乌 墨旱莲 益母草 夏枯草 女贞子 覆盆子 薏苡仁 土茯苓 蒲公英 金银花 山豆根 白术

适应证：混合型外阴营养不良。

清暑益气汤（《温病条辨》） 西洋参 石斛 麦冬 黄连 竹叶 荷梗 知母 西瓜翠衣 粳米 甘草

适应证：产褥感染。

清魂散（《妇人大全良方》） 泽兰叶 人参 荆芥 川芎

适应证：产后血晕。

混合型白斑膏 马钱子 蜈蚣 赤芍 血竭

适应证：混合型外阴营养不良。

渗湿消痰饮加减（《中医妇科临床手册》） 苍术 白术 制半夏 薏苡仁 茯苓 白芷 泽泻 制香附 炙甘草 乌贼骨 扁豆花 六一散

适应证：非炎性带下病脾虚证、炎性带下病脾虚蕴热证。

密骨片（同济医科大学附属协和医院） 杜仲 胡桃肉 补骨脂 淫羊藿 干地黄 怀牛膝

适应证：绝经后骨质疏松症。

十 二 画

琥升汤（陕西中医，1993，(12)：531） 琥珀 升麻 大青叶 生地黄 当归 茵陈 薏苡仁 连翘 醋炒香附 赤芍 五灵脂 丹皮 败酱草 甘草梢适应证：输卵管绝育术后。

斑玄丸（《医学入门》）　斑蝥　延胡索

适应证：葡萄胎。

越婢汤（《金匮要略》）　麻黄　石膏　生姜　甘草　大枣

适应证：妊娠合并肾炎风邪侵袭证。

越鞠丸（《丹溪心法》）　苍术　香附　川芎　神曲　炒栀子

适应证：妊娠肿胀气滞证。

趁痛散（《妇人大全良方》）　当归　黄芪　白术　炙甘草　独活　生姜　桂心　薤白　牛膝

适应证：产后身痛。

葫芦汤（《中医妇科经验方选》）　葫芦　生黄芪　白术

适应证：经行浮肿脾虚证。

散结定疼汤（《傅青主女科》）　当归　川芎　丹皮　益母草　黑芥穗　乳香　山楂　桃仁

适应证：产后腹痛血瘀证。

葛秦生经验方　黄芪　丹参　鸡血藤　白鲜皮　赤芍　桃仁　刺蒺藜　僵蚕　木香等

适应证：硬化苔藓型外阴营养不良。

韩百灵经验方（《全国名医妇科验方集锦》）　熟地黄　山萸肉　牡蛎　海螵蛸　杜仲　川续断　桑寄生　山药　白芍　阿胶　棕榈炭　炒地榆

适应证：崩漏周期疗法。

韩冰经验方　金银花　黄芩　山栀子　苏叶　荆芥　桔梗　板蓝根　云茯苓　绿豆衣　生甘草　鲜芦根

适应证：妊娠合并肾炎风邪侵袭证。

棱莪消积汤（《中医妇科临床手册》）　三棱　莪术　丹参　赤芍　桃仁　薏苡仁　延胡索　丹皮　红藤　败酱草　炙乳香　炙没药

适应证：急性盆腔炎瘀毒阻滞证。

紫苏饮（《普济本事方》）　紫苏　大腹皮　当归　白芍　川芎　陈皮　枳壳　茯苓　甘草

适应证：胎气上逆肝郁证。

紫草油　紫草　香油

适应证：阴疮。

紫雪丹（《温病条辨》）　生石膏　磁石　滑石　羚羊角　沉香　玄参　木香　升麻　丁香　麝香　朱砂　炙甘草　朴硝等

适应证：产褥感染热闭心包证。

黑神散（《太平惠民和剂局方》）　熟干地黄　黑大豆　当归　肉桂　干姜　甘草　白芍　蒲黄

适应证：产后腹痛血寒证、产后血晕瘀阻气闭证、胞衣不下血瘀证。

黑逍遥散（《医略六书》）　地黄　柴胡　当归　白芍　白术　茯苓　甘草　薄荷　川芎

适应证：外阴白色病变肝郁证。

傅美玉外洗方（经验方） 茵陈 蒲公英 地肤子 蛇床子 黄连 黄柏 紫花地丁

适应证：外阴白色病变湿热下注证。

傅美玉外洗方（经验方） 淫羊藿 白花蛇舌草 蒺藜 当归 川续断 白鲜皮 硼砂

适应证：外阴白色病变肝肾阴虚证。

舒气汤（经验方） 人参 当归 川芎 白芍 紫苏梗 牛膝 陈皮 柴胡 葱白

适应证：难产气滞血瘀证。

舒氏通乳汤（经验方） 当归 桔梗 通草 木通 甘草 首乌

适应证：缺乳。

舒肝化瘿煎（哈孝廉经验方） 柴胡 木香 海藻 昆布 海螵蛸 浙贝母 夏枯草 龙胆 香附 陈皮 白术 菟丝子 杜仲

适应证：妊娠合并甲状腺功能亢进肝气郁结、肝火亢盛证。

痛经方（许润三经验方） 当归 川芎 生蒲黄 生五灵脂 枳壳 制香附 益母草

适应证：痛经气滞血瘀证。

痛经通效方（吉林中医药，1989，（4）：1） 香附 桃仁 延胡索 干姜 生蒲黄 赤芍 陈皮 当归 白芍 川芎 肉桂 小茴香 炙甘草

适应证：痛经。

阑尾化瘀汤（天津南开医院方） 丹皮 金银花 川楝子 木香 延胡索 桃仁 大黄

适应证：孕痈气血瘀滞证。

阑尾汤（曹天顺方） 川楝子 红藤 地丁 金银花 蒲公英 赤芍 白花蛇舌草 益母草 莱菔子 生薏仁 生黄芪 黄芩

适应证：孕痈湿热内蕴证。

阑尾清化汤（天津南开医院方）加减 丹皮 金银花 蒲公英 赤芍 川楝子 桃仁 大黄 甘草

适应证：孕痈湿热内蕴证。

阑尾清解汤（天津南开医院方） 丹皮 金银花 蒲公英 木香 川楝子 大黄 冬瓜子 甘草

适应证：孕痈毒热炽盛证。

温土毓麟汤（《傅青主女科》） 巴戟天 覆盆子 怀山药 菟丝子 肉苁蓉 鹿角霜 人参 益智仁

适应证：羊水过少脾肾不足证。

温肾活血汤（张海峰经验方） 仙茅 淫羊藿 菟丝子 巴戟肉 紫石英 熟地黄 怀山药 山萸肉 当归 红花 泽兰 益母草

适应证：经间期出血。

温肾调气汤（《中医妇科治疗学》） 杜仲 续断 桑寄生 台乌药 补骨脂 菟丝子 焦艾 炒狗脊

适应证：月经后期血寒虚证。

温经化瘀汤（卓雨农方） 秦归 川芎 莪术 桃仁 吴茱萸 肉桂 盐炒小茴香 橘核 乳香 血竭 青皮

适应证：子宫肌瘤寒湿凝结证。

温经汤（《金匮要略》）　当归　吴茱萸　桂枝　白芍　川芎　生姜　丹皮　法半夏　麦冬　人参　阿胶　甘草

适应证：月经后期血寒虚证。

温经汤（《校注妇人良方》）　人参　当归　川芎　白芍　桂心　莪术　丹皮　川牛膝　甘草

适应证：月经后期血寒实证、闭经血瘀气滞证。

温经散寒汤（《首批国家级名老中医效验方精选》）　当归　川芎　赤芍　白术　紫石英　胡芦巴　五灵脂　金铃子　延胡索　制香附　小茴香　艾叶

适应证：痛经寒湿凝滞证。

温经摄血汤（《傅青主女科》）　大熟地　白芍　川芎　白术　柴胡　五味子　肉桂　续断

适应证：月经后期、闭经血瘀气滞证。

温胆汤（《备急千金要方》）　陈皮　半夏　茯苓　枳实　竹茹　生姜　甘草

适应证：经行眩晕脾虚夹湿证、经行情志异常痰热上扰证、妊娠心烦痰火证、妊娠眩晕痰湿停聚证、艾滋病脾胃虚弱证。

温清饮（《中医妇科治疗学》）　生地黄　当归　赤芍　川芎　黄连　黄芩　黄柏　山栀　板蓝根　人中黄

适应证：经行口糜。

滋水清肝饮（《医宗己任编》）　熟地黄　山药　山茱萸　丹皮　茯苓　当归　泽泻　柴胡　白芍　栀子　大枣

适应证：经间期出血肝郁化火证、产后蓐劳肝肾阴虚证。

滋血汤（《证治准绳》）　人参　山药　黄芪　茯苓　川芎　白芍　熟地黄

适应证：月经过少血虚证、闭经气血虚弱证。

滋阴抑抗汤（《中医临床妇科学》）　当归　赤芍　白芍　山萸肉　怀山药　甘草　苎麻根　柴胡　山楂　泽泻

适应证：不孕症。

滋阴固气汤（《实用中医妇科学》）　党参　黄芪　白术　阿胶　续断　菟丝子　何首乌　山茱萸　鹿角霜　白芍　炙甘草

适应证：崩漏调经。

滋肾育胎丸（罗元恺经验方）　党参　续断　白术　巴戟天　何首乌　杜仲　枸杞子　菟丝子　熟地黄

适应证：不孕症。

滋肾通关丸（《兰室秘藏》）　黄柏　知母　肉桂

适应证：产后排尿异常肾阴亏损证。

滋乳汤（《医学衷中参西录》）　炒冬葵子（研碎）　生黄芪　当归　知母　玄参　炒王不留行　炒穿山甲　路路通　丝瓜络

适应证：缺乳。

犀角地黄汤（《备急千金要方》）　犀角末（现已禁用）　生地黄　丹皮　赤芍

适应证：经行吐衄胃热炽盛证。

犀角散（《温病条辨》）加味　犀角（现已禁用）　黄连　栀子　茵陈　升麻　生地黄　丹皮　玄参

适应证：妊娠合并病毒性肝炎热毒壅盛证。

疏肝活血汤（《陕西中医》）　柴胡　丹皮　桃仁　赤芍　白芷　当归　茯苓　白术　炒栀子　红花　薄荷　杭芍　川芎　葛根

适应证：经行头痛气滞血瘀证。

疏肝解郁汤（《中医妇科治疗学》）　香附　青皮　柴胡　郁金　丹参　川芎　红泽兰　延胡索　川楝子

适应证：月经后期气滞证。

疏郁清肝汤（《中医妇科治疗学》）　当归　白芍　白术　柴胡　香附　郁金　黄芩　山栀仁　丹皮　甘草

适应证：产后乳汁自出。

缓解汤（李学君自拟方）　川芎　桃仁　莪术　延胡索　制没药　制乳香　党参　黄芪　白芍　泽泻

适应证：卵巢肿瘤。

十　三　画

塌痒方（《疡医大全》）　鹤虱　苦参　威灵仙　当归尾　蛇床子　狼毒

适应证：滴虫性阴道炎。

蒲留饮（江西中医药，1986，(2)：46）　蒲公英　王不留行

适应证：急性乳腺炎炎症期。

蒲辅周经验方（《蒲辅周医案》）　茯苓皮　杏仁　薏苡仁　白豆蔻　茵陈　猪苓　法半夏　黄芩　滑石块　晚蚕沙　白通草　淡竹叶

适应证：产褥感染。

椿蒲八味汤（《妇科名医证治精华》）　熟地黄　山萸肉　怀山药　泽泻　丹皮　知母　黄柏　枸杞子　墨旱莲　椿根皮　蒲公英

适应证：老年性阴道炎湿热为主。

裘笑梅经验方（《全国名医妇科验方集锦》）　清炙芪　上潞参　陈阿胶　艾叶炭

适应证：胎漏气虚。

蜕膜汤（中医杂志，1989，(6)：61）　益母草　川芎　丹参　山甲片　川牛膝　桃仁　藏红花　当归　蝉蜕　香附　麝香

适应证：人流宫腔粘连。

催生饮（《济阴纲目》）　当归　川芎　大腹皮　枳壳　白芷　益母草

适应证：难产气滞血瘀证。

解郁化痰汤（《精神医学基础》）　橘红　半夏　柴胡　郁金　香附　远志　菖蒲　瓜蒌　胆星　竹茹

适应证：经行情志异常抑郁证。

解毒活血汤（《医林改错》）　连翘　葛根　柴胡　枳壳　当归　赤芍　生地黄　红花　桃仁　甘草

适应证：梅毒、慢性盆腔炎湿瘀互结证。

解毒紫金丹（内蒙古中医药，1990，(2)：13）　醋龟甲　石决明　朱砂

适应证：梅毒。

新加当归散（经验方）　当归　芍药　白术　黄芩　菟丝子　枸杞子　大枣

适应证：妊娠合并贫血血虚证。

褚玉霞经验方（《全国名医妇科验方集锦》）　益母草　贯众炭　茜草　生山楂　炒红花　生地榆　藕节　三七粉

适应证：月经过多。

十　四　画

蔡小荪经验方（《全国名医妇科验方集锦》）　云茯苓　桂枝　延胡索　赤芍　金铃子　丹皮　败酱草　红藤　柴胡梢　鸭跖草

适应证：妊娠腹痛湿热证。

蔡小荪经验方（上海中医药杂志，1982，(4)）　柴胡　川楝子　乌药　香附　炒当归　丹参　赤芍　川牛膝　桂枝　海藻　炙甲片　皂角刺　干漆　血竭　莪术

适应证：子宫内膜异位症气滞血瘀证、子宫腺肌病。

蔡松汀难产方（经验方）　黄氏（蜜炙）　当归　茯神　党参　龟甲（醋炙）　川芎　白芍（酒炒）　枸杞子

适应证：难产气虚血弱证。

酸枣仁汤（《现代中西医妇科学》）　酸枣仁　知母　茯苓　栀子　郁金　合欢皮　菊花　龙骨　石决明　柏子仁　夜交藤

适应证：经行失眠。

熏洗方（《中医妇科经验方选》）　生百部　蒲公英　紫花地丁　野菊花　黄柏　龙胆　苦参　蛇床子　川椒

适应证：阴疮。

毓麟珠（《景岳全书》）　鹿角霜　川芎　当归　白芍　白术　茯苓　川椒　人参　杜仲　甘草　菟丝子　熟地黄

适应证：习惯性流产气血虚弱证、不孕症肾阳虚证。

膈下逐瘀汤（《医林改错》）　当归　川芎　赤芍　桃仁　红花　枳壳　延胡索　五灵脂　丹皮　乌药　制香附　甘草

适应证：闭经、痛经、子宫内膜异位症、卵巢囊肿、盆腔淤血综合征血瘀气滞证，子宫腺肌病、乳衄痰凝血瘀证。

膈下逐瘀汤加减（《中医妇科学》）　当归　丹皮　三棱　莪术　五灵脂　乌药　延胡索　枳壳　鳖甲　牡蛎　水蛭　土鳖虫　土茯苓　甘草

适应证：绒毛膜癌。

慢性荨麻疹方 1（《百病良方》）　生地黄　首乌　当归　白芍　丹皮　玉竹　荆芥　防风　大枣　人参叶

适应证：经行风疹块。

慢性荨麻疹方 2（《百病良方》）　茵陈　薏苡仁　木瓜　防己　麻黄　桂枝　防风

地龙　蛇蜕

适应证：经行风疹块。

缩泉丸（《校注妇人良方》）　乌药　益智仁　山药

适应证：乳泣脾肾阳虚证。

缩宫饮（经验方）　黄芪　白术　当归　白芍　熟地黄　阿胶　菟丝子　山萸肉　巴戟天　茜草根　乌贼骨　益母草　贯众　墨旱莲　五味子

适应证：产后恶露不绝。

缩宫逐瘀汤（中医杂志，1990，(11)：35）　川黄连　当归　刘寄奴　桃仁　重楼　枳壳　益母草　山楂　炮姜　甘草

适应证：产后恶露不绝。

十　五　画

增生型白斑膏（经验方）　生马钱子　紫草　白芷　重楼　当归　蜈蚣

适应证：增生型外阴营养不良。

增乳方（经验方）　当归　黄芪　黄精　熟地黄　桔梗　路路通　猪蹄

适应证：缺乳。

增效承气汤（《温病条辨》）　玄参　麦冬　生地黄　大黄　芒硝

适应证：孕痈毒热炽盛证。

增液汤（《温病条辨》）　玄参　麦冬　生地黄

适应证：妊娠呕吐气阴两虚证、妊娠合并糖尿病阴虚血热证、阴吹。

镇肝熄风汤（《医学衷中参西录》）　牛膝　代赭石　生龙骨　生牡蛎　生龟甲　白芍　玄参　天冬　川楝子　生麦芽　茵陈　甘草

适应证：妊娠合并甲状腺功能亢进肝肾阴虚、肝风内动证。

鲤鱼汤（《备急千金要方》）　鲤鱼　白术　白芍　当归　茯苓　生姜　陈皮

适应证：羊水过多脾虚湿聚证。

潘群经验方（《实用中医乳房病学》）　熟地黄　当归　白芍　川芎　枸杞子　菟丝子　覆盆子　车前子　五味子　怀牛膝　巴戟天　鹿角胶　仙茅　淫羊藿

适应证：乳房发育不良。

鹤酱粉　仙鹤草　败酱草　金银花　黄柏　苦参　冰片

适应证：宫颈癌。

十六画以上

薏苡仁汤（《外科正宗》）　薏苡仁　瓜蒌仁　桃仁　丹皮　白芍

适应证：孕痈脓肿已成型。

薏苡附子败酱散（《金匮要略》）　薏苡仁　附子　败酱草

适应证：孕痈毒热炽盛证、急性盆腔炎正虚邪陷证。

薄硫膏（中西医结合杂志，1987，(10)：600）　硫酸镁　栀仁　穿山甲　薄荷油

适应证：急性乳腺炎炎症期。

橘半桂苓枳姜汤（《温病条辨》）　半夏　枳实　橘皮　桂枝　茯苓　生姜

适应证：阴吹。

橘荔散结丸（罗元恺经验方）　橘核　荔枝核　川续断　小茴香　台乌药　川楝子　海藻　岗稔根　莪术　制首乌　党参　生牡蛎　风栗壳　益母草

适应证：不孕症。

橘核昆藻汤（《中医妇科经验方选》）　橘核　昆布　海藻　鳖甲　夏枯草　当归　赤芍　川楝子　延胡索　香附　茯苓　海蛤粉　白英

适应证：输卵管绝育术后瘀湿互阻证。

醒脑静注射液（国家批准中药）　麝香　冰片　栀子　郁金等

适应证：急性乳腺炎热毒炽盛证。

赞育丹（《景岳全书》）　杜仲　巴戟天　仙茅　淫羊藿　菟丝子　蛇床子　熟地黄　山茱萸　肉苁蓉　当归　白术

适应证：崩漏肾阳虚证。

戴氏经验方（上海中医药杂志，1982，（3））　柴胡　赤芍　丹皮　丹参　延胡索　川楝子　制香附　广木香　蒲黄　五灵脂　红藤　败酱　夏枯草　煅牡蛎

适应证：子宫内膜异位症热郁血瘀证。

覆膜汤（中医杂志，1989，（6）：61）　熟地黄　山药　山萸肉　当归　白芍　菟丝子　五味子　覆盆子　枸杞子　鹿角胶　胎盘粉　仙茅　淫羊藿　羌活　细辛

适应证：人流宫腔粘连。

藿砂苍枳六君汤（经验方）　太子参　炒白术　茯苓　陈皮　姜半夏　藿香叶　带壳砂仁　炒枳壳　炒苍术　炙甘草

适应证：妊娠呕吐痰湿阻滞证。

鳖甲养阴煎（《中医治法与方剂》）　鳖甲　龟甲　干地黄　白芍　枸杞子　丹皮　地骨皮　首乌藤　茯神

适应证：产后蓐劳肝肾阴虚证。

麒麟丸（经验方）　何首乌　淫羊藿　菟丝子　锁阳　党参　山药

适应证：不孕症。

附四

本书主要参考书目

一、主要古代书目

周易	上海涵芬楼影印宋刻本
山海经	1936 年商务印书馆
黄帝内经素问	1956 年人民卫生出版社影印本
灵枢经	1956 年人民卫生出版社
神农本草经	1955 年人民卫生出版社影印本
金匮要略方论	汉·张机著　1956 年人民卫生出版社影印本
脉经	晋·王叔和撰　1956 年上海商务印书馆铅印本
针灸甲乙经	晋·皇甫谧等撰　1955 年商务印书馆据 1931 年中华书局石印本影印
肘后备急方	晋·葛洪撰　1963 年人民卫生出版社铅印本
诸病源候论	隋·巢元方等著　1955 年人民卫生出版社影印本
备急千金要方	唐·孙思邈著　1955 年人民卫生出版社影印本
千金翼方	唐·孙思邈著　1956 年人民卫生出版社影印本
外台秘要	唐·王焘撰　1955 年人民卫生出版社影印本
经交产宝	唐·昝殷著　1955 年人民卫生出版社据光绪十四年宋刻本影印
太平圣惠方	宋·王怀隐等辑　1958 年人民卫生出版社据养安院四种抄本校印
圣济总录	宋·徽宗敕撰　1957 年人民卫生出版社影印本
本草衍义	宋·寇宗奭撰　1957 年商务印书馆铅印本
小儿药证直诀	宋·钱乙撰　张氏汲古书院藏版
注解伤寒论	汉·张仲景　金·成无己注　1955 年商务印书馆铅印本
伤寒明理论	宋·成无己著　1955 年商务印书馆
陈素庵妇科补解	宋·陈素庵著　1983 年上海科学技术出版社铅印本
产育宝庆集	宋·李师圣等辑　清光绪四年当归草堂丛书
三因极一病证方论	宋·陈言撰　1957 年人民卫生出版社铅印本
卫生家宝产科备要	宋·朱端章编　1956 年人民卫生出版社影印本
刘河间伤寒三六书	金·刘完素撰　民国癸丑年仲春上海江左书林印行
素问病机气宜保命集	金·刘完素撰　1959 年人民卫生出版社铅印本
女科百问	宋·齐仲甫撰　1983 年上海古籍书局

内外伤辨惑论	元・李杲著　1959 年人民卫生出版社铅印本
校注妇人良方	宋・陈自明原著　明・薛己校注　1956 年上海卫生出版社铅印本
儒门事亲	金・张子和撰　1958 年上海卫生出版社铅印本
脾胃论	元・李杲著　1957 年人民卫生出版社影印本
济生方	宋・严用和撰　1957 年人民卫生出版社影印本
东垣十书	元・李杲撰　清光绪三十三年上海文盛书局石印本
兰室秘藏	元・李杲著　戊申季冬月肇经堂校刊
格致余论	元・朱丹溪著　1956 年人民卫生出版社影印本
普济方	明・朱橚等编　1958 年人民卫生出版社铅印本
证治要诀	明・戴元礼撰　慎修堂藏版
丹溪心法	元・朱丹溪著述　明・程充校订　1959 年上海科学技术出版社抄本
医学正传	明・虞抟著　1956 年人民卫生出版社铅印本
丹溪心法附余	明・方广类集重编　光绪二十五年越徐氏印行
女科撮要	明・薛立斋著　上海大成书局石印本
万氏女科	明・万全著　1983 年湖北人民出版社铅印本
广嗣纪要	明・万全著　忠古堂刊本
明医杂著	明・王纶撰　明・薛己注　1985 年江苏科学技术出版社
医学入门	明・李梴编撰　上海扫叶山房印行
赤水玄珠	明・孙一奎撰　1914 年上海著易堂石印本
三吴医案	明・孙一奎撰　1913 年上海著易堂石印本
古今医鉴	明・龚信纂　1958 年北京商务印书馆铅印本
本草纲目	明・李时珍撰　1957 年人民卫生出版社影印本
证治准绳	明・王肯堂撰　1959 年上海科学技术出版社影印本
四明宋氏女科	明・宋林皋著　1955 年上海中医书局铅印本
邯郸遗稿	明・赵献可著　1982 年中医杂志古籍珍本丛刊
济阴纲目	明・武之望辑　清・汪淇笺释　1958 年上海科学技术出版社
类经附翼	明・张介宾著　1958 年人民卫生出版社影印本
景岳全书	明・张介宾著　1959 年上海科学技术出版社影印本
产鉴注释	明・王化贞著　1982 年河南科学技术出版社铅印本
女科产后编	清・傅山著　1957 年商务印书馆
伤寒缵论	清・张璐著　书口思得堂藏本
女科经纶	清・肖赓六编著　1957 年上海卫生出版社铅印本
石室秘录	清・陈士铎著述　正字斋藏本
张氏医通	清・张璐著　1963 年上海科学技术出版社
寿世保元	明・龚廷贤编　1959 年上海科学技术出版社铅印本
达生篇	明・亟斋居士著　上海锦章图书局印行
女科正宗	清・何松庵、蒲天球原著　王满城整理　1960 年河北人民出版社铅印本

古今图书集成医部全录·妇科　清·陈梦雷等编　1963年人民卫生出版社铅印本
女科指掌　清·叶其蓁辑　上海海左书局石印本
胎产心法　清·阎诚斋著　同治乙丑敬敷堂藏版
医学心悟　清·程钟龄著　1982年人民卫生出版社铅印本
医宗金鉴　清·吴谦等辑著　1956年人民卫生出版社影印本
幼幼集成　清·陈复正辑订　1956年上海卫生出版社铅印本
得配本草　清·严西亭等合撰　1957年上海卫生出版社铅印本
大生要旨　清·唐千倾辑　1912年华阳张氏渊雅堂重刻本
沈氏女科辑要　清·沈尧封著　1983年江苏科学技术出版社铅印本
临证指南医案　清·叶桂撰　1958年上海卫生出版社铅印本
竹林寺女科　清·竹林寺僧撰　1957年上海卫生出版社铅印本
沈氏尊生书　清·沈金鳌著　同治申戌湖北崇文书局重雕本
妇科玉尺　清·沈金鳌著　1958年上海卫生出版社铅印本
叶天士女科　清·叶桂撰　上海锦章图书局印行
通俗伤寒论　清·余根初著　1956年上海卫生出版社铅印本
六醴斋医书　清·程永培辑　敬修堂藏版
胎产秘书　清·陈笏庵撰　咸丰四川刻本
温病条辨　清·吴鞠通著　1955年人民卫生出版社影印本
女科要旨　清·陈修园著　1959年人民卫生出版社铅印本
杏轩医案　清·程文囿著　1959年安徽人民出版社刻本
妇科仙方　清·傅山著　成都正古书局刻本
产孕集　清·张曜孙撰　蕴璞斋藏版
医林改错　清·王清任著　1956年上海卫生出版社铅印本
类证治裁　清·林珮琴著　1956年上海科学技术出版社铅印本
温热经纬　清·王孟英撰　1965年人民卫生出版社影印本
医醇賸义　清·费伯雄著　1957年上海卫生出版社铅印本
理瀹骈文　清·吴师机著　1956年人民卫生出版社影印本
当归草堂医学丛书　清·丁丙辑　光绪戊寅钱塘丁氏当归草堂刊行
医门法律　清·喻嘉言著　1957年上海卫生出版社铅印本
血证论　清·唐容川著　1977年上海人民出版社铅印本
医宗己任编　清·杨乘六辑　光绪十七年李光明庄重刻本
柳选四家医案　清·柳宝诒选评　1957年上海卫生出版社铅印本
女科证治约旨　严鸿志撰　上海千倾堂书局石印本
医学衷中参西录　张锡纯著　1974年河北人民出版社铅印本
沈氏女科辑要笺正　清·沈尧封辑著　张山雷笺正　1959年上海科学技术出版社铅印本
中国医学大辞典　谢观著　1921年商务印书馆铅印本

二、主要当代书目

卓雨农．中医妇科治疗学．成都：四川人民出版社，1961.

上海中医学院．中医院校试用教材．推拿学．上海：上海人民出版社，1975.

全国中草药汇编编写组．全国中草药汇编．北京：人民卫生出版社，1975.

成都中医学院中药方剂教研组．中医治法与方剂．北京：人民卫生出版社，1975.

江苏新医学院．针灸学．上海：上海人民出版社，1975.

山东中医学院中药方剂教研室．中药方剂学．济南：山东人民出版社，1976.

北京中医医院，北京市中医学校．刘奉五妇科经验．北京：人民卫生出版社，1997.

山东省人民医院．实用妇科学．济南：山东科学技术出版社，1978.

广州中医学院．方剂学．上海：上海科学技术出版社，1979.

南京中医学院．温病学．上海：上海科学技术出版社，1979.

南京中医学院．中医院校试用教材．针灸学．上海：上海扶持出版社，1979.

广州中医学院．方剂学．上海：上海科学技术出版社，1979.

王菊华．妊娠中毒症与妊娠合并症．上海：上海科学技术出版社，1979.

成都中医学院．金匮要略选读，上海：上海科学技术出版社，1980.

湖北中医学院．中医妇科学．上海：上海人民出版社，1980.

中医研究院西苑医院．钱伯煊妇科医案．北京：人民卫生出版社，1980.

韩百灵．百灵妇科．哈尔滨：黑龙江人民出版社，1980.

高濯洁．实用中西医结合妇产科学．郑州：河南科学技术出版社，1980.

成都中医学院妇科教研室．中医妇科学．成都：四川人民出版社，1981.

王毓深．外阴与阴道疾病．北京：人民卫生出版社，1981.

朱南孙．朱小南经验选．北京：人民卫生出版社，1981.

上海中医学院妇科教研室．中医妇科临床手册．上海：上海科学技术出版社，1981.

王渭川．王渭川妇科治疗经验．成都：四川人民出版社，1981.

阮芳赋．优生新知．北京：人民卫生出版社，1981.

黄绳武．中国医学百科全书．中医妇科学．上海：上海科学技术出版社，1981.

刘俊士．古妙方验案精选．北京：人民军医出版社，1982.

哈荔田．哈荔田妇科医案医话选．天津：天津科学技术出版社，1982.

陈少春．何子淮女科经验集．杭州：浙江科学技术出版社，1982.

钱礼．乳房疾病．杭州：浙江科学技术出版社，1982.

林巧稚．妇科肿瘤．北京：人民卫生出版社，1982.

浙江省中医院，浙江中医学院附属医院．裘笑梅妇科临床经验选．杭州：浙江科学技术出版社，1982.

国辏．实用中西医结合妇产科证治．太原：山西人民出版社，1982.

黄惠卿．妇科证治验录．呼和浩特：内蒙古人民出版社，1982.

上海中医学院．全国高等医药院校试用教材．中医内科学．上海：上海科学技术出版社，1982.

何子淮．何子淮妇科经验集．杭州：浙江科学技术出版社，1983.

王裕生．中药药理与应用．北京：人民卫生出版社，1983.
郭子英．实用皮肤病学．济南：山东科学技术出版社，1983.
林剑鹏．女性生殖道脱垂．北京：人民卫生出版社，1983.
苏应宽．子宫脱垂与尿瘘．北京：人民卫生出版社，1984.
贾河光．百病良方．重庆：科学技术文献出版社重庆分社，1984.
罗元恺．点注妇人规．广州：广东科学技术出版社，1984.
王淑贞．妇产科理论与实践．上海：上海科学技术出版社，1985.
邱茂良．针灸学．上海：上海科学技术出版社，1985.
刘云鹏．妇科治验．武汉：湖北科学技术出版社，1985.
韩冰，曹一鸣，刘嘉企．中医妇科．天津：天津科学技术出版社，1985.
周凤梧．实用中医妇科学．济南：山东科学技术出版社，1985.
何时希．妊娠识要．上海：学林出版社，1985.
周金黄．中药药理学．北京：人民卫生出版社，1986.
成都中医学院妇科教研室．中医妇科学．北京：人民卫生出版社，1986.
姜春华．肾的研究．上海：上海科学技术出版社，1986.
邓长生．老年保健学．武汉：湖北科学技术出版社，1986.
陈如钧，张振钧．妊娠合并症．上海：上海科学技术出版社，1986.
伍锐敏．甲状腺疾病的中医治疗．北京：人民卫生出版社，1986.
马宝璋．流产子宫脱垂．北京：人民卫生出版社，1987.
骆毅．女性泌尿科学．北京：人民卫生出版社，1987.
李经纬，孙学威．妇科秘方．北京：中国书店，1987.
谢永新．中医食疗学丛书．百病饮食自疗．北京：中医古籍出版社，1987.
马爱华．全国名医妇科验方集锦．杭州：浙江中医学院科研处，1987.
王耀廷．新中成药便览．北京：北京科学技术出版社，1987.
刘继林．食疗本草学，成都：四川科学技术出版社，1987.
顾伯康．高等中医院校教学参考丛书·中医外科学．北京：人民卫生出版社，1987.
王世阆．子宫肌瘤．北京：人民卫生出版社，1987.
曹荃孙，司徒亮．实用妇产科学．北京：人民卫生出版社，1987.
袁耀萼．实用妇产科学．北京：人民卫生出版社出版，1987.
宋若吉．性病图谱．沈阳：辽宁科学技术出版社，1988.
邱茂良．中国针灸治疗学．南京：江苏科学技术出版社，1988.
罗元恺．中医院校教学参考丛书·中医妇科学．北京：人民卫生出版社，1988.
张文阁．实用中医妇科方药学．西安：陕西科学技术出版社，1988.
苏广询．常见病民间饮食滋补疗法．南宁：广西民族出版社，1988.
孙平抚．孙朗川妇科经验．福州：福建科学技术出版社，1988.
李树生．中药贴敷疗法．北京：中国医药科技出版社，1988.
中华全国中医学会．中医妇科验方选．天津：天津科学技术出版社，1989.
李庆业．方剂学．北京：中国医药科技出版社，1989.
哈荔田．中医妇科验方选．天津：天津科学技术出版社，1989.

丛春雨．中医妇科学．北京：中医古籍出版社，1989.

中华全国中医学会妇科委员会．中医妇科验方选．天津：天津科学技术出版社，1989.

邝安堃．糖尿病在中国．武汉：湖北科学技术出版社，1989.

丁曼琳．妇产科疾病诊断与鉴别诊断．北京：人民卫生出版社，1989.

王迁珍．优生优育学．北京：人民军医出版社，1989.

张鳏．更年期及老年期妇科疾病．北京：人民卫生出版社，1989.

张建德．中医外治法集要．西安：陕西科学技术出版社，1989.

郑怀美．高等医药院校教材・妇产科学．北京：人民卫生出版社，1990.

卢祥之．食疗治女病．重庆：科学技术出版社重庆分社，1990.

王毅刚，赵鸿鸣．常见百病点按穴法图解．重庆：科技出版社重庆分社，1990.

郑佛洲．性传播疾病防治100问．北京：金盾出版社，1990.

陈可冀．血瘀证与活血化瘀研究．上海：上海科学技术出版社，1990.

夏德君．杏林妙法．北京：人民卫生出版社，1990.

张恩勤．中国药膳．上海：上海中医学院出版社，1990.

祝谌予．当代名医证论汇萃．石家庄：河北科学技术出版社，1990.

刘新明．内分泌代谢疾病鉴别诊断学．北京：科学技术出版社，1990.

戴德英，乐秀珍．中医妇科临床手册．上海：上海科学技术出版社，1990.

高耀洁．实用中西医结合妇产科学．郑州：河南科学技术出版社，1990.

胡熙明．中国中医秘方大全．上海：文汇出版社，1990.

申志强．中医肾脏病学．郑州：河南科学技术出版社，1990.

邓文龙．中医方剂的药理与应用．重庆：重庆出版社，1990.

罗元恺．罗元恺论医集．北京：人民卫生出版社，1990.

杨殿兴，林红．实用中医性病学．成都：四川科学技术出版社，1990.

卞宏度．妇产科学．北京：人民卫生出版社，1990.

孙树三．实用妇产科学．北京：人民卫生出版社，1990.

樊中州．男女科病千首妙方．北京：北京学术书刊出版社，1990.

府强．实用针灸疗法临床大全．北京：中国中医药出版社，1991.

谷振声．实用乳腺外科病理学．北京：人民军医出版社，1991.

骆和生，王建华．中药方剂的药理与临床研究进展．广州：华南理工大学出版社，1991.

洪国靖．中国当代中医名人志．北京：学苑出版社，1991.

吴崇奇．吉林省验方秘方选编．北京：中医古籍出版社，1991.

陈贵廷，等．百病中医按摩疗法．北京：学苑出版社，1991.

王淑贞．妇产科理论与实践．上海：上海科学技术出版社，1991.

江苏省中医管理局．江苏当代老中医经验选・医海拾贝．南京：江苏科学技术出版社，1992.

刘忠厚．骨质疏松症．北京：化学工业出版社，1992.

吴大真．难治妇产科疾病的良方妙法．太原：山西科学技术出版社，1992.

王凤龙．妇产科病最新治疗．天津：天津科技翻译出版公司，1992.

陈培明．实用皮肤病性病治疗学．北京医科大学、中国协和医科大学联合出版社，1992.

张民庆．肿瘤良方大全．合肥：安徽科学技术出版社，1992.

刘国普，曾德怀．妇科病饮食疗法．上海：上海科学技术出版社，1992.

欧英钦．中国饮食补疗大全．北京：中国旅游出版社，1992.

严红英．女性外阴疾病及性病的防治．北京：学苑出版社，1992.

刘玉兰．千家食疗妙方．北京：北京科学技术出版社，1992.

林兰．糖尿病的中西医结合论治．北京：北京科学技术出版社，1992.

张光玗．产科急症．北京：中国协和医科大学出版社，1992.

李仪奎．中药药理学．北京：中国中医药出版社，1992.

田金洲．中医老年病学．天津：天津科学技术出版社，1993.

吴静，陈宇飞．民间祖传秘方大全．北京：北京科学技术出版社，1993.

郑怀美．妇产科学．北京：人民卫生出版社，1993.

陆德铭．实用中医乳房病学．上海：上海中医学院出版社，1993.

辛时标．乳房美学外科．北京：人民卫生出版社，1993.

韩冰．中医妇科学．北京：中国医药科技出版社，1993.

中华人民共和国卫生部制定发布．中药新药临床研究指导原则．1993.

邵福华，税素华．中西医妇科临证指南．北京：中国中医药出版社，1993.

陈映辉，陈敏．实用临床按摩手册．北京：中国中医药出版社，1993.

张奇文．中国灸法大全．天津：天津科学技术出版社，1993.

潘学田．新药品种资料汇编（1985—1992 年册），中华人民共和国卫生部药政局，1993.

刘喆．古今妇科针灸妙法大成．北京：中国医药出版社，1993.

王旭东．妇产科疾病实用方．南京：江苏科学技术出版社，1993.

全国二十所高等医学院校协编教材．妇产科学．上海：上海科学技术出版社，1993.

王金权．女病外治良方妙法．北京：中国中医药科技出版社，1993.

陈可冀．实用中西医药临床治疗手册．北京：中国医药科技出版社，1993.

赵文业．老年病实用方．南京：江苏科学技术出版社，1993.

罗元恺．女科述要．广州：广东高等教育出版社，1993.

顾乃强．实用中医乳房病学．上海：上海科学技术出版社，1993.

张韬玉．老年病药疗与食疗大全．北京：世界图书出版社，1993.

吴大真．现代名中医妇科绝技．北京：科学技术文献出版社，1993.

张丰强．中医名方应用大全·现代方证学．北京：中国医药科技出版社，1994.

罗元恺．实用中医妇科学．上海：上海科学技术出版社，1994.

柯新桥．新编妇产科秘方大全．北京：北京医科大学、中国协和医科大学联合出版社，1994.

沈鱼邨．精神病学．北京：人民卫生出版社，1994.

王德智，罗焕烦，正一复．中国妇产科专家经验文集．沈阳：沈阳出版社，1994.

王运生．中国医院诊疗技术标准规范与医院工作政策法规大全．成都：成都科技大学出版社，1994.

李梦东．实用传染病学．北京：人民卫生出版社，1994.

夏桂成．中医临床妇科学．北京：人民卫生出版社，1994.

俞霭峰，翟瞻粲．妇产科基本功．天津：天津科学技术出版社，1994.

吴熙．吴熙妇科溯洄．厦门：厦门大学出版社，1994.

金准新，李竹兰．中国传统医学丛书·中医妇科学．北京：北京科学出版社，1994.

彭怀仁．中医方剂大辞典．北京：人民卫生出版社，1994.

国家中医药管理局．中医病证疗效标准．南京：南京大学出版社，1994.

张竟辉．辨证用膳．北京：中国医药科技出版社，1994.

王德智．中国妇产科专家经验文集．沈阳：沈阳出版社，1994.

吴纯子．女性滋阴美容食谱．广州：广东人民出版社，1994.

乐杰．高等医药院校教材·妇产科学．北京：人民卫生出版社，2005.

梁素娣，梅卓贤．现代妇科治疗学．广州：广东科学技术出版社，1994.

李业甫．现代妇产科诊疗手册．北京：北京医科大学、中国协和医科大学联合出版社，1994.

郑因，梁素娣．现代妇科治疗学．广州：广东科学技术出版社，1994.

丛春雨．中医妇科临床经验选．北京：中国中医药出版社，1994.

汤叔良．女科方药指要．天津：天津科学技术出版社，1994.

王爱覆，李福深，黎明．艾滋病中西医防治学．北京：人民卫生出版社，1994.

国家中医药管理局·中医病证诊断疗效标准．南京：南京大学出版社，1994.

诸福度．骨伤科疾病食疗．上海：上海科学技术出版社，1994.

乐秀珍．妇科名医证治精华，上海：上海中医药大学出版社，1995.

周郅隆，刘棣临，蔡希蕙．实用妇产科急症手册．上海：上海科技教育出版社，1995.

段如麟．妇产科症状鉴别诊断学．北京：人民卫生出版社，1995.

吴大真，柯新桥．难治妇产科病的良方妙法．北京：中国医药科技出版社，1995.

邢淑敏．新编妇产科临床手册．北京：金盾出版社，1995.

高彦彬．中国糖尿病防治特色．哈尔滨：黑龙江科学技术出版社，1995.

韩冰．中医分科食疗大全．天津：天津大学出版社，1995.

李致重．中医妇科理论与临床．北京：中国古籍出版社，1995.

翁孟武．现代皮肤病学．上海：上海医科大学出版社，1995.

张奇文．妇科医籍辑要丛书·胎产病证．北京：人民卫生出版社，1995.

王庆文，陈德成．中国针灸配穴疗法．贵阳：贵州科学技术出版社，1995.

黎烈荣，刘凤云．中西医结合治疗难治妇产科病的良方妙法．北京：中国医药科技出版社，1995.

仝宗景．通乳十二法．北京：人民卫生出版社，1995.

王文安．中国民间医术绝招．呼和浩特：内蒙古人民出版社，1995.

赵英杰，吴熙．妇科肿瘤中医调治集萃．厦门：厦门大学出版社，1995.

洪家铁．中西医临床妇科学．北京：中国中医药出版社，1996.
施杞．现代中医药应用与研究大系．上海：上海中医药大学出版社，1996.
郭志强，王阿丽，魏爱平．中医妇科临床手册．北京：人民卫生出版社，1996.
苏应宽，徐增祥，江森．新编实用妇科学．山东：山东科学技术出版社，1996.
王爱芹，曹慧娟．实用中西医结合妇科学，北京：北京出版社，1996.
杨蜀眉，杨国亮．现代皮肤病学．上海：上海医科大学出版社，1996.
马大正．妇产科疾病中医治疗全书．广州：广东科学技术出版社，1996.
牛建昭．现代中西医妇科学．北京：中国科学技术出版社，1996.
王若楷．现代分娩学，北京：人民卫生出版社，1996.
王云凯．疾病诊治大典·中医卷．石家庄：河北科学技术出版社，1996.
卞璐，魏爱平．现代中西医妇科学．北京：中国科学技术出版社，1996.
建中．中华祖传秘方大全．北京：中国医药科技出版社，1996.
刘继林．家庭饮食疗养．成都四川辞书出版社，1996.
周立群．国际中医药现代研究．北京：中国中医药出版社，1996.
郁文骏，卿乐怀．中医药抗癌研究与临床．成都：四川科学技术出版社，1997.
王本祥．现代中药药理学．天津：天津科学技术出版社，1997.
马宝璋．中医妇科学．上海：上海科学技术出版社，1997.
李大蕊．现代产科治疗学．广州：广东科学技术出版社，1997.
郭志强．中医妇科治疗大成．石家庄：河北科学技术出版社，1997.
李淑敏．现代中医妇科临床．北京：中医古籍出版社，1998.
刘云嵘．世界卫生组织．九十年代绝经研究．世界卫生组织专家组报告．北京：人民卫生出版社，1998.
刘新民，万小平，宋玉琴．现代妇科疾病诊断与治疗．北京：人民卫生出版社，1998.
邵振堂．妇产科查房手册．南京：江苏科学技术出版社，1999.
刘兰芳．妇科疑难杂症诊疗备要．北京：人民军医出版社，1999.
曹泽毅．中华妇产科学．北京：人民卫生出版社，1999.
邱惠玲．草药治妇科病．福州：福建科学技术出版社，1999.
王晓萍，谢靳．妇产科病证治精要．北京：科学技术文献出版社，1999.
吴克明，张庆文．中西医临床妇产科学．北京：中国医药科技出版社，2001.
尤昭玲．中西医结合妇产科学．北京：中国中医药出版社，2006.
张国楠，吴克明，熊庆．中西医结合妇科手册．成都：四川科学技术出版社，2005.
肖承悰．中医妇科临床研究．北京：人民卫生出版社，2009.
罗颂平．中医妇科学．北京：高等教育出版社，2008.
卓雨农．中医妇科治疗秘诀．成都：四川科学技术出版社，2010.
刘敏如，吴克明．世界传统医学妇科学．北京：科学出版社，1999.

《中医药学高级丛书·中医妇产科学》（上、下册）（第2版）

《中医药学高级丛书·中医儿科学》（第2版）

《中医药学高级丛书·中医眼科学》（第2版）

《中医药学高级丛书·中医耳鼻咽喉口腔科学》（第2版）

《中医药学高级丛书·中医骨伤科学》（上、下册）（第2版）

《中医药学高级丛书·中医急诊学》

《中医药学高级丛书·针灸学》（第2版）

《中医药学高级丛书·针灸治疗学》（第2版）

《中医药学高级丛书·中药炮制学》（第2版）

《中医药学高级丛书·中药药理学》（第2版）